Ortodontia
Contemporânea

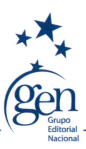

O GEN | Grupo Editorial Nacional – maior plataforma editorial brasileira no segmento científico, técnico e profissional – publica conteúdos nas áreas de ciências da saúde, exatas, humanas, jurídicas e sociais aplicadas, além de prover serviços direcionados à educação continuada e à preparação para concursos.

As editoras que integram o GEN, das mais respeitadas no mercado editorial, construíram catálogos inigualáveis, com obras decisivas para a formação acadêmica e o aperfeiçoamento de várias gerações de profissionais e estudantes, tendo se tornado sinônimo de qualidade e seriedade.

A missão do GEN e dos núcleos de conteúdo que o compõem é prover a melhor informação científica e distribuí-la de maneira flexível e conveniente, a preços justos, gerando benefícios e servindo a autores, docentes, livreiros, funcionários, colaboradores e acionistas.

Nosso comportamento ético incondicional e nossa responsabilidade social e ambiental são reforçados pela natureza educacional de nossa atividade e dão sustentabilidade ao crescimento contínuo e à rentabilidade do grupo.

Ortodontia Contemporânea

WILLIAM R. PROFFIT, DDS, PHD
Emeritus Professor (formerly Kenan Distinguished Professor)
Department of Orthodontics
School of Dentistry
University of North Carolina
Chapel Hill, North Carolina

HENRY W. FIELDS, JR., DDS, MS, MSD
Professor and Vig/Williams Orthodontic Division Chair
College of Dentistry
The Ohio State University
Chief, Orthodontics, Nationwide Children's Hospital
Columbus, Ohio

BRENT E. LARSON, DDS, MS
Professor and Director
Department of Developmental and Surgical Sciences
School of Dentistry
University of Minnesota
Minneapolis, Minnesota

DAVID M. SARVER, DDS, MS
Adjunct Professor, Orthodontics
University of Alabama at Birmingham
Birmingham, Alabama
University of North Carolina
Chapel Hill, North Carolina
Sarver Orthodontics
Vestavia Hills, Alabama

Tradução
Flor de Letras Editorial (Capítulos 1 a 10, 14)
Mônica Simões Israel (Capítulos 11 a 13, 15 a 20)

Revisão Técnica

Prof. Dr. Flavio Augusto Cotrim Ferreira
Mestre em Ortodontia e Doutor em Diagnóstico Bucal pela Universidade de São Paulo (USP).
Autor do livro *Ortodontia Clínica: Tratamento com Aparelhos Fixos*. Coautor do livro *Ortodontia: Diagnóstico e Planejamento Clínico*. Editor da revista *Ortodontia SPO*, da Sociedade Paulista de Ortodontia.
Coordenador dos Cursos de Especialização em Ortodontia do Instituto Vellini, SP.

Sexta edição

- Os autores deste livro e a editora empenharam seus melhores esforços para assegurar que as informações e os procedimentos apresentados no texto estejam em acordo com os padrões aceitos à época da publicação, *e todos os dados foram atualizados pelos autores até a data do fechamento do livro.* Entretanto, tendo em conta a evolução das ciências, as atualizações legislativas, as mudanças regulamentares governamentais e o constante fluxo de novas informações sobre os temas que constam do livro, recomendamos enfaticamente que os leitores consultem sempre outras fontes fidedignas, de modo a se certificarem de que as informações contidas no texto estão corretas e de que não houve alterações nas recomendações ou na legislação regulamentadora.
- Data do fechamento do livro: 26/02/2021
- Os autores e a editora se empenharam para citar adequadamente e dar o devido crédito a todos os detentores de direitos autorais de qualquer material utilizado neste livro, dispondo-se a possíveis acertos posteriores caso, inadvertida e involuntariamente, a identificação de algum deles tenha sido omitida.
- **Atendimento ao cliente: (11) 5080-0751 | faleconosco@grupogen.com.br**
- Traduzido de:
  CONTEMPORARY ORTHODONTICS, SIXTH EDITION
  Copyright © 2019 by Elsevier, Inc. All rights reserved.
  Previous editions copyrighted 2013 by Mosby, an imprint of Elsevier, Inc., and 2007, 2000, 1993, 1986 by Mosby, Inc., an affiliate of Elsevier, Inc.
  This edition of *Contemporary Orthodontics, 6th edition*, by William R. Proffit, Henry W. Fields, Brent E. Larson, David M. Sarver is published by arrangement with Elsevier Inc.
  ISBN: 978-0-323-54387-3
  Esta edição de *Contemporary Orthodontics, 6ª edição,* de William R. Proffit, Henry W. Fields, Brent E. Larson, David M. Sarver é publicada por acordo com a Elsevier Inc.
- Direitos exclusivos para a língua portuguesa
  Copyright © 2021 by
  GEN | Grupo Editorial Nacional S.A.
  Publicado pelo selo Editora Guanabara Koogan Ltda.
  Travessa do Ouvidor, 11
  Rio de Janeiro – RJ – 20040-040
  www.grupogen.com.br
- Reservados todos os direitos. É proibida a duplicação ou reprodução deste volume, no todo ou em parte, em quaisquer formas ou por quaisquer meios (eletrônico, mecânico, gravação, fotocópia, distribuição pela Internet ou outros), sem permissão, por escrito, do GEN | Grupo Editorial Nacional Participações S/A.
- Capa: Bruno Sales
- Imagem da capa: LuckyBusiness
- Editoração eletrônica: Diretriz

Nota
Este livro foi produzido pelo GEN	Grupo Editorial Nacional, sob sua exclusiva responsabilidade. Profissionais da área da Saúde devem fundamentar-se em sua própria experiência e em seu conhecimento para avaliar quaisquer informações, métodos, substâncias ou experimentos descritos nesta publicação antes de empregá-los. O rápido avanço nas Ciências da Saúde requer que diagnósticos e posologias de fármacos, em especial, sejam confirmados em outras fontes confiáveis. Para todos os efeitos legais, a Elsevier, os autores, os editores ou colaboradores relacionados a esta obra não podem ser responsabilizados por qualquer dano ou prejuízo causado a pessoas físicas ou jurídicas em decorrência de produtos, recomendações, instruções ou aplicações de métodos, procedimentos ou ideias contidos neste livro.

- Ficha catalográfica

CIP-BRASIL. CATALOGAÇÃO NA PUBLICAÇÃO
SINDICATO NACIONAL DOS EDITORES DE LIVROS, RJ

O89
6. ed.

Proffit, William R.
    Ortodontia contemporânea / William R. Proffit ... [et al.] ; tradução Flor de Letras Editorial, Mônica Simões Israel ; revisão técnica Flavio Augusto Cotrim Ferreira. - 6. ed. - Rio de Janeiro : GEN | Grupo Editorial Nacional S.A. Publicado pelo selo Editora Guanabara Koogan Ltda., 2021.
720 p. : il. ; 28 cm.

    Tradução de: Contemporary Orthodontics
    Inclui bibliografia e índice
    ISBN 978-85-9515-758-3

    1. Odontologia. 2. Ortodontia. I. Proffit, William R. II. Flor de Letras Editorial (Firma). II. Israel, Mônica Simões. III. Ferreira, Flavio Augusto Cotrim.

21-68885   CDD: 617.643
                                                                    CDU: 616.314-089.23

Meri Gleice Rodrigues de Souza – Bibliotecária – CRB-7/6439

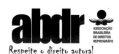

Prefácio

Assim como na edição anterior, *Ortodontia Contemporânea* foi amplamente revisado para manter o objetivo original do livro: fornecer uma visão geral atualizada em ortodontia que seja acessível aos estudantes, útil aos residentes e referência valiosa para os profissionais. As informações básicas de que os dentistas necessitam são abordadas inicialmente em cada seção deste livro, sendo seguidas por outras mais detalhadas para especialistas em ortodontia. Os novos aspectos desta edição incluem:

- Texto atualizado sobre embriologia humana, no qual todas as imagens agora consistem em embriões humanos, e não mais em animais experimentais
- Novo material em imagens tridimensionais (3D) e uso de sobreposições 3D para explicar melhor os resultados dos tratamentos
- Nova maneira visual de comparar as propriedades do material de vários arcos ortodônticos
- Mais informações sobre técnicas de colagem, desenvolvimentos de bráquetes e considerações biomecânicas
- Discussão expandida sobre procedimentos e resultados atuais de modificação do crescimento
- Novos aspectos do uso de dispositivo de ancoragem temporária para ancoragem esquelética, especialmente parafusos ligados para ancoragem palatina e a biomecânica da ancoragem esquelética
- Exemplos de casos com manejo de problemas complexos em tratamento ortodôntico ou cirúrgico-ortodôntico em todas as idades.

Como antes, citações da literatura foram escolhidas para incluir artigos clássicos selecionados, mas a maioria é oriunda de publicações recentes que fornecem informações atuais e citam textos anteriores. O objetivo é fornecer uma avaliação mais detalhada do assunto, sem a necessidade de incluir centenas de citações antigas no texto. Com o aumento da ênfase nos tratamentos baseados em evidências, as revisões sistemáticas e metanálises reúnem informações provenientes de múltiplos estudos, então também foram incluídos achados de uma série de revisões desse tipo. Essa ênfase deve ser bem-feita, porque nem todas essas revisões são focadas e conduzidas de maneira a fornecer dados clinicamente úteis. Assim, temos tentado oferecer recomendações para o que são agora as abordagens preferidas para o tratamento, ao mesmo tempo que indicamos o quanto podemos ter certeza (ou até que ponto devemos estar indecisos) de que os conceitos atuais estão corretos.

Agradecimentos

Agradecemos a Ramona Hutton-Howe, pelo habitual excelente trabalho com as novas fotografias e radiografias para esta edição, e a Warren McCollum, por seu trabalho igualmente excelente de ilustração. Ambos trabalharam em todas as edições deste livro. Dayne Harrison assumiu o aspecto organizacional desta vez, lidou com as centenas de páginas de texto e administrou tudo muito bem. Para esta edição, a atualização da Dra. Kathy Sulik sobre embriologia humana, a contribuição de imagens de desenvolvimento embrionário humano e os estágios de fechamento do palato nos deram uma apresentação mais clara e atual desse importante assunto. A contribuição da Dra. Anita Gohel, com imagens de tomografia computadorizada de feixe cônico, e a clarificação de técnicas de imagens tridimensionais (3D) tornaram tal seção mais contemporânea. As sobreposições 3D do Dr. Tung Nguyen e sua experiência nessa área foram importantes em nossa apresentação dos avanços na tecnologia 3D e muito apreciadas, assim como a assistência do Dr. Matt Larson na avaliação de novos materiais ortodônticos e considerações biomecânicas.

Drs. William Gierie, Dan Grauer, Jack Fisher, Nicole Scheffler, Tim Shaughnessy e Dirk Wiechmann forneceram casos para ilustrar o escopo do tratamento moderno com a tecnologia da computação e a ancoragem esquelética. Drs. Alex Culberson e Brennan Skulski também forneceram imagens. Dra. Maura Partrick conduziu as extensas pesquisas bibliográficas de todo o livro, para que as referências de todos os capítulos estivessem atualizadas até o final de 2017, e a Dra. Katherine (Katie) Born fez as superposições cefalométricas.

Nós nos beneficiamos da revisão crítica das seções do manuscrito por vários colegas e apreciamos seus esforços para nos ajudar a fazer tudo o mais corretamente possível. E somos gratos aos Drs. Gavin Heymann e Tammy Severt, da Associação de Ex-Alunos de Ortodontia da Universidade da Carolina do Norte, pela administração das finanças para a produção do livro.

A cada um e a todos, agradecemos muito pela ajuda.

William R. Proffit
Henry W. Fields
Brent E. Larson
David M. Sarver

Sumário

Parte 1 O Problema Ortodôntico, 1

1 Má Oclusão e Deformidade Dentofacial na Sociedade Contemporânea, *2*
William R. Proffit
Metas variáveis do tratamento ortodôntico, *2*
Problemas ortodônticos mais comuns: epidemiologia da má oclusão, *5*
Por que a má oclusão é tão predominante?, *7*
Quem precisa de tratamento?, *9*
Tipo de tratamento: seleção baseada em evidências, *11*
Demanda por tratamento, *13*

2 Conceitos de Crescimento e de Desenvolvimento, *18*
William R. Proffit
Crescimento: padrão, variabilidade e cronologia, *18*
Métodos para o estudo do crescimento físico, *24*
A natureza do crescimento esquelético, *30*
Áreas e tipos de crescimento no complexo craniofacial, *33*
Teorias do controle de crescimento, *37*
Desenvolvimento comportamental e social, *46*

3 Estágios Iniciais do Desenvolvimento, *60*
William R. Proffit
Último período do desenvolvimento fetal e nascimento, *60*
Lactância e primeira infância: os anos da dentição decídua, *61*
Infância tardia: os anos da dentição mista, *66*

4 Estágios Finais do Desenvolvimento, *83*
William R. Proffit
Adolescência: os primeiros anos da dentição permanente, *83*
Padrões de crescimento no complexo dentofacial, *87*
Alterações de maturação e do envelhecimento, *95*

5 Etiologia dos Problemas Ortodônticos, *104*
William R. Proffit
Causas específicas da má oclusão, *104*
Influências genéticas, *117*
Influências ambientais, *120*
Etiologia em uma perspectiva contemporânea, *131*

Parte 2 Diagnóstico e Plano de Tratamento, 133

6 Diagnóstico Ortodôntico: a Abordagem Orientada ao Problema, *136*
William R. Proffit, David M. Sarver, Henry W. Fields, Jr.
Questionário e entrevista, *136*
Avaliação clínica, *142*
Registros diagnósticos, *161*
Classificação ortodôntica, *187*
Desenvolvimento de uma lista de problemas, *195*

7 Plano de Tratamento Ortodôntico: da Lista de Problemas ao Plano Específico, *200*
William R. Proffit, Henry W. Fields, Jr., Brent E. Larson, David M. Sarver
Conceitos e objetivos do plano de tratamento, *200*
Principais questões no plano de tratamento, *200*
Possibilidades de tratamento, *201*
Plano de tratamento ortodôntico corretivo, *214*
Plano de tratamento em circunstâncias especiais, *222*

Parte 3 Biomecânica, Mecânica e Aparelhos Ortodônticos Contemporâneos, 239

8 Bases Biológicas da Terapia Ortodôntica, *240*
William R. Proffit
Resposta periodontal e óssea à função normal, *240*
Resposta do ligamento periodontal e do osso à força contínua, *242*
Ancoragem e seu controle, *256*
Efeitos prejudiciais da força ortodôntica, *260*

9 Princípios Mecânicos no Controle de Forças Ortodônticas, *268*
Brent E. Larson, William R. Proffit
Materiais elásticos e a produção da força ortodôntica, *268*
Características de projeto para aparelhos ortodônticos, *280*
Aspectos mecânicos do controle de ancoragem, *284*
Sistemas de forças determinadas *versus* indeterminadas, *290*

10 Aparelhos Ortodônticos Contemporâneos, *301*
William R. Proffit, Brent E. Larson
Aparelhos removíveis, *301*
Aparelhos fixos, *310*

Ortodontia Contemporânea

Parte 4 Tratamento em Pré-Adolescentes: o Que É Diferente?, 343

11 Problemas Não Esqueléticos Moderados em Crianças Pré-Adolescentes: Tratamento Preventivo e Interceptativo na Clínica Geral, 347
Henry W. Fields, Jr., William R. Proffit
Triagem ortodôntica: distinção entre problemas de tratamento moderados e complexos, 347
Controle de problemas de relações oclusais, 355
Controle de problemas de erupção, 366
Análise de espaço: quantificação de problemas de espaço, 375
Tratamento de problemas de espaço, 378

12 Problemas Não Esqueléticos Complexos em Pré-Adolescentes: Tratamento Preventivo e Interceptativo, 393
Henry W. Fields, Jr., William R. Proffit
Problemas de erupção, 393
Deslocamento traumático dos dentes, 397
Problemas relacionados com o espaço, 401

Parte 5 Modificação do Crescimento, 419

13 Tratamento de Problemas Esqueléticos Transversais e de Classe III, 421
William R. Proffit, Henry W. Fields, Jr.
Modificação do crescimento no plano de espaço transversal, 421
Modificação do crescimento de Classe III, 429

14 Modificação de Crescimento de Classe II, Mordida Aberta/Mordida Profunda e Problemas Multidimensionais, 445
Henry W. Fields, Jr., William R. Proffit
Modificação de Crescimento de Classe II, 445
Problemas combinados verticais e anteroposteriores, 472
Assimetria facial em crianças, 480

Parte 6 Tratamento Ortodôntico Corretivo no Início da Dentição Permanente, 489

15 Tratamento Corretivo em Adolescentes: Alinhamento e Problemas Verticais, 490
William R. Proffit, Brent E. Larson
Apinhamento/Protrusão de Classe I, 490
Nivelamento, 510

16 Tratamento Corretivo na Adolescência: Fechamento de Espaço e Correção de Classe II/Classe III, 517
William R. Proffit, Brent E. Larson
Fechamento do espaço em problemas de protrusão dos incisivos, 517
Correção da Classe II em adolescentes, 530
Camuflagem da Classe III, 539

17 Tratamento Corretivo: Finalização, 545
William R. Proffit, Brent E. Larson
Ajuste das posições dentárias individuais, 545
Correção da relação vertical entre incisivos, 551
Assentamento final dos dentes, 554
Aparelhos posicionadores para finalização, 556
Procedimentos especiais de finalização para evitar a recidiva, 558
Procedimentos microestéticos na finalização, 559

18 Contenção, 568
William R. Proffit
Por que a contenção é necessária?, 568
Aparelhos removíveis como contenções, 573
Contenções fixas, 576
Contenções ativas, 579

Parte 7 Tratamento para Adultos, 587

19 Considerações Especiais no Tratamento para Adultos, 589
William R. Proffit, David M. Sarver
Tratamento conservador *versus* tratamento corretivo, 589
Princípios do tratamento conservador, 590
Procedimentos terapêuticos conservadores, 593
Tratamento corretivo em adultos, 604
Resumo, 645

20 Tratamento Cirúrgico e Ortodôntico Combinados, 647
William R. Proffit, David M. Sarver
Desenvolvimento da cirurgia ortognática, 647
Paciente limítrofe: camuflagem *versus* cirurgia, 651
Técnicas cirúrgicas contemporâneas, 657
Considerações especiais sobre o planejamento do tratamento cirúrgico, 675
Junção do tratamento cirúrgico e ortodôntico: quem faz o que e quando?, 682

Índice Alfabético, 701

PARTE 1

O Problema Ortodôntico

Esta parte do livro aborda questões importantes que são a base intelectual e científica para a prática da ortodontia:

Por que nós fornecemos tratamento ortodôntico?
Quem precisa de tratamento?
Como as pessoas se beneficiam disso?
Quão prevalentes são os problemas ortodônticos?
Como esses problemas estão relacionados com o crescimento da cabeça e do rosto?
Como esses problemas estão relacionados com a erupção dos dentes?
Podemos identificar a etiologia desses problemas ortodônticos?

É necessário considerar as respostas a essas perguntas antes de poder diagnosticar adequadamente os problemas ortodônticos, planejar e realizar o tratamento que proporcionará o máximo benefício ao paciente. As respostas, com o melhor da nossa capacidade de fornecê-las agora, estão nos capítulos seguintes.

1
Má Oclusão e Deformidade Dentofacial na Sociedade Contemporânea

VISÃO GERAL DO CAPÍTULO

Metas variáveis do tratamento ortodôntico, 2
Desenvolvimento da ortodontia, 2
Objetivos modernos de tratamento: o paradigma dos tecidos moles, 4

Problemas ortodônticos mais comuns: epidemiologia da má oclusão, 5

Por que a má oclusão é tão predominante?, 7

Quem precisa de tratamento?, 9
Problemas psicossociais, 9
Função oral, 10
Relação entre lesão e doença dentária, 10

Tipo de tratamento: seleção baseada em evidências, 11
Testes clínicos randomizados: melhor evidência, 11
Estudos retrospectivos: exigências de grupo de controle, 12

Demanda por tratamento, 13
Estimativas epidemiológicas do tratamento ortodôntico, 13
Quem busca o tratamento?, 15

em casos de apinhamento e desalinhamento eram frequentes. Em uma época em que a dentição intacta era uma raridade, os detalhes das relações oclusais não eram considerados importantes.

Para se fazer uma boa troca protética dos dentes, era necessário desenvolver um conceito de oclusão, e isso ocorreu no final dos anos 1800. À medida que os conceitos de oclusão protética foram sendo desenvolvidos e refinados, tornou-se apropriado que isso fosse expandido para a dentição natural. Edward H. Angle (Figura 1.1), cuja influência começaria a ser sentida por volta de 1890, pode ser considerado aquele que mais aprimorou o conceito de oclusão na dentição natural. O interesse original de Angle era em prótese dental, e ele ministrou aulas nesse departamento nas faculdades de ortodontia da Pensilvânia e de Minnesota nos anos 1880. O seu crescente interesse na obtenção da oclusão normal fez desenvolver a ortodontia como uma nova especialidade, e Angle então foi reconhecido como o "pai da ortodontia moderna".

A classificação da má oclusão feita por Angle nos anos 1890 foi um passo importante no desenvolvimento da ortodontia, não porque simplesmente subdividiu os principais tipos de má oclusão,

Metas variáveis do tratamento ortodôntico

Desenvolvimento da ortodontia

Os problemas de dentes apinhados, irregulares e protrusos existem desde a antiguidade, e as tentativas de corrigir essa disfunção datam de pelo menos 1.000 a.C. Aparelhos ortodônticos primitivos (e surpreendentemente bem projetados) foram encontrados tanto em materiais gregos como etruscos.[1] À medida que a Odontologia se desenvolvia nos séculos XVIII e XIX, uma gama de aparelhos foi descrita por vários autores para a "normalização" dos dentes e, aparentemente, usada por dentistas daquela época.

Após 1850, surgiram os primeiros textos que descreviam de forma sistemática a ortodontia – o mais notável deles foi *Oral Deformities*,[2] de Norman Kingsley. Influenciando significativamente a ortodontia norte-americana durante a segunda metade do século XIX, Kingsley foi um dos primeiros a aplicar a força extrabucal para corrigir os dentes protrusos. Além disso, ele foi um pioneiro no tratamento das fendas palatinas e outros problemas relacionados.

Apesar das contribuições de Kingsley e de seus contemporâneos, a ênfase aplicada na ortodontia ainda era voltada ao alinhamento dos dentes e à correção das proporções faciais. Dava-se pouca atenção às relações das mordidas e, visto que era uma prática comum remover os dentes diante de vários problemas dentais, as extrações

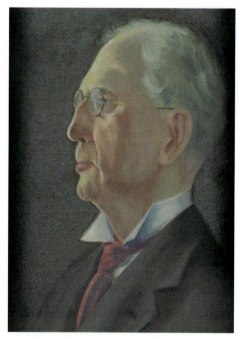

● **Figura 1.1** Edward H. Angle aos 50 anos de idade, quando foi proprietário da Angle School of Orthodontia. Após se estabelecer como o primeiro especialista odontológico, Angle foi proprietário de faculdades ortodônticas, entre os anos 1905 e 1928, em St. Louis, Missouri; New London, Connecticut; e Pasadena, Califórnia, onde se formaram muitos dos ortodontistas pioneiros da América do Norte.

mas porque incluiu também a primeira definição simples e clara da oclusão normal na dentição natural. O que Angle postulava era que os primeiros molares superiores eram a chave para a oclusão, e que os molares superiores e inferiores deveriam se relacionar de tal modo que a cúspide mesiovestibular do molar superior se oclísse no sulco vestibular do molar inferior. Se os dentes estiverem posicionados em uma linha curva suave (Figura 1.2) e houver uma relação molar (Figura 1.3), consequentemente, o resultado será uma oclusão normal.[3] Essa afirmação, que foi comprovada em 100 anos de experiência, exceto quando ocorrem aberrações no tamanho dos dentes, resume de forma notável uma oclusão normal.

Mais tarde, Angle descreveu três classes de má oclusão baseadas nas relações oclusais dos primeiros molares:

- Classe I: correlação normal dos molares, mas com a linha de oclusão incorreta por causa de dentes mal posicionados, rotações ou outras causas
- Classe II: molar inferior posicionado distalmente em relação ao molar superior, linha de oclusão não especificada
- Classe III: molar inferior posicionado mesialmente em relação ao molar superior, linha de oclusão não especificada.

Observe que a classificação de Angle apresenta quatro classes: oclusão normal, má oclusão de classe I, má oclusão de classe II e má oclusão de classe III (ver Figura 1.3). A oclusão normal e a má oclusão de classe I partilham da mesma relação molar, mas diferem no posicionamento dos dentes relativos à linha de oclusão. A linha de oclusão pode ou não estar correta na classe II e na classe III.

Com o estabelecimento de um conceito de oclusão normal e um esquema de classificação que incorporava a linha de oclusão, no princípio do século XX, a ortodontia não cuidava apenas do alinhamento dos dentes irregulares. Em vez disso, ela evoluiu no tratamento da má oclusão, definida como qualquer desvio do esquema oclusal ideal, descrito por Angle. Considerando que para se obter relações dentárias precisamente definidas era necessária a presença de todos os dentes em ambas as arcadas, manter uma dentição intacta se tornou um objetivo importante para o tratamento ortodôntico. Angle e seus seguidores se opunham fortemente à extração com propósitos ortodônticos. Entretanto, com a ênfase à oclusão dentária que se seguiu, pouca atenção era despendida às proporções faciais e estéticas. Angle abandonou a força extraoral porque decidiu que esta não era necessária para alcançar as relações oclusais adequadas. Ele resolveu o problema da aparência dentária e facial postulando que o melhor resultado estético sempre era alcançado quando o paciente apresentava uma oclusão ideal.

Com o passar do tempo, tornou-se claro que até mesmo uma oclusão excelente não poderia ser considerada satisfatória se fosse alcançada apenas à custa de proporções faciais inadequadas. Os problemas não eram apenas estéticos, e foi comprovado que era impossível manter uma relação oclusal com o uso prolongado de elásticos pesados para juntar os dentes, como Angle e seus seguidores sugeriam. Sob a liderança de Charles Tweed, nos EUA, e Raymond Begg, na Austrália (ambos estudaram com Angle), a extração de dentes foi reintroduzida na ortodontia nos anos 1940

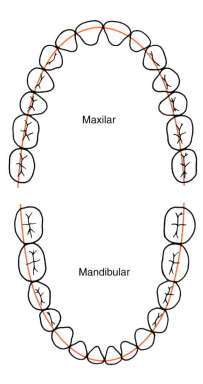

● **Figura 1.2** A linha de oclusão é uma curva suave (catenária) que atravessa a fossa central de cada molar superior e passa pelo cíngulo do canino superior e dos incisivos. A mesma linha acompanha as cúspides vestibulares e as bordas incisais dos dentes inferiores, definindo, consequentemente, as relações oclusais e interarcadas assim que a posição molar é estabelecida.

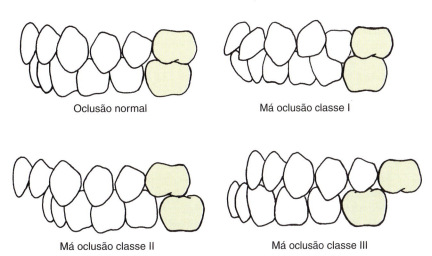

● **Figura 1.3** Oclusão normal e classes de má oclusão especificadas por Angle. Esta classificação foi rápida e amplamente adotada no início do século XX. Está presente em todos os esquemas contemporâneos de classificação e descrição.

e 1950 para melhorar a estética facial e obter melhor estabilidade nas relações oclusais.

Após a Segunda Guerra Mundial, o uso difundido da radiografia cefalométrica possibilitou aos ortodontistas medir as alterações nas posições dos dentes e dos maxilares geradas pelo crescimento e pelo tratamento. Essas radiografias deixaram claro que muitas más oclusões de Classe II e Classe III ocorriam devido a problemas nos maxilares, e não apenas pelo mau posicionamento dos dentes. Mediante o uso da cefalometria, também foi possível observar que o crescimento do maxilar poderia ser alterado com o tratamento ortodôntico. Na Europa, o método de "ortopedia funcional dos maxilares" foi desenvolvido para promover mudanças de crescimento, enquanto nos EUA a força extraoral era aplicada com o mesmo propósito. Atualmente, ambos os aparelhos funcionais e extraorais são usados internacionalmente para controlar e alterar o crescimento e a forma. Obter relações maxilomandibulares corretas, ou pelo menos melhoradas, tornou-se um dos objetivos do tratamento em meados do século XX.

Concentrando-se nas proporções faciais e no impacto da dentição na aparência facial, as mudanças nos objetivos do tratamento ortodôntico foram codificadas atualmente na forma do paradigma dos tecidos moles.[4]

Objetivos modernos de tratamento: o paradigma dos tecidos moles

Um paradigma pode ser definido como "um conjunto de crenças e pressupostos compartilhados que representam a fundação conceitual de um ramo da ciência ou prática clínica". O paradigma dos tecidos moles afirma que tanto os objetivos quanto as limitações do tratamento ortodôntico e ortognático moderno são determinados pelos tecidos moles da face, e não pelos dentes e ossos. Essa reorientação da ortodontia, que se distancia do paradigma de Angle predominante no século XIX, é melhor compreendida se compararem os objetivos do tratamento, a ênfase do diagnóstico e a abordagem de tratamento apresentados pelos dois paradigmas (Tabela 1.1). Com o paradigma dos tecidos moles, um maior destaque ao exame clínico, em vez do exame dos modelos de gesso e das radiografias, proporcionou uma abordagem diferente para a obtenção de informações importantes do diagnóstico. Tais informações são usadas para delinear planos de tratamento que não poderiam ser considerados sem elas.

Mais especificamente, que diferença o paradigma dos tecidos moles apresenta no planejamento do tratamento? Há várias consequências importantes:

1. A meta principal do tratamento torna-se as relações e adaptações do tecido mole, e não a oclusão ideal de Angle. Essa meta mais abrangente não é incompatível com a oclusão ideal de Angle, mas reconhece que, ao proporcionar um benefício máximo ao paciente, a oclusão ideal nem sempre pode ser tida como o foco principal no plano de tratamento. As relações dos tecidos moles, tanto as proporções do tegumento do tecido mole da face como a relação da dentição com os lábios e a face, são os principais fatores determinantes da aparência facial. As adaptações do tecido mole à posição dos dentes (ou falta deles) determinam se o resultado ortodôntico será estável. É de crucial importância ter isso em mente durante o planejamento do tratamento.

2. A meta secundária do tratamento torna-se a *oclusão funcional*. O que isso tem a ver com os tecidos moles? A disfunção temporomandibular (DTM), na proporção em que se relaciona com a oclusão dentária, é melhor compreendida como o resultado da lesão nos tecidos moles ao redor da articulação temporomandibular (ATM) causada pelo apertar e ranger dos dentes.

Tabela 1.1	Angle *versus* paradigmas do tecido mole: uma nova maneira de procurar objetivos de tratamento.	
Parâmetro	**Paradigma de Angle**	**Paradigma do tecido mole**
Objetivo primário do tratamento	Oclusão dentária ideal	Proporções e adaptações normais do tecido mole
Objetivo secundário	Relações maxilares ideais	Oclusão funcional
Relações entre tecido duro/mole	Proporções ideais do tecido duro geram tecidos moles ideais	Proporções ideais do tecido mole definem os tecidos duros ideais
Ênfase do diagnóstico	Modelos de gesso, radiografias cefalométricas	Exame clínico dos tecidos moles intraoral e facial
Abordagem do tratamento	Obter relações ideais dentárias e esqueléticas, assumindo que os tecidos moles estejam bem	Planejar as relações ideais do tecido mole e, em seguida, posicionar os dentes e os maxilares necessários para atingir essa meta
Ênfase funcional	ATM em relação à oclusão dentária	Movimento do tecido mole em relação à exibição dos dentes
Estabilidade do resultado	Relacionada primariamente com oclusão dentária	Relacionada primariamente com pressão do tecido mole/efeitos de equilíbrio

ATM, articulação temporomandibular.

Considerando isso, um objetivo importante do tratamento é alcançar uma boa oclusão para minimizar a chance de lesão. Desse modo, a oclusão ideal de Angle também não é incompatível com o objetivo mais abrangente, mas algumas divergências com a oclusão ideal de Angle podem proporcionar maiores benefícios para alguns pacientes, e devem ser consideradas durante o planejamento do tratamento.

3. O processo de reflexão que se empenha em "resolver os problemas do paciente" é inverso. No passado, o médico se concentrava nas relações dentárias e ósseas, com a suposição tácita de que, se fossem corrigidas, as relações dos tecidos moles seriam resolvidas por si mesmas. Com o foco mais abrangente nos tecidos moles faciais e orais, o processo de reflexão passa a estabelecer quais devem ser as relações dos tecidos moles e, em seguida, determinar como os dentes e os maxilares devem ser arranjados para atender os objetivos dos tecidos moles. Por que isso é importante no momento de estabelecer os objetivos do tratamento? Porque isso se relaciona muito com a razão pela qual os pacientes/pais procuram um tratamento ortodôntico e o que eles esperam obter com ele.

As partes seguintes deste capítulo oferecem algumas bases sobre a prevalência da má oclusão, o que sabemos sobre a necessidade do tratamento da má oclusão e a deformidade dentofacial e como as considerações dos tecidos moles, assim como dos dentes e ossos, afetam tanto a necessidade como a demanda do tratamento ortodôntico. Deve-se ter em mente que a ortodontia é moldada pelos determinantes biológicos, psicossociais e culturais. Por esse motivo, ao definir os objetivos para o tratamento ortodôntico, não se devem levar em consideração apenas os fatores morfológicos e funcionais, mas também amplas questões psicológicas e bioéticas. Todos esses tópicos serão discutidos muito mais detalhadamente nos próximos capítulos sobre diagnóstico, planos de tratamento e tratamento.

Problemas ortodônticos mais comuns: epidemiologia da má oclusão

A "oclusão normal" de Angle deve, mais adequadamente, ser considerada como a ideal. De fato, dentes perfeitamente interdigitados e alinhados de forma perfeitamente regular são muito raros. Durante muitos anos, os estudos epidemiológicos da má oclusão sofreram com as grandes divergências entre os pesquisadores sobre até que ponto poderiam se distanciar do ideal dentro dos limites da normalidade. Nos anos 1970, grupos universitários e de saúde pública na maioria dos países desenvolvidos conduziram uma série de estudos de âmbito global, proporcionando um quadro razoavelmente claro sobre a prevalência de várias relações ou más relações oclusais.

Nos EUA, duas pesquisas em larga escala foram conduzidas pelo U.S. Public Health Service (USPHS – Serviço de Saúde Pública dos EUA) com crianças de 6 a 11 anos de idade, entre 1963 e 1965, e adolescentes de 12 a 17 anos de idade, entre 1969 e 1970.[5,6] Como parte de um estudo nacional de larga escala sobre as necessidades e os problemas de saúde nos EUA de 1989 a 1994 (Third National Health and Nutrition Estimates Survey [NHANES III] – Estimativa Nacional de Saúde e Nutrição), foram novamente obtidas as estimativas da má oclusão. Esse estudo realizado com cerca de 14 mil indivíduos foi estatisticamente projetado para fornecer as estimativas ponderadas de aproximadamente 150 milhões de pessoas em uma amostra de grupos raciais/étnicos e faixa etária. Os dados forneceram as informações atualizadas das crianças e dos jovens dos EUA e incluíram os primeiros dados importantes sobre a má oclusão nos adultos, com estimativas separadas para os principais grupos raciais/étnicos.[7]

As características da má oclusão avaliadas pelo NHANES III incluíam o índice de irregularidade, que é a medição do alinhamento dos incisivos (Figura 1.4); a prevalência do diastema de linha média maior que 2 mm (Figura 1.5); e a prevalência da mordida cruzada posterior (Figura 1.6). Além disso, o trespasse horizontal (Figura 1.7) e a sobremordida/mordida aberta (Figura 1.8) foram medidos. O trespasse horizontal reflete as relações molares de Classe II e Classe III de Angle. Pelo fato de o trespasse horizontal poder ser avaliado de forma muito mais precisa que a relação dos molares em um exame clínico, a relação dos molares não foi diretamente avaliada.

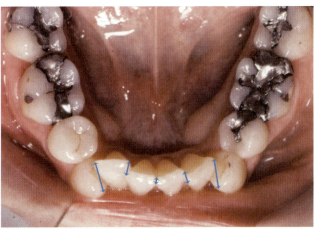

• **Figura 1.4** A irregularidade dos incisivos geralmente é expressa como índice de irregularidade; o total das distâncias em milímetros do ponto de contato de cada incisivo ao ponto de contato que deveria tocar, como indicado pelas linhas em azul. Neste paciente, o índice de irregularidade é de 10 mm.

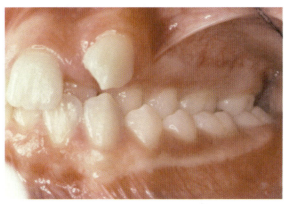

• **Figura 1.6** A mordida cruzada posterior ocorre quando os dentes posteriores maxilares estão posicionados lingualmente em relação aos dentes mandibulares, como no caso deste paciente. Na maioria das vezes, a mordida cruzada posterior reflete um arco dental maxilar estreito, mas pode surgir por outras causas. Este paciente também apresenta uma mordida cruzada anterior de apenas um dente, com o incisivo lateral deslocado lingualmente.

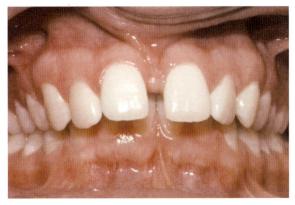

• **Figura 1.5** O espaço entre os dentes adjacentes é chamado de *diastema*. Um diastema de linha média maxilar é relativamente comum, especialmente durante a dentição mista na infância, e desaparece ou diminui em largura à medida que irrompem os caninos permanentes. É provável que ocorra a correção espontânea do diastema na infância quando a sua largura não for maior que 2 mm; portanto, este paciente está no limite e pode precisar de tratamento futuro.

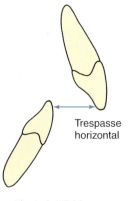

• **Figura 1.7** A sobressaliência é definida como um trespasse horizontal dos incisivos. Normalmente, os incisivos estão em contato, estando os dentes superiores posicionados anteriormente aos inferiores apenas pela espessura de suas margens incisais (*i. e.*, a sobremordida de 2 a 3 mm é considerada uma relação normal). Se os incisivos inferiores estiverem na frente dos incisivos superiores, a condição é chamada de *trespasse horizontal invertido* ou *mordida cruzada anterior*.

Os dados atualizados das características da má oclusão em crianças (idade de 8 a 11 anos), jovens (idade de 12 a 17 anos) e adultos (idade de 18 a 50 anos) na população dos EUA, extraídos do NHANES III, estão indicados graficamente nas Figuras 1.9 a 1.11.

Observe na Figura 1.10 que, no grupo etário de 8 a 11 anos, pouco mais da metade das crianças norte-americanas apresentam incisivos bem alinhados. O restante apresenta graus variados de desalinhamento e apinhamento. A porcentagem com alinhamentos excelentes diminui no grupo etário de 12 a 17 anos à medida que o restante dos dentes permanentes irrompe; em seguida, permanece essencialmente estável na arcada superior, mas piora na arcada inferior nos adultos. Apenas 34% dos adultos apresentam incisivos inferiores bem alinhados. Em torno de 15% dos adolescentes e adultos apresentam incisivos gravemente ou extremamente irregulares; portanto, passa a ser necessária a expansão da arcada ou extração de alguns dentes para alinhá-los (ver Figura 1.10).

Em geral, o diastema de linha média (ver Figura 1.5) surge na infância (26% apresentam espaço > 2 mm). Embora esse espaço tenda a se fechar, mais de 6% dos jovens e adultos ainda terão um diastema visível, que compromete a aparência do sorriso. Os negros apresentam mais que o dobro da propensão a ter um diastema de linha média do que os brancos ou latinos ($P < 0,001$).

As relações oclusais devem ser consideradas nos três planos de espaço. A mordida cruzada posterior (*i. e.*, posição lingual dos dentes superiores em relação aos dentes inferiores; ver Figura 1.6) é o maior desvio da relação dentária transversal normal e reflete os desvios da oclusão ideal no plano transversal do espaço. De acordo com os dados do NHANES III,[7] isso ocorre em 9% da população norte-americana, variando de 7,6% dos mexicanos-americanos a 9,1% dos brancos e 9,6% dos negros.

O trespasse horizontal ou o trespasse horizontal invertido indica os desvios anteroposteriores na direção da Classe II ou da Classe III, respectivamente, sendo a Classe II muito menos prevalente (Figura 1.12). O trespasse horizontal normal tem 2 mm. O trespasse horizontal de 5 mm ou mais, sugerindo má oclusão de Classe II

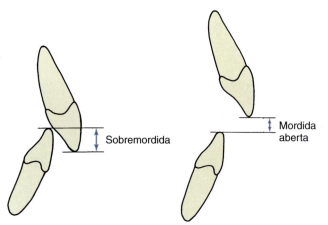

• **Figura 1.8** A sobremordida é definida como uma sobreposição vertical dos incisivos. Normalmente, as margens incisais entram em contato com a superfície lingual dos incisivos superiores no cíngulo ou acima dele (*i. e.*, normalmente existe uma sobremordida de 1 a 2 mm). Na mordida aberta, não há sobreposição vertical, e a separação vertical dos incisivos é medida para quantificar a sua gravidade.

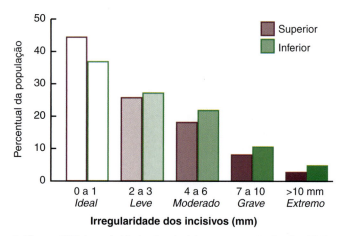

• **Figura 1.10** Irregularidade dos incisivos na população dos EUA, 1989 a 1994. Um terço da população tem pelo menos incisivos moderadamente irregulares (geralmente apinhados), e em torno de 15% apresentam irregularidade grave ou extrema. Observe que a irregularidade no arco dental inferior é mais prevalente em qualquer grau de gravidade.

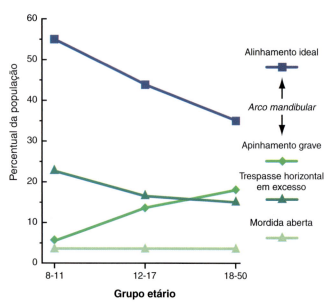

• **Figura 1.9** Mudanças na prevalência dos tipos de má oclusão da infância à vida adulta, nos EUA, 1989 a 1994. Observe o aumento na irregularidade dos incisivos e a redução no trespasse horizontal grave à medida que as crianças crescem; ambos estão relacionados com o crescimento mandibular.

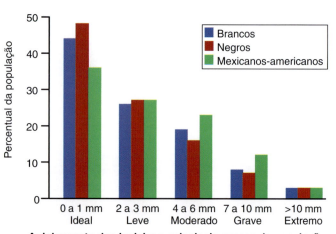

• **Figura 1.11** Irregularidade dos incisivos, por grupos raciais/étnicos. O percentual da população de mexicanos-americanos com alinhamento ideal é menor do que os outros dois grupos, e o percentual com apinhamento moderado e grave é maior. Isso pode refletir no número baixo de mexicanos-americanos com tratamento ortodôntico na época da pesquisa do NHANES-III.

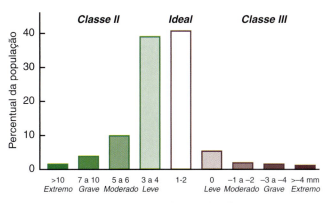

• **Figura 1.12** Trespasse horizontal (Classe II) e trespasse horizontal invertido (Classe III) na população dos EUA, 1989 a 1994. Apenas um terço da população apresenta relações ideais dos incisivos no sentido anteroposterior, mas o trespasse horizontal é apenas moderadamente maior em outro um terço. O aumento de trespasse horizontal acompanhado de má oclusão de Classe II é muito mais prevalente do que o trespasse horizontal invertido acompanhado de Classe III.

de Angle, ocorre em 23% das crianças, 15% dos jovens e 13% dos adultos. Isso reflete o crescimento pós-natal maior da mandíbula do que da maxila, o que é discutido no Capítulo 2. Os problemas graves de Classe II são menos prevalentes e os problemas graves de Classe III são mais prevalentes em mexicanos-americanos do que em brancos ou negros.

Os desvios verticais da sobremordida ideal de 0 a 2 mm são menos frequentes em adultos do que em crianças, porém ocorrem em metade da população adulta, na qual a maioria apresenta mordida aberta (sobremordida negativa) (Figura 1.13). Há um enorme contraste entre os grupos raciais/étnicos nas relações dentárias verticais. A prevalência da mordida profunda grave se manifesta quase duas vezes mais nos brancos em relação aos negros ou mexicanos-americanos ($P < 0,001$), ao passo que a mordida aberta > 2 mm é cinco vezes mais prevalente em negros do que em brancos ou mexicanos-americanos ($P < 0,001$). Isso provavelmente reflete a discreta diferença das proporções craniofaciais nos grupos populacionais negros (ver Capítulo 5 para discussão mais completa). Apesar da maior prevalência de problemas anteroposteriores, os

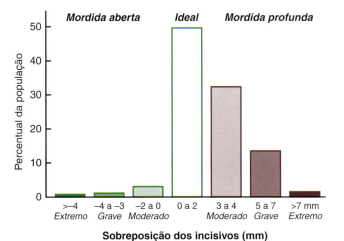

• **Figura 1.13** Relações de mordida aberta/mordida profunda na população dos EUA, 1989 a 1994. Metade da população apresenta relação vertical ideal dos incisivos. A mordida profunda é muito mais prevalente do que a mordida aberta, mas as relações verticais variam muito entre os grupos raciais.

problemas verticais são menos prevalentes em mexicanos-americanos do que em negros ou brancos.

Partindo dos dados da pesquisa, é interessante calcular a porcentagem de crianças e jovens norte-americanos que cairiam nos quatro grupos de Angle. Nesse contexto, 30%, no máximo, apresentam a oclusão normal de Angle. A má oclusão de Classe I (50 a 55%) é, de longe, o maior grupo; há cerca de metade de más oclusões de Classe II (aproximadamente 15%) em relação às oclusões normais; e a Classe III (menos de 1%) representa uma proporção muito ínfima do total.

As diferentes características de má oclusão entre os EUA e outros países são explicadas devido às diferenças apresentadas na composição racial e étnica. Embora os dados disponíveis não sejam tão extensos quanto as populações americanas, torna-se evidente que os problemas de Classe II são os mais prevalentes nos brancos de descendência do norte da Europa (p. ex., 25% das crianças da Dinamarca foram relatadas como sendo de Classe II), enquanto os problemas de Classe III são mais prevalentes nas populações asiáticas (3 a 5% no Japão, cerca de 2% na China, com outros 2 a 3% de Pseudoclasse III [*i. e.*, desviando para mordida cruzada anterior devido às interferências dos incisivos]). As populações africanas não são de forma alguma homogêneas; no entanto, considerando as diferenças encontradas nos EUA entre negros e brancos, parece provável que a Classe III e a mordida aberta são mais frequentes nas populações africanas do que nas europeias, sendo a mordida profunda a menos frequente.

Por que a má oclusão é tão predominante?

O apinhamento e o desalinhamento dos dentes agora ocorrem na maior parte da população; restos mortais de esqueletos indicam que isso era incomum até pouco tempo atrás, embora não seja desconhecido (Figura 1.14). Como a mandíbula tende a se separar do restante do crânio quando os restos mortais enterrados há muito tempo são desenterrados, é mais fácil se certificar sobre o que aconteceu ao alinhamento dos dentes do que sobre o que ocorreu com as relações oclusais. Os restos esqueléticos sugerem que todos os membros de um grupo apontam no sentido de uma relação maxilar de Classe III ou, menos comumente, de Classe II. Descobertas similares são observadas nos grupos da população contemporânea, que permaneceu, na sua maioria, intocada pelo desenvolvimento moderno: apinhamento e desalinhamento dos dentes não são comuns, mas a maioria do grupo pode apresentar ligeiras discrepâncias anteroposteriores ou transversais, como no caso da tendência de Classe III nos ilhéus do Pacífico Sul[8] e da mordida cruzada vestibular (oclusão X) nos aborígenes australianos.[9]

Embora 1.000 anos constituam um longo período em relação a uma única vida humana, trata-se de um tempo muito curto diante da perspectiva evolucionária. Os registros fósseis documentam tendências evolucionárias durante milhares de anos que afetaram a dentição atual, incluindo uma diminuição no tamanho dos dentes do indivíduo, no número de dentes e no tamanho dos maxilares. Por exemplo, tem ocorrido uma redução constante no tamanho dos dentes posteriores e anteriores durante, pelo menos, os últimos 100 mil anos (Figura 1.15). O número de dentes na dentição dos primatas superiores sofreu uma redução no padrão comum dos mamíferos (Figura 1.16). O terceiro incisivo e o terceiro pré-molar desapareceram, do mesmo modo que o quarto molar. Atualmente, o terceiro molar humano, o segundo pré-molar e o incisivo lateral muitas vezes têm dificuldade em se desenvolver, o que indica que esses dentes podem estar saindo de uso. Comparados com os outros primatas, os humanos modernos apresentam os maxilares um tanto subdesenvolvidos.

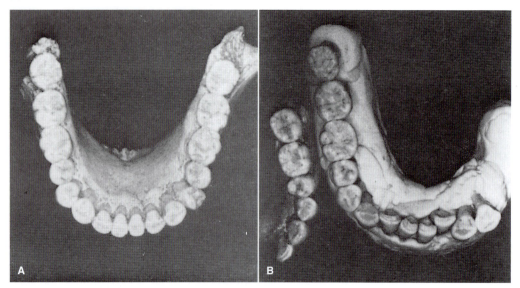

• **Figura 1.14** Arcadas dentárias mandibulares de espécimes da caverna de Krapina na Iugoslávia, estimada em aproximadamente 100.000 anos. **A.** Observe o excelente alinhamento deste espécime. O alinhamento quase perfeito ou com apinhamento mínimo foi a descoberta mais comum neste grupo. **B.** É possível observar o apinhamento e o desalinhamento neste espécime, que apresentava os maiores dentes nesta descoberta de restos esqueléticos de aproximadamente 80 indivíduos. (De Wolpoff WH. *Paleoanthropology*. Nova York: Alfred A Knopf; 1998.)

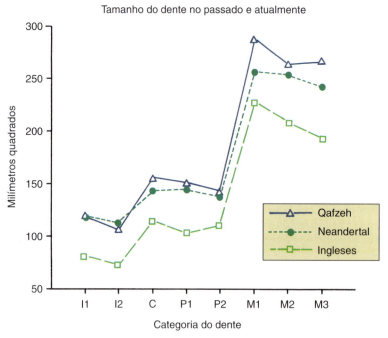

• **Figura 1.15** A redução generalizada no tamanho dos dentes humanos pode ser vista em comparação com os tamanhos dos dentes do sítio arqueológico em Qafzeh, datados de 100.000 anos atrás; dentes do Neandertal de 10.000 anos atrás; e as populações humanas modernas. (Extraída de Kelly MA, Larsen CS, Eds. *Advances in Dental Anthropology*. Nova York: Wiley-Liss; 1991.)

É fácil observar que a redução progressiva no tamanho do maxilar, caso não esteja equiparada com a redução do tamanho e da quantidade de dentes, pode levar ao apinhamento e ao desalinhamento. É mais difícil observar por que o apinhamento dentário tem aumentado muito recentemente, mas isso parece indicar um paralelismo com a transição da agricultura primitiva para as sociedades urbanizadas modernas. A doença cardiovascular e outros problemas de saúde relacionados surgem de forma rápida quando um grupo populacional previamente intocado abandona a vida agrária e se agrega à cidade e à civilização. Pressão alta, doenças cardíacas, diabetes e vários outros problemas médicos são muito mais predominantes nos países desenvolvidos do que nos subdesenvolvidos, ao ponto de serem rotulados como "doenças da civilização".

Existem evidências de que a má oclusão aumenta nas populações bem-definidas logo após a transição da vida rural à vida urbana. Por exemplo, Corruccini relatou maior ocorrência de apinhamento, mordida cruzada posterior e discrepância do segmento oral nos jovens urbanos comparados com os jovens rurais punjabis do norte da Índia.[10] Pode-se argumentar que a má oclusão seja outra condição que piorou com as mudanças acarretadas pela vida moderna, talvez o resultado parcial da menor utilização do aparelho mastigatório com os alimentos mais moles da atualidade. É óbvio que, em condições primitivas, o funcionamento perfeito dos maxilares e dos dentes

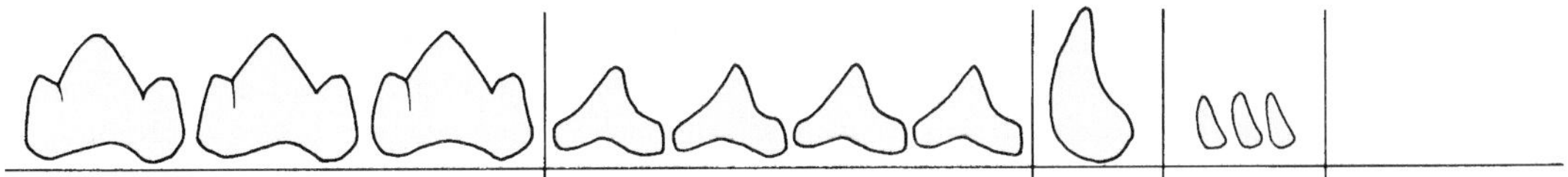

M-3	PM-4	C	1-3	Mamíferos básicos
M-3	PM-3	C	1-2	Prossímios
M-3	PM-2	C	1-2	Primata superior
M-3 (2)	PM-2	C	1-2	Homem

• **Figura 1.16** Redução no número de dentes foi uma característica da evolução primata. Na população humana atual, os terceiros molares estão também faltando de forma frequente, sugerindo que há uma nova redução em progresso, e a agenesia dos incisivos laterais e dos segundos pré-molares sugere uma pressão evolucionária ocorrendo nesses dentes.

era um fator importante diante da capacidade de sobrevivência e reprodução. Um aparelho mastigatório adequado era essencial para lidar com carnes cruas ou parcialmente cozidas e alimentos vegetais. Por exemplo, se observarmos um aborígene australiano usando todos os músculos da parte superior do seu corpo para rasgar um pedaço de carne malcozida de um canguru, nos daremos conta da diminuição da necessidade do aparelho mastigatório na história da civilização (Figura 1.17). Uma proposta interessante apresentada pelos antropólogos é que a introdução da culinária, para que não tivéssemos que desprender muito esforço e energia para mastigar o alimento, foi crucial para o desenvolvimento e o crescimento do cérebro humano. Sem o cozimento do alimento, não seria possível atender a demanda de energia de um cérebro maior. Com isso, há energia disponível em excesso para o desenvolvimento do cérebro, tornando a robustez dos maxilares algo desnecessário.[11]

A tentativa de determinar se as mudanças na função maxilar aumentaram a ocorrência da má oclusão torna-se complicada pelo fato de que tanto as cáries dentárias como a doença periodontal, que são ocorrências raras na dieta primitiva, surgem imediatamente após a dieta ser alterada. A patologia dentária resultante pode tornar difícil estabelecer como seria a oclusão na ausência da perda prematura dos dentes, gengivite e periodontite marginal. O aumento da má oclusão no mundo moderno coincide com o avanço da civilização moderna; no entanto, a redução do tamanho do maxilar relacionado à atrofia gerada pelo desuso é difícil de documentar, e os paralelos com as doenças ligadas ao estresse podem ser considerados apenas até certo ponto. Embora seja difícil entender a causa precisa de qualquer má oclusão específica, em termos gerais, sabemos quais são as possibilidades etiológicas, e elas são discutidas com mais detalhes no Capítulo 5.

Que diferença faz se uma pessoa tem má oclusão? Consideramos agora os motivos que levam ao tratamento ortodôntico.

Quem precisa de tratamento?

Dentes protrusos, irregulares ou mal oclusos podem gerar três tipos de problemas para o paciente: (1) discriminação por causa da aparência facial; (2) problemas de função oral, incluindo dificuldades no movimento mandibular (falta de coordenação muscular ou dor), DTM e problemas de mastigação, deglutição ou fala; e (3) maior suscetibilidade a trauma, doença periodontal ou cárie.

Problemas psicossociais

Uma série de estudos realizados nos últimos anos confirmou o que é óbvio: a má oclusão grave é uma desvantagem social. A caricatura mais comum de um indivíduo que não seja tão inteligente inclui

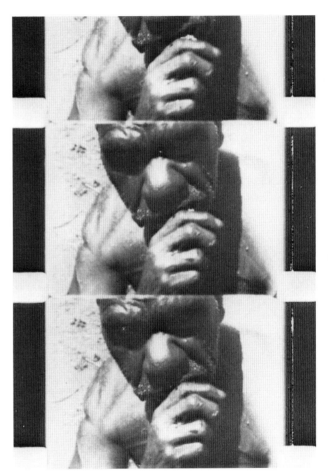

• **Figura 1.17** Seções de um filme dos anos 1960 de um homem aborígene australiano comendo um canguru preparado de maneira tradicional (malpassado). Observe a atividade dos músculos, não apenas na região facial, mas por todo o pescoço e cintura escapular. (Cortesia de M.J. Barrett.)

os incisivos superiores protrusos. Uma bruxa não cruza apenas o céu sobre uma vassoura, ela tem uma mandíbula saliente, que seria o resultado de má oclusão de Classe III. Dentes bem alinhados e um sorriso agradável suscitam um *status* positivo em todos os níveis sociais e faixas etárias, ao passo que dentes protrusos e irregulares transmitem um *status* negativo.[12,13] A aparência pode fazer e faz diferença nas expectativas dos professores e, portanto, no progresso do estudante na escola, na inserção profissional e na concorrência na busca de parceiros. Isso coloca o conceito de "deficiência da má oclusão" em um contexto mais amplo e de extrema importância.

Se a forma de interagir com outros indivíduos é constantemente afetada pela aparência dos dentes, a deficiência dentária deixa de ser algo trivial. Não há dúvidas de que as respostas sociais condicionadas pelos principais desvios da aparência comum do rosto e dos dentes podem afetar gravemente a qualidade de vida e a autoestima de uma forma que prejudica toda a adaptação à vida de um indivíduo.[14]

É interessante ressaltar que a angústia psicológica, causada pelas condições dentárias e faciais deformadas, não é diretamente proporcional à gravidade anatômica do problema. Um indivíduo que é muito desfigurado (p. ex., com um nariz distorcido e um lábio marcado após fenda palatina ou reparo do palato) pode prever uma reação consistentemente negativa.[15] Um indivíduo com um problema aparentemente menos grave (p. ex., queixo protuberante ou incisivos superiores irregulares), às vezes, é tratado de forma diferente por causa disso e, às vezes, não. Parece mais fácil lidar com um defeito quando as reações das outras pessoas são consistentes do que quando não são. Reações imprevisíveis geram ansiedade e podem causar grandes efeitos prejudiciais.[16] O impacto de uma deformidade física em um indivíduo também será fortemente influenciado pela sua autoestima. O resultado é que o mesmo grau de anormalidade anatômica pode ser uma condição sem grandes consequências para um indivíduo, mas tratar-se de um problema muito grave para outros.

Em suma, parece claro que o motivo principal que leva as pessoas a buscar o tratamento ortodôntico é a tentativa de minimizar os problemas psicológicos relacionados à sua aparência dentária e facial.[17] Esses problemas não são apenas "cosméticos". Eles podem gerar um efeito enorme na qualidade de vida,[18] e as evidências apresentadas na parte final deste capítulo documentam que o tratamento ortodôntico pode melhorá-la.

Função oral

Apesar de a má oclusão grave certamente afetar a função oral, a função oral se adapta surpreendentemente bem. Ao que tudo indica, a má oclusão geralmente afeta a função não tornando-a impossível, mas difícil, para que haja um esforço extra para compensar a deformidade anatômica. Por exemplo, todos mastigam o máximo que podem para reduzir o bolo alimentar até gerar uma consistência satisfatória para engolir o alimento; logo, se a mastigação for menos eficiente no caso de má oclusão, o indivíduo afetado fará um esforço maior para mastigar ou se contentará com o alimento menos mastigado antes de engolir. A postura da língua e dos lábios adapta-se à posição dos dentes para que a deglutição seja pouco afetada (ver Capítulo 5). Do mesmo modo, quase todos conseguem mover a mandíbula para que haja uma relação adequada dos lábios para gerar a fala; logo, dificilmente se percebe a fala distorcida, apesar de o indivíduo ter de fazer um esforço extraordinário para produzir uma fala normal. À medida que são desenvolvidos os métodos para quantificar as adaptações funcionais desse tipo, é provável que o efeito da má oclusão na função seja melhor compreendido do que foi no passado.

A relação entre a má oclusão e a função adaptativa na DTM, manifestada como dor na ATM e região ao seu redor, é mais bem compreendida atualmente do que apenas alguns anos atrás. A dor pode ser o resultado das mudanças patológicas dentro da articulação, mas, na maioria das vezes, é causada por fadiga muscular e espasmo. A dor muscular quase sempre se correlaciona com um histórico de aperto e ranger dos dentes, como uma reação às situações de estresse, ou do posicionamento constante da mandíbula na posição anterior ou lateral.

Alguns dentistas têm sugerido que até mesmo as imperfeições mínimas na oclusão servem para desencadear as atividades de aperto e ranger dos dentes. Se isso for verdadeiro, indica uma necessidade real em melhorar a oclusão em todos os indivíduos, a fim de evitar o desenvolvimento de dores musculares faciais. Considerando que o número de pessoas com pelo menos graus moderados de má oclusão (50 a 75% da população) excede em muito o número de indivíduos portadores de DTM (5 a 30%, dependendo nos sintomas examinados); parece provável que a oclusão dentária por si só é o suficiente para causar hiperatividade na musculatura oral. A reação ao estresse normalmente é desenvolvida. Alguns indivíduos reagem apertando e rangendo os dentes, enquanto outros desenvolvem sintomas em outros sistemas orgânicos. Quase nunca um indivíduo apresenta colite ulcerosa (uma doença comum e também induzida pelo estresse) e DTM.

Alguns tipos de má oclusão (especialmente a mordida cruzada posterior com desvio no fechamento) correlacionam-se de forma positiva com os problemas na ATM, enquanto outros não; no entanto, mesmo os coeficientes de correlação mais fortes são de apenas 0,3 a 0,4. Isso significa que, na maioria dos pacientes, não há uma ligação entre a má oclusão e a DTM.[19] Portanto, a ortodontia como o tratamento principal para a DTM quase nunca é indicada, mas, em circunstâncias especiais (ver Capítulo 18), pode servir como um suplemento para outro tratamento da dor muscular.

Relação entre lesão e doença dentária

A má oclusão, especialmente os incisivos superiores protrusos, pode aumentar a probabilidade de uma lesão aos dentes (Figura 1.18).[20] Há cerca de 30% de chance de que uma criança com má oclusão de Classe II não tratada venha a sofrer um trauma nos incisivos superiores, mas, na maioria das vezes, o resultado pode apenas levar a danos mínimos no esmalte.[21] Por esse motivo, a ocorrência de uma lesão é reduzida quando a protrusão dos incisivos não é um forte argumento para um tratamento prematuro de problemas de Classe II (ver Capítulo 13), porém, com o trauma anterior e idade menor que 9 anos, o risco de trauma adicional é 8,4 vezes mais alto do que em crianças sem histórico de trauma.[22] Para essas crianças, indica-se a retração dos incisivos (mas sem modificação do crescimento). A sobremordida profunda, em que os incisivos inferiores entram em contato com o palato, pode causar danos significativos no tecido, levando à perda prematura dos incisivos superiores, como também resultar no desgaste extremo dos incisivos. Ambos os efeitos podem ser evitados com o tratamento ortodôntico (ver Capítulo 18).

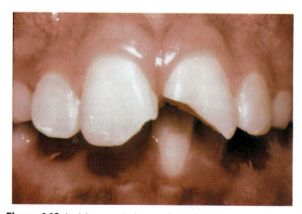

• **Figura 1.18** Incisivos centrais superiores fraturados em uma menina de 10 anos de idade. Há cerca de um terço de chance de ocorrer uma lesão em um incisivo protruso, embora, felizmente, os danos não sejam tão graves como este. A maioria dos acidentes ocorre durante uma atividade normal, não relacionada à prática de esportes.

É certamente possível que a má oclusão contribua com a ocorrência de cárie dentária e doença periodontal, tornando mais difícil o cuidado adequado com os dentes ou causando trauma oclusal. Entretanto, inúmeros estudos indicam que a má oclusão tem pouco, se é que algum, impacto nas doenças causadas nos dentes ou estruturas de apoio.[23] A disposição e a motivação do indivíduo determinam a sua higiene oral muito mais do que quão bem alinhados estão seus dentes, e a presença ou ausência de placas dentárias é um fator determinante da saúde tanto dos tecidos moles como dos tecidos duros da boca. Se os indivíduos com má oclusão são mais propensos à cárie, este efeito é pequeno comparado com a condição da higiene. Antes considerado um fator importante no desenvolvimento de doença periodontal, atualmente o trauma oclusal é reconhecido como um fator etiológico secundário, e não primário. Há apenas uma ligação tênue entre a má oclusão não tratada e uma grave doença periodontal em uma idade mais avançada.

O próprio tratamento ortodôntico poderia ser um agente etiológico para doenças orais? Estudos a longo prazo revelam que o tratamento ortodôntico não aumenta a possibilidade de problemas periodontais subsequentes.[24] A ligação entre o tratamento inicial ortodôntico e o tratamento periodontal posterior parece ser apenas outra manifestação do fenômeno em que um segmento da população busca tratamento dentário enquanto o outro o evita. Aqueles que tiveram êxito com um tipo de tratamento dentário, tais como a ortodontia durante a infância, são mais propensos a buscar outro tipo de terapia periodontal durante a vida adulta.

Em resumo, ao que tudo indica, tanto a deficiência funcional como a psicossocial podem conduzir a uma grande necessidade de tratamento ortodôntico. Há menor evidência quanto ao tratamento ortodôntico reduzir o desenvolvimento posterior de doença dentária.

Tipo de tratamento: seleção baseada em evidências

Se houver a necessidade de tratamento, como decidir o tipo de tratamento a ser indicado? A atual tendência no sistema de saúde é fortemente voltada ao tratamento baseado em evidências; ou seja, os procedimentos de tratamento devem ser escolhidos com base em evidências claras nas quais o método selecionado seja a melhor abordagem possível para o(s) problema(s) exclusivo(s) do paciente. Quanto melhor a evidência, mais fácil será a decisão.

Testes clínicos randomizados: melhor evidência

Tradicionalmente, a ortodontia é uma especialidade na qual as opiniões dos líderes são muito importantes, ao ponto de grupos profissionais se unirem em torno de um forte líder. As sociedades de Angle, Begg e Tweed ainda existem, e as novas, cujo propósito principal é promulgar as opiniões de seus líderes, ainda estão sendo formadas no início do século XXI. Como qualquer grupo profissional que atinge a sua maturidade, deve haver um foco a partir de evidências, em vez de decisões com base em opiniões. Esse é o enfoque principal da ortodontia.

Como ilustrado na Figura 1.19, existe uma hierarquia de qualidades na evidência disponível para orientar nas decisões clínicas. Acima de tudo, isso reflete a probabilidade de extrair uma conclusão adequada do grupo de pacientes que foi estudado. A opinião não fundamentada de um especialista é a forma mais fraca de evidência clínica. Em geral, a opinião do especialista é fundamentada por uma série de casos que foram selecionados retrospectivamente dos registros da prática.

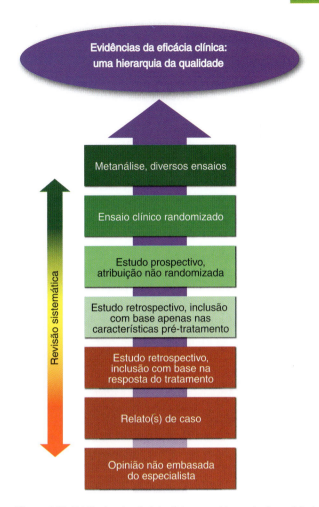

• **Figura 1.19** Evidências da eficácia clínica: uma hierarquia da qualidade.

É claro que o problema relacionado a isso é que os casos são constantemente selecionados de modo que apresentem o resultado esperado. Um médico que se torna o defensor de um método de tratamento cai na tentação natural de selecionar os casos ilustrativos que apresentem o resultado desejado, e mesmo que ele tente ser objetivo, não consegue evitar apresentar uma informação tendenciosa. Quando os resultados são variáveis, acaba escolhendo os casos que se apresentam da forma desejável e descarta aqueles que não apoiam o seu ponto de vista. Portanto, a informação baseada em casos selecionados deve ser tomada com grande ressalva. Uma maneira importante de controlar informações tendenciosas ao relatar os resultados do tratamento é garantir que *todos* os casos tratados estejam incluídos no relatório.

Se os casos retrospectivos forem usados em um estudo clínico, é bem melhor selecioná-los com base em suas características quando se dá início ao tratamento, não no resultado; melhor ainda é selecionar os casos prospectivamente antes do início do tratamento. Mesmo assim, é bem provável que a amostra seja tendenciosa, de modo que os pacientes "corretos" sejam escolhidos. Após a experiência com um método de tratamento, os profissionais tendem a aprender as indicações sutis de que um paciente em especial esteja reagindo bem ou não, embora eles tenham dificuldade em verbalizar exatamente quais foram os critérios que aplicaram. É de extrema importância identificar os critérios associados ao êxito ou ao fracasso, e a amostra tendenciosa torna essa tarefa impossível.

Por esse motivo, o padrão de referência para avaliar os procedimentos clínicos é o estudo clínico randomizado, nos quais os pacientes são escolhidos de forma aleatória, e com antecedência para os procedimentos alternativos de tratamento. Caso a amostra seja grande o suficiente, a maior vantagem desse método é que a randomização deve resultar em uma distribuição similar de todas as variáveis entre os grupos. Mesmo as variáveis que não foram reconhecidas com antecedência devem ser controladas por esse tipo de distribuição de pacientes – e no trabalho clínico, em geral, as variáveis importantes são apenas identificadas depois que o tratamento teve início ou foi concluído. Os ensaios clínicos relatados na ortodontia serão apresentados com mais detalhes mais adiante neste livro.

Outra forma de obter dados melhores para as respostas de tratamento quando há vários ensaios clínicos randomizados é a aplicação da metanálise. Ela se baseia nas técnicas estatísticas recém-desenvolvidas para o grupo de dados de diversos estudos sobre o mesmo fenômeno. A pesquisa ortodôntica é um excelente exemplo de uma área em que inúmeros pequenos estudos foram realizados para fins semelhantes, muitas vezes com protocolos que eram pelo menos um tanto semelhantes, porém distintos o suficiente para dificultar as comparações. A metanálise não substitui os novos dados coletados com protocolos precisos, e incluir estudos malfeitos em uma metanálise acarreta o risco de confundir em vez de esclarecer o problema.[25] Contudo, aplicar a metanálise a questões clínicas tem um potencial considerável para reduzir a incerteza sobre os melhores tratamentos possíveis.

Uma importante ressalva para a metanálise é que a ênfase na significância estatística não deve deixar a diferença entre a significância estatística e a significância clínica passar despercebida. A significância estatística avalia a chance que a diferença no grupo de dados teria em função de apenas a variação randomizada que afeta as respostas de qualquer grupo de tratamento; a significância clínica avalia se uma diferença dessa magnitude teria qualquer efeito prático no oferecimento do tratamento. Nem todas as diferenças estatísticas são clinicamente significativas e, às vezes, no entanto, as diferenças que não atingem a significância estatística podem indicar um avanço clínico.

Infelizmente, os estudos randomizados não podem ser usados em várias situações por motivos éticos ou práticos. Por exemplo, um estudo randomizado sobre o tratamento ortodôntico com extração *versus* não extração se deparará com preocupações éticas, imporá dificuldades e será caro de organizar e lidar caso haja a necessidade de superar as dificuldades éticas, e isso exigiria o acompanhamento dos pacientes durante anos para avaliar os resultados a longo prazo.

Estudos retrospectivos: exigências de grupo de controle

Uma segunda forma aceitável de substituir a opinião pela evidência é por intermédio de um estudo retrospectivo cuidadoso dos resultados do tratamento em condições bem-definidas. A melhor forma de saber – em geral, a única de que se tem conhecimento – se um método de tratamento realmente funciona é comparar os pacientes tratados com o grupo de controle não tratado. Para que essa comparação seja válida, os dois grupos devem ser equivalentes antes do início do tratamento. A menos que os grupos de pré-tratamento tenham sido estatisticamente ajustados, não é possível afirmar com nenhuma confiança que as diferenças apresentadas posteriormente foram resultado do tratamento.

Há uma série de dificuldades para se montarem grupos de controles para o tratamento ortodôntico. As principais são que se devem acompanhar os controles durante um longo período, equivalente ao tempo do tratamento, e que, em geral, as radiografias sequenciais são exigidas. A exposição à radiação nas crianças não

tratadas é algo problemático. Atualmente, é muito difícil obter permissão para expor crianças às radiografias sem que haja um benefício pessoal a elas. Isso significa que os estudos do crescimento longitudinal do século XX, que utilizaram uma série de radiografias cefalométricas de crianças não tratadas, não podem ser usados agora. Na ausência de dados mais recentes, eles ainda estão sendo usados para fornecer os dados de controle em estudos que envolvem a mudança do crescimento. Embora isso esteja bem estabelecido nos EUA e em quase todos os outros países, as crianças agora crescem mais e amadurecem mais rapidamente que na época desses estudos (ver Capítulo 3, Figura 3.7). Quando os controles históricos são os melhores que existem à disposição, é melhor tê-los do que nada, mas devem-se considerar as suas limitações. As magnitudes e o tempo de crescimento, além de muitas outras coisas, mudaram nos últimos 50 anos.

Análises sistemáticas da literatura, feitas principalmente em documentos que tratam de dados retrospectivos, receberam uma considerável ênfase nos últimos anos. Uma busca típica por relatórios sobre o assunto de análises sistemática produz grande número de documentos a serem avaliados. A maioria é descartada devido à fraqueza óbvia dos métodos, da qualidade inferior dos dados ou da insuficiência destes. Os documentos restantes são avaliados quanto à significância estatística. A principal etapa certamente é descartar os documentos ruins e manter os bons, o que inevitavelmente exige julgamento da parte daqueles que estão realizando a análise. Infelizmente, muitas análises sistemáticas recentes concluíram que os dados não são bons o suficiente para fornecer uma resposta definitiva, e essas análises não são úteis para os clínicos que precisam fazer algo, mesmo que elas estejam erradas. Felizmente, os profissionais experientes podem perceber padrões nos dados que fornecem informações de significância clínica, sobretudo quando as evidências permitem comparar os prós e os contras dos distintos métodos, apesar das diferenças estatisticamente significativas que não foram demonstradas. A ilustração das análises sistemáticas na Figura 1.19 pretende enfatizar que é preciso ter cuidado ao avaliá-las.

Uma importante consideração final é: o que os clínicos consideram como aspectos importantes dos resultados do tratamento pode ou não coincidir com a maneira como os pacientes percebem o resultado. Na ortodontia, é evidente que o aspecto dos dentes no sorriso é o principal resultado para os pacientes. Felizmente, o que os pacientes pensam agora recebe mais atenção do que acontecia no século XX, e os dados para o alcance aceitável da disposição dos dentes foram disponibilizados recentemente.[13] Nem tão felizmente, as características da oclusão dentária (p. ex., a relação das linhas medidas dentárias) que não são importantes para os pacientes ainda são consideradas muito importantes para alguns dentistas ao avaliar o resultado do tratamento ortodôntico. O tratamento centrado no paciente não significa que este sempre tem razão, mas significa que o ponto de vista do paciente deve ser considerado quando o tratamento é planejado e quando seu sucesso é avaliado.

A era da ortodontia como uma especialidade impulsionada pela opinião está claramente chegando ao seu final. No futuro, ela será impulsionada pela evidência, o que será melhor em todos os sentidos. Enquanto isso, as decisões clínicas ainda devem ser tomadas usando as melhores informações disponíveis atualmente. Quando o mais novo método surgir com uma forte recomendação e uma série de relatos de casos que funcionaram muito bem, será sensato se lembrar do aforismo "Relatórios entusiasmados geralmente carecem de controles; relatórios bem controlados geralmente carecem de entusiasmo".

Neste e nos próximos capítulos, as recomendações para tratamento são baseadas, na medida do possível, em evidência clínica sólida. Quando esta não estiver disponível, as opiniões atuais dos autores serão fornecidas e indicadas de forma devida.

Demanda por tratamento

Estimativas epidemiológicas do tratamento ortodôntico

As considerações psicossociais e faciais, não apenas a forma em que os dentes se ajustam, têm papel importante no momento de definir a necessidade de tratamento ortodôntico. Por esse motivo, torna-se difícil determinar, apenas com um exame dos modelos de gesso ou das radiografias, quem precisa de tratamento e quem não precisa. Entretanto, parece razoável que a gravidade da má oclusão se correlaciona com a necessidade do tratamento. Essa hipótese é importante quando a necessidade do tratamento é uma estimativa para os grupos populacionais.

Como indicadores da necessidade de tratamento ortodôntico, vários índices que medem o quanto os dentes se desviam do normal foram propostos nos anos 1970, mas não foram amplamente aceitos para triagem de pacientes em potencial. Atualmente, há dois métodos principais para classificar a gravidade da má oclusão: o sistema PAR (*Peer Assessment Rating*), desenvolvido no Reino Unido, e o índice de discrepância ABO (American Board of Orthodontics), desenvolvido nos EUA. É importante lembrar que esses sistemas consideram apenas a dentição, e não as características esqueléticas ou faciais.

Os escores PAR são calculados a partir de medições do alinhamento anterior superior e inferior (anteroposterior, transversal e vertical), trespasse horizontal ou trespasse horizontal negativo, sobremordida e discrepâncias da linha média, com uso de uma escala de ponderação para cada característica.[26] Os índices ABO são calculados de forma semelhante, com a diferença de que este adiciona três medições cefalométricas.[27] Ambos os sistemas foram desenvolvidos como uma forma de determinar objetivamente a melhora obtida durante o tratamento, mas mostraram estar razoavelmente bem correlacionados com as opiniões de especialistas sobre a necessidade do tratamento ortodôntico.

Desenvolvido por Brook e Shaw no Reino Unido,[28] o Índice de Necessidade de Tratamento Ortodôntico (Index of Orthodontic Treatment Need – IOTN) foi criado para avaliar a necessidade para o tratamento. Ele coloca os pacientes em cinco graus, desde "sem necessidade de tratamento" até "com necessidade de tratamento", e correlaciona razoavelmente bem os critérios do dentista quanto à necessidade de tratamento. O índice apresenta um componente de saúde dental derivado da oclusão e do alinhamento (o Boxe 1.1 destaca os critérios e mostra como o escore é calculado) e um componente estético derivado da comparação da aparência dental com as fotografias-padrão (Figura 1.20). Há uma correlação surpreendentemente boa entre a necessidade de tratamento avaliada pela saúde dental e os componentes estéticos do IOTN (*i. e.*, é bem provável que as crianças selecionadas com necessidade de tratamento em uma das escalas também sejam selecionadas quando outra escala for utilizada).[29]

Considerando algumas tolerâncias sobre o efeito dos dentes perdidos, é possível calcular os percentuais das crianças e jovens norte-americanos que seriam inclusos nas várias escalas do IOTN, partindo dos dados do NHANES III.[30] A Figura 1.21 mostra o percentual de adolescentes de 12 a 17 anos de idade nos três principais grupos raciais/étnicos da população dos estimados pelo IOTN como apresentando necessidade de tratamento

---

• Boxe 1.1 — Índice dos graus de tratamento das necessidades de tratamento ortondôntico (IOTN).

Grau 5 (extremo/necessidade de tratamento)
5.i Impacção dos dentes (exceto os terceiros molares) decorrente de apinhamento, presença de dentes supranumerários, dentes decíduos retidos e qualquer causa patológica.
5.h Hipodontia extensa com implicações restaurativas (mais de um dente por quadrante) exigindo ortodontia pré-protética.
5.a Trespasse horizontal aumentado maior que 9 mm.
5.m Trespasse horizontal invertido maior que 3,5 mm com relato de dificuldades mastigatórias e de fala.
5.p Defeitos da fissura labial e fenda palatina e outras anormalidades craniofaciais.
5.s Dentes decíduos anquilosados.

Grau 4 (grave/necessidade de tratamento)
4.h Hipodontia menos extensa exigindo ortodontia pré-restaurativa ou fechamento de espaço ortodôntico (um dente por quadrante).
4.a Trespasse horizontal aumentado maior que 6 mm, mas menor ou igual a 9 mm.
4.b Trespasse horizontal invertido maior que 3,5 mm sem dificuldades mastigatórias e de fala.
4.m Trespasse horizontal invertido maior que 1 mm, mas menor que 3,5 mm com relato de dificuldades mastigatórias e de fala.
4.c Mordida cruzada anterior ou posterior com discrepância maior que 2 mm entre a posição de contato retraída e a posição de intercuspidação.
4.l Mordida cruzada lingual posterior sem contato oclusal funcional em um ou ambos os segmentos orais.
4.d Deslocamentos graves do ponto de contato maiores que 4 mm.
4.e Mordida aberta extrema lateral ou anterior maior que 4 mm.
4.f Sobremordida total e extrema com trauma gengival ou palatal.
4.t Dentes irrompidos parcialmente, rotacionados e impactados nos dentes adjacentes.
4.x Presença de dentes supranumerários.

Grau 3 (moderado/necessidade no limite)
3.a Trespasse horizontal aumentado maior que 3,5 mm, mas menor ou igual a 6 mm com incompetência labial.
3.b Trespasse horizontal invertido maior que 1 mm, mas menor ou igual a 3,5 mm.
3.c Mordida cruzada anterior ou posterior com discrepância maior que 1 mm, mas menor ou igual a 2 mm entre a posição de contato retraída e a posição de intercuspidação.
3.d Deslocamentos do ponto de contato maiores que 2 mm, mas menores ou iguais a 4 mm.
3.e Mordida aberta lateral ou anterior maior que 2 mm, mas menor ou igual a 4 mm.
3.f Sobremordida profunda nos tecidos gengivais e palatais, mas sem trauma.

Grau 2 (leve/necessidade mínima)
2.a Trespasse horizontal aumentado maior que 3,5 mm, mas menor ou igual a 6 mm com competência labial.
2.b Trespasse horizontal invertido maior que 0 mm, mas menor ou igual a 1 mm.
2.c Mordida cruzada anterior ou posterior com discrepância menor ou igual a 1 mm entre a posição de contato retraída e a posição de intercuspidação.
2.d Deslocamentos do ponto de contato maiores que 1 mm, mas menores ou iguais a 2 mm.
2.e Mordida aberta anterior ou posterior maior que 1 mm, mas menor ou igual a 2 mm.
2.f Sobremordida aumentada maior ou igual a 3,5 mm sem contato gengival.
2.g Oclusão pré-normal ou pós-normal sem outras anormalidades.

Grau 1 (sem necessidade)
1. Más oclusões extremamente leves, incluindo deslocamentos do ponto de contato menores que 1 mm.

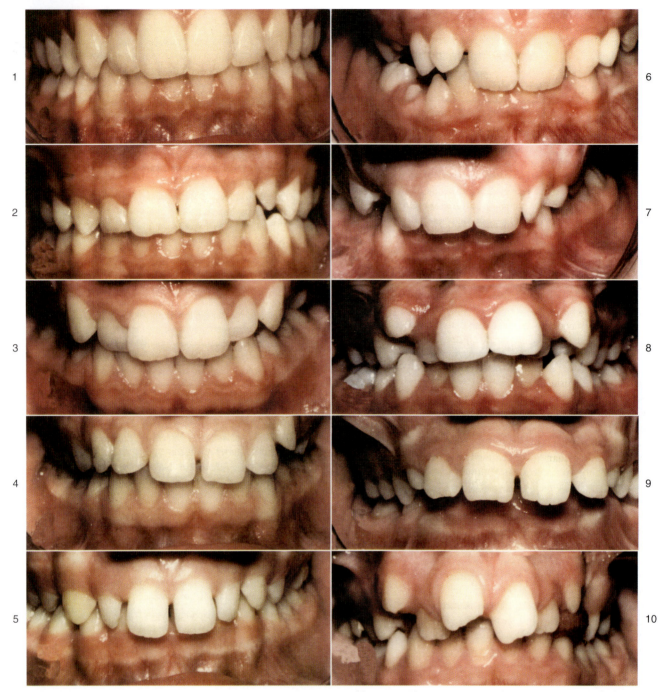

- **Figura 1.20** Fotografias de estímulo do índice estético IOTN. O escore é derivado da resposta do paciente à questão: "Aqui se encontra um grupo de fotografias mostrando uma gama de aspectos dentários. A foto número 1 é a mais atrativa e a número 10 é a menos atrativa. A que figura desta escala você acha que seus dentes mais se assemelham?". Os graus de 8 a 10 indicam necessidade clara de tratamento ortodôntico; de 5 a 7, necessidade moderada/intermediária; de 1 a 4 não há/há leve necessidade.

leve/moderada e o percentual daqueles que tiveram tratamento na época. Como o gráfico indica, o número de crianças brancas que receberam tratamento era consideravelmente maior do que de crianças negras e latinas ($P < 0,001$). O tratamento quase sempre proporciona uma melhora, mas não elimina totalmente todas as características da má oclusão; portanto, o efeito é transferir alguns indivíduos da categoria de necessidade de tratamento grave para a moderada. A proporção mais elevada de má oclusão grave entre os negros provavelmente reflete maior frequência de tratamento no grupo dos brancos, que o rebaixaram na escala de gravidade, em vez de demonstrar a ocorrência de má oclusão mais grave na população negra.

Como os escores IOTN se comparam com o que os pais e os dentistas pensam sobre a necessidade de tratamento ortodôntico? Os dados atuais (um tanto fracos) sugerem que, em bairros típicos norte-americanos, em torno de 35% dos adolescentes são vistos pelos pais e colegas como indivíduos que necessitam de tratamento ortodôntico. Observe que isso é maior do que o número de crianças que seriam classificadas nas escalas IOTN 4 e 5 com problemas graves e que definitivamente necessitam de tratamento, mas menor do que o total das escalas 3, 4 e 5 com problemas moderados e graves.

Em geral, os dentistas consideram que apenas cerca de um terço de seus pacientes apresenta uma oclusão normal, e eles sugerem o tratamento em torno de 55% dos pacientes (desse modo, colocando

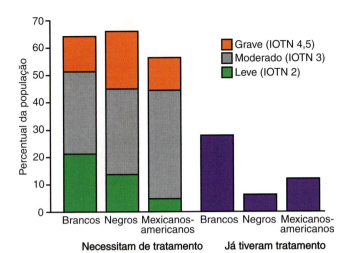

• **Figura 1.21** Necessidade de tratamento ortodôntico, de acordo com a gravidade do problema em jovens brancos, negros e mexicanos-americanos de 12 a 17 anos de idade nos EUA, de 1989 a 1994, e a porcentagem de cada grupo que relatou ter recebido tratamento ortodôntico. O número maior de brancos que receberam tratamento provavelmente reflete um número menor de problemas graves na população branca.

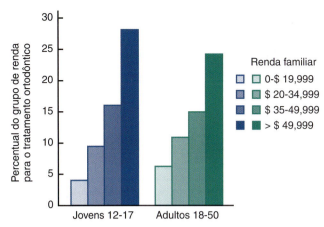

• **Figura 1.22** Percentual da população dos EUA, de 1989 a 1994, que recebeu tratamento ortodôntico, com capacidade da renda familiar. Embora a má oclusão grave seja reconhecida como um problema importante e todos os estados ofereçam pelo menos algum tipo de cobertura às crianças de baixa renda por meio de seus programas nacionais de saúde (Medicaid), isso somente financia o tratamento de uma pequena porcentagem da população. No entanto, em torno de 5% do grupo com a renda mais baixa e 10 a 15% dos grupos com renda intermediária tiveram algum tipo de tratamento ortodôntico. Isso reflete a importância dada ao tratamento ortodôntico – ele é procurado mesmo quando ultrapassa os recursos financeiros nas famílias menos favorecidas.

cerca de 10% na categoria de má oclusão com pouca necessidade de tratamento). Constata-se que eles incluiriam todas as crianças na escala IOTN 3 e algumas delas na escala 2 no grupo que se beneficiaria do tratamento ortodôntico. Presumidamente, a aparência facial e as considerações psicossociais são aplicadas, além das características dentais, quando os pais julgam a necessidade do tratamento ou quando os dentistas decidem recomendar o tratamento.

Quem busca o tratamento?

A demanda pelo tratamento é indicada pelo número de pacientes que marcam as consultas e procuram os cuidados dentais. Nem todos os pacientes com má oclusão, mesmo aqueles com desvios extremos, buscam o tratamento ortodôntico. Algumas pessoas não reconhecem que têm um problema; outras sentem que precisam de tratamento, mas não têm condições financeiras ou não conseguem obtê-lo.

Tanto a necessidade como a demanda variam com as condições sociais e culturais. Nos centros urbanos, mais crianças são vistas (pelos pais e colegas) com necessidade de tratamento do que as crianças nas regiões rurais. A renda familiar é um fator determinante no número de crianças que recebem tratamento (Figura 1.22). Isso parece refletir dois pontos: não se trata apenas de famílias com melhor poder aquisitivo e com maior facilidade de arcar com o tratamento ortodôntico; considera-se também que uma boa aparência facial e a necessidade de evitar condições de deformação dental estão associadas a profissões e posições sociais de maior prestígio. Quanto maiores as aspirações de uma criança, maior é a probabilidade de os pais buscarem tratamento ortodôntico para ela.

Por que eles buscam tratamento para seus filhos? Já observamos que as incapacidades psicossociais são o principal motivo. Outra maneira de abordar essa questão: "Ter um sorriso abaixo do ideal afeta o modo como as pessoas agem e vivem?". Essa questão foi examinada pelo Health Policy Institute da American Dental Associations em 2015.[31] Uma pesquisa *on-line* foi realizada por Harris Poll e quase 15.000 respostas de um grupo de indivíduos selecionados aleatoriamente com 18 anos de idade ou mais foram analisadas. O grupo de estudo foi avaliado como um todo, por

status econômico (renda familiar baixa, média e alta) e por idade (18 a 34, 35 a 49, 50 a 64 e 65 ou mais). Esse conjunto de dados nacionais conta uma história interessante relacionada à estética dental. Vinte e nove por cento dos adultos de baixa renda e 28% dos jovens adultos (18 a 34 anos de idade) acreditavam que a aparência de sua boca e dentes afetava sua capacidade de fazer uma entrevista de emprego. Isso representa mais de um quarto desses grupos. Vinte e cinco por cento de todos os adultos disseram que evitam sorrir, 23% se sentem envergonhados e 20% sofrem de ansiedade devido à condição de sua boca e dentes. No entanto, os indivíduos de baixa renda e os jovens adultos sentem o maior impacto, com um mínimo de 30% em cada um desses dois grupos indicando que eles vivenciam um problema relacionado à aparência de seus dentes frequentemente ou ocasionalmente. Por fim, 82% de todos os participantes concordam com a afirmação: "É mais fácil obter sucesso na vida se eu tiver dentes perfeitos e brilhantes".

Como é amplamente reconhecido agora que a má oclusão grave pode afetar a vida inteira do indivíduo, cada estado dos EUA agora fornece pelo menos algum tratamento ortodôntico para as famílias de baixa renda por meio do programa Medicaid. Todavia, o Medicaid e os programas relacionados apoiam apenas uma pequena fração dos cuidados ortodônticos da população. A partir dessa perspectiva, é interessante que mesmo no grupo de renda mais baixa, quase 5% dos jovens e mais de 5% dos adultos relataram ter recebido tratamento; 10 a 15% nos níveis de renda intermediária receberam tratamento. Isso indica a importância colocada no tratamento ortodôntico por famílias que julgam que este é um fator no progresso social e na carreira de seus filhos.

O efeito das restrições financeiras na demanda pode ser visto de forma clara pela reação aos planos de serviços de saúde. Quando a coparticipação está disponível, o número de indivíduos que buscam tratamento ortodôntico aumenta consideravelmente; contudo, mesmo quando todos os custos são cobertos, alguns indivíduos a quem o tratamento é recomendado não o aceitam. Parece provável que, sob condições econômicas otimizadas, a demanda pelo tratamento ortodôntico atingirá pelo menos 35% do público que precisa de tratamento. Em áreas de melhores condições socioeconômicas nos EUA, atualmente entre 35% e até mais que 50% das crianças e dos adolescentes estão recebendo cuidados ortodônticos. Na Suíça, onde rendas mais altas e programas sociais complementares apontam que essencialmente todos os cidadãos que querem tratamento conseguem, 56% da população de 2012 com idade entre 15 e 24 anos estavam recebendo ou já haviam recebido tratamento ortodôntico.[32] A aceitação do tratamento está em níveis semelhantes nos países escandinavos pelas mesmas razões.

O tratamento ortodôntico para adultos era raro até a última metade do século XX. Nos anos 1960, apenas 5% de todos os pacientes ortodônticos eram adultos (19 anos de idade ou mais). Em 1990, em torno de 25% de todos os pacientes ortodônticos eram adultos (18 anos de idade ou mais) (Figura 1.23). Curiosamente, o número total de adultos que buscam tratamento ortodôntico permaneceu constante na década seguinte, enquanto o número de pacientes jovens aumentou; logo, em 2000, a proporção de adultos na população de pacientes ortodônticos caiu para cerca de 20%. Em 2010, houve novamente um aumento para cerca de 25% do total, e a maior parte da pesquisa recente da American Association of Orthodontics (2014) indicou maior aumento para 27%. Em 2014, um ortodontista norte-americano tratava em média 125 pacientes adultos. Em 1989, o primeiro ano em que há esse tipo de registro, o total era 41.

Muitos pacientes adultos indicam que desejavam antes o tratamento, mas que geralmente não receberam porque as suas famílias não tinham condições financeiras; agora eles podem fazê-lo. Usar aparelhos ortodônticos na fase adulta é mais aceitável socialmente do que antes, embora ninguém saiba o motivo, e isso também contribuiu para que os adultos procurassem tratamento. Recentemente, houve aumento no número de adultos mais velhos (40 anos de idade ou mais) que têm procurado tratamento ortodôntico, em geral junto com outro tipo de tratamento, a fim de salvar os seus dentes, e a maioria desse subgrupo mais velho consiste em homens (em qualquer outro grupo etário desde a infância, a maioria era de mulheres). À medida que a população envelhece, esses adultos mais velhos representam o grupo que mais cresce em busca de tratamento ortodôntico.

Muitas crianças e adultos que procuram o tratamento ortodôntico apresentam condições dentofaciais que estão dentro do limite normal de variação, pelo menos de acordo com as definições que se concentram exclusivamente em graus claros de deficiência. Isso significa que o tratamento não é indicado àqueles com problemas menores? Atualmente, as intervenções médicas e odontológicas que se destinam a fazer com que o indivíduo fique "ainda melhor que o normal" ou "mais do que o normal" são chamadas de *melhorias*. As melhorias cirúrgicas ou médicas comuns são os medicamentos para tratar a disfunção erétil, a plástica do rosto e o transplante de cabelos. Na Odontologia, um bom exemplo é o clareamento dos dentes.

Nesse contexto, a ortodontia pode ser considerada, em geral, uma tecnologia de melhoria. Torna-se cada vez mais aceito que o cuidado adequado dos indivíduos deve incluir a melhoria para maximizar a sua qualidade de vida. Se a pessoa realmente está convencida de que necessita, talvez ela realmente necessite – seja da ortodontia ou de vários outros tipos de tratamento. Nos dias atuais, nos EUA, tanto o Medicaid quanto o Medicare e muitos outros planos de saúde já aderiram à realidade de que pelo menos alguns procedimentos de melhoria devem ser aceitos como gastos médicos reembolsáveis. Do mesmo modo, quando os benefícios ortodônticos são incluídos na cobertura dos planos de saúde, a necessidade de tratamento deixa de ser julgada apenas pela gravidade da má oclusão. O importante é que a melhoria é um tratamento odontológico e ortodôntico apropriado, do mesmo modo que ocorre em outros contextos.

Uma importante questão certamente é: "O tratamento ortodôntico realmente aumenta a qualidade de vida e a autoestima?". Inúmeros estudos documentaram a melhoria nos escores da qualidade de vida e autoestima em crianças e adolescentes,[33] e relatórios mostraram os efeitos da qualidade de vida após o tratamento ortodôntico em crianças de descendência africana, europeia e asiática.[34-36] Muitos estudos demonstraram que isso é verdadeiro para adultos também, e a gama de melhorias na qualidade de vida estende-se ainda mais do que se podia imaginar. Por exemplo, um estudo brasileiro mostrou que os adultos com sorrisos ideais são considerados mais inteligentes e têm melhores chances de encontrar um emprego,[37] e uma análise sistemática documentou a satisfação do paciente após o tratamento ortodôntico combinado com a cirurgia ortognática.[38] Os dados podem ser resumidos brevemente: se sua aparência dental e facial difere significativamente do seu grupo, você se beneficiará socialmente ao corrigir isso.

Nos últimos anos, a ortodontia tem se tornado uma parte mais proeminente da Odontologia, e essa tendência deve continuar. A vasta maioria dos indivíduos que tiverem tratamento ortodôntico sente que se beneficiou do tratamento e está satisfeita com o resultado. Nem todos os pacientes tiveram mudanças dramáticas na aparência dental e facial, mas quase todos reconhecem que houve melhora tanto na condição dental quanto no bem-estar psicológico.

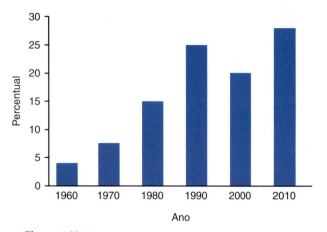

• **Figura 1.23** Desde meados do século XX, quando quase nenhum adulto recebeu tratamento ortodôntico, até os anos 1990, houve um aumento quase contínuo no número de pacientes adultos. Nos anos 1980, um período de "queda da natalidade", o aumento no número de pacientes adultos foi a maior fonte do avanço geral da ortodontia, enquanto nos anos 1990, um período de "crescimento da natalidade", o número de pacientes adultos aumentou um pouco, mas o maior crescimento foi no tratamento de crianças; portanto, o percentual de adultos declinou. Ocorreu maior crescimento no tratamento de adultos e no seu percentual da população total de pacientes na primeira década do século XXI, trazendo o percentual de volta para 25 a 30%.

Referências bibliográficas

1. Corruccini RS, Paciani E. "Orthodontistry" and dental occlusion in Etruscans. *Angle Orthod*. 1989;59:61-64.
2. Kingsley NW. *Treatise on Oral Deformities as a Branch of Mechanical Surgery*. New York: Appleton; 1880.
3. Angle EH. Treatment of malocclusion of the teeth and fractures of the maxillae. In: *Angle's System*. 6th ed. Philadelphia: SS White Dental Mfg Co; 1900.
4. Sarver DM. Interactions of hard tissues, soft tissues, and growth over time, and their impact on orthodontic diagnosis and treatment planning. *Am J Orthod Dentofacial Orthop*. 2015;148:380-386.

5. Kelly JE, Sanchez M, Van Kirk LE. *An Assessment of the Occlusion of Teeth of Children.* Washington, DC: National Center for Health Statistics; 1973. DHEW Publication Nº (HRA) 74-1612.

6. Kelly J, Harvey C. *An Assessment of the Teeth of Youths 12-17 Years.* Washington, DC: National Center for Health Statistics; 1977. DHEW Pub No. (HRA) 77-1644.

7. Brunelle JA, Bhat M, Lipton JA. Prevalence and distribution of selected occlusal characteristics in the US population, 1988-91. *J Dent Res.* 1996;75:706-713.

8. Baume LJ. Uniform methods for the epidemiologic assessment of malocclusion: results obtained with the World Health Organization standard methods (1962 and 1971) in South Pacific populations. *Am J Orthod.* 1974;66:251-272.

9. Brown T, Abbott AA, Burgess VB. Longitudinal study of dental arch relationships in Australian aboriginals with reference to alternate intercuspation. *Am J Phys Anthropol.* 1987;72:49-57.

10. Corruccini RS. Anthropological aspects of orofacial and occlusal variations and anomalies. In: Kelly MA, Larsen CS, eds. *Advances in Dental Anthropology.* New York: Wiley-Liss; 1991.

11. Wrangham R. *Catching Fire: How Cooking Made Us Human.* New York: Basic Books; 2009.

12. Shaw WC, Rees G, Dawe M, et al. The influence of dentofacial appearance on the social attractiveness of young adults. *Am J Orthod.* 1985;87:21-26.

13. Perrini S, Rossini G, Castroflorio T, et al. Laypeople's perceptions of frontal smile esthetics: a systematic review. *Am J Orthod Dentofacial Orthop.* 2016;150:740-750.

14. Dimberg L, Arnrup K, Bondemark L. The impact of malocclusion on the quality of life among children and adolescents: a systematic review of quantitative studies. *Eur J Orthod.* 2015; 37:238-247.

15. Meyer-Marcotty P, Gerdes AB, Reuther T, et al. Persons with cleft lip and palate are looked at differently. *J Dent Res.* 2010;89:400-404.

16. Macgregor FC. Social and psychological implications of dentofacial disfigurement. *Angle Orthod.* 1979;40:231-233.

17. Lin F, Ren M, Yao L, et al. Psychosocial impact of dental esthetics regulates motivation to seek orthodontic treatment. *Am J Orthod Dentofacial Orthop.* 2016;150:476-482.

18. Gavric A, Mirceta D, Jakobovic M, et al. Craniodentofacial characteristics, dental esthetics-related quality of life, and self-esteem. *Am J Orthod Dentofacial Orthop.* 2015;147:711-718.

19. Macfarlane TV, Kenealy P, Kingdon HA, et al. Twenty-year cohort study of health gain from orthodontic treatment: temporomandibular disorders. *Am J Orthod Dentofacial Orthop.* 2009;192:e1-e8.

20. Thiruvenkatachari B, Harrison J, Worthington H, O'Brien K. Early orthodontic treatment for Class II malocclusion reduces the chance of incisal trauma: results of a Cochrane systematic review. *Am J Orthod Dentofacial Orthop.* 2015;148:47-59.

21. Koroluk LD, Tulloch JFC, Phillips C. Incisor trauma and early treatment for Class II division 1 malocclusion. *Am J Orthod Dentofacial Orthop.* 2003;123:117-125.

22. Glendor U, Koucheki B, Halling A. Risk evaluation and type of treatment of multiple dental trauma episodes to permanent teeth. *Endod Dent Traumatol.* 2000;16:205-210.

23. Bollen AM, Cunha-Cruz J, Bakko DW, et al. The effects of orthodontic therapy on periodontal health: a systematic review of controlled evidence. *Am J Orthod Dentofacial Orthop.* 2008;135:413-422.

24. Jonsson T, Karlsson KO, Ragnarsson B, et al. Long-term development of malocclusion traits in orthodontically treated and untreated subjects. *Am J Orthod Dentofacial Orthop.* 2010;137:277-284.

25. Papageorgiou SN. Meta-analysis for orthodontists: part II – Is all that glitters gold? *J Orthod.* 2014;41:327-336.

26. Firestone AR, Beck FM, Beglin FM, Vig KWL. Evaluation of the peer assessment rating (PAR) index as an index of orthodontic treatment need. *Am J Orthod Dentofacial Orthop.* 2002;122:463-469.

27. Cangialosi TJ, Riolo ML, Owens SA Jr, et al. The ABO discrepancy index: a measure of case complexity. *Am J Orthod Dentofacial Orthop.* 2004;125:270-278.

28. Brook PH, Shaw WC. The development of an index for orthodontic treatment priority. *Eur J Orthod.* 1989;11:309-332.

29. Richmond S, Shaw WC, O'Brien KD, et al. The relationship between the Index of Treatment Need and the consensus opinion of a panel of 74 dentists. *Brit Dent J.* 1995;178:370-374.

30. Proffit WR, Fields HW, Moray LJ. Prevalence of malocclusion and orthodontic treatment need in the United States: estimates from the NHANES III survey. *Int J Adult Orthodon Orthognath Surg.* 1998;13:97-106.

31. American Dental Association, Health Policy Institute. Oral health and well-being in the United States. Available at https://www.ada.org/en/science-research/health-policy-institute/oral-health-and-well-being. Accessed July 15, 2016.

32. Stadelmann P, Zemp E, Weiss C, et al. Dental visits, oral hygiene behaviour, and orthodontic treatment in Switzerland. *Schweiz Monatsschr Zahnmed.* 2012;122:104-126.

33. Liu Z, McGrath C, Haag U. The impact of malocclusion/orthodontic treatment need on the quality of life: a systematic review. *Angle Orthod.* 2009;79:585-591.

34. Isiekwe GI, Sofola OO, Olanrewaju O, et al. Dental esthetics and oral health-related quality of life in young adults. *Am J Orthod Dentofacial Orthop.* 2016;150:627-636.

35. Gavrik A, Mirceta D, Jakobovic M, et al. Craniofacial characteristics, dental esthetics-related quality of life, and self-esteem. *Am J Orthod Dentofacial Orthop.* 2015;147:711-718.

36. Choi SH, Kim JS, Cha JY, Hwang CJ. Effect of malocclusion severity on oral health-related quality of life and food intake ability in a Korean population. *Am J Orthod Dentofacial Orthop.* 2016;149:384-390.

37. Pithon MM, Nascimento CC, Barbosa GC, Coqueiro RD. Do dental esthetics have any influence on finding a job? *Am J Orthod Dentofacial Orthop.* 2014;146:423-429.

38. Pacheco-Pereira C, Abreu LG, Dick BD, et al. Patient satisfaction after orthodontic treatment combined with orthognathic surgery: a systematic review. *Angle Orthod.* 2016;86:495-508.

2
Conceitos de Crescimento e de Desenvolvimento

VISÃO GERAL DO CAPÍTULO

Crescimento: padrão, variabilidade e cronologia, 18

Métodos para o estudo do crescimento físico, 24
Abordagens de medição, 24
Abordagens experimentais, 25
Influências genéticas no crescimento, 28

A natureza do crescimento esquelético, 30

Áreas e tipos de crescimento no complexo craniofacial, 33
Calvária, 33
Base craniana, 33
Maxila (complexo nasomaxilar), 34
Mandíbula, 36
Tecidos moles faciais, 37

Teorias do controle de crescimento, 37
Nível de controle de crescimento: locais *versus* centros
de crescimento, 37
A cartilagem como determinante
do crescimento craniofacial, 39
Teoria da matriz funcional de crescimento, 42

Desenvolvimento comportamental e social, 46
Aprendizado e desenvolvimento comportamental, 47
Estágios do desenvolvimento emocional e cognitivo, 52

Verificar detalhadamente os antecedentes do crescimento e do desenvolvimento craniofaciais é uma tarefa essencial de todos os dentistas. Mesmo para aqueles que nunca trataram de crianças, é difícil compreender as condições observadas em adultos sem entender os processos de desenvolvimento que causaram esses problemas. Para aqueles que interagem profissionalmente com crianças – e quase todos os dentistas o fazem pelo menos ocasionalmente –, é importante distinguir a variação usual dos efeitos dos processos anormais ou patológicos. Considerando que os dentistas e ortodontistas estão profundamente envolvidos no desenvolvimento não apenas da dentição, mas também do complexo dentofacial de forma completa, um profissional consciencioso pode estar apto a manipular o crescimento facial para o benefício do paciente. Evidentemente, não é possível realizar esse processo sem o conhecimento detalhado do padrão de crescimento normal e do mecanismo subjacente a esse padrão.

Os termos específicos *crescimento* e *desenvolvimento* podem causar dificuldade no entendimento. Crescimento e desenvolvimento, apesar de intrinsecamente relacionados, não são sinônimos. Na linguagem coloquial, *crescimento* normalmente refere-se a um aumento no tamanho, porém tende a se relacionar mais com alteração ou mudança do que com qualquer outro ponto. Somente se crescimento tivesse o significado de mudança poderia ser dito, por exemplo, que um período de recessão apresentou "crescimento econômico negativo". Considerando que alguns tecidos crescem rapidamente e depois se contraem ou desaparecem, um gráfico do crescimento físico em relação a esse período pode incluir uma fase negativa. Por outro lado, se o *crescimento* for definido de forma isolada como um processo de alteração, o termo torna-se quase sem sentido. Neste capítulo, o termo *crescimento* geralmente se refere a um aumento em tamanho ou número. Eventualmente, entretanto, o aumento não ocorrerá nem em tamanho nem em número, mas em complexidade.

Como um termo geral, *desenvolvimento* tem a conotação de um grau crescente de organização, muitas vezes com consequências lamentáveis para o meio ambiente natural. Com referência ao crescimento, o termo *desenvolvimento* é usado quase sempre para se referir a um aumento na complexidade, e é assim usado neste capítulo. O termo *desenvolvimento* indica aumento de especialização, de modo que um dos custos do aumento de desenvolvimento é a perda do potencial de transformação. Crescimento é, de maneira geral, um fenômeno anatômico, enquanto desenvolvimento é fisiológico e comportamental.

É necessário ter em mente que, embora os dentistas trabalhem com as características físicas dos dentes e da face, a principal razão para o tratamento ortodôntico são seus efeitos psicossociais. Além disso, é necessário obter a cooperação do paciente, e, para consegui-la de crianças de diferentes idades, é fundamental ter conhecimento de desenvolvimento comportamental e social. Tanto o desenvolvimento fisiológico quanto o psicossocial são assuntos importantes para este capítulo. Por conveniência, não porque sejam propriamente mais importantes, os conceitos de crescimento físico serão apresentados em primeiro lugar, e a seguir serão revisados os fatores de desenvolvimento.

Crescimento: padrão, variabilidade e cronologia

Nos estudos de crescimento e desenvolvimento, o conceito de padrão é o mais importante. Em sentido geral, padrão (como o molde a partir do qual artigos de vestimenta de diferentes tamanhos são confeccionados) reflete a proporcionalidade, normalmente de um conjunto complexo de proporções, e não apenas uma relação proporcional isolada. Padrão no crescimento representa também proporcionalidade, porém de modo ainda mais complexo, pois refere-se não apenas a um conjunto de relações proporcionais em um momento específico, mas à mudança nessas relações proporcionais ao longo do tempo. Em outras palavras, a organização física do corpo em determinado tempo é um conjunto de partes adaptadas espacialmente. No entanto, existe um padrão de nível mais elevado, o padrão de crescimento, que se refere às alterações nessas proporções espaciais ao longo do tempo.

A Figura 2.1 ilustra as alterações nas proporções gerais do corpo que ocorrem durante o crescimento e o desenvolvimento normais. Na vida fetal, em torno do terceiro mês do desenvolvimento intrauterino, a cabeça representa quase 50% do comprimento total do corpo. Nesse estágio, o crânio é amplo em relação à face e representa mais que metade da cabeça total. Em contraste, os membros estão ainda desenvolvidos de forma rudimentar, e o tronco está subdesenvolvido. Na ocasião do nascimento, o tronco e os membros apresentam um crescimento mais rápido que a cabeça e a face, de modo que a proporção total do corpo em relação à cabeça apresenta uma redução de cerca de 30%. O padrão geral de crescimento depois dessa fase segue seu curso, com uma redução progressiva do tamanho relativo da cabeça para cerca de 12% do adulto. No nascimento, as pernas representam cerca de um terço do comprimento total do corpo, enquanto no adulto elas representam cerca de metade. Conforme ilustrado na Figura 2.1, há maior crescimento dos membros inferiores do que dos membros superiores durante a vida pós-natal. Todas essas alterações, que são uma parte do padrão de crescimento normal, refletem o "gradiente cefalocaudal de crescimento". Isso significa simplesmente que existe um eixo de aumento de crescimento estendendo-se a partir da cabeça em direção aos pés.

Outro aspecto do padrão de crescimento normal é que nem todos os sistemas de tecidos do corpo crescem na mesma proporção (Figura 2.2). Evidentemente, considerando a redução relativa do tamanho da cabeça que ocorre após o nascimento, os elementos esqueléticos e musculares crescem mais rápido que o cérebro e o sistema nervoso central. O padrão geral de crescimento é um reflexo do crescimento dos diversos tecidos que constituem todo o organismo. Uma razão para os gradientes de crescimento é que sistemas de tecidos diversificados, que crescem em taxas diferentes, estão concentrados em diferentes partes do corpo.

Mesmo na parte interna da cabeça e da face, o gradiente cefalocaudal de crescimento afeta acentuadamente as proporções, ocasionando alterações da proporção ao longo do crescimento (Figura 2.3). Quando o crânio de uma criança recém-nascida é comparado proporcionalmente ao de um adulto, é fácil observar que a criança apresenta um crânio relativamente muito mais largo e uma face muito menor. Essa alteração é um aspecto importante do padrão de crescimento facial. Não existe apenas um gradiente cefalocaudal de crescimento dentro do corpo, há também um dentro da face. Considerando essa perspectiva, não é de surpreender que a mandíbula, estando mais afastada do cérebro, tende a crescer mais e mais tarde que a maxila, que está mais próxima do cérebro.

Um aspecto importante de um padrão é a sua previsibilidade. Os padrões se repetem, quer na organização de ladrilhos de diferentes cores no desenho de um assoalho, ou nas proporções esqueléticas que se alteram ao longo do tempo. As relações proporcionais dentro de um padrão podem ser especificadas matematicamente, e a única diferença entre um padrão de crescimento e um padrão geométrico é a inclusão de uma dimensão do tempo. Analisando-se o conceito de padrão desse modo, é possível obter maior precisão para definir o que constitui uma mudança no padrão. Essa alteração poderia indicar claramente uma alteração no padrão previsível de relações matemáticas. Uma alteração no padrão de crescimento poderia indicar alguma alteração nas mudanças esperadas para as proporções do corpo.

Um segundo conceito importante no estudo de crescimento e desenvolvimento é a variabilidade. Evidentemente, as pessoas não são semelhantes no que se refere ao modo de crescimento, nem com relação às demais características. Essa definição é difícil, porém clinicamente é muito importante, para decidir se um indivíduo está simplesmente no extremo da variação normal ou encontra-se fora da faixa normal.

Em vez de classificar o crescimento como normal ou anormal, é mais proveitoso raciocinar em termos de desvios do padrão normal e expressar a variabilidade quantitativamente. Uma forma para executar esse procedimento é avaliar determinada criança em relação a um grupo com características semelhantes, conforme gráfico de crescimento padrão (Figura 2.4). Embora os gráficos desse tipo sejam usados geralmente para altura e peso, o crescimento de qualquer parte do corpo pode ser plotado desse modo. A "variabilidade normal", quando originada de estudos de ampla escala de grupos de crianças, é demonstrada por linhas sólidas nos gráficos. Um indivíduo que se posicionou exatamente no ponto médio da distribuição normal poderia cair ao longo da

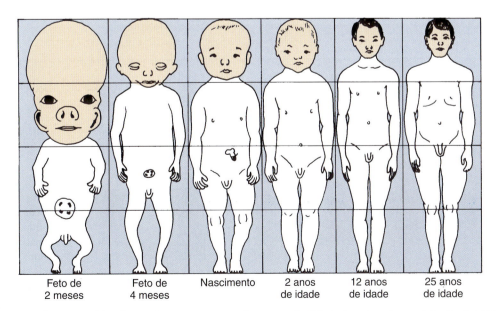

• **Figura 2.1** Representação esquemática das mudanças nas proporções corporais globais durante o desenvolvimento e o crescimento normais. Após o terceiro mês de vida fetal, a proporção do tamanho total do corpo, representada pela cabeça e pela face, declina regularmente. (Redesenhada de Robbins WJ et al. *Growth*. New Haven: Yale University Press; 1928.)

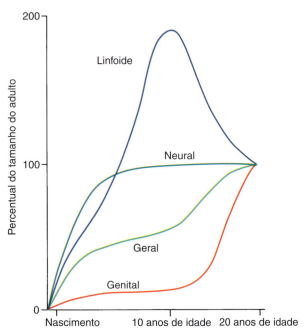

• **Figura 2.2** Curvas de Scammon para o crescimento dos quatro sistemas principais de tecidos do corpo. Como o gráfico demonstra, o crescimento dos tecidos neurais está quase completo aos 6 ou 7 anos de idade. Os tecidos gerais do corpo, incluindo músculo, osso e vísceras, mostram uma curva sob a forma de S, com uma redução definida da taxa de crescimento durante a infância e uma aceleração na puberdade. Os tecidos linfoides proliferam muito além da quantidade dos adultos no final da infância, e então passam por um retrocesso, ao mesmo tempo que o crescimento dos tecidos genitais acelera rapidamente. (De Scammon RD. The measurement of the body in childhood. In: Harris JA, ed. *The Measurement of Man*. Minneapolis: University of Minnesota Press; 1930.)

linha de 50% do gráfico. Outro indivíduo que apresentou um crescimento maior que 90% da população poderia plotar acima da linha de 90%; enquanto aquele indivíduo que evidenciou um crescimento menor que 90% da população poderia plotar abaixo da linha de 10%.

Esses gráficos podem ser usados de dois modos para determinar se o crescimento é normal ou anormal. Primeiro, pode ser estabelecida a localização de um indivíduo relativo ao grupo. Uma diretriz geral é que uma criança que seja enquadrada fora da faixa de 97% da população deve ser submetida a estudo especial antes de ser aceita apenas como um extremo da população normal. Segundo, e talvez o mais importante, é que os gráficos de crescimento podem ser usados para acompanhar uma criança ao longo do tempo, a fim de avaliar eventual alteração inesperada no padrão de crescimento. Padrão significa previsibilidade. Para os gráficos de crescimento, isso significa que um crescimento de criança deve ser plotado ao longo da mesma linha de percentil em todas as idades. Se houver mudança na posição do percentil de um indivíduo em relação ao seu grupo com características semelhantes, especialmente se houver alteração acentuada (Figura 2.4B), o clínico deve suspeitar de alguma anormalidade de crescimento e deve proceder a uma investigação complementar. Inevitavelmente, existe uma área cinza nos extremos das variações normais, nas quais é difícil determinar se o crescimento é normal.

Um conceito fundamental no crescimento e no desenvolvimento físico é aquele que se refere à cronologia. A variabilidade no crescimento surge em diversas formas: de uma variação normal, de influências fora do âmbito da experiência normal (p. ex., doenças graves) e de efeitos temporais. A variação na cronologia surge porque o mesmo evento ocorre para indivíduos diversos em períodos diferentes – ou são observados de maneira diferente, e os relógios biológicos de indivíduos distintos são ajustados de maneira diferenciada.

As variações no crescimento e no desenvolvimento, devido à cronologia, são evidenciadas especialmente na adolescência humana. Algumas crianças crescem rapidamente e amadurecem de maneira precoce, completando seu crescimento de modo acelerado, e dessa forma aparecem na projeção superior dos gráficos de desenvolvimento, até que esse crescimento estaciona e o outro grupo de crianças na mesma faixa etária começa a alcançá-las. Outras crianças crescem e se desenvolvem lentamente, e desse modo parecem estar com o desenvolvimento tardio, mesmo que com o passar do tempo elas consigam atingir o patamar de crescimento das outras crianças, que anteriormente era mais elevado. Todas as crianças apresentam um estirão de crescimento na adolescência, que pode ser observado mais claramente plotando-se a alteração de peso ou altura (Figura 2.5), porém o estirão de crescimento ocorre em períodos diferentes nos diversos indivíduos.

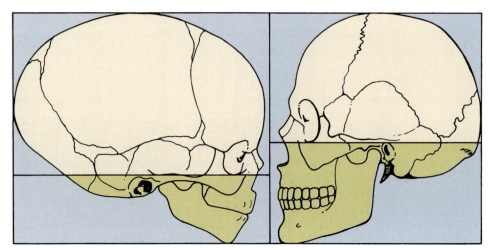

• **Figura 2.3** Mudanças nas proporções da cabeça e face durante o crescimento. Ao nascimento, a face e os maxilares estão relativamente subdesenvolvidos, em comparação com seu tamanho no adulto. Como consequência, existe um crescimento muito maior das estruturas cranianas e faciais após o nascimento. (Redesenhada de Lowery GH, *Growth and Development of Children*. 6th ed. Chicago: Year Book Medical Publishers; 1973.)

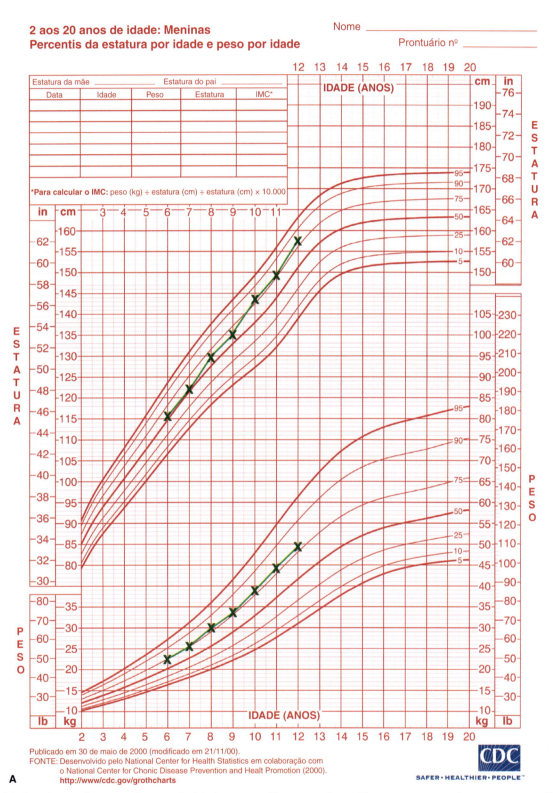

• **Figura 2.4 A.** Crescimento de uma menina normal, plotado em um gráfico para mulheres. Observe que essa menina permaneceu no 75º percentil para altura e peso durante todo o período de observação. (*continua*)

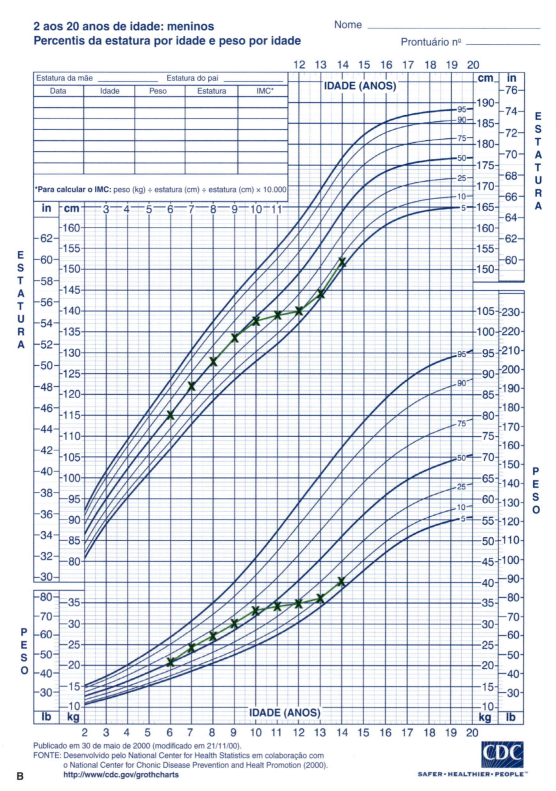

• **Figura 2.4** (*continuação*) **B.** Crescimento de um indivíduo que desenvolveu um problema médico, afetando o crescimento, plotado em um gráfico para homens. Observe a mudança no padrão (cruzamento de linhas no gráfico) entre as idades de 10 e 11 anos. Isso reflete o impacto do início de doença grave naquele período, com recuperação parcial após 13 anos de idade, mas legando um efeito ao crescimento. (Dados de Hamill PW *et al*. National Center for Health Statistics, 1979; gráficos desenvolvidos pelo National Center for Health Statistics em colaboração com o National Center for Chronic Disease Prevention and Health Promotion, publicado em 30 de maio de 2000, revisado em 21 de novembro de 2000.) (Gráficos disponíveis em http://www.cdc.gov/growthcharts/.)

CAPÍTULO 2   Conceitos de Crescimento e de Desenvolvimento

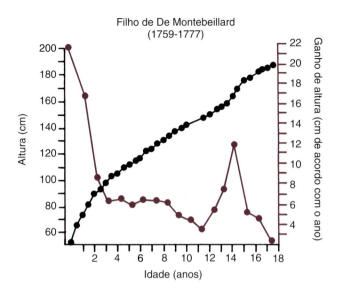

• **Figura 2.5** O crescimento pode ser plotado em altura ou peso em qualquer idade (*linha preta*) ou em quantidade de mudanças em qualquer intervalo estabelecido (*linha marrom*, mostrando os mesmos dados como a *linha preta*). Uma curva como a linha preta é denominada uma "curva de distância", enquanto a linha marrom é uma *curva de velocidade*. Plotar a velocidade em vez da distância torna mais fácil observar quando ocorreram as acelerações e desacelerações na taxa de crescimento. Esses dados referem-se ao crescimento de um indivíduo, o filho de um aristocrata francês no final do século XVIII, cujo crescimento seguiu o padrão típico. Observe a aceleração de crescimento na adolescência, que ocorreu para esse indivíduo aos 14 anos de idade. (Dados de Scammon, 1927, *Am J Phys Arthropol*. 1927.)

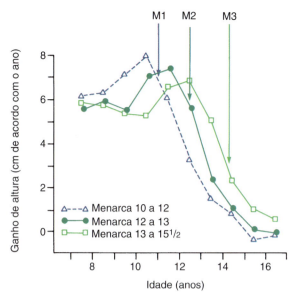

• **Figura 2.6** Curvas de velocidade de crescimento do amadurecimento precoce, médio e tardio para meninas. É interessante observar que, quanto mais precoce for o estirão do crescimento do adolescente, mais intenso ele parecerá. Evidentemente, na idade de 11 ou 12 anos, uma menina de amadurecimento precoce seria consideravelmente maior do que outra com amadurecimento tardio. Nesse caso, o início da menstruação (menarca) (*M1, M2 e M3*) vem após o pico de velocidade de crescimento.

Os efeitos do crescimento devido à variação da cronologia podem ser observados especialmente nas meninas, nas quais o início da menstruação (menarca) representa um excelente indicador da chegada da maturidade sexual. A maturação sexual é acompanhada por um estirão no crescimento. Quando as curvas de velocidade de crescimento para meninas que apresentam média precoce e maturação tardia são comparadas, como na Figura 2.6, as diferenças acentuadas no tamanho entre essas meninas durante o crescimento são evidentes. Aos 11 anos de idade, a menina com amadurecimento precoce já ultrapassou o pico do seu estirão de crescimento de adolescente, enquanto a menina de maturação tardia nem mesmo começou a crescer mais rápido. Essa espécie de variação de cronologia ocorre em muitos aspectos do crescimento e do desenvolvimento, e pode ser um fator importante para causar a variabilidade.

Embora a idade seja mensurada normalmente de forma cronológica, considerando a quantificação do tempo desde o nascimento ou a concepção, também é possível medir a idade biologicamente, em termos de progresso direcionado aos diversos estágios ou indicadores de desenvolvimento. A variabilidade da cronologia pode ser reduzida pelo uso da idade de desenvolvimento, em vez da idade cronológica, como uma expressão de um estado de crescimento do indivíduo. Por exemplo, se forem reavaliados os dados referentes ao ganho em altura para meninas usando a menarca como um ponto de referência (Figura 2.7), é evidente que as meninas com maturação precoce, média ou tardia seguem realmente um padrão de crescimento muito similar. Esse gráfico substitui estágio de desenvolvimento sexual por tempo cronológico, para produzir uma escala de tempo biológico que demonstra que o padrão é apresentado em diferentes períodos cronologicamente,

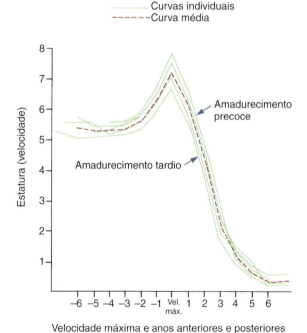

• **Figura 2.7** Curvas de velocidade para quatro meninas com períodos de menarca muito diferentes, plotados novamente usando-se a menarca como um ponto de referência. Evidencia-se que o padrão de crescimento em cada caso é muito semelhante, com as variações resultantes da mensuração.

porém não em diversos períodos fisiologicamente. A eficácia da idade biológica ou de desenvolvimento em reduzir a variabilidade de tempo torna essa abordagem útil na avaliação do estado de crescimento de uma criança.

Métodos para o estudo do crescimento físico

Antes de iniciar a verificação de dados de crescimento, é importante ter uma ideia razoável da forma como os dados foram obtidos. Existem duas abordagens básicas para estudar o crescimento físico. A primeira é baseada em técnicas para medir animais vivos (incluindo humanos), com a implicação de que a medição por si só não é prejudicial e que o animal estará disponível para medições complementares em outras ocasiões. A segunda abordagem utiliza experimentos nos quais o crescimento é manipulado de alguma maneira. Isso significa que o indivíduo do experimento estará disponível para estudo em algum detalhe, e o estudo detalhado pode ser destrutivo. Por essa razão, esses estudos experimentais são restritos amplamente às espécies não humanas.

Abordagens de medição

Obtenção de dados métricos

Craniometria. A primeira das abordagens métricas para estudar o crescimento, com a qual foi iniciada a ciência da antropologia física, é a craniometria, baseada nas medições de crânios encontrados entre os esqueletos humanos, permanecendo até os dias atuais. A craniometria foi usada originalmente para estudar os povos Neandertais e Cro-Magnon, cujos crânios foram encontrados em cavernas europeias nos séculos XVIII e XIX. A partir desse material esquelético, foi possível completar o conjunto de um grande manancial de conhecimento sobre populações extintas e obter alguma referência de seus padrões de crescimento pela comparação de um crânio com outro. A craniometria apresenta a vantagem de poder realizar medições bastante precisas em crânios secos; no entanto, tem uma desvantagem importante para os estudos de crescimento, uma vez que necessariamente todos esses dados de crescimento devem ser transversais. A designação de *dados transversais* significa que, apesar de as diferentes idades serem representadas na população, o mesmo indivíduo somente pode ser medido em apenas um momento específico.

Antropometria. É possível também medir as dimensões esqueléticas em indivíduos vivos. Nessa técnica, denominada *antropometria*, diversos pontos de referência estabelecidos em estudos de crânios secos são medidos em indivíduos vivos, usando simplesmente pontos de tecidos moles que recobrem esses pontos de referência ósseos. Por exemplo, é possível medir o comprimento do crânio a partir de um ponto do dorso do nariz até a convexidade maior da parte traseira do crânio. Essa medição pode ser realizada em um crânio seco ou em um indivíduo vivo, porém os resultados poderão ser diferentes devido à espessura dos tecidos moles que recobrem ambos os pontos de referência. Embora os tecidos moles introduzam variações, a antropometria torna possível acompanhar o crescimento de um indivíduo diretamente, realizando as mesmas medições de forma repetida, em períodos diferentes. Esse procedimento produz dados longitudinais: medições repetidas do mesmo indivíduo. Nos últimos anos, os estudos antropométricos de Farkas proporcionaram dados novos de grande valor para as proporções faciais humanas e suas alterações ao longo do tempo.[1]

Radiologia cefalométrica. A terceira técnica de medição, a radiologia cefalométrica, é de importância considerável não apenas no estudo de crescimento, mas também na avaliação clínica de pacientes ortodônticos. A técnica depende do posicionamento preciso da cabeça antes de realizar uma radiografia, com um controle igualmente preciso de magnificação. Essa abordagem pode combinar as vantagens da craniometria e da antropometria, permitindo a medição direta das dimensões esqueléticas, considerando que o osso pode ser observado através da cobertura do tecido mole em uma radiografia. Essa abordagem permite, também, que o mesmo indivíduo seja acompanhado ao longo do tempo. Estudos de crescimento são realizados pela sobreposição de um modelo digital ou de rastreamento de um cefalograma anterior sobre um mais recente, de modo que as alterações podem ser medidas. Assim, os locais e as quantificações de crescimento podem ser observados (Figura 2.8). As técnicas de sobreposições cefalométricas serão descritas em detalhes no Capítulo 6.

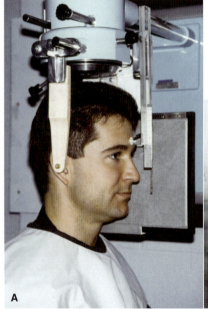
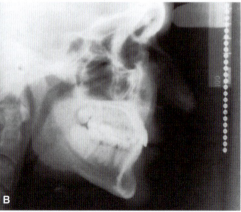

• **Figura 2.8 A.** A radiografia cefalométrica recebe esse nome por causa do uso de um dispositivo de posicionamento que permite a orientação precisa da cabeça. Isso significa que comparações podem ser feitas entre um grupo populacional, ou que o mesmo indivíduo pode ser medido em dois períodos distintos, uma vez que a orientação da cabeça é reproduzível. **B.** Essa radiografia (um cefalograma) foi tirada na posição natural da cabeça (PNC) (ver o Capítulo 6 para a descrição dessa técnica de posicionamento da cabeça.)

A desvantagem de uma radiografia cefalométrica padrão é que ela produz uma representação bidimensional (2D) de uma estrutura tridimensional (3D), e, assim, mesmo com o posicionamento preciso da cabeça, nem todas as medições são possíveis. Para alguns níveis de extensão, isso pode ser obtido realizando-se mais do que uma radiografia em posições diferentes, e usando-se a triangulação para calcular as distâncias oblíquas. O padrão geral de crescimento craniofacial foi desvendado a partir dos estudos craniométricos e antropométricos, antes de a radiografia cefalométrica ser inventada; contudo, muito do que se sabe hoje acerca do crescimento craniofacial é baseado em estudos cefalométricos.

Imagens tridimensionais. Novas informações estão sendo obtidas atualmente com a aplicação de técnicas de imagem 3D. A tomografia axial computadorizada (TAC ou, mais comumente, TC) permite as reconstruções 3D do crânio e da face, e esse método tem sido aplicado nos últimos 30 anos ao plano de tratamento cirúrgico para pacientes com deformidades faciais (Figura 2.9). Recentemente, a TC por feixe cônico (TCFC), em vez da TC axial, tem sido aplicada para as imagens faciais. Isso reduz significativamente tanto a dose de radiação como os custos. A TCFC permite imagens de pacientes com uma exposição à radiação muito mais próxima da dose das radiografias cefalométricas. A sobreposição de imagens 3D é muito mais difícil que as sobreposições usadas com as radiografias cefalométricas 2D, porém os métodos desenvolvidos recentemente estão dominando essa dificuldade (Figura 2.10).[2]

As imagens por ressonância magnética (RM) também oferecem imagens 3D que podem ser úteis nos estudos de crescimento, com a vantagem de que não há exposição à radiação com essa técnica. Tal método já tem sido aplicado nas análises das alterações de crescimento produzidas por aparelhos funcionais,[3] porém mostra os tecidos moles com mais clareza do que os tecidos duros, o contrário das imagens radiográficas.

A fotografia tridimensional agora possibilita medições muito mais exatas das alterações e dimensões dos tecidos moles faciais (Figura 2.11). Um exame mais detalhado das alterações 3D no crescimento dos pacientes certamente complementará os dados atuais dos padrões de crescimento em futuro próximo.

Análise dos dados de medição

Tanto os dados antropométricos como os cefalométricos podem ser apresentados de forma transversal, em vez do modo longitudinal. Evidentemente, seria muito mais fácil e mais rápido realizar um estudo transversal, coletando dados apenas uma vez para quaisquer indivíduos e incluindo pessoas de idades diferentes, em vez de despender muitos anos em um estudo no qual os mesmos indivíduos são medidos repetidamente. Por esse motivo, a maioria dos estudos é transversal. Quando essa abordagem é usada, entretanto, a variabilidade dentro da amostra pode ocultar detalhes do padrão de crescimento, especialmente se não existir variação temporal (Figura 2.12). As flutuações na curva de crescimento que ocorrem em quase todos os indivíduos poderão ser observadas em um estudo transversal somente se elas ocorrerem ao mesmo tempo para cada pessoa, o que não é provável. Os estudos longitudinais são eficientes no sentido de que uma grande quantidade de informações pode ser obtida a partir de um número relativamente pequeno de indivíduos, inferior ao número que seria necessário em um estudo transversal. Em complementação, os dados longitudinais salientam as variações individuais, especialmente as variações causadas pelos efeitos temporais.

Os dados de medição podem ser apresentados graficamente de diversos modos e, muitas vezes, é possível esclarecer as alterações de crescimento variando o método de exposição. Por exemplo, já observamos que os dados de crescimento podem ser evidenciados plotando o tamanho obtido em função de idade, que é denominada curva de "distância", ou curva de "velocidade", mostrando não o comprimento total, mas o incremento anual (ver Figura 2.5). As alterações na taxa de crescimento são observadas mais facilmente em uma curva de velocidade.

Diversas outras transformações matemáticas podem ser usadas com dados de crescimento para facilitar a compreensão. Por exemplo, o crescimento em peso de qualquer embrião no estágio inicial segue uma curva logarítmica ou exponencial, pois o crescimento baseia-se na divisão de células; quanto mais células existirem, mais divisões celulares poderão ocorrer. Se os mesmos dados são plotados usando o logaritmo do peso, é obtido um gráfico linear (Figura 2.13). Isso demonstra que a taxa de multiplicação para as células no embrião está permanecendo mais ou menos constante.

Transformações matemáticas mais complexas foram usadas muitos anos atrás por D'Arcy Thompson[4] para revelar semelhanças nas proporções e alterações de crescimento que não haviam sido presumidas (Figura 2.14). Para interpretar corretamente os dados após a transformação matemática, é importante entender como eles foram transformados, porém tal enfoque é um fator poderoso para esclarecer os conceitos de crescimento. A apresentação clássica de Thompson permanece estimulando a leitura.

Abordagens experimentais

Coloração vital

Muitas informações sobre o crescimento esquelético têm sido apresentadas por meio da técnica denominada *coloração vital*, na qual corantes que envolvem os tecidos mineralizados (ou, eventualmente, os tecidos moles) são injetados em um animal. Esses corantes permanecem nos ossos e dentes e podem ser detectados posteriormente após o sacrifício do animal. Esse método foi criado pelo grande anatomista John Hunter no século XVIII. Hunter observou que os ossos de porcos que foram alimentados com resíduos têxteis apresentavam muitas vezes uma coloração característica. Ele descobriu que o agente ativo foi um corante denominado *alizarina*, que ainda é usado para os estudos de coloração vital. A alizarina reage acentuadamente com o cálcio em locais em que a calcificação óssea está ocorrendo. Tendo em vista que esses são os locais de crescimento esquelético ativo, a cor sinaliza os locais em que o crescimento ativo estava ocorrendo quando ela foi injetada. O osso transforma-se rapidamente, e as áreas das quais o osso está sendo removido podem também ser identificadas pelo fato de que o material vital colorido foi removido também desses locais (Figura 2.15). Estudos de coloração vital altamente detalhados sobre as alterações ósseas no desenvolvimento craniofacial em animais experimentais foram disponibilizados em trabalhos do Instituto Nacional de Pesquisa Dentária (National Institute of Dental Research).[5]

Embora os estudos que empregam corantes vitais não sejam possíveis em humanos, a coloração vital pode ocorrer de forma não intencional. Muitas crianças nascidas nos anos 1950 e no início dos anos 1960 foram tratadas de infecções recorrentes com o antibiótico tetraciclina. Foi descoberto mais tarde que a tetraciclina é um excelente corante vital, que se liga ao cálcio em locais de crescimento, da mesma forma que a alizarina. O manchamento dos dentes incisivos, decorrente da administração de tetraciclina quando os dentes são mineralizados, foi um desastre estético para alguns indivíduos (Figura 2.16). Embora isso não deva ocorrer nos dias de hoje, esse fato ainda é observado eventualmente.

Com o desenvolvimento de marcadores radioativos, tornou-se possível usar quase todos os metabólitos marcados radioativamente, que ficam incorporados dentro dos tecidos, como uma espécie de

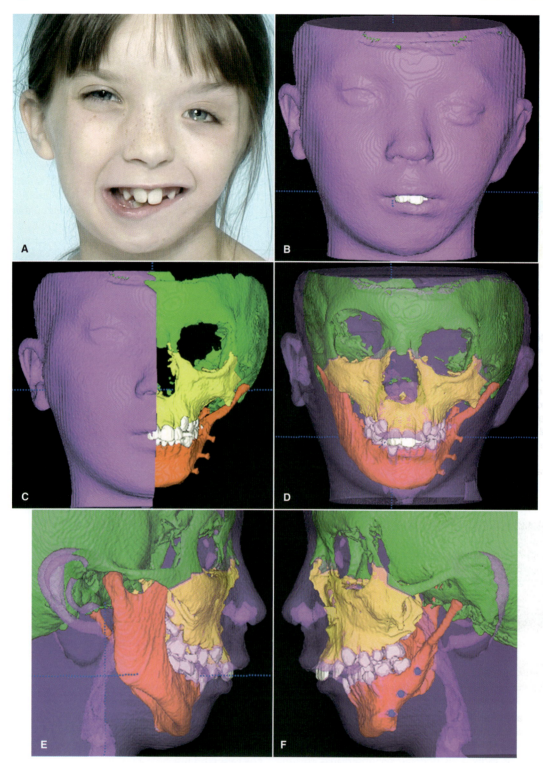

● **Figura 2.9** As imagens de tomografia computadorizada (TC) são o melhor modo para determinar os detalhes de deformidades esqueléticas. Estas imagens de uma criança de 9 anos de idade (**A**) com microssomia hemifacial grave (e tratamento cirúrgico anterior para construir o lado afetado da mandíbula) demonstram que as imagens de TC podem mostrar tanto os contornos da pele quanto os relacionamentos ósseos. A cor pode ser adicionada às diferentes estruturas, para tornar mais fácil a visualização (**B**), e as camadas superficiais podem tornar-se transparentes (como em [**C**] a [**F**]), para revelar as estruturas esqueléticas subjacentes. As imagens desse tipo facilitam o planejamento do tratamento cirúrgico. (Cortesia de Dr. L. Cevidanes.)

corante vital. O local é detectado por uma radioatividade fraca emitida no local em que o material foi incorporado. Os isótopos emissores de gama (Tecnécio 99m – ^{99m}Tc) podem ser usados para detectar áreas de crescimento ósseo rápido em humanos, porém essas imagens são mais úteis no diagnóstico de problemas localizados de crescimento, como hiperplasia condilar (ver Capítulo 6) do que para estudos de padrões de crescimento. Para a maior parte dos estudos de crescimento, os materiais marcados radioativamente nos tecidos de animais experimentais são detectados pela técnica de autorradiografia, na qual um filme de emulsão fotográfica é

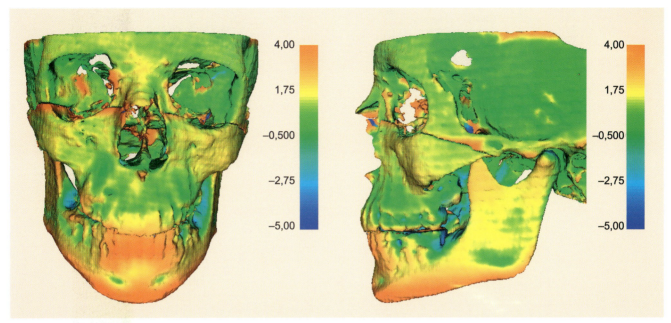

• **Figura 2.10** A sobreposição de imagens de TC é muito mais difícil que a sobreposição de traçados cefalométricos, mas é necessário detectar a quantidade de mudanças, e pode ser usada para verificar as alterações de determinadas estruturas. Essas imagens são baseadas na sobreposição de duas imagens volumétricas registradas na base craniana; um mapa colorido é usado para mostrar a mudança da imagem inicial de um adolescente com um padrão de crescimento normal aos 12 anos de idade para o mesmo indivíduo com 14 anos. No mapa colorido, o *verde* mostra áreas de pouca ou nenhuma mudança; os tons mais fortes de *vermelho* indicam 3 a 4 mm de movimento para longe da base craniana; e os tons de *azul* (vistos aqui somente na frente do ramo mandibular) indicam as áreas que se aproximaram da base craniana. O mapa mostra o movimento para baixo e para a frente da mandíbula em um momento, como seria esperado, de o crescimento mandibular ser maior que o maxilar, e a reabsorção da porção frontal do ramo, que estende o corpo da mandíbula para fornecer mais espaço para a erupção dos segundos molares. Observe que os arcos zigomáticos e os dentes superiores moveram-se um pouco para a frente, enquanto a área óssea logo acima da maxila permaneceu basicamente no mesmo lugar. Compreender as alterações do crescimento a partir do exame cuidadoso de imagens de sobreposição como essas é muito mais fácil do que decifrar o significado de uma série de medições, e oferece uma visão mais ampla das alterações esqueléticas em função do crescimento.

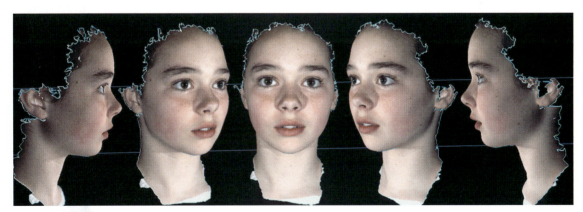

• **Figura 2.11** Imagens de uma fotografia simples com uma câmera 3 dMD. Imagens de perfil, oblíquas e frontal podem ser capturadas na mesma posição da cabeça, e as medidas das dimensões dos tecidos moles e proporções podem ser feitas com maior exatidão em qualquer orientação da face, o que torna uma câmera 3D um valioso instrumento de pesquisa.

colocado sobre uma parte fina de tecido contendo o isótopo, e a seguir é exposto no escuro pela radiação. Após a revelação do filme, o local da radiação que indica onde o crescimento está ocorrendo pode ser observado examinando-se a parte do tecido através do filme (Figura 2.17).

Radiografia de implantes

Outro método experimental aplicável aos estudos de humanos é a radiografia pela metodologia de implantes. Nessa técnica, pinos de metal inerte são colocados em ossos em qualquer parte no esqueleto, incluindo face e maxilares. Esses metais são bem tolerados pelo esqueleto, tornando-se incorporados permanentemente dentro do osso sem causar quaisquer problemas, e são visualizados facilmente em um cefalograma (Figura 2.18). Se os pinos de metal forem colocados nos maxilares, pode-se obter consideravelmente maior exatidão de uma análise cefalométrica longitudinal de padrão de crescimento. Esse método de estudo foi desenvolvido pelo Professor Arne Björk e colaboradores no Royal Dental College em Copenhague, Dinamarca, e foi usado intensamente por colegas dessa localidade (ver Capítulo 4). Esse método forneceu também informações novas importantes sobre o padrão de crescimento dos maxilares.

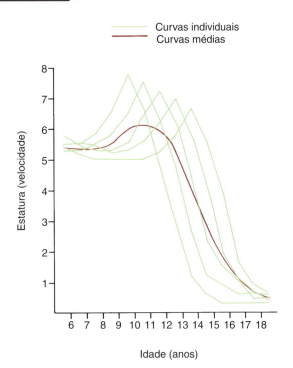

• **Figura 2.12** Se os dados de velocidade de crescimento para um grupo de indivíduos com surtos de crescimento púbere forem plotados em uma escala cronológica, percebe-se que a curva média não é uma representação exata do padrão de crescimento de um indivíduo em particular. Essa regularidade de variação individual é uma característica de dados transversais e uma limitação maior no uso do método transversal para os estudos de crescimento. Somente pelo acompanhamento de indivíduos através de um período em um estudo longitudinal é possível observar os detalhes dos padrões de crescimento.

Com a tecnologia do século XXI, a avaliação precisa do crescimento dentofacial em humanos por meio de cefalogramas com implantes ósseos foi amplamente substituída pela TC por imagens 3D ou RM, porém o uso de implantes ainda pode ser útil para fornecer pontos de referência para a sobreposição.

Influências genéticas no crescimento

Os rápidos avanços na genética molecular estão possibilitando o acesso a novas informações sobre crescimento e seu controle e conexões com o desenvolvimento de problemas ortodônticos. Já foi demonstrado que os genes homeobox Msx e Dix, considerados criticamente importantes na determinação da estrutura corporal e formação de padrões e na morfogênese, são expressos de maneira distinta no crescimento da mandíbula. O gene Msx1 é predominante na formação do dente e se expressa na região do osso basal, porém não na região do processo alveolar, enquanto o gene Msx2 se expressa de forma acentuada nessa região. Os genes Dix-1 e Dix-2 são expressos no mesênquima dental e no epitélio do mesênquima das arcadas superior e inferior; outros grupos de genes homeobox demonstraram desempenhar um papel no desenvolvimento dental e facial.[6] Demonstrou-se uma associação entre um genótipo específico das proteínas que ancoram as miofibrilas musculares e as más oclusões de classe II e de mordida profunda.[7]

O funcionamento adequado de famílias de fatores de crescimento e seus receptores cognatos é fundamental nos processos embrionários de crescimento celular e desenvolvimento de órgãos, bem como inúmeros processos pós-natais que incluem crescimento, cicatrização de feridas, remodelação óssea e homeostase. O National Institute

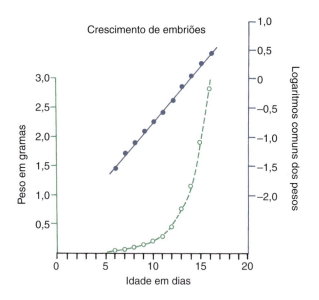

• **Figura 2.13** Dados para o aumento no peso de embriões precoces, com os dados brutos plotados em *verde*, e os mesmos dados plotados após a transformação logarítmica em *azul*. Nesse estágio, o peso do embrião aumenta expressivamente; no entanto, conforme demonstrado pela linha reta após a transformação, a taxa de multiplicação de células individuais permanece razoavelmente constante. Quando mais células estiverem presentes, mais divisões poderão ocorrer, e o peso aumentará mais rápido. (De Lowery GH. *Growth and Development of Children*. 8th ed. Chicago: Year Book Medical Publishers; 1986.)

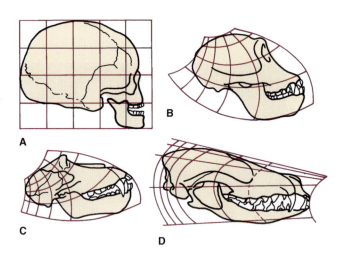

• **Figura 2.14** No início dos anos 1900, D'Arcy Thompson demonstrou que a transformação matemática de uma grade pode ser responsável pelas mudanças na forma da face do homem (**A**) para chimpanzé (**B**), macaco (**C**), cão (**D**) ou outros animais. A aplicação desse método revelou semelhanças não suspeitadas anteriormente entre as várias espécies. (Redesenhada de Thompson DT. *On Growth and Form*. Cambridge: Cambridge University Press; 1961.)

of Dental and Craniofacial Research anunciou recentemente o estabelecimento de um consórcio para acelerar a compreensão da biologia do desenvolvimento craniofacial por meio de projetos interativos incluindo padrões globais e específicos da expressão genética, padrões de associação genômica ampla e perfil de transcrição durante o desenvolvimento embrionário e pós-natal em modelos animais e humanos.[8] Essencialmente, esse projeto é voltado à utilização de *big data* para compreender melhor as complexas interações genéticas.

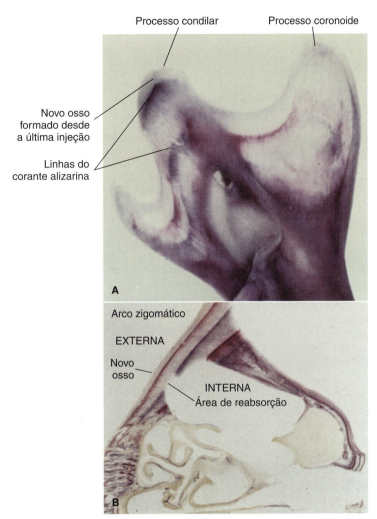

- **Figura 2.15 A.** Mandíbula do crescimento de um rato que recebeu quatro injeções de alizarina (vermelho-azul-vermelho-azul) em intervalos de 2 semanas, e foi sacrificado 2 semanas após a última injeção (desse modo, o osso formado desde então é branco). A remodelação do osso turva algumas das linhas de osso intensamente colorido, criado pelo corante, mas as linhas sequenciais vermelho-azul no processo condilar podem ser vistas claramente. **B.** Seção do arco zigomático do mesmo animal. O arco zigomático cresce para o lado externo pela aposição de osso na superfície externa e remoção da superfície interna. As interrupções nas linhas de coloração na superfície interna mostram claramente as áreas em que o osso está sendo removido. O que era a superfície externa do arco zigomático torna-se a superfície interna depois de um período relativamente curto e, a seguir, é removido.

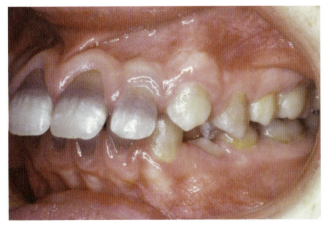

- **Figura 2.16** Manchas de tetraciclina nos dentes de um menino que recebeu grandes doses de tetraciclina por causa de repetidas infecções respiratórias do trato superior no início da infância. A localização das manchas indica que a tetraciclina foi administrada em grandes doses quando as coroas dos incisivos centrais estavam em formação, ou seja, aproximadamente aos 30 meses de idade.

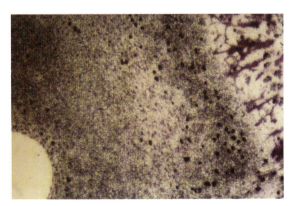

- **Figura 2.17** Autorradiografia de ossos de rato em fase fetal, crescendo em cultura de órgãos, com carbono 14 (^{14}C)-prolina e trítio (^{3}H)-timidina incorporadas no meio de cultura. A timidina está incorporada dentro do DNA, que é replicado quando as células se dividem, de modo que os núcleos marcados são aqueles de células que passam pela mitose na cultura. Considerando que a prolina é o componente principal do colágeno, a marcação cistoplásmica indica as áreas em que a prolina foi incorporada, principalmente dentro do colágeno segregado na região extracelular.

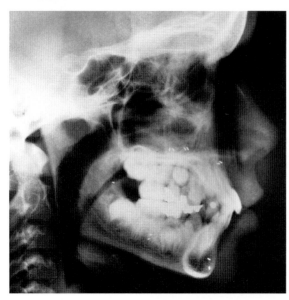

• **Figura 2.18** Radiografia cefalométrica lateral dos arquivos de estudos de implantes de Björk, mostrando um indivíduo com seis implantes de tântalo maxilares e cinco mandibulares. (Cortesia de Department of Orthodontics, University of Copenhagen, Dinamarca.)

Parece provável que a pesquisa interativa desse tipo realizada por grupos de pesquisadores pode levar ao desenvolvimento da terapia genética para problemas de desenvolvimento.

A interação entre tecidos diferentes dentro do complexo craniofacial produz ainda outro nível de regulação de crescimento e desenvolvimento. Um exemplo disso é a convergência do desenvolvimento dos músculos que se ligam à mandíbula e às áreas ósseas às quais a mandíbula se articula. Enquanto existem inúmeros genes envolvidos na determinação do tamanho mandibular, as alterações genéticas no funcionamento e desenvolvimento muscular são demonstradas por meio de mudanças nas forças sobre áreas ósseas em que os músculos se prendem, e isso conduz para a modificação de áreas esqueléticas, tais como processo coronoide e área do ângulo goníaco da mandíbula. As alterações genéticas que afetam os músculos poderiam afetar também essas áreas esqueléticas. Para compreender esse processo, é necessário identificar os genes específicos envolvidos e deduzir como a atividade desses genes é modificada, porém já é evidente que a expressão do gene pode ser sobreativada ou subativada pelos estresses mecânicos.

Outro bom exemplo das interações teciduais é encontrado no desenvolvimento de um dente e no início da erupção. A formação do dente começa com a diferenciação dos ameloblastos (que formam a camada externa de esmalte da coroa de um dente) e dos dentinoblastos (que formam a camada interna de dentina) dentro do osso alveolar de rápida calcificação, enquanto as células multipotentes continuam a apresentar-se na coroa em formação. À medida que a formação da coroa continua, uma camada de osteoclastos se forma na superfície superior da coroa, em posição para reabsorver o osso sobre a coroa, de modo que os movimentos de erupção possam ocorrer; contudo, esses osteoclastos ficam desregulados até que a formação do esmalte esteja completa. Nesse momento, enquanto a formação da raiz está começando, os osteoclastos ficam regulados e começam a criar um caminho ao longo do qual o dente irromperá e o movimento de erupção do dente começa.

Houve um progresso significativo na compreensão da genética dos problemas de erupção humanos, e a identificação de uma mutação genética levando à falha primária de erupção (FPE) em 2009 tornou possível pela primeira vez diagnosticar um problema ortodôntico a partir de um exame de DNA com uma amostra de sangue ou de saliva.[9] A FPE é discutida posteriormente nos Capítulos 3 e 12.

Uma perspectiva estimulante é a melhor compreensão de como os pacientes com problemas ortodônticos, que são considerados oriundos de um componente genético (má oclusão de classe III sendo o melhor exemplo) responderão ao tratamento. O *locus* cromossômico associado à má oclusão de classe III foi identificado. É evidente que existem diversos subtipos de classe III, e uma primeira etapa necessária é a melhor caracterização desses fenótipos. O estabelecimento de marcadores fenotípicos (características clínicas distintas) torna possível determinar as correlações definitivas com os modos de herança, e esse procedimento é necessário para os estudos de ligação que poderão esclarecer a base genética para o problema.

Não é provável que a análise genética seja sempre aplicável ao plano de tratamento para a maioria dos problemas ortodônticos, porém ela pode produzir informações valiosas sobre a melhor abordagem para algumas das mais difíceis más oclusões esqueléticas, e talvez a aplicação de terapia gênica aos problemas de crescimento.

A natureza do crescimento esquelético

No nível celular, existem apenas três possibilidades para crescimento. A primeira é um aumento no tamanho das células individuais, o que é referido como *hipertrofia*. A segunda possibilidade é um aumento no número das células, que é denominado *hiperplasia*. A terceira é *a secreção de material extracelular*, contribuindo desse modo para um aumento no tamanho independentemente do número ou do tamanho dessas células.

Na realidade, todas as três possibilidades desses processos ocorrem no crescimento esquelético. A hiperplasia é uma característica acentuada de todas as formas de crescimento. A hipertrofia ocorre em uma série de circunstâncias especiais, porém é um mecanismo menos importante do que a hiperplasia na maioria dos casos. Embora os tecidos do corpo segreguem material extracelular, esse fenômeno é particularmente importante no crescimento do sistema esquelético, onde o material extracelular se mineraliza mais tarde.

O fato de que o material extracelular do esqueleto se torna mineralizado possibilita uma importante distinção entre o crescimento dos tecidos moles, ou não mineralizados do corpo, e os tecidos duros, ou calcificados. Tecidos duros são ossos, dentes e, algumas vezes, cartilagens. Tecidos moles são todos os demais. Muitas vezes, a cartilagem, sobretudo a cartilagem envolvida significativamente no crescimento, comporta-se como tecido mole e deveria ser classificada nesse grupo, em vez de ser considerada um tecido duro.

O crescimento dos tecidos moles ocorre por uma combinação de hiperplasia e hipertrofia. Esses processos acontecem em todas as regiões dos tecidos, e o resultado denomina-se *crescimento intersticial*, que significa simplesmente que ele ocorre em todos os pontos dentro do tecido. Embora a secreção de material extracelular possa acompanhar também o crescimento intersticial, a hiperplasia na forma primária e a hipertrofia na forma secundária são suas características. O crescimento intersticial é característico de quase todos os tecidos moles e de cartilagem não calcificada dentro do sistema esquelético.

Em contrapartida, quando a mineralização se inicia e o tecido mole é formado, o crescimento intersticial torna-se impossível. A hiperplasia, a hipertrofia e a secreção de material extracelular ainda são possíveis; contudo, nos tecidos mineralizados, esses processos podem ocorrer somente na superfície, e não dentro da massa mineralizada. A inclusão direta de um osso novo para a superfície de um osso existente é possível, e ocorre por meio da atividade de células no periósteo, ou seja, a membrana de tecido mole que envolve o osso. A formação de células novas ocorre no periósteo, e o material extracelular segregado nessa região é mineralizado e torna-se um osso novo. Esse processo é denominado *aposição óssea direta* ou *de superfície*. O crescimento intersticial é um aspecto preponderante do crescimento esquelético global, pois uma porção principal do sistema esquelético é modelada originalmente na cartilagem. Isso inclui a parte basal do crânio, bem como o tronco e os membros.

A Figura 2.19 mostra o neurocrânio cartilaginoso ou condrocrânio em 8 e 12 semanas de desenvolvimento intrauterino. O desenvolvimento esquelético cartilaginoso ocorre mais rapidamente durante o terceiro mês de vida intrauterina. Uma placa contínua de cartilagem estende-se a partir da cápsula nasal posteriormente até atingir o forame magno na base do crânio. É imperativo ter em mente que a cartilagem é um tecido quase avascular, cujas células internas são supridas por difusão através de camadas externas. Isso significa, certamente, que a cartilagem deve ser fina. Nas etapas iniciais do desenvolvimento (o estágio fetal começa no início do terceiro mês), o tamanho extremamente reduzido do embrião torna possível um condroesqueleto (parte cartilaginosa do esqueleto), porém, com um crescimento adicional, essa adequação não pode ser mais realizada sem um suprimento sanguíneo interno.

Durante o quarto mês no útero, ocorre crescimento interno de elementos vasculares dentro de vários pontos do condrocrânio (e de outras partes do esqueleto cartilaginoso inicial). Essas áreas tornam-se centros de ossificação, nos quais a cartilagem é transformada em osso pelo processo denominado *ossificação endocondral*, e ilhas ósseas surgem em um mar circundado por cartilagem (Figura 2.19B). A cartilagem continua a crescer rapidamente, porém é substituída pelo osso com rapidez equivalente. O resultado é que a quantidade de osso aumenta de forma rápida, e a quantidade relativa (porém não absoluta) de cartilagem diminui. Por fim, o condrocrânio original é representado apenas por pequenas áreas de cartilagem interpostas entre grandes porções ósseas, que assumem a forma característica dos ossos etmoide, esfenoide e basioccipital.

O crescimento nessas conexões cartilaginosas entre os ossos do esqueleto é semelhante ao crescimento nos membros.

Nos ossos longos das extremidades, as áreas de ossificação aparecem no centro dos ossos e nas extremidades, produzindo posteriormente um eixo central denominado *diáfise* e uma cobertura óssea em cada extremidade denominada *epífise*. Entre a epífise e a diáfise está uma área remanescente de cartilagem não calcificada denominada *lâmina epifisial* (Figura 2.20A). A cartilagem da lâmina epifisial dos ossos longos é um centro principal para seu crescimento e, na realidade, essa cartilagem é responsável por quase todo o crescimento desses ossos em extensão. O periósteo nas superfícies dos ossos desempenha também papel importante na complementação da espessura e na remodelação dos contornos externos.

Próximo da extremidade externa de cada lâmina epifisial está uma zona de células cartilaginosas que se dividem ativamente. Algumas dessas células avançam em direção à diáfise por meio da atividade proliferativa, sofrem hipertrofia, segregam uma matriz extracelular e, por fim, degeneram, considerando que a matriz começa a mineralizar e então é rapidamente substituída pelo osso. Se a velocidade de proliferação das células cartilaginosas tiver sido igual ou maior que a velocidade com que elas amadurecem, o crescimento será contínuo. Posteriormente, no entanto, próximo do término do período normal de crescimento, a taxa de maturação excede a de proliferação, a parte restante da cartilagem é substituída por osso e a lâmina epifisial desaparece. Nesse determinado momento, o crescimento do osso está completo, exceto no que diz respeito às alterações superficiais na espessura, que podem ser produzidas pelo periósteo.

A ossificação endocondral ocorre também no côndilo mandibular, que superficialmente se assemelha à metade de uma lâmina epifisial (Figura 2.20B-C). Como poderemos observar, entretanto, a cartilagem do côndilo não se comporta como lâmina epifisial – e a diferença é importante na percepção do crescimento mandibular.

Nem todos os ossos do esqueleto adulto foram representados no modelo cartilaginoso embrionário, e é possível que o osso se forme pela secreção de matriz óssea diretamente dentro dos tecidos conectivos, sem qualquer formação intermediária de cartilagem. A formação óssea desse tipo é denominada *ossificação intramembranosa*.

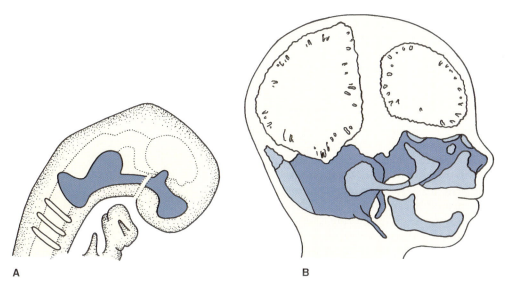

• **Figura 2.19** Desenvolvimento e amadurecimento do condrocrânio (cartilagem: *azul-claro*; osso: *pontilhado de azul-escuro*.) **A.** Representação de cerca de 8 semanas. Observe que uma barra de cartilagem essencialmente sólida se estende anteriormente, a partir da cápsula nasal até a área occipital, posteriormente. **B.** Desenvolvimento esquelético em 12 semanas. Os centros de ossificação apareceram nas estruturas de cartilagem da linha mediana, e a formação óssea intramembranosa dos maxilares e da caixa craniana começou. A partir dessa fase, o osso repõe rapidamente a cartilagem do condrocrânio original, de modo que permanece apenas uma pequena sincondrose cartilaginosa ligando os ossos da base craniana.

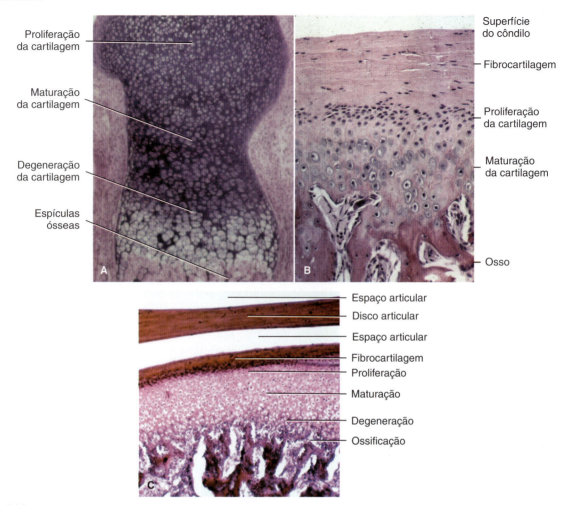

• **Figura 2.20** **A.** Ossificação endocondral em uma placa epifisária. O crescimento se dá pela proliferação de cartilagem, ocorrendo nesse ponto na parte superior. As células cartilaginosas maduras são deslocadas longe da área de proliferação, passam por hipertrofia, degeneram e são substituídas pelas espículas ósseas, conforme observado na parte inferior. **B** e **C.** Ossificação endocondral na cabeça do côndilo. Uma camada de fibrocartilagem permanece na superfície, com proliferação de células apenas abaixo. A maturação e a degeneração de células cartilaginosas podem ser observadas na área de ossificação.

Esse tipo de formação óssea ocorre na calvária e em ambos os maxilares (Figura 2.21).

No início da vida embrionária (discutida em detalhes no começo do Capítulo 5), a mandíbula de animais superiores desenvolve-se na mesma área como a cartilagem do primeiro arco faríngeo – cartilagem de Meckel. Aparentemente, a mandíbula deveria ser uma reposição óssea para essa cartilagem, da mesma forma que o osso esfenoide na base do crânio substitui a cartilagem naquela área. Na realidade, o desenvolvimento da mandíbula começa como uma condensação de mesênquima apenas na lateral da cartilagem de Meckel e avança totalmente pela formação óssea intramembranosa (Figura 2.22). A cartilagem de Meckel desintegra-se e desaparece em grande parte, visto que a mandíbula óssea se desenvolve. Os fragmentos remanescentes dessa cartilagem são transformados dentro de uma porção de dois ossos pequenos que formam os ossículos condutores da orelha média, porém não dentro de uma parte significativa da mandíbula. O pericôndrio desses fragmentos permanece como ligamento esfenomandibular. A cartilagem condilar desenvolve-se inicialmente como uma cartilagem secundária independente, a qual é separada por um espaço considerável do corpo da mandíbula (Figura 2.23). No início da vida fetal, essa cartilagem funde-se com o ramo mandibular em desenvolvimento.

A maxila forma-se inicialmente a partir de um centro de condensação mesenquimal no processo maxilar. Essa área está

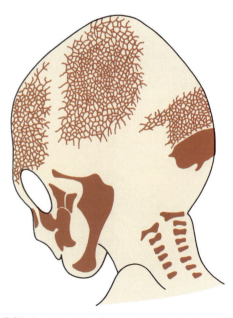

• **Figura 2.21** Os ossos do crânio de um feto de 12 semanas, desenhados a partir de uma amostra clareada e colorida de alizarina. (Redesenhada a partir de Sadler TW, Langman J *Langman's Medical Embriology*. 9th ed. Philadelphia: Lippincott Williams & Wilkins, 2003.)

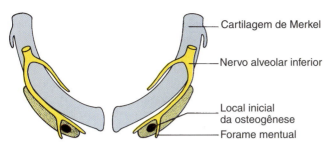

• **Figura 2.22** Representação diagramática da relação entre a formação óssea inicial na mandíbula para a cartilagem de Meckel e o nervo alveolar inferior. A formação óssea começa exatamente na porção lateral da cartilagem de Meckel e se estende posteriormente ao longo dessa cartilagem, sem qualquer reposição direta da cartilagem pela formação óssea recente da mandíbula. (Redesenhada de Ten Cate AR. *Oral Histology: Development, Structure, and Function.* 5th ed. St. Loirs: Mosby; 1998.)

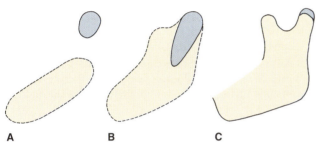

• **Figura 2.23** A cartilagem condilar (*azul*) desenvolve-se inicialmente como uma área separada de condensação daquela área do corpo da mandíbula, e somente mais tarde é incorporada dentro dessa área da mandíbula. **A.** Áreas separadas de condensação mesenquimal em 8 semanas. **B.** Fusão da cartilagem com o corpo mandibular em 4 meses. **C.** Situação no nascimento (reduzida para a escala).

localizada na superfície lateral da cápsula nasal, a parte mais anterior do condrocrânio, porém a ossificação endocondral não contribui diretamente para a formação do osso maxilar. Uma cartilagem acessória, a cartilagem zigomática ou malar, que é formada no desenvolvimento do processo malar, desaparece e é totalmente substituída pelo osso bem antes do nascimento, ao contrário da cartilagem condilar mandibular, que permanece.

Independentemente do local da formação óssea intramembranosa, o crescimento intersticial dentro da massa mineralizada é impossível, e o osso deve ser formado inteiramente pela aposição de ossos novos em superfícies livres. Sua forma pode ser alterada por meio da remoção (reabsorção) de osso em uma área e adição (aposição) de osso em outra (ver Figura 2.15). Esse equilíbrio de aposição e reabsorção, com ossos novos sendo formados em algumas áreas enquanto os ossos velhos são removidos em outras, é um componente essencial do processo de crescimento. Há dois componentes: *modelação* e *remodelação*.

A modelação adapta a estrutura para funcionar com a alteração do tamanho e formato do osso para manter sua força à medida que a carga do osso muda. Esse processo também inclui o deslocamento ósseo, como a realocação do ramo mandibular durante o crescimento (descrito em mais detalhes posteriormente). A remodelação ocorre por meio da aposição de osteócitos e da reabsorção de osteoclastos na mesma área. Um ótimo exemplo de remodelação é o processo que ocorre com o movimento do dente, porém a remodelação interna das estruturas ósseas acontece em um ciclo contínuo.[10]

Com essa distinção entre modelação e remodelação em mente, será mais fácil compreender as alterações ósseas que ocorrem durante o crescimento, discutidas nas próximas seções deste capítulo, em que esses termos *não* são usados de maneira alternada.

Áreas e tipos de crescimento no complexo craniofacial

Para compreender o crescimento em qualquer área do corpo, é necessário entender (1) os locais ou locais de crescimento, (2) o tipo de crescimento em cada local, (3) o mecanismo de crescimento (*i. e.*, como as alterações de crescimento ocorrem) e (4) os fatores determinantes ou de controle desse crescimento.

Na discussão a seguir, no que se refere aos locais e tipos de crescimento na cabeça e face, é conveniente dividir o complexo craniofacial em quatro áreas que se desenvolvem de modo diferenciado: a calvária, ou seja, os ossos que cobrem a superfície superior e interna do cérebro; a base craniana, ou seja, o assoalho ósseo sob o cérebro, que é também a linha divisória entre o crânio e a face; o complexo nasomaxilar, composto por nariz, maxila e pequenos ossos associados; e a mandíbula. Os locais e tipos de crescimento são discutidos nas próximas seções deste capítulo. O mecanismo e os fatores determinantes para o crescimento em cada área, considerados a partir de perspectivas teóricas atuais de controle de crescimento, são discutidos na seção a seguir.

Calvária

A calvária é composta por uma série de ossos planos que são constituídos diretamente pela formação óssea intramembranosa, sem precursores cartilaginosos. A partir do momento em que a ossificação é iniciada em uma série de centros que prenunciam as eventuais unidades ósseas anatômicas, o processo de crescimento é inteiramente o resultado da atividade periosteal nas superfícies dos ossos. A modelação (adição de um novo osso) e o crescimento ocorrem principalmente no periósteo alinhado com as áreas de contato entre os ossos cranianos adjacentes, as *suturas cranianas*, porém a atividade periosteal altera também ambas as superfícies interna e externa desses ossos em forma de placa.

Ao nascimento, os ossos planos do crânio estão bastante separados por tecido conectivo frouxo (Figura 2.24). Esses espaços abertos, as fontanelas, permitem uma quantidade considerável de deformação do crânio no nascimento. Isso é importante para permitir a passagem da cabeça relativamente grande pelo canal de nascimento (ver Capítulo 3). Após o nascimento, a aposição óssea ao longo das bordas das fontanelas elimina esses espaços rapidamente, porém os ossos permanecem separados por uma fina sutura de periósteo durante muitos anos, fundindo-se, por fim, na vida adulta.

Apesar do pequeno tamanho, a aposição de ossos novos nessas suturas é o mecanismo principal para o crescimento da calvária. Embora a maior parte do crescimento na calvária ocorra nas suturas, o osso tende a ser removido da superfície interna da calvária, ao mesmo tempo que o osso novo é incluído na superfície exterior. Essa modelação nas superfícies interna e externa permite as alterações no contorno durante o crescimento.

Base craniana

Ao contrário da calvária, os ossos da base do crânio (a base craniana) são formados inicialmente em cartilagem, e esses modelos de cartilagem são transformados mais tarde em osso pela ossificação endocondral. A condição, no entanto, é mais complexa do que em um osso longo com suas lâminas epifisiais. A modelação das

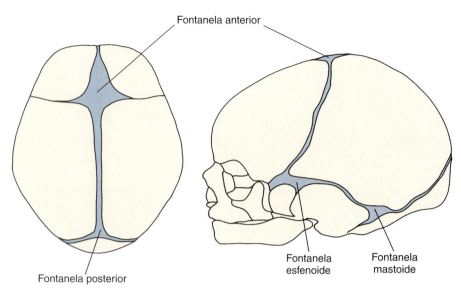

• **Figura 2.24** As fontanelas do crânio do recém-nascido (*azul*).'

cartilagens ocorre especialmente nas estruturas da linha mediana. Como uma parte move-se lateralmente, o crescimento em suturas e a remodelação superficial tornam-se mais importantes.

Conforme mencionado anteriormente, os centros de ossificação aparecem no início da vida embrionária no condrocrânio, indicando a localização eventual dos ossos basioccipital, esfenoide e etmoide que formam a base craniana. Durante a ossificação, as faixas de cartilagem denominadas *sincondroses* permanecem entre os centros de ossificação (Figura 2.25). Esses importantes locais de crescimento são as sincondroses entre os ossos esfenoide e occipital, ou a *sincondrose esfeno-occipital*; a *sincondrose interesfenoide* entre duas partes do osso esfenoide; e a *sincondrose esfenoetmoidal*, situada entre os ossos etmoide e esfenoide. Histologicamente, uma sincondrose é semelhante a uma lâmina epifisial bilateral (Figura 2.26). A sincondrose tem uma área de hiperplasia celular no centro, com faixas de células de cartilagens maduras estendendo-se em ambas as direções, que será, por fim, substituída por osso.

Uma diferença significativa dos ossos das extremidades é que as articulações imóveis se desenvolvem entre os ossos da base craniana, em grande contraste com as articulações móveis das extremidades. A base craniana é, portanto, semelhante a um osso longo isolado, considerando apenas que existem inúmeras sincondroses como placas epifisárias. Também há articulações imóveis entre a maior parte dos outros ossos faciais e cranianos, sendo a mandíbula a única exceção. As suturas lineares de periósteo da face e crânio, não contendo cartilagem, são muito diferentes das sincondroses cartilaginosas da base craniana.

Maxila (complexo nasomaxilar)

A maxila desenvolve-se totalmente após o nascimento pela ossificação intramembranosa. Considerando que não existe a reposição de cartilagem, o crescimento ocorre de duas formas: (1) pela aposição de osso em suturas que articulam a maxila com o crânio e com a base craniana e (2) pela remodelação superficial. Ao contrário da calvária, entretanto, as alterações superficiais na maxila são mais drásticas e tão importantes quanto as alterações nas suturas. Além disso, a maxila se move para a frente, em decorrência do crescimento da base craniana atrás dela.

O padrão de crescimento da face requer que ela se desenvolva "para baixo e para a frente a partir da base do crânio", o que significa

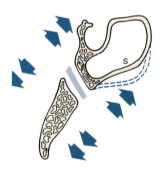

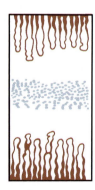

• **Figura 2.25** Representação diagramática das sincondroses da base craniana, mostrando os locais desses importantes locais de crescimento.

• **Figura 2.26** Representação diagramática do crescimento na sincondrose interesfenoidal. A faixa de proliferação imatura das células cartilaginosas está localizada no centro da sincondrose, a faixa de células cartilaginosas maduras estende-se em ambas as direções, para longe do centro, e a ossificação endocondral ocorre em ambas as margens. Crescimento nos prolongamentos das sincondroses dessa área da base craniana: mesmo dentro da base craniana, a remodelação óssea nas superfícies é também importante – é o mecanismo pelo qual o seio esfenoidal se dilata, por exemplo.

que, à medida que a face cresce, a maxila deve mover-se em uma distância considerável para baixo e para a frente em relação ao crânio e à base craniana. Isso ocorre de duas maneiras: (1) pela pressão causada pelo crescimento posterior da base do crânio e (2) pelo crescimento nas suturas. Considerando que a maxila está fixada à extremidade anterior da base craniana, o prolongamento da base craniana pressiona a maxila para a frente. Até os 6 anos de idade, aproximadamente, o deslocamento criado pelo crescimento da base craniana é uma parte importante do crescimento da maxila. A falha da base craniana para alongar-se normalmente, como observado na acondroplasia (ver Figura 5.27) e em diversas síndromes congênitas, causa uma deficiência característica no terço médio da face. Aproximadamente aos 7 anos de idade, o crescimento da base craniana cessa, e então o crescimento sutural é o único mecanismo que move a maxila para a frente.

Como ilustrado na Figura 2.27, as suturas fixando a maxila posterior e superiormente estão localizadas sobretudo para permitir seu reposicionamento para baixo e para a frente. Durante esse movimento para baixo e para a frente, o espaço que poderia de outro modo abrir-se para as suturas é preenchido pela proliferação óssea nesses locais. As suturas permanecem com a mesma largura, e os diversos processos da maxila tornam-se mais longos. A aposição óssea ocorre em ambos os lados da sutura, de modo que os ossos aos quais a maxila está articulada também se tornam maiores. Parte da borda posterior da maxila é uma superfície livre na região de tuberosidade. O osso é envolvido nessa superfície, criando um espaço adicional no qual os dentes molares decíduos e depois os molares permanentes irrompem sucessivamente.

Curiosamente, enquanto a maxila cresce para baixo e para a frente, suas superfícies frontais são remodeladas, e o osso é removido da maior parte da superfície anterior. Observe na Figura 2.28 que quase toda a superfície anterior da maxila é uma área de reabsorção, e não de aposição. Pode parecer lógico que, se a superfície anterior do osso está se movendo para baixo e para a frente, essa deveria ser uma área à qual o osso é adicionado, e não da qual ele é removido. Contudo, o conceito correto é que o osso é removido da superfície anterior, embora ela esteja crescendo para a frente.

Para entender esse aparente paradoxo, é necessário compreender que dois processos muito diferentes ocorrem ao mesmo tempo. As alterações do crescimento global são o resultado de uma translação para baixo e para a frente da maxila e uma remodelação superficial simultânea. Todo o complexo ósseo nasomaxilar está se movendo para baixo e para a frente em relação ao crânio, sendo deslocado no espaço. Enlow, cujos estudos anatômicos cuidadosos do esqueleto facial contribuem muito para a nossa compreensão atual, criou um desenho para ilustrar esse processo (Figura 2.29). A maxila é como uma plataforma sobre rodas, movendo-se para a frente, ao mesmo tempo que sua superfície, representada pela parede no desenho, está sendo reduzida em seu lado anterior e sendo construída posteriormente, movendo-se no espaço em direção oposta ao crescimento geral.

As mudanças de modelação não necessariamente se opõem à direção de translação. Dependendo do local específico, a translação e a modelação/remodelação podem ou se opor uma à outra ou produzir um efeito aditivo. O efeito é aditivo, por exemplo, na abóbada palatina (céu da boca). Essa área é conduzida para baixo e para a frente junto com o restante da maxila, porém, ao mesmo

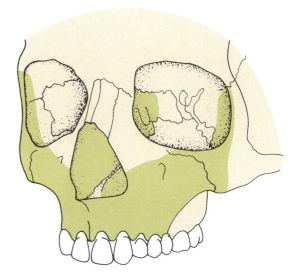

• **Figura 2.28** Conforme a maxila é movida para baixo e para a frente, sua superfície anterior tende a ser reabsorvida. As superfícies de reabsorção são mostradas aqui em amarelo-escuro. A exceção é uma pequena área ao redor da espinha nasal anterior. (Redesenhada de Enlow DH, Hans MG. *Essentials of Facial Growth*. Filadélfia: WB Saunders; 1996.)

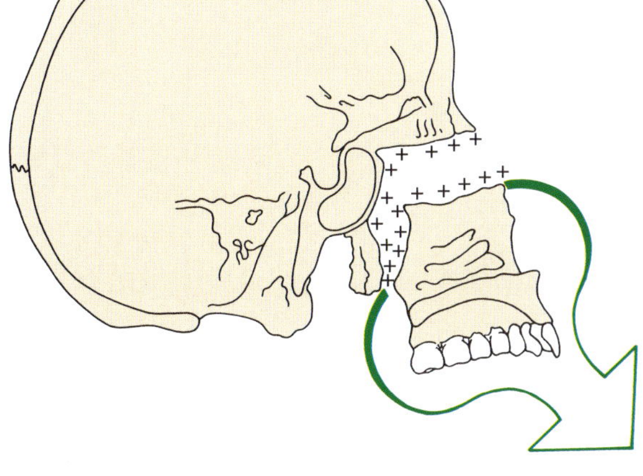

• **Figura 2.27** Conforme o crescimento de tecidos moles circundantes desloca a maxila para baixo e para a frente, abrindo espaço nas suas ligações suturais posteriores e superiores, o osso novo é adicionado em ambos os lados das suturas. (Redesenhada de Enlow DH, Hans MG. *Essentials of Facial Growth*. Filadélfia: WB Saunders; 1996.)

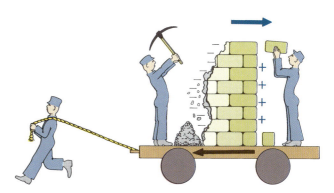

• **Figura 2.29** Remodelação da superfície de um osso na direção oposta à da sua translação pelo crescimento das estruturas adjacentes, criando uma situação análoga a esse desenho, no qual a parede está sendo reconstruída, resultando em um movimento dela para trás, enquanto a plataforma onde ela está se move para a frente. (Redesenhada de Enlow DH, Hans MG. *Essentials of Facial Growth*. Filadélfia: WB Saunders; 1996.)

tempo, o osso é removido do lado nasal e adicionado no lado oral, produzindo, desse modo, um movimento complementar para baixo e para a frente do palato (Figura 2.30). Entretanto, imediatamente adjacente, a parte anterior do processo alveolar é uma área de reabsorção, de modo que a remoção de osso da superfície nessa fase tende a anular parte do crescimento maxilar para a frente, que ocorreria com a translação de toda a maxila.

Mandíbula

Ao contrário da maxila, tanto a atividade periosteal como a endocondral são importantes no crescimento da mandíbula, e o deslocamento produzido pelo crescimento da base craniana que move a articulação temporomandibular (TM) desempenha um papel insignificante (com raras exceções; ver Figura 4.10). A cartilagem cobre a superfície do côndilo mandibular na articulação temporomandibular. Embora essa cartilagem não seja igual àquela de uma lâmina epifisial ou uma sincondrose, nela ocorre hiperplasia, hipertrofia e reposição endocondral. Todas as outras áreas da mandíbula são formadas e crescem por aposição direta à superfície (modelação).

O padrão geral de crescimento da mandíbula pode ser representado por dois modos, conforme é demonstrado na Figura 2.31. Dependendo da estrutura de referência, ambos estão corretos. Se o crânio for a área de referência, o mento se move para baixo e para a frente. Por outro lado, se forem examinados os dados de experimentos envolvendo coloração vital, torna-se evidente que os locais principais de crescimento da mandíbula são a superfície posterior do ramo e os processos coronoide e condilar. Há pouca alteração ao longo da parte anterior da mandíbula. A partir dessa estrutura de referência, a Figura 2.31B é a representação correta.

Como um local de crescimento, o mento é quase inativo. Ele é deslocado para baixo e para a frente, considerando que o crescimento real ocorre no côndilo mandibular e ao longo da superfície posterior do ramo. O corpo da mandíbula apresenta um crescimento maior pela aposição periosteal de osso apenas na sua superfície posterior, enquanto o ramo apresenta um crescimento maior pela reposição endocondral no côndilo, acompanhada pela modelação da superfície. Conceitualmente, é correto observar a mandíbula sendo deslocada para baixo e para a frente, ao mesmo tempo que tem o tamanho aumentado em virtude do crescimento para trás e para cima. A translação ocorre de forma ampla, considerando que o osso se move para baixo e para a frente juntamente com os tecidos moles nos quais está envolvido.

Não há melhor exemplo de reabsorção remodeladora do que o movimento de projeção posterior do ramo da mandíbula. A mandíbula apresenta um crescimento maior pela aposição de osso novo na superfície posterior do ramo. Ao mesmo tempo, grandes quantidades de osso são removidas a partir da superfície anterior do ramo (Figura 2.32). Essencialmente, o corpo da mandíbula apresenta um crescimento maior, considerando que o ramo se move para longe do mento, e isso ocorre pela remoção de osso a partir da superfície anterior do ramo e da deposição de osso na superfície posterior. Em primeira análise, o que se poderia esperar é um centro de crescimento embaixo dos dentes, de modo que o mento poderia crescer para a frente, longe do ramo. No entanto, isso não é possível, pois não existe cartilagem e, assim, não pode ocorrer o crescimento ósseo intersticial. Em vez disso, o que era a superfície posterior em um momento torna-se o centro mais tarde e, por fim, pode tornar-se a superfície anterior, considerando-se que a modelação prossegue.

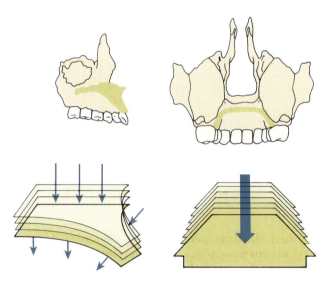

• **Figura 2.30** Remodelação da abóbada palatina (que também é o assoalho nasal) movendo-se na mesma direção que sua translação; o osso é removido do assoalho nasal e adicionado à abóbada palatina. Na superfície anterior, contudo, o osso é removido, cancelando parcialmente a translação para a frente. Enquanto a abóbada se move para baixo, o mesmo processo de remodelação óssea também ocorre em largura. (Redesenhada de Enlow DH, Hans MG. *Essentials of Facial Growth*. Filadélfia: WB Saunders; 1996.)

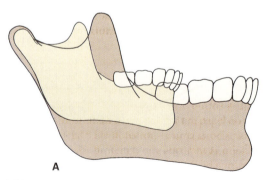
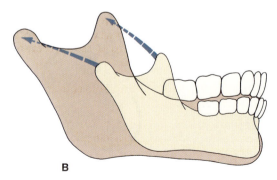

• **Figura 2.31** **A.** Crescimento mandibular visto da perspectiva de uma base craniana estável: o mento se move para baixo e para a frente. **B.** Crescimento mandibular visto da perspectiva de estudos com corantes vitais, que revelam as mínimas modificações na área do corpo e da sínfise, enquanto ocorre grande crescimento e remodelação do ramo, movendo a mandíbula posteriormente. O conceito correto de crescimento mandibular é que a mandíbula é transladada para baixo e para a frente e cresce para o alto e para trás, em resposta a essa translação, mantendo o seu contato com o crânio.

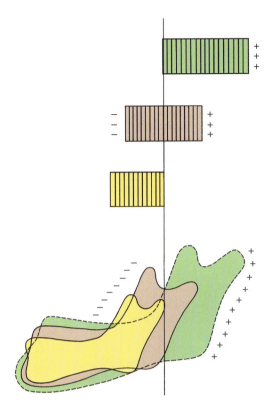

• **Figura 2.32** Enquanto a mandíbula cresce em comprimento, o ramo é extensamente remodelado, de modo que o osso da parte superior do processo condilar em idade precoce pode ser encontrado na superfície do ramo alguns anos mais tarde. Devido à extensão das mudanças da superfície remodelada, é um erro óbvio enfatizar a formação óssea endocondral no côndilo como o principal mecanismo para o crescimento da mandíbula. (Redesenhada de Enlow DH, Hans MG. *Essentials of Facial Growth*. Filadélfia: WB Saunders; 1996.)

Na infância, o ramo mandibular está localizado aproximadamente onde o primeiro molar decíduo irromperá. A modelação posterior progressiva cria um espaço para o segundo molar decíduo, e depois para a erupção sequencial dos molares permanentes. Com frequência, entretanto, esse crescimento cessa antes que o espaço suficiente tenha sido produzido para a erupção do terceiro molar permanente, o qual fica impactado no ramo mandibular.

Outros aspectos do crescimento dos maxilares, especialmente em relação ao período de tratamento ortodôntico, serão discutidos no Capítulo 4.

Tecidos moles faciais

Um conceito importante é que o crescimento dos tecidos moles faciais não acompanha o crescimento dos tecidos duros adjacentes. Consideremos o crescimento dos lábios e do nariz com mais detalhes.

Crescimento dos lábios

Os lábios não acompanham o crescimento dos maxilares antes da adolescência, depois apresentam um estirão de crescimento para igualar-se. Como a altura dos lábios é relativamente pequena durante os anos de dentição mista, a separação labial em repouso (muitas vezes denominada *incompetência labial*) é maximizada durante a infância e diminui durante a adolescência (Figura 2.33). A espessura labial alcança seu ponto máximo durante a adolescência, e a seguir diminui (Figura 2.34) – ao ponto em que, nos seus 20 e 30 anos de idade, algumas mulheres consideram a perda de espessura labial um problema e procuram tratamento para aumentar essa espessura.

Crescimento do nariz

O crescimento do osso nasal está completo aproximadamente aos 10 anos de idade. O crescimento depois disso abrange apenas a cartilagem nasal e os tecidos moles, os quais apresentam um estirão considerável na adolescência. O resultado é que o nariz se torna muito mais saliente na adolescência, especialmente nos meninos (Figura 2.35). Os lábios são emoldurados pelo nariz acima e o mento abaixo. O nariz e o mento tornam-se mais salientes com o crescimento na adolescência e na pós-adolescência, enquanto os lábios não, de modo que a saliência relativa dos lábios diminui. Isso pode tornar-se um ponto importante para determinar o quanto de suporte labial deve ser proporcionado pelos dentes no período de tratamento ortodôntico, que termina tipicamente no final da adolescência.

As alterações nos tecidos moles faciais com o envelhecimento, que devem também ser levadas em consideração no plano do tratamento ortodôntico, serão descritas no Capítulo 4.

Teorias do controle de crescimento

É inegável que o crescimento é altamente influenciado pelos fatores genéticos, mas ele também pode ser afetado significativamente pelo meio ambiente, o que é observado pelo estado nutricional, grau de atividade física, saúde ou doença, e uma série de fatores semelhantes. Considerando que muito da necessidade de tratamento ortodôntico seja decorrente do crescimento desproporcional dos maxilares, para compreender os processos etiológicos de má oclusão e deformidade dentofacial, é necessário entender como o crescimento facial é influenciado e controlado. Nos últimos anos, houve grandes avanços no entendimento sobre o controle do crescimento. Entretanto, ainda não se sabe exatamente o que determina o crescimento dos maxilares, e isso continua sendo assunto de pesquisa intensiva.

Três teorias principais têm tentado explicar nos últimos anos os fatores determinantes do crescimento craniofacial: (1) o osso, como outros tecidos, é o determinante primário do seu próprio crescimento; (2) a cartilagem é o determinante primário do crescimento esquelético, enquanto o osso responde secundária e passivamente; e (3) a matriz de tecidos moles na qual os elementos esqueléticos estão envolvidos é o determinante primário de crescimento, e tanto o osso como a cartilagem são seus seguidores secundários.

A principal diferença entre as teorias é o local em que o controle genético é evidenciado. A primeira teoria considera que o controle genético é evidenciado diretamente no nível do osso; assim, seu lugar deve ser o periósteo. A segunda teoria, da cartilagem, sugere que o controle genético é evidenciado na cartilagem, enquanto o osso responde passivamente ao deslocamento. O controle genético indireto, seja qual for a sua origem, é denominado *epigenético*. A terceira teoria presume que o controle genético é mediado em grande parte fora do sistema esquelético, e que o crescimento tanto do osso quanto da cartilagem é controlado epigeneticamente, ocorrendo apenas em resposta ao sinal de outros tecidos. No pensamento contemporâneo, encontra-se veracidade na segunda e na terceira teorias, enquanto a primeira, apesar de ter representado a opinião dominante até os anos 1960, tem sido amplamente desconsiderada.

Nível de controle de crescimento: locais *versus* centros de crescimento

A diferenciação entre um *local* de crescimento e um *centro* de crescimento esclarece as diferenças entre as teorias de controle de crescimento. Um local de crescimento é meramente onde o crescimento ocorre, enquanto um centro é onde ocorre o crescimento

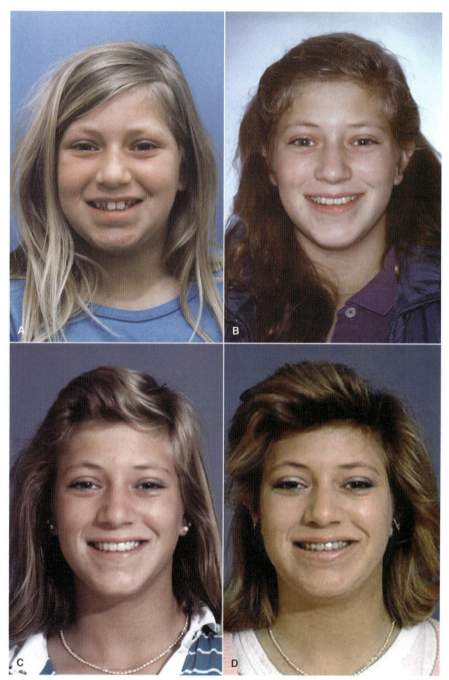

● **Figura 2.33** O crescimento dos lábios ocorre após o crescimento do esqueleto craniofacial até a puberdade, quando então o alcança e tende a excedê-lo. Como resultado, a separação dos lábios e a exposição dos incisivos superiores frequentemente ocorrem antes da adolescência, e diminuem durante a adolescência e no início da vida adulta. **A.** Idade de 11 anos e 9 meses, antes da puberdade. **B.** Idade de 14 anos e 8 meses, após o estirão de crescimento da adolescência. **C.** Idade de 16 anos e 11 meses. **D.** Idade de 18 anos e 6 meses.

independente (controlado geneticamente). Todos os centros de crescimento são também locais, porém o inverso não é verdadeiro. Um grande argumento para a teoria de que os tecidos que formam o osso têm estímulo próprio para tanto vem da observação de que todo o padrão de crescimento craniofacial é extraordinariamente constante. A constância do padrão de crescimento foi interpretada para exprimir que os grandes locais de crescimento seriam também os centros. Especialmente, as suturas entre os ossos membranosos do crânio e maxilares seriam considerados centros de crescimento, juntamente com os locais de ossificação endocondral na base craniana e no côndilo mandibular. O crescimento, nesse ponto de vista, seria o resultado da expressão de um programa genético em todas essas áreas. O mecanismo para a translação da maxila, desse modo, seria considerado como o resultado da pressão produzida pelo crescimento das suturas, de modo que a maxila seria literalmente empurrada para baixo e para a frente.

Se essa teoria fosse correta, o crescimento nas suturas poderia ocorrer em grande parte independentemente do meio ambiente, e não seria possível modificar muito a expressão de crescimento nas suturas. Como esse conceito era a teoria dominante de crescimento, poucas tentativas foram feitas para modificar o crescimento facial, pois os ortodontistas "sabiam" que isso não poderia ser feito.

É evidente agora que as suturas e os tecidos periosteais, de modo mais geral, não são determinantes primários do crescimento

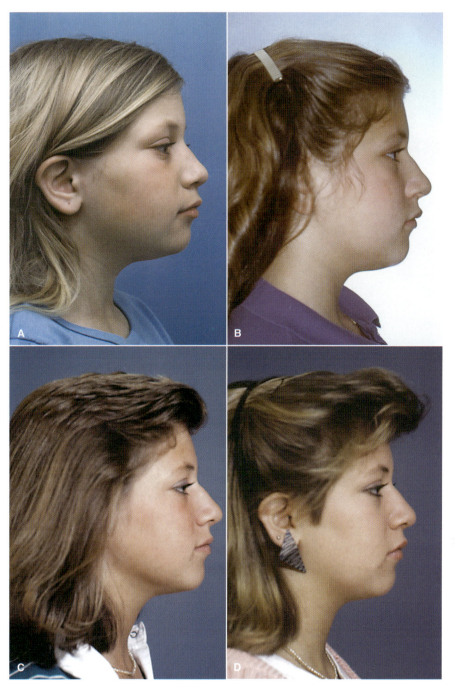

• **Figura 2.34** A espessura dos lábios aumenta durante o estirão de crescimento da adolescência e depois diminui (e, portanto, é surpreendentemente acentuada nas idades iniciais da adolescência). Para algumas meninas, a perda da espessura labial é percebida como um problema no início dos 20 anos de idade. **A.** Idade de 11 anos e 9 meses, no final do estirão de crescimento da adolescência. **B.** Idade de 14 anos e 8 meses. **C.** Idade de 16 anos e 11 meses. **D.** Idade de 18 anos e 6 meses.

craniofacial. Duas linhas de evidência conduzem a essa conclusão. A primeira é que, quando uma área da sutura entre dois ossos faciais é transplantada para outro local (p. ex., para uma região abdominal), o tecido não continua a crescer. Isso indica uma falta de potencial de crescimento inato nas suturas. Segundo, pode ser constatado que o crescimento nas suturas responderá a influências externas sob inúmeras circunstâncias. Se os ossos cranianos e faciais forem mecanicamente separados nas suturas, os ossos novos preencherão esses espaços, e o ossos se tornarão maiores do que seriam na forma habitual (ver Figura 2.27). Se uma sutura for comprimida, o crescimento nesse local será impedido. Desse modo, as suturas devem ser consideradas áreas que reagem – e não determinantes primárias. As suturas da calvária, base craniana lateral e maxila são locais de crescimento, porém não são centros de crescimento.

A cartilagem como determinante do crescimento craniofacial

A segunda principal teoria é de que o determinante do crescimento craniofacial é o crescimento da cartilagem. O fato de que, para muitos ossos, a cartilagem promove o crescimento enquanto o osso meramente realiza a reposição torna essa teoria atrativa para

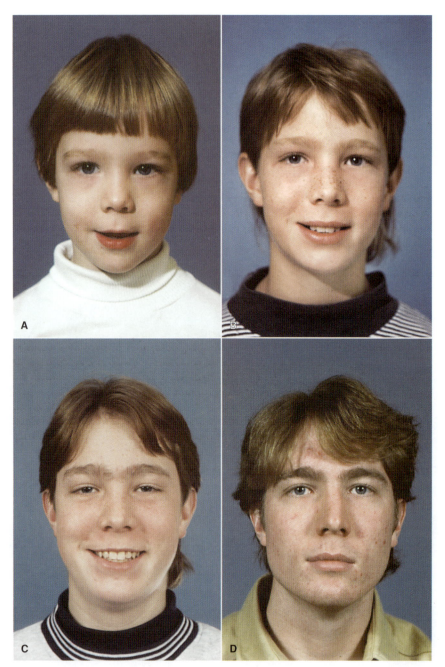

• **Figura 2.35** O osso nasal cresce até cerca de 10 anos; após essa idade, o crescimento do nariz ocorre principalmente nas porções de tecidos moles e cartilaginosos. Especialmente nos meninos, o nariz torna-se muito mais saliente conforme o crescimento prossegue após o surto púbere (e esse processo continua durante a idade adulta). **A.** Idade de 4 anos e 9 meses. **B.** Idade de 12 anos e 4 meses. **C.** Idade de 14 anos e 8 meses. **D.** Idade de 17 anos e 8 meses.

os ossos dos maxilares. Se o crescimento cartilaginoso fosse a influência primária, a cartilagem no côndilo da mandíbula poderia ser considerada um marca-passo para o crescimento daquele osso, e a remodelação do ramo mandibular e outras mudanças superficiais poderiam ser vistas como secundárias ao crescimento cartilaginoso primário.

Pode-se imaginar a mandíbula como se ela fosse a diáfise de um osso longo, inclinada em formato de ferradura com as epífises removidas, de maneira que há cartilagem representando "metade de uma placa epifisária" nas extremidades, as quais representam os côndilos mandibulares (Figura 2.36). Se essa fosse a verdadeira condição, então de fato a cartilagem no côndilo mandibular deveria agir como um centro de crescimento, comportando-se basicamente como uma cartilagem de crescimento epifisário. A partir dessa perspectiva, o mecanismo de crescimento da mandíbula para baixo e para a frente poderia ser um "afastamento de cartilagem" a partir do crescimento no côndilo.

O crescimento da maxila é mais difícil, porém não é impossível de ser explicado com base em uma teoria da cartilagem. Apesar de não existir cartilagem na própria maxila, existe cartilagem no septo nasal, e o complexo nasomaxilar cresce como uma unidade. Os que aprovam a teoria da cartilagem supõem que a cartilagem do septo nasal serve como um marca-passo para outros aspectos do crescimento maxilar. Observe na Figura 2.37 que a cartilagem está localizada de maneira que seu crescimento poderia facilmente determinar a translação para baixo e para a frente da maxila. Se as

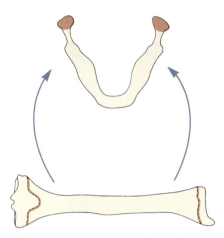

• **Figura 2.36** A mandíbula era conceitualmente vista como sendo análoga a um osso longo que tinha sido modificado pela (1) remoção da epífise, deixando as lâminas epifisiais expostas, e (2) a curvatura da haste em forma de ferradura. Se essa analogia fosse correta, certamente a cartilagem nos côndilos mandibulares deveria se comportar como verdadeira cartilagem de crescimento. Experiências modernas indicam que, embora essa analogia seja atraente, ela é incorreta.

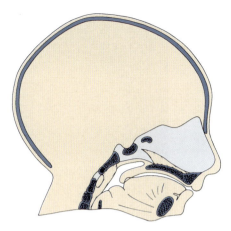

• **Figura 2.37** Representação diagramática do condrocrânio em um estágio precoce de desenvolvimento, mostrando a grande quantidade de cartilagem na região anterior, que, por fim, se torna a cartilagem bem menor do septo nasal – não porque encolheu, mas porque os tecidos adjacentes cresceram mais.

suturas da maxila servissem como áreas reativas, elas responderiam ao crescimento da cartilagem nasal formando novo osso quando as suturas fossem afastadas pelas forças do crescimento da cartilagem. Uma área pequena de cartilagem poderia ter influência em uma área ampla de suturas. Essa função, tal como a de um marca-passo é certamente possível. O mecanismo para o crescimento maxilar poderia ser, em primeiro lugar, um deslocamento para frente, a partir do prolongamento da base craniana, e a seguir um deslocamento para a frente a partir da cartilagem nasal.

Dois tipos de experimentos foram realizados para testar a ideia de que a cartilagem pode servir como um centro de crescimento verdadeiro. Esses experimentos envolveram uma análise dos resultados do transplante de cartilagem e uma avaliação do efeito no crescimento da remoção da cartilagem em um estágio inicial.

Experimentos de transplantes demonstram que nem todas as cartilagens esqueléticas comportam-se da mesma forma quando transplantadas. Se uma parte da lâmina epifisial de um osso longo for transplantada, ela continuará a crescer em um novo local ou em cultura, indicando que essas cartilagens realmente têm potencial de crescimento inato. A cartilagem da sincondrose esfeno-occipital da base craniana cresce também quando transplantada, porém não de forma muito satisfatória. É difícil obter cartilagem a partir da base craniana para transplante, especialmente em um estágio inicial, quando a cartilagem está crescendo ativamente sob condições normais. Talvez isso possa explicar por que essa cartilagem não cresce *in vitro* tanto quanto a cartilagem da placa epifisária. Nos experimentos iniciais, o transplante de cartilagem a partir do septo nasal apresentou resultados contraditórios: algumas vezes, a cartilagem cresceu, outras vezes não. Entretanto, em experimentos recentes mais precisos, a cartilagem do septo nasal evidenciou crescer quase tão bem na cultura como na cartilagem da placa epifisária.[11] Pouco ou nenhum crescimento foi observado quando o côndilo mandibular foi transplantado, e a cartilagem do côndilo mandibular evidenciou de forma significativa um crescimento menor na cultura do que as outras cartilagens.[12] A partir desses experimentos, as outras cartilagens parecem capazes de funcionar como centros de crescimento, porém a cartilagem condilar mandibular não funciona da mesma forma.

Os experimentos para testar o efeito da remoção de cartilagens são também informativos. A ideia básica consiste no seguinte: se a remoção de uma área cartilaginosa interrompe ou diminui o crescimento, talvez esse local tenha sido realmente um importante centro de crescimento. Nos roedores, a remoção de um segmento do septo nasal cartilaginoso causa um déficit considerável no crescimento do terço médio da face. Entretanto, isso não significa necessariamente que o efeito total no crescimento em tais experimentos resulta da perda da cartilagem. Pode ser argumentado que a própria cirurgia e a interferência no suprimento sanguíneo para a área, não a perda da cartilagem, causam as mudanças de crescimento.

Existem poucos casos relatados de perda precoce do septo nasal cartilaginoso em humanos. A Figura 2.38 mostra um indivíduo que teve o septo inteiro removido aos 8 anos de idade após uma lesão. É evidente que se desenvolveu uma deficiência do terço médio da face, porém não podemos atribuir com segurança esse fato à perda da cartilagem. Não obstante, a perda de crescimento em animais experimentais, quando essa cartilagem é removida, é grande o suficiente para levar a maioria dos observadores a concluir que a cartilagem septal realmente apresenta algum potencial de crescimento inato, e que a sua perda causa uma diferença no crescimento maxilar. Os casos raros em humanos comprovam esse ponto de vista.

O colo do côndilo mandibular é uma área relativamente frágil. Quando o lado da maxila é atingido gravemente, a mandíbula fratura apenas abaixo do côndilo oposto. Quando isso acontece, o fragmento do côndilo normalmente se retrai para bem longe da sua localização, pela distensão do músculo pterigóideo lateral (Figura 2.39). O côndilo é literalmente removido quando isso ocorre, e ele se reabsorve depois de determinado período. As fraturas condilares ocorrem com relativa frequência em crianças. Se o côndilo fosse um centro de crescimento importante, poderíamos esperar uma deficiência grave de crescimento após lesão no estágio precoce. Nesse caso, a intervenção cirúrgica para localizar o segmento condilar e colocá-lo de volta na posição seria o tratamento lógico.

Dois estudos excelentes realizados na Escandinávia contestaram esse conceito. Tanto Gilhuus-Moe[13] quanto Lund[14] demonstraram que, após a fratura do côndilo mandibular em uma criança, houve grande possibilidade de que o processo condilar se regenerasse e quase alcançasse o seu tamanho original, e uma possibilidade menor de que esse processo condilar aumentasse demasiadamente após a lesão. Em animais experimentais e em crianças, após uma fratura,

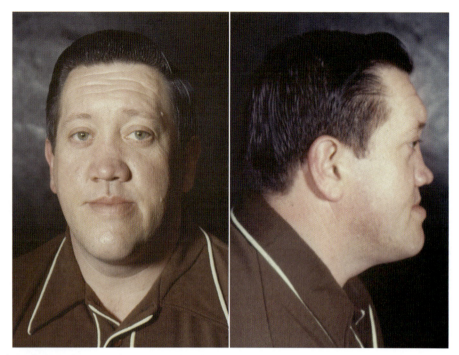

- **Figura 2.38** Vista de perfil de um homem cujo septo nasal cartilaginoso foi removido aos 8 anos de idade após um trauma. A deficiência óbvia do terço médio da face agravou-se após a remoção do septo.

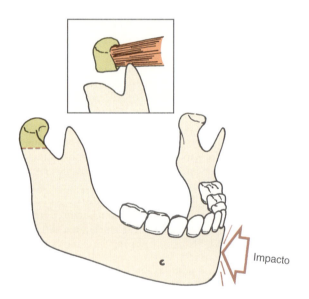

- **Figura 2.39** Um golpe em um dos lados da mandíbula pode fraturar o processo condilar do lado oposto. Quando isso acontece, a tração do músculo pterigóideo lateral separa o fragmento condilar, incluindo toda a cartilagem, e ele subsequentemente se reabsorve.

todo o osso original e a cartilagem reabsorvem, e um novo côndilo se regenera diretamente a partir do periósteo no local da fratura (Figura 2.40). Por fim, ao menos em animais experimentais, uma nova camada de cartilagem forma-se na superfície condilar. Apesar de não existir nenhuma evidência direta de que a própria camada de cartilagem se regenera em crianças após fraturas condilares, é provável que isso ocorra também em humanos.

Contudo, em 15 a 20% das crianças escandinavas estudadas que sofreram uma fratura condilar, houve uma redução no crescimento após a lesão. Essa redução de crescimento parece estar relacionada com a importância do trauma nos tecidos moles e a cicatrização resultante na área afetada. O mecanismo pelo qual isso ocorre será discutido na seção a seguir.

Em resumo, parece que as cartilagens epifisárias e (provavelmente) as sincondroses da base craniana agem como centros de crescimento independentes, como faz o septo nasal (talvez em menor grau). Experiências com transplante e experiências nas quais o côndilo é removido não fornecem suporte para o conceito de que a cartilagem do côndilo mandibular é um centro importante, tampouco os estudos da própria cartilagem em comparação à cartilagem de crescimento primário. Parece que o crescimento nos côndilos mandibulares é muito mais análogo ao crescimento nas suturas da maxila – o qual é inteiramente reativo – do que ao crescimento em uma placa epifisária.

Teoria da matriz funcional de crescimento

Se nem o osso nem a cartilagem são determinantes do crescimento do esqueleto craniofacial, seria evidente que o controle estivesse nos tecidos moles adjacentes. Esse ponto de vista foi introduzido formalmente nos anos 1960 por Moss, em sua "teoria da matriz funcional" de crescimento, e foi revisto e atualizado por ele na década de 1990.[15] Enquanto admite o potencial de crescimento inato das cartilagens dos ossos longos, sua teoria sustenta que nem a cartilagem do côndilo mandibular nem a cartilagem do septo nasal são um determinante do crescimento dos maxilares. Em vez disso, ele teoriza que o crescimento da face ocorre como uma resposta às necessidades funcionais e às influências neurotróficas, e é mediado pelos tecidos moles nos quais os maxilares estão envolvidos. Nesse ponto de vista conceitual, os tecidos moles crescem, e tanto o osso quanto a cartilagem reagem a essa forma de controle epigenético.

O crescimento do crânio ilustra muito bem essa concepção de crescimento esquelético. Pode haver uma pequena dúvida de que o crescimento da calvária é uma resposta direta ao crescimento do cérebro. A pressão exercida pelo crescimento do cérebro separa os ossos cranianos nas suturas, e novo osso preenche passivamente esses locais, de modo que a caixa craniana se adapte ao cérebro.

CAPÍTULO 2 Conceitos de Crescimento e de Desenvolvimento 43

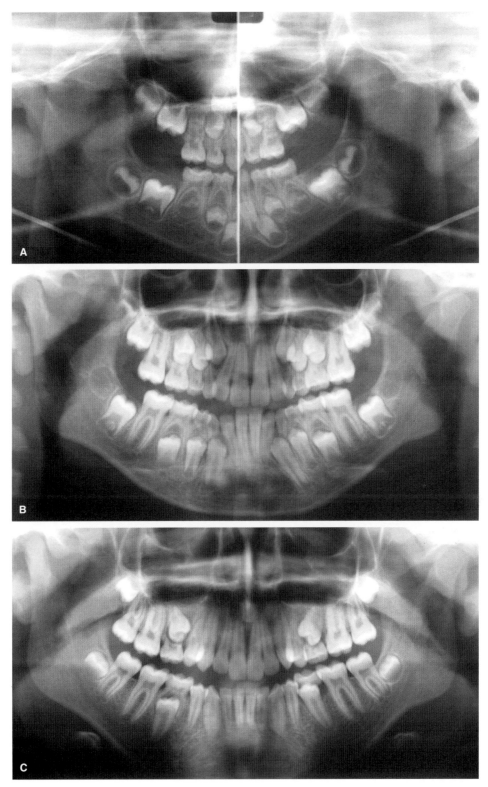

• **Figura 2.40** Após uma fratura condilar e a reabsorção do côndilo, a regeneração de um novo côndilo é bem possível em humanos. Essa regeneração dependerá da gravidade da lesão aos tecidos moles que acompanha a fratura. **A.** Idade de 5 anos: momento em que a assimetria mandibular foi observada em uma visita de rotina ao dentista. Observe que o processo condilar esquerdo está ausente. A história incluiu uma queda aos 2 anos de idade com uma pancada no mento que criou uma fratura condilar, sem regeneração até aquele momento. **B.** Aos 8 anos de idade, após tratamento com um aparelho funcional assimétrico, que levou ao crescimento do lado afetado e a uma redução da assimetria. **C.** Aos 14 anos de idade, no final do estirão de crescimento. A regeneração do côndilo no lado afetado é aparente em (**B**) e (**C**).

Esse fenômeno pode ser visto facilmente em humanos em duas experiências naturais (Figura 2.41). Na primeira, quando o cérebro é muito pequeno, o crânio é também muito pequeno, o que resulta em microcefalia (que nos dias atuais é vista com muita frequência devido às infecções pelo zika vírus em gestantes, interferindo no crescimento neural do feto). Nesse caso, o tamanho da cabeça é uma representação exata do tamanho do cérebro. A segunda experiência natural é a hidrocefalia. Nesse caso, a reabsorção do líquido cefalorraquidiano é impedida, o líquido se acumula, e a pressão intracraniana aumenta. O aumento da pressão intracraniana impede o desenvolvimento do cérebro, de modo que o hidrocefálico pode ter um cérebro pequeno e deficiência mental; essa condição também causa enorme crescimento da calvária. Em caso de hidrocefalia não controlada, o crânio pode ter um tamanho duas a três vezes maior do que o normal, com os ossos frontais, parietais e occipitais enormemente aumentados. Este é talvez o exemplo mais claro de uma "matriz funcional" em operação.

Outro exemplo excelente é a relação entre o tamanho do olho e o tamanho da órbita. Um olho aumentado ou um olho pequeno causará mudança correspondente no tamanho da cavidade orbital. Desse modo, o olho é a matriz funcional.

Moss teoriza que o maior determinante do crescimento da maxila e da mandíbula é o aumento das cavidades nasais e oral, as quais crescem em resposta às necessidades funcionais. A teoria não deixa claro como as necessidades funcionais são transmitidas aos tecidos ao redor da boca e do nariz, mas ela prevê que as cartilagens do septo nasal e dos côndilos mandibulares não são determinantes importantes de crescimento, e que sua perda teria pouco efeito no crescimento se o funcionamento fosse adequado. De acordo com essa teoria, contudo, a função anormal poderia ter efeitos amplos.

Temos observado que, em 75 a 80% das crianças que sofreram uma fratura condilar, a perda resultante do côndilo não impede o crescimento mandibular. O côndilo se regenera de forma satisfatória. O que acontece com 20 a 25% das crianças com

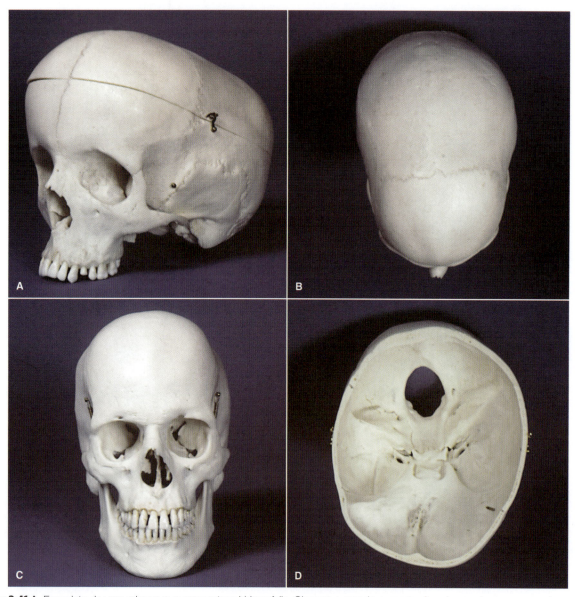

• **Figura 2.41 A.** Esqueleto de uma criança que apresentava hidrocefalia. Observe o grande aumento da caixa craniana em resposta ao aumento da pressão intracraniana. **B.** e **C.** Vistas superior e frontal do esqueleto de um indivíduo com escafocefalia, na qual há fusão prematura da sutura sagital mediana. Observe a ausência da sutura sagital mediana e a largura extremamente pequena do crânio. Em compensação à sua capacidade de crescer lateralmente, o cérebro e a caixa craniana tornam-se depois anormalmente longos. **D.** Base craniana de um indivíduo com fusão prematura de suturas no lado direito, levando a uma acentuada assimetria que afetou tanto o crânio como a base craniana.

deficiência de crescimento causada por fratura condilar? Poderia alguma interferência no funcionamento ser a razão para a deficiência de crescimento?

A resposta parece ser *sim*. Sabe-se há muitos anos que o crescimento mandibular é enormemente prejudicado pela anquilose na articulação temporomandibular (ver Figura 2.39), definida como uma fusão através da articulação, de modo que o movimento é impedido (o que interrompe totalmente o crescimento) ou limitado (o que impede o crescimento). A anquilose mandibular pode se desenvolver de diversas maneiras. Por exemplo, uma possível causa é uma infecção grave na região articular, levando à destruição de tecidos e cicatrização definitiva (Figura 2.42). Outra causa, certamente, é o trauma, que pode resultar em deficiência de crescimento se houver lesão suficiente do tecido mole para causar cicatrização que impeça o movimento durante a cura da lesão. Essa restrição mecânica impede a translação da mandíbula conforme os tecidos moles adjacentes crescem e resulta na redução do crescimento.

É interessante, e pode ser muito significativo clinicamente, que sob algumas circunstâncias o osso pode ser induzido a crescer em áreas criadas cirurgicamente pelo método denominado *distração osteogênica* (Figura 2.43). O cirurgião russo Ilizarov descobriu nos anos 1950 que, se cortes fossem feitos através do córtex de um osso longo dos membros, o braço ou a perna poderiam ser alongados por tensão para separar os segmentos ósseos. Pesquisas recentes demonstram que os melhores resultados são obtidos se esse tipo de distração começar alguns dias depois da cicatrização inicial e formação do calo ósseo, e se os segmentos forem separados a uma velocidade de 0,5 a 1,5 mm por dia. Surpreendentemente, grandes quantidades de osso novo podem se formar no local cirúrgico, alongando o braço ou a perna em vários centímetros em alguns casos. A distração osteogênica é, agora, amplamente usada para corrigir deformidades em membros, especialmente após lesão, mas também em pacientes com problemas congênitos.

O osso da mandíbula é muito semelhante, em sua estrutura interna, ao osso dos membros, embora seu curso de desenvolvimento seja bastante diferente. O alongamento da mandíbula por meio da distração osteogênica é plenamente possível (Figura 2.44), e as grandes alterações no comprimento mandibular (1 cm ou mais) são mais bem tratadas dessa forma. Contudo, o posicionamento preciso do maxilar não é possível, por isso a cirurgia ortognática convencional continua sendo a maneira preferida de tratar a deficiência mandibular. De certo modo, induzir o crescimento maxilar pela separação dos ossos faciais e cranianos em suas suturas é um método de distração. A manipulação do crescimento maxilar influenciando o crescimento nas suturas foi parte importante do tratamento ortodôntico durante muitos anos, e isso pode ser feito em idades mais avançadas com assistência cirúrgica. O estágio atual da distração osteogênica como um método para corrigir a deficiência de crescimento da face e dos maxilares será revisto com mais detalhes no Capítulo 20.

Em resumo, parece que o crescimento do crânio ocorre quase inteiramente em resposta ao crescimento do cérebro (Tabela 2.1). O crescimento da base craniana é principalmente o resultado do crescimento endocondral e da reposição óssea nas sincondroses, as quais apresentam potencial de crescimento independente, mas talvez sejam influenciadas pelo crescimento do cérebro. O crescimento da maxila e de suas estruturas associadas ocorre a partir da combinação de crescimento nas suturas e remodelação direta das superfícies ósseas. A maxila é deslocada para baixo e para a frente enquanto a face cresce e o novo osso preenche as suturas. Não se sabe ainda em que medida o crescimento da cartilagem do septo nasal induz a translação da maxila, mas tanto os tecidos moles vizinhos como essa cartilagem contribuem para o reposicionamento anterior da maxila. O crescimento da mandíbula ocorre tanto pela proliferação endocondral no côndilo como pela aposição e reabsorção de osso às superfícies. Parece evidente que a mandíbula é deslocada no espaço pelo crescimento de músculos e de outros tecidos moles adjacentes, e que a adição de novo tecido ósseo nos côndilos ocorre em resposta às alterações nos tecidos moles.

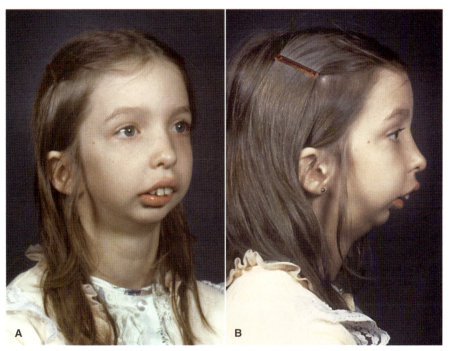

• **Figura 2.42** Vistas oblíqua (**A**) e de perfil (**B**) de uma menina na qual uma grave infecção das células mastoides afetou a articulação temporomandibular e levou a uma anquilose da mandíbula. A restrição do crescimento mandibular, como consequência desse fato, é evidente.

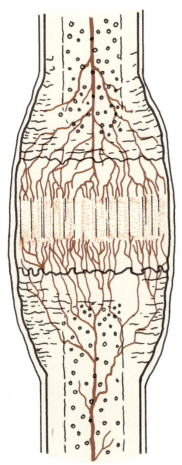

• **Figura 2.43** Representação diagramática da distração osteogênica em um osso longo. O desenho representa a situação após o corte do osso através da cortical, a cicatrização inicial normal por 3 a 5 dias (período de latência) e depois de algumas semanas da distração. No centro, existe uma zona intermediária radiolucente, fibrosa e com feixes de colágeno direcionados longitudinalmente na área em que está ocorrendo o alongamento do osso. A proliferação de fibroblastos e de células mesenquimais indiferenciadas é percebida em toda essa área. Os osteoblastos aparecem na borda da zona intermediária. Em ambos os lados da zona intermediária, um rico suprimento sanguíneo está presente em uma zona de mineralização. Debaixo dessa região, existe uma zona de remodelação. Essa sequência de formação de uma matriz de colágeno alongada, mineralização e remodelação é característica da distração osteogênica. (Redesenhada de Samchukov *et al*. In: McNamara J, Trotman C, eds. *Distraction Osteogenesis and Tissue Engineering*. Ann Arbor, MI: The University of Michigan Center for Human Growth and Development; 1998.)

Desenvolvimento comportamental e social

F.T. McIver, W.R. Proffit

O crescimento físico pode ser considerado a consequência de uma interação entre a proliferação celular geneticamente controlada e as influências ambientais que modificam o programa genético. De modo semelhante, o comportamento pode ser visto como o resultado de uma interação dos padrões comportamentais inatos ou instintivos com os comportamentos aprendidos após o nascimento. Nos animais, parece que a maioria dos comportamentos é instintiva, apesar de mesmo os animais inferiores serem capazes de aprender um grau de comportamento. Em seres humanos, por outro lado, admite-se que a maioria dos comportamentos é aprendida.

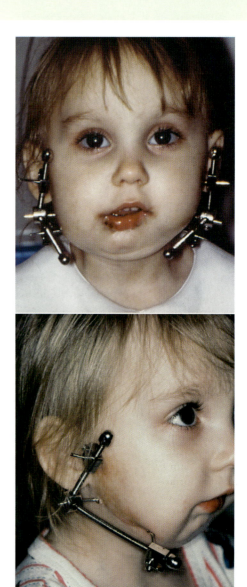

• **Figura 2.44** Fixação externa para alongar a mandíbula pela distração osteogênica, em uma criança com deficiência mandibular assimétrica, resultante de uma lesão em idade precoce. Como a fixação externa para a distração mandibular deixa cicatrizes na face, é raramente usada nos dias de hoje.

Por esse motivo, é mais difícil definir os estágios do desenvolvimento comportamental em humanos do que os estágios do desenvolvimento físico. Quanto maior for a proporção dos comportamentos aprendidos, maiores podem ser considerados os efeitos do ambiente na modificação do comportamento. Por outro lado, existem comportamentos humanos instintivos (p. ex., os impulsos sexuais) e, nesse sentido, os resultados dos aspectos comportamentais instintivos foram modificados pelo aprendizado. Como regra geral, quanto mais idoso for o indivíduo, mais complexo será o padrão comportamental, e mais importante será a abrangência do aprendizado do comportamento.

Nesta seção, será apresentada uma breve revisão do desenvolvimento social, cognitivo e comportamental, simplificando amplamente um assunto complexo e enfatizando a avaliação e o direcionamento de crianças que receberão tratamento dentário e ortodôntico. Primeiramente, será apresentado o processo pelo qual o comportamento pode ser aprendido. Em segundo lugar, será revisto o substrato estrutural de comportamento. Esse substrato parece se relacionar tanto à organização do sistema nervoso em vários estágios como aos

Tabela 2.1	Crescimento das unidades craniofaciais.			
Crescimento	**Calvária**	**Base craniana**	**Maxila**	**Mandíbula**
Locais	Suturas (maiores) Superfícies (menores)	Sincondroses Suturas (lateralmente)	Suturas Superfícies: aposição remodelação	Côndilo Ramo Outras superfícies
Centros	Nenhum	Sincondroses	Nenhum	Nenhum
Tipo (modo)	Mesenquimal	Endocondral Mesenquimal (*apenas lateral*)	Mesenquimal	Endocondral (apenas côndilo) Mesenquimal
Mecanismo	Pressão para separar suturas	Crescimento intersticial nas sincondroses	Afastamento da cartilagem (base craniana) Aproximação de tecidos moles Aproximação de cartilagem? (septo nasal)	Aproximação de tecidos moles (neurotróficos?)
Determinante	Pressão intracraniana (crescimento do cérebro)	Genética (nas sincondroses) Aproximação de cartilagem (nas suturas laterais)	Aproximação de tecidos moles (neurotróficos?)	Afastamento de tecidos moles (neurotróficos?)

componentes emocionais subjacentes à expressão do comportamento. A relevância dos conceitos teóricos para o tratamento do dia a dia de pacientes será enfatizada.

Aprendizado e desenvolvimento comportamental

Os mecanismos básicos de aprendizado parecem ser essencialmente os mesmos em todas as idades. À medida que o aprendizado evolui, aparecem habilidade e comportamentos de maior complexidade, porém é difícil definir o processo em estágios distintos – um modelo de fluxo contínuo parece mais apropriado. É importante lembrar que o que se discute aqui é o desenvolvimento de padrões comportamentais, e não a aquisição de conhecimento ou de habilidades intelectuais no sentido acadêmico.

Atualmente, os psicólogos em geral consideram a existência de três mecanismos distintos pelos quais as respostas comportamentais são aprendidas: (1) condicionamento clássico (2) condicionamento operante e (3) aprendizado observacional.

Condicionamento clássico

O condicionamento clássico foi descrito primeiramente pelo psicólogo russo Ivan Pavlov, que descobriu no século XIX, durante seus estudos de reflexos, que estímulos aparentemente não associados poderiam produzir o comportamento reflexivo. As experiências clássicas de Pavlov envolveram a oferta de alimento a um animal faminto, juntamente com algum outro estímulo, como, por exemplo, o toque de um sino. A visão e o som de um alimento normalmente provocam a salivação por um mecanismo reflexo. Se um sino for tocado cada vez que o alimento é ofertado, o estímulo auditivo do sino tocando ficará associado ao estímulo da oferta de alimento, e, em um período relativamente curto, o toque de um sino por si só provocará a salivação. O condicionamento clássico, então, funciona pelo processo simples de associação de um estímulo com outro (Figura 2.45). Por tal motivo, esse modelo de aprendizado é referido algumas vezes como *aprendizado por associação*.

O condicionamento clássico ocorre facilmente com crianças novas, e pode ter um impacto considerável no comportamento dessas crianças na primeira visita ao consultório odontológico. Quando uma criança é encaminhada à primeira visita ao dentista, mesmo que essa visita seja em uma idade precoce, é muito provável que ela já tenha tido muitas experiências com pediatras ou pessoal médico. Quando uma criança sente dor, a reação reflexa é chorar e isolar-se. Na teoria pavloviana, o sofrimento de dor é um estímulo incondicionado, porém, considerando os diversos aspectos da condição na qual a dor ocorre, pode haver uma associação com esse estímulo incondicionado.

Por exemplo, não é comum para uma criança encontrar pessoas que estejam vestidas inteiramente com jalecos brancos. Se o estímulo incondicionado de tratamento doloroso ficar associado ao estímulo condicionado a jalecos brancos, uma criança pode chorar e isolar-se imediatamente quando vir um dentista ou assistente de dentista vestidos com esse traje. Nesse caso, a criança aprendeu a associar o estímulo condicionado de dor e o estímulo incondicionado de um adulto vestido com um jaleco branco, e a mera visão da roupa é suficiente para provocar o comportamento reflexo associado inicialmente com dor.

As associações desse tipo tendem a tornar-se generalizadas. Experiências dolorosas e desagradáveis associadas a tratamento médico podem tornar-se generalizadas para a atmosfera de um consultório médico, de modo que todo ambiente de uma sala de espera, recepcionista e outras crianças esperando pode produzir choro e isolamento após diversas experiências no consultório médico, mesmo se não houver sinal de um jaleco branco.

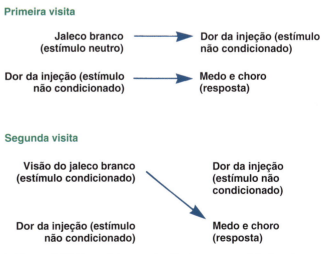

• **Figura 2.45** O condicionamento clássico causa, originalmente, um estímulo neutro para tornar-se associado a outro, que conduz a uma reação específica. Se os indivíduos de jalecos brancos são aqueles que administram injeções dolorosas e que causam choro, a visão de um indivíduo com essa vestimenta pode provocar um acesso de choro.

Por causa dessa associação, o controle do comportamento no consultório odontológico se tornará mais fácil se esse consultório se assemelhar o menos possível a um consultório pediátrico típico ou a uma clínica hospitalar. Na clínica, onde o dentista e auxiliares trabalham com crianças novas, se a aparência desses profissionais for diferente daquela associada ao médico, haverá redução da ansiedade das crianças (Figura 2.46). Ajudará também se a primeira visita da criança for diferente das visitas anteriores ao médico. O tratamento que pode causar dor deve ser evitado na primeira visita ao consultório odontológico.

A associação entre um estímulo condicionado e um incondicionado é fortalecida ou reforçada toda vez que eles ocorrem juntos (Figura 2.47). Cada vez que uma criança é levada para uma clínica hospitalar em que um procedimento doloroso é realizado, a associação entre dor e a atmosfera geral daquela clínica torna-se mais forte, e dessa forma a criança torna-se mais segura da sua conclusão de que coisas ruins acontecem naquele lugar. Em contrapartida, se a associação entre um estímulo condicionado e um incondicionado não for reforçada, ela se tornará mais fraca, e a resposta condicionada não ocorrerá mais. Esse fenômeno é referido como *extinção do comportamento condicionado*. Essa é a base para uma "visita feliz" ao dentista após uma visita estressante. Uma vez que uma resposta condicionada seja estabelecida, é necessário reforçá-la apenas ocasionalmente, para a manutenção. Se a associação condicionada de dor com o consultório médico for forte, muitas visitas sem experiências desagradáveis e dor podem ser necessárias para eliminar as manifestações associadas de choro e isolamento.

O oposto de generalização de um estímulo condicionado é a discriminação. A associação condicionada de jalecos brancos com dor pode ser facilmente generalizada para qualquer ambiente de consultório. Se uma criança for levada para outros ambientes de consultórios que sejam um pouco diferentes daqueles onde há acontecimentos dolorosos (p. ex., um consultório odontológico em que injeções dolorosas não são necessárias), a discriminação entre os dois tipos de ambiente logo se desenvolverá, e será extinta a resposta generalizada a qualquer consultório como um lugar onde ocorrem situações de dor.

Condicionamento operante

O condicionamento operante, que pode ser visto conceitualmente como uma extensão significativa do condicionamento clássico, foi enfatizado pelo proeminente teórico comportamental dos últimos anos, B.F. Skinner. Ele afirma que a maioria dos comportamentos complexos humanos pode ser explicada pelo condicionamento operante. Suas teorias que põem abaixo o papel da determinação consciente do indivíduo em favor de comportamentos inconscientemente determinados encontraram muita resistência, mas têm sido notavelmente bem-sucedidas na explicação de vários aspectos do comportamento social, muito complicados para serem entendidos pela perspectiva do condicionamento clássico.

Uma vez que a teoria de condicionamento operante explica – ou tenta explicar – o comportamento complexo, não é de surpreender que a teoria em si seja mais complexa. Apesar de não ser possível explorar aqui o condicionamento operante em todos os detalhes, uma breve visão geral será apresentada como um auxílio no entendimento da aquisição dos comportamentos que crianças mais velhas provavelmente irão demonstrar no consultório do dentista ou do ortodontista.

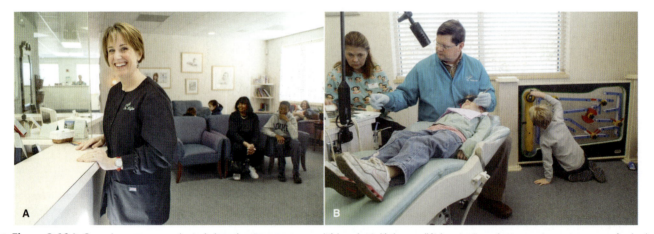

• **Figura 2.46 A.** Quando um novo paciente (criança) entra nesse consultório odontológico pediátrico, tanto os instrumentos como a aparência do dentista que está dizendo "olá" deliberadamente não se assemelham em nada a um hospital onde algo ruim pode ter acontecido anteriormente. **B.** Esse menino espera sua vez, tendo sido convidado a permanecer na área de tratamento para observar o que acontece nesse local e para ver sua irmã, que está sendo examinada. Se essa for a primeira visita ao consultório, não será realizado um procedimento que seja potencialmente dolorido.

• **Figura 2.47** Toda vez que ocorre a associação entre um estímulo condicionado e um estímulo incondicionado, sua intensidade é reforçada. Esse processo é denominado *reforço*.

O princípio básico do condicionamento operante é que a consequência de um comportamento é em si um estímulo que pode afetar o comportamento futuro (Figura 2.48). Em outras palavras, a consequência que se segue a uma resposta alterará a probabilidade de essa resposta ocorrer novamente em uma situação semelhante. No condicionamento clássico, um estímulo leva a uma resposta; no condicionamento operante, a resposta torna-se um estímulo futuro. A regra geral é que, se a consequência de uma certa resposta for agradável ou desejável, é mais provável que essa resposta seja usada novamente no futuro; no entanto, se uma resposta específica tiver uma consequência desagradável, a probabilidade de que essa resposta seja usada no futuro será reduzida.

Skinner descreveu quatro tipos básicos de condicionamento operante, distinguidos pela natureza da consequência (Figura 2.49). O primeiro deles é o *reforço positivo*. Se uma resposta tiver uma consequência agradável, a resposta terá sido positivamente reforçada, e o comportamento que levou a essa consequência agradável torna-se mais provável no futuro. Por exemplo, se uma criança recebe uma recompensa, tal como um brinquedo, por ter se comportado bem durante sua primeira visita ao dentista, é mais provável que ela se comporte bem durante as futuras visitas; seu comportamento foi positivamente reforçado (Figura 2.50).

O segundo tipo de condicionamento operante, denominado *reforço negativo*, envolve o afastamento de um estímulo desagradável após uma resposta. Tal como o reforço positivo, o reforço negativo aumenta a probabilidade de uma resposta no futuro. Nesse contexto, a palavra *negativo* é de certa forma considerada enganosa. Ela meramente se refere ao fato de que a resposta que é reforçada leva à remoção de um estímulo indesejável. Observe que o reforço negativo não é um sinônimo para o termo *punição*, um outro tipo de condicionamento operante.

Por exemplo, uma criança que vivenciou uma visita a uma clínica hospitalar como uma experiência desagradável pode ter um acesso de mau humor na perspectiva de ter que voltar àquele local. Se esse comportamento (resposta) for bem-sucedido, permitindo à criança escapar da visita à clínica, o comportamento terá sido negativamente reforçado, e é provável que ocorra a mesma manifestação na próxima vez que for marcada a visita à clínica hospitalar. A mesma situação pode ocorrer, certamente, no consultório odontológico. Se o comportamento for considerado inaceitável pelo dentista e seus auxiliares, e apesar disso for bem-sucedido em permitir à criança escapar do tratamento dentário, esse comportamento terá sido negativamente reforçado, e é provável que ocorra quando a criança voltar ao consultório odontológico. Na clínica odontológica, é importante reforçar apenas os comportamentos desejados, e é igualmente importante evitar reforçar comportamentos não desejados. Um estudo interessante mostrou que um castigo programado foi bem-sucedido como uma abordagem do condicionamento operante para controlar os problemas de comportamento durante consultas odontológicas prolongadas para crianças.[16]

Os outros dois tipos de condicionamento operante reduzem a probabilidade de uma resposta. O terceiro tipo, *omissão* (também denominado *castigo*), envolve a remoção de um estímulo agradável após uma resposta específica. Por exemplo, se uma criança que manifesta um acesso de mau humor tem seu brinquedo favorito afastado por um curto período, como consequência do seu comportamento, a possibilidade de apresentar mau comportamento semelhante é reduzida. Pelo fato de as crianças provavelmente considerarem a atitude de chamar a atenção dos outros como um estímulo muito agradável, negar a atenção após um comportamento indesejável é um uso de omissão, que possivelmente reduz esse tipo de comportamento.

O quarto tipo de condicionamento operante, a *punição*, ocorre quando um estímulo desagradável é apresentado após uma resposta. Esse fato também diminui a probabilidade de repetição no futuro do comportamento que induziu à punição. A punição, como outras formas de condicionamento operante, é eficaz em todas as idades, não apenas com crianças. Por exemplo, se a dentista com seu novo carro esporte recebe uma multa por dirigir a 80 km por hora em uma rua onde só são permitidos 50 km por hora, é provável que ela dirija mais devagar nessa rua no futuro, sobretudo se ela achar que

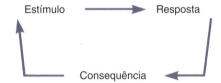

• **Figura 2.48** O condicionamento operante difere do condicionamento clássico, no sentido em que a consequência de um comportamento é considerada um estímulo para o comportamento futuro. Isso significa que a consequência de qualquer resposta em particular afetará a probabilidade de que essa resposta ocorra novamente em uma situação semelhante.

	A probabilidade de resposta aumenta	A probabilidade de resposta diminui
Estímulo agradável (E_1)	I E_1 apresentado Reforço positivo ou recompensa	III Afastamento do E_1 Omissão ou castigo
Estímulo desagradável (E_2)	II Afastamento do E_2 Reforço negativo ou escape	IV E_2 apresentado Punição

• **Figura 2.49** Os quatro tipos básicos de condicionamento operante.

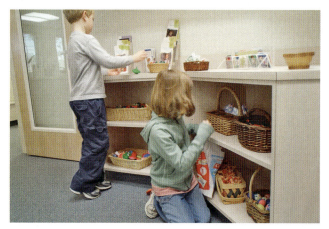

• **Figura 2.50** Quando as crianças deixam a área de tratamento dentário pediátrico, elas são autorizadas a escolher suas próprias recompensas – reforço positivo para a cooperação.

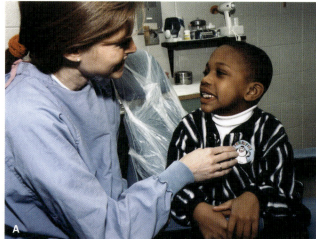

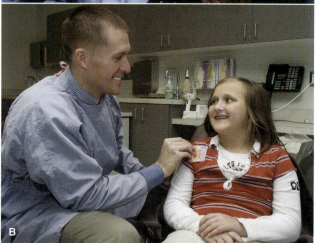

• **Figura 2.51 A.** Este menino de 8 anos de idade está sendo reforçado positivamente recebendo um adesivo de "Ótimo paciente" após sua visita ao dentista. **B.** O mesmo método funciona bem para os pacientes ortodônticos mais velhos, que gostam de receber recompensas, como um adesivo de "Ótimo paciente" para colocar na camisa ou em uma camiseta com uma mensagem relacionada ao tratamento ortodôntico (p. ex., "Usar aparelho é legal".)

a mesma armadilha do radar de velocidade ainda está operando. A punição, com certeza, tem sido usada tradicionalmente como um método de modificação de comportamento infantil, de forma mais acentuada em algumas sociedades do que em outras.

Em geral, os reforços positivos e negativos são os tipos mais convenientes de condicionamento operante para uso nos consultórios dentários, particularmente para a motivação de pacientes ortodônticos que precisam cooperar mais em casa do que no consultório odontológico. Ambos os tipos de reforços aumentam a probabilidade de repetição de um comportamento específico, mais do que a tentativa de reprimir um comportamento com punição e omissão. Simplesmente elogiar uma criança pelo comportamento desejável produz reforço positivo, e o reforço positivo adicional pode ser obtido presenteando-a com alguma recompensa palpável.

As crianças mais velhas são tão suscetíveis aos reforços positivos quanto aquelas mais jovens. Os adolescentes na idade de tratamento ortodôntico, por exemplo, podem obter reforço positivo por meio de um simples adesivo dizendo "Melhor paciente ortodôntico do mundo", ou algo semelhante. Um sistema de recompensa, como oferecer uma camiseta com alguns dizeres como um brinde por três consultas consecutivas com boa higiene, é outro exemplo simples de reforço positivo (Figura 2.51).

O reforço negativo, que também acentua a probabilidade de um certo comportamento, é mais difícil de utilizar como um instrumento de gestão comportamental no consultório odontológico, mas pode ser empregado com eficiência se as circunstâncias permitirem. Se uma criança está preocupada com o procedimento do tratamento, mas comporta-se bem e entende que o tempo do procedimento foi reduzido em virtude do seu bom comportamento, o comportamento desejado foi reforçado negativamente. No tratamento ortodôntico, as consultas longas para a colocação de bandas e a colagem de acessórios podem ser mais eficientes e fáceis se a criança entender que seu comportamento colaborador reduziu os procedimentos necessários e diminuiu a possibilidade de serem refeitos.

Os outros dois tipos de condicionamento operante, a omissão e a punição, deveriam ser usados moderadamente e com cautela no consultório odontológico. Uma vez que o estímulo positivo é removido na omissão, a criança pode reagir com raiva ou frustração. Quando a punição é empregada, tanto o medo como a raiva são reações esperadas. De fato, a punição pode levar a uma resposta classicamente condicionada ao medo. Dentista e auxiliares devem evitar a produção de medo ou raiva na criança (ou no adulto).

Uma forma suave de punição que pode ser aplicada com crianças é denominada *voz de controle*. A voz de controle significa falar com a criança em uma voz firme para obter sua atenção, dizendo-lhe que seu comportamento atual é inaceitável, e orientando sobre como deve se comportar. Essa técnica deve ser usada com cuidado, e a criança deve ser recompensada imediatamente por uma melhora no seu comportamento. É mais eficaz quando uma relação carinhosa e calorosa é estabelecida entre a equipe do consultório e o paciente.[17]

Não há dúvida de que o condicionamento operante pode ser empregado para modificar o comportamento em indivíduos de qualquer idade, e que ele forma a base para muitos dos padrões de comportamento da vida. Os estudiosos das teorias comportamentais acreditam que o condicionamento operante forma o padrão essencial de todo o comportamento, não apenas os relativamente superficiais. Seja verdade ou não, o condicionamento operante é um poderoso instrumento no aprendizado do comportamento e uma influência importante para toda a vida.

Os conceitos de reforços como oposição para a extinção, a generalização e a discriminação aplicam-se ao condicionamento operante tanto quanto ao condicionamento clássico. No condicionamento operante, naturalmente, os conceitos aplicam-se à situação na qual uma resposta conduz a uma consequência específica, não ao estímulo condicionado que controla diretamente a resposta condicionada. Os reforços positivos e negativos tornam-se mais eficazes se repetidos, apesar de não ser necessário oferecer uma recompensa em cada visita ao consultório odontológico para obter um reforço positivo. De modo semelhante, o condicionamento obtido por meio de reforço positivo pode ser extinto se o comportamento desejado for agora acompanhado de omissão, punição ou simplesmente de uma carência de reforço positivo adicional.

O condicionamento operante que ocorre em uma situação pode também ser generalizado para situações semelhantes. Por exemplo, uma criança que obteve reforço positivo por um bom comportamento no consultório do pediatra provavelmente terá bom comportamento na primeira visita ao consultório do dentista, pois ela está prevendo também uma recompensa nesse consultório, pela semelhança da situação. Uma criança que continua a ser recompensada por bom comportamento no consultório do pediatra, mas não recebe recompensa semelhante no consultório do dentista, contudo, aprenderá a distinguir as duas situações, e pode, por fim, comportar-se melhor com o pediatra do que com o dentista.

Aprendizado por observação (modelação)

Outro método potente, pelo qual o comportamento é adquirido, é a imitação do comportamento observado no contexto social (Figura 2.52; ver também a Figura 2.46B). Esse tipo de aprendizado parece ser diferente do aprendizado tanto do condicionamento clássico quanto do operante. A aquisição de comportamento pela imitação do comportamento de outros com certeza é inteiramente compatível tanto com o condicionamento clássico quanto com o operante. Alguns teóricos enfatizam a importância do aprendizado por imitação em um contexto social, enquanto outros, especialmente Skinner e seus seguidores, argumentam que o condicionamento é mais importante, apesar de reconhecerem que o aprendizado por imitação pode ocorrer.[18] É quase certo que muito do comportamento da criança em um consultório odontológico pode ser aprendido por observação de irmãos, de outras crianças ou, ainda, dos pais.

Há dois estágios distintos no aprendizado por observação: *aquisição* do comportamento, observando-o, e o real *desempenho* desse comportamento. Uma criança pode observar muitos comportamentos e, portanto, adquirir o potencial para desempenhá-lo sem demonstrar ou adotar imediatamente esse comportamento. As crianças são capazes de adquirir praticamente qualquer comportamento que elas observem atentamente e que não seja tão complexo para elas desempenharem em seu nível de desenvolvimento físico. Uma criança é exposta a enorme variedade de comportamentos possíveis, a maioria dos quais ela adquire mesmo que o comportamento não possa ser expresso imediatamente ou talvez nunca.

Se uma criança irá desempenhar realmente um comportamento adquirido depende de vários fatores. O importante entre esses fatores são as características do papel do modelo. Se o modelo for estimado ou respeitado, é mais provável que a criança o imite. Por esse motivo, os pais ou irmãos mais velhos são frequentemente objeto de imitação da criança. Para crianças em idade escolar, na educação infantil e no ensino fundamental, outras crianças na mesma faixa etária ou indivíduos um pouco mais velhos ganham importância no seu papel de modelo, enquanto a influência dos pais e irmãos mais velhos apresenta um decréscimo. Para adolescentes, o grupo de companheiros é a maior fonte de modelos.

Outras influências importantes para o desempenho do comportamento são as consequências esperadas desse comportamento. Se uma criança observa um irmão mais velho recusar-se a obedecer a seus pais e depois vê a punição logo após essa recusa, é menos provável que ela desafie seus pais em uma ocasião futura; mas ela provavelmente adquiriu o comportamento e, se pudesse se tornar desafiante, é provável que o fizesse de maneira semelhante.

O aprendizado por observação pode ser um instrumento importante na condução do tratamento dentário. Se uma criança mais nova observa um irmão mais velho passando pelo tratamento dentário sem lamentação ou mostrando comportamento não cooperativo, é provável que ela imite esse comportamento. Se o irmão mais velho é observado recebendo uma recompensa, a criança mais nova também esperará receber uma recompensa pelo bom comportamento. Tendo em vista que os pais são um modelo importante para as crianças, a atitude da mãe durante o tratamento odontológico terá uma provável influência na abordagem da criança.

Pesquisas têm demonstrado que um dos melhores prognósticos de quão ansiosa será a criança durante o tratamento dentário é quão ansiosa é a mãe. Uma mãe que se apresenta calma e tranquila a respeito da perspectiva do tratamento dentário transmite à criança, por observação, a abordagem correta para ser considerada, enquanto a mãe que demonstra ansiedade e uma atitude alarmada tende a induzir no seu filho o mesmo conjunto de respostas.[19]

O aprendizado por observação pode ser usado para favorecer a projeção das áreas de tratamento. Em certa época, era rotina para os dentistas proporcionar pequenas salas privadas nas quais os pacientes, crianças e adultos eram tratados. A tendência moderna na ortodontia, particularmente no tratamento de crianças e adolescentes, e em certa medida também de adultos, é conduzir o tratamento em áreas abertas com várias estações de trabalho (Figura 2.53). Sentar-se em uma cadeira no consultório observando o dentista trabalhar em outra pessoa na cadeira ao lado pode propiciar um grande aprendizado por observação acerca da experiência que terá. A comunicação direta entre pacientes, respondendo a perguntas sobre o que aconteceu exatamente, pode proporcionar um aprendizado adicional. Parece que tanto as crianças como os adolescentes comportam-se melhor se forem tratados em clínicas abertas em vez de salas privadas, e o aprendizado por observação exerce papel importante nisso.[20] O dentista espera, é claro, que o paciente que aguarda tratamento observe o comportamento apropriado por parte do paciente que está sendo tratado, o que ocorrerá em um procedimento bem-sucedido.

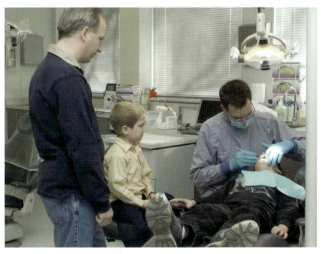

• **Figura 2.52** Aprendizado por observação: uma criança adquire um comportamento primeiramente observando-o e depois realizando-o. Por esse motivo, permitir que uma criança mais nova observe outra mais velha recebendo calmamente um tratamento dentário (nesse caso, um exame ortodôntico que inclui a moldagem dos dentes) aumenta muito a probabilidade de que ela se comporte do mesmo modo calmo quando for a sua vez de ser examinada.

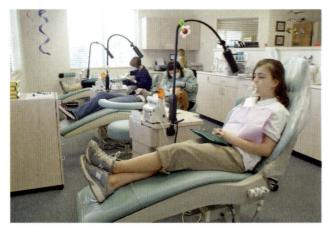

• **Figura 2.53** A sala de tratamento ortodôntico no consultório odontológico, com três cadeiras em uma área aberta, tem a vantagem de permitir o aprendizado por observação para os pacientes.

Em seu artigo clássico que ainda é um resumo excelente, Chambers revisou o que abordamos nesta seção sobre o comportamento de uma criança em um consultório odontológico.[21]

Estágios do desenvolvimento emocional e cognitivo

Desenvolvimento emocional

Ao contrário do aprendizado contínuo por condicionamento e observação, tanto o desenvolvimento emocional ou da personalidade quanto o desenvolvimento cognitivo ou intelectual parecem ocorrer por meio de estágios distintos. A descrição contemporânea do desenvolvimento emocional está baseada na teoria psicanalítica de desenvolvimento da personalidade de Sigmund Freud, mas foi largamente ampliada por Erik Erikson.[22] O trabalho de Erikson, embora ligado ao de Freud, representa grande afastamento dos estágios psicossexuais propostos por Freud. Seus "oito estágios do homem" ilustram uma progressão por uma série de estágios de desenvolvimento. Na visão de Erikson, "o desenvolvimento psicossocial caminha através de degraus críticos – 'crítico' como uma característica de momentos de decisão (*turning points*) entre progresso e regressão, integração e retardamento". Nessa visão, cada estágio de desenvolvimento representa uma "crise psicossocial", na qual os indivíduos são influenciados por seu meio social para se desenvolverem mais ou menos em direção a um dos extremos das qualidades de personalidades conflitantes que dominam nesse estágio.

Apesar de as idades cronológicas estarem associadas aos estágios de Erikson, a idade cronológica varia entre os indivíduos, mas a sequência dos estágios de desenvolvimento é constante. Isso, com certeza, é semelhante ao que acontece no desenvolvimento físico. Ao contrário do desenvolvimento físico, é possível e até mesmo provável que qualidades associadas aos estágios mais precoces possam ficar evidentes nos estágios mais tardios, por causa da resolução incompleta dos estágios mais precoces.

Os estágios do desenvolvimento emocional de Erikson são mostrados a seguir (Figura 2.54).

1. Desenvolvimento da confiança básica (do nascimento até os 18 meses). Nesse estágio inicial de desenvolvimento emocional, é desenvolvida a confiança básica – ou a falta dela – no ambiente. O desenvolvimento bem-sucedido da confiança depende de uma mãe ou responsável coerente e cuidadosa, que consiga suprir tanto as necessidades fisiológicas como emocionais do bebê. Existem teorias bem fundamentadas, mas não há respostas claras para o que se constitui exatamente em maternidade adequada, mas é importante que se desenvolva um forte vínculo entre os pais e a criança. Esse vínculo deve ser mantido para permitir que a criança desenvolva confiança básica no mundo. De fato, o crescimento físico pode ser retardado de forma significativa se as necessidades emocionais da criança não forem supridas por uma maternidade apropriada.

A síndrome da "privação materna", na qual uma criança recebe cuidado materno inadequado, é bem reconhecida, embora felizmente seja rara. Essas crianças deixam de ganhar peso, e seu crescimento físico e emocional é retardado. A privação materna precisa ser extrema para causar déficit no crescimento físico. A maternidade instável que provoque efeitos físicos não aparentes pode resultar em falta de sentimento de confiança básica. Isso pode ocorrer em crianças provenientes de famílias desestruturadas ou naquelas que tenham vivido em vários lares adotivos.

A estreita união entre os pais e a criança nesse estágio de desenvolvimento emocional mais precoce é refletida em um forte sentido de "ansiedade de separação" na criança quando separada dos pais. Se for necessário providenciar tratamento dentário em idade precoce, normalmente é preferível realizar esse tratamento com os pais presentes e, se possível, enquanto a criança está sendo amparada por um dos pais. Nas idades mais tardias, uma criança que nunca desenvolveu senso de confiança básica terá dificuldade para enfrentar situações que requeiram a confiança em outra pessoa. Esse indivíduo tem a probabilidade de se tornar um paciente amedrontado e não cooperativo, que precisa de esforço especial para estabelecer comunicação e confiança do dentista e

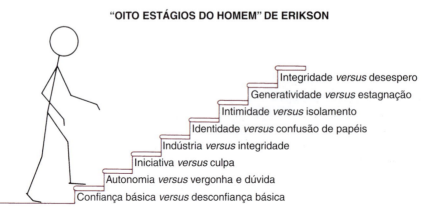

• **Figura 2.54** Estágios do desenvolvimento emocional de Erikson: a sequência é mais constante do que o momento em que cada estágio é alcançado. Alguns adultos nunca atingem os últimos degraus na escada de desenvolvimento.

sua equipe, e a presença de um dos pais na área de tratamento durante as visitas iniciais pode ser útil (Figura 2.55). Para mais orientação com técnicas para o tratamento do comportamento e suas idades aplicáveis, consulte o *Guideline on Behavior Guidance for the Pediatric Dental Patient* da American Academy of Pediatric Dentistry.[23]

2. Desenvolvimento da autonomia (dos 18 meses aos 3 anos). Frequentemente se diz que as crianças com cerca de 2 anos de idade estão nos "terríveis dois anos" (*terrible twos*) por causa do seu habitual comportamento não cooperativo e ofensivo. Nesse estágio de desenvolvimento emocional, a criança está se afastando da mãe e desenvolvendo um senso de identidade individual ou de autonomia. Tipicamente, a criança se esforça para exercitar a livre escolha em sua vida. Ela oscila entre obediência aos pais e atitudes de desafio. Os pais e outros adultos com os quais a criança convive nesse estágio devem protegê-la contra as consequências de um comportamento perigoso e inaceitável, enquanto proporcionam oportunidades para desenvolver um comportamento independente. Os limites constantemente reforçados nesse período permitem à criança desenvolver confiança adicional em um ambiente previsível (Figura 2.56).

A criança sem um senso de autonomia próprio pode ter dúvidas quanto à sua capacidade de ficar sozinha, e isso, por outro lado, causa dúvidas sobre as outras pessoas. Erikson define o estado resultante como um estado de vergonha, um sentimento de ter todos os seus defeitos expostos. A autonomia no controle das funções corporais é uma parte importante nesse estágio, quando a criança é preparada para a higiene e deixa de usar fraldas. Nesse estágio (e mais tarde!), se a criança não tem o controle e urina nas calças, isso causa um sentimento de vergonha. Esse estágio é considerado decisivo no surgimento de características de personalidade de amor em oposição ao ódio, de cooperação em oposição ao egoísmo e de liberdade de expressão em oposição à autocensura. Para citar Erikson, "De um senso de autocontrole sem perda de autoestima, origina-se um senso final de boa vontade e orgulho; de um senso de perda de autocontrole e de controle externo, origina-se uma propensão final para a dúvida e a vergonha".[22]

O essencial para obter cooperação no tratamento de uma criança nesse estágio é fazê-la pensar que tudo que o dentista quiser foi uma decisão dela, e não de outra pessoa. Para uma criança de 2 anos de idade que procura autonomia, está certo abrir ou fechar a boca quando ela quiser, mas é quase psicologicamente

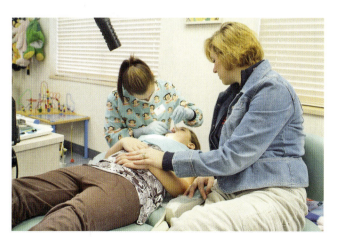

• **Figura 2.55** Para essa criança, que estava extremamente ansiosa acerca do tratamento dentário, ter a presença da mãe na sala de tratamento para a consulta inicial foi uma parte importante do desenvolvimento da confiança no dentista. Quando a confiança se desenvolve, a presença da mãe não é mais necessária ou desejável.

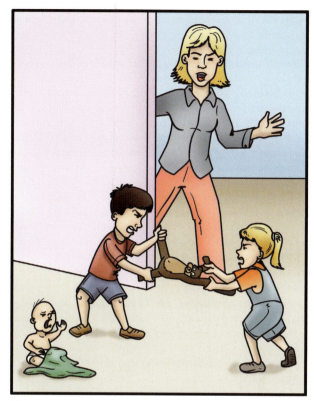

• **Figura 2.56** Durante o período no qual as crianças estão desenvolvendo autonomia, os conflitos com irmãos, amigos e pais podem parecer sem fim. Limites de comportamento consistentemente reforçados durante esse estágio, frequentemente denominado "terríveis 2 anos", são necessários para permitir que a criança desenvolva confiança em um ambiente previsível.

inaceitável fazer isso quando alguém manda. Uma forma de contornar essa situação é oferecer à criança escolhas razoáveis sempre que for possível; por exemplo, a de um guardanapo verde ou amarelo para o pescoço.

Uma criança nessa fase, quando acha a situação ameaçadora, provavelmente irá refugiar-se junto à mãe, e não estará disposta a se separar dela. Permitir a presença do pai ou da mãe durante o tratamento pode ser necessário, até mesmo nos procedimentos mais simples. O tratamento dentário complexo de crianças nessa idade representa um desafio, e pode exigir procedimentos extraordinários para o controle do comportamento, tais como sedação ou anestesia geral.

3. Desenvolvimento da iniciativa (dos 3 aos 6 anos). Nesse estágio, a criança continua a desenvolver maior autonomia, mas agora tem seus planos e procura vigorosamente várias atividades. A iniciativa é demonstrada pela atividade física e de movimento, curiosidade extrema e questionamento e fala agressiva. A principal tarefa dos pais e professores nessa fase é canalizar a atividade para tarefas viáveis, organizando tudo de tal modo que a criança possa ser bem-sucedida, e evitando que ela empreenda trabalhos em que não possa ter sucesso. Nessa fase, a criança está inerentemente apta a aceitar o ensinamento. Uma parte da iniciativa é o ansioso desejo de imitar o comportamento daqueles que ela respeita.

O oposto da iniciativa é a culpa resultante dos objetivos que foram propostos, mas não foram alcançados, de ações iniciadas e não completadas, e de faltas e atos repreendidos por pessoas que a criança respeita. Na opinião de Erikson, a habilidade definitiva da criança para iniciar novas ideias ou atividades depende do quanto ela está apta, nessa fase, a expressar novos pensamentos e fazer algo novo sem se sentir culpada por expressar má ideia ou deixar de alcançar o que se esperava.

Para a maioria das crianças, a primeira visita ao dentista ocorre durante esse estágio de iniciativa. A visita ao dentista deve ser preparada como uma nova e desafiante aventura na qual a criança será bem-sucedida. O sucesso em enfrentar a ansiedade de ir ao dentista pode ajudar a desenvolver maior independência e um senso de realização. Mal orientada, a visita ao dentista pode contribuir, com certeza, para o sentimento de culpa que acompanha o fracasso. A criança nessa fase é muito curiosa a respeito do consultório do dentista, e ansiosa para conhecer tudo que for encontrado lá. Uma visita de reconhecimento com a presença da mãe e um pequeno tratamento geralmente são importantes para que a criança adquira a experiência de consultório odontológico e tenha um bom começo. É comum, após a experiência inicial, a criança nesse estágio aceitar ser separada da mãe para o tratamento, e se comportar melhor nessa situação, reforçando, desse modo, a sua independência no lugar da dependência.

4. Domínio de habilidades (dos 7 aos 11 anos). Nesse estágio, a criança se esforça para adquirir habilidades escolares e sociais que lhe permitam competir em um ambiente no qual apenas aqueles que produzem são significativamente reconhecidos. A criança, ao mesmo tempo, está aprendendo as regras que governam o mundo. Nas palavras de Erikson, a criança adquire persistência e começa a se preparar para a entrada em um mundo de trabalho e de competitividade. A competição com outros dentro de um sistema de premiação torna-se uma realidade; ao mesmo tempo, fica claro que certos trabalhos só podem ser realizados em cooperação com outras pessoas. A influência dos pais como modelos diminui, enquanto aumenta a influência do grupo de amigos.

O lado negativo do desenvolvimento emocional e da personalidade nessa fase pode ser o surgimento de um sentimento de inferioridade. A criança que começa a competir nos estudos e nos aspectos sociais e físicos reconhece que alguns desempenham certas tarefas melhor do que outros, como também reconhece que há quem não faça nada melhor. Quem se coloca em uma posição de destaque é escolhido como líder do grupo ou o primeiro do time. É necessário aprender a aceitar isso, mas a incapacidade de sobressair-se dentro de um grupo em uma escala maior predispõe a características de personalidade como inadequação, inferioridade e inutilidade. Novamente, é importante que adultos responsáveis procurem estruturar um ambiente que ofereça desafios que possam, razoavelmente, ser superados, sem o risco de um fracasso confirmado.

Nesse estágio, a criança já deve ter tido a experiência da primeira visita ao dentista, apesar de que, para um número significativo de crianças, essa experiência pode ainda não ter ocorrido. O tratamento ortodôntico muitas vezes começa durante esse estágio de desenvolvimento. As crianças nessa idade estão procurando aprender habilidades e regras que definem o sucesso em qualquer situação, incluindo nesse contexto o consultório odontológico. É fundamental, para a orientação comportamental, estabelecer objetivos intermediários atingíveis, mostrando claramente para a criança como alcançar esses objetivos, e reforçar positivamente o sucesso no alcance desses objetivos. Considerando a orientação da criança para o senso de persistência e realização, a cooperação com o tratamento pode ser obtida, especialmente se o bom comportamento for reforçado logo depois.

O tratamento ortodôntico nesse grupo de idade provavelmente envolve o uso constante de aparelhos removíveis. A aceitação da criança a esse tratamento depende, em grande parte, da sua compreensão do que é necessário para satisfazer o dentista e seus pais, do apoio do seu grupo de amigos e do reforço dado pelo dentista ao comportamento desejado.

As crianças nesse estágio provavelmente ainda não são suscetíveis a motivações por conceitos abstratos, tal como "Se você usar esse aparelho a sua mastigação ficará melhor". Elas podem ser motivadas, entretanto, pela aprovação ou aceitação no grupo de amigos. Isso significa que enfatizar como os dentes ficarão mais bonitos se a criança cooperar pode ser mais motivador do que enfatizar que a mastigação ficará melhor, pois esta última alteração, provavelmente, não será notada pelo grupo de amigos.

5. Desenvolvimento da identidade pessoal (dos 12 aos 17 anos). A adolescência, um período de intenso desenvolvimento físico, é também a fase do desenvolvimento psicossocial na qual é adquirida a identidade pessoal exclusiva. Esse sentido de identidade inclui tanto o sentimento de pertencer a um grupo maior quanto a realização de que é possível existir longe da família. É uma fase extremamente complexa devido ao surgimento de muitas oportunidades novas. A sexualidade emergente complica os relacionamentos com as outras pessoas. Ao mesmo tempo, ocorrem alterações de habilidades físicas e aumento das responsabilidades acadêmicas, e as possibilidades de uma vida profissional começam a ser definidas.

Para o adolescente estabelecer sua própria identidade, é necessário um afastamento parcial da família, e o grupo de amigos representa uma importância ainda maior, considerando que esse grupo oferece um sentido de continuidade da existência, apesar das mudanças drásticas que ocorrem no indivíduo (Figura 2.57). Os amigos tornam-se modelos importantes, e os valores e preferências dos pais e outras figuras de autoridade são provavelmente rejeitados. Ao mesmo tempo, é necessária certa separação do grupo de amigos para o adolescente estabelecer sua própria individualidade e valor. À medida que a adolescência avança, a incapacidade de separar-se do grupo indica certo fracasso no desenvolvimento da identidade. Isso pode levar a um senso insatisfatório de direcionamento para o futuro, confusão quanto ao próprio posicionamento na sociedade e baixa autoestima.

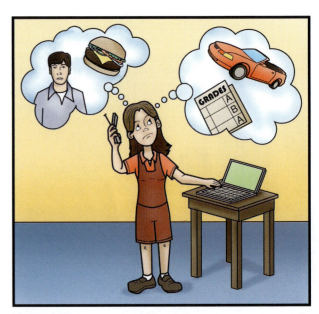

● **Figura 2.57** A adolescência é uma fase extremamente complexa, por causa das muitas oportunidades novas e desafios. O surgimento da sexualidade, as pressões acadêmicas, a preocupação em ganhar dinheiro, o aumento da mobilidade, as aspirações profissionais e os interesses de recreação se combinam para produzir estresses e recompensas.

A maioria dos tratamentos ortodônticos é realizada durante os anos da adolescência, e o controle comportamental de adolescentes pode ser extremamente desafiante. A partir do momento em que a autoridade dos pais está sendo rejeitada, é estabelecida uma situação psicológica insatisfatória pelo tratamento ortodôntico, principalmente se ele estiver sendo realizado em atendimento a uma preferência dos pais, mas não da criança. Nesse estágio, o tratamento ortodôntico deve ser instituído apenas se o paciente assim o desejar, e não exclusivamente para satisfazer os pais.

A motivação na procura de tratamento pode ser definida como interna ou externa. A motivação externa é proveniente da pressão exercida por outras pessoas, como no tratamento ortodôntico, "para conseguir se livrar da insistência da mãe". A motivação interna é proporcionada por um desejo próprio do indivíduo para realizar o tratamento visando à correção de um defeito que ele percebeu, e não algum defeito apontado por pessoas de autoridade que estão sendo rejeitadas de qualquer maneira.[24] No início da adolescência, provocar os colegas por causa da aparência dos seus dentes pode ser um poderoso motivador interno.[25] Para os adolescentes, a aprovação do grupo de amigos é extremamente importante. Ao mesmo tempo, pode ocorrer certo estigma pelo infortúnio ligado ao fato de ser o único do grupo a usar aparelho ortodôntico. Atualmente, em algumas áreas dos EUA e de outros países desenvolvidos, o tratamento ortodôntico tornou-se tão comum que pode ser considerado uma perda de *status* o fato de ser um dos poucos adolescentes no grupo que não está usando aparelho ortodôntico. Por esse motivo, um tratamento não necessário pode ser solicitado pelo jovem apenas para permanecer como "um do grupo".

É extremamente importante para o adolescente que ele mesmo deseje o tratamento, como algo que está sendo feito *por* – e não *para* – ele. Nesse estágio, os conceitos abstratos podem ser alcançados facilmente, mas os apelos para fazer algo por causa do seu impacto na saúde pessoal certamente não serão ouvidos. O adolescente típico considera que os problemas de saúde são preocupações dos outros, e essa atitude envolve tudo, desde a morte acidental por condução imprudente até o desenvolvimento de áreas descalcificadas em dentes escovados descuidadamente.

6. Desenvolvimento de relações íntimas (adulto jovem). Os estágios de desenvolvimento do adulto começam com a concretização de suas relações íntimas. O sucesso do desenvolvimento de uma relação íntima depende do desejo de comprometimento e até mesmo do esforço para manter uma relação. O sucesso conduz ao estabelecimento de filiações e parcerias, tanto com uma companheira como com outros do mesmo sexo, trabalhando para a realização de objetivos profissionais. O fracasso leva ao isolamento das pessoas, e é provável que seja acompanhado de fortes preconceitos e um conjunto de atitudes que servem para manter as pessoas afastadas em vez de trazê-las para um contato mais próximo.

Um número crescente de jovens adultos tem procurado os cuidados ortodônticos. Muitas vezes, esses indivíduos estão procurando corrigir uma aparência dentária que eles perceberam como defeituosa. Eles podem sentir que uma mudança em sua aparência irá facilitar o êxito de seus relacionamentos íntimos. Por outro lado, uma "nova aparência" resultante de um tratamento ortodôntico pode interferir nos relacionamentos estabelecidos anteriormente.

Os fatores que afetam o desenvolvimento de uma relação íntima abrangem todas as características de cada pessoa – aparência, personalidade, qualidades emocionais, intelecto e outras. Uma mudança significativa em qualquer uma dessas características pode ser percebida pelo parceiro e alterar o relacionamento. Considerando esses problemas, o possível impacto psicológico do tratamento ortodôntico deve ser amplamente discutido com o paciente adulto jovem antes de iniciar a terapia.

7. Orientação da próxima geração (adulto). A principal responsabilidade de um adulto maduro é estabelecer a orientação para a nova geração. Tornar-se um pai bem-sucedido e compreensivo é evidentemente a principal parte dessa tarefa, mas outro aspecto de igual responsabilidade é o serviço em prol do grupo, da comunidade e da nação. A próxima geração é orientada, em resumo, não apenas para a criação e a educação dos próprios filhos, mas também para a organização de serviços sociais que assegurem o seu sucesso. Uma característica de personalidade oposta em adultos maduros é a estagnação, marcada pela autoindulgência e pelo comportamento egoísta.

8. Concretização da integridade (idade adulta tardia). O estágio final do desenvolvimento psicossocial é a concretização da integridade. Nesse estágio, o indivíduo já se adaptou à combinação de gratificação e desapontamento que todo adulto experimenta. O sentimento de integridade é definido, mais adequadamente, como o sentimento de que foi feito o melhor nesse período de vida. O sentimento oposto é caracterizado pelo desespero. Esse sentimento é manifestado muitas vezes como grande desgosto e infelicidade, frequentemente acompanhados por uma sensação de que a morte chegará antes que ocorram as mudanças de vida que conduzam à integridade.

Desenvolvimento cognitivo

O desenvolvimento cognitivo, o desenvolvimento de capacidades intelectuais, ocorre também em estágios relativamente distintos. Como as outras teorias psicológicas, a teoria do desenvolvimento cognitivo está fortemente associada a uma autoridade no assunto, o psicólogo suíço Jean Piaget. Considerando a perspectiva de Piaget e de seus seguidores, o desenvolvimento da inteligência é outro exemplo de um fenômeno mais amplo da adaptação biológica. Todo indivíduo nasce com a capacidade para ajustar-se ou adaptar-se tanto ao ambiente físico quanto ao meio sociocultural no qual deve viver.[26]

Na opinião de Piaget, a adaptação ocorre por meio de dois processos complementares: *assimilação* e *acomodação*. Desde o início, a criança incorpora ou assimila fatos do ambiente em categorias mentais denominadas *estruturas cognitivas*. Uma estrutura cognitiva, nesse sentido, é uma classificação para sensações e percepções.

Por exemplo, uma criança que acaba de aprender a palavra *pássaro* tenderá a comparar todos os objetos voadores dentro do seu conceito de pássaro. Quando ela vir uma abelha, provavelmente dirá "Olha, o pássaro!" Entretanto, para desenvolver a inteligência, a criança deve ter também os processos complementares de acomodação. A acomodação ocorre quando a criança altera a sua estrutura cognitiva ou categoria mental para representar melhor o ambiente. No exemplo anterior, a criança será corrigida por um adulto ou uma criança mais velha e logo aprenderá a distinguir pássaros de abelhas. Em outras palavras, a criança se adaptará ao fato de ver uma abelha estabelecendo uma categoria separada de objetos voadores para as abelhas.

A inteligência desenvolve-se como uma simbiose entre assimilação e acomodação. Toda vez que a criança do nosso exemplo vir um objeto voador, ela tentará compará-lo dentro das categorias cognitivas existentes. Se essas categorias não funcionarem, ela tentará adaptar-se, estabelecendo novas categorias. Todavia, a capacidade de adaptação da criança é limitada pelo atual nível de desenvolvimento. A opinião de que a capacidade de adaptação da criança está *relacionada com a idade* é um conceito decisivo na teoria de desenvolvimento de Piaget.

De acordo com a perspectiva da teoria do desenvolvimento cognitivo, a vida pode ser dividida em quatro estágios principais (Figura 2.58): o *período sensorimotor*, estendendo-se do nascimento

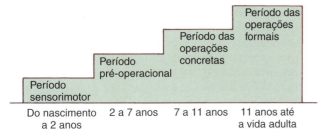

• **Figura 2.58** O desenvolvimento cognitivo está dividido em quatro períodos principais, conforme diagramado aqui.

aos 2 anos de idade; o *período pré-operacional*, dos 2 aos 7 anos de idade; o *período operacional concreto*, dos 7 anos de idade até a puberdade; e o período das *operações formais*, da adolescência à idade adulta. Da mesma forma que os outros estágios de desenvolvimento, é importante compreender que o período esperado é variável, especialmente os mais tardios. Alguns adultos nunca atingem o último estágio. A sequência dos estágios, entretanto, é fixa.

O modo de uma criança pensar e observar o mundo é muito diferente nos diversos estágios. Uma criança simplesmente não pensa como um adulto até alcançar o período das operações formais. Considerando que os processos do pensamento de uma criança são muito diferentes, não se pode esperar que uma criança assimile e utilize informações do mesmo modo que um adulto procederia. Para uma comunicação bem-sucedida com uma criança, é necessário compreender o seu nível intelectual, e as maneiras pelas quais os processos do pensamento funcionam nos diversos estágios.

Isso relaciona-se diretamente com o tratamento ortodôntico para crianças com alguma deficiência. O tratamento ortodôntico é um dos poucos tratamentos odontológicos que inclui envolvimento ativo do paciente (e dos pais), além de manter a limpeza dos dentes. O desenvolvimento cognitivo é fundamental na obtenção do sucesso do tratamento ortodôntico. Os pacientes precisam, pelo menos, conseguir tolerar o processo do registro intraoral e a colocação, o ajuste e a remoção dos aparelhos, além de usá-los no dia a dia. Isso significa manter os aparelhos intactos, limpar os dentes e os aparelhos e usar acessórios como elásticos. Algumas crianças portadoras de deficiência desenvolvem-se para um nível em que elas conseguem tolerar esses eventos; outras não. Dependendo da situação, alguns pacientes na mesma situação podem passar pelo tratamento ortodôntico de rotina muito bem. Alguns não devem ser tratados, visto que o tratamento pode causar mais risco ao paciente e a seus tecidos orais do que benefícios quando se fala em tratamento altamente eletivo, podendo apresentar mais vantagens aos pais do que à criança. Isso pode ser difícil para alguns pais entenderem, porque são "apenas aparelhos" que parecem ser muito benignos, o que é especialmente verdade no momento em que ter um sorriso bonito parece ser a única conquista que seu filho pode alcançar devido às suas outras incapacidades.

Às vezes, podem ser feitos comprometimentos para atender aos desejos realistas dos pais e acomodar as capacidades do paciente sem sair do âmbito da ortodontia clinicamente viável, segura e ética. Como exemplo, os transtornos do espectro autista apresentam uma variedade notável de diagnósticos de desenvolvimento social e comportamental aberrante. Algumas dessas crianças e adolescentes tornam-se pacientes exemplares em função de sua atenção aos detalhes e ordem. Outros podem ficar distraídos pela presença dos próprios aparelhos. Essa é uma interação desafiadora para o tratamento, mas que, no geral, pode ser atendida com sucesso pelo ajuste cuidadoso das metas e expectativas da parte do profissional e dos pais.

A discussão a seguir considera os estágios do desenvolvimento cognitivo com mais detalhes.

1. Período sensorimotor. Durante os dois primeiros anos de vida a criança se desenvolve de um recém-nascido quase totalmente dependente de atividades reflexas a um indivíduo que cria um novo comportamento para enfrentar situações inusitadas. Durante esse estágio, a criança desenvolve conceitos rudimentares de objetos, incluindo a ideia de que os objetos em seu ambiente são permanentes; eles não desaparecem quando a criança não está olhando para eles. O modo simples de pensar, que é o alicerce da linguagem, desenvolve-se durante esse período, mas a comunicação entre uma criança nesse estágio e um adulto é extremamente limitada, por causa dos seus conceitos primários e da falta de habilidade de linguagem. Nesse estágio, a criança apresenta pouca habilidade para interpretar os dados sensoriais e limitada capacidade para projetar-se para a frente ou para trás no tempo.

2. Período pré-operacional. Como as crianças com mais de 2 anos de idade começam a usar a linguagem de modo semelhante ao dos adultos, pode parecer que seus processos de pensamento são mais parecidos com os dos adultos do que são realmente. Durante o estágio pré-operacional, desenvolve-se a capacidade para formar símbolos mentais representando objetos e fatos não presentes, e as crianças aprendem a usar palavras para simbolizar esses objetos ausentes. Como as crianças mais novas usam palavras para simbolizar a aparência externa ou as características de um objeto, elas frequentemente deixam de considerar aspectos importantes, tal como a função, e assim podem entender certas palavras de modo diferente dos adultos. Para um adulto, a palavra *casaco* refere-se a uma peça de roupa da vestimenta da família, que pode ser comprida ou curta, leve ou pesada, e assim por diante. Para uma criança na fase pré-operacional, entretanto, a palavra *casaco* está associada inicialmente apenas àquele que ela usa, e a vestimenta que o pai usa requererá outra palavra.

Um aspecto particularmente importante dos processos de pensamento das crianças nessa idade é a natureza concreta do processo e, por conseguinte, a natureza concreta ou literal da sua linguagem. Nesse sentido, concreto é o oposto de abstrato. As crianças no período pré-operacional entendem o mundo do mesmo modo que o percebem, ou seja, por meio dos cinco sentidos. Conceitos que não podem ser vistos, ouvidos, cheirados, degustados ou apalpados, como, por exemplo, tempo e saúde são muito difíceis de serem aprendidos pelas crianças no período pré-operacional. Nessa idade, as crianças usam e entendem a linguagem no sentido literal e, portanto, entendem as palavras somente como elas as aprenderam. Não são capazes de aprender mais do que o significado literal do idioma, e as formações sarcásticas e irônicas certamente são mal interpretadas.

Uma característica geral dos processos de pensamento e linguagem durante o período pré-operacional é o *egocentrismo*, no sentido de que a criança é incapaz de assumir o ponto de vista de outra pessoa. Nesse estágio, sua própria perspectiva é tudo o que ela pode dominar – assumir o ponto de vista de outra pessoa está simplesmente além da sua capacidade mental.

Outra característica, ainda, dos processos de pensamento nesse estágio é o *animismo*, que confere vida aos objetos inanimados. Essencialmente, tudo é visto pela criança como tendo vida, por isso as histórias que atribuem vida aos mais improváveis objetos são muito bem aceitas pelas crianças nessa idade. O animismo pode ser usado com vantagem pela equipe odontológica, dando-se aos instrumentos e equipamentos odontológicos nomes e qualidades de seres vivos. Por exemplo, um contra-ângulo do micromotor pode ser chamado de "amigo que assobia", e que fica feliz quando trabalha no polimento dos dentes da criança.

Nesse estágio, as capacidades de raciocínio lógico são limitadas, e os processos de pensamento da criança são dominados pelas impressões sensoriais imediatas. Essa característica pode ser ilustrada quando se pede a uma criança que avalie recipientes contendo um líquido qualquer. Mostre à criança dois copos do mesmo tamanho com água dentro. A criança concorda que ambos têm a mesma quantidade de água. Em seguida, enquanto ela observa, entorne a água de um dos copos em outro, mais alto e mais estreito. Agora, pergunte a ela qual o copo que tem mais água, e a criança dirá, naturalmente, que é o copo mais alto. Suas impressões são dominadas pela maior altura da água no copo mais alto.

Com uma criança nesse estágio, a equipe odontológica deve usar sensações imediatas, em vez de raciocínio abstrato na discussão de conceitos como a prevenção de problemas dentários. Uma boa higiene oral é muito importante quando a criança usa aparelho ortodôntico (p. ex., um arco lingual para prevenir a inclinação dos dentes). Uma criança em fase pré-operacional tem dificuldade para entender uma sequência de raciocínio como: "A escovação e o uso do fio dental removem as partículas de alimentos, evitando, por sua vez, que as bactérias formem ácidos que causam a cárie dos dentes". A criança com certeza entende muito melhor as seguintes informações: "A escovação torna os dentes mais limpos e brilhantes", ou então, "A pasta de dentes dá à sua boca um gosto agradável", porque essas informações referem-se a pontos que a criança toca ou sente imediatamente.

O conhecimento desses processos de pensamento pode ser usado, evidentemente, para melhorar a comunicação com as crianças dessa idade.[27] Outro exemplo é dizer a uma criança de 4 anos de idade que é recomendável que ela pare de chupar o dedo. O dentista terá um pequeno problema para conseguir que a criança aceite a ideia de que o "Sr. Polegar" é um problema, e que ela e o dentista devem fazer uma parceria para controlar o Sr. Polegar, que quer muito entrar na sua boca. O animismo, em outras palavras, pode ser aplicado até mesmo a outras partes do próprio corpo da criança, que podem ter vida própria nesse aspecto.

Por outro lado, não adianta dizer à criança que seu pai ficaria muito orgulhoso se ela parasse de chupar o dedo, visto que ela vai pensar que a atitude do pai é igual à dela (egocentrismo). Uma vez que a noção de tempo da criança está ligada ao presente, e ela percebe os fatos como parecem ser pelo seu tato, seu gosto e como soam agora, não adianta dizer a uma criança de 4 anos de idade que os seus dentes ficarão mais bonitos no futuro se ela não chupar o dedo. Contudo, dizer-lhe que seus dentes ficarão melhores agora, ou que o seu dedo tem um gosto ruim, pode surtir mais efeito, porque a criança pode se identificar com isso.

3. Período operacional concreto. Quando a criança entra nesse estágio, cerca de 1 ano depois da pré-escola e das atividades escolares da primeira série, surge uma capacidade maior para o raciocínio. A criança pode usar um número limitado de processos lógicos, especialmente aqueles que envolvem objetos que podem ser manuseados e manipulados (p. ex., objetos concretos). Assim, uma criança de 8 anos de idade que vê a água sendo despejada de um copo para o outro imagina o processo inverso e conclui que a quantidade de água permanece a mesma, não importando o tamanho do copo. No entanto, se nessa fase lhe for apresentado um problema semelhante, formulado somente com palavras, sem quaisquer referências concretas para ilustrá-lo, ela pode não conseguir resolvê-lo. O pensamento da criança ainda está fortemente ligado a situações concretas, e a capacidade de raciocínio, em um nível abstrato, é limitada.

Nesse estágio, a capacidade de perceber outro ponto de vista aumenta, enquanto o animismo é reduzido. As crianças nesse estágio se parecem mais com os adultos no modo de ver o mundo, mas elas continuam diferentes dos adultos cognitivamente. A apresentação de ideias como conceitos abstratos, e não como objetos concretos, pode representar uma barreira maior para a comunicação. As instruções devem ser exemplificadas com objetos concretos (Figura 2.59). "Agora, este é seu aparelho. Você deve usá-lo regularmente para manter seus dentes alinhados" é bastante abstrato. Devem ser dadas orientações mais concretas: "Este é seu aparelho. Coloque-o na boca assim, e retire-o assim. Coloque-o todas as noites após o jantar, e use-o até a manhã seguinte. Escove-o assim, com uma velha escova de dentes e o detergente para louças de sua mãe, para mantê-lo limpo."

4. Período das operações formais. Para a maioria das crianças, a capacidade de lidar com conceitos e raciocínios abstratos desenvolve-se por volta dos 11 anos de idade. Nesse estágio, os processos de pensamento de uma criança se parecem com os de um adulto, e a criança é capaz de entender conceitos como saúde, doença e tratamento preventivo. Nessa fase, a criança pode e deve ser tratada intelectualmente como um adulto. É um grande erro falar com uma criança que já desenvolveu conceitos abstratos usando recursos concretos, necessários a uma criança de 8 anos, bem como pensar que uma criança de 8 anos pode entender ideias abstratas. Uma comunicação eficaz, em outras palavras, requer a percepção do estágio de desenvolvimento intelectual da criança (Figura 2.60).

Além de lidar com abstrações, os adolescentes já desenvolveram outras habilidades, de modo que eles já podem pensar sobre o pensamento. Agora eles sabem que os outros pensam, mas, em geral, em uma expressão de egocentrismo, presumem que eles e os outros estão pensando o mesmo. Os adolescentes jovens, por experimentarem grandes mudanças biológicas no crescimento e no desenvolvimento sexual, estão mais preocupados com esses acontecimentos. Quando um adolescente considera que os outros estão pensando, ele considera que os outros estão pensando o mesmo que ele, ou seja, nele próprio. Os adolescentes supõem que os outros estão preocupados com seus corpos, ações e sentimentos. Sentem como se estivessem constantemente em "um palco", sendo observados e criticados por aqueles que os cercam. Esse fenômeno foi denominado por Elkind de "público imaginário".[28]

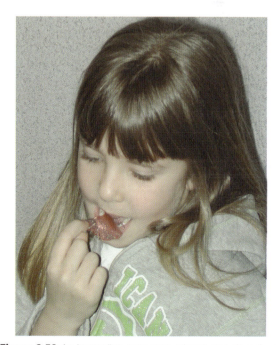

• **Figura 2.59** As instruções para uma criança que deverá usar um aparelho ortodôntico removível devem ser explícitas e concretas. As crianças nessa fase não podem ser motivadas por conceitos abstratos, mas são influenciadas pela aceitação de melhoria ou de um posicionamento mais destacado perante o grupo de amigos.

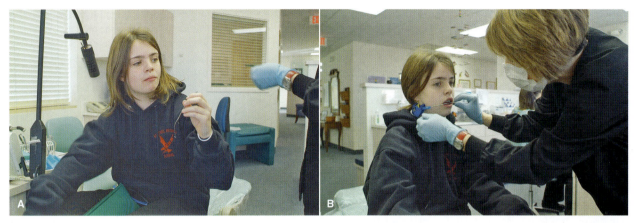

• **Figura 2.60** A e B. As instruções para essa menina de como colocar e retirar o aparelho extrabucal são importantes, mas, em seu estágio de desenvolvimento, ela pode e deve compreender por que precisa usá-lo, enquanto seus maxilares estão crescendo. Seria um erro falar com ela como se fosse uma criança mais nova.

O público imaginário exerce poderosa influência nos adolescentes jovens, tornando-os autoconscientes e particularmente suscetíveis à influência dos amigos. Eles estão muito preocupados com o que os amigos vão pensar de sua aparência e ações, sem admitir que os outros estão muito ocupados com eles mesmos para prestar atenção em outras pessoas.

A reação do público imaginário ao uso de aparelhos nos dentes é certamente uma consideração importante para o paciente na adolescência. Como o tratamento ortodôntico tem se tornado mais comum, os adolescentes se preocupam menos em ser considerados diferentes por usar aparelhos nos dentes, mas são muito suscetíveis às sugestões de seus amigos quanto à aparência que os aparelhos devem ter. Algumas vezes, chegam a pedir que os bráquetes sejam coloridos, de plástico ou cerâmicos (para ficarem menos visíveis e ter um melhor visual); em outras ocasiões, são muito populares os amarrilhos e os elásticos coloridos (porque todo mundo está usando). Atualmente, tanto as crianças como os adolescentes colocam aparelhos ortodônticos com elásticos coloridos na categoria mais aceitável, o que se iguala aos aparelhos "estéticos" normalmente preferidos pelos adultos. Isso é conveniente para os profissionais porque eles podem usar aparelhos mais duráveis e de menor custo para crianças e a maioria dos adolescentes e permanecer na zona de segurança.[29]

A ideia de que "os outros realmente se importam com a minha aparência e sentimentos tanto quanto eu" leva os adolescentes a pensar que são indivíduos especiais, únicos. Se não fosse desse modo, por que os outros iriam se interessar por eles? Como resultado desse pensamento, surge um segundo fenômeno que Elkind denominou "fábula pessoal". Esse conceito sustenta que, "como sou o único, não estou sujeito às consequências que podem acontecer com os outros". A fábula pessoal é um poderoso motivador que nos permite enfrentar um mundo perigoso. Permite-nos ter ações como viajar de avião, mesmo sabendo que, "ocasionalmente, os aviões caem, mas aquele em que viajo chegará com segurança".

Embora tanto o público imaginário quanto a fábula pessoal tenham funções úteis ao nos ajudar a desenvolver uma consciência social e permitir enfrentar um ambiente perigoso, eles podem nos levar a um comportamento disfuncional e nos expor a uma situação muito arriscada. O adolescente pode dirigir velozmente pensando "Eu sou o único. Eu tenho uma habilidade especial para dirigir. Outros motoristas menos hábeis podem sofrer acidentes, mas eu não". Esses fenômenos provavelmente podem ter uma influência significativa no tratamento ortodôntico. O público imaginário, dependendo daquilo em que o adolescente acredita, pode induzi-lo a aceitar ou rejeitar o tratamento, e a usar ou não os aparelhos. A fábula pessoal pode fazer com que um paciente ignore as ameaças à saúde, como a descalcificação dos dentes causada por uma higiene oral deficiente durante a terapia ortodôntica. O pensamento, com certeza, é "Os outros podem se preocupar com isso, mas eu não".

O desafio que compete ao dentista é não tentar mudar a realidade tal como é percebida pelos adolescentes, mas sim ajudá-los a ver mais claramente a realidade que os cerca. Um paciente adolescente pode dizer ao dentista que não quer usar determinado aparelho porque os outros vão achar que ele vai ficar com "cara de idiota". Nesse caso, dizer ao paciente que ele não deve se importar, porque muitos de seus colegas também usam aparelho, é pouco para encorajá-lo a usar. Uma abordagem mais adequada é não negar o ponto de vista do paciente, e sim concordar que ele pode estar certo a respeito do que os outros irão pensar, e pedir a ele que tente usá-lo por determinado tempo. Se os colegas reagirem como o adolescente previa, então pode ser discutida uma técnica de tratamento diferente, porém menos desejada. Essa prova da realidade percebida pelo adolescente demonstra, em geral, que o público não reage negativamente ao uso do aparelho, ou que o paciente pode enfrentar a reação dos colegas com sucesso. O uso de elásticos intraorais em público é geralmente um desses casos. Encorajar o relutante adolescente a experimentar e a julgar a reação dos colegas provavelmente será mais convincente para fazê-lo usar os elásticos do que lhe dizer que deve usá-los porque os outros também usam (Figura 2.61).

Às vezes, os pacientes adolescentes têm experiências com o público imaginário no que diz respeito a determinado aparelho, mas julgam incorretamente a resposta do público. Eles precisam de orientação que os ajude a avaliar corretamente a opinião do público. A experiência feita com Beth, de 13 anos de idade, ilustra esse ponto. Após a perda de um incisivo central superior em um acidente, o tratamento para a Beth incluía uma prótese parcial removível para substituir o dente. Em diversas ocasiões foi dito a ela e a seus pais que seria necessário o uso de aparelho removível até que ocorressem cicatrização e crescimento suficientes para permitir o tratamento com uma prótese fixa temporária, e finalmente um implante. Em uma das consultas de rotina, Beth perguntou se a prótese já podia ser colocada. Percebendo que isso era importante para Beth, o dentista comentou: "Beth, o uso desse aparelho parcial deve ser um problema. Diga mais alguma coisa a respeito." Beth replicou: "É embaraçoso". Ao investigar mais a fundo, o dentista perguntou: "Quando ele é embaraçoso?", e Beth disse: "Quando eu passo a noite na casa de outras garotas, e tenho de tirá-lo para escovar meus dentes". "Qual é a reação das garotas quando veem que você remove o seu dente?", e Beth respondeu: "Elas acham

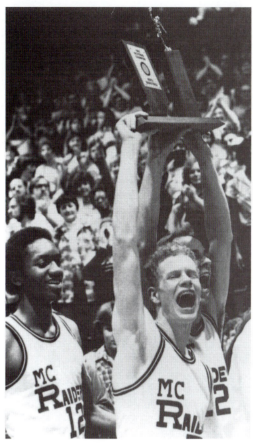

• **Figura 2.61** Usar seus elásticos ortodônticos durante o campeonato escolar de basquetebol, como mostra essa foto de jornal, é aceitável pelos amigos; no entanto, o ortodontista tem mais chance de convencer um adolescente a ter essa atitude encorajando-o a testar sua resposta do que simplesmente dizer que ele deve usar os elásticos porque todo mundo usa. (Cortesia T.P. Laboratories.)

que é muito legal". Não se falou mais sobre o dente, e a conversa mudou para as férias que a família de Beth estava planejando.

Essa ilustração mostra como é possível orientar os adolescentes para melhor avaliação da atitude do público, e então ajudá-los a resolver seus próprios problemas. Nessa abordagem, o dentista não discute a realidade do adolescente, mas também não deixa de fazer uma observação. O papel de um profissional de ortodontia eficiente é ajudar os adolescentes a experimentar a realidade que efetivamente os cerca.

Para ser aceita, a mensagem do dentista deve ser apresentada em termos que correspondam ao estágio de desenvolvimento psicossocial e cognitivo que uma criança alcançou. É obrigação do dentista avaliar cuidadosamente o desenvolvimento da criança e adaptar sua linguagem de modo que o paciente entenda os conceitos apresentados. O adágio "para males diferentes, remédios diferentes" aplica-se vigorosamente às crianças, cujas variações no desenvolvimento psicossocial e intelectual afetam o modo como elas recebem o tratamento ortodôntico, como acontece nos diversos estágios do desenvolvimento físico.

Referências bibliográficas

1. Farkas LG. *Anthropometry of the Head and Face*. New York: Raven Press; 1994.
2. Cevidanes LH, Motta A, Proffit WR, et al. Cranial base superimposition for 3D evaluation of soft tissue changes. *Am J Orthod Dentofacial Orthop*. 2010;137(suppl 4):S120-S129.
3. Cevidanes LH, Franco AA, Gehrig G, et al. Assessment of mandibular growth and response to orthopedic treatment with 3-dimensional magnetic resonance images. *Am J Orthod Dentofacial Orthop*. 2005;128:16-26.
4. Thompson DT. *On Growth and Form*. Cambridge: Cambridge University Press; 1971.
5. Baer MJ, Bosma JF, Ackerman JL. *The Postnatal Development of the Rat Skull*. Ann Arbor, MI: The University of Michigan Press; 1983.
6. Berdal A, Molla M, Hotton D, et al. Differential impact of MSX1 and MSX2 homeogenes on mouse maxillofacial skeleton. *Cells Tissues Organs*. 2009;189:126-132.
7. Zebrick B, Teeramongkolgul T, Nicot R, et al. ACTN3 R577X genotypes associate with Class II and deepbite malocclusions. *Am J Orthod Dentofacial Orthop*. 2014;146:603-611.
8. Brinkley JF, Fisher S, Harris MP, et al. The FaceBase Consortium: a comprehensive resource for craniofacial researchers. *Development*. 2016;143:2677-2688.
9. Frazier-Bowers SA, Simmons D, Wright JT, et al. Primary failure of eruption and PTH1R: the importance of a genetic diagnosis for orthodontic treatment planning. *Am J Orthod Dentofacial Orthop*. 2010;137:160e1-160e7, discussion 160-161.
10. Maggoli C, Stagi S. Bone modeling, remodeling and skeletal health in children and adolescents: mineral accrual, assessment and treatment. *Ann Pediatr Endocrinol Metab*. 2017;22:1-5.
11. Copray JC. Growth of the nasal septal cartilage of the rat in vitro. *J Anat*. 1986;144:99-111.
12. Delatte M, Von den Hoff JW, van Rheden RE, et al. Primary and secondary cartilages of the neonatal rat: the femoral head and the mandibular condyle. *Eur J Oral Sci*. 2004;112:156-162.
13. Gilhuus-Moe O. *Fractures of the Mandibular Condyle in the Growth Period*. Stockholm: Scandinavian University Books, Universitats-forlaget; 1969.
14. Lund K. Mandibular growth and remodelling process after mandibular fractures: a longitudinal roentgencephalometric study. *Acta Odontol Scand*. 1974;32(64):3-117.
15. Moss ML. The functional matrix hypothesis revisited. *Am J Orthod Dentofacial Orthop*. 1997;112:8-11, 221-226, 338-342, 410-417.
16. Allen KD, Wallace DP. Effectiveness of using non-contingent escape for general behavior management in a pediatric dental clinic. *J Appl Behav Anal*. 2013;46:723-737.
17. Roberts JF, Curzon ME, Koch G, et al. Review: behaviour management techniques in paediatric dentistry. *Eur Arch Paediatr Dent*. 2010;11:166-174.
18. Wright BZ, Kupietzky A. *Behavior Management in Dentistry for Children*. 2nd ed. Ames, IA: John Wiley and Sons; 2014.
19. Gustafsson A. Dental behaviour management problems among children and adolescents – a matter of understanding? Studies on dental fear, personal characteristics and psychosocial concomitants. *Swed Dent J*. 2010;(suppl 202):1-46.
20. Farhat-McHayleh N, Harfouche A, Souaid P. Techniques for managing behavior in pediatric dentistry: comparative study of live modeling and tell-show-do based on children's heart rates during treatment. *J Can Dent Assoc*. 2009;75:283.
21. Chambers DW. Managing anxieties of young dental patients. *ASDC J Dent Child*. 1970;37:363-373.
22. Erikson EH. Schlein S, ed. *A Way of Looking at Things – Selected Papers from 1930 to 1980*. New York: WW Norton & Co; 1987:1930.
23. American Academy of Pediatric Dentistry. *Guideline on behavior guidance for the pediatric dental patient*. http://www.aapd.org/media/Policies_Guidelines/G_BehavGuide.pdf.
24. de Paula DF Jr, Santos NC, da Silva ET, et al. Psychosocial impact of dental esthetics on quality of life in adolescents. *Angle Orthod*. 2009;79:1188-1193.
25. Scheffel DLS, Jeremias F, Fragelli CMB, et al. Esthetic dental anomalies as motive for bullying in schoolchildren. *Eur J Dent*. 2014;8:124-128.
26. Wadsworth BJ. *Piaget's Theory of Cognitive and Affective Development*. New York: Longman; 1989.
27. Oliver K, Manton DJ. Contemporary behavior management techniques in clinical pediatric dentistry: out with the old and in with the new? *J Dent Child*. 2015;82:22-28.
28. Elkind D. The teenager's reality. *Pediatr Dent*. 1987;9:337-341.
29. Walton W, Fields HW, Johnston WM, et al. Orthodontic appliance preferences of children and adolescents. *Am J Orthod Dentofacial Orthop*. 2010;138:698e1-698e12.

3
Estágios Iniciais do Desenvolvimento

VISÃO GERAL DO CAPÍTULO

Último período do desenvolvimento fetal e nascimento, 60

Lactância e primeira infância: os anos da dentição decídua, 61
Desenvolvimento físico nos anos pré-escolares, 61
Influências no desenvolvimento físico, 61
Maturação da função oral, 64
Erupção dos dentes decíduos, 65

Infância tardia: os anos da dentição mista, 66
Desenvolvimento físico na infância tardia, 66
Avaliação da idade esquelética e de outras idades de desenvolvimento, 66
Erupção dos dentes permanentes, 67
Sequência e época de erupção: idade dental, 74
Relações de espaço na substituição dos incisivos, 78
Relações de espaço na substituição dos caninos e molares decíduos, 81

Apesar de a proporção da cabeça em relação à massa corporal total começar a diminuir a partir do quarto mês de vida intrauterina por causa do gradiente cefalocaudal de crescimento discutido anteriormente, no nascimento, a cabeça ainda é quase metade da massa corporal total e representa o maior obstáculo à passagem do lactente pelo canal do parto. Tornar a cabeça mais longa e mais fina obviamente facilita o nascimento, e isso é obtido por uma distorção de sua forma (Figura 3.1). A mudança no formato é possível porque, ao nascimento, as fontanelas não calcificadas são relativamente grandes e persistem entre os ossos planos da

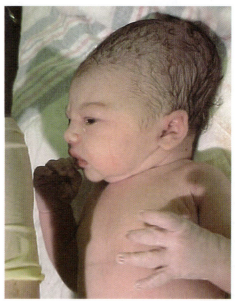

• **Figura 3.1** Esta fotografia de um recém-nascido mostra claramente a distorção da cabeça que acompanha (e facilita) a passagem pelo canal do parto. Observe que a cabeça foi espremida em um formato mais elíptico ou tubular ("cabeça em cone"), uma distorção possibilitada pela presença das fontanelas relativamente grandes.

Último período do desenvolvimento fetal e nascimento

Por volta do terceiro trimestre de vida intrauterina, o feto humano pesa aproximadamente 1.000 g e, apesar de ainda não estar de modo algum pronto para a vida fora do ambiente intrauterino protetor, pode, muitas vezes, sobreviver ao nascimento prematuro. Durante os últimos 3 meses da vida intrauterina, com o crescimento contínuo e rápido, a massa corporal triplica para aproximadamente 3.000 g. O desenvolvimento dentário, que começa no terceiro mês, continua rapidamente a partir daí (Tabela 3.1). O desenvolvimento de todos os dentes decíduos e dos primeiros molares permanentes começa bem antes do nascimento.

Tabela 3.1 Cronologia do desenvolvimento do dente – dentição decídua.

Dente	INÍCIO DA CALCIFICAÇÃO Superior	Inferior	COROA COMPLETA Superior	Inferior	ERUPÇÃO Superior	Inferior	RAIZ COMPLETA Superior	Inferior
Central	14 semanas no útero	14 semanas no útero	1,5 mês	2,5 meses	10 meses	8 meses	1,5 ano	1,5 ano
Lateral	16 semanas no útero	16 semanas no útero	2,5 meses	3 meses	11 meses	13 meses	2 anos	1,5 ano
Canino	17 semanas no útero	17 semanas no útero	9 meses	9 meses	19 meses	20 meses	3 anos e 3 meses	3 anos e 3 meses
Primeiro molar	15 semanas no útero	15 semanas no útero	6 meses	5,5 meses	16 meses	16 meses	2,5 anos	2 anos e 3 meses
Segundo molar	19 semanas no útero	18 semanas no útero	11 meses	10 meses	29 meses	27 meses	3 anos	3 anos

calvária. Conforme a cabeça é comprimida para dentro do canal do parto, a calvária pode aumentar em comprimento e diminuir em largura, adquirindo a forma tubular desejada, facilitando, assim, a passagem através do canal do nascimento.

A ausência relativa de crescimento da mandíbula no período pré-natal também torna o nascimento mais fácil, pois uma sínfise óssea proeminente seria um problema considerável na passagem pelo canal do parto. Muitos dentistas jovens, bem conscientes dos problemas ortodônticos que podem surgir posteriormente por causa da deficiência mandibular esquelética, ficam preocupados ao ver essa deficiência em seu próprio filho recém-nascido e precisam receber o reconforto de que isso é um fenômeno perfeitamente normal e, realmente, desejável. No pós-natal, a mandíbula cresce mais do que as outras estruturas faciais, e gradualmente as alcança chegando às proporções adultas finais.

Apesar das adaptações físicas que o facilitam, o nascimento é um processo traumático. Na melhor das hipóteses, ser lançado ao mundo exige um grande conjunto de adaptações fisiológicas. Por um curto período, o crescimento cessa e com frequência há um pequeno decréscimo no peso durante os primeiros 7 a 10 dias de vida. Tal interrupção no crescimento provoca um efeito físico nos tecidos esqueléticos que estão se formando, porque a sequência ordenada da calcificação é perturbada. O resultado é uma linha perceptível ao longo dos ossos e dentes que estão se formando. Entretanto, os ossos não são visíveis e são remodelados em tal extensão, que qualquer linha causada pela parada do crescimento ao nascimento seria logo recoberta de alguma forma.

Os dentes, por outro lado, são completamente visíveis, e a extensão de qualquer distúrbio de crescimento relacionado com o nascimento pode ser vista no esmalte, que não é remodelado. Quase todas as crianças têm uma "linha neonatal" na superfície dos dentes decíduos, cuja localização varia de um dente para o outro, dependendo do estágio do desenvolvimento ao nascimento (Figura 3.2). Sob circunstâncias normais, a linha é tão sutil que só pode ser vista se a superfície dental for ampliada; porém, se o período neonatal tiver sido complicado, pode ser formada uma área proeminente de esmalte pouco calcificado, manchado e distorcido.[1]

O nascimento não é a única circunstância que pode ter esse efeito. Como regra geral, os distúrbios do crescimento que duram de 1 a 2 semanas, ou mais, tal como os que acompanham o nascimento ou aqueles causados por uma enfermidade febril, deixarão marca visível no esmalte dos dentes que estão se formando nessa época. Os dentes permanentes, assim como os decíduos, podem ser afetados por enfermidades que ocorrem na lactância e na primeira infância.

Lactância e primeira infância: os anos da dentição decídua

Desenvolvimento físico nos anos pré-escolares

O padrão geral de desenvolvimento físico após o nascimento é uma continuação do padrão do período fetal tardio: o crescimento rápido continua, com um aumento relativamente constante em estatura e peso, apesar de a taxa de crescimento diminuir em porcentagem em relação ao tamanho corporal anterior (Figura 3.3).

Influências no desenvolvimento físico

As quatro circunstâncias a seguir merecem atenção especial:

1. Nascimento prematuro (baixo peso ao nascimento)
Lactentes pesando menos de 2.500 g ao nascimento têm maior risco de sofrerem problemas no período pós-natal imediato. Como o baixo peso ao nascimento é um reflexo de um nascimento

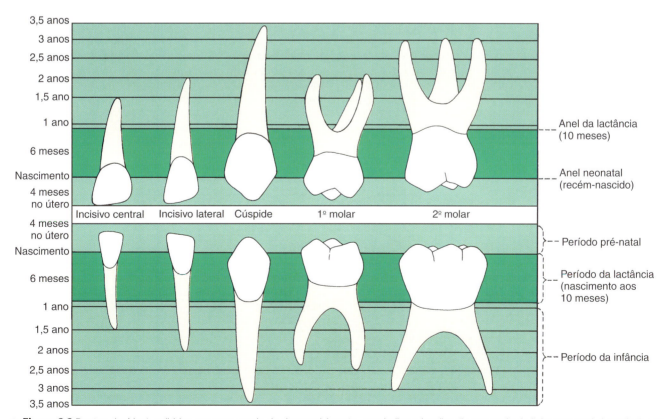

• **Figura 3.2** Dentes decíduos exibidos em uma escala de desenvolvimento, que indica a localização esperada da linha neonatal. A partir de um gráfico deste tipo, a época de uma enfermidade ou de eventos traumáticos que levam a distúrbios na formação do esmalte pode ser deduzida a partir da localização das linhas de esmalte nos vários dentes.

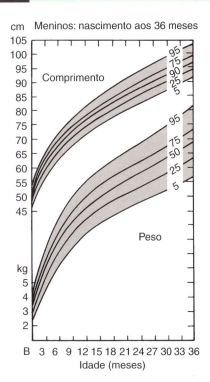

• **Figura 3.3** Gráficos de crescimento, em comprimento e peso na lactância, para meninos (as curvas para meninas são quase idênticas nessas idades). Observe o crescimento extremamente rápido na primeira infância, com uma progressiva diminuição da velocidade após os primeiros 6 meses. (Com base nos dados do National Center for Health Statistics, Washington, DC.)

prematuro, é razoável estabelecer o prognóstico com base no peso ao nascimento, e não na idade gestacional estimada. Até recentemente, as crianças nascidas com menos de 1.500 g geralmente não sobreviviam. Mesmo com os melhores serviços neonatais especializados atuais, as chances de sobrevida para lactentes com peso extremamente baixo ao nascimento (menos de 1.000 g) não são boas, apesar de algumas crianças serem salvas. Na verdade, o peso ao nascimento, a presença de enfermidade e o número de dias de vida são melhores preditores da sobrevida. Oitenta por cento das mortes de lactentes com peso extremamente baixo ao nascimento ocorrem nos primeiros 3 dias de vida; consequentemente, uma vez que um lactente tenha sobrevivido ao dia 4, a possibilidade de sobrevida aumenta drasticamente e depende mais da gravidade da enfermidade naquele momento.[2]

Todavia, se um lactente prematuro sobreviver ao período neonatal, há muitas razões para se esperar que o crescimento seguirá o padrão normal e que a criança superará gradualmente essas dificuldades iniciais (Figura 3.4). Pode-se esperar que os lactentes prematuros sejam pequenos durante o primeiro e o segundo anos de vida. Em muitos casos, no terceiro ano de vida, os lactentes prematuros e a termo não são distinguíveis quando da obtenção dos marcos de desenvolvimento. Embora tenha havido uma preocupação sobre a relação entre o lactente com peso extremamente baixo ao nascimento e a doença coronária posterior, isso não tem sido apoiado pelos ensaios clínicos atuais.[3] Para o ortodontista, um histórico de nascimento prematuro não é um indicador de problemas com tratamento ortodôntico na infância ou adolescência.

2. Enfermidade crônica

O crescimento esquelético é um processo que pode ocorrer apenas quando as outras exigências do indivíduo foram preenchidas. É necessária certa quantidade de energia para manter a vida. Precisa-se de quantidade adicional para a atividade física, e um incremento adicional é imprescindível para o crescimento. Para uma criança normal, talvez 90% da energia disponível deva ser "consumida" para preencher as exigências para a sobrevivência e atividade física, deixando 10% para o crescimento.

A enfermidade crônica altera esse equilíbrio, deixando relativamente menos energia disponível para sustentar o crescimento. As crianças cronicamente doentes ficam para trás em relação às crianças saudáveis e, se a enfermidade persistir, o déficit de crescimento é cumulativo. Um episódio de enfermidade aguda leva a uma interrupção temporária do crescimento, mas se esta for relativamente breve, não haverá efeito a longo prazo. Quanto mais crônica for a enfermidade, maior será o impacto cumulativo. Obviamente, quanto mais grave for a enfermidade, maior será o impacto em qualquer momento. As crianças com deficiências hormonais congênitas são um excelente exemplo. Se um hormônio é reposto, geralmente há

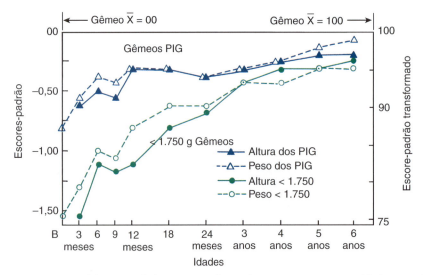

• **Figura 3.4** Curvas de crescimento para dois grupos de lactentes em risco: gêmeos pequenos para a idade gestacional *(PIG)* e gêmeos com menos de 1.750 g de peso ao nascimento (nascimento prematuro). Neste gráfico, 100 é o comprimento e o peso esperados para lactentes normais a termo. Observe a recuperação dos lactentes de baixo peso ao nascimento, com o decorrer do tempo. (Redesenhado de Lowery GH. *Growth and Development of Children*. 8th ed. Chicago: Year Book Medical Publishers; 1986.)

o restabelecimento do crescimento e recuperação do peso e altura normais (Figura 3.5). Um defeito cardíaco congênito pode ter efeito similar no crescimento, e efeitos do mesmo modo graves no crescimento podem estar associados ao reparo do defeito.[4] Em casos extremos, os estresses psicológico e emocional afetam o crescimento físico da mesma maneira que uma enfermidade crônica (Figura 3.6).

3. Estado nutricional

Para que o crescimento ocorra, deve haver um suprimento nutricional em excesso com relação à quantidade necessária para a simples sobrevida. Portanto, a nutrição cronicamente inadequada tem efeito similar à enfermidade crônica. Por outro lado, uma vez alcançado o equilíbrio nutricional, a ingestão adicional de alimentos não é um estímulo para o crescimento mais rápido. A nutrição adequada, assim como a saúde geral razoável, é uma condição necessária para o crescimento normal, mas não é um estímulo para esse crescimento.

4. Mudança secular no crescimento e no desenvolvimento

Um fenômeno interessante dos últimos 300 ou 400 anos, particularmente no século XX, foi o aumento generalizado na estatura da maioria dos indivíduos. Também houve diminuição na idade da maturação sexual, de modo que as crianças modernas crescem mais rápido e amadurecem mais cedo do que acontecia anteriormente.

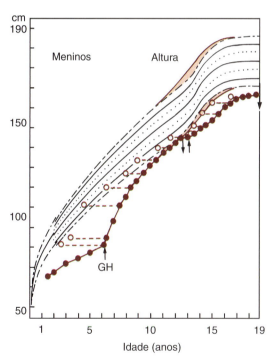

• **Figura 3.5** A curva para crescimento em função da altura para um menino com deficiência isolada de hormônio do crescimento. Nenhum tratamento foi possível até ele ter 6,2 anos de idade. Nesse ponto, o hormônio do crescimento (GH) ficou disponível e foi administrado regularmente a partir de então até os 19 anos de idade, exceto por 6 meses entre 12,5 e 13 anos de idade. O início e o término da administração de GH são indicados pelas setas. Os círculos vazios representam a altura marcada em gráfico em função da idade óssea; assim, o atraso na idade óssea é representado pelo comprimento de cada linha pontilhada horizontal. Tal atraso foi de 3,5 anos, no início do tratamento, e 0,8 ano, com a idade de 11 a 12 anos, quando se completou essencialmente a recuperação. Observe a taxa de crescimento muito rápida imediatamente após o tratamento ter começado, igual à taxa média de um lactente de 1 ano de idade. (Redesenhado de Tanner JM, Whitehouse RH. *Atlas of Children's Growth*. Londres: Academic Press; 1982.)

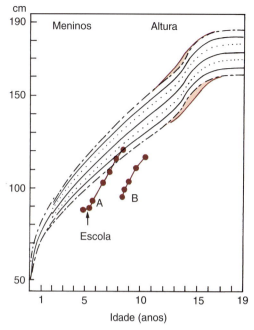

• **Figura 3.6** O efeito de uma alteração no ambiente social sobre o crescimento de duas crianças que tiveram um ambiente caseiro obviamente conturbado, mas sem causa orgânica identificável para o problema de crescimento. Quando ambas as crianças foram colocadas em um colégio interno especial, em que presumivelmente seu estresse psicossocial foi diminuído, ambas responderam com crescimento acima da média, apesar de a criança mais gravemente afetada ainda estar fora da variação normal 4 anos depois. Acredita-se que o mecanismo por meio do qual o estresse psicossocial pode afetar o crescimento de modo tão marcante seja a indução de uma deficiência reversível de hormônio do crescimento, acompanhada por um distúrbio do centro do apetite. (Redesenhado de Tanner JM, Whitehouse RH. *Atlas of Children's Growth*. Londres: Academic Press; 1982.)

Desde 1900, nos EUA, a altura média aumentou 5 a 7,65 cm, e a idade média das meninas na primeira menstruação – o sinal mais confiável de maturidade sexual – diminuiu em mais de 1 ano (Figura 3.7). Essa "tendência secular" em direção a um crescimento mais rápido e maturação mais precoce continuou na maioria dos países por todo o século XX[5] (p. ex., a idade média na Polônia de 1982 a 1984 era 13,2 anos, e 12,8 anos de 1992 a 1994), mas parece que está estabilizando nos países desenvolvidos atualmente.[6] Isso ainda significa que os sinais de maturação sexual aparecem em muitas garotas saudáveis muito mais cedo do que os padrões aceitos antigamente, que não foram atualizados para acompanhar essas mudanças seculares.

A tendência está, sem dúvida, relacionada a uma melhor nutrição, que permite ganho de peso mais rápido, que, por si só, pode disparar a maturação precoce. O crescimento físico requer a formação de proteína nova e é provável que a quantidade de proteína possa ter sido um fator limitante para muitas populações no passado.[7] Uma dieta adequada que era pobre em minerais, vitaminas ou outros componentes, necessários em pequenas quantidades, porém muito importantes, também pode ter limitado a taxa de crescimento no passado, de modo que mesmo uma pequena alteração para suprir os itens previamente deficientes possa, em algumas circunstâncias, ter permitido um aumento considerável no crescimento. Como uma tendência secular em direção a uma maturidade precoce também foi observada em populações cujo estado nutricional não pareceu ter melhorado significativamente, a nutrição pode não ser a única explicação. A exposição a substâncias químicas ambientais

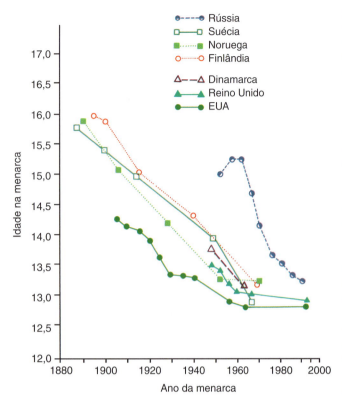

• **Figura 3.7** A idade da menarca diminuiu tanto nos EUA quanto nos países do norte da Europa na primeira metade do século XX. Na média, as crianças são agora maiores em qualquer idade do que no início da década de 1900, e elas também amadurecem mais rapidamente. Essa tendência secular parece ter se nivelado no início do século XXI. (Redesenhado de Tanner JM. *Foetus into Man*. Cambridge, Mass: Harvard University Press; 1978; dados de 1995 dos EUA de Herman-Giddens ME et al. *Pediatrics* 99:505-512, 1997; dados do Reino Unido de 1995 de Cooper C et al. *Br J Obstet Gynaecol* 103:814-817, 1996; dados da Rússia de Dubrova YE et al. *Hum Biol*. 67:755-767, 1995.)

que apresentam efeitos estrogênicos (como alguns pesticidas, por exemplo) podem ter contribuído para a maturação sexual precoce.

As alterações seculares nas proporções corporais, que presumivelmente refletem influências ambientais, também foram observadas. É interessante verificar que as proporções do crânio mudaram durante o último século, com a cabeça e a face ficando mais longas e mais estreitas.[7] Alguns antropologistas acreditam que tais alterações estejam relacionadas com a tendência de uma dieta mais macia e a menor carga funcional do esqueleto facial (ver Capítulo 5), mas não existem evidências concretas.

Maturação da função oral

As funções fisiológicas principais da cavidade oral são respiração, deglutição, mastigação e fala. Apesar de poder parecer estranho relacionar a respiração como uma função oral, uma vez que a principal via para a respiração é o nariz, as necessidades respiratórias são um determinante primário da postura da mandíbula e da língua.

Ao nascimento, se o recém-nascido sobreviver, uma via respiratória deve ser estabelecida dentro de alguns minutos e deve ser mantida a partir de então. Como Bosma[8] demonstrou com um estudo radiográfico clássico de recém-nascidos, para abrir a via respiratória, a mandíbula deve estar posicionada para baixo e a língua deve ser movimentada para baixo e para a frente, longe da parede faríngea posterior. Isso permite que o ar transite pelo nariz e ao longo da faringe

para dentro dos pulmões. Os recém-nascidos são obrigatoriamente respiradores nasais e não sobrevivem sem suporte médico imediato se a passagem nasal estiver bloqueada ao nascimento. Mais tarde, a respiração pela boca se torna fisiologicamente possível. Em todos os momentos durante a vida, as necessidades respiratórias podem alterar a base postural a partir da qual começam as atividades orais.

Os movimentos respiratórios são "praticados" dentro do útero, apesar de os pulmões não inflarem naquele período. A deglutição também ocorre durante os últimos meses da vida fetal e parece que o líquido amniótico deglutido pode ser um estímulo importante para a ativação do sistema imunológico do lactente.

Uma vez que tenha sido estabelecida uma via respiratória, a próxima prioridade fisiológica do recém-nascido é obter leite e transferi-lo para o sistema gastrintestinal. Isso é realizado de duas maneiras: mamando (não sugando, que frequentemente são confundidos) e deglutindo.

Os ductos lácteos dos mamíferos lactantes são circundados por musculatura lisa, que se contrai para expelir o leite. Para obter o leite, o lactente não tem que sugá-lo do seio da mãe e provavelmente não poderia fazê-lo. Em vez disso, o papel do lactente é estimular a musculatura lisa a se contrair e esguichar o leite para dentro de sua boca. Isso é feito pelo ato de mamar, que consiste em pequenos movimentos de mordida dos lábios, uma ação reflexa no lactente. Quando o leite é esguichado para dentro da sua boca, apenas é necessário que ele forme um canal com a língua e permita que o leite flua em direção posterior, para dentro da faringe e esôfago. Entretanto, a língua deve estar posicionada anteriormente, em contato com o lábio inferior, de modo que o leite seja realmente depositado nela.

Essa sequência de eventos define a deglutição de um lactente, que é caracterizada por contrações ativas da musculatura dos lábios, com a ponta da língua para a frente, em contato com o lábio inferior, e pela pouca atividade da musculatura posterior da língua ou faríngea. A posição da língua e lábio inferior é tão comum em lactentes que essa postura é normalmente adotada no repouso, e é frequentemente possível movimentar gentilmente o lábio do lactente e observar que a ponta da língua se movimenta com ele, quase como se os dois estivessem grudados (Figura 3.8). O reflexo de mamar e a deglutição do lactente normalmente desaparecem no primeiro ano de vida.

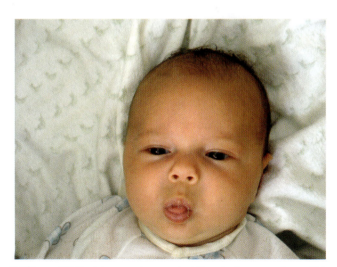

• **Figura 3.8** Posicionamento característico da língua contra o lábio inferior em um lactente de alguns meses de idade. Nesse estágio de desenvolvimento, o contato da língua com o lábio é mantido a maior parte do tempo.

À medida que o lactente amadurece, há uma ativação crescente dos músculos elevatórios da mandíbula durante a deglutição. Conforme são adicionados à dieta alimentos semissólidos, e eventualmente sólidos, é necessário que o lactente use a língua de maneira mais complexa para coletar o bolo alimentar, posicioná-lo no centro da língua e transportá-lo para trás. Os movimentos de mastigação de uma criança pequena tipicamente envolvem movimentar a mandíbula lateralmente conforme ela se abre, então trazê-la de volta à linha média e fechá-la, para colocar os dentes em contato com o alimento (Figura 3.9). Na época em que os molares decíduos começam a erupcionar, esse tipo de padrão de mastigação infantil é bem estabelecido. Ainda, nesse período, os movimentos mais complexos da parte posterior da língua promovem uma transição definitiva além da deglutição do lactente.

A maturação da função oral pode ser caracterizada, em geral, por seguir um gradiente de anterior para posterior. Ao nascimento, os lábios estão relativamente maduros e capazes de realizar a atividade vigorosa de mamar, enquanto as estruturas mais posteriores estão bastante imaturas. Com o tempo, desenvolvem-se a maior atividade pelas partes posteriores da língua e os movimentos mais complexos das estruturas faríngeas.

Esse princípio de maturação, de frente para trás, é geralmente bem ilustrado pela aquisição da fala. Ao nascer, os lábios são relativamente maduros e capazes de atividade de sucção vigorosa, enquanto as estruturas mais posteriores são bastante imaturas. Os primeiros sons da fala são os sons bilabiais /m/, /p/ e /b/, motivo pelo qual a primeira palavra de um bebê provavelmente será "mamãe" ou "papai". Algum tempo depois, as consoantes linguodentais como /t/ e /d/ aparecem. Os sons sibilantes /s/ e /z/, que exigem que a língua seja colocada próxima, mas não contra o palato, vêm ainda mais tarde. O último som da fala /r/, que requer posicionamento preciso da parte posterior da língua, comumente não é adquirido até os 4 ou 5 anos de idade.

Quase todos os lactentes dos tempos modernos iniciam alguma forma de hábito de sucção não nutritiva – sucção digital ou de algum objeto de forma similar a um dedo. Relatou-se que alguns fetos sugam seus polegares no útero, e a maioria dos lactentes o faz durante o período de 6 meses a 2 anos de vida, ou mais. Essa prática é, em parte, culturalmente determinada, pois as crianças nos grupos primitivos, que podem ter acesso imediato ao seio da mãe por longo período, raramente sugam qualquer outro objeto.[9]

Após a erupção dos molares decíduos durante o segundo ano de vida, o uso da mamadeira ou a amamentação contínua no seio materno são substituídos pela ingestão de líquidos no copo, e o número de crianças com hábitos de sucção não nutritiva diminui. Quando a atividade de sucção é interrompida, uma transição contínua no padrão de deglutição leva à aquisição de um padrão adulto. Esse tipo de deglutição é caracterizado por uma interrupção da atividade do lábio (i. e., lábios relaxados, a colocação da ponta da língua contra o processo alveolar atrás dos incisivos superiores e os dentes posteriores colocados em oclusão durante a deglutição). Todavia, enquanto persistirem os hábitos de sucção, não haverá uma transição total para a deglutição adulta.

As pesquisas das crianças norte-americanas indicam que, por volta dos 8 anos de idade, aproximadamente 60% atingiram a deglutição adulta, enquanto os restantes 40% ainda estão em uma fase de transição.[10] Após os hábitos de sucção terem sido extinguidos, uma transição completa para a deglutição adulta pode levar alguns meses. Contudo, isso é complicado pelo fato de que uma mordida aberta anterior, que pode muito bem ocorrer se um hábito de sucção tiver persistido por longo período, pode atrasar a transição ainda mais, em virtude da necessidade fisiológica de selamento do espaço anterior. A relação entre a posição da língua e o padrão de deglutição com a má oclusão será discutida mais adiante, no Capítulo 5.

O padrão de mastigação do adulto é completamente diferente daquele de uma criança típica: um adulto comumente abre a mandíbula direto para baixo e então a movimenta lateralmente e traz os dentes para o contato, enquanto a criança move a mandíbula lateralmente na abertura (ver Figura 3.9). A transição do padrão de mastigação infantil para o adulto desenvolve-se em conjunto com a erupção dos caninos permanentes, por volta dos 12 anos de idade. É interessante observar que os adultos que não atingem a função normal dos caninos, por causa de uma mordida aberta anterior grave, mantêm o padrão de mastigação infantil.

Erupção dos dentes decíduos

Ao nascimento, nem o processo alveolar maxilar nem o mandibular estão bem desenvolvidos. Ocasionalmente, um "dente natal" está presente, apesar de os primeiros dentes decíduos normalmente não erupcionarem antes dos 6 meses de idade, aproximadamente. O dente natal pode ser um dente supranumerário, formado por uma aberração no desenvolvimento da lâmina dental, mas de maneira genérica é meramente um incisivo central normal, mas muito precoce. Por causa da possibilidade de ele ser perfeitamente comum, esse dente natal não deve ser extraído inadvertidamente.

A época e a sequência de erupção dos dentes decíduos são mostradas na Tabela 3.1. A época de erupção é relativamente variável: até 6 meses de antecedência ou atraso estão dentro da variação normal. Entretanto, a sequência de erupção é normalmente preservada. Pode-se esperar que os incisivos centrais inferiores

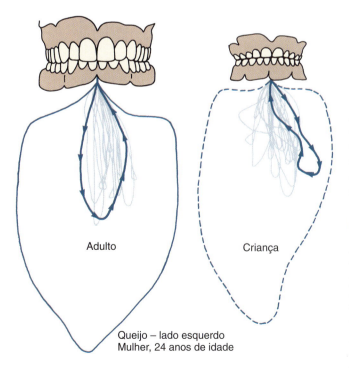

• **Figura 3.9** Movimentos mastigatórios de um adulto em comparação aos de uma criança. As crianças movimentam a mandíbula lateralmente na abertura, enquanto os adultos fazem uma abertura reta para baixo e então movimentam a mandíbula lateralmente. (Redesenhada de Lundeen HC, Gibbs CH. *Advances in Occlusion.* Boston, Mass: John Wright's PSG; 1982.)

erupcionam primeiro, logo seguidos pelos outros incisivos. Após um intervalo de 3 a 4 meses, erupcionam os primeiros molares inferiores e superiores, seguidos pelos caninos inferiores e superiores, após 3 ou 4 meses, que quase preenchem o espaço entre o incisivo lateral e o primeiro molar. A dentição decídua normalmente está completa entre os 24 e os 30 meses, conforme erupcionam os segundos molares inferiores e então os superiores.

O espaçamento é normal em toda a porção anterior da dentição decídua, mas é mais notável em duas localizações, chamadas de *espaços primatas* (a maioria dos primatas não humanos apresenta esses espaços por toda a vida, daí o nome). Na arca dentária superior, o espaço primata está localizado entre os incisivos laterais e os caninos, enquanto na arcada inferior, o espaço está entre os caninos e os primeiros molares decíduos (Figura 3.10). Os espaços primatas estão normalmente presentes a partir do momento em que os dentes erupcionam. Os espaços de desenvolvimento entre os incisivos geralmente estão presentes desde o início, mas se tornam um pouco mais largos conforme a criança cresce e os processos alveolares se expandem. O espaçamento generalizado dos dentes decíduos é um requisito para o correto alinhamento dos incisivos permanentes.

Infância tardia: os anos da dentição mista

Desenvolvimento físico na infância tardia

A infância tardia, dos 5 ou 6 anos de idade até o início da puberdade, é caracterizada por alterações sociais e comportamentais importantes (ver Capítulo 2), mas o padrão de desenvolvimento físico do período anterior continua. Todavia, deve-se ainda considerar as diferentes taxas normais de crescimento para os diferentes sistemas teciduais. A disparidade máxima no desenvolvimento de diferentes sistemas teciduais ocorre na infância tardia (ver Figura 2.2).

Em torno dos 7 anos de idade, uma criança essencialmente completou seu crescimento neural. O cérebro e a calvária já têm o seu tamanho definido, e nunca será necessário comprar para uma criança um boné maior por causa do crescimento (a menos, é claro, pelo crescimento do cabelo não cortado). O tecido linfoide por todo o corpo prolifera até próximo dos níveis usuais de adultos, e as tonsilas e as adenoides são comuns. Ao contrário, o crescimento dos órgãos sexuais mal começou e o crescimento corporal geral está avançando apenas lentamente. Durante a primeira infância, o ritmo rápido de crescimento corporal geral declina e então se estabiliza em um nível menor, moderado, durante a infância tardia. Tanto a nutrição quanto a saúde geral podem influenciar o nível em que ocorre a estabilização.

Avaliação da idade esquelética e de outras idades de desenvolvimento

No planejamento do tratamento ortodôntico, pode ser importante saber quanto resta do crescimento esquelético, de modo que uma avaliação da idade esquelética é frequentemente necessária. Isso é particularmente importante quando o período de tratamento para os pacientes de classe II é considerado, porque é mais eficaz quando é feito durante o surto de crescimento da adolescência. Uma avaliação confiável da idade esquelética deve ser baseada no estado de maturação dos marcadores dentro do sistema esquelético.

A ossificação dos ossos da mão e do punho foi por muitos anos o guia para o desenvolvimento esquelético (Figura 3.11). Uma radiografia de mão e punho fornece uma vista de cerca de 30 pequenos ossos, todos eles com uma sequência previsível de ossificação. Apesar de a análise de um osso isolado não ser diagnóstica, uma avaliação do nível de desenvolvimento dos ossos no punho, mão e dedos pode fornecer um quadro preciso do estado de desenvolvimento esquelético de uma criança. Para isso, uma radiografia de mão e punho do paciente é simplesmente comparada com as imagens radiográficas-padrão em um atlas do desenvolvimento da mão e do punho.[13] Foi demonstrado que os estágios de desenvolvimento da mão e do punho correlacionam-se razoavelmente bem com o surto adolescente de crescimento da mandíbula.

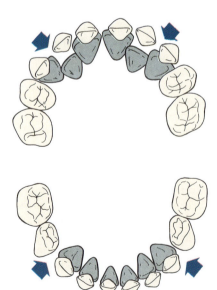

• **Figura 3.10** As coroas dos incisivos permanentes (*cinza*) posicionam-se lingualmente às coroas dos incisivos decíduos (*bege*), particularmente no caso dos laterais superiores. As *setas* apontam os espaços primatas.

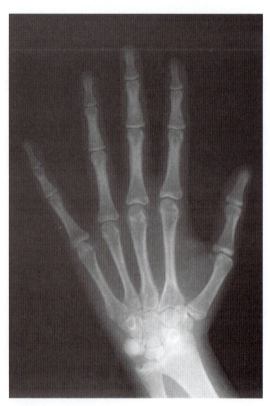

• **Figura 3.11** Uma radiografia de mão e punho pode ser utilizada para avaliar a idade esquelética, pela comparação do grau de ossificação dos ossos do punho, da mão e dos dedos com as imagens em um atlas-padrão de desenvolvimento de mão e punho.

Uma avaliação similar da idade esquelética baseada nas vértebras cervicais, como visto em uma radiografia cefalométrica (o método de maturação vertebral cervical [MVC]), foi desenvolvida.[14] As características nas quais se baseia o amadurecimento vertebral são descritas e ilustradas na Figura 3.12. Como as radiografias cefalométricas são obtidas rotineiramente para os pacientes de ortodontia, esse método tem a vantagem de descartar a necessidade de uma radiografia adicional. Apesar de alguns relatos recentes terem questionado a precisão da idade esquelética derivada das vértebras cervicais,[15] com um estudo concluindo que a idade cronológica é um bom preditor com o método MVC,[16] inúmeros outros estudos concluíram que a confiabilidade intraobservador e interobservador é muito boa, aproximadamente a mesma das radiografias de mão e punho, e um estudo prospectivo recente forneceu uma análise da literatura e confirmou esse achado.[17] Um resumo razoável dos dados atuais é que (1) a melhora na avaliação do estado do crescimento com relação ao pico do crescimento na adolescência a partir de radiografias de mão e punho, se houver, não vale a radiação adicional, exceto em circunstâncias especiais, e (2) a MVC é um melhor preditor para o período do surto de crescimento na adolescência do que a idade cronológica.

As idades de desenvolvimento baseadas em qualquer um dos inúmeros critérios podem ser estabelecidas se houver alguma escala a partir da qual o progresso de uma criança possa ser medido. Por exemplo, pode-se medir a posição de uma criança em uma escala de comportamento, comparando-a aos comportamentos apropriados para 5 ou para 7 anos de idade. Na realidade, a idade comportamental pode ser importante no tratamento odontológico das crianças, uma vez que é difícil realizar um tratamento satisfatório se a criança não puder ser induzida a se portar adequadamente e a cooperar. A avaliação da idade comportamental é tratada de modo mais abrangente na seção sobre desenvolvimento social e comportamental no Capítulo 2.

A correlação entre as idades de desenvolvimento de todos os tipos e a idade cronológica é muito boa, assim como as correlações biológicas (Figura 3.13). Para a maioria dos indicadores de desenvolvimento, o coeficiente de correlação entre o estado de desenvolvimento e a idade cronológica é de aproximadamente 0,8. A capacidade de prever uma característica a partir de outra varia conforme o quadrado do coeficiente de correlação, de modo que a probabilidade de prognóstico do estágio de desenvolvimento, conhecendo-se a idade cronológica, ou vice-versa, é $(0,8)^2 = 0,64$. Haveria duas chances em três de prever uma a partir da outra. A correlação da idade dental com a idade cronológica (discutida em detalhes posteriormente) não é tão boa, cerca de 0,7, o que significa que há uma possibilidade de aproximadamente 50% de se prever o estágio de desenvolvimento dental a partir da idade cronológica.

É interessante observar que as idades de desenvolvimento se correlacionam melhor entre si do que as idades de desenvolvimento se correlacionam com a idade cronológica. Apesar da caricatura, em nossa sociedade, de crianças com avanços intelectuais, mas com retardo social e físico, há chances de que uma criança que tenha avanços em uma característica (p. ex., idade esquelética) seja avançada em outras também. É provável que uma criança de 8 anos de idade com aparência e comportamento maduros também tenha uma idade esquelética avançada, e é razoável que tenha desenvolvimento precoce da dentição. O que na verdade irá ocorrer em qualquer indivíduo está sujeito a uma variedade quase infinita de variações da raça humana, e a magnitude dos coeficientes de correlação não deve deixar de ser considerada. Infelizmente, para os dentistas que querem examinar apenas os dentes, as variações no desenvolvimento dental mostram que geralmente é necessário avaliar as idades esquelética, comportamental e de desenvolvimento no planejamento do tratamento odontológico.

Erupção dos dentes permanentes

A erupção de qualquer dente pode ser dividida em vários estágios. Isso inclui os dentes decíduos. Os princípios fisiológicos que formam a base da erupção, que serão discutidos nesta seção, não são diferentes para os dentes decíduos, apesar da reabsorção da raiz que, por fim, causa a sua perda. A natureza da erupção e seu controle antes da emergência do dente na boca são um pouco diferentes da erupção depois da emergência; iremos considerar esses estágios principais separadamente.

Erupção pré-emergente

Durante o período em que a coroa de um dente está sendo formada, há uma inclinação vestibular muito lenta do folículo do dente dentro do osso, mas essa inclinação folicular não é atribuída ao mecanismo de erupção em si. Na realidade, a quantidade de mudança na posição do folículo dental é tão pequena que é observável apenas com experimentos de coloração vital e que um folículo pode ser utilizado como marcador natural em estudos radiográficos de crescimento. O movimento eruptivo começa logo após a raiz iniciar sua formação. Isso confirma a ideia de que a atividade metabólica dentro do ligamento periodontal é necessária para a erupção.

Dois processos são imprescindíveis para a erupção pré-emergente. Primeiro, deve haver reabsorção do osso e das raízes dos dentes decíduos que recobrem a coroa do dente em erupção; segundo, um mecanismo propulsor deve movimentar o dente na direção em que o caminho foi liberado (Figura 3.14). Apesar de os dois mecanismos normalmente operarem em conjunto, em algumas circunstâncias não o fazem. As investigações dos resultados de uma falha da reabsorção óssea ou, alternativamente, de uma falha do mecanismo propulsor quando a reabsorção óssea é normal, promoveram uma grande visão do controle da erupção pré-emergente.

A reabsorção óssea defeituosa ocorre em uma espécie mutante de camundongos, apropriadamente denominada *ia*, de *incisivos ausentes*. Nesses animais, a falta de reabsorção óssea significa que os incisivos não podem erupcionar e que eles nunca aparecem na boca. A não erupção dos dentes resultante de uma falha da reabsorção óssea também ocorre em seres humanos, como, por exemplo, na síndrome de displasia cleidocraniana (Figura 3.15). Em crianças com essa condição, não apenas a reabsorção dos dentes decíduos e do osso são deficientes, como também a gengiva bastante fibrosa e os múltiplos dentes supranumerários impedem a erupção normal. Todos esses obstáculos servem para bloquear mecanicamente os dentes sucedâneos (aqueles que vão substituir os dentes decíduos) de erupcionar. Se as interferências forem retiradas, os dentes geralmente erupcionam e podem ser colocados em oclusão.

Foi demonstrado experimentalmente, em animais, que a taxa de reabsorção óssea e a taxa de erupção dental não são controladas fisiologicamente pelo mesmo mecanismo. Por exemplo, se o germe dentário do pré-molar de um cachorro for amarrado com fios à borda inferior da mandíbula, o dente não pode mais erupcionar por causa dessa obstrução mecânica, mas a reabsorção do osso sobrejacente procede em seu ritmo normal, resultando em uma cavidade cística grande que recobre o germe dentário amarrado com fio.

Em várias ocasiões, o mesmo experimento foi feito inadvertidamente em uma criança. Se um dente permanente não erupcionado for amarrado com fio ao osso adjacente quando uma fratura mandibular for reparada, como no caso da criança mostrada na Figura 3.16, o resultado é o mesmo de experimentos em animais: a erupção do dente cessa, mas a reabsorção óssea para liberar uma via de erupção continua.

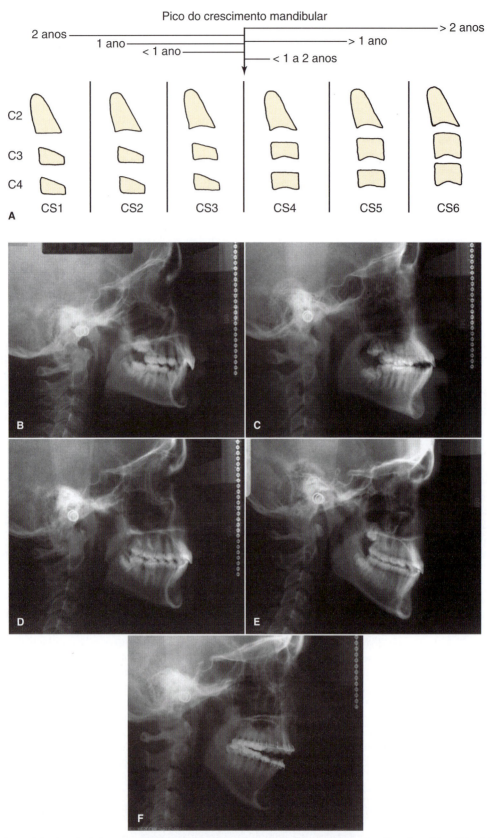

• **Figura 3.12** Idades vertebrais calculadas a partir da imagem das vértebras cervicais vistas em uma radiografia cefalométrica lateral. **A.** Desenhos e descrições dos estágios. **B.** Estágio 2, indicando que o crescimento do pico de crescimento púbere ainda será em 1 ano ou mais. **C.** Estágio 3, que na média é menos de 1 ano antes do pico de crescimento púbere. **D.** Estágio 4, tipicamente 1 ano ou mais além do pico de crescimento púbere. **E.** Estágio 5, mais de 1 ano além do pico de crescimento púbere, provavelmente com mais crescimento vertical do que o anteroposterior remanescente. **F.** Estágio 6, mais de 2 anos além do pico de crescimento púbere (contudo, em um paciente com um problema esquelético grave, especialmente crescimento mandibular excessivo, não necessariamente pronto para cirurgia, a melhor maneira de determinar o término do crescimento são as radiografias cefalométricas seriadas). (**A.** de Baccetti T, Franchi L, McNamara JA Jr. Sem Orthod 11:119-129, 2005.)

Parece claro, portanto, que a reabsorção é o fator limitante da taxa de erupção pré-emergente. Normalmente, o osso sobrejacente e os dentes decíduos são reabsorvidos e o mecanismo propulsor então movimenta o dente para o espaço criado pela reabsorção. O sinal para a reabsorção do osso sobre a coroa do dente é ativado pela formação da coroa, que também remove a inibição dos genes que são necessários para a formação da raiz e para a inibição da camada de osteoclastos que se forma logo acima da parte superior da coroa e cria a via de erupção. Como a reabsorção é o fator que controla, a formação ativa da raiz não é necessária para a liberação contínua de uma via de erupção ou para o movimento de um dente ao longo dela. Um dente irá erupcionar continuamente após sua área apical ter sido removida, de modo que a proliferação das células associadas ao comprimento da raiz não é uma parte essencial do mecanismo. Normalmente, a taxa de erupção é tal que a área apical permanece no mesmo local, enquanto a coroa se move para oclusal, mas, se a erupção for mecanicamente bloqueada, a área apical em proliferação irá se movimentar na direção oposta, induzindo a reabsorção em que ela normalmente não ocorre (Figura 3.17). Isso, com frequência, causa uma distorção da forma da raiz, que é chamada de *dilaceração*.

O mesmo padrão de dentes não erupcionados que não seguem o trajeto de erupção que foi liberado para eles também é visto na síndrome humana rara, mas agora bem documentada, chamada falha primária de erupção (FPE)[18] (ver Capítulo 12, Figura 12.4). Nesses pacientes, entretanto, o motivo da falha de erupção é diferente. Os dentes não são impedidos de erupcionar mecanicamente, visto que, ao serem expostos cirurgicamente, não há evidências de anquilose. Em vez disso, parece que há defeito no mecanismo de propulsão do dente ao longo do trajeto de erupção.

Uma mutação no gene receptor do hormônio da paratireoide (*PTHR1*) foi identificada, e um teste genético para confirmar o diagnóstico é possível; no entanto, os estudos com famílias indicam que outros genes estão envolvidos e a mutação específica que foi identificada não é encontrada em todos os pacientes.[19] Os dentes envolvidos não respondem à força ortodôntica e não podem ser movidos para a posição, o que evidencia uma anormalidade do ligamento periodontal. O diagnóstico e o tratamento de pacientes com FPE são discutidos no Capítulo 12.

Apesar dos muitos anos de estudo, o mecanismo preciso por meio do qual a força propulsora é gerada permanece desconhecido. Parece que o mecanismo de propulsão, anterior à emergência de um dente na boca, e o mecanismo após um dente emergir são diferentes. A partir de estudos em animais, sabe-se que as substâncias que interferem no desenvolvimento de encadeamentos cruzados na maturação do colágeno também interferem na erupção, o que torna atraente a teoria de que o encadeamento

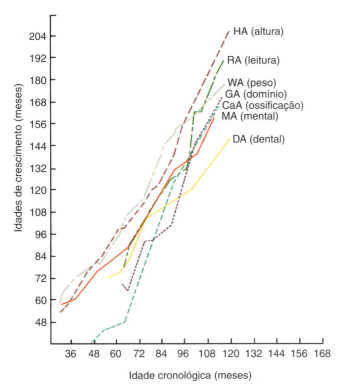

• **Figura 3.13** Alterações nos vários parâmetros de desenvolvimento para uma criança normal. Observe que essa criança estava adiantada para sua idade cronológica em essencialmente todos os parâmetros, e que todos estavam razoavelmente bem correlacionados. Para esse indivíduo, como para muitas crianças, a idade dental se correlacionou menos com o grupo de indicadores de desenvolvimento do que qualquer outro. (Redesenhada de Lowery GH. *Growth and Development of Children*. 6th ed. Chicago: Year Book Medical Publishers; 1973.)

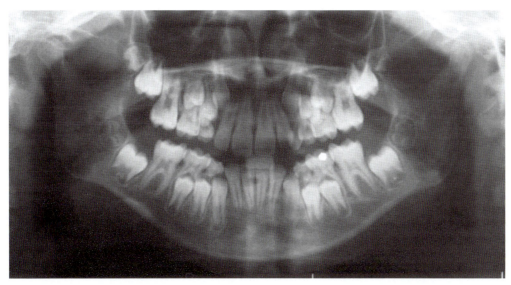

• **Figura 3.14** Radiografia panorâmica da erupção normal em um menino de 10 anos de idade. Observe que os dentes permanentes erupcionam conforme a reabsorção dos dentes decíduos e do osso ocorre. A reabsorção deve ocorrer para tornar a erupção possível.

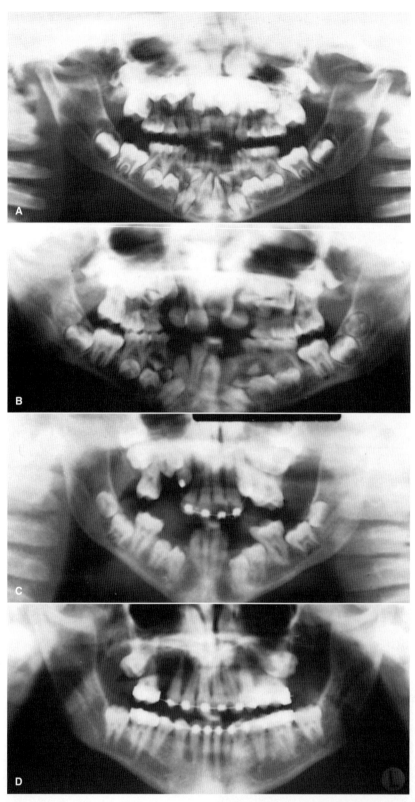

• **Figura 3.15 A.** Radiografia panorâmica de um paciente de 8 anos de idade com displasia cleidocraniana, mostrando os traços característicos dessa condição. Na displasia cleidocraniana, os dentes sucedâneos não erupcionam por causa da reabsorção anormal do osso e dos dentes decíduos, e assim a erupção dos dentes não sucedâneos é atrasada pela gengiva fibrótica. Os dentes supranumerários, com frequência, também estão presentes, como nesse paciente, criando obstrução mecânica adicional. Se a obstrução à erupção for removida, os dentes podem erupcionar espontaneamente ou ser trazidos para a arcada dental com força ortodôntica. **B.** 10 anos de idade, após remoção cirúrgica dos incisivos decíduos e supranumerários e a exposição dos incisivos permanentes. **C.** 14 anos de idade, após o tratamento ortodôntico para trazer os incisivos para a boca e remoção cirúrgica dos caninos e molares decíduos, assim como dentes supranumerários naquela área. **D.** 16 anos de idade, durante a finalização do tratamento ortodôntico, para colocar os dentes restantes em oclusão. O segundo pré-molar superior direito ficou anquilosado, mas os outros dentes responderam satisfatoriamente ao tratamento.

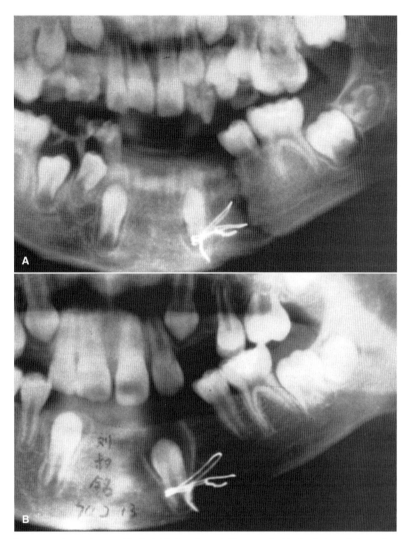

• **Figura 3.16** Radiografias de um menino cuja mandíbula foi fraturada aos 10 anos de idade. **A.** Imediatamente após a fratura, quando os fios metálicos foram colocados para estabilizar os segmentos ósseos. Um dos fios, inadvertidamente, fixou o canino esquerdo inferior ao osso, simulando os experimentos de Cahill com animais. **B.** Um ano depois. Observe que a reabsorção óssea sobre a coroa do canino ocorreu normalmente, liberando sua via de erupção, apesar de ele não ter se movimentado. (Cortesia de Dr. John Lin.)

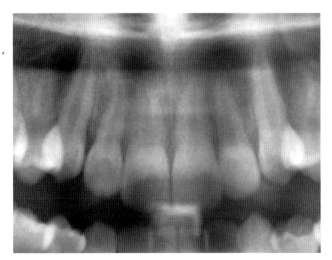

• **Figura 3.17** Observe, neste menino de 12 anos de idade, a curvatura do ápice radicular do incisivo lateral superior direito. A deformação da forma da raiz dental é chamada de *dilaceração* e pode ser significativamente mais grave do que neste exemplo. Ela normalmente ocorre conforme a erupção de um dente é impedida; contudo, um dente pode continuar a erupcionar normalmente após ocorrer a dilaceração.

cruzado na maturação do colágeno no ligamento periodontal fornece a força propulsora. Isso parece ocorrer quando um dente entra em funcionamento, mas as fibras de colágeno não estão bem organizadas antes da emergência de um dente no ambiente oral – o que significa que a maturação do colágeno não pode ser o mecanismo primário para movimentar um dente ao longo de sua via de erupção pré-emergente.

Outras possibilidades para o mecanismo propulsor pré-emergente, além da maturação do colágeno, são as variações localizadas na pressão ou fluxo sanguíneo, as forças derivadas da contração dos fibroblastos e as alterações nas substâncias de base extracelulares do ligamento periodontal, similares àquelas que ocorrem nos géis tixotrópicos.[19]

Erupção pós-emergente

Uma vez que um dente tenha emergido na boca, ele erupciona rapidamente até aproximar-se do nível oclusal e fica sujeito às forças de mastigação. Nesse ponto, sua erupção torna-se mais lenta, ele atinge o nível oclusal dos outros dentes, estabelece completa função e a erupção é quase interrompida. O estágio de erupção relativamente rápida, a partir do momento em que um dente penetra pela primeira vez na gengiva até o momento em que ele atinge o nível oclusal, é chamado de *surto pós-emergente*, em contraste com a fase seguinte de erupção muito lenta, chamada de *equilíbrio oclusal juvenil*.

Nos anos 1990, novos instrumentos possibilitaram rastrear os movimentos a curto prazo de um dente durante o surto pós-emergente, e foi mostrado que a erupção ocorre apenas durante um período crítico entre 20h00 e meia-noite ou 1h00 (Figura 3.18).[20] Durante as primeiras horas da madrugada e do dia, o dente para de erupcionar e, com frequência, introduz-se levemente. As diferenças do dia e da noite na erupção dental parecem refletir um ritmo circadiano subjacente, provavelmente relacionado ao ciclo muito similar da liberação do hormônio do crescimento. Experimentos com a aplicação de pressão contra um pré-molar em processo de erupção sugerem que a erupção é interrompida pela força durante apenas 1 a 3 minutos, de modo que o contato do alimento com o dente em processo de erupção, ainda que fora de contato com seu antagonista, não explique o ritmo eruptivo diário (Figura 3.19).[21] Nos seres humanos, a erupção dos pré-molares que estão se movimentando a partir da emergência gengival em direção à oclusão mostrou ser afetada pela alteração do fluxo de sangue na área apical. Isso sugere que o fluxo de sangue é pelo menos um fator contribuinte no mecanismo de erupção até aquele ponto.[22]

O mecanismo de erupção pode ser diferente após a emergência – o encadeamento cruzado do colágeno no ligamento periodontal é mais evidente após um dente entrar em função oclusal; portanto, o encurtamento das fibras de colágeno como mecanismo parece ser mais provável – e o mecanismo de controle certamente é diferente. Parece óbvio que conforme um dente se torna sujeito a forças de mastigação, que se opõem à erupção, a taxa geral de erupção fica mais lenta; de fato, é exatamente isso que ocorre. Nos seres humanos, após os dentes atingirem o nível oclusal, a erupção torna-se quase imperceptivelmente lenta, apesar de ela continuar definitivamente. Durante o equilíbrio juvenil, os dentes que estão em funcionamento erupcionam em uma taxa que se equipara à taxa de crescimento vertical do ramo da mandíbula (Figura 3.20). Conforme a mandíbula cresce, ela se movimenta para longe da maxila, criando um espaço no qual os dentes erupcionam. Entretanto, não se sabe exatamente como a erupção é controlada, de modo que ela se equipare ao crescimento da mandíbula, e, como alguns dos problemas ortodônticos mais difíceis surgem quando a erupção não coincide com o crescimento, essa é uma área importante para futuros estudos.

A quantidade de erupção necessária para compensar o crescimento dos maxilares pode ser mais bem avaliada quando um dente se torna anquilosado (*i. e.*, fundido ao osso alveolar). Um dente anquilosado parece submergir durante um período conforme os outros dentes continuam a erupcionar, enquanto ele permanece no mesmo nível vertical (Figura 3.21). O caminho total de erupção de um primeiro molar permanente é de aproximadamente 2,5 cm. Quase metade dessa distância é percorrida após o dente atingir o nível oclusal e estar em funcionamento. Se o primeiro molar ficar anquilosado em uma idade precoce, o que felizmente é raro, ele pode "submergir" a tal ponto que o dente é coberto novamente pela gengiva conforme os outros dentes erupcionam e trazem o osso alveolar juntamente com eles (Figura 3.22).

Uma vez que a taxa de erupção ocorre paralelamente ao crescimento dos maxilares, não é surpreendente o fato de que o surto púbere na erupção dos dentes acompanhe o surto púbere no crescimento maxilomandibular. Isso reforça o conceito de que após um dente estar em oclusão, a taxa de erupção é controlada pelas forças que se opõem à erupção, não por aquelas que a promovem. As forças que se opõem à erupção do dente são aquelas da mastigação e também, talvez, as forças de pressão de tecidos moles dos lábios, bochechas ou língua em contato com os dentes. Se a erupção ocorrer apenas durante os períodos de repouso, as

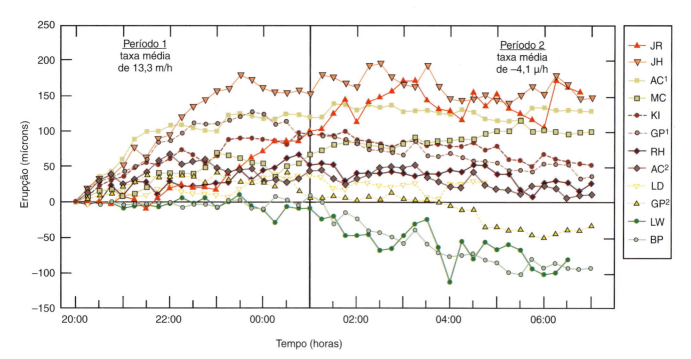

• **Figura 3.18** Gráficos de erupção dos segundos pré-molares humanos observados por meio de um cabo de fibra óptica em um microscópio com vídeo, que fornece uma resolução de 1 a 2 mícrons, das 20h00 às 6h00. Observe o padrão consistente de erupção no final da tarde, diminuindo para nenhuma erupção, ou até intrusão, próximo da meia-noite, sem erupção adicional após esse horário. Com isso, fica claro que a erupção ocorre apenas durante algumas horas críticas no final da tarde. (Redesenhada de Risinger RK, Proffit WR. *Arch Oral Biol.* 41:779-786, 1996.)

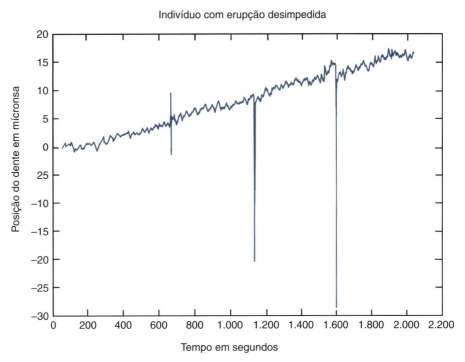

• **Figura 3.19** Gráficos de erupção para um segundo pré-molar humano observado por meio de magnificação de Moire, que fornece uma resolução de 0,2 mícron, durante um período de 30 min no final da tarde, quando uma força que se opõe à erupção foi aplicada enquanto a erupção ativa estava ocorrendo. Observe que o dente erupcionou quase 10 mícrons durante esse curto período. Os bloqueios verticais são artefatos de movimento produzidos por uma força aplicada; um ciclo de curta duração sobreposto sobre a curva de erupção (significância desconhecida) também pode ser observado. As aplicações de força ou não têm efeito sobre a erupção, como nesse indivíduo, ou produzem uma depressão transitória de erupção, que dura menos que 2 min. (Redesenhado de Gierie WV, Paterson RL, Proffit WR. *Arch Oral Biol.* 44:423-428, 1999.)

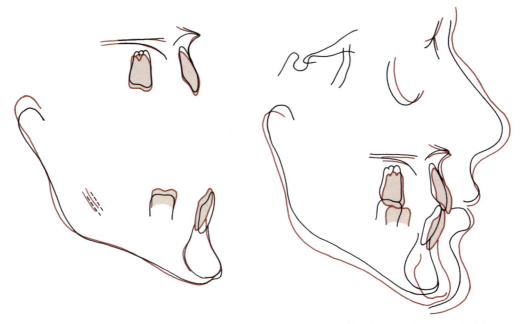

• **Figura 3.20** A quantidade de erupção dental, após os dentes terem entrado em oclusão, é igual ao crescimento vertical do ramo em um paciente que está crescendo normalmente. O crescimento vertical aumenta o espaço entre os maxilares, e os dentes superiores e inferiores normalmente compartilham esse espaço igualmente. Observe a erupção equivalente dos molares superiores e inferiores nesse paciente, com idade entre 10 (*preto*) e 14 anos (*vermelho*). Este é um padrão de crescimento normal.

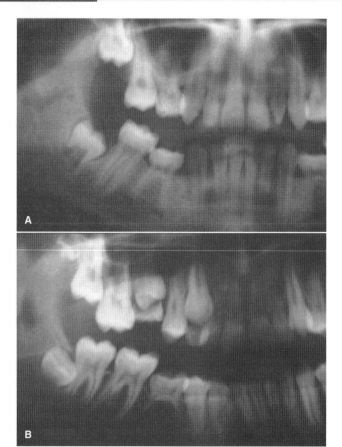

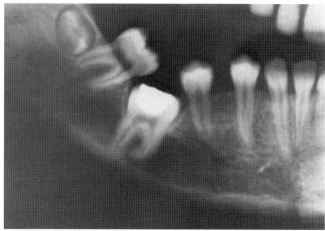

• **Figura 3.21 A.** Neste paciente, cujos pré-molares estavam congenitamente ausentes, o segundo molar decíduo inferior direito ficou anquilosado bem antes de a erupção dos outros dentes ter sido completada. Sua submersão aparente é na realidade causada pelo fato de os outros dentes terem erupcionado. Observe que o primeiro molar permanente inferior ficou inclinado no sentido mesial sobre o molar decíduo submerso. Na arcada superior o segundo molar decíduo erupcionou juntamente com o canino e primeiro molar permanentes. **B.** Neste paciente, um segundo molar

• **Figura 3.22** O primeiro molar nesta garota de 15 anos de idade parou de erupcionar logo após o seu surgimento na boca aos 6 ou 7 anos de idade. Quando o dentista realizou uma restauração oclusal, o dente estava aparentemente próximo da oclusão, bem posicionado na cavidade oral. Isso ilustra bem a quantidade de erupção que deve ocorrer após o contato oclusal inicial dos primeiros molares.

pressões dos tecidos moles (pela posição da língua durante o sono, por exemplo) provavelmente são mais importantes no controle da erupção do que as grandes pressões durante a mastigação. As pressões leves e de longa duração são mais importantes na produção do movimento dental ortodôntico (ver Capítulo 8); portanto, também parece lógico que as pressões leves, porém prolongadas, afetem a erupção. Qual seria a fonte desse tipo de pressão? Talvez a maneira pela qual a língua fica posicionada entre os dentes durante o sono?

Quando termina o surto de crescimento púbere, atinge-se uma fase final na erupção dos dentes chamada de *equilíbrio oclusal adulto*. Durante a vida adulta, os dentes continuam a erupcionar em uma taxa extremamente lenta. Se seu antagonista for perdido, em qualquer idade um dente pode erupcionar novamente de maneira mais rápida, demonstrando que o mecanismo de erupção permanece ativo e capaz de produzir movimento dental significante, mesmo tardiamente na vida.

O desgaste dos dentes pode se tornar significante conforme os anos passam. Se ocorrer um desgaste extremamente grave, a erupção pode não compensar a perda de estrutura dental, de modo que a dimensão vertical da face diminui. Contudo, na maioria dos indivíduos, qualquer desgaste dos dentes é compensado pela erupção adicional e a altura da face permanece constante, ou até mesmo aumenta levemente, na quarta, na quinta e na sexta décadas de vida (consulte a seção sobre maturação e envelhecimento no Capítulo 4).

Sequência e época de erupção: idade dental

A transição da dentição decídua para a permanente, que está resumida na Tabela 3.2, começa por volta dos 6 anos de idade, com a erupção dos primeiros molares permanentes, seguidos logo depois pelos incisivos permanentes. Os dentes permanentes tendem a erupcionar em grupos, e é menos importante conhecer a sequência de erupção mais comum do que saber o momento esperado desses estágios de erupção. Os estágios são utilizados no cálculo da idade dental, que é particularmente importante durante os anos de dentição mista. A idade dental é determinada a partir de três características. A primeira é quais dentes erupcionaram. A segunda e a terceira, que estão intimamente relacionadas, são a quantidade de reabsorção das raízes dos dentes decíduos e a quantidade de desenvolvimento dos dentes permanentes.

O primeiro estágio de erupção dos dentes permanentes, na idade dental de 6 anos, está ilustrado na Figura 3.23. A sequência mais comum de erupção é o incisivo central inferior, logo seguido pelo primeiro molar permanente inferior e o primeiro molar permanente superior. Esses dentes normalmente erupcionam quase ao mesmo tempo. Entretanto, está dentro da variação normal para os primeiros molares preceder levemente os incisivos centrais inferiores, ou vice-versa. Normalmente, o molar inferior irá preceder o molar superior. A erupção inicial deste grupo de dentes caracteriza a idade dental de 6 anos.

No segundo estágio de erupção, na idade dental de 7 anos, os incisivos centrais superiores e os incisivos laterais inferiores erupcionam. O incisivo central superior normalmente erupciona 1 ano depois do incisivo central inferior, mas ele erupciona simultaneamente com o incisivo lateral inferior. Na idade dental de 7 anos, a formação da raiz do incisivo lateral superior está bem avançada, mas ainda falta cerca de 1 ano para ele erupcionar, enquanto os caninos e os pré-molares ainda estão no estágio de completar a coroa ou exatamente no início da formação da raiz.

Tabela 3.2 Cronologia do desenvolvimento do dente – dentição permanente.

Dente	INÍCIO DA CALCIFICAÇÃO Superior	Inferior	COROA COMPLETA Superior	Inferior	ERUPÇÃO Superior	Inferior	RAIZ COMPLETA Superior	Inferior
Central	3 meses	3 meses	4,5 anos	3,5 anos	7 anos e 3 meses	6 anos e 3 meses	10,5 anos	9,5 anos
Lateral	11 meses	3 meses	5,5 anos	4 anos	8 anos e 3 meses	7,5 anos	11 anos	10 anos
Canino	4 meses	4 meses	6 anos	5 anos e 9 meses	11,5 anos	10,5 anos	13,5 anos	12 anos e 9 meses
Primeiro pré-molar	20 meses	22 meses	7 anos	6 anos e 9 meses	10 anos e 3 meses	10,5 anos	13,5 anos	13,5 anos
Segundo pré-molar	27 meses	28 meses	7 anos e 9 meses	7,5 anos	11 anos	11 anos e 3 meses	14,5 anos	15 anos
Primeiro molar	32 semanas no útero	32 semanas no útero	4 anos e 3 meses	3 anos e 9 meses	6 anos e 3 meses	6 anos	10,5 anos	10,5 anos
Segundo molar	27 meses	27 meses	7 anos e 9 meses	7,5 anos	12,5 anos	12 anos	15 anos e 9 meses	16 anos
Terceiro molar	8 anos	9 anos	14 anos	14 anos	20 anos	20 anos	22 anos	22 anos

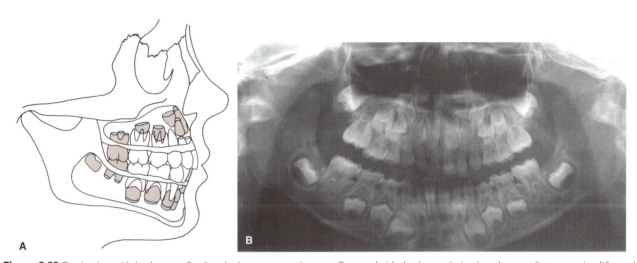

• **Figura 3.23** O primeiro estágio de erupção dos dentes permanentes, aos 6 anos de idade, é caracterizado pela erupção quase simultânea dos incisivos centrais inferiores e dos primeiros molares superiores. **A.** Desenho do lado direito. **B.** Radiografia panorâmica.

A idade dental de 8 anos (Figura 3.24) é caracterizada pela erupção dos incisivos laterais superiores. Após esses dentes entrarem na arcada dental, há um período de 2 a 3 anos até o aparecimento de qualquer outro dente permanente.

Como nenhum dente está erupcionando neste momento, as idades dentárias de 9 e 10 anos devem ser distinguidas pela extensão da reabsorção dos caninos e molares decíduos e pela extensão do desenvolvimento radicular dos seus sucessores permanentes (Figura 3.25). Na idade dentária de 9 anos, estão presentes os caninos, os primeiros molares e os segundos molares decíduos. Aproximadamente um terço da raiz dos caninos inferiores e primeiros pré-molares inferiores está completo. O desenvolvimento da raiz está apenas começando, se é que ele já começou, no segundo pré-molar inferior. Na arcada dental superior, o desenvolvimento radicular começou no primeiro pré-molar, mas está apenas iniciando, se presente, em caninos e segundos pré-molares.

A idade dental de 10 anos é caracterizada por uma quantidade maior de ambas as reabsorções dentais, dos caninos e molares decíduos, e desenvolvimento radicular de seus sucessores permanentes. Na idade dental de 10 anos, aproximadamente metade da raiz de cada canino inferior e primeiro pré-molar inferior está completa; quase metade da raiz do primeiro pré-molar superior está completa, e há um desenvolvimento radicular significativo do segundo pré-molar inferior, canino superior e segundo pré-molar superior.

Um dente normalmente emerge quando cerca de três quartos de sua raiz está completo. Desse modo, um sinal de que um dente deve estar aparecendo na boca é o desenvolvimento radicular que se aproxima desse nível. Leva de 2 a 3 anos para a completa formação das raízes após um dente ter erupcionado até a oclusão.

Portanto, outro indicador da idade dental de 10 anos seria a rizogênese completa dos incisivos inferiores e a rizogênese quase completa dos laterais superiores. Por volta da idade dental de 11 anos, as raízes de todos os incisivos e dos primeiros molares permanentes devem estar bem completas.

A idade dental de 11 anos (Figura 3.26) é caracterizada pela erupção de outro grupo de dentes: os caninos inferiores, os primeiros pré-molares inferiores e os primeiros pré-molares superiores, que erupcionam mais ou menos simultaneamente. Na arcada inferior, na maioria das vezes, o canino aparece bem mais cedo que o primeiro pré-molar, mas a similaridade no tempo de erupção,

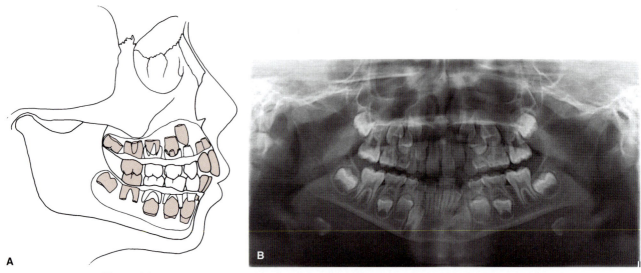

• **Figura 3.24** A idade dental de 8 anos é caracterizada pela erupção dos incisivos laterais superiores.

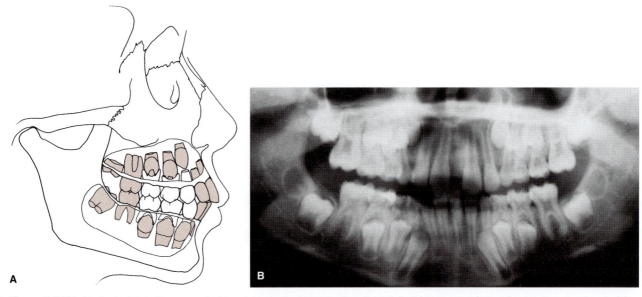

• **Figura 3.25** Na idade dental de 9 anos, os incisivos laterais superiores estão em posição há 1 ano, e a formação da raiz nos outros incisivos e nos primeiros molares está quase completa. O desenvolvimento radicular dos caninos superiores e de todos os segundos pré-molares está apenas começando, enquanto cerca de um terço da raiz dos caninos inferiores e de todos os primeiros pré-molares está completo.

não a sequência mais frequente, é o ponto importante. Na arcada dental superior, por outro lado, o primeiro pré-molar normalmente erupciona mais cedo que o canino. Na idade dental de 11 anos, os únicos dentes decíduos restantes são os caninos, os segundos molares superiores e os segundos molares inferiores.

Na idade dental de 12 anos (Figura 3.27), erupcionam os dentes permanentes sucedâneos restantes. *Sucedâneo* refere-se a dentes permanentes que substituem os predecessores decíduos; dessa forma, um canino é um dente sucedâneo, enquanto um primeiro molar não. Além disso, na idade de 12 anos, os segundos molares permanentes, em ambas as arcadas dentais, estão se aproximando da erupção. Os dentes sucedâneos completam sua erupção antes da emergência dos segundos orotolares na maioria das crianças normais. Apesar de a mineralização geralmente começar mais tarde, normalmente é possível observar o início do processo de formação dos terceiros molares aos 12 anos de idade.

As idades dentais 13, 14 e 15 anos são caracterizadas pela continuação da rizogênese dos dentes permanentes. Por volta da idade dental de 15 anos (Figura 3.28), se um terceiro molar estiver para se formar, ele deve estar aparente nas radiografias e as raízes de todos os outros dentes permanentes devem estar completas.

Como todas as outras idades de desenvolvimento (discutidas em mais detalhes nos parágrafos seguintes), a idade dental se correlaciona com a idade cronológica, mas a correlação entre a idade dental e a idade cronológica é uma das mais fracas. Em outras palavras, os dentes erupcionam com um grau considerável de variabilidade a partir dos padrões de idade cronológica. Todavia, é verdadeiro que os dentes erupcionam nos estágios descritos anteriormente. Uma criança com desenvolvimento dental precoce poderia ter os incisivos centrais e os primeiros molares inferiores erupcionando com 5 anos de idade e poderia atingir a idade dental de 12 anos por volta da idade cronológica de 10 anos. Uma criança com

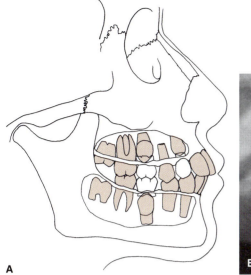
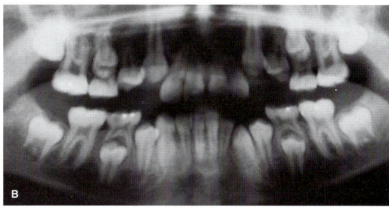

• **Figura 3.26** A idade dental de 11 anos é caracterizada pela erupção mais ou menos simultânea dos caninos inferiores, primeiros pré-molares inferiores e primeiros pré-molares superiores.

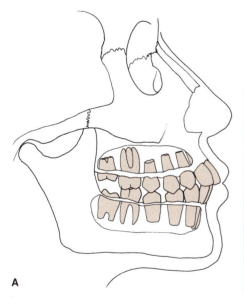
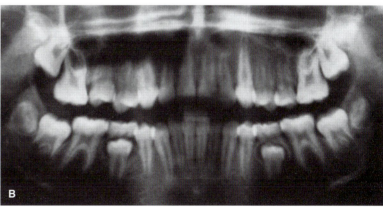

• **Figura 3.27** A idade dental de 12 anos é caracterizada pela erupção dos dentes sucedâneos restantes (os caninos inferiores e os segundos pré-molares superiores e inferiores) e, tipicamente alguns meses depois, os segundos molares superiores e inferiores.

desenvolvimento dentário lento poderia não atingir a idade dental de 12 anos até a idade cronológica de 14 anos.

Uma mudança na sequência de erupção é um sinal muito mais confiável de um distúrbio no desenvolvimento normal do que um atraso ou aceleração generalizado. Quanto mais um dente se desviar de sua posição esperada na sequência, maior será a probabilidade de algum tipo de problema. Por exemplo, um atraso na erupção dos caninos superiores para a idade de 14 anos está dentro da variação normal se os segundos pré-molares também estiverem atrasados, mas se os segundos pré-molares erupcionaram na idade de 12 anos e os caninos não, provavelmente algo está errado.

Diversas variações razoavelmente graves na sequência de erupção têm significância clínica e devem ser reconhecidas. São elas: (1) erupção dos segundos molares primeiro que os pré-molares na arcada inferior, (2) erupção dos caninos, primeiro que os pré-molares na arcada superior e (3) assimetrias incomumente grandes na erupção entre os lados direito e esquerdo.

A erupção precoce dos segundos molares inferiores pode não ser bem-sucedida em uma arcada dental em que o espaço para acomodar os dentes é pequeno. A erupção do segundo molar antes do segundo pré-molar tende a diminuir o espaço para o segundo pré-molar e pode fazer com que ele comece a ficar parcialmente bloqueado e fora da arcada. Por essa razão, quando o segundo molar inferior erupciona precocemente, pode ser necessário abrir espaço para o segundo pré-molar, de modo que ele possa completar sua erupção.

Se um canino superior erupcionar quase no mesmo período que o primeiro pré-molar superior (deve-se lembrar que esta é a sequência de erupção normal da arcada inferior, mas é anormal na superior), o canino provavelmente será forçado para um posicionamento

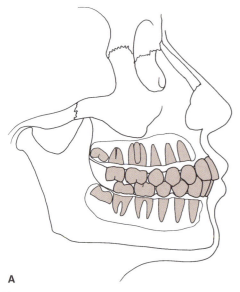
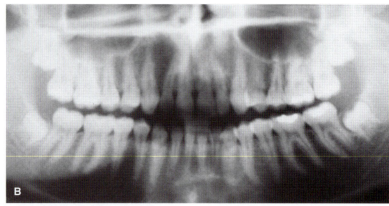

- **Figura 3.28** Por volta da idade dental de 15 anos, as raízes de todos os dentes permanentes, exceto os terceiros molares, estão completas, e a formação da coroa dos terceiros molares, com frequência, está completa.

vestibular. O posicionamento vestibular dos caninos superiores geralmente ocorre quando há falta geral de espaço na arcada, porque esse dente é o último a erupcionar naturalmente, mas o deslocamento do canino também pode ser uma consequência desfavorável dessa sequência de erupção.

Uma assimetria moderada na taxa de erupção dos dois lados da arcada dental ocorre quase em todas as pessoas. Uma ilustração marcante das influências genéticas sobre a época de erupção é observada em gêmeos idênticos, que frequentemente apresentam assimetrias especulares na dentição, nos vários estágios de erupção. Por exemplo, se os pré-molares erupcionam um pouco antes do lado esquerdo em um dos gêmeos, eles irão erupcionar um pouco mais cedo do lado direito no outro. Contudo, a variação normal é de apenas alguns meses. Como regra geral, se um dente permanente de um lado erupciona, mas seu correspondente no outro lado não o faz dentro de 6 meses, deve ser realizada uma radiografia para investigar a causa do problema. Apesar de pequenas variações de um lado para outro serem normais, as grandes geralmente indicam um problema.

É interessante que uma assimetria na idade dental entre os dois lados da arcada superior possa ser um fator no desenvolvimento de caninos impactados unilateralmente. A impactação dos caninos na região palatina (e não na região vestibular) é mais prevalente do lado com desenvolvimento atrasado,[23] talvez porque a erupção precoce dos caninos contralaterais tende a deslocar os incisivos em direção ao lado atrasado e diminui o espaço para erupção daqueles caninos. Se os caninos atrasados forem posicionados na região vestibular, eles ainda podem erupcionar, porém se forem posicionados na região lingual, a impactação na região palatina seria o resultado mais provável.

Relações de espaço na substituição dos incisivos

Se um crânio dissecado for examinado, pode-se ver que, em ambas as arcadas dentais, superior e inferior, os germes dentários dos incisivos permanentes estão posicionados para lingual, assim como para apical, em relação aos incisivos decíduos (Figura 3.29; ver também a Figura 3.10). O resultado é uma tendência de os incisivos permanentes inferiores erupcionarem um pouco para lingual e em uma posição levemente irregular, mesmo nas crianças que têm arcadas dentais normais e espaçamento normal dentro das arcadas dentais. Na arcada superior, é provável que o incisivo lateral esteja posicionado para palatino no momento de sua emergência, e que permaneça nessa posição se houver qualquer apinhamento dental. Os caninos permanentes estão posicionados de forma mais alinhada com os caninos decíduos. Se houver problemas na erupção, esses dentes podem ser deslocados no sentido lingual ou vestibular, mas normalmente são deslocados no sentido vestibular caso não haja espaço suficiente para eles.

Os incisivos permanentes são consideravelmente maiores do que os incisivos decíduos que eles substituem. Por exemplo, o incisivo central permanente inferior tem cerca de 5,5 mm de largura, enquanto o central decíduo que ele substitui tem cerca de 3 mm de largura. Como os outros incisivos e caninos permanentes são cada

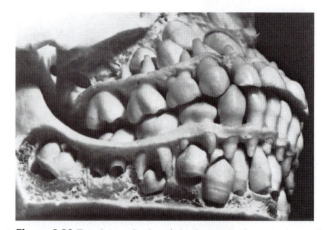

- **Figura 3.29** Esta fotografia do crânio dissecado de uma criança de aproximadamente 6 anos de idade mostra a relação dos germes dentários dos dentes permanentes em desenvolvimento com relação aos dentes decíduos. Observe que os incisivos permanentes estão posicionados lingualmente às raízes dos incisivos decíduos, enquanto os caninos estão posicionados mais vestibularmente. (De van der Linden FPGM, Deuterloo HS. *Development of the Human Dentition: An Atlas*. Nova York: Harper & Row; 1976.)

um deles 2 a 3 mm mais largos do que seus predecessores decíduos, o espaçamento entre os incisivos decíduos não é apenas normal, ele é criticamente importante (Figura 3.30). Caso contrário, não haverá espaço suficiente para os incisivos permanentes quando eles erupcionarem. Um sorriso de aspecto adulto em uma criança com dentição primária é um achado anormal – os espaços são necessários para alinhamento dos dentes permanentes.

As alterações na quantidade de espaço mesial aos caninos são mostradas graficamente na Figura 3.31. Observe que uma criança normal irá passar por um estágio transitório de apinhamento de incisivos inferiores aos 8 ou 9 anos de idade, mesmo que mais tarde haja espaço suficiente para acomodar todos os dentes permanentes em bom alinhamento. De onde surgiu o espaço extra para alinhar esses incisivos inferiores levemente apinhados? O crescimento mandibular não ocorre na área onde um espaço adicional é necessário. Moorrees e Chadha mostraram em um clássico estudo dos anos 1960[24] que ele vem de três fontes (Figura 3.31):

1. Um leve aumento na largura da arcada dental de um canino a outro. Conforme o crescimento continua, os dentes erupcionam não somente para cima, mas também levemente para fora. Esse aumento é mais evidente quando os incisivos laterais erupcionam. É pequeno, cerca de 2 mm em média, mas contribui para a resolução do apinhamento inicial dos incisivos. Ganha-se mais largura na arcada superior do que na inferior, e ganha-se mais em meninos do que em meninas. Por essa razão, as meninas têm uma desvantagem maior para o apinhamento de incisivos, particularmente o apinhamento de incisivos inferiores.
2. Posicionamento vestibular da coroa dos incisivos permanentes em relação aos incisivos decíduos. Os incisivos decíduos tendem a ser bastante retos. Conforme os incisivos permanentes os substituem, esses dentes podem se inclinar levemente para vestibular, o que os arranja ao longo da arcada dental em um círculo maior. Apesar de essa mudança também ser pequena, ela contribui com 1 a 2 mm de espaço adicional na criança normal.
3. Reposicionamento dos caninos inferiores. Conforme os incisivos permanentes erupcionam, os caninos não apenas alargam-se levemente, mas também se movimentam levemente para trás no espaço primata. Isso contribui para o leve aumento de largura já observado, porque a arcada dental é mais larga posteriormente, e também fornece um milímetro extra de espaço. Como o espaço primata na arcada superior é mesial ao canino, há pouca oportunidade para uma mudança similar na posição anteroposterior do canino superior.

É importante observar que todas as três alterações ocorrem sem crescimento esquelético significativo na parte anterior da maxila e da mandíbula. Esses leves aumentos na dimensão da arcada dental durante o desenvolvimento normal não são suficientes para superar

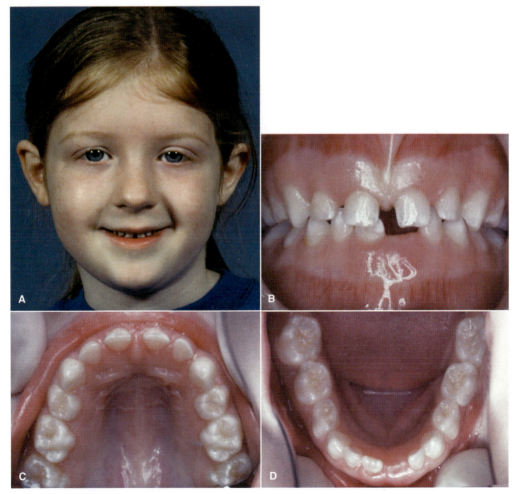

• **Figura 3.30 A a D.** Vistas vestibular e intraoral de uma menina de 6 anos, no momento em que a transição dos incisivos está começando. O espaçamento desta magnitude entre os incisivos decíduos é normal no final da dentição decídua e é necessário para fornecer espaço suficiente para o alinhamento dos incisivos permanentes, quando eles erupcionam. Aos 6 anos, um sorriso com dentes espaçados é o mais provável, e não um "sorriso de Hollywood", com os dentes em contato proximal.

as discrepâncias de qualquer magnitude; portanto, é provável que o apinhamento persista na dentição permanente se ele for grave inicialmente. Na realidade, o apinhamento dos incisivos – a forma mais comum de má oclusão classe I de Angle – é, de longe, o tipo mais prevalente de má oclusão.

Os incisivos centrais permanentes inferiores estão quase sempre em contato proximal desde o momento em que eles erupcionam. Contudo, na arcada superior, pode continuar a existir um espaço, chamado *diastema*, entre os incisivos centrais permanentes superiores. Um diastema central tende a fechar conforme os incisivos laterais erupcionam, mas pode persistir mesmo após os incisivos laterais terem erupcionado, particularmente se os caninos decíduos foram perdidos ou se os incisivos superiores estiverem inclinando-se para vestibular. Essa é outra das variações no padrão de desenvolvimento normal, que ocorre com frequência suficiente para ser quase normal. Como os incisivos superiores inclinados e espaçados não são muito estéticos, essa é conhecida como a "fase do patinho feio" (Figura 3.32).

Os espaços tendem a se fechar conforme os caninos permanentes erupcionam. Quanto maior a quantidade de espaçamento, menor a probabilidade de um diastema central superior se fechar completamente por conta própria. Como uma diretriz geral, um

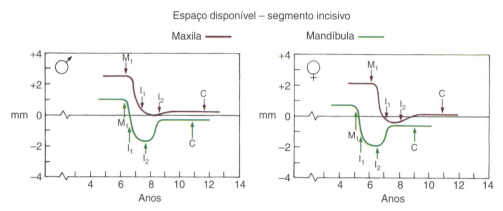

• **Figura 3.31** Representação gráfica da quantidade média de espaço disponível nas arcadas dentais em meninos (*esquerda*) e meninas (*direita*). A época da erupção do primeiro molar (M_1), incisivos centrais e laterais (I_1 e I_2) e caninos (C) é mostrada pelas *setas*. Observe que, na arcada inferior, em ambos os sexos, a quantidade de espaço para os incisivos inferiores é negativa por aproximadamente 2 anos após sua erupção, o que significa que uma pequena quantidade de apinhamento na arcada inferior é comum nesse período. (De Moorrees CFA, Chadha JM. *Angle Orthod.* 35:12-22, 1965.)

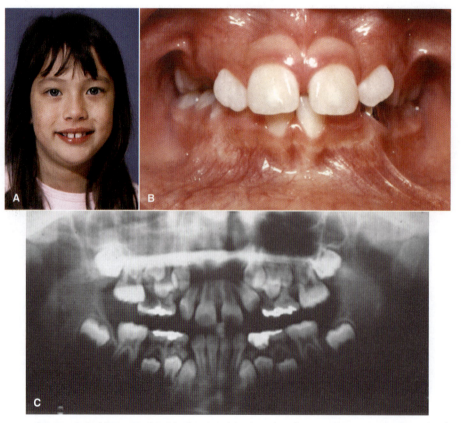

• **Figura 3.32** Em algumas crianças, os incisivos superiores inclinam-se lateralmente e ficam muito espaçados logo depois que erupcionam, uma condição geralmente chamada de fase do "patinho feio". **A.** Aparência do sorriso, 9 anos de idade. **B.** Aparência dental. **C.** Radiografia panorâmica. A posição dos incisivos tende a melhorar quando os caninos permanentes erupcionam, mas essa condição aumenta a possibilidade de que os caninos fiquem impactados.

diastema central superior de 2 mm ou menos irá provavelmente se fechar espontaneamente, enquanto o fechamento total de um diastema maior do que 2 mm é improvável.

Relações de espaço na substituição dos caninos e molares decíduos

Ao contrário dos dentes anteriores, os pré-molares são menores que os dentes decíduos que eles substituem. O segundo molar decíduo inferior é, em média, 2 mm maior que o segundo pré-molar, enquanto, na arcada superior, o segundo molar decíduo é 1,5 mm maior (Figura 3.33). Esse espaço adicional para os dentes permanentes é conhecido como espaço E (*E space*) porque os segundos molares decíduos foram designados como *E* nos EUA antes de o esquema de numeração militar ter sido amplamente adotado, e ainda estão no esquema de numeração internacional dos dentes. O primeiro molar decíduo é apenas levemente maior que o primeiro pré-molar, mas contribui com 0,5 mm extra na mandíbula. O resultado é que cada lado da arcada inferior contém cerca de 2,5 mm do que é chamado de *espaço de liberdade de movimento (leeway space)*; na arcada superior, cerca de 1,5 mm está disponível, na média. Mas lembre-se que isso é só a média, não o que seria visto em todos os pacientes, portanto, o tamanho relativo dos molares decíduos e permanentes deve ser examinado na radiografia panorâmica à medida que as decisões sobre disponibilidade de espaço estão sendo tomadas.

Quando os segundos molares decíduos são perdidos, os primeiros molares permanentes movimentam-se para a frente (no sentido mesial) de modo relativamente rápido, para dentro do espaço de liberdade de movimento. Isso diminui tanto o comprimento quanto a circunferência da arcada dental, que estão relacionados e são comumente confundidos, mas não são equivalentes (Figura 3.34). Mesmo que ocorra o apinhamento dos incisivos, o espaço de liberdade de movimento normalmente é utilizado pelo movimento mesial dos molares permanentes. É criada uma oportunidade para o tratamento ortodôntico nesse momento, pois o apinhamento pode ser aliviado pelo uso do espaço de liberdade de movimento (ver Capítulo 11).

As relações oclusais na dentição mista são paralelas àquelas na dentição permanente; no entanto, os termos descritivos são um pouco diferentes. Uma relação normal dos molares decíduos é a relação de *plano terminal reto* ilustrada na Figura 3.35. A dentição decídua equivalente da classe II de Angle é o *degrau distal*. Uma relação de *degrau mesial* corresponde à classe I de Angle. Um equivalente da classe III quase nunca é visto na dentição decídua, por causa do padrão normal do crescimento craniofacial, no qual a mandíbula se atrasa em relação à maxila. Se assim ocorrer, uma

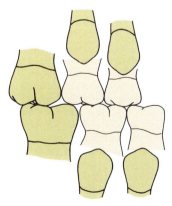

• **Figura 3.33** A diferença de tamanho entre os molares decíduos e os pré-molares permanentes, como seria observado em uma radiografia panorâmica.

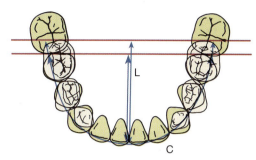

• **Figura 3.34** Tamanhos dos dentes e as dimensões das arcadas dentais na transição para a dentição permanente. Tanto o comprimento (*L, length*) da arcada dental, representado pela distância de uma linha perpendicular à superfície mesial dos primeiros molares permanentes, que se prolonga até os incisivos centrais, quanto a circunferência (*C*) da arcada dental diminuem à medida que os molares se movem no sentido mesial para o espaço de liberdade de movimento (*leeway space*).

discrepância no tamanho da mandíbula e da maxila (*i. e.*, relação mandibular esquelética de classe III) sempre estará presente.

Quando os segundos molares decíduos são perdidos, ambos os molares – superiores e inferiores – tendem a se inclinar no sentido mesial para dentro do espaço de liberdade de movimento, mas o molar inferior normalmente se movimenta mais nesse sentido do que seu correspondente superior. Isso contribui para a transição normal de uma relação de plano terminal reto, na dentição mista, para uma relação de classe I, na dentição permanente.

O crescimento diferencial da mandíbula em relação à maxila também é um contribuinte importante para a transição da relação molar. Como discutimos, uma característica do padrão de crescimento nessa idade é o maior crescimento da mandíbula do que da maxila, de modo que uma mandíbula relativamente deficiente gradualmente alcança a maxila. Por conceito, pode-se imaginar que os dentes superiores e inferiores estão apoiados em plataformas que se movimentam e que a plataforma sobre a qual os dentes inferiores estão apoiados movimenta-se um pouco mais rápido que a plataforma superior. Esse crescimento diferencial dos maxilares leva a mandíbula um pouco mais para a frente que a maxila durante a dentição mista.

Se uma criança tiver relação molar de plano terminal reto bem cedo na dentição mista, cerca de 3,5 mm de movimento do molar inferior no sentido mesial em relação ao molar superior serão necessários para uma transição suave para uma relação molar de classe I na dentição permanente. Aproximadamente metade dessa distância pode ser obtida a partir do espaço de liberdade de movimento, o que permite um movimento mesial maior do molar inferior do que do molar superior. A outra metade é suprida pelo crescimento diferencial da mandíbula, levando o molar inferior com ela.

Apenas uma mudança modesta na relação molar pode ser produzida por essa combinação de crescimento diferencial dos maxilares e movimento diferencial para a frente do molar inferior. Deve-se manter em mente que as alterações descritas aqui são aquelas que ocorrem com uma criança que passa por um padrão de crescimento normal. Não há qualquer garantia, em nenhum indivíduo, de que o crescimento diferencial da mandíbula para a frente irá ocorrer, nem de que o espaço de liberdade de movimento irá fechar, de modo que o molar inferior se movimente para a frente em relação ao molar superior.

As possibilidades para a transição na relação molar a partir de uma dentição mista para uma dentição permanente estão resumidas na Figura 3.35. Observe que a transição é normalmente acompanhada por um movimento relativo para a frente de meia cúspide (3 a 4 mm) do molar inferior, realizado por uma combinação

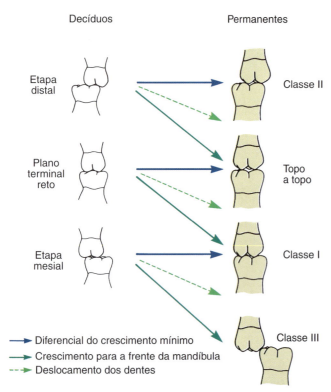

• **Figura 3.35** Relações oclusais dos molares decíduos e dos molares permanentes. A relação de plano terminal reto, mostrada na linha central da coluna do lado esquerdo, é a relação normal na dentição decídua. Quando os primeiros molares permanentes erupcionam, sua relação é determinada por aquela dos molares decíduos. A relação molar tende a mudar no momento que os segundos molares decíduos são perdidos e ocorre o surto de crescimento púbere, como mostram as setas. A quantidade de crescimento mandibular diferencial e a inclinação molar para o espaço de liberdade de movimento determinam a relação molar, como mostram as setas, conforme a dentição permanente se completa. Com o bom crescimento e uma inclinação dos molares, é possível esperar as alterações mostradas pelas linhas pretas contínuas. (Modificada de Moyers RE. *Handbook of Orthodontics*. 3rd ed. Chicago: Year Book Medical Publishers; 1973.)

de crescimento diferencial e movimento dental. Uma relação de degrau distal inicial de uma criança pode mudar durante a transição para uma relação topo a topo (classe II de meia cúspide) na dentição permanente, mas não é provável de ser corrigida em sua totalidade até uma classe I. Também é possível que haja um pouco de crescimento diferencial para a frente da mandíbula, caso em que a relação molar na dentição permanente provavelmente irá permanecer como uma classe II de cúspide inteira.

Da mesma maneira, uma relação de plano terminal reto, que produz uma relação de topo a topo dos molares permanentes quando eles erupcionam pela primeira vez, pode mudar para uma classe I na dentição permanente, mas pode permanecer como topo a topo na dentição permanente, se o padrão de crescimento não for favorável.

Por fim, uma criança que passou por crescimento mandibular precoce pode ter relação de degrau mesial nos molares decíduos, criando relação molar de classe I em uma idade precoce. É bem possível que a relação de degrau mesial progrida para uma relação de classe III de meia cúspide durante a transição molar e siga depois para uma relação de classe III total com o crescimento mandibular. Por outro lado, se o crescimento mandibular diferencial não ocorrer mais, a relação de degrau mesial em uma idade precoce pode simplesmente tornar-se, depois, uma relação de classe I.

O mais importante é que a quantidade e a direção do crescimento mandibular, e não o movimento dos molares permanentes quando os segundos molares decíduos são perdidos, são as principais variáveis na determinação da relação molar da dentição permanente.

Referências bibliográficas

1. Eli J, Sarnat H, Talmi E. Effect of the birth process on the neonatal line in primary tooth enamel. *Pediatr Dent*. 1989;11:220-223.
2. Brandt I. Growth dynamics of low-birth-weight infants. In: Falkner F, Tanner JM, eds. *Human Growth*. Vol. 1. 2nd ed. New York: Plenum Publishing; 1986.
3. Gomes FM, Subramanian SV, Escobar AM, et al. No association between low birth weight and cardiovascular risk factors in early adulthood: evidence from Sao Paulo, Brazil. *PLoS ONE*. 2013;8(6): e66554.
4. Peterson RE, Wetzel GT. Growth failure in congenital heart disease: where are we now? *Curr Opin Cardiol*. 2004;19:81-83.
5. McDowell MA, Brody DJ, Hughes JP. Has age at menarche changed? Results from the National Health and Nutrition Examination Survey (NHANES) 1999-2004. *J Adolesc Health*. 2007;40:227-231.
6. Rigon F, Bianchin L, Bernasconi S, et al. Update on age at menarche in Italy: toward the leveling off of the secular trend. *J Adolesc Health*. 2010;46:238-244.
7. Jantz RL. Cranial change in Americans: 1850-1975. *J Forensic Sci*. 2001;46:784-787.
8. Bosma JF. Maturation of function of the oral and pharyngeal region. *Am J Orthod*. 1963;49:94-104.
9. Larsson EF, Dahlin KG. The prevalence of finger- and dummy-sucking habits in European and primitive population groups. *Am J Orthod*. 1985;87:432-435.
10. Gross AM, Kellum GD, Hale ST, *et al*. Myofunctional and dentofacial relationships in second grade children. *Angle Orthod*. 1990;60: 247-253.
11. Pavicin IS, Dumanic J, Badel TE, Vodanovic M. Timing of emergence of the first primary tooth in preterm and full-term infants. *Ann Anat*. 2016;203:19-23.
12. Warren JJ, Fontana M, Blanchette DR, *et al*. Timing of primary tooth emergence among U.S. racial and ethnic groups. *J Public Health Dent*. 2016;76:259-262.
13. Tanner JM. *Assessment of Skeletal Maturity and Prediction of Adult Height*. New York: WB Saunders; 2001.
14. Baccetti T, Franchi L, McNamara JA Jr. The cervical vertebral maturation (CVM) method for the assessment of optimal treatment timing in dentofacial orthopedics. *Semin Orthod*. 2005;11:119-129.
15. Gabriel DB, Southard KA, Qian F, *et al*. Cervical vertebrae maturation method: poor reproducibility. *Am J Orthod Dentofac Orthop*. 2009;136:478.e1-478.e7.
16. Gray S, Bennani H, Kieser JA, Farella M. Morphometric analysis of cervical vertebrae in relation to mandibular growth. *Am J Orthod Dentofac Orthop*. 2016;149:92-98.
17. Rainey BJ, Burnside G, Harrison JE. Reliability of cervical vertebral maturation. *Am J Orthod Dentofac Orthop*. 2016;150:98-104.
18. Frazier-Bowers S, Koehler K, Ackerman JL, Proffit WR. Primary failure of eruption: further characterization of a rare eruption disorder. *Am J Orthod Dentofac Orthop*. 2007;131:578e1-578e9.
19. Rhoads SG, Hendricks HM, Frazier-Bowers SA. Establishing the diagnostic criteria for eruption disorders based on genetic and clinical data. *Am J Orthod Dentofac Orthop*. 2013;144:194-202.
20. Risinger RK, Proffit WR. Continuous overnight observation of human premolar eruption. *Arch Oral Biol*. 1996;41:779-789.
21. Trentini CJ, Proffit WR. High resolution observations of human premolar eruption. *Arch Oral Biol*. 1996;41:63-68.
22. Cheek CC, Paterson RL, Proffit WR. Response of erupting human second premolars to blood flow changes. *Arch Oral Biol*. 2002;47:851-858.
23. Naser DH, Abu Alhaija ES, Al-Khateeb SN. Dental age assessment in patients with maxillary canine displacement. *Am J Orthod Dentofacial Orthop*. 2011;140:848-855.
24. Moorrees CF, Chadha JM. Available space for the incisors during dental development – a growth study based on physiologic age. *Angle Orthod*. 1965;35:12-22.

4

Estágios Finais do Desenvolvimento

VISÃO GERAL DO CAPÍTULO

Adolescência: os primeiros anos da dentição permanente, 83
Início da adolescência, 83
Época da puberdade, 84

Padrões de crescimento no complexo dentofacial, 87
Alterações dimensionais, 87
Rotação dos maxilares durante o crescimento, 90

Alterações de maturação e do envelhecimento, 95
Crescimento facial em adultos, 95
Alterações nos tecidos moles faciais, 96
Alterações no alinhamento e na oclusão, 99
Alterações do envelhecimento nos dentes
e nas estruturas de suporte, 101

Adolescência: os primeiros anos da dentição permanente

A adolescência é um fenômeno sexual, o período da vida em que a maturidade sexual é atingida. Mais especificamente, é o período de transição entre o estágio juvenil e a vida adulta, durante o qual as características sexuais secundárias aparecem, o surto de crescimento puberal ocorre, a fertilidade é alcançada e alterações psicológicas profundas ocorrem. Todos esses desenvolvimentos estão associados à maturação dos órgãos sexuais e ao surgimento conjunto da secreção dos hormônios sexuais.

Esse período é particularmente importante no tratamento odontológico e ortodôntico, uma vez que as alterações físicas na adolescência afetam significativamente a face e a dentição. Os eventos principais no desenvolvimento dentofacial que ocorrem durante a adolescência incluem a troca da dentição mista para a permanente, a aceleração no ritmo total de crescimento facial e o crescimento diferencial dos maxilares.

Início da adolescência

Os primeiros eventos da puberdade ocorrem no cérebro; apesar de ter havido um progresso considerável na pesquisa nessa área, o estímulo preciso para seu desdobramento ainda permanece desconhecido. A puberdade começa quando a liberação pulsátil do hormônio liberador de gonadotrofina (GnRH) das células neurossecretoras no hipotálamo aumenta significativamente e estimula a glândula hipófise a produzir uma variedade desses hormônios, o que, por sua vez, ativa a liberação de estrogênios e andrógenos da glândula adrenal e dos ovários ou testículos (Figura 4.1). As células neurossecretoras podem produzir GnRH antes da puberdade, e agora se sabe que a regulação epigenética da produção de GnRH é importante tanto na restrição de sua liberação antes da puberdade quanto na aceleração da liberação na puberdade. Isso parece ser controlado pela atividade transináptica dos neurônios no núcleo arqueado. Atualmente, novas informações sobre esse nível mais alto de controle da expressão genética estão aparecendo rapidamente, mas ainda não se sabe como e quando as alterações na regulação epigenética afetam a época da puberdade.[1]

As células e o seu método de ação são um tanto quanto incomuns. Essas células neuroendócrinas parecem-se com neurônios típicos, mas secretam materiais no corpo celular, que são levados por transporte citoplasmático até o axônio, em direção a uma área ricamente vascularizada na base do hipotálamo, próximo à glândula hipófise. As substâncias secretadas pelas células nervosas passam para os capilares nessa região vascular e são carregados por curta distância até a hipófise, pelo fluxo sanguíneo. No organismo, não é comum que o sistema de retorno venoso transporte substâncias de uma região adjacente bem próxima para outra; no entanto, aqui os arranjos especiais dos vasos parecem feitos para obedecer a esse propósito. Dessa forma, essa rede especial de vasos, análogos ao suprimento venoso para o fígado, mas em uma escala muito menor, é chamada de *sistema portal da hipófise*.

Na hipófise anterior, os fatores de liberação hipotalâmicos estimulam as células hipofisárias a produzirem vários hormônios relacionados, porém diferentes, chamados de *gonadotrofinas hipofisárias*. Sua função é estimular as células endócrinas tanto nas glândulas adrenais como nos órgãos sexuais em desenvolvimento para produzir hormônios sexuais. Em cada indivíduo, é produzida uma mistura de hormônios sexuais masculinos e femininos, e é um fato biológico, assim como uma observação diária, que há homens femininos e mulheres masculinas. Presumivelmente, isso representa o equilíbrio dos hormônios competidores masculinos e femininos.

No sexo masculino, os diferentes tipos celulares nos testículos produzem tanto os hormônios testosterona, do sexo masculino, quanto os hormônios do sexo feminino, e possivelmente alguns hormônios femininos são produzidos no córtex adrenal. Uma gonadotrofina hipofisária diferente estimula cada um desses tipos celulares. No sexo feminino, as gonadotrofinas hipofisárias estimulam a secreção do estrógeno pelos ovários, e depois a progesterona pelo mesmo órgão. Os hormônios sexuais masculinos são produzidos no córtex adrenal, estimulado por outro hormônio hipofisário.

Sob a estimulação das gonadotrofinas hipofisárias, os hormônios sexuais dos testículos, dos ovários e do córtex suprarrenal são liberados na corrente sanguínea, em quantidades suficientes para causar desenvolvimento de características sexuais secundárias e crescimento acelerado da genitália. O nível crescente dos hormônios sexuais também causa outras alterações fisiológicas, inclusive a aceleração no crescimento corporal em geral e o encolhimento dos tecidos linfoides, visto nas curvas de crescimento clássicas descritas no Capítulo 2. O crescimento neural não é afetado pelos eventos da adolescência, pois ele já está essencialmente completo por volta dos 6 anos de idade. Entretanto, as alterações nas curvas de crescimento para os maxilares, corpo em geral, tecidos linfoides e genitais podem ser consideradas o resultado das alterações hormonais

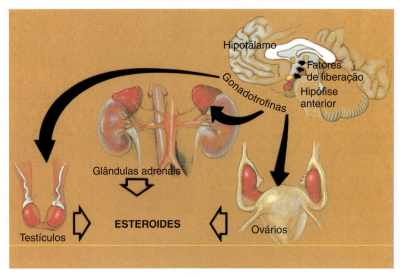

• **Figura 4.1** Representação da cascata de sinais endócrinos que controlam o desenvolvimento sexual. Os fatores de liberação do hipotálamo são carregados através da circulação portal hipofisária para a glândula hipófise anterior, em que eles iniciam a liberação dos hormônios gonadotrópicos hipofisários. Estes, por sua vez, estimulam as células nos testículos, ovários e adrenais, que secretam os hormônios sexuais esteroides.

que acompanham a maturação sexual (Figura 4.2). Por fim, o *feedback* dos níveis de circulação dos hormônios sexuais afeta a quantidade de hormônios GnRH e, portanto, a quantidade de gonadotrofinas que são liberadas; dessa maneira, o controle desse sistema endócrino ainda é gerenciado do nível hipotalâmico.

O sistema pelo qual alguns neurônios no hipotálamo controlam o nível dos hormônios sexuais circulantes pode parecer curiosamente complexo. Todavia, o princípio é o mesmo dos sistemas de controle por todo o corpo e também da tecnologia moderna. Cada um dos passos no processo de controle resulta em uma amplificação do sinal de controle, de maneira análoga à amplificação de um pequeno sinal musical entre a fonte do sinal e os autofalantes de um sistema de som. A quantidade de gonadotrofina hipofisária produzida é 100 a 1.000 vezes maior que a quantidade de fatores liberadores de gonadotrofina produzidos no hipotálamo, e a quantidade de hormônios sexuais produzida é 1.000 vezes maior que a quantidade dos próprios hormônios hipofisários. Assim, o sistema é um amplificador de três estágios. Em vez de uma curiosidade biológica complexa, ele é mais considerado um projeto de engenharia lógico. É utilizada, portanto, uma amplificação similar dos sinais de controle do cérebro em todos os sistemas corporais.

Época da puberdade

Existe uma grande quantidade de variação individual, mas a puberdade e o surto de crescimento puberal ocorrem, em média, quase 2 anos antes nas meninas do que nos meninos (Figura 4.3). Não se sabe por que isso acontece, mas o fenômeno tem impacto importante sobre a época apropriada para o tratamento ortodôntico, que deve ser realizado mais cedo nas meninas do que nos meninos, para se aproveitar o surto de crescimento puberal. Entretanto, por causa da considerável variação individual, os meninos com maturação precoce irão atingir a puberdade antes das meninas de maturação lenta, e deve-se lembrar que a idade cronológica é apenas um indicador impreciso em termos de desenvolvimento de um indivíduo. O estágio de desenvolvimento das características sexuais secundárias fornece um calendário fisiológico da adolescência, que se correlaciona com o estado de crescimento físico de um indivíduo. É claro que nem todas as características sexuais secundárias estão prontamente visíveis, mas a maioria pode ser avaliada em um exame normal, com o jovem completamente vestido, tal como ocorreria em um consultório odontológico.

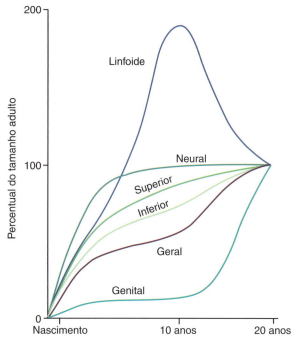

• **Figura 4.2** Curvas de crescimento para a maxila e a mandíbula mostradas sobre a base das curvas de Scammon. Observe que o crescimento dos maxilares é intermediário entre as curvas corporais neural e geral, com a mandíbula seguindo a curva corporal geral mais de perto do que na maxila. A aceleração no crescimento corporal geral na puberdade, que afeta os maxilares, é paralela ao grande e súbito aumento no desenvolvimento dos órgãos sexuais. Também ocorre a involução linfoide nesse período.

A adolescência nas meninas pode ser dividida em três estágios, com base na extensão do desenvolvimento sexual. O primeiro estágio, que ocorre aproximadamente no começo do estirão de crescimento físico, é caracterizado pelo aparecimento inicial das mamas e pelos estágios iniciais do desenvolvimento dos pelos púbicos. A velocidade de pico para o crescimento físico ocorre

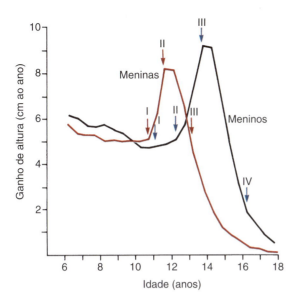

• **Figura 4.3** Curvas de velocidade para o crescimento na adolescência, mostrando a diferença nas épocas para meninos e meninas. Também estão indicados nas curvas de velocidade de crescimento os estágios correspondentes no desenvolvimento sexual (ver texto). (De Marshall WA, Tanner JM. Puberty. In: Falkner F, Tanner JM, eds. *Human Growth*, vol 2. 2nd ed. Nova York: Plenum Publishing; 1986.)

aproximadamente 1 ano após o início do estágio I e coincide com o estágio II do desenvolvimento das características sexuais (ver Figura 4.3). Nesse período, há um notável desenvolvimento das mamas. Os pelos púbicos ficam mais escuros e mais disseminados e aparecem pelos nas axilas.

O terceiro estágio nas meninas ocorre 1 ano a 1,5 ano após o estágio II e é marcado pelo início da menstruação. Nesse período, o estirão de crescimento está quase completo. Nesse estágio, há um alargamento notável dos quadris com maior distribuição de gordura adulta, e o desenvolvimento das mamas está completo.

Os estágios do desenvolvimento sexual nos meninos são mais difíceis de definir especificamente. A puberdade começa mais tarde e se estende durante um período mais longo – aproximadamente 5 anos – comparado com 3,5 anos para as meninas (ver Figura 4.3). Nos meninos, os quatro estágios no desenvolvimento podem ser correlacionados com a curva de crescimento corporal geral na adolescência.

O sinal inicial de maturação sexual nos meninos normalmente é o "estirão de gordura". O menino em maturação ganha peso e torna-se quase bochechudo, com uma distribuição de gordura um pouco feminina. Isso provavelmente ocorre porque a produção de estrogênio pelas células de Leydig nos testículos é estimulada antes que as células de Sertoli, mais abundantes, comecem a produzir quantidades significantes de testosterona. Durante esse estágio, os meninos podem parecer mais obesos e um pouco desajeitados fisicamente. Também nesse momento, o escroto começa a ficar maior em tamanho e pode mostrar algum aumento ou alteração na pigmentação.

No estágio II, aproximadamente 1 ano após o estágio I, o estirão na altura está apenas começando. Nesse estágio, há uma redistribuição e uma relativa diminuição na gordura subcutânea, os pelos púbicos começam a aparecer e começa o crescimento do pênis.

O terceiro estágio ocorre 8 a 12 meses após o estágio II e coincide com o pico da velocidade em ganho de altura. Nesse período, aparecem os pelos axilares e os pelos faciais aparecem apenas no lábio superior. Também ocorre um estirão no crescimento muscular, com uma diminuição contínua na gordura subcutânea, e a forma corporal torna-se obviamente mais firme e mais angular. A distribuição dos pelos púbicos parece mais adulta, mas ainda não se espalhou para a medial das coxas. O pênis e o escroto estão próximos do tamanho adulto.

O estágio IV para meninos, que ocorre em algum momento entre 15 e 24 meses após o estágio III, é difícil de determinar com precisão. Nesse período, termina o estirão de crescimento em altura. Há pelo facial no mento e no lábio superior, distribuição e cor adultas dos pelos púbicos e axilares e aumento adicional na força muscular.

O momento da puberdade faz uma diferença importante no tamanho corporal final, de modo que a princípio pode parecer paradoxal: quanto mais cedo ocorrer o início da puberdade, menor o tamanho adulto e vice-versa. O crescimento na altura depende do crescimento ósseo endocondral nas lâminas epifisais dos ossos longos, e o impacto dos hormônios sexuais no crescimento do osso endocondral é dobrado. Primeiro, os hormônios sexuais estimulam a cartilagem a crescer mais rápido, e isso produz o surto de crescimento puberal. No entanto, os hormônios sexuais também causam um aumento no ritmo de maturação esquelética, que para os ossos longos corresponde ao ritmo no qual a cartilagem é transformada em osso. A aceleração na maturação é ainda maior do que a aceleração no crescimento. Assim, durante o crescimento rápido na adolescência, a cartilagem é totalmente utilizada, mais rapidamente do que substituída. Em direção ao final da adolescência, o final da cartilagem é transformado em osso, e as lâminas epifisais se fecham. Nesse ponto, é claro, o potencial de crescimento é perdido e o crescimento em estatura cessa.

Essa finalização precoce do crescimento, após a maturação sexual, é particularmente proeminente nas meninas. Ela é responsável por grande parte da diferença no tamanho adulto entre homens e mulheres. Na média, as meninas amadurecem mais cedo e terminam seu crescimento muito mais cedo. Os meninos não são maiores que as meninas até que tenham crescido durante um período mais longo na adolescência. A diferença surge porque há um crescimento lento, porém estável antes do surto de crescimento e, então, para aqueles que amadurecem mais tardiamente, o estirão de crescimento, quando ocorre, começa a partir de um platô mais elevado. As lâminas epifisais fecham-se mais lentamente no sexo masculino do que no feminino e, portanto, o nível de corte no crescimento que acompanha o alcance da maturidade sexual também é mais completo nas meninas.

A época da puberdade parece sofrer tanto influências genéticas quanto ambientais. Existem famílias de maturação precoce e tardia, e os indivíduos em alguns grupos raciais e étnicos amadurecem mais cedo do que outros. Como mostra a Figura 4.4, os meninos holandeses são aproximadamente 5 cm mais altos e têm 7 kg a mais que seus correspondentes norte-americanos aos 10 anos de idade, e é provável que tanto a hereditariedade quanto o ambiente desempenhem um papel na produção dessa considerável diferença. Nas meninas, parece que o início da menstruação requer o desenvolvimento de certa quantidade de gordura corporal. Nas meninas de um tipo corporal mais magro, o início da menstruação pode ser atrasado até esse nível ser atingido. As meninas atléticas, com pouca gordura corporal, com frequência são mais lentas para começar seus períodos menstruais, e as atletas de alto rendimento, cujos níveis de gordura corporal são bastante baixos, podem parar de menstruar, aparentemente, em resposta aos baixos níveis de gordura corporal.

Os fatores sazonais e culturais também podem afetar o ritmo global de crescimento físico. Por exemplo, com todo o restante igual, o crescimento tende a ser mais rápido na primavera e no verão do que no outono e no inverno, e as crianças da cidade tendem a

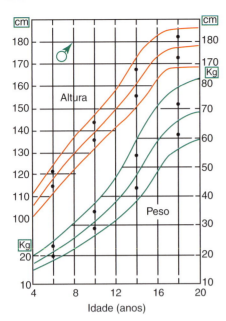

• **Figura 4.4** Curvas de altura e peso para meninos nos EUA, mostrando as médias ± 2 desvios padrões. Observe os pontos pretos no gráfico nas idades 6, 10, 14 e 16. O ponto superior mostra a altura e o peso medianos para meninos na Holanda, o inferior mostra a altura e o peso medianos para meninos nos EUA. Observe que em todas as idades os meninos holandeses são mais altos e mais pesados do que seus correspondentes norte-americanos – aos 10 anos de idade, a diferença de altura é de quase 5 cm. Essa é uma ilustração notável de como o crescimento é afetado pelas variáveis raciais, étnicas, nacionais e outras.

amadurecer mais rápido do que as crianças do campo, especialmente em países menos desenvolvidos. Tais efeitos presumivelmente são mediados por meio do hipotálamo e indicam que a taxa de secreção de fatores liberadores de gonadotrofina pode ser influenciada por estímulos externos.

Na descrição anterior, os estágios do desenvolvimento adolescente foram correlacionados com o crescimento na altura. Felizmente, o crescimento dos maxilares normalmente correlaciona-se com os eventos fisiológicos da puberdade aproximadamente da mesma maneira que o crescimento em altura (Figura 4.5). Há um surto de crescimento puberal no comprimento da mandíbula, apesar de não ser um estirão tão expressivo quanto aquele da estatura corporal, e um aumento modesto, porém discernível, no crescimento das suturas da maxila. O gradiente cefalocaudal de crescimento, que é parte do padrão normal, é muito evidente na puberdade. Ocorre maior crescimento na extremidade inferior do que na superior e, dentro da face, ocorre maior crescimento na mandíbula do que na maxila. Isso produz uma aceleração no crescimento mandibular relativo à maxila e resulta no crescimento diferencial da mandíbula mencionado anteriormente. A face em maturação torna-se menos convexa conforme a mandíbula e o mento tornam-se mais proeminentes, como resultado do crescimento mandibular diferencial.

Apesar de o crescimento mandibular seguir a curva para crescimento corporal geral, a correlação não é perfeita. Os dados longitudinais dos estudos de crescimento craniofacial indicam que um número significante de indivíduos, especialmente entre as meninas, tem uma "aceleração juvenil" no crescimento mandibular, que ocorre 1 a 2 anos antes do surto de crescimento puberal (Figura 4.6).[2] Essa aceleração juvenil pode ser equivalente ou até exceder o crescimento da mandíbula, que acompanha a maturação sexual secundária. Nos meninos, se ocorrer um estirão juvenil, ele é quase sempre menos intenso do que a aceleração de crescimento na puberdade.

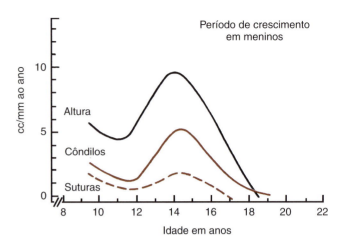

• **Figura 4.5** Na média, o surto de crescimento puberal dos maxilares ocorre aproximadamente na mesma época que o estirão em altura, mas deve-se lembrar que há uma variação individual considerável. (Dados de the Burlington Growth Study; redrawn from Woodside DG. In: Salzmann JA, ed. *Orthodontics in Daily Practice*. Filadélfia: JB Lippincott; 1974.)

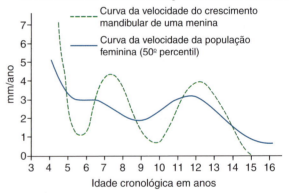

• **Figura 4.6** Os dados longitudinais para o aumento no comprimento da mandíbula em uma menina, obtidos do estudo de crescimento de Burlington no Canadá, demonstram uma aceleração do crescimento por volta dos 8 anos de idade (aceleração juvenil) igual em intensidade à aceleração puberal entre 11 e 14 anos de idade. As alterações desse tipo no padrão de crescimento para os indivíduos tendem a ser niveladas quando os dados transversais ou de grupo médios são estudados. (De Woodside DG. In: Salzmann JA, ed. *Orthodontics in Daily Practice*. Filadélfia: JB Lippincott; 1974.)

Essa tendência de uma aceleração clinicamente perceptível no crescimento mandibular preceder o surto puberal, particularmente nas meninas, é umas das principais razões para a avaliação cuidadosa da idade fisiológica no planejamento do tratamento ortodôntico. Se o tratamento for muito atrasado, a oportunidade de utilizar o estirão de crescimento é perdida. Nas meninas, que amadurecem cedo, o surto de crescimento com frequência precede a transição final da dentição, de modo que, na época da erupção dos segundos pré-molares e segundos molares, o crescimento físico está quase completo. O surto de crescimento juvenil nas meninas acentua essa tendência para a aceleração significativa do crescimento mandibular na dentição mista. No caso de muitas meninas, se elas tiverem que receber o tratamento ortodôntico enquanto estão crescendo rapidamente, o tratamento deve começar durante a dentição mista, e não após a erupção de todos os dentes sucedâneos.

Por outro lado, nos meninos que amadurecem lentamente, a dentição pode estar relativamente completa enquanto ainda resta uma quantidade considerável de crescimento físico. Na época do tratamento ortodôntico, os clínicos tendem a tratar as meninas muito tardiamente e os meninos muito cedo, esquecendo a disparidade considerável no ritmo de maturação fisiológica.

Padrões de crescimento no complexo dentofacial

Alterações dimensionais

Crescimento do complexo nasomaxilar

Como observamos nos capítulos anteriores, o crescimento da área nasomaxilar é produzido por dois mecanismos básicos: (1) deslocamento passivo, criado pelo crescimento na base do crânio que empurra a maxila para a frente, e (2) crescimento ativo das estruturas maxilares e nariz (Figura 4.7). Como a pressão vinda de trás diminui muito conforme as sincondroses da base do crânio fecham, por volta dos 7 anos de idade, a maior parte do crescimento após esse período (*i. e.*, durante o período em que a maior parte do tratamento ortodôntico é realizado) é decorrente do crescimento ativo nas superfícies e suturas maxilares.

O efeito de remodelagem da superfície deve ser levado em consideração quando o crescimento ativo da maxila é analisado. As alterações de superfície podem se adicionar ou subtrair do crescimento nas suturas pela aposição ou reabsorção da superfície, respectivamente. Na realidade, a maxila cresce para baixo e para a frente conforme o osso é adicionado na área de tuberosidade, posteriormente, e nas suturas posteriores e superiores, mas as superfícies anteriores do osso estão se reabsorvendo ao mesmo tempo (Figura 4.8). Por essa razão, a distância em que o corpo da maxila e os dentes superiores são levados para baixo e para a frente durante o crescimento é maior em aproximadamente 25% do que o movimento para a frente da superfície anterior da maxila. Essa quantidade de remodelação da superfície, que encobre a extensão da relocação dos maxilares, é ainda mais proeminente quando a rotação da maxila durante o crescimento é considerada (consulte as seções a seguir).

As estruturas nasais passam pelo mesmo deslocamento passivo que o restante da maxila. Contudo, o nariz cresce mais rapidamente que o restante da face, particularmente durante o surto de crescimento puberal. O crescimento nasal é produzido em parte por um aumento no tamanho do septo nasal cartilaginoso. Além disso, a proliferação das cartilagens laterais altera a forma do nariz e contribui para um aumento no tamanho total. Na média, as dimensões nasais aumentam em um ritmo aproximadamente 25% maior do que o crescimento da maxila durante a adolescência (Figura 4.9), mas o crescimento do nariz é extremamente variável dentre os grupos raciais e étnicos. Não há proporções fixas para o tamanho do nariz, exceto que quanto mais proeminente for o nariz, mais proeminente os maxilares precisarão ser para produzir um equilíbrio facial razoável.

Crescimento mandibular

O crescimento da mandíbula continua em um ritmo relativamente estável antes da puberdade. Na média, como mostra a Tabela 4.1, a altura do ramo aumenta 1 a 2 mm por ano e o comprimento do corpo aumenta 2 a 3 mm por ano. Esses dados transversais tendem a nivelar os estirões de crescimento juvenil e puberal, que ocorrem no crescimento da mandíbula (consulte a discussão anterior).

Uma característica do crescimento mandibular é uma acentuação da proeminência do mento. Antigamente se pensava que isso ocorria principalmente pela adição de osso à sínfise, porém isso não é verdade.

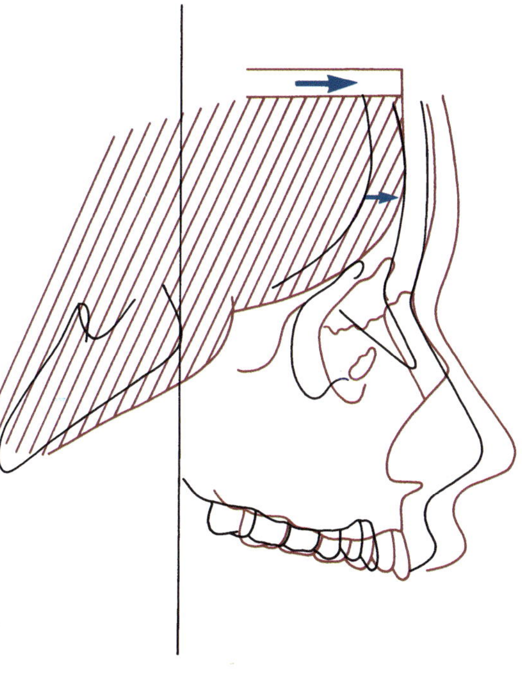

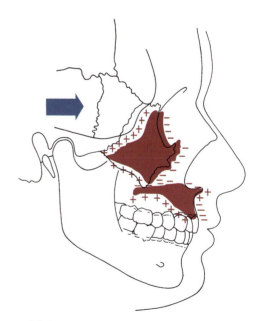

• **Figura 4.8** Conforme a maxila é transladada para baixo e para a frente, o osso é adicionado nas suturas e na área da tuberosidade posteriormente, mas, ao mesmo tempo, a remodelação da superfície remove o osso das superfícies anteriores (exceto por uma pequena área na espinha nasal anterior). Por essa razão, a quantidade de movimento para a frente das superfícies anteriores é menor que a quantidade de deslocamento. Entretanto, no céu da boca, a remodelação da superfície adiciona osso, enquanto o osso é reabsorvido do assoalho do nariz. Por isso, o movimento total para baixo da abóbada palatina é maior que a quantidade de deslocamento. (Redesenhada de Enlow DH, Hans MG. *Essentials of Facial Growth*. Filadélfia: WB Saunders; 1996.)

• **Figura 4.7** Representação diagramática de um mecanismo importante para o crescimento da maxila: estruturas do complexo nasomaxilar são deslocadas para a frente conforme a base craniana fica mais longa e os lobos anteriores do cérebro crescem em tamanho. (Redesenhada de Enlow DH, Hans MG. *Essentials of Facial Growth*. Filadélfia: WB Saunders; 1996.)

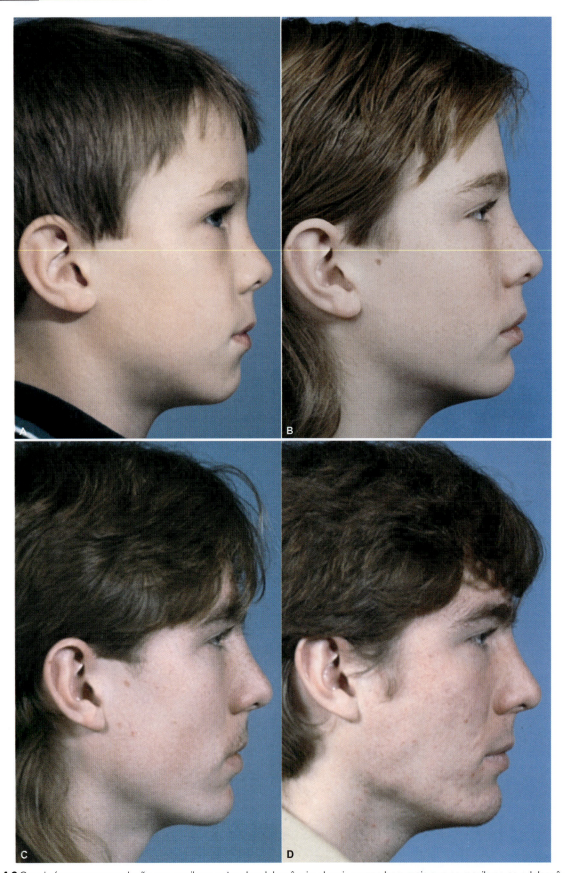

● **Figura 4.9** O nariz é pequeno em relação aos maxilares antes da adolescência, depois cresce bem mais que os maxilares na adolescência e continua a crescer depois que o crescimento para a frente da maxila e da mandíbula para. Isso reduz a proeminência aparente dos maxilares em relação à linha média do rosto. No mesmo garoto: 7 anos, bem antes da adolescência (**A**); 12 anos e 8 meses, início da adolescência (**B**); 15 anos e 8 meses, em direção ao final do surto de crescimento adolescente, quando o crescimento maxilar para a frente está quase completo, porém o nariz ainda está crescendo (**C**); 18 anos e 8 meses, final da adolescência (**D**). Observe a quantidade de crescimento para a frente do nariz, porém um crescimento altamente vertical dos maxilares além dos 15 anos e 8 meses.

| Tabela 4.1 | Alterações na extensão mandibular. |

	AUMENTO DO COMPRIMENTO DO CORPO (mm) (GÔNIO – POGÔNIO)		AUMENTO DA ALTURA DO RAMO (mm) (CÔNDILO – GÔNIO)	
Idade	Homens	Mulheres	Homens	Mulheres
7	2,8	1,7	0,8	1,2
8	1,7	2,5	1,4	1,4
9	1,9	1,1	1,5	0,3
10	2,0	2,5	1,2	0,7
11	2,2	1,7	1,8	0,9
12	1,3	0,8	1,4	2,2
13	2,0	1,8	2,2	0,5
14	2,5	1,1	2,2	1,7
15	1,6	1,1	1,1	2,3
16	2,3	1,0	3,4	1,6

Dados de Riolo ML *et al*. An Atlas of Craniofacial Growth. Ann Arbor, Mich: University of Michigan Center for Human Growth and Development; 1974.

Apesar de pequenas quantidades de osso serem adicionadas, a alteração no contorno do mento em si ocorre em grande parte porque a área exatamente acima do mento, entre ele e a base do processo alveolar, é uma área reabsortiva. O aumento na proeminência do mento com a maturidade resulta de uma combinação de translação para a frente do mento, como parte do padrão de crescimento geral da mandíbula, e reabsorção acima do mento, que altera o contorno ósseo.

Uma fonte importante de variabilidade do crescimento do mento para a frente é a extensão das alterações de crescimento na fossa glenoide. Se a área do osso temporal à qual a mandíbula está ligada se movimentasse para a frente em relação à base craniana durante o crescimento, isso transladaria a mandíbula para a frente da mesma maneira que o crescimento da base craniana translada a maxila. Entretanto, isso raramente acontece. Normalmente, o ponto de inserção move-se direto para baixo, de forma que não existe um deslocamento anteroposterior da mandíbula; no entanto, ocasionalmente, ela se move posteriormente, assim diminuindo, em vez de aumentar a projeção para a frente do mento.[3] Em ambos os pacientes mostrados na Figura 4.10, por exemplo, houve aumento aproximado de 7 mm no comprimento da mandíbula durante o tratamento ortodôntico por volta da época da puberdade. Em um dos pacientes, a articulação temporomandibular (ATM) não mudou de posição durante o crescimento e o mento projetou-se 7 mm para a frente. No outro paciente, a ATM movimentou-se posteriormente, resultando em apenas uma pequena projeção para a frente do mento, apesar do aumento no crescimento mandibular.

Época de crescimento em largura, comprimento e altura

Para os três planos de espaço, tanto na maxila quanto na mandíbula há uma sequência definida em que o crescimento é "completado" (*i. e.*, declina para o ritmo lento que caracteriza os adultos normais). O crescimento em largura é completado primeiro, depois o crescimento em comprimento e, finalmente, o crescimento em altura.

O crescimento em largura de ambos os maxilares, incluindo a largura das arcadas dentais, tende a ser completado antes do surto de crescimento puberal e é afetado minimamente, se o for, pelas alterações de crescimento adolescente (Figura 4.11). Por exemplo, a largura intercaninos é mais provável de diminuir do

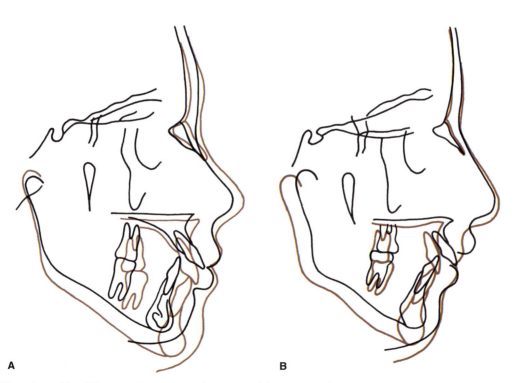

● **Figura 4.10** Traçados cefalométricos mostrando o crescimento em dois pacientes durante a correção ortodôntica de má oclusão de classe II moderada (sobreposta na região esfenoetmoidal, na base craniana). **A.** Alterações dos 11 anos e 10 meses de idade a 14 anos e 11 meses de idade. Neste paciente, aproximadamente 7 mm de crescimento mandibular foram expressos totalmente como movimento para a frente do mento, enquanto a área da articulação temporomandibular (ATM) permaneceu na mesma posição anteroposterior em relação à base craniana. **B.** Alterações em outro paciente dos 11 anos e 8 meses de idade a 15 anos e 0 mês de idade. Este paciente também teve aproximadamente 7 mm de crescimento mandibular, mas a área da ATM movimentou-se para trás e para baixo em relação à base craniana, de modo que grande parte do crescimento não foi expressa como movimento para a frente do mento. (Cortesia de Dr. V. Kokich.)

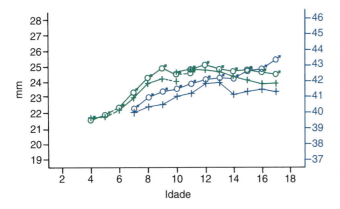

• **Figura 4.11** Alterações médias nas larguras do canino e molar inferiores em ambos os sexos durante o crescimento. As larguras dos molares são mostradas em azul; as larguras dos caninos, em verde. (De Moyers RE et al. *Standards of Human Occlusal Development*. Ann Arbor, Mich: University of Michigan Center for Human Growth and Development; 1976.)

que aumentar após os 12 anos de idade.[4] Entretanto, há uma exceção parcial a essa regra. Conforme os maxilares crescem em comprimento posteriormente, eles também crescem em largura. Para a maxila, isso afeta primariamente a largura de um segundo molar a outro e, se eles forem capazes de erupcionar, os terceiros molares na região da tuberosidade também. Para a mandíbula, tanto as larguras molares quanto bicondilares mostram pequenos aumentos até o final do crescimento no comprimento. As dimensões de largura anteriores da mandíbula estabilizam mais cedo.

O crescimento em comprimento e altura de ambos os maxilares continua durante todo o período da puberdade. Nas meninas, a maxila cresce lentamente para baixo e para a frente até os 14 a 15 anos de idade, na média (mais precisamente, 2 a 3 anos após a primeira menstruação), então tende a crescer um pouco mais, quase direto para a frente (Figura 4.12).[5] Em ambos os sexos, o crescimento na altura vertical da face continua por mais tempo que o crescimento no comprimento, com o crescimento vertical tardio primariamente na mandíbula. Os aumentos na altura facial e a erupção concomitante dos dentes continuam por toda a vida, mas o declínio para o nível adulto (que para o crescimento vertical é surpreendentemente maior [consulte a seção a seguir]) geralmente não ocorre até o início dos 20 anos nos meninos, um pouco mais cedo nas meninas.

Rotação dos maxilares durante o crescimento

Estudos de implante da rotação dos maxilares

Até a realização dos estudos longitudinais do crescimento usando implantes metálicos nos maxilares nos anos 1960, por Björk *et al.* em Copenhague (ver Capítulo 2), a extensão na qual a maxila e a mandíbula rotacionam durante o crescimento não havia sido explorada. A razão é que a rotação que ocorre no núcleo de cada maxilar, chamada *rotação interna*, tende a ser mascarada pelas mudanças e alterações de superfície no ritmo da erupção dental. As mudanças de superfície produzem *rotação externa*. Obviamente, a mudança geral na orientação de cada maxilar, avaliada segundo os planos palatino e mandibular, resulta de uma combinação de rotação interna e externa.

A terminologia para descrever essas alterações rotacionais é, em si, confusa. Os termos descritivos utilizados aqui, em um esforço

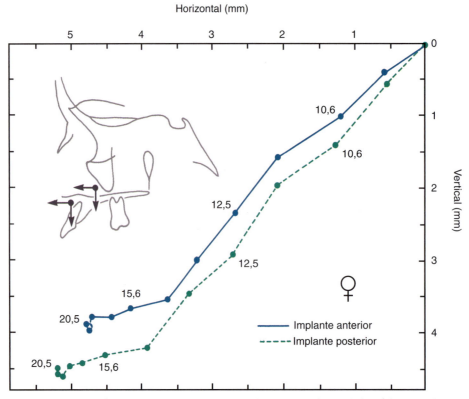

• **Figura 4.12** Traçados de crescimento médio dos implantes maxilares anteriores e posteriores relativos à base craniana e sua perpendicular, em um grupo de meninas dinamarquesas. Os dois traçados são mostrados com suas origens sobrepostas (*canto superior direito*) para facilitar a comparação. Observe que o implante posterior se movimenta para baixo e para a frente mais do que o anterior, com o crescimento continuando no final da adolescência em um ritmo lento. (Cortesia de Dr. B. Solow.) A orientação deste gráfico e das Figuras 4.14, 4.15, 4.18, 4.19, 4.21, 4.22 e 4.23 é a orientação padrão dos traçados cefalométricos na Europa, usados aqui porque essas figuras foram publicadas dessa forma.

para simplificar e esclarecer um tema complexo e difícil, não são aqueles que Björk utilizou nos trabalhos originais sobre esse tema[6] ou exatamente os mesmos que o grupo de Copenhague sugeriu posteriormente.[7] Ver a Tabela 4.2 para uma comparação de termos.

É mais fácil visualizar a rotação interna e externa dos maxilares considerando a mandíbula primeiro. O núcleo da mandíbula é o osso que circunda o nervo alveolar inferior. O restante da mandíbula consiste em seus vários processos funcionais (Figura 4.13). Estes são os processos alveolares (osso suportando os dentes e propiciando a mastigação), os processos musculares (o osso ao qual os músculos de mastigação se inserem) e o processo condilar, cuja função é a articulação da mandíbula com o crânio. Se os implantes forem colocados em áreas de osso estável, longe dos processos funcionais, pode ser observado que, na maioria dos indivíduos, o centro da mandíbula rotaciona durante o crescimento de modo que tenderia a diminuir o ângulo do plano mandibular (i. e., para cima anteriormente e para baixo posteriormente) (Figura 4.14). Isso pode ocorrer ou pela rotação ao redor do côndilo ou pela rotação centralizada dentro do corpo da mandíbula. Por convenção, a rotação de um dos maxilares é considerada "para a frente" e recebe um sinal negativo se houver mais crescimento posterior, em vez de anterior. A rotação é "para trás" e recebe um sinal positivo se ela aumentar em comprimento as dimensões anteriores mais do que as posteriores, trazendo o mento para baixo e para trás.

Uma das características da rotação interna da mandíbula é a variação entre os indivíduos, até 10 a 15°.[8] O padrão de crescimento facial vertical, discutido em mais detalhes posteriormente, está fortemente relacionado com a rotação de ambos os maxilares. Todavia, para um indivíduo médio com proporções faciais verticais normais, há uma rotação interna de aproximadamente 15° a partir dos 4 anos de idade até a vida adulta (Figura 4.15). Desses, cerca de 25% resultam da rotação no côndilo e 75% resultam da rotação dentro do corpo da mandíbula.

Durante o tempo que o centro da mandíbula rotaciona para a frente uma média de 15°, o ângulo do plano mandibular, representando a orientação da mandíbula para um observador externo, diminui apenas 2 a 4° na média. A razão pela qual a rotação interna não é expressa na orientação da mandíbula, obviamente, é que as alterações da superfície (rotação externa) tendem a compensar. Isso significa que a parte posterior da borda inferior da mandíbula deve ser uma área de reabsorção, enquanto o aspecto anterior da borda inferior é inalterado ou submetido a leve aposição. Agora é possível sobrepor imagens tridimensionais da mandíbula na superfície interna da sínfise mandibular, e isso viabiliza vistas frontais e oblíquas das alterações da superfície que não eram reveladas pelos estudos bidimensionais de implantes (Figura 4.16).[9]

É menos fácil dividir a maxila em um centro de osso e uma série de processos funcionais. O processo alveolar é certamente um processo funcional no seu sentido clássico, mas não há áreas de inserção muscular análogas àquelas da mandíbula. As partes do osso circundando as passagens aéreas servem para a função de respiração, e as relações de forma e função envolvidas são pouco compreendidas. Contudo, se implantes forem colocados sobre o processo alveolar maxilar, pode-se observar um centro da maxila que é submetido a um grau pequeno e variável de rotação, para a frente ou para trás (Figura 4.17).[10] Essa rotação interna é análoga à rotação dentro do corpo da mandíbula.

| Tabela 4.2 | Terminologia: alterações rotacionais dos maxilares. |

Condição	Björk	Solow, Houston	Proffit
Crescimento posterior maior que o anterior	Rotação para a frente		
Crescimento anterior maior que o posterior	Rotação para trás		
Rotação do núcleo mandibular em relação à base craniana	Rotação total	Rotação verdadeira	Rotação interna
Rotação do plano mandibular em relação à base craniana	Rotação da matriz	Rotação aparente	Rotação total
Rotação do plano mandibular em relação ao núcleo da mandíbula	Rotação intramatriz	Remodelação angular da borda inferior	Rotação externa

Proffit: rotação total = rotação interna − rotação externa.
Björk: rotação da matriz = rotação total − rotação intramatriz.
Solow: rotação aparente = rotação verdadeira − remodelação angular da borda inferior.

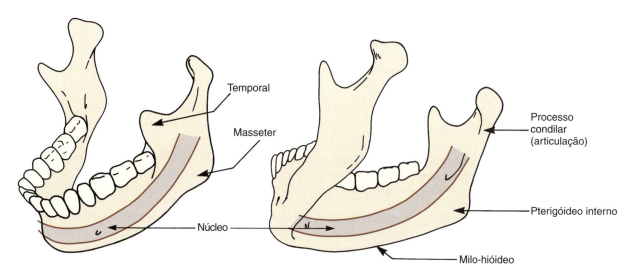

• **Figura 4.13** A mandíbula pode ser visualizada como consistindo em um núcleo de osso circundando o feixe neurovascular alveolar inferior e uma série de processos funcionais: o processo alveolar, servindo para a função de mastigação; os processos musculares, servindo para as inserções musculares; e o processo condilar, servindo para articular o osso com o restante do crânio.

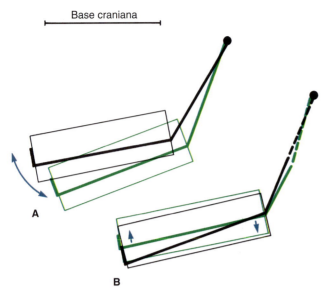

• **Figura 4.14** A rotação interna da mandíbula (*i. e.*, rotação do núcleo em relação à base craniana) tem dois componentes. **A.** Rotação ao redor do côndilo, ou rotação matriz. **B.** Rotação centralizada dentro do corpo da mandíbula, ou rotação intramatriz. (Redesenhado de Björk A, Skieller V. *Eur J Orthod*. 5:1-46, 1983.)

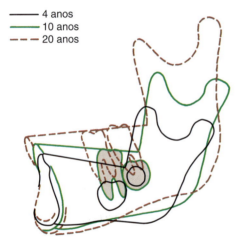

• **Figura 4.15** Sobreposição dos implantes para um indivíduo com um padrão normal de crescimento, mostrando as alterações de superfície na mandíbula dos 4 aos 20 anos de idade. Para este paciente, houve uma rotação interna de 19°, mas uma alteração de apenas 3° no ângulo do plano mandibular. Observe como a grande remodelagem (rotação externa) compensa e oculta a extensão da rotação interna. (De Björk A, Skieller V. *Eur J Orthod*. 5:1-46, 1983.)

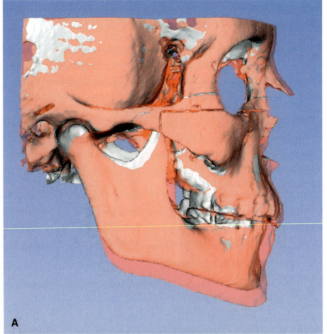

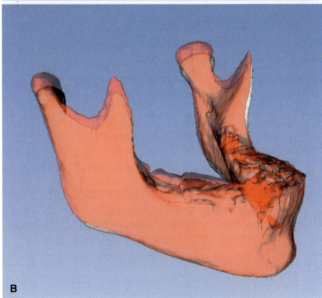

• **Figura 4.16** Sobreposição tridimensional da base craniana de uma criança em fase de crescimento (**A**) e da sínfise da mandíbula (**B**). Em ambas as vistas, o branco e o rosa-escuro mostram as alterações de superfície e a projeção do novo crescimento. É possível ver, melhor do que nas vistas bidimensionais, o crescimento para cima e para trás dos processos condilares e a modelação de sua base que acompanha o crescimento para baixo e para a frente da mandíbula.

Ao mesmo tempo que a rotação interna da maxila está ocorrendo, também há graus variáveis de remodelação do palato. Ocorrem variações similares na quantidade de erupção dos incisivos e dos molares. Tais variações são responsáveis, obviamente, por uma rotação externa. Para a maioria dos pacientes, a rotação externa é oposta em direção e igual em magnitude à rotação interna, de modo que as duas rotações se cancelam e a alteração final na orientação da mandíbula (conforme avaliado pelo plano palatino) é zero (ver Capítulo 3, Figura 3.20). Até os estudos de implantes serem feitos, não se suspeitava do rotação da maxila durante o crescimento normal.

Apesar de ambas as rotações, interna e externa, ocorrerem em todos, as variações do padrão médio são comuns. Com frequência, ocorrem graus maiores ou menores de ambas as rotações interna e externa, alterando a extensão na qual as alterações externas compensam a rotação interna.[11] O resultado é a variação moderada na orientação mandibular, mesmo em indivíduos com proporções faciais normais. Além disso, os padrões rotacionais de crescimento são completamente diferentes para indivíduos que apresentam os chamados tipos de *face curta* e *longa* de desenvolvimento facial vertical.

Os indivíduos com o tipo de face curta, que é caracterizado por altura facial inferior anterior diminuída, têm excessiva rotação da mandíbula para a frente durante o crescimento, resultante tanto de

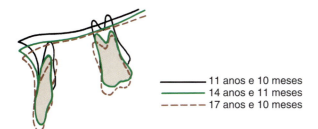

- **Figura 4.17** A sobreposição dos implantes na maxila revela que este paciente teve uma pequena quantidade de rotação interna para trás da maxila (i. e., para baixo anteriormente). Uma pequena quantidade de rotação para a frente é o padrão mais usual, mas a rotação para trás ocorre frequentemente. (De Björk A, Skieller V. *Am J Orthod* 62:357, 1972.)

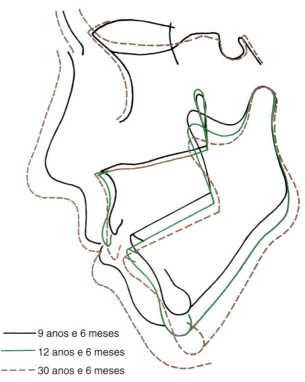

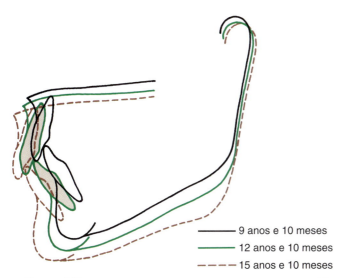

- **Figura 4.18** A sobreposição da base craniana mostra o padrão característico da rotação mandibular para a frente e uma redução no ângulo do plano mandibular em um indivíduo com crescimento normal. Isso parece bem diferente do padrão de crescimento mostrado na Figura 4.17 com sobreposição do implante, porém o padrão é realmente similar – apenas não dá para ver a rotação interna e a rotação externa compensatória na sobreposição de uma base craniana. (De Björk A, Skieller V. *Am J Orthod*. 62:344, 1972.)

- **Figura 4.19** Sobreposição da base craniana mostrando o padrão de rotação do maxilar em um indivíduo com padrão de crescimento de "face longa". Esses pacientes não têm a quantidade normal de rotação interna para frente e podem ainda ter uma rotação interna para trás. Conforme a mandíbula rotaciona para trás, a altura anterior da face aumenta, há tendência para mordida aberta anterior e os incisivos são empurrados para a frente em relação à mandíbula. (De Björk A, Skieller V. *Eur J Orthod*. 5:29, 1983.)

um aumento na rotação interna normal quanto de uma diminuição na compensação externa. O resultado é um plano palatino quase horizontal, um ângulo plano mandibular pequeno e um ângulo goníaco grande (Figura 4.18). A má oclusão de mordida profunda e o apinhamento dos incisivos normalmente são observados com esse tipo de rotação (discutido posteriormente).

Nos indivíduos de face longa, que têm altura anteroinferior de face excessiva, o plano palatino rotaciona para baixo posteriormente, com frequência criando uma inclinação negativa em vez da positiva normal com o plano horizontal. A mandíbula mostra uma rotação oposta, para trás, com aumento no ângulo do plano mandibular (Figura 4.19). As alterações mandibulares resultam primariamente da falta de rotação interna normal para a frente ou até mesmo de uma rotação interna para trás. A rotação interna, por sua vez, está centralizada principalmente no côndilo. Esse tipo de rotação está associado à má oclusão de mordida aberta anterior e deficiência mandibular (pois o mento rotaciona para trás, assim como para baixo). A rotação para trás da mandíbula também ocorre em pacientes com anormalidades ou alterações patológicas que afetam as articulações temporomandibulares. Nesses indivíduos, o crescimento no côndilo é restrito. O resultado interessante nesses três casos documentados por Björk e Skieller foi a rotação para trás centralizada no corpo da mandíbula, em vez da rotação para trás no côndilo que é vista em indivíduos do tipo de face longa clássico.[12] Todavia, as alterações na orientação da mandíbula em ambos os tipos de rotação para trás são similares, e desenvolvem-se os mesmos tipos de má oclusão.

Interação da rotação dos maxilares com a erupção dental

Como discutido no Capítulo 3, o crescimento da mandíbula em direção oposta à da maxila cria um espaço no qual os dentes erupcionam. O padrão rotacional do crescimento mandibular influencia obviamente a magnitude da erupção dental. Em uma extensão surpreendente, ele também pode influenciar a direção de erupção e a posição anteroposterior final dos incisivos.

A via de erupção dos dentes superiores é para baixo e um pouco para a frente (ver Figuras 4.12 e 4.17). No crescimento normal, a maxila geralmente rotaciona alguns graus para a frente, mas frequentemente rotaciona levemente para trás. A rotação para a frente tenderia a inclinar os incisivos para a frente, aumentando sua proeminência, enquanto a rotação para trás direciona os dentes anteriores mais posteriormente do que ocorreria sem a rotação, endireitando-os relativamente e diminuindo sua proeminência. O movimento dos dentes em relação à base craniana obviamente poderia ser produzido por uma combinação de *translocação*, conforme o dente se movimenta junto com o maxilar em que está inserido, e a *erupção* verdadeira, movimento do dente dentro de seu maxilar. De acordo com a Figura 4.20, a translocação contribui com aproximadamente metade do movimento dental superior total durante o crescimento adolescente.

A via de erupção dos dentes inferiores é para cima e um pouco para a frente. A rotação interna normal da mandíbula leva a mandíbula para cima na parte anterior. Essa rotação altera a via de erupção dos incisivos, tendendo a direcioná-los mais posteriormente (Figura 4.21). Como a rotação interna da mandíbula tende a endireitar os incisivos, os molares migram ainda mais para mesial durante o crescimento do que os incisivos, e essa migração é refletida na diminuição no comprimento da arcada dental que ocorre normalmente (Figura 4.22). Como a rotação interna para a frente da mandíbula é maior do que aquela da maxila, não é surpreendente que a diminuição normal no comprimento da arcada inferior seja um pouco maior que a diminuição no comprimento da arcada superior.

Observe que essa explicação para a diminuição no comprimento da arcada dental que normalmente ocorre em ambos os maxilares é diferente da interpretação do século XX que enfatiza a migração para a frente dos molares. A visão moderna dá maior importância ao movimento lingual dos incisivos e relativamente menor importância ao movimento para a frente dos molares. Na realidade, os mesmos estudos de implantes que revelaram a rotação mandibular interna também confirmaram que as alterações na posição anteroposterior dos incisivos são uma influência importante nas alterações de comprimento de arcada.

Devido a essa relação entre rotação dos maxilares e posição dos incisivos, não é surpreendente que ambas as posições, vertical e anteroposterior dos incisivos, sejam afetadas nos indivíduos de face curta e de face longa. Quando ocorre rotação excessiva no tipo de desenvolvimento de face curta, os incisivos tendem a ser levados para uma posição de sobremordida, mesmo se erupcionarem muito pouco, daí a tendência à má oclusão de traspasse vertical profundo em indivíduos de face curta (Figura 4.23). A rotação também endireita progressivamente os incisivos, deslocando-os para lingual e causando uma tendência para o apinhamento. Por outro lado, no padrão de crescimento de face longa, uma mordida aberta anterior irá se desenvolver conforme a altura anterior da face aumenta, a menos que os incisivos erupcionem para uma distância extrema. A rotação dos maxilares também leva os incisivos para a frente, criando a protrusão dental.

Essa interação entre a erupção dental e a rotação dos maxilares explica uma série de aspectos intrigantes do posicionamento dental em pacientes que têm desproporções faciais verticais e é fundamental para a compreensão do padrão de crescimento em indivíduos afetados.

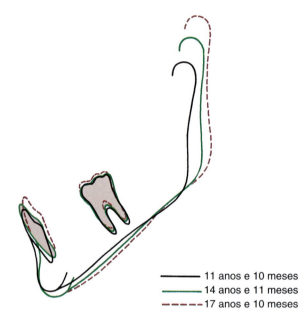

• **Figura 4.21** A sobreposição dos implantes mandibulares mostra o posicionamento lingual dos incisivos inferiores em relação à mandíbula que com frequência acompanha a rotação para a frente durante o crescimento. (De Björk A, Skieller V. *Am J Orthod* 62:357, 1972.)

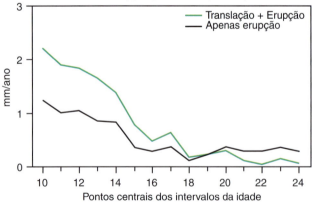

• **Figura 4.20** A velocidade média de erupção contínua (movimento dos incisivos em relação aos implantes na maxila) e a translocação (movimento para fora da base craniana) dos incisivos superiores em meninas dinamarquesas, a partir de uma amostra longitudinal mista. Observe que o movimento dos dentes para longe da base craniana é devido a uma combinação de erupção e translocação conforme a mandíbula cresce, e que pequenas alterações por causa da erupção continuam após a interrupção natural do crescimento. (Redesenhado de Solow B, Iseri H. Maxillary growth revisited: an update based on recent implant studies. In: Davidovitch Z, Norton LA, eds. *Biological Mechanisms of Tooth Movement and Craniofacial Adaptation*. Boston: Harvard Society for Advancement of Orthodontics; 1996.)

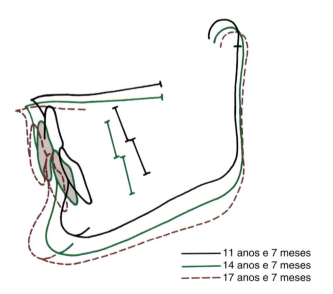

• **Figura 22** Sobreposição da base craniana para um paciente com o padrão de crescimento de face curta. Conforme a mandíbula rotaciona para cima e para frente, o movimento anterior dos incisivos é impedido e a mordida fica mais profunda, criando má oclusão de mordida profunda, que normalmente inclui apinhamento dos incisivos. (De Björk A, Skieller V. *Am J Orthod* 62:355, 1972.)

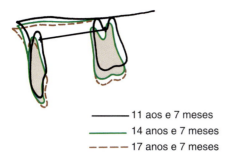

———— 11 aos e 7 meses
———— 14 anos e 7 meses
- - - - 17 anos e 7 meses

- **Figura 4.23** A sobreposição da maxila revela o endireitamento dos incisivos superiores no padrão de crescimento de face curta (mesmo paciente da Figura 4.20). Isso diminui o comprimento da arcada dental e contribui para o apinhamento progressivo. (De Björk A, Skieller V. *Am J Orthod*. 62:355, 1972.)

Alterações de maturação e do envelhecimento

As alterações maturacionais afetam tanto os tecidos moles quanto os tecidos duros da face e maxilares durante o crescimento lento na vida adulta, com alterações nas relações maxilares e alterações maiores a longo prazo nos tecidos moles. Há importantes efeitos do envelhecimento sobre os dentes, as suas estruturas de suporte e a oclusão dental em si.

Crescimento facial em adultos

Apesar de alguns antropologistas nos anos 1930 terem relatado pequena quantidade de crescimento que continuava na meia-idade, admitia-se, de modo geral, até o final do século XX, que o crescimento do esqueleto facial cessava no final da adolescência ou aos 20 e poucos anos de idade. No início dos anos 1980, Behrents[13] conseguiu convocar novamente mais de 100 indivíduos que participaram do estudo de crescimento de Bolton em Cleveland nos anos 1930 e final dos anos 1940, mais de 40 anos anteriormente. Apenas alguns deles fizeram tratamento ortodôntico. Como eram participantes do estudo, o crescimento desses indivíduos foi cuidadosamente avaliado e registrado, tanto por medidas como por cefalometrias seriadas. A amplificação das imagens radiográficas era conhecida com precisão, e com ela foi possível obter novas radiografias mais de quatro décadas depois, de modo que puderam ser feitas medidas precisas das dimensões faciais.

Os resultados foram surpreendentes, porém claros: o crescimento facial continuou durante a vida adulta (Figura 4.24). Houve um aumento em essencialmente todas as dimensões faciais, e tanto o tamanho quanto a forma do complexo craniofacial foram alterados com o decorrer do tempo. As alterações verticais na vida adulta foram mais evidentes que as alterações anteroposteriores, enquanto as alterações de largura foram menos perceptíveis, e, portanto, as alterações observadas no esqueleto facial adulto parecem ser uma continuação do padrão visto durante a maturação. Em um ponto de interesse particular, uma desaceleração aparente do crescimento nas mulheres no final da adolescência foi seguida por uma retomada do crescimento durante a terceira década. Parece que a primeira gravidez de uma mulher geralmente provoca algum crescimento de seus maxilares. Apesar de a magnitude das alterações do crescimento adulto, avaliada em uma base de milímetros por ano, ter sido bastante pequena, o efeito cumulativo durante as décadas foi surpreendentemente grande (Figura 4.25)

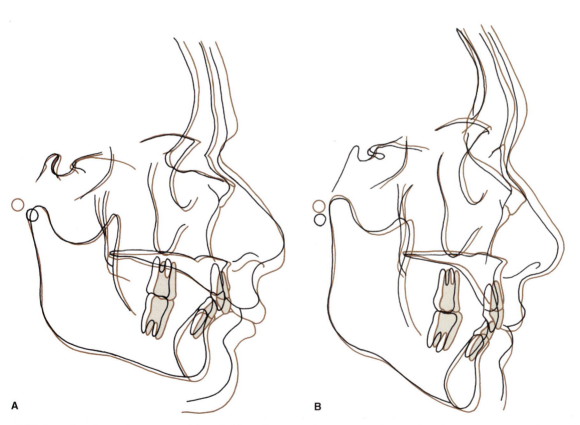

- **Figura 4.24** Alterações de crescimento nos adultos. **A.** Alterações em um homem, entre 37 anos (*preto*) e 77 anos de idade (*vermelho*). Observe que tanto a maxila quanto a mandíbula cresceram para a frente e que o nariz cresceu consideravelmente. **B.** Alterações de crescimento em uma mulher, entre 34 anos (*preto*) e 83 anos de idade (*vermelho*). Observe que ambos os maxilares cresceram para a frente e um pouco para baixo, e que as estruturas nasais aumentaram. (De Behrents RG. *A Treatise on the Continuum of Growth in the Aging Craniofacial Skeleton*. Ann Arbor, Mich: University of Michigan Center for Human Growth and Development; 1984.)

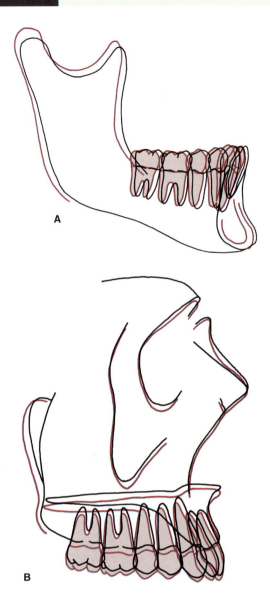

• **Figura 4.25** Alterações de crescimento em adultos. **A.** Alterações dimensionais médias na mandíbula para homens na vida adulta. É evidente que o padrão de crescimento juvenil e adolescente continua em um ritmo menor, porém basicamente significante. **B.** Alterações posicionais médias na maxila durante a vida adulta, combinadas para ambos os sexos. Observe que a maxila se movimenta para a frente e levemente para baixo, continuando o padrão de crescimento prévio. (De Behrents RG. *A Treatise on the Continuum of Growth in the Aging Craniofacial Skeleton*. Ann Arbor, Mich: University of Michigan Center for Human Growth and Development; 1984.)

Os dados também revelaram que a rotação de ambos os maxilares continuou na vida adulta, em conjunto com as alterações verticais e a erupção dos dentes. Como os implantes não foram utilizados nesses pacientes, não foi possível diferenciar precisamente a rotação interna da externa, mas parece provável que tanto a rotação interna quanto as alterações de superfície continuaram. Em geral, os homens mostraram uma rotação final dos maxilares em uma direção para a frente, diminuindo levemente o ângulo do plano mandibular, enquanto as mulheres apresentaram uma tendência para rotação para trás, com um aumento no ângulo do plano mandibular. Em ambos os grupos, foram observadas alterações compensatórias na dentição, de modo que as relações oclusais foram geralmente mantidas.

Tanto o histórico de tratamento ortodôntico como a perda de múltiplos dentes tiveram um impacto sobre a morfologia facial e sobre o padrão de alteração nesses adultos. No menor grupo de pacientes, aqueles que fizeram tratamento ortodôntico muitos anos antes, Behrents observou que o padrão de crescimento associado à má oclusão original continuou a se expressar na vida adulta. Esse achado condiz com as observações anteriores de crescimento no final da adolescência, mas também indica como poderia ocorrer uma piora gradual das relações oclusais em alguns pacientes muito tempo após a finalização do tratamento ortodôntico. É interessante que nos pacientes de face longa que passaram por cirurgia para reduzir a altura da face movendo a maxila para cima (ver Capítulo 20), o que parece uma recorrência do padrão de crescimento anterior ocorre em alguns pacientes bem depois do término esperado do crescimento.[14]

Conforme esperado, as alterações no perfil de tecido mole facial foram maiores que as alterações no esqueleto facial. As alterações envolveram alongamento do nariz (que com frequência tornou-se significativamente mais longo durante a vida adulta), achatamento dos lábios e ampliação do mento mole. O conhecimento das alterações do tecido mole durante o envelhecimento é importante no planejamento do tratamento ortodôntico moderno, e isso será discutido com mais detalhes no Capítulo 6.

Em vista dos achados de Behrents, não é correto ver o crescimento facial como um processo que termina no final da adolescência ou início dos 20 anos. Entretanto, é correto ver o processo de crescimento como uma ação que declina até um nível basal após a obtenção da maturidade sexual, continua a mostrar um gradiente cefalocaudal na vida adulta (*i. e.*, mais alterações mandibulares do que maxilares) e afeta os três planos do espaço de modo diferente. O crescimento em largura não é apenas o primeiro a declinar para os níveis de adulto, normalmente atingindo a completude no início da puberdade, mas o nível basal ou adulto observado a partir daí é bastante baixo.[15]

O crescimento anteroposterior continua em um ritmo notável por um período maior, declinando para os níveis basais apenas após a puberdade, com alterações pequenas, porém notáveis, que continuam durante toda a vida adulta. O crescimento vertical, que foi previamente observado como continuando bem após a puberdade, tanto no sexo masculino quanto no feminino, continua em um nível modesto bem adiante na vida adulta. Apesar de a maior parte da alteração esquelética ocorrer entre a adolescência e a metade da vida adulta,[16] o crescimento esquelético está muito mais próximo de ser um processo que continua por toda a vida do que a maioria dos observadores suspeitava.

Alterações nos tecidos moles faciais

Um conceito importante é que as alterações nos tecidos faciais moles não apenas continuam com o envelhecimento, elas também são muito maiores em magnitude do que as alterações nos tecidos duros da face e dos maxilares.

A alteração de maior significância para os ortodontistas é que os lábios e outros tecidos moles da face caem para baixo com o envelhecimento. O resultado é uma diminuição na exposição dos incisivos superiores e um aumento na exposição dos incisivos inferiores, tanto em repouso (Figura 4.26) quanto sorrindo (Figuras 4.27 e 4.28). Com o envelhecimento, os lábios também se tornam progressivamente mais finos, com menos exibição do vermelhão (Figura 4.29). Uma recente análise de indivíduos acompanhados longitudinalmente no estudo de crescimento de Michigan revelou que, nos norte-americanos de ascendência europeia, o lábio superior ficou mais longo em uma média de 3,2 mm e afinou 3,6 mm entre a adolescência e a metade da vida adulta. Isso continuou até o final da idade adulta, com um aumento médio de comprimento posterior e afinamento de 1,4 mm.[16]

Como a exposição de todos os incisivos superiores e de uma pequena quantidade de gengiva no sorriso representa uma aparência de juventude e boa estética, é importante lembrar, no tratamento ortodôntico, que a relação vertical do lábio com os dentes irá mudar após a adolescência. Na realidade, deixar os incisivos superiores um pouco mais expostos do que a relação adulta ideal é necessário no tratamento de um adolescente, se esta tiver de ser a relação ideal mais tarde na sua vida (Figura 4.30).

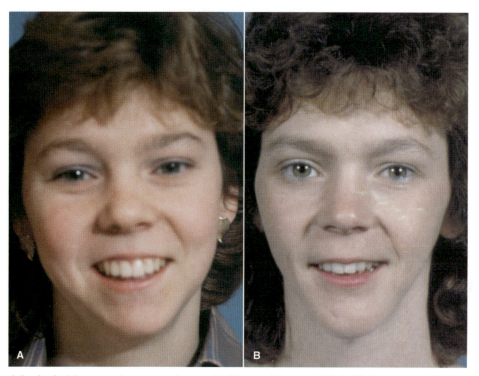

• **Figura 4.26** Exposição dos incisivos superiores no sorriso aos 15 (**A**) e aos 25 anos de idade (**B**). Uma característica importante do envelhecimento facial é o movimento para baixo dos lábios em relação aos dentes, de modo que os incisivos superiores diminuem progressivamente a exposição com o decorrer do tempo após o crescimento adolescente estar completo. (De Proffit WR, White RP, Sarver DM. *Contemporary Treatment of Dentofacial Deformity*. St Louis: Mosby; 2003.)

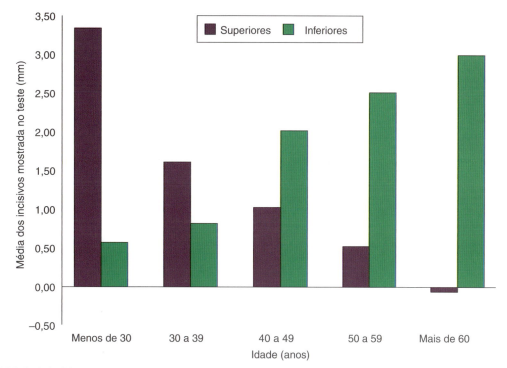

• **Figura 4.27** Exibição do incisivo em repouso como uma função da idade. Com o envelhecimento, tanto os homens quanto as mulheres mostram menos seus incisivos superiores e mais seus incisivos inferiores, de modo que a exibição dos incisivos superiores é uma característica da juventude. (Redesenhada de Vig RG, Brundo GC. *J Prosthet Dent*. 39:502-504, 1978.)

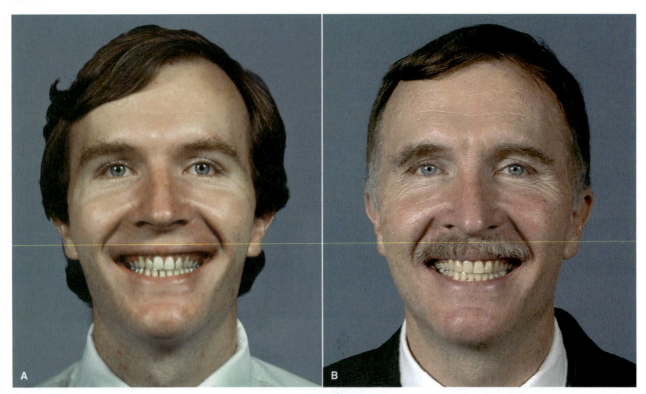

• **Figura 4.28** Exibição do incisivo no sorriso no final do tratamento ortodôntico aos 30 anos de idade (**A**) e 20 anos depois, aos 50 anos de idade (**B**). Observe que o movimento para baixo dos tecidos faciais moles continua, de modo que os incisivos inferiores são vistos de forma mais proeminente com o aumento da idade.

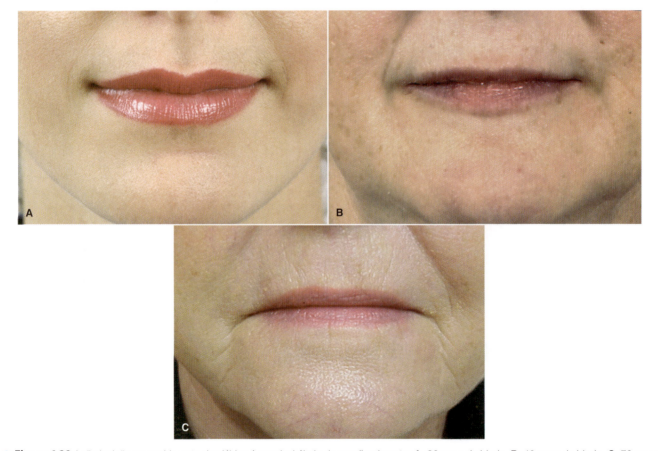

• **Figura 4.29** A diminuição no enchimento dos lábios é um sinal óbvio de envelhecimento. **A.** 20 anos de idade. **B.** 40 anos de idade. **C.** 70 anos de idade.

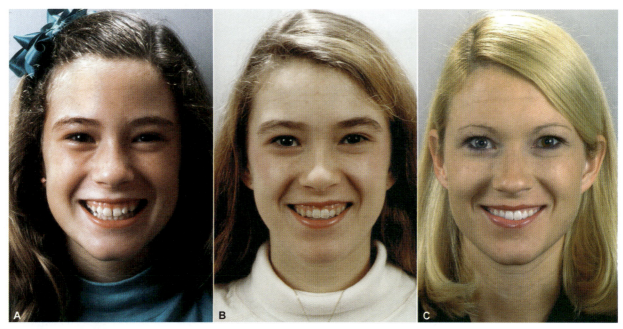

• **Figura 4.30** Como a altura dos lábios aumenta e os tecidos faciais moles se movimentam para baixo em relação aos dentes com o aumento da idade, o que parece uma exposição excessiva dos dentes e gengiva no sorriso aos 12 anos de idade (**A**) parece menos excessivo aos 14 anos de idade (**B**) e desaparece totalmente aos 24 anos de idade (**C**). Nenhum tratamento foi realizado entre os 12 e 24 anos de idade.

Alterações no alinhamento e na oclusão

O osso alveolar flexiona-se durante a mastigação forte, permitindo que os dentes se movimentem uns em relação aos outros (ver o Capítulo 8 para mais detalhes). Com uma dieta fibrosa não cozida, não apenas o desgaste oclusal reduz a altura das coroas, mas também a largura dos dentes é reduzida conforme ocorre o desgaste interproximal. Quando esse tipo de desgaste interproximal acontece, os espaços não se abrem entre os dentes posteriores, apesar de algum espaçamento poder se desenvolver anteriormente. Em vez disso, os molares permanentes migram para mesial, mantendo os contatos bem justos, mesmo se os pontos de contato forem desgastados e a largura mesiodistal de cada dente diminuir. O resultado em muitas populações primitivas foi a constatação de uma redução na circunferência da arcada dental em 10 mm ou mais, após o estabelecimento da dentição permanente na adolescência.

Nas populações modernas, há forte tendência para o apinhamento dos incisivos inferiores no final da adolescência e início da terceira década, não importa quão bem alinhados os dentes estejam inicialmente. O apinhamento suave dos incisivos inferiores tende a se desenvolver se os dentes estavam inicialmente bem alinhados, ou um apinhamento inicialmente suave torna-se pior. Essas alterações aparecem cedo, nas idades entre 17 ou 18 em alguns indivíduos, e tardiamente, na metade da terceira década em outros. Foram propostas três teorias principais para o apinhamento:

1. *Falta de "atrição normal" na dieta moderna.* Como observado no Capítulo 1, as populações primitivas tendiam a ter uma prevalência muito menor de má oclusão do que a população contemporânea dos países desenvolvidos. Se um encurtamento do comprimento da arcada dental e a migração mesial dos molares permanentes é um fenômeno natural, pareceria razoável que o apinhamento se desenvolvesse, a menos que a quantidade de estrutura dental fosse reduzida durante os estágios finais do crescimento.

Raymond Begg, um dos precursores da ortodontia na Austrália, observou, em seus estudos de aborígenes australianos, que a má oclusão é rara, mas que ocorreram grandes quantidades de atrição interproximal e oclusal (Figura 4.31).[17] Ele concluiu que, nas populações modernas, os dentes ficavam apinhados quando a atrição não ocorria por causa das dietas de consistência macia, e defendeu a extração disseminada dos pré-molares para fornecer o espaço equivalente da atrição, que ele observou nos aborígenes. As observações mais recentes mostraram que, quando os aborígenes australianos mudaram para uma dieta moderna, como ocorreu durante o século XX, o desgaste oclusal e interproximal quase desapareceu. O apinhamento tardio raramente progride,[18] apesar de a doença periodontal tornar-se um problema importante. Em outros grupos populacionais, observou-se que o apinhamento tardio pode se desenvolver mesmo após os pré-molares serem extraídos e o comprimento da arcada dental ser reduzido pelo tratamento ortodôntico moderno. Assim, a teoria de Begg, apesar de superficialmente atrativa, não explica o apinhamento tardio.[19]

2. *Pressão dos terceiros molares.* O apinhamento tardio desenvolve-se aproximadamente na época em que os terceiros molares devem erupcionar. Na maioria dos indivíduos, esses dentes estão impactados sem probabilidade de erupção bem-sucedida, porque o comprimento do maxilar não aumentou o suficiente para acomodá-los por meio da remodelagem para trás do ramo (Figura 4.32). Pareceu totalmente lógico para os dentistas e os pacientes que a pressão dos terceiros molares, sem espaço para erupcionarem, seria a causa do apinhamento incisivo tardio. Todavia, é difícil detectar tal força, mesmo com os equipamentos modernos que deveriam descobrir se ela existe.[20] Na realidade, o apinhamento tardio dos incisivos inferiores com frequência se desenvolve em indivíduos cujos terceiros molares inferiores estão ausentes de forma congênita. Há algumas evidências de que o apinhamento de incisivos pode ser diminuído pela extração precoce dos segundos molares, o que presumivelmente aliviaria a pressão dos terceiros molares, mas a pressão dos terceiros molares claramente não é também a explicação completa.[21]

3. *Crescimento mandibular tardio.* Como resultado do gradiente cefalocaudal de crescimento, discutido no Capítulo 2, a mandíbula cresce mais no final da adolescência do que a maxila. É possível que o crescimento mandibular tardio cause, de algum modo, o

apinhamento tardio de incisivos inferiores? Em caso positivo, de que modo? Os estudos de implantes de Björk possibilitaram compreender por que ocorre o apinhamento tardio e como ele realmente se relaciona com o padrão de crescimento da mandíbula.

A posição da dentição em relação à maxila e à mandíbula é influenciada pelo padrão de crescimento dos maxilares, um conceito explorado com alguns detalhes nas seções anteriores. Quando a mandíbula cresce para a frente em relação à maxila, como acontece normalmente no final da adolescência, os incisivos inferiores tendem a ser deslocados para lingual, particularmente se também houver a rotação para a frente (como seria nos indivíduos de face curta). Isso pode ser visto mais claramente quando o crescimento mandibular é excessivo (Figura 4.33), mas uma versão mais suave da mesma verticalização ocorre em quase toda a população.

Nos pacientes com uma oclusão anterior justa, a relação de contato dos incisivos inferiores com os incisivos superiores deve mudar se a mandíbula crescer para a frente. Nesse caso, deve ocorrer um dos seguintes fenômenos: (1) a mandíbula é deslocada para distal, acompanhada por uma distorção da função da articulação temporomandibular e deslocamento do disco articular; (2) os incisivos superiores inclinam-se para a frente, abrindo espaço entre esses dentes; ou (3) os incisivos inferiores deslocam-se para lingual e ficam apinhados.

Todos esses três fenômenos foram relatados na literatura. A segunda resposta, inclinação e espaçamento dos incisivos superiores, raramente é observada. O deslocamento posterior de uma "mandíbula travada" pode ocorrer e ocasionalmente estar relacionado com a dor e a disfunção miofascial, mas, apesar das alegações de alguns teóricos da oclusão, isso também parece ser bastante raro. O deslocamento lingual dos incisivos inferiores, com concomitante apinhamento e diminuição na distância intercanina inferior, é a resposta usual. Nem é mesmo necessário que os incisivos estejam em contato oclusal para que o apinhamento tardio se desenvolva. Isso também ocorre comumente em indivíduos que têm mordida aberta anterior e rotação da mandíbula para trás, não para a frente (ver Figura 4.19). Nessa situação, a rotação da mandíbula leva a dentição para a frente, empurrando os incisivos contra o lábio. Isso cria uma pressão suave, mas duradoura, do lábio, que tende a reposicionar os incisivos em protrusão um pouco mais para lingual, reduzindo o comprimento da arcada dental e causando apinhamento.

O conceito atual é que o apinhamento tardio dos incisivos quase sempre se desenvolve conforme os incisivos inferiores (e talvez toda a dentição inferior) se movimentam para distal em relação ao corpo da mandíbula, no crescimento mandibular tardio. Isso dá alguma luz sobre o possível papel dos terceiros molares na ocorrência, ou não, do apinhamento e na sua gravidade. Se houvesse espaço disponível na extremidade distal da arcada inferior, seria possível que todos os dentes inferiores se inclinassem levemente para distal, permitindo que os incisivos inferiores se endireitassem sem ficarem apinhados. No entanto, os terceiros molares impactados na extremidade distal da arcada dental inferior impediriam os dentes posteriores de se inclinarem para distal, e, se o crescimento mandibular diferencial ocorresse, a presença desses molares poderia garantir que o apinhamento se

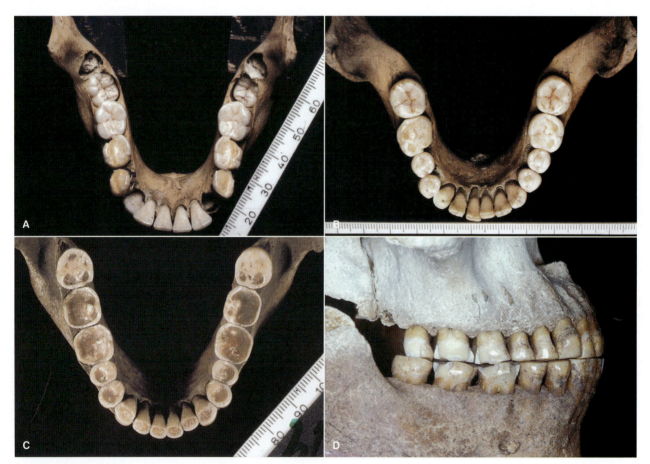

• **Figura 4.31** Mandíbulas de aborígenes australianos para uma criança de idade dental aproximada de 8 anos (**A**), um adolescente com idade dental aproximada de 14 anos (**B**) e um adulto de idade indeterminada (**C** e **D**). Observe a atrição crescente dos dentes nos espécimes mais jovens e a atrição grave dos dentes dos adultos, com desgaste interproximal, assim como oclusal. O comprimento da arcada dental nessa população encurtou 1 cm ou mais após a adolescência por causa do desgaste interproximal extenso. (Espécimes da Begg Collection. University of Adelaide, Adelaide, Austrália; cortesia do Professor W. Sampson.)

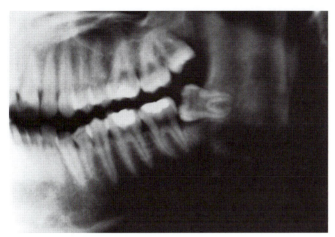

• **Figura 4.32** Parece razoável que um terceiro molar impactado horizontalmente faça pressão contra a arcada dental, mas é altamente improvável que haja pressão suficiente a partir dessa fonte para causar o apinhamento dos incisivos inferiores que com frequência se desenvolve no final da adolescência.

desenvolvesse. Nesse caso, os terceiros molares inferiores poderiam ser "a gota d'água" em uma cadeia de eventos que levaria ao apinhamento tardio dos incisivos. Contudo, conforme observado anteriormente, o apinhamento tardio dos incisivos ocorre em indivíduos sem terceiros molares, de modo que a variável crítica não é a presença desses dentes, e sim a extensão do crescimento mandibular tardio. Quanto mais a mandíbula cresce após a interrupção natural dos outros crescimentos faciais, maior a chance de os incisivos inferiores ficarem apinhados, e isso é fato tanto para aqueles que fizeram tratamento ortodôntico quanto para os que não fizeram.[22]

Alterações do envelhecimento nos dentes e nas estruturas de suporte

Na época em que um dente permanente erupciona, a câmara pulpar é relativamente ampla. Com o tempo, a dentina adicional deposita-se lentamente na parte interna do dente, de modo que a câmara pulpar fica gradualmente menor com o aumento da idade (Figura 4.34). Esse processo continua de forma relativamente rápida até o final da adolescência, momento em que a câmara pulpar de um dente permanente típico é cerca da metade do tamanho que tinha na época da erupção inicial. Por causa das câmaras pulpares relativamente amplas dos dentes permanentes jovens, os procedimentos restauradores complexos têm mais chance de resultar em exposições pulpares em adolescentes do que em adultos. A dentina adicional continua a ser produzida em um ritmo menor por toda a vida, de modo que, na idade avançada, as câmaras pulpares de alguns dentes permanentes estão quase obliteradas.

A maturação também causa maior exposição da porção dental que está fora dos tecidos moles de revestimento. No momento em que um primeiro molar permanente erupciona, a inserção gengival é alta na coroa. Tipicamente, a inserção gengival ainda está bem acima da junção cemento-esmalte quando qualquer dente permanente entra em oclusão total, e nos anos seguintes mais e mais estrutura da coroa será exposta. Esse movimento apical da inserção (em circunstâncias normais) é resultado mais do crescimento vertical dos maxilares e da erupção concomitante dos dentes do que da migração apical da inserção gengival. Como observamos anteriormente, o crescimento vertical dos maxilares e o aumento na altura da face continuam após o crescimento transverso e o anteroposterior estarem completos. No momento em que os maxilares quase param o crescimento vertical, no final da adolescência, a inserção gengival normalmente está

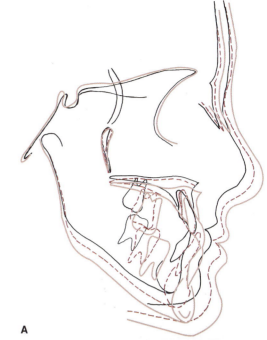

A

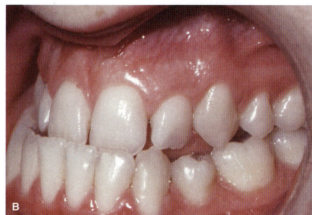

B

• **Figura 4.33** Neste paciente com um padrão prolongado de crescimento mandibular excessivo (**A**), os incisivos inferiores estavam cada vez mais inclinados para lingual conforme a mandíbula crescia para a frente e estavam notadamente inclinados para trás (**B**) no final do crescimento adolescente. Esta é uma demonstração mais óbvia do que acontece com frequência sob circunstâncias normais, quando uma pequena quantidade de crescimento mandibular tardio ocorre no final da adolescência após a interrupção do crescimento maxilar. O crescimento mandibular tardio é uma causa importante do apinhamento de incisivos inferiores que frequentemente se desenvolve nessa época.

próxima da junção cemento-esmalte. Na ausência de inflamação, abrasão mecânica ou alterações patológicas, a inserção gengival deve permanecer quase no mesmo nível de modo indefinido. Entretanto, na realidade, a maioria dos indivíduos tem alguma patologia da gengiva ou periodonto conforme envelhece e, portanto, a recessão posterior da gengiva é comum.

Anteriormente, acreditava-se que havia ocorrido a "erupção passiva" (definida como migração real da gengiva sem qualquer erupção do dente). Agora, parece que, enquanto os tecidos gengivais estiverem completamente saudáveis, esse tipo de migração apical da inserção do tecido mole não ocorre. O que se acreditava que fosse a migração apical da gengiva durante a adolescência é, na verdade, a erupção ativa, compensando o crescimento vertical da mandíbula que ainda ocorre nesse período (Figura 4.35).

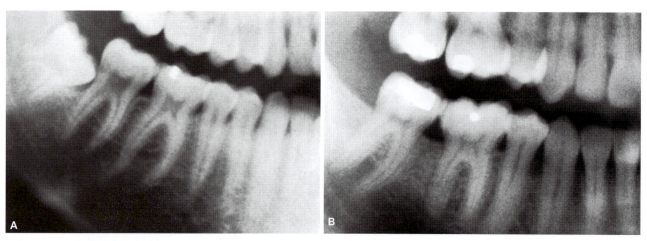

• **Figura 4.34** O tamanho das câmaras pulpares dos dentes permanentes diminui durante a adolescência, e então elas continuam a ser preenchidas mais lentamente pelo restante da vida adulta. **A.** 16 anos de idade. **B.** 26 anos de idade.

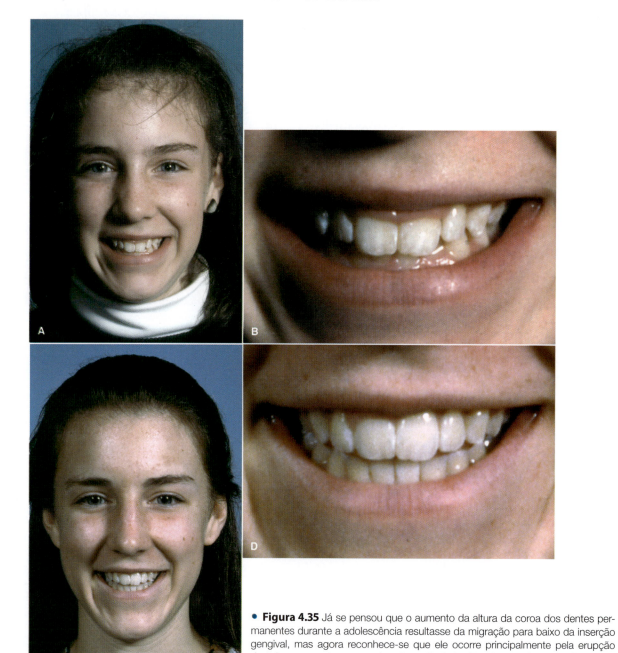

• **Figura 4.35** Já se pensou que o aumento da altura da coroa dos dentes permanentes durante a adolescência resultasse da migração para baixo da inserção gengival, mas agora reconhece-se que ele ocorre principalmente pela erupção dental em resposta ao crescimento vertical. **A** e **B.** 10 anos de idade. **C** e **D.** 16 anos de idade.

Tanto o desgaste oclusal quanto o interproximal, com frequência em um grau grave, ocorrem em povos primitivos que consomem uma dieta de alimentos fibrosos não cozidos. A retirada da maioria das partículas brutas das dietas modernas também eliminou muito o desgaste desse tipo. Com poucas exceções (como a mastigação de tabaco), as facetas de desgaste nos dentes agora indicam bruxismo, e não o que o indivíduo come.

Referências bibliográficas

1. Lomniczi A, Ojeda SR. The emerging role of epigenetics in the regulation of female puberty. In: Bourguignon JP, Parent AS, Mullis PE, eds. *Puberty from Bench to Clinic: Lessons for Clinical Management of Pubertal Disorders*. Basel, Switzerland: S Karger AG; 2015.
2. Anderson DL, Thompson GW, Popovich F. Interrelationship of dental maturity, skeletal maturity, height and weight from age 4 to 14 years. *Growth*. 1975;39:453-462.
3. Agronin KJ, Kokich VG. Displacement of the glenoid fossa: a cephalometric evaluation of growth during treatment. *Am J Orthod Dentofac Orthop*. 1987;91:42-48.
4. Bishara SE, Jakobsen JR, Treder J, *et al*. Arch width changes from 6 weeks to 45 years of age. *Am J Orthod Dentofac Orthop*. 1997;111:401-409.
5. Solow B, Iseri H. Maxillary growth revisited: an update based on recent implant studies. In: Davidovitch Z, Norton LA, eds. *Biological Mechanisms of Tooth Movement and Craniofacial Adaptation*. Boston: Harvard Society for Advancement of Orthodontics; 1996.
6. Björk A. The use of metallic implants in the study of facial growth in children: method and application. *Am J Phys Anthropol*. 1968; 29:243-254.
7. Solow B, Houston WJ. Mandibular rotations: concept and terminology. *Eur J Orthod*. 1988;10:177-179.
8. Björk A, Skieller V. Normal and abnormal growth of the mandible: a synthesis of longitudinal cephalometric implant studies over a period of 25 years. *Eur J Orthod*. 1983;5:1-46.
9. Ruellas A, Devito K, Visconti M, et al. 3D mandibular superimposition: comparison of regions of reference for voxel-based registration. *PLoS ONE*. 2016;11(6):e0157625.
10. Björk A, Skieller V. Postnatal growth and development of the maxillary complex. In: McNamara JA, ed. *Factors Affecting Growth of the Midface*. Ann Arbor, MI: University of Michigan Center for Human Growth and Development; 1976.
11. Houston WJ. Mandibular growth rotations – their mechanisms and importance. *Eur J Orthod*. 1988;110:369-373.
12. Björk A, Skieller V. Contrasting mandibular growth and facial development in long face syndrome, juvenile rheumatoid arthritis and mandibulofacial dysostosis. *J Craniofac Genet Dev Biol*. 1985;1(suppl):127-138.
13. Behrents RG. *A Treatise on the Continuum of Growth in the Aging Craniofacial Skeleton*. Ann Arbor, MI: University of Michigan Center for Human Growth and Development; 1984.
14. Proffit WR, Phillips C, Turvey TA. Stability following superior repositioning of the maxilla. *Am J Orthod*. 1987;92:151-163.
15. Harris EF. A longitudinal study of arch size and form in untreated adults. *Am J Orthod Dentofac Orthop*. 1997;111:419-427.
16. Pecora NG, Beccetti T, McNamara JA Jr. The aging craniofacial complex: a longitudinal cephalometric study from late adolescence to late adulthood. *Am J Orthod Dentofac Orthop*. 2008;134:496-506.
17. Begg PR. Stone age man's dentition. *Am J Orthod*. 1954;40:298-312, 373-383, 462-475, 517-531.
18. Brown T, Townsend GC, Pinkerton SK, Rogers JR. Teeth, Time and the Tanami: Dental Research at Yuendumu, Central Australia. Univ. of Adelaide Press, 2011.
19. Corruccini RS. Australian aboriginal tooth succession, interproximal attrition and Begg's theory. *Am J Orthod Dentofac Orthop*. 1990;97:349-357.
20. Southard TE, Southard KA, Weeda LW. Mesial force from unerupted third molars. *Am J Orthod Dentofac Orthop*. 1991;99:220-225.
21. Richardson ME. Late lower arch crowding: the aetiology reviewed. *Dent Update*. 2002;29:234-238.
22. Jonsson T, Magnusson TE. Crowding and spacing in the dental arches: long-term development in treated and untreated subjects. *Am J Orthod Dentofac Orthop*. 2010;138:384.e1-384.e7, discussion 384-386.

5
Etiologia dos Problemas Ortodônticos

VISÃO GERAL DO CAPÍTULO

Causas específicas da má oclusão, 104
Distúrbios do desenvolvimento embrionário, 104
Distúrbios do crescimento nos períodos fetal e perinatal, 109
Deformidades progressivas na infância, 112
Surgimento de distúrbios na adolescência ou no início da vida adulta, 112
Distúrbios do desenvolvimento dentário, 114

Influências genéticas, 117

Influências ambientais, 120
Considerações sobre equilíbrio, 120
Função mastigatória, 121
Hábitos de sucção e outros, 123
Interposição lingual, 126
Padrão respiratório, 127

Etiologia em uma perspectiva contemporânea, 131

A má oclusão é uma condição de desenvolvimento. Muitas vezes, a má oclusão e a deformidade dentofacial não são causadas por nenhum processo patológico, mas sim por distorções moderadas (algumas vezes graves) do desenvolvimento normal. Com relação aos diversos tipos de anormalidades, os profissionais que estudam o processo do desenvolvimento que leva ao desenvolvimento anormal *versus* normal usam a palavra *deformidade* para descrever um tecido que inicialmente teve a formação esperada, mas não conseguiu continuar o desenvolvimento normal. O termo *malformação* descreve os tecidos que não se formam normalmente desde o início. Ocasionalmente, uma causa específica de um problema dentofacial é aparente – por exemplo, uma deficiência mandibular secundária a uma fratura da mandíbula na infância, que seria uma deformidade, ou má oclusão característica que acompanha algumas síndromes genéticas que, com raras exceções, seria malformação. Frequentemente, esses problemas resultam de uma interação complexa de múltiplos fatores que influenciam o crescimento e o desenvolvimento, tornando-se impossível descrever um fator etiológico específico (Figura 5.1).

Embora seja difícil reconhecer a causa precisa de muitas más oclusões, podemos saber, em geral, quais são as possibilidades, e estas devem ser levadas em consideração quando o tratamento for planejado. Neste capítulo, examinaremos os fatores etiológicos das más oclusões em três categorias principais: causas específicas, influências hereditárias e influências ambientais. O capítulo será concluído com uma perspectiva sobre a interação das influências hereditárias e ambientais no desenvolvimento dos principais tipos de má oclusão.

Causas específicas da má oclusão

Distúrbios do desenvolvimento embrionário

Os defeitos no desenvolvimento embrionário geralmente resultam na morte do embrião. Vinte por cento dos casos de gravidez precoce são interrompidos devido a defeitos embrionários letais, muitas vezes tão cedo que a mãe ainda não estava ciente da concepção. Embora a maioria dos defeitos em embriões seja de origem genética, os efeitos de origem ambiental também são importantes. Agentes químicos e outros capazes de produzir defeitos embrionários, quando administrados em momentos críticos, são chamados *teratógenos*. Muitos fármacos não interferem no desenvolvimento normal ou, em doses elevadas, matam o embrião sem produzir defeitos, e, portanto, não são teratógenos. Teratógenos normalmente causam defeitos específicos se presentes em baixos níveis, mas se administrados em doses mais altas, têm efeitos letais. Os teratógenos conhecidos por produzir problemas ortodônticos são listados na Tabela 5.l, com o zika vírus (que causa microcefalia) sendo a adição mais recente.

A Figura 5.2 fornece uma visão geral de uma sucessão de estágios no desenvolvimento embrionário humano à medida que ele ocorre durante as semanas 3 e 8 após a fertilização. Nesse período curto, as características morfológicas mudam de um formato de disco de aproximadamente 0,5 mm de diâmetro (Figura 5.2A) para uma forma distintamente humana de aproximadamente 25 mm de comprimento (topo da cabeça-nádega) (Figura 5.2 *ℓ*). Essa mudança na forma é caracterizada pela formação da placa neural (que desenvolve o sistema nervoso central), elevação de suas margens laterais para formar o tubo neural e, consequentemente,

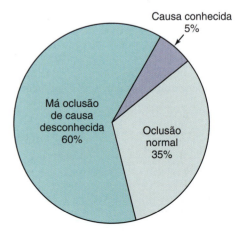

• **Figura 5.1** De uma perspectiva ampla, apenas um terço da população americana tem oclusão normal, enquanto dois terços têm algum grau de má oclusão. No grupo de má oclusão, apenas uma pequena minoria (não mais de 5%) tem problemas ligados a uma causa específica conhecida; os casos restantes resultam de uma complexa e mal compreendida combinação de influências herdadas e ambientais.

Tabela 5.1 — Teratógenos que afetam o desenvolvimento dentofacial.

Teratógenos	Efeitos
6-Mercaptopurina	Fissura palatina
Ácido 13-*cis* retinoico (Accutane®)	Similar à microssomia craniofacial e síndrome de Treacher Collins
Ácido acetilsalicílico	Fissura labial e palatina
Álcool etílico	Deficiência do terço médio da face
Aminopterina	Anencefalia
Citomegalovírus	Microcefalia, hidrocefalia, microftalmia
Dilantina	Fissura labial e palatina
Excesso de vitamina D	Fechamento precoce das suturas
Fumaça do cigarro (hipoxia)	Fissura labial e palatina
Raios X	Microcefalia
Talidomida	Malformações semelhantes à microssomia craniofacial e síndrome de Treacher Collins
Toxoplasma	Microcefalia, hidrocefalia, microftalmia
Diazepam (Valium®)	Semelhante à microssomia craniofacial e síndrome de Treacher Collins
Vírus da rubéola	Microftalmia, catarata e surdez
Zika vírus	Microcefalia, lesão cerebral

fechamento do tubo neural, que ocorre na quarta semana do desenvolvimento embrionário. A formação e o fechamento do tubo neural são acompanhados pela dobra ventral e lateral (crescimento diferencial) que resulta na formação do intestino anterior (Figura 5.2D); alongamento e dobra do tubo cardíaco (desenvolvimento do coração); surgimento da cavidade oral primitiva (estomodeu); e formação dos tecidos que irão contribuir com os maxilares (processo maxilar e primeiro arco), nariz e orelhas. Para uma descrição mais detalhada da embriogênese craniofacial normal, consulte textos e *sites* sobre embriologia, sobretudo https://embryology.med.unsw.edu.au/embryology/index.php/Main_Page, que inclui imagens de microscopia eletrônica de varredura (MEV) da coleção de K. Sulik que aparecem neste capítulo.

As agressões genéticas e ambientais (neste contexto, *agressão* significa tudo o que puder ter um impacto adverso no desenvolvimento normal) podem afetar o desenvolvimento da face e dos maxilares durante todo o período embrionário. Normalmente, é o caso de uma agressão que afetou o crescimento bem antes de uma anormalidade específica ter ocorrido. Com a ajuda de informações obtidas a partir de um estudo com animais experimentais, algumas anormalidades podem ser rastreadas quanto aos efeitos que ocorrem durante curtos espaços de tempo. Um exemplo de um fenótipo que surge na terceira semana de desenvolvimento é a face característica da síndrome fetal alcoólica (SFA; Figura 5.3). Isso ocorre devido às deficiências do tecido da linha média do cérebro em desenvolvimento (placa neural) e é tipicamente causado pela exposição a elevados níveis de etanol. Embora tais níveis sanguíneos possam ser alcançados somente em casos de intoxicação extrema, como em alcoólatras crônicos, a deformidade facial resultante e o atraso de desenvolvimento ocorrem com frequência suficiente para serem implicados em muitos casos de deficiência do terço médio da face.[1] Nessas crianças desventuradas, o atraso no desenvolvimento dentário coincide com o atraso esquelético.[2]

Muitos defeitos craniofaciais estão relacionados às anormalidades celulares da crista neural, incluindo morte celular e erros de migração. A migração de células da crista neural longe das dobras neurais cranianas ocorre no final da terceira semana e no começo da quarta semana (Figura 5.4), e essa é uma época de bastante vulnerabilidade dos teratógenos. As células da crista neural compõem praticamente todo o mesênquima (tecido conjuntivo frouxo) na área facial, que se diferencia em boa parte de seus tecidos esqueléticos e conjuntivos, incluindo os ossos dos maxilares e os dentes.

A importância da migração da crista neural e a possibilidade da morte celular e/ou do comprometimento induzido por fármacos nessa migração foram demonstradas claramente em alguns casos desastrosos. Nos anos 1960 e 1970, a exposição à talidomida causou grandes defeitos congênitos, incluindo anomalias faciais, em milhares de crianças. Nos anos 1980, malformações faciais graves relacionadas ao fármaco antiacne isotretinoína (Accutane®) foram relatadas. As semelhanças nos defeitos mostram que, provavelmente, ambos os fármacos afetam adversamente as células da crista neural. É importante saber que o tempo da agressão associado a esses defeitos ocorre antes de a mãe saber que está grávida. De 2010 até hoje, o zika vírus provocou milhares de casos de microcefalia devido ao desenvolvimento comprometido do cérebro. A exposição ao zika vírus em qualquer estágio da gestação, não apenas durante a embriogênese, pode comprometer o desenvolvimento do cérebro. A redução no crescimento do cérebro leva à microcefalia e a deficiências neurológicas graves.

Além dos defeitos da crista neural induzidos por fármacos, as alterações genéticas também podem afetar adversamente essa população celular e produzir anormalidades craniofaciais. Um exemplo é a síndrome de Treacher Collins (Figura 5.5), caracterizada pelos níveis reduzidos do tecido mesenquimal, sobretudo nos aspectos laterais da face. Sabe-se agora que a síndrome de Treacher Collins pode ocorrer em função de mutações no gene *TCOF1*.[3] Malformações muito semelhantes a essa síndrome podem resultar de efeitos teratogênicos nos embriões nos estágios correspondentes à quarta semana.[4]

A microssomia craniofacial (muitas vezes chamada de *microssomia hemifacial*) também é caracterizada por falta de desenvolvimento das áreas faciais laterais. Tipicamente, o ouvido externo é deformado, além de os ramos mandibulares e tecidos moles associados (músculo, fáscia) serem deficientes ou ausentes (Figura 5.6). A assimetria facial sempre está presente (daí a nomenclatura comum), e as estruturas cranianas e faciais são afetadas. A gênese da microssomia craniana tem sido extensivamente estudada, e os sistemas do modelo indicam que a principal causa é a agressão às populações celulares (incluindo, mas não limitando, as células da crista neural) que são necessárias para o desenvolvimento adequado do primeiro arco faríngeo (mandibular).[5]

Além de sua importância para o desenvolvimento da face, as células da crista neural migram para os arcos inferiores (faríngeo) e são importantes na formação do coração e dos grandes vasos. Essa é a base para a coocorrência comum das anormalidades craniofaciais e dos defeitos cardíacos, como na tetralogia de Fallot.

Os defeitos congênitos mais comuns envolvendo a face e os maxilares, depois apenas do pé torto em todo o espectro de deformidades congênitas, são as fissuras de lábio e/ou palato secundário. Para os dentistas e ortodontistas, compreender como elas surgem é importante, porque as crianças com fissura labial, e a maioria delas com fissura palatina (uma fissura de apenas o aspecto mais posterior do palato duro e do palato mole é a exceção), irão precisar de um extenso tratamento odontológico e ortodôntico.

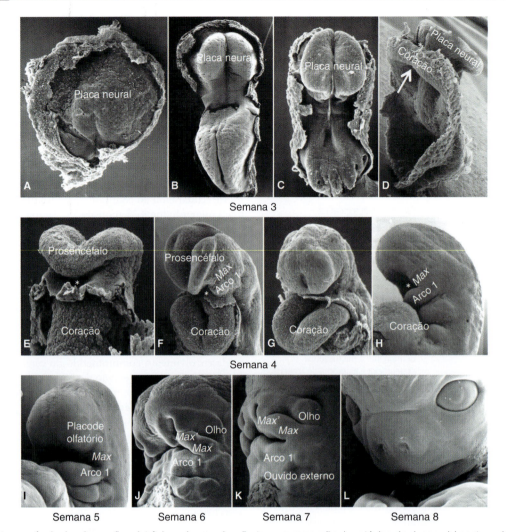

• **Figura 5.2** Esta sequência de micrografias eletrônicas de varredura ilustra uma sucessão de estágios do desenvolvimento embrionário humano que ocorre durante a terceira e a oitava semana após a fertilização. As vistas mostradas em **A** a **C** são do lado dorsal dos embriões; **D** a **L** são as vistas ventrolaterais. As idades aproximadas de pós-fertilização para cada um dos embriões são as seguintes: 17 dias (**A**); 19 dias (**B**); 21 dias (**C**); 21 dias (**D**); 23 dias (**E**); 24 dias (**F**); 25 dias (**G**); 26 dias (**H**); 32 dias (**I**); 41 dias (**J**); 43 dias (**K**); 52 dias (ℓ). A placa neural é notável no primeiro estágio, mostrando que, ao final da quarta semana, já se tornou o tubo neural fechado, a parte mais rostral do que vem a se tornar o prosencéfalo. O tecido em torno do prosencéfalo de um embrião no final da quarta e da quinta semana é denominado *processo frontonasal* (centro de crescimento). Essa estrutura, ao longo do primeiro arco faríngeo e do processo maxilar (*max*, incluindo seu componente mais medial e rostral, *max'*), forma o perímetro da cavidade oral em desenvolvimento (*, estomodeu). A distinção entre muitos dos processos faciais individuais (centros de crescimento) se torna menos aparente com o tempo e, ao final do período embrionário, a face parece distintamente humana. A seta em **D** indica o intestino anterior. (**A** a **I**, **K** e **L**, cortesia de Dr. K. Sulik. J. Reimpresso de Hinrichsen K. *Adv Anat Embryol Cell Biol.* 1985; 98:1-79.)

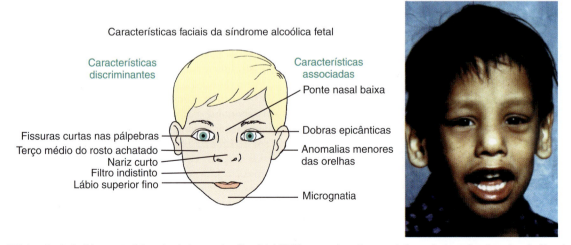

• **Figura 5.3** Aparência facial característica da síndrome alcoólica fetal (SFA), causada pela exposição a níveis muito elevados de álcool no sangue durante o primeiro trimestre da gravidez.

CAPÍTULO 5   Etiologia dos Problemas Ortodônticos   107

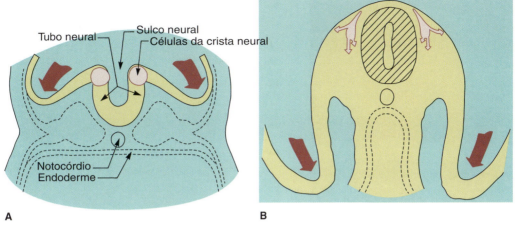

• **Figura 5.4** Desenho da secção lateral do embrião em 20 e 24 dias, mostrando a formação das pregas neurais, sulco neural e crista neural. **A.** No 20º dia, células da crista neural *(rosa)* podem ser identificadas nas bordas do sulco neural aprofundado, precursor do sistema nervoso central. **B.** No 24º dia, as células da crista neural separam-se do tubo neural e começam sua migração abaixo da superfície do ectoderma. A migração é tão extensa e o papel dessas células da crista neural é tão importante na formação de estruturas da cabeça e da face que elas podem ser consideradas uma quarta camada germinativa primária. Os últimos estágios da migração podem ser vistos na Figura 5.2F-H.

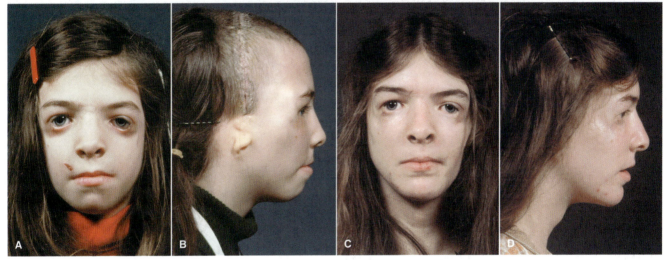

• **Figura 5.5** Na síndrome de Treacher Collins (também chamada *disostose mandibulofacial*), uma perda generalizada de tecido mesenquimal na parte lateral da face é a maior causa da aparência e das características faciais. Observe o subdesenvolvimento das áreas orbital lateral e zigomática. Os ouvidos externos também podem ser afetados. Paciente de 12 anos de idade, antes (**A**) e imediatamente depois (**B**) do tratamento cirúrgico de avanço do terço médio da face. Observe a deformidade dos ouvidos externos que normalmente são disfarçados pelos cabelos. **C** e **D**. 16 anos de idade. Observe a mudança na margem orbital lateral.

A Figura 5.7 mostra o fechamento do palato em embriões de camundongos (que são muito similares aos humanos nesse estágio de desenvolvimento) a partir de uma visão frontal; no entanto, compreender como isso é realizado em humanos exige uma apreciação da morfogênese facial normal como ocorre antes do fechamento do lábio e do palato.

Como ilustrado na Figura 5.2 (última fileira das imagens) e na Figura 5.8, ambas mostram o desenvolvimento da face humana entre o fim da quarta semana e o fim da embriogênese (oitava semana); as mudanças da forma facial são particularmente dramáticas ao longo desse período de aproximadamente 1 mês. Em torno dos placodes olfatórios em formação, que se tornarão o epitélio sensorial especial dentro do nariz, elevações denominadas *processos nasais laterais* e *mediais* são desenvolvidas (Figura 5.8A). Uma porção do processo que está mais próxima da cavidade oral em desenvolvimento (estomodeu) é denominada *segmento pré-maxilar* (Figura 5.8B). Duas outras estruturas também contribuem com a margem do estomodeu: (1) a maior parte medial do processo maxilar, que é denominada *maxilar'* e é notável na Figura 5.8B como uma proeminência bilateral distinta adjacente aos processos nasais laterais e aos centros de crescimento pré-maxilar e (2) o processo mandibular, que compõe a maior parte do primeiro arco faríngeo.

A união do processo nasal lateral e do maxilar' com o segmento pré-maxilar (Figura 5.8C) é necessária para o fechamento normal do lábio e do palato primário. O segmento pré-maxilar dá vazão à parte filtral do lábio superior e também é a origem da porção da crista alveolar que contém os incisivos centrais superiores e as porções mediais (distais) dos incisivos laterais superiores.[6-8] O componente lateral (proximal) de cada um dos incisivos laterais superiores parece ser de origem do tecido maxilar'. Fissuras labiais típicas podem ser unilaterais, bilaterais, completas ou incompletas (Figura 5.9). Fissuras completas estendem-se pelos incisivos laterais superiores e podem se manifestar com deficiências nos componentes dos incisivos laterais em cada um dos lados da fissura.

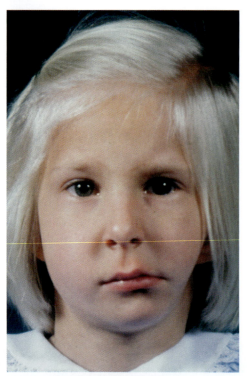

• **Figura 5.6** Na microssomia craniofacial, ambos os ouvidos externos e ramos mandibulares são deficientes ou ausentes no lado afetado. Nesta paciente com um problema relativamente leve, observe o uso do penteado para esconder a orelha e o ramo curto do lado afetado (De Proffit WR, White RP, Sarver DM. *Contemporary Treatment of Dentofacial Deformity*. St. Louis: Mosby; 2003.)

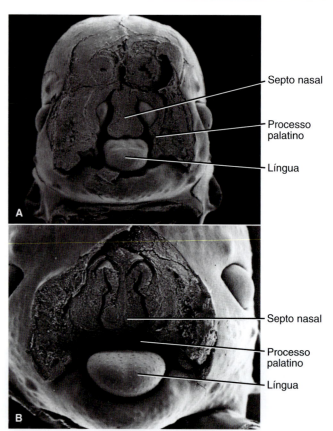

• **Figura 5.7** Micrografias eletrônicas de varredura de um camundongo seccionada no plano frontal. **A.** Antes da elevação dos processos palatinos. **B.** Imediatamente depois da depressão das línguas e elevação dos processos.

Para o lábio, o fechamento é normalmente completado na sétima semana, e para o palato secundário, a união ocorre no início do período fetal de desenvolvimento (semanas 9 e 10). Cerca de 60% de indivíduos com fissura labial também têm fissura palatina que ocorre em função da falha da união dos processos do palato secundário derivadas do processo maxilar. Isso pode ser resultado de uma anormalidade tecidual concomitante no lábio ou do palato primário e do tecido do palato secundário, ou pode resultar da largura facial excessiva que acompanha a fissura labial e separa demasiadamente os processos do palato secundário para unir-se na linha média. A Figura 5.10 mostra os embriões humanos no fim do período embrionário e no início do período fetal. Como é possível ver na Figura 5.10A, os processos do palato secundário inicialmente são bem separados. A elevação dos processos acima da língua é necessária para a união da linha média. Na Figura 5.10B, observe a elevação e o contato inicial dos processos palatinos, que é acompanhado pela conclusão de sua união da linha média (Figura 5.10C-D).

Inúmeras causas possíveis de fissura labial e palatina foram identificadas, incluindo exposição a alguns teratógenos. Como observamos, as agressões aos tecidos em desenvolvimento normalmente antecedem as etapas que culminam com o fechamento do lábio e do palato, e é interessante que o tabagismo materno seja definitivamente um fator de risco.[9]

Além da fissura labial e da fissura palatina "típicas", ocorrem fissuras faciais incomuns que também resultam de falha na formação ou união adequadas dos processos faciais.[10] Os exemplos incluem macrostomia, um defeito na junção dos processos maxilares e mandibulares que podem resultar de uma deficiência de crescimento em cada um desses centros de crescimento ou em ambos, e as fissuras faciais oblíquas que ocorrem na junção do centro de crescimento maxilar' com o centro de crescimento nasal lateral ou maxilar.

Outro importante grupo de malformações craniofaciais, as síndromes das craniossinostoses envolvem as anormalidades de desenvolvimento que ficam evidentes no período fetal.[11] Elas resultam do fechamento anormalmente precoce das suturas entre os ossos específicos do complexo craniofacial e podem ser causadas por uma variedade de mutações envolvendo os genes receptores do fator de crescimento fibroblástico. O fechamento precoce da sutura leva a distorções características, dependendo da localização da fusão precoce. A liberação cirúrgica das áreas fundidas prematuramente é necessária para manter o formato normal da cabeça e das proporções faciais.[12] O momento ideal para a cirurgia liberar as suturas cranianas fundidas é (com algumas exceções) entre o sexto e o nono mês de idade. A fusão das suturas que fixam a face às estruturas cranianas por trás ocorre às vezes, no geral com, mas ocasionalmente sem a fusão das estruturas cranianas, e isso pode exigir um avanço orbital além da liberação das suturas fundidas.

A síndrome de Crouzon é a mais frequente síndrome desse grupo de sinostoses que afetam a face. Está ligada à mutação no receptor do fator de crescimento fibroblástico 2 no cromossomo 10 e é caracterizada pelo subdesenvolvimento da linha média da face e dos olhos, que parecem saltar de suas órbitas (Figura 5.11). Essa síndrome surge devido à fusão pré-natal das suturas superior e posterior da maxila, ao longo da parede da órbita. A fusão prematura frequentemente estende-se posteriormente para dentro do crânio, provocando distorções da calvária também. A fusão na área orbital impede a maxila de transladar para baixo e

CAPÍTULO 5 Etiologia dos Problemas Ortodônticos   109

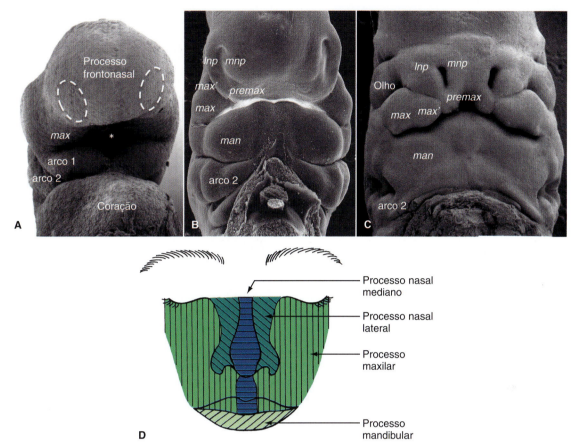

• **Figura 5.8** Vistas frontais de embriões humanos na quarta (**A**), sexta (**B**) e sétima (**C**) semana após a fertilização. No estágio mostrado em **A** (quarta semana), os placodes olfatórios *(círculos pontilhados)* são visíveis na superfície do processo frontonasal, o tecido que envolve o prosencéfalo. Na metade da sexta semana (**B**), os centros de crescimentos que circundam as fossas nasais e são denominados *processos nasais medial (mnp)* e *lateral (lnp)* são evidentes, assim como o segmento pré-maxilar *(premax)*, dois componentes da região maxilar (*max* e *max'*) e a porção mandibular *(man)* do primeiro arco faríngeo. Esses centros de crescimento também são distinguíveis no início da sétima semana (43 dias) em embriões humanos (**C**). *, Estomodeu (cavidade oral primitiva). **D.** Representação esquemática da contribuição dos processos faciais embrionários para as estruturas da face adulta. A parte central do nariz e o filtro do lábio são derivados do processo nasal medial. O processo nasal lateral forma as partes externas do nariz, e o processo maxilar forma a massa do lábio superior e das bochechas. (Cortesia de Dr. K. Sulik.)

para a frente, e o resultado é um grave subdesenvolvimento do terço médio da face. A protrusão característica dos olhos é, na maioria das vezes, uma ilusão – os olhos parecem saltar para fora porque a área abaixo deles é subdesenvolvida. No entanto, pode haver um componente de extrusão verdadeiro dos olhos, porque a pressão intracraniana às vezes aumenta quando as suturas cranianas se fundem prematuramente. Para essas crianças, a cirurgia para liberar as suturas junto com a distração osteogênica para avançar as órbitas geralmente é necessária.[12]

Distúrbios do crescimento nos períodos fetal e perinatal

Conformação fetal e lesões do nascimento

Lesões aparentes ao nascimento dividem-se em duas categorias principais: (1) conformação intrauterina e (2) trauma mandibular durante o processo de nascimento, particularmente pelo uso de fórceps no parto.

Conformação intrauterina. A pressão contra a face em desenvolvimento intrauterino pode provocar distorções nas áreas de crescimento rápido. A rigor, essa não é uma lesão do nascimento, mas, como os efeitos são observados ao nascimento, é considerada nesta categoria. Em raras ocasiões, um braço é pressionado contra a face no interior do útero, resultando em uma deficiência maxilar grave ao nascimento (Figura 5.12).

Ocasionalmente, a cabeça do feto é flexionada firmemente contra o tórax materno, impedindo a mandíbula de crescer para frente normalmente. Isso está relacionado com uma diminuição do volume de líquido amniótico, que pode ocorrer por várias razões. O resultado é a mandíbula extremamente pequena ao nascimento, geralmente acompanhada por uma fissura palatina, devido a uma restrição de deslocamento da mandíbula, que força a língua para cima e, dessa forma, impede o fechamento normal dos processos palatinos. Tal deficiência mandibular extrema ao nascimento é chamada de *sequência de Pierre Robin*. É uma síndrome que não tem causa definida, ou seja, várias causas podem levar à mesma sequência de eventos que provocam a deformidade. O volume reduzido da cavidade oral pode levar a uma dificuldade respiratória ao nascimento, podendo ser necessária a realização de uma traqueostomia para o bebê respirar. O avanço mandibular precoce por meio de uma distração osteogênica tem sido utilizado recentemente nas crianças gravemente afetadas, a fim de promover maior espaço para as vias respiratórias, de modo que a traqueostomia possa ser revertida.

Como a pressão contra a face causadora do problema de crescimento não estará presente após o nascimento, há a possibilidade de crescimento normal e, talvez, sua recuperação

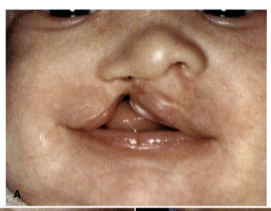
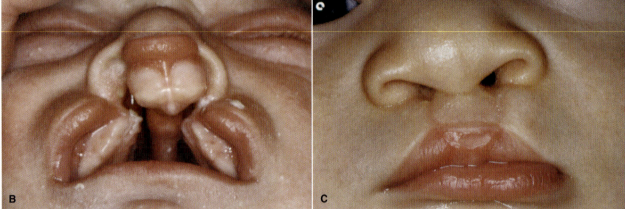

- **Figura 5.9** Fissuras humanas típicas do lábio e do palato. **A.** Fissura labial unilateral incompleta em um lactente. Observe que a fissura não fica na linha média, e sim lateral à linha média, e que há uma banda intacta de tecido sob a narina. **B.** Fissura labial e palatina bilateral completa em um lactente. A separação da pré-maxila do restante da maxila é mostrada claramente. **C.** Mesma criança após cirurgia reparadora dos lábios.

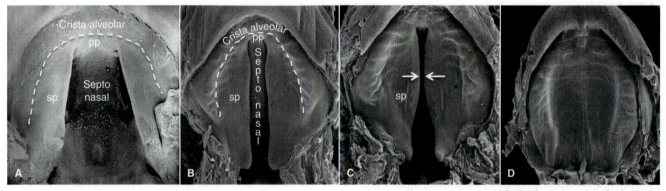

- **Figura 5.10** Fechamento do palato humano em embriões humanos ao final do período embrionário (55 dias) (**A**) e na nona semana (**B**), que está iniciando o período fetal (**B** a **D**). As setas indicam o primeiro local aproximado da fusão palatina secundária. *pp*, Palato primário; *sp*, processo palatino secundário. (Cortesia de Dr. K. Sulik.)

completa. Algumas crianças com sequência de Pierre Robin ao nascimento apresentam crescimento mandibular favorável na infância; entretanto, uma mandíbula menor do que a tipicamente normal persiste (Figura 5.13), e um estudo recente não encontrou crescimento compensatório durante a adolescência.[13] Estima-se que cerca de um terço dos pacientes com Pierre Robin tenham defeito na formação de cartilagem e pode-se dizer que apresentam a síndrome de Stickler. Não é surpreendente que esse grupo tenha limitado potencial de crescimento. Um crescimento compensatório é mais provável quando o problema original foi uma restrição mecânica do crescimento que já não existe após o nascimento.

Trauma mandibular ao nascimento. Muitos padrões de deformidades já conhecidos resultam de outras causas que já foram classificadas como lesões durante o nascimento. Muitos pais, apesar de explicações de seus médicos, referem-se às deformidades faciais de seus filhos como sendo causadas por uma lesão no nascimento, mesmo que uma síndrome congênita seja evidente. Não importa o que os pais digam mais tarde, uma síndrome reconhecível, obviamente, não surge por causa de trauma no nascimento.

Em alguns partos difíceis, no entanto, o uso de fórceps na cabeça para auxiliar o nascimento pode danificar uma ou ambas as articulações temporomandibulares (ATM). Teoricamente, grande pressão na área da ATM pode causar hemorragia interna, perda

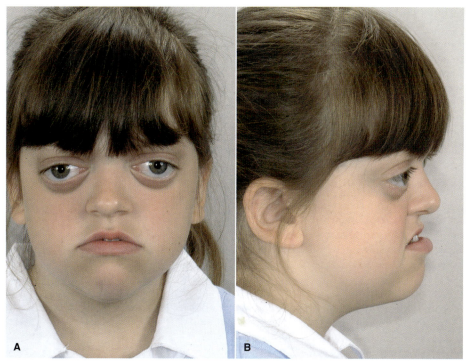

• **Figura 5.11** A e B. Aparência facial da síndrome de Crouzon de gravidade moderada, aos 8 anos e 8 meses de idade. Observe a acentuada separação dos olhos (hipertelorismo) e deficiência das estruturas do terço médio da face, ambas características desta síndrome. Devido à fusão prematura das suturas, o desenvolvimento anterior do terço médio da face é retardado, o que produz uma protrusão aparente dos olhos.

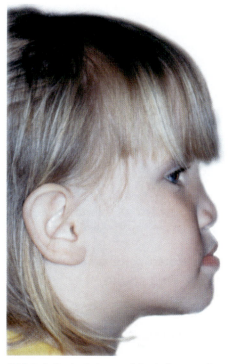

• **Figura 5.12** Deficiência do terço médio da face aos 3 anos de idade, ainda aparente, embora muito melhorada em relação à deficiência grave apresentada ao nascimento devido à pressão intrauterina. Antes do nascimento, um braço foi pressionado contra a face. (De Proffit WR, White RP, Sarver DM. *Contemporary Treatment of Dentofacial Deformity*. St. Louis: Mosby; 2003.)

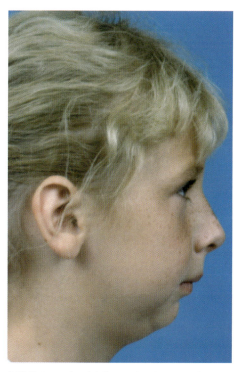

• **Figura 5.13** Esta menina foi diagnosticada ao nascimento como portadora da sequência de Pierre Robin, resultando em uma mandíbula pequena, obstrução da via respiratória e fissura palatal. Algumas crianças com esta condição apresentam um crescimento pós-natal suficiente para compensar e corrigir a deficiência mandibular, porém a grande maioria, não. Aos 9 anos de idade, a deficiência mandibular dela persistiu. (De Proffit WR, White RP, Sarver DM. *Contemporary Treatment of Dentofacial Deformity*. St. Luois: Mosby; 2003.)

de tecido e o subsequente subdesenvolvimento da mandíbula. Esta era uma explicação comum para a deficiência mandibular. Se a cartilagem do côndilo mandibular fosse um importante centro de crescimento, logicamente o risco de dano em uma área presumidamente crítica seria muito maior. Em vista do pensamento contemporâneo, no qual a cartilagem condilar não é crítica para o apropriado crescimento da mandíbula, não é tão fácil responsabilizar as lesões natais pelo subdesenvolvimento da mandíbula. Crianças com deformidades que envolvem a mandíbula são muito mais propensas a ter uma síndrome congênita.

Deformidades progressivas na infância

Deformidade progressiva é aquela que constantemente se torna pior, o que, evidentemente, indica o tratamento precoce. Tais problemas, felizmente, surgem com muito menos frequência do que as deformidades graves, porém estáveis, que são a maioria dos problemas dos maxilares encontrados em crianças.

Fraturas dos maxilares na infância

Nas frequentes quedas e impactos da infância, o colo do côndilo mandibular é particularmente vulnerável, e fraturas dessa área na infância são relativamente comuns. Felizmente, o processo condilar tende a regenerar-se bem após fraturas precoces. Os melhores dados de pesquisas em humanos (ver Capítulo 2) sugerem que cerca de 75% das crianças com fraturas precoces do processo condilar mandibular têm crescimento mandibular normal subsequente e, portanto, não desenvolvem más oclusões.

Fraturas condilares unilaterais são muito mais frequentes do que fraturas bilaterais. Parece ser relativamente comum uma criança cair da bicicleta, quebrar um dente e fraturar um côndilo, chorar um pouco e, depois, continuar a desenvolver-se normal e completamente, com total regeneração do côndilo. Muitas vezes, o diagnóstico de fratura condilar nunca é feito. Quando um problema surge após uma fratura condilar, geralmente é uma deficiência de crescimento assimétrica, com o lado afetado (ou, em fraturas bilaterais, o lado mais gravemente ferido) se desenvolvendo menos (Figura 5.14). Depois de uma lesão, se existir uma cicatriz em torno da ATM, suficiente para restringir a translação do côndilo, os tecidos moles normais não podem puxar a mandíbula para a frente naquele lado tanto quanto no restante da face em crescimento, e o crescimento subsequente será restrito.

Esse conceito é altamente relevante no tratamento de fraturas condilares em crianças. Isso sugere, e a experiência clínica confirma, que haveria pouca vantagem, se alguma, na redução cirúrgica aberta de uma fratura condilar em uma criança. A cicatriz adicional produzida pela cirurgia poderia piorar a situação. A melhor terapia é, portanto, o tratamento conservador no momento da lesão e a mobilização precoce da mandíbula para minimizar qualquer restrição no movimento. Se qualquer crescimento deficiente for observado, no entanto, o tratamento precoce será necessário (ver Capítulo 14).

Embora uma fratura condilar antiga seja a causa mais provável de uma deficiência mandibular assimétrica em uma criança, outros processos destrutivos que envolvem a ATM, como a artrite reumatoide (Figura 5.15), ou a ausência congênita de tecido, como na microssomia craniofacial, também podem causar esse problema.

Disfunção muscular

Os músculos faciais podem afetar o crescimento dos maxilares de duas maneiras. Primeiro, a formação de ossos nas inserções musculares depende da atividade dos músculos; segundo, a musculatura é uma parte importante da matriz de tecido mole, cujo crescimento normal leva os maxilares para baixo e para a frente. A perda de parte dessa musculatura é geralmente resultado de lesão do nervo motor

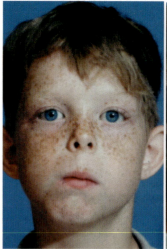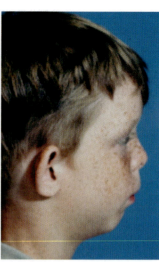

• **Figura 5.14** Garoto com assimetria mandibular aos 8 anos de idade causada por deficiência de crescimento após fratura do processo condilar esquerdo, provavelmente aos 2 anos de idade. Para este paciente, o crescimento foi normal, apesar da perda completa do côndilo mandibular, até os 6 anos de idade, quando uma fixação do processo condilar na parte inferior do arco zigomático do lado lesionado começou a restringir o crescimento e, então, a assimetria facial desenvolveu-se rapidamente. (De Proffit WR, Branca RP, Sarver DM. *Contemporary Treatment of Dentofacial Deformity*. St. Louis: Mosby; 2003.)

(há atrofia muscular quando o suprimento muscular é perdido). O resultado seria o subdesenvolvimento dessa parte da face, com uma deficiência de ambos os tecidos mole e duro (Figura 5.16).

Uma contração muscular excessiva pode restringir o crescimento, da mesma forma que a cicatrização após uma lesão. Esse efeito pode ser observado mais claramente no torcicolo, uma torção na cabeça causada por excessiva contração dos músculos de um lado do pescoço (principalmente o esternocleidomastóideo) (Figura 5.17). O resultado é uma assimetria facial decorrente da restrição do crescimento do lado afetado, que pode ser muito grave, a menos que a contração dos músculos do pescoço seja cirurgicamente solucionada em idade precoce.[14] Por outro lado, uma diminuição da tonicidade muscular (como na distrofia muscular, algumas formas de paralisia cerebral e várias síndromes de fraqueza muscular) permite que a mandíbula se desloque para baixo, afastando-se do resto do esqueleto facial. O resultado é o aumento da altura facial anterior, distorção das proporções faciais e do formato mandibular, erupção excessiva dos dentes posteriores, estreitamento maxilar e mordida aberta anterior (Figura 5.18).[15]

Surgimento de distúrbios na adolescência ou no início da vida adulta

Ocasionalmente, o crescimento excessivo unilateral da mandíbula ocorre em indivíduos que parecem apresentar o metabolismo normal. A razão para isso é completamente desconhecida. É mais comum em meninas entre 15 e 20 anos de idade; no entanto, pode surgir cedo, na primeira década de vida, ou mais tarde, na terceira década de vida em ambos os sexos. Essa condição era formalmente chamada de *hiperplasia condilar*, e a proliferação da cartilagem condilar era um aspecto importante; no entanto, como o corpo da mandíbula também é afetado (Figura 5.19), o termo *hipertrofia hemimandibular* é agora considerado mais apropriado.[16] O crescimento excessivo pode parar espontaneamente; contudo, em casos graves, a remoção do côndilo afetado e a reconstrução da área são necessárias.

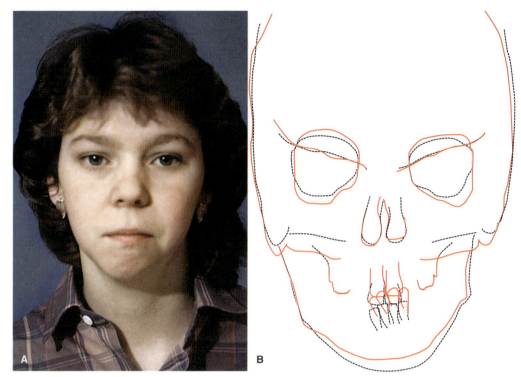

• **Figura 5.15** A artrite reumatoide é uma causa rara de assimetria facial, mas na forma poliarticular da doença (várias articulações são afetadas), as articulações temporomandibulares (ATM) são frequentemente envolvidas, e a assimetria pode se desenvolver desde que um dos lados seja mais afetado do que o outro. **A.** Aparência facial aos 12 anos de idade, 2 anos após o diagnóstico de artrite reumatoide poliarticular. **B.** Traçado de sobreposição aos 11 anos e 8 meses *(preto)* e 13 anos e 3 meses *(vermelho)*. Com uma redução na altura do ramo do lado direito ao longo desse período, a mandíbula girou para baixo e para trás. Aos 24 anos, os processos condilares em ambos os lados foram reabsorvidos quase completamente.

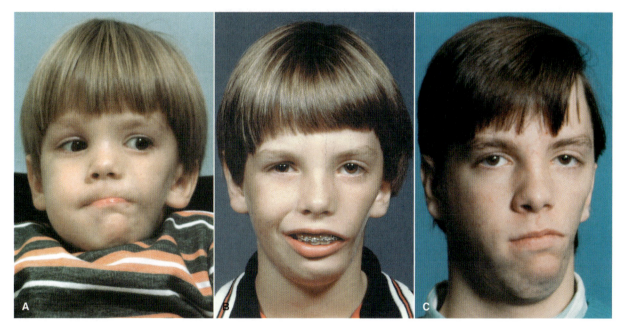

• **Figura 5.16** Garoto que perdeu grande parte do músculo masseter do lado esquerdo, com assimetria facial aos 11 anos de idade. O músculo é uma parte importante da matriz tecidual de tecido mole; na sua ausência, o crescimento mandibular na área afetada também é afetado. **A.** 4 anos de idade. **B.** 11 anos de idade. **C.** 17 anos de idade, após a cirurgia de avanço mandibular que foi maior do lado esquerdo do que do lado direito. A deficiência de tecido mole da musculatura perdida do lado esquerdo ainda é evidente.

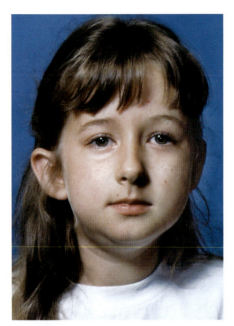

• **Figura 5.17** Assimetria facial em uma menina de 6 anos de idade, com torcicolo. A contração excessiva do músculo pode restringir o crescimento de uma maneira análoga à formação de cicatrizes após uma lesão. Apesar de liberação cirúrgica dos músculos contraídos do pescoço com 1 ano de idade, uma assimetria facial moderada desenvolveu-se neste caso, e um segundo procedimento cirúrgico para liberação do músculo esternocleidomastóideo esquerdo foi realizado aos 7 anos de idade. Observe que a assimetria reflete uma deficiência de crescimento de todo o lado esquerdo da face, não apenas da mandíbula.

Na acromegalia, que é causada por um tumor pituitário anterior, que secreta quantidades excessivas de hormônio do crescimento, pode ocorrer um crescimento mandibular excessivo, dando origem a má oclusão de classe III esquelética na vida adulta (Figura 5.20). Frequentemente (não sempre, visto que às vezes a mandíbula não é afetada enquanto as mãos e/ou pés crescem), o crescimento mandibular acelera novamente, atingindo os níveis observados no surto de crescimento do adolescente, anos após o crescimento puberal ter sido completado.[17] A cartilagem condilar prolifera, mas é difícil ter certeza se esta é a causa do crescimento mandibular ou uma característica que meramente o acompanha. Embora o crescimento excessivo cesse quando o tumor é removido ou irradiado, a deformidade esquelética persiste e normalmente é necessária a realização de cirurgia ortognática, para reposicionar a mandíbula (ver Capítulo 20).

Distúrbios do desenvolvimento dentário

A maior parte dos distúrbios de desenvolvimento dentário contribui para a má oclusão de classe I isolada, e essas condições (como a migração dos dentes permanentes após a perda precoce dos dentes decíduos) são discutidas no Capítulo 11. Os problemas dentários que estão relacionados a problemas congênitos maiores ou de saúde são discutidos nas próximas seções.

Dentes ausentes congenitamente

Uma base genética foi estabelecida para a maioria dos casos de dentes ausentes congenitamente (mais formalmente chamado de *agenesia dental*), e alguma forma de agenesia dental aparece como um fenótipo em mais de 150 síndromes, porém deve-se ter em mente que há variantes sindrômicas e não sindrômicas. A ausência congênita de dentes resulta de distúrbios durante as fases iniciais de formação de um dente: iniciação e proliferação. *Anodontia*, a ausência total de dentes, é a forma extrema. O termo *oligodontia* refere-se à ausência congênita de muitos, mas não de todos os dentes, enquanto o termo raramente utilizado, *hipodontia*, implica a ausência de apenas alguns dentes. Uma vez que a formação dos botões dentários dos dentes decíduos dá origem aos germes dentários dos dentes permanentes, não haverá dente permanente se o seu predecessor decíduo estiver ausente. É possível, no entanto, que os dentes decíduos estejam presentes e alguns ou todos os dentes permanentes estejam ausentes.

A anodontia e a oligodontia são normalmente associadas a uma anormalidade sistêmica, a *displasia ectodérmica*. Indivíduos com displasia ectodérmica apresentam cabelo fino e escasso e ausência de glândulas sudoríparas, além da característica de ausências dentárias (Figura 5.21). Ocasionalmente, a oligodontia ocorre em pacientes sem nenhum problema sistêmico aparente ou síndrome congênita. Nessas crianças, a ausência dentária parece apresentar um padrão aleatório, mas à medida que mais dados se tornam disponíveis, os padrões são cada vez mais reconhecidos.

A anodontia e a oligodontia são raras, porém a hipodontia é um achado relativamente comum. Parece que o modelo multifatorial poligênico da etiologia é a melhor explicação etiológica. Como regra geral, se apenas um ou poucos dentes estiverem ausentes, este será o mais distal de cada grupo dentário. Se a ausência congênita for de um molar, este será quase sempre o terceiro molar; se for de um incisivo, quase sempre será o incisivo lateral; se for de um pré-molar, quase sempre será o segundo, em vez do primeiro. Raramente o canino é o único dente ausente.

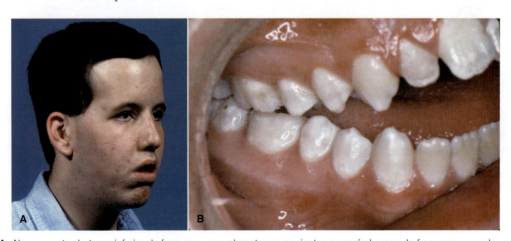

• **Figura 5.18 A.** Alongamento do terço inferior da face ocorre geralmente em pacientes com síndromes de fraqueza muscular, como neste caso de um garoto de 15 anos de idade com distrofia muscular. **B.** Mordida aberta anterior, como neste paciente, geralmente (não sempre) acompanha altura facial excessiva em pacientes com fraqueza muscular.

CAPÍTULO 5   Etiologia dos Problemas Ortodônticos   115

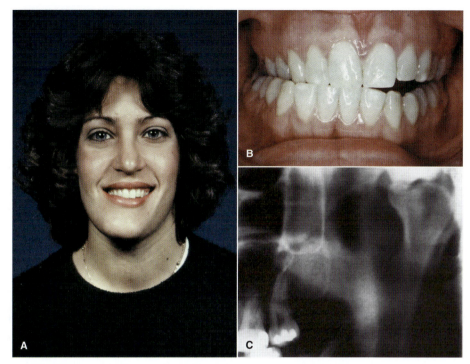

• **Figura 5.19 A.** Assimetria facial em uma mulher de 21 anos de idade, que desenvolveu gradualmente crescimento excessivo da mandíbula do lado direito desde o final da adolescência, após o tratamento ortodôntico para correção de apinhamento dentário, durante o qual não havia nenhum sinal de assimetria mandibular. **B.** A oclusão dentária mostra uma mordida aberta no lado direito afetado, refletindo um componente vertical de crescimento excessivo. **C.** Observe o côndilo mandibular extremamente alargado do lado direito. É desconhecido o motivo pelo qual esse tipo de crescimento excessivo, porém histologicamente normal, ocorre, e por que ele é visto predominantemente em mulheres.

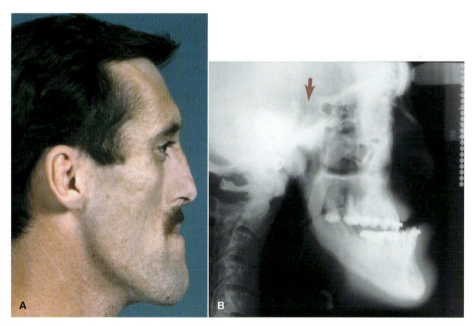

• **Figura 5.20** Visão de perfil (**A**) e radiografia cefalométrica (**B**) de um homem com 32 anos de idade com acromegalia, diagnosticado 3 anos antes, quando ele foi a um dentista porque sua mandíbula estava se deslocando anteriormente. Após a irradiação da região anterior da hipófise, os níveis de hormônio de crescimento caíram, e o crescimento mandibular cessou. Observe a ampliação da sela túrcica e a perda da definição óssea e do seu contorno, refletindo um tumor secretório naquele local *(seta)*. (De Proffit WR, White RP, Sarver DM. *Contemporary Treatment of Dentofacial Deformity.* St. Louis: Mosby; 2003.)

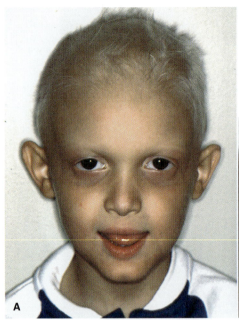
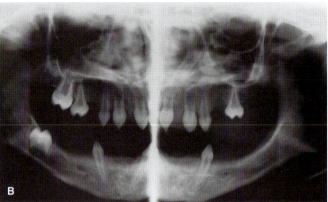

• **Figura 5.21** **A.** Uma criança com displasia ectodérmica, com cabelos finos e claros, além de redução da dimensão anteroinferior da face, tende a ter aparência de sobremordida decorrente da falta de desenvolvimento dos processos alveolares. **B.** Radiografia panorâmica do mesmo menino, mostrando ausência múltipla dentária. Quando muitos dentes são congenitamente ausentes, a displasia ectodérmica é a causa mais provável.

Dentes supranumerários e malformados

Anormalidades no tamanho e formato dentários resultam de distúrbios durante a fase de morfodiferenciação do desenvolvimento dental, talvez com algum comprometimento do estágio de histodiferenciação. A anormalidade mais comum é a variação no tamanho, particularmente dos incisivos laterais superiores (Figura 5.22) e segundos pré-molares. Cerca de 5% do total da população têm uma "discrepância de tamanho dental" significativa, devido à desproporção de tamanho entre os dentes superiores e inferiores. Se os dentes não se equivalem em tamanho, a oclusão normal se torna impossível. Como seria de se esperar, o dente mais variável, o incisivo lateral superior, é o principal culpado.

Dentes extras ou supranumerários também resultam de distúrbios durante os estágios de iniciação e proliferação do desenvolvimento dentário e, como a agenesia dental, podem ocorrer como parte de um processo maior da doença, síndrome ou como um achado idiopático. O dente supranumerário mais comum aparece na linha média da maxila e é chamado de *mesiodens*. Incisivos laterais supranumerários também ocorrem; pré-molares adicionais ocasionalmente aparecem, e alguns pacientes têm quartos molares, assim como os terceiros molares. A presença de um dente supranumerário obviamente tem grande potencial para prejudicar o estabelecimento da oclusão normal (Figura 5.23), e uma intervenção precoce para removê-lo é normalmente necessária para se obter um alinhamento razoável e relacionamento oclusal adequado. Dentes múltiplos supranumerários são mais frequentemente vistos na síndrome congênita da displasia cleidocraniana (ver Capítulo 3, Figura 3.15), que é caracterizada por clavículas ausentes (ossos claviculares), muitos dentes supranumerários e dentes inclusos, além de falha na erupção dos dentes sucedâneos.

Deslocamento traumático de dentes

Quase todas as crianças caem e batem seus dentes durante seus anos de formação. Quando o trauma no dente decíduo desloca o germe do dente permanente que lhe está subjacente, há dois possíveis resultados. Primeiro, se o trauma ocorrer enquanto a coroa do dente permanente estiver em desenvolvimento, a formação do esmalte será prejudicada e haverá defeito na coroa do dente permanente.

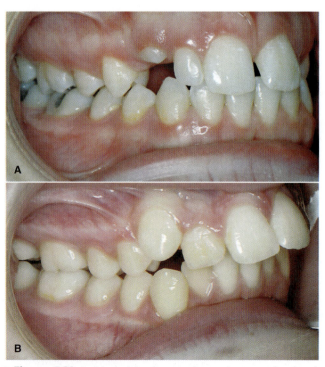

• **Figura 5.22** Incisivos laterais superiores desproporcionalmente menores (**A**) ou maiores (**B**) são relativamente comuns. Isso cria uma discrepância entre tamanho dos dentes e da base óssea, tornando o alinhamento normal e a oclusão dental quase impossível. É mais fácil reconstruir incisivos laterais pequenos do que reduzir o tamanho de incisivos mais largos, pois a dentina é normalmente exposta nos desgastes interproximais maiores do que 1 a 2 mm em largura.

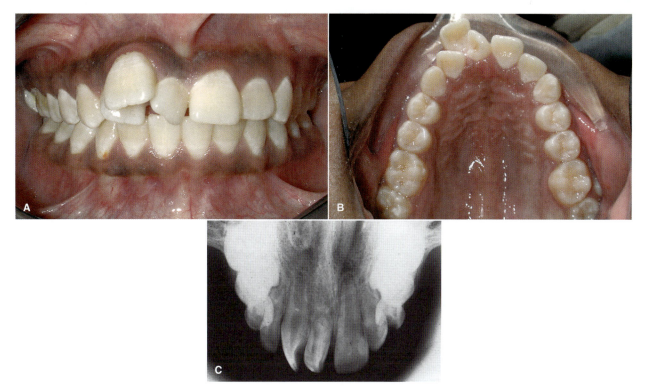

• **Figura 5.23** A a C. A linha média da maxila é o local mais comum para a ocorrência de dentes supranumerários, frequentemente chamados de *mesiodens* devido a sua localização. Seu tamanho pode ser variado. Dentes supranumerários podem bloquear a erupção de um ou ambos os incisivos centrais superiores, como nesta menina, podendo separá-los, e também deslocar os incisivos laterais.

Segundo, se o trauma ocorrer após a coroa estar completa, a coroa poderá ser deslocada em relação à raiz. A formação radicular pode parar, levando a um encurtamento permanente da raiz. Mais frequentemente, a formação radicular continua, mas a porção radicular remanescente, então, forma um ângulo em relação à coroa traumaticamente deslocada (Figura 5.24). Essa distorção da forma radicular é chamada de *dilaceração*. Se a distorção da posição radicular é grave o suficiente, é quase impossível para a coroa assumir a sua posição correta, que pode exigir que a raiz se posicione para fora do osso alveolar. Por essa razão, pode ser necessário extrair dentes gravemente dilacerados.

Dentes deslocados lateralmente por trauma devem ser reposicionados o quanto antes (ver Capítulo 12). Imediatamente após o acidente, um dente intacto pode ser colocado de volta na sua posição original rápida e facilmente. Após a cicatrização (que leva 2 a 3 semanas), o reposicionamento dentário torna-se difícil, e uma anquilose pode se desenvolver, tornando esse procedimento impossível.

Influências genéticas

A forte influência da hereditariedade nas características faciais é óbvia, sendo fácil reconhecer no indivíduo as tendências familiares na inclinação do nariz, na forma da mandíbula e na aparência do sorriso. A similaridade das faces humanas entre os parentes – atuais e ancestrais – torna a base genética do desenvolvimento craniofacial ainda mais aparente. Certos tipos de má oclusão são frequentes nas famílias. A mandíbula de Hapsburg, mandíbula prognata característica dessa família real europeia, é o exemplo mais conhecido (Figura 5.25), mas os dentistas rotineiramente observam ocorrências de más oclusões semelhantes nos pais e em seus descendentes. A questão pertinente para a etiologia da má oclusão não é se existem ou não influências herdadas sobre os maxilares e os dentes, porque obviamente existem, mas se diferentes tipos de má oclusão podem ser causados diretamente por características herdadas.[18]

Durante grande parte do século XX, pensava-se em duas possibilidades para explicar como a má oclusão poderia ser produzida por características herdadas. A primeira seria uma desproporção herdada entre o tamanho dos dentes e dos maxilares, o que poderia produzir apinhamento ou espaçamento dentário. A segunda seria uma desproporção herdada entre o tamanho ou forma dos maxilares superior e inferior e, consequentemente, um inadequado relacionamento oclusal. Quanto mais independentemente essas características forem determinadas, maior a chance de que desproporções sejam herdadas. Poderia uma criança herdar dentes relativamente grandes, mas uma mandíbula muito pequena para acomodá-los, por exemplo, ou uma maxila grande e uma mandíbula pequena? Isso seria perfeitamente possível se os tamanhos da mandíbula e dos dentes fossem herdados de forma independente, mas se as características dentofaciais tendessem a ser ligadas, um descompasso hereditário desse tipo seria improvável.

Populações humanas primitivas, nas quais a má oclusão é menos frequente do que nas populações mais modernas, são caracterizadas pelo isolamento genético e uniformidade. Se todos em um grupo carregassem a mesma informação genética para o tamanho dos dentes e dos maxilares, não haveria qualquer possibilidade de uma criança herdar características discordantes. Na ausência de alimentos processados, uma forte expectativa seria para características faciais que produzissem boa função mastigatória. Genes que introduzem distúrbios dentro do sistema mastigatório tenderiam a ser eliminados de uma população (a menos que estes conferissem alguma outra vantagem). O resultado deveria ser exatamente o que é visto em populações primitivas: indivíduos nos quais as discrepâncias de tamanho dentes-maxilares não são frequentes, e grupos nos quais

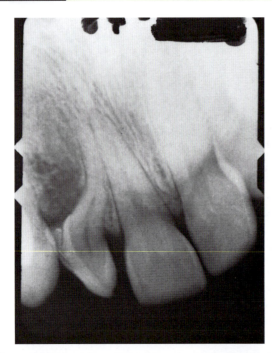

• **Figura 5.24** Distorção radicular (denominada *dilaceração*) de incisivo lateral superior, resultado de trauma em uma idade precoce, que deslocou a coroa em relação à da raiz em formação. Esta é uma dilaceração mais grave do que as geralmente observadas (ver Figura 3.17), porém até nesta criança o dente erupcionou – a dilaceração não impediu a erupção.

prever que as populações urbanas modernas têm alta prevalência de má oclusão e grande variedade de problemas ortodônticos. Os EUA, que apresentam "mistura genética" flagrante, deveriam ter uma das maiores taxas mundiais de má oclusão, o que realmente acontece. Nos anos 1930 e 1940, com o desenvolvimento de inovações científicas na área de genética, era tentador concluir que o aumento na troca de material genético em populações humanas mais numerosas e menos fixas a seus locais de origem fosse a principal explicação para o aumento das más oclusões nos últimos séculos.

Essa visão da má oclusão como um problema genético primário foi fortalecida pelos experimentos de reprodução com animais, realizados nos anos 1930. Até o momento, o Professor Stockard foi, de longe, o mais influente indivíduo nesse sentido; cruzou metodicamente cães mestiços e registrou os efeitos de interesse sobre a estrutura do corpo.[19] Os cães atuais, é claro, apresentam uma variedade enorme de raças e tamanhos. O que se esperaria do cruzamento de um boston terrier com um collie? Poderia a prole ter a mandíbula longa e pontuda do collie e a maxila diminuída do terrier? Poderia haver um apinhamento ou espaçamento, devido aos dentes de uma raça terem sido combinados nos descendentes com o maxilar da outra? Os experimentos de Stockard indicaram que grandes más oclusões ocorreram nesses cães cruzados, entre as quais as discrepâncias maxilares, que foram mais frequentes do que as discrepâncias de tamanho dentes/maxilares, e ele publicou comparações pontuais com as más oclusões humanas (Figura 5.26). Esses experimentos confirmaram que a herança independente das características faciais poderia ser a maior causa de más oclusões, e que o rápido aumento da frequência da má oclusão acompanhada pela urbanização foi provavelmente o resultado da maior miscigenação.

Esses experimentos com cães acabaram sendo enganosos, pelo fato de muitas raças de cães pequenos carregarem consigo o gene para a acondroplasia. Animais ou seres humanos afetados por essa condição apresentam um crescimento deficiente da cartilagem. O resultado são extremidades extremamente curtas e um subdesenvolvimento do terço médio da face. O dachshund é um clássico cão acondroplásico, porém a maioria dos terriers e bulldogs também carrega esse gene. A acondroplasia é um traço autossômico dominante. Como em muitos genes dominantes, o gene para a acondroplasia mostra expressividade variável, significando simplesmente que o traço será mais evidente em alguns indivíduos do que em outros. A maior

todos tendem a ter a mesma relação maxilar (não necessariamente aquela que produz uma oclusão dentária ideal). Diferentes grupos humanos têm desenvolvido variações expressivas nas proporções faciais e relações maxilares. O que acontece, então, quando há entrecruzamento de grupos de populações humanas originalmente distintas?

Uma das características da civilização é a junção de grandes grupos de pessoas dentro de centros urbanos, onde as oportunidades de gerar filhos com pessoas externas ao seu pequeno grupo populacional são muito ampliadas. Se as desproporções herdadas dos componentes funcionais da face e dos maxilares fossem frequentes, seria possível

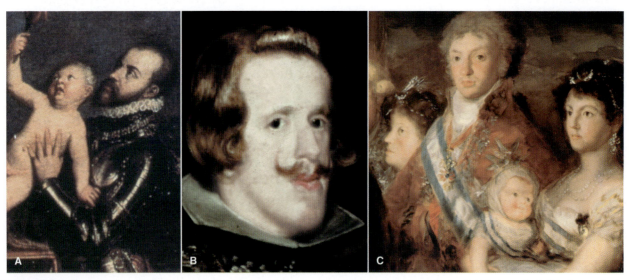

• **Figura 5.25** O prognatismo mandibular, da família Habsburgo, tornou-se conhecido como "mandíbula de Habsburgo", devido à ocorrência nas múltiplas gerações da realeza europeia, mostrada em pinturas. **A.** Phillip II e o príncipe Ferdinand, 1575 (Titian). **B.** Phillip IV, 1638 (Velasquez). **C.** Charles IV e família, 1800 (Goya). Em **C**, observe a volumosa mandíbula na criança e no pai; porém, a mãe não apresenta as mesmas características.

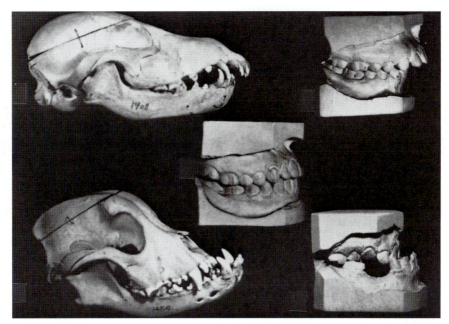

• **Figura 5.26** Em experimentos de reprodução com cachorros, nos anos 1930, o professor Stockard demonstrou que as más oclusões graves poderiam ser desenvolvidas pelo cruzamento de raças morfologicamente diferenciadas. A analogia em relação à má oclusão nos humanos foi uma forte influência para a rejeição da crença predominante dos anos 1920, de que a função mandibular causava a má oclusão. (De Stockard CR, Johnson AL *Genetic and Endocrinic Basis for Differences in Form and Behavior*. Filadélfia: The Wistar Institute of Anatomy and Biology; 1941.)

parte das más oclusões incomuns produzidas nos experimentos de reprodução de Stockard pode ser explicada não com base no tamanho da mandíbula herdada, mas pelo grau em que a acondroplasia se expressou naquele animal.

A acondroplasia é rara em humanos, mas ocorre e produz mudanças previsíveis (Figura 5.27). Além de pernas curtas, a base do crânio não se alonga normalmente, devido à deficiência de crescimento das sincondroses; a maxila não translada para a frente como normalmente, e ocorre uma deficiência relativa do terço médio da face. Em algumas síndromes genéticas relativamente raras como a acondroplasia, influências sobre a forma da face, maxilares e dentes podem ser discernidas, mas aquelas causam apenas 1% dos problemas ortodônticos.

Um cuidadoso exame dos resultados de reprodução em humanos também lança dúvidas sobre a hipótese de que dentes e características maxilares herdadas independentemente são a maior causa de má oclusão. Os melhores dados são os provenientes das investigações realizadas no Havaí, por Chung *et al.*[20] Antes da sua descoberta por exploradores europeus do século XVIII, o Havaí tinha uma população polinésia homogênea. A migração em grande escala para as ilhas da Europa, China e Japão, assim como a chegada de números menores de outros grupos étnicos e raciais, resultou em uma população moderna excepcionalmente heterogênea. O tamanho dos dentes e maxilares, bem como as diferentes proporções maxilares oriundas dos povos polinésios, asiáticos e europeus, contribuiu para a miscigenação havaiana. Portanto, se as características dentárias e maxilares fossem herdadas de maneira independente, uma alta prevalência de graves más oclusões deveria ser esperada nessa população.

A prevalência e os tipos de má oclusão presentes na atual população havaiana, embora maior do que a prevalência de má oclusão presente na população original, não apoiam esse conceito. Os efeitos de cruzamentos inter-raciais parecem ser mais aditivos que multiplicativos. Por exemplo, cerca de 10% dos chineses que migraram para o Havaí tinham má oclusão de classe III, enquanto cerca de 10% dos polinésios tinham apinhamento dentário. A descendência desse cruzamento parece ter cerca de 10% de prevalência de cada característica, mas não há qualquer evidência de deformidades faciais graves, como as vistas nos cães mestiços. Em outras palavras, se a má oclusão ou uma tendência para má oclusão é herdada, o mecanismo não é a herança independente de características morfológicas distintas, como tamanho de dentes e maxilares.

A maneira clássica de determinar o quanto uma característica é determinada por herança é comparar gêmeos monozigóticos (idênticos) com dizigóticos (fraternos). Gêmeos monozigóticos

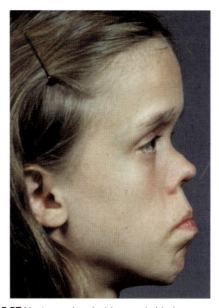

• **Figura 5.27** Nesta menina de 14 anos de idade, com acondroplasia moderadamente grave, observa-se a deficiência do terço médio da face, particularmente na ponte do nariz. Isso é resultado do crescimento diminuído na base craniana, resultando em falta de translação da maxila para a frente. (De Proffit WR, While RP, Sarver DM. *Contemporary Treatment of Dentofacial Deformity*. St. Louis: Mosby; 2003.)

são o resultado da divisão precoce do óvulo fertilizado, de modo que cada indivíduo tem o mesmo DNA cromossômico e os dois são geneticamente idênticos. Todas as diferenças entre eles devem ser unicamente consequência de influências ambientais. Gêmeos também são formados quando dois óvulos são liberados ao mesmo tempo e fertilizados por espermatozoides diferentes. Esses gêmeos dizigóticos não são mais semelhantes do que irmãos comuns, a não ser pelo fato de que eles compartilharam o mesmo ambiente intrauterino e familiar. Ao comparar gêmeos idênticos, gêmeos fraternos e irmãos comuns, a proporção da variabilidade de características oriundas da hereditariedade pode ser estimada.

Estudos desse tipo são limitados por vários motivos. Não somente pela dificuldade de se obter os pares de gêmeos para o estudo, mas também pode ser difícil estabelecer o grau de zigose e confirmar que o meio ambiente foi, de fato, o mesmo para ambas as crianças do par de gêmeos. No entanto, estudos bem conduzidos com gêmeos são o melhor caminho para se avaliar a hereditariedade. Usando gêmeos com irmãos como controle, Hughes *et al.* relataram que o componente hereditário para variações de espaçamento e posicionamento de dentes dentro da arcada dental foi de 69 a 89%. Além disso, o componente hereditário foi de 53% para a sobremordida, mas apenas 28% para trespasse horizontal (que, portanto, parece ter maior componente ambiental do que o apinhamento/espaçamento ou sobremordida).[21] Corruccini *et al.* argumentaram que, com as correções necessárias para diferentes fatores ambientais não suspeitos dentro de pares de gêmeos, a hereditariedade para algumas características dentárias como, por exemplo, para a trespasse horizontal, é quase zero.[22]

O outro método clássico para se estimar a influência da hereditariedade é estudar os membros de uma mesma família, observando semelhanças e diferenças entre mãe e filho, pai e filho, e entre pares de irmãos. Da avaliação de radiografias cefalométricas longitudinais e modelos de gesso de irmãos que participaram do estudo de crescimento Bolton-Brush, Harris e Johnson concluíram que a hereditariedade das características craniofaciais (esqueléticas) foi relativamente alta, mas a das características dentárias (oclusais) foi baixa.[23] Para as características esqueléticas, a hereditariedade estima um aumento com o avanço da idade; para características dentárias, as estimativas de hereditariedade diminuíram, indicando uma crescente contribuição ambiental para as variações dentárias. Esses achados foram confirmados e estendidos em um estudo mais recente de hereditariedade em famílias islandesas.[24] No que se refere à extensão com que o esqueleto facial determina as características de má oclusão, o componente hereditário geralmente está presente. Quando as correlações entre pais e filhos são utilizadas para auxiliar na previsão do crescimento facial, os erros são reduzidos, o que por si só indica fortemente a influência hereditária sobre essas características.[25] A variação dentária puramente, no entanto, parece sofrer maior influência ambiental.

Como foi observado nas famílias reais europeias (ver Figura 5.25), a influência de tendências herdadas é particularmente forte para prognatismo mandibular. Em um estudo recente de 55 famílias no Brasil, com mais de 2.000 indivíduos, a hereditariedade do prognatismo mandibular foi estimada em 0,316. A maioria das características sugeriu herança autossômica dominante com penetração incompleta, e os investigadores concluíram que existe um gene importante que influencia a expressão do prognatismo mandibular.[26] Isso não significa que um único gene seja responsável, e os esforços durante a última ortécada para identificar um gene importante relacionado ao prognatismo não foram bem-sucedidos. É evidente que o que chamamos de má oclusão de classe III é, na verdade, um grupo de fenótipos diferentes, e determinar

a hereditariedade desses fenótipos é um passo necessário para desvendar os componentes genéticos dos problemas da classe III.[27]

O padrão de face longa da deformidade facial parece ser o segundo tipo de deformidade mais provável dentro de uma mesma família. Em geral, más oclusões semelhantes podem ser vistas em irmãos, especialmente se a má oclusão for grave, talvez porque seus tipos faciais influenciados geneticamente e seu padrão de crescimento levem a respostas semelhantes aos fatores ambientais. O conhecimento do tipo de crescimento associado a diferentes padrões genéticos poderia ser de grande valia na determinação do tipo e tempo de tratamento ortodôntico e cirúrgico.

A extensão com que os outros tipos de oclusão estão relacionados com influências genéticas é menos clara. Se as variações dentárias que contribuem para a má oclusão não estão intimamente ligadas à expressão do gene, uma condição como a mordida aberta pode ser, em grande parte, decorrente de influências externas como, por exemplo, hábitos de sucção ou postura de língua. Examinemos agora o papel dos fatores ambientais na etiologia da má oclusão.

Influências ambientais

As influências ambientais durante o crescimento e desenvolvimento da face, maxilares e dentes consistem basicamente em pressões e forças relacionadas à atividade fisiológica. A relação entre a forma anatômica e a função fisiológica é aparente em todos os animais. Ao longo do tempo evolutivo, adaptações nos elementos maxilares e dentários são evidentes nos registros fósseis. A relação forma-função nesse nível é controlada geneticamente e, embora importante para um entendimento geral da condição humana, tem pouco a ver com desvio de qualquer indivíduo da norma atual.

Por outro lado, há toda razão para suspeitar que a relação forma-função ao longo da vida de um indivíduo pode ser significativa no desenvolvimento da má oclusão. Embora as mudanças na forma do corpo sejam mínimas, um indivíduo que faz um trabalho físico pesado terá músculos mais saudáveis e fortes e um sistema esquelético mais resistente do que um sedentário. Se a função pudesse afetar o crescimento dos maxilares, uma função alterada seria uma das principais causas de má oclusão, e seria lógico dizer que os exercícios de mastigação e outras formas de terapia física consistem em importante parte do tratamento ortodôntico. No entanto, se a função fizesse pouca ou nenhuma diferença no padrão individual de desenvolvimento, a alteração da função maxilar do indivíduo teria pouco ou nenhum impacto, etiológica ou terapeuticamente. Em virtude de sua importância na ortodontia contemporânea, aqui se coloca ênfase especial na avaliação de potenciais contribuições funcionais para a etiologia da má oclusão e para uma possível recidiva pós-tratamento.

Considerações sobre equilíbrio

As leis da física dizem que um objeto submetido a forças desiguais será acelerado e, assim, irá mover-se para uma diferente posição no espaço. Como resultado, se qualquer objeto for submetido a um conjunto de forças, mas permanecer na mesma posição, significa que todas as forças devem estar em harmonia ou em equilíbrio. A partir dessa perspectiva, a dentição está obviamente em equilíbrio, uma vez que os dentes são submetidos a uma variedade de forças, mas não se movem para nenhum novo local sob circunstâncias normais.

A eficácia do tratamento ortodôntico é a demonstração apropriada de que as forças atuantes sobre a dentição estão normalmente em equilíbrio. Dentes em geral sofrem forças advindas do esforço da mastigação, deglutição e fala, mas não se movem. Se um dente é submetido a uma força contínua a partir de um aparelho ortodôntico, ele se moverá e, então, a força aplicada pelo ortodontista alterará o equilíbrio anterior. A natureza da força necessária para se movimentar um dente será discutida em detalhes no Capítulo 8, mas, neste momento, precisamos visualizar brevemente o que se sabe sobre os efeitos da magnitude e duração da força na produção de mudanças do posicionamento dentário.

Uma consideração importante é que as estruturas de suporte da dentição (ligamento periodontal [LP] e osso alveolar) são construídas para suportar forças pesadas de curta duração, tais como aquelas oriundas da mastigação. Durante a mastigação, o fluido do espaço do LP atua absorvendo o impacto, de modo que os tecidos moles do LP não sejam comprimidos, embora dobras no osso alveolar ocorram. Apenas quando a pressão é mantida por tempo suficiente para expelir o líquido (alguns segundos) haverá um impacto sobre os tecidos moles. Então, uma vez que exista a dor, a pressão é liberada e o fluido retorna antes da próxima mastigação. O resultado é que somente forças leves de longa duração (mais ou menos 6 h por dia) serão suficientes para determinar se existe um desequilíbrio de forças suficiente para levar ao movimento dentário, o que significa que, se o equilíbrio entre a pressão da língua *versus* lábio/bochecha mudar, o movimento dentário pode ser esperado.

É fácil demonstrar esse fato. Por exemplo, se uma lesão ao tecido mole resultar em cicatrizes e contraturas do lábio, os incisivos dessa região serão movidos lingualmente, à medida que o lábio é contraído (Figura 5.28). Por outro lado, se a pressão promovida pelo lábio ou bochecha for removida, os dentes se moverão para vestibular, em resposta à pressão da língua sem qualquer oposição (Figura 5.29A). Pressões linguais, seja por um alargamento da língua, originada por um tumor ou outro fator, ou decorrentes de mudança de postura lingual, resultarão em um deslocamento vestibular dos dentes, mesmo que os lábios e bochechas estejam intactos, visto que o equilíbrio estará alterado (Figura 5.29B).

Essas observações tornam claro que, em contraste com as forças da mastigação, pressões leves mantidas pelos lábios, bochechas e língua em repouso são importantes determinantes do posicionamento dos dentes. Parece improvável, no entanto, que as pressões de curta duração intermitentes, criadas quando a língua e os lábios entram em contato com os dentes durante a deglutição ou fala, possam ter um impacto significativo sobre o posicionamento dentário. Tal como acontece com as forças mastigatórias, a magnitude da pressão seria grande o suficiente para mover um dente, porém sua duração é inadequada (Tabela 5.2).

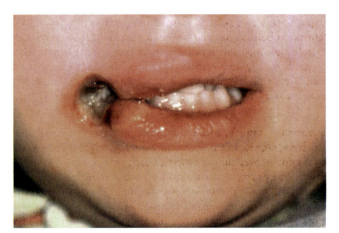

• **Figura 5.28** A ferida do canto da boca nesta criança, resultante de trauma causado por morder um cabo elétrico, originará uma área cicatricial. Segundo a teoria do equilíbrio, pode-se esperar uma distorção na forma do arco dentário em que há contração devido à cicatrização, o que costuma ocorrer depois de uma lesão desse tipo.

Considerações sobre equilíbrio também se aplicam ao tecido ósseo, incluindo o esqueleto facial. Alterações esqueléticas ocorrem a todo o tempo, em resposta às exigências funcionais, e são mensuradas sob condições experimentais incomuns. Os processos ósseos (locais de inserção muscular) são especialmente influenciados pelos músculos e suas inserções. A forma mandibular, por ser em grande parte ditada pela forma dos seus processos funcionais, é particularmente propensa à alteração. A densidade dos ossos faciais, assim como do tecido esquelético como um todo, aumenta quando forças pesadas são feitas e diminui na sua ausência.

Consideremos agora o papel da função na etiologia de má oclusão e deformidade dentofacial, a partir dessa perspectiva.

Função mastigatória

As pressões geradas pela atividade mastigatória poderiam potencialmente afetar o desenvolvimento dentofacial de duas maneiras: (1) o maior uso dos maxilares, com maior e/ou mais prolongada força de mordida, poderia aumentar as dimensões dos maxilares e das arcadas dentais ou (2) a menor utilização dos maxilares poderia levar a subdesenvolvimento das arcadas dentais, presença de apinhamento e irregularidade oclusal, e o resultado da diminuição da força de mordida poderia interferir na erupção dentária, com consequente efeito na altura facial inferior e na sobremordida/mordida aberta.

Função e tamanho da arcada dental

O tamanho e a forma dos processos musculares dos maxilares deveriam refletir o tamanho e a atividade muscular. Por exemplo, o alargamento dos ângulos goníacos mandibulares pode ser visto em seres humanos com hipertrofia dos músculos elevadores da mandíbula (Figura 5.30), e mudanças na forma dos processos coronoides ocorrem em crianças cuja função do músculo temporal é alterada após lesões. Por outro lado, as forças pesadas e intermitentes produzidas durante a mastigação deveriam ter pouco efeito direto sobre as posições dos dentes, de modo que o tamanho das arcadas dentais deveria ser afetado pela função somente se suas bases ósseas fossem alargadas. A atividade mastigatória prolongada afeta a largura das bases ósseas da arcada dental? De certo modo, sim.

Parece provável que as diferenças entre os grupos raciais em humanos reflitam diferenças alimentares e forças mastigatórias distintas. A morfologia craniofacial característica dos esquimós, que inclui arcadas dentais largas, é a melhor explicação de como a adaptação ao estresse extremo a que eles tradicionalmente submetem seus maxilares e dentes e as alterações nas dimensões craniofaciais em relação às civilizações mais modernas têm sido relacionadas com suas mudanças alimentares.[28] Uma série de estudos feitos por antropólogos indica que as mudanças na oclusão dentária e um aumento das más oclusões ocorrem juntamente com transições da dieta e estilo de vida primitivos para os modernos, a ponto de Corruccini rotular a má oclusão de "uma doença da civilização".[29] No contexto das adaptações às mudanças alimentares, até mesmo por apenas algumas gerações, parece que a mudança na dieta, provavelmente, tem desempenhado um papel no aumento recente da má oclusão nas populações modernas. Durante o desenvolvimento de um único indivíduo, as relações verticais maxilares são claramente afetadas pela atividade muscular (o efeito sobre a erupção dentária será discutido depois). No entanto, ainda não está tão claro se o esforço mastigatório influencia o tamanho das arcadas dentais e a quantidade de espaço necessária para acomodação dos dentes.

Experimentos em animais testando dietas macias em comparação às dietas mais fibrosas mostram que as alterações morfológicas podem ocorrer dentro de uma única geração, quando a consistência da

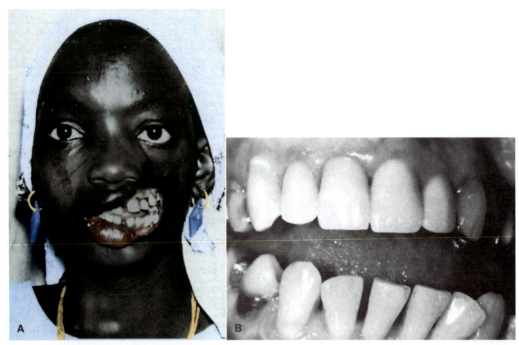

• **Figura 5.29 A.** Neste indivíduo, uma grande parte da bochecha foi perdida devido a uma doença tropical. Observe a projeção para fora dos dentes do lado afetado, após a perda da força de restrição exercida pela bochecha. **B.** Após um AVC, a língua desta paciente permanecia em repouso contra os dentes inferiores posteriores. Antes do acidente vascular cerebral, a oclusão era normal. Nesta paciente, uma projeção para vestibular dos dentes ocorreu no lado afetado em virtude do aumento da pressão da língua em repouso. (**A**, Cortesia de Professor J.P. Moss; B cortesia de Dr. T. Wallen.)

Tabela 5.2	Possíveis influências de equilíbrio: magnitude e duração da força contra os dentes durante a função.	
Possíveis influências do equilíbrio	**Magnitude da força**	**Duração da força**
Contatos dentários		
Mastigação	Muito pesada	Muito curta
Deglutição	Leve	Muito curta
Pressões dos tecidos moles de lábios, bochecha e língua		
Deglutição	Moderada	Curta
Fala	Leve	Muito curta
Repouso	Muito leve	Longa
Pressões externas		
Hábitos	Moderada	Variável
Ortodontia	Moderada	Variável
Pressões intrínsecas		
Fibras do LP	Leve	Longa
Fibras gengivais	Variável	Longa

LP, ligamento periodontal.

alimentação é alterada. Quando um porco, por exemplo, é criado com uma dieta mais macia do que a normal, existem mudanças na morfologia dos maxilares e na sua orientação em relação ao restante do esqueleto facial, além de mudanças nas dimensões das arcadas dentais.[30] Em seres humanos, se a consistência da dieta afeta o tamanho da arcada dental e a quantidade de espaço para os dentes à medida que o indivíduo se desenvolve, mudanças alimentares devem ser feitas logo cedo na vida, em função do fato de as dimensões das arcadas dentais serem estabelecidas em um período precoce. É possível que o esforço mastigatório que uma criança pré-adolescente faça desempenhe papel determinante nas dimensões da arcada dental? Isso parece improvável, mas a exata relação ainda é desconhecida.

Força cortante e erupção

Pacientes que têm sobremordida exagerada ou mordida aberta anterior geralmente apresentam dentes posteriores que estarão em infra ou supraerupção, respectivamente. Parece razoável que a quantidade de erupção dentária ocorra em função da quantidade de força aplicada entre os dentes durante a função mastigatória. É possível que as diferenças na força muscular e, portanto, na força de mastigação, estejam envolvidas na etiologia dos problemas de face curta e longa?

Observou-se, alguns anos atrás, que os indivíduos de face curta apresentam forças mastigatórias mais fortes e que os indivíduos de face longa apresentam forças mastigatórias menores que os indivíduos que apresentam dimensões verticais normais. A diferença entre os pacientes de face longa e normal é altamente significativa estatisticamente para os contatos dentários oclusais durante a deglutição, a mastigação simulada e a força máxima de mordida (Figura 5.31).[31] Tal associação entre morfologia facial e força oclusal não prova uma relação de causa e efeito. Em algumas síndromes raras em que há fraqueza muscular, conforme discutido anteriormente, existe uma rotação para baixo e para trás da mandíbula, associada à erupção excessiva dos dentes posteriores, mas isso é quase uma caricatura da condição normal de indivíduos que apresentam a face longa, e não apenas uma extensão dela. Se houvesse evidência da diminuição das forças oclusais em crianças que apresentaram padrão de crescimento de face longa, uma possível relação causal seria reforçada.

É possível identificar um padrão de crescimento de face longa em crianças pré-púberes. A mensuração das forças de oclusão nesse grupo produz um resultado surpreendente: não existem diferenças entre crianças com face longa e face normal, nem entre

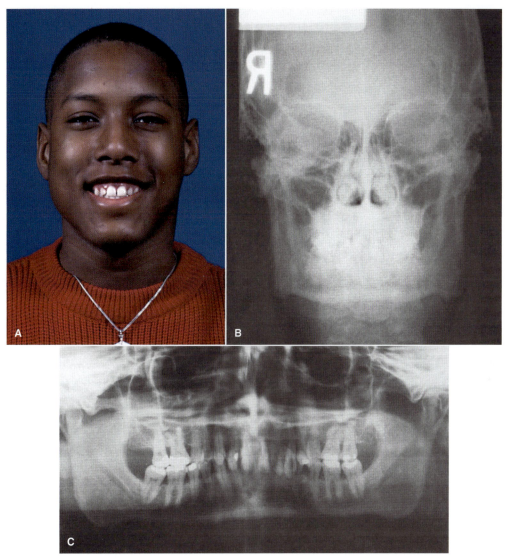

• **Figura 5.30** A hipertrofia do músculo masseter levou a uma formação óssea excessiva no ângulo da mandíbula, como poderia ser esperado em uma área óssea que responde à função do músculo ali inserido. Observe o volume da área massetérica, sobretudo do lado direito, na vista frontal da face (**A**). O alargamento ósseo nos ângulos goníacos, sobretudo no lado direito, pode ser visto em um cefalograma P-A (**B**) e em uma radiografia panorâmica (**C**).

o grupo de crianças e adultos de face longa.[32] Todos os três grupos têm forças muito inferiores em comparação às forças dos adultos normais (Figura 5.32). Portanto, parece que as diferenças na força de oclusão surgem na puberdade, quando o grupo normal ganha força na musculatura mastigatória, ao contrário do grupo de face longa. Como o padrão de crescimento de face longa pode ser identificado antes do aparecimento das diferenças de força oclusal, parece mais provável que as diferentes forças mastigatórias sejam um efeito, e não uma causa da má oclusão.

Tais achados sugerem que a força exercida pelos músculos mastigatórios não é o principal fator ambiental no controle da erupção dentária e não é um fator etiológico para a maioria dos pacientes que apresentam sobremordida exagerada ou mordida aberta. O efeito da distrofia muscular e síndromes relacionadas demonstra que os efeitos sobre o crescimento podem ser definitivos quando a musculatura é anormal; porém, na ausência de síndromes desse tipo, não há razão para acreditar que a forma como um paciente morde seja um dos principais determinantes do tamanho da arcada dental ou das dimensões verticais.

Hábitos de sucção e outros

Quase todas as crianças normais desenvolvem o hábito de sucção não nutritiva de um dedo ou chupeta, e, como regra geral, hábitos de sucção durante a dentição decídua têm pouco ou nenhum efeito a longo prazo. Se esses hábitos persistem além do tempo em que os dentes permanentes começam a entrar em erupção, no entanto, o resultado provável consistirá em má oclusão caracterizada por incisivos superiores projetados e espaçados, incisivos inferiores lingualmente posicionados, mordida aberta anterior e um estreitamento do arco maxilar (Figura 5.33). A má oclusão característica associada ao hábito de sucção surge a partir de uma combinação de pressão direta sobre os dentes e uma alteração no padrão de repouso das bochechas e na pressão labial.[33]

Quando uma criança coloca um polegar ou um dedo entre os dentes, este é normalmente colocado em um ângulo de modo que pressione lingualmente os incisivos inferiores e vestibularmente os incisivos superiores (Figura 5.34). Além disso, pode haver uma variação considerável de quais são os dentes afetados e da intensidade da força. De acordo com a teoria do equilíbrio, é esperado que a

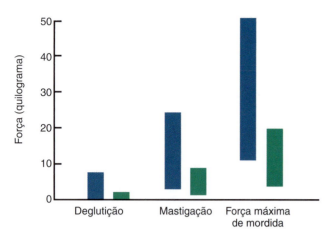

• **Figura 5.31** Comparação da força de oclusão para a deglutição, mastigação simulada e esforço máximo, com uma separação de 2,5 mm nos molares, em adultos de face normal (*azul*) e face longa (*verde*). Observe que os indivíduos normais têm uma força de oclusão muito maior durante a deglutição e a mastigação, bem como no esforço máximo. As diferenças são estatisticamente significantes. (De Proffit WR, Fields HW, Nixon WL. *J Dent Res*. 1983;62:566-571.)

entre os dentes anteriores, a mandíbula é deslocada para baixo, para acomodação do dedo. O polegar interposto impede a erupção dos incisivos. Ao mesmo tempo, a separação dos maxilares altera o equilíbrio vertical sobre os dentes posteriores e, como resultado, ocorre maior erupção dos dentes posteriores. Devido à geometria dos maxilares, 1 mm de extrusão de dentes posteriores abre a mordida em cerca de 2 mm anteriormente, de modo que a extrusão pode ser um forte fator contribuinte para o desenvolvimento da mordida aberta anterior (Figura 5.35).

Embora uma pressão negativa seja criada dentro da boca durante a sucção, não há razão para acreditar que ela seja a responsável pela constrição da arcada superior, que geralmente acompanha os hábitos de sucção. Em vez disso, a forma da arcada é afetada por uma alteração no equilíbrio entre as pressões da bochecha e da língua. Se o polegar for colocado entre os dentes, a língua irá se posicionar inferiormente, o que diminui a pressão da língua contra a face palatina dos dentes posteriores superiores. Ao mesmo tempo, a pressão da bochecha contra esses dentes é aumentada devido à contração dos músculos bucinadores durante a sucção (Figura 5.36). As pressões da bochecha são maiores nos cantos da boca, e isso provavelmente explica por que o arco maxilar tende a se tornar em formato de V, com maior constrição dos caninos do que dos molares. Uma criança que chupa o dedo vigorosamente é mais propensa a ter um arco superior atrésico do que aquela que apenas coloca o polegar entre os dentes.

O deslocamento leve dos incisivos decíduos é muitas vezes observado aos 3 ou 4 anos de idade da criança, mas se a sucção for cessada nesse estágio, a pressão normal de lábio e bochecha rapidamente leva os dentes para as suas posições habituais. Se o hábito persistir após o início da erupção dos incisivos permanentes, o tratamento ortodôntico pode ser necessário para correção do deslocamento dentário resultante. É importante perceber que a constrição transversal da arcada maxilar é o aspecto da má oclusão menos provável de ser corrigido espontaneamente. Em muitas crianças com histórico de hábito de chupar dedo, se a maxila for

quantidade de deslocamento dos dentes esteja mais correlacionada ao número de horas por dia de sucção do que com a magnitude da pressão. Crianças que chupam o dedo vigorosamente, mas de forma intermitente, podem não deslocar muito os incisivos, se é que os desloca; ao passo que outras, particularmente aquelas que dormem com o polegar ou dedo entre os dentes durante toda a noite, podem apresentar má oclusão significativa.

A mordida aberta anterior associada ao hábito de sucção do dedo surge por meio de uma combinação da interferência no processo de erupção normal dos incisivos com a excessiva erupção dos dentes posteriores. Quando um polegar ou dedo é colocado

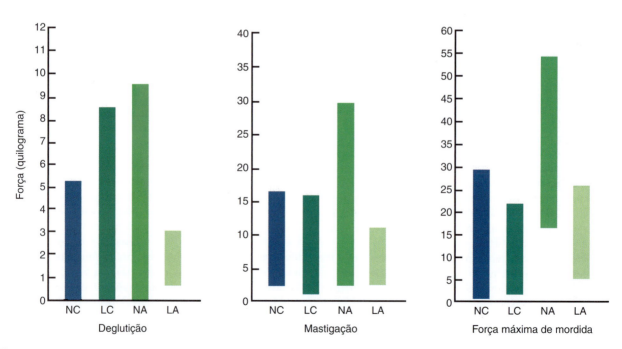

• **Figura 5.32** Comparação das forças de oclusão em crianças com face normal (*NC, azul*), crianças com face longa (*LC, verde-escuro*), adultos com face normal (*NA, verde*) e adultos com face longa (*LA, verde-claro*). Os valores para ambos os grupos, de crianças e adultos com face longa, foram semelhantes; valores para adultos normais foram significativamente maiores do que qualquer outro dos três grupos. A conclusão é de que as diferenças na força de oclusão em adultos resultam da falha, do grupo de face longa, em ganhar força de oclusão durante a adolescência, e não da sua condição de face longa em si. (De Proffit WR, Fields HW, Nixon WL. *J Dent Res*. 1983; 62:566-571.)

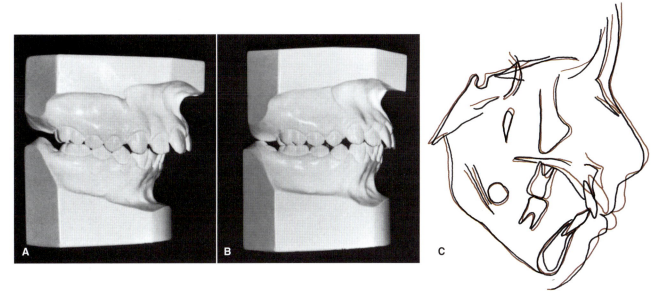

• **Figura 5.33** Neste par de gêmeas idênticas, uma delas, com 11 anos de idade, chupava o dedo até a época da documentação ortodôntica, e a outra não. Relação oclusal na menina que fazia sucção do polegar (**A**) e na que não fazia (**B**). Observe o aumento do trespasse horizontal e da projeção vestibular dos dentes no caso da menina que tinha o hábito. **C.** Traçados cefalométricos das duas meninas superpostos pela base do crânio. Como seria de se esperar com gêmeos idênticos, a morfologia da base do crânio é quase idêntica. Observe o deslocamento para a frente, não somente dos dentes superiores da dentição maxilar, mas também da maxila em si. (Cortesia de Dr. T. Wallen.).

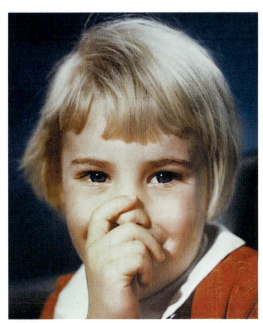

• **Figura 5.34** A criança com hábito de sucção do polegar geralmente coloca o dedo contra o céu da boca, causando uma pressão que empurrará os incisivos inferiores para lingual e os incisivos superiores para vestibular. Além disso, a mandíbula será posicionada para baixo, acarretando uma erupção adicional dos dentes posteriores, e a pressão da bochecha é aumentada enquanto a língua é abaixada verticalmente e afastada para longe dos dentes posteriores superiores, alterando o equilíbrio que controla as dimensões transversais. Se o polegar for colocado sobre um dos lados, em vez de na linha média, a simetria do arco pode ser afetada.

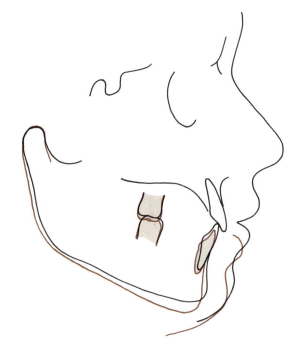

• **Figura 5.35** Traçado cefalométrico mostrando os efeitos da erupção posterior sobre a extensão da abertura anterior da mordida. A única diferença entre os traçados vermelho e preto é que os primeiros molares foram extruídos 2 mm no traçado em vermelho. Observe que o resultado é de 4 mm de separação dos incisivos, devido à geometria da mandíbula.

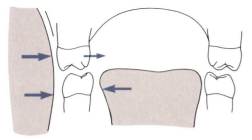

• **Figura 5.36** Representação diagramática das pressões dos tecidos moles na região de molar em uma criança com hábito de sucção. À medida que a língua é abaixada e as bochechas se contraem durante a sucção, o equilíbrio da pressão contra os dentes superiores é alterado, assim os molares superiores, e não os inferiores, são deslocados lingualmente.

expandida transversalmente, tanto a protrusão do incisivo como a mordida aberta anterior irão melhorar espontaneamente (ver Capítulo 12). Não há sentido em se iniciar uma terapia ortodôntica até que o hábito tenha sido interrompido.

O fato de esse hábito poder funcionar da mesma maneira que um aparelho ortodôntico, para alterar o posicionamento dentário, tem sido objeto de controvérsia pelo menos desde o século I d.C., quando Celsus recomendou que uma criança com um dente torto fosse instruída a aplicar uma pressão digital contra o dente envolvido, para movimentá-lo para sua posição correta. Com base nos nossos conhecimentos sobre equilíbrio, esperaríamos que isso pudesse funcionar, mas apenas se a criança mantivesse a pressão digital contra o dente durante pelo menos 6 h ou mais por dia.

Esse conceito também torna mais fácil entender como tocar um instrumento musical poderia estar relacionado ao desenvolvimento da má oclusão. No passado, muitos clínicos suspeitavam que tocar um instrumento de sopro pudesse afetar a posição dos dentes anteriores, e alguns deles prescreviam tais instrumentos musicais como parte da terapia ortodôntica. Tocar um clarinete, por exemplo, poderia levar ao trespasse horizontal acentuado, devido à maneira como as palhetas são colocadas entre os incisivos, e esse instrumento poderia ser considerado tanto uma possível causa da má oclusão de classe II quanto um dispositivo terapêutico para o tratamento da má oclusão de classe III. Instrumentos de corda como o violino e a viola exigem uma posição específica da cabeça e da mandíbula, o que afeta a pressão de equilíbrio entre língua e lábios/bochecha, podendo produzir assimetrias na forma da arcada. Embora os tipos esperados de deslocamento dentário fossem vistos em músicos profissionais,[34,35] mesmo nesse grupo os danos não eram dramáticos, e pouco ou nenhum efeito era observado na maioria das crianças. Parece bastante provável que a duração da pressão da língua e dos lábios associada ao tocar do instrumento fosse muito curta para fazer qualquer diferença, exceto nos músicos mais devotados.

Os hábitos podem afetar o desenvolvimento dos maxilares? Na era de Edward Angle, o "hábito de dormir" em que o peso da cabeça repousasse sobre o mento foi apontado como uma das principais causas da má oclusão de classe II. Assimetrias faciais foram atribuídas ao hábito de sempre dormir sobre um dos lados da face ou até mesmo ao "hábito de se apoiar", como quando uma criança distraída apoiava o rosto na mão quando cochilava sem cair da cadeira na sala de aula. Não é tão fácil distorcer o esqueleto facial como esses pontos de vista sugeriam. Hábitos de sucção muitas vezes excediam o limite de tempo necessário para produzir efeito sobre os dentes, ortas mesmo a sucção prolongada tem pouco impacto sobre a forma interna dos maxilares. Em uma análise detalhada, a maioria dos outros hábitos tem uma duração tão curta que os efeitos dentários e esqueléticos são improváveis.

Interposição lingual

Muita atenção tem sido dada para a língua e seus hábitos como possíveis fatores etiológicos de algumas más oclusões. Os possíveis efeitos deletérios da "deglutição atípica com interposição lingual" (Figura 5.37), definida como a colocação da ponta da língua para frente e entre os incisivos durante a deglutição, ainda são pensados como causa de má oclusão, apesar do número de estudos que não encontraram tal relação. Revisaremos o que é conhecido sobre a interposição lingual como um fator etiológico.

Estudos de laboratório indicam que indivíduos que posicionam a língua para a frente e entre os dentes durante a deglutição geralmente não fazem mais força contra os dentes do que aqueles que mantêm a ponta da língua para trás; na verdade, a pressão da língua pode até ser menor.[36] O termo *interposição lingual* é, portanto, um equívoco, pois implica que a língua é empurrada com força para a frente. Deglutição não é um comportamento aprendido, mas um ato integrado e controlado fisiologicamente em níveis subconscientes; então, qualquer que seja o padrão de deglutição, ele não pode ser considerado um hábito no sentido usual. É verdade, no entanto, que indivíduos com má oclusão de mordida aberta anterior colocam a língua entre os dentes anteriores quando deglutem, enquanto aqueles que têm sobremordida normal geralmente não o fazem, e é tentador correlacionar a mordida aberta com esse padrão de atividade da língua.

Como discutido em detalhes no Capítulo 2, o padrão de deglutição maduro ou adulto aparece em algumas crianças normais muito cedo, aos 3 anos de idade, mas não está presente na maioria delas até cerca de 6 anos de idade e nunca é observado em 10% a 15% da população normal. A deglutição com interposição lingual em pacientes mais velhos assemelha-se superficialmente ao padrão de deglutição infantil (descrito no Capítulo 3), e às vezes se diz que crianças ou adultos que colocam a língua entre os dentes anteriores têm uma deglutição infantil persistente. Isso, no entanto, não é verdade. Apenas crianças com problemas cerebrais têm realmente uma deglutição infantil persistente, na qual a parte posterior da língua tem pouco ou nenhum papel.

Tendo em vista que os movimentos coordenados da língua e a elevação da mandíbula tendem a se desenvolver antes de a protrusão da ponta da língua entre os incisivos desaparecer, o que é chamado de "interposição lingual" em crianças jovens é considerado muitas vezes uma fase normal de transição na deglutição. Durante a transição da deglutição infantil para a adulta, é esperado que a criança passe

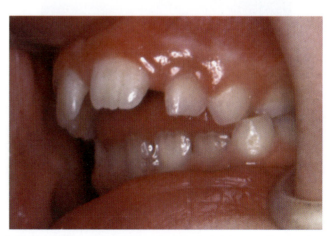

• **Figura 5.37** Aparência típica de uma deglutição com "interposição lingual" com o lábio puxado para trás. Observe a língua posicionada entre os incisivos, protraindo e deslocando-se para a frente para contatar com o lábio inferior elevado.

por um estágio no qual a deglutição é caracterizada por atividade muscular dos lábios no sentido de vedá-los, separação dos dentes posteriores e protrusão da língua entre os dentes. Trata-se de uma descrição clássica da protrusão lingual na deglutição. Um atraso na transição para a deglutição normal pode ser esperado se a criança apresentar hábito de sucção.

Quando há uma mordida aberta anterior e/ou protrusão dos incisivos superiores, como frequentemente acontece devido aos hábitos de sucção, é mais difícil manter o vedamento labial durante a deglutição, a fim de evitar que os alimentos ou os líquidos escapem. O vedamento realizado por meio dos lábios juntamente com a língua, interposta entre os dentes, é manobra de sucesso para selar a boca e formar uma vedação anterior. Em outras palavras, a deglutição com interposição lingual é uma adaptação fisiológica útil quando se tem uma mordida aberta, visto que um indivíduo com mordida aberta apresenta protrusão lingual. O inverso não é verdadeiro – a protrusão da língua entre os dentes anteriores durante a deglutição frequentemente ocorre em crianças com boa oclusão anterior. Após a interrupção do hábito de sucção, a mordida anterior aberta tende a se fechar espontaneamente, mas a posição da língua entre os dentes anteriores persiste durante o processo de fechamento da mordida aberta. Até a mordida aberta desaparecer, o selamento anterior por meio da ponta da língua continua a ser necessário.

Esse ponto de vista moderno mostra, em suma, que a deglutição com interposição lingual é vista principalmente em duas circunstâncias: em crianças mais novas com uma oclusão razoavelmente normal, o que representa apenas uma etapa de transição da maturação fisiológica normal; e em indivíduos de qualquer idade com incisivos deslocados, nos quais essa situação é uma adaptação da língua para o espaçamento entre os dentes. A presença de grande trespasse horizontal (muitas vezes) e de mordida aberta anterior (quase sempre) condiciona a criança ou adulto a colocar a língua entre os dentes anteriores. A interposição lingual durante a deglutição é, portanto, mais provavelmente o resultado do deslocamento de incisivos, e não sua causa. Isso mostra que a correção do posicionamento dos dentes deveria causar uma alteração no padrão de deglutição, o que geralmente acontece. Não é necessário, nem desejável, tentar ensinar o paciente a deglutir de forma diferente antes de se iniciar o tratamento ortodôntico.

Isso não significa dizer que a língua não tem papel etiológico no desenvolvimento da má oclusão de mordida aberta. Com base na teoria do equilíbrio, acredita-se que a pressão leve mantida pela língua contra os dentes tenha efeitos significativos. Entretanto, a interposição lingual tem duração muito curta para ter impacto sobre a posição dentária. A pressão exercida pela língua contra os dentes durante uma deglutição típica dura aproximadamente 1 s. Um indivíduo normal deglute cerca de 800 vezes/dia, enquanto acordado, mas apresenta apenas poucas deglutições por hora durante o sono. O total por dia, portanto, é geralmente inferior a 1.000. Mil segundos de pressão, é claro, totalizam apenas alguns minutos, o que não é suficiente para afetar o equilíbrio.

Por outro lado, se um paciente apresenta posição de repouso da língua para a frente, a duração dessa leve pressão poderia afetar o posicionamento dentário, vertical ou horizontalmente. A protrusão da ponta da língua durante a deglutição é associada algumas vezes a uma postura para a frente da língua. Se a posição a partir da qual a língua começa os movimentos for diferente do normal, de modo que o padrão das pressões de repouso seja diferente, é provável que exista um efeito sobre os dentes; se a posição postural for normal, a protrusão da língua não terá significância clínica.

Talvez esse ponto possa ser melhor avaliado pela comparação do número de crianças que têm má oclusão de mordida aberta anterior com um número de crianças com a mesma idade descritas como portadoras de deglutição com interposição lingual. Como mostra a Figura 5.38, em todas as idades acima de 6 anos, o número de crianças que têm deglutição com interposição lingual é de cerca de 10 vezes maior que o número de crianças com mordida aberta anterior. Desse modo, não há motivo para acreditar que a protrusão da língua implicará sempre uma alteração da posição de repouso e, consequentemente, estabelecimento da má oclusão. Em uma criança que tem mordida aberta, a postura da língua pode ser um fator, mas somente a deglutição, não.

Padrão respiratório

Necessidades respiratórias são o principal determinante da postura da mandíbula e da língua (e da própria cabeça, em um menor grau). Portanto, parece perfeitamente razoável que um padrão respiratório alterado, tal como a respiração bucal, em vez da nasal, possa mudar a postura da cabeça, mandíbula e língua. Isso, por sua vez, poderia alterar o equilíbrio das pressões sobre os maxilares e dentes e afetar o crescimento de ambos os maxilares e o posicionamento dos dentes. Para respirar pela boca, é necessário abaixar a mandíbula, a língua e estender (para trás) a cabeça. Se essas alterações posturais fossem mantidas, três efeitos no crescimento seriam esperados: (1) a altura facial anterior aumentaria; os dentes posteriores poderiam sofrer extrusão; (2) a menos que houvesse um crescimento vertical incomum do ramo, a mandíbula rotacionaria para baixo e para trás, abrindo a mordida anteriormente e aumentando o trespasse

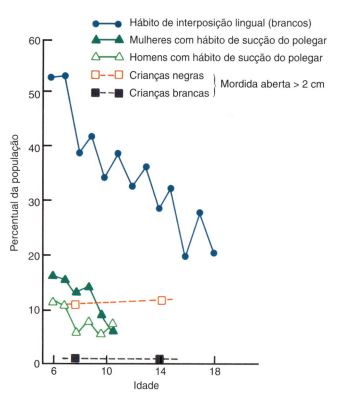

• **Figura 5.38** Prevalência da mordida aberta anterior, hábito de sucção digital e deglutição atípica com interposição lingual, em função da idade. A mordida aberta ocorre mais frequentemente em negros do que em brancos. Observe que a prevalência de mordida aberta anterior em qualquer idade é apenas uma pequena fração da prevalência de deglutição com interposição lingual e também menor que a prevalência de hábito de sucção digital. (Dados de Fletcher SG, RL Casteel, Bradley DP. *J Speech Hear Disord.* 26:201-208, 1961; JE Kelly *et al*. DHEW Pub No [HRA]. 1977;77-144.)

horizontal; e (3) a pressão aumentada das bochechas poderia causar um estreitamento da arcada superior.

Exatamente esse tipo de má oclusão muitas vezes está associado à respiração bucal (observe a sua semelhança com o padrão também relacionado aos hábitos de sucção e deglutição com interposição lingual). Tal associação tem sido feita por muitos anos: o termo descritivo *fácies adenoideana* tem aparecido na literatura inglesa por pelo menos um século, provavelmente até mais (Figura 5.39). Infelizmente, a relação entre respiração bucal, postura alterada e desenvolvimento da má oclusão não é tão clara como o resultado teórico da mudança para respiração bucal pode parecer à primeira vista.[37] Estudos experimentais recentes têm esclarecido apenas parcialmente essa situação.

Ao analisar isso, é importante compreender primeiro que, embora os seres humanos sejam principalmente respiradores nasais, todos respiram parcialmente pela boca em determinadas condições fisiológicas, como, por exemplo, com o aumento da necessidade de ar durante o exercício físico. Para a média das pessoas, existe uma transição parcial para a respiração bucal quando as taxas de trocas ventilatórias acima de 40 a 45 ℓ/min são alcançadas. Em um esforço máximo, 80 ℓ/min, ou mais, de ar são necessários, e cerca de metade dessa necessidade é obtida pela boca. Em repouso, o fluxo de ar mínimo é de 20 a 25 ℓ/min; porém, em uma concentração mental significativa ou em uma conversação normal, o fluxo de ar é aumentado e ocorre uma transição para a respiração bucal parcial.

Em condições de repouso, maior esforço é necessário para se respirar pelo nariz do que pela boca – a passagem nasal tortuosa introduz um elemento de resistência ao fluxo de ar, à medida que cumpre sua função de aquecimento e umidificação do ar inspirado. O trabalho aumentado da respiração nasal é fisiologicamente aceitável até certo ponto, e a respiração é realmente mais eficiente com a presença de resistências modestas no sistema respiratório. Se o nariz estiver parcialmente obstruído, o trabalho associado à respiração nasal aumentará, assim como certo nível de resistência ao fluxo de ar nasal, e ocorrerá migração para respiração bucal parcial. Esse ponto de cruzamento varia entre os indivíduos, sendo geralmente encontrados níveis de cerca de 3,5 a 4 cm $H_2O/\ell/$min.[38] O inchaço da mucosa nasal, que acompanha um resfriado comum, ocasionalmente incita, em todos nós, esse mecanismo de conversão a uma respiração bucal em repouso.

A obstrução respiratória crônica pode ser causada por uma inflamação prolongada da mucosa nasal, associada a alergias ou infecções crônicas. Isso pode ser provocado por uma obstrução mecânica em qualquer região do sistema nasorrespiratório, desde as narinas até as coanas nasais posteriores. Sob condições normais, o tamanho da narina é um fator limitante ao fluxo de ar nasal. As tonsilas faríngeas ou adenoides são normalmente grandes nas crianças, e uma obstrução parcial destas pode contribuir para a respiração bucal em crianças. Indivíduos que tiveram obstrução nasal crônica podem continuar a respirar parcialmente pela boca mesmo após ter ocorrido a desobstrução. Nesse sentido, a respiração bucal pode algumas vezes ser considerada um hábito.

Se a respiração surtiu efeito sobre os maxilares e dentes, isso foi causado por uma mudança na postura que alterou secundariamente as pressões de longa duração dos tecidos moles. Experimentos com seres humanos demonstraram que as mudanças de postura acompanham a obstrução nasal. Por exemplo, quando o nariz está completamente obstruído, geralmente há mudança imediata de cerca de 5° no ângulo craniovertebral (Figura 5.40). Os maxilares se separam, tanto pela elevação da maxila devido à inclinação para trás da cabeça quanto pelo abaixamento da mandíbula. Quando a obstrução nasal é removida, a posição original retorna imediatamente. No entanto, essa resposta fisiológica ocorre na mesma medida em

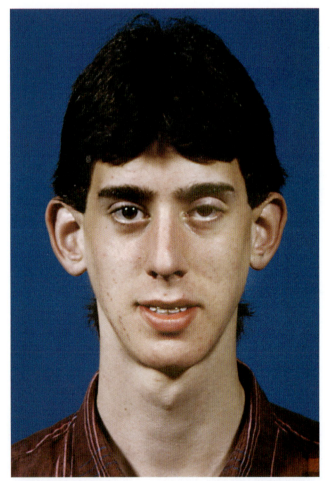

• **Figura 5.39** A clássica face adenoideana, caracterizada pelo estreitamento da face, dentes protruídos e lábios separados em repouso, tem sido atribuída frequentemente à respiração bucal. Desde que seja possível respirar pelo nariz com os lábios separados, simplesmente pela criação de um selamento oral posterior com o palato mole, a aparência facial não será diagnosticada pelo modo de respiração. Em um estudo cuidadoso, muitos pacientes com esse tipo de face não foram classificados como respiradores bucais.

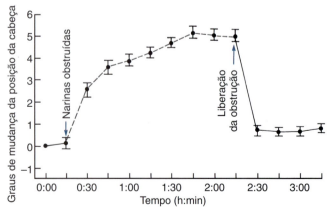

• **Figura 5.40** Dados de um experimento com estudantes de odontologia, mostrando a mudança imediata na postura da cabeça quando as narinas são totalmente bloqueadas: a cabeça aponta para trás cerca de 5°, aumentando a separação dos maxilares. Quando a obstrução é aliviada, a postura da cabeça retorna à sua posição original. (De Vig PS, Showfety KJ, Phillips C. Am *J Orthod.* 1980;77:258-268.)

indivíduos que já têm alguma obstrução nasal, o que indica que ela poderia não ser totalmente resultado de exigências respiratórias.

Os experimentos clássicos de Harvold, avaliando o crescimento em macacos, mostraram que a obstrução total das narinas por um período prolongado leva ao desenvolvimento de má oclusão, mas não o tipo comumente associado à respiração bucal em humanos.[39] Em vez disso, os macacos tendem a desenvolver algum grau de prognatismo mandibular, embora suas respostas apresentem variedade considerável. Na avaliação desses experimentos, deve ser mantido em mente que a respiração bucal em qualquer medida é completamente incomum nos macacos, que morrerão caso as passagens nasais sejam obstruídas abruptamente. Para conduzir esses experimentos, foi necessário obstruir gradualmente suas narinas, dando aos animais a chance de aprender a sobreviver com respiradores bucais. A variedade de respostas nos macacos sugere que o tipo de oclusão é determinado pelo padrão individual de adaptação de cada animal.

A obstrução nasal total é extremamente rara em seres humanos. Existem apenas alguns casos bem documentados de crescimento facial em crianças com uma obstrução nasal total a longo prazo, mas parece que, sob essas circunstâncias, o padrão de crescimento sofre alterações previsíveis em relação ao padrão normal. (Figura 5.41). Como a obstrução nasal total em humanos é muito rara, uma importante questão clínica é: se a obstrução nasal for parcial, do tipo que ocorre durante um curto período em todas as pessoas e cronicamente em algumas crianças, ela pode levar à formação da má oclusão; ou, mais precisamente, o quão próximo da obstrução total a obstrução parcial precisa chegar para se tornar clinicamente significativa?

A questão é difícil de responder, principalmente porque é difícil saber se o padrão de respiração apresentado em determinado momento representa o verdadeiro padrão respiratório daquele indivíduo. Os observadores tendem a igualar lábio separado em repouso com respiração bucal (ver Figura 5.39), mas isso é simplesmente incorreto. É perfeitamente possível que um indivíduo respire pelo nariz enquanto os lábios estão separados. Para isso, é necessário apenas vedar a boca colocando a língua contra o palato. Já que algumas separações labiais em repouso (incompetência labial) são normais em crianças, muitas delas que parecem respiradores bucais podem, na verdade, não ser.

Testes clínicos simples para a respiração bucal podem também ser enganosos. A mucosa nasal altamente vascularizada sofre ciclos de ingurgitamento com sangue e encolhimento. Os ciclos se alternam entre as duas narinas: quando uma está desobstruída, a outra geralmente está um pouco obstruída. Por essa razão, testes clínicos para determinar se o paciente pode respirar livremente por ambas as narinas quase sempre mostram que pelo menos uma está parcialmente bloqueada. Uma narina parcialmente obstruída não deveria ser interpretada como problema com a respiração nasal normal.

A única maneira confiável para quantificar a extensão da respiração bucal é estabelecer o quanto do fluxo de ar total passa pelo nariz e quanto pela boca, o que requer instrumentos especiais para medição simultânea do fluxo de ar nasal e oral. Isso permite que a porcentagem de respiração nasal ou bucal (taxa nasal/bucal) seja calculada para a quantidade de tempo que o indivíduo pode tolerar enquanto está sendo continuamente monitorado. Parece óbvio que certa porcentagem de respiração bucal seja mantida por determinada porcentagem do tempo, e esta deveria ser a definição de uma respiração bucal significativa, mas, apesar de anos de esforço, tal definição ainda não foi alcançada.

Os melhores dados experimentais para o relacionamento entre má oclusão e respiração bucal são derivados de estudos que avaliam a relação nasal/bucal em crianças normais *versus* crianças de face longa.[40] A relação não é tão clara como se pode prever teoricamente. É útil representar os dados como na Figura 5.42, que mostra que tanto as crianças normais quanto as de face longa parecem ser predominantemente respiradoras nasais, sob condições laboratoriais. Uma minoria de crianças com face longa tinha menos que 40% de respiração nasal, enquanto nenhuma das crianças normais apresentou tais porcentagens nasais baixas. Quando pacientes adultos de face longa são examinados, os resultados são semelhantes: o número com evidências de obstrução nasal é aumentado em comparação à população normal, mas a maioria é composta por respiradores bucais predominantemente.

Parece razoável presumir que crianças que necessitam de adenoidectomia e/ou amigdalectomia para fins médicos, ou aqueles diagnosticados como portadores de alergias nasais crônicas, devam ter algum grau de obstrução nasal. Estudos de crianças suecas submetidas à adenoidectomia mostraram que, em média, as crianças do grupo de adenoidectomia tiveram uma altura facial anterior significativamente maior do que as crianças do grupo controle (Figura 5.43). Elas também tinham uma tendência a constrição maxilar e incisivos mais verticalizados.[41] Além disso, quando as crianças do grupo de adenoidectomia foram acompanhadas após o tratamento, elas tenderam a retornar para a média do grupo-controle, embora as diferenças persistissem (Figura 5.44). Diferenças semelhantes em relação a grupos-controle normais foram observadas em outros grupos com necessidade de adenoidectomia e/ou amigdalectomia.[42]

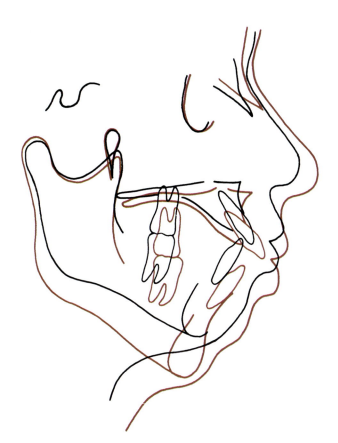

• **Figura 5.41** Sobreposição cefalométrica mostrando o efeito de obstrução nasal total produzida por uma operação de retalho faríngeo (para melhorar a fala em criança com fissura palatina) que provocou o selamento do nariz posteriormente. Dos 12 (*preto*) aos 16 (*vermelho*) anos de idade, a mandíbula rotacionou para baixo e para trás pelo fato de o paciente apresentar crescimento ainda considerável. (Redesenhado de McNamara JA *Angle. Orthod.* 1981; 51:269-300.)

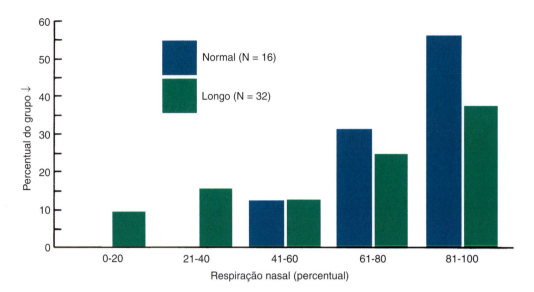

• **Figura 5.42** Comparação do percentual de respiração nasal em adolescentes com face longa *versus* face normal. Cerca de um terço do grupo de face longa tem menos de 50% de respiração nasal, enquanto nenhum indivíduo do grupo de face normal apresentou uma porcentagem nasal tão baixa; no entanto, a maior parte do grupo de face longa é composta predominantemente por respiradores nasais. Os dados sugerem que a respiração nasal prejudicada pode contribuir para o desenvolvimento da condição de face longa, mas não é a única ou até mesmo a principal causa. (Redesenhado de Fields HW, Warren DW, Black K *et al. Am J Orthod Dentofac Orthop.* 1991;99:147-154.)

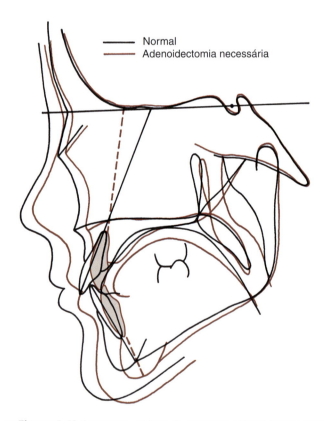

• **Figura 5.43** Composto (média) de traçados cefalométricos para um grupo de crianças suecas que necessitavam de adenoidectomia para fins médicos, em comparação com um grupo-controle, de crianças normais. O grupo de adenoidectomia apresentou altura facial anterior e ângulo do plano mandibular estatisticamente maior do que o controle, mas as diferenças não foram quantitativamente grandes. O traçado é orientado com o perfil voltado para a esquerda, como é feito comumente na Europa, porque foi publicado originalmente dessa maneira. (De Linder-Aronson S. *Acta Otolaryngol Scand.* 1970;[suppl]:265.)

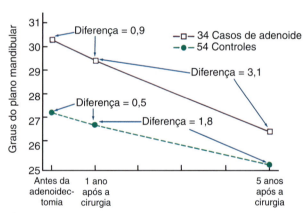

• **Figura 5.44** Comparação dos ângulos do plano mandibular em um grupo de crianças pós-adenoidectomia comparado com o controle normal. Observe que as diferenças existentes no momento da adenoidectomia diminuíram, mas não desapareceram totalmente. (De Linder-Aronson S. Em: Cook JT, ed. *Transactions of the Third Internacional Orthodontic Congress.* St. Louis: Mosby; 1975.)

Embora as diferenças entre as crianças normais e aquelas dos grupos de alergia ou de adenoidectomia fossem estatisticamente significativas e, sem dúvida reais, elas não foram grandes. A altura facial foi, em média, cerca de 3 mm maior no grupo de adenoidectomia. Parece, portanto, que até agora as pesquisas sobre respiração têm estabelecido dois princípios opostos, deixando uma área nebulosa entre eles: (1) é muito provável que a obstrução nasal total altere o padrão de crescimento e leve a má oclusão experimentalmente em animais e humanos, e os indivíduos com alto percentual de respiração bucal são superestimados na população de face longa; mas (2) a maioria dos indivíduos com padrão de deformação da face longa não tem evidência de obstrução nasal e deve, portanto, apresentar outro fator etiológico como causa principal. Talvez as alterações na postura associadas à obstrução nasal parcial e aumentos moderados no percentual de respiração bucal não sejam influentes o suficiente para criar má oclusão grave. A respiração bucal, resumidamente, pode contribuir para o desenvolvimento de problemas ortodônticos, mas é difícil indicá-la como um agente etiológico frequente.

É interessante considerar o outro lado dessa relação: a má oclusão pode às vezes causar uma obstrução respiratória? A apneia do sono tem sido reconhecida recentemente como um problema mais frequente do que se pensa,[43] e é notório que a deficiência mandibular pode contribuir para seu desenvolvimento. Sua etiologia, no entanto, não é determinada apenas pela morfologia orofacial – obesidade, idade/gênero e características cefalométricas, nessa ordem, parecem ser importantes. O papel do ortodontista no tratamento da apneia do sono e as recomendações atuais para os tipos de tratamento são discutidos no Capítulo 7.

Etiologia em uma perspectiva contemporânea

Parte da filosofia dos primeiros ortodontistas era sua crença na perfeição do homem. Edward Angle e seus contemporâneos, influenciados pela visão romântica de povos primitivos, que começou a ser apoiada no final do século XIX e no início do século XX, admitiam que a má oclusão era uma doença da civilização e culpavam a função imprópria dos maxilares pelo seu desenvolvimento, sob as condições modernas "degenerativas". As mudanças na função dos maxilares, a fim de produzir um bom crescimento e melhorar as proporções faciais, consistiam em importante meta do tratamento, que infelizmente se revelou difícil de alcançar.

A genética clássica (mendeliana) se desenvolveu rapidamente na primeira parte do século XX, e uma visão diferente da má oclusão gradualmente substituiu as anteriores. Essa nova visão era de que a má oclusão é principalmente o resultado de proporções dentofaciais inerentes, que podem ser alteradas por algumas variações no desenvolvimento, trauma ou funções alteradas, mas que são, basicamente, estabelecidas no momento da concepção. Se isso fosse verdade, as possibilidades de tratamento ortodôntico também deveriam ser bastante limitadas. O papel do ortodontista seria adaptar a dentição às estruturas faciais existentes, com pouca esperança de produzir mudanças mais profundas.

Nos anos 1980, houve forte tendência de volta à visão anterior, com a falha da hereditariedade como explicação para a maioria das variações na oclusão e nas proporções maxilares, e com as novas teorias de controle do crescimento indicando como as influências ambientais poderiam operar na alteração da postura. O conceito anterior de que a função dos maxilares estaria relacionada com o desenvolvimento da má oclusão foi reavivada e reforçada, tanto pelas provas contra a herança simples quanto por uma visão mais otimista da extensão em que o esqueleto humano pode ser alterado. Algumas aplicações clínicas, já reconhecidas como malsucedidas, refletem o otimismo extremo sobre a expansão do arco e modificações de crescimento.

No século XXI, uma visão mais equilibrada parece estar emergindo. Pesquisas contemporâneas têm recusado a figura simplista da má oclusão como resultado de características dentofaciais independentes herdadas, mas os resultados das pesquisas também têm mostrado consistentemente que não existem explicações simples para a má oclusão em termos de função oral. Respiração bucal, deglutição atípica, dieta com alimentos macios, postura do sono – nenhuma dessas pode ser considerada a única ou até mesmo a principal razão para a maioria das más oclusões. Nessa mesma linha, é justo dizer que as pesquisas não têm ainda esclarecido o papel preciso da hereditariedade como agente etiológico da má oclusão.

A hereditariedade relativamente alta das dimensões craniofaciais e a hereditariedade relativamente baixa das variações das arcadas dentais têm sido agora estabelecidas, mas ainda é desconhecido como exatamente estas se relacionam com o processo etiológico das más oclusões, que apresentam tanto componentes esqueléticos quanto dentários. Conclusões sobre a etiologia da maioria dos problemas ortodônticos são difíceis devido às muitas possibilidades de esses fatores interagirem. Pelo menos agora estamos mais conscientes do quanto realmente não sabemos sobre a etiologia dos problemas ortodônticos.

Referências bibliográficas

1. Suttie M, Faroud T, Wetherill L, et al. Facial dysmorphism across the fetal alcohol spectrum. *Pediatrics.* 2013;131:e779-e788.
2. Naidoo S, Norval G, Swanevelder S, et al. Foetal alcohol syndrome: a dental and skeletal age analysis of patients and controls. *Eur J Orthod.* 2006;28:247-253.
3. Macaya D, Katsanis SH, Hefferon TW, et al. A synonymous mutation in TCOF1 causes Treacher Collins syndrome due to mis-splicing of a constitutive exon. *Am J Med Genet A.* 2009;149:1624-1627.
4. Sulik KK, Johnston MC, Smiley SJ, et al. Mandibulofacial dysostosis (Treacher Collins syndrome): a new proposal for its pathogenesis. *Am J Med Genet.* 1987;27:359-372.
5. Brandstetter KA, Patel KG. Craniofacial microstomia. *Facial Plast Surg Clin North Am.* 2016;24:495-515.
6. Sulik KK. Orofacial embryogenesis: a framework for understanding clefting sites. In: Fonseca RJ, Marciani RD, Turvey TA, eds. *Oral and Maxillofacial Surgery.* Vol. 3. 3rd ed. St. Louis: Elsevier; 2017 [chap 27].
7. Bennun RD, Harfin JF, Sándor GK, Genecov D. *Cleft Lip and Palate Management: A Comprehensive Atlas.* Hoboken, NJ: John Wiley & Sons; 2015.
8. Hovorokova M, Lesot H, Peterkova R, Peterka M. Origin of the deciduous upper lateral incisor and its clinical aspects. *J Dent Res.* 2006;85:167-171.
9. Li Z, Liu J, Ye R, et al. Maternal passive smoking and risk of cleft lip with or without cleft palate. *Epidemiology.* 2010;21:240-242.
10. Tessier P. Anatomical classification of facial, craniofacial and latero-facial clefts. *J Maxillofac Surg.* 1976;4:69-92.
11. Utria AF, Mundlinger GS, Bellamy JJ, et al. The importance of timing in optimizing cranial vault remodeling in syndromic craniosynostosis. *Plast Reconstr Surg.* 2015;135:1077-1084.
12. Helman SN, Badhey A, Kadakia S, Myers E. Revisiting Crouzon syndrome: reviewing the background and management of a multifaceted disease. *Oral Maxillofac Surg.* 2014;18:373-379.
13. Suri S, Ross RB, Tompson BD. Craniofacial morphology and adolescent facial growth in Pierre Robin sequence. *Am J Orthod Dentofacial Orthop.* 2010;137:763-774.
14. Yu CC, Wong FH, Lo LJ, et al. Craniofacial deformity in patients with uncorrected congenital muscular torticollis: an assessment from three-dimensional computed tomography imaging. *Plast Reconstr Surg.* 2004;113:24-33.
15. Kiliaridis S, Katsaros C. The effects of myotonic dystrophy and Duchenne muscular dystrophy on the orofacial muscles and dentofacial morphology. *Acta Odontol Scand.* 1998;56:369-374.
16. Obwegeser HL. *Mandibular Growth Anomalies.* Berlin: Springer-Verlag; 2000.
17. Fleseriu M, Delashaw JB Jr, Cook DM. Acromegaly: a review of current medical therapy and new drugs on the horizon. *Neurosurg Focus.* 2010;29:E15.
18. Carlson DS. Evolving concepts of heredity and genetics in orthodontics. *Am J Orthod Dentofacial Orthop.* 2015;148:922-938.
19. Stockard CR, Johnson AL. *Genetic and Endocrinic Basis for Differences in Form and Behavior.* Philadelphia: The Wistar Institute of Anatomy and Biology; 1941.

20. Chung CS, Niswander JD, Runck DW, *et al.* Genetic and epidemiologic studies of oral characteristics in Hawaii's schoolchildren. II. Malocclusion. *Am J Hum Genet.* 1971;23:471-495.

21. Hughes T, Thomas C, Richards L, *et al.* A study of occlusal variation in the primary dentition of Australian twins and singletons. *Arch Oral Biol.* 2001;46:857-864.

22. Corruccini RS, Sharma K, Potter RH. Comparative genetic variance and heritability of dental occlusal variables in U.S. and northwest Indian twins. *Am J Phys Anthropol.* 1986;70:293-299.

23. Harris EF, Johnson MG. Heritability of craniometric and occlusal variables: a longitudinal sib analysis. *Am J Orthod Dentofacial Orthop.* 1991;99:258-268.

24. Johannsdottir B, Thorarinsson F, Thordarson A, et al. Heritability of craniofacial characteristics between parents and offspring estimated from lateral cephalograms. *Am J Orthod Dentofacial Orthop.* 2005;127:200-207.

25. Suzuki A, Takahama Y. Parental data used to predict growth of craniofacial form. *Am J Orthod Dentofacial Orthop.* 1991;99:107-121.

26. Cruz RM, Krieger H, Ferreira R, et al. Major gene and multifactorial inheritance of mandibular prognathism. *Am J Med Genet A.* 2008;146:71-77.

27. Moreno-Uribe LM, Howe SC, Kummel C, *et al.* Phenotypic diversity in white adults with moderate to severe Class II malocclusions. *Am J Orthod Dentofacial Orthop.* 2014;145:305-316.

28. Larsen CS. *Bioarchaeology: Interpreting Behavior from the Human Skeleton.* Cambridge: Cambridge University Press; 1997.

29. Corruccini RS. Anthropological aspects of orofacial and occlusal variations and anomalies. In: Kelly MA, Larsen CS, eds. *Advances in Dental Anthropology.* New York: Wiley-Liss; 1991.

30. Ciochon RL, Nisbett RA, Corruccini RS. Dietary consistency and craniofacial development related to masticatory function in minipigs. *J Craniofac Genet Dev Biol.* 1997;17:96-102.

31. Proffit WR, Fields HW, Nixon WL. Occlusal forces in normal and long face adults. *J Dent Res.* 1983;62:566-571.

32. Proffit WR, Fields HW. Occlusal forces in normal and long face children. *J Dent Res.* 1983;62:571-574.

33. Dogrammaci EJ, Rossi-Fedele G. Establishing the association between non-nutritive sucking behavior and malocclusions. *J Am Dent Assn.* 2016;147:926-936.

34. Grammatopoulos E, White AP, Dhopatkar A. Effects of playing a wind instrument on the occlusion. *Am J Orthod Dentofacial Orthop.* 2012;141:138-145.

35. Kovero O, Kononen M, Pirinen S. The effect of professional violin and viola playing on the bony facial structures. *Eur J Orthod.* 1997;19:39-45.

36. Proffit WR. Lingual pressure patterns in the transition from tongue thrust to adult swallowing. *Arch Oral Biol.* 1972;17:555-563.

37. Vig KW. Nasal obstruction and facial growth: the strength of evidence for clinical assumptions. *Am J Orthod Dentofacial Orthop.* 1998;113:603-611.

38. Warren DW, Mayo R, Zajac DJ, *et al.* Dyspnea following experimentally induced increased nasal airway resistance. *Cleft Palate Craniofac J.* 1996;33:231-235.

39. Harvold EP, Tomer BS, Vargervik K, *et al.* Primate experiments on oral respiration. *Am J Orthod.* 1981;79:359-372.

40. Fields HW, Warren DW, Black K, Phillips C. Relationship between vertical dentofacial morphology and respiration in adolescents. *Am J Orthod Dentofacial Orthop.* 1991;99:147-154.

41. Linder-Aronson S. Adenoids: their effect on mode of breathing and nasal airflow and their relationship to characteristics of the facial skeleton and dentition. *Acta Otolaryngol Scand.* 1970;265:1-132.

42. Woodside DG, Linder-Aronson S, Lundstrom A, et al. Mandibular and maxillary growth after changed mode of breathing. *Am J Orthod Dentofacial Orthop.* 1991;100:1-18.

43. Kim KB. How has our interest in the airway changed over 100 years? *Am J Orthod Dentofacial Orthop.* 2015;148:740-747.

PARTE 2

Diagnóstico e Plano de Tratamento

O processo de diagnóstico ortodôntico e o plano de tratamento se encaixam muito bem na abordagem contemporânea orientada para o problema dos cuidados de saúde em geral. O diagnóstico em ortodontia, assim como em outras disciplinas de Odontologia e Medicina, requer a coleta de um banco de dados adequado de informações sobre o paciente, apurando tal banco de dados em uma lista abrangente, mas claramente descrita, dos problemas do paciente. É importante reconhecer que tanto as percepções do paciente quanto as observações do profissional são necessárias para formular a lista de problemas. Então, a tarefa do plano de tratamento é sintetizar as possíveis soluções para esses problemas específicos (muitas vezes, há várias possibilidades) em uma estratégia de tratamento específica que proporcionaria o máximo benefício para esse paciente em particular. É recomendável executar o plano de diagnóstico e tratamento em uma série de etapas lógicas, descritas em uma visão geral de todo o processo na figura da página 135.

Tenha em mente que o diagnóstico e o plano de tratamento, embora façam parte do mesmo processo, são procedimentos diferentes com objetivos fundamentalmente diferentes. No desenvolvimento de um banco de dados de diagnóstico e formulação de uma lista de problemas, o objetivo é a verdade – os fatos sobre a situação e os problemas do paciente. Nesse estágio não há espaço para opinião ou julgamento. Em vez disso, é necessária uma avaliação totalmente factual da situação. Por outro lado, o objetivo do plano de tratamento não é a verdade científica, mas o bom senso – o plano que um profissional sensato e prudente seguiria para maximizar o benefício para o paciente.

Os dois primeiros passos mostrados na figura constituem o diagnóstico:

1. Desenvolvimento de um banco de dados de diagnóstico adequado.
2. Formulação de uma lista de problemas (o diagnóstico) do banco de dados.

Ambos os problemas, patológicos e de desenvolvimento, podem estar presentes. Se assim for, os problemas patológicos devem ser separados dos problemas de desenvolvimento, de modo que possam receber prioridade para o tratamento, porque as condições patológicas devem estar sob controle antes do tratamento dos problemas de desenvolvimento. O processo de diagnóstico é descrito em detalhes no Capítulo 6.

O diagnóstico deve ser feito cientificamente; o plano de tratamento não pode envolver apenas a ciência, porque o julgamento pelo clínico é necessário, uma vez que os problemas são priorizados e as alternativas de tratamento são avaliadas. Por essa razão, o plano do tratamento é inevitavelmente uma espécie de arte. É claro que as opções inteligentes de tratamento são facilitadas se nenhum ponto significativo tiver sido negligenciado anteriormente e se for percebido que o plano de tratamento é um processo interativo, que requer que o paciente tenha uma função no processo de tomada de decisão.

Como se pode ver na figura, o primeiro passo do plano de tratamento é colocar os problemas do paciente em ordem de prioridade com base no que é mais importante para ele. Pacientes com os mesmos problemas podem ter planos de tratamento diferentes? *Sim*, porque os problemas priorizadas de maneira diferente normalmente produzirão planos diferentes.

Uma vez que os problemas ortodônticos de um paciente tenham sido identificados e priorizados, quatro questões devem ser enfrentadas na determinação do plano de tratamento ideal: (1) o momento do tratamento, (2) a complexidade do tratamento que seria necessário, (3) a previsibilidade do sucesso com uma determinada abordagem de tratamento e (4) os objetivos e desejos do paciente (e dos pais). Essas questões são consideradas brevemente nos próximos parágrafos.

Momento

O tratamento ortodôntico pode ser realizado a qualquer momento durante a vida do paciente, podendo ser direcionado a um problema específico ou ser abrangente. Em geral, o tratamento é abrangente (*i. e.*, objetivando a melhor oclusão possível, estética facial e estabilidade) e realizado na adolescência, quando os últimos dentes permanentes estão em erupção. Existem boas razões para essa escolha. Nesse ponto, para a maioria dos pacientes, há crescimento remanescente suficiente para melhorar potencialmente as relações maxilomandibulares, e todos os dentes permanentes, incluindo os segundos molares, podem ser controlados e colocados em uma posição mais ou menos final. Da perspectiva psicossocial, os pacientes nessa faixa etária muitas vezes atingem o ponto de automotivação para o tratamento, o que fica evidente em sua capacidade aprimorada de cooperar durante as consultas e nos cuidados com o aparelho e a higiene bucal. Um curso razoavelmente curto de tratamento no início da adolescência, em oposição a dois estágios de tratamento, precoce e tardio, se encaixa bem no potencial cooperativo de pacientes e familiares. Embora nem todos os pacientes respondam bem ao tratamento durante a adolescência, o tratamento nesse momento continua sendo o padrão-ouro contra o qual outras abordagens devem ser medidas. Para uma criança com má oclusão óbvia, realmente faz sentido iniciar o tratamento na pré-adolescência? Obviamente, o momento dependerá dos problemas específicos. Questões sobre o momento do tratamento são revisadas em detalhes nos Capítulos 7 e 13.

Complexidade de tratamento

A complexidade do tratamento que seria necessário afeta o plano de tratamento, especialmente no contexto de quem deve realizá-lo. Na ortodontia, como em todas as áreas da Odontologia, faz sentido que os casos menos complexos sejam selecionados para tratamento na clínica geral ou familiar, enquanto os casos mais complexos sejam encaminhados para um especialista. A única diferença na ortodontia é que, tradicionalmente, o profissional de família indica a maioria dos casos ortodônticos. Na clínica geral, uma questão importante é como você seleciona racionalmente os pacientes para tratamento ou encaminhamento. O Capítulo 11 inclui um esquema formal para separar as crianças mais apropriadas para o tratamento pelo clínico geral daquelas com maior probabilidade de necessitar de tratamento complexo. Um esquema similar para adultos é mostrado no Capítulo 18.

Previsibilidade e sucesso com métodos de tratamento

Se diversos métodos de tratamento estiverem disponíveis, como geralmente é o caso, qual deles deve ser escolhido? Os dados estão gradualmente se acumulando para permitir que as escolhas sejam baseadas em evidências de resultados, em vez de nas afirmações frequentemente não comprovadas de defensores e relatos de casos. A utilização de dados de resultados como base para decidir qual a melhor abordagem de tratamento é enfatizada no Capítulo 7.

Interação do paciente no plano de tratamento

Finalmente, porém o mais importante, o plano do tratamento deve ser um processo interativo. O clínico não pode mais decidir, de maneira paternalista, o que é melhor para um paciente. Tanto do ponto de vista ético como do prático, os pacientes devem estar envolvidos no processo de tomada de decisão. Eticamente, os pacientes têm o direito de controlar o que lhes acontece no tratamento – o tratamento é algo feito *por* eles, não *para* eles. Praticamente, a concordância do paciente provavelmente é uma questão essencial no sucesso ou no fracasso, e há poucas razões para se optar por tratamento que o paciente não apoiaria. O consentimento informado, em sua forma moderna, requer o envolvimento do paciente no processo de planejamento do tratamento. Isso é enfatizado no procedimento de apresentação de recomendações de tratamento aos pacientes no Capítulo 7.

A sequência lógica para o planejamento do tratamento, com esses problemas em mente, é a seguinte:

1. Priorização dos itens da lista de problemas ortodônticos para que o problema mais importante receba a mais alta prioridade de tratamento.
2. Consideração de possíveis soluções para cada problema, com cada um avaliado no momento como se fosse o único problema do paciente.
3. Avaliação das interações entre possíveis soluções para os problemas individuais.
4. Desenvolvimento de abordagens de tratamento alternativas, com consideração de benefícios para o paciente *versus* riscos, custos e complexidade.
5. Determinação de um conceito final de tratamento, com a contribuição do paciente e dos pais, e seleção da abordagem terapêutica específica (desenho do dispositivo, mecanoterapia) a ser usada.

Esse processo culmina em um nível de entendimento pais-paciente do plano de tratamento que permite o consentimento informado para o tratamento. Na maioria dos casos, afinal, o tratamento ortodôntico é eletivo, e não obrigatório. Raramente existe risco significativo para a saúde por falta de tratamento, razão pela qual os benefícios funcionais e estéticos devem ser comparados com os riscos e custos. A interação com o paciente é necessária para desenvolver o plano dessa maneira.

PARTE 2   Diagnóstico e Plano de Tratamento   135

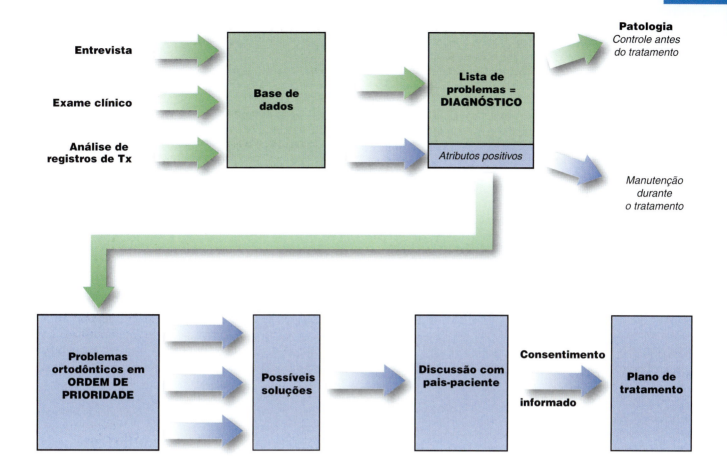

6

Diagnóstico Ortodôntico: a Abordagem Orientada ao Problema

VISÃO GERAL DO CAPÍTULO

Questionário e entrevista, 136
Queixa principal, 136
Histórico médico e dentário, 138
Avaliação do crescimento físico, 138
Avaliação social e comportamental, 141

Avaliação clínica, 142
Saúde bucal, 142
Função oclusal e dos maxilares, 142
Aparência facial e dental, 145

Registros diagnósticos, 161
Quais documentações diagnósticas são necessárias?, 161
Análise da documentação diagnóstica, 167

Classificação ortodôntica, 187
Desenvolvimento de sistemas de classificação, 187
Acréscimos ao sistema de classificação
de cinco características, 189
Classificação por características da má oclusão, 193

Desenvolvimento de uma lista de problemas, 195

No diagnóstico, tanto na ortodontia como em outras áreas da Odontologia ou Medicina, é importante não se concentrar apenas em um único aspecto da condição geral do paciente, senão outros problemas significativos serão negligenciados. Na ortodontia contemporânea, isso é particularmente verdadeiro, porque as preocupações e as prioridades dos pacientes em geral são fatores críticos para os planos de tratamento e, às vezes, torna-se difícil para o ortodontista não "se apressar nas conclusões" durante o exame inicial. Uma tendência natural de qualquer especialista (e não precisa ser um especialista em Odontologia para assumir um ponto de vista muito especializado) é caracterizar os problemas em termos de seu próprio interesse especial. Deve-se reconhecer e resistir de forma consciente a essa tendência.

Em resumo, o diagnóstico deve ser abrangente, e não concentrado apenas em um único aspecto daquilo que, em muitos casos, pode se tratar de uma situação complexa. O diagnóstico ortodôntico requer uma visão geral da situação do paciente, e deve-se levar em consideração tanto as descobertas objetivas como as subjetivas. É importante não caracterizar a oclusão dental enquanto examina uma discrepância maxilomandibular, distúrbio de crescimento, doença sistêmica, problema periodontal, problema psicossocial ou o meio cultural em que o paciente vive.

A abordagem orientada ao problema quanto ao diagnóstico e ao planejamento do tratamento tem sido amplamente defendida na Medicina e na Odontologia como forma de superar a tendência de se concentrar em um único aspecto dos problemas de um paciente. A essência da abordagem orientada ao problema é desenvolver uma base de dados abrangente, contendo as informações pertinentes, para que nenhum problema seja negligenciado. Para efeitos ortodônticos, as bases de dados podem ser consideradas como derivadas de três fontes principais: (1) dados da entrevista (questões escritas e orais) obtidas do paciente e dos pais, (2) exame clínico do paciente e (3) avaliação dos registros de diagnósticos, incluindo os modelos de gesso, radiografias e fotografias. Visto que nem todos os possíveis registros de diagnósticos poderão ser obtidos de todos os pacientes, um dos objetivos do exame clínico é determinar quais são os registros de diagnóstico necessários.

Em todas as etapas da avaliação diagnóstica, o especialista deve buscar informações mais detalhadas do que buscaria um clínico geral, e esse é o motivo principal para encaminhar um paciente para um especialista. O especialista tende a obter registros de diagnósticos mais extensivos, alguns dos quais podem não estar prontamente disponíveis ao clínico. Na ortodontia, as radiografias cefalométricas e a tomografia computadorizada de feixe cônico (TCFC) são os melhores exemplos. Entretanto, a abordagem básica é a mesma para qualquer paciente ortodôntico e qualquer profissional. Um clínico geral competente seguirá a mesma sequência de etapas na avaliação de um paciente que um ortodontista seguiria, e usará a mesma abordagem no planejamento do tratamento, caso faça o tratamento ortodôntico. Afinal, partindo tanto da perspectiva jurídica como da moral, o mesmo padrão de cuidado é exigido, sendo o tratamento prestado por um clínico geral ou por um especialista.

Questionário e entrevista

O objetivo do processo de entrevista é estabelecer a preocupação principal do paciente (principal motivo para se fazer uma consulta e o tratamento) e obter mais informações sobre três pontos importantes: (1) histórico médico e dental, (2) condição do crescimento físico e (3) motivação, expectativas e outros fatores sociais e comportamentais. Na prática da especialidade ortodôntica, pode ser muito útil enviar um formulário de entrevista ao paciente para que ele preencha antes da primeira visita ao consultório.

Queixa principal

A Figura 6.1 mostra um exemplo de formulário que se concentra na queixa principal e pode ser enviado com antecedência ao paciente ou usado como resumo para a entrevista com o paciente. Observe a importância dada ao nível de preocupação do pai ou

CAPÍTULO 6 Diagnóstico Ortodôntico: a Abordagem Orientada ao Problema

---

Nome do paciente: Data:

Você tem interesse em: (Indique todas as que se aplicam)
[ ] Informações
[ ] Tratamento neste momento
[ ] Esclarecimento de informações conflitantes ou recebidas anteriormente

Se os dentes do seu filho precisassem ser mudados, como você gostaria que isso fosse feito?
[ ] Dentes superiores   Para a frente/para trás
[ ] Dentes inferiores   Para a frente/para trás
[ ] Dentes superiores para cima porque as gengivas são muito visíveis
[ ] Fechar os espaços   Superiores/inferiores
[ ] Endireitar os dentes apinhados   Superiores/inferiores
[ ] Melhorar a aparência dos dentes lascados/rachados/manchados/pontudos

Você sabe que o crescimento tem uma forte influência no sucesso do tratamento ortodôntico?
Sim _____ Não _____

É possível que seu filho tenha maturidade precoce ou tardia?
Precoce _____ Tardia _____

Qual será a altura dessa criança quando o crescimento estiver completo? ___ m ___ cm

Você está ciente de que o tratamento ortodôntico pode, em certo ponto, alterar a aparência facial?
Sim _____ Não _____

Se qualquer característica da face pudesse ser mudada, o que você gostaria de ver alterado?
[ ] Lábio superior   Para a frente/para trás
[ ] Lábio inferior   Para a frente/para trás
[ ] Maxilar superior   Para a frente/para trás
[ ] Maxilar inferior   Para a frente/para trás
[ ] Mento   Maior/menor
[ ] Nariz   Maior/menor/formato diferente

Você prefere que a aparência facial <u>NÃO</u> seja discutida na frente do seu filho?
Sim _____ Não _____

Há algum histórico familiar significativo de problemas maxilares ou dentais?

Você tem interesse em melhorar a aparência dos dentes neste momento, mesmo se mais tratamento for necessário posteriormente? Sim _____ Não _____

Assinatura   Relação com o paciente

● Figura 6.1 Descobrir o que os pais e/ou os pacientes realmente querem pode ser difícil e normalmente não é revelado pela queixa principal em um histórico médico anterior. Um formulário complementar deste tipo que realmente tenta quantificar seus desejos pode ajudar a direcionar a entrevista inicial quando preenchido com antecedência. (Adaptada do Dr. Alan Bloore.)

do paciente adulto com a aparência facial. Um formulário com o histórico médico/dental, que deveria ser preenchido com antecedência, seria um complemento, mas esse formulário do histórico médico torna-se apenas um roteiro para a consulta, pelo fato de que muitos pais e pacientes não indicam nessa ficha aspectos que eles consideram que não sejam de importância para o ortodontista.

Como discutimos em alguns detalhes no Capítulo 1, há três motivos principais para a queixa do paciente quanto ao alinhamento e à oclusão dos dentes: aparência dentofacial prejudicada e sensação de inferioridade no convívio social, função prejudicada e saúde bucal prejudicada. Embora mais de um desses motivos em geral possa contribuir para a busca do tratamento ortodôntico, é importante estabelecer sua relativa importância ao paciente. O dentista não deve partir do princípio de que a aparência seja a maior preocupação do paciente pelo simples fato de os dentes não apresentarem uma bela estética. Além disso, o dentista não deve se concentrar nas implicações funcionais, por exemplo, de uma mordida cruzada com

uma alteração lateral, sem compreender a preocupação do paciente sobre o que parece se tratar de um espaço trivial entre os incisivos centrais superiores. Para um indivíduo com função e aparência razoavelmente normais e razoável adaptação psicológica, o motivo principal para buscar tratamento pode muito bem ser um desejo de melhorar a aparência, melhorando, portanto, a qualidade de vida. A maior receptividade do clínico geral em relação à odontologia cosmética aumenta a chance de que um paciente seja encaminhado para tratamento ortodôntico simplesmente para melhorar a sua aparência dental e facial.

Quando os pacientes questionam se realmente precisam de tratamento ortodôntico, deve-se levantar uma série de perguntas cruciais, começando com "Você acha que precisa usar aparelho?". Se a resposta for sim, deve-se seguir com a próxima pergunta: "O que mais lhe incomoda nos seus dentes e na sua aparência?" e "O que você quer que o tratamento faça por você?". As respostas a essas questões e às seguintes ajudarão a esclarecer o que é mais importante

PARTE 2 Diagnóstico e Plano de Tratamento

para o paciente. O dentista ou ortodontista pode ou não concordar com a avaliação do paciente – esse julgamento virá posteriormente. Nessa etapa, o objetivo é descobrir o que é importante para o paciente.

Histórico médico e dentário

Os problemas ortodônticos quase sempre resultam de um processo de crescimento, e não de uma patologia. Como ilustra a discussão no Capítulo 5, em geral é difícil se certificar da etiologia, mas é importante estabelecer a causa da má oclusão, e se isso puder ser feito, descartar pelo menos algumas possíveis causas – trauma, hábitos, doença periodontal, distúrbio de crescimento e assim por diante. Um histórico médico e dentário cuidadoso dos pacientes ortodônticos é necessário tanto para compreender o estado geral do paciente como para avaliar queixas específicas.

A Figura 6.2 mostra um resumo de um histórico médico e dentário apropriado. Diversos itens são anotados para que suas implicações sejam explicadas para o paciente ortodôntico. Essas áreas merecem comentários especiais. Primeiro, embora a maioria das crianças com fratura do côndilo mandibular se recupere sem intercorrências, lembre-se de que o déficit de crescimento relacionado a uma lesão antiga é a causa mais provável da assimetria facial real (Figura 6.3). Nos últimos anos, tem-se observado que as fraturas do côndilo em pacientes jovens ocorrem de forma mais frequente do que antes se acreditava (ver Capítulo 5). Uma fratura mandibular em uma criança pode facilmente ser ignorada após um acidente que tenha causado outro trauma; portanto, a lesão mandibular talvez não tenha sido diagnóstica na época. Embora as fraturas mandibulares antigas sejam importantes, o trauma dentário também pode afetar o desenvolvimento da oclusão e não deve ser ignorado.

Em segundo lugar, é importante observar se o paciente faz uso de medicamento de qualquer tipo e por longo prazo e, se for o caso, para qual finalidade. Isso pode revelar uma doença sistêmica ou problemas metabólicos que o paciente não relatou. Problemas médicos crônicos em adultos ou crianças não são contraindicações para o tratamento ortodôntico, desde que o problema médico esteja sob controle; no entanto, precauções especiais podem ser necessárias caso o tratamento ortodôntico seja realizado.

Terceiro, muitas crianças e adultos agora sobrevivem a graves enfermidades e buscam tratamento ortodôntico após isso. A quimioterapia e a radioterapia visando aos tecidos da cabeça e do pescoço podem resultar em impactos morfológicos como raízes curtas ou dentes ausentes (ver Figura 12.3). Nos adultos com artrite ou osteoporose e, atualmente, cada vez mais também em crianças com doenças crônicas tratadas com fármacos (como glicocorticoides) que podem ser osteotóxicos, são administradas, em geral, altas doses de agentes reabsortivos e inibidores, tais como bisfosfonatos. Isso impede a movimentação ortodôntica do dente e pode aumentar a chance de complicações (ver Capítulo 8). Talvez seja necessário perguntar especificamente sobre esses medicamentos porque, às vezes, os pais não mencionam assuntos que consideram não relacionados com o tratamento ortodôntico.

Avaliação do crescimento físico

Uma segunda área importante que deve ser explorada com perguntas ao paciente ou aos pais tem a ver com a condição do crescimento físico do indivíduo. Isso é importante por várias razões, uma delas é o gradiente de crescimento facial discutido nos Capítulos 2 a 4. O crescimento rápido durante o pico de crescimento puberal facilita a movimentação dentária; no entanto, qualquer tentativa de alterar o crescimento certamente fracassará em uma criança que já passou do pico de crescimento puberal.

• **Figura 6.2 A.** Formulário abrangente para obter o histórico médico/dentário de pacientes ortodônticos jovens. É necessário um formulário similar, separado, para os pacientes adultos. Os pais precisam saber que é importante relatar as condições médicas e as medicações, porque muitas podem afetar o tratamento ortodôntico. Atualizar esses formulários pelo menos uma vez ao ano é tão importante quanto o acompanhamento. As considerações a seguir explicam a base de algumas das questões impostas nesse formulário médico.

SEU FILHO FOI HOSPITALIZADO, RECEBEU ANESTESIA GERAL OU TEVE VISITAS AO PRONTO-SOCORRO: isso ajuda a estabelecer um histórico de problemas de saúde sérios, complicações anestésicas e trauma.

AS VACINAS DO SEU FILHO ESTÃO EM DIA: no caso de trauma orofacial, o estado DPT é crítico. A lesão ao tecido mole é aumentada com o uso de aparelho ortodôntico.

SEU FILHO TEM ALERGIAS: isso ajuda a identificar alergias a todos os tipos de alergênios. Devem-se considerar também o látex usado nas luvas e elásticos de tratamento odontológico e o níquel encontrado nos aparelhos ortodônticos. Essas sensibilidades parecem estar aumentando na população.

PROBLEMAS CARDÍACOS: alguns pacientes precisam de antibióticos durante os procedimentos de colocação e remoção de bandagens.

DOENÇA SANGUÍNEA/INFECCIOSA: com os procedimentos modernos de controle de infecção, esses pacientes podem ser tratados normalmente, porém o tratamento pode precisar ser modificado.

CÂNCER: isso ajuda a determinar se os tratamentos que usam radiação, quimioterapia e glicocorticoides alteram o desenvolvimento dentário, o crescimento maxilar, o crescimento somático ou a densidade óssea, dependendo do local da lesão e do tipo e da duração do tratamento.

PROBLEMAS DE SONO/RONCO: isso pode ser indicativo de apneia do sono, que pode limitar ou aumentar a necessidade por certos tipos de tratamentos para os problemas maxilares.

PROBLEMAS NAS TONSILAS/ADENOIDAIS/SINUSAIS: isso pode ajudar na avaliação de problemas respiratórios e sensibilidade dental.

RADIAÇÃO: a radioterapia nos maxilares pode alterar em grande medida o desenvolvimento dentário e esquelético local. O risco de osteoradionecrose também é elevado nesses pacientes dependendo da dosagem de radiação e do tipo de tratamento sob consideração.

PROBLEMAS DE CRESCIMENTO: algumas crianças com problemas de crescimento podem ser tratadas com hormônios do crescimento, o que pode ter implicações no período do tratamento de modificação do crescimento. Em alguns pacientes com câncer, os hormônios do crescimento podem fazer parte do regime de tratamento pós-radiação. Isso também pode afetar o período do tratamento.

TRANSTORNOS DE DÉFICIT DE ATENÇÃO: isso pode ser tratado com inúmeros fármacos. O efeito no crescimento de algumas dessas medicações é incerto.

OSSO OU ARTICULAÇÃO/ARTRITE: isso pode estar relacionado ao crescimento e desenvolvimento mandibular e aos tipos de medicações que podem controlar a doença, como glicocorticoides, potenciais causadores de problemas de densidade óssea como uma questão relacionada a esses problemas.

TRATAMENTO DE CÂNCER: os bisfosfonatos são usados para tratar os efeitos de alguns tratamentos de câncer e osso que refreiam a reabsorção óssea, enquanto, ao mesmo tempo, inibem o movimento do dente, de modo que o tratamento ortodôntico seja limitado.

CAPÍTULO 6 Diagnóstico Ortodôntico: a Abordagem Orientada ao Problema

HISTÓRICO MÉDICO
(Criança/Adolescente)

NOME DO PACIENTE: _____ DATA: _____

DATA DE NASCIMENTO: _____

Nome do pediatra: _____ Telefone do consultório: _____

Endereço do pediatra: _____ Data do último exame: _____

1. Seu filho está bem de saúde? .... Sim   Não   Não sei

2. Seu filho tem algum problema de saúde? .... Sim   Não   Não sei
   Se sim, explique: _____

3. Seu filho já foi hospitalizado, recebeu anestesia geral ou já foi
   para o pronto-socorro? .... Sim   Não   Não sei
   Se sim, explique: _____

4. As vacinas de seu filho estão em dia? .... Sim   Não   Não sei

5. Seu filho tem alergias a medicamentos (fármacos), produtos médicos (látex) ou ao
   ambiente (poeira, ácaros, pólen, mofo)? .... Sim   Não   Não sei
   Se sim, por favor, indique quais: _____

6. Liste as medicações que seu filho já tomou: _____

7. Liste as medicações diárias que seu filho toma: _____

8. Seu filho já foi ou está sendo tratado por um médico para:

Marque um para cada condição

Sim	Não	?		Sim	Não	?	
			a. Problemas de nascimento				p. Câncer
			b. Sopro cardíaco				q. Paralisia cerebral
			c. Doença cardíaca				r. Convulsões
			d. Febre reumática				s. Asma
			e. Anemia				t. Fissura labial/palatina
			f. Anemia falciforme				u. Problemas de fala ou audição
			g. Hemorragia/hemofilia				v. Problemas de vista/lentes de contato
			h. Transfusão sanguínea				w. Problemas cutâneos/ronco
			i. Hepatite				x. Problemas nas tonsilas/adenoidais/sinusais
			j. AIDS ou HIV+				y. Insônia
			k. Tuberculose				z. Problemas emocionais/comportamentais
			l. Doença hepática				aa. Radioterapia
			m. Doença renal				bb. Problemas de crescimento
			n. Diabetes				cc. Transtornos de déficit de atenção
			o. Artrite				dd. Osteoporose (bisfosfonatos)

9. Seu filho teve algum crescimento rápido recente? _____ Se sim, de quanto? _____

10. Pais: (Pai) Altura: _____ Peso: _____   (Mãe) Altura: _____ Peso: _____

11. Irmãos mais velhos: (1) Altura: ___ Peso: ___ (2) Altura: ___ Peso: ___ (3) Altura: ____ Peso: ____

12. Mulheres: A menstruação começou? _____ Se sim, quando? _____ Está grávida? _____
    Toma anticoncepcionais? _____

13. Se sim a qualquer uma das acima, explique este ou qualquer outro problema:_____
    _____

14. Série da criança na escola: _____ Escola da criança: _____

15. Você considera seu filho (marque um): Avançado no aprendizado __ Progredindo normalmente __
    Atrasado no aprendizado ___

A

(continua)

HISTÓRICO ODONTOLÓGICO

16.   Qual é sua principal preocupação com a condição odontológica do seu filho? _____

17.   Seu filho já foi ao dentista? Não Sim Se sim, data da última visita: _____

18.   Nome do dentista regular: _____

19.   Marque uma para cada condição:

Sim	Não	?	
			a. Seu filho já tirou uma radiografia odontológica? Data da última radiografia odontológica _____
			b. Seu filho cooperou? Se não, explique: _____
			c. Seu filho teve alguma complicação após o tratamento odontológico? Se sim, explique: _____
			d. Seu filho tinha cáries e/ou dor de dente?
			e. Os dentes do seu filho são sensíveis à temperatura ou a algum alimento?
			f. Você ou seu filho já receberam orientações sobre escovação?
			g. As gengivas do seu filho sangram na escovação?
			h. Seu filho usa produtos com flúor (enxaguante, pastilha, tablete)?
			i. Seu filho teve algum clique ou dor na articulação maxilar?
			j. Seu filho teve algum problema de abertura ou fechamento da boca?
			k. Seu filho herdou alguma característica facial ou dental de família? Se sim, explique: _____
			l. Seu filho já machucou os dentes?
			m. Seu filho já machucou os maxilares ou a face?
			n. Seu filho usa chupeta?
			o. Seu filho chupa o dedo?

20.   Seu filho tem algum outro problema odontológico sobre o qual devemos saber? _____ Explique: ___
_____

21.   A quem podemos agradecer por tê-lo encaminhado ao nosso consultório? _____

22.   PESSOA QUE PREENCHEU ESTE FORMULÁRIO: Assinatura _____
Relação com o paciente: _____

B

• **Figura 6.2** (*continuação*) **B.** Considerações sobre a compreensão do formulário Histórico Odontológico:

CRESCIMENTO RÁPIDO E CRESCIMENTO DE PAIS/IRMÃOS: isso ajuda a estabelecer a condição e o período de crescimento.

PRINCIPAL PREOCUPAÇÃO: a principal preocupação é fundamental para determinar por que o paciente está buscando tratamento. Isso deve ser considerado cuidadosamente no planejamento do tratamento.

RAIOS X: a redução na radiação necessária é essencial para o atendimento de qualidade. Muitos profissionais solicitarão os raios X como parte dos procedimentos de exame. Os pacientes que buscam segundas opiniões geralmente já têm alguns registros obtidos.

GENGIVAS SANGRANDO: o tratamento ortodôntico em vista da doença periodontal, seja aguda ou crônica, é contraindicado até que o estágio da doença seja controlado ou revertido.

ABERTURA/FECHAMENTO DA BOCA: um histórico anterior dos problemas ou tratamento da articulação temporomandibular (ATM) merecem uma investigação pré-tratamento. As limitações ou os problemas com abertura, fechamento ou translação podem indicar problemas de ATM.

CARACTERÍSTICAS FACIAIS E DENTAIS DE FAMÍLIA: a tendência familiar é indicada em alguns padrões esqueléticos, e os dentes ausentes têm componente genético documentado.

LESÃO AOS DENTES? O trauma dental pode ter implicações durante o movimento do dente devido ao aumento da possibilidade de necrose pulpar e reabsorção radicular.

CHUPETA/SUCÇÃO DO POLEGAR OU DO DEDO: os hábitos podem explicar alguns aspectos da má oclusão.

PESSOA QUE PREENCHEU O FORMULÁRIO: isso ajuda a estabelecer a autenticidade do historiador.

Quanto aos jovens normais que estão se aproximando da puberdade, várias questões gerais ajudam a encontrar as informações necessárias para se chegar à curva de crescimento da criança: com que rapidez a criança tem crescido recentemente? Os tamanhos das roupas aumentaram? Há sinais de maturação sexual? Quando a maturação sexual ocorreu com os irmãos mais velhos? Informações valiosas também poderão ser obtidas ao se observar a fase das características sexuais secundárias (que são descritas em detalhes no Capítulo 4).

Caso a criança esteja sendo encaminhada a um ortodontista na fase ideal de tratamento, ou para a observação do crescimento antes do início da terapia, as mudanças de estatura e peso podem proporcionar uma percepção importante quanto ao seu estado de crescimento geral e de crescimento mandibular, dado que o crescimento da estatura e o crescimento mandibular normalmente são relacionados (ver Figura 2.4 para os gráficos atuais). Em muitos casos, os registros de altura e peso e o desenvolvimento da criança nos quadros de crescimento podem ser obtidos com o médico pediatra.

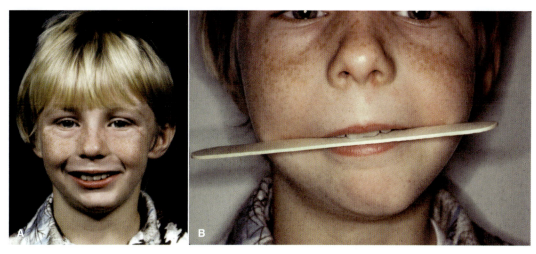

• **Figura 6.3 A.** Assimetria facial desenvolvida neste garoto após fratura do processo condilar mandibular esquerdo aos 5 anos de idade porque a cicatrização na área fraturada impediu a translação normal da mandíbula naquele lado durante o crescimento (ver Capítulo 2). **B.** Observe a inclinação no plano oclusal e a deformidade com alteração do eixo rotacional transversal resultante (ilustrado com mais detalhes na Figura 6.78). Isso se desenvolve como falha da mandíbula em crescer verticalmente no lado afetado que restringe a erupção tanto dos dentes superiores como inferiores. O trauma é a causa mais frequente de assimetria desse tipo.

Outra abordagem é obter uma estimativa de quanto resta do crescimento mandibular, o que seria especialmente importante para uma criança com problema esquelético de classe II, que se beneficiaria do tratamento ortodôntico para alteração do crescimento, caso seja possível. Isso pode ser feito ao determinar o tempo de crescimento mandibular das vértebras, como visto na radiografia cefalométrica (ver Figura 3.12).[1] Se a maturação vertebral indicar atraso no desenvolvimento esquelético, o pico de crescimento mandibular provavelmente ainda não ocorreu. O estágio do desenvolvimento dental *não* deve ser usado para estimar o estágio do crescimento dos maxilares. Como enfatizamos anteriormente (ver Figura 3.13), isso não está tão correlacionado ao crescimento esquelético quanto com quase qualquer outro índice de desenvolvimento.

Infelizmente, o estágio de desenvolvimento vertebral é menos útil para estabelecer se o crescimento dos maxilares já diminuiu ao nível adulto em um adolescente com prognatismo mandibular. As radiografias da mão e do punho são um método alternativo para avaliar a maturação esquelética; no entanto, também não determinam precisamente quando o crescimento cessou.[2] As radiografias cefalométricas seriadas oferecem o modo mais preciso para determinar se o crescimento facial já parou ou ainda persiste.

Avaliação social e comportamental

A avaliação social e comportamental deve explorar várias áreas relacionadas: a motivação do paciente quanto ao tratamento; o que o paciente espera como resultado do tratamento; e o quão propenso é o paciente a ser cooperativo ou não cooperativo. As informações do formulário preliminar que o pai ou responsável preencheu antes da consulta inicial (ver Figura 6.1) podem ser muito úteis nesta avaliação.

A motivação para buscar tratamento pode ser classificada como externa ou interna. A motivação externa é alimentada pela pressão exercida por outro indivíduo, como uma criança relutante que é levada para tratamento ortodôntico por uma mãe determinada, ou um adulto que busca o alinhamento dos dentes porque o seu pretendente quer que seus dentes sejam mais bonitos. Por outro lado, a motivação interna parte do próprio indivíduo e é baseada em sua própria avaliação da situação e do desejo de se tratar. Até mesmo algumas crianças bem jovens encontram dificuldades em suas interações com as demais crianças por causa de sua aparência dentária e facial, o que às vezes gera forte desejo interno de se submeter ao tratamento. Outras crianças com más oclusões aparentemente similares não veem isso como um problema; portanto, elas são internamente menos motivadas. Em geral, os pacientes mais maduros são cientes das dificuldades psicossociais ou problemas funcionais relacionados com sua má oclusão e, portanto, são mais propensos a ter um componente extra de motivação interna.

Embora atualmente algumas crianças pré-adolescentes expressem a vontade de ter "um aparelho ortodôntico" ou "usar aparelhos" pelo fato de muitos de seus colegas estarem em tratamento, é raro encontrar uma motivação interna forte nesse grupo etário. Para elas, a ortodontia é algo que elas têm que fazer porque o pai ou a mãe quer que elas façam. De modo geral, a automotivação para o tratamento não se desenvolve até a adolescência. No entanto, mesmo com os pré-adolescentes, é importante que o paciente tenha um componente de motivação interna. A cooperação será bem melhor se o paciente realmente desejar fazer o tratamento para o seu próprio bem, em vez de fazê-lo apenas para agradar o pai ou a mãe. As crianças ou adultos que sentem que o tratamento está sendo feito *para* eles serão pacientes muito mais receptivos do que aqueles que veem o tratamento como algo sendo feito *neles*.

O que o paciente espera do tratamento está muito mais relacionado ao tipo de motivação, e isso deve ser explorado de forma cuidadosa com os adultos, especialmente aqueles com problemas essencialmente estéticos. Uma coisa é realizar a correção do espaço entre os incisivos superiores, para melhorar a aparência do paciente e a função dental, outra é fazer isso porque o paciente espera que a partir desse fato irá obter melhor êxito social e profissional. Caso os problemas sociais persistam após o tratamento, como é bem provável que aconteça, o tratamento ortodôntico poderá se tornar um alvo para o ressentimento.

É mais provável que a cooperação seja um problema em uma criança do que em um adulto. Dois fatores são importantes para determinar isso: (1) o quanto a criança vê o tratamento como um benefício, ao contrário de qualquer outra situação a que ela deve se submeter; e (2) o grau de controle dos pais. A melhor cooperação com o tratamento provavelmente será alcançada com pais autoritários (não tiranos) que sejam exigentes, porém sensíveis com seus filhos. Adolescentes ressentidos e rebeldes, sobretudo aqueles com pais excessivamente permissivos, são particularmente mais propensos a se tornar um problema durante o tratamento. É importante dedicar um tempo para compreender como o paciente lida com seus problemas e, se necessário, ajudá-lo a encarar a realidade da situação (consulte a seção final do Capítulo 2). Eles também devem compreender seu papel em ajudar a corrigir o problema e as questões associadas ao processo de tratamento, como escolhas de alimentos e higiene bucal.

Qualquer paciente menor de idade (o que varia entre estados e países, na maioria, 18 anos) precisa de autorização legal para o tratamento. O padrão bioético é que ele deva pelo menos consentir o tratamento. Com os pacientes infantis ou adolescentes de qualquer idade, pergunte: "Se eu e seus pais achássemos que você se beneficiaria do tratamento ortodôntico, você estaria disposto a se submeter a ele?". Tratar uma criança com má vontade, mesmo que os pais forcem um consentimento aparente, raramente é uma boa opção profissional.

Avaliação clínica

Os objetivos do exame clínico ortodôntico são dois: (1) avaliar e documentar a saúde bucal, a função dos maxilares, as proporções faciais e as características do sorriso e (2) decidir quais registros diagnósticos são exigidos.

Saúde bucal

A saúde dos tecidos bucais moles e duros deve ser avaliada tanto para os futuros pacientes ortodônticos como para qualquer outro. A orientação geral é que, antes do início do tratamento, qualquer doença ou patologia deva ser controlada. Isso inclui os problemas médicos, cáries dentárias ou patologia pulpar e doença periodontal. O estado de desenvolvimento do paciente também deve ser documentado.

Parece trivial dizer que o dentista não deve se esquecer de avaliar a sequência de dentes que estão presentes ou em formação; no entanto, em alguma ocasião, isso acontece com quase todos os dentistas, quando se concentram nos detalhes, em vez da situação geral. Particularmente, é fácil não notar a falta de um incisivo inferior ou supranumerário. Em determinado momento na avaliação, conte os dentes para se certificar de que todos estão presentes.

No exame periodontal, há dois pontos importantes de interesse: indicações de doença periodontal ativa e problemas mucogengivais presentes ou em potencial. O estado da higiene bucal do paciente deve ser registrado e documentado por fotografias clínicas (Figura 6.4). Fazer uma terapia com aparelhos dificultará a limpeza dos dentes e pode levar à destruição de várias quantidades de tecidos duros e moles, e para o paciente em potencial com higiene bucal inadequada, a melhora pré-tratamento da higiene bucal deve ser solicitada. Qualquer exame ortodôntico deve incluir uma suave sondagem do sulco gengival, não para estabelecer as profundidades da bolsa, mas para detectar quaisquer áreas de sangramento. O sangramento na sondagem indica que há inflamação que pode se estender até o ligamento periodontal, e isso deve ser controlado antes de o paciente ser submetido ao tratamento ortodôntico.

Felizmente, a periodontite juvenil aguda (Figura 6.5) é rara; no entanto, se ocorrer, é muito importante observá-la antes de iniciar o tratamento ortodôntico. A inserção gengival inadequada ao redor de incisivos apinhados pode produzir retração gengival quando os dentes forem alinhados, sobretudo se a arcada for expandida (Figura 6.6). A interação entre o tratamento periodontal e o tratamento ortodôntico, tanto para as crianças como para os adultos, é discutida no Capítulo 7.

O estado de desenvolvimento do paciente se aplica não apenas à erupção dos dentes e ao crescimento dos maxilares, como também à qualidade dos dentes. Os dentes com defeitos de desenvolvimento de morfologia e qualidade do tecido duro são mais suscetíveis à descalcificação e cáries durante o tratamento, o que pode se tornar um problema estético no final do tratamento. A extração de um dente com defeito em vez de um dente bom deve ser considerada quando as extrações fizerem parte do plano (Figura 6.7). O registro fotográfico também é importante aqui. Pais e pacientes logo se esquecem do estado pré-tratamento de seus dentes e gengivas.

Função oclusal e dos maxilares

Na avaliação da função, é importante observar no início se o paciente tem os movimentos e a coordenação normais. Caso contrário, como em indivíduos com paralisia cerebral ou outros tipos de doença neuromuscular grave, pode não ocorrer uma adaptação normal nas mudanças das posições dos dentes geradas pela ortodontia, e os efeitos de equilíbrio discutidos no Capítulo 5 podem

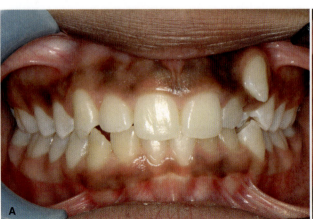 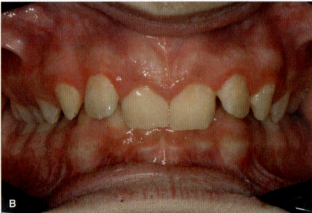

• **Figura 6.4** Dois exemplos de variações na higiene oral pré-tratamento. **A.** Apesar da irregularidade localizada considerável, este paciente tem boa higiene oral com excelente cor tecidual, margens gengivais translúcidas e pouca inflamação. **B.** Este paciente tem uma higiene oral ruim com acúmulos de placa, margens gengivais laminadas e tecidos marginais inflamados. Esse tipo de paciente deve demonstrar melhora dos cuidados domiciliares antes da colocação de aparelhos, dada a velocidade com que as lesões de ponto branco e a quebra do tecido mole podem se desenvolver.

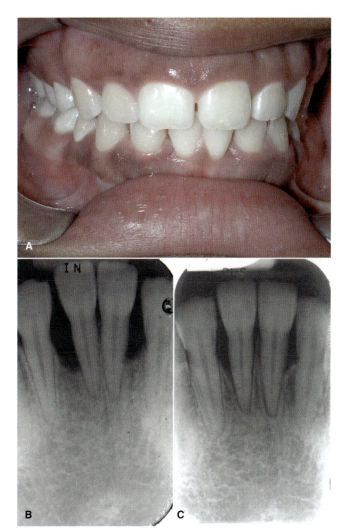

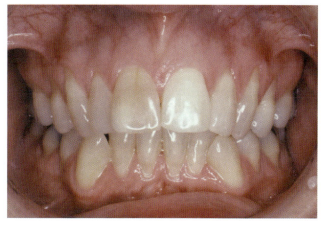

• **Figura 6.6** Este paciente mostra o mínimo de gengiva inserida na região dos incisivos inferiores, com apinhamento dos incisivos inferiores que terão de ser avançados de modo que se possa alinhá-los. É quase certo que ocorrerá maior recessão da gengiva durante o tratamento ortodôntico. Há evidências mistas a respeito da utilidade do enxerto do tecido mole pré e pós-tratamento.

• **Figura 6.5** A periodontite agressiva em crianças e adolescentes geralmente começa com um ataque intensivo nos tecidos de suporte ao redor dos incisivos centrais e/ou primeiros molares. **A.** Aparência intraoral de um paciente que busca uma consulta ortodôntica por falta congênita dos segundos pré-molares. **B.** Radiografia periapical da área dos incisivos centrais inferiores. **C.** Radiografia periapical de acompanhamento da mesma área dos incisivos, após o tratamento com antibióticos e curetagem e, em seguida, a ortodontia corretiva. A menos que a sondagem durante o exame clínico do ortodontista detecte inflamação e perda óssea e uma radiografia periapical seja solicitada, essa grave doença periodontal pode ser negligenciada, e, se progredir, a perda dos dentes envolvidos será inevitável. Se o problema periodontal for controlado, o tratamento ortodôntico se tornará viável.

levar à recidiva no período pós-tratamento. Quatro aspectos na função bucal requerem avaliação: mastigação (incluindo, mas não se limitando à deglutição), fala, possibilidade de apneia do sono relacionada à deficiência mandibular e presença ou ausência de problemas na articulação temporomandibular (ATM).

Pacientes com má oclusão grave, em geral, têm dificuldades durante a mastigação normal, nem tanto em sua capacidade de mastigar o alimento (embora isso provoque um esforço extra), mas principalmente de fazê-lo de maneira socialmente aceitável. Esses indivíduos geralmente aprenderam a evitar certos alimentos que são mais difíceis de morder e mastigar e talvez enfrentem problemas mordendo a bochecha e os lábios durante a mastigação. Quando questionados, os pacientes relatam esses tipos de problemas e geralmente indicam que, após o tratamento ortodôntico, conseguem mastigar melhor. Infelizmente, quase não há testes de diagnóstico razoáveis para avaliar a eficiência mastigatória; portanto, é difícil quantificar o grau de deficiência mastigatória para que se documente a melhora funcional. A má oclusão quase nunca afeta a deglutição. Sugeriu-se que a hopitonicidade da língua e dos lábios pode indicar problemas na deglutição, mas não há evidências que corroboram essa teoria (ver Capítulo 5). Portanto, os testes de exercícios orais (tais como a medição da força labial ou o quão firme o paciente consegue empurrar com a língua) acrescentam pouco ou quase nada à avaliação diagnóstica.

Problemas de fala podem estar relacionados à má oclusão, mas existe a possibilidade de a fala ser normal mesmo com distorções anatômicas graves. Portanto, é improvável que o tratamento ortodôntico solucione as dificuldades de fala em uma criança. As relações específicas estão indicadas na Tabela 6.1. Caso uma criança tenha um problema de fala e um tipo de má oclusão relacionado a isso, uma combinação de fonoaudiologia e ortodontia pode ajudar. Caso o problema de fala não esteja relacionado à má oclusão, o tratamento ortodôntico por si só pode ser valioso, mas é improvável que cause qualquer impacto na fala.

A apneia do sono pode estar relacionada à deficiência mandibular e, talvez, a outras discrepâncias dos maxilares,[3] e, ocasionalmente, esse problema funcional vem a ser o motivo para a busca da consulta ortodôntica. Tanto o diagnóstico como o controle de distúrbios do sono requerem o trabalho de uma equipe interdisciplinar e não devem ser feitos sem a avaliação, o registro e o encaminhamento de um médico qualificado. Pesquisas recentes sugerem que os aparelhos ortodônticos que avançam a mandíbula podem ser eficazes, mas apenas em pacientes com formas moderadas de apneia do sono, que, por sua vez, devem ser estabelecidas pela polissonografia em um teste específico, antes do início do tratamento ortodôntico[4] (ver mais discussões no Capítulo 7).

A função dos maxilares é mais ampla do que a função da ATM, mas a avaliação da ATM é um aspecto importante do diagnóstico. Um formulário para registrar o exame clínico de rotina da função da ATM está indicado no Boxe 6.1. Como orientação geral, caso a mandíbula se mova normalmente, a sua função não se encontra gravemente prejudicada e, do mesmo modo, o movimento restrito geralmente indica um problema funcional.[5] Por esse motivo, o único indicador mais importante da função da articulação é a quantidade de abertura máxima. Palpar os músculos da mastigação

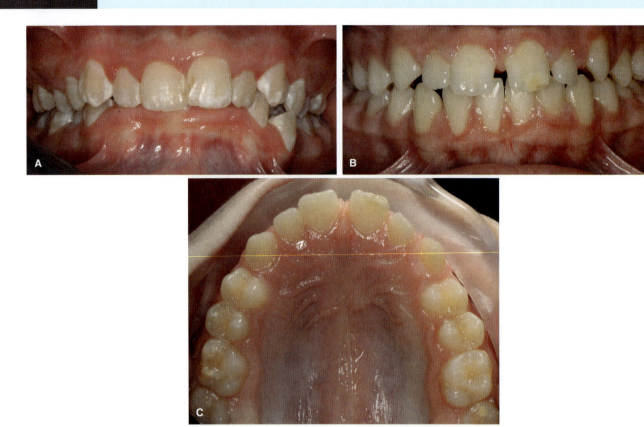

- **Figura 6.7** Defeitos do esmalte de diversos tipos podem se apresentar nos dentes permanentes em vários locais. A diferenciação entre eles com as causas locais *versus* sistêmicas pode ser realizada ao observar se os dentes se formando ao mesmo tempo são afetados e a extensão do envolvimento. **A.** Este paciente possivelmente tem uma forma de fluorose dada a extensão do envolvimento e o histórico. Isso é distinguido das típicas lesões de ponto branco porque o envolvimento está muito para incisal e não na região gengival ou contornando os locais anteriores do bráquete. **B.** O incisivo central superior esquerdo tem um defeito incisivo hipoplásico local com descoloração e alguma morfologia defeituosa. Se esse for um defeito apenas hipoplásico, então é bem provável que seja resultado de trauma ao dente decíduo que o deslocou contra o botão do dente permanente, ou uma degeneração pulpar de um ou mais dentes decíduos que afetou o desenvolvimento dos dentes permanentes. Observe também os incisivos laterais superiores estreitos. **C.** O mesmo paciente mostrado em **B** também tem um defeito no primeiro molar direito superior. Isso leva à conclusão de que o paciente tem hipoplasia do incisivo e do molar. Embora as lesões não sejam graves, elas devem ser monitoradas quanto à quebra do esmalte e à necessidade de restauração.

Tabela 6.1 Dificuldades na fala relacionadas à má oclusão.

Som da fala	Problema	Má oclusão relacionada
/s/,/z/(sibilantes)	Ceceio	Mordida aberta anterior, espaço largo entre incisivos
/t/,/d/(pausas linguoalveolares)	Dificuldade na produção	Incisivos irregulares, especialmente na posição lingual dos incisivos maxilares
/f/,/v/(fricativos labiodentais)	Distorção	Classe III esquelética
Th, sh, ch (fricativos labiodentais [voz ou sem voz])	Distorção	Mordida aberta anterior

- **Boxe 6.1 Exame de triagem para a função maxilomandibular (articulação temporomandibular [ATM])**

Função maxilomandibular/ATM Alguma queixa agora:	☐ Não	☐ Sim
Se sim, especifique: _____		
Histórico de dor:	☐ Não	☐ Sim _____ duração
Históricos de ruídos:	☐ Não	☐ Sim _____ duração
Sensibilidade na ATM na palpação:	☐ Não	☐ Sim ☐ Direita ☐ Esquerda
Sensibilidade muscular na palpação:	☐ Não	☐ Sim
Se sim, onde? _____		
Limite de movimento:	Abertura máxima _____mm	
	Excursão à direita _____mm	
	Excursão à esquerda _____mm	
	Protrusão _____mm	
Desvios na abertura?	Desvios na abertura? D ____ E ____	
	Em qual ponto? ____ mm	

e as articulações temporomandibulares deve fazer parte da rotina de qualquer exame dental, e é importante observar quaisquer sinais de problemas na ATM, tais como dores nas articulações, ruídos ou restrição de abertura.

Como a eminência articular não está bem desenvolvida nas crianças, pode ser muito difícil saber o tipo de "relação cêntrica" ideal a ser determinada nos adultos. No entanto, é importante observar se a mandíbula se desloca lateralmente ou anteriormente no fechamento bucal. Uma criança com uma aparente mordida cruzada posterior unilateral geralmente apresenta estreitamento bilateral da maxila, com um deslocamento da mandíbula para a posição da mordida cruzada unilateral. Esse caso é o mais comum por causa da aparente, mas não real, assimetria facial. É de vital importância verificar isso durante o exame clínico, ou descartar um deslocamento e confirmar uma mordida cruzada unilateral verdadeira, porque o tratamento desses problemas é diferente.

Do mesmo modo, muitas crianças e adultos com má oclusão de Classe II e uma relação maxilomandibular esquelética de Classe II posicionarão a mandíbula para a frente em uma "mordida habitual", fazendo com que a oclusão pareça melhor do que realmente é. Às vezes, uma relação de Classe III aparente resulta do deslocamento anterior da mandíbula para escapar das interferências dos incisivos no que na realidade se trata de uma relação de topo a topo (Figura 6.8). Esses pacientes são considerados como tendo uma má oclusão de Pseudoclasse III.

Outras interferências oclusais com movimentos mandibulares funcionais, embora de interesse, são menos importantes caso não se considere o tratamento para alterar a oclusão. Interferências de balanceio, presença ou ausência de guia de caninos nas excursões laterais e outros fatores similares tornam-se de grande importância se ainda ocorrerem quando as mudanças oclusais geradas pelo tratamento ortodôntico estão se aproximando da conclusão.

Aparência facial e dental

Efeito da aparência facial na percepção da estética dental

Embora atualmente seja amplamente reconhecido que a aparência facial desempenha um papel na percepção da aparência dos dentes, tem sido difícil quantificar tais relações. A descoberta de que o período de tempo que um indivíduo olha para detalhes de seu rosto (ou qualquer outro aspecto) é proporcional à importância daquela característica para ele sugere uma forma de determinar como os dentes e a face afetam-se entre si em termos quantitativos. Em estudos recentes, os movimentos dos olhos de uma amostra de jovens adultos foram rastreados enquanto eles estavam olhando para imagens de rostos de jovens adultos que foram combinadas digitalmente com dentes que tinham diferentes níveis de atratividade facial (quantificados com o Componente Estético do Índice de Necessidade de Tratamento Ortodôntico [Index of Orthodontic Treatment Need; IOTN] – ver Figura 1.20), e a frequência e a duração dos olhares foram registradas. Isso foi realizado com ambos os sexos.

No geral, o acompanhamento do olhar para as imagens faciais mostra que a maior parte da atenção é voltada para os olhos. Os dados desses estudos mostraram que, para as mulheres atraentes e mulheres de aparência facial comum, os dentes não atraentes (necessidade de estética dental limítrofe alta no nível 7 de IOTN) se tornaram foco da atenção dos participantes assim que a imagem da mulher que eles estavam observando tinha alto ou moderado grau de atratividade em relação às imagens com um uma estética não atraente.[6] Essa atenção competiu com a observação da região dos olhos. Para os homens, a maior parte da atenção foi direcionada à boca quando os homens não eram atraentes ou tinham um nível médio de atratividade e a necessidade de estética dental era grave (necessidade de estética dental no nível 10 de IOTN). Portanto, isso ultrapassou a atenção para a região dos olhos.[7]

Esses estudos demonstraram que a atratividade facial geral influencia como as pessoas olham para os dentes e que elas toleram níveis diferentes de atratividade dental com base nisso. Logo, o desalinhamento é mais perceptível em mulheres comuns e atraentes e em homens comuns e pouco atraentes. Também sabemos que as pessoas fazem julgamentos com relação à inteligência e ao temperamento interpessoal em crianças e jovens adultos com base na aparência dos dentes.[8,9] Essas informações podem ser úteis ao aconselhar os pacientes a respeito de sua necessidade de tratamento e ajudam a explicar como é importante avaliar a atratividade facial e dental do paciente.

Exame sistemático da aparência facial e dental

Um exame sistemático da aparência facial e dental deve ser realizado nos três passos seguintes:

1. *Proporções faciais em todos os três planos de espaço (macroestética).* Exemplos de problemas que poderiam ser observados nesse primeiro passo seriam a assimetria, a altura excessiva ou deficiente da face, o excesso ou deficiência mandibular ou maxilar e assim por diante. Ao realizar isso, tenha em mente que tanto a evolução como o desenvolvimento pré-natal da face podem fornecer uma explicação extra sobre a origem e o significado da morfologia facial incomum.

2. *A dentição em relação à face (miniestética).* Isso inclui a exposição dos dentes em repouso, durante a fala e sorrindo. Inclui também a avaliação da exposição gengival excessiva, exposição inadequada dos dentes anteriores, alturas gengivais inadequadas e corredores bucais excessivos ou deficientes.

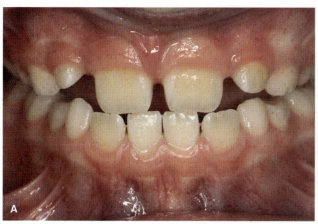 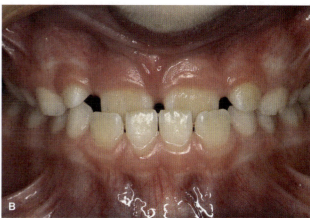

• **Figura 6.8** Mordida cruzada anterior com um deslocamento mandibular para a frente. Quando os dentes anteriores entram em contato na relação cêntrica e causam uma interferência de modo que uma continuação natural à oclusão cêntrica não seja possível (**A**), a mandíbula se desloca para a frente para que o máximo de intercuspidação dos dentes posteriores possa ser alcançado (**B**).

3. *Os dentes e suas relações uns com os outros (microestética).* Isso inclui a avaliação das proporções dos dentes em altura e largura, formato e contorno gengival, pontos de contato e ameias interproximais, triângulos negros e a cor dos dentes.

Avaliemos o que você verá em cada etapa.

Proporções faciais: macroestética. O primeiro passo na avaliação das proporções estéticas é examinar bem o paciente, observando suas características do desenvolvimento e obtendo uma impressão geral. Os humanos são muito habilidosos em avaliar faces e, na realidade, têm um sistema neurológico dedicado a esse propósito.[10] Mesmo assim, tanto com as faces como com qualquer outro aspecto, quando se olha muito rápido para os detalhes, corre-se o risco de perder o quadro geral. É um erro de qualquer dentista se concentrar apenas nos dentes após uma análise superficial da face. Um ortodontista comete um erro desastroso se não examinar a face de forma cuidadosa.

Avaliação da idade de desenvolvimento. Um passo particularmente importante nas crianças em torno da idade da puberdade, quando é realizada a maioria dos tratamentos ortodônticos, é a avaliação da idade de desenvolvimento do paciente. Qualquer um consegue julgar de maneira mais ou menos precisa as idades de outras pessoas – a expectativa é acertar, com uma diferença de 1 ou 2 anos, simplesmente observando a sua aparência facial. Ocasionalmente, nós nos enganamos, como quando dizemos que uma garota de 12 anos de idade aparenta 15 ou que um garoto de 15 anos aparenta 12. No caso dos adolescentes, o julgamento tem a ver com a maturidade física.

A concretização das características sexuais secundárias reconhecíveis nas garotas e nos garotos e a correlação entre as fases de maturação sexual e crescimento facial são discutidas no Capítulo 4 e estão sintetizadas na Tabela 6.2. O grau de desenvolvimento físico é muito mais importante que a idade cronológica para se determinar quanto ainda resta de crescimento no indivíduo.

Estética facial *versus* proporções faciais. Como o principal motivo do tratamento ortodôntico envolve a superação das dificuldades psicossociais relacionadas à aparência facial e dental e a melhora do bem-estar social e da qualidade de vida que resulta do processo, a avaliação da estética dental e facial é uma parte importante do exame clínico. Um rosto considerado belo é muito afetado por fatores culturais e étnicos, mas em qualquer cultura um rosto gravemente desproporcional se torna um problema psicossocial. Por essa razão, é útil reformular o propósito desta parte da avaliação clínica, não apenas pelo ponto de vista estético, mas também como uma avaliação das proporções faciais. Características faciais desproporcionais e assimétricas são a principal causa de problemas estéticos faciais, ao passo que as características proporcionais são no geral aceitáveis, mesmo não sendo consideradas belas.

Exame frontal. O primeiro passo ao analisar as proporções faciais é examinar a face na visão frontal. Orelhas de implantação baixa ou olhos com afastamento excessivo (hipertelorismo) podem indicar a presença de uma síndrome ou uma forma suave de anomalia craniofacial. Caso haja suspeita de uma síndrome, deve-se examinar as mãos do paciente quanto à sindactilia, considerando que existe uma variedade de síndromes dentodigitais.

Na visão frontal, deve-se observar a simetria bilateral nos quintos da face e a proporcionalidade das larguras dos olhos/nariz/boca (Figura 6.9). Um pequeno grau de assimetria bilateral facial existe em basicamente todos os indivíduos normais. Isso pode ser reconhecido rapidamente comparando-se a fotografia da face completa com as montagens consistindo em dois lados direitos ou dois lados esquerdos (Figura 6.10). Essa "assimetria normal", que, em geral, resulta de uma pequena diferença de tamanho entre os

Tabela 6.2	Estágios de crescimento do adolescente *versus* características sexuais secundárias.
Meninas	
Duração total do crescimento adolescente: 3,5 anos	
Estágio 1	
Início do crescimento adolescente	Aparecimento do broto mamário, início dos pelos pubianos
Estágio 2 (cerca de 12 meses depois)	
Pico de velocidade na altura	Desenvolvimento perceptível do seio, pelos axilares, pelos pubianos mais abundantes/mais escuros
Estágio 3 (12 a 18 meses depois)	
Surto de crescimento terminando	Menstruação, alargamento dos quadris com distribuição de gordura adulta, seios completos
Meninos	
Duração total do crescimento adolescente: 5 anos	
Estágio 1	
Início do crescimento adolescente	"Surto de gordura", ganho de peso, distribuição de gordura feminina
Estágio 2 (cerca de 12 meses depois)	
Surto de altura iniciando	Redistribuição/redução na gordura, pelo pubiano, crescimento do pênis
Estágio 3 (8 a 12 meses depois)	
Pico de velocidade na altura	Aparecimento de pelo facial apenas no lábio superior, pelo axilar, crescimento muscular com forma corporal mais angular/endurecida
Estágio 4 (15 a 24 meses depois)	
Surto de crescimento finalizando	Pelo facial no queixo e lábio, distribuição/cor adulta do pelo pubiano e axilar, forma corporal adulta

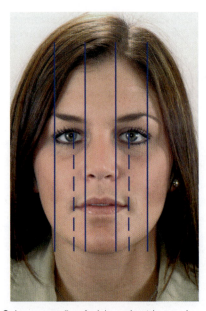

• **Figura 6.9** As proporções faciais e simetria no plano frontal. Uma face proporcional ideal pode ser dividida em quintos iguais centrais, mediais e laterais. A separação dos olhos e a largura dos olhos, que devem ser iguais, determinam os quintos central e mediais. O nariz e o queixo devem estar no quinto central, com a largura do nariz igual ou um pouco maior que o quinto central. A distância interpupilar (*linha pontilhada*) deve ser igual à largura da boca.

dois lados, deve ser distinguida do desvio para um lado do queixo ou nariz, que pode gerar uma desproporção grave e problemas estéticos (ver Figura 6.3).

Antes do advento da radiografia cefalométrica, os dentistas e ortodontistas em geral usavam medições antropométricas (*i. e.*, medições feitas diretamente no paciente durante o exame clínico) para ajudar a estabelecer as proporções faciais (Figura 6.11). Embora por muitos anos elas tenham sido substituídas pela análise cefalométrica, a ênfase recente nas proporções do tecido mole trouxe de volta a avaliação dos tecidos moles. Os estudos modernos de Farkas sobre os canadenses de origem norte-europeia proporcionaram os dados para as Tabelas 6.3 e 6.4.[11]

Observe que algumas das medições na Tabela 6.3 podiam ter sido feitas em uma radiografia cefalométrica, mas muitas delas não. Quando existem questões sobre as proporções faciais, é bem melhor realizar as medições clinicamente, porque as proporções dos tecidos moles, vistas de forma clínica, determinam a aparência facial. Durante o exame clínico, deve-se registrar as medições e literalmente digitalizar a face, em vez de digitalizar uma radiografia cefalométrica (Figura 6.12).

A relação proporcional entre a altura e a largura facial (o índice facial) estabelece o tipo facial total e as proporções básicas da face. É importante lembrar que a altura da face não pode ser avaliada, a menos que se conheça a sua largura, e a largura da face não é levada em conta quando se analisa uma radiografia cefalométrica lateral.

Os valores normais do índice facial e outras proporções que podem ser clinicamente úteis são mostrados na Tabela 6.4. Diferenças entre tipos faciais e tipos de corpo devem, obviamente, ser levadas em conta quando as proporções faciais são avaliadas, e as variações das médias podem ser compatíveis com uma boa estética facial. Entretanto, um ponto importante seria evitar o tratamento que poderia mudar as médias na direção errada; por exemplo, o tratamento com elásticos intermaxilares que possam girar a mandíbula para baixo em um paciente cuja face já é muito longa para a sua largura.

Por fim, a face na visão frontal deve ser examinada pela perspectiva dos terços faciais verticais. Os artistas do período da Renascença, principalmente da Vinci e Durer, estabeleceram as proporções para desenhar de forma anatomicamente correta as faces humanas (Figura 6.13). Eles concluíram que as distâncias da linha do cabelo à base do nariz, da base do nariz até a parte inferior do nariz e da

Tabela 6.4 Índices faciais (jovens adultos).

Índice	Medidas	Masculino (DP)	Feminino (DP)
Facial	n-gn/zy-zy	88,5 (5,1)	86,2 (4,6)
Largura mandíbula-face	go-go/zy-zy	70,8 (3,8)	70,1 (4,2)
Parte superior da face	n-sto-/zy-zy	54,0 (3,1)	52,4 (3,1)
Largura mandibular-altura face	go-go/n-gn	80,3 (6,8)	81,7 (6,0)
Mandibular	sto-gn/go-go	51,8 (6,2)	49,8 (4,8)
Largura da boca-face	ch-ch × 100/zy-zy	38,9 (2,5)	38,4 (2,5)
Parte inferior da face-altura da face	sn-gn/n-gn	59,2 (2,7)	58,6 (2,9)
Altura da mandíbula-face	sto-gn/n-gn	41,2 (2,3)	40,4 (2,1)
Altura da mandíbula-parte superior da face	sto-ng/n-sto	67,7 (5,3)	66,5 (4,5)
Altura da mandíbula-parte inferior da face	sto-ng/sn-gn	69,6 (2,7)	69,1 (2,8)
Altura do queixo-face	sl-gn × 100/sn-gn	25,0 (2,4)	25,4 (1,9)

DP, desvio padrão. De Farkas LG, Munro JR. *Anthropometric Facial Proportions in Medicine*. Springfield, Ill.: Charles C Thomas; 1987.

parte inferior do nariz ao mento devem ser as mesmas. Os estudos de Farkas mostram que os caucasianos modernos, de descendência europeia, apresentam o terço inferior ligeiramente maior. Os artistas também viram que o terço inferior da face tem uma proporção de um terço em relação à porção acima da boca e dois terços abaixo, e os dados de Farkas mostram que isso é válido.

É importante observar a causa dos problemas verticais, como a exposição excessiva da gengiva maxilar, e a melhor forma de se fazer isso é examinar a posição dos lábios e dos dentes em relação aos terços verticais da face (Figura 6.14). É fundamental ter em mente que diferentes grupos étnicos veem a estética facial de forma distinta (há diferenças inclusive em países muito similares como EUA e Canadá) e que tanto o gênero como a atratividade facial influenciam a maneira como as pessoas são notadas. Deve-se avaliar com atenção e verificar as desproporções, mesmo sabendo que, à medida que o tratamento é planejado, os aspectos da aparência facial que são considerados um problema para alguns indivíduos não o são para outras pessoas de diferentes etnias.

As características dentofaciais que devem ser incluídas no exame facial são apresentadas na Tabela 6.5. Nessa lista de checagem são mostradas as características que se devem observar de maneira sistemática durante o exame clínico. Como em várias outras situações, se você não procurar por elas, você não as verá. Medições precisas não são necessárias, mas os desvios que fogem do normal devem ser levados em consideração quando se estiver fazendo a lista. Os atuais programas de computador já tornam possível para um assistente registrar de forma rápida as descobertas importantes à medida que o profissional as avalia e as encaminha para uma lista de problemas preliminares.

Análise do perfil. Um exame cuidadoso do perfil facial gera a mesma informação, embora com menos detalhes quanto às relações esqueléticas subjacentes, que as obtidas com a análise das radiografias cefalométricas laterais. Para efeitos de diagnóstico, especialmente para identificar os pacientes com desproporções graves, é adequado que se faça uma avaliação clínica cuidadosa. Por esse motivo, a técnica de análise do perfil facial diretamente no paciente às vezes é chamada de "análise cefalométrica do indivíduo carente". Essa é uma técnica de diagnóstico vital para todos os dentistas. Deve ser dominada por todos aqueles que prestarão o cuidado básico aos pacientes na área da Odontologia, e não apenas pelos ortodontistas.

Tabela 6.3 Medições antropométricas faciais (jovens adultos).

Parâmetro	Masculino (DP)	Feminino (DP)
1. Largura zigomática (zy-zy) (mm)	137 (4,3)	130 (5,3)
2. Largura do gônio (go-go)	97 (5,8)	91 (5,9)
3. Distância intercantal	33 (2,7)	32 (2,4)
4. Distância pupilar-média facial	33 (2,0)	31 (1,8)
5. Largura da base nasal	35 (2,6)	31 (1,9)
6. Largura da boca	53 (3,3)	50 (3,2)
7. Altura da face (N-gn)	121 (6,8)	112 (5,2)
8. Altura da parte inferior da face (subnasal-gn)	72 (6,0)	66 (4,5)
9. Vermelhão labial superior	8,9 (1,5)	8,4 (1,3)
10. Vermelhão labial inferior	10,4 (1,9)	9,7 (1,6)
11. Ângulo nasolabial (graus)	99 (8,0)	99 (8,7)
12. Ângulo nasofrontal (graus)	131 (8,1)	134 (1,8)
13. Sulco labiomental	Obtusa	Obtusa

As medidas estão ilustradas na Figura 6.11.
DP, desvio padrão.
Dados de Farkas LG. *Anthropometry of the Head and Face in Medicine*. Nova York: Elsevier Science; 1991.

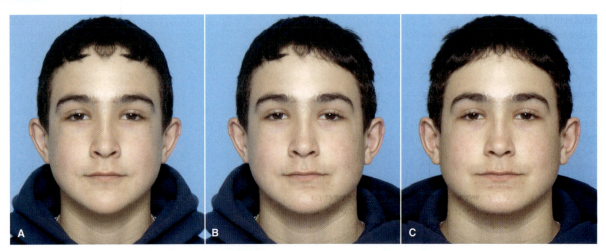

• **Figura 6.10** Fotografias compostas são a melhor maneira de ilustrar a assimetria facial normal. No caso deste garoto, cuja assimetria leve raramente seria notada e não se trata de um problema, a fotografia verdadeira está no centro (**B**). Na direita do paciente (**A**), está uma composição de dois lados direitos, enquanto na esquerda (**C**) está uma composição de dois lados esquerdos. Essa técnica ilustra bem a diferença nos dois lados de uma face normal, na qual a assimetria leve é a regra, e não a exceção. Em geral, o lado direito da face é um pouco mais largo do que o esquerdo, e não o inverso, como no caso deste indivíduo.

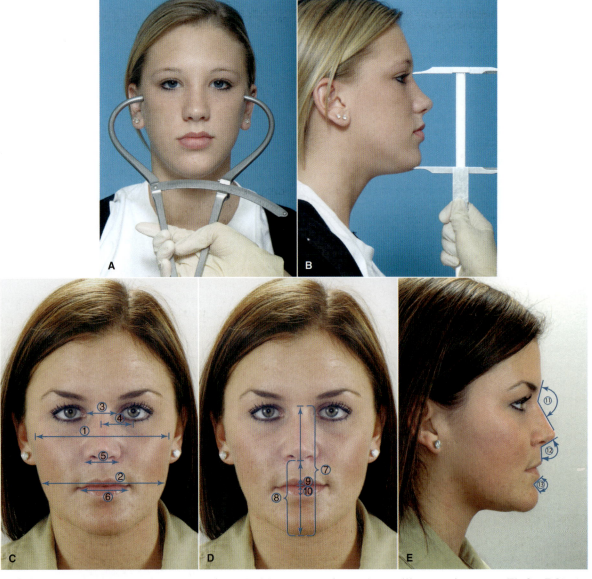

• **Figura 6.11** Medições faciais para análise antropométrica são feitas com paquímetro de arco (**A**) ou paquímetro reto (**B**). **C** a **E** São frequentemente usados nas medições antropométricas faciais (os números estão referenciados na Tabela 6.3).

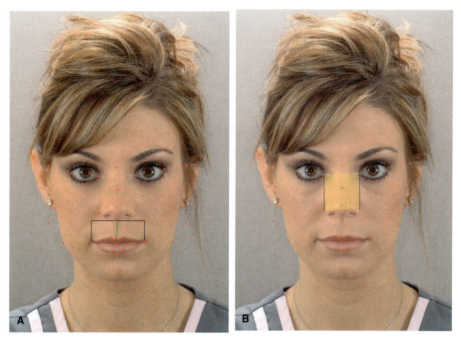

• **Figura 6.12** Ao avaliar as relações proporcionais faciais enquanto se observa as imagens digitais na tela do computador, pode ser útil colocar um quadro em torno das estruturas a serem relacionadas, como em **A**, em que a altura da comissura labial está sendo relacionada à altura do filtro central, ou em **B**, em que a largura do nariz está sendo relacionada à largura interocular. Para esta garota, ambas as relações são normais. Quadros como estes podem ser adicionados às imagens faciais durante o exame clínico e se tornar parte do registro.

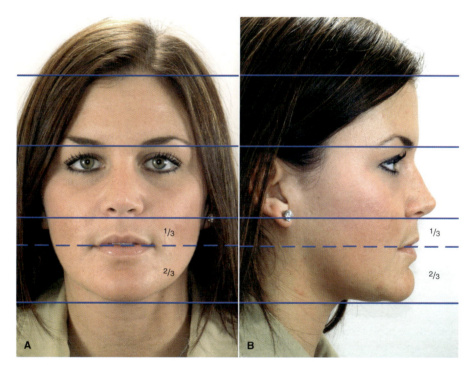

• **Figura 6.13** Proporções faciais verticais nas vistas frontal (**A**) e lateral (**B**) são muito bem avaliadas no contexto de terços faciais, em que os artistas da Renascença notaram que eram iguais em altura nas faces bem proporcionadas. Nas pessoas brancas modernas, o terço facial inferior em geral é levemente alongado com relação ao terço central. O terço inferior contém terços: a boca deve estar a um terço do espaço entre a base do nariz e do queixo.

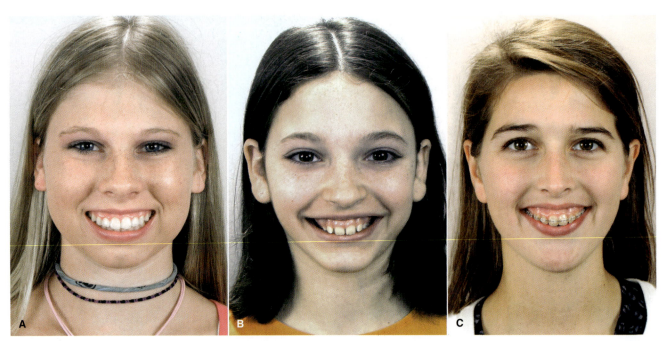

• **Figura 6.14** A causa comum de exposição excessiva da gengiva superior é a face alongada devido ao crescimento vertical excessivo da maxila, que move a maxila bem abaixo do lábio superior e resulta no alongamento desproporcional do terço inferior da face (**A**). Isso não deve ser confundido com a exposição da gengiva durante a infância, porque a recessão gengival que acompanha a erupção está incompleta (**B**), ou com a exposição gengival devido à combinação de erupção incompleta e um lábio superior curto (**C**). Observe que, nos pacientes em **A** e **C**, o terço inferior da face é alongado, enquanto em **B** o terço inferior tem quase o mesmo comprimento do terço central.

Tabela 6.5 Lista de verificação das dimensões faciais a serem avaliadas durante o exame clínico.

Frontal em repouso	Sorriso frontal	Larguras frontais	Perfil
Para o plano sagital mediano • Ponta nasal • Linha média dental superior • Linha média dental inferior • Mento (sínfise mediana)	• Exibição dos incisivos superiores • Altura da coroa dos incisivos superiores • Exibição gengival • Arco do sorriso • Inclinação do plano oclusal?	• Base alar • Ponta nasal • Corredor bucal	**Parte inferior da face** • Projeção maxilar • Projeção mandibular • Projeção do mento • Altura da parte inferior da face
Vertical • Separação dos lábios (lábios relaxados) • Exibição do vermelhão do lábio • Exibição dos incisivos superiores (lábios relaxados) • Altura da parte inferior da face • Comprimento do filtro • Altura da comissura • Altura do mento			**Nariz** • Radix nasal • Contorno do dorso nasal • Projeção da ponta nasal • Ângulo nasolabial **Lábio** • Plenitude labial • Sulco labiomental **Forma da garganta** • Ângulo mento-garganta • Comprimento da garganta • Contorno submental (coxim de gordura)

Os três objetivos da análise do perfil facial são abordados em três passos distintos e claros. Tais objetivos são os seguintes:

1. *Estabelecer se os maxilares estão proporcionalmente posicionados no plano anteroposterior do espaço*. Esse passo requer que o paciente seja colocado na posição natural da cabeça (PNC), com a cabeça na posição que o indivíduo adota na ausência de qualquer interferência. Isso pode ser realizado com o paciente sentado ou de pé em posição ereta, mas não reclinando na cadeira do dentista e olhando para o horizonte, ou focando em um objeto distante. Com a cabeça nessa posição, observe a relação entre as duas linhas, uma que desce da ponte do nariz até a base do lábio superior, e a segunda que se estende desse ponto descendo até o mento (Figura 6.15). De forma ideal, esses segmentos de linha devem formar uma linha quase reta, com apenas uma leve inclinação em ambos os sentidos. Um grande ângulo entre eles (> 10°) indica a convexidade do perfil (maxilar superior proeminente em relação ao mento) ou concavidade do perfil (maxilar superior atrás do mento). Desse modo, um perfil convexo indica uma relação esquelética de classe II, ao passo que o perfil côncavo indica uma relação esquelética de classe III.

2. *Avaliação da postura labial e da proeminência dos incisivos*. Detectar a protrusão excessiva do incisivo (que é relativamente comum) ou retrusão (que é rara) é importante graças ao efeito causado no espaço das arcadas dentais. Se os incisivos se projetam, eles se alinham em um círculo maior quanto mais se inclinam para a frente, ao passo que, se os incisivos estão verticalizados ou retraídos, há menos espaço disponível (Figura 6.16). Em casos

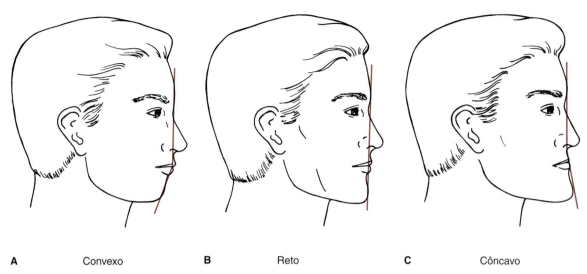

| A | Convexo | B | Reto | C | Côncavo |

• **Figura 6.15** Convexidade ou concavidade acentuada do perfil resulta de uma desproporção no tamanho dos maxilares, mas por si só não indica qual base óssea está prejudicada. **A.** Um perfil facial convexo indica uma relação de classe II, que pode resultar de uma maxila que se encontra muito protrusa ou uma mandíbula retrusa. **B.** Um perfil reto ou ligeiramente convexo é normal e normalmente reflete uma relação maxilar normal. **C.** Um perfil côncavo indica uma relação de classe III, que pode resultar de uma maxila retrusa ou uma mandíbula com protrusão.

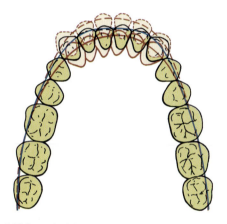

• **Figura 6.16** Se os incisivos se projetam para a frente, eles podem se alinhar ao longo da arcada com um círculo maior, que proporciona mais espaço para acomodar os dentes e aliviar o apinhamento. Em contrapartida, se os incisivos se movem lingualmente, haverá menos espaço e o apinhamento se tornará pior. Por esse motivo, o apinhamento e a protrusão podem ser considerados dois aspectos da mesma condição: a quantidade de apinhamento dos incisivos é reflexo da quantidade de espaço disponível e de onde os incisivos são posicionados em relação ao osso basal.

extremos, a protrusão dos incisivos pode causar um alinhamento ideal dos dentes, em vez de apinhamento grave dos incisivos, à custa dos lábios que se projetam, encontrando dificuldade em exercer sua função. Isso se chama *protrusão dentoalveolar bimaxilar*, que significa simplesmente que ambos os maxilares apresentam a protrusão dos dentes (Figura 6.17). Os dentistas geralmente se referem a essa condição apenas como *biprotrusão maxilar*, um termo simplificado, mas equivocado, visto que não são os maxilares, e sim os dentes que estão protruídos. Os antropólogos físicos utilizam o termo *protrusão bimaxilar* para descreverem as faces nas quais ambos os maxilares se encontram proeminentes em relação ao crânio, e deve-se levar em consideração a terminologia diferenciada quando as faces são descritas na literatura antropológica.

Determinar se o tamanho da protrusão dos incisivos é muito grande pode ser uma tarefa difícil, especialmente quando as mudanças na preferência do público ao longo do tempo, quanto à protrusão tanto dos lábios quanto do mento, são levadas em conta,[11] incluindo as diferenças étnicas. Isso se simplifica quando compreendemos a relação entre a postura labial e a posição dos incisivos. Os dentes ficam excessivamente protraídos se (e apenas se) ocorrerem duas condições: (1) os lábios estão protraídos e evertidos e (2) os lábios ficam separados em repouso em mais de 3 a 4 mm (o que às vezes é chamado de *incompetência labial*). Em outras palavras, a protrusão excessiva dos incisivos é revelada pelos lábios proeminentes que se mantêm separados quando estão relaxados, de maneira que o paciente precisa fazer um esforço para juntar os lábios sobre os dentes protrusos (ver Figura 6.17). Para esse paciente, a retração dos dentes tende a melhorar tanto a função labial como a estética facial. Por outro lado, se os lábios são proeminentes, mas se fecham sobre os dentes sem esforço, a postura labial independe da posição dos dentes. Para esse indivíduo, a retração dos incisivos teria pouco efeito sobre a função ou proeminência labial.

A protrusão labial é fortemente influenciada pelas características raciais e étnicas e, em grande parte, também depende da idade (ver Capítulo 2). Os brancos de ascendência norte-europeia, em geral, têm os lábios relativamente finos, com uma protrusão mínima dos lábios e dos incisivos. Os brancos de origem sul-europeia e do Oriente Médio normalmente têm uma protrusão maior dos lábios e dos incisivos do que os seus primos do norte. Graus maiores de proeminência dos lábios e dos incisivos normalmente ocorrem em indivíduos de descendência asiática e africana; desse modo, a posição normal dos dentes e dos lábios dos asiáticos e dos negros seria considerada excessivamente protrusa para a maioria dos brancos. Embora o multiculturalismo demonstrado claramente por indivíduos multirraciais tenha começado a obscurecer essas linhas de distinção, maior proeminência dos lábios está sendo reconhecida atualmente como uma qualidade estética desejada.[12]

A postura labial e a proeminência dos incisivos devem ser avaliadas ao observar o perfil do paciente com os lábios relaxados. Para isso, é preciso relacionar o lábio superior com a linha vertical verdadeira que atravessa a concavidade na base do lábio superior (ponto A do tecido mole) e relacionar o lábio inferior com uma linha

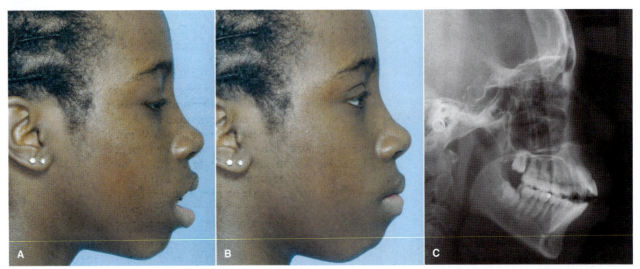

• **Figura 6.17** A biprotrusão dentoalveolar é vista na aparência facial de três maneiras. **A.** A separação excessiva dos lábios em repouso é chamada de *incompetência labial*. A orientação geral (que serve para todos os grupos raciais) é que a separação labial em repouso não deve passar de 4 mm. **B.** O esforço excessivo para fazer os lábios fecharem (tensão labial) e a protrusão dos lábios na vista de perfil, como mostrado em **A** e **B**. Lembre-se que todas as três características dos tecidos moles devem estar presentes para fazer o diagnóstico da protrusão dentária, não apenas os dentes protraídos como vistos no cefalograma da mesma garota. **C.** Grupos raciais e indivíduos diferentes dentro desses grupos apresentam graus diversos de protrusão labial que são independentes da posição dos dentes. Como resultado, a protrusão dentária excessiva deve fazer parte de um diagnóstico clínico. Isso pode ser realizado de forma precisa com as radiografias cefalométricas.

vertical similar que atravessa a concavidade entre o lábio inferior e o mento (ponto B do tecido mole; Figura 6.18). Caso os lábios estejam à frente dessa linha de forma significativa, eles podem ser considerados protrusos; caso os lábios se encontrem atrás da linha, então estão retraídos. Caso os lábios estejam ambos protraídos e incompetentes (separados em mais de 3 a 4 mm), a orientação geral é que os dentes anteriores estão excessivamente protraídos. Isso é um problema? Depende tanto da percepção do paciente quanto do cenário cultural, e não apenas da avaliação objetiva.

Ao avaliar a protrusão labial, é importante ter em mente que tudo é relativo e, nesse caso, as relações labiais com o nariz e o mento afetam a percepção dos lábios em sua totalidade. Quanto maior o nariz, mais proeminente deve ser o mento para equilibrá-lo, e maior será a proeminência labial esteticamente aceitável. Pode ser útil observar a proeminência labial relativa a uma linha que se estende da ponta do nariz até o mento (a linha E da análise cefalométrica, que pode ser visualizada facilmente no exame clínico; Figura 6.19). Outra diretriz útil é considerar o ângulo nasolabial (o ângulo entre a superfície ventral do nariz e a superfície labial). Um ângulo levemente obtuso é considerado normal.

As relações faciais verticais e dentárias também têm um papel importante nesse sentido. Alguns pacientes com pequena altura anteroinferior da face apresentam lábios protrusos e evertidos porque ocorre uma sobremordida, e o lábio superior pressiona o lábio inferior, não devido à protrusão dos dentes. Um indicador de protrusão labial causada por sobremordida é a angulação do sulco mentolabial (o ângulo entre a superfície do lábio inferior e a superfície labial do mento). Sob condições normais, isso é de algum modo obtuso; um ângulo muito reduzido indica sobremordida.

Não é apenas a proeminência do mento que deve ser avaliada, mas também os contornos submentais dos tecidos moles. O formato do pescoço é um fator importante para estabelecer ótima estética facial, e um formato indesejável do pescoço contribui de maneira negativa na estética de pacientes com deficiência mandibular (Figura 6.20).

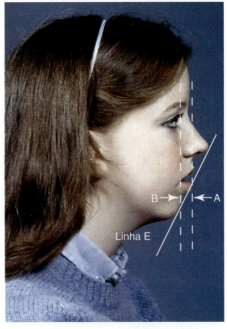

• **Figura 6.18** A protrusão labial é avaliada ao observar a distância que cada lábio se projeta para a frente correlacionando a linha vertical verdadeira e a profundidade da concavidade da base óssea (pontos *A* e *B* dos tecidos moles), ou seja, uma linha de referência diferente é usada para cada lábio, como mostrado aqui. A protrusão labial acima de 2 a 3 mm na presença de incompetência labial (separação excessiva dos lábios em repouso, como nesta garota) indica protrusão alveolar. O fato de os observadores notarem a protrusão labial e a relação dos lábios com o nariz e o queixo indica que pode ser mais fácil desenhar a linha E (linha estética) do nariz ao queixo, e observar como os lábios se relacionam com essa linha. A orientação é que elas devem estar levemente à frente ou em cima da linha E, o que não altera a regra geral de que a separação labial em repouso e a tensão labial no fechamento são indicadores importantes de pressionamento labial excessivo pela dentição.

3. *Reavaliação das proporções faciais verticais e avaliação do ângulo do plano mandibular.* As proporções verticais podem ser observadas durante o exame completo da face (consulte seção anterior), mas às vezes podem ser vistas de forma mais clara no perfil. Durante o exame clínico, deve-se observar a inclinação do plano mandibular em relação ao plano horizontal verdadeiro. O plano mandibular é facilmente visualizado colocando-se um dedo ou o cabo do espelho ao longo da margem inferior da mandíbula (Figura 6.21). Um ângulo do plano mandibular inclinado, em geral, é acompanhado por dimensões faciais verticais anteriores longas e uma tendência à mordida aberta esquelética, ao passo que o ângulo do plano mandibular nivelado geralmente está relacionado com uma altura facial anterior curta e má oclusão de mordida profunda.

A análise do formato facial realizada dessa maneira leva apenas cerca de 2 minutos, mas fornece informações que simplesmente não se encontram nas radiografias dentárias ou nos modelos. Esse tipo de análise realizada pelo profissional representa uma parte essencial da avaliação de todos os futuros pacientes ortodônticos.

Durante o exame macroestético, e em outras partes do exame clínico discutidas posteriormente, é importante observar não apenas o que está errado, mas também o que está certo. Afinal de contas, você não quer prejudicar alguns dos bons atributos da aparência dentofacial enquanto trata os atributos ruins. Por exemplo, em um paciente com um lábio superior bem suportado e uma mandíbula deficiente, seria ideal proteger a posição do lábio superior, uma vez que a retração dos incisivos superiores em um paciente que não tem um lábio superior proeminente pode prejudicar a aparência dentofacial (Figura 6.22).

Miniestética: relações labiodentais e análise do sorriso. A avaliação das relações labiodentais começa com um exame da simetria, no qual se deve dar atenção especial à relação da linha média de cada arcada dental com a linha média esquelética de sua base óssea (*i. e.*, a linha média dos incisivos inferiores em relação à linha média mandibular, e a linha média dos incisivos superiores em relação à linha média maxilar). Os modelos de gesso, mesmo se montados em um articulador, mostrarão a relação das linhas médias entre si, mas não proporcionarão informações sobre as linhas médias dentoesqueléticas. Deve-se registrar isso durante o exame clínico.

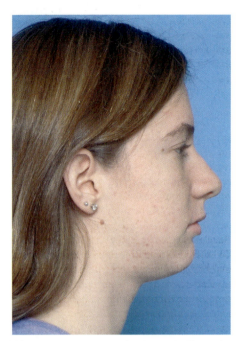

● **Figura 6.19** Nesta garota com má oclusão de Classe II, a retração dos incisivos superiores prejudicaria a aparência facial, diminuindo o suporte no lábio superior, fazendo com que o nariz relativamente grande fique parecendo ainda maior. Quando a posição dos incisivos e a quantidade de suporte labial forem avaliadas, o tamanho do nariz e do queixo deve ser considerado.

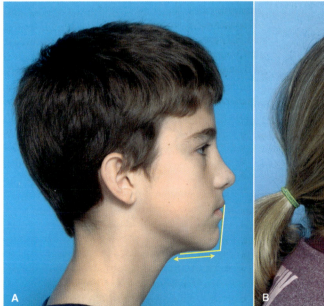 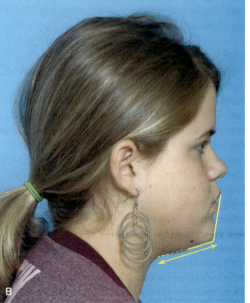

● **Figura 6.20** O formato da garganta é avaliado de acordo com o contorno dos tecidos submentonianos (uma linha reta é melhor), o ângulo queixo-garganta (próximo dos 90° é melhor) e o comprimento da garganta (mais longa é melhor, até certo ponto). Tanto o depósito de gordura submentoniano como a postura baixa da língua contribuem para um contorno da garganta intensificada, que se torna um "queixo duplo" quando extremo. **A.** Neste garoto que tem uma deficiência mandibular leve, o contorno da garganta e o ângulo do queixo-garganta são bons, mas o comprimento da garganta é curto (o que geralmente ocorre quando a mandíbula é curta). **B.** Nesta garota, com maior projeção do queixo, o contorno da garganta é afetado pela gordura submentoniana e o ângulo queixo-garganta é um pouco obtuso, mas o comprimento da garganta é bom.

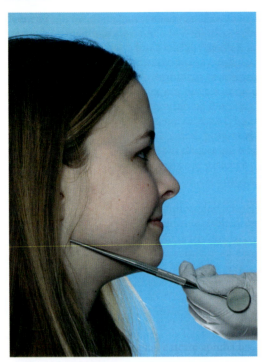

• **Figura 6.21** O ângulo do plano mandibular pode ser visualizado clinicamente colocando-se o cabo do espelho ou outro instrumento ao longo da borda da mandíbula. Nesta paciente, o ângulo do plano mandibular é normal, nem muito inclinado nem muito plano.

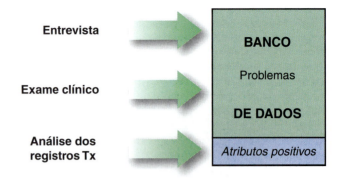

• **Figura 6.22** Quando o banco de dados diagnóstico é reunido, é prudente observar não apenas como o paciente se desvia das dimensões e relações normais (ideais), mas também quais aspectos são normais e devem ser protegidos durante o tratamento. Por exemplo, se os incisivos superiores são protrusos, mas a relação dentolabial vertical é ideal, uma observação no plano de tratamento para preservar isso durante o tratamento pode evitar o alongamento dos incisivos que facilmente pode ocorrer quando eles são retraídos.

Um segundo aspecto das relações entre os dentes e os tecidos moles é a relação vertical dos dentes com os lábios em repouso e no sorriso. Durante o exame clínico, é importante observar o excesso de exposição dos incisivos. Para os pacientes com exposição excessiva dos incisivos, a causa mais comum tem a ver com o terço inferior da face alongado, mas essa não é a única possibilidade – o lábio superior curto pode causar o mesmo efeito (ver Figura 6.14). O registro da altura do lábio nas regiões do filtro e das comissuras labiais pode ajudar a esclarecer a fonte do problema. No entanto, lembre-se de que qualquer que seja a causa da exibição excessiva, isso tende a diminuir com a idade avançada; portanto, o que parece um problema em uma tenra idade pode não ser quando o paciente fica mais velho (ver Figura 4.30).

Um terceiro aspecto importante que se deve observar sobre as relações entre os dentes é se uma rotação transversal para cima e para baixo da dentição é revelada quando o paciente sorri ou quando os lábios estão separados em repouso (Figura 6.23). Em geral, isso é chamado de *inclinação transversal do plano oclusal*, mas pode ser mais bem descrita como *rotação transversal da linha estética da dentição* (consulte a seção neste capítulo sobre a classificação de acordo com traços dentofaciais). Nem os modelos de gesso nem uma fotografia com afastadores labiais conseguirão revelar esse aspecto. Os dentistas detectam uma rotação transversal de 1 mm de um lado para o outro, ao passo que os leigos são menos perceptivos e a detectam entre 2 e 3 mm; contudo, nesse ponto, isso já é considerado um problema.[13]

A atração facial é mais definida pelo sorriso do que pelas relações dos tecidos moles em repouso. Por esse motivo, é importante analisar as características do sorriso e pensar a forma como a dentição se relaciona, tanto dinamicamente como estaticamente, com os tecidos moles faciais. Existem dois tipos de sorrisos: o sorriso posado ou social e o sorriso prazeroso (também chamado de *sorriso de Duchenne*, na literatura de pesquisa). O sorriso social é razoavelmente reproduzível e é aquele apresentado habitualmente ao mundo. O sorriso prazeroso varia com a emoção que está sendo exibida (p. ex., o sorriso de quando você é apresentado a um novo colega é diferente do sorriso que você dá quando o seu time acabou de ganhar o jogo mais importante do ano). O sorriso social é o foco do diagnóstico ortodôntico.

Na análise do sorriso, a vista oblíqua e as vistas frontais e de perfil são importantes. É necessário levar em consideração as seguintes variáveis com a observação (Tabela 6.6).

1. *Quantidade de exposição gengival e dos incisivos.* Utilizando as fotografias alteradas no computador, pesquisas atuais estabeleceram uma média de aceitabilidade de exposição gengival e dos incisivos (Figura 6.24).[14] Embora um pouco de exposição seja aceitável e inclusive considerada transmissora de uma aparência jovial e estética, a elevação ideal do lábio no sorriso para os adolescentes está levemente aquém da margem gengival com 2 mm de recobrimento dos incisivos, de modo que a maior parte dos incisivos superiores possa ser vista. Além disso, 1 mm de recobrimento da coroa do dente ou até 4 mm de cobertura do lábio na coroa dos incisivos são considerados inaceitáveis. Ultrapassando isso, a aparência do sorriso torna-se menos atrativa.

É importante lembrar que a relação vertical do lábio com os incisivos mudará com o decorrer do tempo, com uma diminuição da quantidade de exposição dos incisivos (ver Capítulo 4).[15] Isso faz com que seja ainda mais importante observar as relações dentolabiais verticais durante a avaliação do diagnóstico e tê-las em mente durante o tratamento.

2. *Dimensões transversais do sorriso em relação à arcada superior.* Dependendo do índice facial (i. e., a largura da face relativa à sua altura), um sorriso largo pode parecer mais atraente do que um sorriso estreito – mas o que isso significa exatamente? Uma dimensão de interesse dos protesistas, e mais recentemente dos ortodontistas, é a quantidade de corredor bucal exibida no sorriso, ou seja, a distância entre os dentes posteriores maxilares (especialmente os pré-molares) e a parte interna da bochecha (Figura 6.25). Os protesistas consideram os corredores bucais excessivamente largos (às vezes chamados de "espaço negativo") nada estéticos, ao passo que os ortodontistas têm percebido que o alargamento da arcada superior pode melhorar a aparência do sorriso caso as comissuras labiais sejam significativamente mais largas que a arcada dental. Embora a maioria dos observadores

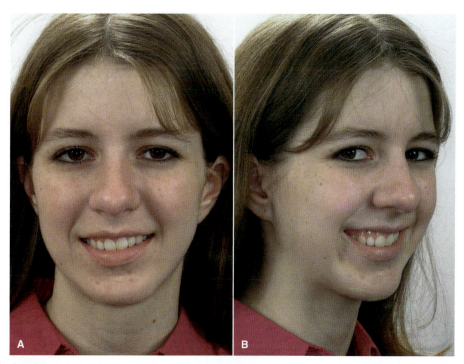

• **Figura 6.23** Uma inclinação no plano oclusal pode ser vista tanto na vista frontal (**A**) como na oblíqua (**B**). Esta é uma alteração do eixo rotacional transversal (*roll*) que resulta da orientação dos maxilares e dos dentes, em vez da sua posição (discutida posteriormente na seção de classificação, neste capítulo). Torna-se um problema estético se for perceptível, e observadores leigos percebem uma inclinação com esse grau de gravidade.

Tabela 6.6 Variáveis do sorriso.

Variável	Ideal	Máximo	Mínimo
Variáveis mais bem visualizadas na face toda			
Arco do sorriso	Acompanha o lábio inferior	0,6 mm mais alto nos caninos	Maior do que plano
Corredor bucal (como a porcentagem do espaço negro da largura intercomissural)	16%	88%	8%
Exibição gengival	2,3 mm de cobertura do dente	0,8 mm de cobertura do dente	4,5 mm de cobertura do dente
Inclinação oclusal	0	2,8°	
Linhas médias dentais superiores a inferiores	0	3,6 mm	
Variáveis visualizadas na face toda ou no *close-up* da parte inferior da face			
Linha média dental superior à face	0 mm	2,9 a 3,2 mm	
Discrepância da altura gengival dos incisivos centrais superiores aos incisivos centrais	0 mm	2,0 a 2,1 mm	
Discrepância da altura gengival dos incisivos laterais superiores aos incisivos centrais	–0,4 mm	0,4 a 1,2 mm	–1,9 a –2,9 mm
Sobremordida	2 a 2,3 mm	5,4 a 5,7 mm	0,4 a 0,9 mm
Etapa da borda incisal central superior à lateral	1,2 a 1,4 mm	2,0 a 2,9 mm	

Dados de Ker AJ, Chan R, Fields HW et al. *J Am Dent Assoc.* 2008;139:1318-1327; e Springer NC, Chang C, Fields HW et al. *Am J Orthod Dentofac Orthop.* 2011;140:e171-e180.

considere os corredores bucais mínimos favoráveis, especialmente em mulheres, a largura transversal das arcadas dentais pode e deve estar relacionada à largura da face (Figura 6.26). Uma arcada dental demasiado larga, em que não há corredor bucal, não é considerada esteticamente aceitável. A relação das bochechas com os dentes posteriores no sorriso é outra forma de avaliar a largura dos arcos dentais.

3. *O arco do sorriso.* O arco do sorriso é definido como o contorno das bordas incisais dos dentes anterossuperiores em relação à curvatura do lábio inferior durante um sorriso social (Figura 6.27). Para melhor aparência, o contorno desses dentes deve estar paralelo ao lábio inferior. Quando os contornos dos lábios e dos dentes estão igualados, eles são chamados de consonantes.

Um arco do sorriso achatado (não consonante) pode impor um ou dois problemas: é menos atrativo e tende a fazer com que a pessoa aparente mais idade (pelo fato de os indivíduos mais velhos, em geral, terem os incisivos desgastados que tendem a achatar o arco dos dentes). As características do arco do sorriso devem ser monitoradas durante o tratamento ortodôntico, porque é surpreendentemente fácil encontrá-las na busca de outros objetivos do tratamento. Pesquisas indicam que o fator mais importante na estética do sorriso é o arco do sorriso, o único fator que por si só

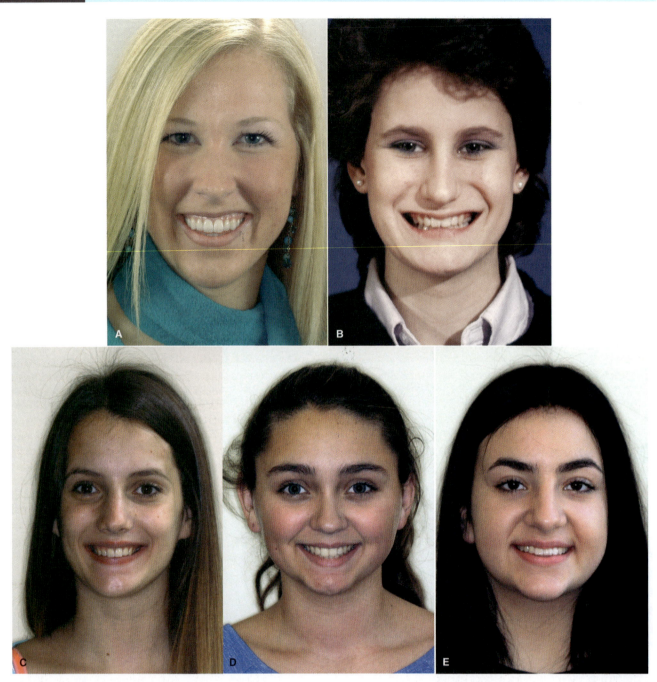

• **Figura 6.24 A.** Exposição de todos os incisivos superiores e um pouco da gengiva no sorriso dá uma característica jovial e atraente. **B.** Nenhuma exposição é menos atraente, embora não seja considerada inaceitável para observadores leigos. **C.** Há concordância entre os leigos a respeito dessa gama considerável de exposição gengival e dos dentes durante o sorriso. Esta garota mostra de 1 a 2 mm de gengiva, a quantidade máxima aceitável em um sorriso social. **D.** A sobreposição pelo lábio da margem cervical do dente em 1 a 2 mm é ideal. **E.** A cobertura de 4 mm do dente pelo lábio é considerada a quantidade máxima aceitável.

pode mudar a média de um sorriso de aceitável para não aceitável esteticamente.[16]

Outra característica que chama atenção negativa ao sorriso é a inclinação excessiva dos dentes superiores à medida que eles inclinam para a esquerda ou para a direita (Figura 6.28). Os dentistas e leigos notam uma qualidade do sorriso nada estética quando essa inclinação excede um desvio de 2 mm do normal, mas toleram uma inclinação menos aparente.

É importante ter em mente que os pacientes veem esses aspectos do sorriso de forma diferente quando se trata do rosto completo (*i. e.*, como se eles estivessem olhando em um espelho de parede em que pudessem ver o rosto todo), em vez de apenas os seus lábios e dentes (como em um espelho de mão, que mostra apenas uma parte da face). Com a visão total da face, o arco do sorriso é considerado mais atraente quando as bordas incisais superiores e os caninos ficam paralelos à curvatura do lábio inferior. Os corredores bucais preferidos são os mais estreitos, significativamente menores que aqueles observados em um espelho de mão. A inclinação transversal do plano oclusal é menos tolerada na visão total da face, ao passo que uma discrepância maior da linha média superior com a inferior é considerada aceitável. Quando os pacientes reclamarem desses componentes específicos do sorriso, é melhor deixar que eles

CAPÍTULO 6   Diagnóstico Ortodôntico: a Abordagem Orientada ao Problema   157

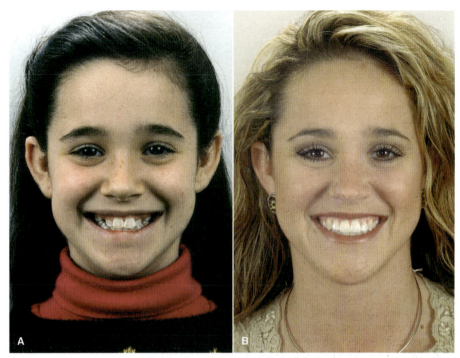

• **Figura 6.25 A.** Antes do tratamento, esta garota tinha um arco maxilar estreito com corredores bucais largos. Ela foi tratada com expansão da arcada. **B.** Depois de 5 anos, o sorriso mais amplo (com corredores bucais estreitos, mas não obliterados) faz parte da melhora estética criada pelo tratamento ortodôntico.

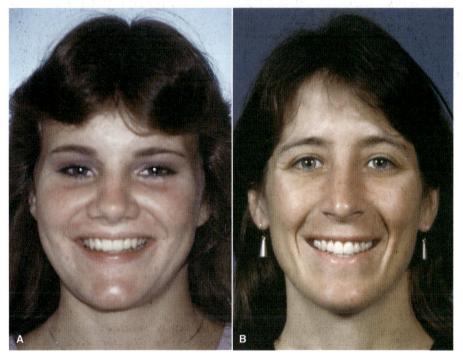

• **Figura 6.26** A largura da arcada dentária superior, como vista no sorriso, deve ser proporcional à largura da porção média da face. **A.** Um sorriso amplo é apropriado para uma face com largura relativamente larga medida nos arcos zigomáticos, mas um sorriso mais estreito (**B**) é preferível quando a largura da face é estreita. A paciente em **B** foi apropriadamente tratada com extrações de pré-molares superiores para prevenir a sobre-expansão durante o tratamento.

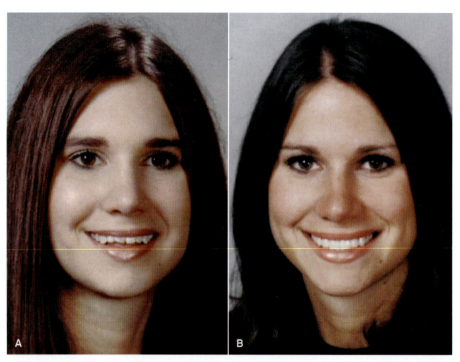

• **Figura 6.27** O arco do sorriso é a relação da curvatura do lábio inferior com a curvatura dos incisivos superiores. A aparência do sorriso é melhor quando as curvaturas se combinam. **A.** Um arco do sorriso plano, que é menos atraente tanto para homens quanto para mulheres, antes do tratamento. **B.** A mesma garota após o tratamento. A melhora no seu sorriso foi feita apenas alongando os incisivos superiores – no caso dela, com facetas laminadas, em vez da ortodontia.

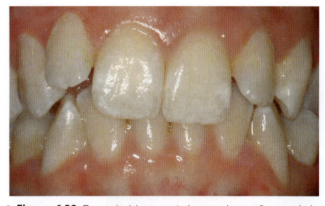

• **Figura 6.28** Esses incisivos centrais superiores são angulados mesiodistalmente. Os leigos acham esteticamente desagradável quando a inclinação da superfície mesial de um incisivo excede um desvio de 2 mm de onde era de se esperar que a superfície normal e ligeiramente angulada interseccionasse o plano oclusal.

exponham as suas preocupações enquanto estão olhando em um espelho maior que os permita ver seu rosto inteiro – do mesmo modo que outras pessoas irão vê-los em um encontro na vida real.

Considerando que a atração facial e o gênero da pessoa fazem diferença em alguns desses aspectos, a Tabela 6.7 mostra uma gama de aceitabilidade de características importantes. Embora haja diferenças suaves entre grupos étnicos e nacionalidades (inclusive canadenses e norte-americanos)[17,18] quanto à estética do sorriso, as médias confiáveis são observadas nos grupos de descendência predominantemente europeia. Dados similares relacionados aos grupos asiáticos e africanos estão começando a surgir.

Embora o arco do sorriso, a exibição gengival, o corredor bucal e a linha da média superior em relação à face sejam vistos de modo muito diferente quando se avalia a face total, as características descritas a seguir, que constituem a microestética, não são afetadas pela dimensão da visão. Os pacientes podem ver essas características de perto com um espelho de mão ou em uma visão da face total e chegar a conclusões similares. O contexto facial e a atratividade fazem pouca diferença, e não há diferença entre homens e mulheres.

Microestética: aparência dentária vista de perto. As sutilezas nas proporções e formato dos dentes e os contornos gengivais associados foram enfatizados na literatura sobre "odontologia estética", que floresceu nos últimos anos. É necessário que se faça uma avaliação similar no desenvolvimento de uma lista de problemas ortodônticos caso se deseje alcançar os melhores resultados estéticos. O planejamento de tratamento para a correção de problemas desse tipo é discutido no Capítulo 7.

Proporções dentárias. O sorriso revela os dentes anterossuperiores, e dois aspectos das relações proporcionais são componentes importantes relacionados à aparência: as larguras dos dentes na relação com os demais e as proporções de altura/largura dos dentes individualmente.

Relações de largura e a "proporção áurea". As aparentes larguras dos dentes anterossuperiores no sorriso e a sua largura mesiodistal real diferem devido à curvatura da arcada dental, de modo que nem todos os incisivos laterais e apenas uma porção das coroas dos caninos podem ser vistos em uma visão frontal. Para uma aparência melhor, a largura visível do incisivo lateral (como pode ser observada com um exame direto frontal) deve ser de 62% da largura do incisivo central, a largura visível do canino deve ser de 62% daquela do incisivo lateral e a largura visível do primeiro pré-molar deve ser de 62% daquela do canino (Figura 6.29). Essa razão de 62% está presente em várias outras relações da anatomia humana e, às vezes, é referida como "proporção áurea". Tendo ou não algum significado místico, trata-se de um excelente referencial quando os incisivos laterais são desproporcionalmente pequenos

Tabela 6.7 — Variáveis estéticas: máximo e mínimo para a aceitabilidade estética considerando a atratividade facial e o sexo.

Algumas variáveis de sorriso são influenciadas pela atratividade facial e pelo sexo. Isso pode ser difícil de lidar dada a necessidade de determinar a atratividade fácil do paciente. Para simplificar a aplicação das informações, a faixa de aceitabilidade ou "interesse comum" para todos os níveis de atratividade facial é observada a seguir para cada sexo.

Variável do sorriso	Sexo	Máximo	Mínimo
Corredor bucal (percentual do espaço negro da distância intercomissural)	M	24	15
	F	17	10
Exibição gengival (mm de cobertura do dente)	M	0,5	1
	F	0,5	0,5
Arco do sorriso (mm do canino acima da borda incisal + ou abaixo −)	M	3,8	1,8
	F	3,8	1,8
Linha média superior à face	M	2,3	0
	F	2	0

De Chang C, Springer NC, Fields HW et al. Am J Orthod Dentofac Orthop. 2011; 140:e171-e180

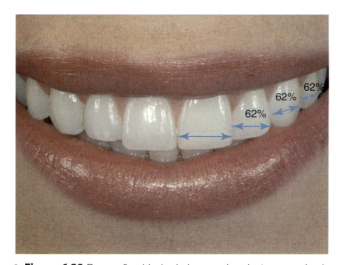

● **Figura 6.29** Proporções ideais de largura dos dentes quando vistos de frente são uma de muitas ilustrações da "proporção áurea" – 1,0:0,62:0,38:0,24 e assim por diante. Nesta vista de perto de um sorriso com dentes atraentes, pode se notar que a largura do incisivo lateral é de 62% da largura do incisivo central; a largura (aparente) do canino é de 62% da largura do incisivo lateral; e a largura (aparente) do primeiro pré-molar é de 62% da largura do canino – que é outra maneira de representar a proporção áurea.

ou (com menos frequência) maiores, e as proporções da largura dos incisivos centrais e laterais são a melhor maneira de determinar qual será o tamanho do incisivo lateral no pós-tratamento. O mesmo critério é aplicado quando os caninos são desgastados para substituir os incisivos laterais que estejam faltando.

Relações de altura-largura. A extensão nas relações de altura-largura dos incisivos centrais superiores é mostrada na Figura 6.30. Observe que a largura de um dente visível (*i. e.*, incisivos através dos pré-molares) deve ser de aproximadamente 80% da sua altura. Ao examinar um paciente ortodôntico, é importante considerar tanto a altura como a largura, porque, se houver desproporções, isso permitirá determinar onde está o problema. O incisivo central ilustrado na Figura 6.30B tem uma aparência quase quadrada. A sua largura é de 8,7 mm e a sua altura, de 8,5 mm. Na tabela, a largura de 8 mm está entre a média normal, e a altura está pequena. Há várias causas possíveis: erupção incompleta na infância, que talvez se corrija com o crescimento; perda da altura da coroa gerada pelo atrito em um paciente mais idoso, o que pode indicar uma restauração de uma parte que falta na coroa; altura gengival

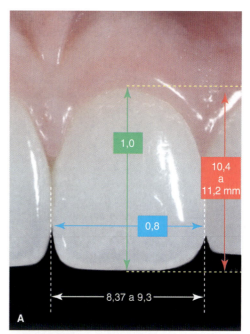

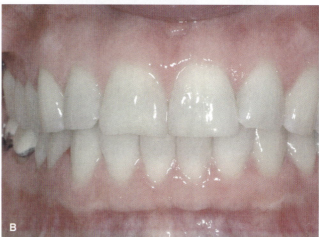

● **Figura 6.30 A.** As proporções de altura-largura para os incisivos centrais superiores, com a extensão normal de larguras e alturas. A largura do dente deve ser cerca de 80% da sua altura. **B.** Os incisivos centrais deste paciente parecem quase quadrados, porque a sua largura é normal, mas a sua altura não. O aumento da altura da coroa seria o objetivo do tratamento ortodôntico corretivo. Como fazê-lo dependeria das considerações de miniestética e macroestética.

excessiva, que é mais bem tratada com o prolongamento da coroa; ou talvez uma distorção herdada no formato da coroa, que sugere restauração mais extensa com facetas laminadas ou uma coroa total (ver Capítulo 19). A desproporção e a sua causa provável devem ser incluídas na lista de problemas do paciente, para que sejam resolvidas antes que o tratamento ortodôntico seja concluído.

Conectores e ameias. Esses elementos, ilustrados na Figura 6.31, também podem ser de real significância na aparência do sorriso e devem ser observados como problemas se estiverem incorretos. O conector (também chamado de área de contato interdental) é onde os dentes adjacentes parecem tocar e podem se estender apical ou oclusalmente do ponto de contato real. Em outras palavras, o ponto de contato real é propenso a ser uma área bem pequena, e o conector inclui tanto o ponto de contato quanto as áreas acima e abaixo que estão tão próximas que parecem que estão se tocando. A altura normal do conector é maior entre os incisivos centrais e diminui dos centrais para os dentes posteriores, movendo-se apicalmente em uma progressão dos incisivos centrais para os pré-molares e molares. As ameias (os espaços triangulares incisais e gengivais ao contato) são idealmente maiores em tamanho do que os conectores, e as ameias gengivais são preenchidas pelas papilas interdentais.

Ameias: triângulos negros. As papilas interdentais curtas deixam uma ameia gengival aberta acima dos conectores, e esses "triângulos negros" podem prejudicar significativamente a aparência dos dentes no sorriso. Os triângulos negros em adultos normalmente surgem da perda de tecido gengival relacionada à doença periodontal, mas quando os incisivos superiores apinhados e rotacionados são corrigidos ortodonticamente em adultos, o conector se move incisalmente e os triângulos pretos podem aparecer, sobretudo se houver apinhamento grave (Figura 6.32). Por esse motivo, tanto os triângulos negros reais quanto os potenciais triângulos negros devem ser notados durante o exame ortodôntico, e o paciente deve estar preparado para remodelar os dentes para minimizar esse problema estético.

Alturas gengivais, formato e contorno. As alturas gengivais proporcionais são necessárias para se obter uma aparência dentária normal e atraente. Em geral, no incisivo central superior, observa-se o nível gengival mais alto, no incisivo lateral o nível gengival é aproximadamente 1,5 mm menor, e a borda gengival dos caninos fica novamente no nível do incisivo central. Torna-se particularmente importante manter essas relações gengivais quando os caninos são usados para substituir os incisivos laterais que estejam faltando ou quando se planeja fazer substituições de outros dentes. Tanto os leigos como os dentistas reconhecem prontamente as diferenças de mais de 2 mm.

Formato gengival refere-se à curvatura da gengiva na borda do dente. Para se obter uma aparência agradável, o formato gengival dos incisivos laterais superiores deve ter forma semioval ou semicircular simétrica. Os centrais e os caninos superiores devem exibir formato gengival mais elíptico e distalmente orientado em relação ao eixo longitudinal do dente (Figura 6.33). O zênite gengival (o ponto mais apical do tecido gengival) deve estar localizado distalmente em relação ao eixo longitudinal dos caninos e dos centrais superiores, enquanto o zênite gengival dos laterais superiores deve coincidir com o seu eixo longitudinal.

Tonalidade e cor dos dentes. A cor e a tonalidade dos dentes mudam com a idade, e muitos pacientes consideram isso um problema. Os dentes são mais claros e brilhantes durante a juventude, e mais escuros e opacos à medida que a idade avança (Figura 6.34). Isso está relacionado à formação da dentina secundária, à medida que a câmara pulpar diminui em tamanho, e ao adelgaçamento do esmalte vestibular, que resulta em redução da sua translucidez, contribuindo para que a dentina subjacente, mais escura, altere a tonalidade do dente. A progressão normal da tonalidade, desde a linha média em direção posterior, é um fator importante que contribui para um sorriso de aparência natural e atraente. Os incisivos centrais superiores tendem a ser mais brilhantes no sorriso, os incisivos laterais menos e os caninos menos brilhantes ainda. Os primeiros e os segundos pré-molares são muito mais parecidos com os incisivos laterais. Eles são mais claros e brilhantes do que os caninos.

Atualmente, até mesmo os pacientes de pouca idade são cientes da possibilidade de clareamento dental, para se obter uma aparência mais jovial, e podem se beneficiar disso no final do tratamento ortodôntico.

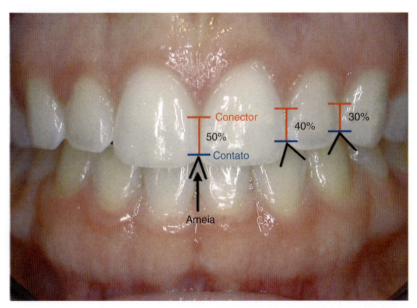

• **Figura 6.31** Os pontos de contato dos dentes superiores movem-se progressivamente da direção gengival dos incisivos centrais aos pré-molares; portanto, há uma ameia incisiva progressivamente maior. O conector é a área que parece estar em contato em uma vista frontal não ampliada. Observe que isso diminui posteriormente dos centrais. Os conectores que são muito curtos normalmente fazem parte do problema quando "triângulos negros" aparecem entre os dentes porque as ameias gengivais não são preenchidas com as papilas gengivais.

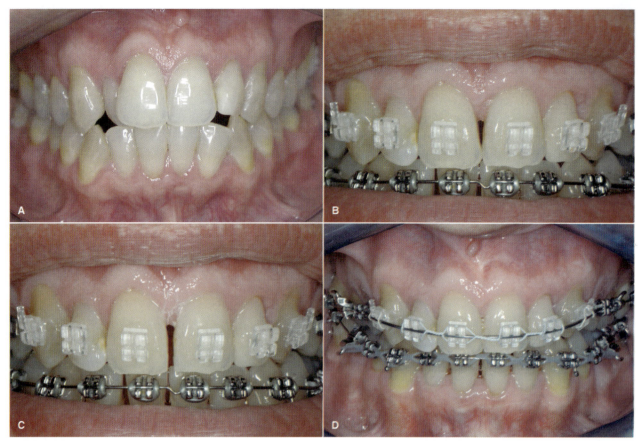

● **Figura 6.32 A.** Incisivos superiores apinhados e rotacionados no início do tratamento ortodôntico em um adulto. **B.** Após o alinhamento dos incisivos, um triângulo negro ficou presente entre os incisivos centrais. **C.** Ainda com o aparelho ortodôntico, os incisivos foram remodelados de modo que, quando o ponto de contato se movesse apicalmente, o conector da linha média seria estendido. **D.** Após o espaço ter sido fechado, o triângulo negro não estava mais aparente.

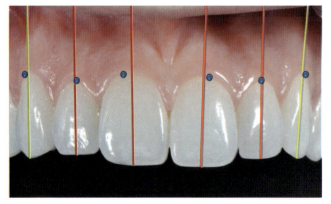

● **Figura 6.33** Para uma aparência ideal, o contorno da gengiva sobre os incisivos centrais superiores e os caninos deve ser uma meia-elipse horizontal (i. e., achatada horizontalmente), com o zênite (a altura do contorno) distal à linha média do dente. Em contrapartida, o incisivo lateral superior deve ter contorno gengival como um meio-círculo, com o zênite na linha média do dente. O contorno gengival dos caninos deve ser uma meia-elipse vertical, como o zênite distal à linha média.

Se a cor e a tonalidade dos dentes são um problema em potencial, isso deve ser incluído na lista de problemas ortodônticos para que seja corrigido no final do tratamento, caso haja interesse do paciente. É importante reconhecer que qualquer restauração não ficará mais clara com clareamento; portanto, pode haver a necessidade de substituição ou modificação para corresponder com a cor final.

Registros diagnósticos

Quais documentações diagnósticas são necessárias?

Saber quais registros ortodônticos são ideais não é um julgamento claro nem simples e depende dos problemas que existem e do tipo de tratamento antecipado.[19] As documentações ortodônticas são necessárias por dois motivos: para documentar o ponto inicial do tratamento (afinal, se não sabe onde começou, será difícil saber para onde está indo) e para acrescentar informações às obtidas no exame clínico. É importante lembrar que os registros são complementos, e não substitutos, do exame clínico.

Os registros ortodônticos encaixam-se nas mesmas três categorias usadas para gerar os dados do diagnóstico: para a avaliação da (1) saúde dos dentes e das estruturas orais, (2) alinhamento e relações oclusais dos dentes e (3) proporções faciais e mandibulares, incluindo as fotografias faciais, radiografias cefalométricas e imagens da tomografia computadorizada (TC). A fotografia digital substituiu o filme, e as imagens digitais estão fazendo o mesmo com as radiografias.

Registros para a saúde dos dentes e das estruturas orais

O propósito principal das fotografias intraorais, que devem ser rotineiramente obtidas dos pacientes que recebem tratamento ortodôntico corretivo, é documentar a condição inicial dos tecidos moles e duros. Sugere-se que sejam feitas cinco fotografias intraorais-padrão: vistas da direita, central e esquerda com os

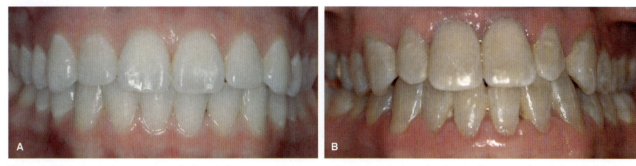

• **Figura 6.34 A.** Os dentes em um paciente mais jovem mostram menos desgaste incisal e oclusal e têm formato mais próximo do ideal porque não foram restaurados. Sua coloração também é mais clara mesmo sem agentes branqueadores. **B.** Estes dentes pertencem a um paciente mais velho e demonstram manchas extrínsecas e provável obliteração pulpar juntamente com mais desgaste, descalcificações e restaurações.

dentes em oclusão, e as vistas oclusais maxilar e mandibular (Figura 6.35). É necessário que se obtenha uma retração máxima das bochechas e dos lábios. Caso haja um problema especial no tecido mole (p. ex., falta da gengiva inserida nos dentes anteriores inferiores), é necessário tirar uma fotografia adicional dessa região.

As diretrizes atuais para as radiografias desenvolvidas pela American Dental Association (ADA) e pelo U.S. Public Health Service (USPHS) são fornecidas na Tabela 6.8. Fornecemos o contexto aqui sobre como elas se aplicam à ortodontia. A radiografia panorâmica é valiosa para a avaliação ortodôntica na maioria das idades a partir dos primeiros anos de dentição mista. A imagem panorâmica tem duas vantagens significativas sobre um conjunto de radiografias intraorais: proporciona uma visão mais ampla e, consequentemente, é mais provável que mostre quaisquer lesões patológicas e dentes supranumerários ou danificados, e a exposição à radiação é bem menor. Proporciona também visão dos côndilos mandibulares, que pode ser útil como imagem de triagem, para determinar se a TCFC ou a ressonância magnética (RM) serão necessárias. Os sintomas da ATM, em geral, são decorrentes de problemas com o disco intra-articular ou os ligamentos que o suspendem, que não podem ser observados nas radiografias, mas que podem ser vistos na RM. O exame por imagem e o diagnóstico de distúrbios da ATM são expostos em detalhe em um artigo recentemente publicado de uma pesquisa em multicentros.[20]

A radiografia panorâmica deve ser complementada com as radiografias periapicais e interproximais apenas quando for necessária a obtenção de melhores detalhes. Além disso, para crianças e adolescentes, as visões periapicais dos incisivos são indicadas caso haja evidência ou suspeita de reabsorção radicular ou doença periodontal agressiva. O princípio é que as radiografias periapicais ou demais sejam solicitadas apenas se houver uma indicação específica para fazê-las, de modo que se mantenha um nível mínimo de radiação que seja condizente com a informação de diagnóstico necessária.

Um problema comum, que merece acompanhamento radiográfico, é a localização de um canino superior não irrompido e que não pode ser apalpado no vestíbulo bucal na idade dental de 10 anos. Agora que a TCFC é amplamente disponível, tornou-se o método preferido para a localização dos caninos (Figura 6.36). Tanto a posição do dente prejudicado como a extensão do dano causado à raiz de outros dentes podem ser mais bem avaliadas nas imagens tridimensionais (3D). O uso da imagem em 3D, incluindo a sua utilização para substituir as radiografias panorâmicas e cefalométricas, será discutido posteriormente na seção deste capítulo sobre a análise dessas imagens.

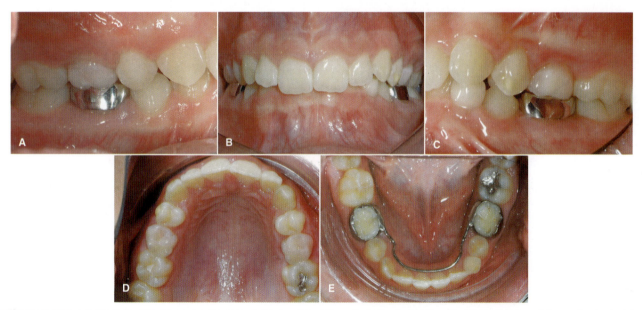

• **Figura 6.35 A a E.** Paciente F.P., 12 anos e 3 meses de idade; vistas intraorais antes do tratamento. Há moderado apinhamento dos incisivos superiores, com a linha média desviada devido ao deslocamento dos incisivos superiores. Os incisivos superiores estão lingualizados, há trespasse horizontal mínimo apesar de relação molar de classe II, e a sobremordida é excessiva. Um odontopediatra colocou um arco lingual para manter o alinhamento dos incisivos inferiores.

Tabela 6.8	Diretrizes do serviço de saúde pública dos EUA: exame radiográfico odontológico para condições patológicas.
Condição	**Radiografias recomendadas**
Cuidado dentário regular	
Sem cáries anteriores	Apenas radiografia panorâmica
Nenhuma patologia óbvia	
Histórico de fluorização	
Cáries anteriores	Acrescente interproximal
Cáries óbvias	
Cáries profundas	Acrescente periapicais, apenas na área afetada
Doença periodontal	Acrescente interproximais ou periapicais, apenas nas áreas afetadas

De American Dental Association/U.S. Food and Drug Administration. *Guidelines for Prescribing Dental Radiographs*, revisado em 2009.

Prontuários odontológicos

A avaliação da oclusão requer a obtenção dos modelos de gesso ou o escaneamento digital e o registro da oclusão (seja em uma lâmina de cera ou em um escaneamento bucal) para que os modelos ou as imagens possam ser comparados entre si. Em alguns casos, pode ser necessária uma transferência com arco facial para um articulador. Essas questões serão consideradas nos próximos parágrafos.

Modelos físicos versus virtuais

Quanto aos modelos de diagnóstico ortodôntico, sejam eles físicos ou virtuais, é desejada uma modelagem dos dentes que também proporcione o máximo de deslocamento dos lábios e das bochechas. É importante poder visualizar a inclinação dos dentes, e não apenas a localização da coroa. Caso a modelagem não seja bem extensa, informações importantes do diagnóstico poderão ser perdidas. Quando as moldagens em alginato são vazadas em gesso sem grandes atrasos, apresentam qualidade satisfatória; quando são gerados modelos virtuais, deve-se utilizar um material de

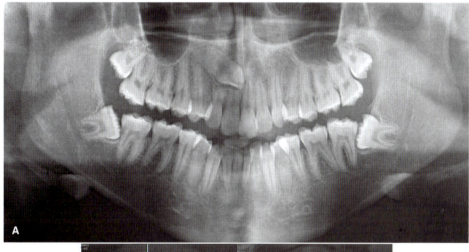

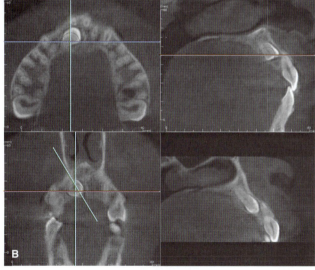

• **Figura 6.36** Um canino superior impactado visto em uma radiografia panorâmica (**A**) e nas seções de TCFC em vários planos de espaço (**B**). (Para uma vista geral em 3D de um caso similar, ver Figura 6.65). Observe que é impossível avaliar a extensão da reabsorção radicular dos incisivos laterais e centrais na radiografia panorâmica e é difícil determinar se o canino está no deslocado para vestibular ou lingual em relação aos incisivos. Dos cortes da TCFC, verifica-se que a raiz do incisivo lateral foi danificada, mas a raiz do incisivo central está intacta, embora muito próxima da coroa do canino, e o canino está no lado palatino. Esta informação muda o plano do tratamento em relação ao plano que seria feito se a radiografia panorâmica fosse complementada com as periapicais que determinam a posição palatina do canino, mas não os detalhes da sua relação com os outros dentes: será importante que o ortodontista mova primeiro o canino palatalmente, para longe dos incisivos, antes de começar a trazê-lo para baixo em direção ao plano oclusal. Caso contrário, é quase certo que a raiz do incisivo central seja danificada durante a movimentação do canino.

modelagem mais preciso e estável (como alginato modificado ou polissiloxano). Atualmente, o escaneamento intraoral direto dos dentes e dos tecidos de apoio também é aceitável para a obtenção dos modelos virtuais se houver retração adequada dos lábios e das bochechas.

No mínimo, deve-se fazer uma mordida em cera ou um registro em polissiloxano da interdigitação normal do paciente (intercuspidação máxima), e deve-se certificar se isso não difere de forma significativa da posição de contato inicial. Um deslocamento anterior de 1 a 2 mm da posição de retrusão oferece pouca consequência, a menos que crie uma relação pseudoclasse III; no entanto, os deslocamentos laterais ou deslocamentos anteriores de maior magnitude devem ser observados cuidadosamente, e um registro da mordida em posição aproximada da relação cêntrica deve ser realizado.

Em geral, os modelos dentários com finalidades ortodônticas são recortados para que as bases fiquem simétricas e, em seguida, polidos. Agora que as imagens digitais são muito usadas, elas ainda devem ser preparadas para que pareçam modelos aparados e polidos (Figura 6.37). Isso deve ser feito por dois motivos: (1) caso os modelos sejam vistos com uma base simétrica orientada à linha média do palato, será mais fácil analisar o formato do arco e detectar a assimetria nos arcos dentais; e (2) modelos bem aparados e polidos são mais aceitáveis para apresentação ao paciente, assim como são necessários durante qualquer consulta sobre o tratamento ortodôntico. Por convenção, esses modelos recortados e polidos são referidos como *moldes*. Entre os especialistas, os moldes virtuais estão substituindo rapidamente os moldes físicos, pelo fato de eliminarem a necessidade de espaço para armazenagem e poderem ser utilizados na fabricação de aparelhos ortodônticos feitos via computador.

Atualmente, existem três formas de criar modelos digitais: pelo escaneamento a *laser* da moldagem, pelo escaneamento dos modelos de gesso vazado a partir das moldagens ou então por meio dos escaneamentos intraorais diretos. À medida que o escaneamento intraoral evoluiu e eliminou os longos períodos de digitalização e revestimento com pó refletivo nos dentes, hoje o escaneamento direto é o método mais eficiente para desenvolver modelos digitais e relações oclusais precisos.[21] Isso também elimina as moldagens que são desagradáveis para os pacientes, o que se torna mais importante quando múltiplas digitalizações podem ser necessárias para obter os dados necessários para um robô cheio de fios controlado por computador fabricar arcos ortodônticos. A aplicação dessa tecnologia é discutida no Capítulo 10.

Para relacionar os modelos virtuais entre si, um método é usar uma mordida de cera convencional para que os modelos vazados das primeiras moldagens sejam ajustados entre si e digitalizados. O outro é usar três digitalizações: dos modelos superiores e inferiores separadamente e depois uma digitalização com os modelos em oclusão, que mostra apenas as superfícies vestibulares. Embora esse método tenha sido validado,[22] não há um ponto externo como referência para os modelos articulados.

Montagem no articulador. Uma questão de debate contínuo é se é desejável montar os modelos em articuladores ajustáveis como parte da avaliação do diagnóstico ortodôntico. Há três motivos para montar os modelos em articuladores. O primeiro é registrar e documentar qualquer discrepância entre as relações oclusais no contato inicial dos dentes e as relações da oclusão habitual do paciente. O segundo é registrar os movimentos excursivos laterais da mandíbula, documentando-os e fazendo com que as relações dentárias durante as excursões sejam mais acessivas para o estudo. O terceiro, cada vez mais suplantado pela TCFC, é a exibição da orientação do plano oclusal em relação à face.

Compreender a relação de oclusão cêntrica, quando os côndilos estão posicionados "corretamente", é extremamente importante para a o diagnóstico ortodôntico, caso haja diferença significativa dessa relação com a oclusão habitual. Infelizmente, não há um consenso atual sobre qual seria a posição cêntrica "correta", embora a posição "orientada pelo músculo" (a posição mais superior da mandíbula que um paciente consegue obter usando sua própria musculatura) pareça a mais apropriada para a finalidade ortodôntica. Atualmente se reconhece que, nos indivíduos normais, essa posição neuromuscular é anterior à posição condilar mais retraída. Deslocamentos laterais ou anteriores extensos não são normais e devem ser registrados. Os modelos montados nos articuladores são uma forma de fazer isso, mas não a única.

O segundo motivo para se montar os modelos em articulador – para registro dos movimentos excursivos – é importante no momento em que a Odontologia restauradora está sendo planejada, porque os contornos dos dentes substituídos ou restaurados não devem interferir na trajetória do movimento. Isso não será tão importante quando as posições dos dentes e das relações maxilomandibulares forem alteradas durante o tratamento.

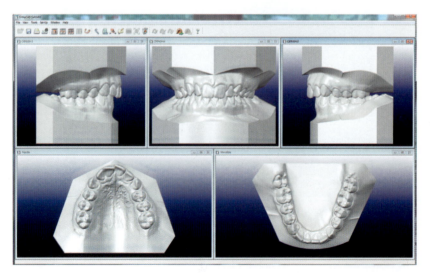

• **Figura 6.37** Os modelos digitais, que normalmente são produzidos a partir de exames intraorais, podem ser exibidos com ou sem bases simétricas. A vantagem das bases é que elas ajudam o observador a detectar as assimetrias nas arcadas dentárias. Estas cinco vistas são tradicionalmente disponibilizadas para fins diagnósticos e de planejamento do tratamento.

O consenso atual é que, para os pacientes ortodônticos pré-adolescentes e no início da adolescência (*i. e.*, aqueles que não atingiram seu pico de crescimento puberal), não há razão para fazer a montagem em um articulador. No caso desses pacientes, os contornos da ATM ainda não se desenvolveram por completo, de modo que o guia condilar é muito menos proeminente em comparação com os adultos. O formato da fossa temporal em adultos reflete a função durante o crescimento. Consequentemente, enquanto a função canina não atingir a maturidade e o padrão de mastigação não tiver passado da fase infantil à fase adulta normal (ver Capítulo 3), não haverá como antecipar a formação completa da eminência articular e dos contornos mediais da articulação. Além disso, as relações entre a dentição e a articulação, que são registradas no articulador, mudam de forma rápida durante o crescimento esquelético e tendem a se tornar apenas de interesse histórico após o tratamento ortodôntico.

A situação é diferente quando o crescimento está finalizado ou quase totalmente concluído. Nos adultos com sintomas de disfunção temporomandibulares (DTM; estalos, limitação do movimento e dor), os modelos montados em articuladores podem ser úteis para documentar discrepâncias significativas entre as posições mandibulares em estado habitual e em estado relaxado. Em geral, esses pacientes precisam de terapia para reduzir a imobilização e o espasmo muscular antes que a montagem do articulador seja feita. A montagem do articulador pode ser também necessária para planejar o tratamento ortodôntico ou cirúrgico em adultos com grande inclinação lateral do plano oclusal ou significativa assimetria.

É amplamente esperado que os articuladores virtuais logo irão substituir os físicos; atualmente, eles continuam a evoluir (Figura 6.38). O *software* usado no planejamento do tratamento cirúrgico já criou algo como um articulador virtual verdadeiro. É possível relacionar virtualmente os modelos entre si para a cirurgia de modelo e a fabricação de placas de mordida para cirurgia. Isso provou ser igualmente tão preciso (se não mais preciso) quanto os métodos manuais.[23] As limitações atuais incluem os custos desses sistemas e o nível de conhecimento para usá-los e aplicá-los. Curiosamente, tais sistemas também podem incluir um sistema háptico que introduz a sensação do articulador e o contato de restauração para o técnico de laboratório. Para torná-los mais atraentes para a comunidade ortodôntica, os módulos de configuração podem ser incluídos.

Isso não muda a indicação para o uso do articular na ortodontia; os articuladores físicos ou virtuais são indicados principalmente para adultos com problemas funcionais, e não para crianças e adolescentes.

Registros para as proporções dentofaciais

Para qualquer paciente ortodôntico, devem-se avaliar as proporções faciais e maxilomandibulares. Faz-se uma avaliação clínica cuidadosa da face do paciente (como descrita anteriormente); contudo, tanto a radiografia cefalométrica como as fotografias faciais, e às vezes as imagens de TC, são necessárias como registros para comprovar os achados clínicos.

Radiografias. Como todos os registros radiográficos, os cefalogramas devem ser obtidos apenas quando forem indicados. As radiografias cefalométricas laterais são o padrão para o tratamento ortodôntico corretivo. Eles permitem a análise da forma pré-tratamento (posições e relações) para o diagnóstico e planos de tratamento. Em 1992, estimou-se que isso alterou o tratamento em cerca de 20% dos casos[24] e que a proporção ainda é aceita. Mais importante, eles fornecem a avaliação do progresso e o resultado do pós-tratamento quando os cefalogramas de acompanhamento são tirados. As alterações do tratamento não podem ser compreendidas sem sobreposições cefalométricas. É uma irresponsabilidade realizar um tratamento de modificação do crescimento em uma criança sem avaliar uma radiografia cefalométrica do pré-tratamento, pois saber o tempo, a direção e a magnitude do crescimento pré-tratamento e as mudanças subsequentes devido ao tratamento e crescimento é essencial para o sucesso.

A principal indicação para uma radiografia cefalométrica frontal (posteroanterior [PA] e não anteroposterior [AP]) refere-se à assimetria facial, e isso agora é uma indicação para as imagens 3D (consulte a seção sobre análise das imagens em 3D adiante); portanto, os cefalogramas PA são obsoletos. Para o tratamento de problemas secundários em crianças ou para os procedimentos do tratamento adjuvante em adultos, as radiografias cefalométricas não costumam ser necessárias, simplesmente porque as relações maxilares e as posições dos incisivos não serão alteradas significativamente.

Fotografias faciais. Durante muitos anos, uma série de fotografias faciais passou a fazer parte do padrão de registro de diagnóstico dos registros ortodônticos. A sequência mínima consiste em três fotografias, frontal em repouso, frontal do sorriso e perfil em repouso, mas pode ser valioso considerar o registro das relações labiodentais em outras vistas (Figura 6.39). Por exemplo, a foto oblíqua sorrindo proporciona excelente vista tanto das relações labiodentais verticais como do arco do sorriso. Embora a fotografia em 3D atualmente disponível seja uma ferramenta de pesquisa valiosa (ver Figura 2.11), ela pouco tem a acrescentar a uma avaliação diagnóstica ortodôntica e, apesar da tendência no sentido do uso de imagens em 3D, é improvável que se torne amplamente difundida para a aplicação clínica.

Com o advento dos registros digitais, atualmente tornou-se fácil obter um segmento curto de vídeo digital enquanto o paciente sorri e se vira da posição frontal para a vista em perfil. A sequência resultante de imagens permite uma análise detalhada das relações faciais em repouso e em função, e no início do século XXI pensou-se que isso se tornaria a sequência de registros fotográficos de preferência, quando o custo do vídeo de alta qualidade baixou. É importante levar em conta que mesmo as melhores fotografias ou vídeos nunca substituem uma avaliação clínica criteriosa – eles servem apenas como um registro do que foi observado clinicamente, ou o que

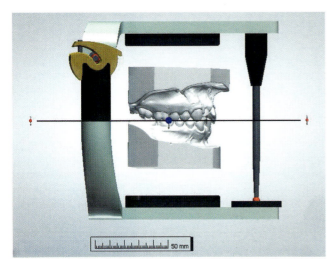

• **Figura 6.38** O articulador virtual 3Shape (3Shape A/S, Copenhague, Dinamarca) fornece alguma individualização das configurações para o modelo montado junto com diversos movimentos e perspectivas de vista. Essa tecnologia, desenvolvida para substituir os articuladores físicos está progredindo e tem mostrado precisão razoável quando utilizada em conjunto com o planejamento cirúrgico e a construção de *splints*.

166 PARTE 2 Diagnóstico e Plano de Tratamento

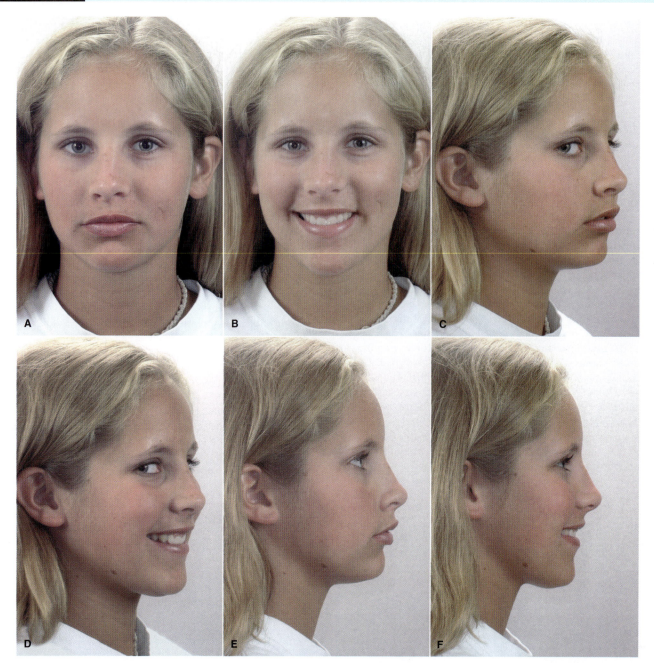

• **Figura 6.39** A a F. Paciente F.P., 12 anos e 3 meses de idade; vistas faciais antes do tratamento. Observe a altura da parte anterior da face levemente mais curta, a falta de projeção mandibular e a aparência dos incisivos superiores no sorriso – muito ereto com coroas clínicas curtas, porém exibição gengival mínima.

deve ser observado e registrado – e a visão atual do vídeo digital é que o ganho em informações diagnósticas com relação à análise clínica criteriosa simplesmente não vale o tempo e o esforço para obtê-lo e analisá-lo.

Resumo dos registros diagnósticos

Em suma, os registros diagnósticos mínimos para qualquer paciente ortodôntico consistem em modelos dentários recortados para representar a relação oclusal (ou o seu equivalente eletrônico), fotografias faciais e intraorais e radiografias apropriadas para aquele paciente em específico. As radiografias são importantes para decidir qual outro registro é necessário.

A diretriz para as radiografias é que você deve obter as imagens necessárias, enquanto mantém a dose de radiação o mais baixo possível. Com isso em mente, uma radiografia panorâmica é necessária para quase todos os pacientes e pode estar disponível com o dentista da família do paciente. Se estiver disponível, obter um cefalograma lateral é sensato, a menos que haja uma assimetria facial grave o suficiente para indicar a TCFC de campo completo.

Se você tiver a radiografia panorâmica e houver suspeita de um problema localizado, o paciente será mais bem atendido em termos de radiação porque você obterá uma radiografia cefalométrica e uma vista de TCFC de campo pequeno, pois você provavelmente precisará de uma resolução maior da área do problema.

Se nenhuma dessas imagens estiver disponível e você precisar de uma radiografia cefalométrica panorâmica e uma vista aproximada de uma área localizada específica, uma área de campo completo pode abordar todas essas questões, embora as radiografias panorâmicas e cefalométricas construídas pela TCFC tenham resolução menor do que as imagens individuais.

Análise da documentação diagnóstica

Na seção anterior sobre a avaliação clínica foi apresentada uma análise das radiografias intraorais, assim como informações sobre os achados clínicos intraorais e faciais que foram registrados fotograficamente. Esta seção abordará quatro temas: (1) análise dos modelos de gesso para avaliar o excesso de espaço ou deficiência e a simetria nos arcos dentais, (2) análise cefalométrica das relações dentofaciais, (3) análise das imagens TCFC em 3D e (4) integração das informações de todas as fontes no formato "orientado ao problema" que facilita o planejamento do tratamento.

Análise dos modelos: simetria, espaço e tamanho dos dentes

Simetria. Uma posição assimétrica de toda a arcada já deve ter sido detectada no exame facial/estético. Pode também ocorrer uma assimetria na forma da arcada, mesmo que a face pareça simétrica. Avaliar os modelos dentários a partir da vista oclusal quando as bases do modelo foram aparadas simetricamente pode facilitar a percepção de uma distorção da forma da arcada em modelos físicos ou virtuais (ver Figura 6.37). Uma grade transparente colocada sobre a arcada dental superior e orientada no sentido da rafe palatina pode facilitar a observação da forma da arcada tanto no modelo físico (Figura 6.32) como no virtual.

Também pode ocorrer uma assimetria dentro da arcada dental, mesmo com a forma simétrica da arcada. Isso ocorre em função do apinhamento ou espaçamento grave ou do desvio dos dentes anteriores e posteriores de um lado da arcada. A principal causa do desvio é a perda prematura de um canino decíduo seguida pelo movimento lateral dos incisivos, ou a perda prematura de um molar decíduo de um lado e o movimento dos dentes anteriores e posteriores. A grade também ajuda a ver se houve um desvio dos dentes.

Alinhamento, apinhamento e espaçamento: análise do espaço. É importante quantificar o grau de espaço disponível para o alinhamento dos dentes dentro das arcadas dentais, visto que o tratamento varia dependendo se o espaço é adequado, deficiente ou excessivo. Em adolescentes e adultos, tanto a quantidade de espaço disponível quanto a necessária para alinhar os dentes podem ser medidas diretamente, porém na dentição mista há uma diferença entre o apinhamento aparente em determinado momento e o apinhamento final verdadeiro, após a transição da dentição mista para a dentição permanente. A análise do espaço, usando os modelos dentários ou os modelos virtuais para medir o espaço disponível para os dentes e uma previsão do tamanho dos caninos e pré-molares não erupcionados, é necessária para esse fim e irá revelar o apinhamento final verdadeiro. As etapas da análise do espaço na dentição mista e as suposições subjacentes a isso são tratadas em detalhes no Capítulo 11.

Análise do tamanho dos dentes. Em uma boa oclusão, os dentes superiores e inferiores devem ser proporcionais em termos de tamanho. Caso dentes superiores de grande dimensão sejam combinados com dentes inferiores pequenos, como em uma prótese dentária com tamanhos desiguais, não haverá maneira de se chegar a uma oclusão ideal. Embora os dentes naturais se ajustem muito bem na maioria dos indivíduos, aproximadamente 5% da população apresenta algum grau de desproporção entre os tamanhos dos dentes individuais. Isso é chamado de *discrepância do tamanho dental*. A variação da largura dos incisivos laterais superiores ou uma anomalia nos seus tamanhos (aumentado, diminuído ou em formato conoide) são as causas mais comuns; no entanto, podem ocorrer variações de tamanho nos pré-molares ou outros dentes. Ocasionalmente, todos os dentes superiores serão muito grandes ou muito pequenos para se ajustarem adequadamente com os dentes inferiores.

A análise do tamanho dos dentes, geralmente chamada de *análise de Bolton* em homenagem ao seu criador,[25] é conduzida medindo-se a largura mesiodistal de cada dente permanente. Utiliza-se então uma tabela padrão (Tabela 6.9) para comparar as larguras somadas dos dentes anteriores superiores com as dos inferiores (caninos a caninos) e a largura total de todos os dentes superiores com a dos inferiores (excluindo os segundos e terceiros molares).

Uma vantagem da determinação da largura de cada dente em um programa de computador durante a análise do espaço é a obtenção rápida das medidas de determinado dente, além das medidas interarcada e intra-arcada (Figura 6.40). O computador consegue fazer a análise do tamanho dos dentes (Figura 6.41).

Uma checagem rápida na discrepância do tamanho dental pode ser feita comparando-se o tamanho dos incisivos laterais superiores e inferiores. A menos que os laterais superiores sejam mais largos, é quase certo que haverá uma discrepância. Uma checagem rápida na discrepância de tamanho dos dentes posteriores seria comparar o tamanho dos segundos pré-molares superiores e inferiores, que devem ser do mesmo tamanho. Uma discrepância de menos de 1,5 mm no tamanho dos dentes é raramente significativa; entretanto, discrepâncias maiores geram problemas de tratamento na tentativa de obter relações oclusais ideais e devem ser incluídas na lista de problemas ortodônticos.

Análise cefalométrica

Cefalometria precoce: da pesquisa à aplicação clínica. A introdução das cefalometrias radiográficas em 1934 por Hofrath, na Alemanha, e Broadbent, nos EUA, proporcionou uma ferramenta clínica e de pesquisa para o estudo da má oclusão e das desproporções esqueléticas (Figura 6.42). A finalidade original das cefalometrias era pesquisar os padrões de crescimento no complexo craniofacial. Os conceitos sobre o desenvolvimento normal apresentados nos Capítulos 2 e 3 foram em grande parte extraídos desses estudos cefalométricos.

Tabela 6.9	Relações do tamanho do dente.		
Soma anterior maxilar de 3 a 3	Soma anterior mandibular de 3 a 3	Soma total maxilar de 6 a 6	Soma total mandibular de 6 a 6
40	30,9	86	78,5
41	31,7	88	80,3
42	32,4	90	82,1
43	33,2	92	84,0
44	34,0	94	85,8
45	34,7	96	87,6
46	35,5	98	89,5
47	36,3	100	91,3
48	37,1	102	93,1
49	37,8	104	95,0
50	38,6	106	96,8
51	39,4	108	98,6
52	40,1	110	100,4
53	40,9		
54	41,7		
55	42,5		

De Bolton WA, *Angle Orthod.* 1958; 28:113-120.

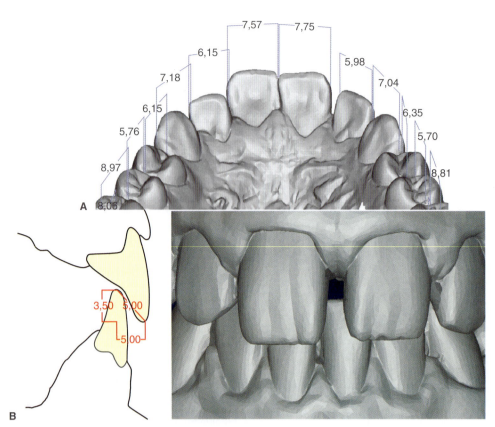

• **Figura 6.40 A.** Medições precisas podem ser feitas em modelos digitais derivados de escaneamentos. Normalmente, os modelos virtuais são relacionados entre si com o uso de uma digitalização da interdigitação vestibular. **B.** É possível criar representações sagitais dos modelos digitais e justapô-las como mostrado aqui para que medições precisas possam ser feitas.

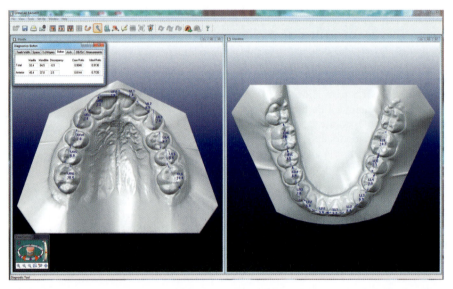

• **Figura 6.41** A análise do tamanho dos dentes (análise de Bolton) também está prontamente disponível nos modelos digitais. Isso requer uma medição precisa da largura de cada dente, para que a soma das larguras dos incisivos em cada arcada e a soma das larguras de todos os dentes possam ser comparadas com essas somas da outra arcada (ver Tabela 6.9).

Contudo, logo ficou claro que as radiografias cefalométricas podem ser usadas para avaliar as proporções dentofaciais e esclarecer a base anatômica da má oclusão. Os ortodontistas precisam saber como os principais componentes funcionais da face (base craniana, maxilares, dentes) se relacionam entre si (Figura 6.43). Qualquer má oclusão é o resultado de uma interação da posição dos maxilares com a posição que os dentes assumem à medida que irrompem, que é afetada pelas relações maxilomandibulares (ver Capítulo 4 para a discussão sobre a compensação ou adaptação dentária). Por esse motivo, más oclusões aparentemente similares quando avaliadas somente sob o aspecto das oclusões dentais podem se revelar um tanto diferentes quando analisadas de forma mais completa (Figura 6.44). Embora a observação criteriosa da face ajude na obtenção dessa informação, a análise cefalométrica permite maior precisão.

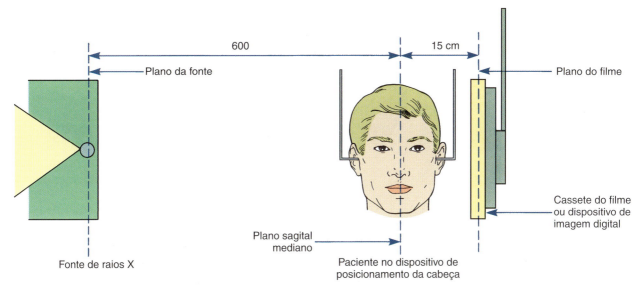

- **Figura 6.42** Representação diagramática do padrão americano para cefalometrias. Por convenção, a distância da fonte de raios X ao plano sagital mediano do indivíduo é de 1,50 m. A distância do plano sagital mediano ao filme pode variar, mas deve ser a mesma para qualquer paciente em qualquer momento; portanto, a ampliação é a mesma e as mudanças de uma tomada radiográfica para outra podem ser medidas com precisão.

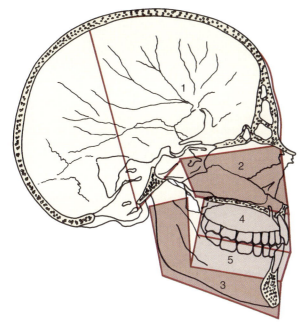

- **Figura 6.43** Os componentes estruturais da face, sobrepostos no desenho anatômico. O crânio e a base craniana *(1)*, a base maxilar e o complexo nasomaxilar *(2)* e a base mandibular *(3)* são partes da face que existem, havendo ou não dentição. Os dentes superiores e o processo alveolar *(4)* e os dentes inferiores e o processo alveolar *(5)* são unidades funcionais independentes, que podem ser deslocados em relação ao osso de suporte da maxila e da mandíbula, respectivamente. O objetivo principal da análise cefalométrica é estabelecer a relação desses componentes nos planos anteroposterior e vertical do espaço.

As radiografias cefalométricas não podem ser tomadas como um exame para as patologias, mas a possibilidade de se observar as alterações patológicas nessas radiografias não deve ser negligenciada. Ocasionalmente, anomalias previamente insuspeitas na espinha cervical (Figura 6.45) ou mudanças degenerativas na vértebra são reveladas em uma radiografia cefalométrica e, às vezes, é possível observar outras alterações patológicas no crânio, maxilares ou base craniana.[26] Isso se torna particularmente importante quando se obtêm imagens em 3D da cabeça (ver adiante), e é necessário que o exame de tais imagens seja realizado por um radiologista para garantir que nada foi deixado de lado durante o trabalho do ortodontista na avaliação das proporções dentárias e faciais.

Talvez a aplicação clínica mais importante das cefalometrias radiográficas seja a capacidade de reconhecer e avaliar as mudanças geradas pelo tratamento ortodôntico. As sobreposições extraídas de uma sequência de radiografias cefalométricas antes, durante e após o tratamento podem ser usadas para estudar as alterações das posições dos maxilares e dos dentes retrospectivamente (Figura 6.46). As mudanças observadas resultam de uma combinação do crescimento com o tratamento (exceto no caso de adultos que já deixaram de crescer). É quase impossível saber o que realmente está ocorrendo durante o tratamento de um paciente em fase de crescimento sem que se recorra às sobreposições cefalométricas, e esse é o motivo pelo qual as radiografias cefalométricas são exigidas para o tratamento ortodôntico corretivo em crianças e adolescentes.

Para a finalidade diagnóstica, o principal uso das cefalometrias radiográficas é caracterizar as relações dentárias e esqueléticas do paciente. Neste capítulo, nos concentraremos na análise cefalométrica para comparar um paciente com seus semelhantes, empregando os padrões populacionais. O uso das previsões cefalométricas para estimar os resultados do tratamento ortodôntico ou cirúrgico é tratado nos capítulos sobre crianças, adolescentes e adultos e sobre o tratamento clínico.

Desenvolvimento da análise cefalométrica. A análise cefalométrica é geralmente realizada, não na própria radiografia, mas em um traçado cefalométrico ou em um ambiente digital que permite relacionar alguns pontos selecionados. Em essência, o traçado ou programa de computador é usado para reduzir a quantidade de informação apresentada na radiografia para um nível manuseável. Os pontos cefalométricos mais comuns e um traçado típico são mostrados nas Figuras 6.47 e 6.48.

O traçado cefalométrico é representado por uma sequência de pontos, que no geral são demarcados em uma estrutura física (p. ex., o ponto mais anterior do mento ósseo), ou ocasionalmente por pontos construídos na intersecção de dois planos (p. ex., a intersecção do plano mandibular com um plano da margem

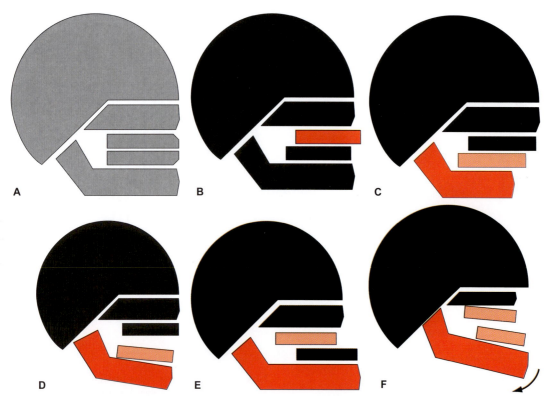

• **Figura 6.44** As relações ideais dos componentes faciais e dentários podem ser representadas como mostrado em **A**. A análise cefalométrica pode distinguir e esclarecer as diferentes contribuições dentárias e esqueléticas às más oclusões que apresentam relações dentárias idênticas. Uma má oclusão de classe II, divisão 1, por exemplo, pode ser causada por protrusão dos dentes superiores (**B**), embora a relação maxilomandibular seja normal, deficiência mandibular com os dentes de ambas as arcadas normalmente relacionados com a base óssea (**C**), rotação descendente e para trás da mandíbula provocada pelo crescimento vertical excessivo da maxila (**D**), ou por várias outras condições. Uma má oclusão de classe III pode ser produzida por prognatismo mandibular verdadeiro com uma maxila normal (**E**), deficiências anteroposteriores e verticais maxilares que fazem uma mandíbula de tamanho normal parecer proeminente porque a deficiência vertical maxilar permitiu que ela girasse para cima e para a frente (**F**), ou qualquer outra combinação de deficiência maxilar e excesso mandibular. O objetivo da análise cefalométrica é visualizar a participação das relações esqueléticas e dentárias na má oclusão da maneira exposta, e não gerar uma tabela de números que são estimativas das relações. As medições e outros procedimentos analíticos servem para ajudar na compreensão das relações dentárias e esqueléticas de um paciente, e não têm finalidade por si só.

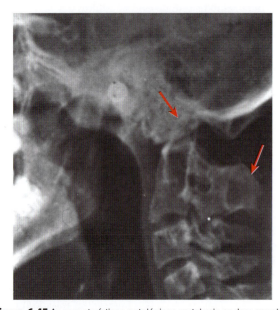

• **Figura 6.45** As características patológicas vertebrais podem ser observadas nas radiografias cefalométricas e, às vezes, descobertas pelo ortodontista. Este paciente apresenta fusão na primeira e segunda vértebras cervicais *(seta à direita)*, com o processo odontoide estendendo-se até a margem do forame magno *(seta à esquerda)*. Esta é uma situação potencialmente fatal porque um golpe na cabeça ou o posicionamento extremo da cabeça podem causar danos na medula espinal na altura do forame.

posterior do ramo mandibular). Os pontos extremos podem mudar dependendo da posição da cabeça do paciente, por isso é importante que eles sejam consistentes. As coordenadas x,y desses pontos são usadas para dar entrada nos dados cefalométricos em um formato compatível de programa de computador. Atualmente, a análise feita no computador é o método mais comum usado na maioria dos consultórios particulares. Exige-se um modelo digital adequado, o que significa que 50 a 100 demarcações devem ser especificadas (Figura 6.49).

Entretanto, o princípio da análise cefalométrica não é diferente quando se usa o computador. A meta é determinar as relações dentárias e esqueléticas que existem em cada paciente e que contribuem para sua má oclusão. Como se faz isso? Uma forma é compará-lo com um grupo normal, para que as diferenças entre as relações dentofaciais reais do paciente e aquelas esperadas para o grupo da mesma faixa etária e mesma raça ou etnia sejam reveladas. Esse tipo de análise cefalométrica foi popularizado pela primeira vez após a Segunda Guerra Mundial por meio da análise de Downs, desenvolvida na Universidade de Illinois e baseada nas proporções esqueléticas e faciais de um grupo de referência composto por 25 adolescentes brancos não tratados e selecionados devido às suas oclusões dentárias ideais.

Desde o princípio existiu a difícil questão de como estabelecer padrões de referência normais. Parece óbvio que os pacientes com desproporções cranianas graves devessem ser excluídos de uma amostragem normal. Visto que a oclusão normal não é um achado

CAPÍTULO 6 Diagnóstico Ortodôntico: a Abordagem Orientada ao Problema

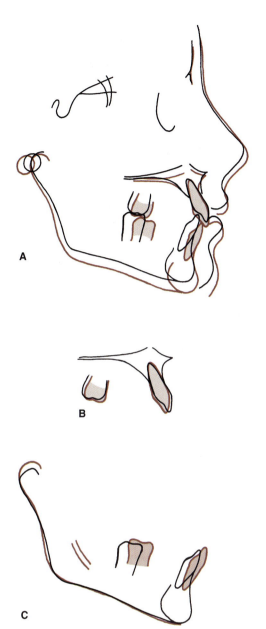

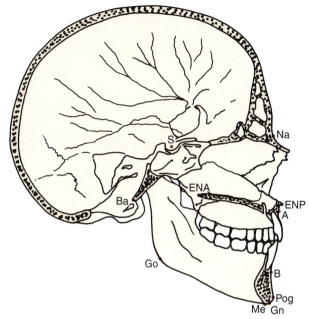

• **Figura 6.47** Definições dos pontos cefalométricos como seriam vistos em um crânio dissecado. *A*, o ponto mais interno no contorno da pré-maxila entre a espinha nasal anterior e o incisivo; *ENA*, espinha nasal anterior, a ponta da espinha nasal anterior (às vezes modificada como o ponto no contorno superior ou inferior da espinha em que apresenta 3 mm de espessura: ver a análise de Harvold); *B*, ponto mais interno no contorno da mandíbula, entre o incisivo e o mento ósseo; *Ba*, básio, o ponto mais inferior na margem anterior do forame magno, na base do clivo; *Gn*, gnátio, o ponto mais inferior e anterior da sínfise mandibular (i. e., a parte inferior do mento); *Go*, gônio, o ponto central do contorno que conecta o ramo e o corpo da mandíbula; *Me*, mento, o ponto mais inferior no queixo; *Na*, násio, o ponto anterior da intersecção entre os ossos nasal e frontal; *ENP*, espinha nasal posterior, a ponta da espinha posterior do osso palatino, na junção do palato mole com o duro; *Pog*, pogônio, o ponto mais anterior no contorno do mento; *S*, sela, o ponto central da cavidade da sela túrcica. Observe que alguns desses pontos podem variar dependendo da posição da cabeça.

• **Figura 6.46** As três sobreposições cefalométricas principais mostrando os traçados do mesmo indivíduo no período anterior *(preto)* e posterior *(vermelho)*. **A.** Sobreposição na base craniana anterior ao longo da linha sela-násio (SN). Esta sobreposição mostra o padrão geral das mudanças na face, que resulta de uma combinação de crescimento e tratamento nas crianças que receberam terapia ortodôntica. Observe neste paciente que a mandíbula cresceu para baixo e para a frente, enquanto a maxila moveu direto para baixo. Isso permitiu a correção da má oclusão de Classe II do paciente. **B.** Sobreposição na maxila, especialmente no contorno do palato atrás dos incisivos e ao longo do plano palatino. Esta vista mostra as mudanças dos dentes superiores em relação à maxila. No caso deste paciente, ocorreram mudanças mínimas, a mais notável sendo uma movimentação para a frente do primeiro molar superior quando o segundo molar decíduo foi perdido. **C.** Sobreposição na mandíbula, especificamente na superfície interna da sínfise mandibular, contorno do canal mandibular e criptas dos terceiros molares não irrompidos. Esta sobreposição mostra as mudanças no ramo mandibular e o processo condilar (devido ao crescimento ou tratamento), assim como as mudanças na posição dos dentes inferiores com relação à mandíbula. Observe que o ramo mandibular aumentou de comprimento no sentido posterior, enquanto o côndilo cresceu para cima e para trás. Como era de se esperar, os molares inferiores moveram para a frente quando ocorreu a transição da dentição mista para a primeira dentição permanente.

comum em um grupo populacional selecionado aleatoriamente, deve-se avançar nas escolhas para que se consiga estabelecer um grupo de referência, seja excluindo apenas os indivíduos obviamente deformados e incluindo a maioria das más oclusões, seja excluindo essencialmente todos aqueles com má oclusão para se obter uma amostra ideal. No princípio, a última abordagem foi a escolhida. As comparações eram feitas apenas com pacientes com proporções faciais e oclusões excelentes, como foi o caso dos 25 indivíduos escolhidos para os padrões de Downs. Talvez o caso extremo de seletividade para estabelecer um padrão de referência tenha sido exemplificado por Steiner, cujas medições ideais originais foram supostamente baseadas em uma estrela de Hollywood. Embora a história seja apócrifa, caso fosse verdadeira, o Dr. Steiner teria tido um bom olho, porque um novo cálculo dos valores originais de sua análise, com base nas médias de amostras bem maiores, resultou em apenas pequenas alterações.

Os padrões desenvolvidos nas análises de Downs, Steiner e Wits ainda são úteis, mas foram substituídos em larga escala por padrões mais novos, a partir de grupos selecionados de forma menos rígida. Um banco de dados importante para a análise contemporânea é o estudo de crescimento de Michigan, que foi produzido na cidade de Ann Arbor e envolveu um grupo típico de crianças, incluindo aquelas com más oclusões leves e moderadas.[27] Outras fontes importantes são o estudo de crescimento de Burlington (Ontário),[28]

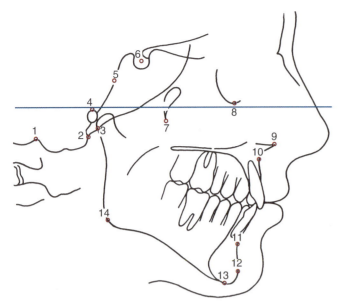
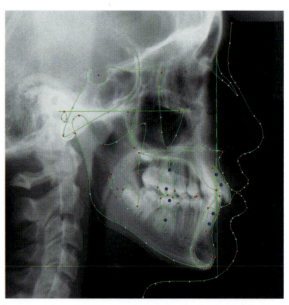

• **Figura 6.48** Definições dos pontos cefalométricos (como vistos em um traçado cefalométrico lateral): *1, Bo*, ponto de Bolton, o ponto mais elevado na curvatura ascendente da fossa retrocondilar do osso occipital; *2, Ba*, básio, o ponto mais inferior na margem anterior do forame magno, na base do clivo; *3, Ar*, articular, o ponto de intersecção entre a sombra do arco zigomático e a borda posterior do ramo mandibular; *4, Po*, pório, o ponto médio do contorno superior do canal auditivo externo (pório anatômico); ou o ponto médio do contorno superior da oliva metálica do cefalostato (pório metálico); *5, SO*, sincondrose esfeno-occipital, a junção entre os ossos occipital e esfenoide (se for largo, a margem superior); *6, S*, sela, o ponto médio da cavidade da sela túrcica; *7, Ptm*, fissura pterigomaxilar, o ponto na base da fissura em que as paredes anterior e posterior se encontram; *8, Or*, orbital, o ponto mais inferior na margem inferior da órbita; *9, ENA*, espinha nasal anterior, a ponta da espinha nasal anterior (às vezes modificada como o ponto no contorno superior ou inferior da espinha em que apresenta 3 mm de espessura; ver a análise de Harvold); *10, ponto A*, o ponto mais interno no contorno da pré-maxila entre a espinha nasal anterior e o dente incisivo; *11, ponto B*, o ponto mais interno no contorno da mandíbula entre o dente incisivo e o mento ósseo; *12, Pog*, pogônio, o ponto mais anterior no contorno do mento; *13, Me*, mento, o ponto mais inferior na sínfise mandibular (i. e., a parte inferior do queixo); *14, Go*, gônio, o ponto médio do contorno que liga o ramo com o corpo da mandíbula.

• **Figura 6.49** O padrão de digitalização para uma análise cefalométrica com programa de previsão (Dolphin Imaging, Patterson Dental, St. Paul, MN). Traçados digitais similares a esse, que geralmente podem ser personalizados para proporcionar pontos específicos que o clínico desejar, são usados em todos os programas atuais.

o estudo de Bolton em Cleveland,[29] juntamente com numerosas amostras coletadas em projetos universitários para desenvolver padrões de grupos raciais e étnicos específicos, que estão incluídos nos textos sobre cefalometria.[30]

Lembre-se, o objetivo da análise cefalométrica é avaliar as relações, tanto horizontalmente como verticalmente, dos cinco componentes funcionais mais importantes da face (ver Figuras 6.43 e 6.44): o crânio e a base craniana, o esqueleto maxilar (descrito como a maxila que permaneceria se não houvesse dentes e processo alveolar), o esqueleto mandibular (similarmente definido), a dentição superior juntamente com o processo alveolar e, finalmente, a dentição e o processo alveolar inferior. Nesse sentido, qualquer análise cefalométrica é um procedimento projetado para criar uma descrição das relações entre essas unidades funcionais.

Basicamente, isso pode ser feito de duas maneiras. Uma é a abordagem escolhida originalmente na análise de Downs e seguida pela maioria dos profissionais da área desde aquela época. Trata-se do uso de medições lineares e angulares para se estabelecer comparações apropriadas. A outra é expressar graficamente os dados normativos, em vez de uma série de medições, e compará-los com o formato dentofacial do paciente diretamente com a referência gráfica (geralmente chamada de *template*). Portanto, as anomalias podem ser observadas sem fazer medições.

Ambas as abordagens são empregadas na análise cefalométrica contemporânea. Nas seções seguintes serão discutidas as abordagens de medição contemporâneas e, então, será apresentada a análise cefalométrica por meio da comparação direta com um modelo referencial.

Análise das medições

Escolha de uma linha de referência horizontal (craniana). Em qualquer técnica de análise cefalométrica, é necessário estabelecer uma área de referência ou linha de referência. O mesmo problema foi encontrado nos estudos craniométricos no século XIX. Até o final dos anos 1800, restos mortais de humanos foram encontrados em várias localizações e foram objetos de extensos estudos. Um congresso internacional de anatomistas e antropólogos físicos ocorrido em Frankfurt, na Alemanha, em 1882, teve como tópico importante definir uma linha de referência horizontal para a orientação dos crânios. Na conferência, o plano de Frankfurt, estendendo-se do rebordo superior do meato acústico externo (pório) até a borda inferior do rebordo orbitário (órbita), foi adotado como a melhor representação da orientação natural do crânio (Figura 6.50). Esse plano de Frankfurt foi empregado para a orientação do paciente desde o início da cefalometria e continua sendo muito utilizado nas análises.

No entanto, na utilização da cefalometria, o plano de Frankfurt apresenta duas desvantagens. A primeira é que tanto o ponto anterior como o posterior, especialmente o pório, podem ser difíceis de localizar de forma confiável em uma radiografia cefalométrica. Um marcador radiopaco é colocado em um suporte do aparelho de posicionamento cefalométrico que se estende até o meato acústico externo, e o ponto desse marcador, referido como "pório metálico", é geralmente usado para localizar o pório. A sombra do canal auditivo pode ser vista nas radiografias cefalométricas, geralmente

CAPÍTULO 6 Diagnóstico Ortodôntico: a Abordagem Orientada ao Problema 173

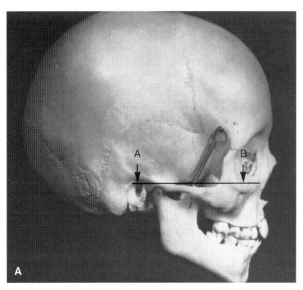
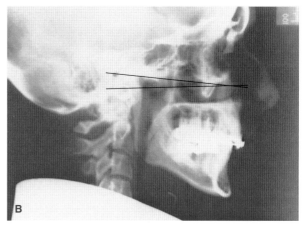

• **Figura 6.50 A.** O plano de Frankfurt como descrito originalmente, para orientação de crânios secos. Este plano se estende da borda superior do meato acústico externo *(A)* (pório) no sentido anterior até a borda superior do rebordo orbitário inferior *(B)* (órbita). **B.** Com o "pório metálico", da haste do cefalostato, pode-se gerar um plano de Frankfurt diferente do criado com o "pório anatômico", a superfície superior do meato acústico externo. Tanto o pório quanto o orbital, marcos para o plano de Frankfurt, são difíceis de localizar precisamente nos cefalogramas, o que torna o método de Frankfurt uma referência pouco confiável para a análise cefalométrica.

localizada um pouco acima e posteriormente ao pório metálico. A margem superior desse canal também pode ser usada para estabelecer o "pório anatômico", que proporciona um plano de Frankfurt levemente diferente (às vezes, muito diferente) (Figura 6.50B).

Uma linha de referência horizontal e alternativa, fácil e confiavelmente detectada nas radiografias cefalométricas, é a linha da sela túrcica até a junção entre os ossos nasal e frontal (SN) (ver Figura 6.47). No indivíduo normal, o plano SN geralmente é orientado em 6 a 7° para cima na parte anterior em relação ao plano de Frankfurt. Outra forma de obter a linha de Frankfurt é simplesmente desenhá-la em uma inclinação específica ao SN, geralmente em 6°. Entretanto, embora isso aumente a confiabilidade e a reprodutibilidade, diminui a precisão.

O segundo problema com o plano de Frankfurt é mais fundamental. Ele foi escolhido como o melhor indicador anatômico da linha horizontal verdadeira ou fisiológica. Cada pessoa orienta sua cabeça em uma posição característica, a qual é estabelecida de forma fisiológica e não anatômica. Como os anatomistas deduziram há um século, para a maioria dos pacientes a linha horizontal verdadeira se aproxima muito do plano de Frankfurt. No entanto, alguns indivíduos apresentam diferenças significativas, em até 10°.

Para os crânios de pessoas que faleceram há muito tempo, os anatomistas não tiveram outra opção senão usar um indicador anatômico como linha horizontal verdadeira. No entanto, nos pacientes vivos, é possível usar uma linha "horizontal verdadeira", estabelecida fisiologicamente, em vez de anatomicamente, como plano de referência horizontal (Figura 6.51). Essa abordagem requer a tomada de radiografias cefalométricas com o paciente com a cabeça na posição natural (*i. e.*, com o paciente sustentando sua cabeça de forma nivelada, conforme determinado pelo mecanismo

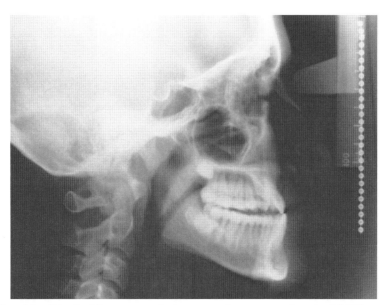

• **Figura 6.51** Se a radiografia cefalométrica for feita com o paciente com a cabeça na posição natural (PNC), uma linha perpendicular à vertical verdadeira (mostrada na imagem como uma corrente livremente suspensa na margem do filme) é a linha horizontal (fisiológica) real. A PNC é preferível para o posicionamento anatômico da cabeça na cefalometria moderna.

fisiológico interno). Essa posição é obtida quando os indivíduos relaxados fixam o olhar em um objeto distante ou em seus próprios olhos no espelho e inclinam suas cabeças para cima e para baixo em movimentos cada vez menores até se sentirem posicionados de forma confortável. A cabeça em posição natural pode ser reproduzida com margem de erro de 1° ou 2°.[31]

Na aplicação contemporânea, as radiografias cefalométricas devem ser feitas com a PNC, para que o plano horizontal fisiológico verdadeiro possa ser estabelecido. Embora a PNC não seja reproduzível de forma precisa quando se orienta a cabeça no plano de Frankfurt, os erros em potencial da baixa reprodutibilidade são pequenos se comparados com aqueles com a orientação inadequada da cabeça. Deve-se sempre observar a inclinação do SN para o plano horizontal verdadeiro (ou para o plano de Frankfurt, caso o plano horizontal verdadeiro seja desconhecido); se a inclinação do SN se diferenciar de forma significativa em 6°, quaisquer medições baseadas no SN deverão ser corrigidas com base nessa diferença.

Análise de Steiner. Desenvolvida e propagada por Cecil Steiner nos anos 1950, a análise de Steiner pode ser considerada a primeira análise cefalométrica moderna por dois motivos: apresenta as medições enfatizando não apenas as medições individuais, mas também a sua inter-relação com um padrão, e oferece regras específicas para utilização das medições cefalométricas no planejamento do tratamento.[33] Alguns de seus elementos são considerados úteis até os dias atuais.

De certo modo, a análise de Steiner foi baseada na avaliação das correções necessárias para compensar a diferença entre o SNA e o SNB (ângulos defendidos por Riedel),[32] que indica a magnitude da discrepância maxilomandibular esquelética (Figura 6.52). Para Steiner, essa diferença (o ângulo ANB) era a medição de interesse real. Pode-se argumentar, como ele fez, que o maxilar que estiver prejudicado é o de maior interesse teórico: o que realmente importa é a magnitude da discrepância entre os maxilares, que deve ser superada no tratamento, e é exatamente isso que o ângulo ANB mede.

Em seguida, Steiner mediu a relação angular em milímetros do incisivo superior com a linha NA e dos incisivos inferiores e do mento com a linha NB, logo estabelecendo a protrusão relativa da dentição (Figura 6.53). A distância em milímetros estabelece a quantidade de protrusão do incisivo relativa ao seu osso de apoio, enquanto a inclinação indica se o dente foi inclinado para a sua posição ou se foi movido de corpo. A proeminência do mento (pogônio) comparada com a proeminência do incisivo inferior estabelece o equilíbrio entre eles: quanto mais o mento for proeminente, maior será a projeção do incisivo, e vice-versa. Essa relação importante é geralmente referida como *relação de Holdaway*. A medição final incluída na análise de Steiner é a inclinação do plano mandibular com relação à linha SN, que é o único indicador das proporções verticais da face (ver Figura 6.52). Os valores-padrão tabelados para os cinco grupos raciais estão indicados na Tabela 6.10.

Entretanto, a análise de Steiner apresentou problemas expressivos que levaram à sua substituição. Primeiro, a sua dependência no ANB é problemática. O ângulo ANB é influenciado por dois fatores além da diferença AP na posição maxilomandibular. O primeiro fator refere-se à altura vertical da face. À medida que a distância vertical entre o násio e os pontos A e B aumenta, o ângulo ANB diminui. O segundo é que, se a posição AP do násio for anormal, o tamanho do ângulo será afetado. Além disso, à medida que o SNA e o SNB se tornam maiores e os maxilares mais protrusos, mesmo se a relação horizontal não for alterada, a medição indicará um ângulo ANB maior. A validade dessas críticas levou ao uso de indicadores diferentes da discrepância maxilomandibular em análises mais recentes, apresentadas nas próximas seções.

Em segundo lugar, não se deve esquecer que se basear apenas na movimentação dental para corrigir a má oclusão esquelética, especialmente quando as discrepâncias esqueléticas se tornam maiores, não é necessariamente a melhor abordagem para o tratamento ortodôntico. Em geral, é melhor corrigir as discrepâncias esqueléticas na sua origem do que tentar simplesmente um ajuste

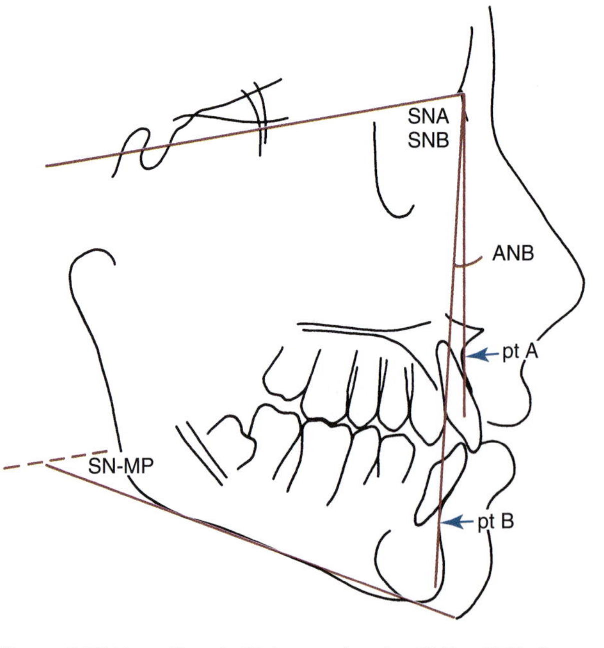

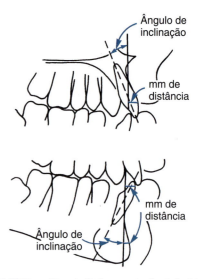

• **Figura 6.52** Na análise de Steiner, os ângulos *SNA* e *SNB* são usados para estabelecer a relação da maxila e da mandíbula com a base craniana; o ângulo *ANB* mostra a diferença entre a maxila e a mandíbula; o ângulo *SN-PM* (plano mandibular) é usado para estabelecer a posição vertical da mandíbula.

• **Figura 6.53** Na análise de Steiner, a relação do incisivo superior com a linha NA é usada para estabelecer a posição da dentição superior em relação à maxila. Tanto a distância em milímetros, em que a superfície vestibular do incisivo se encontra na frente da linha, como a inclinação do eixo longitudinal do incisivo com a linha são medidas. A posição do incisivo inferior em relação à mandíbula é estabelecida com medições similares à linha NB. Além disso, a protrusão do mento é estabelecida medindo-se a distância em milímetros da linha NB ao pogônio, o ponto mais proeminente no mento ósseo. Lembre-se de que tais ângulos e distâncias podem ser afetados pela protrusão e retrusão da maxila e a mandíbula com relação ao násio.

| Tabela 6.10 | Valores cefalométricos para grupos selecionados (todos os valores em graus, exceto os indicados diferentemente). |

	Branco americano	Negro americano	Chinês (Taiwan)	Israelita	Japonês
SNA	82	85	82	82	81
SNB	80	81	78	79	77
ANB	2	4	4	3	4
1-NA	4 mm	7 mm	5 mm	5 mm	6 mm
	22	23	24	24	24
1-NB	4 mm	10 mm	6 mm	6 mm	8 mm
	25	34	29	27	31
1 a 1	131	119	124	126	120
GoGn-SN	32	32	35	32	34
1-MnPl	93	100	93	93	96
1-FH	62	51	57	57	57
Eixo Y	61	63	61	61	62

dental ou camuflagem. É justo afirmar que o comprometimento de Steiner reflete a atitude que prevalecia em seu tempo, quando os efeitos do tratamento ortodôntico eram quase totalmente limitados ao processo alveolar.

Análise de Sassouni. A análise de Sassouni foi a primeira a enfatizar tanto as relações verticais como as horizontais e a interação entre as proporções verticais e horizontais.[34] Sassouni indicou que os planos anatômicos horizontais – a inclinação da base craniana anterior, o plano de Frankfurt, o plano palatal, o plano oclusal e o plano mandibular – tendem a convergir no sentido de um único ponto nas faces bem proporcionadas. A inclinação desses planos entre si reflete a proporcionalidade da face (Figura 6.54).

Caso os planos se intersectem relativamente próximos à face e divirjam abruptamente logo que passarem pela porção anterior, as proporções faciais serão longas anteriormente e curtas posteriormente, o que fará com que o indivíduo tenha a predisposição para má oclusão de mordida aberta. Sassouni criou o termo *mordida aberta esquelética* para esse tipo de relação anatômica. Se os planos estiverem quase paralelos, de modo que convirjam bem atrás da face e divirjam apenas suavemente enquanto passarem anteriormente, indicarão uma predisposição esquelética no sentido da sobremordida anterior; essa condição é chamada de *sobremordida esquelética*.

Além disso, a inclinação incomum em um dos planos irá se destacar porque não passará pela área geral da intersecção. Por exemplo, a rotação da maxila para baixo na parte posterior e para cima na parte anterior contribui para a mordida aberta esquelética. Sassouni avaliou a posição AP da face e da dentição ao observar a relação entre vários arcos desenhados desde a área de intersecção dos planos. Infelizmente, à medida que a face se torna mais desproporcionada, fica muito mais difícil estabelecer o epicentro dos arcos, e a avaliação AP se torna muito mais arbitrária.

Embora a análise total dos arcos descrita por Sassouni não seja mais amplamente aplicada, a sua análise das proporções faciais verticais tem se tornado uma parte integral na análise geral do paciente. Além de quaisquer outras medições que possam ser feitas, é importante analisar, em qualquer paciente, a divergência dos planos horizontais e verificar se um dos planos está claramente desproporcional quanto aos outros.

Análises de Harvold e Wits. Ambas as análises de Harvold[35] e de Wits[36] são voltadas exclusivamente à descrição da gravidade ou grau de desarmonia maxilomandibular. Utilizando dados extraídos do estudo de crescimento Burlington, Harvold desenvolveu os

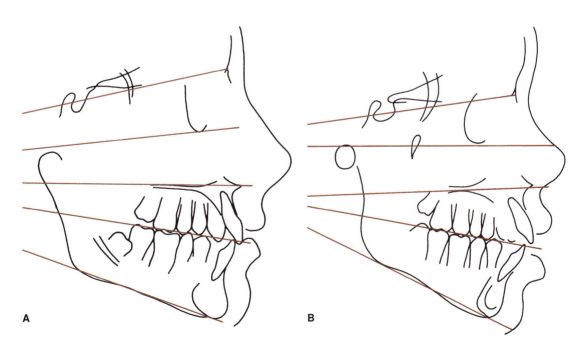

• **Figura 6.54** Sassouni contribuiu com a ideia de que, se uma série de planos horizontais (sela-násio [SN], Frankfurt, palatino, oclusal funcional e mandibular) for traçada, desde a linha SN na porção superior até o plano mandibular, na região inferior, eles projetarão um ponto de intersecção em uma face bem proporcionada, e que se esse não for o caso, a orientação dos planos individuais facilitará a visualização da desproporção. **A.** Para este paciente com deficiência mandibular leve, porém oclusão normal, os planos horizontais convergem em direção a um ponto comum não muito longe do traçado, e as proporções verticais ficam bem dentro do normal. **B.** A inspeção dos planos horizontais para este paciente deixa claro que a maxila está girada para baixo no sentido posterior e a mandíbula girada para baixo no sentido anterior. Essas rotações dos maxilares contribuem com uma tendência de mordida aberta; portanto, o padrão esquelético revelado aqui é frequentemente denominado "mordida aberta esquelética".

padrões para a "unidade de comprimento" da maxila e da mandíbula. A unidade de comprimento maxilar é medida a partir da borda posterior do côndilo mandibular até a espinha nasal anterior, enquanto a unidade de comprimento mandibular é medida do mesmo ponto até o ponto anterior do mento (Figura 6.55). A diferença entre esses números fornece uma indicação sobre a discrepância de tamanhos da maxila e da mandíbula. Ao analisar a diferença entre as unidades de comprimento maxilar e mandibular, deve-se levar em consideração que quanto mais curta for a distância vertical entre a maxila e a mandíbula, mais anteriormente o mento estará posicionado qualquer que seja a diferença, e vice-versa. Harvold quantificou a altura inferior da face para explicar esse fator. A posição dos dentes não tem influência nos números de Harvold (Tabela 6.11).

A análise de Wits foi concebida principalmente como uma forma de superar as limitações do ANB como um indicador da discrepância maxilomandibular. Baseia-se em uma projeção dos pontos A e B com o plano oclusal, no qual a diferença linear entre esses pontos é medida. Se a posição AP dos maxilares for normal, as projeções dos pontos A e B tocarão no plano oclusal quase no mesmo ponto. A magnitude de uma discrepância de classe II pode ser estimada em quantos milímetros a projeção do ponto A se encontra adiante da projeção do ponto B, e vice-versa para o caso de classe III.

Contrastando com a análise de Harvold, a análise de Wits é influenciada pelos dentes horizontal e verticalmente – horizontalmente porque os pontos A e B são influenciados de algum modo pela dentição, e verticalmente porque o plano oclusal é determinado pela posição vertical dos dentes. Na análise de Wits, é importante que se utilize o plano oclusal funcional, determinado ao longo da intercuspidação máxima dos dentes posteriores, em vez de um plano oclusal influenciado pela posição vertical dos incisivos. Ainda assim, tal abordagem não é suficiente para distinguir as discrepâncias esqueléticas dos problemas causados pelo deslocamento da dentição, como também não especifica qual maxilar está prejudicado, caso haja um problema esquelético. Se a análise de Wits for usada, essas limitações devem ser levadas em consideração.

Tabela 6.11 Valores-padrão de Harvold.

		MASCULINO		FEMININO	
	Idade	Média	Desvio padrão	Média	Desvio padrão
Comprimento maxilar (ponto temporomandibular com ENA) (ver Figura 6.55)	6	82	3,2	80	3,0
	9	87	3,4	85	3,4
	12	92	3,7	90	4,1
	14	96	4,5	92	3,7
	16	100	4,2	93	3,5
Comprimento mandibular (ponto temporomandibular com pogônio)	6	99	3,9	97	3,6
	9	107	4,4	105	3,9
	12	114	4,9	113	5,2
	14	121	6,1	117	3,6
	16	127	5,3	119	4,4
Altura da parte inferior da face (ENA-Me)	6	59	3,6	57	3,2
	9	62	4,3	60	3,6
	12	64	4,6	62	4,4
	14	68	5,2	64	4,4
	16	71	5,7	65	4,7

Análise de McNamara. Originalmente publicada em 1984,[37] a análise de McNamara combina os elementos das abordagens anteriores (Ricketts e Harvold) com as novas mensurações na tentativa de chegar a uma definição mais precisa acerca das posições dentárias e maxilomandibulares. Nesse método, tanto o plano anatômico de Frankfurt quanto a linha básio-násio são aplicados como planos de referência. A posição AP da maxila e da mandíbula é avaliada de acordo com a sua posição relativa ao "násio perpendicular", uma linha vertical que se estende para baixo a partir do ponto násio, perpendicularmente ao plano de Frankfurt (Figura 6.56). A maxila deve estar levemente à frente dessa linha, a mandíbula levemente atrás. O segundo passo no procedimento é comparar o comprimento maxilar e mandibular, usando a abordagem de Harvold. A mandíbula é posicionada no espaço utilizando a altura facial anteroinferior (ENA-mento). O incisivo superior é relacionado à maxila usando-se uma linha que cruza o ponto A perpendicularmente ao plano de Frankfurt de modo similar, mas levemente diferente da relação do incisivo até a linha NA de Steiner. O incisivo inferior é relacionado do mesmo modo que a análise de Ricketts, usando-se a linha A-pogônio.

A análise de McNamara apresenta dois pontos importantes. Primeiro, relaciona os maxilares através da linha nasioperpendicular, em essência projetando a diferença entre a posição AP dos maxilares e uma aproximação da linha vertical real. (Usar uma linha vertical real, perpendicular à horizontal real, em vez do plano anatômico de Frankfurt, seria ainda melhor; o principal motivo para não fazer isso na criação da análise é que as radiografias cefalométricas, das quais foram extraídos os dados da análise, não foram feitas com a PNC.) Isso significa que as diferenças AP nas relações maxilomandibulares são medidas ao longo da dimensão (quase horizontal real) em que são visualizadas tanto pelo paciente como pelo clínico.

Segundo, os dados normativos baseiam-se na bem-definida amostra de Bolton, que também está disponível em traçados, o que significa que as medições de McNamara são altamente compatíveis com as análises preliminares, pela comparação com os traçados de Bolton.

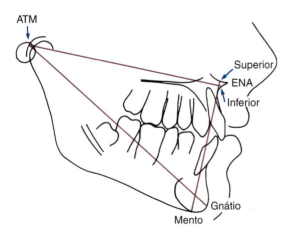

• **Figura 6.55** Medições usadas na análise de Harvold. O comprimento maxilar é medido a partir da articulação temporomandibular (ATM), a parede posterior da fossa glenoide, até a porção inferior da espinha nasal anterior (ENA), definida como o ponto na parte inferior da ENA, em que a espinha nasal tem 3 mm de espessura. O comprimento da mandíbula é medido desde a ATM até o gnátio, o ponto mais inferior e anterior do mento na incidência lateral. A altura da parte inferior da face é medida a partir da parte superior da espinha nasal anterior, o ponto semelhante no contorno superior da espinha, que tem 3 mm de espessura, até o mento.

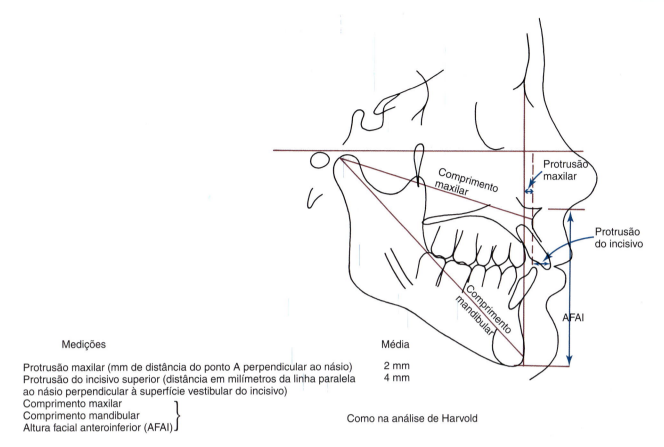

• **Figura 6.56** Medições usadas na análise de McNamara para um paciente com dentição mista: *protrusão maxilar* (distância em milímetros do ponto A perpendicular ao násio [Na]), média de 0 mm; *protrusão do incisivo superior* (distância em milímetros da linha paralela ao násio perpendicular à superfície vestibular do incisivo), média de 4 a 6 mm; *protrusão mandibular* (distância em milímetros do Na perpendicular ao Pog; média de −6 a −8 mm); comprimento maxilar e *comprimento mandibular,* ambos medidos de Co e na vista lateral, com médias de aproximadamente 86 mm e 106 mm, respectivamente; *altura facial anteroinferior* (AFAI medida de ENA até o mento; média de 60 mm). Alguns destes têm diferenças sutis da análise de Harvold, mas compõem uma análise diferente.

Análise das contrapartes. O maior problema com qualquer análise baseada em medições individuais é que qualquer medida será afetada pelas outras na mesma face. As medições não são apenas independentes, como também é bem provável que o desvio em uma relação seja compensado total ou parcialmente pelas alterações em outras relações. Isso se aplica tanto às relações esqueléticas como às dentárias. Em geral, as mudanças compensatórias na dentição para fazer com que os dentes se ajustem quando os maxilares estão desajustados são uma meta frequente do tratamento ortodôntico. As mudanças compensatórias nos componentes esqueléticos da face são pouco conhecidas, mas ocorrem com frequência e podem levar a conclusões incorretas das medições caso não sejam percebidas.

A ideia básica sobre as dimensões verticais e horizontais interligadas, que levam a um padrão facial equilibrado ou desequilibrado, foi expressa pela primeira vez por Enlow *et al.* na "análise das contrapartes".[38] Caso a altura facial anterior seja longa, a proporção adequada e o equilíbrio facial serão preservados se a altura posterior da face e a altura do ramo mandibular também forem relativamente longas (Figura 6.57). Por outro lado, uma altura facial posterior curta pode levar a uma tendência de mordida aberta esquelética, mesmo se a altura facial anterior for normal por causa da proporcionalidade prejudicada.

O mesmo se aplica às dimensões AP. Se os comprimentos maxilar e mandibular forem normais, mas a base craniana for longa, a maxila será carregada para a frente em relação à mandíbula e, como resultado, ocorrerá protrusão maxilar. Do mesmo modo, uma maxila curta pode compensar perfeitamente uma base craniana longa.

Uma forma de trazer a análise das contrapartes à prática clínica é por meio do exame das proporções do paciente *versus* as proporções do *template* "normal" (discutidos na seção anterior). Outra forma que tem se popularizado muito nos últimos anos é o uso das normas do "ponto flutuante" para as medições.[40] A ideia é utilizar os padrões derivados do tipo facial do indivíduo, em vez de relacionar os valores cefalométricos individuais com as médias populacionais, tirando proveito das correlações entre os valores individuais. Em vez de julgar a normalidade ou anormalidade com base em valores individuais, o julgamento deve ser baseado em como os valores se relacionam entre si — algumas combinações seriam aceitáveis como normais, mesmo se as medições individuais se encontrassem fora da margem normal. Outras combinações podem ser julgadas como reflexo de um padrão anormal, mesmo se as medições individuais se encontrarem dentro da margem de normalidade. É fundamental avaliar as relações esqueléticas dessa maneira nos pacientes considerados candidatos à terapia de modificação do crescimento ou à cirurgia ortognática.

Análise dos *templates*. Nos primeiros anos da análise cefalométrica, reconheceu-se que, para representar a norma de forma gráfica, seria mais fácil determinar um padrão das relações. Desenvolvida nos anos 1960 e atualizada recentemente, a "grade de Moorrees" apresenta as desproporções do paciente como distorção em uma grade. Nos últimos anos, a comparação direta dos pacientes com

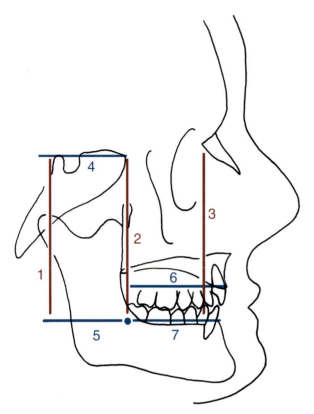

- **Figura 6.57** A análise das contrapartes de Enlow enfatiza o modo com que as mudanças nas proporções em uma parte da cabeça e da face podem aumentar uma discrepância maxilomandibular, ou compensá-la, para que a maxila e a mandíbula se ajustem corretamente, mesmo se houver discrepâncias esqueléticas. Por exemplo, se a maxila for alongada (medida 6), não haverá problema se a mandíbula (7) também for alongada, mas a má oclusão surgirá se o comprimento do corpo mandibular for normal. O mesmo se aplicará às dimensões verticais posterior *versus* anterior (1 a 3). Se elas se harmonizarem, não haverá problema, mas se elas não se harmonizarem, por serem curtas ou longas, a má oclusão será o resultado.

os modelos extraídos de vários estudos sobre o crescimento tem se tornado um método confiável de análise, com duas vantagens principais: desvios dentários e esqueléticos compensatórios podem ser observados diretamente, e as alterações nas dimensões e ângulos com as mudanças de idade podem ser levadas em consideração usando-se os modelos de faixa etária adequados.

Qualquer traçado cefalométrico individual pode ser facilmente representado como uma série de pontos de coordenadas em uma grade (x,y), que é gerada quando uma radiografia é digitalizada de uma análise no computador. Entretanto, é evidente que qualquer grupo pode também ser representado graficamente calculando-se as coordenadas médias de cada ponto e, em seguida, conectando-se os pontos. Em geral, a média resultante ou traçado composto é referido como um *template*.

Os *templates* desse tipo têm sido preparados empregando-se os dados dos principais estudos de crescimento, que mostram as alterações da face e dos maxilares de acordo com a faixa etária. Atualmente, existem dois tipos de modelos: *esquemático* (Michigan, Burlington) e *anatomicamente completo* (Broadbent-Bolton, Alabama). Os *templates* esquemáticos mostram a mudança de posição dos pontos selecionados com a idade em um único *template*. Os *templates* anatomicamente completos, com um modelo diferente para cada idade, são particularmente convenientes para que se obtenha uma comparação visual direta do paciente com o grupo de referência,

enquanto se mantém o histórico da idade. Os *templates* de Bolton, que estão disponíveis (Department of Orthodontics, Case-Western Reserve School of Dentistry, Cleveland, Ohio), são geralmente os mais usados para a análise em *templates*.

O primeiro passo na análise em *template* é, obviamente, escolher o *template* correto no conjunto de idades diferentes que representa os dados de referência. Devem-se levar em conta dois pontos: (1) porte físico do paciente e (2) sua idade de desenvolvimento. Em geral, é melhor selecionar primeiro o *template* de referência, de modo que o comprimento da base craniana (da qual a distância SN serve como uma boa aproximação) seja aproximadamente o mesmo do paciente e, em seguida, considerar a idade de desenvolvimento, avançando ou recuando na idade do *template* caso o paciente esteja com o desenvolvimento avançado ou atrasado. Em quase todos os casos, a correção das diferenças entre a idade cronológica e a de desenvolvimento também leva à escolha de um *template* que seja o mais próximo do comprimento da base craniana anterior.

A análise utilizando um *template* é baseada em uma série de sobreposições do *template* sobre o traçado do paciente. A sequência de sobreposições é a seguinte:

1. *Sobreposição da base craniana*, que permite que a relação da maxila e da mandíbula com o crânio seja avaliada (Figura 6.58). Em geral, a abordagem mais útil é sobrepor na linha SN, registrando o *template* sobre o traçado do paciente no násio, e não na sela, caso haja diferença no comprimento da base craniana. (Para a previsão

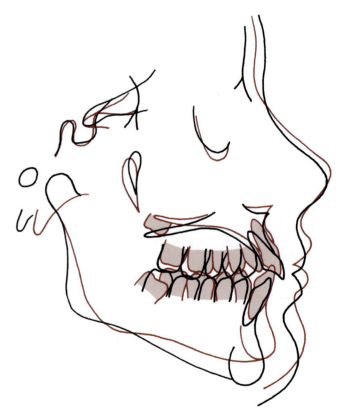

- **Figura 6.58** Sobreposição da base craniana do *template* padrão de Bolton para a idade de 14 anos *(vermelho)* no traçado de um garoto de 13 anos de idade. O modelo com 14 anos foi escolhido porque encaixa com o comprimento da base craniana. Observe que, na comparação do *template* com este paciente, o aumento considerável na altura anteroinferior da face e a rotação descendente da mandíbula podem ser vistos claramente. É também evidente que a maxila do paciente está girada para baixo no sentido posterior. Esta comparação do traçado de um paciente com um modelo é uma abordagem direta para descrever a relação das unidades faciais funcionais.

do crescimento com os *templates*, é importante usar os pontos de sobreposição posteriores descritos com o método de previsão. Para a análise, em geral, é preferível o SN no N).

Com a base craniana registrada, as posições verticais e AP da maxila e da mandíbula podem ser observadas e descritas. Nessa etapa, é importante olhar não a posição dos dentes, mas a posição dos pontos que indicam as unidades esqueléticas (*i. e.*, a espinha nasal anterior e o ponto A para a maxila em sua parte anterior; a espinha nasal posterior para a região posterior da maxila; o ponto B, o pogônio e o gnátio para a mandíbula anterior; e o gônio para a mandíbula posterior). O objetivo é avaliar a posição das unidades esqueléticas. Com o *template*, pode-se ver diretamente como as posições maxilomandibulares do paciente diferem do normal. As compensações relativas ao padrão esquelético do indivíduo podem ser observadas diretamente.

2. *Sobreposição maxilar.* A segunda sobreposição é a referente ao contorno máximo da maxila, usada para avaliar a relação da dentição superior com a maxila (Figura 6.59). Novamente, é importante avaliar a posição dos dentes tanto verticalmente como anteroposteriormente. Com o *template*, pode-se ver com facilidade se os dentes estão deslocados verticalmente, um tipo de informação que não se consegue obter com as técnicas de análise com medição.

3. *Sobreposição mandibular.* A terceira sobreposição refere-se à sínfise da mandíbula ao longo da borda inferior, para avaliar a relação da dentição inferior com a mandíbula (Figura 6.60). Se a sombra do canal mandibular for mostrada nos *templates*, uma orientação mais precisa poderá ser obtida ao coletar o registro ao longo dela, em vez da borda inferior na posição posterior. Deve-se observar tanto a relação vertical como a AP dos dentes anteriores e posteriores.

A análise com *templates* realizada dessa maneira proporciona uma impressão geral sobre a forma em que as estruturas dentofaciais do paciente estão relacionadas. Às vezes, o motivo para se fazer as medições, cuja meta é obter uma compreensão geral sobre o padrão das relações faciais do paciente, acaba sendo negligenciado quando se concentra apenas na coleta dos próprios dados. Comparar o paciente com um *template* é um excelente meio para evitar que isso ocorra e para se certificar de que não se perde nenhum detalhe.

De certo modo, a análise com *templates* é vista como uma abordagem menos científica do que a realização de uma série de medições, mas isso não é verdade. Basta lembrar que o *template* contém exatamente as mesmas informações encontradas em uma tabela de medidas do mesmo banco de dados (no caso dos modelos anatômicos, tabelas muito extensas). As informações são apenas expressas de maneira diferente. A diferença é que, com o método de *templates*, dá-se maior ênfase na avaliação individual do clínico sobre o que pode haver de anormal com o paciente, tirando-se a atenção de critérios específicos.

Os *templates* podem ser facilmente aplicados também em análises feitas no computador. A técnica consiste em armazenar os *templates*

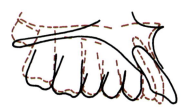

• **Figura 6.59** Sobreposição do *template* de Bolton na maxila (principalmente o contorno palatino anterior) do paciente mostrado na Figura 6.55. Esta sobreposição revela claramente a protrusão para a frente dos incisivos superiores, mas mostra que a relação vertical dos dentes superiores com a maxila deste paciente está próxima do ideal.

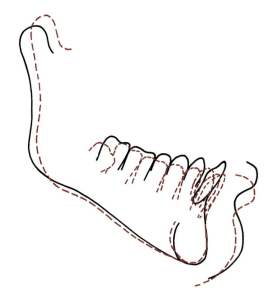

• **Figura 6.60** Sobreposição do modelo de Bolton na mandíbula do paciente da Figura 6.55. Esta sobreposição indica que a mandíbula do paciente está longe do ideal, e o ramo é mais curto e inclinado no sentido posterior. Todos os dentes inferiores erupcionaram mais que o normal, especialmente os incisivos.

na memória do computador, em seguida extrair o *template* apropriado para a comparação com o traçado digitalizado do paciente, e usar o computador para fazer uma série de sobreposições. Observando as sobreposições, o clínico deve se sentir estimulado a fazer a sua própria avaliação das interações entre os vários componentes da face, incorporando sua visão quanto à análise das contrapartes e as normas flutuantes naquele ponto.

Resumo da metodologia cefalométrica contemporânea. No mundo moderno com imagens digitais, ainda é importante seguir a sequência de passos na análise cefalométrica:

1. Olhe cuidadosamente a imagem geral em busca de alterações patológicas. A indicação mais provável das condições patológicas acontecerá em forma de radiolucências ou opacidades em locais inesperados ou a uma medida maior do que a esperada. Às vezes, é o formato de uma estrutura, como a sela túrcica ou um côndilo, que sinaliza um problema. Lembre-se, aproximadamente uma radiografia cefalométrica em mil irá mostrar problemas patológicos significativos; portanto, em uma prática com a média atual de 250 a 300 novos pacientes ao ano, você deve esperar ver esses problemas uma vez a cada 3 ou 4 anos.

2. Procure por erros de posicionamento da cabeça se houver indicações de assimetria. As hastes da orelha devem ser concêntricas (a menos que a imagem seja deliberadamente tirada usando apenas uma haste por causa da assimetria observada clinicamente). Se as estruturas na parte superior da imagem (p. ex., órbitas, cristas principais, asas maiores do esfenoide) estiverem espaçadas por igual e aquelas na parte inferior não estiverem (ou vice-versa), isso geralmente indica assimetria esquelética. Se todas estiverem espaçadas por igual, mas a uma medida maior ou menor do que o normal, isso geralmente indica um problema de posicionamento.

3. Verifique os pontos de referência. Como todos os pontos no *template* que você está usando foram digitalizados, volte e verifique-os quanto à precisão. Reavalie principalmente os pontos críticos, como A, B, PG, Me, Co, Or, N, Go e Po, e o plano

180 PARTE 2 Diagnóstico e Plano de Tratamento

oclusal. Os erros ao localizá-los podem alterar drasticamente suas medições e sua impressão do problema do paciente.

4. Procure por consistência em tipos semelhantes de medidas. Espera-se que as medidas AP contem histórias consistentes, como também as medidas verticais. Se não, certamente elas foram afetadas por atalhos comuns conhecidos das medidas individuais, como as diferenças criadas pela protrusão superior e inferior referente à base craniana ou à altura alterada da face.

5. Procure por proporcionalidade facial ou falta dela. Isso pode ser um problema importante. Por exemplo, se a parte inferior da face for longa e o ângulo do plano mandibular for alto, mas o paciente for grande e as alturas das partes superior e inferior da face, proporcionais, esse não é um problema tão grande quanto seria em um paciente com alturas desproporcionais da face e uma mordida aberta.

Tal método de mover dos pequenos detalhes para um quadro maior e se certificar de que você pode explicar o que está vendo e quaisquer inconsistências é o ideal para você. Não são apenas os números, mas o que eles significam. E lembre-se: a sobreposição de um *template* normal pode ajudar a determinar exatamente o que há de diferente em seu paciente.

Imagem tridimensional na ortodontia moderna

A TC axial e sua versão melhorada, a TC espiral, estão disponíveis há mais de 40 anos e logo se tornaram amplamente utilizadas nas aplicações médicas. Nenhuma das formas era utilizada para gerar registros de diagnóstico ortodônticos devido ao seu custo elevado e à dose relativamente alta de radiação, que é um tanto aceitável para problemas médicos de maior gravidade, mas não para a maioria dos tratamentos eletivos, incluindo a ortodontia.

O advento da TCFC para vistas da cabeça e da face no início do século XXI mudou esse paradigma porque o custo do equipamento (e, portanto, o custo da obtenção das imagens) reduziu de forma significativa em relação à TC médica e a dose de radiação também foi bastante reduzida (Tabela 6.12). Atualmente, a TCFC está sendo amplamente utilizada na ortodontia. Existe um consenso de que oferece novas informações que podem ajudar a melhorar o plano de tratamento em determinadas situações, e também um grande entusiasmo por parte de alguns ortodontistas que defendem o uso da TCFC em todos os pacientes ortodônticos, substituindo as radiografias panorâmicas, cefalométricas e oclusais, como também as tomografias de ATM. Entretanto, há, com isso, um aumento significativo na dose de radiação (Tabela 6.13).

A informação adicional da TCFC traduz-se em melhores planos de tratamento e seus resultados? Responder a essa pergunta requer uma compreensão crítica sobre a utilização da TCFC e, portanto, um exame cuidadoso de suas aplicações no diagnóstico ortodôntico e no plano de tratamento. Comecemos com os conceitos básicos da imagem 3D.

Conceitos básicos. Um exame de TCFC é derivado de um feixe de raios X em formato de cone que é direcionado para a cabeça do paciente, e as informações são captadas em um detector de área bidimensional (2D) como uma série de fatias à medida que o feixe de raios X gira total ou parcialmente em torno do indivíduo e se move verticalmente enquanto faz isso. Cada fatia contém centenas de milhares de *voxels*, o equivalente a 3D para os *pixels* em uma câmera digital. A intensidade mais escura de tons de cinza de um *voxel* mostra que mais radiação chegou a ele.

Dois tipos de resolução de imagem são importantes: resolução de contraste, que é a capacidade de distinguir entre os tecidos de diferentes densidades (que são um tanto limitadas porque as imagens de TCFC têm contraste baixo para os tecidos moles), e a resolução espacial, ou seja, a capacidade de distinguir entre estruturas separadas que estão posicionadas muito próximas entre si. Um *voxel* menor fornece melhor resolução espacial. Como os *voxels* são cubos, a resolução é a mesma para os três planos do espaço.

A quantidade de exposição à radiação é determinada por três pontos: a resolução necessária para a precisão diagnóstica adequada – quanto maior a resolução necessária, maior a dose de resolução; o tamanho do *voxel* – quanto menores os *voxels*, maior a quantidade

---

Tabela 6.12 Medições da largura da arcada.

Idade	MASCULINO			FEMININO		
	Canino	Primeiro pré-molar	Primeiro molar	Canino	Primeiro pré-molar	Primeiro molar
Arcada superior						
6	27,5[a]	32,3[a]	41,9	26,9[a]	31,7[a]	41,3
8	29,7[a]	33,7[a]	43,1	29,1[a]	33,0[a]	42,4
10	30,5[a]	34,4[a]	44,5	29,8[a]	33,6[a]	43,5
12	32,5	35,7	45,3	31,5	35,1	44,6
14	32,5	36,0	45,9	31,3	34,9	44,3
16	32,3	36,6	46,6	31,4	35,2	45,0
18	32,3	36,7	46,7	31,2	34,6	43,9
Arcada inferior						
6	23,3[a]	28,7[a]	40,2	22,2[a]	28,4[a]	40,0
8	24,3[a]	29,7[a]	40,9	24,0[a]	29,5[a]	40,3
10	24,6[a]	30,2[a]	41,5	24,1[a]	29,7[a]	41,0
12	25,1	32,5	42,1	24,8	31,6	41,8
14	24,8	32,3	42,1	24,4	31,0	41,1
16	24,7	32,3	42,8	23,9	31,0	41,5
18	24,8	32,8	43,0	23,1	30,8	41,7

Todas as medições: distância em milímetros entre os centros dos dentes.

[a]Primeiro predecessor.

Dados da Moyers RE *et al. Standards of Human Occlusal Development. Monograph 5, Craniofacial Growth Series.* Ann Arbor, Mich: University of Michigan, Center for Human Growth and Development; 1976.

Tabela 6.13 Doses e risco associados aos equipamentos radiográficos modernos.

	Dose efetiva (µSv)	Dose como múltiplo da média[a] dose panorâmica	Dias de histórico per capita[b]	Probabilidade de x em um milhão de cânceres fatais[c]
Técnicas intraorais				
Imagem única PA ou PBW com receptor digital e colimação retangular	2	0,1	6 h	0,1
Imagem única PA ou PBW com receptor digital e colimação redonda	9	0,5	2,1	0,5
FMX com receptores digitais e colimação retangular	35	2,2	4,3	2
4 PBWs com receptores digitais e colimação retangular	5,0	0,3	0,6	0,3
FMX com receptores digitais e cone redondo	171	11	21	9
FMX com filme D Speed e cone redondo[d] (*metodologia não moderna*)	388	24	47	21
Oclusal maxilar	8	0,5	1	0,5
Projeções extraorais simples				
Panorâmica: digital[b]	9 a 24	1	2	0,9
Cefalométrica: digital	2 a 6	0,3	0,7	0,3
Tomografia computadorizada de feixe cônico (FOV)				
Adulto (amplo)	212	13	26	12
Adulto (médio) Adulto (médio) Galileos: exposição em adultos	177	11	22	10
Adulto (pequeno)	84	5	10	4,5
Criança de 10 anos de idade (amplo ou médio)	175	11	22	10
Criança de 10 anos de idade (pequeno)	103	6,4	13	5,7

PA, periapical; PBW, bitewing; FMX, periapical de boca toda; FOV, campo de visão.
[a]Média de 5 unidades: Sirona: Orthophos XG; Planmeca: ProMax; Kodak 9000; SOREDEX: SCANORA 3D; Instrumentarium Dental: OP200 D with VT.
[b]3.000 µSv radiação de fundo onipresente, NCRP Boletim nº 145, 2003.
[c]Dose em µSv × 5,5 × 10^2.
[d]Calculado como o valor do filme velocidade F × 2,3.
Cortesia de Drs. John Ludlow e Anita Gohel; revisado em maio de 2017.

de radiação; e o campo de visão (FOV; *field of view*), que reflete o tamanho da área irradiada – quanto maior o FOV, maior a dose de radiação (Figura 6.61). A radiação pode ser reduzida ao aceitar a menor resolução que vem com *voxels* maiores e usar o menor FOV que seria compatível com um diagnóstico adequado. Uma adição recente à imagem de TCFC é um recurso de "exame rápido", que minimiza a exposição à radiação, porém é adequado apenas para anomalias dentárias e dentes impactados em uma área pequena. Isso reduz a radiação para o equivalente a duas radiografias digitais, que é o mínimo que seria necessário com a radiografia 2D.

Aplicações ortodônticas da tomografia computadorizada de feixe cônico. A capacidade de visualizar estruturas de todos os três planos do espaço sem sobreposição e distorções geométricas é a principal vantagem da TCFC com relação às imagens convencionais (Figura 6.62). As imagens cefalométricas e panorâmicas sintéticas também podem ser produzidas (Figura 6.63). A principal desvantagem, obviamente, é o aumento da exposição à radiação, e a maneira mais simples de equilibrar esse risco comparando os benefícios é seguir a regra de que a TCFC é indicada quando há apenas uma maneira de obter as informações necessárias para o tratamento apropriado. Quatro situações que atualmente apresentam dados suficientes para apoiar o uso da TCFC para pacientes ortodônticos são as seguintes:

- Irrupção ectópica ou dentes impactados (sobretudo os caninos superiores, mas também outros dentes) que requerem exposição cirúrgica e movimentação dentária ortodôntica para levá-los para o arco dental
- Assimetria facial grave, sobretudo as assimetrias que envolvem *roll* e *yaw* (ver seção adiante)

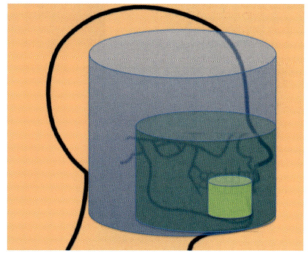

• **Figura 6.61** Diferentes campos de visão proporcionam diferentes áreas de cobertura da cabeça e diferentes níveis de radiação. O uso do menor que irá produzir as informações cruciais é o mais importante.

- Síndromes, deformidades congênitas e sequelas de traumas faciais
- Problemas no tecido duro na ATM.

Erupção ectópica ou dentes impactados. Ao avaliar dentes erupcionados ectopicamente ou impactados (incluindo os supranumerários), a TCFC fornece quatro tipos de informações que podem mudar significativamente o plano de tratamento que resultaria das radiografias 2D: (1) a presença ou ausência dos dentes ou dos supranumerários (Figura 6.64); (2) a posição dos dentes em

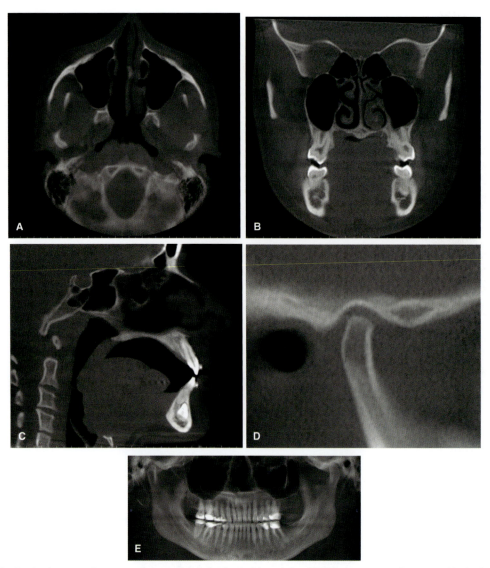

- **Figura 6.62** Seleção das imagens da tomografia computadorizada de feixe cônico (TCFC) demonstrando a capacidade de fornecer todos os três planos do espaço: axial (**A**); coronal (**B**); sagital (**C**), para exame de toda a cabeça com um grande campo de visão (FOV). Além disso, a área da articulação temporomandibular óssea (**D**) pode ser obtida com um FOV menor ou extraída de um FOV maior. **E.** Uma radiografia panorâmica sintética também pode ser produzida.

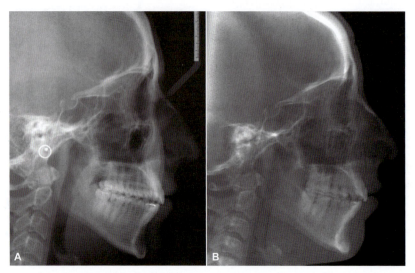

- **Figura 6.63** Comparação da radiografia cefalométrica padrão (**A**) com a "cefalometria sintética" (**B**) criada de um corte fino dos dados da tomografia computadorizada de feixe cônico (TCFC) do mesmo indivíduo. Elas são semelhantes sob vários aspectos, e estudos mostraram que as mesmas medidas em ambas são iguais, mas elas não parecem exatamente as mesmas.

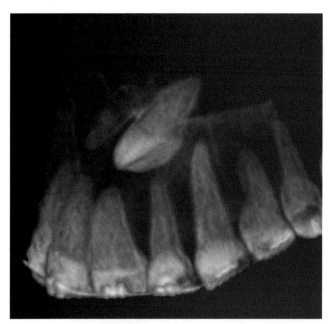

• **Figura 6.64** As imagens da tomografia computadorizada de feixe cônico (TCFC) podem fornecer valor agregado na detecção da presença ou ausência de dentes ectópicos, impactados ou supranumerários, como na imagem. O número de dentes supranumerários também é mais fácil de determinar em uma imagem de TCFC.

relação uns aos outros (Figura 6.65); (3) a clara demonstração da extensão do dano causado nas raízes dos dentes permanentes adjacentes (Figura 6.66); e (4) a definição da trajetória da qual um dente erupcionado deve ser movido de modo que ele possa ser trazido para dentro da boca de maneira eficiente e causando o menor dano possível aos dentes adjacentes (Figura 6.67).[40] Isso permite realizar os ajustes, como trazer um canino impactado para vestibular antes de começar a levá-lo no sentido do plano oclusal, para evitar que o remanescente de raiz de um incisivo lateral seja lesionado, e tornar possível para o cirurgião e o ortodontista planejar e aplicar o melhor tratamento. Por exemplo, o ortodontista pode precisar alterar a aplicação da ancoragem para incluir arcos transpalatinos com inúmeros pontos de fixação, de modo que a direção da tração para o canino impactado seja ideal. O cirurgião pode colocar uma fixação no dente no local mais favorável para obter vantagem biomecânica ao movê-lo, e se uma âncora óssea for necessária para a ancoragem, a imagem 3D facilita sua colocação para a melhor utilização.

Outro uso criativo das imagens de TCFC é utilizar a impressão estereolitográfica para fabricar um modelo de um dente que deve ser transplantado. No momento do transplante, o local é preparado ao "ajustar" o análogo ao local receptor antes da coleta do dente do doador real. Com esse método, há pouca manipulação do dente do doador e menos chance de lesão ao dente ou aos tecidos periodontais de apoio antes das etapas cirúrgicas finais reais. Como as estruturas intactas do ligamento periodontal são fundamentais para o sucesso do transplante, essa abordagem deve melhorar os resultados. O transplante dentário é discutido mais detalhadamente no Capítulo 12.

Assimetria facial e cirurgia ortognática complexa. Antes de a TCFC ter se tornado prontamente disponível, a indicação principal para se realizar uma radiografia cefalométrica frontal era a assimetria facial. Mesmo com o acréscimo dessa imagem nas visões panorâmicas-padrão e cefalométricas laterais, a avaliação da assimetria exigia a extrapolação entre as três imagens e era qualitativa, e não quantitativa. Com essas três radiografias de um paciente com mandíbula assimétrica, era possível perceber na visão cefalométrica lateral que o ramo e o corpo mandibular se encontravam alongados em um lado, observar na visão panorâmica que o ramo era alongado principalmente em um lado porque o colo do côndilo era alongado e constatar na visão cefalométrica frontal que o mento estava deslocado em um lado, mas a magnitude da diferença poderia ser apenas aproximada. Com as imagens múltiplas e os FOV disponíveis nas imagens da TCFC (Figura 6.68), a principal fonte da assimetria pode ser identificada de uma forma que permite que o tratamento seja dirigido a ela.

As mesmas considerações se aplicam ao diagnóstico e ao planejamento para a cirurgia ortognática complexa, quando cirurgias simultâneas maxilar, mandibular, do mento e alveolar podem ser necessárias. Para esses pacientes, a imagem 3D fornece uma avaliação diagnóstica mais precisa, mas é ainda mais valiosa no planejamento dos cortes cirúrgicos e na fabricação de *splints* para as posições maxilares intermediárias e finais (ver Capítulo 20). Embora a assimetria facial não seja o principal componente de muitos dos problemas desses pacientes, cerca de 40% de todos os pacientes de cirurgia ortognática são assimétricos, e a assimetria é parte do problema para a maioria dos casos complexos.

É possível ainda gerar um modelo estereolitográfico, dimensionado de forma precisa a partir de um crânio assimétrico extraído dos dados da TC (Figura 6.69), para que o ortodontista e o cirurgião consigam vê-lo em uma imagem em 3D, em vez de em uma sequência de imagens na tela do computador. Para essa aplicação, a TC espiral (médica), em vez da TCFC, pode ser mais vantajosa devido à sua maior resolução. O modelo estereolitográfico permite um planejamento cirúrgico mais preciso, incluindo a possibilidade de moldar as placas de fixação com antecedência e determinar exatamente como os parafusos de fixação serão colocados. Essa tecnologia será discutida com mais detalhes no Capítulo 20.

Deformidades congênitas, síndromes e traumas faciais. De certo modo, como a assimetria costuma ser um importante componente de sua lista de problemas, os pacientes sindrômicos e traumáticos apresentam os mesmos problemas diagnósticos, como a assimetria, por outras razões — são exigidas medições quantitativas em vez de aproximações qualitativas. A principal diferença é que provavelmente será exigido o tratamento em idades mais jovens. Por exemplo, na cirurgia do enxerto alveolar que os pacientes com fissura palatina precisam dos 7 aos 9 anos de idade, a TCFC fornece informações valiosas, como o tamanho do defeito alveolar e a localização precisa de qualquer dente impactado ou supranumerário, e permite as medições lineares e volumétricas (Figura 6.70). Para os ortodontistas, a fissura palatina é a principal condição que ocorre no grupo de deformidade congênita. Os planos de tratamento para essa e outras circunstâncias especiais são discutidos ao final do capítulo sobre planos de tratamento (ver Capítulo 7), e o uso apropriado da TCFC está incluído lá. Embora os ortodontistas sejam considerados necessários na equipe que cuida de tais pacientes, a avaliação do diagnóstico e o tratamento oferecido por eles vão além do escopo deste livro; o leitor pode buscar textos que abordem o gerenciamento desses casos.[41,42]

Aspectos do tecido duro dos problemas de articulação temporomandibular. A distorção ou malformação dos tecidos duros da ATM é relativamente infrequente, mas certamente pode ser um componente da DTM, e se o côndilo mandibular ou os tecidos duros adjacentes forem anormais, a TCFC pode ser um aspecto valioso de sua avaliação. Entretanto, é importante ter em mente que os tecidos moles na articulação são mais propensos a estarem envolvidos na DTM do que os tecidos duros — e, se este for o caso, a RM seria a imagem diagnóstica apropriada, em vez da TCFC. Esses tecidos são discutidos no Capítulo 19.

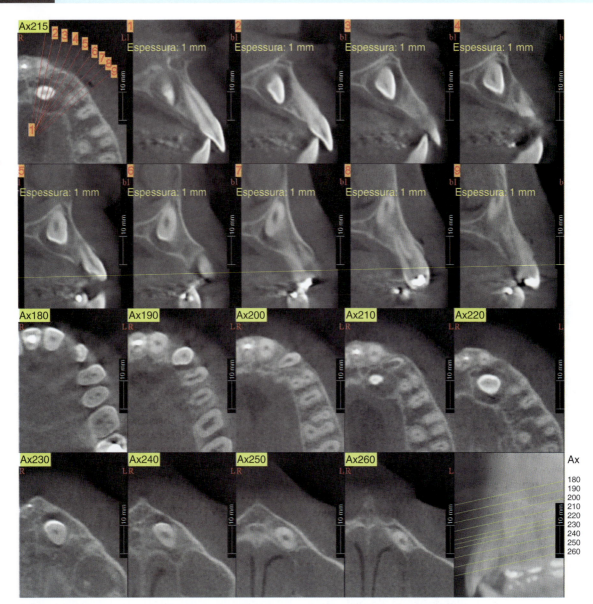

• **Figura 6.65** A posição dos dentes não erupcionados uns em relação aos outros é mais bem detectada em uma imagem de tomografia computadorizada de feixe cônico (TCFC). Essa série de imagens mostra a coroa de um canino impactado, movendo-se ao longo da arcada superior *(duas fileiras de cima)* e do plano oclusal para cima *(duas fileiras de baixo)*. A relação do dente impactado com o osso em torno dele e com os outros dentes pode ser vista em detalhes em cada nível.

Escopo do diagnóstico em imagens de tomografia computadorizada de feixe cônico

Problemas patológicos. Há duas considerações importantes para a detecção das condições patológicas nas radiografias tiradas para o diagnóstico ortodôntico. Primeiro, o diagnóstico ortodôntico é voltado apropriadamente aos problemas de desenvolvimento, mas assim como o ortodontista deve detectar alterações patológicas nas radiografias cefalométricas e panorâmicas (como aprendido no treinamento da especialidade), as alterações patológicas nas imagens da TCFC também devem ser detectadas. Isso é de responsabilidade do ortodontista? Um radiologista maxilofacial com treinamento na avaliação de imagens TCFC deve examinar as imagens criadas a pedido do ortodontista? A resposta para ambas as questões é *sim* – o ortodontista deve desenvolver o conhecimento necessário para detectar características patológicas imprevistas ou deve buscar uma avaliação competente para essa finalidade.

É vantagem ou desvantagem o fato de as imagens de TCFC de campo amplo oferecerem a possibilidade de diagnosticar condições neste FOV que não teriam sido diagnosticadas tão cedo sem as imagens 3D? Isso leva à mesma discussão acerca de outros procedimentos diagnósticos que não estão focados em uma condição ou indicação específica para sua utilização. Para alguns pacientes, a descoberta de uma lesão inesperada levaria a outra avaliação diagnóstica e talvez a um tratamento mais bem-sucedido do que teria ocorrido com uma descoberta tardia. Para outros, a mesma descoberta e outra avaliação diagnóstica podem levar a um tratamento que realmente não foi necessário, porém expôs o paciente a efeitos colaterais desagradáveis. Essa é a situação da TCFC da cabeça: junto com a possibilidade do diagnóstico de condições patológicas insuspeitas, também há o risco de excesso de tratamento de questões que nunca teriam se tornado um problema – e esse risco pode ser maior que o benefício. Ainda não está claro qual é a relação de risco-benefício para a detecção de lesões fora do escopo do tratamento ortodôntico, mas o risco de excesso de diagnóstico e tratamento é real.

CAPÍTULO 6 Diagnóstico Ortodôntico: a Abordagem Orientada ao Problema 185

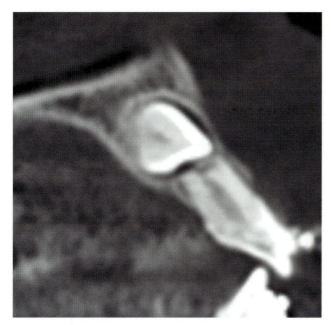

• **Figura 6.66** A quantidade de dano (reabsorção) causado por um dente impactado em migração e erupção é claramente demonstrada nesta imagem de tomografia computadorizada de feixe cônico (TCFC). Isso pode levar a decisões completamente embasadas quanto à extração ou à contenção do dente lesionado, e quanto à direção de movimento do dente impactado para minimizar danos ao dente lesionado se ele for preservado.

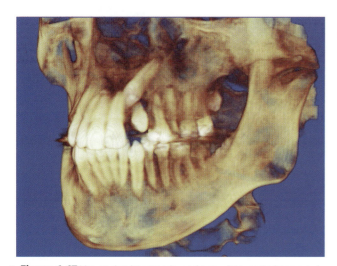

• **Figura 6.67** Um canino impactado pode ser visto nesta imagem de tomografia computadorizada de feixe cônico (TCFC) de campo de visão médio. Ao girar a imagem, as diferentes relações dos dentes podem ser visualizadas. Este tipo de imagem pode ajudar no planejamento da biomecânica necessária para mover o canino impactado para uma adequada oclusão.

Com o aumento do uso rotineiro da TCFC na ortodontia, que, ao que tudo indica, continuará crescendo, será necessário ter em mente as indicações específicas para sua utilização. O treinamento especial em ortodontia será necessário, no mínimo, com foco na competência da interpretação para as imagens de campo pequeno da maxila e da mandíbula, mas parece provável que as imagens de campo completo precisarão da experiência de um radiologista. Essa deve ser uma forma sensata de tratar do risco de excesso ou ausência de diagnóstico para o paciente e a responsabilidade do ortodontista.

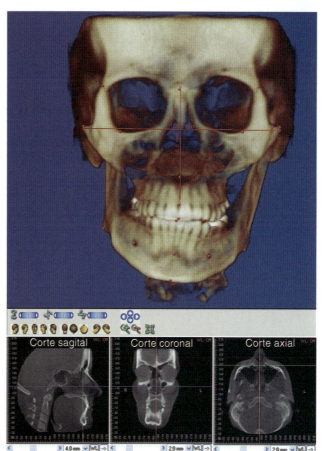

• **Figura 6.68** A tomografia computadorizada de feixe cônico (TCFC) de campo amplo e os cortes axial, coronal e sagital são úteis na confirmação da presença de assimetria esquelética clinicamente detectada. Ao medir as distâncias nas diferentes vistas, a fonte do problema pode ser identificada e abordada mais prontamente.

A utilidade da TCFC no diagnóstico da apneia do sono (pouca ou nenhuma) e seu papel no planejamento para a colocação de mini-implantes para a ancoragem esquelética (úteis apenas em situações especiais) são discutidos com mais detalhes na seção especial sobre essas condições ao final do Capítulo 7.

Avaliação do crescimento e mudanças no tratamento. A principal aplicação da cefalometria lateral, sob vários aspectos, é a avaliação das mudanças causadas pelo crescimento e/ou tratamento. Com essa finalidade, a cefalometria foi originalmente desenvolvida. Em geral, um exame clínico minucioso pode gerar uma lista abrangente de problemas que serão confirmados pelas radiografias cefalométricas; entretanto, nem mesmo os clínicos mais competentes conseguem avaliar as mudanças ao longo do tempo sem os traçados cefalométricos sobrepostos. Em essência, usamos os traçados para descartar o excesso de informações contidas em uma radiografia cefalométrica, e ao sobrepor os traçados, é possível ver claramente as mudanças nas quais estamos realmente interessados.

Aplicar esse método em imagens sequenciais em 3D torna-se algo problemático. Uma possibilidade é criar uma "cefalometria sintética" das imagens da TCFC, que é suficientemente comparável aos cefalogramas convencionais para ser usada clinicamente (ver Figura 6.63),[43] e usá-la para avaliar as mudanças do mesmo modo que vem sendo feito nos últimos 50 anos. Contudo, no início, o motivo principal do uso das imagens da TCFC era ampliar essa visão limitada, o que descarta muitas das informações. Além disso, os pontos usados nos cefalogramas laterais não são confiáveis à medida

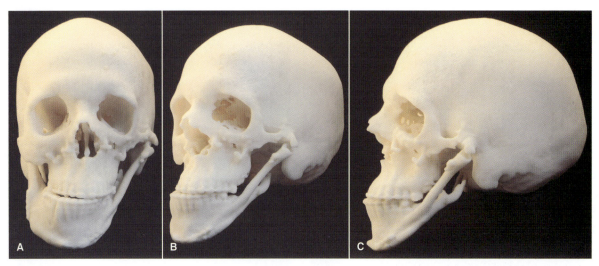

- **Figura 6.69 A a C.** Modelo estereolitográfico da cabeça de uma paciente com microssomia hemifacial de grau 3 (grave), em que o ramo da mandíbula está completamente ausente no lado esquerdo afetado. Ela se submeteu a uma cirurgia prévia, na qual foi colocado um enxerto da costela para ligar o corpo da mandíbula, no lado esquerdo, a um ponto de articulação com o crânio, e agora requer uma cirurgia adicional para melhorar a função e ganhar uma simetria melhor. Um modelo como este é parte essencial para o planejamento de um tratamento cirúrgico complexo. (Cortesia do Dr. T. Turvey.)

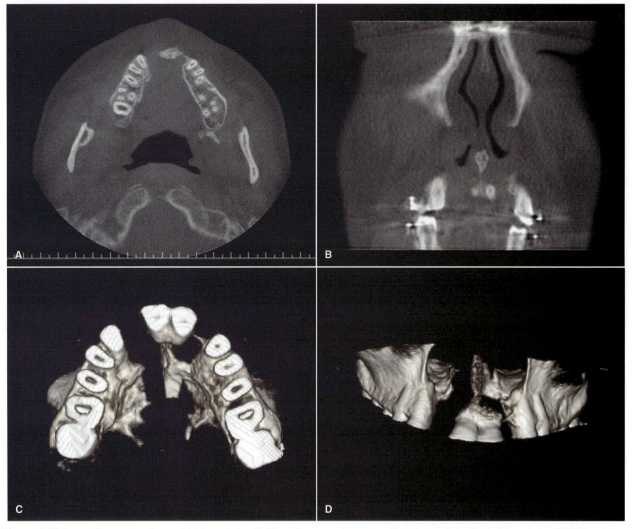

- **Figura 6.70** Em pacientes com fissura labial e palatina (**A-D**), as imagens de tomografia computadorizada de feixe cônico (TCFC) podem ser extremamente úteis na determinação do local e da extensão da fissura, do posicionamento dos dentes relacionados à fissura e do posicionamento e momento adequado para um enxerto ósseo alveolar, de modo que os dentes em erupção próximos ao local da fissura possam levar um novo osso com eles.

que o FOV gira para longe do plano AP do espaço. Atualmente, os esforços para definir os pontos para a sobreposição em 3D estão sendo bem-sucedidos, mas, na melhor das hipóteses, o seu uso para sobreposição ainda proporciona uma visão um tanto limitada das mudanças que ocorrem em um paciente.

Na análise cefalométrica, a sobreposição da base craniana fica na sela túrcica e na tríade do etmoide, geralmente orientada ao longo da linha SN. Em vez de sobrepor nos pontos, um método mais bem-sucedido para as imagens 3D é sobrepor na superfície da base craniana, usando um sistema com base em *voxels*. Embora esse método continue a usar áreas anatômicas estáveis, ele tenta combinar os *voxels*, e não os pontos ou as superfícies. Isso se provou eficaz na utilização da parte anterior da base craniana,[44] e a sobreposição baseada em *voxels* na sínfise mandibular foi introduzida recentemente.[45]

Isso amplifica o problema do excesso de informações para uma fácil compreensão. Mudanças em milhares de pontos agora podem ser avaliadas, mas milhares de medições representam muitos graus de magnitude. A solução é exibir as mudanças como mapas coloridos, mostrando a mudança em milhares de pontos conforme a intensidade da cor e a direção da mudança de acordo com a própria cor, como mostra a Figura 6.71.[46]

Nos capítulos anteriores sobre crescimento e desenvolvimento, foi introduzida a aplicação de mapas coloridos gerados de sobreposições em 3D para exibir as mudanças de crescimento. Agora você pode ver mapas coloridos com as mudanças produzidas pelo tratamento, que serão mostrados posteriormente neste livro e estão disponíveis na literatura ortodôntica. É evidente que, ao usar os mapas coloridos para avaliar as mudanças, os ortodontistas serão forçados a abandonar o antigo "jogo de números" cefalométricos com decisões baseadas em medidas específicas, e passarão a observar o padrão geral da mudança.

Um dos primeiros problemas com esse método foi que a diferença entre os pontos de superfície nas duas imagens foi determinada pelo emparelhamento dos pontos mais próximos nas duas imagens e não dos mesmos pontos nas duas imagens. Por exemplo, esse foi um problema quando as mudanças verticais também ocorreram, e os pontos diferentes se aproximaram uns dos outros por causa da nova orientação. Por esse motivo, as primeiras imagens criadas com essa tecnologia podem ter oferecido pontos comparáveis para melhores análises. Essa metodologia continuará a evoluir.

Como já indicamos anteriormente, o cérebro humano é um computador analógico, e para realmente compreender as informações digitais, é necessário fazer uma conversão mental digital para analógica. Os mapas coloridos tornam essa tarefa bem mais fácil.

Classificação ortodôntica

Tradicionalmente, a classificação tem sido uma ferramenta importante no diagnóstico e no planejamento do tratamento. Uma classificação ideal das condições ortodônticas seria resumir os dados do diagnóstico e sugerir o plano de tratamento. No nosso conceito de diagnóstico, a classificação pode ser vista como o resumo (ordenado) dos dados na lista de problemas do paciente (Figura 6.72).

Desenvolvimento de sistemas de classificação

A primeira classificação ortodôntica útil, e que ainda é importante nos dias atuais, foi a classificação de Angle, que divide a má oclusão em classes I, II e III. A base para a classificação de Angle era a relação entre os primeiros molares com o alinhamento (ou a falta dele) dos dentes relativos à linha de oclusão. Portanto, a classificação de Angle criou os quatro grupos seguintes:

Oclusão normal	Relação molar (classe I) normal, dentes na linha de oclusão
Má oclusão de Classe I	Relação molar (classe I) normal, dentes apinhados, girovertidos etc.
Má oclusão de Classe II	Molar inferior distal ao molar superior, relação dos outros dentes com a linha de oclusão não especificada
Má oclusão de Classe III	Molar inferior mesial ao molar superior, relação dos outros dentes com a linha de oclusão não especificada

O sistema de Angle foi um grande avanço, não apenas porque proporcionou uma forma ordenada de classificar a má oclusão, mas também porque pela primeira vez ofereceu uma definição simples sobre a oclusão normal e, portanto, uma forma de distinguir a oclusão normal da má oclusão.

Quase imediatamente, reconheceu-se que a classificação de Angle não estava completa porque não incluía algumas características importantes do problema do paciente. As deficiências no sistema original de Angle levaram a uma série de acréscimos informais na sua fase inicial. Martin Dewey, discípulo de Angle e que mais tarde tornaria seu rival, propôs uma série de subdivisões de classe I. Gradualmente, os números da classificação de Angle foram acrescidos para se referir às quatro características distintas, porém relacionadas: a

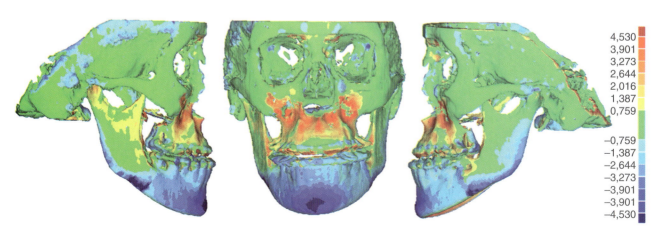

● **Figura 6.71** Mapa colorido representando as mudanças ocorridas entre a pré-cirurgia e a pós-cirurgia de um paciente que sofreu avanço maxilar e reposicionamento mandibular assimétrico para corrigir a má oclusão de classe III. A cor verde significa pouca ou nenhuma alteração; o gradiente de cores vermelha e azul exibe a quantidade e a direção da mudança. O vermelho indica movimentação para a frente (em direção ao observador na imagem central); quanto mais intenso o vermelho, maior a movimentação, com o máximo de 4,5 mm na escala (exibida no lado direito). O azul indica movimentação para trás (longe do observador na imagem central), com o azul mais escuro indicando 4,5 mm.

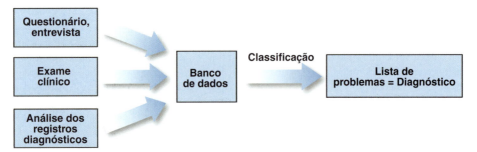

• **Figura 6.72** Conceitualmente, a classificação pode ser vista como forma ordenada de criar uma lista de problemas do paciente a partir do banco de dados.

classificação da má oclusão, como no plano original; a relação molar; a relação maxilomandibular esquelética; e o padrão de crescimento (Figura 6.73). Consequentemente, a relação maxilomandibular de classe II significava que a mandíbula estava posicionada distalmente em relação à maxila. Isso era geralmente associado a uma relação molar de classe II, mas que ocasionalmente poderia ocorrer com uma relação molar de classe I. Similarmente, um padrão de crescimento de classe II era definido como um crescimento no sentido para baixo e para trás da mandíbula, que tenderia a criar e manter as relações molares e maxilomandibulares de classe II. Os padrões de crescimento de classe I e classe III mostram crescimento mandibular equilibrado e desproporcional para a frente, respectivamente.

Nos anos 1960, Ackerman e Proffit formalizaram o sistema de acréscimos informais no método de Angle, identificando as cinco características principais da má oclusão que deveriam ser consideradas, e as descreveram de forma sistemática em uma classificação (Figura 6.74). A abordagem superou as principais falhas do esquema de Angle. Especificamente, (1) incorporou uma avaliação do apinhamento e da assimetria nas arcadas dentais e incluiu uma avaliação da protrusão dos incisivos, (2) reconheceu a relação entre a protrusão e o apinhamento, (3) incluiu os planos de espaço transversal, vertical e AP e (4) incorporou informações sobre as proporções esqueléticas maxilomandibulares no ponto adequado, ou seja, na descrição das relações em cada um dos planos de espaço. A experiência confirmou que se deve considerar um mínimo de cinco características em uma avaliação diagnóstica completa.

Embora os elementos do esquema Ackerman-Proffit, em geral, não estejam combinados exatamente como foram propostos originalmente, hoje em dia, a classificação com as cinco características principais é amplamente aplicada. Como outros aspectos do diagnóstico ortodôntico, a classificação é afetada por mudanças significativas que ocorreram recentemente, tais como o desenvolvimento da imagem em 3D e outros avanços tecnológicos na ortodontia. Entretanto, a mudança mais importante é a maior ênfase na avaliação das proporções dos tecidos moles faciais e da relação da dentição com lábios e bochechas, tanto no sorriso como em repouso.

As revisões recentes do esquema de classificação visam ampliá-lo para que se possam incluir esses novos aspectos do diagnóstico ortodôntico. Quarenta anos atrás, os ortodontistas, em sua maioria, se viam como reparadores de más oclusões corrigindo os dentes. Atualmente, a meta do tratamento leva em conta a aparência facial e dentária, assim como as relações dos dentes. Nos dias atuais, a avaliação da aparência dentofacial inclui um exame da face completa, considerando a exposição dos dentes anteriores em repouso e durante o sorriso, e avaliando os tecidos moles na visão oblíqua (três quartos), frontal e de perfil. Pouco mudou em relação à descrição do apinhamento ou do espaço dentro das arcadas dentais, mas ainda é exigida uma compreensão clara da linha de oclusão

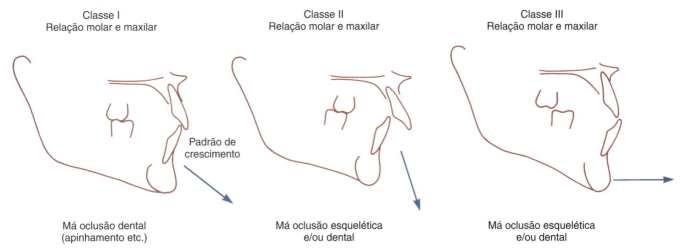

• **Figura 6.73** A classificação de Angle surgiu para descrever quatro aspectos diferentes que podem ser vistos no exame clínico, modelos dentários e/ou cefalogramas: o tipo de má oclusão, a relação molar, a relação maxilomandibular e o padrão de crescimento, como mostrado aqui esquematicamente. Embora a relação maxilomandibular e o padrão de crescimento se correlacionem com a relação molar, as correlações estão longe da perfeição. Não é incomum observar uma relação molar de classe I em um paciente com relação maxilomandibular de classe II, ou descobrir que um jovem com relação molar e maxilomandibular de classe I cresce com um padrão de classe III, que no final das contas irá provocar má oclusão de classe III.

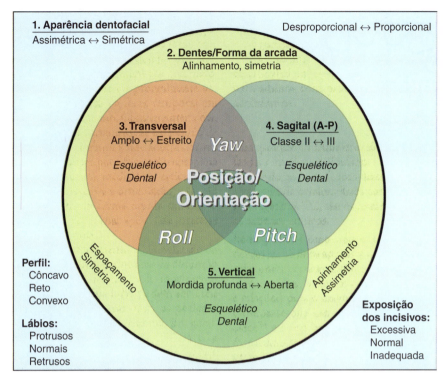

• **Figura 6.74** Ackerman e Proffit representaram as cinco características principais da má oclusão com um diagrama de Venn. A descrição sequencial das cinco características principais, não a sua representação gráfica, é a chave para este sistema de classificação, mas deve-se ter em mente a interação das relações dentárias e maxilomandibulares com a aparência facial. Observe que, para cada característica, os itens a serem avaliados estão listados dentro do quadro ou no círculo, com um espectro de problemas em potencial dentro da área representada por termos opostos (espaçamento ↔ apinhamento, simetria ↔ assimetria), e os itens que devem ser avaliados para a aparência dentofacial aparecem separados na parte inferior do campo. O círculo para cada plano do espaço representa não apenas a posição, mas também a orientação dos maxilares e dos dentes naquele plano do espaço, e as sobreposições entre os círculos representando os três planos de espaço estão rotuladas para a orientação do problema que esta interação poderia representar.

em relação aos objetivos do tratamento. O objetivo do tratamento não se limita mais em apenas corrigir a má oclusão, mas corrigi-la enquanto também se colocam a dentição e o esqueleto facial nas relações normais com os tecidos moles intraorais e faciais, o que significa que se torna necessária uma análise mais minuciosa dos detalhes dentofaciais.

Acréscimos ao sistema de classificação de cinco características

Dois aspectos em particular ajudam nessa análise mais minuciosa: (1) avaliar a orientação da *linha estética da dentição*, que está relacionada, mas é diferente da linha de oclusão funcional de Angle e (2) complementar a descrição tridimensional tradicional das relações faciais e dentárias com características rotacionais ao redor de cada plano de espaço. Consideram-se também os fatores descritos a seguir.

1. *Linha estética da dentição*. Há mais de um século, a linha de oclusão de Angle tem sido utilizada para caracterizar as posições dos dentes na arcada dentária e como referência para avaliar seu formato e simetria. O conceito de Angle era que se a linha de oclusão vestibular da arcada dentária mandibular coincidisse com a fossa central da arcada dental maxilar e com os dentes bem alinhados, isso resultaria em uma oclusão ideal. A linha de oclusão fica encoberta da visão quando os dentes superiores e inferiores estão em contato.

Na análise moderna, outra linha curva caracterizando a aparência da dentição é importante, aquela que é vista quando se avalia a exposição dos dentes anteriores (Figura 6.75). Essa linha, a linha estética da dentição, acompanha as bordas vestibulares dos dentes superiores anteriores e posteriores. A orientação dessa linha, como a orientação da cabeça e dos maxilares, é mais bem descrita quando os eixos rotacionais (*pitch*, *roll* e *yaw*) são acrescidos aos planos transverso, AP e vertical.

2. *Eixos rotacionais do plano sagital, transversal e vertical (pitch, roll e yaw) na descrição sistemática*. Um aspecto fundamental do nosso sistema de classificação anterior era o de incorporar a análise sistemática das relações esqueléticas e dentárias em todos os três planos do espaço, para que os desvios em qualquer direção pudessem ser incluídos na lista de problemas do paciente. Entretanto, uma descrição completa requer uma consideração tanto da translação (para a frente/para trás, para cima/para baixo, direita/esquerda) no espaço em 3D como da rotação sobre três eixos (eixos rotacionais dos planos sagital, transversal e vertical [*pitch*, *roll* e *yaw*] (Figura 6.76).[47] Isso é exatamente análogo com os termos necessários para descrever a posição de uma aeronave no espaço. A introdução dos eixos rotacionais na descrição sistemática dos traços dentofaciais ajuda a aprimorar de forma significativa a precisão da descrição e, portanto, facilitar o desenvolvimento da lista de problemas.

Os eixos rotacionais dos planos sagital, transversal e vertical (*pitch*, *roll* e *yaw*) da linha estética da dentição são uma forma particularmente útil de avaliar a relação dos dentes com os tecidos moles que os emolduram. Nesse prisma, uma rotação excessiva ascendente/descendente da dentição em relação a lábios e bochechas seria notada como alteração do eixo rotacional sagital – *pitch* (para cima ou para baixo, seja na região anterior ou posterior) (Figura 6.77). O *pitch* da dentição relativa aos tecidos moles faciais deve ser avaliado no exame clínico. O *pitch* da maxila, da

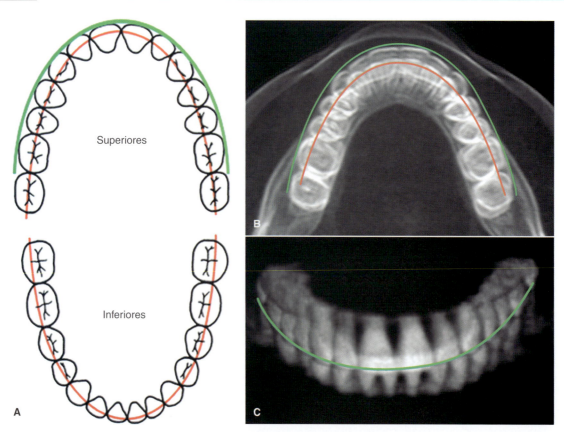

- **Figura 6.75 A.** A relação dos dentes na linha de oclusão de Angle *(vermelho)* por muito tempo tem servido como base para a análise da simetria da arcada dentária e apinhamento. A linha curva *(verde)* ao longo das bordas incisais e das pontas das cúspides dos dentes superiores, chamada linha estética da dentição, hoje é usada para incluir as relações labiodentais na avaliação do diagnóstico das posições dos dentes. **B.** Vista da TCFC submental-vórtex *in vivo* de um indivíduo com oclusão normal mostrando a dentição superior sobreposta na dentição inferior, como na situação real. Neste indivíduo, os dentes estão alinhados e posicionados de modo que a linha de oclusão está quase colocada de forma ideal em ambas as arcadas. Se um paciente apresentar uma assimetria caracterizada pela rotação da maxila, da mandíbula, da dentição (isoladamente ou em conjunto) ao redor do eixo vertical, isso poderá ser detectado nesta projeção radiográfica. A linha estética da dentição *(verde)* também pode ser vista nesta projeção, desenhada como em **A**. **C.** Um "bloco" transversal de uma imagem de TCFC pode ser manipulado na tela do computador ao redor de todos os três eixos rotacionais. Esta é simplesmente uma perspectiva diferente da imagem mostrada em **B**, na qual a linha estética da dentição é mostrada em sua relação com as bordas incisais e as pontas das cúspides dos dentes superiores.

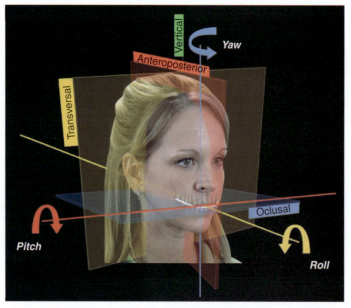

- **Figura 6.76** Além das relações nos planos transversais, anteroposteriores e verticais do espaço usado na análise tridimensional (3D) tradicional, as rotações ao redor dos eixos perpendiculares a esses planos também devem ser avaliadas. Estas rotações são o *pitch*, visto como desvios para cima e para baixo ao redor do eixo sagital; *roll*, visto como desvios para cima e para baixo ao redor do eixo transversal; e *yaw*, visto como desvios de esquerda-direita ao redor do eixo vertical. As rotações devem ser avaliadas para a maxila e a mandíbula e para a linha estética da dentição.

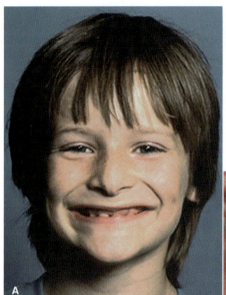
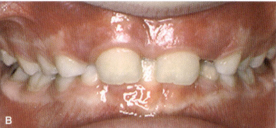
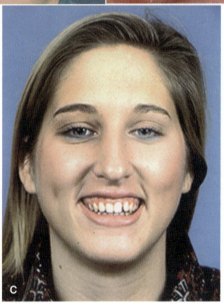

• **Figura 6.77** A relação vertical dos dentes com os lábios e as bochechas pode ser convenientemente descrita como translação descendente e ascendente sem alteração do eixo rotacional sagital (*pitch*) (o que é raro), com esta alteração para cima ou para baixo no sentido anterior e para cima e para baixo no sentido posterior. Compara-se a linha estética da dentição com a linha intercomissural. **A** e **B**. Alteração do eixo rotacional sagital descendente dos dentes anteriores, de modo que o lábio inferior quase cobre completamente a linha estética da dentição no sorriso. A sobremordida profunda anterior geralmente acompanha a alteração do eixo rotacional sagital deste tipo. **C**. Nesta garota, que não tem mordida aberta anterior apesar de seu padrão esquelético de face alongada, toda a dentição é transladada para baixo, mas a alteração do eixo rotacional sagital descendente no sentido posterior pode ser observada clinicamente. Veja que a linha estética da dentição inclina para baixo no sentido posterior em relação à linha intercomissural e que ocorre maior exposição da gengiva na região posterior do que na porção anterior.

mandíbula e dos dentes relacionados entre si e com o esqueleto facial também pode e deve ser observado clinicamente; no entanto, isso pode ser confirmado na radiografia cefalométrica como sendo a orientação dos planos palatal, oclusal e mandibular em relação à linha horizontal real (ver Figura 6.54).

A alteração do eixo rotacional transversal (*roll*), que é a analogia ao eixo de rolagem de uma aeronave, é descrita como uma rotação ascendente ou descendente em um lado ou no outro. No exame clínico, é importante relacionar a orientação transversal da dentição (a linha estética) com os tecidos moles faciais e com o esqueleto facial. A relação dos tecidos moles faciais é avaliada clinicamente usando a linha intercomissural como referência. Nem os modelos de gesso nem as fotografias usando um marcador no plano oclusal (plano de Fox)

conseguirão revelar isso. Ela pode ser vista com os lábios relaxados e de forma mais clara no sorriso, tanto nas vistas oblíquas como nas frontais (Figura 6.78; ver também a Figura 6.3). A relação com o esqueleto facial é obtida usando como referência a linha interocular. A aplicação do plano de Fox para marcar a inclinação do plano oclusal pode facilitar a visualização de como a dentição se relaciona com a linha interocular, mas, com o dispositivo no lugar, torna-se impossível ver como os dentes se relacionam com a linha intercomissural.

A rotação maxilomandibular ou da dentição para um lado ou para o outro, ao redor de um eixo vertical, produz uma discrepância esquelética ou na linha média dentária que é mais bem descrita como alteração do eixo rotacional vertical (*yaw*) (Figura 6.79). A alteração do eixo rotacional vertical da dentição relativa às bases ósseas, ou

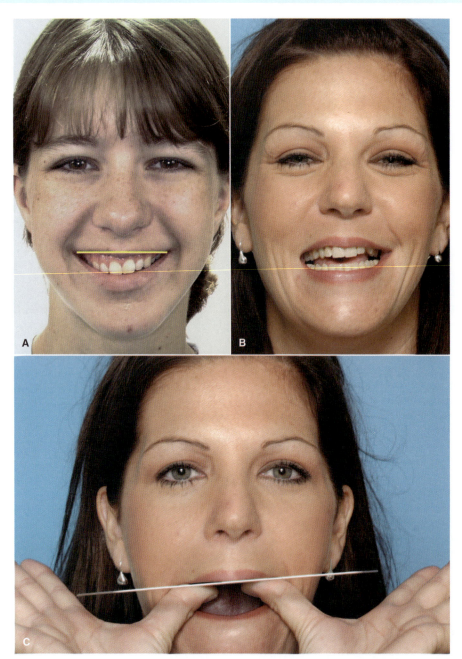

- **Figura 6.78** A alteração do eixo rotacional transversal (roll) descreve a posição vertical dos dentes quando esta é diferente nos lados direito e esquerdo. **A.** Uma alteração do eixo rotacional transversal descendente da dentição no lado direito em relação à linha intercomissural (amarela). Observe que os incisivos superiores inclinam para a esquerda. O queixo desloca para a esquerda, refletindo o crescimento mandibular assimétrico com o comprimento do corpo e do ramo mandibular no lado direito. A posição vertical dos ângulos goníacos pode ser confirmada com a palpação. Neste caso, há um componente esquelético relacionado com o roll. **B.** Alteração do eixo rotacional transversal da dentição para baixo no lado direito e levemente para cima na esquerda em relação à linha intercomissural. Não há deslocamento transversal do queixo, mas todo o lado direito da face é maior – observe que a linha interocular gira em oposição à linha estética da dentição. **C.** Um plano de Fox demonstra a orientação do plano oclusal em relação à linha intercomissural, mas a relação dos dentes com a linha intercomissural não pode ser observada quando ele estiver sendo empregado.

yaw da mandíbula ou da maxila, levando consigo a dentição, pode estar presente. O efeito do *yaw*, além dos desvios da linha média dentária e/ou esquelética, é uma relação molar unilateral de classe II ou classe III. A alteração do eixo rotacional vertical extrema é associada à mordida cruzada posterior assimétrica, vestibular de um lado e lingual do outro. O *yaw* foi excluído em todas as classificações anteriores, mas, ao caracterizar as assimetrias transversais dessa maneira, torna-se mais fácil descrever precisamente as relações.

Os desvios da linha média dentária podem ser apenas um reflexo do deslocamento dos incisivos causados pelo apinhamento.

Deve-se diferenciá-los de uma discrepância do eixo rotacional vertical na qual toda a arcada dental se encontra girada para um lado. Se houver uma real discrepância do eixo rotacional vertical, a próxima pergunta seria se o próprio maxilar está desviado, ou se há um desvio na dentição em relação ao maxilar. O desvio do eixo rotacional vertical da maxila é possível, mas raro; a assimetria da mandíbula, que em geral inclui o *yaw*, ocorre em 40% dos pacientes com crescimento mandibular deficiente ou excessivo,[48] e nesses pacientes é provável que a dentição esteja desviada em uma direção compensatória relativa à mandíbula. Tudo isso pode

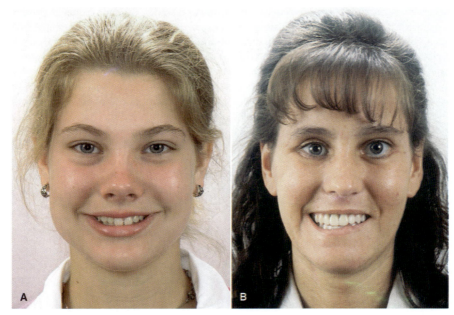

• **Figura 6.79 A.** A alteração do eixo rotacional vertical (*yaw*) da dentição superior para o lado esquerdo é aparente nesta garota, que também tem um leve *yaw* na mandíbula na mesma direção. Observe que a alteração do eixo rotacional vertical (*yaw*) da linha estética da dentição é maior que a *yaw* do queixo. Durante o seu exame clínico, será importante avaliar a relação da linha média da dentição mandibular com o queixo. Um *yaw* compensatório dos dentes inferiores para trás, no sentido da linha média esquelética, geralmente se apresenta em paciente com esse tipo de assimetria. **B.** *Yaw* grave na dentição maxilar para a direita desta mulher, que quase não apresenta *yaw* na mandíbula. Observe que ela também apresenta mais elevação da comissura direita no sorriso; portanto, em relação à linha comissural, ela tem um *roll* descendente na dentição da direita. Isso deve ser observado durante o exame clínico porque será importante para determinar se ela considera isso um problema.

ser detectado em um exame clínico minucioso, considerando que pode não ser visto claramente nos registros de diagnósticos típicos.

Apesar desses complementos à avaliação diagnóstica, os traços dentofaciais ainda podem ser delineados adequadamente por cinco características principais. Os itens adicionais que agora devem ser incluídos na avaliação diagnóstica e na classificação são mostrados no Boxe 6.2. Ao examinar as cinco características principais em sequência, pode-se encontrar uma forma conveniente de organizar as informações do diagnóstico para se assegurar de que nenhum ponto importante foi negligenciado.

Classificação por características da má oclusão

Passo 1: avaliação das proporções faciais e estética

O passo 1 é realizado durante o exame clínico inicial, ao mesmo tempo que a assimetria facial, as proporções faciais AP e verticais e as relações labiodentais (em repouso e no sorriso) são avaliadas. Isso também inclui avaliar se há uma inclinação na dentição (um giro para cima ou para baixo de um ou dos dois lados do plano oclusal). Isso só pode ser avaliado com relação à face.

Essa avaliação foi descrita anteriormente neste capítulo no contexto de considerações macro, mini e microestéticas. A inclusão de dados no esquema de classificação, usando os eixos de rotação em conjunto com os três planos de espaço tradicionais, foi descrita na seção anterior. Os resultados foram resumidos como achados positivos (problemas) desta parte do exame. Os achados clínicos podem ser verificados nas fotografias faciais e na radiografia cefalométrica lateral, que devem confirmar o julgamento clínico.

Passo 2: avaliação do alinhamento e da simetria nas arcadas dentais

O passo 2 é realizado examinando as arcadas dentais a partir da vista oclusal, avaliando primeiro a simetria em cada arcada dental

• **Boxe 6.2**   **Classificação pelas cinco características dos traços dentofaciais**

Aparência dentofacial
Proporções faciais frontal e oblíqua, simetria, exposição dos dentes anteriores, orientação da linha estética de oclusão, perfil

Alinhamento
Apinhamento/espaço, formato do arco, simetria, orientação da linha funcional de oclusão

Anteroposterior
Classificação de Angle, esquelética e dentária

Transversal
Mordidas cruzadas, esqueléticas e dentárias

Vertical
Profundidade da mordida, esquelética e dentária

e depois a quantidade de apinhamento ou espaço presente. A análise do espaço quantifica o apinhamento ou o espaço, mas esses números devem ser interpretados de acordo com outros achados na avaliação completa do paciente. Um ponto importante é a presença ou ausência de protrusão excessiva dos incisivos, que não pode ser avaliada sem o conhecimento da separação labial em repouso. Por esse motivo, as relações dentofaciais observadas no exame clínico inicial devem ser consideradas imediatamente junto com a relação dos dentes com a linha de oclusão.

Passo 3: avaliação no plano transversal do espaço

Nesta etapa, os modelos são trazidos à oclusão e as relações oclusais são examinadas, começando pelo plano transversal (mordida cruzada posterior) do espaço. Os objetivos são descrever de forma precisa a oclusão e distinguir as contribuições esqueléticas das dentárias à má oclusão. Agora, a avaliação é voltada principalmente às radiografias e aos modelos dentários, mas deve-se ter em mente que tanto os desvios do eixo rotacional transversal (*roll*) como do vertical (*yaw*) maxilomandibular e da dentição afetam as relações transversais dentofaciais. Esses fatores já devem ter sido observados no passo 1 da classificação e podem ser confirmados nesse passo.

A mordida cruzada posterior é descrita de acordo com a posição dos molares superiores (Figura 6.80). Portanto, uma mordida cruzada lingual (palatina) bilateral superior significa que os molares superiores se encontram na posição lingual em ambos os lados, ao passo que uma mordida cruzada vestibular unilateral inferior significa que os molares inferiores estão posicionados vestibularmente em um lado. Essa terminologia especifica quais dentes (superiores ou inferiores) estão deslocados de sua posição normal.

É importante também avaliar as relações esqueléticas subjacentes para responder à pergunta "Por que ocorreu esta mordida cruzada?", em relação à localização da anormalidade anatômica. Por exemplo, se há uma mordida cruzada palatina bilateral superior, o problema básico não é o fato de a própria maxila ser estreita, consequentemente proporcionando uma base esquelética para a mordida cruzada, ou a arcada dentária ter sido estreitada, apesar de uma largura esquelética estar correta?

A largura da base esquelética maxilar pode ser vista nos modelos pela largura da abóbada palatina. Se a base da abóbada palatina for larga, mas o processo dentoalveolar se curvar para dentro, a mordida cruzada é dentária, no sentido de que foi causada por uma distorção na arcada dentária. Se a abóbada palatina for estreita e os dentes maxilares se curvarem para fora, mas sem que configurem uma mordida cruzada, o problema é esquelético, no sentido de que resulta basicamente da largura estreita da maxila. Do mesmo modo que ocorrem compensações dentárias para superar uma deformidade esquelética nos planos AP e verticais do espaço, os dentes conseguem compensar os problemas esqueléticos transversais, inclinando-se vestibularmente ou lingualmente caso a base esquelética seja estreita ou larga, respectivamente.

O deslocamento transversal dos molares inferiores na mandíbula é raro; logo, a questão quanto à arcada inferior ser muito larga pode ser usada para responder se a mandíbula ou a maxila está prejudicada na mordida cruzada posterior ou, caso a resposta seja positiva, se implica o desenvolvimento mandibular esquelético. Dados relativos às larguras normais dos molares e dos caninos são mostrados na Tabela 6.12. Caso haja uma mordida cruzada e as medidas ao longo do arco mostrarem que a mandíbula é larga enquanto o arco superior é normal, isso significa uma possível discrepância mandibular esquelética.

Passo 4: avaliação no plano anteroposterior do espaço

O exame dos modelos de gesso em oclusão revelará qualquer problema AP na vista vestibular ou nas relações anteriores. De forma ampla, a classificação de Angle descreve muito bem esse aspecto.

É importante questionar se uma relação de meia classe II ou classe III nos dentes posteriores, ou trespasse horizontal excessivo ou trespasse horizontal negativo dos incisivos, é causada por uma discrepância maxilomandibular (esquelética), dentes deslocados em maxilares bem proporcionados (classe II ou III dentária), ou uma combinação de deslocamento esquelético e dentário. O crescimento maxilomandibular deficiente ou excessivo quase sempre provoca também uma discrepância oclusal, mas se a discrepância maxilomandibular for a causa, o problema deve ser descrito como classe II ou classe III *esquelética*. A terminologia significa simplesmente que a relação esquelética ou maxilomandibular é a causa da oclusão dentária de classe II. A distinção entre dental e esquelética é importante, porque o tratamento de uma relação esquelética de classe II em uma criança ou adulto será diferente do tratamento de um problema dental de classe II. A análise cefalométrica é necessária para assegurar a exatidão sobre a natureza do problema. O objetivo é avaliar de forma precisa a base anatômica responsável pela má oclusão (Figura 6.81).

Ocasionalmente, a oclusão molar é de classe II em um lado e de classe I no outro. Angle denominou isso como *subdivisão* direita ou esquerda de *classe II*, dependendo do lado em que a classe II se encontrava. Na classificação moderna, o rótulo de subdivisão raramente é útil, porque não descreve o verdadeiro problema. A relação molar assimétrica reflete tanto uma assimetria dentro de uma ou ambas as arcadas dentárias (tipicamente decorrente da perda do espaço quando um segundo molar decíduo foi perdido prematuramente) como uma discrepância do eixo rotacional vertical maxilomandibular ou da dentição. Elas devem ser distinguidas e já deveriam ter sido identificadas no primeiro ou no segundo passo do procedimento de classificação.

Passo 5: avaliação no plano vertical do espaço

Com os modelos em oclusão, os problemas verticais podem ser descritos como mordida aberta anterior (falha na sobreposição dos dentes incisivos), sobremordida anterior (sobreposição excessiva dos dentes anteriores) ou mordida aberta posterior (falha na oclusão dos dentes posteriores, unilateralmente ou bilateralmente). Como todos os aspectos da má oclusão, é importante questionar: "Por que ocorre a mordida aberta (ou outro problema)?". Considerando que os problemas verticais, especialmente a mordida aberta anterior, podem resultar de causas ambientais ou hábitos, a explicação neste caso apresenta dois componentes importantes: em que localização anatômica se encontra a discrepância e se é possível identificar uma causa.

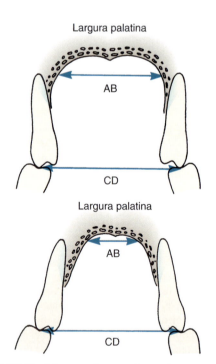

• **Figura 6.80** Mordida cruzada posterior pode ser tanto *dentária*, como no caso de um paciente com largura palatina adequada (*i. e.*, a distância *AB* é aproximadamente igual à distância *CD*), como *esquelética* por causa da largura palatina inadequada (*i. e.*, a distância *CD* é consideravelmente maior que a distância *AB*). Ao observar o palato, você consegue ver ambas as larguras dentária e esquelética no modelo de gesso.

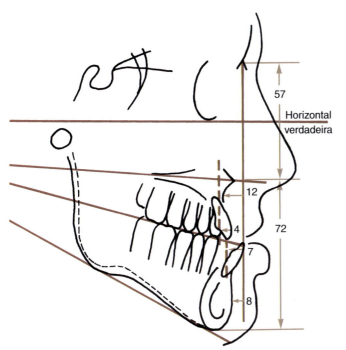

● **Figura 6.81** Análise cefalométrica combinando elementos das abordagens de medição apresentadas anteriormente. Uma descrição por escrito sobre os problemas deste paciente seria que a maxila é um tanto deficiente em relação à mandíbula e à base craniana, mas os dentes superiores estão razoavelmente bem em relação à maxila. A mandíbula está muito bem relacionada no plano AP do espaço com a base craniana, mas os dentes inferiores estão protrusos em relação à mandíbula. As proporções verticais são boas. Um resumo deste tipo, não uma tabela de medidas, é necessário para um diagnóstico adequado.

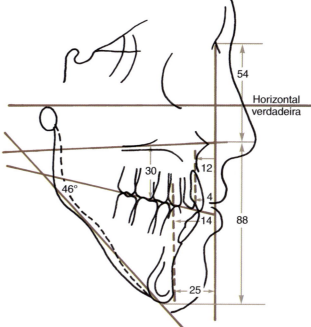

● **Figura 6.82** Análise cefalométrica de um paciente com problemas verticais graves. Observe que as linhas de Sassouni indicam claramente o padrão de mordida aberta esquelética e que as medidas confirmam as dimensões faciais anteriores e a deficiência mandibular grave relacionada à rotação para baixo e para trás da mandíbula. A medição da distância da cúspide mesial do primeiro molar superior com o plano palatino confirma que ocorreu uma erupção excessiva do molar superior.

É óbvio que se os dentes posteriores irromperem normalmente, mas os dentes anteriores não, haverá uma discrepância do eixo rotacional sagital na linha de oclusão e na linha estética da dentição. Isso resultará em dois problemas relacionados: uma mordida aberta anterior e uma exposição abaixo do normal dos dentes anteriores maxilares. O desvio do eixo rotacional sagital ascendente na posição anterior da dentição superior é possível, mas raramente é o principal motivo para que ocorra uma mordida aberta anterior. Em vez disso, os pacientes com mordida aberta anterior, em geral, têm pelo menos alguma erupção excessiva dos dentes posteriores maxilares. Se os dentes anteriores irromperem em uma quantidade normal, mas os dentes posteriores irromperem muito, a mordida aberta anterior será inevitável. Nesse caso, a relação dos dentes anteriores com os lábios será normal, mas haverá exposição excessiva dos dentes posteriores. A linha de oclusão e a linha estética da dentição, portanto, apresentarão o desvio do eixo rotacional sagital descendente na posição posterior.

Isso conduz a um conceito importante e, às vezes, difícil: em geral, um paciente com mordida aberta *esquelética* terá má oclusão que é caracterizada por erupção excessiva dos dentes posteriores, rotação decrescente da maxila e da mandíbula e erupção normal (ou até excessiva) dos dentes anteriores (Figura 6.82). Esse padrão facial e dentário geralmente é referido como "síndrome da face longa", e alguns pacientes com esse tipo de problema não apresentam mordida aberta anterior.

O contrário ocorre em uma face encurtada, com mordida profunda esquelética (Figura 6.83). Nessa circunstância, espera-se ver uma quantidade normal de erupção dos incisivos, mas com a rotação da maxila e da mandíbula na direção oposta e uma erupção insuficiente dos dentes posteriores. O componente esquelético é revelado pela rotação maxilomandibular, refletida nos ângulos dos planos palatino e mandibular. Se o ângulo entre os planos palatinos e mandibulares for baixo, haverá tendência à sobremordida esquelética (*i. e.*, uma relação maxilomandibular que predispõe a uma sobremordida anterior, independentemente se está presente). Do mesmo modo, se o ângulo palatinomandibular for alto, haverá tendência à mordida aberta esquelética.

É importante lembrar que se o ângulo do plano mandibular for excepcionalmente plano ou acentuado, corrigir a sobremordida profunda ou a mordida aberta resultante disso pode requerer uma alteração na posição vertical dos dentes posteriores, para que a mandíbula possa girar para uma inclinação mais normal. A análise cefalométrica é requerida para a avaliação de pacientes com problemas verticais esqueléticos, com o objetivo de descrever de forma precisa as relações esqueléticas e dentárias. Como os traçados presentes neste capítulo, a maioria das análises de medição é melhor na identificação dos problemas AP do que dos verticais.

Uma avaliação clínica cuidadosa da relação da dentição com os tecidos moles é também muito importante. As mordidas abertas e as sobremordidas podem resultar em quase qualquer combinação de componentes esqueléticos e dentários, e é provável que o problema inclua as relações dentolabiais inadequadas. É necessário que se faça uma análise cuidadosa para que a abordagem ao tratamento seja estética e estável.

Desenvolvimento de uma lista de problemas

Se os achados da descrição sistemática do paciente tiverem sido registrados (*i. e.*, se o procedimento previamente descrito tiver sido aplicado), automaticamente pode ser criada uma lista de problemas do paciente. O procedimento passo a passo foi desenvolvido para

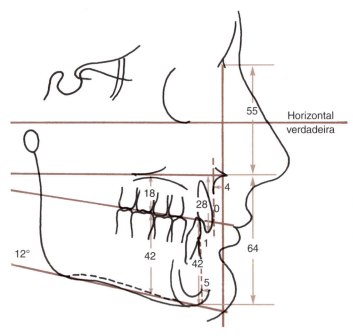

• **Figura 6.83** Análise cefalométrica de um paciente com dimensões verticais anteriores curtas. As medidas mostram erupção excessiva do molar inferior comparada com o molar superior e comprova o deslocamento distal do incisivo inferior em relação à mandíbula. Observe que os planos de Sassouni estão quase paralelos, confirmando a tendência de sobremordida esquelética.

assegurar que distinções importantes foram feitas e que nada foi negligenciado.

Em geral, a lista de problemas inclui dois tipos: (1) aqueles relacionados às doenças ou processos patológicos e (2) aqueles relacionados aos distúrbios do desenvolvimento que causaram a má oclusão do paciente (Figura 6.84). O conjunto de anormalidades de desenvolvimento relacionadas à má oclusão é a lista de problemas ortodônticos. Um problema de crescimento é isso (p. ex., deficiência mandibular), e não os achados que indicam sua presença (p. ex., mento discreto, convexidade facial aumentada e ângulo ANB aumentado são todos achados, e não problemas).

Para uma aplicação clínica eficiente do método, é importante agrupar os aspectos diferentes da mesma alteração em uma única área de problema principal, relacionada à classificação Ackerman-Proffit. Isso significa que é impossível que o paciente tenha mais do que cinco grandes problemas de desenvolvimento, embora vários subproblemas dentro de uma grande categoria possam ser bastante prováveis. Por exemplo, posição lingual dos incisivos laterais, posição vestibular dos caninos e rotação dos incisivos centrais são todos problemas, mas podem e devem ser agrupados em um problema geral de apinhamento/mau alinhamento dos incisivos. Do mesmo modo, a mordida aberta anterior, a rotação descendente na porção posterior da maxila e a rotação descendente na porção anterior da mandíbula e incompetência labial extrema são todos aspectos da mordida aberta esquelética. Quando possível, os problemas devem ser indicados de forma quantitativa ou, pelo menos, classificados como leves, moderados ou graves (p. ex., apinhamento dos incisivos inferiores de 5 mm, deficiência mandibular grave).

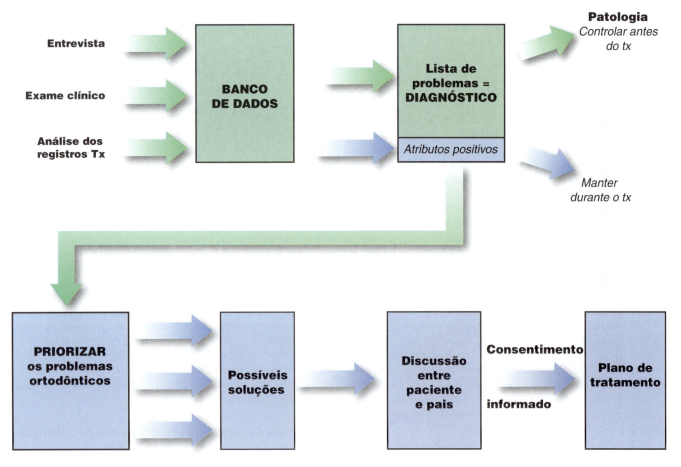

• **Figura 6.84** Como passo final no diagnóstico, os problemas do paciente relacionados à patologia devem ser separados dos problemas de desenvolvimento, para que a patologia possa ser controlada antes do início do tratamento ortodôntico. O primeiro passo no planejamento de tratamento é priorizar os problemas ortodônticos e a sequência do planejamento de tratamento a seguir (como descrito em mais detalhes no Capítulo 7).

CAPÍTULO 6   Diagnóstico Ortodôntico: a Abordagem Orientada ao Problema

Os registros diagnósticos iniciais de um paciente com problemas ortodônticos moderadamente graves, cujo motivo principal para o tratamento era melhorar a sua aparência dentária e facial, são mostrados nas Figuras 6.35, 6.39, 6.85 e 6.86, e os passos para o desenvolvimento de uma lista de problemas estão ilustrados nos Boxes 6.3 a 6.6. Históricos de diagnósticos similares para pacientes com problemas mais graves serão brevemente revistos nos Capítulos 19 e 20.

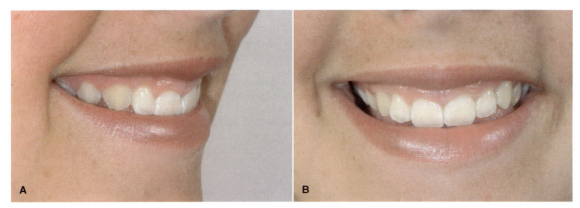

- **Figura 6.85 A e B.** Paciente F.P., 12 anos e 3 meses de idade. Vistas em *close-up* do sorriso podem ser peças valiosas para os registros de diagnóstico quando a aparência dentária e facial é uma consideração importante no desenvolvimento do plano de tratamento. Nesta paciente, as coroas clínicas curtas e quase nenhuma exposição da gengiva devem ser notadas na lista de problemas. Observe que a vista oblíqua do sorriso permite uma excelente visão dessas características.

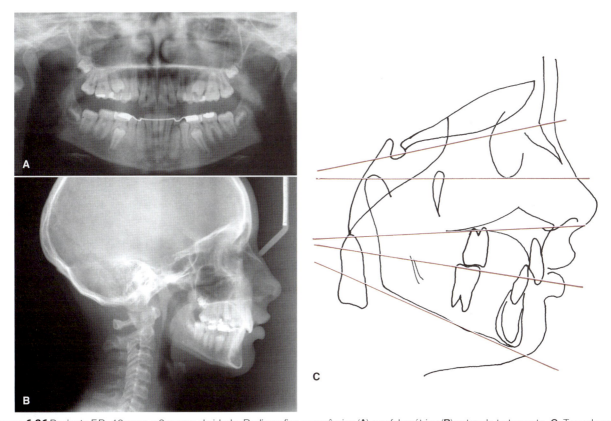

- **Figura 6.86** Paciente F.P., 12 anos e 3 meses de idade. Radiografias panorâmica (**A**) e cefalométrica (**B**) antes do tratamento. **C.** Traçado cefalométrico antes do tratamento. Para auxiliar na visualização das relações esqueléticas e dentárias, é recomendável desenhar este conjunto de linhas de referência horizontais e verticais e avaliar as relações relacionadas à linha horizontal real e perpendiculares. Observe que a deficiência mandibular é o maior fator para a má oclusão de classe II, e que sobremordida ocorre principalmente devido à erupção excessiva dos incisivos inferiores. Os incisivos superiores estão inclinados lingualmente, motivo pelo qual o trespasse horizontal não é excessivo, apesar da relação esquelética de classe II e da relação molar de classe II.

• Boxe 6.3 Paciente F.P.: dados da entrevista

Preocupação principal
"Não gosto do modo que meus dentes se ressaltam para fora e parecem feios."

Histórico médico, odontológico, social
- Hemangioma retirado da perna aos 4 anos de idade
- Sem medicação crônica
- Cuidado dental regular, sem restaurações
- Mora com os pais, bom progresso na escola, parece bem adaptada, sem grandes problemas sociais

Motivação
- Na maioria externa, a mãe deseja o tratamento para um problema que ela considera importante
- A paciente concorda que precisa de tratamento, terá de ser convencida de que isso requer sua cooperação

Expectativa
- Melhora geral na aparência, parece realista

Outras informações pertinentes
- Irmão mais velho tratado previamente com êxito; a mãe é muito incentivadora quanto ao tratamento ortodôntico, o pai bem menos

• Boxe 6.4 Paciente F.P.: dados do exame clínico

Proporções dentofaciais
- Terço inferior da face levemente curto
- Deficiência mandibular moderada
- Exposição inadequada dos incisivos superiores
- Incisivos maxilares mais largos do que altos: coroas dos incisivos maxilares curtas
- Assimetria facial e dentária moderada: leve *roll* para baixo na direita e *yaw* na esquerda não são graves o suficiente para serem vistos como um problema

Saúde dos tecidos duros e moles
- Área hipoplásica, primeiro pré-molar superior esquerdo
- Leve gengivite
- Crescimento excessivo moderado da gengiva, maxila anterior

Função maxilomandibular
- Abertura máxima de 45 mm
- Limite de movimento normal
- Sem ruídos na articulação
- Sem dor à palpação

• Boxe 6.5 Paciente F.P.: análise dos registros de diagnóstico[a]

1. Proporções faciais e estética
- Projeção deficiente do mento, deficiência mandibular
- Terço inferior da face levemente curto
- Incisivos maxilares inclinados lingualmente, coroas curtas

2. Alinhamento e simetria dentária
- Apinhamento moderado do incisivo superior
- Linha média dentária descentralizada, incisivo deslocado

3. Relações transversais
- Larguras dos arcos normais, sem mordida cruzada

4. Relações anteroposteriores
- Deficiência mandibular moderada
- Segmentos posteriores de classe II, trespasse horizontal mínimo

5. Relações verticais
- Sobremordida, erupção excessiva dos incisivos inferiores
- Face levemente curta

[a]Aplicando a classificação de Ackerman-Proffit para criar a lista inicial de problemas.

• Boxe 6.6 Paciente F.P.: Lista de problemas (diagnóstico)[a]

Problemas patológicos
- Gengivite leve, gengiva excessiva moderada
- Área hipoplásica pré-molar superior esquerda

Problemas de desenvolvimento
- Deficiência mandibular
- Incisivos maxilares inclinados lingualmente, coroas curtas
- Apinhamento moderado do incisivo superior
- Segmentos posteriores de classe II, trespasse horizontal mínimo
- Sobremordida, erupção excessiva dos incisivos inferiores

[a]Na ordem que eles apareceram na sequência da avaliação.

Com a lista de problemas concluída, a fase do diagnóstico e do planejamento do tratamento está completa; em seguida, inicia-se o processo mais subjetivo do plano de tratamento. Uma avaliação de diagnóstico minuciosa significa que todos os problemas foram identificados e caracterizados nesta etapa, sem que nada de importante seja omitido. Os passos no planejamento do tratamento e no resultado do tratamento para o paciente descrito anteriormente são apresentados no final do Capítulo 7, nos Boxes 7.1 a 7.7 e nas Figuras 7.23 a 7.28.

Referências bibliográficas

1. Cericato GO, Bittencourt MA, Paranhos LR. Validity of the assessment method of skeletal maturation by cervical vertebrae: a systematic review and meta-analysis. *Dentomaxillofac Radiol.* 2015;44:201-2014.

2. Deicke M. Pancherz H. Is radius-union an indicator for completed facial growth? *Angle Orthod.* 2005;75:295-299.

3. Neelapu BC, Kharbanda OP, Sardana HK, *et al.* Craniofacial and upper airway morphology in adult obstructive sleep apnea patients: a systematic review and meta-analysis of cephalometric studies. *Sleep Med Rev.* 2016;37:618-626.

4. Bratton DJ, Gaisl T, Schlatz C, Kohler M. Comparison of the effects of continuous positive airway pressure and mandibular advancement devices on sleepiness in patients with obstructive sleep apnoea: a network meta-analysis. *Laryngoscope.* 2016;126:507-514.

5. Okeson JP. *Management of Temporomandibular Disorders and Occlusion.* 7th ed. St. Louis: Mosby-Elsevier; 2013.

6. Richards MR, Fields HW, Beck FM, Firestone AR, Bernhardt-Walther D, Rosenstiel SF, Sacksteder JM. The contribution of dental attractiveness and female facial attractiveness to smile esthetics evaluated by eye tracking. *Am J Orthod Dentofacial Orthop.* 2015;147:472-482.

7. Baker RS, Fields HW, Johnson EK, et al The contribution of dental attractiveness and male facial attractiveness to smile esthetics evaluated by eye tracking. *Am J Orthod Dentofacial Orthop.* 2018;153:523-533.

8. Shaw WC. The influence of children's dentofacial appearance on their social attractiveness as judged by peers and lay adults. *Am J Orthod.* 1981;79:399-415.

9. Shaw WC, Rees MD, Charles CR. The influence of dentofacial appearance on the social attractiveness of young adults. *Am J Orthod*. 1985;87:21-26.

10. Rossion B, Hanseeuw B, Dricot L. Defining face perception areas in the human brain: a large scale factorial fMRI face localizer analysis. *Brain Cogn*. 2012;79:138-157.

11. Farkas LG. *Anthropometry of the Head and Face in Medicine*. 2nd ed. New York: Raven Press; 1994.

12. Berneburg M, Dietz K, Niederle C, *et al*. Changes in esthetic standards since 1940. *Am J Orthod Dentofac Orthop*. 2010; 137:450.e1-450.e9, discussion 450-451.

13. Kokich VO Jr, Kiyak HA, Shapiro PA. Comparing the perception of dentists and lay people to altered dental esthetics. *J Esthet Dent*. 1999;11:311-324.

14. Chang C, Springer NC, Fields HW, *et al*. Smile esthetics from patients' perspective for faces of varying attractiveness. *Am J Orthod Dentofac Orthop*. 2011;140:e171-e180.

15. Dickens ST, Sarver DM, Proffit WR. Changes in frontal soft tissue dimensions of the lower face by age and gender. *World J Orthod*. 2002;3:313-320.

16. Parekh S, Fields HJ, Rosenstiel S, *et al*. Attractiveness of variations in the smile arc and buccal corridor space as judged by orthodontists and laymen. *Angle Orthod*. 2006;76:612-618.

17. Sharma N, Rosenstiel SR, Fields HW, *et al*. Layperson's esthetics and smile characterization between Caucasian and Indian populations. *J Prosthetic Dent*. 2012;107:327-335.

18. McLeod C, Fields HW, Hechter F, *et al*. Esthetics and smile characteristics evaluated by laypersons: a comparison of Canadian and US data. *Angle Orthod*. 2011;81:198-205.

19. Rischen RJ, Breuning KH, Bronkhorst EM, Kuijpers-Jagtman AM. Records needed for orthodontic diagnosis and treatment planning: a systematic review. *PLoS ONE*. 2013;8(11):e74186.

20. Hollender AM, Anderson Q, Kartha K, *et al*. Research diagnostic criteria for temporomandibular disorders (RDC/TMD): development of image analysis criteria and examiner reliability for image analysis. *Oral Surg Oral Med Oral Pathol Oral Radiol Endod*. 2009;107: 844-860.

21. Stevens DR, Flores-Mir C, Nebbe B, *et al*. Validity, reliability, and reproducibility of plaster vs digital study models: comparison of peer assessment rating and Bolton analysis and their constituent measurements. *Am J Orthod Dentofacial Orthop*. 2006;129:794-803.

22. Grauer D, Cevidanes LH, Tyndall D, *et al*. Registration of orthodontic digital models. In: McNamara JA Jr, Hatch N, Kapila SD, eds. *Effective and Efficient Orthodontic Tooth Movement. Monograph 48, Craniofacial Growth Series*. Ann Arbor, MI: University of Michigan, Department of Orthodontics and Pediatric Dentistry and Center for Human Growth and Development; 2011.

23. Kwon TG, Choi JW, Kyung HM, Park HS. Accuracy of maxillary repositioning in two-jaw surgery with conventional articulator model surgery versus virtual model surgery. *Int J Oral Maxillofac Surg*. 2014;732-738.

24. Atchison KA, Luke LS, White SC. An algorithm for ordering pretreatment orthodontic radiographs. *Am J Orthod Dentofacial Orthop*. 1992;102:29-44.

25. Bolton WA. Disharmony in tooth size and its relation to the analysis and treatment of malocclusion. *Angle Orthod*. 1958;28:113-130.

26. Kantor ML, Norton LA. Normal radiographic anatomy and common anomalies seen in cephalometric films. *Am J Orthod Dentofac Orthop*. 1987;91:414-426.

27. Riolo ML, *et al*. *An Atlas of Craniofacial Growth, Monograph 2, Craniofacial Growth Series*. Ann Arbor, MI: University of Michigan, Center for Human Growth and Development; 1974.

28. Popovich F, Thompson GW. Craniofacial templates for orthodontic case analysis. *Am J Orthod*. 1977;71:406-420.

29. Broadbent BH Sr, Broadbent BH Jr, Golden WH. *Bolton Standards of Dentofacial Developmental Growth*. St. Louis: Mosby; 1975.

30. Jacobson A, Jacobson RL. *Radiographic Cephalometry: From Basics to 3-D Imaging*. Chicago: Quintessence; 2006.

31. Lundstrom A, Lundstrom F, Lebret LM, et al. Natural head position and natural head orientation: basic considerations in cephalometric analysis. *Eur J Orthod*. 1995;17:111-120.

32. Steiner CC. Cephalometries in clinical practice. *Angle Orthod*. 1959;29:8-29.

33. Riedel RA. An analysis of dentofacial relationships. *Am J Orthod*. 1957;43:103-119.

34. Sassouni V. A classification of skeletal facial types. *Am J Orthod*. 1969;55:109-123.

35. Harvold EP. *The Activator in Interceptive Orthodontics*. St. Louis: CV Mosby; 1974.

36. Jacobson A. The "Wits" appraisal of jaw disharmony. *Am J Orthod*. 1975;67:125-131.

37. McNamara JA. A method of cephalometric evaluation. *Am J Orthod*. 1984;86:449-469.

38. Enlow DH, Kuroda T, Lewis AB. The morphologic and morphogenetic basis for craniofacial form and pattern. *Angle Orthod*. 1972;41:161-188.

39. Franchi L, Baccetti T, McNamara JA Jr. Cephalometric floating norms for North American adults. *Angle Orthod*. 1998;68:497-502.

40. Alqerban A, Jacobs R, Fieuws S, Willems G. Comparison of two cone beam computed tomographic systems versus panoramic imaging for localization of impacted maxillary canines and detection of root resorption. *Eur J Orthod*. 2011;33:93-102.

41. Proffit WR, White RP Jr, Sarver DM. *Contemporary Treatment of Dentofacial Deformity*. St Louis: Mosby; 2003.

42. Hanson J, Hennekam RCM, Allanson JE. *Gorlin's Syndromes of the Head and Neck*. 5th ed. New York: Oxford University Press; 2010.

43. Grauer D, Cevidanes LS, Styner MA, *et al*. Accuracy and landmark error calculation using CBCT-generated cephalograms. *Angle Orthod*. 2010;80:286-294.

44. Weissheimer A, Menezes LM, Koerich L, *et al*. Fast three-dimensional superimposition of cone beam computed tomography for orthopaedics and orthognathic surgery evaluation. *Int J Oral Maxillofac Surg*. 2015;44:1188-1196.

45. Koerich L, Weissheimer A, de Menezes LM, Lindauer SJ. Rapid 3D mandibular superimposition for growing patients. *Angle Orthod*. 2017;87:473-479.

46. Cevidanes LH, Bailey LJ, Tucker SF, *et al*. Three-dimensional cone-beam computed tomography for assessment of mandibular changes after orthognathic surgery. *Am J Orthod Dentofac Orthop*. 2007;131:44-50.

47. Ackerman J, Proffit WR, Sarver DM, *et al*. Pitch, roll and yaw: describing the spatial orientation of dentofacial traits. *Am J Orthod Dentofac Orthop*. 2007;131:305-310.

48. Severt TR, Proffit WR. The prevalence of facial asymmetry in the dentofacial deformities population at the University of North Carolina. *Int J Adult Orthod Orthogn Surg*. 1997;12:171-176.

7

Plano de Tratamento Ortodôntico: da Lista de Problemas ao Plano Específico

VISÃO GERAL DO CAPÍTULO

Conceitos e objetivos do plano de tratamento, 200

Principais questões no plano de tratamento, 200
Opinião do paciente, 200
Previsibilidade e complexidade do tratamento, 201

Possibilidades de tratamento, 201
Apinhamento dentário: expandir ou extrair?, 201
Problemas esqueléticos: considerações macroestéticas, 205
Considerações de miniestética: melhora da estrutura do sorriso, 208
Considerações microestéticas: valorização da aparência dos dentes, 210
Interação entre o ortodontista e o dentista restaurador, 212
Remodelação dos contornos gengivais: aplicações de *laser* em tecidos moles, 213

Plano de tratamento ortodôntico corretivo, 214
Etapas do plano de tratamento corretivo, 214
Problemas de desenvolvimento *versus* problemas patológicos, 215
Definindo prioridades para a lista de problemas ortodônticos, 215
Fatores na avaliação das possibilidades de tratamento, 216
Consentimento informado: paternalismo *versus* autonomia, 220
O plano detalhado: especificação dos procedimentos do tratamento, 222

Plano de tratamento em circunstâncias especiais, 222
Problemas de doenças dentárias, 222
Problemas de doenças sistêmicas, 222
Lesões maxilares, 225
Hipertrofia hemimandibular, 230
Apneia do sono, 230
Fissura labial e palatina, 232

Conceitos e objetivos do plano de tratamento

O diagnóstico ortodôntico está completo quando é desenvolvida uma lista de problemas do paciente e são separados os problemas de desenvolvimento dos patológicos. Nesse ponto, o objetivo no plano de tratamento é projetar a estratégia pela qual um clínico criterioso e prudente, seguindo o melhor julgamento, poderia direcionar os problemas, maximizando os benefícios para o paciente e minimizando custos e riscos.

É importante observar o objetivo do tratamento desse modo. Caso contrário, é provável que seja dada ênfase inadequada em algum aspecto do caso, se o tratamento proposto for médico, dentário ou apenas ortodôntico. Por exemplo, considere um paciente que procura a ortodontia porque está preocupado com os incisivos inferiores levemente apinhados. Para esse paciente, controlar a doença periodontal pode ser mais benéfico do que alinhar os dentes, o que poderia requerer a contenção permanente; isso deve ser enfatizado quando o plano de tratamento é discutido com o paciente, mesmo que ele tenha procurado inicialmente apenas o tratamento ortodôntico. Qualquer plano de tratamento deve ser desenvolvido em colaboração com o paciente, a fim de que seja realizado de modo equilibrado e com o melhor resultado para esse indivíduo.

Quando um grupo de dentistas e especialistas se reúne para planejar o tratamento de um paciente com problemas complexos, muitas vezes dirige aos ortodontistas questões do tipo "Você poderia retrair os incisivos o suficiente para corrigir a má oclusão?", ou "Você poderia obter um guia incisal para esse paciente?". Para uma pergunta como "Você poderia…?", a resposta muitas vezes é sim, o que compromete indefinidamente o tratamento. A pergunta mais apropriada não é "Você poderia….?", e sim "Você deveria….?" ou "Seria melhor para o paciente…?". As análises de custo-benefício e de risco-benefício (Figura 7.1) são introduzidas apropriadamente quando a questão é refeita desse modo.

Um plano de tratamento em ortodontia, como em qualquer outra área, pode não ser muito eficiente se não tirar total vantagem das possibilidades, ou se for muito ambicioso. Existe sempre a tentação de ir diretamente às conclusões e dar seguimento a um plano óbvio de forma superficial, sem considerar todos os fatores pertinentes. A abordagem do plano de tratamento defendida aqui é designada especificamente para evitar tanto as oportunidades não observadas (o subtratamento, ou falso-negativo) como o tratamento excessivo (o supertratamento, ou falso-positivo), envolvendo adequadamente o paciente no plano.

Antes de entrarmos nos pormenores das etapas do processo de criação da lista de problemas ao plano de tratamento final, as quais estão especificadas na Figura 7.1, examinaremos alguns conceitos importantes que estão subordinados ao plano de tratamento ortodôntico de forma mais generalizada.

Principais questões no plano de tratamento

Opinião do paciente

O plano de tratamento moderno deve ser um processo interativo. O profissional não decide mais de forma isolada, de modo paternalista, o que é melhor para o paciente. Tanto em relação à ética como à prática, os pacientes e pais devem estar envolvidos no processo

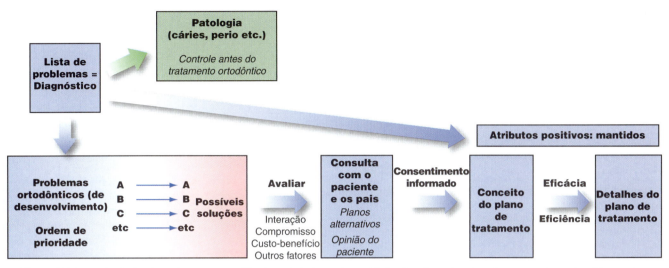

● **Figura 7.1** A sequência do plano de tratamento. No plano de tratamento, o objetivo é o discernimento, não necessariamente o julgamento ou a verdade científica. A interação com o paciente e os pais, de forma que eles estejam envolvidos nas decisões que levam ao plano final e compreendam os custos e o risco em relação aos benefícios, é a chave para o consentimento informado. Observe a distinção entre o plano conceitual que contém os objetivos e os métodos do tratamento e tem como base a consulta com o paciente e os pais, e o plano detalhado que o ortodontista desenvolve para especificar os procedimentos do tratamento, incluindo sua sequência e duração.

de tomada de decisão. Eticamente, os pacientes têm o direito de controlar o que lhes acontece no tratamento – o tratamento é feito para eles, e não neles. Na prática, é bem provável que a participação do paciente se torne uma questão crítica quanto ao êxito ou fracasso do tratamento, e não há motivo para escolher um modo de tratamento com que o paciente não concordaria. O consentimento informado, na sua forma moderna, exige o envolvimento do paciente no processo de planejamento do tratamento. Isso é enfatizado nos procedimentos de apresentação das recomendações do tratamento, especificados a seguir.

Previsibilidade e complexidade do tratamento

Se existem diversos métodos de tratamento disponíveis, o que normalmente ocorre, qual deve ser escolhido? O acúmulo gradual de dados científicos vem permitindo que as escolhas sejam baseadas em evidências de resultados, em vez de relatórios práticos e afirmações que defendem determinadas abordagens. Este capítulo, como todos os outros deste livro, foi significativamente atualizado com informações que não estavam disponíveis quando a edição anterior foi escrita. O modo como julgar os novos dados e avaliar a qualidade das evidências para as decisões clínicas foi enfatizado no Capítulo 1.

A complexidade do tratamento proposto influencia o plano de tratamento, especialmente na determinação do futuro paciente. Este capítulo abordará o tratamento ortodôntico corretivo. Na ortodontia, como em todas as áreas da odontologia, faz sentido selecionar os casos menos complexos para tratamento com o clínico geral, enquanto os casos mais complexos devem ser encaminhados para um especialista. Na clínica geral, uma questão importante é como selecionar racionalmente os pacientes para tratamento ou para encaminhamento. No Capítulo 11 será apresentado um esquema formal de separação de pacientes infantis mais adequados para o tratamento ortodôntico pelo clínico geral daqueles que requereriam um tratamento complexo, e um esquema semelhante para adultos será mostrado no Capítulo 19.

Possibilidades de tratamento

Como motivo adicional para o plano de tratamento corretivo, é importante considerar dois aspectos controversos do plano de tratamento ortodôntico atual: até que ponto é indicada a expansão *versus* a extração da arcada como solução para o apinhamento dentário, e até que ponto deve ser considerada a modificação de crescimento *versus* a extração com camuflagem, ou cirurgia ortognática, como solução para problemas esqueléticos.

Apinhamento dentário: expandir ou extrair?

Desde o início da especialidade, os ortodontistas discutem os limites de expansão das arcadas dentárias, e se as vantagens de extração de alguns dentes, para fornecer espaços para outros, excederiam as desvantagens. Com a extração, há a desvantagem da perda de um ou mais dentes; o resultado pode ser mais estável, e isso é uma vantagem; e pode haver efeitos positivos ou negativos na estética facial. Na realidade, para qualquer paciente individualmente, a decisão é um julgamento de valores. Não é apenas adequado, mas é necessário discutir os prós e contras com o paciente e pais antes da tomada de decisão para os procedimentos de expansão ou extração.

Em uma visão contemporânea racional, a maioria dos pacientes ortodônticos pode e deve ser tratada sem a remoção de dentes; no entanto, para alguns, é necessária a extração para compensar o apinhamento e/ou a protrusão dos incisivos que afeta a estética facial. Para outros, a extração é necessária para camuflar uma discrepância dos maxilares. A quantidade desses pacientes varia dependendo da população que está sendo tratada. Consideremos primeiro o apinhamento e o desalinhamento. Nessas situações, a estética facial e dentária, a estabilidade pós-tratamento e a oclusão dental são as considerações principais.

Considerações estéticas

Se os principais fatores nas decisões de extração são estabilidade e estética, é conveniente revisar os dados existentes que relacionem esses fatores à expansão e extração. Passaremos a considerar em primeiro lugar a estética. A conexão conceitual entre expansão/extração e estética está ilustrada na Figura 7.2. Estando todas as outras partes iguais, a expansão das arcadas provoca maior saliência dos dentes, enquanto a extração tende a reduzir a projeção dos dentes. A estética facial pode tornar-se inaceitável tanto no lado muito protruso como no lado muito retruso.

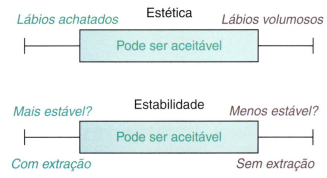

• **Figura 7.2** A expansão das arcadas dentárias tende a tornar os dentes mais salientes, e a extração pode torná-los menos salientes. A escolha entre tratamento com extração e sem extração (expansão) é uma decisão estética crítica para alguns pacientes que apresentam inicialmente os extremos de retrusão ou protrusão dos incisivos; contudo, considerando que existe uma faixa aceitável de protrusão, muitos, se não a maioria, podem ser tratados com estética satisfatória de ambas as maneiras. Isso é especialmente relevante se a expansão for tratada de modo a não provocar muita protrusão dos incisivos ou o fechamento do espaço após a extração ser controlada, de modo a não provocar muita retração dos incisivos. De maneira semelhante, a expansão tende a tornar as arcadas menos estáveis e a extração favorece a estabilidade, mas a decisão de extração/não extração provavelmente é um fator crítico na estabilidade, de maneira mais ampla para os pacientes que apresentam os extremos de protrusão-retrusão. Não existem dados para demonstrar a porcentagem de pacientes que podem ser tratados satisfatoriamente com extração ou expansão da arcada dental *versus* o número daqueles para os quais a decisão de extração/não extração é crítica para determinar um resultado satisfatório.

Em que ponto os incisivos foram movidos muito para a frente de modo que a aparência facial ficou comprometida? Pode-se encontrar a resposta nas relações dos tecidos moles, e não nas relações dos tecidos duros: quando a protrusão dos incisivos provoca uma separação labial excessiva em repouso, de modo que o paciente precisa apertar os lábios para mantê-los unidos, os dentes estão muito protrusos, e retrair os incisivos melhora a aparência facial (Figura 7.3). Observe que isso tem pouco destaque no que diz respeito à saliência dos dentes em relação ao osso de sustentação, conforme observado em uma vista de perfil. Um indivíduo com os lábios cheios e grossos parece bonito com a saliência dos incisivos, o que não seria aceitável em alguém com os lábios finos e apertados. Não podemos simplesmente determinar o limite estético de expansão a partir das relações osso-dente em uma radiografia cefalométrica.

Até que ponto os incisivos estão retraídos de modo a afetar adversamente a estética facial? Isso também depende amplamente dos tecidos moles. O tamanho do nariz e do mento apresenta um profundo efeito em relação à proeminência labial. Para um paciente com um nariz muito grande e/ou um mento muito grande, se as opções forem tratar sem extração e mover os incisivos para a frente, ou retrair ou extrair esses incisivos pelo menos um pouco, a movimentação dos incisivos para a frente é mais indicada, considerando que esse procedimento não separará muito os lábios. Os incisivos superiores ficam muito lingualizados se o lábio superior se inclinar para trás – ele deve estar levemente para a frente a partir de sua base no ponto A dos tecidos moles (Figura 7.4A). Para uma melhor estética, o lábio inferior deve estar ao menos tão proeminente quanto o mento (Figura 7.4B). As variações na morfologia do mento podem colocar a relação mento e incisivos fora de controle apenas da ortodontia, e nesse caso, talvez, deva ser considerada a cirurgia da região do mento

(ver as seções neste capítulo sobre a camuflagem de classe II e a maximização das mudanças estéticas no tratamento; ver também Capítulo 20).

Considerações de estabilidade

Quanto podem ser expandidas as arcadas para obtenção de resultados estáveis? A arcada inferior é mais rígida do que a superior e, desse modo, suas limitações para a expansão estável podem ser um pouco menores do que a arcada superior. Os parâmetros atuais para os limites de expansão da arcada inferior, reconhecidamente baseados em dados muito limitados, são apresentados na Figura 7.5. A limitação de 2 mm do movimento para a frente dos incisivos inferiores certamente está sujeita a uma variação individual considerável, mas faz sentido observando-se que a pressão labial aumenta exatamente 2 mm para fora do espaço normalmente ocupado pelo lábio (ver Capítulo 5). Se a pressão labial for o fator limitante no movimento para a frente, o que provavelmente ocorre, a posição inicial dos incisivos relativa ao lábio poderá ser um parâmetro na quantificação do movimento tolerável. Isso sugere, e a observação clínica parece confirmar (novamente, dados limitados!), que os incisivos inclinados para lingual, longe do lábio, podem ser movidos mais para a frente do que os incisivos verticalizados. Os incisivos inclinados para vestibular e apinhados provavelmente se assemelham à titulação final em uma reação química, considerando que já se tornaram tão protrusos quanto a musculatura poderia permitir. Qualquer movimentação adicional desses incisivos para a frente acarreta grande risco de instabilidade (ver Figura 7.2).

Existe também uma limitação de tecidos moles, especialmente nos incisivos inferiores, no que se refere à distância em que podem ser movidos vestibularmente. A fenestração do osso alveolar e a exposição da gengiva tornam-se muito acentuadas, considerando que os incisivos estão em posicionamento avançado. A quantidade de gengiva queratinizada apresenta uma variabilidade crítica. Embora a correção da exposição da gengiva após a sua ocorrência seja possível (Figura 7.6), a consulta de pré-tratamento com um periodontista muitas vezes é aconselhável, e, dependendo da quantidade e do direcionamento da movimentação dentária planejada, colocar um enxerto gengival antes do início do tratamento ortodôntico pode ser a melhor opção para esses pacientes.

A Figura 7.5 sugere que há mais oportunidade para expandir no plano transversal do que no plano anteroposterior – porém, somente distal aos caninos. Diversos relatos mostram que a expansão transversal dos caninos quase nunca é estável, especialmente na arcada inferior. Na realidade, as dimensões intercaninos diminuem geralmente quando os pacientes amadurecem, independentemente da realização ou não de tratamento ortodôntico, provavelmente devido às pressões labiais nos cantos da boca. A expansão através dos pré-molares e molares apresenta maior probabilidade de ser mantida, presumivelmente em virtude das pressões relativamente baixas das bochechas.

Uma abordagem para a expansão da arcada é a expansão da arcada superior pela abertura da sutura palatina mediana (Figura 7.7). Se a base maxilar for estreita, esse é o tratamento adequado (ver adiante a discussão sobre a deficiência maxilar transversa). Alguns clínicos preconizam (sem evidências de apoio) que expandir amplamente a arcada superior pela abertura da sutura, produzindo temporariamente uma mordida cruzada vestibular, permite maior expansão da arcada inferior. Se o fator limitante for a pressão jugal, parece não ser provável que o método de expansão faça alguma diferença. A expansão excessiva acarreta o risco de fenestração das raízes dos molares e dos pré-molares através do osso alveolar. Há maior risco de fenestração além de 3 mm de movimentação dentária transversa.[1]

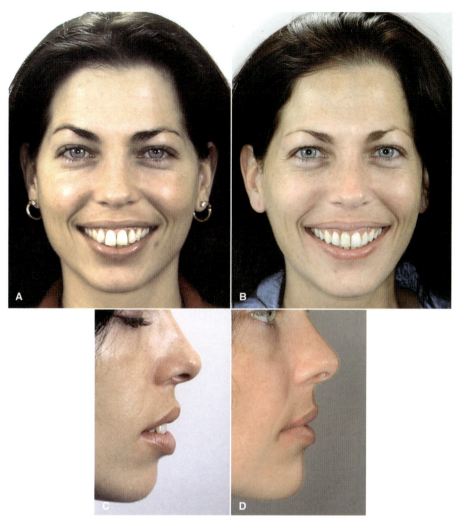

- **Figura 7.3** Em pacientes com protrusão excessiva dos incisivos, a retração desses dentes melhora a estética facial. Esta mulher jovem procurou tratamento por causa da insatisfação com a aparência dos seus dentes. Após o tratamento ortodôntico com a extração dos pré-molares e a retração dos incisivos, a aparência facial e dentária melhorou significativamente. **A** e **B**. Aparência do sorriso antes e depois do tratamento. **C** e **D**. Perfil antes e depois do tratamento. Embora a ideia remeta a Edward Angle e tenha ressurgido no final do século XX, simplesmente é uma inverdade que a expansão da arcada sempre produza melhor estética facial.

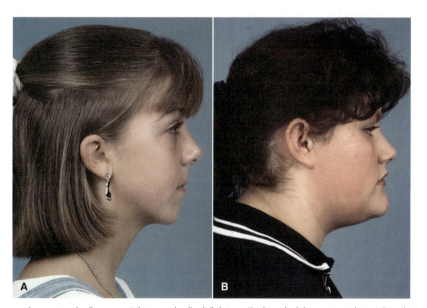

- **Figura 7.4 A.** Um lábio superior que se inclina para trás em relação à linha vertical verdadeira, que pode resultar da retração dos incisivos superiores para corrigir o trespasse horizontal excessivo, tende a comprometer a estética facial, como faz um sulco labiomental mal definido quando é necessária uma pressão labial para manter os lábios unidos. **B.** Incisivos inferiores retroinclinados, como nesta paciente com queixo proeminente e compensação dentária para uma relação esquelética de classe III, representam outra causa de um sulco labiomental mal definido.

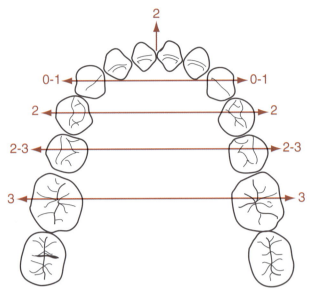

- **Figura 7.5** Considerando que a arcada inferior é mais rígida, os limites de expansão para estabilidade observados são mais estreitos que os limites da arcada superior. Os dados disponíveis sugerem que o movimento dos incisivos inferiores para a frente em mais que 2 mm é problemático para a estabilidade, provavelmente porque a pressão labial parece aumentar bruscamente naquele ponto. Um conjunto de dados considerável mostra que a expansão na área dos caninos não é estável, mesmo se os caninos estiverem retraídos quando eles são expandidos. A expansão através dos pré-molares e molares, em contraste, pode ser estável se não for exagerada.

Diretrizes de extração contemporânea

As orientações contemporâneas para a extração ortodôntica nos casos de apinhamento de classe I podem ser resumidas como seguem:

- **Menos que 4 mm de discrepância do comprimento da arcada dental:** extração raramente indicada (somente se houver protrusão grave dos incisivos ou, em alguns casos, discrepância vertical grave). Em certas circunstâncias, essa quantidade de apinhamento pode ser tratada sem expansão da arcada, reduzindo levemente a largura dos dentes selecionados, coordenando com cuidado a quantidade de desgaste nas arcadas inferior e superior (ver discussão no Capítulo 16)
- **Discrepância de 5 a 9 mm do comprimento da arcada:** possibilidade de tratamento com ou sem extração. A decisão depende tanto das características dos tecidos moles e duros do paciente quanto do controle da posição final dos incisivos; qualquer dente pode ser selecionado para a extração. O tratamento sem extração normalmente requer expansão transversa dos molares e pré-molares e um período de tratamento adicional, se os dentes posteriores forem movimentados distalmente para aumentar o comprimento da arcada. No início dos anos 1920, foi sugerido que a oclusão normal exigia uma largura crítica pelos primeiros pré-molares superiores (índice de Pont), e outros índices com base na largura da arcada foram propostos como preditores da necessidade ou não da extração. A conclusão moderna é que esses índices não são preditores aceitáveis sobre a necessidade de extração ou expansão ser a melhor escola para os pacientes individuais.[2] Isso não é surpresa, porque o principal critério é a quantidade de suporte dos lábios dos dentes anteriores necessária para a aparência facial satisfatória
- **Discrepância de 10 mm ou mais do comprimento da arcada:** a extração quase sempre é necessária. Para esses pacientes, a quantidade de apinhamento equivale realmente à quantidade de massa dentária que está sendo removida, e isso representaria pouco ou nenhum efeito na sustentação labial e na aparência facial. A escolha de extração é direcionada para os quatro primeiros pré-molares ou, talvez, aos primeiros pré-molares superiores e aos incisivos laterais inferiores (o que pode fornecer melhor estabilidade a longo prazo, mas exige remodelação dos caninos inferiores). A extração do molar ou do segundo pré-molar raramente é satisfatória, pois ela não oferece espaço suficiente para os dentes anteriores apinhados ou opções para corrigir as discrepâncias da linha mediana (Tabela 7.1).

Protrusão versus apinhamento dentário

A presença de protrusão somada ao apinhamento certamente complica a decisão de extração. A retração dos incisivos para reduzir a proeminência labial requer espaço dentro da arcada dental. O efeito é aumentar a discrepância do comprimento da arcada, com cerca de 2 mm de espaço adicional na arcada (1 mm

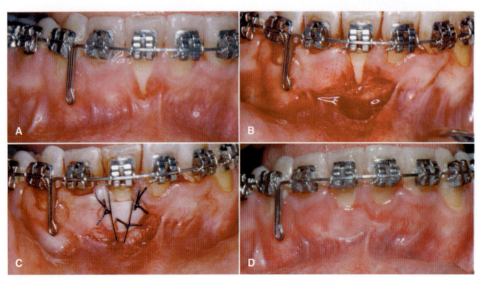

- **Figura 7.6 A.** Recessão ou retração gengival começando a aparecer em um paciente cujos incisivos inferiores apinhados foram alinhados com algum avanço, apesar da extração dos molares proporcionar espaço. **B.** Preparação de um leito ósseo para um enxerto gengival livre. **C.** O enxerto (tecido retirado do palato) suturado na posição. **D.** Duas semanas depois. (Cortesia de Dr. J. Moriarty.)

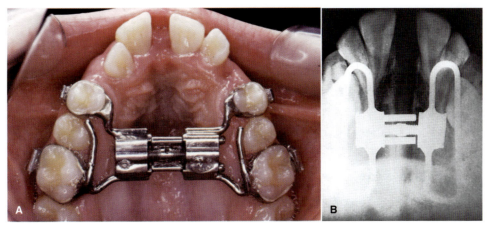

- **Figura 7.7** A força transversal na maxila em crianças e adolescentes pode abrir a sutura palatina mediana. **A.** A força de expansão é liberada normalmente com um mecanismo de parafuso fixado aos dentes superiores, como nesse expansor Hyrax com estrutura de metal e parafuso, observado no final da expansão rápida (0,5 mm/dia). A maxila abre como em uma dobradiça, com seu vértice na ponte do nariz. **B.** A sutura abre também em uma dobradiça no sentido anteroposterior, separando mais anteriormente do que posteriormente, conforme evidenciado nessa radiografia de um paciente após expansão rápida.

de cada lado) necessário para 1 mm de retração dos incisivos centrais. Com esse ajuste, as orientações anteriormente especificadas podem ser introduzidas. Exemplificando, se houver 6 mm de apinhamento em ambas as arcadas e um trespasse horizontal normal e os incisivos precisarem ser retraídos 3 mm para corrigir a protrusão e a incompetência labial, serão necessários 12 mm de espaço na arcada dental.

De modo geral, os lábios serão movidos cerca de dois terços da distância em que os incisivos foram retraídos (i. e., 3 mm de retração dos incisivos reduzirão a protrusão labial em 2 mm), porém há grande parcela de variação individual, principalmente porque a retração labial para quando os lábios protrusos entram em contato em repouso (i. e., quando é alcançada a competência labial). Por essa razão, um máximo de 2 a 3 mm de retração labial é o resultado comum na extração de classe I.

É comum afirmar que a extração leva à retração dos incisivos e torna as arcadas mais estreitas, e que a expansão leva à protrusão dos incisivos e torna as arcadas mais amplas, mas no início do século XXI, a comparação dos pacientes com más oclusões comparáveis que foram tratados de qualquer uma das formas mostrou pouca ou nenhuma diferença.[3,4] Para a aparência frontal ou de perfil, isso foi confirmado por estudos mais recentes.[5,6] A quantidade de alterações em ambos os grupos certamente estaria relacionada com a quantidade de apinhamento e protrusão que estava presente antes da decisão dos clínicos sobre como proceder para tratar a expansão das arcadas ou o fechamento dos espaços de extração.

As diretrizes finais poderiam ser as seguintes:

- Quanto mais você puder expandir sem movimentar os incisivos para a frente, mais pacientes você poderá tratar satisfatoriamente (tanto sob uma perspectiva estética como de estabilidade) sem extração
- Quanto mais você fechar os espaços de extração sem retrair excessivamente os incisivos, mais pacientes você poderá tratar satisfatoriamente (novamente, tanto da perspectiva estética como de estabilidade) com extração
- Para a saúde oral, a expansão excessiva aumenta o risco de problemas mucogengivais
- Para a função mastigatória, a expansão ou a extração não fazem diferença.

Apresentemos a seguir as diretrizes relativas à extração para a camuflagem das discrepâncias dos maxilares, na discussão sobre essa abordagem para problemas esqueléticos.

Problemas esqueléticos: considerações macroestéticas

A questão importante no plano de tratamento para problemas esqueléticos é se o tratamento ortodôntico, seja por movimento compensatório do dente e, frequentemente, extração (camuflagem) ou por modificação do crescimento, pode deixar o paciente perto o suficiente do normal para a aceitabilidade social estética, ou se

Tabela 7.1 Espaço de diversas extrações.[a]

Extração	Alívio nos incisivos Apinhamento	RETRAÇÃO DE INCISIVOS[b] Máxima	Mínima	PROTRUSÃO DOS DENTES POSTERIORES[b] Máximo	Mínimo
Incisivo central	5	3	2	1	0
Lateral	5	3	2	1	0
Canino	6	5	3	2	0
Primeiro pré-molar	5	5	2	5	2
Segundo pré-molar	3	3	0	6	4
Primeiro molar	3	2	0	8	6
Segundo molar	2	1	0	–	–

Valores em milímetros.
[a] Com tratamento de ancoragem típico (não ancoragem esquelética).
[b] Plano anteroposterior de espaço na ausência de apinhamento.

uma combinação de ortodontia e cirurgia seria necessária. Isso pode ser mais bem respondido pelo acompanhamento das informações diagnósticas da parte de macroestética do exame clínico e pela consideração das possibilidades para corrigir as desproporções faciais. Há três possibilidades: (1) camuflagem ortodôntica, (2) cirurgia ortognática e/ou plástica e, (3) apenas para pacientes em crescimento, modificação ortodôntica do crescimento.

Camuflagem ortodôntica

Se você puder fazer a desproporção facial desaparecer (ou pelo menos reduzi-la ao ponto de que ela não seja mais um problema para o paciente) sem alterar as proporções maxilares que são subjacentes a ela, o problema do paciente será resolvido satisfatoriamente por meio de camuflagem. Nesse sentido, o sucesso do tratamento depende do olhar do observador. A aparência facial está satisfatória o suficiente com a camuflagem, ou é necessária uma alteração maior da cirurgia para superar a percepção do paciente sobre a deformidade? Em situações limítrofes, somente o paciente, os familiares e os amigos podem responder a essa questão. Não é a decisão do clínico.

Como já observamos, a camuflagem ortodôntica da deficiência mandibular por retração dos incisivos superiores tende a ser mais bem-sucedida em uma população advinda do norte da Europa, na qual a maioria das pessoas tem um perfil convexo com pouca ou nenhuma projeção do mento. A camuflagem do excesso mandibular por retração dos incisivos inferiores raramente é indicada em pacientes de descendência europeia ou africana, mas pode ser eficaz em pacientes de descendência asiática, que geralmente têm maior proeminência do lábio superior devido a incisivos protrusos e não à mandíbula maior. Nessas situações, e com outras discrepâncias maxilares, ainda cabe ao paciente decidir se apenas o movimento do dente seria um tratamento bem-sucedido.

Cirurgia

As previsões por imagens computadorizadas do resultado apenas da ortodontia ou da cirurgia ortognática são uma ferramenta importante para auxiliar no entendimento do paciente e dos pais sobre o possível efeito de tratamentos alternativos (Figura 7.8). Considerando que a cirurgia se opõe à camuflagem somente após o crescimento completo, a incerteza da previsão de crescimento é removida, e as previsões são precisas o suficiente para uso clínico. Os dados provenientes de um ensaio clínico randomizado mostram que os pacientes submetidos à cirurgia apreciaram a melhora na comunicação que as previsões computadorizadas tornaram possíveis, e comparados com aqueles que não viram suas previsões antes da cirurgia, apresentam maior probabilidade de satisfação com os resultados do tratamento.[7] Permitir que os pacientes vejam suas imagens de previsões atualmente é uma parte da rotina do planejamento cirúrgico (ver Capítulo 20).

Para todas as pessoas, o avanço da idade é acompanhado por aumento de rugas faciais, pele mais flácida nas faces e na região em torno da garganta, por causa da perda de tecido nas camadas mais profundas da pele, e redução da plenitude dos lábios. Até recentemente, a cirurgia de *lifting* facial abordava esses problemas principalmente ao puxar a pele de forma bem apertada. A ênfase atual na melhora da aparência facial de adultos é no "preenchimento das bolsas" – adicionando volume em vez de diminuí-lo.

Uma das vantagens da cirurgia de avanço mandibular, e também para avanço maxilar de menor extensão, é que esse procedimento adiciona volume e, desse modo, faz os adultos parecerem mais jovens (Figura 7.9). A genioplastia, a cirurgia auxiliar mais utilizada na ortodontia, também melhora a aparência facial ao adicionar volume na parte inferior da face; no entanto, além de melhorar

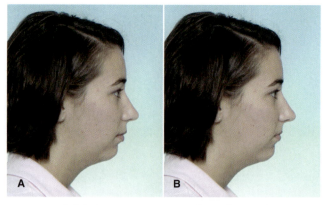

A — Original
B — Extração ortodôntica do pré-molar superior

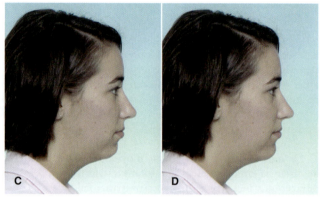

C — Avanço mandibular
D — Avanço mandibular, genioplastia

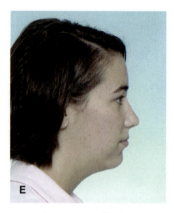

E — Avanço mandibular, genioplastia, rinoplastia

• **Figura 7.8** Apresentar uma simulação gerada por computador do perfil pós-tratamento pode ser de grande ajuda para o paciente compreender as diferenças entre as abordagens de tratamento alternativas. Para esta paciente, o perfil pré-tratamento (**A**) é mostrado ao longo dos prováveis resultados de perfil para a camuflagem ortodôntica de um problema esquelético de classe II com retração dos dentes anteriores nos espaços de extração do primeiro pré-molar (**B**) *versus* o avanço mandibular para corrigir a relação maxilar (**C**) e o avanço mandibular complementado com genioplastia (**D**) e rinoplastia (**E**). Embora a exibição dessas simulações para os pacientes eleve sua conscientização estética, não parece criar expectativas irreais.

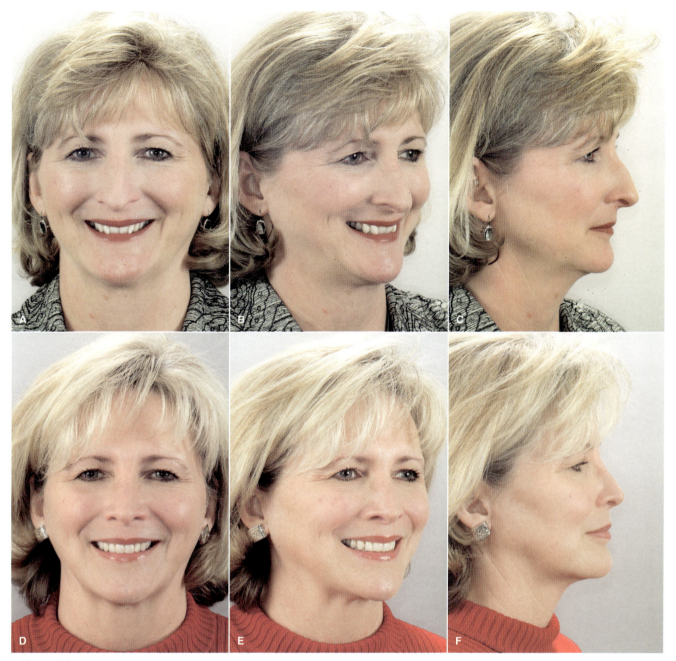

• **Figura 7.9** O avanço cirúrgico mandibular estica a pele ao redor da mandíbula, diminuindo as rugas ao redor e debaixo do queixo, o que faz com que o paciente pareça mais jovem. **A** a **C.** Paciente com 48 anos de idade, antes do tratamento que envolveu proclinar os incisivos centrais superiores para produzir trespasse horizontal, e a seguir o avanço da mandíbula. **D** a **F.** Paciente com 51 anos de idade, 1 ano após a conclusão do tratamento.

a estabilidade dos incisivos inferiores, também diminui a chance de retração gengival, ao acrescentar osso na frente dos incisivos inferiores protrusos;[8] portanto, não é apenas um procedimento cosmético.

Os procedimentos ortognáticos que diminuem o volume (recuo mandibular e reposicionamento superior da maxila são os melhores exemplos) melhoram as proporções faciais, mas podem fazer o paciente parecer mais velho por causa dos efeitos na pele. Por tal motivo, quase todo tratamento cirúrgico de classe III inclui o avanço maxilar, que muitas vezes é combinado com o recuo mandibular nos pacientes prognatas. O objetivo é corrigir a discrepância maxilar sem tornar o paciente prematuramente mais velho.

Para alguns pacientes, maximizar a melhora da estética requer a cirurgia plástica facial em complementação à cirurgia ortognática e ortodôntica (Figura 7.10). A rinoplastia é particularmente eficaz quando o nariz é desviado para um lado, apresenta uma projeção dorsal proeminente ou tem uma ponta bulbosa ou distorcida. As deficiências das áreas faciais, como a deficiência paranasal, que muitas vezes é observada em pacientes com deficiência maxilar, podem ser melhoradas pela colocação de enxertos ou implantes aloplásticos subperiosteais.

As interações entre o ortodontista e o cirurgião nos casos de cirurgia plástica facial e ortognática serão discutidas no Capítulo 20.

Modificação do crescimento

Se fosse possível, o melhor modo para corrigir uma discrepância dos maxilares seria deixar que ela se corrigisse espontaneamente. Como o padrão de crescimento facial é estabelecido no início da

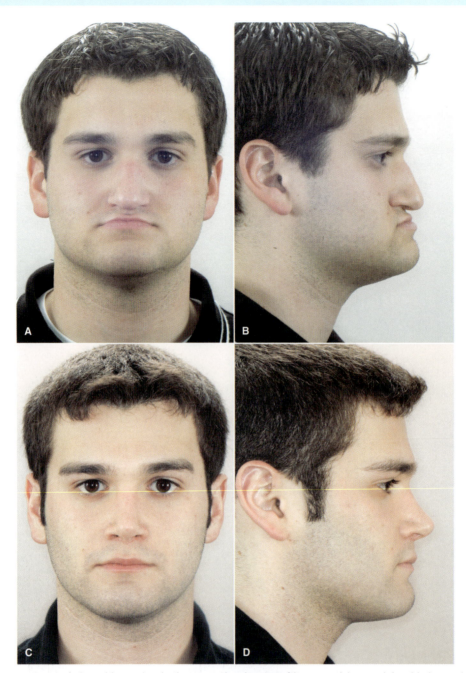

● **Figura 7.10** É plenamente possível combinar a rinoplastia com a cirurgia ortognática, e corrigir uma deformidade nasal pode ser um complemento significativo para melhorar a aparência proveniente de uma cirurgia maxilofacial contemporânea. **A** e **B**. Fotos oblíqua e de perfil antes do tratamento. Observe que o problema esquelético de classe III deste paciente é uma deficiência maxilar ampla, e que houve uma anatomia anormal da ponte nasal, uma base nasal ampliada e uma ponta nasal bulbosa e alargada. **C** e **D**. Fotos oblíqua e de perfil após a rinoplastia e o avanço maxilar. A melhor aparência do nariz complementa perfeitamente a projeção da maxila.

vida e raramente muda significativamente, isso é improvável sem tratamento. De algum modo, no entanto, o crescimento maxilar em todos os três planos do espaço pode ser modificado, com uma combinação de restrição do crescimento excessivo e estímulo do crescimento favorável. As atitudes do ortodontista quanto a isso têm variado muito ao longo do tempo, às voltas com entusiasmo e pessimismo sobre fazer mudanças significativas nas relações maxilares. Mais recentemente, no final do século XX, um grande otimismo foi atenuado por resultados de pesquisas mais confiáveis.

A modificação do crescimento moderna é discutida em detalhes nos Capítulos 13 e 14, no contexto de quanta mudança pode ser realizada em cada um dos planos de espaço. Há um contraste interessante no sucesso comparado à camuflagem; uma modificação do crescimento maior é possível nos pacientes de classe III do que nos pacientes de classe II – o oposto para as possibilidades de camuflagem.

Considerações de miniestética: melhora da estrutura do sorriso

O principal objetivo do tratamento de miniestética é melhorar o sorriso pela correção das relações dos dentes com os tecidos moles circundantes no sorriso. No desenvolvimento da lista de problemas, o exame enfoca três aspectos do sorriso: a relação vertical dos lábios com os dentes, as dimensões transversas do sorriso e o arco do sorriso. Esta seção considera as possibilidades de problemas desse tipo.

Relações verticais dos lábios com os dentes

É importante exibir a maioria das coroas dos dentes anterossuperiores em um sorriso social, e a orientação é que deve haver ao menos 75% de exibição dos incisivos centrais.[9] A quantidade de exibição é uma função da idade do paciente, com um pico na adolescência de uma média de 85% de exibição, com poucas mudanças até aproximadamente os 30 anos, e, em seguida, uma redução gradual à medida que o envelhecimento abaixa os lábios ao longo dos dentes anteriores. A exposição de todas as coroas e parte da gengiva é esteticamente aceitável e também proporciona uma aparência jovial (ver Figura 6.24 e Tabela 6.7). Evidentemente, o objetivo no tratamento deve ser posicionar os dentes em relação ao lábio superior, de modo que eles sejam exibidos no sorriso dentro dessas orientações. Na aplicação dessas diretrizes, deve ser considerado que a exposição dos dentes é maior nas mulheres.

Se a exibição dos dentes for inadequada, a extrusão dos dentes superiores melhora o sorriso e faz o paciente parecer mais jovem, e esse é obviamente o plano. Existem diversas abordagens de tratamentos possíveis para completar esse plano, que poderiam ser selecionadas de acordo com outros aspectos dos problemas do paciente. No tratamento ortodôntico sozinho, podem ser considerados a mecânica extrusiva com arcos, a utilização racional de elásticos de classe II para tirar vantagem de sua tendência em girar o plano de oclusão anteriormente para baixo e elásticos anteriores verticais. Especialmente em pacientes com deficiência maxilar, a rotação da maxila anteriormente para baixo, enquanto é avançada cirurgicamente, pode melhorar a estética do sorriso (Figura 7.11).

A exibição excessiva da gengiva maxilar no sorriso deve ser avaliada cuidadosamente por causa da tendência natural do lábio superior de alongar-se com o aumento da idade.[10] O que parece uma exposição gengival muito grande na adolescência precoce pode parecer quase perfeito alguns anos mais tarde (ver Figura 4.26). Existem atualmente três abordagens possíveis de tratamento para a exposição gengival excessiva devido às relações esqueléticas e dentárias incorretas: (1) intrusão dos incisivos superiores usando a mecânica dos arcos segmentados, (2) intrusão usando dispositivos de ancoragem esquelética temporária e (3) cirurgia ortognática para mover a maxila para cima. Com todos esses métodos, é possível exceder a intrusão ideal dos dentes anteriores, fato que, certamente, torna o sorriso menos atraente e faz com que o paciente pareça mais velho. Em alguns pacientes, a hipertrofia da gengiva pode contribuir para a exibição excessiva; nesse caso, o novo contorno da gengiva para obter as alturas normais das coroas é parte importante da correção do problema. A cirurgia a *laser* (ver adiante) torna esse procedimento muito mais fácil e mais conveniente do que aquele realizado antigamente.

Dimensões transversais do sorriso

Muitas vezes se diz "Ela (ou ele) tem um sorriso largo, de boas-vindas" como um elogio. O que isso significa exatamente? Em pacientes cujas formas dos arcos são estreitas ou colapsadas, o sorriso pode também aparecer estreito, o que é menos atraente no que diz respeito à estética. Na análise diagnóstica da estrutura do sorriso, foi observada a largura dos corredores bucais. A expansão transversal da arcada superior, a qual reduz a largura do corredor bucal, melhora a aparência do sorriso se a largura desse corredor bucal era excessiva antes do tratamento (Figura 7.12). Os protesistas aprenderam que uma dentadura muito larga, de modo que o corredor bucal seja obliterado, é pouco estética. Muita expansão da dentição natural pode produzir a mesma aparência artificial dos dentes, de modo que a expansão transversal não é recomendada para todas as pessoas.

Esse procedimento deve ser realizado apenas com a expansão dentária ou abrindo a sutura palatina mediana? Isso dependerá da

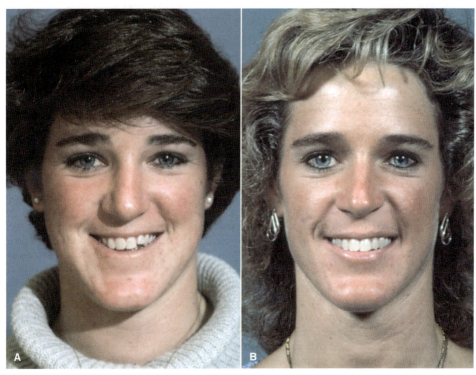

• **Figura 7.11** A exposição inadequada dos dentes superiores prejudica a aparência do sorriso e aumenta a exibição dos incisivos para o paciente que foi submetido a uma remodelação. **A.** Antes do tratamento, a principal reclamação da paciente era a sua aparência facial. Embora seu problema possa ser descrito tradicionalmente como má oclusão de classe III esquelética leve, devido a uma deficiência maxilar, a aparência frontal, em vez do perfil, era (adequadamente) a sua principal preocupação. **B.** Após o tratamento para levar a maxila para a frente e rotacioná-la para baixo anteriormente, a fim de aumentar a exibição dos incisivos.

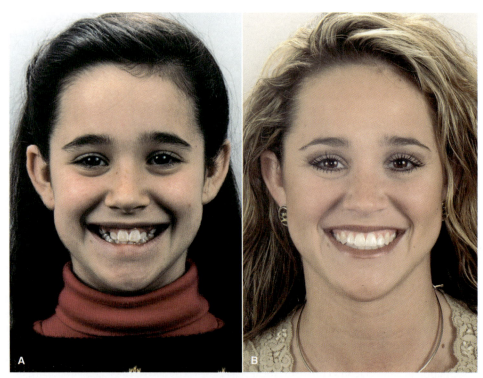

• **Figura 7.12** Para pacientes com corredores bucais amplos, a expansão transversa da maxila pode melhorar a estética do sorriso. **A.** Paciente com 12 anos de idade, antes do tratamento. **B.** Paciente com 15 anos de idade, após o tratamento ortodôntico com alargamento da arcada superior.

quantidade de expansão necessária para atingir os outros objetivos de oclusão adequada e de estabilidade a longo prazo. Uma consideração importante ao ampliar uma arcada estreita, particularmente em um adulto, é a inclinação axial dos dentes posteriores. Pacientes cujos dentes posteriores já se apresentem inclinados para vestibular não são bons candidatos para a expansão dentária.

O arco do sorriso

Deve-se levar em conta a manutenção e a preservação de um arco de sorriso adequado quando os bráquetes são colocados nos dentes. A orientação tradicional para a colocação de bráquetes tem sido baseada nas medições da borda incisal, de modo que o bráquete do incisivo central seja colocado em torno da metade da coroa clínica; o bráquete do incisivo lateral, em torno de 0,5 mm mais próximo da borda incisal do que o central; e o bráquete do canino, em torno de 0,5 mm mais apical. O efeito é posicionar cada um dos dentes cuidadosamente, como se eles estivessem em uma prótese dentária (ou dentadura), sem levar em consideração a relação dos dentes e lábios que o protesista deveria enfatizar. O resultado pode não ser compatível com a melhor aparência dos dentes no sorriso, pois o arco do sorriso não foi considerado. Uma pesquisa sugeriu que o arco do sorriso é determinante mais importante para a atratividade do sorriso do que o espaço do corredor bucal, embora ambos desempenhem um papel significativo.[11]

O que você poderia fazer de forma diferente na colocação de bráquetes para obter o melhor arco do sorriso? O problema comum é que o arco do sorriso é muito achatado (Figura 7.13; ver também Figura 6.27). Se esse for o caso, colocar os bráquetes do incisivo central superior mais gengivalmente pode aumentar o arco da dentição, trazê-los mais próximo do lábio inferior e tornar o arco do sorriso mais harmonioso. Se o arco do sorriso for distorcido de alguma outra forma, colocar os bráquetes para compensar essa distorção alterando as posições dos dentes pode ser a solução. É claro que se o arco do sorriso tiver sido achatado durante o tratamento,

dobras em degrau no fio ortodôntico podem ser uma solução para corrigir esse achatamento. O reposicionamento dos incisivos para obter melhor arco do sorriso pode ser necessário nos pacientes submetidos à cirurgia ortognática, assim como nos pacientes que estão apenas em tratamento ortodôntico.

Simetria do sorriso

Um sorriso assimétrico às vezes é a principal preocupação do paciente. É possível que seja em virtude da maior erupção dos dentes ou da diferença de altura das coroas de um lado; nesse caso, reposicionar os dentes ou alterar os contornos gengivais deve ser incluído no plano de tratamento. Muitas vezes, entretanto, a maior elevação do lábio de um lado no sorriso, que é uma característica inata e não pode ser alterada, dá a aparência de uma chanfradura ou reentrância na arcada superior, quando realmente ela é simétrica. Para um paciente que reclama sobre a assimetria do sorriso, isso se torna uma questão importante de consentimento informado, ou seja, o paciente deve entender que os movimentos assimétricos dos lábios não serão alterados pelo tratamento.

Considerações microestéticas: valorização da aparência dos dentes

Os planos de tratamento para os problemas relacionados diretamente com a aparência dos dentes enquadram-se em três categorias principais: (1) remodelação dos dentes para alterar as proporções dentárias; (2) preparação para restaurações que substituam a estrutura de dentes perdidos e corrijam problemas de cor e tonalidade dos dentes; e (3) remodelação da gengiva.

Remodelação dentária

Muitas vezes, é desejável fazer uma pequena remodelação das bordas incisais dos dentes anteriores para remover as saliências ou eliminar as bordas irregulares originadas de um trauma. Caso

CAPÍTULO 7 Plano de Tratamento Ortodôntico: da Lista de Problemas ao Plano Específico

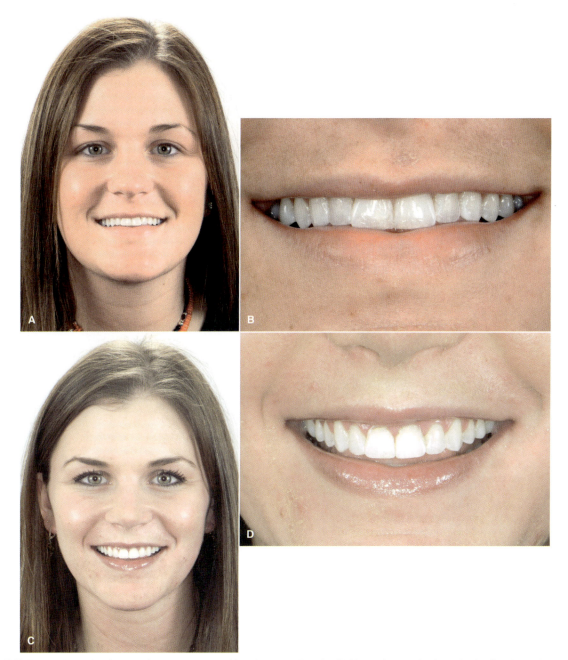

• **Figura 7.13** O arco do sorriso é o mais importante na estética de um sorriso. **A** e **B**. Vistas do rosto inteiro e do detalhe do sorriso antes do tratamento. Observe o arco do sorriso achatado e a exibição inadequada dos incisivos superiores. **C** e **D**. Um ano mais tarde, após o tratamento ortodôntico (não a cirurgia ortognática). A melhora na aparência facial ocorreu principalmente devido ao melhor apoio labial pelos dentes superiores, que reduziu as dobras ou sulcos paranasais e possibilitou um arco de sorriso correto.

a pequena remodelação tenha sido planejada, isso deve ser levado em consideração quando os bráquetes são colocados, e também antes de iniciar o tratamento com o aparelho fixo.

Alteração das proporções dos dentes. Mudanças extensas nas proporções dos dentes são necessárias principalmente quando um dente é preparado para substituir outro; na substituição mais frequente, os caninos superiores são usados no lugar dos incisivos laterais superiores ausentes congenitamente. Quando um incisivo lateral está faltando, as alternativas de tratamento são sempre fechar o espaço e substituir o canino, ou a substituição protética do dente ausente com um implante dentário unitário ou com uma prótese fixa. A técnica para remodelar o canino é ilustrada na Figura 7.14. Tal método requer a remoção significativa do esmalte dentário das faces oclusal, interproximal e lingual. O canino geralmente apresenta uma coloração mais escura que o incisivo lateral, e a remoção do esmalte vestibular para obter reflexão de luz da superfície vestibular como teria um incisivo lateral pode escurecer ainda mais o dente. Em alguns pacientes, é necessário utilizar facetas laminadas cerâmicas para obter coloração e contorno melhores para os dentes.

Fechar o espaço e remodelar o canino para parecer mais com um incisivo lateral pode proporcionar um excelente resultado estético, talvez superior a um implante a longo prazo. Contudo, é importante ter em mente que a substituição dos caninos funciona melhor quando a arcada dental está apinhada. Pode não ser compatível com a oclusão ideal e a estética do sorriso quando o fechamento

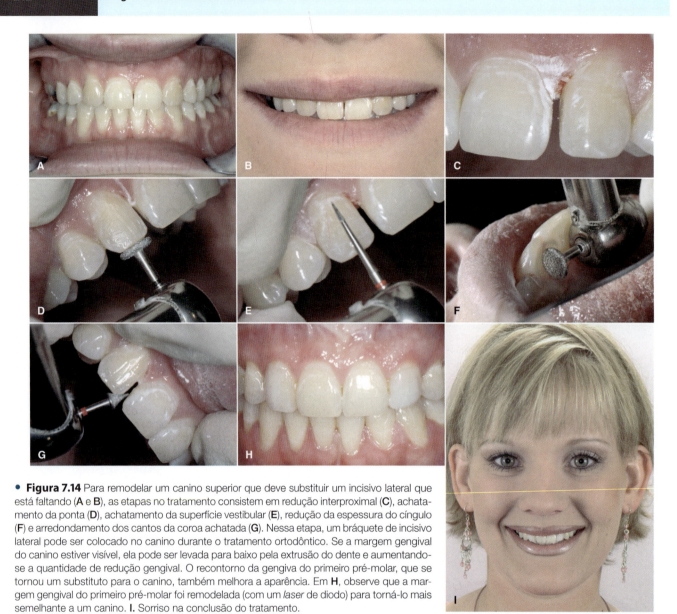

• **Figura 7.14** Para remodelar um canino superior que deve substituir um incisivo lateral que está faltando (**A** e **B**), as etapas no tratamento consistem em redução interproximal (**C**), achatamento da ponta (**D**), achatamento da superfície vestibular (**E**), redução da espessura do cíngulo (**F**) e arredondamento dos cantos da coroa achatada (**G**). Nessa etapa, um bráquete de incisivo lateral pode ser colocado no canino durante o tratamento ortodôntico. Se a margem gengival do canino estiver visível, ela pode ser levada para baixo pela extrusão do dente e aumentando-se a quantidade de redução gengival. O recontorno da gengiva do primeiro pré-molar, que se tornou um substituto para o canino, também melhora a aparência. Em **H**, observe que a margem gengival do primeiro pré-molar foi remodelada (com um *laser* de diodo) para torná-lo mais semelhante a um canino. **I**. Sorriso na conclusão do tratamento.

do espaço do incisivo lateral resultar em uma retração significativa dos incisivos centrais. Nessa circunstância, estimular o canino permanente a erupcionar dentro da posição do incisivo lateral, de modo que o osso alveolar seja formado na área do dente ausente, e depois mover o canino distalmente para abrir espaço, é a melhor maneira para preparar um eventual implante.[12] O implante não deve ser colocado até que o crescimento vertical esteja essencialmente completo, ou seja, no final da adolescência ou no início dos 20 anos, porque o crescimento vertical lateral irá produzir uma infraoclusão aparente da coroa no implante (ver o Capítulo 19 para uma discussão adicional sobre essa importante questão).

Correção dos triângulos negros. A redução, ou eliminação, dos espaços entre os dentes acima dos pontos de contato, os quais são desagradáveis à vista se não estiverem preenchidos com uma papila interdentária, pode ser realizada mais rapidamente removendo o esmalte no ponto de contato, de forma que os dentes possam ser aproximados (ver Figura 6.32). Mover a área de contato para apical elimina quase todo, se não todo o triângulo negro. Entretanto, quando isso é realizado, é necessário ter cuidado para não distorcer as relações proporcionais dos dentes entre si, e, se possível, deve ser mantida a progressão das alturas dos contatos interproximais (ver

adiante). Clinicamente, isso significa que se os incisivos centrais forem estreitos, pode ser necessário também estreitar levemente os incisivos laterais e mover suas áreas de contato mais para apical, de modo a manter uma boa aparência dentária.

Interação entre o ortodontista e o dentista restaurador

Quando os dentes são pequenos, ou quando a sua cor ou aparência podem ser melhoradas por uma dentística restauradora, é necessário movimentá-los durante o tratamento ortodôntico de modo que as restaurações possam conduzi-los para um posicionamento e tamanho normais. Na prática moderna, as restaurações são realizadas com resinas compostas ou facetas laminadas cerâmicas, sendo os laminados usados especialmente quando se deseja mudar a cor e a tonalidade dos dentes em complementação ao tamanho da coroa (Figura 7.15).

Existem duas formas de administrar a interação da ortodontia e a dentística restauradora. A primeira é planejar cuidadosamente o local de colocação dos dentes, colocar uma contenção a vácuo logo depois de o aparelho ortodôntico ser removido, a qual é

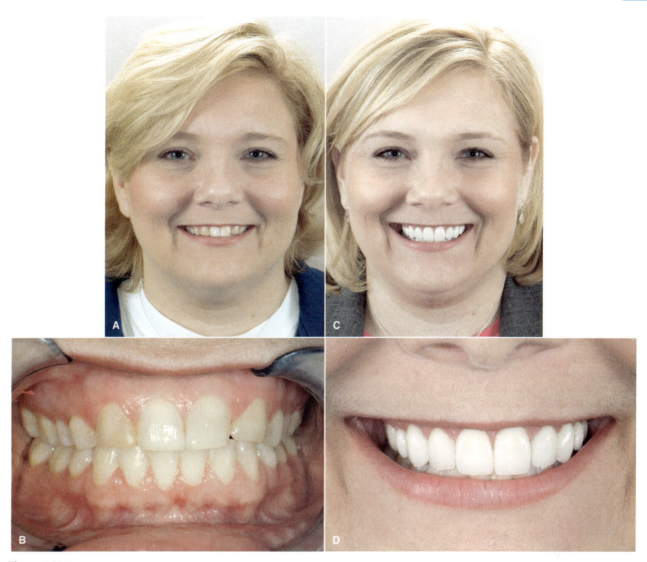

• **Figura 7.15** Facetas laminadas podem ser usadas para corrigir tanto a cor como o contorno dos dentes no tratamento da substituição de caninos. **A** e **B.** Aparência dos dentes no sorriso de rosto inteiro e em uma visão ampliada. Observe o incremento usado nos caninos para preencher os espaços dos incisivos superiores faltantes congenitamente. **C** e **D.** Aparência após o fechamento dos espaços e das facetas laminadas nos dentes maxilares anteriores. Entre as questões que podem ser corrigidas com as facetas laminadas está o comprimento dos dentes, de modo a proporcionar uma exibição adequada do sorriso, como visto nas fotografias faciais.

usada em tempo integral pelo paciente, e encaminhar o paciente ao dentista restaurador para completar o tratamento. Uma nova contenção é necessária tão logo a restauração seja completada. Esse procedimento apresenta duas vantagens: o trabalho restaurador pode ser programado de acordo com a conveniência de todos após o tratamento ortodôntico ser completado e há tempo suficiente para que qualquer inchaço gengival relacionado ao tratamento ortodôntico se resolva. Existem também desvantagens: uma excelente cooperação do paciente é um requerimento essencial para manter o espaçamento preciso e necessário para as melhores restaurações, de modo que o trabalho restaurador pode ser comprometido pelo movimento dentário, e os dentes ficarão sem estética até que seja concluído.

Uma alternativa mais aplicável quando se planejam as restaurações com resina composta, em vez das facetas laminadas, é o ortodontista proporcionar, deliberadamente, um pouco mais de espaço do que o dentista restaurador necessita para levar os dentes apenas para o tamanho correto, remover os bráquetes dos dentes para serem restaurados, enviar o paciente imediatamente para o dentista restaurador, recolar os bráquetes no mesmo dia após as restaurações serem completadas e fechar qualquer espaço residual antes de remover o aparelho ortodôntico (Figura 7.16). Esse processo apresenta a vantagem de eliminar problemas no trabalho restaurador, porém tem a desvantagem de necessitar de uma coordenação cuidadosa das consultas.

Remodelação dos contornos gengivais: aplicações de *laser* em tecidos moles

A exposição adequada dos dentes requer a remoção do excesso da gengiva cobrindo a coroa clínica, e é melhorada pela correção dos contornos gengivais. O tratamento desse tipo atualmente pode ser realizado com o uso do *laser* de diodo (ver Figura 7.24). Um *laser* desse tipo, em comparação com o dióxido de carbono (CO_2) ou com os *lasers* Er:YAG (granada de ítrio-alumínio dopada de érbio) atualmente também usados na Odontologia, apresenta duas vantagens principais: (1) não corta tecido duro, de modo que não existe risco de danos aos dentes ou ao osso alveolar se

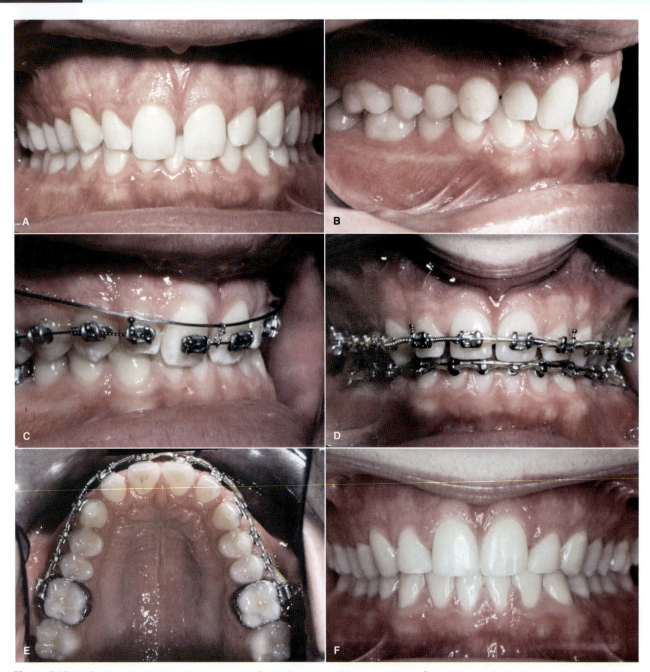

• **Figura 7.16** A e B. A queixa deste paciente era a aparência dos seus incisivos superiores. Os incisivos centrais estavam extruídos e muito verticais; e os incisivos laterais eram pequenos, e o espaço excessivo foi percebido como um diastema na linha mediana da maxila. **C.** Arco de intrusão nos incisivos centrais. **D** e **E.** Após a intrusão e o espaçamento dos incisivos para permitir o incremento dos incisivos laterais. **F.** Conclusão do tratamento restaurador e ortodôntico.

for usado para o contorno gengival, e (2) produz um "curativo biológico", pois coagula, esteriliza e sela o tecido mole quando é usado. Não existe sangramento, não é necessário outro curativo e não há período de espera para a cicatrização.

O uso do *laser* de tecidos moles como parte dos procedimentos de finalização é discutido de forma complementar no Capítulo 17.

Plano de tratamento ortodôntico corretivo

Etapas do plano de tratamento corretivo

O restante deste capítulo abordará o tratamento corretivo, na adolescência ou mais tarde, quando os dentes permanentes estão presentes ao menos para a última parte do período de tratamento.

O plano de tratamento de dentição mista, para evitar problemas posteriores ou prevenir resultados insatisfatórios, será apresentado no Capítulo 11, e um plano de tratamento esquelético e dentário mais complexo, para uma criança que necessitará de um tratamento corretivo mais tarde, será discutido no Capítulo 12. Os tratamentos de modificação do crescimento esquelético serão abordados nos Capítulos 13 e 14.

Em qualquer etapa de tratamento, o diagnóstico ortodôntico resulta em uma lista abrangente dos problemas do paciente. Embora quaisquer problemas patológicos possam ser observados, caso sejam usadas as cinco características de má oclusão para estruturar a lista de problemas, pode haver no máximo cinco problemas principais de desenvolvimento. A maioria dos pacientes não apresenta todos esses problemas. É claro que pode haver diversos achados indicativos de um problema com qualquer uma das características, e quando a lista de problemas é desenvolvida, os achados relacionados à má oclusão podem e devem ser agrupados como subtítulos sob a característica apropriada. O esquema de classificação existe para tornar o processo de planejamento do tratamento eficiente. Ter muitos achados sobrepostos na lista de problemas apenas gera confusão.

O objetivo do tratamento é lidar com os problemas de modo que proporcione benefício máximo para o paciente – não apenas endireitar os dentes. É altamente recomendado usar uma sequência lógica de etapas desde a criação da lista de problemas até o plano final, mantendo isso em mente. A sequência de etapas é ilustrada na Figura 7.1. Analisemos agora essa sequência e a lógica proveniente dela, considerando que desenvolvemos o plano de tratamento para o paciente cuja investigação diagnóstica foi ilustrada no Capítulo 6 (ver Figuras 6.84 a 6.87). A lista de problemas dessa paciente (diagnóstico) é repetida no Boxe 7.1.

Problemas de desenvolvimento *versus* problemas patológicos

Um princípio importante é que um paciente não precisa estar com a saúde perfeita para ser submetido a um tratamento ortodôntico, porém quaisquer problemas relacionados à doença e patologia devem estar sob controle (*i. e.*, a progressão de qualquer condição crônica ou aguda deve ser interrompida). Por essa razão, os problemas patológicos devem ser abordados antes de se iniciar o tratamento de problemas ortodônticos (de desenvolvimento). Desse modo, em uma sequência de terapias, o tratamento ortodôntico deve aparecer após o controle de doença sistêmica, doença periodontal e cáries.

A primeira etapa no plano de tratamento é separar os problemas patológicos daqueles de desenvolvimento (ortodônticos) (Figura 7.17). Mesmo quando os problemas patológicos são leves, como se poderia esperar nos adolescentes saudáveis que são a maioria dos pacientes ortodônticos, eles não devem ser negligenciados no plano de tratamento. Para um paciente desse tipo, o plano para os problemas patológicos incluiria a instrução de higiene oral e o monitoramento da saúde gengival durante o tratamento ortodôntico. Outros itens podem ser incluídos para problemas específicos, como em nossa paciente de exemplo (Boxe 7.2). Para os pacientes com problemas mais complexos relacionados à doença, muitas vezes é recomendável o encaminhamento para um médico ou outro dentista antes de iniciar o tratamento ortodôntico.

A saúde periodontal é uma questão importante, especialmente para os pacientes mais idosos, e a interação com um periodontista muitas vezes é necessária para planejar e realizar o tratamento ortodôntico adequado. Dois pontos importantes devem ser mantidos em mente: (1) o tratamento ortodôntico na presença de doença periodontal ativa pode acelerar o processo da doença, de modo que o controle periodontal é essencial antes de iniciar o tratamento ortodôntico; no entanto, (2) na ausência de doença ativa, mesmo que tenha ocorrido

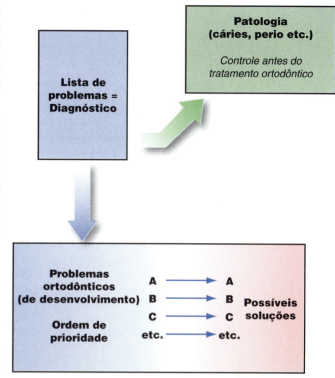

• **Figura 7.17** A última etapa na avaliação de diagnóstico de pacientes ortodônticos potenciais é a separação dos problemas de desenvolvimento daqueles de características patológicas; a primeira etapa no plano de tratamento é considerar a gestão dos problemas patológicos. Esses problemas devem ser colocados sob controle antes de iniciar o tratamento, não que eles sejam necessariamente mais importantes, mas porque o tratamento ortodôntico na presença de doença ativa pode acentuar a patologia. Após essa consideração, a primeira e a mais importante etapa direcionada ao plano de tratamento ortodôntico é colocar os problemas ortodônticos (de desenvolvimento) em uma ordem de prioridade, de modo que as soluções possíveis para cada problema possam ser consideradas conforme a perspectiva do que é mais importante para esse paciente.

perda óssea significativa anteriormente, o tratamento ortodôntico cuidadoso não levará a uma perda óssea adicional e pode facilitar outros tipos de tratamento dentário, tais como odontologia restauradora, próteses dentárias e cirurgia periodontal.

Definindo prioridades para a lista de problemas ortodônticos

Colocar os problemas ortodônticos do paciente (de desenvolvimento) em uma ordem de prioridade (Figura 7.18) é a etapa mais importante no processo completo do plano de tratamento. Com o objetivo de maximizar o benefício para o paciente, os problemas mais importantes devem ser identificados, e o plano de tratamento deve visar o que é mais importante para aquele paciente específico. A percepção do paciente no que se refere às suas condições é importante para o estabelecimento dessas prioridades.

• **Boxe 7.1**   **Paciente F.P.: lista de problemas (diagnóstico)**

Na ordem em que foram especificados na sequência de avaliação
- Gengivite leve, crescimento gengival leve
- Área hipoplásica, pré-molar superior esquerdo
- Deficiência mandibular
- Incisivos superiores inclinados lingualmente, coroas pequenas
- Apinhamento moderado dos incisivos superiores
- Segmentos posteriores em classe II, trespasse horizontal mínimo
- Mordida profunda, erupção excessiva dos incisivos inferiores

---

• **Boxe 7.2**   **Paciente F.P.: problemas patológicos/plano**

- Gengivite leve
  Instrução de higiene
- Área hipoplásica, primeiro pré-molar superior esquerdo
  Restaurar no final do tratamento ortodôntico

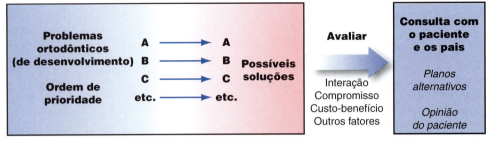

• **Figura 7.18** As possíveis soluções para os problemas priorizados do paciente devem ser avaliadas a partir de diversas perspectivas importantes: interação entre as soluções, compromisso no sentido de modificar os objetivos do tratamento para uma adequação melhor ao paciente, considerações de custo/benefício e outros fatores pertinentes.

É sempre difícil para o clínico evitar impor suas opiniões nesse estágio, e não é totalmente inadequado proceder dessa forma; contudo, ignorar a principal reclamação do paciente pode conduzir a erros sérios no plano de tratamento. Por exemplo, consideremos um paciente que reclama de um queixo protuberante e que apresenta má oclusão de classe III. Se o clínico formular o problema como má oclusão de classe III e se concentrar no posicionamento dos dentes na oclusão correta, ignorando a posição do mento, provavelmente o paciente não ficará satisfeito com o resultado do tratamento. O plano não lidou com a queixa do paciente.

O profissional não tem de concordar com as considerações iniciais do paciente como aquela de maior importância. Na verdade, muitas vezes, é necessário educar o paciente quanto à natureza dos problemas. Não obstante, a importância dos diversos problemas deve ser discutida, e o termo de consentimento esclarecido para o tratamento é obtido apenas se o paciente concordar com o objetivo do plano. A priorização para nossa paciente de exemplo é apresentada no Boxe 7.3.

Fatores na avaliação das possibilidades de tratamento

A próxima etapa no processo de planejamento é especificar as possibilidades para o tratamento de cada um dos problemas, iniciando por aquele de maior prioridade. Nesse estágio, cada problema é considerado individualmente, e no momento são examinadas as possíveis soluções como se esse problema fosse o único que o paciente tivesse. Possibilidades amplas, não detalhes de procedimentos de tratamento, são o que se busca nesse estágio (Boxe 7.4). Quanto mais complexa a situação total, mais importante é garantir que nenhuma possibilidade tenha passado despercebida.

Como continuamos a desenvolver o plano de tratamento para a nossa paciente ilustrativa, as referências aos aspectos de tratamento que ainda não foram apresentadas no texto são inevitáveis. O leitor é incitado a seguir a lógica em vez de se concentrar nos detalhes, que serão discutidos de maneira mais completa nos capítulos seguintes.

Possíveis soluções

Em primeiro lugar, consideremos as soluções possíveis para esse problema mais importante da paciente: a aparência e o sorriso pouco atraentes dos incisivos superiores. Para corrigir esse problema, será necessário alinhar os dentes, porém as relações adequadas dos dentes anteriores não podem ser obtidas até que o trespasse horizontal seja reduzido e a mordida profunda seja corrigida. Portanto, a melhor solução para o primeiro problema pode ser determinada somente após o entendimento do impacto das soluções possíveis para o trespasse horizontal e a sobremordida.

Como podemos observar, existem três formas de tratamento para a relação mandibular classe II e o trespasse horizontal (Figura 7.19): (1) crescimento diferencial da mandíbula para a frente, que é ideal se for obtido; (2) camuflagem ortodôntica, retraindo os incisivos superiores e proclinando os incisivos inferiores para ajustar os dentes, mesmo que as bases ósseas não estejam corretas; ou (3) cirurgia ortognática para corrigir a posição dos maxilares. Como nossa paciente não atingiu ainda o surto de crescimento puberal, a modificação do crescimento poderia ser a primeira possibilidade, com camuflagem e cirurgia como alternativas à modificação do crescimento.

A modificação de crescimento na classe II pode ser feita de diversas maneiras, as quais serão discutidas em detalhes no Capítulo 14. Para essa paciente, o crescimento diferencial da mandíbula para a frente, enquanto é mantido o controle vertical dos dentes posteriores superiores, e levando os incisivos inferiores para baixo e para vestibular, aumentaria a exibição dos incisivos superiores e a proeminência do queixo (Figura 7.20). Os dois modos mais eficazes de realizar esse procedimento seriam por meio de um aparelho extraoral de tração alta ou de um aparelho funcional fixo, como o aparelho de Herbst. O aparelho funcional apresenta maior probabilidade de mover os incisivos inferiores para a frente, o que não é recomendável para essa paciente, de modo que o aparelho extraoral seria preferível se a paciente concordar em usá-lo.

• **Boxe 7.4**   **Paciente F.P.: soluções possíveis**

Incisivos superiores antiestéticos e mal alinhados:
- ○ *Alinhar, torque lingual de raiz, reduzir o trespasse horizontal e a sobremordida*
- ○ *Remover o excesso de gengiva?*

Classe II esquelética
Modificação de crescimento: crescimento diferencial da mandíbula para a frente
- ○ *Aparelho extraoral?*
- ○ *Aparelho de Herbst?*
- ○ *No caso de crescimento desfavorável: camuflagem ortodôntica? Cirurgia ortognática?*

Mordida profunda anterior
- ○ *Intrusão absoluta: se necessário, apenas para os incisivos inferiores*
- ○ *Intrusão relativa: permitir a erupção dos molares inferiores considerando que a mandíbula cresce verticalmente, evitar a erupção adicional dos incisivos inferiores*

• **Boxe 7.3**   **Paciente F.P.: lista de problemas priorizados**

Tentativa: expectativa dos pais/interação da paciente
- Incisivos superiores antiestéticos e mal alinhados
- Classe II esquelética, trespasse horizontal excessivo – deficiência mandibular
- Mordida profunda anterior – erupção excessiva dos incisivos inferiores

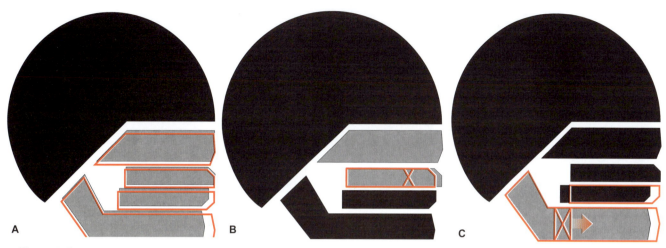

• **Figura 7.19** As possibilidades para correção de um problema esquelético de classe II incluem: crescimento diferencial da mandíbula para a frente (**A**), que é o método ideal se o paciente ainda não passou pelo surto de crescimento puberal; camuflagem pela retração dos incisivos superiores (**B**), que pode ser bem-sucedida *se* as outras características faciais permitirem; e cirurgia ortognática para mover a mandíbula para a frente (**C**), para uma relação normal. Na ausência de crescimento, a camuflagem e a cirurgia são as únicas possibilidades.

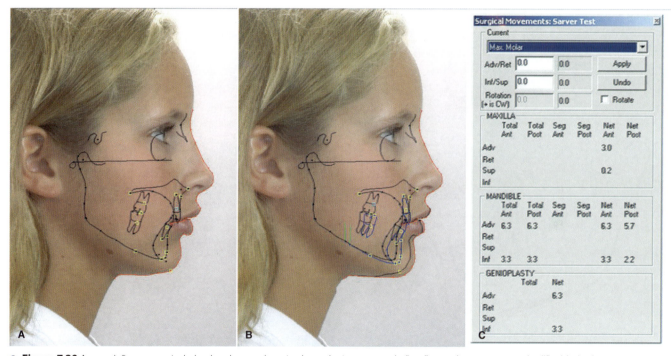

• **Figura 7.20** As previsões computadorizadas do crescimento de pacientes em geral não são precisas por causa da dificuldade de prever o crescimento, mas podem ser usadas para auxiliar o paciente e os pais na compreensão do que pode ocorrer. **A.** Paciente F.P., traçados cefalométricos combinados com a imagem do perfil facial, usando o sistema de imagens Orthotrac (Carestream Dental LLC, Atlanta, Geórgia). **B.** Previsão de tratamento com o crescimento da mandíbula para a frente, enquanto a maxila é mantida no lugar e os incisivos superiores inclinados vestibularmente sofrem extrusão. **C.** Tela do computador mostrando a quantidade avaliada de mudança. Um adolescente tenderá mais a cooperar com o tratamento se puder entender exatamente o que é desejado e quais os benefícios que podem ocorrer, e as imagens de alterações no seu próprio rosto são mais fáceis de compreender do que as descrições com palavras, fotos de outro paciente ou outros materiais educacionais gerais.

Existem também três maneiras para corrigir a sobremordida anterior (Figura 7.21): (1) intrusão absoluta dos incisivos superiores e inferiores, movendo seus ápices radiculares para mais próximo do nariz e da borda inferior da mandíbula, respectivamente; (2) intrusão relativa dos incisivos, mantendo-os onde eles estão, enquanto a mandíbula cresce e os dentes posteriores erupcionam; e (3) extrusão dos dentes posteriores, os quais poderiam rotacionar a mandíbula para baixo e para trás. A intrusão relativa dos incisivos e a extrusão dos dentes posteriores são idênticas em termos do movimento dentário. A diferença é se o crescimento vertical do ramo compensa o aumento na altura do molar (*i. e.*, se o ângulo do plano mandibular é mantido [intrusão relativa] ou aumenta quando a mandíbula rotaciona para baixo e para trás [extrusão]).

Em uma idade imatura de 12 anos, o caso de nossa paciente, o crescimento vertical pode ser esperado, de modo que a intrusão relativa seria a abordagem preferida. É importante que, na ausência de crescimento, o nivelamento das arcadas pela extrusão dos dentes posteriores pode causar a rotação da mandíbula para baixo e para trás, acentuando a tendência de classe II (Figura 7.22), que pode ser muito desagradável para essa paciente. O controle da posição

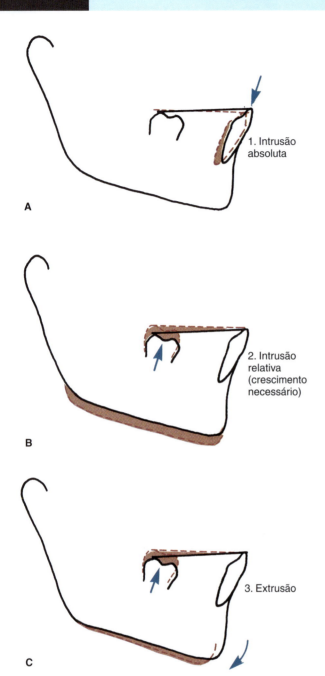

• **Figura 7.21** Existem três maneiras para nivelar uma arcada inferior com uma curva de Spee acentuada: (1) intrusão absoluta; (2) intrusão relativa, obtida evitando a erupção dos incisivos enquanto o crescimento proporciona espaço vertical para onde os dentes posteriores erupcionam; e (3) extrusão dos dentes posteriores, que causa a rotação da mandíbula para baixo na ausência de crescimento. Observe que a diferença entre *2* e *3* é se a mandíbula rotaciona para baixo e para trás, o que é determinado se o ramo mandibular cresce mais enquanto está ocorrendo o movimento dentário.

vertical dos dentes posteriores superiores, de modo que o espaço vertical entre os maxilares produzido pelo crescimento possa ser usado amplamente para a extrusão dos molares inferiores, poderia facilitar o nivelamento pela intrusão relativa. Desse modo, o aparelho extraoral de tração alta parece ser a melhor abordagem para o problema esquelético de classe II, e também pode facilitar a correção da mordida profunda, se usado juntamente com um aparelho fixo para nivelar a arcada inferior, o que extruiria os molares inferiores.

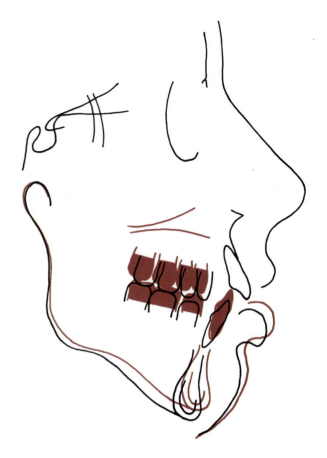

• **Figura 7.22** Existe forte interação entre a posição vertical da maxila e ambas as posições vertical e anteroposterior da mandíbula, por causa da rotação da mandíbula para trás quando ela se move para baixo, e para a frente quando ela se move para cima. Essa sobreposição (vermelho = inicial, preto = evolução) mostra o crescimento vertical excessivo da maxila e a erupção excessiva dos dentes maxilares posteriores. Isso não foi harmonizado pelo crescimento vertical do ramo, levando a uma rotação da mandíbula para baixo e para trás no padrão clássico de face longa, piorando a relação da maxila de classe II. O reposicionamento superior da maxila e/ou a intrusão dos dentes maxilares posteriores (ver Capítulos 19 e 20) poderiam ser a chave para reduzir a altura da face e corrigir a relação de classe II.

Muitas vezes, a mesma lista de problemas prioriza resultados de forma diferente em um plano de tratamento alternativo. Para a paciente em questão, se a má oclusão de classe II for considerada o problema mais importante e a relação dos incisivos superiores com o lábio e gengiva não forem considerados importantes, a camuflagem de classe II pode ser selecionada como a abordagem mais eficiente para o tratamento. Os elásticos de classe II, com ou sem extração de pré-molares, poderiam corrigir a má oclusão, mas poderiam prejudicar, em vez de melhorar, a aparência dentária e facial.

O objetivo nesse estágio do plano de tratamento é assegurar-se de que não foram negligenciadas quaisquer possibilidades bem fundamentadas. É fácil desenvolver o pensamento de que "para este problema, nós sempre...". Algumas vezes, uma abordagem alternativa que poderia ser melhor pode ser negligenciada, a menos que seja feito um esforço de consciência para manter-se flexível. No caso da paciente referida, se a obtenção das relações adequadas dos tecidos moles com os incisivos superiores não for uma prioridade no tratamento, não há probabilidade de alcançar um resultado ideal.

Quatro fatores adicionais que são pertinentes na avaliação das possibilidades de tratamento devem ser considerados agora (Figura 7.23).

Interações entre soluções possíveis

A interação entre as soluções possíveis para um paciente com diversos problemas é muito mais fácil de observar quando as possibilidades são listadas conforme foram previamente descritas. Como no caso da paciente na seção anterior, ficará claro para os pacientes que algumas soluções possíveis para um problema de alta prioridade poderiam resolver também outros problemas, enquanto outras soluções, ao contrário, poderiam até mesmo piorar outros pontos.

Considere a situação oposta à de nossa paciente de exemplo – um paciente com uma mordida aberta anterior. Muitas vezes, esse problema é decorrente não da erupção reduzida dos incisivos, mas da erupção excessiva dos dentes posteriores e da rotação para baixo e para trás da mandíbula (ver Figura 6.15). Nesse caso, usar elásticos verticais para provocar a extrusão dos dentes anteriores não é uma solução. O tratamento deve ser direcionado no sentido de intruir os dentes posteriores erupcionados ou evitar que eles erupcionem ainda mais enquanto o crescimento prossegue (intrusão relativa). Isso permitiria que a mandíbula rotacionasse para cima, levando consigo os incisivos. Entretanto, se a mandíbula rotacionar para cima, ela também irá para a frente – o que poderia ser bom se o paciente tivesse má oclusão esquelética de classe II em fase inicial; porém, não terá bom resultado se a má oclusão for de classe I ou de classe III.

Outra interação importante, que assume também um papel de destaque em nosso caso ilustrativo (Boxe 7.5), é a relação entre a proeminência dos incisivos e a aparência facial, especialmente no sorriso. Se os dentes estiverem apinhados, é indicada a expansão das arcadas para obter o espaço necessário para alinhar esses dentes? A resposta depende da relação dos dentes com a área de tecidos moles. No desenvolvimento do plano de tratamento, é necessário planejar a posição final dos incisivos, e depois determinar o que é necessário para colocá-los em uma posição desejada. Quantificar a extensão do apinhamento não oferece uma indicação do que fazer a respeito. Deve-se avaliar o efeito dos tratamentos possíveis na aparência do paciente.

Compromisso

Nos pacientes com muitos problemas, não é possível resolvê-los totalmente. Esse tipo de compromisso não tem nada a ver com a competência do clínico. Em alguns casos, nenhum plano de tratamento resolverá todos os problemas do paciente. Dessa forma, a determinação cuidadosa das prioridades a partir da lista de problemas é particularmente importante.

• **Boxe 7.5 Paciente F.P.: interação das possibilidades de tratamento**

- Reposicionar os incisivos superiores para uma aparência melhor aumentará o trespasse horizontal, com necessidade do emprego mais amplo das mecânicas ortodônticas para a correção de classe II
- As mecânicas extrusivas para corrigir a mordida profunda podem levar a uma direção de crescimento mais vertical para a mandíbula, comprometendo a correção de classe II
- Corrigir a mordida profunda com qualquer intrusão dos incisivos superiores poderia comprometer o arco do sorriso, o que não é conveniente agora

Outras considerações no plano de tratamento
- A paciente é imatura; a modificação do crescimento será mais eficiente se coincidir com o surto de crescimento
- Rotacionar a maxila para baixo anteriormente melhorará a exibição dos incisivos e a aparência do sorriso

Em um sentido amplo, os principais objetivos do tratamento ortodôntico são a oclusão ideal, a estética facial perfeita e a estabilidade correta do resultado. Muitas vezes é impossível maximizar todos os três objetivos. Na realidade, as tentativas para alcançar uma oclusão dentária plenamente ideal, especialmente se essa oclusão leva a extrações contraindicadas, pode reduzir tanto a estética facial como a estabilidade após o tratamento. Da mesma maneira, esforços para alcançar o resultado mais estável após o tratamento ortodôntico podem resultar em pior oclusão e estética facial abaixo do ideal, e o posicionamento dos dentes para produzir a estética facial ideal pode piorar a oclusão e a estabilidade.

Um modo de evitar o conflito de compromissos desse tipo, certamente, é enfatizar um dos objetivos em detrimento dos outros. No início do século XX, Edward Angle, o pai da ortodontia moderna, resolveu esse problema concentrando-se somente na oclusão, e declarando que a estética facial e a estabilidade cuidariam de si mesmas. Infelizmente, isso não ocorreu. Ecos da opinião de Angle são encontrados ocasionalmente até hoje, particularmente entre dentistas muito comprometidos a evitar extrações a todo o custo.

A importância da oclusão dentária não é a consideração mais relevante para todos os pacientes. Algumas vezes, a oclusão ideal precisa ser alterada pela extração ou, de outro modo, para obter a estética e a estabilidade aceitáveis. Ajustes nos outros objetivos também podem ser necessários. É bem possível que a colocação dos dentes em uma estética facial ideal necessite de contenção permanente, pois eles podem não estar estáveis naquela posição,

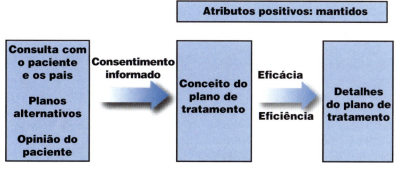

• **Figura 7.23** Na reunião com o paciente (e os pais, se o paciente for um menor), na qual foram discutidos os planos alternativos possíveis e foi obtida a opinião do paciente, o resultado deve ser o consentimento informado para um conceito de plano de tratamento. O papel do profissional nesse estágio é determinar os detalhes do plano de tratamento, considerando a eficácia e a eficiência dos diversos métodos para alcançar o resultado desejado.

ou alternativamente, que a colocação dos dentes em uma posição de estabilidade máxima torne a aparência facial pior, e não melhor.

Se diversos elementos de um plano de tratamento forem incompatíveis, o benefício do paciente é o maior guia do planejamento, de modo que sejam assumidos quaisquer compromissos necessários para resolver os problemas mais importantes para o paciente, enquanto os problemas menos importantes sejam desconsiderados ou deixados sem tratamento. Se todos os principais objetivos do tratamento ortodôntico não puderem ser alcançados, os de maior importância para aquele paciente devem ser favorecidos. Para realizar esse procedimento com êxito, são necessários tanto o julgamento como a opinião por parte do clínico e um retorno do paciente e dos pais. Para nossa paciente do exemplo, haveria melhor estabilidade do resultado se os incisivos fossem retraídos para corrigir o trespasse horizontal excessivo, com impacto negativo na sua aparência facial? Considerando a sua queixa principal, certamente não.

Análise de benefício versus custo e risco

As considerações práticas relativas às dificuldades dos diversos procedimentos de tratamento comparadas com os benefícios a serem obtidos devem ser inseridas na avaliação das possibilidades de tratamento. As dificuldades devem ser consideradas tanto pelos riscos como pelos custos para o paciente, não apenas pelo valor monetário, mas também quanto a cooperação, desconforto, agravamento, tempo e outros fatores que podem ser listados como o "ônus do tratamento" (ver Figura 7.18). Esses fatores devem ser contrastados com os prováveis benefícios advindos desse procedimento.

Por exemplo, para um paciente com mordida aberta anterior, a cirurgia dos maxilares para reduzir a altura da face apresenta um custo-risco maior do que os elásticos para provocar extrusão dos incisivos ou o desgaste oclusal dos dentes posteriores, que são outras duas possibilidades para corrigir o relacionamento inadequado da mordida. Todavia, se os procedimentos mais simples e com menores riscos puderem proporcionar pequeno benefício real para o paciente, enquanto a cirurgia da maxila poderia proporcionar um benefício considerável, a análise de custo-risco/benefício ainda poderia favorecer o procedimento mais difícil. "Valerá a pena?" é uma pergunta que deve ser respondida pensando não apenas no que está envolvido, mas também no benefício para o paciente.

Outras considerações

Nesse estágio, é importante avaliar quaisquer considerações especiais pertinentes sobre o paciente de maneira específica. É necessário minimizar o período de tratamento por causa de uma possível exacerbação de doença periodontal? É necessário deixar as opções de tratamento em aberto o quanto for possível devido à incerteza do padrão de crescimento? Os aparelhos ortodônticos visíveis devem ser evitados por causa da vaidade do paciente, mesmo que isso torne o tratamento mais difícil? Tais questões devem ser formuladas a partir da perspectiva do paciente de forma específica. Podem ser obtidas respostas racionais, somente após a consideração das possibilidades de tratamento e de outros fatores importantes que influenciam o plano de tratamento.

Para a nossa paciente do exemplo, as interações, as opiniões sobre os compromissos necessários e outras considerações (que, no caso dessa paciente, são muito poucas) foram apresentadas no Boxe 7.5. As informações agora foram coletadas. Somente nessa etapa as possibilidades do tratamento estão prontas para serem discutidas com a paciente e seus pais, com o objetivo de finalizar o plano de tratamento (Boxe 7.6).

> **• Boxe 7.6 Paciente F.P.: esboço da apresentação do caso**
>
> **Objetivo:** Envolver adequadamente a paciente e os pais nas decisões do tratamento, o que é necessário para obter o consentimento informado. Os pontos a serem discutidos (nessa sequência) são os seguintes:
>
> **Saúde oral e geral**
> - Três problemas pequenos com a saúde oral:
>   - *Gengivite leve: é necessária uma higiene oral melhor para evitar danos aos dentes durante o tratamento ortodôntico*
>   - *Área hiperplásica no primeiro pré-molar: pode necessitar de restauração no futuro, não sendo necessário tratamento agora*
>   - *Crescimento da gengiva da maxila: pode necessitar de remoção cirúrgica no final do tratamento ortodôntico, se não for resolvido espontaneamente*
>
> **Problemas ortodônticos**
> - Aparência dos incisivos superiores: inclinado para trás e não alinhado adequadamente, o que dissimula parcialmente sua protrusão relativa
> - A mandíbula não cresceu adequadamente, que é razão pela qual os incisivos superiores parecem se sobressair em relação aos demais
> - Sobremordida: os dentes frontais inferiores erupcionaram acentuadamente no palato
>
> **O problema mais importante**
> - Protrusão do incisivo superior e apinhamento (você concorda?)
>   - *Isso é causado principalmente pelo fato de a mandíbula não ter crescido tanto quanto a maxila*
>
> **Plano para corrigir o problema mais importante**
> - Restringir o crescimento para baixo e para a frente da maxila durante o surto de crescimento puberal para a maxila, de modo que a mandíbula possa alcançá-la
>   - *Requer um crescimento favorável e cooperação*
>
> **Correção de outros problemas**
> - Alinhamento dos dentes e correção da mordida
>   - *Requer aparelho ortodôntico em todos os dentes*
> - Crescimento gengival
>   - *Pode necessitar de cirurgia para correção posteriormente*
>
> **Benefícios do tratamento**
> - Melhora da aparência dentária e facial
>   - *Para um paciente adulto, esse é o local para mostrar as previsões em imagens computadorizadas*
> - Movimentos mandibulares e guia incisal mais normais
>
> **Riscos do tratamento**
> - Desconforto após o ajuste do aparelho
> - Descalcificação se a higiene for inadequada
> - Reabsorção das raízes, especialmente dos incisivos superiores
> - Quaisquer outros itens pertinentes
>   - *Um formulário assinado confirmando essa discussão é extremamente recomendável*
>
> **Programa de tratamento, custos e outros**
> - Incluído com a apresentação do plano final de tratamento (ver Boxe 7.7)
> - Programa e custos poderão variar nos diversos consultórios

---

Consentimento informado: paternalismo *versus* autonomia

Há pouco tempo, era considerado correto que o profissional analisasse a situação do paciente e prescrevesse o que determinasse como o melhor tratamento – com pouca ou nenhuma consideração se aquele tratamento era realmente o que o paciente desejava. Isso é descrito melhor como uma abordagem paternalística para cuidar do paciente: o profissional, como uma figura de pai, conhece melhor e toma as decisões.

Atualmente, essa abordagem não é defensável, ética ou legalmente. Com base em uma perspectiva ética, os pacientes têm o direito de determinar o que é feito para eles em um tratamento, e cada vez mais eles reivindicam esse direito. É antiético não informar os pacientes das alternativas possíveis nos seus casos, incluindo os resultados prováveis se o tratamento não for realizado.

A doutrina moderna do consentimento informado fez o imperativo ético ser também um imperativo legal. Legalmente, o profissional agora é responsável pelos problemas que surgem pela falha de informar plenamente o paciente sobre o tratamento que será realizado. O consentimento informado não é obtido apenas a partir da discussão dos riscos do tratamento. Os pacientes devem ser informados de forma que possam entender quais são os seus problemas, quais são as alternativas de tratamento e quais são os resultados possíveis do tratamento ou das prováveis ocorrências na falta desse tratamento. Fornecer simplesmente uma apostila, um vídeo ou um formulário de consentimento informado com uma linguagem complexa não faz o paciente compreender realmente o tratamento e suas consequências.

Isso é realmente um assunto de instrução em saúde, tornando o paciente capaz de ler, entender e agir com base nas informações de saúde sob a forma escrita. Aqueles que não falavam o idioma antes de entrar na escola, aqueles que tiveram menos educação e aqueles que obtiveram as primeiras informações de saúde a partir do rádio e da televisão têm maior probabilidade de não entender as discussões de consentimento informado.[13] Para essas pessoas, o entendimento dos riscos e das limitações do tratamento possivelmente é muito melhor captada por uma apresentação audiovisual formal, mais que por uma discussão abrangente.[14] Estudos recentes têm demonstrado que o questionamento de pacientes por causa de informações apresentadas a eles tem melhorado, desde que se coloque as informações em uma terminologia leiga e usando uma apresentação visual (imagens em uma tela de computador), em vez de apenas textos.[15]

O método de diagnóstico orientado para o problema e o plano de tratamento garantem o envolvimento do paciente que o moderno plano de tratamento requer. A discussão com o paciente e os pais deve iniciar com um esboço dos problemas do paciente, e o envolvimento do paciente começa com a priorização da lista de problemas. Talvez a pergunta mais importante para o profissional na obtenção do consentimento informado seja: "Seu problema mais importante, como eu observo é… Você concorda?". Quando os problemas relativos ao consentimento informado para o tratamento ortodôntico surgem, quase sempre eles resultam do tratamento que não atendeu ao que era mais importante para o paciente, ou do tratamento que foi direcionado ao que não era um problema importante para o paciente.

O método orientado para o problema precisa examinar as soluções possíveis para as questões do paciente, iniciando com aquelas mais importantes. Este é exatamente o modo pelo qual uma discussão com o paciente e os pais é estruturada de forma mais efetiva (ver Boxe 7.6). Interações, compromissos inevitáveis e considerações práticas não devem ser considerados apenas pelo profissional – tais aspectos devem ser compartilhados com o paciente quando o plano de tratamento é desenvolvido. Na maioria das circunstâncias, existem vantagens e desvantagens para as possíveis abordagens de tratamento. O papel do profissional é esclarecer todos esses assuntos da melhor forma possível, envolvendo o paciente na decisão final, bem como na abordagem do tratamento que será utilizada.

Fundamentando-se em uma perspectiva prática, envolver o paciente e os pais nas decisões sobre o tratamento apresenta importantes vantagens. Esse procedimento passa a responsabilidade a quem ela pertence: a um paciente que foi levado a entender as incertezas implicadas. Os problemas, afinal, pertencem ao paciente, não ao profissional. Tanto para os adultos como para as crianças, um paciente que reconhece os problemas como "seus" tende mais a cooperar e a orientar-se para ajudar no tratamento do que aquele que atribui ao profissional toda a responsabilidade.[16]

Diversas situações específicas na ortodontia necessitam de uma interação do profissional com o paciente e os pais na seleção do plano final de tratamento. Todo paciente deve receber informações a respeito das questões mais frequentes que são possíveis de acontecer com ele: dor e desconforto e como abordar essas questões; reabsorção radicular (sobretudo de incisivos e primeiros molares) e as opções; o possível dano aos dentes devido à higiene inadequada resultando em lesões de ponto branco; inflamação gengival, infecção e deterioração também ocorrem devido à limpeza inadequada dos dentes; e a necessidade de ter aparelhos de retenção pós-tratamento. A seguir, é necessário ter discussões sobre outras questões exclusivas para esse paciente – por exemplo, dentes ausentes, dentes impactados ou a necessidade de instrumentos de ancoragem temporária. Para muitos pacientes, uma questão é a expansão da arcada dental *versus* a extração para resolver os problemas de apinhamento (discutidos anteriormente). Um problema secundário frequente que necessita da opinião do paciente é se o tratamento para um problema esquelético deve ser iniciado antes da adolescência ou se deve esperar o surto de crescimento puberal. Nessa situação, dois aspectos devem ser discutidos: o que é mais eficaz, iniciar precocemente o tratamento *versus* aguardar até a adolescência, e o modo de tratamento, caso o tratamento precoce seja escolhido.

O desejo do paciente para o tratamento e a cooperação potencial também devem ser levados em conta quando for considerado o período de tratamento. Para pacientes com problemas de classe II, não existe razão para proceder ao tratamento com o aparelho extraoral ou o aparelho funcional em uma criança que não tem a intenção de usar esses dispositivos. Os resultados de tratamento com os dois métodos não são exatamente os mesmos, mas podem ser considerados mais semelhantes do que diferentes, e se o paciente puder usar um, e não o outro, é aconselhável selecionar aquele que preferir. Para a nossa paciente do exemplo, seu nível de maturidade sexual indica que ela está se aproximando do período ideal para tratamento, e o aparelho extraoral é a abordagem preferida; no entanto, ela e os pais precisam entender o motivo dessas recomendações e quais as alternativas existentes. Isso também é verdade para outros tipos de discrepâncias maxilares.

Quando existe um problema esquelético grave, uma terceira questão frequente para discutir com o paciente e os pais é se o tratamento ortodôntico de forma isolada poderia produzir resultado aceitável ou se deve haver uma opção pela cirurgia ortognática. Algumas vezes, essa difícil decisão gira em torno da função maxilomandibular. Na maioria dos casos, trata-se, em primeiro lugar, de uma decisão estética. A aparência facial provavelmente será melhor se a relação das bases ósseas estiver correta. Essa melhora vale o risco adicional, o custo e a morbidade da cirurgia? Na análise final, somente o paciente e os pais podem – ou devem – tomar essa decisão. Nas decisões como cirurgia *versus* camuflagem ortodôntica e se as arcadas dentárias devem ser expandidas ou extraídas, uma imagem vale mais que mil palavras (ver Figura 7.20).

Algumas vezes, envolver os pacientes nas discussões do plano de tratamento é interpretado como permitir que o paciente e os pais tomem todas as decisões. Certamente, este não é o caso. É responsabilidade do profissional explicar as opções para o paciente e os pais, além de negociar com eles o plano final de tratamento. Não é responsabilidade do profissional fazer tudo que o paciente quiser. Assim como qualquer paciente tem o direito de recusar a aceitação de um tratamento, o profissional tem o direito de recusar a realização de um tratamento que não esteja direcionado aos principais objetivos do paciente. Antigamente, o profissional decidia o que era para ser feito e qual era esse procedimento. Atualmente, estabelecer o conceito do plano final de tratamento é e deve ser um processo interativo entre o profissional e o paciente.

No nosso caso de exemplo, a paciente e seus pais entenderam a importância de corrigir a má oclusão de classe II e a mordida profunda com o objetivo de obter uma aparência facial melhor, aceitaram a sugestão de que o aparelho extraoral durante o surto de crescimento puberal seria a melhor abordagem, e compreenderam que uma mudança no plano de tratamento para incluir extração ou mesmo cirurgia ortognática poderia ser necessária se a paciente não respondesse bem ao plano de tratamento inicial mais conservador. Eles também reavaliaram os riscos previstos para o tratamento em questão, com a preocupação principal sendo a cooperação e as consequências da falta dela. O resultado foi a obtenção do consentimento informado em um sentido amplo e a aprovação do conceito do plano de tratamento (Boxe 7.7).

O plano detalhado: especificação dos procedimentos do tratamento

Observe que, para essa paciente, o plano conceitual conduz diretamente ao plano de terapia, o que normalmente ocorre. Para qualquer paciente, os procedimentos selecionados para o tratamento devem cumprir dois critérios: *eficácia* na obtenção do resultado desejado e *eficiência* na realização, sem desperdício de tempo do profissional ou do paciente. O progresso e a conclusão desse caso são apresentados nas Figuras 7.24 a 7.28.

Para um plano de tratamento relativamente simples, os procedimentos associados ao tratamento são também razoavelmente simples ou, ao menos, de fácil compreensão. No entanto, escolhas devem ser feitas e especificadas claramente no plano de tratamento. Por exemplo, se o plano for expandir uma arcada maxilar estreita, isso seria possível com um arco de expansão lingual, um arco expansor vestibular ou com um disjuntor palatino colado ou com bandas ortodônticas. O plano de tratamento deve especificar a eficácia e a eficiência das diversas possibilidades que devem ser consideradas. Existe um momento e um local para tudo, e esta última etapa é o momento certo para as considerações práticas sobre qual método de tratamento e qual terapia ortodôntica usar.

Os erros mais sérios no plano de tratamento ortodôntico são aqueles que resultam da primeira opinião de qual aparelho usar, e não de qual aparelho poderá alcançar o objetivo desejado. A mecânica do tratamento não permite que se determine o resultado desse tratamento. É um erro estabelecer a mecânica do tratamento antes de estabelecer o objetivo mais amplo do tratamento. Os procedimentos do tratamento devem ser manipulados para obter o resultado desejado, não a situação inversa.

Plano de tratamento em circunstâncias especiais

Problemas de doenças dentárias

Até o final do século XX, havia a preocupação de que os dentes tratados endodonticamente não podiam ser movidos. Atualmente, está esclarecido que tão logo o ligamento periodontal esteja normal, os dentes tratados endodonticamente respondem à força ortodôntica da mesma maneira que os dentes com polpa viva. Apesar de alguns investigadores mencionarem que os dentes obturados são mais suscetíveis à reabsorção das raízes, o consenso atual é de que isso não é a preocupação principal.[17] Ocasionalmente, é desejável a hemissecção de um dente posterior, com a remoção de uma raiz e o tratamento endodôntico da raiz remanescente. É perfeitamente possível reposicionar ortodonticamente a raiz remanescente de um dente posterior, se isso for necessário, após a endodontia ser completada. Em geral, não está contraindicado o movimento ortodôntico dos dentes antes do tratamento endodôntico, porém os dentes com um histórico de trauma grave podem apresentar risco maior de reabsorção das raízes, tendo recebido tratamento endodôntico ou não.

Essencialmente, todos os procedimentos de tratamento periodontal podem ser usados para conduzir um paciente pré-ortodôntico para o ponto de controle satisfatório, com exceção da cirurgia óssea. Raspagem, curetagem, procedimentos de retalho e enxertos gengivais devem ser realizados quando for adequado, antes do tratamento ortodôntico, de modo que possa ser evitada a progressão dos problemas periodontais durante o tratamento ortodôntico. Crianças ou adultos com falta de gengiva inserida na região mandibular anterior devem receber enxertos gengivais suficientes para produzir a gengiva necessária antes de iniciar a ortodontia. Isso é especialmente relevante se o movimento dentário colocar os dentes em uma posição mais vestibular.

Detalhes adicionais na sequência do tratamento para adultos com diversos problemas serão apresentados no Capítulo 19.

Problemas de doenças sistêmicas

Pacientes que estão sofrendo de doenças sistêmicas apresentam um risco maior de complicações durante o tratamento ortodôntico, mas podem ter um tratamento ortodôntico bem-sucedido tão logo os problemas sistêmicos estejam sob controle.

Em adultos ou crianças, o problema sistêmico mais comum que pode complicar o tratamento ortodôntico é o diabetes ou um estado pré-diabético. Se o diabetes estiver sob adequado controle, as respostas periodontais para a força ortodôntica serão essencialmente normais e o tratamento ortodôntico será bem-sucedido, particularmente os procedimentos auxiliares, a maioria dos quais, muitas vezes, desejados para adultos diabéticos, pode ser realizada com êxito.

• Boxe 7.7 — Paciente F.P.: plano final de tratamento

Conceito do tratamento

- Durante o crescimento puberal, o aparelho extraoral para corrigir a má oclusão esquelética de classe II reduz o trespasse horizontal
- Alinhar os incisivos superiores e corrigir a sua inclinação sem aumentar o trespasse horizontal
- Corrigir a mordida profunda anterior pelo controle da erupção dos incisivos inferiores quando ocorre o crescimento vertical
- Cirurgia gengival coadjuvante, se necessário
- Observar a assimetria para certificar-se de que ela não está pior

Detalhes do tratamento

- Postergar o início do tratamento até o nível de maturação indicar o começo do crescimento puberal
- Aparelho extraoral de tração alta
- Nivelar o arco inferior com fios ortodônticos de curva reversa
- Torque nos incisivos superiores
- Elásticos de classe II, se necessário
- Cirurgia gengival, se necessária, antes dos aparelhos serem removidos

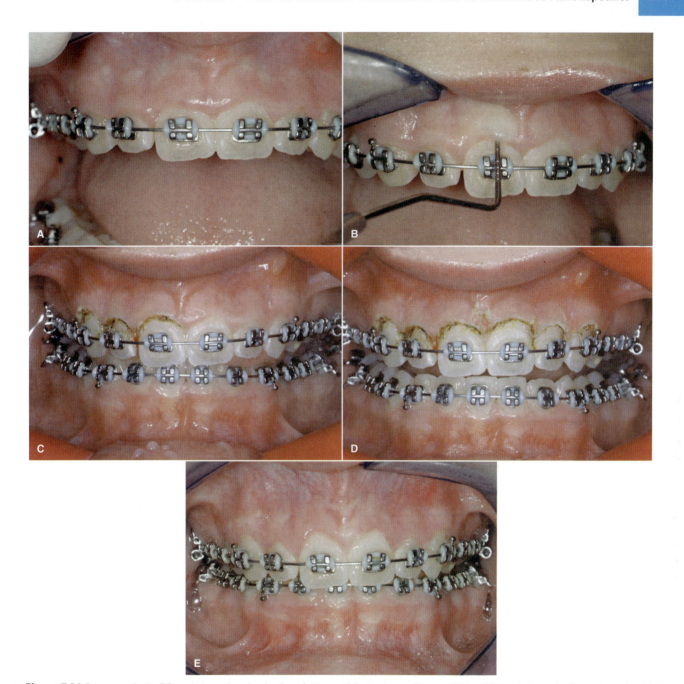

● **Figura 7.24** Para a paciente F.P., cuja investigação de diagnóstico está ilustrada nas Figuras 6.84 a 6.87, o tratamento foi postergado até ela entrar no surto de crescimento puberal. Um aparelho fixo foi colocado aos 12 anos e 5 meses, e um aparelho extraoral de tração alta foi introduzido aos 12 anos e 10 meses. Ela respondeu bem ao tratamento do ponto de vista dentário e esquelético, porém o crescimento gengival dos incisivos superiores piorou em vez de melhorar (**A**). Um *laser* de diodo oferece um modo menos dolorido e eficiente para tratar problemas desse tipo, e foi feita uma programação para realizar o recontorno gengival quando ela atingisse 13 anos e 11 meses. Uma sonda periodontal foi usada para estabelecer a profundidade do sulco gengival (**B**), e o *laser* foi usado para recontornar o tecido (**C**, um lado feito; **D**, recontorno gengival concluído). Considerando que o tecido está cauterizado (vaporizado) e o calor do *laser* sela o local da cauterização, não ocorre sangramento e não é necessário um curativo periodontal. A cicatrização ocorre dentro de alguns dias. **E**. Contornos dos tecidos evidenciando uma grande melhora após 4 semanas.

A rápida progressão da perda óssea alveolar em pacientes com diabetes é bem reconhecida; entretanto, se o diabetes não estiver sob controle, existe risco real de colapso periodontal acelerado (Figura 7.29). Por essa razão, o monitoramento cuidadoso do controle de um paciente diabético com a terapia médica é essencial durante qualquer fase do tratamento ortodôntico. O tratamento ortodôntico corretivo prolongado deve ser evitado nesses pacientes, caso seja possível.

A degeneração artrítica pode ser também um fator de risco no plano ortodôntico. A artrite reumatoide juvenil (ARJ) frequentemente causa deficiência esquelética grave, e o início da artrite reumatoide em adultos pode destruir o processo condilar e gerar uma deformidade (Figura 7.30). Pequeno crescimento mandibular tem sido relatado após injeções de esteroides dentro da articulação temporomandibular no tratamento da ARJ,[18] e a administração de esteroides a longo prazo, como parte do tratamento

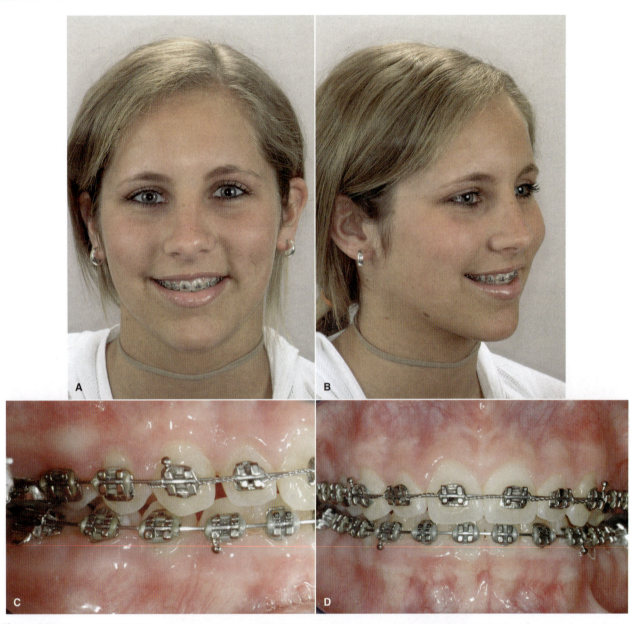

• **Figura 7.25** Para a paciente F.P., o tratamento com o aparelho fixo e o aparelho extraoral de tração alta prosseguiu após a cirurgia gengival, com um esforço para provocar a extrusão dos incisivos superiores para uma exibição melhor no sorriso, mantendo a correção da sobremordida. **A** e **B**. Registros do progresso aos 14 anos e 5 meses mostraram uma boa exibição dos incisivos. **C** e **D**. Má oclusão quase corrigida.

médico, pode aumentar a possibilidade de problemas periodontais durante a ortodontia. É importante levar em consideração que crianças sob a administração de esteroides podem receber também bisfosfonatos, os quais tornam o movimento ortodôntico dos dentes quase impossível. O tratamento ortodôntico prolongado deve ser evitado em pacientes com qualquer um dos tipos de artrite reumatoide, pois o potencial para danos é ao menos tão grande quanto o potencial para benefícios.

O tratamento ortodôntico corretivo para crianças com doenças sistêmicas também é possível se a doença estiver controlada, porém requer julgamento cuidadoso sobre o benefício para o paciente, ou seja, se ele justifica o tratamento ortodôntico. Não é raro os pais de uma criança com um problema sistêmico grave (p. ex., fibrose cística) procurarem o ortodontista na tentativa de realizar tudo o que for possível para a sua criança. Com o aumento da sobrevida a longo prazo, após doenças malignas da infância e outros problemas maiores, as crianças com históricos médicos complexos (como terapia de radiação, administração de esteroides a longo prazo e de medicamentos para prevenir a perda de massa óssea) estão também sendo vistas como pacientes ortodônticos potenciais. Embora o tratamento para pacientes com prognósticos insatisfatórios a longo prazo seja tecnicamente possível, normalmente é um bom discernimento limitar o escopo dos planos de tratamento, aceitando algum compromisso na oclusão para limitar a intensidade e o período de tratamento.

Por fim, embora o tratamento ortodôntico possa ser realizado durante a gravidez, existem riscos envolvidos. A hiperplasia gengival tende a ser um problema, e as variações hormonais na gravidez algumas vezes podem conduzir a resultados surpreendentes, de forma diversa de procedimentos previstos para o tratamento. Tendo em vista as oscilações do metabolismo ósseo durante a gravidez e a lactação, teoricamente, um ortodontista deve estar vigilante

CAPÍTULO 7   Plano de Tratamento Ortodôntico: da Lista de Problemas ao Plano Específico   225

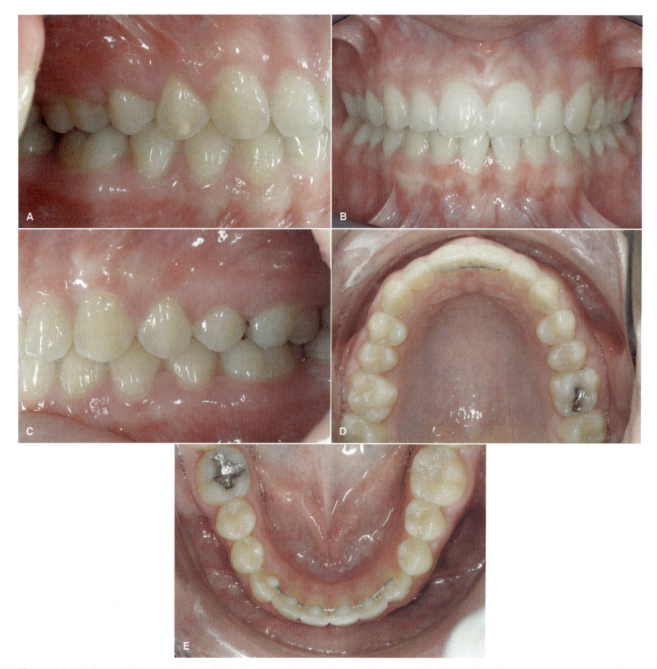

● **Figura 7.26** Paciente F.P. O aparelho ortodôntico foi removido aos 14 anos e 9 meses, 23 meses após o tratamento ter começado. As vistas intraorais e a radiografia panorâmica (**A** a **F**) mostram alinhamento e oclusão excelentes, com os contornos gengivais normais. Observe a contenção fixa para manter a correção da rotação e o fechamento do espaço para os incisivos centrais superiores (**D**) e a contenção fixa de canino a canino para a arcada inferior (**E**). Nas imagens de detalhe do sorriso (**G** e **H**), observe o arco do sorriso harmonioso e a melhor exibição dos incisivos superiores. (*continua*)

acerca da perda de ossos alveolares e da reabsorção das raízes nesse período; no entanto, as radiografias para verificar o estado do osso e das raízes dos dentes não são permitidas durante a gestação. O tratamento para uma paciente em potencial, que já esteja grávida, deve ser postergado até que a gestação seja concluída. Se uma paciente engravidar durante o tratamento, os problemas possíveis devem ser discutidos, e é conveniente colocar essa paciente sob observação durante o último trimestre, limitando a quantidade de movimento dentário ativo.

Lesões maxilares

Com consequências difíceis de tratar, felizmente as lesões da maxila em crianças são raras. Se a maxila for deslocada pelo trauma, ela deve ser reposicionada imediatamente, se isso for possível. Quando não for possível dar a atenção imediata ao deslocamento da maxila, por causa de outras lesões do trauma, a força de protração com uma máscara facial realizada antes das fraturas completarem a cicatrização pode reposicionar a maxila com êxito.

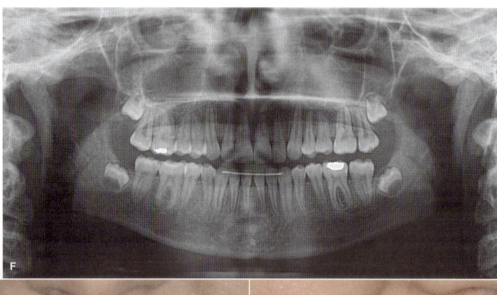

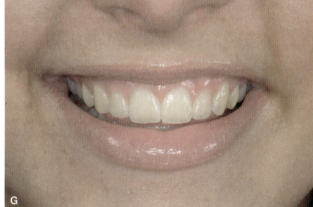
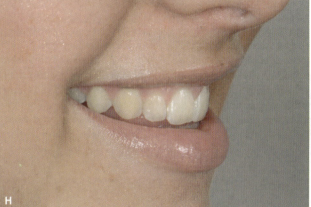

• **Figura 7.26** (continuação)

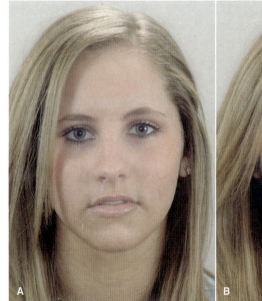
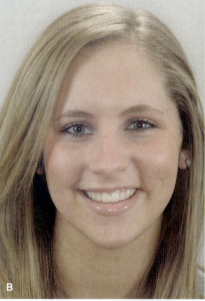
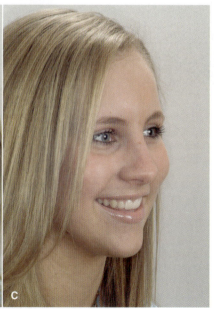

• **Figura 7.27** Paciente F.P. **A** a **C**. Aparência facial após o tratamento. (continua)

CAPÍTULO 7   Plano de Tratamento Ortodôntico: da Lista de Problemas ao Plano Específico   227

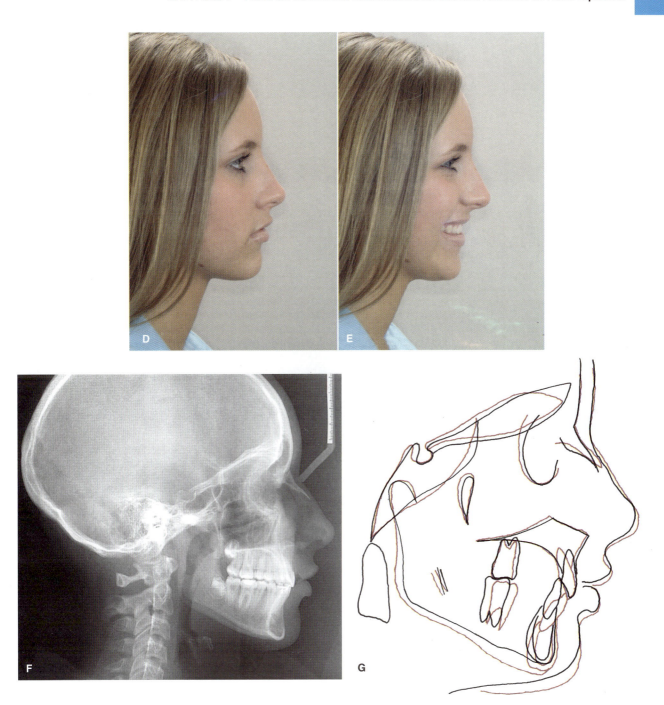

• **Figura 7.27** (continuação) **D** e **E.** Aparência facial após o tratamento. **F.** Radiografia cefalométrica após o tratamento. **G.** Uma sobreposição cefalométrica mostrando as mudanças durante o tratamento. Nos traçados de sobreposição, observe a melhora na angulação dos incisivos superiores através do torque palatino de raiz, sem intrusão ou inclinação vestibular dos incisivos que poderia ter elevado suas bordas incisais. Uma solução potencial para um "sorriso gengival" é a intrusão dos incisivos superiores, exceto nesse caso, que poderia ter achatado o arco do sorriso e diminuído a exibição dos incisivos, os quais não eram desejáveis. O crescimento da mandíbula para baixo e para a frente em relação à maxila, enquanto foi mantida a posição vertical dos molares superiores, foi o resultado desejado proveniente do uso do aparelho extraoral de tração alta. A proclinação dos incisivos inferiores contribuiu para melhorar a sustentação do lábio inferior e reduzir a profundidade do sulco labial, o que também era desejável – mas seria necessária uma retenção a longo prazo.

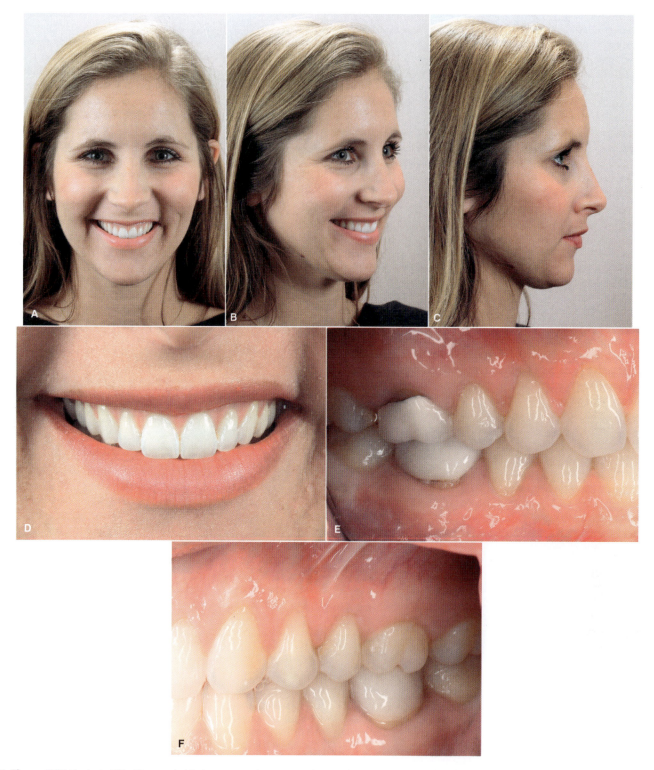

• **Figura 7.28** Paciente F.P., 21 anos de idade, acompanhamento após 6 anos. **A** a **C**. Fotos faciais. **D**. Arco do sorriso. **E** e **F**. Oclusão dentária. Ela não teve quase nenhum crescimento após a conclusão do tratamento, cooperou com o uso de contenção à noite aos 18 anos de idade e teve resultado estável.

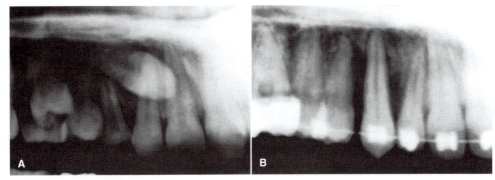

• **Figura 7.29** Pacientes com diabetes não controlado podem sofrer rápida perda óssea durante o movimento dentário ortodôntico. **A.** Canino impactado em uma adolescente com 13 anos de idade. **B.** Um ano mais tarde. Observe a extensão da perda óssea ao redor do dente quando estava sendo movido. Durante o ano de tratamento ativo, a paciente teve grande dificuldade no controle do diabetes e foi hospitalizada por problemas relacionados à doença em duas ocasiões. (Cortesia de Dr. G. Jacobs.)

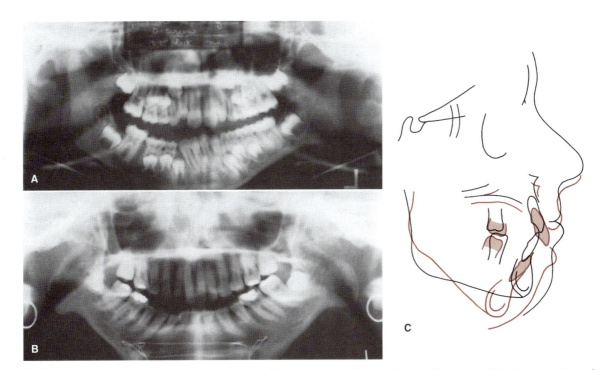

• **Figura 7.30** A artrite reumatoide pode afetar o processo condilar e, nos casos piores, pode levar à perda completa desse processo. **A.** Radiografia panorâmica de uma criança com artrite reumatoide. Observe as mudanças degenerativas iniciais no côndilo no lado esquerdo (compare o lado esquerdo com o lado direito ainda não afetado). **B.** Radiografia panorâmica de um adulto jovem com destruição completa dos processos condilares. **C.** Sobreposições cefalométricas para um paciente com degeneração grave do processo condilar da mandíbula por causa de artrite reumatoide. Paciente com 18 anos de idade, após tratamento ortodôntico rotineiro (em *preto*); com 29 anos de idade (em *vermelho*), período no qual os processos condilares foram destruídos. Observe a rotação da mandíbula para baixo e para trás. (**B**, cortesia de Dr. M. Goonewardene; **C**, cortesia de Dr. J. R. Greer.)

As causas da deficiência assimétrica são discutidas no Capítulo 14, e as informações sobre a microssomia hemifacial *versus* a lesão condilar devem ser reavaliadas nesse ponto. Em um plano de tratamento, é importante avaliar se o côndilo afetado pode transladar normalmente. Se ele puder, como se poderia esperar em uma forma leve a moderada de microssomia hemifacial ou lesão pós-traumática, um aparelho funcional poderia ser útil e deve ser tentado em primeiro lugar. Se a translação do côndilo for gravemente restringida pela cicatrização pós-traumática, um aparelho funcional será ineficaz e não deve ser empregado até que a restrição no crescimento seja removida.

A assimetria com crescimento deficiente de um lado, porém com alguma translação do outro, é uma indicação específica para os aparelhos funcionais "híbridos" projetados de forma personalizada (ver Figura 10.9), pois os requisitos para o lado deficiente serão diferentes daqueles para o lado normal, ou mais normal. Em geral, é desejável incorporar blocos de mordida entre os dentes no lado normal, enquanto se proporciona espaço para a erupção no lado deficiente, de modo que o componente vertical da assimetria possa ser solucionado. Na mordida construtiva, a mandíbula poderia ser avançada mais no lado deficiente do que no lado normal.

A restrição grave do crescimento que acompanha pouca ou nenhuma translação do côndilo pode levar progressivamente a uma deformidade mais grave, considerando que o crescimento de outras partes da face continua. A deformidade progressiva desse tipo é indicação para uma intervenção cirúrgica precoce. Não existe qualquer vantagem em esperar que essa deformidade se torne pior.

O objetivo da cirurgia é criar um ambiente no qual o crescimento seja possível, e o tratamento ortodôntico com aparelho funcional híbrido geralmente é necessário após a cirurgia para liberar a anquilose e direcionar o crescimento subsequente.

Hipertrofia hemimandibular

A assimetria facial e mandibular pode ser causada também pelo crescimento excessivo em um côndilo mandibular. Os problemas de crescimento desse tipo nunca são simétricos e, na maioria dos pacientes, um côndilo é normal ou praticamente normal. O crescimento excessivo não é um tumor no qual as células em crescimento são anômalas – é simplesmente o crescimento excessivo de um lado do tecido condilar normal, sem diferença histológica dos côndilos normais.[19] O mecanismo pelo qual isso acontece ainda não está esclarecido. A condição aparece tipicamente no final da adolescência, mais frequentemente nas meninas, porém pode começar em uma idade mais precoce. Considerando que o corpo da mandíbula é distorcido pelo crescimento excessivo (geralmente com abaulamento para baixo no lado afetado), a condição é descrita adequadamente como hipertrofia hemimandibular; entretanto, tendo em vista que o crescimento excessivo no côndilo é a causa, o nome antigo para essa condição, hiperplasia condilar, não está totalmente errado.

Existem dois modos de tratamento, ambos cirúrgicos: (1) osteotomia de ramo para corrigir a assimetria resultante do crescimento unilateral, após o crescimento excessivo ter cessado; e (2) condilectomia para remover o côndilo de crescimento excessivo e reconstruir a articulação. A reconstrução normalmente é feita com um seccionamento de costela incorporando a área de articulação costocondral, porém ocasionalmente pode ser realizada apenas recontornando a cabeça condilar ("raspagem condilar"). Como o envolvimento da articulação temporomandibular deve ser evitado, se possível, a osteotomia do ramo assimétrico é preferível. Isso significa, contudo, que o crescimento anormal foi interrompido, ou, em um paciente mais jovem, cessará dentro de limites razoáveis. De modo prático, a remoção do côndilo provavelmente será necessária nos casos de crescimento mais rápido e mais graves, enquanto a osteotomia de ramo é preferida para os problemas menos graves.

O isótopo marcador ósseo ^{99m}Tc pode ser utilizado para distinguir um côndilo com crescimento ativo e rápido de um côndilo alongado, mas que parou de crescer. Esse isótopo gamaemissor de curta duração está concentrado em áreas de deposição óssea ativa. As imagens ^{99m}Tc das estruturas orais mostram tipicamente a alta atividade nas áreas ao redor do osso alveolar, particularmente nas áreas em que os dentes estão erupcionando. Os côndilos não são normalmente áreas de marcação intensa, e um côndilo "quente" evidencia o crescimento ativo naquele lado (Figura 7.31).

Infelizmente, embora as imagens falso-positivas sejam raras, as imagens falso-negativas são mais frequentes, de modo que uma cintigrafia óssea negativa dos côndilos não pode ser considerada como evidência de que o crescimento hiperplásico de um côndilo não está ocorrendo. Uma resposta condilar unilateral positiva em uma cintigrafia óssea indica que a condilectomia provavelmente será necessária, enquanto uma resposta negativa significa que é indicada uma observação complementar para a continuidade do crescimento antes de optar por um procedimento cirúrgico.

Apneia do sono

A apneia do sono foi reconhecida recentemente como um problema mais frequente do que era antes considerado; e há grande interesse atualmente na possibilidade de utilizar os aparelhos de reposicionamento mandibular, essencialmente aparelhos ortopédicos funcionais ortodônticos removíveis, em seu tratamento.

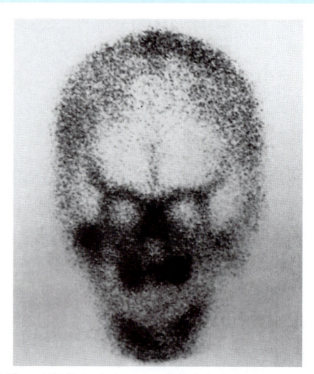

• **Figura 7.31** Cintigrafia óssea com ^{99m}Tc (método de visão de Towne com a boca aberta) em um menino com 10 anos de idade com suspeita de hiperplasia do côndilo mandibular direito. Observe a "área quente" no côndilo direito e a diferença na captação do isótopo entre os lados direito e esquerdo. A erupção dos dentes e a aposição óssea nos processos alveolares normalmente produzem imagens densas ao longo das arcadas dentárias.

A apneia do sono tem esse nome porque os indivíduos afetados param de respirar enquanto dormem, geralmente perdendo diversos ciclos de movimento respiratório antes de acordar abruptamente, com falta de ar. O problema é um bloqueio ou estreitamento grave das vias respiratórias, que pode ocorrer em qualquer ponto entre as narinas e os pulmões, porém normalmente é encontrado na faringe até a faringe média, em que a língua pode bloquear intermitentemente as vias respiratórias superiores quando o relaxamento muscular durante o sono permite que a mandíbula caia para trás.

Parece claro que a deficiência mandibular seria um fator de risco para esse tipo de apneia do sono, porque a postura da língua é afetada pela posição da mandíbula. As vias respiratórias superiores podem ser vistas nas radiografias cefalométricas laterais (Figura 7.32), e, para os leigos, a possível localização da obstrução das vias respiratórias pode ser visualizada. No entanto, a profundidade das vias respiratórias não é mostrada na cefalometria e, portanto, a localização da dimensão mínima das vias respiratórias não pode ser localizada. Mesmo com imagens tridimensionais, é possível obter apenas um instantâneo das vias respiratórias, que passa por pequenas mudanças minuto a minuto e por grandes mudanças entre as posições ereta e em decúbito dorsal do corpo e entre estar acordado e estar dormindo.

A deficiência mandibular é, sem dúvida, o maior fator de risco da apneia do sono. Obesidade e idade avançada são os maiores fatores contribuintes. À medida que a pessoa envelhece, o tônus muscular diminui, de modo que manter a posição da língua durante o sono fica mais difícil. A perda de tônus muscular é inevitável com o envelhecimento; a obesidade não; contudo, o peso corporal muitas vezes aumenta com a idade avançada. Por isso mesmo, se a deficiência mandibular desempenhar um papel secundário na etiologia da apneia do sono, corrigi-la pode ser um aspecto importante do tratamento.

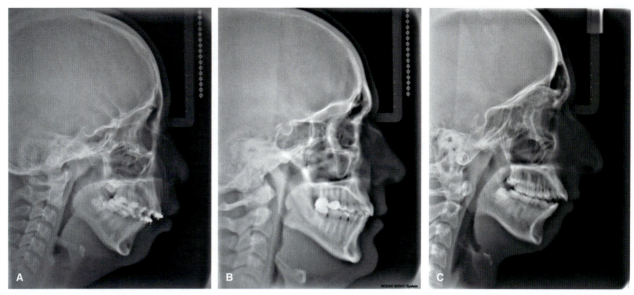

• **Figura 7.32** Vias respiratórias superiores como vistas nas radiografias cefalométricas laterais. **A.** Vista típica das vias respiratórias superiores em um indivíduo com grave deficiência mandibular que tem sono normal, apesar de ter vias respiratórias aparentemente restritas. **B.** As vias respiratórias desta paciente sem deficiência mandibular parecem um pouco constritas, mas ela tem um sono normal. **C.** Para este paciente deficiente mandibular com grave apneia do sono, as vias respiratórias parecem notavelmente bem abertas. Essas duas vistas bidimensionais são quase caricaturas do espectro das dimensões faríngeas, mas em virtude da grande variação nas dimensões aparentes das vias respiratórias em pessoas sem problemas respiratórios. Elas não podem ser usadas para diagnosticar a apneia do sono. Mesmo as vistas tridimensionais das vias respiratórias não são diagnósticas, porque os contornos das vias respiratórias mudam entre os graus de alerta, postura ereta e em decúbito ventral, e ao despertar e ao dormir.

Manter a mandíbula para a frente com um aparelho intraoral iria corrigir ou ao menos reduzir a gravidade da apneia do sono? De fato, esse tipo de aparelho pode ser eficaz para alguns pacientes com pouca apneia do sono ou apneia do sono moderadamente grave. Ele deve ser projetado para minimizar o movimento dos dentes, que pode ocorrer facilmente caso o aparelho coloque uma pressão prolongada nos dentes durante o sono.[20] A administração da terapia com aparelho para a apneia do sono é discutida em detalhes no Capítulo 19.

A cirurgia ortognática para avançar a mandíbula e a maxila para liberar mais espaço para a língua é importante para tratar pacientes gravemente afetados e, para esses pacientes, a melhora da função respiratória compensa os efeitos prejudiciais na aparência facial e a oclusão dentária que provavelmente irá ocorrer. As considerações sobre o planejamento e o fornecimento desse tratamento são discutidas no Capítulo 20.

Uma maxila estreita pode ser um contribuinte para a apneia do sono ou até mesmo a principal causa? Este seria o caso se um grande esforço respiratório fosse necessário ao despertar. O relaxamento muscular durante o sono tornaria os movimentos respiratórios inadequados. Se assim ocorresse, alargar o palato, que é a base da cavidade nasal, seria um tratamento eficaz? Este seria o caso se a obstrução no nariz fosse parte do problema respiratório. Abrir a sutura palatina mediana ortodonticamente pode ajudar algumas crianças com apneia do sono.[21]

Observou-se, 20 anos atrás, que, em algumas crianças, a expansão maxilar pela abertura da sutura palatina mediana também interrompeu a enurese noturna ("xixi na cama"), presumivelmente porque isso aumentou a cavidade nasal e melhorou a respiração. Uma série de relatórios de caso foi feita, mas até pouco tempo não houve nenhum dado para as taxas de sucesso e o mecanismo para o sucesso. Em 2016, Bazargani *et al.* relataram que, em um grupo de 32 crianças suecas com enurese primária, que não haviam respondido ao tratamento antineurítico padrão com um análogo de vasopressina, a expansão maxilar rápida acompanhada por 6 meses de contenção com um arco transpalatino produziu uma taxa de cura de 60% em 1 ano (Figura 7.33).[22] Antes da expansão, essas crianças não tiveram uma apneia do sono clássica, mas tiveram maior resistência ao fluxo aéreo nasal do que os controles normais; portanto, ainda não está claro até que ponto aprimorar a respiração foi o principal mecanismo de melhoria.

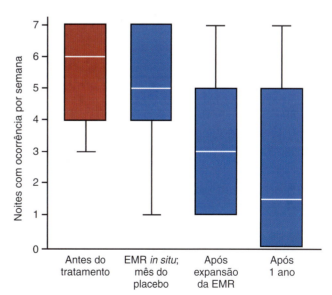

• **Figura 7.33** O efeito antineurítico da expansão maxilar em um grupo de 32 crianças suecas com grave enurese noturna que não responderam à primeira linha de tratamento, um análogo de vasopressina, mostrado aqui como o número de noites com ocorrência por semana. Em uma revisão 1 ano depois, 60% destes pacientes já não tinham mais enurese. (Redesenhado de Bazargani F *et al. Angle Orthod.* 86:481-486, 2016.)

Ainda há algumas evidências de estudos tridimensionais de que a expansão maxilar cirúrgica em adultos com apneia do sono abre a passagem nasal e amplia a área faríngea superior.[23] Embora seja possível supor que a cirurgia para mover a maxila para cima, o que reduz o tamanho da câmara nasal, possa comprometer o fluxo de ar pelo nariz, foi mostrado que quase todos esses pacientes tiveram resistência reduzida ao fluxo aéreo nasal após o tratamento.[24] A explicação é que a narina é a válvula nasal sob condições normais. O reposicionamento superior da maxila é acompanhado pela ampliação das narinas. A ampliação cirúrgica da maxila também afeta as narinas, por isso a alteração óssea pode não ser algo importante na apneia do sono.

Em meados de 2017, um período de entusiasmo excessivo para o tratamento odontológico da apneia do sono, sobretudo entre os dentistas, parece estar se esvaindo. A cirurgia ortognática é o tratamento definitivo para os adultos; os aparelhos intraorais, em muitos casos, não são, e os aparelhos para apneia do sono em crianças imitam o que eles teriam feito em pacientes ortodônticos com respiração normal. Sem as radiografias cefalométricas pré e pós-tratamento ou de tomografia computadorizada de feixe cônico (TCFC) e os estudos de sono para mostrar as mudanças esqueléticas e dentais que ocorrem com esse tratamento, é impossível saber como as mudanças dentais e do tecido duro realmente estão relacionadas ao efeito na apneia do sono e à extensão do movimento indesejado do dente. À medida que melhores informações para os resultados do tratamento se tornam disponíveis, vai ficar mais fácil determinar as características dos pacientes com apneia do sono que se beneficiariam significativamente.

Fissura labial e palatina

Pacientes com fissura labial e palatina geralmente necessitam de um tratamento ortodôntico corretivo e prolongado.[25] O tratamento ortodôntico pode ser necessário em qualquer um, ou em todos os quatro estágios separados: (1) na infância, antes do reparo cirúrgico inicial do lábio; (2) no final da dentição decídua e no início da dentição mista; (3) no final da dentição mista e no início da dentição permanente; e (4) no final da adolescência, após completar o crescimento facial, em conjunto com a cirurgia ortognática. A sequência típica do tratamento está esboçada na Tabela 7.2, e os procedimentos do tratamento são discutidos com mais detalhes nas próximas seções.

Ortopedia infantil

Um lactente com fissura labial e palatina ao nascer, em quase todos os casos, terá arcada superior distorcida. Em pacientes com uma fissura bilateral, o segmento pré-maxilar está muitas vezes deslocado anteriormente, enquanto os segmentos maxilares posteriores estão colapsados lingualmente, atrás do segmento pré-maxilar (Figura 7.34). Distorções menos graves ocorrem em crianças com fissuras palatinas unilaterais (Figura 7.35A-B). Se a distorção da forma da arcada for extremamente grave, o fechamento cirúrgico do lábio, que normalmente é realizado nas primeiras semanas de vida, pode ser extremamente difícil. A intervenção ortodôntica para a reposição dos segmentos e para levar o segmento pré-maxilar protraído de volta para a arcada pode ser necessária para obter um bom reparo cirúrgico do lábio.[26] Essa "ortopedia infantil" é um dos poucos casos em que o tratamento ortodôntico pode ser indicado para uma criança recém-nascida, antes da erupção de qualquer dente.

Em uma criança com uma fissura bilateral, podem ser necessários dois tipos de movimento dos segmentos maxilares. Em primeiro lugar, os segmentos posteriores maxilares devem ser expandidos lateralmente; a seguir, a pressão contra a pré-maxila pode repor essa região posteriormente, dentro da sua posição quase correta na arcada. Isso pode ser realizado por uma faixa elástica leve através do segmento anterior, que é presa em um aparelho ortodôntico fixado aos segmentos que aplicam uma força de contração, ou mesmo por pressão muscular do lábio reparado, se o reparo do lábio for feito após a expansão lateral. Em pacientes com protrusão extremamente grave, pode ser necessário um aparelho preso aos segmentos maxilares por pinos, enquanto uma faixa elástica ou a pressão do próprio lábio poderiam ser adequados para os problemas menos graves.

Em lactentes, os segmentos podem ser reposicionados surpreendentemente de forma rápida e fácil, de modo que o período de tratamento ativo é realizado, no máximo, em algumas semanas. Se for indicado o movimento pré-cirúrgico dos segmentos maxilares, isso pode ser feito tipicamente iniciando em 3 a 6 semanas de idade, de modo que o fechamento do lábio possa ser realizado em aproximadamente 10 semanas. Uma placa passiva, semelhante a uma contenção ortodôntica, é usada então durante alguns meses após o fechamento do lábio (Figura 7.35C-D).

Logo após esse tratamento, as crianças que foram submetidas à ortopedia pré-cirúrgica parecem muito melhor do que aquelas que não receberam esse tratamento. A cada ano que passa, entretanto, torna-se mais difícil informar quais os pacientes que tiveram segmentos reposicionados na infância e quais não foram submetidos a esse processo.[27] O benefício a curto prazo é mais acentuado que o benefício a longo prazo. Para alguns lactentes com segmentos extremamente mal posicionados, fato que ocorre quase exclusivamente na fissura labial e palatina bilaterais, a ortopedia infantil pré-cirúrgica

Tabela 7.2	Sequência de tratamento para pacientes com fissura palatina.
2 a 4 semanas	Fechamento labial (ortopedia infantil?)
12 a 18 semanas	Fechamento do palato
7 a 8 anos	Alinhamento dos incisivos superiores
7 a 9 anos	Enxerto ósseo alveolar (*antes da erupção do incisivo lateral, se estiver presente, ou canino*)
Adolescência	Ortodontia corretiva Reavaliação do lábio e nariz?
Final da adolescência	Cirurgia ortognática?

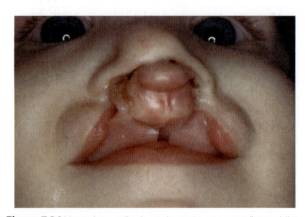

• **Figura 7.34** Nesta fotografia de um lactente com uma fissura bilateral do lábio e palatina, observe o deslocamento para a frente do segmento pré-maxilar e o colapso medial dos segmentos maxilares laterais. Esse deslocamento dos segmentos quase sempre é observado em crianças com uma fissura bilateral. Um aparelho de expansão para produzir espaço para a retração da pré-maxila pode ser visto na boca da criança.

CAPÍTULO 7   Plano de Tratamento Ortodôntico: da Lista de Problemas ao Plano Específico   233

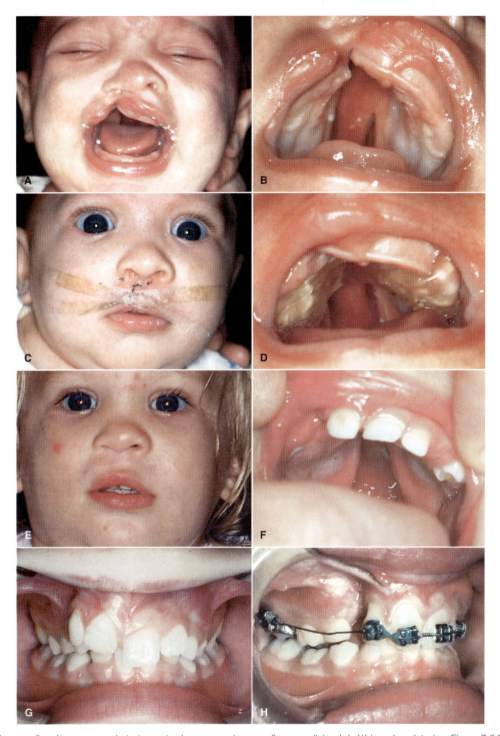

• **Figura 7.35** Observação a longo prazo do tratamento de uma menina com fissura unilateral do lábio e do palato (ver Figura 7.34). **A** e **B.** Paciente com 8 semanas de idade, antes do reparo labial. Observe o deslocamento dos segmentos alveolares no local da fissura. **C** e **D.** Com 9 semanas de idade, após o fechamento labial. Uma placa palatina foi fixada na posição para controlar os segmentos alveolares, enquanto a pressão labial molda esses segmentos para a posição. **E** e **F.** Com 2 anos de idade, antes do fechamento do palato. **G.** Com 8 anos de idade, após a erupção dos incisivos superiores. **H.** Com 9 anos de idade, alinhamento dos incisivos na preparação para o enxerto ósseo alveolar. (*continua*)

permanece útil. Para a maioria dos pacientes com fissura labial ou palatina, entretanto, o ortodontista não é mais chamado para a reposição de segmentos em crianças. Como alternativa, no caso dos segmentos protraídos, o reparo labial pode ser realizado em dois estágios, primeiro com uma adesão labial para proporcionar força elástica do próprio lábio, e depois, em um estágio um pouco mais tarde, é realizado o reparo definitivo do lábio.

Em alguns centros, os enxertos ósseos foram colocados através da fissura alveolar logo após a ortopedia infantil para estabilizar a posição dos segmentos. Apesar de alguns clínicos ainda defenderem esse procedimento, o consenso é de que o enxerto precoce do processo alveolar é contraindicado, pois tende a interferir no crescimento subsequente. Os enxertos ósseos alveolares são mais bem aceitos até o início da dentição mista.[28]

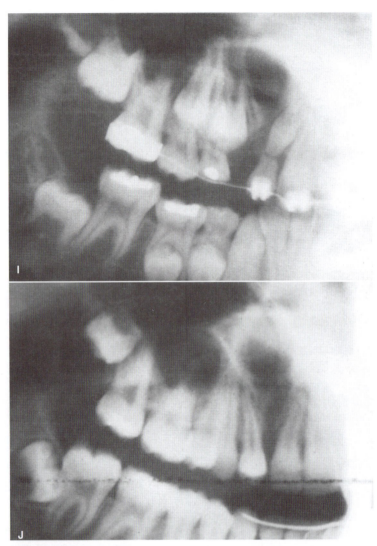

• **Figura 7.35** (*continuação*) **I.** Radiografia panorâmica, 9 anos de idade, antes do enxerto ósseo. **J.** Radiografia panorâmica, 12 anos de idade, na conclusão do tratamento ortodôntico, mostrando o preenchimento ósseo no local da fissura.

Tratamento no final da dentição decídua e no início da dentição mista

Muitos dos problemas ortodônticos de crianças com fissura palatina no início e no final da dentição mista resultam não da fissura propriamente dita, mas dos efeitos oriundos do reparo cirúrgico. Embora as técnicas para o reparo da fissura labial e palatina tenham melhorado muito nos últimos anos, o fechamento do lábio produz inevitavelmente alguma constrição na parte anterior da arcada superior, e o fechamento da fissura palatina causa ao menos algum grau de constrição lateral. Como resultado, os pacientes tratados cirurgicamente da fissura palatina apresentam uma tendência de mordida cruzada tanto anterior como posterior, o que não é observado nos pacientes com fissuras sem tratamento. Esse resultado não é um argumento contra o reparo cirúrgico do lábio e palato, o que é necessário por motivos estéticos e funcionais (a fala). Significa simplesmente que o tratamento ortodôntico deve ser considerado parte necessária da recuperação de tais pacientes.

A intervenção ortodôntica é muitas vezes desnecessária até que os incisivos permanentes comecem a erupcionar, porém é normalmente imprescindível nessa etapa (Figura 7.35E-J). Quando os dentes permanentes surgem, existe uma forte tendência de os incisivos superiores erupcionarem rotacionados e, muitas vezes, em mordida cruzada. A principal meta do tratamento ortodôntico nesse momento é corrigir a posição dos incisivos e preparar o paciente para um enxerto ósseo alveolar.

O objetivo é ter um dente permanente erupcionado através da área enxertada, de modo que a fissura seja eliminada. Dente erupcionado leva o osso com ele, produzindo um osso novo além dos limites do enxerto previamente colocado. Se os incisivos laterais permanentes estiverem presentes, o enxerto deve ser colocado aproximadamente aos 7 anos de idade, antes de eles erupcionarem. Se os incisivos laterais estiverem faltando, o enxerto deve ser adiado, porém deve ser feito antes de os caninos permanentes erupcionarem. Qualquer alinhamento necessário dos incisivos, ou a expansão dos segmentos posteriores, deve ser completado antes do enxerto alveolar. Para os pacientes com fissura bilateral, um expansor que expande mais anteriormente do que posteriormente tem mostrado ser mais eficaz.[29] O enxerto alveolar atualmente é uma parte rotineira do tratamento contemporâneo, e a realização desse procedimento no momento certo é extremamente importante.

Tratamento no início da dentição permanente

Quando os caninos e pré-molares erupcionam, é provável que se desenvolva a mordida cruzada, especialmente no lado da fissura em um paciente de fissura unilateral, e os dentes apresentem a possibilidade de ficarem mal alinhados (Figura 7.36). Quanto mais bem-sucedida for a cirurgia, menores serão os problemas; no

CAPÍTULO 7 Plano de Tratamento Ortodôntico: da Lista de Problemas ao Plano Específico

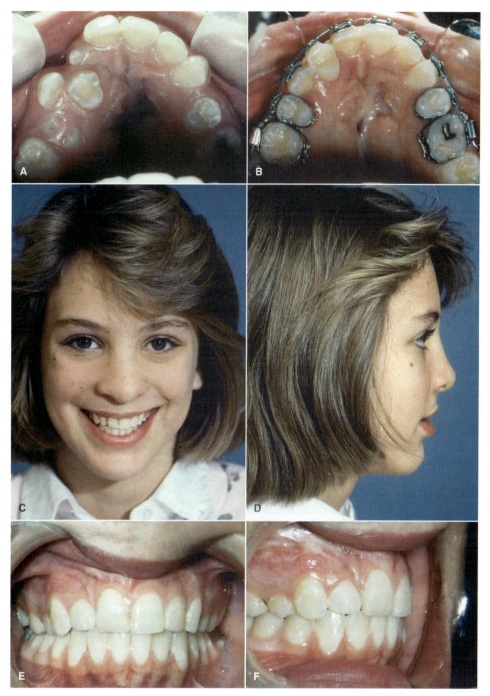

• **Figura 7.36 A.** 11 anos de idade, primeiro pré-molar transposto erupcionando na área enxertada. **B.** Primeiro pré-molar na posição de incisivo lateral no final da ortodontia ativa, 12 anos de idade. Um dente que erupciona em uma área enxertada ou que é movido ortodonticamente dentro da área estimula a formação de osso novo que elimina a fissura. Considerando que os dentes trazem com eles osso alveolar e que esse osso é perdido na ausência de dentes, essa é a única maneira de reparar completamente uma fissura alveolar. Fotos facial (**C** e **D**) e intraoral (**E** e **F**), 12 anos de idade. (*continua*)

entanto, essencialmente em todos os casos, o tratamento ortodôntico com aparelhos fixos é necessário no final da dentição mista e no início da dentição permanente. O osso novo preenche a fissura enxertada quando os caninos erupcionam, o que torna possível fechar os espaços relativos aos dentes que faltam, e isso agora é o principal objetivo dessa fase de tratamento (Figura 7.36I-J).

Se não for possível o fechamento do espaço, pode ser necessário o movimento ortodôntico dos dentes para posicioná-los como pontos de apoio para eventuais próteses fixas. Nessa circunstância, uma prótese adesiva, que proporciona uma substituição semipermanente para os dentes que faltam, pode ser extremamente útil. O tratamento ortodôntico é completado muitas vezes aos 14 anos de idade, porém uma prótese permanente em muitos casos não pode ser colocada até os 17 ou 18 anos de idade. A prótese fixa semipermanente é preferível ao uso prolongado de um aparelho removível como uma substituição de dente. Os implantes dentários não são adequados para as áreas de fissuras.

Cirurgia ortognática para pacientes com fissura labial e palatina

Em alguns pacientes com fissura labial e palatina, com mais frequência em homens do que em mulheres, a continuidade do

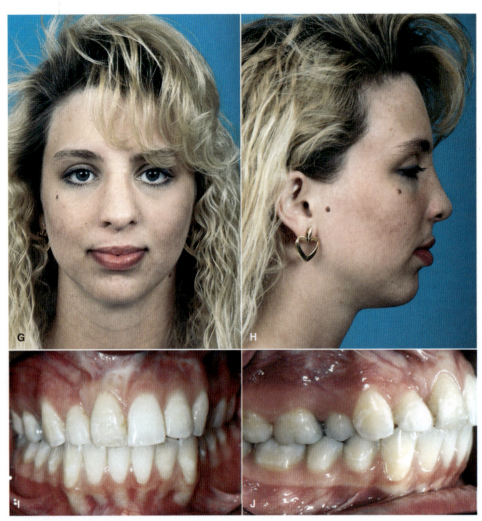

- **Figura 7.36** (*continuação*) Fotos facial (**G** e **H**) e intraoral (**I** e **J**), 21 anos de idade. Nesse ponto, a oclusão está estável e tanto a fissura facial como a alveolar são dificilmente percebidas. Apesar de o reparo do palato ser evidente em um exame intraoral, ele não afeta a aparência ou a função.

crescimento mandibular após o final do tratamento ortodôntico ativo leva ao retorno das mordidas cruzadas anterior e lateral. Esse resultado não é propriamente originado do crescimento mandibular excessivo nem pelo crescimento maxilar deficiente, tanto anteroposterior como na direção vertical, e atualmente tem sido observado com menor frequência por causa dos recentes avanços na cirurgia da fissura labial e palatina. A cirurgia ortognática para levar a maxila deficiente para baixo e para a frente pode ser necessária no último estágio do tratamento de um paciente com fissura labial ou palatina, geralmente aos 18 anos de idade, se for o caso. Eventualmente, pode ser necessária a cirurgia de recuo mandibular. Após esse procedimento, pode ser realizado o trabalho restaurador definitivo para substituir os dentes que estão faltando. Muitas vezes, é necessário um retalho faríngeo para controlar o vazamento de ar pelo nariz, após o avanço do maxilar em pacientes com fissura labial ou palatina.

Nos últimos anos, tem havido uma redução surpreendente no número de pacientes com fissura labial ou palatina na adolescência, necessitando de próteses dentárias para a substituição de dentes que estão faltando, ou de cirurgia ortognática para corrigir a deficiência maxilar. O padrão de cuidados tratamento é a cirurgia palatina atraumática, que minimiza a interferência ao longo do crescimento, e o fechamento do espaço onde os dentes estão faltando, que foi possível pelos enxertos alveolares no início da dentição mista. Melhoras nos EUA foram promovidas e documentadas pelo programam Americleft, uma forma organizada de reunir dados de inúmeros locais de tratamento de fissuras para que os procedimentos bem-sucedidos possam ser selecionados.[30,31] Esse programa é um excelente exemplo da maneira como bons dados dos resultados de tratamento podem ser usados para melhorar a qualidade do tratamento.

Referências bibliográficas

1. Betts NJ, Vanarsdall RJ, Barber HD, et al. Diagnosis and treatment of transverse maxillary deficiency. *Int J Adult Orthodon Orthognath Surg.* 1995;10:75-96.
2. Nimkarn Y, Miles PG, O'Reilly MT, et al. The validity of maxillary expansion indices. *Angle Orthod.* 1995;65:321-326.
3. Bowman SJ, Johnston LE. The esthetic impact of extraction and non-extraction treatments on Caucasian patients. *Angle Orthod.* 2000;70:3-10.
4. Kim E, Gianelly AA. Extraction vs non-extraction: arch widths and smile esthetics. *Angle Orthod.* 2003;73:354-358.
5. Meyer AH, Woods MG, Manton DJ. Maxillary arch width and buccal corridor changes with orthodontic treatment. Part 2: attractiveness of the frontal facial smile in extraction and nonextraction outcomes. *Am J Orthod Dentofacial Orthop.* 2014;145:296-304.
6. Iared W, Koga da Silva EM, Iared WG, Macedo CM. Esthetic perception of changes in facial profile resulting from orthodontic

treatment with extraction of premolars: a systematic review. *J Am Dent Assoc.* 2017;148:9-16.

7. Phillips C, Hill BJ, Cannac C. The influence of video imaging on patients' perceptions and expectations. *Angle Orthod.* 1995;65:263-270.

8. Chamberland S, Proffit WR, Chamberland PE. Genioplasty in growing patients. *Angle Orthod.* 2015;85:360-373.

9. Springer NC, Chang C, Fields HW, et al. Smile esthetics from the patients' perspective. *Am J Orthod Dentofacial Orthop.* 2011;139:e91-e101.

10. Dickens S, Sarver DM, Proffit WR. The dynamics of the maxillary incisor and the upper lip: a cross-sectional study of resting and smile hard tissue characteristics. *World J Orthod.* 2002;3:313-320.

11. Ker AJ, Chan R, Fields HW, et al. Esthetic and smile characteristics from the layperson's perspective: a computer-based survey study. *J Am Dent Assoc.* 2008;139:1318-1327.

12. Kokich VO, Kinzer GA. Managing congenitally missing lateral incisors. Part I. Canine substitution. *J Esthet Restor Dent.* 2005;17:5-10.

13. Kutner M, Greenberg E, Jin Y, et al. The health literacy of America's adults: results from the 2003 National Assessment of Adult Literacy. US Department of Education, National Center for Education Statistics. NCES 2006-483.

14. Carr KM, Fields HW Jr, Beck FM, et al. Impact of verbal explanation and modified consent materials on orthodontic informed consent. *Am J Orthod Dentofacial Orthop.* 2012;141:174-186.

15. Carr KM, Fields HW, Beck FM, et al. Improving orthodontic informed consent: a new approach. *Am J Orthod Dentofacial Orthop.* In press.

16. Bandura A, Barbaranelli C, Capara GV, et al. Self-efficacy beliefs as shapers of children's aspirations and career trajectories. *Child Dev.* 2001;72:187-206.

17. Llamas-Carreras JM, Amarilla A, Solano E, et al. Study of external root resorption during orthodontic treatment in root filled teeth compared with their contralateral teeth with vital pulps. *Int Endod J.* 2010;43:654-662.

18. Stostrup P, Kristensen KD, Kuseler A, et al. Reduced mandibular growth in experimental arthritis in the TM joint treated with intra-articular corticosteroids. *Eur J Orthod.* 2008;30:111-119.

19. Eslami B, Behnia H, Javadi H, et al. Histopathologic comparison of normal and hyperplastic condyles. *Oral Surg Oral Med Oral Pathol Oral Radiol Endod.* 2003;96:711-717.

20. Wang X, Gong X, Yu Z, et al. Follow-up study of dental and skeletal changes in patients with obstructive sleep apnea and hypopnea syndrome with long-term treatment with the Silensor appliance. *Am J Orthod Dentofacial Orthop.* 2015;147:559-565.

21. Katyal V, Pamula Y, Daynes C, et al. Craniofacial and upper airway morphology in pediatric sleep-disordered breathing and changes in quality of life with rapid maxillary expansion. *Am J Orthod Dentofacial Orthop.* 2013;144:860-871.

22. Bazargani F, Jonson-Ring I, Neveus T. Rapid maxillary expansion in therapy-resistant enuretic children: an orthodontic perspective. *Angle Orthod.* 2016;86:481-486.

23. Vinha PP, Faria AC, Xavier SP, et al. Enlargement of the pharynx resulting from surgically assisted rapid maxillary expansion. *J Oral Maxillofac Surg.* 2016;74:369-379.

24. Turvey TA, Hall DJ, Warren DW. Alteration in nasal airway resistance following superior repositioning of the maxilla. *Am J Orthod.* 1984;85:109-114.

25. Bennun RD, Harfin JF, Sándor GKB, Genecov D. *Cleft Lip and Palate Management: A Comprehensive Atlas.* Hoboken, NJ: John Wiley & Sons; 2015.

26. Bongaarts CAM, Prahl-Andersen B, Bronkhorst EW, et al. Infant orthopedics and facial growth in complete unilateral cleft lip and palate until six years of age (Dutchcleft). *Cleft Palate Craniofac J.* 2009;46:654-663.

27. Vig KWL, Mercado AM. Overview of orthodontic care for children with cleft lip and palate, 1915-2015. *Am J Orthod Dentofacial Orthop.* 2015;148:543-556.

28. Weissler EH, Paine KM, Ahmed MK, Taub PJ. Alveolar bone grafting and cleft lip and palate: a review. *Plast Reconstr Surg.* 2016;138:1287-1295.

29. Garib D, Lauris RC, Calil LR, et al. Dentoskeletal outcomes of a rapid maxillary expander with differential opening in patients with bilateral cleft lip and palate: a prospective clinical trial. *Am J Orthod Dentofacial Orthop.* 2016;150:564-574.

30. Long RE Jr, Hathaway R, Daskalogiannakis J, et al. The Americleft study: an inter-center study of treatment outcomes with unilateral cleft and palate, part 5. General discussion and conclusions. *Cleft Palate Craniofac J.* 2011;48:265-270.

31. Ruppel K, Long RE Jr, Oliver DR, et al. The Americleft project: a comparison of short- and longer-term secondary bone graft outcomes in two centers using the standardized way to assess grafts scale. *Cleft Palate Craniofac J.* 2016;53:508-515.

PARTE 3

Biomecânica, Mecânica e Aparelhos Ortodônticos Contemporâneos

A terapia ortodôntica depende da reação dos dentes e, mais frequentemente, das estruturas faciais à força suave, mas persistente. Em um contexto ortodôntico, a biomecânica é comumente usada em discussões sobre a reação das estruturas dentais e faciais à força ortodôntica, enquanto a mecânica é reservada para as propriedades dos componentes estritamente mecânicos do sistema do aparelho. Nesta parte, as respostas biológicas à força ortodôntica subjacentes à biomecânica são discutidas no Capítulo 8 e novas possibilidades de acelerar a taxa de movimentação dentária são revisadas e avaliadas. O Capítulo 9, que se preocupa com a concepção e a aplicação de aparelhos ortodônticos, é amplamente dedicado à mecânica, mas também inclui algumas considerações biomecânicas e introduz a aplicação da ancoragem esquelética temporária, que é discutida em mais detalhes no Capítulo 10.

O tratamento ortodôntico contemporâneo envolve o uso de aparelhos fixos e removíveis. A primeira parte do Capítulo 10 descreve todos os tipos de aparelhos removíveis que são úteis atualmente, com ênfase na abordagem de componentes para planejar aparelhos funcionais para pacientes específicos e nas considerações que são importantes no tratamento com alinhadores transparentes.

Nas primeiras décadas do século XXI houve grandes mudanças nos aparelhos fixos, os quais são revisados na segunda parte do Capítulo 10. O princípio do aparelho *edgewise* e o controle do movimento dentário por meio de arcos retangulares em um encaixe retangular continuam a ser a base da terapia contemporânea de aparelhos fixos, mas estão ocorrendo alterações na fabricação de fios e bráquetes, assim como no desenho assistido por computador/fabricação assistida por computador (CAD/CAM), tornando o desenho e a produção cada vez mais importantes. Os principais problemas que limitaram o uso de aparelhos linguais fixos foram amplamente superados. A ancoragem esquelética, com base em miniplacas multiparafusos e parafusos ósseos alveolares, rapidamente se tornou parte importante do tratamento contemporâneo. Um dos principais objetivos do Capítulo 10 e dos capítulos subsequentes sobre tratamento corretivo é avaliar essas mudanças em aparelhos no contexto de dados para resultados com interesse clínico com seu uso.

8

Bases Biológicas da Terapia Ortodôntica

VISÃO GERAL DO CAPÍTULO

Resposta periodontal e óssea à função normal, 240
Estrutura e função do ligamento periodontal, 240
Resposta à função normal, 241
Papel do ligamento periodontal na erupção e na estabilização dos dentes, 242

Resposta do ligamento periodontal e do osso à força contínua, 242
Controle biológico do movimento dental, 242
Efeitos da resposta à força ortodôntica, 243
Efeitos dos medicamentos sobre a resposta à força ortodôntica, 250
Lesão local para acelerar o movimento dental, 252

Ancoragem e seu controle, 256
Ancoragem: resistência ao movimento dental indesejado, 256
Controle da ancoragem, 257
Efeitos esqueléticos da força ortodôntica: modificação do crescimento, 259

Efeitos prejudiciais da força ortodôntica, 260
Mobilidade e dor relacionadas ao tratamento ortodôntico, 260
Efeitos sobre a polpa, 261
Reabsorção da raiz, 261
Efeitos do tratamento sobre a altura do osso alveolar, 264
Desmineralização do esmalte, 265

Resposta periodontal e óssea à função normal

O movimento ortodôntico do dente baseia-se na observação de que, se for aplicada uma pressão prolongada sobre um dente, o movimento dental irá ocorrer conforme o osso ao redor do dente se remodela. O osso é seletivamente removido em algumas áreas e adicionado em outras. Em essência, o dente movimenta-se através do osso, carregando seu aparato de inserção com ele, conforme o alvéolo do dente migra. Como a resposta óssea é mediada pelo ligamento periodontal (LP), o movimento dental é basicamente um fenômeno do LP.

As forças aplicadas aos dentes também podem afetar o padrão de aposição e reabsorção ósseas em locais distantes dos dentes, particularmente as suturas da maxila e as superfícies ósseas em ambos os lados da articulação temporomandibular (ATM). Além disso, agora é possível aplicar força aos implantes na maxila ou na mandíbula para influenciar o crescimento nas suturas maxilares e no côndilo mandibular, afetando o crescimento esquelético com

mínimo ou nenhum movimento dentário. Dessa forma, a resposta biológica à terapia ortodôntica inclui não apenas a resposta do LP, mas também a resposta das áreas de crescimento distantes da dentição. Não é possível mover os ossos da mesma forma que os dentes são movidos, porque a pressão contra as estruturas, sincondroses ou articulações não estimula a remodelação similar do osso adjacente, mas é possível gerar a formação do novo osso por osteogênese por distração, e o padrão do crescimento esquelético pode ser modificado.

Neste capítulo, discutiremos inicialmente a resposta das estruturas periodontais à força ortodôntica, em seguida consideraremos os efeitos prejudiciais, incluindo a descalcificação do esmalte. A modificação do crescimento das áreas esqueléticas distantes da dentição como um componente do tratamento ortodôntico é discutida em detalhes nos Capítulos 13 e 14, com base no crescimento normal fornecido nos Capítulos 2 a 4 e nas considerações etiológicas no Capítulo 5. As aplicações da osteogênese por distração para gerar um novo osso são descritas nos capítulos clínicos para crianças, adolescentes e adultos.

Estrutura e função do ligamento periodontal

Cada dente está inserido no osso alveolar e separado do osso adjacente por uma estrutura de suporte de colágeno densa, o LP. Em circunstâncias normais, o LP ocupa um espaço de aproximadamente 0,5 mm de largura ao redor de todas as partes da raiz. De longe, o principal componente do ligamento é uma rede de fibras colágenas paralelas, inserindo-se no cemento da superfície da raiz de um lado e, em uma lâmina óssea relativamente densa, a lâmina dura, do outro. Essas fibras de suporte dispõem-se em um ângulo, inserindo-se mais apicalmente no dente do que no osso alveolar adjacente. Esse arranjo, é claro, resiste ao esperado deslocamento do dente durante a função normal (Figura 8.1).

Apesar de quase todo o espaço do LP ser ocupado por feixes de fibras colágenas que constituem a inserção ligamentosa, dois outros componentes principais do ligamento devem ser considerados. Estes são (1) os elementos celulares, incluindo as células mesenquimais de vários tipos, juntamente com os elementos vasculares e neurais, e (2) os fluidos teciduais. Ambos desempenham papel importante para a função normal e para possibilitar o movimento dental ortodôntico.

Os principais elementos celulares no LP são as células mesenquimais indiferenciadas e sua progenia na forma de fibroblastos e osteoblastos. O colágeno do ligamento está sendo constantemente remodelado e renovado durante a função normal. As mesmas células podem servir tanto como fibroblastos, produzindo novos materiais de matriz colágena, quanto como fibroclastos, destruindo o colágeno produzido anteriormente.[1] A remodelação e o recontorno do alvéolo ósseo e do cemento da raiz também são realizados constantemente, apesar de em escala menor, como uma resposta à função normal.

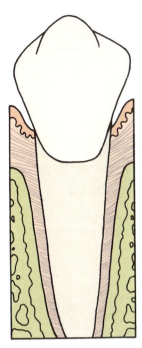

• **Figura 8.1** Representação das estruturas periodontais (*vermelho-claro*). Observe a angulação das fibras do ligamento periodontal.

Os fibroblastos no LP apresentam propriedades similares aos osteoblastos, e provavelmente é formado novo osso alveolar pelos osteoblastos que se diferenciam da população celular local. Pesquisas recentes indicam que a diferenciação dos fibroblastos no LP depende da quantidade da tensão mecânica, e que a calcitonina induz essa diferenciação.[2] O osso e o cemento são removidos por osteoclastos e cementoclastos especializados, respectivamente. Essas células gigantes multinucleadas são bastante diferentes dos osteoblastos e dos cementoblastos, que produzem osso e cemento. Apesar dos anos de investigação, sua origem continua sendo controversa. A maioria é de origem hematogênica; algumas podem ser derivadas das células-tronco encontradas na região.[3]

Embora o LP não seja altamente vascular, ele contém vasos sanguíneos e células do sistema vascular. As terminações nervosas também são encontradas dentro do ligamento, tanto as terminações nervosas não mielinizadas associadas à percepção da dor quanto os receptores mais complexos associados à pressão e às informações posicionais (propriocepção).

Por fim, é importante reconhecer que o espaço do LP está preenchido com fluido. Este é o mesmo que aquele encontrado em todos os outros tecidos, derivado basicamente do sistema vascular. Uma câmara preenchida com fluido com paredes retentivas, porém porosas, poderia ser uma descrição de um amortecedor de choque e, na função normal, o fluido permite que o espaço do LP desempenhe exatamente essa função.

Resposta à função normal

Durante a função mastigatória, os dentes e as estruturas periodontais são submetidos a forças pesadas intermitentes. Os contatos dentais duram 1 segundo ou menos; as forças são bastante pesadas, variando de 1 a 2 kg, enquanto estão sendo mastigadas substâncias moles, até 50 kg, contra um objeto mais resistente. Quando um dente é submetido a cargas pesadas desse tipo, o deslocamento rápido do dente dentro do espaço do LP é evitado pelo fluido tecidual incompressível. Em vez disso, a força é transmitida para o osso alveolar, que se flexiona em resposta.

A extensão da flexão do osso durante a função normal dos maxilares (e outros elementos esqueléticos do corpo) geralmente não é apreciada. O corpo da mandíbula flexiona-se conforme a boca é aberta e fechada, mesmo sem cargas mastigatórias pesadas. Com ampla abertura, a distância entre os molares inferiores diminui em 2 a 3 mm. Em função pesada, os dentes individualmente são levemente deslocados conforme o osso do processo alveolar se flexiona para permitir que isso ocorra, e os estresses de flexão são transmitidos por distâncias consideráveis. A flexão óssea em resposta à função normal gera correntes piezoelétricas (Figura 8.2) que parecem ser um estímulo importante para a regeneração e o reparo esqueléticos (ver discussão posterior neste capítulo). Esse é o mecanismo pelo qual a arquitetura óssea está adaptada às demandas funcionais.

Muito pouco do fluido dentro do espaço do LP é drenado para fora durante o primeiro segundo de aplicação da pressão. Entretanto, se a pressão contra um dente for mantida, o fluido é rapidamente expulso, e o dente desloca-se dentro do espaço do LP, comprimindo o próprio ligamento contra o osso adjacente. Não é surpreendente que ocorra dor. A dor é sentida normalmente 3 a 5 segundos após a aplicação de uma força pesada, indicando que os fluidos são expulsos e a pressão de esmagamento é aplicada contra o LP nesse intervalo de tempo (Tabela 8.1). A resistência fornecida pelos fluidos teciduais permite que a mastigação normal, com suas aplicações de força de 1 segundo ou menos, ocorra sem dor.

Apesar de o LP ser extraordinariamente adaptado para resistir às forças de curta duração, ele rapidamente perde sua capacidade adaptativa conforme os fluidos teciduais são drenados para fora de sua área confinada. A força prolongada, mesmo de baixa magnitude, produz uma resposta fisiológica diferente – remodelação do osso adjacente. O movimento dental ortodôntico é possibilitado pela aplicação de forças prolongadas. Além disso, as forças leves e prolongadas no ambiente natural – forças dos lábios, das bochechas ou da língua apoiando-se nos dentes – têm o mesmo potencial que as forças ortodônticas de fazer com que os dentes se movimentem para uma localização diferente (ver discussão sobre fatores de equilíbrio no Capítulo 5).

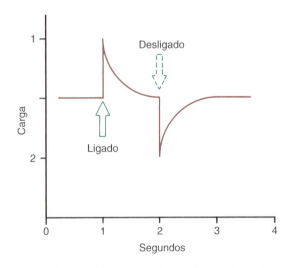

• **Figura 8.2** Piezoeletricidade: quando uma força é aplicada a uma estrutura cristalina como o osso ou o colágeno, um fluxo elétrico é produzido e rapidamente termina. Quando a força é liberada, um fluxo elétrico oposto é observado. O efeito piezoelétrico resulta da migração dos elétrons dentro da grade cristalina à medida que ela é distorcida pela força aplicada e depois retorna à sua forma original quando a forma é removida.

Tabela 8.1	Resposta fisiológica para a pressão pesada contra um dente.
Tempo (segundos)	Evento
< 1	Fluido do LP incompressível, osso alveolar se flexiona, sinal piezoelétrico gerado
1 a 2	Fluido do LP expulso, dente se movimenta dentro do espaço do LP
3 a 5	Fluido do LP drenado para fora, tecidos comprimidos; dor imediata se a pressão for pesada

LP, ligamento periodontal.

Papel do ligamento periodontal na erupção e na estabilização dos dentes

O fenômeno de erupção dental deixa claro que as forças geradas dentro do próprio LP podem produzir movimento dental. Após um dente emergir na boca, a erupção adicional depende dos eventos metabólicos dentro do LP, incluindo a formação, os encadeamentos cruzados e o encurtamento maturacional das fibras de colágeno (ver Capítulo 3). Esse processo continua, apesar de em taxa reduzida, na vida adulta. Um dente cujo antagonista foi extraído geralmente erupciona novamente após muitos anos de aparente estabilidade.

A presença contínua desse mecanismo indica que ele não apenas pode causar a erupção dos dentes sob circunstâncias apropriadas, mas também pode ativar a estabilização dos dentes contra as forças prolongadas de magnitude leve. Observa-se comumente que as pressões leves prolongadas contra os dentes não estão em perfeito equilíbrio, como pareceria ser um requisito para o movimento dental não ocorrer (Figura 8.3). A capacidade do LP de gerar uma força e, assim, contribuir para o conjunto de forças que determina a situação de equilíbrio provavelmente explica isso.

A estabilização ativa também implica um limiar para a força ortodôntica, uma vez que se esperaria que as forças abaixo do nível de estabilização fossem ineficazes. O limiar, é claro, variaria dependendo da extensão na qual as pressões existentes do tecido mole já estivessem sendo resistidas pelo mecanismo de estabilização. Em alguns experimentos, o limiar para força ortodôntica, quando encontrado algum, pareceu ser extremamente baixo. Em outras circunstâncias, parece haver um limiar um pouco mais alto, mas ainda de alguns poucos gramas. O conceito atual é de que a estabilização ativa pode superar as forças prolongadas de alguns gramas no máximo, talvez até 5 a 10 g/cm², geralmente observadas como a magnitude de resistência às pressões de tecidos moles não equilibrados.

Resposta do ligamento periodontal e do osso à força contínua

A resposta à força contínua contra os dentes ocorre em função da magnitude de força: forças pesadas levam ao rápido desenvolvimento de dor, à necrose de elementos celulares dentro do LP e ao fenômeno (discutido em mais detalhes posteriormente) de "reabsorção minante" de osso alveolar próximo ao dente afetado. As forças mais leves são compatíveis com a sobrevida das células dentro do LP e uma remodelação do alvéolo dental por uma "reabsorção frontal" relativamente indolor do alvéolo dental. Na prática ortodôntica, o objetivo é produzir o máximo movimento dental possível por reabsorção frontal, reconhecendo que provavelmente haverá algumas áreas de necrose de LP e reabsorção minante apesar dos esforços para preveni-las.

Controle biológico do movimento dental

Antes de discutir em detalhes a resposta à força ortodôntica, é necessário considerar os mecanismos de controle biológico, que vão desde o estímulo da aplicação de força contínua até a resposta de movimento dental ortodôntico. Dois possíveis elementos de controle, a eletricidade biológica e a pressão-tensão no LP que afeta o fluxo sanguíneo, são contrastados nas duas principais teorias do movimento dental ortodôntico. A teoria bioelétrica relaciona o movimento dental, pelo menos em parte, com as alterações no metabolismo ósseo controladas pela eletricidade biológica que é produzida por pressões suaves contra os dentes. A teoria da pressão-tensão relaciona o movimento dental com as alterações celulares produzidas pelos mensageiros químicos, que supostamente são gerados por alterações no fluxo sanguíneo por meio do LP e/ou da liberação de mensageiros químicos a partir de células danificadas no LP. A pressão e a tensão dentro do LP, pela redução (pressão) ou aumento (tensão) do diâmetro dos vasos sanguíneos no espaço do ligamento, poderiam certamente alterar o fluxo sanguíneo, e a ruptura das células ocorre quando os tecidos moles estão estressados. As teorias da eletricidade e do mensageiro químico não são nem incompatíveis nem exclusivas, e parece que ambos os mecanismos podem desempenhar um papel no controle biológico do movimento dental, porém os mensageiros químicos desempenham papel dominante.

Eletricidade biológica

Acreditava-se inicialmente que os sinais elétricos que poderiam iniciar o movimento dental eram piezoelétricos. A piezoeletricidade é um fenômeno observado em muitos materiais cristalinos, em que a deformação da estrutura do cristal criada por uma força externa produz um fluxo de corrente de eletricidade conforme os elétrons são deslocados de uma parte do retículo de cristais para outra. A piezoeletricidade de muitos cristais inorgânicos, como aqueles no osso, foi reconhecida por muitos anos. Os cristais orgânicos também podem ser piezoelétricos, e o colágeno no LP é um exemplo excelente.

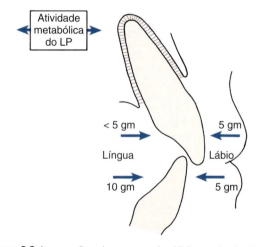

• **Figura 8.3** As pressões de repouso dos lábios ou bochechas normalmente não são equilibradas. Em algumas áreas, como na região anteroinferior, a pressão da língua é maior que a pressão do lábio. Em outras áreas, como na região superior anterior, a pressão do lábio é maior. A estabilização ativa produzida por efeitos metabólicos no ligamento periodontal (LP) provavelmente explica por que os dentes são estáveis na presença de pressões desequilibradas, que de outro modo causariam movimento dental.

Os sinais piezoelétricos têm duas características incomuns: (1) uma rápida taxa de declínio (*i. e.,* quando uma força é aplicada, um sinal piezoelétrico é criado em resposta e rapidamente diminui até o zero, mesmo se a força for mantida) e (2) a produção de um sinal equivalente, em direção oposta, quando a força é liberada (ver Figura 8.2).

Ambas as características são explicadas pela migração de elétrons dentro da grade cristalina, conforme é distorcida pela pressão. Quando a estrutura de cristal é deformada, os elétrons migram de uma localização para outra e é observado um fluxo de corrente elétrica. Enquanto a força é mantida, a estrutura de cristal é estável e nenhum evento elétrico adicional é observado. No entanto, quando a força é liberada, o cristal retorna para sua forma original e é visto um fluxo reverso de elétrons. Com esse arranjo, a atividade rítmica produziria uma interação constante dos fluxos de corrente em uma direção e então a outra, que seria medida em amperes, uma vez que a aplicação e a liberação ocasionais de força produziriam apenas um sinal ocasional desse tipo.

Os íons nos fluidos que banham o osso vivo interagem com o campo elétrico complexo gerado quando o osso se flexiona, originando sinais elétricos na forma de volts, assim como mudanças de temperatura. Como resultado, ambas as correntes de convecção e condução podem ser detectadas nos fluidos extracelulares, e as correntes são afetadas pela natureza dos fluidos. As pequenas voltagens que são observadas são chamadas de "potencial de corrente". Essas voltagens, apesar de diferentes dos fluxos de corrente piezoelétrica, têm em comum seu início rápido e a alteração conforme as diferentes cargas são aplicadas sobre o osso.

Há também um efeito piezoelétrico reverso. Não só a aplicação da força causa a distorção da estrutura cristalina, e com ela um sinal elétrico, mas também a aplicação de um campo elétrico pode fazer com que um cristal se deforme e com isso produza força. A piezoeletricidade reversa não é apropriada em sistemas naturais controlados, pelo menos até o que se sabe atualmente, mas há possibilidades intrigantes para o uso de campos elétricos externos para promover a cicatrização e a regeneração ósseas após a lesão.[4]

Não há mais dúvida de que os sinais piezoelétricos são importantes para a manutenção geral do esqueleto. Sem tais sinais, o osso mineral é perdido, e decorre a atrofia esquelética geral – uma situação que provou ser problemática para os astronautas, cujos ossos não mais se flexionam em um ambiente sem peso como fariam com gravidade normal. Os sinais gerados pela flexão do osso alveolar durante a mastigação normal com certeza são importantes para a manutenção do osso ao redor dos dentes.

Por outro lado, a força contínua, como a empregada para induzir o movimento dental ortodôntico, não produz sinal piezoelétrico nem outro tipo de sinal gerado por estresse. Enquanto a força for mantida, nada acontecerá. Se os sinais gerados pelo estresse fossem importantes na remodelação óssea associada ao movimento dental ortodôntico, uma aplicação de pressão com vibração seria vantajosa. Apesar de os experimentos iniciais terem indicado pouca ou nenhuma vantagem na vibração sobre a força contínua para o movimento dos dentes,[5] essa ideia foi retomada no início do século XXI e será discutida na próxima parte sobre as possibilidades para acelerar o movimento dental, em que a conclusão ainda é de que os sinais vibratórios têm pouco ou nada a ver com a resposta da força ortodôntica e a taxa de movimento dental.

Os campos eletromagnéticos também podem afetar a permeabilidade e os potenciais da membrana celular e, assim, disparar as alterações na atividade celular. Nos experimentos em animais, um campo eletromagnético pulsante aumentou a taxa de movimento dental, aparentemente por encurtar a "fase de latência" inicial, antes que o movimento dental começasse,[6] mas isso não foi demonstrado em humanos. Vinte e 5 anos atrás, esperava-se que os campos gerados por pequenos ímãs afixados aos dentes pudessem alterar a biologia básica da resposta à força. Agora está claro que esse não é o caso. As alegações de que movimentar os dentes com força magnética reduz a dor e a mobilidade não são fundamentadas por evidências e não são mais levadas a sério.

Pressão-tensão no ligamento periodontal

Os mensageiros químicos são importantes na cascata de eventos que levam à remodelação do osso alveolar e movimento dental, e tanto a compressão mecânica dos tecidos quanto as alterações no fluxo sanguíneo podem causar sua liberação. Como a sequência das alterações químicas após a aplicação da força ortodôntica pode explicar a sequência de eventos de modo razoável, ela continua sendo a base para a discussão que se segue.

Não há dúvida de que a pressão mantida contra um dente faz com que o dente mude de posição dentro do espaço do LP, comprimindo o ligamento em algumas áreas enquanto o alonga em outras. Os efeitos mecânicos sobre as células dentro do ligamento provocam a liberação de citocinas, prostaglandinas e outros mensageiros químicos. Além disso, o fluxo sanguíneo é diminuído onde o LP é comprimido (Figura 8.4) enquanto é mantido ou aumentado onde o LP está sob tensão (Figura 8.5). Essas alterações no fluxo sanguíneo também criam, rapidamente, alterações no ambiente químico. Por exemplo, os níveis de oxigênio certamente cairiam na área comprimida e os níveis de dióxido de carbono (CO_2) aumentariam, enquanto o contrário poderia ocorrer no lado da tensão. Essas alterações químicas atuando seja diretamente ou pela estimulação da liberação de outros agentes biologicamente ativos estimulariam a diferenciação e a atividade celular. Em essência, tal visão de movimento dental mostra três estágios: (1) compressão inicial dos tecidos e alterações no fluxo sanguíneo associadas à pressão dentro do LP, (2) produção e/ou liberação de mensageiros químicos e (3) ativação dos osteoblastos e osteoclastos, levando à remodelação do osso alveolar.

Efeitos da resposta à força ortodôntica

Sequência de eventos

Quanto mais pesada a pressão mantida, maior deve ser a redução no fluxo sanguíneo através das áreas comprimidas do LP, até o ponto em que os vasos estão totalmente colapsados e o sangue não flui (Figura 8.6). Foi demonstrado em experimentos em animais que essa sequência teórica realmente ocorre, na qual o aumento da força contra um dente causa a diminuição da perfusão do LP no lado da compressão (ver Figuras 8.4 e 8.5).[7] Consideremos o decorrer do tempo dos eventos após a aplicação da força ortodôntica, contrastando o que acontece com a força pesada *versus* a força leve (Tabela 8.2).

Quando a força leve, porém prolongada, é aplicada a um dente, o fluxo de sangue através do LP parcialmente comprimido diminui logo que os fluidos são expulsos do espaço do LP e o dente se desloca em seu alvéolo (*i. e.*, em alguns segundos). Dentro de algumas horas, no máximo, a alteração resultante no ambiente químico produz um padrão diferente de atividade celular. Os experimentos em animais mostraram que os níveis aumentados de adenosina monofosfato cíclica (cAMP), o "segundo mensageiro" para muitas funções celulares importantes, incluindo a diferenciação, aparecem após aproximadamente 4 horas de pressão contínua. Essa quantidade de tempo para produzir uma resposta correlaciona-se bastante bem com a resposta humana para os aparelhos removíveis. Se um aparelho removível for utilizado menos de 4 a 6 horas por dia, ele não irá produzir efeitos ortodônticos. Acima desse limiar de duração, o movimento dental ocorre.

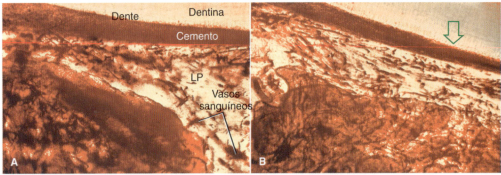
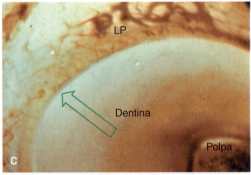

Sem pressão, vasos perfundidos   Pressão leve, vasos constritos

Força pesada, fluxo sanguíneo totalmente
cortado na área de compressão

- **Figura 8.4** Em experimentos animais, as alterações no fluxo sanguíneo no ligamento periodontal (LP) podem ser observadas pela perfusão de nanquim no sistema vascular enquanto o animal está sendo sacrificado. Os vasos são preenchidos com nanquim, de modo que seu tamanho possa ser facilmente visualizado. **A.** Perfusão normal do LP. Observe as áreas escuras indicando fluxo sanguíneo. **B.** Força de 50 g comprimindo o LP. Observe a quantidade diminuída de perfusão, mas ainda há fluxo de sangue através da área comprimida. **C.** Força pesada com obliteração quase completa do fluxo de sangue na área comprimida. Esse espécime é visualizado na secção horizontal, com a raiz do dente à esquerda e a câmara pulpar bem visível na parte superior esquerda. O LP está abaixo e à direita. As células desaparecem nas áreas comprimidas, e diz-se, algumas vezes, que a área é hialinizada por causa de sua semelhança com a cartilagem hialina. (Cortesia de Dr. F. E. Khouw.)

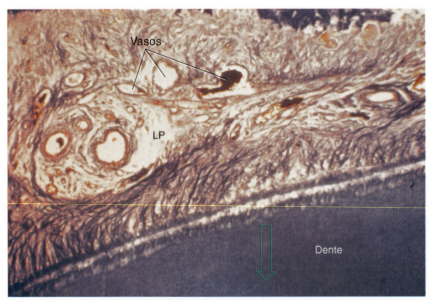

Lado da tensão: fibras esticadas, vasos bem abertos

- **Figura 8.5** No lado oposto à direção do movimento dental, o espaço do ligamento periodontal (LP) está aumentado e os vasos sanguíneos, dilatados. Os vasos expandidos que estão apenas parcialmente preenchidos podem ser vistos no lado de tensão do LP. (Cortesia de Dr. F. E. Khow.)

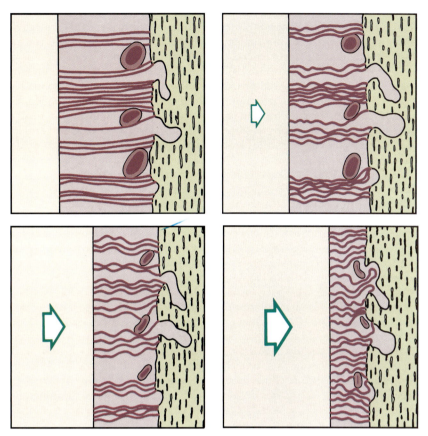

• **Figura 8.6** Representação da compressão crescente dos vasos sanguíneos conforme a pressão aumenta no ligamento periodontal. Em certa magnitude de pressão contínua, os vasos sanguíneos são totalmente ocluídos, e decorre uma necrose estéril do tecido do ligamento periodontal.

Tabela 8.2 Resposta fisiológica a uma pressão contínua contra um dente.

TEMPO		
Pressão leve	**Pressão pesada**	**Evento**
< 1 s		Fluido do LP incompressível, osso alveolar se flexiona, sinal piezoelétrico gerado
1 a 2 s		Fluido do LP drenado, dente se movimenta dentro do espaço do LP
3 a 5 s		Vasos sanguíneos dentro do LP parcialmente comprimidos no lado da pressão, dilatados no lado da tensão; fibras do LP e células mecanicamente distorcidas
Minutos		Fluxo sanguíneo alterado, tensão de oxigênio começa a mudar; prostaglandinas e citocinas liberadas
Horas		Alterações metabólicas ocorrendo: mensageiros químicos afetam a atividade celular, níveis enzimáticos mudam
~4 h		Níveis de cAMP detectáveis aumentados, diferenciação celular começa dentro do LP
~2 dias		Movimento dental começando conforme os osteoclastos e os osteoblastos remodelam o alvéolo dental
	3 a 5 segundos	Vasos sanguíneos dentro do LP ocluídos no lado da pressão
	Minutos	Fluxo sanguíneo cortado na área comprimida do LP
	Horas	Morte celular na área comprimida
	3 a 5 dias	Diferenciação celular em espaços estreitos adjacentes, começa a reabsorção minante
	7 a 14 dias	Reabsorção minante remove a lâmina dura adjacente ao LP comprimido, ocorre o movimento dental

cAMP, adenosina monofosfato cíclica; *LP*, ligamento periodontal.

O que acontece nas primeiras horas após a força contínua ser aplicada contra um dente, entre o início da pressão e tensão no LP e o aparecimento dos segundos mensageiros algumas horas depois? Os experimentos mostraram que os níveis de prostaglandina e interleucina-1 beta aumentam dentro do LP em um curto período após a aplicação de pressão, e agora está claro que ambas são mediadores importantes da resposta celular. Como as prostaglandinas são liberadas quando as células estão mecanicamente deformadas, parece que a liberação de prostaglandina é uma resposta primária, em vez de secundária, à pressão. No nível molecular, estamos começando a compreender como esses efeitos ocorrem. A quinase de adesão focal (FAK) parece ser o mecanorreceptor nas células do LP, e sua compressão é pelo menos parte da razão pela qual a prostaglandina E_2 (PgE_2) é liberada.[8] Os experimentos mostram que as concentrações do ativador do receptor do ligante nuclear fator kappa-B (RANKL) e da osteoprotegerina (OPG) no fluido do sulco gengival aumentam durante o movimento dental ortodôntico, o que sugere que as células do LP sob estresse podem induzir à formação de osteoclastos por meio da regulação com aumento do RANKL.[9] Outros mensageiros químicos, particularmente os membros da família da citocina, mas também o óxido nítrico (NO) e outros reguladores da atividade celular, também estão envolvidos. Como os medicamentos de vários tipos podem afetar tanto os níveis de prostaglandina quanto de outros mensageiros químicos potenciais, é claro que a modificação farmacológica da resposta à força ortodôntica é mais do que apenas uma possibilidade teórica (ver discussão adicional adiante).

Para que um dente seja movimentado, os osteoclastos devem ser formados uma vez que podem remover o osso da área adjacente à parte comprimida do LP. Os osteoblastos também são necessários para formar osso novo no lado de tensão e remodelar as áreas reabsorvidas no lado de pressão. As prostaglandinas têm a interessante propriedade de estimular a atividade tanto osteoclástica quanto osteoblástica, tornando-a particularmente adequada como um mediador do movimento dental. Se for injetado o hormônio da paratireoide, os osteoclastos podem ser induzidos em apenas algumas horas, mas a resposta é muito mais lenta quando a deformação mecânica do LP é o estímulo, e pode levar até 48 horas antes que os primeiros osteoclastos apareçam dentro do LP e adjacentes ao LP comprimido. Os estudos de cinética celular indicam que eles chegam em duas ondas, implicando que alguns (a primeira onda) podem ser derivados de uma população de células locais, enquanto outros (a segunda onda, maior) são trazidos de áreas distantes pela corrente sanguínea.[10] Essas células atacam a lâmina dura adjacente, removendo o osso no processo de "reabsorção frontal", e o movimento dental começa logo em seguida. Ao mesmo tempo, mas com um pouco de atraso após o espaço do LP ter sido aumentado, os osteoblastos (recrutados localmente das células precursoras no LP) formam osso no lado de tensão e começam a atividade de remodelação no lado de pressão.[11]

A sequência de eventos será diferente se a força mantida contra o dente for grande o suficiente para ocluir totalmente os vasos sanguíneos e cortar o suprimento sanguíneo de uma área do LP. Quando isso acontece, em vez de as células da área comprimida do LP serem estimuladas a se desenvolverem em osteoclastos, ocorre uma necrose estéril da área comprimida. Na ortodontia clínica, é difícil evitar a pressão que produz pelo menos algumas áreas avasculares no LP, e foi sugerido que liberar a pressão contra um dente em intervalos, enquanto se mantém a pressão por horas suficientes para produzir a resposta biológica, poderia ajudar na manutenção da vitalidade do tecido. Esse parece ser o mecanismo para redução da dor quando se mastiga um pedaço de borracha ou goma de mascar após a força ortodôntica ser aplicada – a força de mastigação desloca brevemente o dente e permite um jorro de sangue nas áreas comprimidas, reduzindo, assim, o tamanho das áreas necróticas no LP.

Por causa de sua aparência histológica conforme as células desaparecem, uma área avascular no LP tradicionalmente é chamada de *hialinizada* (ver Figura 8.4). Apesar do nome, o processo não tem nada a ver com a formação de tecido conectivo hialino. Na realidade, representa a perda inevitável de todas as células quando o suprimento sanguíneo é totalmente cortado. Quando isso acontece, a remodelação do osso ao redor da área necrótica do LP deve ser realizada pelas células derivadas de áreas adjacentes não danificadas.

Após um atraso de alguns dias, os elementos celulares começam a invadir a área necrótica (hialinizada). Mais importante, os osteoclastos aparecem dentro dos espaços da medula óssea adjacente e começam um ataque na face oposta do osso, imediatamente adjacente à área necrótica do LP (Figura 8.7). Esse processo é adequadamente descrito como *reabsorção minante*, pois o ataque é a partir da face oposta da lâmina dura. Quando a hialinização e a reabsorção minante ocorrem, o resultado é um atraso inevitável no movimento dental. Isso acontece porque, primeiro, há atraso na estimulação da diferenciação das células dentro dos espaços da medula e, segundo, uma espessura considerável de osso medular deve ser removida antes que qualquer movimento dental possa ocorrer. O período de tempo diferente do movimento dental quando a reabsorção frontal é comparada com a reabsorção minante é mostrado graficamente na Figura 8.8.

Não só o movimento dental é mais eficiente quando as áreas de necrose de LP são evitadas como também a dor é diminuída. Todavia, mesmo com forças leves, as pequenas áreas avasculares

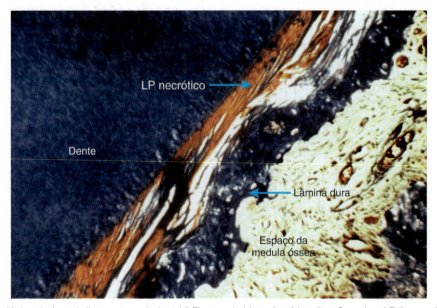

• **Figura 8.7** Corte histológico da área de ligamento periodontal (LP) comprimida após vários dias. Quando o LP é comprimido a ponto de o fluxo sanguíneo ser totalmente interrompido, a diferenciação dos osteoclastos dentro do espaço do LP não é possível. Após uma demora de vários dias, os osteoclastos dentro dos espaços medulares adjacentes atacam a região subjacente da lâmina dura no processo chamado de *reabsorção minante*. A região subjacente recortada, vista nesta imagem, indica atividade osteoclástica contra esta área (Cortesia de Dr. F. E. Khow.)

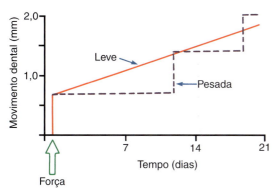

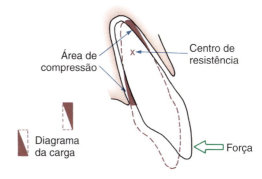

- **Figura 8.8** Representação gráfica do decorrer do tempo do movimento dental com a reabsorção frontal *versus* a reabsorção minante. Com a reabsorção frontal, um ataque estável na superfície externa da lâmina dura resulta em movimento dental contínuo e regular. Com a reabsorção minante, há uma demora até o osso adjacente ao dente poder ser removido. Nesse ponto, o dente "pula" para uma nova posição, e, se a força pesada for mantida, haverá novamente um atraso até que possa ocorrer o segundo ciclo de reabsorção minante.

- **Figura 8.9** A aplicação de uma força única na coroa de um dente cria a rotação ao redor de um ponto localizado aproximadamente na metade da porção apical da raiz. A pressão pesada é sentida no ápice radicular e na crista do osso alveolar, mas a pressão diminui até zero no centro de resistência. Portanto, o diagrama de carga consiste em dois triângulos, como é mostrado.

podem se desenvolver no LP, e o movimento dental é atrasado até que elas possam ser removidas pela reabsorção minante. A progressão suave do movimento dental com força leve mostrada na Figura 8.8 pode ser um ideal inatingível quando a força contínua é empregada. Na prática clínica, o movimento dental normalmente procede de modo mais gradual, por causa das áreas inevitáveis de reabsorção minante.

Efeitos da distribuição de força

Com base na discussão anterior, é evidente que os níveis ótimos de força para o movimento dental ortodôntico devem ser altos apenas o suficiente para estimular a atividade celular sem ocluir completamente os vasos sanguíneos no LP. Tanto a quantidade de força aplicada a um dente quanto a área do LP sobre a qual aquela força é distribuída são importantes para determinar o efeito biológico. A resposta do LP é determinada não pela força apenas, mas também pela força por unidade de área, ou pressão. Como a distribuição da força dentro do LP e, portanto, a pressão, difere com os diferentes tipos de movimento dental, é necessário especificar o tipo de movimento dental, assim como a quantidade de força na discussão de níveis ótimos de força para propósitos ortodônticos.

A forma mais simples de movimento ortodôntico é a inclinação. Os movimentos de inclinação são produzidos quando uma força única (p. ex., a mola de um aparelho removível) é aplicada contra a coroa de um dente. Quando isso é feito, o dente rotaciona ao redor de seu *centro de resistência*, um ponto localizado aproximadamente entre a metade da raiz e sua parte apical (no Capítulo 9, discutiremos mais sobre o centro de resistência e seu controle). Quando um dente rotaciona dessa maneira, o LP é comprimido próximo do ápice da raiz do mesmo lado da mola e na crista do osso alveolar no lado oposto da mola (Figura 8.9). A pressão máxima no LP é criada na crista alveolar e no ápice da raiz. Progressivamente menos pressão é criada conforme se aproxima o centro de resistência, e há uma pressão mínima nesse ponto.

Na inclinação, apenas metade da área do LP que poderia receber carga a recebe na realidade. Como mostrado na Figura 8.9, o "diagrama de carga" consiste em dois triângulos, cobrindo metade da área total do LP. Por outro lado, a pressão nas duas áreas em que ela está concentrada é alta em relação à força aplicada à coroa. Por essa razão, as forças usadas para inclinar os dentes devem ser bastante baixas. Tanto os experimentos em animais quanto a experiência clínica com seres humanos sugerem que as forças de inclinação para um dente unirradicular não devem exceder aproximadamente 50 g, e as forças mais leves são melhores para os dentes menores (que têm um LP menor).

Se as duas forças forem aplicadas simultaneamente à coroa de um dente, o dente pode ser movimentado de corpo (transladado), ou seja, o ápice da raiz e a coroa movimentam-se na mesma direção e na mesma quantidade. Nesse caso, a área total do LP é pressionada uniformemente (Figura 8.10). É claro que, para produzir a mesma pressão no LP e, portanto, a mesma resposta biológica, seria necessária uma força duas vezes maior para movimentar um dente em translação do que para incliná-lo. Para movimentar um dente de modo que ele seja parcialmente inclinado e parcialmente transladado, seriam necessárias forças intermediárias entre aquelas necessárias para inclinação pura e para o movimento de corpo (Tabela 8.3).

Teoricamente, as forças para provocar a rotação de um dente ao redor de seu longo eixo poderiam ser muito maiores que aquelas para provocar outros movimentos dentais, uma vez que a força deveria ser distribuída por todo o LP em vez de sobre uma tira vertical estreita. Contudo, na realidade, é naturalmente impossível aplicar uma força rotacional de modo que o dente também não se incline em seu alvéolo e, quando isso acontece, uma área de

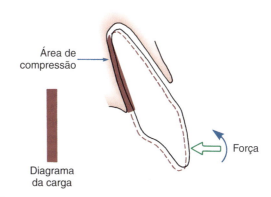

- **Figura 8.10** A translação ou o movimento de corpo de um dente requer que o espaço do LP receba carga uniformemente da crista alveolar até o ápice, criando um diagrama de carga retangular. Para o movimento de corpo, seria necessária uma força duas vezes maior na coroa do dente do que aquela aplicada para produzir a mesma pressão dentro do LP no movimento de inclinação.

Tabela 8.3	Forças ideais do movimento dental ortodôntico.
Tipo de movimento	Força[a] (g)
Inclinação	35 a 60
Movimento de corpo (translação)	70 a 120
Correção radicular	50 a 100
Rotação	35 a 60
Extrusão	35 a 60
Intrusão	10 a 20

[a]Os valores dependem, em parte, do tamanho do dente; os valores menores são apropriados para os incisivos, os valores maiores, para os dentes posteriores multirradiculares.

compressão é criada como em qualquer outro movimento de inclinação. Por essa razão, as forças apropriadas para rotação são similares àquelas para inclinação.

A extrusão e a intrusão são também casos especiais. Os movimentos extrusivos não produziriam áreas de compressão dentro do LP, apenas tensão. Assim como a rotação, essa é uma possibilidade mais teórica do que prática, uma vez que, se o dente inclinasse enquanto está sendo extruído, seriam criadas áreas de compressão. Mesmo se as áreas comprimidas pudessem ser evitadas, as forças pesadas na tensão pura seriam indesejáveis, a não ser que a meta fosse extrair o dente em vez de trazer o osso alveolar juntamente com ele. As forças extrusivas, como a rotação, deveriam ser de magnitude próxima àquelas para a inclinação.

Por muitos anos, considerou-se essencialmente impossível causar a intrusão ortodôntica dos dentes. Agora é claro que a intrusão pode ser clinicamente bem-sucedida, mas apenas se forças muito leves forem aplicadas aos dentes. A força leve é necessária para a intrusão, porque a força será concentrada em uma pequena área no ápice do dente (Figura 8.11). Como com a extrusão, o dente provavelmente inclinará um pouco conforme ele for intruído, mas a força ainda estará concentrada no ápice. Pode-se esperar a intrusão apenas se a força for mantida muito leve.

Efeitos da duração da força e da diminuição da força

A chave para a produção de movimento dental ortodôntico é a aplicação de força contínua, o que não significa que a força deve ser absolutamente contínua. Significa que a força deve estar presente por uma porcentagem de tempo considerável, certamente horas em vez de minutos por dia. Como observamos anteriormente, os experimentos em animais sugerem que apenas após a força ser mantida por aproximadamente 4 horas é que os níveis de nucleotídios cíclicos no LP aumentam, indicando que essa duração da pressão é exigida para produzir os "segundos mensageiros" necessários para estimular a diferenciação celular.

A experiência clínica sugere que há um limiar para a duração de força nos seres humanos na faixa de 4 a 8 horas e que o movimento dental cada vez mais eficaz é produzido se a força for mantida por durações mais longas. Apesar de não estarem disponíveis dados experimentais sólidos, um gráfico da eficiência do movimento dental em função da duração da força provavelmente seria parecido com a Figura 8.12. As forças contínuas, produzidas pelos aparelhos fixos que não são afetadas pela ação do paciente, produzem mais movimento dental do que os aparelhos removíveis, a menos que o aparelho removível esteja presente quase todo o tempo. Os aparelhos removíveis utilizados por frações de tempo decrescentes produzem quantidades decrescentes de movimento dental.

A duração da força tem outro aspecto, relacionado com a maneira com que a magnitude da força muda conforme o dente responde à movimentação. Apenas na teoria é possível fazer uma mola perfeita, que imprimiria a mesma força dia após dia, não importa quanto o dente tenha se movimentado em resposta a essa força. Na realidade, algum declínio na magnitude da força (*i. e.*, diminuição da força) é observado mesmo com o dispositivo de mola mais perfeito após o dente ter se movimentado uma pequena distância (apesar de, com os materiais de níquel-titânio superelásticos discutidos no Capítulo 9, a diminuição ser incrivelmente pequena). Com muitos dispositivos ortodônticos, a força pode cair até zero. Dessa perspectiva, a duração da força ortodôntica é classificada (Figura 8.13) pela taxa de queda como:

- Contínua – força mantida em alguma fração apreciável da original de uma consulta do paciente à próxima
- Interrompida – os níveis de força declinam a zero entre as ativações.

Tanto as forças contínuas quanto as interrompidas podem ser produzidas por aparelhos fixos, uma vez que estão constantemente presentes

- Intermitente – os níveis de força declinam abruptamente até zero de modo intermitente, quando o aparelho ortodôntico, ou o elástico ligado a um aparelho fixo, é removido pelo paciente, e então voltam para o nível original algum tempo depois. Quando

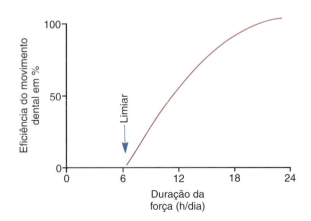

- **Figura 8.11** Quando um dente é intruído, a força é concentrada sobre uma pequena área no ápice. Por essa razão, são necessárias forças extremamente leves para produzir pressão apropriada dentro do LP durante a intrusão.

- **Figura 8.12** Gráfico teórico da eficiência do movimento dental *versus* a duração da força em horas por dia. A força contínua, 24 horas por dia, produz o movimento dental mais eficiente, mas o movimento dental bem-sucedido pode ser produzido em durações mais curtas, com um limiar de aproximadamente 6 horas.

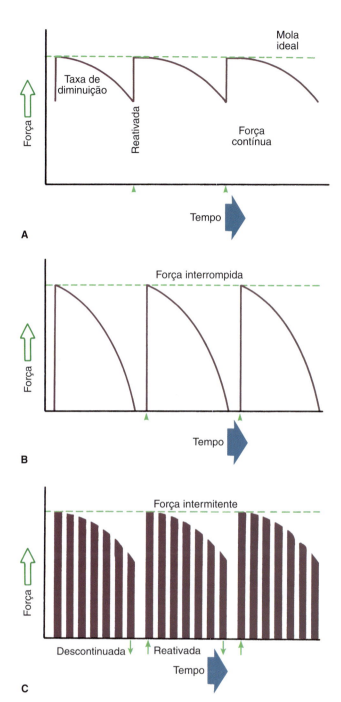

• **Figura 8.13** Representação diagramática da diminuição da força. **A.** Uma mola ideal manteria a mesma quantidade de força independente da distância que um dente se movimentou, mas, com as molas reais, a força diminui pelo menos um pouco conforme ocorre o movimento dental. As forças que são mantidas entre as ativações de um aparelho ortodôntico, mesmo que a força diminua, são definidas como contínuas. **B.** Em contraste, as forças interrompidas caem até zero entre as ativações. **C.** As forças intermitentes caem até zero quando um aparelho removível é retirado, para serem retomadas apenas quando o aparelho for novamente inserido na boca. Essas forças também podem diminuir conforme ocorre o movimento dental.

ocorre o movimento dental, os níveis de força diminuem como aconteceria com um aparelho fixo (i. e., a força intermitente também pode ser interrompida entre os ajustes do aparelho).

As forças intermitentes são produzidas por todos os aparelhos manejados pelo paciente, tais como placas removíveis, aparelhos extrabucais e elásticos. As forças geradas durante a função normal (p. ex., mastigação, deglutição, fala) podem ser vistas como um caso especial de forças aplicadas de modo intermitente, a maioria das quais não é mantida por horas suficientes do dia para ter efeitos significantes sobre a posição dos dentes.

Há uma interação importante entre a magnitude da força e o quão rapidamente a força declina conforme o dente responde. Considere primeiro o efeito de uma força quase contínua. Se esta força for bastante leve, uma progressão relativamente regular do movimento dental irá resultar da reabsorção frontal; no entanto, se a força contínua for pesada, o movimento dental será atrasado até que a reabsorção minante possa remover o osso necessário para permitir o movimento dental. Nesse momento, o dente irá mudar sua posição rapidamente e a força constante irá novamente comprimir os tecidos, impedindo o reparo do LP e criando a necessidade de reabsorção minante adicional, e assim por diante. Tal força pesada contínua pode ser bastante destrutiva tanto para as estruturas periodontais quanto para o dente em si.

Considere agora o efeito das forças que diminuem de modo bastante rápido, de maneira que a força decline até zero após o dente se movimentar apenas uma pequena distância. Se o nível de força inicial for relativamente leve, o dente irá se movimentar um pouco por reabsorção frontal e então irá permanecer naquela posição até que o aparelho seja ativado novamente. Se o nível de força for pesado o suficiente para produzir reabsorção minante, o dente se movimentará quando a reabsorção minante estiver completa. Então, como a força caiu para zero, ele irá permanecer nessa posição até a próxima ativação. Apesar de a força original ser pesada, após o dente se movimentar, há um período para regeneração e reparo do LP, antes que a força seja aplicada novamente.

Em tese, não há dúvida de que as forças leves contínuas produzem o movimento dental mais eficiente. Apesar dos melhores esforços do clínico para manter as forças leves o suficiente para produzir apenas reabsorção frontal, algumas áreas de reabsorção minante são provavelmente produzidas em cada paciente. As forças mais pesadas que produzem essa resposta são fisiologicamente aceitáveis apenas se o nível de força cair rapidamente até zero, de modo que haja um período de reparo e regeneração antes da próxima ativação, ou se a força diminuir pelo menos ao ponto de que não ocorram o segundo e o terceiro ciclos de reabsorção minante.

O mais importante: as forças contínuas pesadas devem ser evitadas; as forças pesadas intermitentes, apesar de menos eficientes, podem ser clinicamente aceitáveis. Em outras palavras: quanto mais perfeita for a mola em relação à sua capacidade de fornecer uma força contínua, mais cuidadoso deve ser o clínico para que seja aplicada apenas força leve. Algumas das molas mais robustas utilizadas no tratamento ortodôntico têm a paradoxal virtude de produzir forças que diminuem rapidamente até zero e são, desse modo, incapazes de causar o dano biológico que pode ocorrer a partir de forças pesadas contínuas. Vários estudos clínicos indicaram que as aplicações de força pesada poderiam produzir mais movimento dental do que as leves, fato que pode ser compreendido apenas pela característica de diminuição da força.

A experiência nos mostrou que os aparelhos ortodônticos não devem ser reativados com frequência maior do que intervalos de 3 semanas. Um ciclo de consultas de 4 a 6 semanas é o mais típico na prática clínica. A reabsorção minante requer 7 a 14 dias (mais tempo na aplicação inicial da força, menos tempo depois disso). Quando esse é o modo do movimento dental e quando os níveis de força diminuem rapidamente, o movimento dental é naturalmente completo nesse período. O critério para o intervalo entre os ajustes agora ficou claro. Se o aparelho for flexível e as forças leves produzirem reabsorção frontal contínua, não haverá necessidade de ativação adicional por 6 a 8 semanas. Se o aparelho for mais rígido e ocorrer a reabsorção minante, mas então a força cair para zero, o movimento dental ocorrerá nos primeiros 10 dias mais ou menos, e haverá um período igual ou mais longo para a regeneração e o reparo do LP antes que a força seja aplicada novamente. Essa fase de reparo é altamente desejável e necessária para muitos aparelhos. Ativar um aparelho muito frequentemente, dificultando o processo de reparo, pode causar danos aos dentes ou ao osso, que teriam sido evitados ou pelo menos minimizados por um ciclo de consultas mais longo.

Efeitos dos medicamentos sobre a resposta à força ortodôntica

Atualmente, é improvável encontrar os medicamentos que estimulam o movimento dental, apesar de continuarem os esforços para produzi-los. Um problema relevante é como eles seriam aplicados na área onde um efeito sobre o movimento dental é desejado. A injeção direta da prostaglandina no LP mostrou aumento da taxa de movimento dental, mas é bastante dolorosa (uma picada de abelha é essencialmente uma injeção de prostaglandina) e não muito prática. A relaxina, um "hormônio da gravidez" descoberto nos anos 1980, facilita o nascimento por causar amolecimento e alongamento da cérvice e da sínfise púbica. Funciona por meio da redução da síntese de colágeno simultaneamente com o aumento da quebra de colágeno. Os dados preliminares em ratos mostraram movimento dental mais rápido com o tratamento com relaxina, mas uma experiência clínica duplo-cega benfeita na Universidade da Flórida, em que a relaxina ou apenas a solução salina fisiológica foi injetada adjacente a um dente a ser movimentado, não mostrou efeito positivo consistente,[12] e as experiências clínicas posteriores foram postergadas.

Parece provável que, em algum ponto no futuro, os medicamentos para facilitar o movimento dental se tornarão úteis clinicamente – mas não há como saber quanto tempo levará para desenvolvê-los. Os medicamentos voltados ao aumento dos níveis cerebrais de acetilcolina (ACH), o principal neurotransmissor no cérebro, agora são amplamente usados para manter a função neural em pacientes com declínio cognitivo. Esses medicamentos (p. ex., donepezila) têm efeitos disseminados em outras funções corporais e, talvez, possam acelerar o movimento dental ao afetar os níveis de hormônios circulantes. Não há informações sólidas quanto ao efeito desses poderosos medicamentos na atividade do LP, mas dado seu efeito na atividade cerebral, usá-los para afetar o movimento dental seria difícil de justificar. O problema, é claro, é encontrar algo que funcione principalmente no local.

Os medicamentos que inibem o movimento dental como um efeito colateral de sua utilização para outros problemas já são frequentemente encontrados, apesar de não serem prescritos por seu efeito de estabilização dental. São conhecidos dois tipos de medicamentos que deprimem a resposta à força ortodôntica e que podem influenciar o tratamento corrente: os inibidores de prostaglandina para o controle da dor (especialmente os membros mais potentes deste grupo, que são utilizados no tratamento de artrite, como a indometacina) e os bisfosfonatos, utilizados no tratamento de osteoporose (p. ex., alendronato, ibandronato, risedronato).

Inibidores de prostaglandina

Se a PgE desempenha um papel importante na sequência de sinais que leva ao movimento dental, seria esperado que os inibidores de sua atividade afetassem o movimento dental. Os medicamentos que afetam a atividade da prostaglandina estão em duas categorias: (1) corticosteroides e medicamentos anti-inflamatórios não esteroides (AINEs) que interferem na síntese de prostaglandina e (2) outros agentes que têm efeitos mistos agonistas e antagonistas sobre as várias prostaglandinas.

No organismo, as prostaglandinas são formadas a partir do ácido araquidônico, que, por sua vez, é derivado dos fosfolipídios. Os corticosteroides reduzem a síntese de prostaglandina pela inibição da formação de ácido araquidônico; os AINEs inibem a conversão de ácido araquidônico em prostaglandinas. A maioria dos analgésicos vendidos sem prescrição consiste em AINEs e, portanto, são inibidores da prostaglandina (ácido acetilsalicílico, ibuprofeno, naproxeno e muitos outros); a principal exceção é o paracetamol, que atua centralmente em vez de perifericamente. Por isso, é possível que a medicação utilizada por muitos pacientes para controlar a dor após as consultas ortodônticas interfira no movimento dental. Felizmente, com as doses baixas e as durações curtas de terapia analgésica em pacientes de ortodontia, isso não ocorre, mas pode tornar-se um problema em adultos ou crianças que estão em tratamento de artrite. O controle da dor relacionada ao tratamento ortodôntico será discutido posteriormente em mais detalhes.

Várias outras classes de medicamentos podem afetar os níveis de prostaglandina e, portanto, podem afetar a resposta à força ortodôntica. Os antidepressivos tricíclicos (doxepina, amitriptilina, imipramina), os agentes antiarrítmicos (procaína), os medicamentos antimaláricos (quinina, quinidina, cloroquina) e as metilxantinas estão nessa categoria. Além disso, relatou-se que o medicamento anticonvulsivante fenitoína diminui o movimento dental em ratos, e algumas tetraciclinas (p. ex., doxiciclina) inibem o recrutamento de osteoclastos, um efeito similar aos bisfosfonatos.[13] É possível que as respostas incomuns à força ortodôntica sejam observadas em pacientes que tomam qualquer uma dessas medicações, e, como mencionado anteriormente, também pode haver aumento da resposta com alguns fármacos que afetam os neurotransmissores.

Bisfosfonatos

A osteoporose é um problema que atinge principalmente as mulheres na pós-menopausa, mas está associada ao envelhecimento em ambos os sexos e agora também vem sendo observada em crianças que necessitam de esteroides a longo prazo. A terapia com estrógenos, que foi utilizada com frequência no passado para prevenir a perda de osso em mulheres mais velhas, agora mostrou trazer consigo riscos significantes e não é amplamente realizada. Os estrógenos têm pouco ou nenhum efeito sobre o tratamento ortodôntico, mas os agentes farmacológicos que inibem a reabsorção óssea são um problema potencial. Atualmente, os bisfosfonatos, os análogos sintéticos do pirofosfato que se ligam à hidroxiapatita no osso, são a principal classe de medicamentos deste tipo. Eles atuam como inibidores específicos da reabsorção óssea mediada por osteoclastos, de modo que não é surpreendente que a remodelação óssea necessária para o movimento dental seja mais lenta em pacientes com esta medicação.

Os bisfosfonatos são um problema por duas razões:

1. Seu uso foi associado a uma necrose incomum do osso mandibular. Isso ocorre tipicamente após a extração de um dente ou de outra lesão ao osso, que não consegue cicatrizar e torna-se o centro de uma área necrótica em expansão. Felizmente, isso é raro e ocorre com maior frequência em pacientes com câncer ósseo metastático que recebem altas doses de bisfosfonatos potentes, mas as extrações eletivas para propósitos ortodônticos devem ser evitadas em um paciente que esteja tomando qualquer uma destas medicações.

2. Eles são incorporados na estrutura do osso, então lentamente eliminados durante um período de anos – portanto, parar de

tomar o medicamento não elimina todos os seus efeitos. Parece que há duas taxas de eliminação: uma eliminação rápida a partir da superfície dos ossos, dentro de algumas semanas, e uma eliminação mais lenta, a partir da estrutura óssea. Felizmente, a maior parte do medicamento está apenas na superfície, o que possibilita o tratamento ortodôntico após aproximadamente 3 meses sem terapia com bifosfonato.[14] Obviamente, o tratamento seria possível apenas se o médico desejasse que o paciente ficasse um período sem a medicação ou se o paciente pudesse ter seu medicamento substituído pelo raloxifeno (o análogo do estrógeno com o efeito máximo no osso), pelo menos temporariamente.

A distração osteogênica (discutida em detalhes posteriormente) pode ser usada para mover os dentes em um paciente que utiliza bisfosfonatos há um longo período? Nesse caso, a situação seria semelhante à anquilose de todos os dentes e, presumivelmente, poderia ser tratada com o movimento dos segmentos do osso alveolar, como mostrado na Figura 8.14, em um paciente com anquilose de um incisivo central após trauma. Todavia, a cicatrização óssea em pacientes que tomam bisfosfonatos é problemática, e a distração osteogênica pode ser um procedimento arriscado e, provavelmente, inaceitável. A distração também pode ser considerada em um paciente com falha de erupção primária (FEP; ver Capítulo 3), mas isso é plausível apenas se a FEP for desenvolvida após um dente

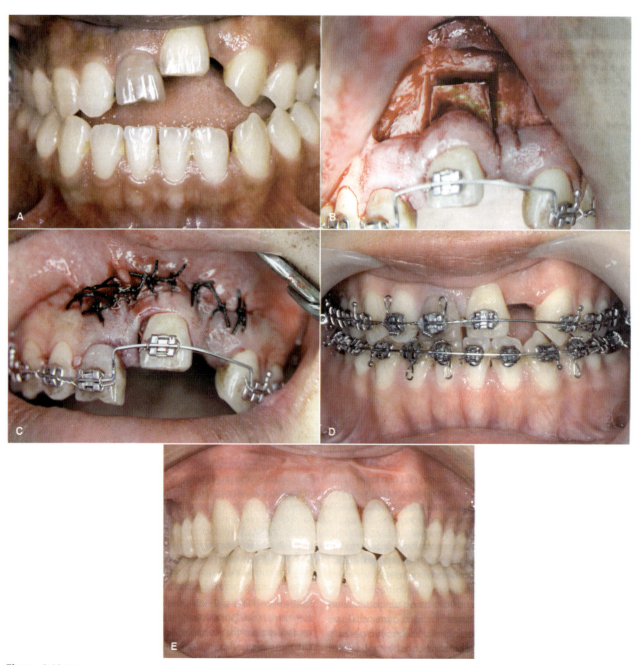

• **Figura 8.14** Um dente anquilosado pode ser movimentado apenas pela movimentação do osso no qual está inserido. A distração osteogênica permite que isso seja feito. **A.** Paciente de 21 anos de idade, incisivo central superior que anquilosou após um acidente aos 8 anos de idade (o incisivo lateral foi perdido naquele momento). **B.** Criação do segmento ósseo a ser movimentado. **C.** Fechamento da ferida. Um período de cicatrização inicial, normalmente 5 a 7 dias, é permitido antes que o fio ortodôntico seja ativado para começar o movimento do segmento. **D.** O dente quase na posição final, depois de 3 semanas. **E.** Tratamento completo, com substituição protética do incisivo lateral ausente. (Cortesia de Dr. H. Chen; reimpressa com permissão de *Am J Orthod Dentofacial Orthop.* 2019; 138:829-838.)

ter erupcionado ao menos parcialmente, e é difícil, ou impossível, quando diversos dentes posteriores em um quadrante estiverem envolvidos. Em suma, a distração osteogênica para a reposição de um dente (ou vários) anquilosado isolado é aceitável; quando todos ou muitos dentes forem afetados pelos bisfosfonatos ou por uma síndrome, raramente ela será útil.

Lesão local para acelerar o movimento dental

Como a remodelação do osso alveolar é o componente principal do movimento dental ortodôntico e a remodelação óssea é acelerada durante a cicatrização da lesão (por meio do fenômeno de aceleração regional descrito por Frost),[15] a ideia de que os dentes poderiam ser movimentados mais rapidamente após a lesão local ao processo alveolar apareceu pela primeira vez logo no início da história da ortodontia. Diz-se que o norte-americano Hullihan, pioneiro em cirurgia oral, fez experiências com os dentes em movimentação realizando cortes no osso alveolar, no final do século XIX, e experimentos esporádicos com esse procedimento continuaram no início do século XX. Todavia, a abordagem não foi amplamente adotada por várias razões, como as preocupações com infecções e perda óssea nessa era pré-antibiótico.

Corticotomia

Na metade do século, o cirurgião alemão Köle reviveu a ideia de que os cortes entre os dentes poderiam produzir movimento dental mais rápido e introduziu o termo *corticotomia* para descrever essa técnica.[16] Após a cirurgia com retalho para rebater a gengiva, então eram realizados cortes verticais vestibular e lingualmente entre os dentes. Um aparelho ortodôntico (colocado antes da cirurgia) era ativado logo que possível, usando fios relativamente rígidos, e os dentes eram tracionados para o alinhamento quase instantaneamente. O ápice radicular não se movia, portanto os dentes eram inclinados para a posição, e não movidos de corpo. O tempo de alinhamento durava de minutos a horas, e não dias a semanas. Isso não era muito utilizado, pois vários cirurgiões e a maioria dos ortodontistas achavam que era excessivamente invasivo, e que não permitia o posicionamento preciso dos dentes.

Mais recentemente, a corticotomia foi revista e reconsiderada como um estímulo que produz aceleração regional da remodelação óssea, e que permite que o movimento dental seja mais rápido, em vez de transladar blocos de osso que contêm um dente. A técnica cirúrgica, com grande retalho para expor por completo o osso alveolar e os cortes entre os dentes, ainda é semelhante à técnica de Köle, mas agora uma força leve para movimentar os dentes mais fisiologicamente é recomendada, e a abordagem cirúrgica foi ampliada para "ortodontia osteogênica acelerada" (OOA) pela adição de áreas de corticotomia das superfícies vestibulares do osso alveolar, que são então cobertas com osso seco congelado desmineralizado ou uma mistura deste com osso bovino ou enxerto alógeno (Figura 8.15).[17] Um dos riscos da expansão das arcadas dentárias, é claro, é a fenestração do osso alveolar, e é dito que a abordagem com OOA gera novo osso, que permite o movimento vestibular dos dentes sem risco. Não foi apresentado nenhum dado que corrobore com essa afirmação

Para avaliar os resultados de ortodontia auxiliada por corticotomia, como com qualquer outro tipo de tratamento, é necessária uma análise do benefício *versus* custo e risco. O benefício primário alegado para a corticotomia é a redução no tempo de tratamento, com incremento da expansão da arcada através de OOA como um benefício secundário.

Após uma fratura, a cicatrização óssea leva aproximadamente 6 semanas e a maturação do osso é quase inteiramente concluída em outros 2 meses. Do mesmo modo, a remodelação óssea após a corticotomia pode ser acelerada por 2 a 4 meses, à medida que o fenômeno de aceleração regional reduz e, eventualmente, desaparece. Uma importante questão, entretanto, seria a medida em que a lesão óssea encurtaria a duração total do tratamento.

A redução do tempo de tratamento com corticotomia foi apresentada, principalmente, em relatórios de caso que demonstram redução na duração do alinhamento para pacientes selecionados. A quantidade de tempo necessária para o alinhamento de dentes apinhados depende obviamente da extensão do apinhamento, mas com fios ortodônticos superelásticos até mesmo o apinhamento grave raramente requer mais do que 5 a 6 meses. Se a corticotomia reduzisse esse tempo pela metade, como nos relatórios de caso selecionados, a redução de 2 a 3 meses no tempo total de tratamento não significaria que esse tempo seria duas vezes mais rápido, porque apenas a fase de alinhamento inicial seria mais rápida.

Uma segunda possibilidade para o movimento dental mais rápido é o fechamento de um espaço de extração. Para isso também, a retração mais rápida de um canino para o espaço de extração de um pré-molar com corticotomia em torno do local de extração e a remoção de parte do osso foram relatadas; contudo, a redução do tempo para essa fase também não é significativa para o restante do tratamento. Foi sugerido que uma indicação especial para a corticotomia que incluía cortes de osso acima dos ápices radiculares é a intrusão, que exige remodelação do osso mais denso que fica sob as raízes do dente e, muitas vezes, leva vários meses. Não foi apresentada nenhuma evidência que apoia essa afirmação em uma publicação qualificada.

Em resumo, o benefício da OOA e da corticotomia é principalmente a redução de tempo para alinhar os dentes apinhados sem extrações. Como em qualquer procedimento, esse benefício deve ser avaliado quanto ao custo e ao risco do tratamento. O custo, certamente, inclui todos os aspectos do "pesado fardo do tratamento". Além do custo econômico da cirurgia (que pode necessitar de várias horas), a morbidade e a inconveniência de todos os tipos precisam ser avaliadas. O risco inclui a possibilidade de perda da altura do osso alveolar, que ocorre quando a corticotomia é feita sem enxerto ósseo;[18] hematomas faciais desagradáveis; mudanças desfavoráveis na aparência da gengiva após inúmeros retalhos; e a possibilidade de retração gengival (Figura 8.16). O que é necessário, mas simplesmente não foi obtido, é uma série consecutiva e bem documentada de pacientes em quem o tempo para o alinhamento e o tempo total de tratamento são apresentados juntamente com os dados referentes à dor do paciente e o que é necessário para o seu controle, assim como a natureza e a prevalência das complicações.

Corticotomia modificada: piezocisão

Dadas a cirurgia extensa e a necessidade de retalhos para a corticotomia, uma questão razoável é se a cirurgia menos invasiva poderia ser igualmente eficaz na produção de um movimento dental mais rápido. Em 2009, Dibart, um periodontista da Boston University, introduziu uma técnica chamada *piezocisão*. Nessa técnica, as incisões gengivais entre os incisivos apinhados são utilizadas apenas por vestibular e a lesão ao osso nessa área é realizada com um bisturi piezoelétrico vibratório (Figura 8.17).[19] O tunelamento sob a gengiva permite a colocação de um enxerto ósseo pastoso.

Em um ensaio clínico randomizado (ECR) recente com pequena amostra de pacientes tratados com a sequência de arcos ortodônticos na técnica de Damon padrão (ver Capítulo 10), Charavet *et al.* documentaram um encurtamento estatisticamente significativo do tempo de tratamento (Figura 8.18)[20] e concluíram que substituir a corticotomia por essa abordagem pode ser recomendado para adultos. A redução do tempo de tratamento compara-se favoravelmente

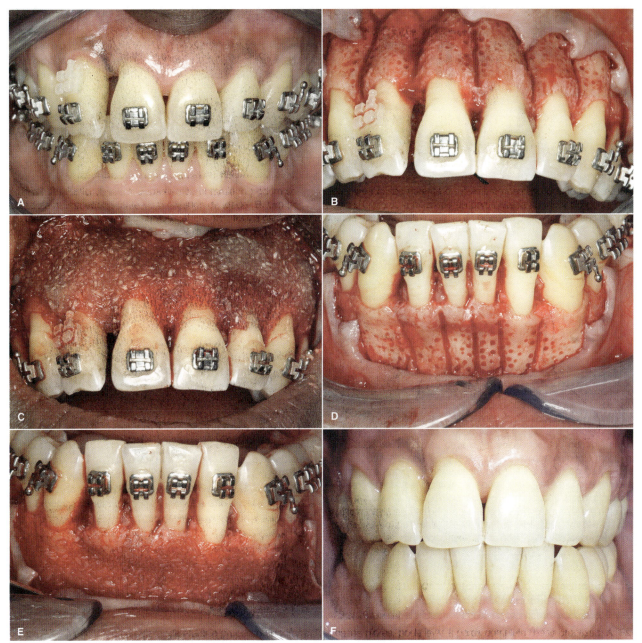

• **Figura 8.15 A.** Para este adulto com um incisivo superior que foi trazido para a posição e apinhamento na região de incisivos inferiores, foram planejados a corticotomia e o enxerto ósseo na superfície vestibular (ortodontia osteogênica acelerada [OOA]). **B.** Após o rebatimento de um retalho, os cortes da corticotomia entre os dentes foram feitos e pequenas depressões circulares foram realizadas na superfície vestibular do osso sobre os dentes anteriores superiores. **C.** O material de enxerto ósseo na forma de uma pasta de osso seco, congelado e desmineralizado foi colocado sobre a superfície vestibular. **D.** A corticotomia e a preparação do osso sobre os incisivos inferiores foram feitas ao mesmo tempo. **E.** O enxerto do material ósseo foi colocado para reduzir a chance de perda óssea conforme os incisivos inferiores forem avançados. **F.** Onze meses depois, após completar o tratamento, que necessitou de 6 meses, com boa cicatrização do osso alveolar. (Cortesia de Dr. S. Dibart.)

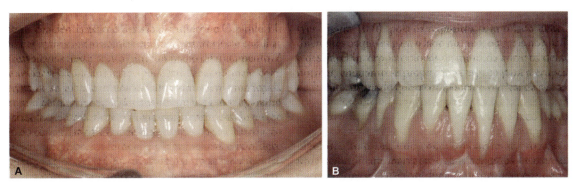

• **Figura 8.16** As complicações da corticotomia incluem embranquecimento da gengiva após grande retalho (**A**) e fenestração das raízes do incisivo após movimento vestibular desses dentes (**B**), o que pode acontecer mesmo após a colocação de enxertos ósseos particulados. (Cortesia de Dr. S. Dibart.)

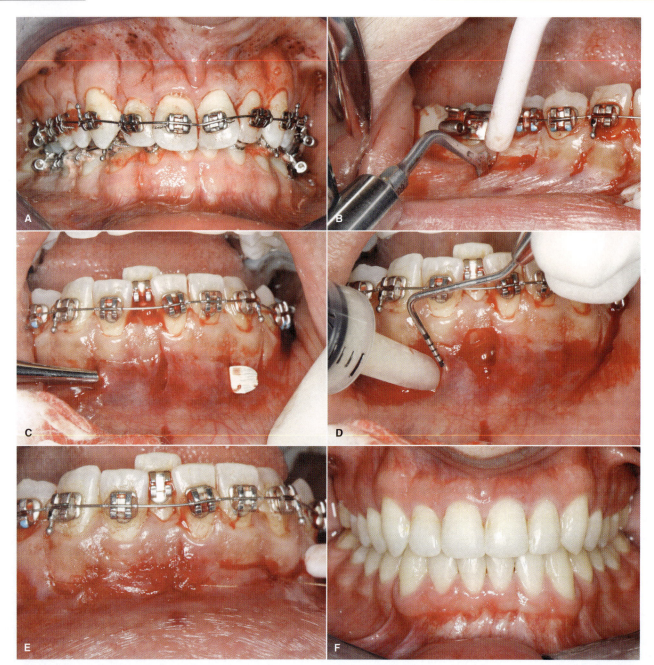

• **Figura 8.17 A.** A corticotomia modificada evita o rebatimento do retalho, usando microincisões finas através do tecido vestibular. **B.** Um bisturi piezoelétrico é utilizado para penetrar no osso cortical e se estender para o osso medular entre os dentes. **C.** Se for desejado um enxerto ósseo, um túnel sobre o tecido mole é realizado. **D.** A pasta do enxerto é colocada na área com uma seringa. **E.** Aparência no final do procedimento, com o material de enxerto no lugar. **F.** Dez meses depois. (Cortesia de Dr. S. Dibart.)

com a corticotomia, e assim parece razoável substituir as técnicas – mas somente sob as circunstâncias específicas desse ensaio. Quão generalizável é este ensaio? Mais dados são necessários para documentar isso.

Também é verdade que, notavelmente, há poucas informações sobre as possíveis complicações da piezocisão. Um relatório de 2017 de investigadores australianos observou que, em 5 de 14 pacientes em um estudo de boca dividida, nos quais os pré-molares foram extraídos para exame com tomografia microcomputadorizada após 4 semanas de inclinação vestibular, os danos à raiz do contato com o bisturi piezoelétrico eram evidentes, e houve maior remodelação do dente no grupo da piezocisão.[21] Ser melhor que a corticotomia não necessariamente qualifica a piezocisão como ferramenta aceitável para o movimento dental acelerado.

Microperfuração

Um terceiro método, a "microperfuração", difere dos dois anteriores porque foi desenvolvido por uma empresa comercial (PROPEL, Alveologic LLC, Briarcliff Manor, NY). Ele tem a vantagem de não precisar de cirurgia periodontal e poder ser realizado por ortodontistas. Nesse método, parafusos especiais fornecidos pela empresa são colocados através da gengiva no osso alveolar interproximal e então removidos. Diz-se que três das tais perfurações em cada área interproximal são o suficiente para gerar uma aceleração regional de remodelação óssea e, assim, produzir movimento dental mais rápido. Embora esse método tenha sido altamente anunciado nos últimos anos, até meados de 2017 nenhum dado documentando sua eficácia foi publicado.

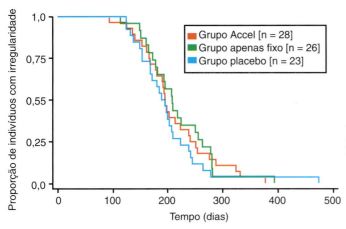

• **Figura 8.18** Tempo de alinhamento sem vibração *(verde)*; dispositivo placebo sem dispositivo *(azul)*; e vibração do AcceleDent *(vermelho)*. (Redesenhada de Woodhouse et al. *J Dent Res.* 2015; 94:682-689.)

Para os métodos de lesão, talvez uma conclusão justa seja que, para alguns, mas certamente não para todos os pacientes, as relações custo-benefício e risco-benefício são favoráveis, e a lesão controlada seria um auxiliar valioso ao tratamento ortodôntico. A extensão da lesão com corticotomia modificada é menor, e aparenta ser tão eficaz quanto e mais eficiente que o método original, porém ter cautela em sua recomendação ainda parece prudente. A microperfuração, se for eficaz, dá a impressão de ser limitada para as áreas específicas em vez de para uma arcada inteira ou até mesmo todos os dentes anteriores devido ao aumento de esforço para colocar tantos parafusos.

Outros efeitos físicos para o movimento dental acelerado

Três outros métodos com a intenção de acelerar o movimento dental foram propostos recentemente: vibração dos dentes, aplicação de luz no processo alveolar e aplicação de ultrassom terapêutico nos dentes e osso adjacente. A vibração realmente pode ou não ser outra forma de lesionar o osso alveolar; a luz penetrante e o ultrassom terapêutico não são prejudiciais (pelo menos é o que sabemos até o momento), mas o mecanismo pelo qual ela funciona não é compreendido. Isso também é verdade sobre a vibração caso seu mecanismo não gere lesões.

Vibração: AcceleDent® e concorrentes. O sistema vibratório AcceleDent® (OrthoAccel Technologies, Inc., Houston, TX), diferentemente dos esforços de 40 anos atrás para induzir correntes piezoelétricas que nós já discutimos, baseia-se na administração de vibração de alta frequência (30 Hz) nos dentes por aproximadamente 20 minutos por dia. O fundamento lógico é que isso estimula a diferenciação e a maturação celular, de modo que a remodelação óssea que é necessária para o movimento dental ocorre mais rapidamente.

É claro que a consideração importante é se isso produz uma redução clinicamente significativa no tempo de tratamento. Surgiram relatórios de caso e diversos estudos retrospectivos que apoiam isso, além de 3 ECRs. O primeiro, publicado em 2015, foi uma avaliação da taxa de fechamento de um local de extração do primeiro pré-molar superior com mecânica de deslizamento e ancoragem com um dispositivo de ancoragem temporário (DAT). Os pesquisadores relataram uma taxa média de 1,16 mm/mês com o AcceleDent® e 0,79 mm/mês sem ele.[22] O segundo ensaio foi um ECR de três etapas para avaliar a taxa de alinhamento dos incisivos inferiores apinhados em casos de extração dos primeiros

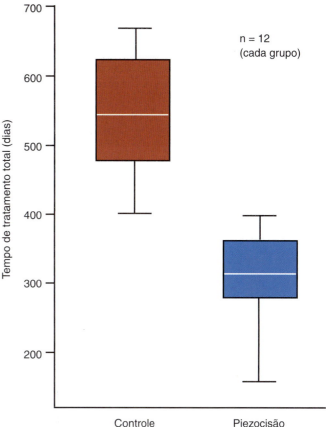

• **Figura 8.19** O tempo de tratamento total para pacientes similares tratados com e sem piezocisão. (Redesenhada de Charavet et al. *J Dent Res.* 2016; 95:1003-1009.)

pré-molares inferiores com um aparelho ortodôntico fixo sozinho, com um dispositivo placebo sem vibração ou com um dispositivo AcceleDent®. O resultado, mostrado graficamente na Figura 8.19, foi "não há evidências de que a força de vibração complementar possa aumentar significativamente a taxa de movimento dental inicial ou reduzir a quantidade de tempo necessária para obter o alinhamento final quando usado em conjunto com um aparelho *edgewise* fixo pré-ajustado".[23] O alinhamento mais rápido seria o presumido benefício para a maioria dos casos ortodônticos.

O terceiro e o quarto ensaios, publicados em 2018, avaliaram a taxa de fechamento dos locais de extração dos pré-molares superiores com e sem o novo dispositivo AcceleDent Aura®.[24,24a] Ambos não encontraram nenhuma diferença nas taxas de fechamento do espaço nem nos resultados oclusais, e outro artigo não observou diferença no tempo de alinhamento dos incisivos superiores antes do fechamento do espaço.[24] Com base nos últimos três ensaios, a eficácia do AcceleDent® é altamente questionável.

No final de 2016, um dispositivo vibratório de frequência mais alta para uso com alinhadores foi comercializado pela empresa que desenvolveu o Propel®, com anúncios de que seu uso recomendado de 5 minutos ao dia tornou ambos mais eficientes do que o AcceleDent®, e que a energia mais alta tornou-o mais eficaz. Não foi apresentado nenhum dado que apoie nenhuma das afirmações.

Luz penetrante de tecido: Biolux®. Com base na observação de que a cicatrização nos locais de extração dental parece ocorrer mais rapidamente quando os locais eram expostos à luz, um pedido de patente para o uso de uma luz que penetra os tecidos para acelerar o movimento dental foi feito no final de 2010, e um dispositivo intraoral (Biolux® [Biolux Research Ltd, Vancouver, Canadá]) foi comercializado 3 anos depois. Ele fornece luz com comprimento de onda de 800 a 850 nanômetros (logo acima do espectro visível) adjacente ao osso alveolar. A luz nesse espectro penetra no tecido mole, e a ideia é que ele "infunde energia de luz diretamente no tecido ósseo" (Figura 8.20). Diz-se que isso excita as enzimas intracelulares e aumenta a atividade celular no LP e no osso, aumentando a taxa de remodelação óssea e movimento dental; no entanto, não houve nenhuma demonstração de como isso funcionaria, e quase nenhuma evidência de um movimento dental mais rápido. Atualmente, em relação aos dispositivos vibratórios, o principal foco do Biolux® é melhorar o desempenho dos alinhadores removíveis, sem nenhum dado até 2017 para documentar sua eficácia.

A luz visível pode afetar o movimento dental? Inúmeros relatórios fora da literatura médica revisada sugeriram que a luz do *laser* de baixa potência, além de fazer os dentes se moverem mais depressa, também diminui a dor ortodôntica, porém outros tantos relatórios não mostraram nenhum efeito. Conclusão: nem o movimento dental mais rápido nem a dor reduzida foram demonstrados de forma crível.

Ultrassom terapêutico: Aevo® SmileSonica. A adição mais recente no mercado de aceleração dental é o ultrassom terapêutico de baixa intensidade – dispositivo Aevo®, agora sendo comercializado pela SmileSonica do Canadá (Figura 8.21). É sabido que o ultrassom terapêutico (que é diferente do ultrassom diagnóstico) aumenta o fluxo sanguíneo nas áreas tratadas; de fato, ele é usado rotineiramente

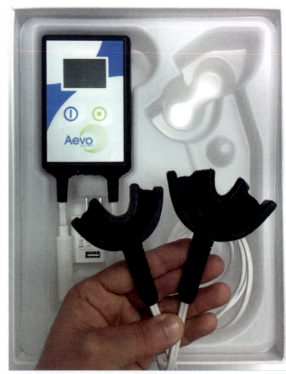

• **Figura 8.21** O dispositivo Aevo® tem quatro componentes: peças bucais superiores e inferiores com emissores vestibulares e linguais, e cinco zonas de tratamento, um gel de acoplamento para usar nas peças bucais e uma fonte de energia alimentada por bateria. É usado com uma interface que permite a seleção de quais zonas de tratamento serão ativadas e monitora a colaboração do paciente de modo que o profissional saiba se ele está sendo usado e por quanto tempo.

na fisioterapia para aumentar o fluxo sanguíneo nos músculos. A teoria é que o aumento do fluxo sanguíneo no LP aumenta a taxa de remodelação óssea e movimento dental, e também diminui a reabsorção radicular. Isso é plausível, sobretudo porque um importante aspecto de lesão ao osso é um aumento do fluxo sanguíneo na área de cicatrização. Talvez o ultrassom possa fornecer o principal efeito de lesão ao osso alveolar sem intervenção cirúrgica. Em meados de 2017, no entanto, não houve nenhuma demonstração convincente da eficácia ou eficiência na aceleração do movimento dental.

Ancoragem e seu controle

Ancoragem: resistência ao movimento dental indesejado

O termo *ancoragem*, em sua aplicação ortodôntica, tem uma definição incomum: a definição "resistência a movimento dental indesejado" é uma afirmativa do que o dentista deseja. A aplicação, apesar de singular, é mais clara quando apresentada dessa maneira. O dentista ou ortodontista sempre constrói um aparelho para produzir certos movimentos dentais desejados. Para cada ação (desejada), há uma ação igual e oposta. Inevitavelmente, as forças de reação podem movimentar outros dentes também se o aparelho estiver em contato com eles. A ancoragem, então, é a resistência às forças de reação que é fornecida normalmente por outros dentes, ocasionalmente pelo palato, algumas vezes pela cabeça ou pelo pescoço (através de força extraoral) e cada vez mais frequentemente por dispositivos de ancoragem óssea parafusados nos maxilares.

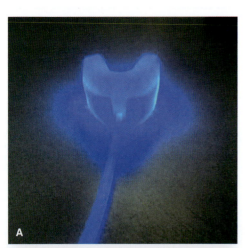
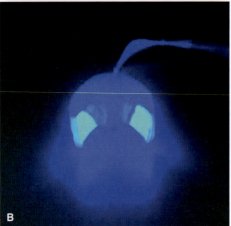

• **Figura 8.20 A e B.** O dispositivo intraoral Biolux® emprega a luz em uma frequência infravermelha que penetra no tecido mole sobre o osso alveolar e, em teoria, irradia de luz o osso que aumenta a taxa de remodelação.

Neste ponto, analisemos primeiro o controle de movimento dental indesejado, quando alguns dentes devem servir como ancoragem. No planejamento do tratamento ortodôntico, simplesmente não é possível considerar apenas os dentes cujo movimento é desejado. Os efeitos recíprocos pelas arcadas dentárias inteiras devem ser cuidadosamente analisados, avaliados e controlados. Um aspecto importante do tratamento é maximizar o movimento dental que é desejado, enquanto se minimizam os efeitos colaterais indesejáveis.

Estratégia óbvia para o controle de ancoragem seria concentrar a força necessária para produzir o movimento dental em que ele é desejado e então dissipar a força de reação sobre o máximo de dentes possível, mantendo a menor pressão possível no LP dos dentes de ancoragem. Um limiar, abaixo do qual a pressão não produziria nenhuma reação, poderia fornecer o controle de ancoragem perfeito, uma vez que ele seria necessário apenas para assegurar que esse valor não havia sido atingido, para que os dentes se constituíssem em uma unidade de ancoragem. Resposta diferencial para a pressão seria plausível, de modo que a pressão mais pesada produzisse mais movimento dental do que a pressão mais leve, possibilitando, assim, movimentar alguns dentes mais do que outros, mesmo que ocorresse algum deslocamento dental indesejado.

Na realidade, o limiar para o movimento dental parece ser bastante baixo, mas há uma resposta diferencial para a pressão e, portanto, essa estratégia de "dividir e conquistar" é razoavelmente eficaz. Como indica a Figura 8.22, os dentes comportam-se como se o movimento ortodôntico fosse proporcional à magnitude da pressão, até certo ponto. Quando se atinge esse ponto, a quantidade de movimento dental torna-se mais ou menos a mesma, independentemente da magnitude da pressão, de modo que é criado um amplo platô de pressão ortodonticamente efetiva.[25] O nível de força ótimo para o movimento ortodôntico é a força mais leve, e a pressão resultante, que produz uma resposta próxima do máximo (i. e., no limite do platô). As forças maiores do que essa, apesar de igualmente eficazes na produção de movimento dental, seriam desnecessariamente traumáticas e, como veremos, desnecessariamente estressantes para a ancoragem.

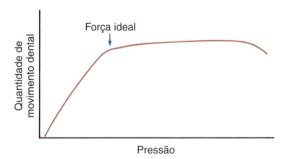

• **Figura 8.22** Representação teórica da relação de pressão dentro do ligamento periodontal (LP) para a quantidade de movimento dental. A pressão no LP é determinada pela força aplicada ao dente dividida pela área do LP sobre a qual a força é distribuída. O limiar para o movimento dental é muito pequeno. O movimento dental aumenta conforme a pressão aumenta até certo ponto, permanece aproximadamente no mesmo nível por um amplo platô e então pode realmente declinar com uma pressão extremamente pesada. A melhor definição da força ótima para propósitos ortodônticos é a força mais leve que produz uma resposta máxima ou próxima da máxima (i. e., que traz a pressão no LP até o limite da porção quase constante da curva de resposta). A magnitude da força ótima irá variar, dependendo da maneira pela qual ela é distribuída no LP (i. e., é diferente para tipos distintos de movimento dental [inclinação, movimento integral, intrusão, e assim por diante]).

Controle da ancoragem

Situações de ancoragem

A partir dessa fundamentação, podemos agora definir várias situações de ancoragem.

Movimento dental recíproco. Em uma situação recíproca, as forças aplicadas aos dentes e aos segmentos da arcada são iguais, assim como a distribuição da força no LP. Um simples exemplo disso é o que ocorreria se os dois incisivos centrais superiores, separados por um diastema, fossem conectados por um elástico de ativação (Figura 8.23). Os dentes essencialmente idênticos sentiriam a mesma força, distribuída da mesma maneira, através do LP e se movimentariam um em direção ao outro na mesma quantidade.

Situação um tanto similar surgiria se uma mola fosse colocada no local de extração do primeiro pré-molar, forçando o incisivo central, o incisivo lateral e o canino no segmento anterior da arcada contra o segundo pré-molar e o primeiro molar posteriormente. É necessário pensar se isso realmente produziria movimento dental recíproco. Certamente, a mesma força seria sentida por três dentes anteriores e dois dentes posteriores, pois a ação da mola em um segmento tem reação igual e oposta no outro. O movimento recíproco necessitaria da mesma área total de LP sobre a qual a força era distribuída.

Conceitualmente, o "valor de ancoragem" de um dente, ou seja, sua resistência ao movimento, pode ser pensado como uma função da área de sua superfície da raiz, que é a mesma que sua área de LP. Quanto maior a raiz, maior a área sobre a qual uma força pode ser distribuída, e vice-versa. Conforme mostra a Figura 8.24, a área do LP para os dois dentes posteriores neste exemplo é levemente maior que a área anterior total do LP. Portanto, com uma mola simples conectando os segmentos, os dentes anteriores se movimentariam um pouco mais do que os dentes posteriores. O movimento não seria verdadeiramente recíproco, mas estaria próximo disso.

Ancoragem reforçada. Continuando com o exemplo do local de extração: caso se desejasse retrair diferencialmente os dentes anteriores, a ancoragem dos dentes posteriores poderia ser reforçada pela adição do segundo molar à unidade posterior (ver Figura 8.24). Isso mudaria a proporção das áreas de superfície da raiz de modo que haveria relativamente mais pressão no LP dos dentes anteriores e, portanto, relativamente mais retração do segmento anterior do que movimento para a frente do segmento posterior.

Observe que o reforço da ancoragem pela adição de mais unidades de resistência é eficaz porque, com mais dentes (ou estruturas extraorais) na ancoragem, a força de reação é distribuída por uma área maior de LP. Isso reduz a pressão nos dentes de ancoragem, levando-as para baixo na curva de pressão-resposta. Agora a forma da curva de pressão-resposta torna-se importante. Manter a força leve tem duas vantagens. Não apenas minimiza o trauma e a dor como também possibilita criar ancoragem tirando vantagem das áreas diferentes de LP nos segmentos de ancoragem. Como ilustra

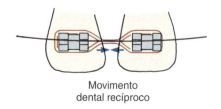

• **Figura 8.23** O movimento dental recíproco é produzido quando dois dentes ou unidades de resistência de igual tamanho são atraídos um ao outro, como neste exemplo de fechamento recíproco de um diastema superior da linha mediana.

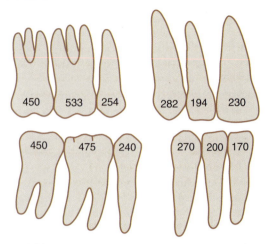

• **Figura 8.24** O "valor de ancoragem" de qualquer dente é aproximadamente equivalente à sua área de superfície radicular. Como mostra este diagrama, o primeiro molar e o segundo pré-molar em cada arcada são aproximadamente iguais, em área de superfície, ao canino e aos dois incisivos. (Modificado de Freeman DC. [Tese de mestrado.] University of Tennessee Department of Orthodontics; 1965.)

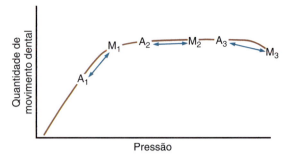

• **Figura 8.25** Considere a resposta dos dentes de ancoragem (A no gráfico) e dos dentes a serem movimentados (M) em três circunstâncias. Em cada caso, a pressão no ligamento periodontal (LP) dos dentes de ancoragem é menor que a pressão no LP dos dentes a serem movimentados, porque há mais dentes na unidade de ancoragem. No primeiro caso (A_1-M_1), a pressão para os dentes a serem movimentados é ótima, enquanto a pressão na unidade de ancoragem é abaixo do ideal, e os dentes de ancoragem movimentam menos (a ancoragem é preservada). No segundo caso (A_2-M_2), apesar de a pressão para os dentes de ancoragem ser menor do que para os dentes a serem movimentados, ambas estão no platô da curva de pressão-resposta e pode-se esperar que os dentes de ancoragem se movimentem tanto quanto os dentes que se deseja que sejam movimentados (a ancoragem é perdida). Com força extremamente alta (A_3-M_3), os dentes de ancoragem poderiam se movimentar mais do que os dentes que se desejava movimentar. Apesar de a terceira situação ser teórica e poder não ser observada clinicamente, tanto a primeira quanto a segunda situação são vistas na clínica ortodôntica. Esse princípio explica a eficácia das forças leves no controle da ancoragem e por que a força pesada destrói a ancoragem.

a Figura 8.25, força em demasia tira a efetividade da ancoragem, levando os dentes de ancoragem para a porção mais plana da curva de pressão-resposta. Então, diz-se que o clínico perdeu ancoragem, movimentando demais os dentes de estabilidade.

Ancoragem estacionária. O termo *ancoragem estacionária*, tradicionalmente empregado apesar de ser menos descritivo que o termo *ancoragem reforçada*, refere-se à vantagem que se pode ter forçando-se o movimento de corpo de um grupo de dentes contra a inclinação de outros (Figura 8.26). Seguindo nosso exemplo do espaço de extração de um pré-molar, se o aparelho fosse arranjado de modo que os dentes anteriores pudessem se inclinar para lingual enquanto os dentes posteriores pudessem apenas se movimentar de corpo, a pressão ótima para o segmento anterior seria produzida por aproximadamente metade da força empregada para o movimento de translação dos dentes posteriores. Isso significaria que essa força de reação distribuída sobre os dentes posteriores seria reduzida pela metade e, como consequência, esses dentes se movimentariam a metade.

Se as áreas de LP fossem iguais, inclinar o segmento anterior enquanto se estabiliza o segmento posterior para movimento de corpo teria o mesmo efeito que dobrar a quantidade de retração anterior, comparado com o movimento para a frente do bloco posterior. Entretanto, é importante observar novamente que a implantação bem-sucedida dessa estratégia requer força leve. Se a força fosse grande o suficiente para trazer os dentes posteriores para sua faixa de força ótima, não seria mais um problema se o segmento anterior inclinasse ou fosse movido corporalmente. Utilizar muita força iria prejudicar de modo desastroso este método do controle de ancoragem.

Se o movimento dental fosse realmente impedido por níveis muito altos de pressão, poderia ser possível estruturar uma situação de ancoragem de modo que houvesse mais movimento do segmento da arcada com a área de LP maior. Esse resultado poderia ocorrer, é claro, se tal força elevada fosse utilizada de modo que o segmento menor fosse colocado além da maior variação de movimento dental, enquanto o maior segmento ainda estivesse nele (ver Figura 8.25). Como o efeito seria altamente traumático, seria uma forma indesejável de controlar deliberadamente a ancoragem.

Na realidade, não está certo se a quantidade de movimento dental em resposta à força aplicada realmente diminui com níveis

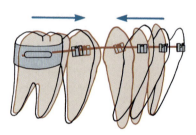

• **Figura 8.26** O deslocamento dos dentes de ancoragem pode ser minimizado pelo arranjo do sistema de forças, de modo que os dentes de ancoragem devem se movimentar integralmente, caso se movimentem, enquanto se permite que os dentes de movimento se inclinem, como neste exemplo da retração de incisivos pela sua inclinação para posterior. As coroas dos incisivos recuaram muito mais do que os dentes posteriores avançaram porque a força mais leve para inclinar os incisivos diminuiu a pressão do ligamento periodontal para os dentes de ancoragem. A abordagem é chamada de ancoragem estacionária. Neste exemplo, o tratamento não está completo porque as raízes dos incisivos inclinados para lingual terão de ser endireitadas em um estágio posterior, mas o tratamento de dois estágios com inclinação seguida por endireitamento pode ser utilizado como meio de controlar a ancoragem.

de força muito altos em qualquer circunstância e, portanto, esse tipo de movimento diferencial pode realmente não existir. Todavia, usando-se muita força, certamente é possível produzir mais movimento do segmento de ancoragem do que era esperado, mesmo se o mecanismo for meramente um movimento diferencial do segmento posterior para a parte alta da curva de pressão-resposta, em vez de um declínio na resposta do segmento de movimento. A força diferencial é mais bem compreendida em termos da porção do platô nas curvas das Figuras 8.22 e 8.25, e não do declínio questionável no extremo direito.

Ancoragem cortical e esquelética. Outra maneira de controle de ancoragem é a resposta diferencial do osso cortical quando comparado ao osso medular. O osso cortical é mais resistente à reabsorção, e o movimento dental fica mais lento quando uma raiz está em contato com ele. Uma camada de osso cortical denso que foi formada dentro do processo alveolar pode certamente afetar o movimento dental. Isso pode ocorrer em um antigo local de extração, por exemplo, em um adulto que perdeu um molar ou pré-molar há muitos anos (Figura 8.27). Outro exemplo frequente é uma área em que um dente permanente nunca erupcionou, como quando um segundo pré-molar inferior é congenitamente ausente. Pode ser muito difícil fechar tal local de extração porque o movimento dental reduz até um mínimo conforme as raízes encontram o osso cortical ao longo do rebordo alveolar reabsorvido.

Como regra geral, os movimentos de torque são limitados pelas lâminas corticais vestibular e lingual. Se a raiz for constantemente forçada contra qualquer uma dessas lâminas corticais, o movimento dental fica muito mais lento e a reabsorção da raiz é provável, mas a penetração no osso cortical pode ocorrer. Exemplo comum é a dificuldade em obter uma inclinação ideal dos incisivos superiores quando há pouco espaço entre suas raízes e o osso cortical do palato. Em um momento, foi sugerido criar deliberadamente o contato radicular dos molares inferiores contra a lâmina cortical vestibular como forma de aumentar sua resistência para o movimento para a frente quando os elásticos de classe II foram empregados. Como o torque excessivo dos incisivos superiores, isso agora é reconhecido mais como uma prescrição da reabsorção radicular do que como uma boa maneira de reforçar a ancoragem.

Há muito tempo, percebeu-se que, se estruturas além do dente pudessem servir como ancoragem, seria possível produzir movimento dental, ou modificação do crescimento, sem efeitos colaterais indesejados. Até a virada do século XXI, a força extraoral (casquete) e, em menor extensão, a região anterior do palato eram as únicas maneiras de se obter ancoragem não proveniente dos dentes. Apesar de o casquete poder ser empregado para aumentar a ancoragem, há dois problemas: (1) é impossível para um paciente usar o casquete o tempo todo, e a maioria o usa, na melhor das hipóteses, a metade do tempo, e (2) quando o aparelho extrabucal é utilizado, a força contra os dentes é maior do que a ideal. O resultado é um sistema de força que está longe do ideal. A força intermitente pesada, proveniente do casquete, simplesmente não é uma boa maneira de contrabalançar o efeito da força contínua leve proveniente do aparelho ortodôntico. Não é de se surpreender que o aparelho extrabucal utilizado como ancoragem de uma arcada dental normalmente não controle seu movimento muito bem. Na teoria, a ancoragem adicional pode ser obtida da área rugosa do palato; na realidade, isso não é muito eficaz (ver Capítulo 16).

Com o desenvolvimento das técnicas de implante bem-sucedidas para substituir os dentes ausentes, rapidamente se percebeu que os implantes também poderiam ser utilizados para a ancoragem ortodôntica. Um implante bem-sucedido é como um dente anquilosado: ele não se movimenta a menos que se desenvolva a degeneração patológica do osso ao redor dele. Recentemente, ficou provado que a osseointegração necessária para o sucesso a longo prazo do implante não é necessária, e talvez não seja desejável, para os dispositivos de ancoragem esquelética temporária que fornecem ancoragem ortodôntica. Existe atualmente uma série de opções para ancoragem esquelética, as principais delas são as de parafusos de titânio que penetram através da gengiva no osso alveolar (Figura 8.28A) e as miniplacas ósseas colocadas debaixo do tecido mole, normalmente na área do pilar zigomático da maxila (Figura 8.28B).

Neste ponto, a aplicação dos parafusos ou miniplacas para ancoragem esquelética tornou-se um aspecto de rotina da ortodontia clínica e, de muitas maneiras, superou os dispositivos extraorais para o controle da ancoragem. Esses dispositivos são discutidos nos Capítulos 9 e 10, e as aplicações atuais são ilustradas na maioria dos próximos capítulos clínicos.

Efeitos esqueléticos da força ortodôntica: modificação do crescimento

A força ortodôntica afeta diretamente os dentes e o osso alveolar, mas isso também pode ter efeitos indiretos nos maxilares de maneira mais geral. A força contra os dentes superiores é altamente atenuada antes que alcance as suturas acima e atrás da maxila, que são os locais de crescimento maxilar, porém a força leve contínua pode inibir ou intensificar o crescimento normal para baixo e para a frente da maxila. Do mesmo modo, a força contra os dentes inferiores pode afetar a direção e, talvez, a quantidade do crescimento nos côndilos mandibulares (ver Capítulo 4). Agora

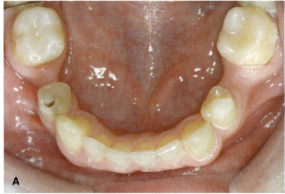 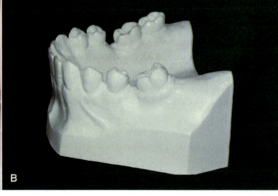

• **Figura 8.27** A perda do osso alveolar em um antigo local de extração pode criar uma área de osso cortical entre os dentes adjacentes, conforme o processo alveolar reabsorve e se estreita. **A.** Esta criança perdeu os segundos molares decíduos precocemente e os segundos pré-molares estavam congenitamente ausentes. A maior reabsorção da borda no lado direito do que no lado esquerdo indica que o segundo molar decíduo direito foi perdido primeiro. Esta é uma situação em que a "ancoragem cortical" definitivamente pode ser um problema. O fechamento de tal local de extração é extremamente difícil por causa da resistência do osso cortical à remodelação, e o resultado geralmente é tanto a retração dos dentes anteriores quanto o avanço dos dentes posteriores. **B.** Nos adultos que perderam os primeiros molares permanentes na adolescência, o segundo molar inclina-se para mesial, mas a reabsorção do osso alveolar no local de extração estreita o rebordo. O fechamento desses espaços também é difícil e lento porque a remodelação do osso cortical é necessária.

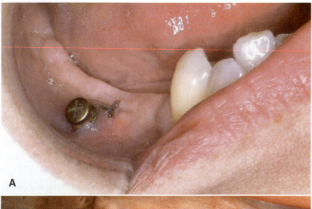
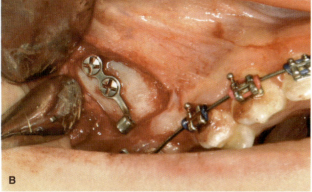

- **Figura 8.28** A ancoragem esquelética (absoluta) pode ser proporcionada de duas maneiras. **A.** Parafusos colocados através da gengiva no osso alveolar, como neste paciente em quem o miniparafuso será utilizado para a ancoragem de modo que os incisivos inferiores possam ser alinhados antes da substituição protética dos dentes ausentes. **B.** Miniplacas colocadas debaixo do tecido mole, normalmente na base do arco zigomático, de modo que os dentes posteriores possam ser intruídos ou os dentes anteriores, retraídos. Após os tecidos moles serem suturados sobre a lâmina e os parafusos, apenas o tubo para fixação das molas ficará exposto na cavidade oral.

é possível colocar a força diretamente contra a maxila ou a mandíbula ao usar implantes no osso, e como alguém pode ter previsto, a força pesada não é necessária para afetar o crescimento.

A modificação do crescimento é o assunto dos Capítulos 13 e 14, em que os efeitos esqueléticos da força contra os maxilares são discutidos em detalhes.

Efeitos prejudiciais da força ortodôntica

Mobilidade e dor relacionadas ao tratamento ortodôntico

O movimento ortodôntico requer não apenas uma remodelação do osso adjacente aos dentes, mas também uma reorganização do próprio LP. As fibras de colágeno ficam desinseridas do osso e do cemento, então se reinserem em outro momento. Radiograficamente, pode-se observar que o espaço do LP aumenta durante o movimento dental ortodôntico. A combinação de um espaço ligamentar mais amplo e um ligamento um pouco desorganizado significa que algum aumento na mobilidade dental será observado em todos os pacientes.

Um aumento moderado na mobilidade é uma resposta esperada ao tratamento ortodôntico. No entanto, quanto maior for a força, maior será a quantidade de reabsorção minante esperada e maior será a mobilidade. A mobilidade excessiva é uma indicação de que estão sendo aplicadas forças excessivas. Isso pode ocorrer porque o paciente está apertando ou rangendo contra um dente que se movimentou para uma posição de oclusão traumática. Se um dente ficar extremamente móvel durante o tratamento ortodôntico, ele deve ser tirado da oclusão, e toda a força deve ser interrompida até que a mobilidade diminua para níveis moderados. Diferentemente da reabsorção da raiz, a mobilidade excessiva normalmente irá se corrigir sem danos permanentes.

Se a pressão pesada for aplicada a um dente, a dor desenvolve-se quase imediatamente, pois o LP é literalmente esmagado. Não há desculpa para usar níveis de força para o movimento dental ortodôntico que produzam dor imediata desse tipo. Se a força ortodôntica apropriada for aplicada, nesse instante o paciente sente pouco ou nada. Contudo, várias horas depois, normalmente aparece a dor. O paciente tem uma sensação de dor leve e os dentes ficam bastante sensíveis à pressão, de modo que dói morder um objeto duro. A dor dura tipicamente de 2 a 4 dias e então desaparece até que o aparelho ortodôntico seja reativado. Nesse ponto, pode ocorrer novamente um ciclo similar, mas, para a maioria dos pacientes, a dor associada à ativação inicial do aparelho é a mais grave. Em geral, observa-se que há uma grande quantidade de variação individual em qualquer experiência de dor, e isso é certamente verdadeiro para a dor ortodôntica. Alguns pacientes relatam pouca ou nenhuma dor mesmo com forças relativamente pesadas, enquanto outros apresentam um desconforto considerável com forças bastante leves.

A dor associada ao tratamento ortodôntico está relacionada com o desenvolvimento de áreas isquêmicas (hialinizadas) no LP que estão submetidas à necrose estéril. A sensibilidade aumentada à pressão sugere inflamação no ápice, e a pulpite leve que normalmente aparece logo depois de a força ortodôntica ser aplicada provavelmente também contribui para a dor. Parece haver uma relação entre a quantidade de força utilizada e a quantidade de dor: com todos os outros fatores iguais, quanto maior a força, maior a dor. Isso condiz com o conceito de que as áreas isquêmicas no LP são a principal fonte de dor, uma vez que a força maior produziria áreas maiores de isquemia.

Se a fonte de dor for o desenvolvimento de áreas isquêmicas, as estratégias para aliviar temporariamente a pressão e permitir o fluxo de sangue através das áreas comprimidas devem ajudar. Na realidade, se forem empregadas forças leves, a quantidade de dor sentida pelos pacientes pode ser diminuída, fazendo com que eles realizem mastigação repetitiva (de goma de mascar sem açúcar, uma borracha colocada entre os dentes etc.) durante as primeiras 8 horas após a ativação do aparelho ortodôntico. Supõe-se que isso funcione deslocando-se temporariamente os dentes o suficiente para permitir algum fluxo de sangue através das áreas comprimidas, prevenindo assim a produção de produtos metabólicos que estimulam os receptores da dor. Assim, as forças leves são a chave para minimizar a dor concomitante ao tratamento ortodôntico.

Como observamos anteriormente, muitos medicamentos utilizados para controlar a dor têm o potencial de afetar o movimento dental por causa de seus efeitos sobre as prostaglandinas. Foi sugerido que o paracetamol deveria ser um analgésico melhor para os pacientes de ortodontia do que o ácido acetilsalicílico, o ibuprofeno, o naproxeno e os inibidores de prostaglandina similares, porque ele atua centralmente, e não como um inibidor de prostaglandina. Há dois argumentos contra o paracetamol. O primeiro é que a inflamação no LP contribui para a dor. O paracetamol não reduz a inflamação, mas os agentes de atuação periférica, como o ibuprofeno, o fazem, de modo que eles podem oferecer um controle da dor mais efetivo (*i. e.*, doses menores já são o suficiente). O segundo é que o uso prolongado de paracetamol tem demonstrado ultimamente ter o potencial de causar sérios danos à função renal. Com base em uma série de estudos clínicos, atualmente admite-se que o paracetamol e os AINEs vendidos sem prescrição sejam igualmente aceitáveis para o controle da dor durante os 3 a 4 dias após a ativação de um aparelho ortodôntico. Dada a recém-descoberta do potencial para o dano renal deste fármaco, a escolha para a dor ortodôntica têm sido os inibidores de prostaglandina, embora nenhum tipo de fármaco seja usado em grandes quantidades suficientes ou por tempo suficiente para criar problemas.

Também se deve saber que há forte efeito placebo: confortar os pacientes e telefonar para eles após os aparelhos terem sido instalados foi tão eficaz na redução da dor como qualquer outro tipo de medicamento em um estudo recente e bem realizado.[26] Os médicos, atualmente, costumam entrar em contato no fim do dia, após a cirurgia, e muitos consultores da prática ortodôntica recomendam uma ligação para o telefone pessoal do paciente após a colocação do aparelho.

É raro, mas não é impossível, que pacientes de ortodontia desenvolvam dor e inflamação dos tecidos moles, não por causa da força ortodôntica, mas por causa de uma reação alérgica. Há dois causadores principais quando isso ocorre: uma reação ao látex nas luvas ou elásticos e uma reação ao níquel nas bandas, bráquetes e fios de aço inoxidável. As alergias ao látex podem se tornar tão graves a ponto de serem potencialmente fatais. Deve-se ter um cuidado extremo para evitar o uso de produtos de látex em pacientes que relatam esse tipo de alergia.

O níquel é um alergênio, e quase 20% da população dos EUA mostra algum tipo de reação cutânea a materiais que contêm níquel (tais como bijuterias baratas e brincos). Felizmente, a maioria das crianças com uma reação cutânea ao níquel não apresenta resposta da mucosa aos aparelhos ortodônticos de aço inoxidável (que têm aproximadamente 8% de níquel) e tolera o tratamento muito bem; em algumas, observa-se o contrário. Os sintomas típicos da alergia ao níquel em paciente de ortodontia são eritema disseminado e inchaço dos tecidos orais, desenvolvendo-se 1 a 2 dias após um aparelho de aço inoxidável ser instalado. Para tais pacientes, bráquetes e tubos de titânio podem substituir os de aço inoxidável (ver Capítulo 10) e os arcos de fios de betatitânio podem ser empregados em vez dos fios de níquel-titânio (NiTi) ou de aço.[27]

Se houver dúvida sobre como um paciente com uma alergia conhecida ao níquel irá reagir a um aparelho ortodôntico, é prudente colar um ou dois bráquetes de aço e esperar 1 semana ou duas para ver se haverá uma resposta alérgica antes de instalar o aparelho completo. Uma alergia verdadeira da mucosa é tão rara que, na maioria desses pacientes, não haverá uma resposta, e um aparelho inteiramente de titânio não será necessário.

Efeitos sobre a polpa

Apesar de as reações pulpares ao tratamento ortodôntico serem mínimas, provavelmente há uma resposta inflamatória modesta e transitória dentro da polpa, pelo menos no começo do tratamento. Como observamos anteriormente, isso pode contribuir para o desconforto que os pacientes geralmente sentem por alguns dias após os aparelhos serem instalados, mas a pulpite leve não é significativa a longo prazo.

Há relatos ocasionais de perda de vitalidade dental durante o tratamento ortodôntico. Normalmente, há um histórico de trauma anterior ao dente, mas o controle inadequado da força ortodôntica também pode ser a causa. Se um dente for submetido a uma força contínua pesada, ocorre uma sequência de movimentos abruptos,

uma vez que a reabsorção minante permite incrementos cada vez maiores de alteração. Um movimento abrupto grande o suficiente do ápice da raiz poderia romper os vasos sanguíneos que entram no canal. A perda da vitalidade também foi observada quando os incisivos foram inclinados para distal em tal extensão que o ápice da raiz, movendo-se na direção oposta, foi movimentado para fora do processo alveolar. Isso também pode acontecer com torque excessivo (Figura 8.29). Novamente, tais movimentos provavelmente romperiam os vasos sanguíneos que entram no canal pulpar.

Como a resposta do LP, não da polpa, é o elemento-chave no movimento dental ortodôntico, é perfeitamente possível movimentar dentes tratados endodonticamente. Pode ser necessário tratar alguns dentes endodonticamente, especialmente em adultos que recebem tratamento ortodôntico adjuvante (ver Capítulo 18). Não há nenhuma contraindicação para esse procedimento. A reabsorção grave da raiz não deve ser esperada como uma consequência da movimentação de um dente não vitalizado que apresenta tratamento endodôntico adequado. Uma circunstância especial é um dente que passou por trauma intrusivo grave e necessitou de tratamento endodôntico por essa razão. Se tal dente deve ser reposicionado ortodonticamente, a reabsorção parece menos provável caso uma medicação com hidróxido de cálcio seja mantida até que o movimento do dente esteja completo, e então a obturação do canal radicular definitiva é realizada.[28]

Reabsorção da raiz

O tratamento ortodôntico requer a remodelação do osso adjacente às raízes do dente. Por muitos anos, pensou-se que as raízes não eram remodeladas da mesma maneira que o osso. As pesquisas mais recentes deixaram claro que quando as forças ortodônticas são aplicadas, normalmente há alguma remodelação do cemento na superfície da raiz, assim como no osso adjacente.

Brudvik e Rygh mostraram que o cemento adjacente a áreas hialinizadas (necróticas) do LP é "marcado" por esse contato e que as células de destruição atacam esse cemento marcado onde a área do LP é reparada.[28] Essa observação ajuda a explicar por que a força ortodôntica contínua pesada pode levar à reabsorção grave da raiz. No entanto, mesmo com o controle mais cuidadoso da força ortodôntica, é difícil evitar a criação de algumas áreas hialinizadas no LP. Portanto, não é surpreendente que o exame cuidadoso das superfícies radiculares dos dentes que foram movimentados revele áreas reparadas de reabsorção de ambos, cemento e dentina, da raiz (Figura 8.30). Parece que o cemento (e a dentina, se a reabsorção penetrar através do cemento) é removido da superfície da raiz, é restaurado da mesma maneira que o osso alveolar é removido e então reposto. A remodelação da raiz, em outras palavras, é uma característica constante do movimento dental ortodôntico, mas a perda permanente de estrutura da raiz ocorreria apenas se o reparo não substituísse o cemento inicialmente reabsorvido.

O reparo da raiz danificada restaura seus contornos originais, a menos que o ataque na superfície da raiz produza defeitos grandes no ápice, que eventualmente ficam separados da superfície radicular (Figura 8.31). Uma vez que uma ilha de cemento ou dentina tenha sido completamente cortada da superfície da raiz, ela será reabsorvida e não será substituída. Por outro lado, mesmo os defeitos profundos na forma de crateras na superfície radicular serão preenchidos novamente com cemento, uma vez que o movimento ortodôntico pare. Portanto, a perda permanente da estrutura da raiz relacionada ao tratamento ortodôntico ocorre principalmente no ápice.

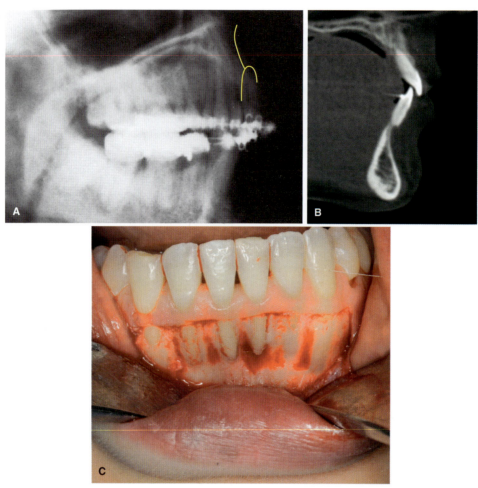

• **Figura 8.29 A.** Inclinação extrema dos incisivos superiores por forças ortodônticas excessivas e pouco controladas. Neste paciente, os ápices de todos os quatro incisivos superiores foram levados contra a cortical vestibular e a vitalidade pulpar foi perdida. Raiz do incisivo superior mostrada fora do osso na tomografia computadorizada de feixe cônico (**B**) e na fotografia clínica (**C**).

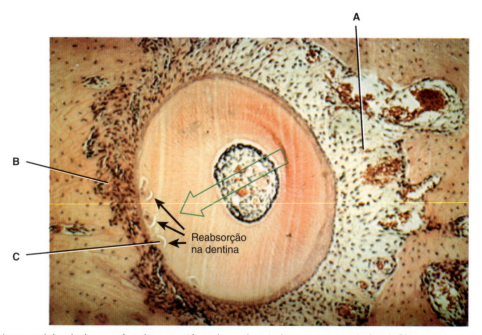

• **Figura 8.30** Corte coronal da raiz de um pré-molar que está sendo movimentado para a esquerda *(seta)*. Observe a zona de compressão do LP para a esquerda e a tensão para a direita. A dilatação dos vasos sanguíneos e a atividade osteoblástica (**A**) podem ser vistas à direita. Os osteoclastos que removem o osso estão presentes à esquerda (**B**). As áreas de início de reabsorção radicular que serão reparadas por deposição posterior de cemento também podem ser vistas à esquerda (**C**). Se a reabsorção penetrar através do cemento e na dentina, o resultado será o reparo do cemento que preenche as crateras na dentina. (Cortesia da Professora B. Melsen.)

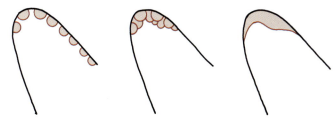

Tabela 8.4	Alteração média da extensão da raiz.				
	SUPERIORES		INFERIORES	
	Mais ext. serial	Ext. tardia	Mais ext. serial	Ext. tardia
Incisivo central	–1,5	–2,0	–1,0	–1,5
Incisivo lateral	–2,0	–2,5	–1,0	–1,0
Canino	–1,0	–1,5	–0,5	–1,0
Segundo pré-molar	–0,5	–1,5	–0,5	–1,5
Primeiro molar (mesial)	–0,5	–1,0	–0,5	–1,5

ext., extração.
Dados de Kennedy DB, Joondeph DR, Osterburg SK *et al. Am J Orthod.* 1983;84:183.

• **Figura 8.31** Durante o movimento dental, as células de destruição atacam o cemento, assim como o osso, criando defeitos na superfície dos dentes. Durante a fase de reparação, esses defeitos são novamente preenchidos com cemento. O encurtamento da raiz ocorre quando as cavidades coalescem no ápice, de modo que as penínsulas da estrutura da raiz são cortadas como ilhas. Essas ilhas são reabsorvidas e, apesar do processo de reparo colocar novo cemento sobre a superfície radicular residual, ocorre uma perda de comprimento da raiz. Esse é o motivo pelo qual, apesar de ambos os lados e o ápice radicular passarem por reabsorção, as raízes ficam mais curtas, mas não mais finas, como resultado do movimento dental ortodôntico.

A reabsorção da raiz na região apical (perda de extensão da raiz) durante o tratamento ortodôntico ocorre em três formas diferentes que devem ser distinguidas quando se considera a etiologia.

1. Reabsorção generalizada moderada

Apesar do potencial para reparo, o exame radiográfico cuidadoso dos indivíduos que foram submetidos a tratamento ortodôntico corretivo mostra que a maioria dos dentes apresenta alguma perda de comprimento da raiz, e essa é maior em pacientes cuja duração de tratamento foi maior (Tabela 8.4). O encurtamento médio do comprimento da raiz dos incisivos superiores é um pouco maior do que para os outros dentes, mas todos os dentes incluídos no aparelho ortodôntico fixo típico mostram um leve encurtamento. Em estudo de Seattle, do qual os dados da Tabela 8.4 se originaram, todos os dentes, exceto os segundos molares superiores, foram bandados. Observe que esses foram os únicos dentes não afetados. Apesar de 90% dos incisivos superiores e mais de metade de todos os dentes mostrarem alguma perda de comprimento da raiz durante o tratamento, para a grande maioria dos pacientes esse modesto encurtamento é quase imperceptível e é clinicamente insignificante (Figura 8.32A-B).

Contudo, ocasionalmente, a perda de um terço ou de metade, ou mais, da estrutura da raiz é observada em pacientes que receberam o que parecia ser apenas a terapia ortodôntica de rotina. Para compreender isso, é importante distinguir as duas formas de reabsorção grave.

2. Reabsorção generalizada grave

A reabsorção radicular grave de todos os dentes, felizmente, é rara. Alguns indivíduos são propensos à reabsorção radicular, mesmo sem o tratamento ortodôntico – a reabsorção generalizada grave foi observada muitas vezes em indivíduos que nunca fizeram tratamento ortodôntico. Se há evidência de reabsorção radicular antes do tratamento ortodôntico, o paciente está em risco considerável de reabsorção adicional durante o tratamento ortodôntico, muito

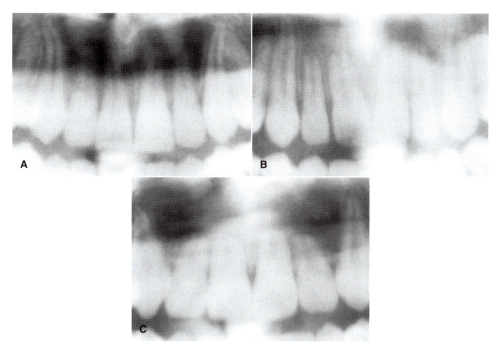

• **Figura 8.32** A reabsorção radicular que acompanha o tratamento ortodôntico pode ser agrupada em três categorias, conforme ilustrado aqui, para os incisivos central e lateral superiores. **A.** Categoria 1, leve arredondamento. **B.** Categoria 2, reabsorção moderada, até um quarto do comprimento da raiz. **C.** Categoria 3, reabsorção grave, maior que um quarto do comprimento da raiz. Ver a Tabela 8.5 para dados da prevalência desses níveis de reabsorção. (De Kaley JD, Phillips C. *Angle Orthod.* 1991; 61:125-131.)

mais do que um paciente sem reabsorção antes do tratamento. Apesar de se ter suspeitado de desequilíbrios hormonais e outros desarranjos metabólicos nesses pacientes, poucas evidências suportam tais teorias.

Vários relatos sugeriram que a reabsorção acima da média pode ser antecipada se os dentes tiverem raízes cônicas com ápices pontudas, forma distorcida do dente (dilaceração) ou um histórico de trauma (com ou sem tratamento endodôntico). Essas características, no entanto, são mais consideradas como indicadores de uma possível reabsorção moderada do que como fatores de risco para a reabsorção grave.

Nesse ponto, a etiologia da reabsorção generalizada grave deve ser considerada totalmente desconhecida, mas pelo menos sabemos que ela não é uma complicação do tratamento ortodôntico.

3. Reabsorção localizada grave

Ao contrário da reabsorção generalizada grave, a reabsorção localizada grave (*i. e.*, reabsorção grave de alguns dentes) (ver Figura 8.32C), em muitas circunstâncias, é causada pelo tratamento ortodôntico. Sabe-se, há muitos anos, que a força excessiva durante o tratamento ortodôntico aumenta o risco de reabsorção radicular, particularmente se forças contínuas e pesadas são empregadas. A duração prolongada do tratamento ortodôntico também aumenta a quantidade de reabsorção.

É cada vez mais aparente que alguns indivíduos são mais suscetíveis à reabsorção da raiz. Parece razoável presumir que as grandes diferenças individuais se relacionam a fatores genéticos, apesar de ainda não haver nenhuma forma de utilizar o teste genético para avaliar o risco de reabsorção.[30] Talvez a melhor maneira de detectar aqueles pacientes que são prováveis de apresentar quantidades anormalmente grandes de reabsorção é realizar uma radiografia panorâmica a cada 6 a 9 meses durante o tratamento e avaliar a quantidade de reabsorção nesse período. Os pacientes que mostram reabsorção significante no estágio inicial do tratamento são prováveis de ter reabsorção maior no final do tratamento.[30]

O risco de reabsorção localizada grave é muito maior para os incisivos superiores (3% dos dentes afetados *versus* < 1% para todos os outros dentes, Tabela 8.5). Kaley e Phillips relataram aumento de 20 vezes no risco de reabsorção grave para os incisivos superiores se suas raízes fossem forçadas contra a lâmina cortical palatina durante o tratamento (Tabela 8.6).[31] É provável que isso ocorra durante o tratamento de camuflagem para problemas esqueléticos, quando os incisivos superiores são torqueados (como

Tabela 8.5	Percentual de pacientes com reabsorção radicular pelo grau de reabsorção (200 pacientes do tratamento completo consecutivo).			
	CATEGORIA DE REABSORÇÃO[a]			
Dente	**0**	**1**	**2**	**3**
Superior				
Incisivo central	8	45	44	3
Incisivo lateral	14	47	37	3
Segundo pré-molar	51	45	4	0,5
Inferior				
Incisivo central	16	63	20	0,5
Segundo pré-molar	55	38	6	0,5

[a]Os valores são para o dente do lado direito em cada exemplo (sem diferenças significativas para os lados direito e esquerdo): 0 = sem reabsorção radicular apical; 1 = leve arredondamento do ápice radicular; 2 = reabsorção moderada, até um quarto de comprimento da raiz; 3 = reabsorção grave, maior que um quarto do comprimento da raiz (ver Figura 8.32).
Dados de Kaley JD, Phillips C. *Angle Orthod*. 1991; 61:125-131.

Tabela 8.6	Fatores de risco para a reabsorção radicular grave, incisivos superiores.	
Fator	**Probabilidade**	***Odds ratio***
Aproximação da lâmina lingual	0,001	20
Cirurgia na maxila	0,002	8
Torque	0,01	4,5
Extração	0,01	0,5
Cirurgia na mandíbula	0,05	3,6

A aproximação da lâmina lingual explica em grande parte os outros fatores de risco.
Dados de Kaley JD, Phillips C. *Angle Orthod*. 1991; 61:125-131.

nos pacientes de classe II) ou inclinados (como no tratamento de classe III), de modo que os ápices radiculares sejam empurrados contra a cortical óssea lingual. O contato com as lâminas corticais também pode explicar outros padrões de reabsorção radicular localizada, tais como reabsorção de raízes de molares inferiores quando o torque vestibular de raiz é utilizado em um esforço para aumentar a ancoragem.

Efeitos do tratamento sobre a altura do osso alveolar

A máxima pressão no espaço do LP acontece no ápice radicular e na crista do osso alveolar, exceto quando a inclinação do dente é perfeitamente controlada. Apenas por essa razão, parece lógico suspeitar que outro efeito do tratamento ortodôntico poderia ser a perda de altura do osso alveolar. Além disso, há dois outros possíveis fatores de risco: o suprimento sanguíneo na crista óssea é diminuído com relação ao osso mais espesso sob ela e a presença de aparelhos ortodônticos que aumenta a quantidade de inflamação gengival, mesmo com boa higiene.

Felizmente, a perda excessiva de altura de osso da crista quase nunca é vista como uma complicação do tratamento ortodôntico. A perda de altura da crista alveolar em um grande número de pacientes foi, em média, menos do que 0,5 mm e quase nunca passa de 1 mm, com as maiores alterações nos locais de extração.[32] Efeitos mínimos nos níveis de osso da crista alveolar também são observados no acompanhamento a longo prazo de pacientes de ortodontia. A razão é que a posição dos dentes determina a posição do osso alveolar. Quando os dentes erupcionam ou são movimentados, eles trazem o osso alveolar com eles. A única exceção é o movimento dental na presença de doença periodontal ativa, e até mesmo os adultos que tiveram perda óssea por doença periodontal podem ter tratamento ortodôntico com boas respostas ósseas, caso a doença periodontal seja bem controlada.

A relação entre a posição de um dente e a altura do osso alveolar pode ser vista claramente quando os dentes erupcionam demais ou muito pouco. Na ausência de fatores patológicos, um dente que erupcionar demais simplesmente carrega o osso alveolar com ele, geralmente por distâncias consideráveis. Ele não erupciona para fora do osso. No entanto, a menos que um dente erupcione em uma área de arcada dental, o osso alveolar não se formará ali. Se um dente estiver ausente congenitamente ou se for extraído em uma idade precoce, um defeito permanente no osso alveolar irá ocorrer a menos que outro dente seja movimentado para aquela área de modo relativamente rápido. Esse é um argumento contra a extração muito precoce como, por exemplo, a enucleação de um pré-molar não erupcionado. A remoção precoce dos dentes representa um risco de se criar um defeito no osso alveolar que não pode ser corrigido pelo tratamento ortodôntico posterior.

Como um dente em erupção traz o osso alveolar com ele, o movimento dental ortodôntico pode ser utilizado para criar o osso alveolar necessário para suportar um implante que irá substituir um dente congenitamente ausente. Por exemplo, se um incisivo lateral superior estiver ausente e for planejada uma substituição protética, é vantajoso fazer com que o canino permanente erupcione mesialmente, na área do incisivo lateral ausente e, então, movimentá-lo para trás para sua posição apropriada próximo ao final do período de crescimento. Isso estimula a formação de osso alveolar na região do incisivo lateral, que de outra maneira não teria se formado.

Os mesmos efeitos sobre a altura do osso alveolar são vistos na extrusão ortodôntica assim como na erupção dental: enquanto o tratamento ortodôntico for realizado com níveis de força razoáveis e velocidade razoável de movimento dental, um dente trazido para a arcada dental por forças ortodônticas extrusivas irá trazer o osso alveolar com ele. A altura da inserção óssea ao longo da raiz será aproximadamente a mesma na conclusão do movimento e no começo. Em algumas circunstâncias, é possível induzir a formação óssea em que um implante será necessário, extruindo a raiz de um dente danificado completamente condenado, de modo que o novo tecido duro e mole se forme na área. Se um dente for intruído, a altura óssea tende a ser perdida na crista alveolar, de modo que aproximadamente a mesma porcentagem da raiz permanece inserida no osso como antes, mesmo se a intrusão tiver ocorrido por uma distância considerável.

Na maioria das circunstâncias, essa tendência de a altura do osso alveolar permanecer no mesmo nível juntamente com a raiz é um adicional terapêutico. Ocasionalmente, seria desejável alterar a quantidade de dente inserida no osso, seja para expor mais da coroa, para facilitar a restauração depois de uma lesão ou para criar melhor suporte ósseo após a perda óssea decorrente de doença periodontal. Em teoria, a extrusão ortodôntica muito rápida para expor mais da coroa não seria acompanhada pelo osso alveolar. Contudo, o efeito é um trauma maior para um dente já comprometido, e é melhor extruir mais lentamente e depois recontornar o osso alveolar.

Para um paciente que perdeu altura do osso alveolar em função de doença periodontal, se fosse possível intruir os dentes sem alterações compensatórias na altura alveolar, as profundidades da bolsa diminuiriam e o suporte ósseo para os dentes seria melhorado à medida que as raízes se movem mais profundamente para o osso. Caso contrário, a intrusão apenas criaria perda adicional de altura do osso, que é o que normalmente acontece. Há relatos de benefício terapêutico dos dentes com envolvimento periodontal e em intrusão,[33] e isso pode ser uma parte importante do tratamento corretivo para um paciente com graves problemas periodontais (ver Capítulo 19). Contudo, quando a redução das bolsas ocorre nesses pacientes, isso se relaciona com a formação de um epitélio juncional longo, e não a nova fixação do LP ou um suporte ósseo mais extenso.

Desmineralização do esmalte

A desmineralização do esmalte em torno da borda gengival das bandas era um problema bem conhecido quando a maioria dos dentes passava por bandagem, porém fazer a bandagem apenas dos dentes inferiores e utilizar cimento de ionômero de vidro em vez de fosfato de zinco foi uma excelente solução para esse problema. Infelizmente, colar os bráquetes agravou a situação. Embora os bráquetes colados não danifiquem diretamente os dentes, os contornos de um bráquete o transformam em uma armadilha para restos de comida, o que dificulta a limpeza e aumenta o risco de lesões brancas desagradáveis em torno das áreas em que os bráquetes estiveram.

Os incisivos superiores, principalmente os incisivos laterais, têm a maior possibilidade de desmineralização perceptível. Em um grupo de 338 pacientes tratados em uma clínica ortodôntica universitária, os exames clínicos revelaram que 36% tinham pelo menos uma lesão claramente visível em um incisivo superior ao final do tratamento, apesar dos esforços preventivos. Os fatores de risco eram pacientes jovens ao início do tratamento, que tinham higiene ruim antes do início da terapia e com citações de higiene insatisfatória durante o tratamento.[34] A fluorescência induzida por luz revela menos áreas completamente descalcificadas; e, com esse método, Boersma et al. descobriram que todos, menos 2 dos 62 pacientes (97%) examinados, imediatamente após o tratamento ortodôntico corretivo tinham evidências de desmineralização em torno ou adjacente aos locais dos bráquetes.[35] Estudo recente apontou um problema menos óbvio, porém bem prevalente: a desmineralização sob a porção de cobertura oclusal de um expansor maxilar colado, na qual as pontas de cúspide de quase todos os dentes foram afetadas.[36]

As lesões podem ser cariosas ou não cariosas. As lesões cariosas são ásperas e porosas, as não cariosas são pontos brancos lisos e brilhantes. Alguma remineralização natural ocorre, e as lesões cariosas têm melhor prognóstico para isso, porque a superfície é porosa. Entretanto, as lesões não são passíveis de se corrigirem por completo. Estudo de acompanhamento de 14 anos mostrou que a maioria das lesões brancas observadas ao final do tratamento ainda estava lá.[37]

Água fluoretada e um creme dental contendo flúor são eficazes como medidas de controle de cáries na população geral e devem ser considerados como uma parte importante de um programa para prevenir lesões brancas. Há algumas evidências de que um bochecho diário com fluoreto de sódio neutro 0,05% é eficiente para prevenir as manchas brancas. O principal problema com o creme dental e o enxaguante, é claro, é a esporadicidade ou, então, a não colaboração. A prevenção ideal exige uma aplicação constante de flúor na área em torno do bráquete. Para os pacientes propensos a ter cáries no geral, recomenda-se uma aplicação de verniz de flúor em intervalos de 6 meses; para os pacientes ortodônticos não colaboradores que estão desenvolvendo lesões, as aplicações mais frequentes do verniz de flúor podem ser úteis, embora as evidências que apoiam isso sejam fracas. Um programa diário a curto prazo de bochecho com clorexidina (normalmente 14 dias) pode ser um último recurso para um paciente não colaborador com acúmulo de placa persistente, apesar das manchas que surgem nos dentes.

Inúmeros materiais de bandagem que liberam flúor (geralmente resinas compostas impregnadas com fluoreto de sódio) foram oferecidos comercialmente na esperança de que possam controlar a desmineralização em torno dos bráquetes, porém uma análise de 2013 dos dados publicados concluiu que não houve evidências de que algum deles foi eficaz contra a formação de manchas brancas em torno dos bráquetes.[38] O problema é que a liberação de flúor é grande inicialmente, e depois diminui ou some bem antes de um tratamento ortodôntico de 18 a 24 meses ser concluído.

Uma forma óbvia de controlar as lesões brancas é colocar os bráquetes na superfície lingual, e não na superfície vestibular dos dentes. Embora a desmineralização ocorra na superfície lingual, há boas evidências de que isso seja significativamente menor do que na superfície vestibular, provavelmente devido ao maior fluxo de saliva no lado lingual dos dentes.[39] Um estudo alemão descobriu que, na ortodontia lingual para crianças e adolescentes, a adição de uma camada de resina hidrofílica reduziu o número de lesões brancas em 70% e as lesões remanescentes eram menores;[40] portanto, essa mudança pode ser recomendada.

A liberação de flúor dos cimentos de ionômero de vidro, que agora são o material padrão para a cementação da banda (ver Capítulo 10), é mais sustentada ao longo do tempo do que a liberação de resinas de bandagem impregnadas com flúor, porque o cimento de ionômero de vidro absorve o flúor quando é fornecido, e depois o libera gradualmente. Essa entrada de flúor vem principalmente de dentifrícios e enxaguantes bucais, mas também, em parte, vem da ingestão de água fluoretada. Portanto, a colagem com ionômeros de vidro seria uma forma de obter liberação satisfatória de flúor em torno dos bráquetes.

Infelizmente, os cimentos de ionômero de vidro simplesmente não são fortes o suficiente para a colagem satisfatória dos bráquetes. Os cimentos de ionômero de vidro com um pequeno componente de resina adesiva acrescentaram aumento da força da colagem, mas ainda eram insatisfatórios até que um método de preparo diferente da superfície desenvolvido por Justus *et al.* permitisse uma superfície mais retentora do esmalte após o condicionamento.[41]

Esse método potencialmente útil para reduzir ou, até mesmo, eliminar a desmineralização do esmalte é apresentado na seção sobre colagem no Capítulo 10.

Referências bibliográficas

1. Jacobs C, Grimm S, Ziebart T, et al. Osteogenic differentiation of periodontal fibroblasts is dependent on the strength of mechanical strain. *Arch Oral Biol.* 2013;58:896-904.
2. Wei Y, Ye Q, Tang Z, et al. Calcitonin induces collagen synthesis and osteoblastic differentiation in human periodontal ligament fibroblasts. *Arch Oral Biol.* 2017;74:114-122.
3. Thilander B. Tissue reactions in orthodontics. In: Graber LW, Vanarsdall R, Vig KWL, Huang GJ, eds. *Orthodontics: Current Principles and Techniques.* 6th ed. St. Louis: Elsevier; 2017.
4. Pilla AA. Low-intensity electromagnetic and mechanical modulation of bone growth and repair: are they equivalent? *J Orthop Sci.* 2002;7: 420-428.
5. Shapiro E. Orthodontic movement using pulsating force-induced piezoelectricity. *Am J Orthod.* 1979;73:59-66.
6. Darendeliler MA, Zea A, Shen G, et al. Effects of pulsed electro-magnetic field vibration on tooth movement induced by magnetic and mechanical forces: a preliminary study. *Aust Dent J.* 2007;52: 282-287.
7. Khouw FE, Goldhaber P. Changes in vasculature of the periodontium associated with tooth movement in the rhesus monkey and dog. *Arch Oral Biol.* 1970;15:1125-1132.
8. Kang YG, Nam JH, Kim KH, et al. FAK pathway regulates PGE$_2$ production in compressed periodontal ligament cells. *J Dent Res.* 2010;89:1444-1449.
9. Yamaguchi M. RANK/RANKL/OPG during orthodontic tooth movement. *Orthod Craniofac Res.* 2009;12:113-119.
10. Chen YW, Wang HC, Gao LH, et al. Osteoclastogenesis in local alveolar bone in early decortication-facilitated orthodontic tooth movement. *PLoS ONE.* 2016;11(4):e0153937.
11. Roberts WE. Bone physiology, metabolism, and biomechanics in orthodontic practice. In: Graber LW, Vanarsdall RL, Vig KWL, Huang GH, eds. *Orthodontics: Current Principles and Techniques.* 6th ed. St Louis: Elsevier; 2017.
12. McGorray SP, Dolce C, Kramer S, et al. A randomized, placebo-controlled clinical trial on the effects of recombinant human relaxin on tooth movement and retention. *Am J Orthod Dentofacial Orthop.* 2012;141:196-203.
13. Bartzela T, Turp JC, Motschall E, et al. Medication effects on the rate of orthodontic tooth movement: a systematic literature review. *Am J Orthod Dentofacial Orthop.* 2009;135:16-26.
14. Zahrowski JJ. Optimizing orthodontic treatment in patients taking bisphosphonates for osteoporosis. *Am J Orthod Dentofacial Orthop.* 2009;135:361-374.
15. Frost HM. Wolff's Law and bone's structural adaptations to mechanical usage: an overview for clinicians. *Angle Orthod.* 1994;64:175-188.
16. Köle H. Surgical operations of the alveolar ridge to correct occlusal abnormalities. *Oral Surg Oral Med Oral Pathol.* 1959;12:515-529.
17. Patterson BM, Dalci O, Darendeliler MA, Papadopoulou AK. Corticotomies and orthodontic tooth movement: a systematic review. *J Oral Maxillofac Surg.* 2016;74:453-473.
18. Yang C, Wang B, Deng F, et al. Biomechanical effects of corticotomy approaches on dentoalveolar structures during canine retraction: a 3-dimensional finite element analysis. *Am J Orthod Dentofacial Orthop.* 2015;148:457-465.
19. Keser EI, Dibart S. Sequential piezocision: a novel approach to accelerated orthodontic treatment. *Am J Orthod Dentofacial Orthop.* 2013;144:879-889.
20. Charavet C, Lecloux G, Bruwier A, et al. Localized piezoelectric decortication for orthodontic treatment in adults: a randomized controlled clinical trial. *J Dent Res.* 2016;95:1003-1009.
21. Patterson BM, Dalci O, Papadopoulou AK, et al. Effect of piezocision on root resorption associated with orthodontic force: a microcomputer tomography study. *Am J Orthod Dentofacial Orthop.* 2017;151:53-62.
22. Pavlin D, Anthony R, Raj V, Gakunga PT. Cyclic loading (vibration) accelerates tooth movement in orthodontic patients: a double-blind, randomized controlled trial. *Semin Orthod.* 2015;21:187-194.
23. Woodhouse NR, DiBiase AT, Johnson N, et al. Supplemental vibrational force during orthodontic alignment: a randomized clinical trial. *J Dent Res.* 2015;94:682-689.
24. Miles P, Fisher E, Pandis N. Assessment of the rate of premolar extraction site space closure in the maxillary arch with the AcceleDent Aura appliance vs no appliance in adolescents: a single-blind randomized clinical trial. *Am J Orthod Dentofacial Orthop.* 2018;153: 8-14, 25.
24a. DiBiase AT, Woodhouse NR, Papageorgiou SN, et al. Effects of supplemental vibrational force on space closure, treatment duration, and occlusal outcome: a multicenter randomized clinical trial. *Am J Orthod Dentofacial Orthop.* 2018;153:469-480.
25. Quinn RS, Yoshikawa DK. A reassessment of force magnitude in orthodontics. *Am J Orthod.* 1985;88:252-260.
26. Murdock S, Phillips C, Khondker Z, et al. Treatment of pain after initial arch wire placement: a noninferiority randomized clinical trial comparing over-the-counter analgesics and bite-wafer use. *Am J Orthod Dentofacial Orthop.* 2010;137:316-323.
27. Pazzini CA, Pereira LJ, Marques LS, Ramos-Jorge J, Aparecida da Silva T, Paiva SM. Nickel-free vs conventional braces for patients allergic to nickel: gingival and blood parameters during and after treatment. *Am J Orthod Dentofacial Orthop.* 2016;150:1014-1019.
28. Brudvik P, Rygh P. Transition and determinants of orthodontic root resorption-repair sequence. *Eur J Orthod.* 1995;17:177-188.
29. Llamas-Carreras JM, Amarilla A, Solano E, et al. Study of external root resorption during orthodontic treatment in root filled teeth compared with their contralateral teeth with vital pulps. *Int Endod J.* 2010;43:654-662.
30. Artun J, Van t'Hullenaar R, Doppel D, et al. Identification of orthodontic patients at risk of severe apical root resorption. *Am J Orthod Dentofacial Orthop.* 2009;135:448-455.
31. Kaley JD, Phillips C. Factors related to root resorption in edgewise practice. *Angle Orthod.* 1991;61:125-131.
32. Kennedy DB, Joondeph DR, Osterburg SK, et al. The effect of extraction and orthodontic treatment on dentoalveolar support. *Am J Orthod.* 1983;84:183-190.
33. Melsen B, Agerbaek N, Markenstam G. Intrusion of incisors in adult patients with marginal bone loss. *Am J Orthod Dentofacial Orthop.* 1989;96:232-241.
34. Chapman JA, Roberts WE, Eckert GJ, et al. Risk factors and severity of white spot lesions during treatment with fixed orthodontic appliances. *Am J Orthod Dentofacial Orthop.* 2010;138: 188-194.
35. Boersma JG, van der Veen MH, Lagerweij MD, et al. Caries prevalence measured with quantitative light-induced fluorescence

after treatment with fixed orthodontic appliances: influencing factors. *Caries Res.* 2005;39:41-47.

36. Yagci A, Korkmaz YN, Buyuk SK, *et al.* White spot lesion formation after treatment with full-coverage maxillary expanders. *Am J Orthod Dentofacial Orthop.* 2016;149:331-338.

37. Shungin D, Olsson DI, Persson M. Orthodontic treatment-related white spot lesions: a 14-year prospective quantitative follow-up, including bonding material assessment. *Am J Orthod Dentofacial Orthop.* 2010;138:136e1-136e8, discussion 136-137.

38. Benson PE, Parkin N, Dyer F, *et al.* Fluorides for prevention of early tooth decay (demineralized white lesions) during fixed brace treatment. *Cochrane Database Syst Rev.* 2013;doi:10.1002/14651858.

39. Wiechmann D, Klang E, Helms HJ, Knosel M. Lingual appliances reduce the incidence of white spot lesions during orthodontic multi-bracket treatment. *Am J Orthod Dentofacial Orthop.* 2015;148:414-422.

40. Beyling F, Schwestka-Polly R, Wiechmann D. Lingual orthodontics for children and adolescents: improvement of the indirect bonding protocol. *Head Face Med.* 2013;9:27.

41. Justus R, Cubero T, Ondarza R, *et al.* A new technique with sodium hypochlorite to increase bracket shear bond strength of fluoride-releasing resin-modified glass ionomer cements: comparing shear bond strength of two adhesive systems with enamel surface deproteinization before etching. *Semin Orthod.* 2010;16:66-75.

Princípios Mecânicos no Controle de Forças Ortodônticas

VISÃO GERAL DO CAPÍTULO

Materiais elásticos e a produção da força ortodôntica, 268
  Propriedades básicas dos materiais elásticos, 268
  Materiais para fios ortodônticos, 270
  Efeitos sobre as propriedades elásticas das vigas, 276
  Outras fontes de força elástica, 278

Características de projeto para aparelhos ortodônticos, 280
  Controle da posição da raiz através de dois pontos de contato, 280
  Bráquetes estreitos *versus* bráquetes largos em sistemas de aparelho fixo, 283
  Efeito do tamanho das canaletas dos bráquetes no sistema *edgewise*, 283

Aspectos mecânicos do controle de ancoragem, 284
  Atrito *versus* ângulo de contato na resistência ao deslizamento, 284
  Métodos para o controle da ancoragem, 287

Sistemas de forças determinadas *versus* indeterminadas, 290
  Sistemas de binário único, 291
  Sistemas com dois binários, 292
  Mecânica de arcos segmentados, 297
  Mecânica de arcos contínuos, 299

O movimento dental ortodôntico ideal é produzido por forças leves e contínuas. O desafio da confecção e uso de um aparelho ortodôntico é criar um sistema de forças com essas características, que não são tão pesadas nem tão variáveis com o passar do tempo. É particularmente importante que as forças leves não decresçam rapidamente, em virtude da perda das propriedades elásticas do material ou de uma grande alteração na quantidade de força liberada causada por pequena quantidade de movimento dental. Tanto o comportamento do material elástico quanto os fatores mecânicos na resposta dos dentes devem ser considerados no desenho do sistema do aparelho ortodôntico por meio do qual é aplicada a mecanoterapia.

Materiais elásticos e a produção da força ortodôntica

Propriedades básicas dos materiais elásticos

O comportamento elástico de qualquer material é definido em termos da resposta tensão-deformação a uma carga externa. Tanto a *tensão* como a *deformação* se referem a um estado interno do material que está sendo estudado: tensão é a distribuição interna da carga, definida como força por unidade de área, enquanto deformação é a distorção interna produzida pela carga, definida como deflexão por unidade de comprimento.

Para fins analíticos, os fios e molas ortodônticos podem ser considerados como alavancas, suportadas tanto por apenas uma extremidade (p. ex., uma mola se projetando de um aparelho removível) como por ambas as extremidades (o segmento de um arco no espaço entre os acessórios de dentes adjacentes) (Figura 9.1). Se uma força é aplicada como uma alavanca, sua resposta pode ser medida como a deflexão (dobra ou torção) produzida pela força (Figura 9.2). Força e deflexão são medidas externas. Na tensão, a pressão e a deformação interna podem ser calculadas pela força e pela deflexão, considerando-se a área e o comprimento da alavanca.

Para fins ortodônticos, três propriedades principais dos materiais são cruciais quando se define a sua utilidade clínica: resistência, rigidez e o limite de trabalho à fadiga. Cada uma pode ser definida pela relação apropriada com um diagrama de força-deflexão ou diagrama de tensão-deformação (Figuras 9.2 e 9.3).

Três pontos diferentes no diagrama tensão-deformação podem ser tomados como representativos de resistência do material (ver Figura 9.3). Cada um representa, de maneira diferente, a carga máxima que o material pode suportar. Os primeiros dois pontos tentam descrever o limite de elasticidade do material, e o ponto no qual qualquer deformação permanente possa ser imediatamente visualizada. A medida mais conservadora é o *limite de proporcionalidade*, o ponto mais alto, em que tensão e deformação ainda têm uma relação linear (tal relação linear é conhecida como a *lei de Hooke*). Determinar precisamente este ponto pode ser difícil; portanto, um indicador mais prático é a *flexibilidade máxima* (ou limite de escoamento) – a intersecção da curva de tensão-deformação com uma linha paralela com compensação de 0,1% na deformação. Normalmente, o verdadeiro *limite de elasticidade* fica entre esses dois pontos, mas ambos servem como boas estimativas de quanta força ou deflexão um fio pode suportar clinicamente antes de ocorrer deformação permanente. A carga máxima que um fio pode suportar – a *resistência final à tensão* (ou limite de resistência à tensão) – é atingida após alguma deformação permanente e é maior do que a flexibilidade máxima. Uma vez que essa resistência final determina o máximo de força que um fio pode liberar, se utilizado como uma mola, isso é clinicamente importante, especialmente porque a flexibilidade máxima e a resistência final à tensão diferem muito mais para as novas ligas de titânio do que era para o aço inoxidável.

A *resistência* é medida em unidades de estresse – a unidade padrão internacional é o pascal (Pa), mas unidades no padrão em inglês, como g/cm², ainda são frequentemente encontradas. Dados em megaPa (MPa) agora aparecem com frequência em

CAPÍTULO 9 Princípios Mecânicos no Controle de Forças Ortodônticas

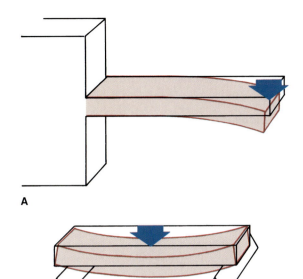

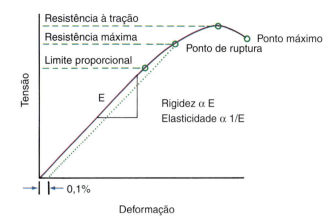

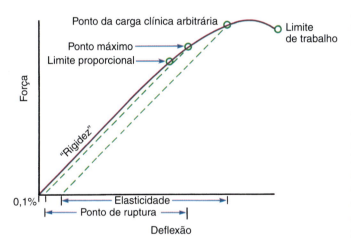

• **Figura 9.1** Vigas cantiléver (**A**) e suportada (**B**).

• **Figura 9.2** Uma curva típica de força-deflexão para um material elástico como um fio ortodôntico. A rigidez do material é dada pela inclinação da porção linear da curva. O limite de trabalho é a distância do eixo X até o ponto em que a deformação permanente ocorre (normalmente dada como a flexibilidade máxima onde ocorreu 0,1% de deformação permanente). A resiliência clinicamente útil ocorre ainda se o fio é defletido um pouco além do ponto máximo (visto que o ponto indicado é uma "carga clínica arbitrária"), porém esse fio não retornará mais à sua forma original. No ponto de ruptura, o fio quebra.

• **Figura 9.3** Tensão e deformação são características internas que podem ser calculadas pelas medidas de força e deflexão; portanto, as formas gerais das curvas de força-deflexão e tensão-deformação são semelhantes. Três pontos diferentes no diagrama de tensão-deformação podem ser tomados como representando a resistência. A inclinação da curva de tensão-deformação (*E*) é o módulo de elasticidade, em que rigidez e resiliência são proporcionais.

revistas ortodônticas, e MPa será usado no restante deste texto. Outras unidades de tensão comumente encontradas são g/cm^2 e psi (1 Mpa = 10,197 g/cm^2 = 145 psi).

A *rigidez* é proporcional à inclinação da parte elástica da curva de força-deflexão (ver Figura 9.2). Quanto mais horizontal a inclinação, mais resiliente o fio; quanto mais vertical a inclinação, mais rígido o fio.

O *limite de trabalho* é definido como a distância em que o fio será dobrado elasticamente antes que ocorra deformação permanente. Para a ortodontia, essa distância é medida em milímetros (ver Figura 9.2). Se o fio for flexionado além desse ponto, ele não retornará à sua forma original, mas clinicamente ocorrerá uma elasticidade útil, a não ser que o ponto de fratura seja alcançado. Essa elasticidade é medida ao longo do eixo horizontal como mostrado na Figura 9.2. Frequentemente, fios ortodônticos são deformados além dos seus limites elásticos, então as propriedades elásticas são importantes na determinação do desempenho clínico.

Essas três propriedades principais têm uma relação importante:

Resistência = Rigidez × Limite de Trabalho

Outras duas características de alguma importância clínica também podem ser ilustradas com um diagrama de tensão-deformação: resiliência e formabilidade (Figura 9.4). *Resiliência* é a área abaixo da curva de tensão-deformação aquém do limite de proporcionalidade. Representa a capacidade de armazenamento de energia do fio, que é uma combinação de resistência e elasticidade. *Formabilidade* é a quantidade de deformação permanente que um fio pode suportar antes de fraturar. Representa a quantidade de dobras permanentes que um fio pode tolerar (p. ex., enquanto está sendo feita uma mola para ser usada clinicamente) antes de quebrar.

As propriedades de um fio ideal para fins ortodônticos podem ser amplamente descritas em termos desses critérios: eles devem ter (1) alta resistência, (2) baixa rigidez (na maioria das aplicações), (3) alto limite de trabalho e (4) alta formabilidade. Além disso,

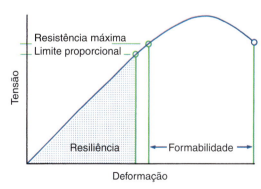

• **Figura 9.4** Resiliência e formabilidade são definidas como a área abaixo da curva de tensão-deformação e uma distância ao longo do eixo X, respectivamente, como mostrado aqui. Como a deformação plástica que faz com que o material seja dobrado também pode ser imaginada como um trabalho a frio, a formabilidade pode ser interpretada alternativamente como uma área abaixo daquela parte da curva de tensão-deformação.

o material deve ser capaz de receber solda com maçarico ou solda a ponto, de tal modo que ganchos e acessórios possam ser colocados no fio. Também devem ter preços acessíveis. Na prática atual, nenhum material para fio ortodôntico apresenta todos esses requisitos, e os melhores resultados são obtidos pelo uso de fios de materiais específicos para fins definidos.

Nos EUA, as dimensões do aparelho ortodôntico, incluindo tamanho do fio, são especificadas em milésimos de polegada. Para simplificar, aqui elas são representadas em mil (i. e., 0,016 polegada = 16 mil). Na Europa e em várias partes do mundo, as dimensões do aparelho são especificadas em milímetros. Para a variação dos tamanhos ortodônticos, uma aproximação de tamanho em milímetros pode ser obtida dividindo-se as dimensões em mil por 4 e movendo um ponto decimal para a esquerda (i. e., 16 mil = 0,4 mm; 40 mil = 1,0 mm).

Materiais para fios ortodônticos

Ligas de metais preciosos

Na primeira metade do século XX, as ligas de metais preciosos eram utilizadas rotineiramente para fins ortodônticos, principalmente porque nenhum outro material toleraria as condições intraorais. O ouro é macio demais para os propósitos dentários, porém as ligas (as quais frequentemente incluem platina e paládio juntamente com ouro e cobre) poderiam ser úteis ortodonticamente. A introdução do aço inoxidável fez com que as ligas de metais preciosos se tornassem obsoletas para fins ortodônticos, mesmo antes de os metais preciosos se tornarem proibitivamente caros. Atualmente, a única vantagem considerável do ouro é a facilidade para a confecção de aparelhos customizados, com bases individualizadas utilizadas em aparelhos linguais fixos (ver Capítulo 10).

Aço inoxidável e ligas de cromocobalto

O aço inoxidável ou a liga de cromocobalto (Elgiloy; Rocky Mountain Co.), com propriedades semelhantes, substituíram os metais preciosos na ortodontia por causa da melhor resistência e elasticidade com equivalente resistência à corrosão. A resistência do aço inoxidável à oxidação resulta de uma quantidade relativamente alta de cromo. Uma formulação típica para uso ortodôntico é de 18% de cromo e 8% de níquel (por isso o material é frequentemente referido como aço inoxidável 18-8).

As propriedades desses fios de aço podem ser controladas por uma variação razoavelmente ampla da quantidade de trabalho a frio e de tratamento térmico durante sua confecção. O aço é amaciado pelo aquecimento e endurecido pelo trabalho a frio. Fios de aço inoxidáveis totalmente temperados são macios e altamente formatáveis. As ligaduras de aço utilizadas para amarrar os arcos ortodônticos nos bráquetes são feitas de um fio "macio". Os materiais de aço são oferecidos em uma variação de estados de tratamentos térmicos, nos quais o aumento da resistência máxima está progressivamente ligado à perda da formabilidade. Os fios de aço com resistência máxima (graus "super") são bastante frágeis e se quebrarão se a dobra for muito acentuada. O grau "regular" dos fios ortodônticos de aço pode ser dobrado até quase qualquer forma desejada sem se quebrar. Se dobras acentuadas não forem necessárias, os fios "super" podem ser úteis, mas é difícil observar uma situação de melhora clínica que justifique tanto o seu alto custo ou sua formabilidade limitada.

A liga de cromocobalto, Elgiloy, tem a vantagem de poder ser fornecida em um estado mais macio e, consequentemente, com maior formabilidade, e então pode ser endurecida por tratamento térmico após ser conformada. O tratamento térmico aumenta significativamente a resistência. Após o tratamento térmico, o Elgiloy bastante maleável torna-se equivalente ao aço inoxidável regular, enquanto o grau de dureza inicial é equivalente ao do aço "super". Entretanto, esse material quase desapareceu no fim do século XX por conta do custo adicional em relação ao aço inox e da etapa extra de tratamento térmico para se obter as propriedades ideais, e raramente é utilizado nos dias atuais.

Ligas de níquel-titânio

Propriedades das ligas de níquel-titânio. Arcos feitos de ligas de níquel-titânio são extremamente úteis durante o alinhamento ortodôntico inicial, devido a sua excepcional capacidade de aplicar forças leves mesmo diante das grandes ativações. A primeira liga de níquel-titânio foi desenvolvida para o programa espacial e chamada de *nitinol* (Ni, níquel; Ti, titânio; NOL, Naval Ordnance Laboratory). Neste livro, o termo *NiTi* será utilizado para se referir à família dos fios dos materiais de níquel-titânio (*nitinol*, escrito com letras minúsculas, também é usado em outras publicações). A referência a um material específico é feita pela sua marca comercial (com letras maiúsculas).

As propriedades das ligas de NiTi não podem ser discutidas sem primeiro entender que essas ligas podem existir em mais de uma estrutura cristalina. Em altas temperaturas e baixa tensão, a liga existe em uma estrutura cúbica simples chamada *austenita*. Em baixas temperaturas e alta tensão, a liga é mais estável em uma fase monoclínica chamada *martensita*. Embora as ligas de metal existam em diferentes estruturas cristalinas, a singularidade do NiTi é que a transição entre as duas estruturas é completamente reversível e pode ocorrer em uma temperatura intraoral. Essa transição de fases permite a certas ligas de NiTi exibirem duas propriedades notáveis não encontradas em nenhum outro material odontológico – memória de forma e superelasticidade.

A *ativação a quente* refere-se à capacidade do material de ir do estado martensítico a um estado austenítico quando sua temperatura é aumentada. Essa mudança na estrutura cristalina induzida pela temperatura (chamada *termoelasticidade*) foi importante para o uso do nitinol original nos programas espaciais, porém se mostrou difícil de ser aproveitada na aplicação ortodôntica. Muitas empresas ainda promovem incessantemente as propriedades de ativação a quente de seus fios, mas tenha em mente que os clínicos não acrescentam a mudança de temperatura lenta e controlada durante esse estágio de alinhamento inicial para aumentar o movimento do material para sua fase austenítica. Esses fios normalmente expressam outras propriedades desejáveis e ainda são altamente úteis, mas a propriedade mais clinicamente aplicável não é a transformação da fase termoelástica.

Uma propriedade singular de algumas ligas que passam por uma transformação de fase ativada é a memória de forma. A *memória de forma* refere-se à habilidade de o material "lembrar-se" da sua forma original após ser plasticamente deformado na sua forma martensítica. Em uma aplicação prática, certa conformação é estabelecida enquanto a liga é mantida a uma temperatura elevada, acima da temperatura de transição martensítica-austenítica. Quando a liga é resfriada abaixo da temperatura de transição, ela pode ser plasticamente deformada, mas sua forma original é restabelecida quando é aquecida o suficiente para voltar à estrutura austenítica.

Superelasticidade refere-se às grandes tensões reversíveis que certos fios de NiTi podem suportar devido à transição de fase martensita-austenita. Essa deformação reversível pode ser acima de 10 vezes maior do que dos fios ortodônticos de dimensão similar em outros materiais. Em aplicações de engenharia, ela também é frequentemente descrita como pseudoelasticidade, devido à curva de tensão-deformação não linear (Figura 9.5), a qual não é típica de comportamento elástico, obedecendo à relação de tensão-deformação

CAPÍTULO 9   Princípios Mecânicos no Controle de Forças Ortodônticas   271

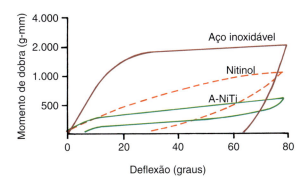

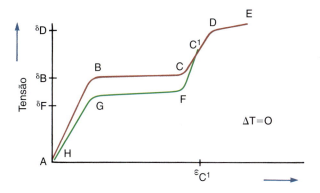

• **Figura 9.5** Momento de dobra *versus* deflexão realizado em um fio ortodôntico de 16 mil (*vermelho contínuo*, aço inoxidável; *vermelho pontilhado*, níquel-titânio martensítico [M-NiTi] estabilizado; *verde*, NiTi austenítico [A-NiTi]). Observe que, após determinado nível inicial de força ser atingido, o A-NiTi apresenta um aplainamento considerável da curva de carga-flexão e maior elasticidade do que o M-NiTi, o qual, por sua vez, tem muito mais elasticidade que o aço. (Redesenhado de Burstone CJ, Qin B, Morton JY. *Am J Orthod*. 1985; 87:445-452.)

• **Figura 9.6** Uma curva de tensão-deformação ilustrando a superelasticidade decorrente da transformação da fase austenítica para martensítica pela tensão induzida, em níquel-titânio austenítico (A-NiTi). A seção A-B representa puramente a deformação elástica da fase austenítica (observe, na Figura 9.5, que nesta fase o A-NiTi é mais rígido que o níquel-titânio martensítico [M-NiTi]). A tensão correspondente ao ponto B é a tensão mínima na qual a transformação da fase martensítica começa a ocorrer. No ponto C, a transformação está completa. A diferença de inclinação de A-B e B-C indica a facilidade com que cada transformação acontece. Após a transformação ser completada, a estrutura martensítica se deforma elasticamente, representada pela seção C-D (porém, arcos ortodônticos quase nunca estão sob tensão nessa área, e esta parte do gráfico geralmente não é vista em ilustrações de resposta de arcos ortodônticos). No ponto D, o limite de resistência da tensão da fase martensítica é alcançado, e o material se deforma plasticamente até que ocorra a sua fratura em E. Se a tensão é liberada antes da chegada ao ponto D (como no ponto C^1 no diagrama), a desativação elástica da estrutura martensítica ocorre ao longo da linha C^1-F. O ponto F indica a tensão máxima em que a estrutura martensítica de tensão induzida pode existir na desativação, e neste ponto começa a transformação reversa para austenítica, continuando até o ponto G, onde a estrutura austenítica é completamente estabelecida. G-H representa a desativação elástica da fase austenítica. Uma pequena porção da tensão total pode não ser recuperada devido às mudanças irreversíveis durante a ativação e a desativação.

linear da lei de Hooke. Materiais que demonstrem superelasticidade são ligas austeníticas que são submetidas a uma transição para martensíticas em resposta ao estresse – um análogo mecânico para o efeito de memória de forma termicamente induzido. Isso é possível porque a temperatura de transição é muito próxima da temperatura ambiente. A maioria dos materiais dos arcos ortodônticos pode ser deformada reversivelmente apenas por estiramento das ligações interatômicas (o que cria a região linear da curva de tensão-deformação), enquanto os materiais superelásticos podem sofrer uma alteração reversível na estrutura interna após certa quantidade de deformação. Essa transformação martensítica induzida pelo estresse se manifesta na seção quase plana da curva de carga-deflexão. Isso significa que um arco inicial pode exercer aproximadamente a mesma força que foi ativada por uma distância relativamente pequena ou grande, que é uma característica única e extremamente desejável (Figura 9.6). Para variar, superelasticidade não é apenas mais um termo de publicidade.

Embora a memória de formato seja uma reação térmica e a superelasticidade seja uma reação mecânica, elas são intrinsecamente ligadas. Materiais superelásticos devem apresentar mudança de fase reversível, a uma temperatura de transição estreita, a qual deve ser inferior à temperatura ambiente para a fase austenítica existir clinicamente. Ligas com memória de forma têm ampla utilidade clínica apenas se a transformação induzida por estresse também ocorrer. Caso contrário, a fim de manter a força leve, a temperatura tem de ser aumentada lentamente conforme os dentes se aproximam do alinhamento, o que obviamente não ocorre clinicamente. Devido à estreita interação dessas propriedades, fios exibindo transições martensita-austenita serão posteriormente denominados *níquel-titânio austenítico* (*A-NiTi*). Todos os outros fios de NiTi estão estabilizados na forma martensítica sem sofrer transformações de fase intraorais, e serão então referidos como *níquel-titânio martensítico* (*M-NiTi*).

Fios de NiTi na ortodontia clínica. Os fios originais Nitinol comercializados sob esse nome no final dos anos 1970 pela Unitek foram fios M-NiTi, sem efeitos de transição de fase. Como fornecido para uso ortodôntico, o Nitinol é excepcionalmente elástico e bastante forte, mas tem formabilidade ruim (Tabela 9.1). Nos anos 1980, os novos fios de níquel-titânio com uma estrutura de grão austenítico (A-NiTi) apareceram. Esses fios (Sentinol, GAC; Copper NiTi, Ormco/Sybron, e vários outros fornecedores) exibiam superelasticidade e/ou memória de forma em vários graus. Sem dados de laboratório, no entanto, é perigoso presumir que os fios anunciados como superelásticos realmente o são[1] e, por isso, recomenda-se cuidado na hora da compra. Dados de desempenho sob condições controladas, e não depoimentos de clínicos proeminentes, devem ser a base para a escolha de um fio específico.

Uma singularidade da natureza de um material superelástico como A-NiTi é que a sua curva de desativação difere da sua curva de ativação (*i. e.*, a reversibilidade está associada à perda de energia [histerese]) (Figura 9.7). Isso significa que a força que ele aplica não é a mesma aplicada para que ele seja ativado. As diferentes curvas de ativação e desativação produzem efeito ainda mais notável, pois a força aplicada por um fio A-NiTi pode ser alterada durante a utilização clínica simplesmente soltando o fio e voltando a amarrá-lo (Figura 9.8).

Para o ortodontista, a dobra do fio no sentido clássico é quase impossível com os fios de A-NiTi, porque eles não sofrem deformação plástica até que sejam deformados de maneira notável (ver Figura 9.5). Os fios podem ser moldados e as suas propriedades podem ser alteradas, no entanto, por tratamento térmico. Isso pode ser feito no consultório ortodôntico aplicando-se uma corrente elétrica entre os eletrodos ligados ao fio ou a um segmento de fio. Miura *et al*. foram os primeiros a mostrar que é possível posicionar dentes em

Tabela 9.1 Propriedades comparativas dos fios ortodônticos.

	Módulos de elasticidade (GPa)	Rigidez do material em relação ao aço	Ângulo de confecção da dobra (graus)[a]
Ouro (tratado termicamente)	83	0,41	12
Aço inoxidável *Truchrome* – Rocky Mountain	200	1,00	NA
Aço inoxidável australiano *Australian* – TP Labs	193	0,97	12
Cromocobalto *Elgiloy* – Rocky Mountain	193	0,97	16
Cromocobalto (tratado termicamente) *Elgiloy* – Rocky Mountain	200	1,00	35
Betatitânio *TMA* – Ormco	72	0,36	87
A-NiTi *Nitinol SE* – Unitek	83[b]	0,41	NA
M-NiTi *Nitinol* – Unitek	33	0,17	42
Fio triplo de 9 mil *Triple-flex* – Ormco	27 [c]	0,13	62
Coaxial 6 fios *Respond* – Ormco	8,6 [c]	0,04	49
Fio retangular trançado 9 *Force 9* – Ormco	10 [c]	0,05	56
Fio retangular trançado 8 *D-Rect* – Ormco	8,6 [c]	0,04	88
Retangular trançado A-NiTi *Turbo* – Ormco	3,4 [c]	0,02	88

[a]Graus das dobras com raio de um quarto de polegada antes da deformação permanente.
[b]Do início da parte elástica da curva de força-deflexão.
[c]Módulo aparente calculado.
A-NiTi, Níquel-titânio austenítico; M-NiTi, níquel titânio martensítico.

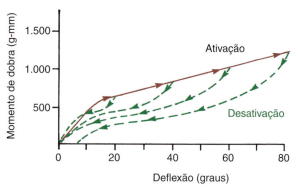

• **Figura 9.7** Curvas de ativação (*contínua*) e de desativação (*tracejada*) para o fio níquel-titânio austenítico (A-NiTi). Perceba que as curvas de desativação mudam em diferentes ativações (*i. e.*, a rigidez de desativação é afetada pelo grau de ativação). Em contraste, a rigidez de desativação para fios de aço, betatitânio (beta-Ti) e fios níquel-titânio martensítico (M-NiTi) é a mesma para todas as ativações. (Redesenhado de Burstone CJ, Qin, B, Morton JY. *Am J Orthod*. 1985; 87:445-452.)

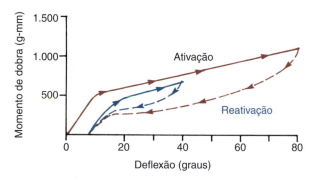

• **Figura 9.8** Linhas vermelhas, ativação até 80° (*linha contínua*) e desativação (*linha tracejada*) para fios de níquel-titânio (NiTi) superelásticos; linhas azuis, reativação do fio até 40°. Em cada caso, a curva de desativação indica a força que seria aplicada ao dente. Perceba que a quantidade de força exercida por um pedaço de fio níquel-titânio austenítico (A-NiTi) que tinha sido ativado previamente até 80° (mostrada pela curva superior de desativação) poderia ser aumentada consideravelmente desamarrando-se esse fio do bráquete e, em seguida, amarrando-o novamente – esta é uma propriedade única dessa liga. (Redesenhada de Burstone CJ, Qin, B, Morton JY. *Am J Orthod*. 1985; 87:445-452.)

um modelo de gesso para a oclusão desejada pós-tratamento, colar os bráquetes em um *set up*, forçar um fio de A-NiTi nos bráquetes e, em seguida, realizar tratamento térmico no fio, de modo que ele "memorize" a forma dos dentes na posição desejada.[2] O fio então incorpora tudo o que de outra forma seriam as "dobras de finalização" normalmente exigidas nos últimos estágios de tratamento.

Em teoria, pelo menos, isso permite que certos tipos de tratamento sejam realizados com um único fio, progressivamente trazendo os dentes para a sua posição predeterminada. O conceito é exatamente o mesmo da abordagem original de Edward Angle para o arco de expansão, o que implica que as mesmas limitações possam ser encontradas. Atualmente, no entanto, tal abordagem é usada principalmente na fabricação dos arcos iniciais para ortodontia lingual assistida por computador (ver seção posterior neste capítulo), e não há nenhuma tentativa de fazer tudo com um arco apenas.

As propriedades do A-NiTi rapidamente o tornaram o material preferido para aplicações ortodônticas nas quais uma longa extensão de ativação com uma força relativamente constante é necessária (*i. e.*, para arcos iniciais e molas helicoidais). M-NiTi continua a ser útil principalmente nas fases subsequentes do tratamento, quando fios flexíveis, mas de maior calibre e um pouco mais duros, são necessários. Neste ponto, fios redondos de níquel-titânio de pequeno calibre geralmente devem ser de A-NiTi para tirar vantagem de seu grande limite de trabalho. Fios retangulares de A-NiTi, no entanto, não têm rigidez de torção suficiente para serem arcos de aplicação de torque eficazes, então os fios retangulares mais calibrosos utilizados para posicionamento mais detalhado dos dentes têm melhor desempenho se feitos a partir de outro material de fios ortodônticos.

Betatitânio. No início dos anos 1980, após o Nitinol, porém antes da A-NiTi, uma liga bem diferente de titânio, o betatitânio (beta-Ti), foi introduzida na ortodontia. Este material beta-Ti (TMA, Ormco/Sybron [o nome é um acrônimo para *liga titânio-molibdênio*]) foi desenvolvido principalmente para o uso ortodôntico. Ele oferece uma combinação altamente desejável de resistência e elasticidade (*i. e.*, excelente resiliência), bem como formabilidade razoavelmente boa. Isso o torna uma excelente escolha para molas auxiliares, assim como para arcos intermediários e de finalização, especialmente arcos retangulares nos estágios finais do tratamento pelo sistema *edgewise*.

Compósitos plásticos. Novos materiais ortodônticos vêm sendo adaptados nos últimos anos a partir dos materiais utilizados na tecnologia aeroespacial. As aeronaves de melhor desempenho nas décadas de 1970 e 1980 foram feitas basicamente com titânio, porém as da geração atual são construídas (com alguma dificuldade) com compósitos plásticos (p. ex., Boeing 787 ou a Lockheed Martin F-35 do exército dos EUA). A tecnologia ortodôntica tende a seguir a tecnologia aeroespacial dos últimos 15 a 20 anos, e os "fios" ortodônticos desse material compósito mostraram ter propriedades desejáveis[3] no laboratório 10 anos atrás, mas ainda não começaram a ser usados na clínica devido a problemas com estabilidade e desempenho sob condições intraorais.[4,5] Foi preciso mais de uma década antes que os primeiros fios de NiTi saíssem da curiosidade clínica para o uso habitual, e tempo similar pode ser necessário para trazer os compósitos plásticos para a rotina clínica ortodôntica.

Comparação dos fios contemporâneos

Força, resistência e limite de trabalho para arcos de aço inoxidável, beta-Ti e NiTi são comparados na Figura 9.9 (ver também Tabela 9.1 para outros dados comparativos). Observe que em muitas maneiras as propriedades do beta-Ti são intermediárias entre o aço inoxidável e o M-NiTi, e todos os três materiais para arcos ortodônticos são importantes na prática ortodôntica contemporânea. Suas propriedades comparativas explicam por que fios específicos são preferidos para aplicações clínicas específicas (ver Capítulos 15 a 19). A lei de Hooke (que define o comportamento elástico dos materiais e está ilustrada nas Figuras 9.2, 9.3 e 9.4) aplica-se a todos os fios ortodônticos, exceto aos superelásticos A-NiTi. Para todos os outros, um método útil para comparar dois arcos de vários materiais, tamanhos e dimensões é a aplicação da razão das propriedades principais (resistência, rigidez e limite de trabalho):

Resistência A/Resistência B = Razão da resistência

Rigidez A/Rigidez B = Razão da rigidez

Limite de trabalho A/Limite de trabalho B = Razão do limite de trabalho

Essas razões foram calculadas por Robert Kusy[6] para muitos fios diferentes, e os dados apresentados aqui foram tirados de seu trabalho. Quando as propriedades comparativas dos fios são consideradas, é importante ter em mente duas coisas:

1. As dobras aplicam-se razoavelmente bem aos fios redondos na utilização ortodôntica, porém as tensões e torções de dobras são encontradas quando os fios retangulares são colocados na seção retangular dos acessórios nos dentes. As relações fundamentais são análogas para torção e dobras, porém não são as mesmas. O uso apropriado para as equações de torção, entretanto, permite que as razões para torção sejam computadas da mesma maneira que razões para dobras.
2. As razões aplicadas à porção linear da curva de carga-deflexão, portanto, não descrevem com precisão o comportamento de fios que estão tensionados além de seu limite elástico, mas ainda têm uma resiliência útil. Esta é uma limitação significativa, que vai aumentando conforme passa de aço ou cromocobalto para beta-Ti e M-NiTi. A resposta não linear do A-NiTi faz com que os cálculos das razões sejam impossíveis. Entretanto, as razões oferecem uma compreensão inicial das propriedades do aço inoxidável tradicional quando comparado a uma liga mais nova de titânio, e podem ser de grande ajuda na compreensão dos efeitos na mudança do tamanho do fio e da geometria na sequência típica dos arcos.

O método mais eficiente para se comparar fios de diferentes materiais e tamanhos (dentro das limitações descritas anteriormente) é o uso de gráficos de barra, como os da Figura 9.10, que mostra a resistência, a rigidez e o limite de trabalho do aço inoxidável, M-NiTi e beta-Ti com relação a uma referência comum, neste caso, aço inoxidável de 12 mil. Observe que, como todos os tipos e tamanhos de fios são comparados com a mesma referência, os fios de diferentes materiais, assim como os de diferentes tamanhos, podem ser comparados. A Figura 9.11 dá informações comparativas para torção de modo semelhante.

Esses gráficos de barra são particularmente úteis, pois nos permitem avaliar, em um relance, uma série completa de relações que de outro modo requereriam muitas páginas de tabelas. Por exemplo, com base na Figura 9.11 para comparar o M-NiTi 21 × 25 ao beta-Ti 21 × 25 em relação à torção (a comparação adequada para saber qual dos dois fios seria usado para produzir o movimento de torque da raiz de um dente):

- O beta-Ti 21 × 25 tem valor de rigidez 6, enquanto o M-NiTi 21 × 25 tem valor de 3, de modo que o beta-Ti liberaria duas vezes mais força em dada deflexão
- O valor da resistência do fio beta-Ti 21 × 25 é 4, enquanto o valor do fio M-NiTi desta espessura é 6, de modo que é menos provável que o fio NiTi se se torne permanentemente distorcido dentro de um bráquete

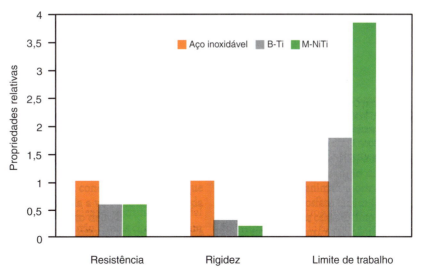

• **Figura 9.9** A resistência, a rigidez e o limite de trabalho relativos aos fios de aço inoxidável, B-Ti e níquel-titânio martensítico (M-NiTi) (os quais seriam os mesmos para qualquer tamanho de fio). Observe que tanto o B-Ti quanto o M-NiTi têm metade da resistência do aço; M-NiTi tem ligeiramente menos dureza, mas muito mais limite de trabalho que o B-Ti.

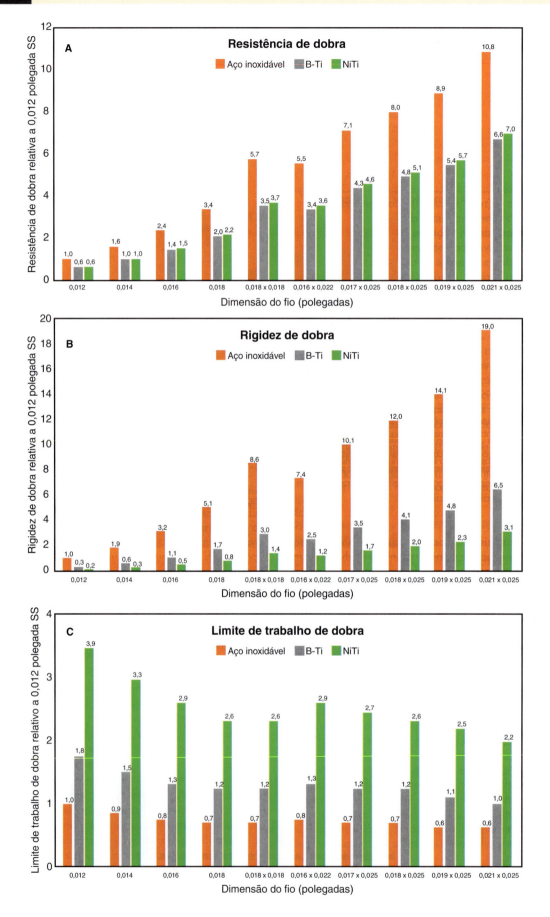

• **Figura 9.10** Comparações de resistência (**A**), rigidez (**B**) e limite de trabalho (**C**) nas dobras para fio de aço inoxidável, de níquel-titânio martensítico (M-NiTi) (Nitinol) e de betatitânio (TMA; B-Ti). O índice em todos os três nomogramas, com um valor assinalado de 1, é o fio de aço 12 mil, de modo que todos os valores são comparáveis.

CAPÍTULO 9   Princípios Mecânicos no Controle de Forças Ortodônticas   275

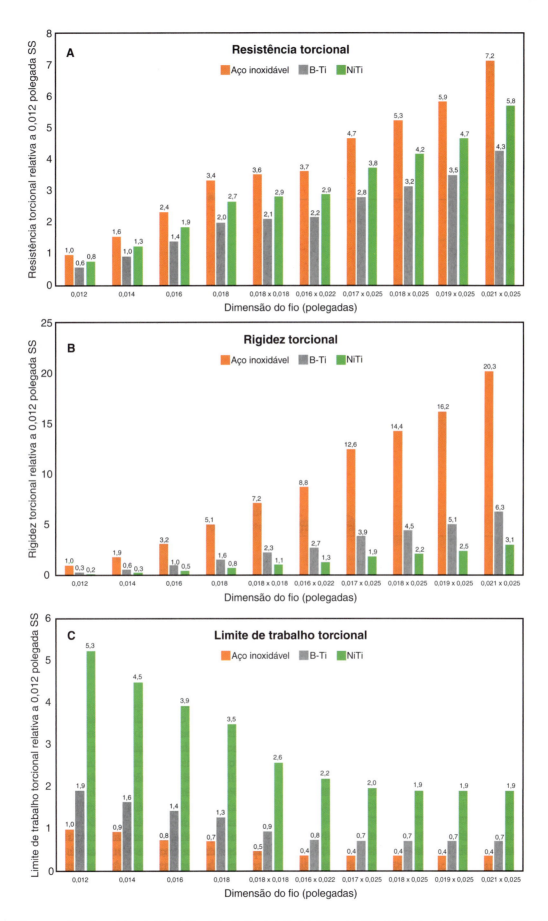

• **Figura 9.11** Comparações de resistência (**A**), rigidez (**B**) e limite de trabalho (**C**) na torção para fio de aço inoxidável, de níquel-titânio martensítico (M-NiTi) (Nitinol) e de betatitânio (TMA; B-Ti). Para todas as três comparações o índice é o mesmo, o que torna todos os valores comparáveis.

- O limite de trabalho do fio beta-Ti 21 × 25 tem o valor 0,7, ao passo que o M-NiTi da mesma espessura tem limite de trabalho de 1,9, e, desse modo, o NiTi tem quase três vezes esse limite de trabalho.

Os gráficos de barras contêm a informação que permite uma comparação similar de qualquer um dos tamanhos de fio catalogados com o de qualquer outro fio mostrado no gráfico, para dobra (ver Figura 9.10) ou torção (ver Figura 9.11).

Efeitos sobre as propriedades elásticas das vigas

Cada uma das principais propriedades elásticas – resistência, rigidez e limite de trabalho – é substancialmente afetada por uma mudança na geometria da viga. Tanto o corte transversal (não importa se a viga é circular, retangular ou quadrada) quanto o comprimento da viga são de grande significância na determinação de suas propriedades.

Geometria: tamanho e formato

Alterações relacionadas ao formato e ao tamanho são independentes do material. Em outras palavras, com a diminuição do diâmetro de uma viga de aço em 50%, haveria redução da sua resistência a uma porcentagem específica daquela observada previamente (a redução exata dependerá de como a viga foi suportada, como será discutido a seguir). Com a diminuição do diâmetro em 50% de uma viga semelhante de TMA, ocorreria redução de sua resistência por exatamente a mesma porcentagem da viga de aço. Contudo, tenha em mente que o desempenho de uma viga, quer sob uma ponte em uma rodovia ou entre dois dentes em um aparelho ortodôntico, é determinado pela combinação de propriedades do material e fatores geométricos.

Vigas cantiléver. Comecemos por considerar uma viga cantiléver suportada em apenas uma das extremidades. Em aplicações ortodônticas, esse tipo de mola é geralmente utilizado em aparelhos removíveis, nos quais um fio estende-se a partir do corpo de acrílico do aparelho removível, como uma mola digital. Quando um fio redondo é usado como mola digital e seu diâmetro é dobrado, a sua resistência aumenta em oito vezes (*i. e.*, sendo o fio duas vezes mais grosso, ele pode resistir a oito vezes mais força antes de se deformar permanentemente ou pode aplicar oito vezes mais força). Se o diâmetro for dobrado, no entanto, a elasticidade diminuirá por um fator de 16 e o limite de trabalho diminuirá por um fator de dois.

Mais comumente, para uma viga redonda em cantiléver, a resistência da viga muda na razão cúbica da viga maior para a menor; a elasticidade muda na quarta potência da viga maior para a menor; e o limite de trabalho muda na razão direta da mudança da viga maior para a menor (Figura 9.12).

Vigas suportadas. A situação é um pouco mais complexa para uma viga suportada em ambas as extremidades, como é o caso de um segmento de arco entre dois dentes. Apoiar ambas as extremidades faz com que a viga fique mais resistente e menos flexível, particularmente se as pontas estiverem firmemente ancoradas em vez de livres para deslizar. Se uma viga retangular é avaliada, a sua dimensão na direção da dobra é o principal determinante das suas propriedades. O princípio, com qualquer viga suportada, entretanto, é o mesmo que para as vigas em cantiléver: conforme o tamanho da viga aumenta, a resistência aumenta ao cubo, enquanto a elasticidade diminui na quarta potência e o limite de trabalho diminui proporcionalmente, não exponencialmente.

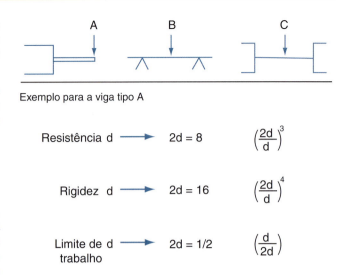

• **Figura 9.12** A mudança de diâmetro (*d*) da viga, não importando como ela está suportada, afeta muito suas propriedades. Como os números abaixo do desenho indicam, dobrando-se o diâmetro de uma viga cantiléver, ela fica oito vezes mais resistente, enquanto sua elasticidade passa a 1/16 e o limite de trabalho fica reduzido à metade. De modo geral, quando se comparam vigas de qualquer tipo feitas de dois tamanhos de fios, sua resistência muda em uma função cúbica da razão dos dois cortes transversais; a resiliência muda em uma função de quarta potência; o limite de trabalho muda em uma razão direta (mas as relações precisas são diferentes daquelas para vigas cantiléver).

Embora vigas redondas possam ser colocadas em torção em situações de engenharia, a torção é de importância prática em ortodontia apenas para fios retangulares, que podem ser torcidos em canais de encaixe retangulares. Em torção, a abordagem analítica é basicamente semelhante à dobra, mas ocorre tensão de cisalhamento, em vez de tensão de flexão, e as equações apropriadas são todas diferentes. O efeito geral é o mesmo; no entanto, se o tamanho do fio for diminuído, a sua resistência de torção diminuirá, enquanto a sua elasticidade e seu limite de trabalho aumentarão, tal como nas dobras.

Com a diminuição do diâmetro do fio, sua resistência diminui tão rapidamente que se atinge um ponto no qual a força não é mais adequada para fins ortodônticos. À medida que se aumenta de diâmetro, a sua rigidez aumenta tão rapidamente que se atinge um ponto no qual o fio é simplesmente muito rígido para ser útil. Esses limites superior e inferior estabelecem os calibres úteis em ortodontia. O fenômeno é o mesmo para qualquer material, mas os tamanhos úteis podem variar consideravelmente de um material para outro. Como indica a Tabela 9.2, fios de aço úteis são consideravelmente menores que os fios de ouro que eles substituíram. Os fios de titânio são muito mais elásticos que os fios de aço de tamanhos iguais, mas não tão resistentes. Suas dimensões úteis, portanto, são maiores do que do aço e muito perto dos tamanhos do ouro.

Geometria: comprimento e amarração

A mudança no comprimento de uma viga, qualquer que seja o seu tamanho ou o material da qual é feita, também afeta dramaticamente suas propriedades (Figura 9.13). Se o comprimento de uma viga em cantiléver for dobrado, a sua resistência à flexão diminuirá pela metade, mas a sua elasticidade aumentará oito vezes e seu limite de trabalho, quatro vezes. De modo geral, quando o comprimento de uma viga em cantiléver aumenta, a sua resistência diminui proporcionalmente, enquanto a sua elasticidade aumenta ao cubo

Tabela 9.2 Tamanhos dos fios usados em vários materiais (dimensões em milésimos de polegadas [mil]).

	Ouro	Aço	Cromocobalto	Beta-Ti	M-NiTi	A-NiTi
Arco ortodôntico		6 a 9				
Redondo	20 a 22	12 a 20	12 a 20	16 a 20	16 a 20	14 a 20
Retangular	22 × 28	16 × 16 a 19 × 25	16 × 16 a 19 × 25	16 × 22 a 21 × 25	16 × 22 a 21 × 25	16 × 22 a 21 × 25
Aparelho removível	30 a 40	22 a 30	22 a 30			
Arco lingual	40	30, 36, 32 × 32	30, 36	32 × 32		
Extraoral		45, 51				
Arco auxiliar de expansão		36, 40				

A-NiTi, níquel-titânio austenítico; *beta-Ti*, betatitânio; M-NiTi, níquel titânio martensítico.

Viga				
	L	2L	2L	2L
Resistência	1/2	1/4	1	2
Rigidez	1	1/8	1	4
Limite de trabalho	1	4	1	1/2

• **Figura 9.13** As alterações tanto do comprimento de uma alavanca como do modo como ela está presa influenciam expressivamente as suas propriedades. Se o comprimento de uma alavanca cantiléver for duplicado, a sua resistência diminuirá pela metade, mas a elasticidade aumentará oito vezes e o limite de trabalho aumentará quatro vezes. De maneira geral, a resistência varia inversamente com o comprimento, enquanto a resiliência varia em uma função cúbica à medida que o comprimento aumenta, e o limite de trabalho aumenta em uma função de segunda potência. A sustentação de uma alavanca em ambas as extremidades a torna muito mais resistente, porém também muito menos resiliente do que quando é suportada em apenas uma extremidade. Observe que, se a alavanca for rigidamente ligada em ambas as extremidades, ela será duas vezes mais resistente, porém terá somente um quarto da resiliência de uma alavanca, do mesmo material e do mesmo comprimento, que pode deslizar sobre os suportes. Por essa razão, as propriedades do fio ortodôntico serão afetadas se este for amarrado firmemente ou preso frouxamente dentro de um bráquete.

da razão do comprimento e o seu limite de trabalho aumenta ao quadrado da razão do comprimento. Alterações no comprimento afetam a torção de forma bastante diferente da flexão: resiliência e limite de trabalho na torção aumentam proporcionalmente com o comprimento, ao passo que a resistência à torção não é afetada pelo comprimento.

Mudar uma viga cantiléver para uma suportada, embora complique a matemática, não afeta o quadro geral: com o aumento do comprimento da viga, há diminuição proporcional na resistência, porém a resiliência e o limite de trabalho aumentam exponencialmente.

A maneira pela qual a viga está fixada também afeta as suas propriedades. Um arco pode ser amarrado firmemente ou frouxamente, e o ponto de carga pode ser qualquer ponto ao longo da sua extensão. Como mostra a Figura 9.12, a viga apoiada como um arco será quatro vezes mais elástica se ela puder deslizar nos acessórios (em uso clínico, por meio de bráquete dentro do qual ela será suavemente amarrada) do que se ela estiver fortemente fixada (amarrada firmemente). Com acessórios múltiplos, como com um arco amarrado a vários dentes, o ganho em resiliência proveniente de um arco inicial com as ligaduras frouxas é menor, porém ainda significativo.[7]

Controle da força ortodôntica com a variação dos materiais e do tamanho e formato dos arcos

Obter força ortodôntica suficiente nunca é o problema. A dificuldade está em obter uma força leve, porém contínua. Uma mola ou um arco forte o bastante para resistir a uma deformação permanente são muito duros, criando dois problemas: a força pode ser muito pesada no início, diminuindo rapidamente quando o dente começa a se movimentar. Um fio com excelente resiliência e limite de trabalho pode, no entanto, não ter força suficiente se ele se distorcer por falta de resistência adequada na primeira vez que o paciente se alimenta. O melhor equilíbrio de resistência, resiliência e limite de trabalho resulta de inumeráveis combinações possíveis dos materiais dos fios, de seus diâmetros e comprimentos.

A primeira consideração no desenho de uma mola é a resistência adequada: o diâmetro do fio escolhido não deve deformar-se permanentemente durante o uso. Como regra geral, as melhores molas digitais para aparelhos removíveis são feitas de fio de aço. A grande vantagem está no fato de as molas se comportarem como alavancas cantiléver: a resiliência cresce como uma função cúbica do aumento do comprimento da alavanca, enquanto a resistência diminui somente em proporção direta. Assim, um fio relativamente grosso, selecionado por sua resistência, pode fornecer as qualidades desejadas de molas aumentando-se o seu comprimento.

Na prática, aumenta-se o comprimento dobrando-se o fio sobre si mesmo ou enrolando-o em formato helicoide, ganhando-se comprimento enquanto se mantém a mola em uma área intraoral confinada (Figura 9.14). É possível se utilizar a mesma técnica com o arco ortodôntico; o comprimento efetivo de uma viga é medido

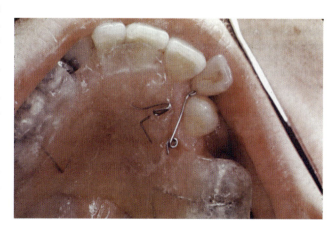

• **Figura 9.14** Aparelho removível incorporando molas com extremo livre para inclinar um canino em direção ao local da extração de um pré-molar. Observe que o helicoide foi dobrado na base do extremo livre da mola, aumentando efetivamente o seu comprimento para se obter propriedades mecânicas mais desejáveis.

ao longo do fio, de um suporte ao outro, e não é necessário que seja em uma linha reta (Figura 9.15). Porém, fazer dobras nos arcos pode ser um procedimento que consome "tempo de cadeira", o que é a sua maior desvantagem.

Outra outra maneira de obter melhor combinação de resiliência e resistência é combinar dois ou mais segmentos de fio de menor diâmetro, obtendo-se um fio mais resiliente. Dois fios de aço de 10 mil juntos, um ao lado do outro, por exemplo, poderiam resistir duas vezes à carga, em comparação a um fio único, antes de se deformarem permanentemente, mas se cada pedaço de fio pudesse ser dobrado independentemente um do outro, a resiliência não seria afetada. O início do sistema de aparelho com "fios geminados" (ver Capítulo 10) se deu por essas observações, de que um par de fios de aço de 10 mil oferecia excelentes resiliência e limite de trabalho para alinhamento dos dentes, e que dois fios forneciam uma resistência adequada, o que não se conseguia com um fio só. Posteriormente, o uso de três ou mais fios menores de aço torcidos dentro de um cabo tornou-se muito comum. As propriedades dos fios múltiplos torcidos dependem tanto das características próprias de cada fio quanto da maneira como eles são apertados, entrelaçados uns aos outros. Os fios múltiplos de aço oferecem uma combinação expressiva das qualidades de resistência e resiliência, mas agora têm sido substituídos pelos arcos de NiTi.

A excepcional resiliência do A-NiTi faz dele uma alternativa particularmente atraente em relação aos fios de aço nas fases iniciais do tratamento, quando os dentes estão seriamente desalinhados. Um arco contínuo de NiTi de qualquer tipo terá melhores propriedades do que os fios de aço múltiplos, e propriedades semelhantes às do fio de aço com alças. O TMA, como um intermediário entre o NiTi e o aço, é menos útil do que qualquer um dos dois nos primeiros estágios do tratamento com aparelhos corretivos. Suas excelentes propriedades, entretanto, tornam-no muito úteis nos estágios seguintes do tratamento. É possível, e frequentemente desejável, executar o tratamento ortodôntico com uma série de fios aproximadamente do mesmo tamanho, usando-se uma sequência do NiTi para o TMA e deste para o aço. A seleção de fios dos arcos ortodônticos em circunstâncias diversas é discutida com mais detalhes adiante neste capítulo e nos Capítulos 15 a 17.

Outras fontes de força elástica

Materiais de plástico: alinhadores transparentes

O aumento do uso de alinhadores transparentes para o tratamento ortodôntico tornou importante a compreensão das propriedades elásticas dos materiais que estão entregando força ortodôntica. Uma variedade de polímeros termoplásticos incluindo polietileno, polipropileno e poliuretano tem sido usada para fabricar alinhadores transparentes projetados para mover os dentes. Esses materiais geralmente têm 0,4 a 0,5 mm de espessura antes de serem termoformados em um molde de gesso modificado ou um

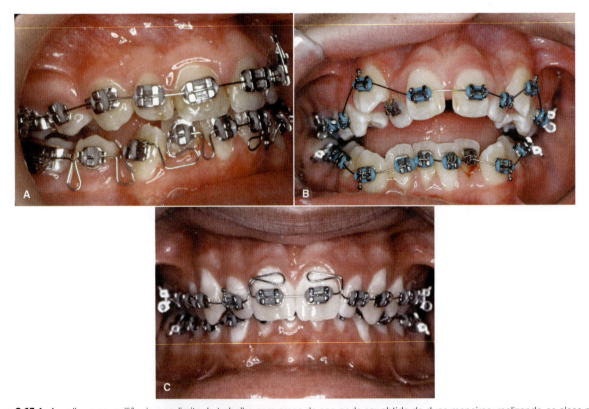

- **Figura 9.15 A.** A melhora na resiliência e no limite de trabalho com arcos de aço pode ser obtida de duas maneiras: realizando-se alças no arco, como mostrado aqui no arco inferior, para aumentar o comprimento do segmento da viga entre os dentes adjacentes; ou utilizando-se fios trançados ou fios de pequeno diâmetro, como mostrado no arco superior. **B.** O excepcional limite de trabalho e o aspecto horizontal da curva de força-deflexão dos modernos arcos superelásticos níquel-titânio austenítico (A-NiTi) tornam possível o uso de um simples fio de 14 ou 16 mil para alinhamento inicial. Esses fios são mais eficientes do que fios de aço trançados, devido ao maior limite de trabalho do fio A-NiTi, e seu emprego toma menos tempo clínico do que dobrar alças; assim, A-NiTi tem quase substituído totalmente as alternativas com aço. **C.** Um fio de aço redondo pode ser usado com vantagem para mudar a inclinação axial dos incisivos se isso for necessário no estágio inicial do tratamento (como ocorre nos pacientes de classe II, 2ª divisão), dobrando-se alças que contatam a área gengival dos dentes quando o fio é amarrado no local. Se o final do fio estiver livre para deslizar para a frente, o resultado é a inclinação vestibular dos incisivos; se ele estiver dobrado de modo que os dentes não possam se inclinar vestibularmente, o resultado é o torque.

modelo de impressão tridimensional (3D). O processo de termoformação estica o material sobre o molde ou o modelo e o afina a um grau variável que pode afetar as características de entrega de força do alinhador.

Assim como para os materiais de arcos ortodônticos discutidos anteriormente, é possível desenvolver uma curva de força-deflexão para esses materiais dos alinhadores transparentes, e isso tem sido feito para alguns dos materiais disponíveis, como mostrado na Figura 9.16. A partir disso, é possível determinar um módulo elástico da inclinação da curva. No entanto, os valores do módulo não são diretamente comparáveis às propriedades dos arcos ortodônticos porque os alinhadores não são entregues em uma configuração geométrica padronizada, como um fio. Mas é claro que esses materiais podem armazenar energia elástica suficiente para criar o movimento dental.

Existe uma grande diferença entre a variação elástica dos materiais do alinhador e arcos NiTi. Um arco NiTi tem limite de trabalho de entrega de força efetiva de diversos milímetros, ao passo que o limite de trabalho de um alinhador plástico geralmente é limitado a cerca de 0,2 mm. Isso significa praticamente que um incisivo deslocado 3 mm de sua posição ideal na arcada precisaria de um mínimo de cinco alinhadores para cada milímetro que ele precisa se mover, neste caso, 15 alinhadores (3 mm × 5 alinhadores/mm), além de qualquer alinhador adicional necessário para criar espaço para o dente em movimento ou para auxiliar o movimento radicular. Isso explica por que um único fio NiTi pode ser usado com bráquetes para alinhar incisivos irregulares, ao passo que fazê-lo com alinhadores pode precisar de até 20 alinhadores individuais.

Os plásticos para os alinhadores também estão sujeitos ao relaxamento da tensão e absorção de água que podem afetar a capacidade de entregar as forças do movimento dental ao longo do tempo. A corporação Align desenvolveu um material próprio que demonstra menos relaxamento da tensão e relativamente entrega força constante por um período de 14 dias (Figura 9.17). Moldar os alinhadores para que eles gerem a força desejada para o próximo movimento na sequência dos alinhadores continua sendo uma meta ainda não alcançada.

Materiais de borracha e elastômeros

Desde o início, usaram-se tiras de borracha em ortodontia para transmitir força do arco dental superior ao inferior. A borracha tem a qualidade particularmente valiosa de grande limite de trabalho elástico, de modo que o estiramento extremo, que é produzido quando um paciente que utiliza o elástico abre a boca, pode ser

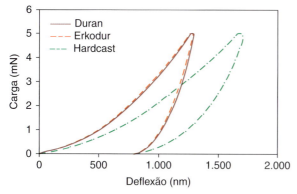

• **Figura 9.16** Curvas representativas de ativação-desativação para três materiais termoplásticos: Duran, linha contínua; Erkodur, linha tracejada; e Hardcast, linha tracejada-pontilhada. (De Kohda N et al. *Angle Orthod.* 2013; 83:476-483.)

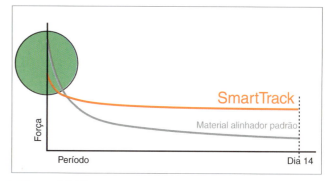

• **Figura 9.17** Diagrama mostrando as propriedades melhoradas da liberação da tensão demonstradas pelo material SmartTrack® desenvolvido para uso com o sistema Invisalign®, em comparação ao material alinhador tradicional. Este material demonstra uma geração de força relativamente constante por um período de 14 dias. (SmartTrack imagem®. Cortesia de Align Technology, Inc. San Jose, CA.)

tolerado sem destruir o aparelho. Os elásticos são também mais facilmente removidos e substituídos pelo paciente do que, por exemplo, as molas em espiral.

O maior problema com o uso ortodôntico de todos os tipos de borracha é que eles absorvem água e se deterioram em condições intraorais. A borracha natural, que é usada para fazer os elásticos comumente usados em casa e nos escritórios, começa a se deteriorar na boca em poucas horas, e muito de sua elasticidade é perdida em 12 a 24 horas. Embora muito usados, os elásticos ortodônticos feitos desse material têm sido substituídos pelos elásticos de látex, que têm um desempenho de vida útil de quatro a seis vezes maior. Na ortodontia atual, deveriam ser usados apenas os elásticos de látex ou um substituto adequado sem látex.

Os elastômeros para fins ortodônticos são comercializados sob uma variedade de marcas comerciais. Pequenos módulos elastoméricos substituem as ligaduras metálicas para prender os arcos nos bráquetes em muitas situações (ver Figura 9.15B), e também podem ser usados para aplicar uma força para fechar espaços dentro dos arcos. Como a borracha, entretanto, esses elastômeros tendem a se deteriorar quanto ao desempenho elástico depois de um período relativamente curto dentro da boca. Mas esse aspecto não os impede de manter muito bem os arcos no lugar, e seu uso não é contraindicado para fechar pequenos espaços. Deve-se ter em mente que, quando elastômeros são utilizados, as forças diminuem rapidamente; desse modo, elas podem ser mais bem caracterizadas como forças interrompidas do que como forças contínuas (ver Figura 8.13).[8] Embora grandes espaços na arcada dental possam ser fechados pelo deslizamento dos dentes com elásticos ou elásticos em cadeia, o mesmo movimento dental pode ser feito muito mais eficientemente com molas de A-NiTi, que fornecem uma força quase constante, além de grande limite de trabalho.

Ímãs

Ímãs de terras raras desenvolvidos nos anos 1980 foram promovidos por gerar forças de magnitude necessária para movimentar dentes, e acreditava-se que eles tinham um efeito biológico que aceleraria o movimento dental e reduziria a dor. Foi comprovado que esses efeitos biológicos não eram verdadeiros;[9] portanto, as mudanças drásticas na força à medida que a distância entre os ímãs em atração ou repulsão mudava os excluíram dos tratamentos atuais.[10]

Características de projeto para aparelhos ortodônticos

Controle da posição da raiz através de dois pontos de contato

Definição de termos

Antes de começarmos a discutir o controle da posição radicular, é necessário que entendamos alguns termos físicos básicos que devem ser usados na discussão:

Força – uma carga aplicada a um objeto tenderá a movimentá-lo a uma posição diferente no espaço. A força, apesar de definida rigidamente em unidades de Newtons (massa × aceleração da gravidade), é comumente medida em unidades de peso: gramas ou onças. Neste contexto, por todos os propósitos práticos, 1,0 N ≅ 100 g.

Centro de resistência – um ponto no qual a resistência ao movimento pode ser concentrada para análise matemática. Para um objeto livre no espaço, o centro de resistência é o mesmo que o centro de massa. Se o objeto é parcialmente fixo, como é o caso de uma estaca penetrando na terra ou uma raiz dentária implantada no osso, o seu centro de resistência será determinado pela natureza das pressões externas. O centro de resistência para o dente está aproximadamente no ponto médio da porção da raiz envolvida pelo osso (*i. e.*, cerca da metade da distância entre o ápice da raiz e a crista do osso alveolar; Figura 9.18).

Momento – medida da tendência de girar um objeto em torno de algum ponto. Um momento é gerado por uma força agindo a uma distância. Quantitativamente, o momento é o produto da força vezes a distância perpendicular desde o ponto de aplicação da força ao centro de resistência, e por isso é medido em unidade de grama-milímetro (ou equivalente). Se a linha de ação de uma força aplicada não passa através do centro de resistência, cria-se necessariamente um momento. A força tenderá não somente a translar o objeto, movendo-o para uma posição diferente, como também tenderá a girar o objeto ao redor do centro de resistência. Esse efeito, sem dúvida, é precisamente o que ocorre quando uma força é aplicada à coroa de um dente (ver Figura 9.18). O dente não somente é deslocado na direção da força como também gira ao redor do centro de resistência – então, o dente se inclina enquanto se movimenta.

Binário – duas forças de igual magnitude e de direção opostas. O resultado da aplicação de duas forças dessa maneira é um momento puro, desde que o efeito de translação das duas forças se anule. Um binário irá produzir rotação pura, girando o objeto ao redor do seu centro de resistência, enquanto a combinação de uma força e um binário pode mudar o modo de girar um objeto enquanto ele está sendo movido (Figura 9.19).

Centro de rotação – o ponto ao redor do qual ocorre realmente a rotação quando um objeto está sendo movido. Se uma força e um binário são aplicados a um objeto, o centro de rotação pode ser controlado de modo que se tenha qualquer posição desejada. A aplicação de uma força e um binário à coroa de um dente, de fato, é o mecanismo pelo qual se consegue o movimento de corpo de um dente ou até movimento maior da raiz do que da coroa.

Forças, momentos e binários no movimento dental

Considere o problema clínico apresentado pela protrusão do incisivo central superior. Se uma única força de 50 g for aplicada contra a coroa desse dente, como aconteceria com uma mola em um aparelho removível superior, será criado um sistema de força que inclui um momento de 750 g-mm (ver Figura 9.18). O resultado será que a coroa irá retrair mais do que o ápice radicular, o qual deveria realmente se mover levemente na direção oposta (lembre-se de que uma força tenderá a deslocar o objeto por inteiro, porém ocorrerão mudanças em sua orientação decorrentes da rotação simultânea ao redor do centro de resistência). Se for desejável manter a inclinação do dente enquanto ele está sendo retraído, será necessário superar o momento inadvertidamente criado quando a força foi aplicada à coroa.

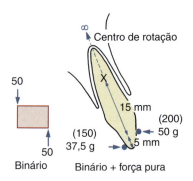

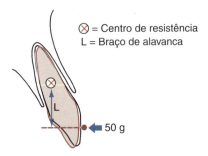

• **Figura 9.18** O centro de resistência (C_R) de qualquer dente está aproximadamente no ponto médio da porção da raiz implantada no osso. Se uma única força é aplicada à coroa de um dente, ele irá não somente transladar, mas também girar em torno do C_R, porque um momento é criado pela aplicação de uma força a distância do C_R. A distância perpendicular do ponto de aplicação de força ao centro de resistência é o braço de alavanca (*L*). A pressão sobre o ligamento periodontal será muito grande na crista alveolar e no ápice da raiz no lado oposto (ver Figura 8.9).

• **Figura 9.19** Um binário, como se vê à esquerda, é definido como duas forças iguais em magnitude, porém opostas quanto à direção. A aplicação de um binário produz rotação pura. Na aplicação clínica, duas forças desiguais aplicadas à coroa de um dente para controlar a posição da raiz podem ter como resultante um binário e uma força pura para mover o dente. Se fosse aplicada uma força de 50 g a um ponto da superfície vestibular de um incisivo a 15 mm do centro de resistência, seria produzido um momento de 750 g-mm (o momento de força ou M_F), inclinando o dente. Para se obter um movimento de corpo, é necessário aplicar um binário, para criar um momento (o momento do binário ou M_B) igual em magnitude e oposto em direção ao movimento original. Um modo de fazer isso seria aplicar uma força de 37,5 g empurrando a borda incisal vestibularmente em um ponto a 20 mm do centro de resistência. Isso cria um momento de 750 g-mm na direção oposta, de modo que o sistema de força é equivalente a um binário com uma força pura de 12,5 g para mover o dente lingualmente. Com esse sistema de força, o dente não se inclinaria, mas, com uma força tão suave, haveria somente uma pequena quantidade de movimento. Para se conseguir uma força de 50 g para um movimento efetivo, seria necessário usar 200 g contra a superfície vestibular e 150 g na direção oposta contra a borda incisal. O controle das forças dessa magnitude com um aparelho removível é muito difícil, quase impossível – o movimento efetivo das raízes é muito mais viável com um aparelho fixo.

Uma forma de diminuir a magnitude do momento é aplicar a força o mais próximo do centro de resistência. Em ortodontia, é impraticável aplicar a força diretamente à raiz, mas um efeito semelhante poderia ser alcançado construindo-se um gancho rígido que se projetasse para cima da coroa. Então a força poderia ser aplicada a este gancho de maneira que sua linha de ação passasse perto ou através do centro de resistência. Se o prolongamento fosse perfeitamente rígido, o efeito iria reduzir ou eliminar o momento de força, e assim eliminar a quantidade de inclinação (Figura 9.20). Tendo em vista que é difícil fazer prolongamentos suficientemente longos para eliminar totalmente a inclinação, esse procedimento é, quando muito, uma solução parcial, e cria, além disso, problemas com a higiene oral.

Outro modo de controlar ou eliminar a inclinação é criar um segundo momento em direção oposta ao primeiro. Se um segundo momento compensatório fosse criado, com igual magnitude do momento produzido pela primeira força aplicada, o dente permaneceria verticalizado e se movimentaria de corpo. Um momento pode ser criado somente pela aplicação de uma força a uma distância; entretanto, isso iria requerer que uma segunda força fosse aplicada à coroa do dente.

Em nosso exemplo do incisivo central protraído, a tendência do incisivo a se inclinar quando estava sendo retraído poderia ser controlada aplicando-se uma segunda força à superfície lingual desse dente, talvez com uma mola em um aparelho removível, empurrando-o para fora pela face lingual, perto da borda incisal (ver Figura 9.18). Na prática, é difícil manter aparelhos removíveis em posição contra os efeitos de deslocamento gerados por um par de molas com ativações pesadas. A solução ortodôntica comumente usada é a utilização de aparelhos fixos, construídos de modo que as forças possam ser aplicadas em dois pontos. Com fios redondos, é necessária uma mola auxiliar (Figura 9.21). Usa-se muito comumente um fio retangular ajustado dentro da canaleta retangular do bráquete fixado ao dente, pois se pode criar um sistema de forças completo com um simples arco (Figura 9.22).

Observa-se que, com esse procedimento, os dois pontos de contato são as bordas opostas do fio retangular. Por isso, os momentos de força do binário são muito pequenos, o que significa que as forças no bráquete necessárias para criar um momento de equilíbrio são muito grandes. Se for usado um arco retangular para retrair de corpo um incisivo central, a força de retração pura deverá ser pequena, enquanto as forças de torção no bráquete precisarão ser muito grandes para gerar o momento.

Razões de momento/força e controle da posição radicular. A análise prévia demonstra que o controle da posição radicular durante o movimento requer tanto uma força para mover o dente na direção desejada quanto um binário para produzir o momento de equilíbrio necessário para controlar a posição da raiz. Quanto mais pesada for a força, maior deve ser o momento de equilíbrio do binário, para impedir a inclinação, e vice-versa.

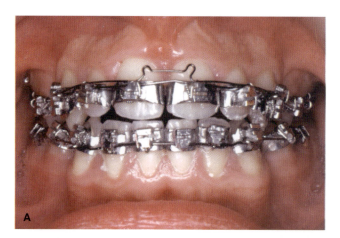

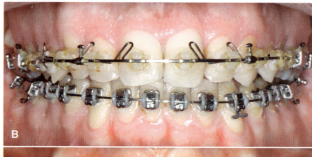

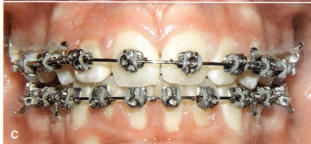

• **Figura 9.21 A.** Molas auxiliares de posicionamento radicular e molas auxiliares de torque foram usadas rotineiramente com o aparelho de Begg, e ambas podem ser vistas no arco superior deste paciente, que está sendo tratado com uma combinação antiga do aparelho de Begg-*edgewise* (anos 1980). As molas de torque contatam a superfície vestibular dos incisivos centrais; molas de verticalização estão presentes bilateralmente nos caninos. Observe que os fios-base estão presos à canaleta de Begg, enquanto a canaleta-*edgewise* não é usada neste ponto do tratamento. **B.** Uma mola auxiliar de torque em uso com o aparelho *Tip-Edge*, a versão atual do aparelho que combina Begg-*edgewise*. **C.** Molas de posicionamento radicular (*side-winder*) utilizadas com o aparelho *Tip-Edge*. (TP Orthodontics, La Porte, IN). (**A**, cortesia de Dr. W. J. Thompson; **B** e **C**, cortesia de Dr. D. Grauer.)

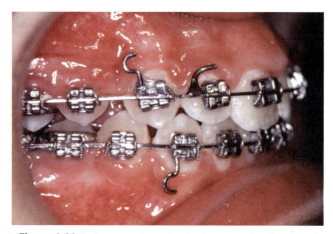

• **Figura 9.20** Prolongamentos estendendo-se em direção ao centro de resistência, vistos aqui como ganchos integrados aos bráquetes dos caninos, podem ser usados para diminuir o momento de força e, assim, reduzir a quantidade de inclinação quando elásticos ou molas são usados para deslizar os dentes mesiodistalmente ao longo do arco. Essa ideia, surgida nos anos 1920, foi reintroduzida como parte de um dos primeiros aparelhos pré-ajustados. Infelizmente, quanto mais comprido o gancho, mais efetivo ele é mecanicamente, porém maior a possibilidade de problemas com a higiene oral, levando à irritação da gengiva e/ou à descalcificação. Existem outros métodos mais práticos para controlar a inclinação.

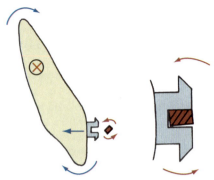

- **Figura 9.22** Um arco retangular ajustado em uma canaleta retangular pode gerar o momento de um binário (M_B) necessário para controlar o posicionamento radicular. O arco é torqueado (torcido) à medida que é encaixado na canaleta do bráquete. Os dois pontos de contato estão nos cantos do fio, onde ele contata o bráquete. O braço de alavanca é, portanto, bastante pequeno, e as forças devem ser maiores para gerar o M_B necessário. Utilizando as mesmas dimensões dentárias indicadas na Figura 9.19, uma força lingual pura de 50 g geraria um momento de 750 g-mm. Para equilibrá-lo criando um momento oposto de 750 g-mm em um bráquete de 0,5 mm, é necessária uma força de torção de 1.500 g.

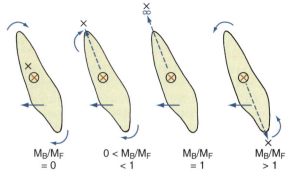

- **Figura 9.23** A razão entre o momento produzido pela força aplicada para mover um dente (M_F) e o momento contrário produzido pelo binário utilizado para controlar o posicionamento radicular (M_B) determina o tipo de movimento dental. Sem nenhum M_B, ($M_B/M_F = 0$), o dente gira ao redor do centro de resistência (inclinação pura). À medida que a razão momento-força aumenta ($0 < M_B/M_F$ 1), o centro de rotação é deslocado para cada vez mais longe do centro de resistência, produzindo o que é chamado de *inclinação controlada*. Quando $M_B/M_F = 1$, o centro de rotação é deslocado para a infinidade e o movimento de corpo (translação) ocorre. Se $M_B/M_F > 1$, o centro de rotação é deslocado no sentido incisal e o ápice radicular irá movimentar mais do que a coroa, produzindo um torque de raiz.

Talvez o modo mais simples de determinar como um dente irá se movimentar seja considerar a razão entre o momento criado quando uma força é aplicada à coroa do dente (momento da força [M_F]) e o momento de equilíbrio gerado por um binário dentro do bráquete (momento do binário [M_B]). Nesse caso, pode-se ver (Figura 9.23) que existem as seguintes possibilidades:

$M_B/M_F = 0$	Inclinação pura (o dente gira em torno do centro de resistência)
$0 < M_B/M_F < 1$	Inclinação controlada (a inclinação do dente muda, mas o centro de rotação é deslocado para longe do centro de resistência e a raiz e a coroa se movimentam na mesma direção)
$M_B/M_F = 1$	Movimento de corpo (movimento igual da raiz e da coroa)
$M_B/M_F > 1$	Torque (o ápice da raiz se movimenta mais rápido do que a coroa)

O momento da força é determinado pela magnitude da força e pela distância do ponto de aplicação da força ao centro de resistência. Para a maioria dos dentes, isso se dá de 8 a 10 mm; assim, M_F será 8 a 10 vezes a força. Em outras palavras, se uma força líquida de 100 g for usada para movimentar um dente, será necessário um momento de equilíbrio de 800 a 1.000 g-mm para obter um movimento de corpo. Na literatura ortodôntica, a relação entre a força e um binário de equilíbrio é normalmente expressa dessa maneira, como a razão "momento-força". Nesses termos, a razão momento/força de 1:7 produziria uma inclinação controlada, a razão de 8:10 (dependendo do comprimento da raiz) produziria movimento de corpo, e a razão maior que 10 produziria torque. Como a distância do ponto de aplicação da força ao centro de resistência pode variar, as proporções momento-força devem ser ajustadas caso o comprimento da raiz, a quantidade de osso alveolar de suporte ou o ponto de aplicação da força sejam diferentes da condição normal. A razão M_B/M_F descreve mais precisamente como um dente irá responder.

Lembre-se de que quando uma força é aplicada ao bráquete para fazê-lo deslizar ao longo do arco, como normalmente é feito na clínica ortodôntica, a força sentida pelo dente é menor que a força aplicada ao bráquete por causa da resistência ao deslizamento (ver discussão adiante). A força *líquida* (depois de subtraída a resistência ao deslizamento) e o momento associado a essa força são o que mais importa. Diferentemente, quando um binário é criado dentro de um bráquete, o atrito raramente é um fator relevante.

É fácil subestimar a magnitude de forças necessárias para criar um binário equilibrado. No exemplo apresentado anteriormente, se uma força líquida de 50 g fosse usada para retrair um incisivo central, seria necessário um momento de 500 g-mm para evitar a inclinação da coroa para lingual. Para produzir um momento dessa magnitude, dentro dos limites de um bráquete 18 mil (0,45 mm), seria necessária uma força contrária de torção de 1.100 g no arco. Essas forças dentro do bráquete produzem somente um momento puro, e assim o ligamento periodontal (LP) não sente a força pesada, mas a magnitude necessária pode ser uma considerável surpresa. O fio precisa estar literalmente bem encaixado dentro do bráquete.

Controle radicular com alinhadores transparentes. O uso crescente do tratamento com alinhadores transparentes na ortodontia levou a inovações para aumentar sua aplicação a uma maior variedade de más oclusões. Os criadores dessas inovações reconheceram que os dentes simplesmente não acompanham o plástico, mas sim o plástico deve exercer forças para mover os dentes, assim como os aparelhos fixos fazem. Em uma tentativa de controlar a posição da raiz, a Invisalign® desenvolveu um sistema que cria um contato de dois pontos para o movimento radicular mesiodistal e vestibulolingual, que é mecanicamente o mesmo ao que vimos anteriormente com o uso de duas molas em contato com a coroa de um dente (ver Figura 9.18). Em um alinhador modificado, para fornecer um momento para o movimento radicular lingual de um incisivo superior, um *power ridge* de plástico fornece uma força lingual na superfície vestibular próxima da margem gengival enquanto uma força vestibular é aplicada na superfície lingual próxima da borda incisal. Para o movimento radicular distal de um pré-molar, dois *attachments* são colocados na superfície vestibular do dente, o que exerce uma força distal próxima da margem gengival e uma força medial próxima da ponta da cúspide. Embora esses sistemas de força de dois pontos possam teoricamente fornecer melhor controle radicular com os alinhadores, a medida em que eles são eficazes clinicamente ao fazer isso ainda permanece incerta.

Bráquetes estreitos *versus* bráquetes largos em sistemas de aparelho fixo

O controle da posição radicular com aparelho ortodôntico é especialmente necessário em duas circunstâncias: quando a raiz de um dente necessita de torque vestibulolingual (como no exemplo anterior) e quando o movimento mesiodistal da raiz é necessário para o paralelismo adequado dos dentes quando os espaços são fechados (nos locais de extrações). No primeiro exemplo, o momento necessário é gerado dentro do bráquete e as dimensões importantes são aquelas do arco, ao passo que na última situação o momento é gerado ao longo do bráquete e a largura deste determina o comprimento do momento de força.

Quanto mais largo o bráquete, sendo iguais todos os outros aspectos, mais fácil será para ele gerar os momentos necessários para trazer as raízes paralelas nos locais de extração ou para controlar a posição mesiodistal das raízes em geral. Considere a retração da raiz de um canino para o local de extração do primeiro pré-molar (Figura 9.24). Com uma força de retração de 100 g e uma distância de 10 mm do bráquete ao centro de resistência, será necessário um momento de 1.000 g-mm. Se o bráquete nesse dente tiver 1 mm de largura, serão necessários 1.000 g de força em cada canto do bráquete; se o bráquete tiver 4 mm de largura, serão necessários apenas 250 g de força em cada canto.

Isso passa a ter grande significado prático quando o local da extração é fechado pelo deslizamento do dente no arco, e produz-se uma dobra entre o fio e o bráquete. Essa inclinação que o fio assume força-o contra as quinas do bráquete e é afetada pela força com que o bráquete se conecta ao fio e o ângulo de contato entre o fio e o bráquete (ver Figura 9.24). Quanto mais largo for o bráquete, mais serão reduzidas tanto a força necessária para gerar o momento quanto o ângulo de contato, e isso é vantajoso para o fechamento de espaço por deslize.

Apesar de suas vantagens quando os espaços precisam ser fechados por deslizamento dos dentes no arco, os bráquetes largos têm uma desvantagem parcial na sua utilização. Quanto mais largo o bráquete de um dente, menor será a distância interbráquete entre ele e os dentes adjacentes, e, portanto, mais curto será o comprimento efetivo dos segmentos de arco entre os suportes. Com a redução da distância dos segmentos de arco dessa maneira (reduzindo o comprimento da viga, na terminologia de nossa discussão anterior), diminuem significativamente tanto a resiliência do arco como seu limite de trabalho. Por essa razão, a utilização de bráquetes extremamente largos é contraindicada. A largura prática máxima de um bráquete é próxima da metade da largura do dente, e, igualmente, os bráquetes mais estreitos são vantajosos quando os dentes estão mal alinhados, pois a maior distância interbráquetes promove maior resiliência.

Efeito do tamanho das canaletas dos bráquetes no sistema *edgewise*

A utilização de arcos retangulares em canaletas retangulares dos bráquetes foi introduzida por Edward Angle no final dos anos 1920, com seu mecanismo de arco *edgewise* (ver Capítulo 10). O aparelho original foi projetado para uso com arcos de ouro, e o tamanho da canaleta do bráquete 22 × 28 foi projetado para acomodar arcos retangulares de dimensões aproximadamente iguais. No conceito de tratamento de Angle, deslizar dentes ao longo de arcos para fechar espaços de extração era desnecessário, pois as extrações com propósitos ortodônticos simplesmente não eram realizadas. Os movimentos de torque, por outro lado, eram importantes, e o principal objetivo do desenho do aparelho era o torque eficiente. O aparelho foi planejado para produzir uma força apropriada e uma variação razoável na ação de torção quando fios de ouro 22 × 28 eram usados com bráquetes estreitos.

Quando os arcos de aço substituíram os de ouro, os cálculos originais de planejamento de Angle perderam a validade, pois o fio de aço da mesma espessura era muito mais duro. Uma alternativa era redesenhar o aparelho *edgewise*, otimizando o tamanho da canaleta do bráquete para o aço. A redução no tamanho da canaleta 22 a 18 mil foi preconizada para esse propósito. Mesmo com a diminuição do tamanho da canaleta, os fios de aço da mesma dimensão ainda produziriam forças ligeiramente maiores do que o sistema *edgewise* original, porém as propriedades do aparelho estavam próximas do original. Um bom torque é possível com fios de aço e bráquetes *edgewise* 18 mil.

Por outro lado, utilizar arcos menos espessos em bráquetes *edgewise* é uma forma de reduzir o atrito se o dente tiver que deslizar ao longo do arco, o que foi uma importante consideração na época em que o aço substituiu o ouro. De maneira prática, deslizar dentes ao longo do arco requer pelo menos 2 mil de folga, e até mesmo mais espaço pode ser desejável. A maior resistência de um arco 18 mil, comparado com o 16 mil, pode ser uma vantagem no deslizamento dos dentes. O fio 18 mil poderá, naturalmente, oferecer excelente folga em um bráquete com canaleta 22, porém encaixaria muito justo para fechar os espaços por deslizamento em uma canaleta 18. O encaixe original 22, portanto, teria alguma vantagem durante o fechamento de espaço, mas, quando o torque fosse necessário mais tarde, seria uma grande desvantagem.

Com arcos de aço 21 mil como a menor dimensão (próximo ao tamanho da canaleta do bráquete 22 mil original para proporcionar um bom encaixe), a resiliência e o limite de trabalho na torção são tão limitados que um torque efetivo com arco é essencialmente impossível. A utilização de bráquetes maiores para ajudar o fechamento de espaço tornaria o problema do torque ainda pior. Inclinações exageradas de fios retangulares menores (p. ex., 19 × 25) são uma alternativa, porém auxiliares de torque (ver Figura 9.21) são geralmente necessários, com fio de aço inoxidável menores em bráquetes *edgewise* com canaleta 22.

Nessa situação, o papel dos novos arcos de titânio tornou-se mais claro. Se somente arcos de aço inoxidável devem ser usados, o sistema de canaleta 18 mil tem vantagens consideráveis sobre os bráquetes com canaleta de tamanho maior. Com suas excelentes resiliência e resistência para deformações permanentes, os arcos A-NiTi superam algumas limitações do alinhamento feito com aço inoxidável no bráquete tamanho 22 mil, enquanto arcos retangulares NiTi e beta-Ti oferecem vantagens sobre o fio de aço inoxidável para as fases finais do tratamento e para controle de torque. Em resumo, os arcos de titânio ajudam muito a superar os maiores problemas associados ao uso contínuo do bráquete com tamanho de canaleta original *edgewise*.

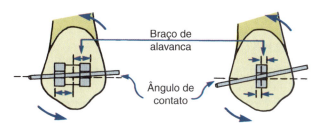

• **Figura 9.24** A largura do bráquete determina o comprimento do momento de força (braço de alavanca) – metade da largura do bráquete – para controlar a posição mesiodistal da raiz. A largura do bráquete também influencia o ângulo do contato onde o canto do bráquete toca o arco. Quanto mais largo o bráquete, menor é o ângulo do contato.

Aspectos mecânicos do controle de ancoragem

Atrito *versus* ângulo de contato na resistência ao deslizamento

Quando os dentes deslizam ao longo do arco, a força é necessária para dois propósitos: superar a resistência criada entre o fio e o bráquete e criar a remodelação óssea necessária para o movimento dental. Como foi indicado no Capítulo 8, para controlar a posição dos dentes de ancoragem, é melhor minimizar as forças de reação que os atinge. O clínico fica tentado a usar forças para movimentar dentes ao longo de um arco para superar o atrito e o ângulo de contato do fio no bráquete. A decisão prudente quando o controle de ancoragem é crítico é minimizar as forças para que a ancoragem diferencial seja possível (ver Figura 8.22) ou usar uma abordagem, como as alças de fechamento, que não exija deslizamento de um bráquete ao longo do fio.

Devido ao aumento do uso de bráquetes autoligados e outras técnicas que reduzem o atrito (as quais são discutidas em detalhes no Capítulo 10), tornou-se importante distinguir os fatores de atrito e do ângulo de contato do fio para a resistência ao deslize.

Atrito no tratamento com aparelho fixo

Quando um objeto em movimento contata outro, o atrito de suas interfaces produz resistência na direção do movimento. Em última instância, o atrito é derivado das forças eletromagnéticas entre átomos – ele não é uma força fundamental que possa ser definida independentemente das condições locais. O atrito é proporcional à força com a qual as superfícies em contato são pressionadas, e é afetado pela natureza da superfície na interface (plana ou rugosa, quimicamente reativa ou passiva, modificada por lubrificantes). É interessante observar que o atrito independe da área de contato aparente. Isso porque todas as superfícies, independentes de quão lisas sejam, têm irregularidades que devem ser consideradas em uma escala molecular, e o contato real somente acontece em um número limitado de pequenos pontos na superfície irregular (Figura 9.25). Esses pontos, chamados de *asperezas*, levam toda a carga entre as duas superfícies. Mesmo sob pequenas cargas, a pressão local em uma aspereza pode causar considerável deformação plástica dessas pequenas áreas. Por isso, a área de contato real é, para uma considerada extensão, determinada pela carga aplicada e é diretamente proporcional a essa carga.[11]

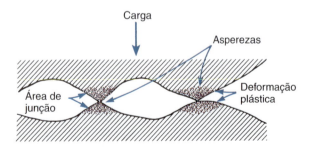

• **Figura 9.25** Quando duas superfícies sólidas são pressionadas uma de encontro à outra, ou quando uma desliza sobre a outra, ocorre contato real somente em um número limitado de pequenos pontos, chamados asperezas, que representam os picos de irregularidades na superfície. Essas junções cisalham à medida que ocorre o deslizamento, e a força para produzir essa deformação plástica das irregularidades da superfície é a resistência ao atrito. (Redesenhado de Jastrzebski ZD. *The Nature and Properties of Engineering Materials*. 3rd ed. Nova York: Wiley; 1987.).

Quando uma força tangencial é aplicada para causar o deslizamento de um material sobre o outro, as junções começam a sofrer cisalhamento. O coeficiente de atrito é, então, proporcional à resistência ao cisalhamento nessas junções e inversamente proporcional à carga máxima do material (porque isso determina a extensão da deformação plástica nas asperezas). O fenômeno de "travamento" causa baixa velocidade de deslizamento, e pode ocorrer um destravamento se uma força for suficiente para romper o atrito, ocorrendo um "deslocamento". Então novamente ocorrerá um novo travamento, até que seja aplicada uma nova força suficiente para romper este novo atrito.

Dois outros fatores podem afetar a resistência ao deslizamento: a interdigitação das irregularidades das superfícies, as quais, obviamente, se tornam mais importantes quando as asperezas são grandes ou pontiagudas; e a extensão na qual as asperezas de um material mais duro juntam-se a uma superfície mais macia. Desse modo, a resistência do atrito total será a soma desses três componentes: (1) a força necessária para o cisalhamento de todas as junções, (2) a resistência causada pela interdigitação das rugosidades e (3) o componente de alisamento da força total de atrito.[12] Na prática, se dois materiais são relativamente lisos e não muito diferentes em dureza, o atrito é em grande parte determinado pelo componente de cisalhamento.

O conceito de que as qualidades de superfície são uma variável importante na determinação do atrito tem sido enfatizado pela experiência nos últimos anos com os fios de titânio e bráquetes de cerâmica ou de plástico. Bráquetes de aço inoxidável deslizam razoavelmente bem em fios de aço, mas a condição não é tão boa em algumas outras combinações possíveis.

Atrito relacionado às propriedades da superfície dos fios. Quando os fios de NiTi foram introduzidos pela primeira vez, os fabricantes afirmaram que eles tinham superfície lisa em comparação com características comparáveis ao aço inoxidável, de modo que, com todos os outros fatores iguais, haveria menos de intertravamento de asperezas e resistência, assim, menos atrito ao deslizamento de um dente ao longo de um fio de NiTi do que com aço inoxidável. Isso é errôneo – a superfície de NiTi é mais rugosa (por causa de defeitos de superfície, não devido à qualidade do polimento) do que beta-Ti, que, por sua vez, é mais rugoso que o aço. O mais importante, no entanto, é que existe pouca ou nenhuma correlação para os fios ortodônticos entre os coeficientes de atrito e de rugosidade da superfície[13] (*i. e.*, intertravamento e alisamento não são componentes significativos da resistência total de atrito). Apesar de o NiTi ter maior rugosidade na superfície, beta-Ti tem maior resistência ao atrito. Acontece que, aumentando-se o teor de titânio de uma liga, aumenta-se a reatividade superficial, e a natureza química da superfície tem maior influência. Assim, beta-Ti, com 80% de titânio, tem maior coeficiente de atrito do que NiTi em titânio de 50%, e é maior a resistência ao atrito de deslizamento com qualquer um do que com o aço. Com beta-Ti, existe reatividade de titânio suficiente para que o fio se "solde a frio" a um bráquete de aço e, em algumas circunstâncias, tornando o deslizamento quase impossível.

Uma possível solução para esse problema é a alteração da superfície dos fios de titânio por implantação de íons na superfície. A implantação iônica (com nitrogênio, carbono e outros materiais) tem sido feita com êxito em beta-Ti e este tem mostrado melhores características. Na clínica ortodôntica, no entanto, fios de NiTi e beta-Ti implantados não conseguiram mostrar melhor desempenho no alinhamento inicial ou no deslizando para fechamento de espaço, respectivamente.

Atrito relacionado às propriedades da superfície dos bráquetes. As superfícies dos bráquetes também são importantes no atrito. Os bráquetes ortodônticos mais modernos são igualmente fundidos ou esculpidos a partir de aço inoxidável e, se polidos apropriadamente, têm superfícies relativamente lisas, comparáveis às dos fios de aço. Os bráquetes de titânio estão sendo agora usados, principalmente porque eles eliminam a chance de uma resposta alérgica ao níquel, mas raramente são necessários por essa razão (ver Capítulo 8). O principal é que as propriedades superficiais dos bráquetes de titânio são como as dos fios de titânio, e o polimento no interior das canaletas dos bráquetes é difícil o suficiente para que essas áreas críticas tenham mais irregularidade do que os fios. Portanto, o deslizamento com bráquetes de titânio pode ser problemático, particularmente se forem usados arcos de titânio.

Os bráquetes cerâmicos tornaram-se bastante populares nos anos 1980 por causa da sua melhor estética, mas suas propriedades superficiais estão longe do ideal. Os feitos de cerâmicas policristalinas têm superfícies consideravelmente mais ásperas do que os bráquetes de aço. O material cerâmico áspero, porém duro, provavelmente penetra a superfície até mesmo de um fio de aço durante o deslizamento, criando resistência considerável, e, naturalmente, isso é pior com fios de titânio. Embora os bráquetes de cerâmica monocristalina sejam mais lisos, eles também podem danificar os fios durante o deslizamento, e assim eles também têm aumento da resistência ao deslizamento.[14] Como resultado, foram introduzidos bráquetes cerâmicos com canaletas metálicas, um reconhecimento claro dos problemas criados pelo atrito contra a superfície cerâmica (ver mais discussões sobre aparelhos estéticos no Capítulo 10).

É bem provável que os bráquetes de compósitos plásticos sejam usados como rotina nos próximos anos. Eles têm a vantagem de ser da cor dos dentes e não alergênicos, e, pelo menos na teoria, deveriam ter superfícies apropriadas e não seriam tão problemáticos como os cerâmicos. Entretanto, os fios com composição plástica têm fabricação difícil e suas vantagens frente aos de metal podem não valer a despesa adicional.

Ângulo de contato elástico e inelástico na resistência ao deslizamento

A quantidade de força entre o fio e o bráquete influencia fortemente a quantidade de resistência ao deslizamento. Tal resistência é determinada principalmente por dois fatores: atrito nos contatos do fio nas paredes ou no fundo do bráquete e o ângulo de contato elástico ou inelástico conforme o fio toca nas bordas do bráquete. Como veremos, o ângulo de contato, não o atrito, é o principal componente da resistência ao deslizamento.

Em teoria, um fio pode mover-se através de um bráquete ou tubo sem qualquer atrito que seja, se este for pequeno em relação ao bráquete e não tocar nenhuma parte do dispositivo (Figura 9.26A). Mesmo no laboratório, isso é muito difícil; a menos que tudo esteja perfeitamente alinhado, o fio irá tocar o fundo do canal de encaixe ou alguma outra área, mas o atrito será pequeno, se nada forçar o fio contra o bráquete.

Isso, contudo, não tem semelhança com o que acontece na boca. Quando um fio em forma de arco se encaixa através de múltiplos bráquetes, o contato com a base do bráquete e/ou com as paredes do bráquete é inevitável (Figura 9.26B). Se um dente for puxado ao longo de um arco, a resistência ao deslizamento será apenas o atrito até que o dente se incline o suficiente para fazer com que os cantos do bráquete fiquem em contato com o fio. O dente inclina-se, é claro, porque a força é aplicada a um bráquete na sua coroa, e o centro de resistência está a meio caminho para apical na raiz. Assim que os cantos do bráquete encontram o fio, o que acontece depois de um movimento muito pequeno do dente, é gerado um momento que se opõe a uma inclinação maior (Figura 9.27). Isso cria o ângulo de contato elástico entre o bráquete e o fio, que é diferente do atrito.

Quanto maior for o ângulo dos contatos do fio com os cantos do bráquete, maior será a força entre o fio e o bráquete; assim, como observado anteriormente, existe maior resistência ao deslizamento com bráquetes estreitos do que com os largos. Como mostra a Figura 9.28, a resistência ao deslizamento inclui o ângulo de contato elástico quase imediatamente quando começa o movimento do dente e sobe rapidamente conforme o ângulo entre o bráquete e o fio aumenta.[15]

Uma série de experimentos no laboratório de Kusy ajudou a colocar em perspectiva a importância do ângulo de contato *versus* o atrito como componentes de resistência ao deslizamento.[16] Nos experimentos, fios 21 × 25 de M-NiTi e de aço foram amarrados em um bráquete geminado de aço com canaleta 22 com força de 200 g na ligadura, então havia bastante atrito. Em seguida, a

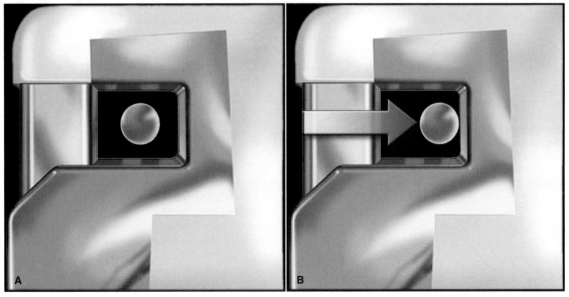

• **Figura 9.26** A. É possível, no laboratório, posicionar um pequeno fio dentro de um bráquete (ou tubo) de modo que ele não toque nenhuma das paredes; em consequência, não haverá resistência de atrito à passagem do fio em relação ao bráquete. **B.** Na boca, um arco curvo passando através de uma série de bráquetes inevitavelmente entra contato com o fundo do bráquete, de modo que ocorre algum atrito.

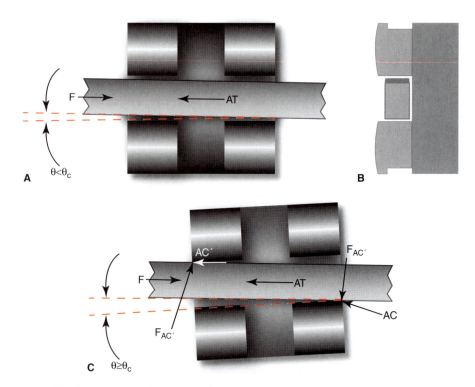

• **Figura 9.27 A e B.** A força *(F)* para mover um bráquete ao longo de um arco inicialmente será resistida apenas por atrito *(AT)* devido ao contato do fio com a parte inferior ou lados da canaleta do bráquete. **C.** Como a raiz de um dente resiste ao movimento, os dentes inclinam, até que os cantos do bráquete entrem em contato com o fio, e nesse ponto o ângulo de contato elástico *(AC)* do fio contra o canto do bráquete aumenta a resistência ao deslizamento.

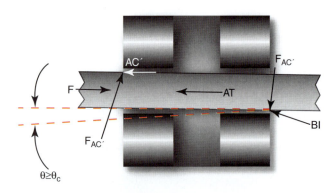

Alinhamento bem inicial: RD = AT + AC
Quase imediatamente: RD = AC

• **Figura 9.28** Como o ângulo de contato cria a maior parte da resistência ao deslizamento à medida que o ângulo entre o fio e o canto do bráquete aumenta, a resistência ao deslizamento *(RD)* no início do alinhamento é a soma do ângulo de contato elástico *(AC)* e atrito *(AT)*, mas quase imediatamente o componente de resistência do ângulo de contato supera o atrito, de tal maneira que o componente de atrito pode ser ignorado – para todos os fins práticos, a resistência ao deslizamento é decorrente apenas do ângulo de contato (ver Figura 9.29).

resistência ao deslizamento foi avaliada como uma função do ângulo de contato entre o fio e o bráquete. Como mostra a Figura 9.29, com um ângulo de contato de 3°, a maior parte da resistência ao deslizamento foi em virtude do ângulo de contato no fio de aço, e quase a metade em virtude do ângulo de contato com o fio M-NiTi. A um ângulo de 7° ou maior, quase toda a resistência ao deslizamento foi em decorrência do ângulo de contato com os dois fios.

Conclusão: para o alinhamento inicial dos dentes, a resistência ao deslizamento é devido a uma combinação de atrito e ângulo de contato, mas quase imediatamente, a menos que se permita que o dente se incline para manter o ângulo de contato baixo, o componente de atrito se torna tão baixo que é insignificante, e a resistência ao deslizamento é em virtude quase totalmente do ângulo de contato elástico.

Durante o movimento ortodôntico do dente, o ângulo de contato inelástico também pode ser encontrado. Isso ocorre quando se chanfra a aresta do fio (Figura 9.30). Quando uma endentação no fio encontra a borda do bráquete, o movimento dental interrompe-se, até que o deslocamento do dente devido à função libera a endentação (lembre-se, os dentes movem-se durante a função conforme o osso alveolar se curva sob as cargas pesadas e retornam à sua posição original conforme o osso volta à sua forma após a liberação da carga pesada). Dada a presença de ambos os tipos de ângulo de contato, não é surpreendente observar que o movimento do dente acontece quase inteiramente em uma série de passos, não em um fluxo suave.

Magnitude da resistência ao deslizamento

Talvez a informação mais importante a ser obtida a partir da resistência ao deslizamento seja a sua magnitude, mesmo sob as melhores circunstâncias. Se um dente canino precisar deslizar ao longo de um arco, como parte do fechamento do espaço de extração, e uma força de 100 g for necessária para o movimento do dente, aproximadamente outros 100 g serão necessários para ultrapassar os efeitos do ângulo de contato e do atrito. A força total necessária para fazer deslizar o dente é, portanto, duas vezes maior do que se poderia esperar. Como essa resistência é em virtude, principalmente, do ângulo de contato, a substituição da ligadura elastomérica por uma tampa de bráquete autoligado, de

CAPÍTULO 9   Princípios Mecânicos no Controle de Forças Ortodônticas   287

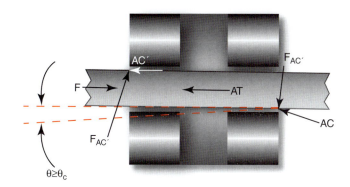

Fio de aço	Fio NiTi
3º RD = 73% AC	3º RD = 45% AC
7º RD = 94% AC	7º RD = 93% AC
11º RD = 97% AC	11º RD = 95% AC

• **Figura 9.29** Os estudos de laboratório nos quais se permitiu ao bráquete inclinar em relação ao fio ao longo do qual ele estava sendo movido têm mostrado que, com um fio de aço 21 × 25, que foi amarrado em um suporte de aço com 200 g de força (por isso havia muito atrito), 73% da resistência ao deslizamento *(RD)* foi em função do ângulo de contato *(AC)* no ângulo de 3°, e mais de 90% era devido ao ângulo de contato em ângulos de 7° ou superiores. Com um fio de níquel-titânio martensítico (M-NiTi) do mesmo tamanho, havia menos ângulo de contato a 3°, e situação semelhante em ângulos superiores. O componente de resistência atribuída ao atrito pode ser considerado insignificante em ângulos de contato que são rapidamente alcançados no deslizamento de um dente ao longo do fio. (De Articolo LC, Kusy RP. *Am J Orthod Dentofac Orthop.* 1999;115:39-51.)

forma que o fio não seja forçado contra o fundo do suporte, não leva ao fechamento mais rápido do espaço.[17]

Em termos do efeito sobre a ancoragem ortodôntica, o problema criado pela resistência ao deslizamento não é tanto a sua presença, mas a dificuldade de se conhecer a sua magnitude. Para deslizar um dente ou dentes ao longo de um arco, o clínico deve aplicar força suficiente para vencer a resistência e produzir a resposta biológica. Como mencionado anteriormente, é difícil evitar a tentação de estimar a resistência ao deslizamento generosamente e adicionar uma força suficiente para ter a certeza de que o movimento do dente vai ocorrer. O efeito de qualquer força, além da que era realmente necessária para superar a resistência ao deslizamento, é trazer os dentes de ancoragem até o platô da curva de movimentação dentária (ver Figura 8.22). Em seguida, ou ocorre o movimento desnecessário dos dentes de ancoragem, ou medidas adicionais para manter a ancoragem são necessárias (como extraoral ou miniparafusos ósseos).

Se uma alça é realizada no arco, ativada para produzir o movimento dental e, em seguida amarrada firmemente, os segmentos do arco movimentam-se, levando os dentes com eles, em vez de os dentes movimentarem-se em relação ao fio. Alças desse tipo são chamadas *alças de retração,* se elas são amarradas somente a um dente, ou *alças de fechamento,* se elas ligam dois segmentos arco (Figura 9.31). Incorporar alças no arco torna a confecção e o uso clínico do aparelho mais complexos, mas elimina a dificuldade em prever a resistência ao deslizamento.

Métodos para o controle da ancoragem

A partir da discussão anterior a respeito dos aspectos biológicos de ancoragem no Capítulo 8 e a revisão sobre os efeitos do atrito e do ângulo de contato, fica evidente que várias estratégias em potencial podem ser usadas para controlar a ancoragem. Aproximadamente todos os métodos possíveis são usados atualmente nas clínicas ortodônticas, e todos são afetados pela resistência ao deslizamento encontrada no método e, se ocorre, com qual magnitude. Considere-os aqui em mais detalhes.

Tipos de ancoragem

Reforço. A extensão na qual a ancoragem deve ser reforçada (pela adição de dentes na unidade de ancoragem) depende do movimento dental desejado. Na prática, isso significa que os requisitos para ancoragem necessitam ser estabelecidos individualmente em cada situação clínica. Contudo, uma vez determinado que o reforço é desejável, isso normalmente envolve a inclusão de tantos dentes quanto possível na unidade de ancoragem. Para movimentos dentários diferenciais significativos, a relação da área do LP da unidade de ancoragem pela área do LP da unidade de movimento

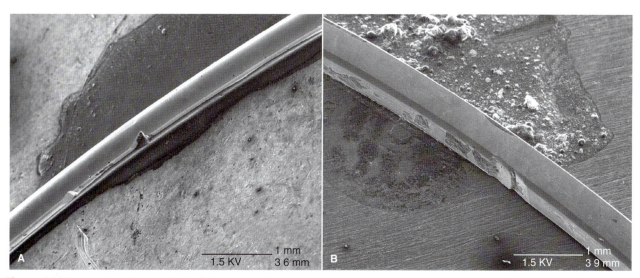

• **Figura 9.30** Imagens de microscopia eletrônica de varredura mostram que deslizar um bráquete ao longo de um fio (ou um fio através de um bráquete) provoca surpreendentes quantidades de distorção na superfície do fio. **A.** Fio de aço 16 mil após deslizamento através de um bráquete: nota-se marca significativa no fio. **B.** Fio de aço 21 × 25 após deslizamento. Observe a série de reentrâncias. Quando o canto do bráquete chega em áreas danificadas como estas, o movimento dental é interrompido até que a reentrância seja liberada pela função mastigatória. (Cortesia de Dr. Robert Kusy).

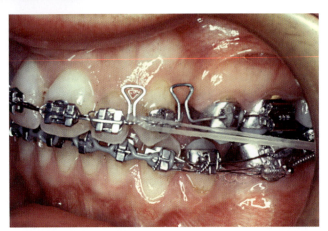

• **Figura 9.31** Uma alça de fechamento de espaço está sendo usada para retrair os incisivos superiores, enquanto uma mola desliza no arco inferior para o fechamento do espaço inferior. Neste paciente classe II a alça de fechamento elimina a resistência do deslizamento como fator para a manutenção da posição dos dentes posteriores maxilares, enquanto o fechamento do espaço inferior por deslizamento e os elásticos leves de classe II servem para movimentar os dentes inferiores posteriores para a frente como parte da correção da relação molar.

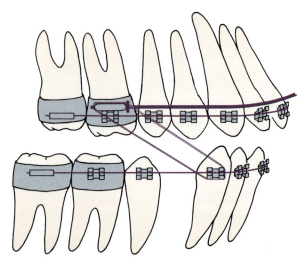

• **Figura 9.32** O reforço na ancoragem pode ser produzido adicionando-se mais dentes dentro do mesmo arco para a unidade de ancoragem ou utilizando-se elásticos provenientes do arco oposto, para auxiliar a produzir o movimento dental desejado, como com o elástico intermaxilar mostrado aqui. O reforço adicional pode ser obtido com força extraoral, como com o acréscimo de um arco extrabucal ao molar superior para resistir à tração para a frente do elástico.

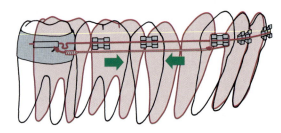

• **Figura 9.33** A retração de um canino isoladamente, como uma primeira etapa em um fechamento de espaço em dois estágios, frequentemente é usada para conservar a ancoragem, particularmente quando se deslizam dentes ao longo do arco.

dental deve ser pelo menos de 2 para 1 sem deslizamento, e 4 para 1 com deslize. Qualquer razão menor que esta produzirá fechamento com movimento recíproco. Obviamente, relações maiores são desejáveis, se puderem ser obtidas.

Um reforço satisfatório da ancoragem pode requerer a adição de dentes da arcada dental oposta ao da unidade de ancoragem. Por exemplo, para fechar o espaço da extração de um pré-molar inferior, seria possível estabilizar todos os dentes do arco superior, de maneira que eles só pudessem movimentar-se em bloco como um grupo, e em seguida usar um elástico da região superior posterior para a região anterior inferior; dessa maneira, se antagonizaria o movimento para a frente de todo o arco superior contra o movimento distal do segmento anterior inferior (Figura 9.32). Esse acréscimo de todo o arco superior alteraria significativamente o equilíbrio entre a retração dos anteriores inferiores e a perda de ancoragem dos dentes posteriores inferiores.

Essa ancoragem poderia ser reforçada ainda mais com a colaboração do paciente quanto ao uso do aparelho extrabucal, aplicando força para trás contra os molares superiores. A força de reação proveniente do aparelho extraoral é dissipada contra os ossos da calota craniana, e desse modo adiciona-se a resistência de tais estruturas à unidade de ancoragem. O único problema com o reforço fora da arcada dental é que as alças nos arcos fornecem forças constantes, ao passo que os elásticos de um arco ao outro tendem a ser intermitentes, e é provável que a força extraoral seja ainda mais intermitente. Embora esse fator tempo possa diminuir significativamente o valor do reforço interarco e extraoral, ambos são muito úteis clinicamente.

Subdivisão do movimento desejado. Uma forma comum de melhorar o controle de ancoragem é colocar a resistência de um grupo de dentes contra o movimento de um único dente, de modo a dividir o arco em segmentos mais ou menos iguais. Em nosso exemplo do local da extração, seria perfeitamente possível reduzir a força na ancoragem posterior retraindo o canino individualmente, contrapondo o seu movimento distal contra o movimento mesial de todos os outros dentes dentro do arco (Figura 9.33). Após o canino ter sido retraído, pode-se adicioná-lo à unidade de ancoragem posterior e retrair os incisivos. Com essa abordagem haveria a vantagem de a força de reação ser sempre dissipada na grande área do LP da unidade de ancoragem – mas somente se a força de retração fosse mantida leve, como discutido no Capítulo 8. A desvantagem no fechamento de espaço em duas etapas em vez de uma é que ele tomaria duas vezes mais tempo.

A subdivisão do movimento dental melhora a situação de ancoragem independentemente de o deslizamento estar envolvido e de onde o espaço está localizado no arco. Se for desejado deslizar todos os dentes posteriores para a frente (no caso, os dentes anteriores são a unidade de ancoragem), trazê-los para a frente um de cada vez é a maneira mais conservadora. Novamente, manter os níveis leves de força é o segredo para produzir o movimento dental diferencial.

Inclinação/Verticalização. Outra estratégia possível para controle de ancoragem é inclinar os dentes e depois verticalizá-los, em vez de movimentá-los de corpo. No nosso exemplo do local de extrações, isso requereria novamente duas etapas no tratamento. Na primeira, os dentes anteriores seriam inclinados distalmente contra o movimento de corpo do segmento posterior (ver Figura 8.23). Permitir que o dente incline conforme ele desliza ao longo do arco mantém reduzido o ângulo entre o fio e o bráquete, o que diminui o ângulo de contato e, portanto, mantém baixa a resistência ao deslizamento. Como uma segunda etapa, os dentes inclinados seriam verticalizados, movimentando-se as raízes dos caninos distalmente e produzindo-se movimento de torque nas raízes dos incisivos para lingual, outra vez com ancoragem estacionária do segmento posterior. Seria extremamente importante manter as forças tão leves quanto possível durante ambas as etapas, de modo que os dentes do segmento posterior estivessem sempre abaixo do limite de força ideal, enquanto os dentes anteriores receberiam a força ideal.

Controle de ancoragem durante o fechamento de espaço

Neste ponto, contudo, é interessante considerar uma situação relativamente típica de extrações, na qual é desejável fechar o espaço das extrações retraindo os dentes anteriores em 60% do espaço, permitindo o movimento anterior dos dentes posteriores em 40% do espaço (Figura 9.34). Esse resultado poderia ser obtido por meio de três abordagens possíveis: (1) fechamento do espaço em apenas uma etapa, com aparelho sem atrito (através de alças de fechamento, para que segmentos do fio se movimentem levando os dentes, em vez de deslizar); (2) fechamento do espaço em duas etapas, deslizando o canino ao longo do arco e depois retraindo os incisivos (como na técnica original de Tweed); ou (3) fechamento em duas etapas, inclinando o segmento anterior com algum atrito e depois verticalizando os dentes inclinados (como na técnica de Begg). (Ver o Capítulo 16 para a discussão detalhada dessas técnicas.)

O exemplo torna mais aparente o custo do atrito e do ângulo de contato na situação clínica: a grande tensão na ancoragem quando os bráquetes deslizam ao longo do arco necessita ser compensada por uma abordagem mais conservadora para o controle da ancoragem. O custo desse procedimento geralmente é um tempo maior de tratamento. A abordagem com alças de fechamento, embora mais difícil de fabricar e manipular, resultará no mesmo fechamento de espaço, porém significativamente mais rápido.

Observe que as estratégias para o controle de ancoragem estão associadas a aparelhos ortodônticos específicos e, na verdade, são literalmente construídas dentro do próprio aparelho em muitas situações. O método de controle de ancoragem, que está implícito no desenho do aparelho, é algumas vezes chamado de *filosofia do aparelho*, uma expressão não tão estranha quando vista dessa maneira.

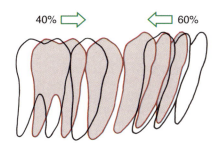

• **Figura 9.34** Fechamento do espaço da extração de um molar onde se pretende uma relação de 60% de retração dos incisivos e 40% de movimento mesial dos molares e segundos pré-molares. Esse resultado pode ser obtido diretamente de três maneiras: (1) o fechamento de espaço em uma etapa, com um mecanismo sem deslizamento (alça de fechamento de espaço); (2) o fechamento do espaço em duas etapas, com mecânica de deslizamento retraindo o canino individualmente e, em seguida, retraindo os quatro incisivos em uma segunda etapa (o método clássico de Tweed); ou (3) o fechamento do espaço em duas etapas, inicialmente com a inclinação para distal do canino e dos incisivos, e, em uma segunda etapa, a verticalização desses dentes (o método clássico de Begg). Bons resultados clínicos podem ser obtidos com todos esses três métodos. O custo da resistência ao deslizamento no fechamento de espaço, com aparelhos ortodônticos bem conduzidos, é maior pelo aumento do tempo de tratamento do que pela baixa qualidade do resultado.

Ancoragem esquelética. A ancoragem esquelética é derivada de parafusos ósseos, os quais diferem dos implantes para a reposição dos dentes em que a osseointegração com o parafuso não é desejada, simplesmente porque ela deve ser removida quando não for mais necessária como uma âncora ortodôntica. Ela pode ser realizada com parafusos únicos ou quando mais ancoragem for necessária para um movimento dental mais complexo, com miniplacas afixadas por parafusos no osso basal da maxila ou da mandíbula (Figura 9.35). Coletivamente, esses dispositivos são referidos como *dispositivos de ancoragem temporários* (DAT). Eles tornam possível o movimento dental que antigamente era muito difícil e não poderia ser realizado sem eles. Com ancoragem esquelética bem planejada, não há preocupação quanto ao movimento não pretendido dos dentes, mas a quantidade de força para os dentes que devem se movimentar ainda deve ser determinada com a resistência ao deslizamento em mente, e o resultado de tratamento desejado deve ser determinado com alguma precisão antes de as ancoragens ósseas serem colocadas de modo que possam ser posicionadas para fornecer as direções apropriadas de força.

De uma perspectiva ampla, a indicação para a ancoragem esquelética é a ancoragem intraoral e extraoral inadequada para obter o movimento dental desejado. Neste ponto, a principal consideração é se os parafusos ósseos individuais que o ortodontista pode colocar serão satisfatórios ou se as miniplacas que exigem o levantamento de retalho para colocação (uma cirurgia que muitos ortodontistas não gostariam de realizar) serão necessárias. As vantagens e desvantagens relativas dos parafusos sozinhos em comparação às miniplacas têm sido tema de certa controvérsia,[18,19] mas parece claro que, quanto mais ancoragem for necessária, maior a indicação para as miniplacas e seus diversos parafusos.

Para os dentes ausentes que eliminam a possibilidade tradicional da ancoragem dental, dentes impactados e outros problemas que exigem movimento de apenas alguns dentes, os parafusos ósseos alveolares são adequados e indicados. É interessante que os parafusos ósseos únicos também podem ser satisfatórios para intrusão de diversos dentes, assim como quando os dentes posteriores superiores precisam ser intruídos para fechar uma mordida aberta anterior, porque uma exigência para intrusão é a força leve. Para o movimento dental mais complexo – por exemplo, mover toda a arcada superior distalmente para a camuflagem de classe II – ou quando a direção da força desejada não puder ser obtida com os parafusos alveolares, as miniplacas que estão afixadas a 2 ou 3 parafusos e podem ser colocadas acima ou abaixo dos ápices dentais são necessárias.

A ancoragem esquelética é usada de duas maneiras: direta ou indireta. A ancoragem direta se dá quando o dente ou os dentes que precisam ser movidos são afixados diretamente à ancoragem óssea para mantê-los na posição enquanto eles servem como estabilizadores. Com a ancoragem indireta, não há nada de diferente do que foi discutido anteriormente. Com a ancoragem direta, a localização do reforço ósseo deve ser cuidadosamente considerada, porque a linha de força quase sempre está acima ou abaixo da linha de força dos dentes da ancoragem. As miniplacas são melhores para ancoragem direta, mesmo que seja possível que elas fiquem ainda mais distantes dos dentes do que os parafusos ósseos isolados, porque os prolongamentos às miniplacas normalmente permitem a colocação de um fio pela fixação, de modo que a linha de força possa ser variada.

Em muitas áreas em torno da dentição, o osso onde as ancoragens esqueléticas podem ser colocadas não é tão espesso ou denso como pode ser imaginado. Essas áreas não são bons locais para os parafusos únicos, embora elas possam ser satisfatórias se uma miniplaca fosse colocada naquela área com múltiplos parafusos. O

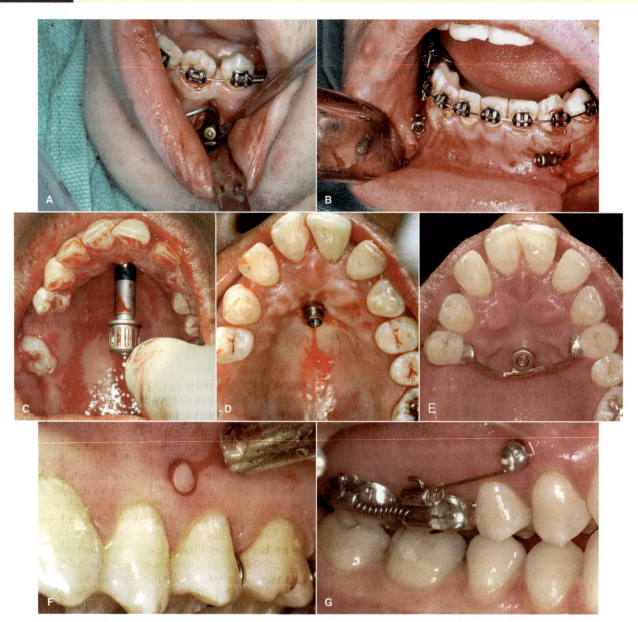

• **Figura 9.35** Ancoragem óssea obtida por parafusos ou parafusos com uma cabeça que se estendem para dentro da boca e podem ser colocados tanto no arco superior quanto no arco inferior, para fornecer ancoragem esquelética para o movimento dental. Esse método torna possível produzir movimento dental que, de outra maneira, seria impossível. **A.** Fixação de miniparafuso para realizar uma ancoragem óssea na mandíbula. **B.** Miniplacas com ganchos localizadas bilateralmente. **C.** Colocação cirúrgica de uma ancoragem palatina. **D.** Ancoragem em posição (Straumann OrthoSystem). **E.** Arco palatino de estabilização ligado à ancoragem, na preparação para a retração dos incisivos superiores protraídos. **F.** Remoção de uma pequena área da mucosa sobre o local onde um miniparafuso será colocado no processo alveolar da maxila. **G.** Miniparafuso de Tomas (Dentarum) com um fio estabilizador ligado a uma ranhura na cabeça do parafuso, sendo usado para estabilizar o primeiro molar superior quando o segundo molar é movido distalmente. (**C** a **E**, Cortesia dos Drs. S. Cunnigham e P. Thomas; **F** e **G**, cortesia de Prof. A. Bumann.)

osso acima dos dentes posteriores superiores, onde as miniplacas são preferidas, é o melhor exemplo, porém isso também se aplica mais geralmente se a força pesada tivesse que ser usada – quanto mais pesada a força, maior a necessidade para a densidade óssea se um parafuso único tiver que ser satisfatório. O osso do palato é mais denso que o osso alveolar, o que o torna o melhor local para os parafusos em vez das placas.

A idade também é um fator no uso da ancoragem esquelética: a densidade óssea adequada para a maioria dos procedimentos ortodônticos não é alcançada até o início da adolescência; portanto, as ancoragens ósseas não podem ser usadas para a maior parte dos tratamentos de dentição mista.

Os dispositivos da ancoragem esquelética são discutidos e ilustrados no Capítulo 10, e seu uso para realizar o movimento dental que era muito difícil ou impossível anteriormente é descrito em detalhes nos Capítulos 15 a 17 e 19.

Sistemas de forças determinadas *versus* indeterminadas

As leis de equilíbrio exigem não apenas que para cada força exista uma força de reação igual e oposta, mas também que a soma dos momentos em qualquer plano seja igual a zero. Em outras palavras, os momentos e também as forças geradas pelos aparelhos ortodônticos devem ser equilibrados em todos os três planos de espaço. Pode ser muito difícil visualizar o sistema de força total na ortodontia. Quando um componente importante do sistema é negligenciado, podemos facilmente ter movimentos imprevistos e indesejados.

Sistemas de força podem ser definidos como estaticamente *determinados*, significando que o momento e a força podem prontamente ser discriminados, medidos e avaliados, ou como *indeterminados*. Os sistemas estaticamente indeterminados são muito complexos para se avaliar de forma precisa todas as forças e os momentos envolvidos no equilíbrio. Tipicamente, apenas a direção dos momentos puros e os níveis aproximados de força total podem ser determinados.

Isso é um problema maior na ortodontia do que em muitas situações de engenharia, porque a ação final do sistema é determinada pela resposta biológica. Por exemplo, a quantidade do movimento dental será determinada em grande parte pela magnitude das forças sentidas pelos dentes de ancoragem e pelos dentes cujo movimento é pretendido, não apenas pelas diferenças entre essas forças. Se a força aplicada nos dentes de ancoragem for alta o suficiente para levantá-los além do platô da curva de resposta à pressão, ocorrerá o movimento dental recíproco, mesmo existindo uma diferença nas pressões do LP (ver Figura 8.22). Do mesmo modo, se ocorrer a intrusão dos incisivos ou a extrusão dos dentes posteriores, será quase totalmente em função da magnitude da força de intrusão *versus* a força de extrusão, não de sua direção ou da diferença entre elas. Sistemas de forças determinados, portanto, são vantajosos na ortodontia quando é necessário o controle da magnitude de força para produzir a resposta biológica desejada.

Para todos os fins práticos, os sistemas determinados na ortodontia são aqueles nos quais um binário é criado no final de um acessório, com apenas uma força (não binária) na outra. Isso significa que um fio que servirá como mola pode ser inserido no final de um tubo ou bráquete, mas deve ser amarrado para que exista apenas um ponto de contato no outro lado (Figura 9.36).

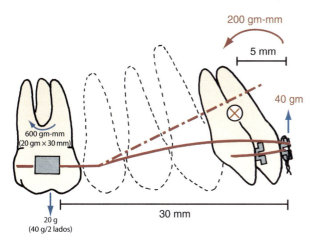

• **Figura 9.36** Um arco de intrusão feito de fio retangular, que se encaixa dentro de um tubo retangular nos molares e é amarrado a um ponto de contato do segmento dos incisivos é um exemplo de sistema binário determinado. Se o arco é ativado, puxando-o para cima e amarrando-o ao segmento dos incisivos de forma que libere uma força de intrusão de 40 g (10 g por dente, 20 g de cada lado) e se a distância do tubo do molar ao ponto de amarração for de 30 mm, cada molar reagirá com uma força de extrusão de 20 g em reação e com um momento de 600 g-mm para inclinar a coroa distalmente. No segmento dos incisivos, a força criará um momento de 200 g-mm para girar as coroas dos incisivos para vestibular. Sobre cada molar, a força extrusiva também criará um momento para rotacionar a coroa lingualmente. Se o tubo vestibular estiver a 4 mm por vestibular do centro de resistência, sua magnitude será de 80 g-mm.

Quando o fio é amarrado dentro de um bráquete em ambas as extremidades, um sistema de dois binários estaticamente indeterminado é criado.

Sistemas de binário único

Nas aplicações ortodônticas, o sistema de binário único é estabelecido quando são encontradas duas condições: (1) uma mola cantiléver, ou um arco auxiliar, é colocada dentro do bráquete ou tubo(s) e é geralmente fixada em um dente ou dentes que formem um segmento de estabilização (*i. e.*, a ancoragem reforçada está sendo utilizada); e (2) a outra extremidade da mola cantiléver, ou arco auxiliar, é amarrada a um dente ou grupo de dentes que serão movimentados com uma força aplicada a um ponto simples.[20]

Para análise, os dentes na unidade de ancoragem são considerados como se a estabilização tivesse criado um único grande dente multirradicular, com um único centro de resistência. É importante também amarrar firmemente os dentes da unidade de ancoragem com um segmento de fio estabilizador o mais rígido possível. Às vezes, os dentes posteriores em ambos os lados são unidos com um arco transpalatino, para que um segmento posterior estabilizador seja criado. Se o objetivo é mover mais de um dente, o segmento dos dentes movimentados deve ser amarrado de forma semelhante, de maneira a se tornar uma unidade simples.

Aplicações da mola cantiléver

Molas cantiléver são usadas mais frequentemente para trazer os dentes gravemente deslocados (impactados) para o arco (Figura 9.37). Essas molas têm a vantagem de grande extensão de ativação, com perda mínima de força à medida que o movimento do dente ocorre, além de um excelente controle da magnitude da força. Existem duas desvantagens: (1) a exemplo da maioria dos aparelhos com longo tempo de ativação, as molas cantiléver não são livres de falhas – se forem deformadas pelo paciente, poderá ocorrer uma significativa movimentação dos dentes na direção errada – e (2) o momento da força sobre um dente não erupcionado gira a coroa para lingual à medida que o dente é trazido em direção ao plano oclusal, o que certamente é indesejável caso o dente já esteja lingualizado em relação à sua posição correta (como a maioria dos dentes não erupcionados está). Embora se possa aplicar uma força adicional para superar o problema, o sistema rapidamente pode tornar-se complexo. Se a mola cantiléver for amarrada ao bráquete do dente não erupcionado de modo que um binário possa ser criado para melhor controle, o sistema de força se tornará estaticamente indeterminado e as magnitudes de força certamente não serão perfeitamente conhecidas.

Arcos auxiliares de intrusão/extrusão

Os sistemas de binário único são utilizados principalmente para provocar intrusão, geralmente de incisivos excessivamente erupcionados. Para este propósito, uma força leve contra os dentes a serem intruídos é essencial. Um arco de intrusão normalmente emprega ancoragem posterior (molar) contra dois ou quatro incisivos (Figura 9.38). Como a força intrusiva precisa ser leve, as forças de ação sobre os dentes de ancoragem também são leves, bem abaixo dos níveis de força necessários para extrusão e inclinação, que seriam os movimentos de reação dos dentes de ancoragem. Amarrar o molar junto com um arco transpalatino rígido previne a inclinação vestibular dos molares. Em adultos, geralmente os pré-molares são acrescentados à unidade de ancoragem.

Seria fácil ativar um arco auxiliar para produzir extrusão dos incisivos, em vez de intrusão. Entretanto, isso raramente é feito na prática clínica. A força necessária para extrusão é quatro a cinco

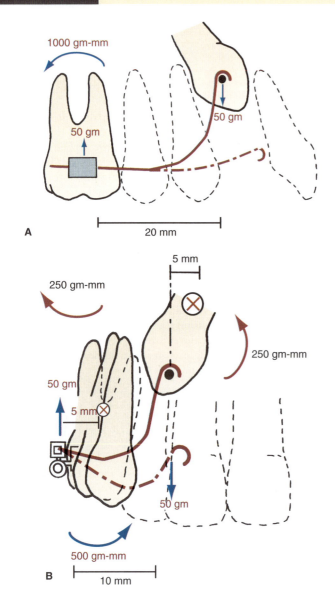

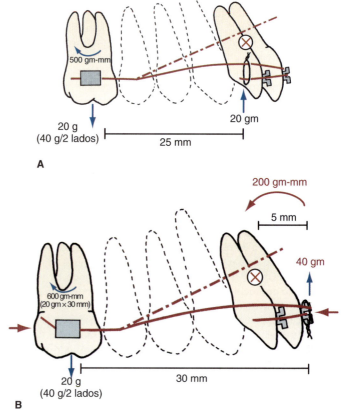

• **Figura 9.37** Uma mola cantiléver feita de fio retangular, que se encaixa dentro de um tubo retangular (ou de um bráquete) em uma das extremidades e é amarrado de um ponto de contato a outro, produzindo um sistema binário determinado, no qual forças e os momentos podem ser precisamente conhecidos. **A.** Vista lateral do sistema de força criado por uma mola cantiléver para extruir um canino superior impactado. Se a distância entre o tubo do molar e um botão no canino, no qual a mola está amarrada, for de 20 mm, colocando-se uma força de extrusão sobre o canino de 50 g, cria-se uma força intrusiva de 50 g sobre o molar e também um momento de 1.000 g-mm para girar a coroa do molar para a frente em torno de seu centro de resistência. **B.** Vista frontal do mesmo sistema de força. Considere os momentos (torques) bucolinguais criados pela força sobre o molar e o canino. Se o centro de resistência do canino está a 5 mm lingualmente ao botão sobre sua coroa, uma força extrusiva de 50 g cria um momento de 250 g-mm para girar a coroa para lingual (o que normalmente não é desejado; *seta vermelha*). No molar, se o centro de resistência está a 4 mm lingual ao tubo na superfície vestibular, os 50 g de força intrusiva criam um momento de 250 g-mm para girar a coroa no sentido vestibular *(seta vermelha)*. No entanto, se o canino impactado está a 10 mm lingual à superfície vestibular do molar, ativar a mola também a deforma, criando um momento de torque de 500 g-mm para girar a coroa do molar no sentido lingual *(seta azul)*. O resultado no molar é um momento puro de 250 g-mm para dar torque lingual à coroa do molar e torque vestibular de raiz. Se a mola retangular for amarrada ao bráquete de um canino, será criado um momento para torque de sua raiz para vestibular, mas o sistema de dois binários resultante poderá ser indeterminado – tornando-se difícil conhecer as forças e momentos com exatidão.

• **Figura 9.38** Dois fatores na ação de um arco de intrusão são a relação entre o ponto de aplicação da força em relação ao centro de resistência do segmento incisivo e se os dentes incisivos são livres para inclinar para vestibular conforme eles são intruídos ou se o arco é travado na região posterior para produzir torque raiz lingual. **A.** Um arco de intrusão pode ser amarrado em qualquer ponto ao longo do segmento incisivo. Se for amarrado atrás do bráquete do incisivo lateral, a força será aplicada em linha com o centro de resistência, e não haverá nenhum momento para girar os incisivos labiolingualmente. O efeito sobre os molares de ancoragem seria o mesmo se o arco de intrusão fosse amarrado na linha média (ver Figura 9.36). **B.** Se o arco de intrusão for amarrado na linha média e travado na região posterior, de forma que ele não possa deslizar para anterior dentro do tubo, o efeito será de torque lingual de raiz nos incisivos conforme eles são intruídos. O equilíbrio requer que os momentos e as forças estejam equilibrados, de modo que qualquer força vestibular exercida sobre o fio para conter os incisivos seria equilibrada por uma força mesial no molar *(setas vermelhas)*.

vezes maior do que a de intrusão; assim, a força de reação contra os dentes de ancoragem seria maior e os dentes de ancoragem não seriam tão estáveis. Talvez o mais importante, o controle preciso da magnitude de força, que é a maior vantagem de um sistema de binário único, é menos crítico quando se deseja a extrusão. A complexidade adicional dos segmentos de estabilização e de um arco auxiliar pode não compensar se a extrusão for o objetivo.

Sistemas com dois binários

Arco-utilidade para intrusão

Maneira fácil de ver os efeitos da mudança do sistema de binário único determinado para um sistema de dois binários indeterminados é observar os efeitos de amarrar um arco de intrusão dentro dos bráquetes dos incisivos em vez de amarrá-los a somente um ponto de contato.[21] O arco-utilidade, popularizado por Ricketts e usado com mais frequência para intrusão dos incisivos, faz essa mudança. Ele é feito de fio retangular, de modo que não gira dentro dos tubos dos molares, não passa pelos caninos e pré-molares e (diferentemente do arco de intrusão de binário único) é amarrado nos bráquetes dos incisivos (i. e., é um arco 4 × 2 amarrado a dois molares e quatro incisivos). A longa distância resultante proporciona excelentes propriedades de deflexão de carga, de forma que a força leve necessária para intrusão pode ser criada. A diferença ocorre quando o arco-utilidade é amarrado dentro dos bráquetes dos incisivos, criando um sistema de dois binários.

Quando o arco-utilidade é ativado para intrusão, o momento da força intrusiva inclina as coroas para vestibular (Figura 9.39). Uma forma de evitar a inclinação vestibular é aplicar uma força para retrair os incisivos, a qual poderia criar um momento na direção oposta. Isso deve ser feito dobrando-se ou amarrando-se atrás o arco-utilidade de intrusão. Embora a força de retração possa ser leve, qualquer força que trouxer os dentes de ancoragem mesialmente será igualmente indesejável.

Outra estratégia para controlar a inclinação vestibular logo se torna evidente: inserir torque no segmento anterior do arco-utilidade para conferir torque lingual aos incisivos. Analisemos os efeitos desse procedimento (ver Figura 9.39B-C). Uma finalidade do binário dentro do bráquete é aumentar a força intrusiva sobre os incisivos e também as forças extrusivas de reação sobre os molares. Embora se tenha certeza de que a magnitude de força intrusiva aumentará, é impossível saber o quanto. Um aumento na magnitude da força intrusiva às vezes não é previsto a partir desta mudança aparentemente sem relação no arco. Além disso, a magnitude das forças de reação não é conhecida com certeza, o que impossibilita o ajuste preciso do fio, mesmo que se preveja o aumento. Ambos os efeitos ajudam a explicar por que arcos-utilidade às vezes proporcionam quantidades decepcionantes de intrusão incisiva em relação à extrusão molar.

Dobras simétricas e assimétricas

Quando um fio é colocado dentro de dois bráquetes, as forças de equilíbrio sempre atuam em ambos os bráquetes. Para análise, dois grupos de dentes que tenham sido amarrados juntos para criar o equivalente a um único dente multirradiculado podem ser tratados como se houvesse somente um bráquete para cada grupo. Existem três possibilidades para colocar uma dobra no fio para ativá-lo:

- *Dobra em V simétrica*, que cria binários iguais e opostos nos bráquetes (Figura 9.40). As forças de equilíbrio associadas a cada

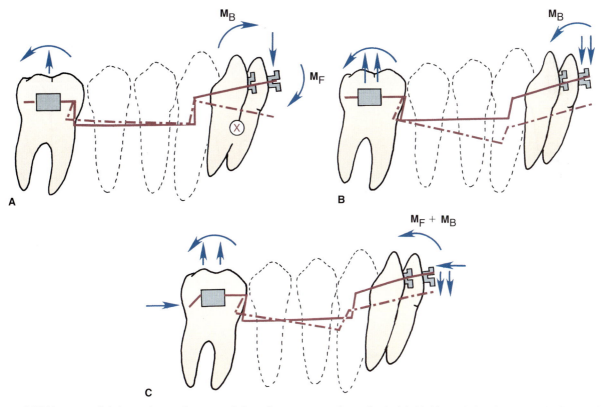

• **Figura 9.39** Um arco-utilidade geralmente é um arco de intrusão em uma configuração de dois binários, criado pela amarração do arco de intrusão retangular dentro dos bráquetes dos incisivos. Quando isso é feito, a magnitude exata das forças e dos binários não pode ser conhecida, mas a ativação inicial do arco deveria prover aproximadamente 40 g de intrusão ao segmento dos incisivos. **A.** Ativar o arco-utilidade colocando-o dentro dos bráquetes cria uma força de intrusão, com uma força de reação da mesma magnitude no molar de ancoragem e um binário para inclinar suas coroas para a distal. Nos incisivos, um momento para inclinar as coroas vestibularmente (M_F) é criado pela distância existente entre os bráquetes anteriores e o centro de resistência, e um momento adicional na mesma direção é criado pelo binário dentro do bráquete (M_B) à medida que a inclinação do fio é alterada quando se aproxima dos bráquetes. O momento deste binário não pode ser conhecido, mas ele é importante clinicamente porque afeta a magnitude da força de intrusão. **B.** Aplicar uma dobra de torque no arco-utilidade cria um momento para trazer a coroa para lingual, controlando a tendência dos dentes de inclinar para vestibular assim que eles são introduzidos, mas isso também aumenta a magnitude da força intrusiva sobre o segmento anterior e a força extrusiva e o binário sobre o molar. **C.** Travar o arco-utilidade na distal dos tubos molares cria uma força para trazer os incisivos lingualmente, e um momento dessa força opõe-se ao momento da força de intrusão. É criada uma força para trazer o molar mesialmente, juntamente com um momento de inclinação do molar para mesial. Especialmente se uma dobra de torque ainda estiver presente, é difícil ter certeza sobre qual dos momentos prevalecerá, ou se a força de intrusão é apropriada. Com esse sistema de dois binários, as forças verticais podem ser facilmente mais pesadas do que o desejado, mudando equilíbrio entre intrusão dos incisivos e extrusão dos molares. (Redesenhada de Davidovitch M, Rebellato J. *Semin Orthod*. 1995;1:25-30.)

bráquete também são iguais e opostas, e, portanto, anulam uma à outra. Uma dobra em V simétrica não está necessariamente a meio caminho entre dois dentes ou dois grupos de dentes; uma característica importante é que ela gera binários equivalentes nos dois extremos. Esses binários são afetados tanto pela largura dos bráquetes quanto pelo alinhamento deles, por isso deve-se tomar cuidado ao se colocar dobras em V simétricas antes de os dentes estarem bem alinhados. Além disso, se uma dobra em V simétrica deve ser colocada entre os dentes posteriores e anteriores, estudos têm mostrado que a dobra deve ser colocada mais perto do segmento posterior, devido à curva do arco. Finalmente, binários iguais e opostos têm a vantagem de não terem forças de reação, mas esses binários iguais não irão gerar movimento dental equivalente se a ancoragem de uma secção for muito maior

- *Dobra em V assimétrica*, que cria binários desiguais e opostos, e forças de equilíbrio puras que provocam a intrusão de uma unidade e a extrusão de outra (Figura 9.41). Embora a magnitude absoluta das forças envolvidas não possa ser conhecida com certeza (apesar de tudo ser, afinal, um sistema indeterminado), a magnitude relativa dos momentos e a direção das forças de equilíbrio associadas podem ser determinadas. O bráquete com momento maior tenderá mais a rotacionar do que o bráquete com momento menor, e isso indicará a direção das forças de equilíbrio. Colocar o segmento menor do fio dentro do bráquete é uma boa maneira de se visualizar a direção do equilíbrio das forças. Conforme a dobra é movimentada na direção de uma unidade (tendo duas unidades iguais), o momento aumenta na unidade mais próxima e diminui na mais distante, enquanto as forças de equilíbrio aumentam.

Na maioria dos estudos de dobras em V assimétricas, pode-se localizar uma posição em que nenhum momento é sentido no bráquete afastado, somente uma única força. Quando a dobra se aproxima mais do que isso de um bráquete, momentos em ambos os bráquetes ficam na mesma direção, e as forças de equilíbrio aumentam ainda mais. A localização desse ponto, contudo, varia em diferentes estudos, desde um terço da distância ao longo do fio até o caso de não ser encontrada, mesmo quando a dobra é colocada junto à unidade de ancoragem. A dificuldade de localizar esse ponto e, portanto, de predizer com confiança o efeito de colocação da dobra, é outro motivo pelo qual é importante examinar atentamente o que acontece clinicamente procurando por efeitos colaterais indesejados

- *Dobra em degrau*, que cria dois binários na mesma direção indiferente da sua posição entre os bráquetes (Figura 9.42). A localização de uma dobra em V é uma variável crítica na

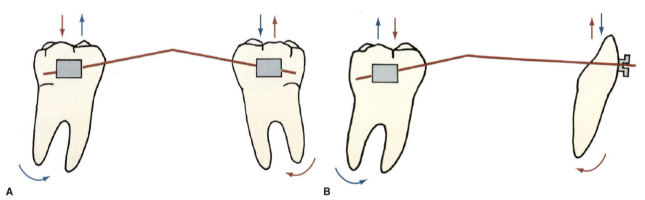

- **Figura 9.40 A.** Quando uma dobra em V simétrica é posicionada no meio entre duas unidades de igual resistência ao movimento, isso cria momentos iguais e opostos *(setas curvas vermelha e azul)*, e as forças intrusivas/extrusivas indicadas pelas setas verticais vermelha e azul anulam uma à outra. **B.** Para criar binários iguais e opostos entre duas unidades de diferente resistência ao movimento, uma dobra em V deve ser deslocada em direção à unidade com maior resistência ao movimento, assim uma dobra em V simétrica entre um incisivo e um molar deveria ser deslocada para a direção do molar. Deve-se saber o valor aproximado de ancoragem dos dentes ou das unidades da arcada dental para calcular a localização apropriada das dobras em V simétrica ou assimétrica.

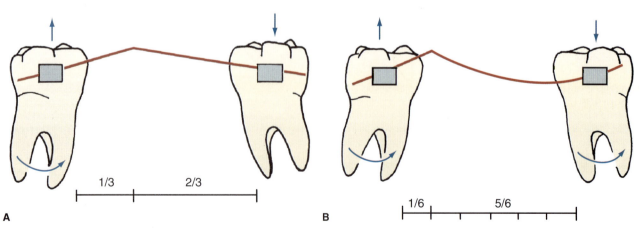

- **Figura 9.41 A.** Uma dobra em V assimétrica cria um momento maior sobre um dente ou unidade do que sobre o outro. À medida que a dobra se move em direção a um dente, o momento sobre esse dente aumenta e sobre o dente distante diminui. Quando a dobra está a um terço da distância interbráquete, o dente distante (à direita nesta imagem) recebe apenas a força, sem nenhum momento. **B.** Se a dobra em V é colocada mais próxima do que um terço para um dos dentes, um momento na mesma direção é criado em ambos os dentes, em lugar de momentos opostos. Uma dobra em V feita para dar paralelismo às raízes dos dentes adjacentes não terá efeito se ela estiver próxima demais a um dos dentes.

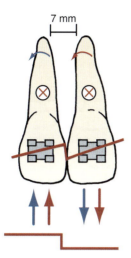

• **Figura 9.42** Uma dobra tipo degrau entre dois dentes produz força intrusiva sobre um dente, força extrusiva sobre o outro, e cria binários na mesma direção. Em contraste com as dobras em V, há pouco efeito sobre a força ou sobre os binários quando o degrau é movimentado para fora do centro.

determinação de seu efeito, mas a posição de uma dobra em degrau tem pouco ou nenhum efeito sobre a magnitude dos momentos ou sobre as forças de equilíbrio.

A relação geral entre a localização da dobra, as forças e os momentos que são produzidos é mostrada na Tabela 9.3. Observe que, para dobras em V, a força aumenta uniformemente à medida que a viga se move fora do centro. Para dobras em degrau, desde que ambos os binários estejam na mesma direção, a força é aumentada acima do que uma dobra em V simétrica poderia produzir.

Forças e binários criados por dobras interbráquetes

Sob condições laboratoriais, forças e binários criados no sistema de dois binários podem ser avaliados experimentalmente.[22] Com um fio de aço 16 mil e uma distância interbráquete de 7 mm (próxima à que seria encontrada entre os incisivos centrais com bráquetes geminados ou entre bráquetes estreitos de pré-molares e caninos), uma dobra em degrau de apenas 0,35 mm produzirá forças intrusivas/extrusivas de 347 g e binários de 1.210 g-mm na mesma direção (ver Tabela 9.3). A distorção permanente do fio ocorrerá com uma dobra em degrau de 0,8 mm. Como essa magnitude de força é grande demais para intrusão, é claro que a extrusão prevalecerá.

As forças verticais pesadas produzidas pelo que os ortodontistas considerariam como dobras modestas em um arco de fio leve, como o fio de aço 16 mil, explicam por que a extrusão é a resposta para dobras em degraus em arcos contínuos. Uma dobra em V assimétrica, que posiciona o ápice da dobra 0,35 mm acima do plano dos bráquetes, produz binários de 803 g-mm sem força líquida intrusiva/extrusiva na posição de um terço. Na posição de um sexto, ocorrem forças intrusivas/extrusivas acima de 900 g, com momentos muito amplos (ver Tabela 9.3); assim, o resultado aqui também será extrusão somada ao movimento de raiz.

Os momentos e as forças são bastante reduzidos com o aumento da distância interbráquete. Por exemplo, a mesma dobra em degrau de 0,35 mm que produziu 347 g com uma distância interbráquetes de 7 mm produz apenas 43 g com 14 mm de extensão (a qual ainda é muito alta para intrusão). Mesmo com arcos de fio flexível, uma distância interbráquete equivalente à distância do primeiro molar ao incisivo lateral é necessária para se obter a força leve para intrusão (e é por isso que os arcos de intrusão são desenhados para não passar nos pré-molares e caninos).

Distâncias maiores também tornam a posição da dobra em V menos crucial. Com uma distância interbráquete de 7 mm, o movimento de uma dobra em V apenas 1,2 mm da posição central a colocaria em uma posição de um terço, que elimina totalmente o momento sobre o bráquete distante. Com distância de 21 mm, o mesmo erro será quase desprezível. É muito mais fácil, entretanto, controlar o sistema de dois binários quando as distâncias entre os acessórios são relativamente maiores, como quando os fios conectam apenas os molares e os incisivos em um sistema de 4 × 2, ou para segmentos anterior e posterior.

Existe ainda outro nível de complexidade para um sistema de dois binários no fio 4× 2, porque efeitos tridimensionais (3D) são produzidos quando o fio segue do molar para os incisivos. Isso torna a análise de dobras de torque particularmente difícil. Usando a análise de modelo finito, Isaacson et al. mostraram que os princípios gerais da análise bidimensional (2D) permanecem válidos quando a análise 3D é feita.[23] Em um fio de longa extensão como o arco-utilidade, contudo, uma dobra em V no molar produz significativamente menos momento e forças de equilíbrio associadas do que a mesma dobra em V posicionada na mesma distância do segmento dos incisivos. Além disso, a inversão dos momentos, de modo que o momento esteja na mesma direção sobre o molar e o incisivo, não ocorre na análise 3D quando a dobra em V se movimenta mais próxima que um terço da distância para o molar ou incisivos. O resultado torna o efeito do arco-utilidade com dobras complexas ainda menos previsível.

Tabela 9.3 Sistemas de força das dobras em V e em degrau.

Percentual da distância total do bráquete mais próximo	Momento do dente distante/ momento do dente próximo	Condição geral da força	DADOS DE EXPERIMENTOS DE AÇO 16 MIL, DISTÂNCIA 7 MM DOBRA 0,35 MM Força (g)	Momento (g-mm)
Dobra em degrau				
Todos	1,0	XX	347	1.210/1.210
Dobra em V				
0,5	−1,0	Nenhuma	0	803/803
0,4	−0,3	X		
0,33	0	XX		
0,29			353	2.210/262
0,2	0,3	XXX		
0,14			937	4.840/1.720
0,1	0,4	XXXX		

Arcos com dois binários para alterar a inclinação dos incisivos

Um sistema de dois binários para mudar a inclinação dos incisivos pode ser planejado para produzir tanto inclinação quanto correção radicular (torque).[24] A alteração da inclinação é a mesma para inclinação ou torque, a diferença é se ocorre movimento de coroa ou movimento de raiz. Se um fio que se estende dos molares para os incisivos for ativado para rodar incisivos em torno do seu centro de resistência, as coroas se movimentarão para vestibular quando o fio estiver livre para deslizar através do tubo molar (Figura 9.43A). Ocasionalmente, isso fornece uma maneira conveniente de inclinar os incisivos superiores para vestibular para corrigir mordida cruzada anterior na dentição mista (ver Capítulos 15 a 17 e 19).

Se o fio estiver preso ao tubo (Figura 9.43B), o efeito será de torque das raízes dos incisivos para lingual, e uma força de reação para trazer o molar para mesial será criada. Os incisivos também sofrerão extrusão, enquanto os molares serão intruídos e girarão para lingual. Para torque da raiz do incisivo, o longo tempo de ativação provido por um sistema de dois binários 4 × 2 não é necessariamente uma vantagem, particularmente quando não existe nada para controlar o efeito colateral vertical sobre os incisivos. Em pacientes com incisivos centrais superiores gravemente verticalizados (como na má oclusão de classe II, 2ª divisão), um arco com torque de binário único pode ser usado com vantagens (Figura 9.44).

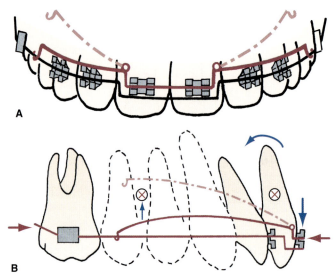

• **Figura 9.44** Para dar torque nos incisivos centrais superiores muito verticalizados (como na má oclusão de classe II, 2ª divisão), um arco de torque tipo binário único desenvolvido por Burstone pode ser muito eficiente. **A.** Um arco de estabilização pesado é colocado em todos os dentes, porém os incisivos centrais são contornados por um degrau, abaixo dos bráquetes dos incisivos centrais, e contatam a superfície vestibular desses dentes, além de serem conjugados aos molares. Um fio amarrado nos bráquetes dos incisivos centrais e ativado dobrando-se para baixo e enganchando-se entre o primeiro molar e o segundo pré-molar produz então o momento desejado. **B.** Como o arco estabilizador evita a inclinação vestibular e a extrusão dos incisivos centrais, o resultado é torque lingual de raiz com força ótima com um longo limite de trabalho. A força de reação para intruir os dentes remanescentes e trazê-los anteriormente é distribuída sobre todos os outros dentes, minimizando a reação.

Correção da mordida cruzada posterior: movimento transverso dos dentes posteriores

A mordida cruzada dos dentes posteriores, que exige expansão ou contração dos molares, pode ser corrigida com arco de dois binários.[25] Então, o segmento anterior torna-se a ancoragem e o movimento de um ou de ambos os primeiros molares é realizado (Figura 9.45). É necessário incorporar os caninos no segmento de ancoragem (i. e., requer um aparelho 6 × 2, e não um 4 × 2). Um longo espaço, deixando livres os pré-molares, ainda é necessário para adequar o nível de força leve apropriado e o controle dos momentos. A expansão ou a contração assimétrica para corrigir a mordida cruzada unilateral é bastante viável e, às vezes, é a indicação para uso desse método. Assim como outras aplicações do sistema de dois binários, o longo tempo de ativação do aparelho significa que os dentes podem ser movidos a uma distância considerável com uma única ativação. A desvantagem, evidentemente, é que o sistema não é muito seguro contra falhas.

Arco transpalatino e arco lingual como sistemas de dois binários

Ainda outro exemplo de aplicação de um sistema de aparelho de dois binários é o arco transpalatino (ou um arco lingual mandibular que não toca os dentes anteriores).[26] Os arcos linguais frequentemente são empregados para evitar movimento dental, em vez de provocá-lo. A necessidade de arco lingual para estabilizar segmentos posteriores em muitas situações já foi descrita anteriormente. Quando o arco lingual é usado na movimentação dos dentes, são exigidas propriedades elásticas, o que significa que é necessário

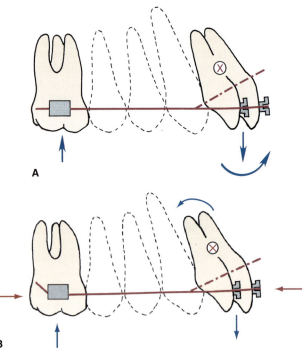

• **Figura 9.43** Uma dobra em V assimétrica em um fio retangular distante do primeiro molar em direção ao segmento dos incisivos produz um momento para girar os incisivos vestibulolingualmente, com uma força intrusiva, mas sem momento sobre os molares e uma força extrusiva sobre os incisivos. **A.** Se o arco estiver livre para deslizar para a frente através do tubo do molar, o resultado será inclinação anterior e extrusão dos incisivos. Ocasionalmente, isso é desejável na correção da mordida cruzada anterior na dentição mista. **B.** Se o arco for travado atrás do molar, de modo a não poder deslizar, o efeito será torque lingual de raiz e extrusão dos incisivos. Como observado na Figura 9.38B, qualquer força lingual exercida pelo fio para conter os incisivos teria que ser equilibrada por uma força mesial sobre os molares *(setas vermelhas)*.

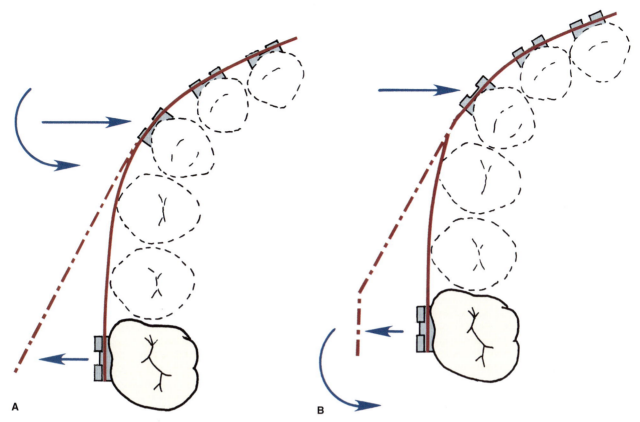

• **Figura 9.45** Um aparelho 6 × 2 pode ser usado para produzir movimento transversal dos primeiros molares permanentes. Nessa circunstância, o segmento anterior torna-se a ancoragem, e é importante acrescentar os caninos na unidade de ancoragem, mas os pré-molares não podem ser amarrados ao arco, pois irão prejudicar sua eficiência. A longa distância entre o canino e o molar é necessária para produzir as forças e os momentos desejados nesse sistema de dois binários. **A.** Uma dobra externa poucos milímetros atrás do bráquete do canino resulta principalmente em expansão do molar com pouca ou nenhuma rotação (com segmentos desiguais, este se aproxima da posição de um terço entre as unidades do sistema de dois binários). **B.** Uma dobra externa atrás do canino combinada com uma dobra para dentro no molar resulta em expansão e rotação para fora do molar. (Redesenhado de Rebellato J. *Semin Orthod.* 1995;1:37-43.)

um fio de tamanho ou material diferente, seja quando usado para ativação ou como arco lingual de estabilização. Qualquer que seja o arco lingual, e como quer que seja fixado, seu modelo de dois binários prevê o efeito de dobras em V simétricas, V assimétricas e em degrau. Frequentemente, é desejável girar os primeiros molares superiores, de modo que a cúspide mesiovestibular se movimente vestibularmente. Isso pode ser obtido bilateralmente com dobras simétricas, ou unilateralmente com uma dobra assimétrica (Figura 9.46). Uma ativação assimétrica tende a girar o molar para o lado mais próximo à dobra e movê-lo mesialmente, enquanto o molar do outro lado é deslocado distalmente.

Pode-se presumir que o movimento distal efetivo dos molares superiores pode ser obtido rotineiramente com esse tipo de ativação dos arcos transpalatinos ou linguais, e tem sido sugerido que um clínico pode distalizar um molar enquanto gira outro, e então reverter o processo movendo ambos para trás. Entretanto, as evidências indicam que o movimento distal significativo, para além da rotação da cúspide vestibular, é improvável; já o movimento mesial do molar de ancoragem é plenamente possível de ocorrer.[27]

Um arco transpalatino também pode ser ativado para dar torque vestibular ou lingual de raiz (Figura 9.47). O torque simétrico, quando os molares são expandidos, proporciona o movimento de corpo, em vez da inclinação. Um método interessante para correção da mordida cruzada unilateral é o uso de um arco transpalatino l com torque vestibular de raiz (lingual de coroa) de um lado contra a inclinação vestibular do outro lado. Como Ingervall *et al.* apresentaram de forma bastante convincente, a significativa expansão no lado inclinado pode ser produzida, talvez mais efetivamente, se o aparelho for convertido para um dispositivo de binário único pela inserção de um fio redondo, em vez de retangular, no bráquete do lado inclinado.[28]

Uma aplicação pouco comum de um arco transpalatino seria inclinar um molar distalmente verticalizando-o. O recíproco, é claro, seria a inclinação mesial do molar oposto. Essa ativação irá requerer uma torção no fio lingual. A posição desta dobra de torção não é crucial. Os momentos relativos nos molares serão iguais e opostos, onde quer que a dobra seja colocada.

Mecânica de arcos segmentados

O que é frequentemente chamado de *mecânica de arco segmentado*, pode ser melhor considerado como um método organizado para usar sistemas com binário único ou dois para a maioria das movimentações dentárias, assim como para obter níveis de força mais favoráveis e de melhor controle. A essência do sistema de arco segmentado é o estabelecimento de unidades de dentes bem-definidas, de forma que a ancoragem e os segmentos de movimento sejam claramente programados. O movimento desejado do dente é conseguido com molas cantiléver onde for possível, de modo que a precisão do método de binário único seja viável, ou com o uso do sistema de dois binários, por meio do qual ao menos o momento puro e a direção do equilíbrio das forças possam ser conhecidos

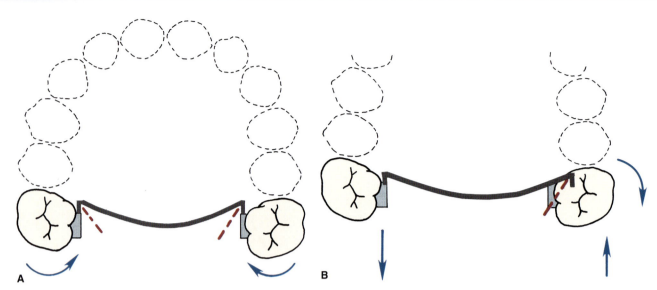

- **Figura 9.46 A.** Dobras para dentro bilaterais nos primeiros molares criam binários iguais e opostos, anulando as forças mesiodistais, e os dentes são girados de modo a levar a cúspide mesiovestibular para vestibular. Quando o espaço no arco superior é perdido ou quando existe relação molar de classe II, esse tipo de rotação normalmente é desejado, mas é preferível um arco palatino flexível do que um rígido, para se obter o resultado desejado. **B.** Uma dobra para dentro unilateral gira o molar do lado da dobra e cria uma força para movimentar o outro molar para distal. Apesar de o movimento mesial do molar do lado da dobra ser limitado pelo contato com outros dentes, o movimento mesial pode ocorrer. Embora a distalização pura de ambos os molares tenha sido sustentada por dobras desse tipo, a princípio de um lado e depois do outro, o movimento distal significativo de ambos os lados é improvável.

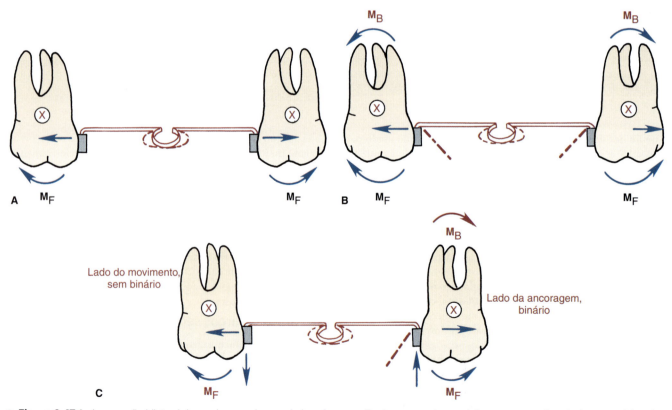

- **Figura 9.47 A.** A expansão bilateral dos molares pode ser criada pela expansão de um arco transpalatino, o que geralmente é conseguido pela abertura de uma alça na região palatina média. O momento da força da expansão inclina as coroas para vestibular. **B.** Aplicando-se uma torção no fio, cria-se um momento de torque das raízes para vestibular. O momento do binário deve ser maior que o momento da força para que isso ocorra. A menos que um fio flexível seja usado para o arco palatino, pode ser difícil inserir o arco palatino ativado com torção suficiente para produzir o torque desejado. **C.** Uma torção unilateral pode ser usada para criar ancoragem estacionária a fim de inclinar o molar oposto para vestibular. Isso é particularmente eficaz se o fio é arredondado no lado de movimento, de forma que exista um sistema de binário único, e não um sistema de dois binários no plano vestibulolingual. (**A** e **B**, redesenhadas de Rebellato; J, *Semin Orthod.* 1995;1:44-54; **C**, modificada de Ingervall B *et al. Am J Orthod Dentofac Orthop.* 1995;107:418-425.)

(tendo em vista que eles não o podem ser com o sistema de força multibinário criado por um arco retangular preso nos bráquetes em todos os dentes em uma arcada dental).

No tratamento com arco segmentado, arcos transpalatinos são usados para estabilização na maioria dos pacientes, e segmento de fios estabilizadores nos bráquetes dos dentes nas unidades de ancoragem também são usados rotineiramente. As exigências para estabilização, é claro, são opostas àquelas para a movimentação dentária: fios mais pesados e rígidos são mais indicados. Por essa razão, o aparelho *edgewise* com canaleta de 22 é preferível para tratamento com arco segmentado. Os fios usados no segmento de estabilização geralmente são de aço 21 × 25, os quais são muito espessos para a movimentação dentária. Os arcos de estabilização lingual geralmente são de aço 36, soldados às bandas dos molares ou com dobras para o encaixe nos tubos linguais.

O tratamento com o arco segmentado típico poderia requerer alinhamento inicial dos segmentos posterior e anterior, a criação de ancoragem adequada e do movimento dental segmentado, nivelamento vertical usando intrusão ou extrusão quando necessário, fechamento de espaço com movimento diferencial dos segmentos anterior e posterior, e, talvez, o uso de arcos auxiliares de torque. Fios deslizando através dos bráquetes são quase sempre evitados, porque a resistência ao deslizamento dificulta os esforços para controlar a ancoragem e introduz grande incerteza no cálculo dos níveis de força apropriados. Os arcos contínuos, particularmente os retangulares, devem ser reservados para o estágio final do tratamento quando movimentos pequenos, porém precisos, são necessários.

As vantagens do método com arcos segmentados são o maior controle e a possibilidade de movimentação dentária, que seria impossível com os arcos contínuos. As desvantagens são a maior complexidade do aparelho ortodôntico e a maior quantidade de tempo do ortodontista necessária para instalar, ajustar e mantê-lo. Este é um paradoxo interessante que, simplificando a análise da engenharia do aparelho, na medida em que o procedimento é possível com o sistema de identificação de um e dois binários, torna o mecanismo mais complicado em vez de fazê-lo mais simples.

Um excelente exemplo do método de arco segmentado é o desenho de um aparelho que retrai e intrui simultaneamente os incisivos centrais superiores protraídos. Isso é difícil de se obter porque a inclinação lingual dos incisivos tende a mover a coroa para baixo à medida que o dente gira ao redor do seu centro de resistência. A intrusão do ápice radicular é necessária para manter a coroa no mesmo nível vertical relativo ao lábio e aos outros dentes. Esse problema pode ser solucionado por meio da criação de segmentos anterior e posterior, usando uma barra rígida para mover o ponto de aplicação da força para distal do centro de resistência do segmento dos incisivos, e aplicando forças separadas para intrusão e retração (Figura 9.48).[29] Contudo, tal procedimento poderia ser muito mais fácil, atualmente, com a utilização de DAT, como ilustrado no Capítulo 15. A ancoragem esquelética tem o potencial de substituir muitas das mais complexas aplicações do tratamento com arco segmentado.

O tratamento com arco segmentado complexo apresenta duas desvantagens em potencial que devem ser lembradas. Primeira: mesmo com a mais cuidadosa análise de engenharia, pode-se evidenciar que algo foi negligenciado na determinação do resultado esperado. A aplicação da teoria da engenharia à ortodontia é tão imperfeita que um sistema de força único para um paciente isolado pode não produzir o resultado esperado. Segunda: a maioria dos mecanismos do arco segmentado contém pouco ou nada para controlar a distância em que os dentes podem ser deslocados no caso de algo sair errado. Se as molas precisamente calibradas com um longo tempo de ativação encontram algo que as deforma (com um doce duro), podem ocorrer problemas maiores. A eficiência mecânica de um aparelho segmentado pode ser uma vantagem ou uma desvantagem.

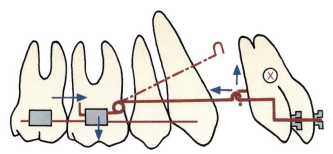

• **Figura 9.48** O método de arco segmentado permite simultaneamente retração e intrusão do segmento anterior. Uma barra rígida no segmento anterior pode ser estendida posteriormente, de maneira que o ponto de aplicação de uma força intrusiva fique no centro de resistência do segmento dos incisivos, ou distal a ele. Se um cantiléver for usado para aplicar uma força intrusiva naquele ponto, a tendência de uma força de retração para extruir o segmento anterior pode ser controlada. (Redesenhada de Shroff B et al. *Angle Orthod*. 1997;67:455-462.)

Mecânica de arcos contínuos

A análise de engenharia dos efeitos de um arco contínuo, amarrado dentro dos bráquetes de todos os dentes, é essencialmente impossível. Tudo o que pode ser dito é que se estabelece um sistema de força multibinário extremamente complexo quando o fio é amarrado em posição. O resultado inicial é um pequeno movimento de um dos dentes. Assim que isso ocorre, o sistema de força é alterado, e um novo sistema provoca um pequeno movimento de outro dente (ou uma movimentação diferente do primeiro dente). De um modo ou de outro, o resultado ainda é outro sistema de força complexo, que causa outro movimento, conduzindo a outra mudança no sistema, e assim por diante.

Às vezes, o movimento dental ortodôntico é concebido como sendo uma transição lenta e suave dos dentes de uma posição para outra; contudo, os sistemas de força envolvidos, sobretudo aquele com mecânica de arco contínuo, estão longe de serem entendidos. Se fosse possível tirar fotografias sequenciais dos dentes movendo-se para a posição, indubitavelmente veríamos a "dança dos dentes", à medida que os sistemas de força complexos se formam e se modificam, produzindo efeitos variados na sequência; recentemente, Hayashi *et al.* mostraram exatamente esse tipo de movimento.[30] É uma divina benção que um arco contínuo geralmente não permita que os dentes se movimentem para muito além do limite desejado.

As vantagens e desvantagens do método de arco contínuo são exatamente opostas àquelas do método do arco segmentado. O tratamento com arco contínuo não é tão bem-definido em termos das forças e momentos que serão gerados de uma única vez, e certamente é menos elegante a partir de uma perspectiva de engenharia. Os arcos contínuos, entretanto, frequentemente tomam menos "tempo de cadeira", porque eles são mais simples de fazer e instalar, e porque têm excelentes propriedades quanto à segurança em muitas aplicações. Na ortodontia moderna, frequentemente os clínicos precisam analisar a troca entre os métodos de ação segmentados e contínuos para problemas específicos. Para aqueles que usam principalmente o método segmentado, algum uso de arcos contínuos simplifica a vida. Para os que usam principalmente arcos contínuos, algum uso do método segmentado é necessário para alcançar objetivos específicos. Literalmente, considere a relação custo/benefício (tempo) e os riscos, e faça sua escolha.

O desenvolvimento de aparelhos fixos contemporâneos e suas características são discutidos no Capítulo 10. As aplicações clínicas dos princípios mecânicos revisados neste capítulo e as informações complementares sobre o uso dos métodos de tratamento específico serão mostradas com mais detalhes nos Capítulos 14 a 18.

Referências bibliográficas

1. Gurgel J, Kerr S, Powers JM, *et al*. Force-deflection properties of superelastic nickel-titanium archwires. *Am J Orthod Dentofacial Orthop*. 2001;120:378-382.
2. Miura F, Mogi M, Okamoto Y. New application of superelastic NiTi rectangular wire. *J Clin Orthod*. 1990;24:544-548.
3. Cacciafesta V, Sfondrini MF, Scribante LA, *et al*. Force levels of fiber-reinforced composites and orthodontic stainless steel wires: a 3-point bending test. *Am J Orthod Dentofacial Orthop*. 2008;133:410-413.
4. Spendlove J, Berzins DW, Pruszynski JE, Ballard RW. Investigation of force decay in aesthetic, fibre-reinforced composite orthodontic archwires. *Eur J Orthod*. 2015;37:43-48.
5. Chang JH, Berzins DW, Pruszynski JE, Ballard RW. The effect of water storage on the bending properties of esthetic, fiber-reinforced composite orthodontic archwires. *Angle Orthod*. 2014;84:417-423.
6. Kusy RP. On the use of nomograms to determine the elastic property ratios of orthodontic archwires. *Am J Orthod*. 1983;83:374-381.
7. Adams DM, Powers JM, Asgar K. Effects of brackets and ties on stiffness of an arch wire. *Am J Orthod Dentofacial Orthop*. 1987;91:131-136.
8. Masoud AI, Tsay TP, BeGole E, Bedran-Russo AK. Force decay evaluation of thermoplastic and thermoset elastomeric chains: a mechanical design comparison. *Angle Orthod*. 2014;84:1026-1033.
9. Linder-Aronson A, Lindskog S, Rygh P. Orthodontic magnets: effects on gingival epithelium and alveolar bone in monkeys. *Eur J Orthod*. 1992;14:255-263.
10. Darendeliler MA, Darendeliler A. Mandurino M. Clinical application of magnets in orthodontics and biological implications: a review. *Eur J Orthod*. 1997;19:431-442.
11. Jastrzebski ZD. *The Nature and Properties of Engineering Materials*. 3rd ed. New York: Wiley; 1987.
12. Kusy RP, Whitley JQ. Effects of surface roughness on the coefficients of friction in model orthodontic systems. *J Biomech*. 1990;23:913-925.
13. Kusy RP, Whitley JQ, Gurgel J. Comparisons of surface roughnesses and sliding resistances of 6 titanium-based or TMA-type archwires. *Am J Orthod Dentofacial Orthop*. 2004;126:589-603.
14. Saunders CR, Kusy RP. Surface topography and frictional characteristics of ceramic brackets. *Am J Orthod Dentofacial Orthop*. 1994;106:76-87.
15. Kusy RP, Whitley JQ. Assessment of second-order clearances between orthodontic archwires and bracket slots via the critical contact angle for binding. *Angle Orthod*. 1999;69:71-80.
16. Articolo LC, Kusy RP. Influence of angulation on the resistance to sliding in fixed appliances. *Am J Orthod Dentofacial Orthop*. 1999;115:39-51.
17. Burrow SJ. Canine retraction rate with self-ligating brackets vs conventional edgewise brackets. *Angle Orthod*. 2010;80:438-445.
18. Baumgaertel S. Temporary skeletal anchorage devices: the case for miniscrews. *Am J Orthod Dentofacial Orthop*. 2014;145:558-564.
19. Sugawara J. Temporary skeletal anchorage devices: the case for miniplates. *Am J Orthod Dentofacial Orthop*. 2014;145:559-565.
20. Lindauer SJ, Isaacson RJ. One-couple systems. *Semin Orthod*. 1995;1:12-24.
21. Davidovitch M, Rebellato J. Utility arches: a two-couple intrusion system. *Semin Orthod*. 1995;1:25-30.
22. Burstone CJ, Koenig HA. Creative wire bending – the force system from step and V bends. *Am J Orthod Dentofacial Orthop*. 1988;93:59-67.
23. Isaacson RJ, Lindauer SJ, Conley P. Responses of 3-dimensional archwires to vertical V-bends: comparisons with existing 2-dimensional data in the lateral view. *Semin Orthod*. 1995;1:57-63.
24. Isaacson RJ, Rebellato J. Two-couple orthodontic appliance systems: torquing arches. *Semin Orthod*. 1995;1:31-36.
25. Rebellato J. Two-couple orthodontic appliance systems: activations in the transverse dimension. *Semin Orthod*. 1995;1:37-43.
26. Rebellato J. Two-couple orthodontic appliance systems: transpalatal arches. *Semin Orthod*. 1995;1:44-54.
27. Dahlquist A, Gebauer U, Ingervall B. The effect of a transpalatal arch for correction of first molar rotation. *Eur J Orthod*. 1996;18:257-267.
28. Ingervall B, Gollner P, Gebauer U, *et al*. A clinical investigation of the correction of unilateral molar crossbite with a transpalatal arch. *Am J Orthod Dentofacial Orthop*. 1995;107:418-425.
29. Davoody AR, Posada L, Utreja A, *et al*. A prospective comparative study between differential moments and miniscrews in anchorage control. *Eur J Orthod*. 2013;35:568-576.
30. Hayashi K, DeLong R, Mizoguchi I. Comparison of the finite helical axis and the rectangular coordinate system in representing orthodontic tooth movement. *J Biomech*. 2006;39:2925-2933.

10

Aparelhos Ortodônticos Contemporâneos

VISÃO GERAL DO CAPÍTULO

Aparelhos removíveis, 301
Desenvolvimento de alinhadores ativos, 301
Aparelhos funcionais para modificação do crescimento, 303
Terapia com alinhadores transparentes, 305

Aparelhos fixos, 310
Desenvolvimento de aparelhos fixos contemporâneos, 310
Bandas para acessórios, 315
Acessórios colados, 318
Características dos aparelhos fixos contemporâneos, 322
Dispositivos de ancoragem temporária, 335

Os aparelhos ortodônticos evoluíram de modo constante desde o surgimento da especialidade, mas o ritmo da mudança acelerou significativamente nos últimos anos. Os avanços tecnológicos trouxeram tanto melhoras nos sistemas de aparelhos existentes (p. ex., novos bráquetes e fios para o aparelho *edgewise*) quanto novas maneiras de corrigir a má oclusão (tais como alinhadores transparentes fabricados em modelos estereolitográficos e a ancoragem esquelética temporária). A melhora na tecnologia aumentou muito a produtividade dos ortodontistas. Nos anos 1950, Charles Tweed sugeriu que um ortodontista não deveria começar o tratamento em mais de 50 pacientes por ano, porque não haveria tempo suficiente para tratar um número maior do que esse e ter bons resultados. Tal número aumentou muito desde então, assim como a qualidade média do tratamento; além disso, o tratamento ortodôntico corretivo que custava quase o mesmo que um carro novo naquela época agora custa bem menos.

Embora, atualmente, um ortodontista possa usar certo sistema de aparelho para tratar a maioria dos seus pacientes, para atendê-los melhor, é necessário selecionar entre os sistemas de aparelhos aquele que melhor se adéque às necessidades de cada um. Os aparelhos removíveis modernos podem agir, em alguns aspectos, melhor do que os aparelhos fixos, e as variantes dentro dos sistemas de aparelhos fixos trazem alguns benefícios maiores do que outros. O propósito deste capítulo é fornecer uma visão geral dos aparelhos modernos, e colocá-los em perspectiva de maneira que ajude na escolha do melhor aparelho para situações específicas – meta que se estende ao longo dos próximos capítulos clínicos.

Aparelhos removíveis

Os aparelhos ortodônticos removíveis apresentam duas vantagens imediatamente aparentes: (1) eles são fabricados no laboratório e ajustados extraoralmente em vez de diretamente na boca do paciente,

reduzindo o tempo na cadeira do dentista, e (2) eles podem ser removidos em ocasiões socialmente importantes – caso os fios da parte vestibular dos dentes sejam visíveis – ou podem ser quase invisíveis, se fabricados com materiais de plástico transparente, o que os torna (pelo menos inicialmente) mais aceitáveis para os pacientes adultos. Além disso, os aparelhos removíveis permitem que alguns tipos de tratamentos ortopédicos sejam realizados mais rápido do que com os fixos. Essas vantagens para ambos, paciente e dentista, garantiram um interesse contínuo pelos aparelhos removíveis tanto para crianças quanto para adultos.

Também há duas desvantagens significativas: (1) a resposta ao tratamento é altamente dependente da cooperação do paciente, pois o aparelho pode ser eficaz apenas quando o paciente escolher usá-lo, e (2) é difícil obter dois pontos de contato do aparelho nos dentes, quesito necessário para produzir movimentos dentais complexos, o que significa que o aparelho em si pode limitar as possibilidades de tratamento. Por causa dessas limitações, os aparelhos fixos dominam o tratamento moderno.

A terapia moderna com aparelhos removíveis consiste, na maior parte dos casos, no uso de:

1. Alinhadores ativos com molas para o movimento dental, usados principalmente em pré-adolescentes (eles foram substituídos por alinhadores transparentes no tratamento adulto).
2. Diversos tipos de aparelhos funcionais para a orientação do crescimento em adolescentes e, com menos frequência, em crianças.
3. Alinhadores plásticos transparentes para o movimento dental em adultos.

Desse modo, o foco deste capítulo são as características dos aparelhos usados para esses fins.

Desenvolvimento de alinhadores ativos

Nos EUA, os dispositivos removíveis originais foram combinações bastante grosseiras de bases de vulcanite e fios de metal nobre ou de níquel-prata. No início dos anos 1900, George Crozat desenvolveu um aparelho removível fabricado totalmente de metal nobre, que consistia em grampos para os primeiros molares, fios de ouro pesados para a estrutura e molas auxiliares mais leves de ouro para produzir o movimento dental desejado (Figura 10.1). O aparelho de Crozat atraiu poucos seguidores, porém devotados e, logo no início do século XXI, uma versão modificada ainda estava sendo utilizada para o tratamento corretivo por alguns profissionais. Sua limitação é que, como quase todos os aparelhos removíveis, ele produz principalmente inclinação de dentes. Entretanto, ele teve pouco impacto no pensamento e na prática da principal corrente de ortodontia norte-americana, que desde o começo estava focada nos aparelhos fixos.

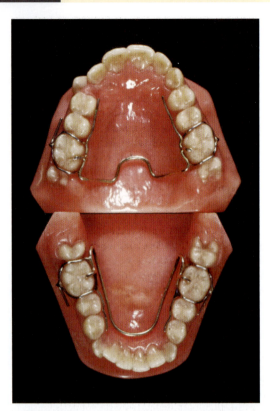

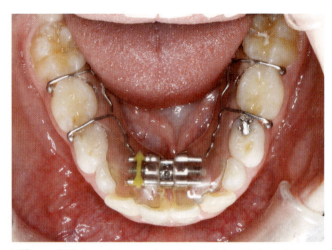

• **Figura 10.2** Aparelho removível do tipo "placa Schwarz" usa um parafuso de expansão para separar as partes da placa acrílica e expandir a arcada dental. Eles podem ser empregados na arcada dental superior ou inferior – sendo esta utilizada para expandir entre os incisivos inferiores, a fim de fornecer mais espaço para os dentes apinhados. Apesar do sistema de força criado, dando-se a volta em um parafuso, estar longe do ideal, as placas desse tipo podem ser eficazes na produção de pequenas quantidades de movimento dental.

• **Figura 10.1** Aparelhos de Crozat para as arcadas dentais superior e inferior, mostrando os conectores transversos que permitem a expansão lateral. Os grampos de Crozat nos molares utilizam saliências que se posicionam nas reentrâncias mesiovestibular e distovestibular.

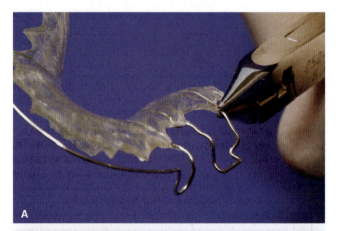

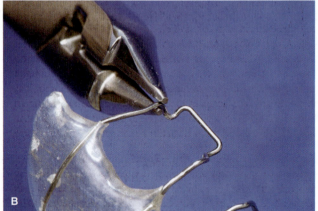

• **Figura 10.3** Ajustes clínicos de um grampo de Adams. **A.** Dobra para gengival no ponto em que o fio emerge da placa base. Este é o ajuste usual para um grampo que ficou solto após repetidas inserções e remoções de um aparelho. **B.** Ajuste do grampo pela inclinação dos pontos retentivos para dentro. Este método alternativo de aperto de um grampo é particularmente útil durante o ajuste inicial de um aparelho. Essa dobra também pode ser feita com o alicate posicionado ligeiramente mais perto do corpo do aparelho.

Por uma série de razões, o desenvolvimento de aparelhos removíveis continuou na Europa, apesar de serem negligenciados nos EUA. Houve três razões principais para tal tendência: (1) a abordagem dogmática de Angle para a oclusão, com sua ênfase no posicionamento preciso de cada dente, teve menos impacto na Europa do que nos EUA; (2) os sistemas de bem-estar social desenvolveram-se muito mais rapidamente na Europa, o que colocou a ênfase a um limitado tratamento ortodôntico para grande número de pessoas, com frequência realizados por clínicos gerais em vez de especialistas em ortodontia; e (3) o metal nobre para aparelhos fixos estava menos disponível na Europa, tanto por consequência dos sistemas sociais quanto pelo fato de o uso de metal nobre na Odontologia ter sido proibido na Alemanha nazista no início dos anos 1930. Isso forçou os ortodontistas alemães a se concentrarem nos aparelhos removíveis, que poderiam ser feitos com os materiais disponíveis, principalmente plásticos acrílicos para placas de base e fios de latão (posteriormente, aço inoxidável) para as molas.

O resultado foi que, de 1925 a 1965, os ortodontistas norte-americanos estavam baseados quase exclusivamente no uso de aparelhos fixos (bandagem parcial ou completa), enquanto os aparelhos fixos eram basicamente desconhecidos na Europa e todo o tratamento era realizado com os removíveis. Dois ortodontistas europeus merecem menção especial por suas contribuições para as técnicas de aparelhos removíveis para movimentar os dentes. Martin Schwarz, em Viena, desenvolveu e publicou uma variedade de aparelhos de "placa bipartida", que foram eficazes para expandir as arcadas dentais (Figura 10.2). Philip Adams, em Belfast, modificou o grampo em seta defendido por Schwarz, criando o grampo de Adams (Figura 10.3), que se tornou a base para os aparelhos removíveis ingleses e ainda é o grampo mais eficaz para propósitos ortodônticos.

O movimento dental com aparelhos removíveis nas crianças quase sempre está em uma das duas categorias principais: (1) expansão da arcada, em que os grupos dos dentes são movimentados para aumentar o perímetro da arcada e (2) reposicionamento dos dentes individualmente dentro da arcada.

Placas ativas para expansão da arcada

A estrutura de uma placa ativa é uma placa-base que serve como suporte em que os parafusos ou molas são fixados e à qual estão presos os grampos. O elemento ativo normalmente é um parafuso de expansão posicionado de modo que ele una as duas partes da placa (ver Figura 10.2). Assim, abrir o parafuso com uma chave separa as partes da placa. O parafuso oferece a vantagem de a quantidade de movimento poder ser controlada e a placa-base permanecer rígida, apesar de estar segmentada em duas partes. A desvantagem é que o sistema de força é muito diferente do ideal para movimentar os dentes. Em vez de fornecer uma força leve, porém contínua, a ativação do parafuso produz uma força pesada que decresce rapidamente. A ativação do parafuso muito rapidamente também resulta no aparelho ser progressivamente deslocado para longe dos dentes, em vez de a arcada ser expandida conforme desejado.

Aparelhos removíveis com molas para movimento dental

Em contraste com as forças pesadas, que diminuem rapidamente, produzidas por um parafuso expansor, forças contínuas e leves, quase ótimas, podem ser produzidas por molas em um aparelho removível. Contudo, como as bordas de uma placa ativa, essas molas entram em contato com a superfície dental em apenas um ponto, e é difícil utilizá-las para algo que não sejam os movimentos de inclinação dental. Portanto, a diretriz básica para o movimento dental com uma mola de um aparelho removível é que essa abordagem deve ser utilizada apenas quando alguns milímetros de inclinação dental são aceitáveis.

Como tais aparelhos são utilizados principalmente para movimento dental mínimo em crianças, eles são discutidos em mais detalhes nos Capítulos 11 e 12.

Aparelhos funcionais para modificação do crescimento

Um aparelho funcional, por definição, é aquele que muda a postura da mandíbula, mantendo-a somente aberta ou aberta e projetada para a frente. As pressões criadas pelo alongamento dos músculos e dos tecidos moles são transmitidas para as estruturas dentais e esqueléticas, movimentando os dentes e modificando o crescimento. O monobloco desenvolvido por Robin no início dos anos 1900 é geralmente considerado um precursor de todos os aparelhos funcionais, mas o ativador desenvolvido na Noruega por Andresen nos anos 1920 (Figura 10.4) foi o primeiro aparelho funcional a ser amplamente aceito.

O ativador de Andresen tornou-se a base do "sistema norueguês" de tratamento. Tanto o sistema do aparelho quanto seu embasamento teórico foram melhorados e ampliados em todas as outras partes da Europa, particularmente pela escola alemã liderada por Haupl, que acreditava que o único movimento dental estável era produzido por forças naturais e que as alterações na função produzidas por esses aparelhos forneceriam correções estáveis da má oclusão. Essa abordagem filosófica era diametralmente oposta àquela defendida por Angle e seus seguidores nos EUA, que enfatizavam os aparelhos fixos para posicionar precisamente os dentes e admitiam que, se eles estivessem na oclusão ideal, esta os manteria naquela posição. Tais crenças opostas contribuíram para as grandes diferenças entre os ortodontistas europeus e os norte-americanos na metade do século XX.

Os aparelhos funcionais foram introduzidos na ortodontia norte-americana nos anos 1960 por meio da influência dos professores de ortodontia com formação na Europa (dos quais se destacava Egil Harvold) e, posteriormente, pelo contato pessoal de uma série de ortodontistas norte-americanos com seus colegas europeus. (Os aparelhos fixos espalharam-se pela Europa ao mesmo tempo por meio dos contatos pessoais similares.) Um impulso maior para o tratamento com aparelhos funcionais nos EUA veio da publicação dos resultados de experimentos em animais nos anos 1970, mostrando que as alterações esqueléticas realmente poderiam ser produzidas pelo posicionamento da mandíbula em uma nova posição, e que seria possível que se atingisse o verdadeiro estímulo para o crescimento mandibular (ver Capítulo 14).

Apesar de parte do entusiasmo pelo tratamento com aparelhos funcionais causado por experimentos favoráveis em animais

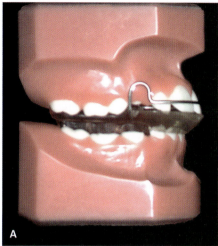

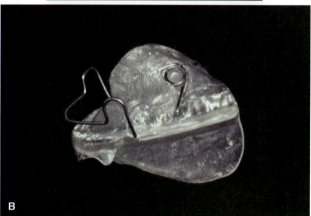

• **Figura 10.4 A.** O ativador, um aparelho passivo dentossuportado, foi o primeiro amplamente utilizado como aparelho funcional. O aparelho abre a mordida e a mandíbula é avançada para a correção da classe II à medida que o paciente é forçado a movê-lo para a frente para evitar o contato dos escudos linguais com os tecidos moles linguais. **B.** O desenho do ativador original de Andresen reflete o conceito de que a atividade estimulante dos músculos maxilares era o segredo para alterar o crescimento mandibular; a mola grande no palato deve evitar que o aparelho fique no lugar, exceto quando o paciente o morde. Sempre que o paciente relaxa, o aparelho cai e o paciente tem que mordê-lo, assim os músculos são ativados repetidamente enquanto ele está sendo usado. À medida que esse conceito desapareceu, o mesmo aconteceu com as molas de deslocamento (que muitas vezes foram substituídas por grampos para ajudar a segurar o ativador no lugar), mas a cobertura completa do palato continuou.

ter arrefecido à luz de resultados menos impressionantes nos experimentos clínicos e nos estudos clínicos retrospectivos, os aparelhos funcionais conseguiram um lugar importante no tratamento contemporâneo de modificação do crescimento. No uso moderno, os aparelhos funcionais fixos são mais utilizados do que os removíveis, principalmente porque o paciente não tem escolha senão usá-los o tempo todo. Estes incluem o aparelho de Herbst, que se tornou muito popular após Pacherz ter documentado nos anos 1970 que ele seria bastante eficaz,[1] e variantes foram introduzidas recentemente. Eles são agrupados aqui juntamente com os funcionais removíveis porque são bem diferentes dos aparelhos fixos tradicionais, porém têm muito em comum com os aparelhos removíveis. Tanto os funcionais fixos quanto os removíveis são fabricados a partir de mordidas construtivas idênticas. Isso avança a mandíbula em pacientes com má oclusão classe II e a rotaciona para baixo em pacientes com má oclusão classe III. Além disso, os *stops* verticais ou os blocos de mordida são usados para controlar a dimensão vertical em ambos.

Os aparelhos funcionais são mais bem compreendidos quando analisados em uma das quatro grandes categorias:

- *Dentossuportado passivo.* Esses aparelhos não têm capacidade intrínseca de gerar força a partir de molas ou parafusos e dependem apenas do alongamento do tecido mole e da atividade muscular para produzir os efeitos do tratamento. No uso atual, o Bionator (Figura 10.5), o *twin block* (Figura 10.6) e os

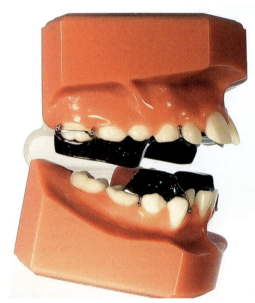

• **Figura 10.6** O aparelho de *twin-block* consiste em placas individuais maxilar e mandibular, com rampas que guiam a mandíbula para a frente quando o paciente fecha a boca. A placa maxilar incorpora tubos para inserir um extrabucal e com frequência inclui um parafuso de expansão para aumentar a largura da arcada posterior. (Cortesia de AOA Laboratories, Sturtevant, WI.)

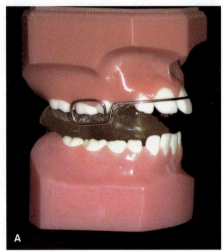

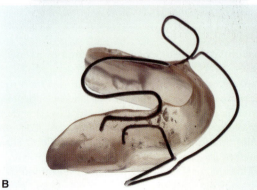

aparelhos de Herbst (Figura 10.7A) são exemplos de aparelhos dentossuportados passivos. O Bionator sempre é removível, o *twin block* normalmente é removível, mas pode ser fixado aos dentes, e o aparelho de Herbst normalmente é fixo, mas pode ser fabricado para ser removível

- *Dentossuportado ativo.* Essas são grandes modificações dos desenhos do ativador e do bionator que incluem molas ou parafusos de expansão para movimentar os dentes. Isso produz movimento dental que com frequência substitui a modificação do crescimento da mandíbula com movimento dental de camuflagem. Por tal razão, embora os removíveis desse tipo já tenham sido o pilar da ortodontia europeia, eles são raramente usados atualmente. Parece provável que os funcionais fixos com molas ativas tenham o mesmo destino
- *Mucossuportados.* O aparelho de Frankel (que Frankel chamou de *regulador de função*) é o único aparelho funcional mucossuportado (Figura 10.8). Na medida do possível, o contato do aparelho com os dentes é evitado. Grande parte do aparelho está localizada no vestíbulo, segurando os lábios e as bochechas distantes da dentição. Isso o torna um aparelho de expansão da arcada, além de possuir efeito sobre o crescimento mandibular, porque as arcadas tendem a expandir quando a pressão do lábio e da bochecha é removida
- *Híbrido.* Os aparelhos funcionais híbridos são fabricados com componentes que são comuns aos aparelhos funcionais, mas são combinados para atingir uma necessidade específica, com frequência no tratamento da assimetria mandibular (Figura 10.9).

Os componentes dos aparelhos funcionais estão exibidos na Tabela 10.1. Eles podem ser combinados conforme o necessário para cada paciente, individualmente. Os aparelhos funcionais são utilizados principalmente em crianças no final da pré-adolescência e durante o estirão de crescimento adolescente. Eles são discutidos em mais detalhes no Capítulo 14.

• **Figura 10.5 A.** O *design* do Bionator, que remove grande parte do volume do ativador e é mais confortável para o paciente usar, também utiliza escudos linguais para manter a mandíbula para a frente. **B.** Pode incluir facetas posteriores ou apoios oclusais em acrílico para controlar a quantidade ou a direção da erupção dental, e ainda é usado ocasionalmente, embora tenha sido amplamente substituído pelo aparelho de *twin-block* ou por outros aparelhos funcionais removíveis mais modernos.

CAPÍTULO 10   Aparelhos Ortodônticos Contemporâneos   305

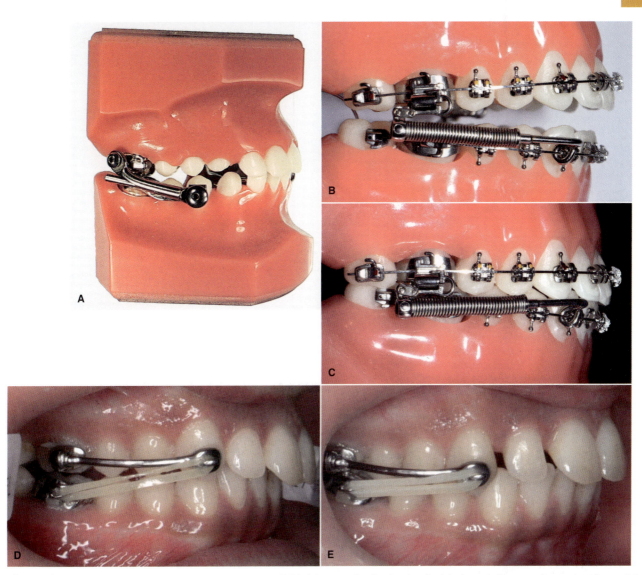

• **Figura 10.7 A.** O aparelho de Herbst, introduzido nos anos 1920, foi o aparelho fixo funcional original, mas não era muito usado até ser reintroduzido nos anos 1970. Ele usa um sistema de pino e tubo para manter a mandíbula em posição avançada e é bastante compatível com a presença de um aparelho fixo nos dentes anteriores (mas também pode ser utilizado com *splints* colados ou removíveis). Observe que, para este paciente, o sistema pino e tubo fixa-se às coroas de alumínio nos molares, que são mais fortes que as bandas de molares, e as extensões provenientes das coroas inferiores estão ligadas aos pré-molares inferiores. No uso atual, há muitas variações no *design* preciso do aparelho. **B** e **C.** O aparelho Forsus, oferecido como uma variante do Herbst, usa molas para manter a mandíbula (e os dentes inferiores) para a frente; a reação é uma força distal na maxila. Em teoria, o efeito seria semelhante ao do Herbst; na realidade, estudos mostraram que ele tem efeito esquelético maior no crescimento maxilar do que o Herbst e produz mais movimento para a frente da dentição mandibular, porém menor avanço mandibular esquelético. **D.** O aparelho Carriere cria similarmente uma força distal contra a maxila enquanto empurra a mandíbula para a frente, de modo que a relação molar é corrigida (**E**). Então, os incisivos superiores também estão recebendo forças semelhantes às do aparelho de Herbst, que podem criar efeitos parecidos; de tal forma, não há dado disponível além dos relatórios de casos selecionados para mostrar o que ele realmente faz tanto no sentido esquelético quanto dental. O mesmo pode ser dito de inúmeros outros aparelhos utilizados atualmente para corrigir a má oclusão de classe II. (**D** e **E**, cortesia de Henry Schein Co., Carlsbad, CA.)

Terapia com alinhadores transparentes

Desenvolvimento dos alinhadores transparentes

O uso de alinhadores transparentes no tratamento ortodôntico para adultos tornou-se possível conforme foram introduzidas, na ortodontia, as lâminas termoplásticas transparentes produzidas a vácuo nos anos 1980. Esses materiais moldados por "sucção" foram empregados inicialmente como contensores e ainda são importantes para esse propósito (ver Capítulo 18). Entretanto, ficou aparente bem rapidamente que se os dentes fossem levemente reposicionados e a placa a vácuo fosse feita para se adaptar a esses dentes reposicionados, o resultado seria um aparelho de movimentação dental em vez de um aparelho de contenção.[2] Agora o aparelho poderia ser, e rapidamente foi, chamado de "alinhador", porque o uso típico era trazer de volta para o alinhamento os dentes levemente deslocados como, por exemplo, quando a irregularidade suave dos incisivos superiores ou inferiores ocorreu em um paciente de ortodontia após a contenção não ser mais utilizada.

Todavia, apenas pequenas quantidades de movimento dental são possíveis com um alinhador único, por causa da rigidez do material plástico. Ficou claro que apenas uma sequência de vários alinhadores, feitos em uma série de modelos com alguns dentes reposicionados em pequenos incrementos (não mais do que 1 mm) para uma nova posição, seria necessária para corrigir até mesmo

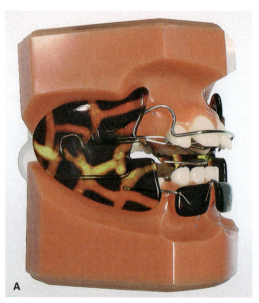
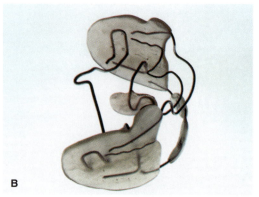

- **Figura 10.8** O aparelho de Frankel nos moldes dentais (**A**) e como seria antes de ser colocado na boca (**B**). É o único aparelho funcional primariamente mucossuportado em vez de dentossuportado, e é a expressão da teoria alemã de que apenas o movimento dental estável foi produzido ao alterar o ambiente dos tecidos moles dos maxilares. Foi oferecido nas versões classe II, classe III e mordida aberta, mas seu principal uso era o tratamento de classe II com o *design* Frankel-II mostrado aqui. Seus componentes ativos são escudos vestibulares e os coxins labiais reduzem a pressão das bochechas e dos lábios sobre a dentição e fornecem a expansão da arcada superior que normalmente é necessária como parte da correção de classe II; o pequeno coxim lingual inferior por trás dos incisivos inferiores que segura a mandíbula para a frente e o coxim vestibular na frente dos incisivos inferiores que segura o lábio inferior para a frente. O aparelho parece ser volumoso, mas, para a maior parte, ele é restrito ao vestíbulo bucal e, portanto, interfere menos na fala e é mais compatível com o uso durante 24 horas do que a maioria dos outros aparelhos funcionais. (Cortesia de AOA Laboratories, Sturtevant, WI.)

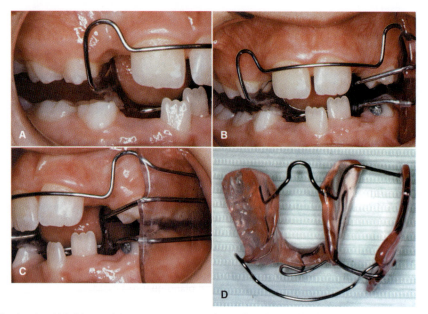

- **Figura 10.9** Um aparelho funcional híbrido consiste em componentes de um tipo de aparelho funcional de um lado e componentes de outro tipo do lado oposto. Para uma criança com assimetria facial, um aparelho do tipo exibido aqui pode ser eficaz na melhora de ambos os aspectos verticais e anteroposteriores do problema. Observe que um bloco de mordida bloqueia a erupção dos dentes do lado esquerdo (**A**), enquanto os dentes estão livres para erupcionar do lado esquerdo (**B** e **C**), em que um lado lingual (**D**), assim como vestibular, é necessário para trazer a maxila para a linha média, avançando o lado deficiente (aqui, lado esquerdo) mais do que o outro. (De Proffit WR, White RP, Sarver DM. *Contemporary Treatment of Dentofacial Deformity*. St Louis: Mosby; 2003.)

um suave alinhamento imperfeito. Apesar de uma sequência de modelos dentais modificados poder ser produzida à mão, e uma sequência curta de bois a cinco alinhadores feitos a partir desses modelos funcionar para movimento dental mínimo, isso consome uma quantidade de tempo enorme e torna-se inviável caso mais do que alguns alinhadores sejam necessários.

No final dos anos 1990, uma nova companhia, a Align Technology, obteve capital de risco para computadorizar o processo de produzir uma sequência de modelos com alterações incrementais nos quais os alinhadores seriam fabricados. Com o planejamento cuidadoso, isso resultaria em uma sequência de alinhadores que poderiam corrigir problemas mais complexos. Como as alterações de crescimento não

Tabela 10.1	Componentes funcionais do aparelho.
Componente	**Comentário**
Componentes funcionais	
Escudos linguais	Contato com a mucosa; mais eficaz
Pad lingual	Contato com a mucosa; menos eficaz
Pistão e tubo deslizantes	Contato com os dentes; deslocamento dental variável
Planos inclinados	Contato com os dentes; provável deslocamento dental
Pads labiais	Efeito secundário apenas na posição mandibular
Componentes de controle dental	
Expansão da arcada	
Escudos vestibulares	Passivos, eficazes
Arco bucinador, outro escudo de fio	Passivo, menos eficaz
Parafusos e/ou molas de expansão	Devem ser lentamente ativados; estabilidade questionável
Controle vertical	
Apoios oclusais ou incisais	Evitam a erupção em áreas discretas
Blocos de mordida	Evitam a erupção de todos os dentes posteriores
Escudo lingual	Facilita a erupção
Componentes estabilizadores	
Grampos	Sem efeito sobre a modificação do crescimento
Arco vestibular	Manter distante dos incisivos, inclinação lingual não desejável
Molas anteriores de torque	Necessárias para controlar a inclinação lingual, especialmente com combinação com ativador de capacete

poderiam ser previstas, o método seria útil apenas para o tratamento de adultos ou de adolescentes, nos quais a modificação do crescimento não seria necessária, e esses são os pacientes mais interessados em fazer o aparelho ortodôntico invisível ou minimamente visível.

Os primeiros dias do tratamento com Invisalign® foram cheios de problemas, porque os estágios do tratamento, as taxas ótimas de movimento dental e as indicações para uso dos *attachments* nos dentes não foram desenvolvidos e a aceitação profissional inicial do método foi apenas regular. Contudo, a técnica amadureceu conforme a avaliação clínica esclareceu a melhor sequência dos passos no tratamento, a quantidade de movimento dental que deveria ser tentada; também o uso de *attachments* com cor de dente, colados ao esmalte, melhorou a retenção do aparelho nos dentes e a capacidade de movimentá-los. Está claro agora que mesmo as más oclusões complexas podem ser tratadas com êxito dessa maneira.[3] Agora que as patentes estão expirando ou são desafiadas com sucesso, empresas competidoras estão oferecendo alinhadores sequenciados com base nas modificações de técnicas atuais, e os ortodontistas estão começando a usar modelos digitais em seus computadores e impressão tridimensional (3D) em seus laboratórios para produzir alinhadores transparentes.[4]

Processo de produção do Invisalign®

Passos na preparação dos alinhadores. Os registros de diagnósticos para o tratamento com alinhadores são as mesmas fotografias, radiografias e moldes dentais como para qualquer outro tipo de tratamento ortodôntico. Para os alinhadores sequenciados de Invisalign®, são obtidos um escaneamento ótico intraoral (que também registra o conjunto inicial da mordida do paciente) ou moldagens de siloxano e um registro da mordida (intercuspidação máxima). O escaneamento ou as moldagens e fotografias são enviados à empresa juntamente com as instruções iniciais do profissional. O processo de produção começa quando o escaneamento intraoral ou as moldagens são utilizadas para criar um modelo digital tridimensional (3D) preciso de cada arcada dental (Figura 10.10). Esses registros são transferidos eletronicamente para uma unidade de tratamento digital (atualmente, na Costa Rica).

Na unidade de tratamento digital, os técnicos praticamente segmentam os dentes individuais e limpam os artefatos. Então as arcadas dentais são relacionadas entre si, a gengiva é adicionada, o movimento é projetado em estágios de acordo com as instruções do ortodontista e esse plano preliminar é colocado *on-line* para a revisão do dentista como um "ClinCheck". Após o profissional estar satisfeito com a sequência planejada de alinhadores, o conjunto de modelos digitais para um paciente é transferido para uma unidade de produção de modelos, onde é produzido um modelo estereolitográfico para cada passo (Figura 10.11). Um alinhador plástico transparente é formado sobre cada modelo, utilizando-se um material próprio, desenvolvido recentemente, que melhorou em muito as suas propriedades físicas (ver Capítulo 9) e o conjunto de alinhadores é enviado diretamente para o dentista.

Atualmente, há um aumento do interesse na possibilidade de fazer a produção de alinhador no próprio consultório odontológico, empregando-se um *software* de computador para criar a sequência de modelos, uma impressora 3D para fazer os modelos para cada estágio e uma unidade de vácuo para fabricar os alinhadores (Figura 10.12). Neste ponto, o *software* disponível é bem menos avançado que o do Invisalign®, a impressão dos modelos para cada estágio leva muito tempo e o material alinhador melhorado não está disponível; contudo, para os casos mais simples, isso já é bem viável e bem menos dispendioso. Isso se tornará um procedimento comum no futuro? Até hoje permanece incerto.

Papel do clínico no ClinCheck. Com experiência, os clínicos tendem a ser mais específicos em sua prescrição inicial do que eles querem, mas a sequência de passos e a quantidade de movimento entre os passos é especificada por algoritmos construídos no programa Treat, se ele não for descrito em detalhes na prescrição. Em essência, quando o ClinCheck é enviado para o profissional examinar, o técnico de computador já enviou um rascunho de plano de tratamento para revisão. O programa usado pelos técnicos de computador apresenta cenários-padrão para diferentes tipos de má oclusão e taxas-padrão de movimento dental. Esses padrões são satisfatórios para casos mais simples, mas não para os mais complexos.

Para o tratamento complexo, o ortodontista deve personalizar o plano quanto à extensão em que os *attachments* colados devem ser utilizados para aumentar a retenção dos alinhadores nos dentes, quanto à taxa de movimento dental com cada alinhador subsequente (com frequência reduzindo a quantidade de movimento em pontos críticos), quanto a quaisquer componentes especiais de alinhadores que precisam ser adicionados e quanto à quantidade e à localização da redução interproximal de dentes (se houver alguma) que deve ser feita. Essas modificações no ClinCheck original são então usadas para produzir os alinhadores para aquele paciente.

Considerações sobre o uso clínico de alinhadores transparentes

Agora parece claro que o Invisalign® (e os alinhadores transparentes de modo mais geral) pode funcionar bem em muitos casos de má oclusão, mas não em todos (Boxe 10.1), e que os aparelhos fixos

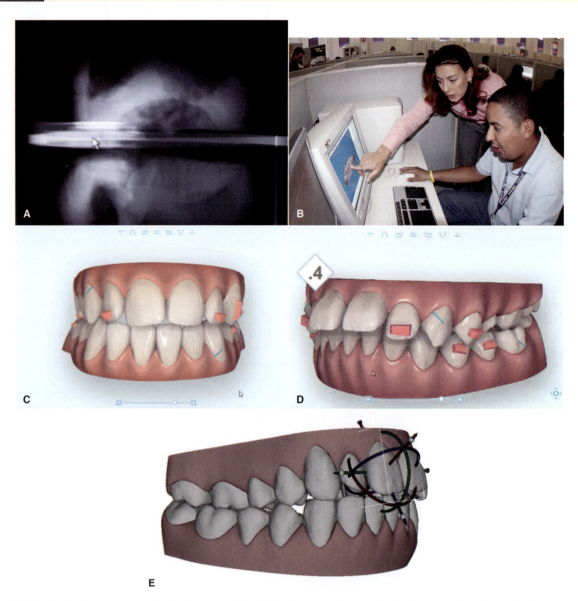

• **Figura 10.10 A.** O primeiro passo na produção de uma série de alinhadores usando a tecnologia de computador de Invisalign® é o envio de uma imagem digital 3D precisa da dentição do paciente a uma unidade de tecnologia consistindo apenas em estações de trabalho com computadores e técnicos. A imagem pode ser obtida de um escaneamento direto da dentição do paciente ou de um escaneamento de moldes dentais. **B.** Nesta imagem, o técnico sentado está conferindo com um dos consultores ortodônticos conforme as arcadas dentais digitais são exibidas na tela do computador. **C.** Na tela do computador, os acessórios a serem colados nos dentes podem ser posicionados como desejado, e as áreas de modificação especial dos alinhadores são marcadas, aqui mostradas como tiras azuis nos caninos em que as *power ridges* serão colocadas para auxiliar na correção das linhas médias dentais. **D.** A vista lateral é o mesmo caso. As imagens na tela são giradas como desejado. **E.** Os dentes são reposicionados em uma sequência de passos, aqui movendo os dentes anteriores superiores para a esquerda e os dentes anteriores inferiores para a direita para correção da linha média, antes de reposicioná-los em outros passos a fim de obter a oclusão dental desejada.

tendem a fornecer mais melhora nos casos complexos.[3] Como o boxe indica, algumas ações que os alinhadores agora podem fazer exigem *attachments* colados aos dentes e modificações planejadas nos alinhadores.

As limitações devem ser mantidas em mente quando o tratamento com alinhadores transparentes é considerado. Várias outras considerações no uso de alinhadores sequenciais incluem o seguinte:

• Há um aumento na tendência em direção a uma abordagem de combinação para o tratamento complexo, usando uma fase curta de aparelhos ou auxiliares fixos parciais além da sequência de alinhadores. O uso de *attachments* que são ligados a dentes selecionados amplia muito o movimento dental possível com alinhadores, mas, mesmo com os acessórios, o torque significativo e a correção das relações molares é difícil. Novos auxiliares para os alinhadores (Figura 10.13) agora estão sendo oferecidos para melhorar o desempenho nessas áreas. Uma das inovações é um alinhador com blocos de mordida entre os dentes posteriores para fechar as mordidas abertas ao intruir esses dentes em vez de extruir os incisivos, mas a extrusão dos incisivos pode ocorrer com os alinhadores desse tipo (Figura 10.14)

• A redução de esmalte interproximal (IPR) para obter espaço para alinhar dentes apinhados com frequência é parte do plano de tratamento. Se a IPR for planejada, a remoção do esmalte interproximal na região de canino e pré-molar para fornecer espaço pode ser usada, além da redução na largura dos incisivos. A quantidade de redução interproximal é parte da prescrição do ortodontista (Figura 10.15)

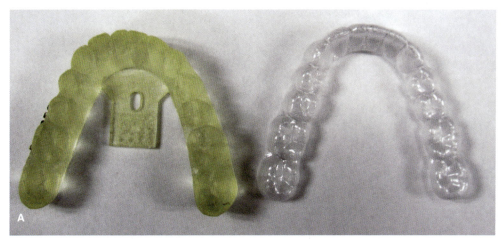
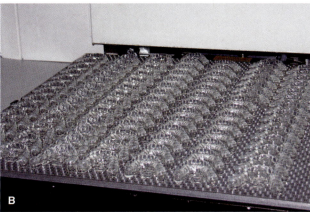

• **Figura 10.11** Depois da sequência de passos de tratamento ter sido ajustada como desejada e aprovada pelo profissional, que pode acessar os modelos digitais eletronicamente após a sequência de tratamento preliminar ter sido reunida, os modelos são utilizados para fabricar uma sequência de modelos estereolitográficos (EL) e uma sequência de alinhadores é moldada sobre os modelos. **A.** Modelo EL e o alinhador formado a partir dele. **B.** Os modelos EL saindo da máquina de produção, na qual centenas de alinhadores podem ser produzidos em um único ciclo.

• Boxe 10.1 Aplicabilidade da Terapia de Alinhador Transparente (TAT)

A TAT funciona bem para:
- Apinhamento leve a moderado
  - Com redução da expansão da arcada
  - Com redução interproximal (IPR)
- Expansão dental posterior
- Espaçamento de leve a moderado
- Intrusão absoluta (um ou dois segmentos dentais)
- Extração do incisivo inferior para apinhamento grave
- Inclinação do molar para distal

Exige *attachments* colados
- Extrusão dos incisivos
- Correção da rotação dos incisivos ou caninos
- Translação dos molares

Exige *attachments* e alinhadores modificados
- Fechamento dos espaços de extração dos pré-molares
- Correção da relação molar
- Correção da mordida profunda
- Correção da mordida aberta (?)

A TAT não funciona bem para:
- Tratamento prolongado em crianças
- Caninos em infraversão
- Rotações graves (particularmente de dentes arredondados)

- Os pacientes devem ser monitorados com cuidado para verificar se o movimento dental está fazendo o trajeto (*tracking*) com a série de alinhadores (*i. e.*, se todos os dentes estão completamente ajustados ao alinhador após ele ter sido utilizado por um período específico). Se os dentes não estiverem no *tracking*, há várias possibilidades: não há uso suficiente dos alinhadores pelo paciente, há redução interproximal insuficiente, há altura de coroa insuficiente ou existe uma forma de coroa que dificulta o ajuste no dente ou dentes a serem movimentados, tipo ou posição errados de *attachments* colados, ou o movimento criado no ClinCheck é muito rápido para ser possível biologicamente. Um refinamento ou correção durante o tratamento, com um novo escaneamento intraoral ou moldagens em polivinilsiloxano (PVS) e a revisão do plano de tratamento, com frequência, são necessários quando o *tracking* desvia significativamente do plano. Isso é possivelmente encontrado no tratamento de problemas complexos mesmo com boa cooperação do paciente
- Os alinhadores cobrem os dentes como uma moldeira de clareamento, e eles podem ser utilizados para fazer o clareamento durante o tratamento (a menos que o paciente tenha acessórios colados nos dentes anteriores). Se isso for feito, é importante lembrar que tanto o movimento dental quanto o clareamento causam pulpite transitória. A combinação desses dois procedimentos pode levar a sensibilidade dental significativa. Esta pode ser

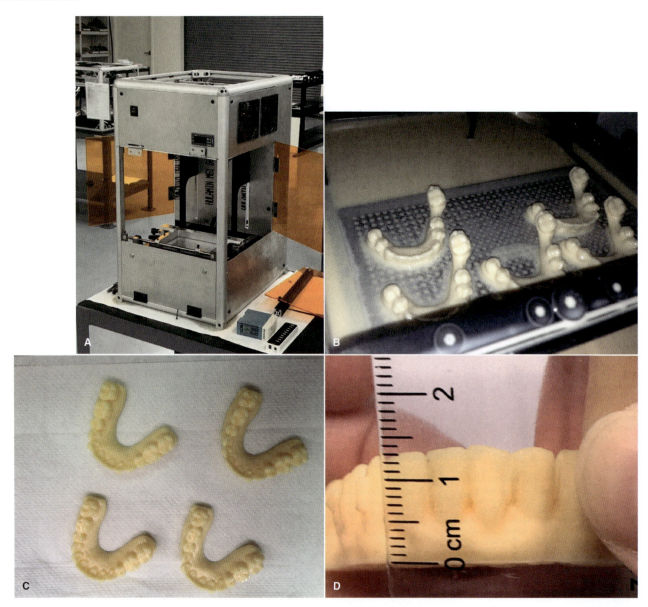

• **Figura 10.12** A produção no consultório de alinhadores exige um programa para ser executado no computador do consultório que possibilite o reposicionamento dos dentes virtuais (disponível, mas não completamente desenvolvido) e uma impressora 3D (**A**) que possa fazer um conjunto de modelos precisos com alterações sequenciais (**B**). A impressora nesse consultório particular (no final de 2017) pode imprimir seis modelos de uma vez. **C.** A altura vertical do modelo mais alto determina o tempo de impressão com seis alinhadores; portanto, seria possível fornecer a entrega no mesmo dia. (Cortesia de Dr. W. Gierie.)

controlada pelo aumento dos intervalos entre as sessões de clareamento, mas é melhor que o clareamento seja adiado até o estágio de contenção.

O uso clínico de alinhadores transparentes no tratamento adjuvante e corretivo é discutido com mais detalhes no Capítulo 19.

Aparelhos fixos

Os aparelhos fixos contemporâneos são predominantemente variações do sistema dos *edgewise*, usando arcos retangulares para o posicionamento preciso dos dentes após o tratamento inicial com fios redondos. O aparelho de Begg é o único sistema de aparelho fixo corrente que utiliza apenas arcos de fios redondos e molas auxiliares, transformado no aparelho Tip-Edge no início do século XXI, de modo que os fios retangulares possam ser facilmente utilizados no acabamento. Embora os estágios de tratamento com Tip-Edge sejam mostrados nos Capítulos 16 e 17, o enfoque neste e em outros capítulos sucedâneos está quase totalmente no *edgewise* contemporâneo, que continua a evoluir à medida que o projeto assistido por computador e a fabricação assumem o controle.

Desenvolvimento de aparelhos fixos contemporâneos

Angle e a progressão até o edgewise

A posição de Edward Angle como o "pai da ortodontia moderna" é baseada não apenas em suas contribuições para a classificação e o diagnóstico, mas também por sua criatividade no desenvolvimento de novos aparelhos ortodônticos. Com poucas exceções,

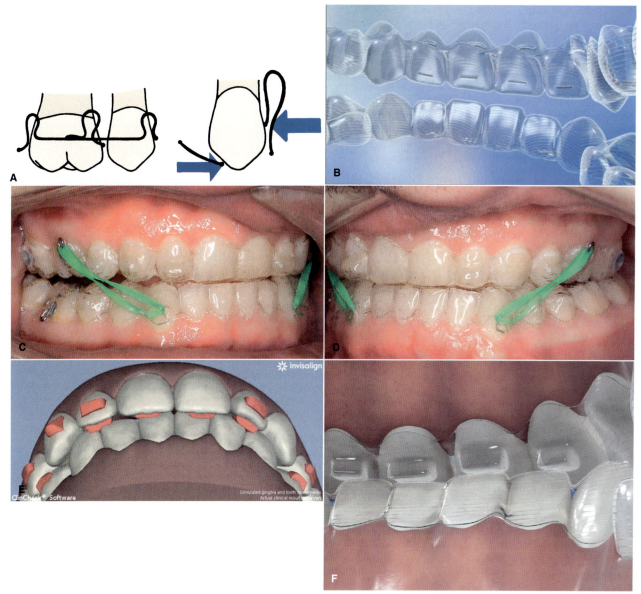

• **Figura 10.13** Novas características do Invisalign®. **A.** O contato de dois pontos na coroa de um dente é necessário para obter um momento para movimento paralelo de raízes durante o fechamento de um local de extração, ou para realizar um torque nas raízes no sentido lingual ou vestibular. Como mostrado aqui, isso foi possível (embora difícil) com os aparelhos removíveis tradicionais, usando um par de molas para criar um momento resultante. Por exemplo, para a retração de corpo de um canino com um aparelho removível, a mola no aspecto mesial do canino gera um momento maior do que a mola distal, deixando uma força resultante para mover o canino distalmente, e o binário necessário para controlar a posição da raiz é criado pela ação oposta de duas molas. **B.** Com os alinhadores transparentes, o mesmo princípio é usado: *power ridges* (cristas espessadas em um alinhador modificado) são usadas para criar um momento lingual maior na superfície vestibular superior de um incisivo e um momento labial menor próximo à borda incisal quando o torque radicular lingual é desejado. Isso cria um momento resultante para mover a raiz do dente mais do que a coroa. O paralelismo radicular com os alinhadores pode ser criado do mesmo modo com *power ridges* dispostos como as molas em **A**, **C** e **D**. Elásticos classe II ou classe III das moldeiras inferiores a superiores agora podem ser usados com ganchos especialmente projetados incorporados nos alinhadores. **E.** Levantes de mordida (*bite ramps*) para discluir os dentes posteriores podem evitar a intrusão posterior transitória à medida que as arcadas são niveladas e, como mostrado em **F**, podem ser automaticamente variadas dentro de uma sequência de alinhadores para manter o contato anterior durante o tratamento. (Cortesia de Dr. W. Gierie.)

os aparelhos fixos utilizados na ortodontia contemporânea são baseados nos desenhos de Angle do início do século XX. Angle desenvolveu quatro sistemas principais de aparelhos:

• *Arco E.* No final dos anos 1800, um aparelho ortodôntico típico dependia de algum tipo de estrutura rígida, à qual os dentes estavam presos, de modo que poderiam ser expandidos para a forma da arcada ditada pelo aparelho. O primeiro aparelho de Angle, o arco E, foi uma melhora nesse desenho básico (Figura 10.16). As bandas eram colocadas apenas nos molares, e um arco vestibular pesado se estendia ao redor da arcada. As extremidades do fio eram passadas por um orifício e uma pequena porca era colocada na porção distal do fio, permitindo que o fio avançasse e que o perímetro da arcada aumentasse. Os dentes individualmente estavam simplesmente ligados a este arco de expansão. Esse aparelho ainda podia ser encontrado nos catálogos de laboratórios ortodônticos até o final de 1980, talvez por causa de sua simplicidade e apesar do fato de ele poder exercer apenas força pesada interrupta

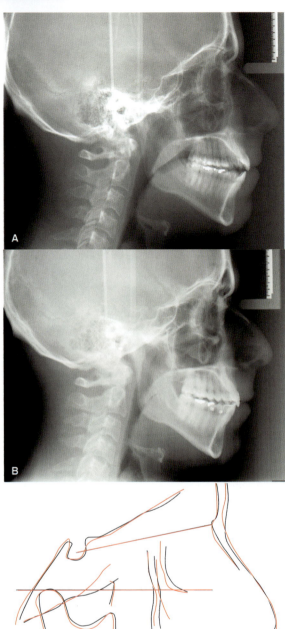

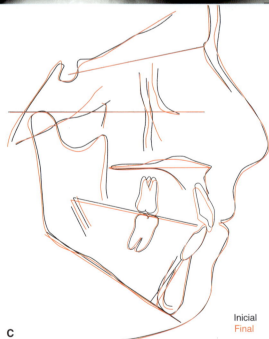

- **Figura 10.14** Os blocos de mordida entre os dentes posteriores podem ser incorporados nos alinhadores para facilitar o fechamento da mordida aberta anterior por intrusão posterior, mas, historicamente, os blocos de mordida não têm sido eficazes ao fazer isso, e boa parte do fechamento da mordida se deve à extrusão dos incisivos – como aconteceu com este paciente, cuja mordida aberta foi fechada com sucesso. **A.** Radiografia cefalométrica lateral pré-tratamento. **B.** Radiografia cefalométrica pós-tratamento. **C.** Superimposição da base craniana. (Cortesia de Drs. S. Chamberland e L. Dorval.)

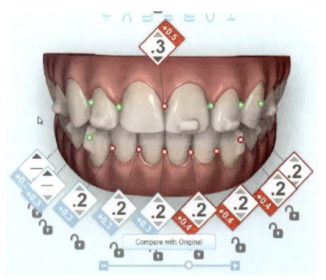

- **Figura 10.15** O formulário do Invisalign® ClinCheck agora inclui a redução interproximal planejada e o estágio em que isso é feito, assim como as etapas do movimento dental. (Cortesia de Dr. W. Gierie.).

- *Pino e tubo.* O arco E era capaz apenas de inclinar os dentes para uma nova posição. Ele não era capaz de posicionar com precisão um dente individualmente. Para superar essa dificuldade, Angle começou a colocar bandas nos outros dentes e utilizava um tubo vertical em cada dente, dentro do qual um pino soldado em um arco de dimensão menor que do arco E era colocado. Com este aparelho, o movimento dental era realizado pelo reposicionamento dos pinos individuais em cada consulta.

  Estava envolvido um incrível grau de perícia profissional na construção e no ajuste desse aparelho de pino e tubo e, apesar de ele ser teoricamente capaz de grande precisão no movimento dental, ele provou não ser prático no uso clínico. Diz-se que apenas o próprio Angle e um de seus alunos conseguiram controlar o aparelho. O arco de base relativamente pesado significava que havia baixa resiliência e, portanto, o problema era que muitos pequenos ajustes se faziam necessários:

- *Arco em cinta.* O próximo aparelho de Angle modificou o tubo de cada dente de modo a fornecer um encaixe retangular, posicionado verticalmente atrás do tubo. Um arco em cinta, de fio de ouro de 10 × 20, era colocado no encaixe vertical e preso com pinos (Figura 10.17). O arco em cinta foi um sucesso imediato, primeiramente porque o arco ortodôntico, diferentemente de qualquer um de seus predecessores, era pequeno o suficiente para ter boas qualidades de resiliência e, portanto, era bastante eficiente para alinhar dentes mal posicionados. Apesar de o arco em cinta poder ser torcido conforme era inserido em seu encaixe, a maior deficiência do aparelho era que ele fornecia um controle relativamente precário da posição da raiz. A resiliência do arco ortodôntico em cinta simplesmente não permitia a geração de momentos necessários para torquear raízes para uma nova posição

- *Edgewise.* Para superar as deficiências do arco em cinta, Angle reorientou seu encaixe de vertical para o sentido horizontal e inseriu um fio retangular rotacionado em 90° com relação à orientação que ele tinha com o arco em cinta, daí o nome "*edgewise*" (Figura 10.18). As dimensões do encaixe foram alteradas para 22 × 28 mil e um fio de metal precioso 22 × 28 foi utilizado. Essas dimensões, alcançadas após extensa experimentação, permitiram o controle excelente da posição da coroa e da raiz em todos os três planos do espaço.

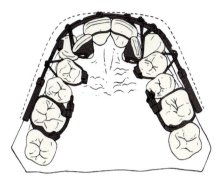

• **Figura 10.16** Arco E de Edward Angle do início dos anos 1900. Os amarrilhos ligados a um arco vestibular pesado são utilizados para levar os dentes mal posicionados para a linha de oclusão.

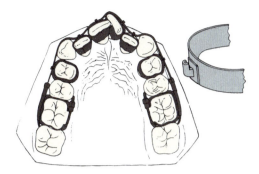

• **Figura 10.17** O aparelho de arco em cinta de Angle, introduzido por volta de 1910, era bem adaptado para levar os dentes para o alinhamento, mas também era muito flexível para permitir o posicionamento preciso das raízes.

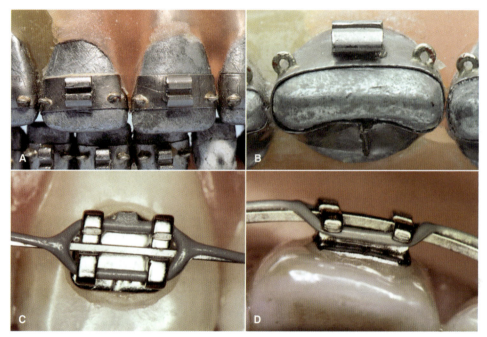

• **Figura 10.18 A e B.** O aparelho *edgewise* de Angle recebeu seu nome porque o arco ortodôntico foi inserido em um ângulo de 90° com o plano de inserção do arco em cinta, o que o tornou mais largo do que alto. O arco retangular podia ser torcido para criar torque (ver Figura 10.30). Ele era preso em um encaixe retangular com amarrilhos metálicos, possibilitando um controle excelente da posição da raiz. O aparelho original é visto aqui em um *typodont*. Observe os bráquetes estreitos (largura dupla nos centrais superiores, que são os dentes mais largos), que foram soldados a bandas de ouro. Observe também as anilhas soldadas nos cantos das bandas. Estas foram utilizadas para ligações de amarrilhos ao arco ortodôntico conforme necessário para o controle de rotação. **C e D.** Vistas de perto de um bráquete gêmeo de um aparelho *edgewise* moderno, com um arco ortodôntico retangular em posição. O fio é mantido no bráquete por um amarrilho elástico; aqui, parte de uma cadeia de amarrilhos que também mantêm espaços fechados entre os dentes.

Após sua introdução em 1928, esse aparelho tornou-se o pilar principal da terapia de aparelhos fixos com múltiplas bandas, apesar de o arco em cinta continuar em uso comum por outra década.

Outros sistemas clássicos de aparelhos fixos

Labiolingual, de fio duplo. Antes de Angle, não se havia colocado acessórios em todos os dentes, e a preocupação de Angle sobre posicionar precisamente cada dente não era amplamente compartilhada durante sua época. Além de uma variedade de aparelhos removíveis que utilizavam molas digitais para reposicionar os dentes, havia dois principais sistemas competidores de aparelhos da primeira metade do século XX. O aparelho labiolingual utilizava bandas nos primeiros molares e uma combinação de arcos compostos por fios pesados linguais e labiais, aos quais molas digitais eram soldadas, para movimentar os dentes individualmente. O aparelho de fio duplo usava bandas nos incisivos assim como nos molares e empregava arcos de fios de aço duplos de 10 mil para alinhamento dos incisivos. Esses fios delicados eram protegidos por longos tubos que se estendiam para a frente a partir dos molares até a região dos caninos. No entanto, nenhum desses aparelhos foi capaz de mais do que movimentos de inclinação, exceto com modificações especiais e incomuns. Eles desapareceram do uso.

Aparelho de Begg. Por causa da insistência de Begg na expansão das arcadas, em vez de extração para lidar com problemas de apinhamento, é irônico que o aparelho *edgewise* tenha finalmente fornecido o controle da posição da raiz necessário para o tratamento de extração bem-sucedido. O aparelho *edgewise* estava sendo utilizado para esse propósito alguns anos após sua introdução. Charles Tweed, um dos últimos alunos de Angle, era o líder nos EUA na adaptação do *edgewise* para tratamento de extração. Na realidade, era necessária pouca adaptação do aparelho. Tweed movimentava os dentes de corpo e utilizava a abordagem de subdivisão para controle da ancoragem, primeiro deslizando os caninos distalmente ao longo do fio, e então retraindo os incisivos (ver Figura 9.33).

Raymond Begg aprendeu sobre o aparelho de arco em cinta na escola de Angle antes de retornar para a Austrália no final dos anos 1920. Trabalhando sozinho em Adelaide, Begg também concluiu que a extração dos dentes com frequência era necessária, e começou a adaptar o aparelho de arco em cinta, de modo que ele pudesse ser utilizado para controlar melhor a posição da raiz.

A adaptação de Begg tinha três formas: (1) ele substituiu o metal nobre do arco em cinta por fio de aço inoxidável redondo, 16 mil de alta resiliência, quando este ficou disponível em uma companhia australiana no final dos anos 1930; (2) ele manteve o bráquete do arco em cinta original, mas o virou de cabeça para baixo, de modo que o encaixe do bráquete apontava para gengival em vez de apontar para oclusal; e (3) ele adicionou molas auxiliares ao aparelho para controle da posição da raiz. No aparelho resultante de Begg (Figura 10.19),[5] a fricção foi minimizada, porque a área de contato entre o bráquete de arco em cinta estreito e o arco ortodôntico era muito pequena, e a força do fio contra o bráquete também era muito pequena. O ângulo de contato foi minimizado porque a estratégia de Begg para controle da ancoragem era inclinar/endireitar (ver Figura 8.26), e a inclinação minimiza o ângulo de contato entre o fio e o canto do bráquete.

Apesar de os registros de progresso com essa abordagem parecerem muito diferentes, não é surpreendente que o resultado geral de Begg no controle da ancoragem tenha sido similar ao de Tweed, pois ambos usaram dois passos para compensar a resistência ao deslizamento. O aparelho de Begg ainda é visto no uso contemporâneo, apesar de ele ter sua popularidade diminuída e com frequência aparecer agora em uma forma híbrida, com bráquetes que permitem o uso de fios retangulares no acabamento (Figura 10.20).[6] Diferentemente

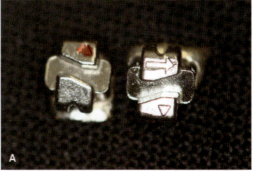

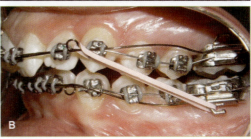

• **Figura 10.20** Hoje o aparelho de Begg é raramente usado na forma em que o Dr. Begg o desenvolveu, mas suas ideias sobrevivem no bráquete Tip-Edge (**A**), que tem encaixe retangular cortado de um lado para permitir a inclinação da coroa naquela direção sem deflexão incisal do arco. Isso permite que um dente seja inclinado durante o fechamento do espaço e fique na vertical posteriormente com molas auxiliares, porém um fio retangular pode ser usado para torque na finalização. **B.** Bráquetes Tip-Edge no estágio inicial do tratamento, com arcos de fio de aço de pequeno diâmetro. (Cortesia de Dr. D. Grauer.)

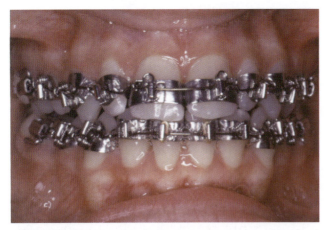

• **Figura 10.19** O aparelho de Begg emprega uma modificação do acessório de arco em cinta, no qual são fixados os arcos com fios redondos. É utilizada uma variedade de arcos auxiliares neste sistema para obter o controle da posição da raiz. Para este paciente, no final do tratamento, o arco ortodôntico inferior é mantido em posição nos incisivos centrais com pinos de latão e molas auxiliares (colocadas no encaixe vertical e também servindo como pinos para reter o arco), utilizadas para posicionar as raízes de vários dentes (elas são vistas claramente nos incisivos centrais superiores, ativadas para movimentar as raízes para distal).

dos aparelhos labiolingual, de fio duplo e outros aparelhos fixos parcialmente colados, o aparelho de Begg foi um sistema de tratamento completo no sentido de permitir um bom controle da posição da coroa e da raiz em todos os três planos do espaço.

***Edgewise* contemporâneo.** O aparelho de Begg ficou muito popular nos anos 1960 porque era mais eficiente que o *edgewise* daquela época, pois os resultados equivalentes poderiam ser produzidos com menos investimento de tempo do profissional. Os desenvolvimentos desde então inverteram o equilíbrio. O aparelho *edgewise* contemporâneo evoluiu muito além do desenho original, enquanto manteve o princípio básico de um arco retangular em um encaixe retangular, e agora é mais eficiente que o aparelho de Begg, razão pela qual seu uso hoje é quase universal.

Os principais passos na evolução do *edgewise* incluem:

- *Controle rotacional automático.* No aparelho original, Angle soldou anilhas nos cantos das bandas, de modo que amarrilhos poderiam ser utilizados conforme necessário, a fim de corrigir as rotações ou controlar a tendência de um dente rotacionar conforme ele é movimentado (ver Figura 10.18). Agora, o controle da rotação é atingido sem a necessidade de um amarrilho adicional, graças ao uso ou de bráquetes duplos ou de bráquetes simples com extensões proximais, que ficam em contato com a porção inferior do fio ortodôntico (bráquetes de Lewis ou de Lang) (Figura 10.21). Ambos os tipos de bráquetes facilitam a obtenção do momento necessário para a rotação dental
- *Alteração nas dimensões do encaixe do bráquete.* A significância da redução do tamanho do encaixe original de Angle 22 para 18 e as implicações de se utilizar o encaixe maior com os arcos de fio de tamanho menor são discutidas no Capítulo 9. Em essência, agora há dois *edgewise*s modernos, porque os aparelhos de encaixe 18 e 22 são utilizados de modo bastante diferente. A

introdução de um aparelho de encaixe 20 com precisão maior do que dos existentes foi discutida, mas ainda não ocorreu. Os Capítulos 15 a 17 abordam essas diferenças

- *Prescrições do aparelho pré-ajustado.* Angle utilizava o mesmo bráquete em todos os dentes, como fizeram os outros sistemas de aparelhos. Nos anos 1980, Andrews desenvolveu as modificações dos bráquetes para dentes específicos, de modo a eliminar as dobras muito repetitivas nos arcos, que eram necessárias para compensar as diferenças na anatomia dental, e a colagem facilitou a existência de bráquetes diferentes para cada dente. O resultado foi o aparelho "*stright-wire*".[7] Esse foi o passo principal na melhora da eficiência do *edgewise*.

No *edgewise* original, as dobras vestibulolinguais nos arcos ortodônticos (*dobras de primeira ordem* ou *in-out*) eram necessárias para compensar as variações no contorno das superfícies vestibulares dos dentes individualmente. No aparelho contemporâneo, essa compensação é construída na base do próprio bráquete. Isso reduz a necessidade de compensar as dobras, mas não as elimina por causa das variações individuais na espessura dos dentes.

A angulação dos bráquetes relativa ao longo eixo do dente é necessária para atingir o posicionamento apropriado das raízes da maioria dos casos. Originalmente, esse posicionamento mesiodistal da raiz exigia dobras anguladas no arco ortodôntico, chamadas de dobras de *segunda ordem* ou *tip*. A angulação do bráquete ou do encaixe do bráquete diminui ou supre a necessidade dessas dobras.

Como a superfície vestibular dos dentes individualmente varia muito na inclinação em relação à vertical verdadeira, no *edgewise* original era necessário colocar uma torção variável (chamada de dobras de *terceira ordem* ou *torque*) nos diversos segmentos de cada arco retangular, para fazer com que o fio se encaixasse de forma mais passiva. As dobras de torque eram necessárias para cada paciente, em cada arco retangular, e não apenas quando as raízes necessitavam ser movimentadas para vestibular ou para lingual, para evitar movimentos indesejáveis de dentes posicionados adequadamente. Os encaixes dos bráquetes no *edgewise* contemporâneo são inclinados, para compensar a inclinação da superfície vestibular, de modo que as dobras de terceira ordem são menos necessárias.

Os valores de angulação e torque embutidos no bráquete são, com frequência, chamados de *prescrição do aparelho*. Obviamente, qualquer prescrição baseada em uma média populacional posicionaria precisamente apenas o portador de dentes na média e não seria correta para aqueles distintos da norma.

O *edgewise* continua a evoluir. Os *edgewise*s comercialmente disponíveis são revistos em alguns detalhes no final deste capítulo, junto das possibilidades de personalizar as prescrições de cada bráquete e a utilização de robôs que dobram fios para produzir fios ortodônticos retangulares complexos. Antes de chegar a eles, vamos examinar a bandagem *versus* a colagem, como meio de fixação do aparelho na posição.

Bandas para acessórios

Indicações para a bandagem

Até os anos 1980, a única maneira prática de colocar um aparelho fixo era colocá-lo em uma banda que seria cementada em um dente. Os ortodontistas pioneiros do início dos anos 1900 utilizavam bandas de pressão, que eram apertadas ao redor dos molares por parafusos. Apenas com o advento das bandas de ouro adaptadas individualmente, que eram fabricadas com alicates especiais, é que se tornou prático colocar os acessórios fixos em mais do que alguns dentes. As bandas de aço pré-formadas tiveram seu uso disseminado durante os anos 1960, mas agora são utilizadas principalmente para os molares.

Há muitas vantagens para se colar os bráquetes, de modo que não é mais apropriado colocar rotineiramente bandas em todos os dentes. Entretanto, uma série de indicações ainda existem para o uso de uma banda, em vez de um acessório colado, incluindo:

- *Forças intermitentes pesadas contra os acessórios.* Essa é a indicação principal para a bandagem. Exemplo excelente é no primeiro molar superior contra o qual a força extraoral será colocada através de um casquete. As forças de torção e cisalhamento com frequência encontradas quando o arco vestibular é colocado ou removido encontram melhor resistência com uma banda de aço do que com um tubo colado
- *Dentes que irão precisar de ambos os acessórios, vestibular e lingual*, tal como um molar com uso de extrabucal e arco transpalatino. Os acessórios linguais colados isoladamente, que não são ligados a alguma outra parte do aparelho, podem ser engolidos ou aspirados se ficarem soltos
- *Dentes com coroas clínicas curtas*, de modo que os bráquetes colados são difíceis de serem posicionados corretamente. Se fixado a uma banda, um tubo ou um bráquete pode deslocar levemente a gengiva conforme ele é levado para a posição apropriada. É muito mais difícil fazer isso com acessórios colados. A decisão de bandar em vez de colar os segundos pré-molares nos adolescentes, com frequência, é baseada no comprimento da coroa clínica.

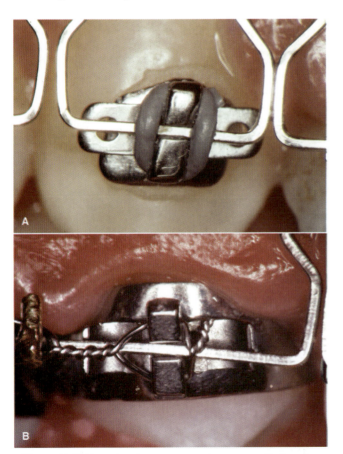

• **Figura 10.21** Nos *edgewises* contemporâneos, os métodos alternativos para controle da rotação são bráquetes duplos (como observado na Figura 10.18C e D) ou bráquetes simples com aletas antirrotação. **A.** Bráquete simples (Lang) colado com braços antirrotação. **B.** Bráquete simples (Lewis) soldado a uma banda de pré-molar. Em ambos, **A** e **B**, observe que a aleta antirrotação entraria em contato com a parte lingual do fio se o dente começasse a rotacionar, criando um binário de antirrotação necessário. Observe também que o arco retangular de tamanho levemente diminuído cruza o bráquete em um ângulo, criando um momento para controlar a posição das raízes.

Apesar de haver exceções, a regra na ortodontia contemporânea é que os acessórios colados são quase sempre preferidos para os dentes anteriores e os pré-molares. As bandas normalmente são preferidas para os primeiros molares, especialmente se ambos os acessórios vestibulares e linguais são necessários. Os segundos molares são colados se a exposição da coroa o permitir, bandados se não o permitir.

Passos na bandagem

Separação. Os contatos interproximais justos fazem com que seja impossível colocar uma banda de modo adequado, o que significa que algum dispositivo para separar os dentes normalmente deve ser utilizado antes da bandagem. Apesar de os separadores estarem disponíveis em muitas variedades, o princípio é o mesmo em todos os casos: um dispositivo para forçar a separação ou fazer uma ação de cunha entre os dentes é deixado em posição por tempo suficiente para que ocorra o movimento dental inicial, de modo que os dentes estejam levemente separados na consulta em que as bandas forem sendo ajustadas.

Dois métodos principais de separação são empregados para os dentes posteriores: (1) molas de separação (Figura 10.22), que exercem uma ação de tesoura acima e abaixo do ponto de contato, tipicamente abrindo espaço suficiente para bandar em aproximadamente 1 semana; e (2) separadores elastoméricos aplicados conforme mostra a Figura 10.23, que circundam o ponto de contato e forçam a separação dos dentes durante um período de vários dias.

Da perspectiva do paciente, a separação dos dentes antes da bandagem é a pior parte da ortodontia – dói, sobretudo se diversos dentes tiverem que ser colados. Os separadores de mola de aço são mais fáceis de serem tolerados, tanto quando estão sendo colocados e removidos quanto durante o período de separação dos dentes. Esses separadores tendem a ficar soltos e podem cair quando atingirem seu propósito, que é a principal desvantagem e a razão para deixá-los em posição apenas alguns dias, não mais do que 1 semana.

Os separadores elastoméricos são mais difíceis de serem inseridos, mas são normalmente bem retidos quando estão ao redor do ponto de contato e podem ser deixados em posição por períodos um pouco mais longos. Eles exercem uma força pesada que inicialmente declina muito rápido, porém a medicação para dor é necessária por, pelo menos, as primeiras 24 a 36 horas. Como os separadores elastoméricos são radiolúcidos, pode surgir um sério problema se um deles ficar perdido no espaço interproximal. É prudente utilizar um material elastomérico colorido brilhante, para deixar um separador deslocado mais visível, e esses separadores não devem ser mantidos em posição por mais de 2 semanas.

Adaptação das bandas. Com a grande disponibilidade atual de bandas pré-formadas, dar forma às bandas clinicamente é muito ineficiente. Quase todas as bandas são fornecidas nos dias atuais com tubos pré-soldados. Isso economiza tempo clínico e permite o uso de dispositivos para assegurar o posicionamento preciso do acessório.

Adaptar uma banda pré-formada envolve brunir o aço inoxidável sobre a superfície dental. Isso contorna simultaneamente e endurece o material da banda que inicialmente é bem macio. Essa força deveria ser suprida pelos músculos mastigatórios do paciente, não pela força do braço do dentista ou de seu auxiliar. Os pacientes podem morder mais forte e com maior controle, um fato mais bem apreciado nas raras ocasiões em que um paciente é incapaz de morder as bandas para posicioná-las e o ortodontista tem que fazê-lo com a pressão manual.

As bandas pré-formadas são desenhadas para serem ajustadas em certa sequência, e é importante seguir as instruções do fabricante. Uma banda típica de molar superior é projetada para ser colocada inicialmente por pressão manual nas superfícies mesial e distal, levando a banda para gengival para mais perto da altura das bordas marginais. Então ela é levada para a posição por pressão nas superfícies mesiovestibular e distolingual. O assentamento final é com grande força de mordida no canto distolingual. As bandas de molares inferiores são projetadas para serem assentadas

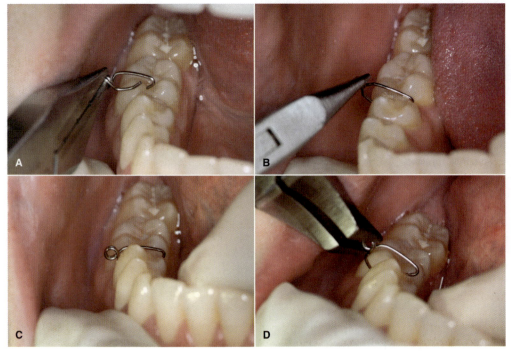

• **Figura 10.22** Separação com molas de aço de separação. **A.** A mola é segurada pela base. **B.** A ponta inclinada do braço mais longo é colocada na ameia lingual, e a mola é deixada aberta para que o braço mais curto possa deslizar por baixo do ponto de contato. **C.** A mola em posição, com o helicoide para vestibular. **D.** A mola pode ser removida mais facilmente apertando o helicoide, forçando a separação dos braços.

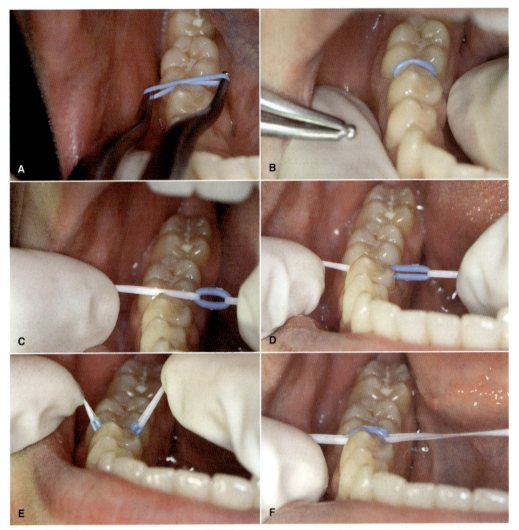

- **Figura 10.23** Separação com um anel elástico. **A.** O anel elástico é colocado nas pontas de um alicate especial, então um lado é passado através do contato e o alicate removido de modo que o elástico agora circunda o ponto de contato (**B**). **C.** Uma alternativa para o alicate especial são duas alças de fio dental, colocadas de modo que possam ser utilizadas para alongar o anel elástico. **D.** O fio dental é passado através do contato e o elástico é puxado para baixo do contato. O elástico é puxado para cima (**E**) e deslizado para a posição (**F**). Neste ponto, o fio dental é removido.

inicialmente com pressão manual nas superfícies proximais e então com grande força de mordida ao longo das margens vestibulares, mas não das linguais. As bandas dos pré-molares superiores são normalmente assentadas com pressão alternada nas superfícies vestibular e lingual, enquanto as bandas dos pré-molares inferiores, assim como dos molares inferiores, são projetadas para forte pressão apenas na superfície vestibular.

Cementação. Novos cementos desenvolvidos especificamente para o uso ortodôntico suplantaram o fosfato de zinco e os primeiros cementos de ionômero de vidro utilizados no século XX. Esses tendem a ser um compósito de ionômero de vidro e materiais resinosos e normalmente são fotopolimerizáveis. Seu uso reduziu muito os problemas com infiltrações debaixo das bandas, que antigamente eram um risco para a descalcificação dos dentes bandados (ver a discussão no Capítulo 8).

Todas as superfícies interiores de uma banda ortodôntica devem ser revestidas com cemento antes de ela ser posicionada, de modo que não fique uma parte de metal sem cemento. Conforme a banda é levada para a posição, a superfície oclusal deve ser coberta, de modo que o cemento saia pelas margens gengival e oclusal da banda (Figura 10.24). As bandas são altamente retidas pela elasticidade do material da banda conforme ele se ajusta em torno do dente. Isso é aumentado pelo cemento que sela entre a banda e o dente, porém a banda retida somente pelo cemento não foi ajustada firme o suficiente. É um bom julgamento substituir uma banda que solta pela segunda vez com uma menor que é pré-formada.

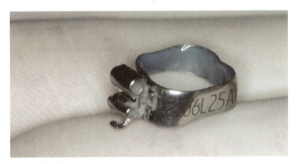

- **Figura 10.24** Banda molar pronta para ser cementada. O cemento deve cobrir toda a superfície interna da banda. Recomendamos colocar um dedo com luva sobre a parte superior da banda quando ela for levada para a posição, para ajudar a manter o cemento na porção gengival da banda.

Acessórios colados

Princípio básico da colagem

A colagem dos acessórios, eliminando a necessidade de bandas, foi um sonho por muitos anos, em vez de abruptamente tornar-se um procedimento clínico de rotina nos anos 1980. A colagem é baseada no travamento mecânico de um adesivo às irregularidades na superfície de esmalte do dente e aos travamentos mecânicos formados na base do acessório ortodôntico. Portanto, a colagem bem-sucedida na ortodontia requer atenção cuidadosa com os três componentes do sistema: a superfície dental e sua preparação, o desenho da base do acessório e o material de colagem em si.

A base de um tubo ou bráquete de metal colado deve ser fabricada de modo que possa ser atingido um entrelaçamento mecânico entre o material de colagem e a superfície do acessório. O objetivo é obter um acessório mais forte do material de colagem ao bráquete do que à superfície do dente, de modo que a descolagem do material de colagem se quebra do dente em vez do bráquete. Isso não é necessário com a maioria dos bráquetes de cerâmica, porque uma superfície cerâmica não polida tem irregularidade suficiente.

Antes de colar um acessório ortodôntico, é necessário remover a película adquirida e criar irregularidades na superfície do esmalte (a camada fina do material da proteína que reveste os dentes) e, então, criar irregularidades na superfície do esmalte. Na técnica padrão que ainda é amplamente usada, isso é realizado pela limpeza suave e secagem da superfície de esmalte (evitando uso excessivo de pedra-pomes), então tratando com um agente condicionante ácido, normalmente ácido fosfórico (H_3PO_4) não tamponado a 37% por 20 a 30 segundos.[8] O efeito é remover uma pequena quantidade de esmalte interprismático mais macio e abrir orifícios entre os prismas de esmalte, de modo que o adesivo possa penetrar na superfície do esmalte (Figura 10.25).

Um material de colagem de sucesso deve preencher uma série de critérios formidáveis: ele deve ser dimensionalmente estável; deve ser bastante fluido, de modo a penetrar a superfície do esmalte, e viscoso o suficiente para permanecer onde foi colocado; deve ter força inerente excelente, como documentado por testes laboratoriais;[9,10] e deve ser fácil de ser utilizado clinicamente. Até recentemente, as resinas compostas fotopolimerizáveis eram os materiais de colagem preferidos, embora as resinas quimicamente ativadas ainda estejam amplamente disponíveis.

Sobretudo no tratamento de adultos, ocasionalmente é necessário colar a uma faceta ou coroa de porcelana, ou a uma restauração de ouro ou amálgama. As técnicas para colagem a esses materiais restauradores foram desenvolvidas[11] e são descritas no Capítulo 19.

Colagem direta

Durante a colagem direta, a posição do bráquete é determinada intraoralmente pelo ortodontista durante o procedimento de colagem. Essa técnica pode ser utilizada de modo bastante eficaz como um procedimento clínico de rotina. Até mesmo quando a maioria dos acessórios é colada indiretamente (como descrito posteriormente), a colagem direta é muito mais eficiente sempre que um único bráquete tiver que ser reposicionado. A maior dificuldade com a colagem direta é que o dentista deve ser capaz de julgar a posição apropriada para o acessório e deve levá-lo à posição rápida e precisamente. Há menos oportunidade de medidas precisas da posição do bráquete ou de ajustes detalhados do que haveria em uma bancada de laboratório. Em geral, admite-se que, por essa razão, a colagem direta não fornece um posicionamento

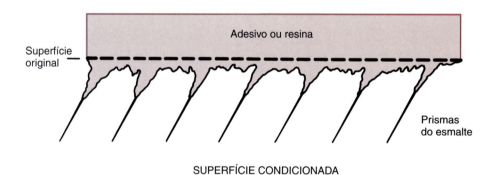

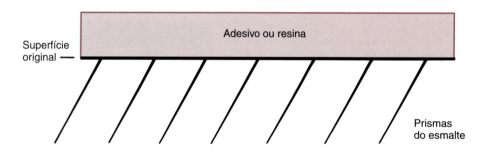

• **Figura 10.25** Representação diagramática do efeito da preparação da superfície do esmalte antes da colagem. O pré-tratamento com ácido fosfórico cria irregularidades mínimas na superfície de esmalte, permitindo que o material de colagem forme "espículas" penetrantes que se travam mecanicamente com a superfície do esmalte.

tão preciso dos bráquetes como na colagem indireta. Por outro lado, a colagem direta é mais fácil, mais rápida (especialmente se apenas alguns dentes tiverem que ser colados) e menos dispendiosa (porque os passos de fabricação em laboratório são eliminados).

Os passos na técnica de colagem direta quando se utiliza uma resina fotopolimerizável para cada bráquete são ilustrados na Figura 10.26. As resinas fotopolimerizáveis agora são utilizadas mais frequentemente do que as resinas quimicamente ativadas, porque os materiais fotopolimerizáveis mais novos têm mais flexibilidade do tempo de trabalho e normalmente apresentam força de colagem maior.

Como observamos no Capítulo 8, a desmineralização em torno dos bráquetes é um problema significativo no tratamento de aparelhos fixos atualmente, e os materiais de ionômero de vidro oferecem a possibilidade de liberação contínua suficiente de flúor para proteger o esmalte em torno das bordas dos bráquetes (ver Capítulo 8). Os ensaios com ionômeros de vidro modificados para colagem mostraram que mesmo quando alguma resina composta

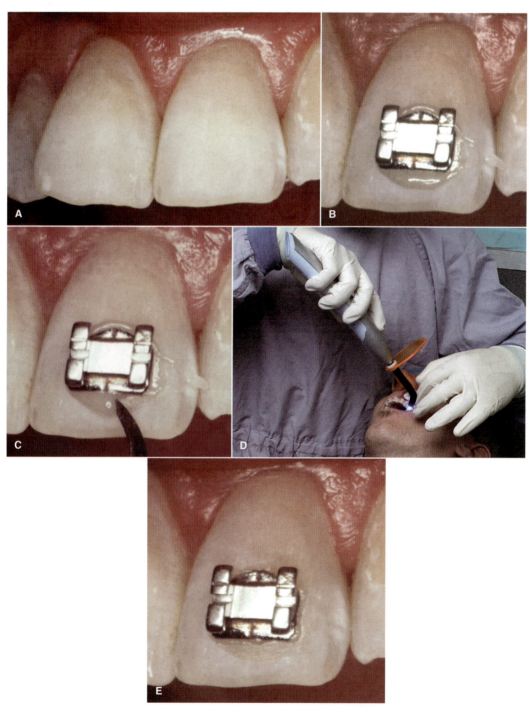

• **Figura 10.26** Passos na colagem direta. **A.** Após o ataque ácido, a superfície dental tem aparência um pouco fosca se seca (a secagem não é mais necessária com os materiais de preparação dental modernos, mas a superfície dental deve ser condicionada com ácido). **B.** Uma pequena quantidade de resina de colagem é colocada com um aplicador na parte posterior do bráquete e é pressionada para posicionar na superfície dental. **C.** A resina de colagem em excesso é removida do contorno do bráquete. **D.** Para materiais fotopolimerizáveis, uma ponteira de luz sem fio agora é o modo mais conveniente de ativar o processo de colagem do adesivo. **E.** O bráquete colado em posição.

era incluída no material de colagem, a resistência da cola ainda não era adequada. Justus *et al.* defenderam uma forma de melhorar a resistência da cola de um ionômero de vidro modificado até o ponto em que ele seja adequado para colagem.[12]

O segredo para a colagem com um material de ionômero de vidro é a desproteinização da superfície do esmalte com NaOCl (hipoclorito de sódio, amplamente vendido como Clorox) 5% e, em seguida, um tempo de condicionamento de 15 a 20 segundos – ligeiramente menor que o normal de 25 a 30 segundos – com H_3PO_4 35%. Isso aumenta a porcentagem dos padrões de condicionamento 1 e 2 na superfície do esmalte (Figura 10.27) e aumenta significativamente a resistência da cola do ionômero de vidro modificado por resina (Fuji Ortho LC).

Um arco mais leve de níquel-titânio (NiTi) sem adesão completa inicial do bráquete em dentes mal posicionados deve ser usado porque parte da aderência do ionômero de vidro demora 24 horas para fixar. Com essa abordagem, diz-se que a taxa de descolagem é de aproximadamente 5%, quase comparável às taxas com os materiais de colagem de resina composta.

Esse cimento de ionômero de vidro modificado por resina realmente reduz a incidência de desmineralização e lesões brancas? A evidência ideal seriam os resultados de um ensaio clínico randomizado, o que não foi feito, porém os dados clínicos apresentados por Justus são impressionantes. Parece que a liberação melhorada de flúor do ionômero de vidro modificado por resina pode fornecer uma proteção útil contra a desmineralização, e o componente do ionômero de vidro permite a capacidade de "recarregar" o conteúdo de flúor da resina por tratamento de flúor no consultório.

Colagem indireta

A colagem indireta é feita pelo posicionamento cuidadoso dos bráquetes nos modelos de gesso em um laboratório, usando então um suporte ou uma moldeira para transferir as posições dos bráquetes para o paciente. O resultado é a localização mais precisa dos bráquetes porque as limitações das bochechas, que parcialmente obstruem a visão dos dentes, são removidas, a contaminação salivar das superfícies preparadas é mais fácil de controlar e a transferência indireta para a localização de um dente determinada pela colagem virtual em um sistema de computador é simplificada.[13]

Set-ups indiretos podem ser feitos pelo ortodontista no laboratório do consultório ao criar um molde de gesso a partir de uma moldagem ou por impressão de um modelo 3D de um escaneamento intraoral. *Set-ups* indiretos do bráquete também podem ser feitos por um serviço laboratorial utilizando um material de impressão estável adequado para o escaneamento digital em um local distante ou, mais provavelmente no mundo digital de hoje, ao enviar um escaneamento intraoral diretamente do escâner do consultório para o laboratório. Os passos laboratoriais e clínicos da colagem indireta são ilustrado na Figura 10.28.

Produzir *set-ups* da colagem indireta do bráquete e moldeiras de transferência no consultório continua sendo um método rápido e econômico. Após produzir um molde de gesso preciso, uma camada de isolante é colocada no molde. Então, os bráquetes são postos no molde utilizando uma resina composta fotopolimerável no local desejado e o ortodontista verifica a precisão do posicionamento. Assim que os bráquetes estão em posição, qualquer excesso de resina é removido e eles são presos nesse local pela exposição a

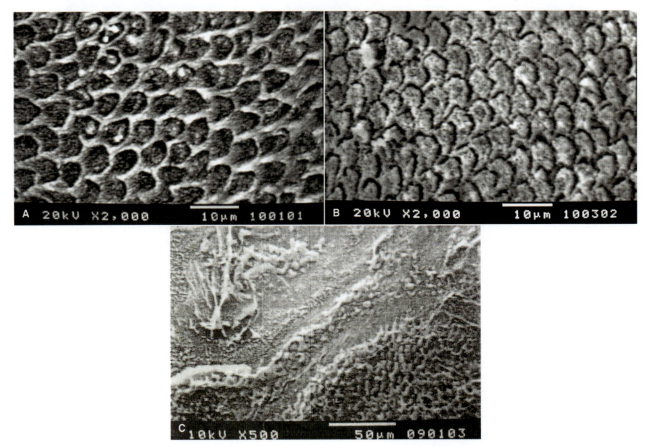

• **Figura 10.27** Após desproteinização da superfície do esmalte com NaOCl (Clorox ou uma formulação especial para colagem ortodôntica) e, depois, um tempo de condicionamento reduzido com ácido fosfórico 35%, é possível obter um padrão mais favorável da superfície do esmalte que permite a colagem bem-sucedida com um cimento de ionômero de vidro. Os padrões de condicionamento 1 e 2 (**A** e **B**) funcionam com um ionômero de vidro; o padrão de condicionamento 3 (**C**), resultado típico sem desproteinização, não. (Cortesia de Dr. R. Justus.)

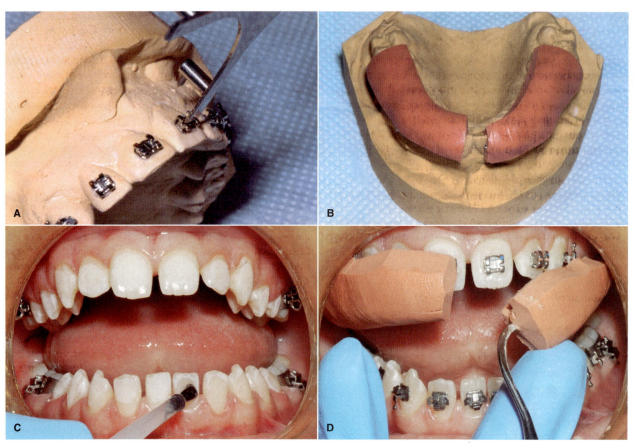

• **Figura 10.28** Passos na colagem indireta. **A.** Os bráquetes são colocados precisamente conforme desejado em um modelo dos dentes e mantidos em posição com resina. **B.** Após os bráquetes estarem polimerizados na posição ideal, uma moldeira de transferência é feita com um rolete de vinil polisiloxano. As moldeiras são removidas do modelo de trabalho após terem sido embebidas em água quente e terem retiradas as rebarbas. **C.** Os dentes são isolados, preparados com ataque ácido, e uma resina de duas pastas quimicamente polimerizável é colocada sobre o esmalte com ataque ácido e sobre os bráquetes. Então, as moldeiras de transferência são inseridas. **D.** Após a resina ter polimerizado completamente, as moldeiras são cuidadosamente removidas, deixando os bráquetes colados aos dentes.

uma unidade fotopolimerizadora (como a unidade Triad [Dentsply Sirona, York, PA]). De maneira menos eficiente, isso também pode ser feito com uma unidade fotopolimerizadora manual. Esse processo cria uma base composta personalizada para cada bráquete que se ajusta precisamente a cada superfície dental. Uma moldeira de transferência então é feita usando um selante de PVS que cobre os bráquetes e proporciona bordas oclusais/incisais. A moldeira é vazada para remover o excesso de material e dividida em quadrantes. Isso facilita a inserção e permite ver melhor se as moldeiras estão totalmente assentadas durante o procedimento de colagem clínica. Uma alternativa frequentemente usada, mas mais demorada (devido ao maior esforço para cortar essas moldeiras) é moldá-las a vácuo a partir de um material do tipo usado em alinhadores.

As moldeiras são clinicamente usadas ao colocar um selante levemente preenchido nos dentes do paciente e na parte de trás dos bráquetes e, em seguida, assentar as moldeiras na boca do paciente. O selante levemente preenchido usado para colagem pode ser uma resina quimicamente ativada, uma resina "sem mistura" ou uma resina fotopolimerável. Uma resina quimicamente ativada que é misturada antes da aplicação aos bráquetes e os dentes é eficiente porque todos os bráquetes ativam simultaneamente, porém é preciso tomar cuidado para minimizar o excesso de resina para evitar excesso após a remoção da moldeira. Uma resina "sem mistura" tem a vantagem de minimizar o excesso; uma resina composta é colocada na superfície dental na forma não polimerizada, enquanto o catalisador da polimerização é colocado na parte posterior dos bráquetes. Quando a moldeira que leva os bráquetes é colocada contra a superfície dental, a resina imediatamente abaixo do bráquete é ativada e polimeriza, mas a resina em excesso, ao redor das margens dos bráquetes, não polimeriza e pode facilmente ser removida por raspagem quando a moldeira dos bráquetes for removida. Todavia, alguns estudos encontraram aumento das falhas de colagem com essa técnica, porque ela requer a difusão para a polimerização apropriada. Por fim, um material fotopolimerizável com fluidez pode ser utilizado com uma moldeira transparente, mas a polimerização da resina em cada bráquete, através ou ao redor da moldeira, leva mais tempo do que utilizar um material quimicamente ativado. Com qualquer uma dessas técnicas, o isolamento apropriado é crítico para a obtenção da força de colagem adequada.

Já existem diversos serviços laboratoriais que produzem moldeiras de colagem indireta para os clínicos. Alguns desses simplesmente duplicam o processo no consultório descrito anteriormente. Outros fornecem um serviço de valor agregado ao produzir moldeiras de transferência com base na posição do bráquete determinada a partir de uma simulação digital do tratamento. Isso é feito para garantir que a posição do bráquete forneça um alinhamento ideal. Nesse caso, os modelos digitais são segmentados em dentes móveis e alinhados virtualmente seguindo a forma da arcada prescrita pelo ortodontista. Em seguida, os bráquetes virtuais são colocados nos dentes em uma posição em que um arco reto da forma adequada da arcada prenda todos os bráquetes. Essa posição "ideal" do bráquete é, então, transferida digitalmente de volta para o molde original e uma moldeira é fabricada para produzir essa posição do bráquete para o paciente. Algumas dessas moldeiras são impressas diretamente em 3D de modo que os bráquetes possam ser fixados. Para se obter os benefícios da colagem indireta, o processo de transferência em si deve ser preciso, e agora temos algumas evidências de que esse é o caso.[14]

Atualmente, a colagem indireta é a técnica preferida para a colocação de um aparelho fixo completo. Os bráquetes customizados que são fabricados individualmente para cada paciente exigem colocação precisa, que pode ser atingida apenas pela colagem indireta. De modo geral, quanto pior a visibilidade, mais difícil se torna a colagem direta e maior a indicação de uma abordagem indireta. Por essa razão, a colagem indireta é quase uma necessidade para acessórios linguais. Colar um gancho ou botão lingual isolado não é difícil, mas posicionar precisamente todos os acessórios para um aparelho lingual, e até mesmo colocar uma contenção lingual fixa, é feito mais facilmente com a técnica indireta e com uma moldeira de transferência.

Características dos aparelhos fixos contemporâneos

Materiais dos aparelhos

Bráquetes de aço inoxidável. Os bráquetes e tubos para um *edgewise* devem ser precisamente fabricados, de modo que as dimensões do encaixe interno tenham a precisão de pelo menos 1 milésimo de polegada. Até a introdução recente dos bráquetes de cerâmica e titânio, os aparelhos fixos foram fabricados totalmente com aço inoxidável por muitos anos, e o aço continua sendo o material padrão para os componentes dos aparelhos.

Há duas maneiras contemporâneas de produzir os bráquetes e tubos de aço *edgewise*: por moldagem através de injeção do metal (MIM) ou por fundição. A maioria dos bráquetes e tubos para os aparelhos contemporâneos é produzida atualmente por MIM, mas alguns o são com fundição. A maior precisão do tamanho do encaixe do bráquete é atingida pela fresagem do encaixe de um bráquete fundido, que corrige os erros introduzidos pelo encolhimento da peça fundida conforme ela esfria. O uso da impressão 3D oferece a possibilidade de uma precisão significativamente melhor do encaixe do bráquete, e os primeiros bráquetes 3D impressos em metal agora estão disponíveis para o mais recente sistema de aparelho lingual. É possível que a impressão 3D, provavelmente usando ligas diferentes das de aço inoxidável ou de plásticos compostos, substitua de vez a antiga tecnologia de produção e bráquetes.

Titânio como uma alternativa para aço inoxidável. Os bráquetes *edgewise* de titânio estão comercialmente disponíveis há alguns anos e podem ser usados para um tratamento corretivo. Uma grande indicação para os bráquetes e arcos de titânio é eliminar a possibilidade de uma resposta alérgica ao teor de 8% de níquel no aço inoxidável (ver Capítulo 8). Além de serem mais seguros em uma população cada vez mais alérgica, os bráquetes de titânio têm importante vantagem em relação aos bráquetes de aço – e também uma desvantagem potencialmente importante.

A maior vantagem é uma melhor confiabilidade de colagem, ou seja, uma chance menor de que o bráquete se perca durante o tratamento ativo. Um bráquete perdido interrompe o fluxo do paciente no dia que ele tiver que ser substituído e tende a estender o período de tratamento. A maior confiabilidade dos bráquetes de titânio se deve principalmente porque o titânio tem a mesma resistência que o aço inoxidável, porém não é tão rígido. Isso significa que um bráquete de titânio pode absorver 50% mais energia de impacto que um bráquete de aço, o que reduz a carga na cola durante a função (Figura 10.29). O efeito é uma menor taxa de falha da colagem – embora isso não tenha sido bem documentado na literatura revisada. Em uma clínica particular com excelente métrica de prática, a taxa de falha da colagem caiu de 5 a 10% para menos de 1% após a substituição dos bráquetes de aço pelos de titânio. Uma taxa de consenso razoável para os bráquetes de aço é de 3%

O titânio também tem superfície inerentemente mais áspera que o aço inoxidável, e, assemelhando-se com todo o resto, isso significa uma resistência potencialmente maior para deslizar um dente ao longo de um arco ortodôntico caso o arco ou o bráquete seja de titânio. A área de contato de um arco ortodôntico contra o encaixe de um bráquete é bem pequena sob a maioria das circunstâncias, e um bráquete de titânio não é problema quando pequenos arcos redondos são usados. O titânio também tem superfície quimicamente ativa, e isso pode contribuir com a dificuldade de deslize, sobretudo com um arco TMA em um bráquete de titânio. Clinicamente significa que quando os bráquetes de titânio são usados, pequenos espaços devem ser fechados com o deslize ao longo de arcos de aço de menor tamanho, e os locais de extração deveriam ser preferencialmente fechados com alças de fechamento de espaço nos arcos de aço ou TMA.

Materiais de aparelho não metálicos: plásticos, cerâmicas e plásticos compostos. Foram feitos esforços recorrentes para deixar os aparelhos fixos mais estéticos, por meio da eliminação de sua aparência metálica. Um ímpeto maior ao desenvolvimento da colagem para acessórios ortodônticos foi a eliminação da banda de metal de má aparência. Os bráquetes com cor de dente ou transparentes para os dentes anteriores (Figura 10.30) tornaram-se práticos quando foram desenvolvidos sistemas bem-sucedidos para a colagem direta. Apesar de os bráquetes plásticos terem sido introduzidos com entusiasmo considerável nos anos 1980

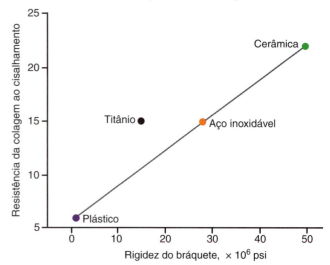

• **Figura 10.29** Este gráfico ilustra as resistências de colagem comparáveis dos bráquetes de titânio e de aço inoxidável e a rigidez inferior dos bráquetes de titânio. Este fato permite aos bráquetes de titânio absorver mais os impactos, tornando-os mais resistentes à descolagem não intencional. (Dados de Sachdeva R. Redefining bracket engineering with titanium data. *Orthos.* 2016:10-13.)

e terem permanecido no mercado desde então, eles apresentam três grandes problemas não resolvidos:

- Formação de manchas e alteração de cor, particularmente em pacientes que fumam ou tomam café
- Força fraca (ver Figura 10.29), de modo que os bráquetes podem quebrar quando arcos grandes são usados
- Pouca estabilidade dimensional, de modo que não é possível prover encaixes de bráquete precisos ou construí-los com todas as características do aparelho pré-ajustado
- A fricção entre o bráquete plástico e os fios de metal faz com que seja muito difícil deslizar os dentes para uma nova posição.

Utilizar um encaixe de metal no bráquete de plástico ajuda nos três últimos problemas, mas, mesmo com essa modificação, os bráquetes de plástico são úteis apenas quando os movimentos dentais complexos não são necessários.

Os bráquetes de cerâmica, que foram disponibilizados comercialmente pela primeira vez no final dos anos 1980, superam em grande proporção as limitações estéticas dos bráquetes de plástico, pois são bastante duráveis e resistem à formação de manchas (ver Figura 10.30). Além disso, eles podem ser fundidos de forma personalizada para cada um dos dentes e são dimensionalmente estáveis, de modo que as angulações precisas dos bráquetes e os encaixes do aparelho pré-ajustado podem ser incorporados. Vários tipos diferentes de bráquetes de cerâmica estão atualmente disponíveis (Tabela 10.2). Todos são esteticamente comparáveis.

Os bráquetes de cerâmica foram recebidos de maneira entusiástica e imediatamente atingiram o uso disseminado, mas os problemas com as fraturas dos bráquetes, a fricção dentro dos canais de encaixe dos bráquetes, o desgaste nos dentes que têm contato com um bráquete e o dano no esmalte pela remoção do bráquete logo se tornaram aparentes. As fraturas dos bráquetes de cerâmica ocorrem de duas maneiras: (1) perda de parte dos bráquetes (p. ex., aletas) durante as mudanças de fios ou a alimentação e (2) rachadura do bráquete quando as forças de torque são aplicadas. A cerâmica é um tipo de vidro e, como o vidro, os bráquetes de cerâmica tendem a ser friáveis. Como a resistência à fratura do aço é muito maior, os bráquetes de cerâmica devem ser mais volumosos que os bráquetes de aço inoxidável, e o desenho da cerâmica está muito mais próximo de um bráquete simples mais largo do que o normal em aço.

Os bráquetes de cerâmica atualmente disponíveis são produzidos a partir de alumina, ou de um cristal único (monocristalino), ou de várias unidades cristalinas (policristalino). Em teoria, os bráquetes monocristalinos deveriam oferecer mais força, o que é verdadeiro até que a superfície do bráquete seja arranhada. Neste

Tabela 10.2 Bráquetes de cerâmica.

Material	Fabricante	Nome
Alumina policristalina (PCA)	American Dentaurum GAC Ormco Rocky Mountain e muitos outros	20/40 Virage Fascination 2 Allure Mystique Innovation-C Damon Clear Signature
PCA com encaixe de metal	Unitek Rocky Mountain	Clarity Luxi II
Alumina monocristalina	American Ormco Ortho Techonolgy	Radiance Inspire Ice PURE

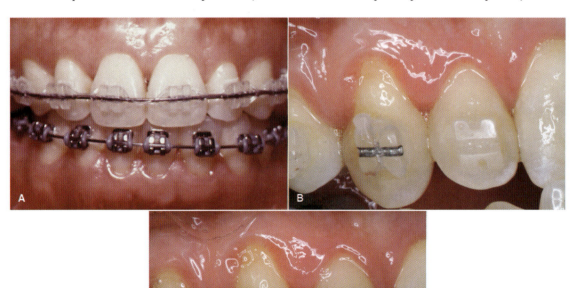

● **Figura 10.30** A. Bráquetes duplos de cerâmica nos dentes anteriores superiores, com bráquetes de aço em todos os dentes que não são muito visíveis. O uso de bráquetes de cerâmica deste modo elimina a possibilidade de abrasão do esmalte quando os dentes entram em contato com os bráquetes de cerâmica em função, enquanto mantém o benefício estético do uso de bráquetes deste tipo. **B.** Bráquetes de cerâmica com e sem um encaixe de metal, sem fio. **C.** Os mesmos bráquetes com o fio em posição. Observe a similaridade da aparência quando um arco ortodôntico está presente.

ponto, a pequena rachadura na superfície tende a se espalhar e a resistência à fratura é reduzida para um nível igual ou inferior ao de materiais policristalinos. É claro, é provável que ocorram arranhões durante o decorrer do tratamento.

Apesar de os bráquetes de cerâmica serem melhores nesse aspecto do que os plásticos, a resistência ao deslizamento provou ser maior com os bráquetes de cerâmica do que com os de aço. Por causa dos cristais múltiplos, os bráquetes de alumina policristalinos apresentam superfícies relativamente ásperas (Figura 10.31). Mesmo que a alumina monocristalina seja tão lisa quanto o aço, esses bráquetes não permitem um bom deslizamento, talvez por causa de uma interação química entre o material do fio e o do bráquete. Por essa razão, alguns bráquetes de cerâmica agora têm encaixe de metal integrado. A maioria dos bráquetes atuais eliminou o encaixe de metal, utilizando técnicas de arredondamento do canto e alisamento da superfície em vez de reduzir a ligação, mas há poucas evidências de que essas alterações são eficazes.

Muitos pacientes mordem contra um bráquete ou tubo em algum ponto do tratamento. O contato contra um bráquete de aço ou de titânio causa pouco ou nenhum desgaste do esmalte, mas os bráquetes de cerâmica podem desgastar o esmalte muito rapidamente. O risco é evitado em grande proporção se os bráquetes de cerâmica forem colocados apenas nos dentes anteriores superiores, que é a localização em que a melhora da estética é a mais importante. A maioria dos pacientes que desejam o efeito estético irá aceitar os bráquetes de cerâmica apenas onde eles estiverem mais visíveis e os bráquetes de aço ou de titânio em todos os outros lugares.

A descolagem dos bráquetes de cerâmica também pode ser um problema quando chegar a hora da remoção do bráquete. A maioria dos fabricantes agora oferece um alicate para descolagem, que é recomendado para seu bráquete de cerâmica, tirando vantagem de uma característica única projetada no bráquete para ajudar a descolagem. Uma alternativa é utilizar um instrumento térmico ou a *laser* de diodo para enfraquecer o adesivo por meio do aquecimento.[15] Infelizmente, ele introduz a chance de danificar a polpa dental a menos que a aplicação de calor seja controlada de maneira bastante precisa e, por essa razão, não foi amplamente adotada. As técnicas de descolagem são discutidas em detalhes no Capítulo 17.

Parece altamente provável que os bráquetes plásticos de compósitos se tornarão o próximo avanço nos bráquetes em mais alguns anos. Já existem plásticos de compósitos com propriedades físicas melhores do que as de qualquer metal e eles poderiam ser empregados tanto para bráquetes quanto para arcos. É apenas uma questão de superar os problemas de engenharia para produzir bráquetes com propriedades mecânicas melhores e, como os plásticos de compósitos podem ser praticamente de qualquer cor, uma melhor aparência será provavelmente um benefício adicional.

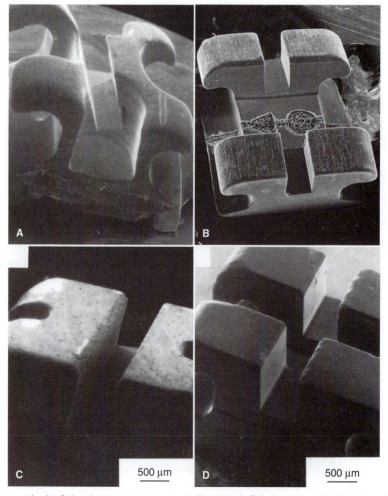

• **Figura 10.31** Vistas de microscopia eletrônica de escaneamento dos bráquetes. **A.** Bráquete inoxidável (Uni-Twin, 3 M-Unitek). **B.** Titânio comercialmente puro (Rematitan, Dentaurum). **C.** Alumina policristalina (Transcend, 3 M-Unitek). **D.** Alumina monocristalina (Starfire, A Co.). Observe as superfícies lisas da alumina monocristalina e dos bráquetes de aço comparadas à superfície mais áspera da alumina policristalina. O canal de encaixe do bráquete de titânio é liso, mas não tão liso quanto o aço. (Cortesia de Dr. R. Kusy.)

Conceito do aparelho pré-ajustado no desenho do bráquete/tubo

Os aparelhos *edgewise*s modernos utilizam bráquetes ou tubos que são feitos sob medida para cada dente, com a meta de minimizar o número de dobras nos arcos de fios necessárias para produzir um arranjo ideal dos dentes, daí o nome "pré-ajustados". Na terminologia de Angle para seu aparelho, as dobras de primeira ordem eram utilizadas para compensar as diferenças na espessura dental, as dobras de segunda ordem para posicionar as raízes corretamente em uma direção mesiodistal e as dobras de terceira ordem (torque) para posicionar as raízes em uma direção vestibulolingual (Figura 10.32). Examinemos essas compensações de bráquetes e tubos para dobras nos arcos ortodônticos em mais detalhes.

Compensações para as dobras de primeira ordem. Para os dentes anteriores e os pré-molares, a variação da espessura do bráquete elimina as dobras para dentro e para fora nas porções anteriores de cada arco ortodôntico, mas uma dobra de antirrotação nos tubos dos molares é necessária para prevenir a rotação do molar (Figura 10.33). Para uma boa oclusão, a superfície vestibular deve ficar em um ângulo com a linha de oclusão, com a cúspide mesiovestibular mais proeminente do que a cúspide distovestibular. Por essa razão, o tubo ou o bráquete para o molar superior deve ter pelo menos uma antirrotação de 10°, assim como o tubo para o segundo molar superior. O deslocamento para o primeiro molar inferior deve ser de 5 a 7°, cerca de metade daquele necessário para o molar superior. O deslocamento para o segundo molar inferior deve ser pelo menos tão grande quanto para o primeiro molar.

Compensações para dobras de segunda ordem. No *edgewise* original, as dobras de segunda ordem, algumas vezes chamadas de *dobras de posicionamento artístico*, foram uma parte importante da fase de finalização do tratamento. Essas dobras eram necessárias porque o longo eixo de cada dente é inclinado em relação ao plano de um arco contínuo (Figura 10.34). Os bráquetes *edgewise* contemporâneos possuem uma inclinação embutida para incisivos

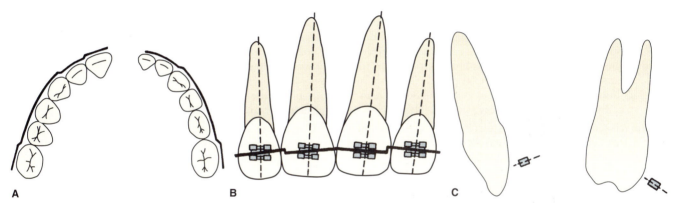

• **Figura 10.32** Dobras de primeira, segunda e terceira ordens em arcos *edgewise*. **A.** Dobras de primeira ordem em um arco ortodôntico maxilar *(esquerda)* e mandibular *(direita)*. Observe o desvio para lingual no lateral exigido no arco superior e as dobras de canino e molar que são exigidas em ambos. **B.** Dobras de segunda ordem no segmento dos incisivos superiores, para compensar a inclinação da borda incisal desses dentes em relação ao longo eixo do dente. **C.** Dobras de terceira ordem para os incisivos centrais superiores e os primeiros molares superiores, mostrando a torção no arco ortodôntico para fornecer um encaixe passivo em um bráquete ou tubo nesses dentes. A torção em um arco fornece torque em um bráquete; o torque é positivo para o incisivo, negativo para o molar.

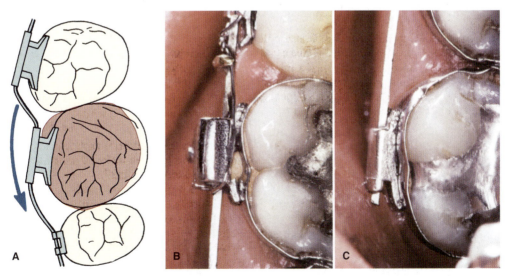

• **Figura 10.33 A.** A superfície romboide dos molares superiores e, em menor extensão, dos molares inferiores, significa que colocar um arco por meio de acessórios que estavam planos contra a superfície vestibular produziria uma rotação mesiolingual desses dentes, fazendo com que eles ocupassem muito espaço na arcada. A compensação requer uma dobra no arco ou a colocação do tubo com ângulo de compensação com a superfície vestibular. **B.** Tubos retangulares e tubos duplos para o primeiro molar superior. **C.** Tubo retangular para o segundo molar inferior em um aparelho contemporâneo. Observe a posição de compensação dos tubos, de modo que uma dobra de primeira ordem no fio é desnecessária.

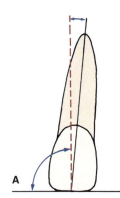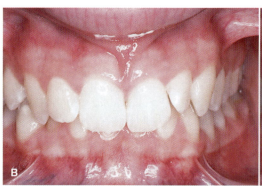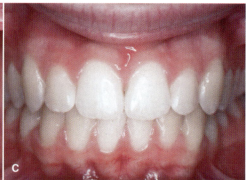

• **Figura 10.34 A.** Uma dobra de segunda ordem, ou uma inclinação do encaixe do bráquete para produzir o mesmo efeito, é necessária para os incisivos superiores, porque os longos eixos desses dentes estão inclinados em relação à borda incisal. O ângulo entre a linha vermelha pontilhada e o eixo longo do dente é a angulação do bráquete. O termo "bráquete *tip*" refere-se ao mesmo ângulo. **B** e **C.** Incisivos superiores mal alinhados antes e após o tratamento usando os bráquetes pré-ajustados para facilitar ambos os posicionamentos de raiz mesiodistal (angulação) e vestibulolingual (torque). (**A**, redesenhada de Andrews LF. *J Clin Orthod. 1976;* 10:174-195.)

superiores, que varia entre os aparelhos disponíveis atualmente. Uma inclinação distal do primeiro molar superior também é necessária para se obter boa interdigitação dos dentes posteriores. Se o molar superior estiver muito verticalizado, mesmo que exista aparentemente uma relação de classe I adequada, uma boa intercuspidação não pode ser atingida. A inclinação do molar para distal coloca suas cúspides distais em oclusão e cria um espaço necessário para as relações apropriadas dos pré-molares (Figura 10.35).

Compensação para as dobras de terceira ordem. Se o bráquete para o arco retangular for colocado de maneira plana contra a superfície vestibular de qualquer dente, o canal de encaixe do bráquete irá girar em oposição à horizontal, com frequência em uma extensão considerável. Com o *edgewise* original, era necessário colocar uma torção em cada arco retangular para compensar isso. A falha em posicionar as dobras de terceira ordem resultou no fato de que, na região anterior, os dentes ficariam muito retos, enquanto posteriormente as cúspides vestibulares dos molares ficariam extruídas e as cúspides linguais, elevadas (Figura 10.36). A compensação para isso pode ser feita ao cortar o encaixe do bráquete em um ângulo ou formar a base do bráquete de modo que a face do bráquete esteja em um ângulo (que são denominados colocação de torque no bráquete ou torque na base, respectivamente). Isso permite que um fio retangular horizontalmente plano seja colocado nos encaixes do bráquete sem incorporar dobras de torção.

A quantidade de torque recomendada nas várias prescrições de aparelhos varia mais do que qualquer outra característica dos *edgewises* contemporâneos. Apesar de uma série de fatores ser importante no estabelecimento de um torque apropriado, três são particularmente pertinentes ao modo pelo qual quanto torque é utilizado para qualquer bráquete em particular:

- O valor que o criador do aparelho escolhe como inclinação normal média da superfície dental (isso varia consideravelmente entre os indivíduos e, portanto, pode ser diferente em amostras "normais")
- Em que local na superfície vestibular (*i. e.*, o quão distante da borda incisal) pretende-se colocar o bráquete. A inclinação da superfície dental varia dependendo de onde a medida é feita, de modo que o aparelho que se pretende colocar bastante gengivalmente iria necessitar de valores de torque diferentes de um colocado mais incisalmente
- A "folga" esperada no bráquete entre o fio e o canal de encaixe, que é determinada pela diferença entre o tamanho do arco e o tamanho do encaixe. Como as Tabelas 10.3 e 10.4 demonstram, o torque efetivo produzido pelos fios retangulares de tamanho

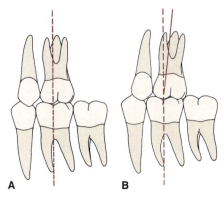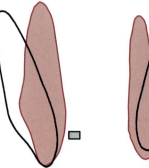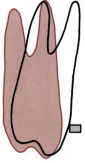

• **Figura 10.35** O *tip* ou a angulação do primeiro molar superior é importante para a interdigitação oclusal posterior adequada. Se a cúspide mesiovestibular oclui no sulco mesial do primeiro molar inferior, criando uma relação de classe I aparentemente ideal, a intercuspidação apropriada dos pré-molares ainda não pode ser obtida se o molar estiver posicionado muito reto (**A**). A inclinação do molar para distal (**B**) permite que os pré-molares se intercuspidem adequadamente. (Redesenhada de Andrews LF. *Am J Orthod.* 1972;62:296.)

• **Figura 10.36** O plano de um arco retangular horizontal em relação a um incisivo e molar superiores é mostrado em vermelho. Para produzir-se a posição vestibulolingual adequada de ambos os dentes anteriores e posteriores, ou um arco retangular deve ser torcido (torqueado) ou o canal de encaixe do bráquete deve ser cortado em um ângulo para produzir o mesmo efeito de torque. De outro modo, a inclinação imprópria mostrada em vermelho será produzida. O torque apropriado é necessário não para movimentar os dentes, mas para prevenir o movimento indesejado.

CAPÍTULO 10 Aparelhos Ortodônticos Contemporâneos

Tabela 10.3 Prescrição de bráquetes/tubos: de incisivos a molares, prescrição de bráquetes.

	CENTRAL		LATERAL		CANINO		PRIMEIRO PRÉ-MOLAR		SEGUNDO PRÉ-MOLAR	
	Torque	Inclinação	Torque	Inclinação	Torque	Inclinação	Torque	Inclinação	Torque	Inclinação
Superiores										
Alexander	15	5	9	9	−3	10	−6	0	−8	4
Andrews	7	5	3	9	−7	11	−7	2	−7	2
Damon (torque padrão)	15	5	6	9	7	5	−11	2	−11	2
MBT	17	4	10	8	−7	8	−7	0	−7	0
Ricketts	22	0	14	8	7	5	0	0	0	0
Roth	12	5	8	9	−2	9	−7	0	−7	0
Inferiores										
Alexander	−5	2	5	6	−7	6	−7	0	−9	0
Andrews	−1	2	−1	2	−11	5	−17	2	−22	2
Damon (torque padrão)	−3	2	−3	4	7	5	−12	4	−17	4
MBT	−6	0	−6	0	−6	3	−12	2	−17	2
Ricketts	0	0	0	0	7	5	0	0	0	0
Roth	0	0	0	0	−11	7	−17	0	−22	0

Tabela 10.4 Prescrição de bráquetes/Tubos inferiores.

	PRIMEIRO MOLAR			SEGUNDO MOLAR		
	Torque	Inclinação	Rotação	Torque	Inclinação	Rotação
Superiores						
Alexander	−10	0	13	−10	0	10
Andrews	−9	5	10	−9	0	10
Damon (torque padrão)	−18	0	12	−27	0	6
MBT	−14	0	10	−14	0	10
Rickets	0	0	0	0	0	0
Roth	−14	0	14	−14	0	14
Inferiores						
Alexander	−10	0	0	0	0	5
Andrews	−25	2	0	−30	0	0
Damon (torque padrão)	−28	2	2	−10	0	5
MBT	−20	0	0	−10	0	0
Rickets	0	0	0	0	0	0
Roth	−30	1	4	−30	0	4

minimizado é muito menor que a prescrição do encaixe do bráquete poderia fazer esperar[16]

- A resistência para movimentos indesejados, como o torque negativo prescrito para os incisivos inferiores para resistirem à proclinação esperada do alinhamento sem extração.

Tubos e bráquetes pré-ajustados contemporâneos

Bráquetes autoligados. Colocar os amarrilhos metálicos ao redor das aletas dos bráquetes para segurar os fios no canal de encaixe é um procedimento que consome tempo. Os módulos elastoméricos introduzidos nos anos 1970 substituíram em grande parte os amarrilhos metálicos por duas razões: eles são mais rápidos e mais fáceis de serem colocados e podem ser utilizados em cadeias, para fechar os espaços pequenos dentro da arcada ou para prevenir que os espaços se abram. Atualmente, os bráquetes com um mecanismo autoligado embutido são muito utilizados. São chamados de "autoligados", mas a maioria realmente não é, porque ainda é

necessária a abertura ou o fechamento manual do mecanismo (Figura 10.37).

Foram feitas várias alegações como vantagens dos bráquetes autoligados, mas agora está claro que quase todas elas estão incorretas quando os resultados clínicos são revistos. Uma análise definitiva de alegações *versus* evidências concluiu que os bráquetes autoligados economizam um pouco de tempo na ligação, mas não produzem uma economia do tempo de tratamento nem melhores resultados.[17]

Não se deve pensar que isso significa que há algo de errado com os bráquetes. O problema é a propaganda e não o produto. Como um grupo, os bráquetes autoligados desempenham sua função de modo bastante satisfatório, sem evidência de que seu mecanismo com fecho faça qualquer diferença significativa no resultado do tratamento. Todos os três tipos de ligação mostrados na Figura 10.27 têm ótimo desempenho e são notavelmente similares. Entretanto, é importante que um bráquete autoligado seja produzido de modo que, quando for necessária a estabilização

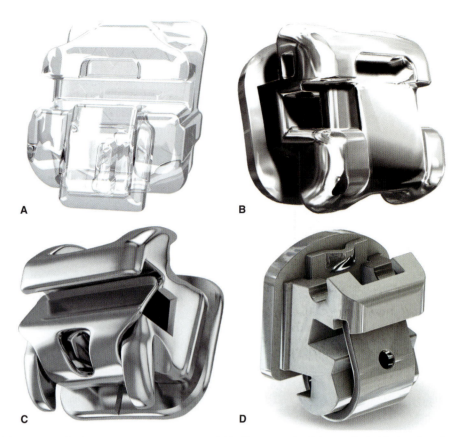

• **Figura 10.37** Os bráquetes autoligados ou possuem um grampo rígido (Damon, outros), tampa flexível (Innovation, Speed) ou *clip* de retenção (SmartClip™) para segurar o fio no canal de encaixe do bráquete. Demonstração de um bráquete aberto com um encaixe rígido ([**A**], Damon-Q) e a tampa fechada em um bráquete de cerâmica do mesmo desenho ([**B**], Damon Clear). Os bráquetes estéticos não metálicos estão disponíveis agora na maioria dos desenhos de bráquetes autoligados. **C.** Bráquete Innovation-X, que tem um clipe de retenção que não coloca pressão nos fios redondos pequenos, mas segura firmemente os fios retangulares no lugar. **D.** Bráquete Speed, que tem menos da metade da largura dos outros bráquetes mostrados aqui, utiliza clipe de mola de níquel-titânio (NiTi). Ambos fornecem elasticidade adicional, o que é especialmente útil quando os arcos de aço são usados. (**A** e **B**, cortesia de Ormco Corporation, Monrovia, CA; **C**, cortesia de Dentsply-Sirona, Cupertino, CA; **D**, cortesia de Speed System Orthodontics, Cambridge, Ontário, Canadá.)

em vez do movimento do dente ou quando o mecanismo de fecho tiver alguma dificuldade para conter um fio retangular com torque em posição, o fio possa ser amarrado firmemente em posição com um amarrilho de aço. Isso é essencial quando a estabilização e não o movimento do dente é necessária, como com um arco estabilizador para os pacientes de cirurgia ortognática. É essencial ainda com mais frequência quando o mecanismo de fecho tem dificuldade em prender um arco retangular com torque.

Bráquetes customizados individualmente. Por causa das variações individuais marcantes no contorno dos dentes, nenhuma prescrição de aparelho pode ser ótima para todos os pacientes, e as dobras compensatórias nos arcos de fios de finalização com frequência são necessárias. Os bráquetes customizados para a superfície vestibular dos dentes oferecem a perspectiva de eliminar quase todas as dobras de arco ortodôntico (*i. e.*, eles poderiam fornecer o aparelho pré-ajustado perfeito). O sistema Insignia, agora comercializado pela Ormco, utiliza os bráquetes customizados em cada dente (Figura 10.38) e é o único produto comercial no momento cujo foco é na eliminação da dobra do arco para tornar a colocação do aparelho mais dinâmica para o dentista e para o paciente.

O primeiro passo para produzir o bráquete customizado Insignia é um escaneamento em 3D da dentição para produzir um arquivo STL (a entrada mais utilizada hoje em dia), um escaneamento de uma moldagem com um material de impressão de alta precisão ou um escaneamento de moldes dentais desta moldagem. Independentemente da fonte, os dentes virtuais precisam de uma resolução de pelo menos 50 mícrons.

Se uma tomografia computadorizada de feixe cônico (TCFC) estiver disponível, a Ormco processa a coroa e a raiz com um processo de "sobreposição de camadas", acompanhando os contornos da imagem 3D para gerar a coroa e a raiz como uma unidade única. Ainda não é possível colocar precisamente o osso alveolar no mesmo conjunto de imagens, mas isso será realizado em breve. Se uma imagem de TCFC não estiver disponível, um *software* de cálculo da forma ideal da arcada é usado para colocar as raízes no centro do osso esponjoso da maxila.

Com base nessa forma da arcada "anatomicamente correta", o *software* alinha os dentes virtuais e os coloca em oclusão, com cada dente posicionado de acordo com a orientação da cúspide vestibular de melhor ajuste. O dentista pode ajustar as suposições do *software* nesse momento, tendo consciência delas enquanto trabalha.

Essas informações digitais são utilizadas para cortar precisamente cada bráquete utilizando a tecnologia de desenho e fabricação com auxílio de computador (CAD/CAM), de modo que o encaixe para cada bráquete tenha a espessura adequada, a inclinação e o torque necessários para o posicionamento ideal daquele dente, e são fornecidos os fios com uma forma da arcada estabelecida para aquele paciente. O resultado para os bráquetes customizados na

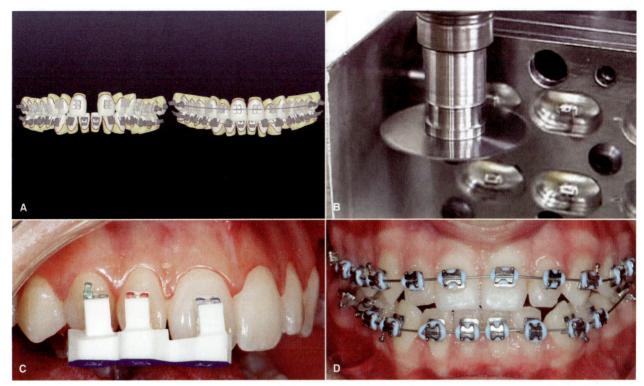

• **Figura 10.38** O sistema Insignia é construído com base no uso de um bráquete prescrito de forma customizada para cada dente individualmente, acoplado a arcos personalizados com a forma da arcada individual daquele paciente para produzir o "máximo em aparelhos pré-ajustados". Uma moldagem em polivinilsiloxano (PVS) é utilizada para se obter modelos dentais precisos, que são escaneados para a memória do computador. **A.** Este conjunto de dados é utilizado para posicionar os bráquetes virtuais em cada dente e desenvolver um modelo da mudança necessária para se obter a oclusão ideal. **B.** Os dados digitais são utilizados para fabricar um canal de encaixe de prescrição individualizado para cada bráquete, que incorpora o *in-out*, a inclinação e o torque necessários para posicionar cada dente. **C.** Então são fabricadas as guias de colagem de modo que cada bráquete possa ser colocado na localização planejada. **D.** O aparelho na boca com um arco em posição. Os bráquetes Insignia já estão disponíveis na forma autoligado. (Cortesia de Ormco Corporation, Orange, CA.)

face vestibular é o "máximo em aparelhos pré-ajustados", com a dobra de fios reduzida a um mínimo. Em estudo na University of North Carolina (UNC), isso resultou em uma redução significativa no tempo de tratamento e no número de alterações do arco ortodôntico em comparação com os bráquetes colados direta ou indiretamente, mas a maior parte dessa redução foi atribuída à colagem indireta, não aos bráquetes customizados.[18] Isso leva a um pensamento interessante de que a colagem indireta cuidadosa tem excelente razão de custo-benefício, e que os bráquetes customizados agregam valor à eficiência do tratamento; porém, talvez com uma razão menos favorável de custo-benefício.

O que acontece quando um dos bráquetes customizados é perdido e necessita de substituição ou nova colagem, ou fica solto e necessita de nova colagem? Como as especificações para cada bráquete podem ser mantidas em uma memória no computador, é possível obter um bráquete de substituição e o suporte de colagem dentro de 2 a 3 semanas. A nova colagem de um bráquete solto é feita de modo mais eficiente pelo uso do suporte de colagem original, que deve ser mantido com os registros do paciente para esse possível reúso. Em sua ausência, se o alinhamento dos dentes for completado, o arco ortodôntico pode ser usado para posicionar o bráquete.

Todavia, atualmente esse não é o maior problema. Mesmo um conjunto moderno de bráquetes CAD/CAM fabricado em modelos dentais individuais ainda está focado apenas nas relações dentais e, portanto, para mencionar um exemplo, o paciente classe II que necessita de incisivos superiores levemente mais verticalizados e incisivos inferiores mais vestibularizados ainda iria receber bráquetes com inclinações "ideais" dos incisivos. Continua sendo importante introduzir a coordenação com o padrão individual esquelético e de tecidos moles do paciente nesse tipo de *design*.

Agora estão sendo feitas tentativas para integrar as imagens das relações entre dente e lábio no banco de dados para a fabricação para o Insignia, de modo que a exibição do dente no sorriso seja construída onde os bráquetes estão posicionados nos dentes anteriores (Figura 10.39), e mover os bráquetes muda automaticamente a exibição do dente. É possível no momento de aprovar o *set-up* para a fabricação dos bráquetes, logo será possível que o ortodontista não apenas verifique se as suposições da forma da arcada estão corretas, mas também ajuste o bráquete nos dentes para obter a melhor exposição dos incisivos. Não é possível obter isso apenas ajustando a angulação do encaixe e a prescrição do bráquete; o bráquete deve ser colocado da maneira correta nos dentes com relação aos lábios.

Mesmo nesse momento, os bráquetes customizados e os arcos ortodônticos não fazem as arcadas dentais se ajustarem. Isso depende das relações interarcada, que normalmente são fornecidas por elásticos interarcos e ficam, principalmente, sob o controle do paciente.

Aparelhos linguais

Uma objeção maior aos aparelhos de ortodontia fixa sempre foi seu posicionamento visível na superfície vestibular dos dentes. Essa é uma razão para se usar aparelhos removíveis e é a principal razão para a popularidade atual dos alinhadores transparentes

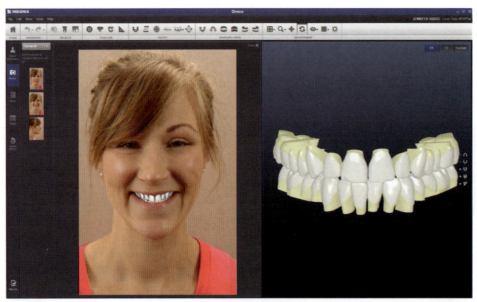

• **Figura 10.39** Nas telas de planejamento para o Insignia, uma visualização da exibição dos dentes no sorriso agora aparece junto da visualização da dentição; portanto, o efeito no sorriso de uma alteração da posição dos dentes pode ser visto imediatamente. Este é o primeiro sistema que inclui a aparência dos dentes em um sistema de planejamento computadorizado do tratamento.

no tratamento de adultos. A introdução da colagem nos anos 1970 possibilitou a colocação de acessórios fixos na superfície lingual dos dentes para fornecer um aparelho fixo invisível, e os bráquetes projetados para a superfície lingual foram oferecidos comercialmente pela primeira vez logo após a colagem ter sido introduzida, mas houve muitos problemas na produção de um bráquete que invadisse apenas minimamente no espaço da língua e fosse razoavelmente fácil de ser utilizado. Nos EUA, a maioria dos ortodontistas que experimentaram os aparelhos linguais disponíveis nos anos 1980 abandonou essa abordagem por gerar mais problemas do que soluções, e o tratamento com o aparelho lingual quase desapareceu até que novas versões foram trazidas da Europa e da Ásia.

Um conceito de aparelho alemão bem-sucedido, Incognito, foi adquirido pela 3 M-Unitek em 2012 e é amplamente comercializado. Ele usa uma plataforma personalizada (*pad*) de metal precioso que cobre grande área da superfície lingual de cada dente. Os bráquetes de perfil baixo projetados de modo que o arco possa ser inserido da parte superior são fixados aos *pads* (Figura 10.40). As dobras no fio são eliminadas pelo uso de robôs para dobrar fios e conformar os arcos.

Um teste importante para qualquer um dos sistemas de aparelhos com auxílio de computador é a precisão com a qual o resultado planejado (estabelecido durante a fabricação do aparelho personalizado) realmente é atingida. Estudo de 2011, usando um novo método para analisar a diferença entre o modelo de computador e o resultado final, mostra que os resultados do Incognito são representações bastante precisas do modelo, exceto pelo fato de os segundos molares não serem posicionados de modo tão preciso quanto os outros dentes (Figura 10.41).[19] Isso levou a alterações de algoritmo para melhorar as posições dos segundos molares. É necessária uma resposta desse tipo para todas as abordagens com auxílio de computador, tanto para melhorar a precisão do sistema, quanto para permitir melhor avaliação do método.

Um sucessor alemão do Incognito (Figura 10.42) que utiliza um conceito de bráquete diferente, impressão 3D para produção de bráquetes com encaixes precisos (seu primeiro uso comercial na ortodontia) e arcos ortodônticos formados por computador,

agora está sendo disponibilizado. Ele tem mostrado uma redução significativa do tempo de tratamento em relação ao Incognito,[20] e tem se comparado favoravelmente a ele na produção de resultados planejados.[21] Atualmente, os aparelhos linguais são bem mais populares na Europa e na Ásia do que nos EUA. Isso parece prestes a mudar, mas ainda não se sabe em qual quantidade e em qual sentido.

Escolhas sensatas do aparelho com base na preferência do paciente

Há diferenças consideráveis pelas quais os pacientes indicam qual é o aparelho mais atraente, aquele que prefeririam usar.[22] De modo mais notável, isso está relacionado à idade do paciente, mas há algumas diferenças menores de gênero. Para as crianças de 9 a 11 anos de idade, a preferência é para bráquetes com formatos, como os Wildsmiles (Wildsmiles Braces, Omaha, NE), com ou sem amarrilhos elastoméricos coloridos, ou para minibráquetes duplos com amarrilhos elastômeros coloridos. Os bráquetes estéticos imperceptíveis não são uma alta prioridade para esse grupo. No grupo etário de 12 a 14 anos, os alinhadores transparentes e os bráquetes estéticos são mais custosos, mas os minibráquetes duplos com amarrilhos coloridos e os bráquetes com formas são todos classificados da mesma maneira. Os alinhadores transparentes raramente são práticos com os dentes parcialmente erupcionados e com o crescimento contínuo.

Para os adolescentes entre 15 e 17 anos de idade, os alinhadores transparentes e os bráquetes estéticos com fio transparente (ver discussão a seguir) são considerados mais atraentes. Para esse grupo, os alinhadores transparentes podem fazer sentido porque os dentes permanentes estão completamente erupcionados e o crescimento rápido está completo. Os adultos preferem aparelhos linguais, alinhadores transparentes e bráquetes estéticos, especialmente quando combinados com um fio transparente. O espectro muda de aparelhos exclusivos e coloridos para crianças para aparelhos estéticos para adolescentes mais velhos e adultos. Com essa combinação de alternativas aceitáveis, é possível preencher as demandas estéticas e concluir a biomecânica, para cada caso individualmente, para quase todos os pacientes.

CAPÍTULO 10 Aparelhos Ortodônticos Contemporâneos 331

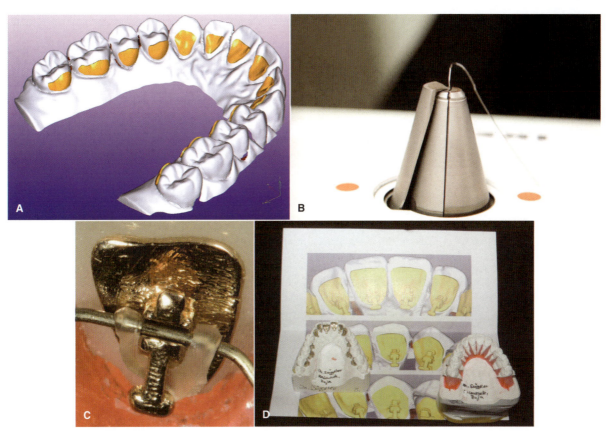

• **Figura 10.40 A.** A abordagem para um aparelho lingual customizado bem-sucedido (Incognito, 3 M-Unitek, Monrovia, CA) é baseada nos escaneamentos a *laser* dos modelos após os dentes estarem separados e dispostos na posição ideal. A localização do *pad* do bráquete customizado para cada dente é estabelecida, os padrões de cera são feitos para modelos em ouro dos *pads* dos bráquetes customizados (**B**), para cada dente. O uso dessas plataformas personalizadas aumenta muito a retenção dos bráquetes colados por lingual. Um bráquete padrão (não individualizado para cada dente) que permite a inserção vertical dos fios e o uso de amarrilhos de elastômeros ou metálicos (**C**) é fixado às plataformas personalizadas e o aparelho corretivo (**D**) é fornecido pronto para a colagem indireta. Observe que a extração dos primeiros pré-molares superiores está planejada para este paciente.

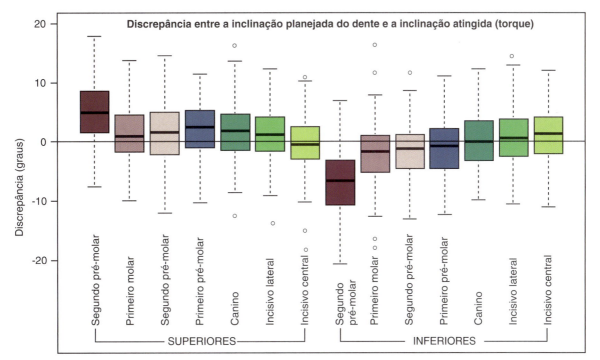

• **Figura 10.41** Quadro com pontos no gráfico mostrando a diferença entre a inclinação planejada e a atingida (torque) por tipo de dente em uma amostra de 94 pacientes tratados usando-se o aparelho lingual Incognito (de TopService GMBH, Bad Essen, Alemanha). Cada caixa mostra a mediana da diferença do planejado *(linha escura)* e a quantidade de desvio para a mediana de 50% dos pacientes. A variação e os pontos extremos são mostrados por barras e por círculos pequenos, respectivamente. Observe que, para a maioria da amostra e para todos os dentes com exceção dos segundos molares, as diferenças de inclinação média foram muito pequenas e as diferenças de mais de 6° de inclinação foram raras. (Cortesia de Dr. D. Grauer.)

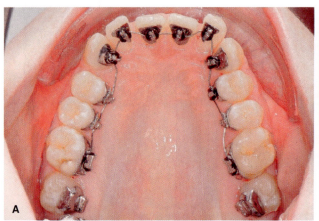 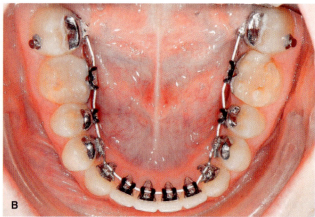

- **Figura 10.42** O aparelho WIN, sucessor do Incognito, utiliza bráquetes de metal de baixo perfil produzidos por impressão tridimensional com uma liga própria. A maior precisão dessa técnica permite menores tolerâncias no tamanho do encaixe do bráquete. **A.** Arcada superior com um arco ortodôntico de níquel-titânio (NiTi) conformado por computador para o alinhamento inicial. **B.** Arcada inferior com um aço conformado por computador visando ao final do tratamento. Observe os acessórios colados nos segundos molares para os acessórios de classe II e a cobertura oclusal parcial para melhor colagem do tubo molar. (Cortesia de Dr. D. Wiechmann.)

Forma do arco e fabricação do arco ortodôntico
Seleção da forma do arco para pacientes individualmente

Arcos ortodônticos pré-formados. Como outro colaborador no aumento da eficiência, os arcos pré-formados são parte importante do *edgewise* moderno, caso sejam utilizados ou não os bráquetes customizados individualizados. Quando são necessários os fios de NiTi e betatitânio (beta-Ti; TMA), não há escolha que não seja utilizar arcos pré-formados, porque esses fios são quase impossíveis de receber a forma de arco sem ferramentas especiais. Qual forma de arco deveria ser empregada?

O conceito de que a forma da arcada dental varia entre os indivíduos é defendido e explicado pela maioria dos dentistas em prótese dental total, que ensinam que as dimensões e a forma da arcada dental estão correlacionadas com as dimensões e a forma da face. Na dentição natural, existem as mesmas variações na forma da arcada e nas dimensões, e não é o objetivo do tratamento ortodôntico produzir arcadas dentárias de tamanho e formato ideais únicos para todo mundo.

O princípio básico da forma da arcada no tratamento ortodôntico é que, nos limites do possível, a forma da arcada original do paciente deve ser preservada. A maioria dos ortodontistas cuidadosos admitiu que isso posicionaria os dentes em uma região de estabilidade máxima e os estudos de contenção a longo prazo confirmam a visão de que as alterações pós-tratamento são maiores quando a forma da arcada é alterada do que quando ela é mantida (ver Capítulo 18).

Como uma diretriz mais geral, se as formas das arcadas dentais superiores e inferiores forem incompatíveis no começo do tratamento, a forma da arcada inferior deve ser utilizada como orientação básica. Em muitos pacientes com má oclusão classe II, a arcada superior é estreita entre os caninos e os pré-molares, e deve ser expandida para se adequar à arcada inferior conforme o traspasse horizontal é reduzido. É óbvio que essa diretriz não se aplica quando a forma da arcada inferior estiver distorcida. Isso pode acontecer de várias maneiras, sendo a mais comum delas o deslocamento lingual dos incisivos inferiores por hábitos ou grande pressão dos lábios, e a migração unilateral dos dentes em resposta à perda precoce de caninos ou molares decíduos. Apesar de ser necessária uma avaliação, a forma da arcada desejada no final do tratamento ortodôntico deve ser determinada no início, e as relações oclusais do paciente devem ser estabelecidas nesse contexto.

Excelente descrição matemática da forma natural da arcada dental é fornecida pela curva catenária, que é a forma que um segmento de corrente teria se ficasse suspenso por dois ganchos. O comprimento da corrente e a largura entre os suportes determinam a forma precisa da curva. Quando a largura entre os primeiros molares for utilizada para estabelecer os acessórios posteriores, uma curva catenária adapta-se à forma da arcada do segmento pré-molar-canino-incisivo de cada arcada de maneira muito boa para a maioria dos indivíduos. Para todos os pacientes, a adaptação não é tão boa se a curva catenária for estendida posteriormente, porque a arcada dental normalmente se curva levemente para lingual na região do segundo e do terceiro molares (Figura 10.43A). A maioria dos arcos de fios pré-formados oferecidos pelos atuais fabricantes é baseada em uma curva catenária, com dimensões intermolares médias. Com esse formato de arco, as modificações para a acomodação para uma morfologia geralmente mais afunilada ou mais quadrada são apropriadas, e os segundos molares devem ser levemente atresiados.

Outro modelo matemático de forma de arcada dental, originalmente defendido por Brader e com frequência chamado de *forma de arcada de Brader*, é baseado em uma elipse trifocal. O segmento anterior da elipse trifocal se aproxima muito do segmento anterior de uma curva catenária, mas a elipse trifocal gradualmente se comprime posteriormente de um modo que a curva catenária não faz (Figura 10.43B). A forma de arcada de Brader irá, portanto, se aproximar mais da posição normal do segundo e do terceiro molares. Ela também difere de uma curva catenária na largura um pouco maior entre os pré-molares.

Recentemente, vários fabricantes ofereceram arcos pré-formados que parecem ser variações da arcada de Brader, com propagandas que sugerem que esses fios são mais compatíveis com a terapia de expansão do que as formas de arcos convencionais. Acredita-se que a expansão através dos pré-molares com frequência tem vantagens estéticas; não se sabe se a forma de arco modificada para produzir esse efeito tem qualquer efeito sobre a estabilidade. Agora estão disponíveis descrições matemáticas mais refinadas das formas típicas de arcadas humanas,[23] e é provável que melhores modelos matemáticos possam aprimorar os arcos pré-formados disponíveis no futuro próximo.

É importante ter em mente que nem o método de ligação nem os ajustes de prescrição colocados nos bráquetes pré-ajustados estão relacionados à forma da arcada, que ainda é estabelecida pela

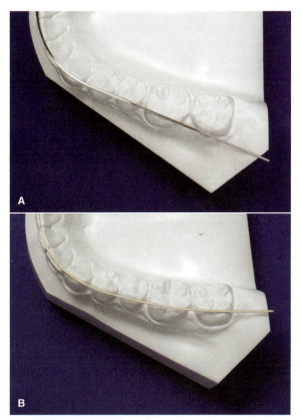

• **Figura 10.43 A.** Arco pré-formado com forma catenária em um modelo dental inferior de um paciente não tratado. Observe a boa correspondência entre a forma da arcada e a linha de oclusão, exceto para os segundos molares. **B.** A forma do arco de Brader para fios pré-formados é baseada em uma elipse trifocal, que arredonda levemente o arco na região do pré-molar, em comparação com uma curva catenária, e constringe-se posteriormente. Um arco ortodôntico conformado para a curva de Brader encaixa-se muito melhor na região do segundo molar para este paciente não tratado do que uma curva catenária.

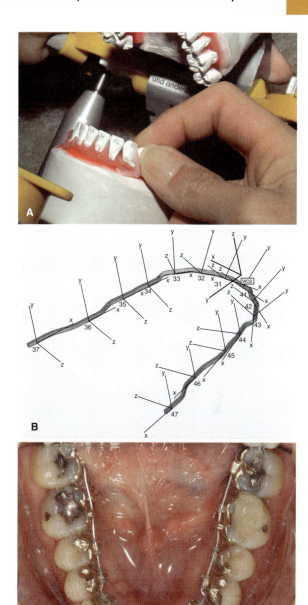

• **Figura 10.44** Os arcos para o aparelho lingual Incognito são conformados por um robô que dobra fios, usando configuração ideal dos dentes que foram escaneados na preparação das bases dos bráquetes. **A.** Set-up ideal na preparação de um articulador. **B.** Coordenadas do arco para uso de um robô de dobrar fios. **C.** Fio em posição após a fabricação robótica. (Cortesia do Dr. D. Wiechmann.)

forma dos fios ortodônticos. A forma da arcada é particularmente importante durante o estágio de finalização do tratamento, quando os fios retangulares pesados são empregados. Os arcos pré-formados são mais bem considerados como "arcos em branco" e algumas vezes estão relacionados nos catálogos dessa maneira. O nome é adequado, porque ele implica de modo apropriado que um grau de individualização de sua forma será necessário para acomodar as necessidades dos pacientes.

Robôs para dobra de fios. Outra abordagem para reduzir o tempo clínico empregado na confecção de arcos ortodônticos é utilizar uma máquina, controlada por computador, para promover o formato desejado ao arco ortodôntico. Se forem eliminados os esforços para fabricar um arco complexo, os bráquetes não dispendiosos poderiam ser utilizados em vez de dar-se ao trabalho de produzir bráquetes customizados, com prescrições elaboradas. Um bráquete menos complexo também poderia ser menor e ter um perfil mais baixo.

Na ortodontia lingual, os modelos escaneados necessários para a fabricação de *pads* para bráquetes customizados também fornecem os dados requeridos para gerar os arcos fabricados por computadores (Figura 10.44). Para a ortodontia vestibular, SureSmile (OraMetrix, Richardson, TX) utiliza os dados obtidos por meio de escaneamento intraoral direto ou TCFC para dar a forma aos arcos ortodônticos de finalização no formato desejado e ajustá-lo em cada bráquete, a fim de fornecer as dobras *in-out*, a angulação e os torques corretos.

Na técnica SureSmile, é recomendado obter um primeiro escaneamento intraoral da dentição do paciente, de modo que a empresa possa produzir uma simulação do tratamento (*set-up* digital) para ajudar a tomar as decisões iniciais. O ortodontista pode ver e modificar esse resultado como auxílio no planejamento do tratamento. Se a assistência no diagnóstico e no tratamento planejado não for desejada, o passo do modelo diagnóstico pode ser omitido.

O primeiro passo no tratamento é colar os bráquetes não customizados – a única exigência é que as características dos bráquetes sejam conhecidas. Nesse momento, ou se desejado, um pouco depois da fase inicial do tratamento, um novo escaneamento intraoral ou TCFC é obtido para incorporar a posição precisa de cada bráquete, e um *set-up* é produzido pelos técnicos da SureSmile para análise e modificação pelo ortodontista. Uma vez que a posição de cada bráquete é conhecida e a posição final desejada de todos os dentes é prescrita com o *set-up*, um robô conforma arcos de fios retangulares superelásticos (usando aço, beta-Ti ou NiTi como o material do fio, conforme especificado pelo profissional) que são enviados para o ortodontista. Esses fios levam os dentes para suas posições finais (Figura 10.45).

Em um estudo realizado na Universidade de Indiana, o primeiro a fornecer bons dados para os resultados de SureSmile no tratamento sem extração,[24] um grupo de 63 pacientes finalizados de maneira convencional foi comparado com 69 pacientes do SureSmile tratados no mesmo consultório pelo mesmo dentista. O grupo SureSmile teve tempo significativamente mais curto com o aparelho fixo (média de 23 *vs.* 32 meses). Embora esse grupo tenha tido melhores escores no alinhamento e na correção de rotação e menos espaços interproximais, o grupo convencional tece melhores escores para as angulações da raiz vestibulolingual (torque) e mesiodistal (inclinação). O estudo concluiu que o menor tempo de tratamento com SureSmile foi devido, em parte, às más oclusões menos graves e finalizações menos detalhadas, e que uma experiência clínica randomizada seria necessária para determinar se o uso de arcos

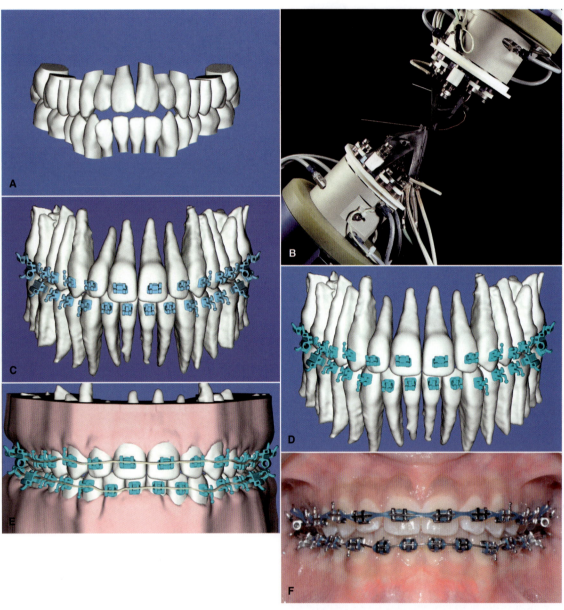

• **Figura 10.45** Vários estágios do sistema SureSmile, que utiliza tecnologias digitais para a simulação do tratamento e o auxílio ao tratamento. **A.** Modelo diagnóstico SureSmile, produzido a partir de um escaneamento intraoral, que pode ser usado para a simulação do tratamento na tomada de decisões iniciais de planejamento. Nenhuma raiz fica visível neste estágio. **B.** Robô que dobra fios fazendo as dobras precisas em um arco personalizado como mostrado nas imagens a seguir. **C.** Modelo terapêutico do SureSmile construído a partir de um escaneamento de tomografia computadorizada de feixe cônico (TCFC) de modo que as raízes fiquem visíveis. O posicionamento preciso e a prescrição dos bráquetes são capturados neste estágio para uso na criação do fio do arco personalizado. **D.** O plano final do SureSmile, no qual os dentes são movidos virtualmente para a posição finalizada desejada para obter o alinhamento ideal, o posicionamento radicular e a oclusão. Observe a mudança no posicionamento radicular em comparação com **C**. **E.** O fio personalizado criado para obter o posicionamento dental final no plano (**D**). **F.** O fio criado em **E** e fabricado pelo robô, após colocação na boca do paciente.

de finalização feitos por computador realmente reduziu o tempo de tratamento para resultados comparáveis.

Um estudo feito na Universidade de Minnesota utilizou técnicas de superposição digital para comparar cuidadosamente a posição final real do dente obtida pelo uso de arcos conformados roboticamente *versus* a posição prevista e desejada. No geral, a posição final do dente foi notavelmente próxima do que havia sido prescrito, porém lá havia uma tendência à falta de expressão completa na forma da arcada e à falta de torque nos segundos molares. Como observamos anteriormente, os arcos superelásticos retangulares fornecem momentos menores dentro dos bráquetes do que o ideal para inclinação e torque, e apresentam menos rigidez para o controle da forma da arcada; portanto, não é surpresa que a expressão completa da forma da arcada e do torque terminal possa não ser realizada.[25]

Arcos ortodônticos de polímero transparente. Os arcos ortodônticos fabricados com polímeros transparentes oferecem duas vantagens potenciais em relação ao aço inoxidável ou titânio: melhor estética, porque o fio pode ser transparente ou da mesma cor dos dentes, de modo que o fio se torna quase invisível quando utilizado com bráquetes de cerâmica e as propriedades físicas que se igualam ou excedem as dos arcos ortodônticos de metal. De 2010 a 2012 foram amplamente comercializados – e então os problemas com estabilidade dos arcos e descoloração diminuíram o entusiasmo a ponto de não ser mais necessário torná-los uma escolha aceitável no tratamento clínico.[26,27]

Arcos ortodônticos revestidos. Outra opção para estética são os arcos revestidos com materiais em branco ou mais próximos da cor do dente. Os arcos em branco são mais escolhidos que os arcos transparentes pelos adultos. Inicialmente, esses revestimentos eram facilmente perdidos. Mais recentemente, os revestimentos ficaram melhores, porém seu valor estético ainda é um risco ao longo do tempo.

Nesse ponto, parece provável que a maioria dos aparelhos ortodônticos fixos de um futuro não muito distante será individualizada, usando-se escaneamento das superfícies dentais e tecnologia de computador. Contudo, ainda é muito cedo para dizer qual das tecnologias concorrentes irá prevalecer. Será a dos bráquetes customizados, que permitem o uso de arcos ortodônticos pré-formados com pouca ou nenhuma dobra de fios manual, os bráquetes customizados formados por um robô que dobra os fios ou uma sequência de fios personalizados não ajustáveis produzidos para aquele paciente? Ou algo em que ainda nem pensamos?

Dispositivos de ancoragem temporária

O rápido desenvolvimento e a comercialização dos miniparafusos e miniplacas ósseas para uso como dispositivos de ancoragem ortodôntica resultaram em uma diversidade notável desses itens. As características principais de qualquer dispositivo ortodôntico de ancoragem temporária (DAT) são (1) sua estabilidade a curto e longo prazo, o principal indicador de sucesso ou falha, e (2) sua facilidade de uso, que inclui tanto sua colocação quanto as características de retenção, que se estendem na cavidade oral. A meta aqui é discutir o que foi aprendido sobre as características desejáveis e indesejáveis dessa parte cada vez mais importante do arsenal do ortodontista.

Parafusos ósseos

Uma grande variedade de parafusos ósseos para uso em DAT intraorais está agora disponível. É interessante que o uso de parafusos ósseos atualmente tenha declinado um pouco à medida que os clínicos se tornaram mais conscientes das situações em que eles têm bom desempenho e não tentam mais solucionar quase todos os problemas.

Três parafusos razoavelmente típicos para uso como DAT são exibidos na Figura 10.46, e as características desejáveis estão resumidas no Boxe 10.1. Apesar de os parafusos de aço inoxidável terem sido comercializados inicialmente, agora a maioria deles é composta de titânio (graus de pureza I a IV) para tirar vantagem de sua maior biocompatibilidade. Da perspectiva da estabilidade e da facilidade de uso, está claro agora que os parafusos para o osso alveolar devem ter características diferentes dos parafusos para o osso mais denso do palato ou da mandíbula.

Estabilidade. A *estabilidade a curto prazo ou primária* é determinada pela retenção mecânica do parafuso no osso, que depende das propriedades do osso, do projeto de engenharia do parafuso e da técnica de colocação. A *estabilidade a longo prazo ou secundária* é definida pela união biológica do parafuso com o osso circundante. Ela é determinada pela superfície do implante, pelas características do osso e pelo metabolismo ósseo (especialmente no contexto de osso cortical *versus* osso medular) e é afetada pela superfície do implante e pelo sistema mecânico utilizado. Para se obter boa estabilidade secundária, é importante limitar os micromovimentos que poderiam levar à reabsorção óssea e à formação de uma cápsula fibrosa. Com o decorrer do tempo, a estabilidade primária diminui enquanto a estabilidade secundária aumenta; a estabilidade clínica é a soma da estabilidade primária e da secundária e é o principal fator no sucesso clínico (Figura 10.47).

Os fatores no sucesso relacionado à estabilidade que foram demonstrados como importantes são:

- *O passo das roscas de parafuso* (i. e., o quão próximas as roscas estão entre si). Um passo pequeno significa que as roscas estão próximas, um passo largo significa que elas estão muito distantes. Quanto mais denso o osso, mais próximas devem estar as roscas. Ficou claro que a maior parte da resistência de um parafuso ao desalojamento vem do contato com o osso cortical e uma parte relativamente pequena com o osso medular. Como a camada de osso cortical é fina no alvéolo dental, um passo menor das roscas próximas à cabeça do parafuso fornece maior contato com o osso cortical, maior força para ser arrancado e melhor estabilidade primária[28]

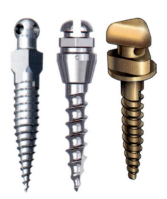

• **Figura 10.46** Tipos de parafusos ósseos para uso como dispositivos de ancoragem temporária (DAT) ortodônticos. Observe as diferenças na forma da cabeça e do pescoço, o formato (forma) do parafuso e das roscas do parafuso e o passo (separação) das roscas do parafuso. Cada um destes parafusos requer uma chave de colocação especial que se encaixa na cabeça e o método para fixar o fio ou mola ao parafuso é diferente em cada caso. As características ideais de um parafuso ósseo para aplicações ortodônticas dependem, principalmente, de onde ele deve ser colocado e da quantidade de força que ele terá que suportar e, em segundo lugar, de sua dificuldade ou facilidade de uso.

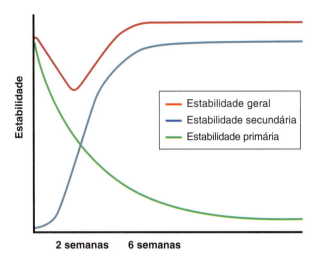

• **Figura 10.47** A estabilidade primária, que é criada pela retenção mecânica de um parafuso no osso, é máxima imediatamente após o parafuso ser colocado e diminui rapidamente conforme ocorre a remodelagem óssea ao redor do parafuso. A estabilidade secundária, criada por uma união biológica entre o parafuso e o osso, aumenta com o decorrer do tempo. A estabilidade clínica é a soma da estabilidade primária e da estabilidade secundária. Observe que a estabilidade clínica diminui para um mínimo até cerca de 2 semanas após a inserção, então (se tudo correr bem) estabiliza-se em um valor um pouco maior do que a estabilidade primária inicial em cerca de 6 semanas.

- *O comprimento do parafuso.* Se a quantidade de contato com o osso cortical for o principal fator na estabilidade, enquanto a quantidade de contato com o osso medular faz pouca diferença, parece lógico que os parafusos curtos deveriam ter um desempenho semelhante ao dos mais longos. No entanto, a quantidade de tecido mole sobrejacente no osso é uma consideração importante; os parafusos que se estendem para a base do processo zigomático precisam ser mais longos para alcançar parte do osso cortical. Um parafuso longo, que atravessa todo o alvéolo até atingir o osso cortical do outro lado (chamado *parafuso bicortical*), fornece maior estabilidade,[29] mas, na maioria das circunstâncias, isso não vale o fato de ser mais invasivo
- *O diâmetro do parafuso.* Um parafuso que vai ser colocado dentro do processo alveolar deve ser estreito o suficiente para se encaixar entre os dentes. Os DATs de parafusos ósseos atualmente no mercado podem ser tão estreitos quanto 1,3 mm e tão largos quanto 2 mm. A taxa de sucesso cai quando o parafuso é mais estreito que 1,3 mm. Dentro da variação de diâmetro de 1,3 a 2 mm, a estabilidade e a sobrevida estão muito mais fortemente relacionadas à quantidade de contato de osso cortical do que com o diâmetro do parafuso, mas um parafuso de diâmetro maior mostra melhor estabilidade primária quando é aplicada uma força pesada. Nesse ponto, os dados sugerem que a proximidade da raiz não é um fator principal na estabilidade a longo prazo do parafuso[30] e que, pelo menos em cães, a penetração no ligamento periodontal não levou à anquilose.[31] Entretanto, se um parafuso do osso alveolar for menor que 0,5 mm do ligamento periodontal, a taxa de sucesso cai significativamente.[32] Nos seres humanos, a possibilidade de anquilose conforme o alvéolo do parafuso cicatriza não pode ser eliminada; portanto, evitar o contato com as raízes dentais provavelmente é importante para os pacientes adolescentes
- *A forma da ponta.* Todos os miniparafusos são autoperfurantes (i. e., eles criam sua própria rosca conforme avançam). Há dois desenhos de autoperfuração: formação de rosca e corte de roscas.

A diferença é a presença de uma ranhura cortante na ponta do parafuso de rosca cortante. Um parafuso que forma rosca comprime o osso ao redor da rosca conforme avança, obtém melhor contato do osso com o parafuso e fica mais bem adaptado para o uso com o osso alveolar. As ranhuras no parafuso de rosca cortante melhoram a penetração no osso mais denso. Parece que os parafusos de rosca cortante têm desempenho melhor no ramo mandibular, na região vestibular mandibular, no pilar zigomático e no palato.[33]

Para uma revisão mais detalhada dos fatores que influenciam a estabilidade clínica e as taxas de sucesso no movimento dental importante, consulte Lee et al.[34]

Facilidade de uso. Para os parafusos ósseos, a facilidade de uso tem dois componentes: o quão fácil ou difícil é para colocar o parafuso (Figura 10.48) e o quão fácil é utilizar a cabeça do parafuso exposto como um suporte para molas ou fios.

Os fatores na facilidade da colocação do parafuso incluem:

- *Se um orifício piloto é necessário ou não.* Os parafusos autoperfurantes não necessitam de um orifício piloto além da lâmina cortical e podem penetrar a lâmina cortical se ela for fina.[35] Os parafusos desse tipo agora substituíram amplamente os parafusos que necessitam de um orifício piloto, porque eles podem ser utilizados de qualquer maneira, com a decisão sendo feita no momento da inserção. Se a lâmina cortical for difícil de penetrar, um orifício piloto pode ser necessário para evitar o alto torque de inserção e o potencial para fratura do parafuso
- *Se a remoção de um fragmento de tecido é necessária ou não.* A remoção de um fragmento de tecido da gengiva raramente é necessária, a menos que um orifício piloto seja perfurado, mas frequentemente é necessária em tecido não inserido, para impedir que o tecido gengival se enrole ao redor da rosca do parafuso
- *A facilidade ou a dificuldade de torcer o parafuso conforme ele é inserido, enquanto se mantém pressão sobre ele.* Assim que a rosca do parafuso é presa, a pressão sobre ele não é mais necessária, porém uma forte resistência ao rosqueamento do parafuso nesse ponto reflete um alto torque de inserção. Isso aumenta a estabilidade primária, mas pode levar à fratura do parafuso, às maiores microlesões no osso e à estabilidade secundária diminuída. O torque de inserção moderado fornece estabilidade primária suficiente, sem causar compressão óssea excessiva e subsequente remodelagem. Uma chave feita para se encaixar ao redor da cabeça do tipo de parafuso específico é necessária para a inserção, e alguns sistemas oferecem um instrumento de controle de torque para a colocação de seus parafusos ósseos
- *A concepção da área da cabeça à qual um fio, uma mola ou um elástico será afixado.* É desejável ter um acessório que trave esse dispositivo que gera força. Um encaixe na cabeça que poderia permitir a inserção de um fio pesado possibilitaria a mudança de direção da força, porém o momento resultante provavelmente torceria ou afrouxaria o parafuso.

Em resumo, os parafusos ósseos podem ser usados imediatamente como ancoragem direta ou indireta (Figura 10.49). As características desejáveis de um DAT de parafuso ósseo estão listadas no Boxe 10.2. Isso serve como guia para a seleção de parafusos para uma área e uso específicos, e sugere que a prática eficiente requer ter mais de um tipo de parafuso ósseo disponível.

Parafusos conectados na ancoragem palatina. Como observamos anteriormente, o osso denso do palato é um local excelente para os parafusos ósseos, com a maior densidade óssea encontrada anteriormente e lateralmente à linha média.[36] Os parafusos no palato quase sempre são usados em pares e muitas vezes são conectados

CAPÍTULO 10 Aparelhos Ortodônticos Contemporâneos 337

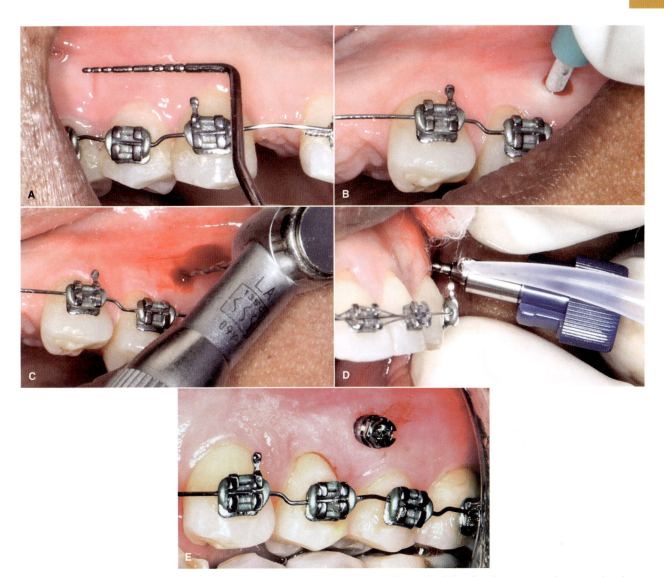

• **Figura 10.48** A sequência de passos na inserção de um parafuso ósseo alveolar. **A.** Marcação da localização para o parafuso, que deveria ser na gengiva em vez de na mucosa, se possível, mas deve ser alta o suficiente para acomodar quaisquer alterações verticais na posição dental. Observe as dobras no arco que foram utilizadas para criar um pouco de separação da raiz na área em que o parafuso deve ser colocado. **B.** Retirada de tecido, que é necessária se um orifício tiver que ser perfurado no osso ou se o parafuso for colocado através da mucosa, mas pode não ser necessária para um parafuso colocado através da gengiva. **C.** Perfuração de um orifício piloto através da lâmina cortical (que é necessário apenas se a cortical óssea for relativamente espessa). **D.** Colocação do parafuso, que então será parafusado na posição usando um dispositivo especial, com a forma para se adaptar à cabeça do parafuso. **E.** O parafuso em posição, pronto para uso.

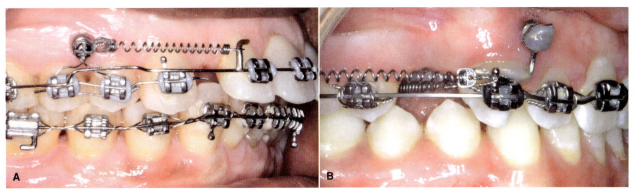

• **Figura 10.49 A.** Parafuso ósseo alveolar utilizado para ancoragem direta normalmente serve como o ponto de apoio para uma mola de níquel-titânio (NiTi) superelástica, como neste caso, para retrair os incisivos superiores protraídos. **B.** Os parafusos ósseos também funcionam bem para a ancoragem indireta, quando um acessório rígido proveniente do parafuso é utilizado para evitar o movimento dos dentes de ancoragem, como neste paciente no qual os dentes posteriores superiores estão sendo movimentados para a frente através de uma mola em direção ao canino estabilizado.

• Boxe 10.2 Fatores do modelo para parafusos ósseos

Relacionados com a estabilidade e o sucesso

- Passo das roscas do parafuso: próximo *versus* distante
- Comprimento do parafuso
  - Osso alveolar, aproximadamente 6 mm
  - Osso palatino ou mandibular, aproximadamente 4 mm
  - Base do osso zigomático, 6 a 8 mm
- Diâmetro do parafuso
  - Mínimo de 1,3 mm
  - Máximo de 2 mm
- Formato do parafuso: cônico, de preferência
- Forma da ponta: o parafuso que forma rosca, de preferência
- Biocortical *versus* monocortical: monocortical, de preferência
  - Vantagem da estabilidade mínima para o biocortical
  - Redução da facilidade de uso

Relacionados com a facilidade de uso

- Orifício piloto: melhor se não for necessário
- Cirurgia de acesso no tecido mole: melhor se não for necessária
- Torque de inserção: melhor se for baixo
- Ancoragem direta *versus* indireta: ambas aceitáveis

isso seja feito na junção do tecido gengival fixo e na mucosa alveolar, mas a localização do conector não é uma variável crítica. O conector é projetado para que as molas superelásticas de NiTi (ou os menos desejáveis elastômeros) possam ser fixadas a ele para ancoragem direta, ou os fios possam ser fixados para ancoragem indireta.

A localização mais frequente para as miniplacas como ancoragem para reposicionamento dos dentes superiores nos sentidos vertical ou sagital é na base do arco zigomático, porém os parafusos conectados no palato são usados com uma frequência ainda maior para a mesma finalidade. As ancoragens nesta área combinadas com as ancoragens na superfície anterior da mandíbula abaixo dos incisivos (Figura 10.51) também são usadas para a modificação do crescimento de Classe III (como discutido no Capítulo 13).

Para o reposicionamento de múltiplos dentes inferiores, os parafusos ósseos ou as miniplacas são mais frequentemente colocados na linha oblíqua da mandíbula (*buccal shelf*) do osso abaixo dos molares inferiores (Figura 10.52), apesar de a superfície anterior do ramo ser uma possibilidade alternativa. As miniplacas projetadas para essa área são entalhadas de modo que o componente vertical de direção da força possa ser variado.

para estabilizar uma pequena placa que tem acessórios para alcançar a dentição (Figura 10.50). Essa conexão dos parafusos oferece a mesma vantagem de maior resistência à força que dois ou mais parafusos segurando uma miniplaca. Os parafusos palatinos conectados diferem das miniplacas discutidas subsequentemente, porque o acessório conectado normalmente não oferece a capacidade de mudar a direção da força ao acrescentar uma extensão. Com a ancoragem palatina, a ancoragem direta costuma ser empregada para intrusão dos dentes posteriores. Para o reposicionamento dos dentes ao longo da linha da arcada (como no fechamento do espaço máximo de retração mostrado aqui), a ancoragem direta é a escolha usual.

Miniplacas

As miniplacas têm dois componentes importantes: a placa em si, que é contornada para encaixar na superfície do osso onde ela é fixada, e um conector que penetra na boca. O ideal é que

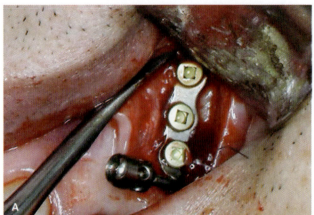

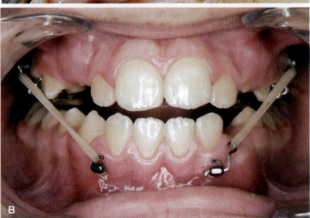

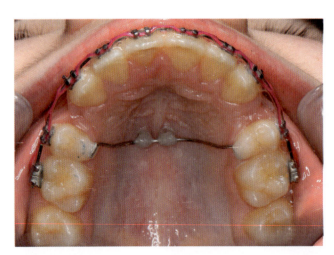

• **Figura 10.50** Os parafusos no palato normalmente vêm em pares que são conectados por uma placa ou um fio pesado, como mostrado aqui. A vantagem em relação ao uso de um parafuso simples em cada lado é que nenhum dos parafusos precisa rotacionar quando eles estão unidos, mas os parafusos simples podem rotacionar, e isso aumenta muito a chance de o parafuso soltar e se perder.

• **Figura 10.51 A.** Uma miniplaca colocada na base do arco zigomático requer a criação de um retalho para expor o osso e deve ser contornada de modo que se adapte muito bem a uma superfície. Nesta localização ela está acima das raízes dos dentes, e está idealmente posicionada como ancoragem para o movimento mesiodistal dos dentes superiores. **B.** Uma miniplaca na mandíbula para servir como um suporte para os elásticos de classe III. Observe que um segmento de fio foi utilizado de um dos lados para mover o ponto de suporte de modo que o elástico não irá tocar na gengiva. Ser capaz de movimentar o ponto de suporte é a principal vantagem de se utilizar miniplacas em vez de parafusos simples. (Cortesia de Dr. H. DeClerck.)

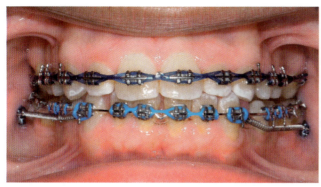 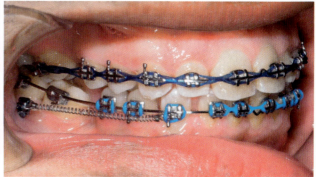

• **Figura 10.52** Um parafuso ósseo na linha oblíqua da mandíbula (*buccal shelf*) do osso abaixo dos molares inferiores fornece excelente ancoragem para mover ou estabilizar os dentes posteriores inferiores e é mais fácil de utilizar do que a superfície anterior do ramo.

Como com os parafusos, as características principais são a estabilidade e a facilidade de uso. Para as miniplacas, os dois principais determinantes de estabilidade são:

- O número de parafusos com os quais a lâmina está fixada, que é realmente determinado pela espessura e densidade do osso naquela área. A taxa de sucesso para miniplacas com quatro desenhos diferentes, colocadas pelo mesmo operador, é mostrada na Figura 10.53. Com essas concepções e com uma placa de linha reta para aquela área, parece que o modelo de três parafusos fornece mais estabilidade do que dois, mas não se ganha mais nada com quatro parafusos. Para o palato, geralmente dois parafusos conectados são adequados
- A idade do paciente. Como mostra a Tabela 10.5, o número de falhas com miniplacas na base do arco zigomático ou na mandíbula anterior, tanto na Carolina do Norte quanto na Bélgica, foi muito maior em pacientes jovens, que não tinham entrado ainda na puberdade. Essa é uma observação particularmente pertinente com relação ao uso de elásticos classe III para miniplacas maxilares e mandibulares (ver Capítulo 13): a maturidade óssea não atinge o nível para boa retenção dos parafusos antes de aproximadamente 11 anos de idade (obviamente, idade maturacional em vez de idade cronológica). O osso mais denso da mandíbula e do palato costuma estar disponível com a pouca idade, mas a idade não deixa de ser uma limitação.

Como é necessário rebater um retalho para colocar as miniplacas e então suturar a incisão no tecido mole, sua colocação cirúrgica é significativamente mais difícil do que a dos parafusos. É importante

Tabela 10.5 Taxa de falha das miniplacas.

	Universidade da Carolina do Norte (UNC)	Universidade Católica de Louvain (UCL)
Número de miniplacas	59	141
Número de falhas	4 (7%)	11 (8%)
Devido à mobilidade	2	5
Ulceração do tecido mole	0	4
Quebra de ancoragem	1	2
Localização precária	1	0
Em pacientes em crescimento	3 (75%)	8 (73%)
Em adultos	1 (25%)	3 (27%)
Na mandíbula	NA	6 (56%)

Adaptada de Cornelis MA, Scheffler NR, Nyssen-Behets C et al. Am J Orthod Dentofac Orthop. 2008; 133:8-14.

contornar as miniplacas para adaptá-las bem contra o osso da base do zigomático e também para manter o contato ósseo no ponto de emergência, a fim de prevenir os momentos excessivos contra o parafuso proximal. Como regra geral, os ortodontistas podem colocar DAT de miniparafuso ósseo no osso alveolar de modo bastante satisfatório, mas as miniplacas são mais benfeitas por aqueles com maior treinamento cirúrgico. Da perspectiva de um cirurgião, esse é um procedimento cirúrgico relativamente curto, que pode ser realizado sob anestesia local e sem complicações significativas.[37]

Contudo, assim que as miniplacas são colocadas, elas são bem aceitas pelos pacientes e por seus pais e são um auxiliar seguro e eficaz para o tratamento ortodôntico complexo.[38] Para o ortodontista, elas são tão fáceis de serem utilizadas quanto os DATs alveolares. Comparadas aos parafusos alveolares individuais, as miniplacas têm três vantagens principais:

- A quantidade de força que a miniplaca pode tolerar é significativamente maior, porque a lâmina é presa por múltiplos parafusos e normalmente está situada em uma área com osso cortical mais espesso
- Se a miniplaca tiver um mecanismo de travamento (como deve), a direção da tração pode ser mudada prontamente e a fonte da força pode ser movimentada por uma distância considerável, estendendo-se os ganchos dos fios da extremidade do conector (Figura 10.54; ver também Figura 10.51). Com os pinos verticais que fazem parte da placa da *buccal shelf*, o ângulo de força pode ser alterado pelo usado de uma fenda para prender a mola. Isso também pode ser feito com parafusos individuais

Número de parafusos	2	3	2	3	4
Taxa de sucesso	23/26 88%	11/11 100%	25/26 96%	69/69 100%	20/20 100%

• **Figura 10.53** Taxas de sucesso para miniplacas de diferentes modelos e número de parafusos colocados na base do arco zigomático pelo mesmo operador. Observe que as taxas de sucesso são bastante altas em todos esses dispositivos, mas as falhas foram mais prováveis com dois parafusos do que com três, e não foram melhores com quatro parafusos do que com três, de modo que os três parafusos são preferidos. (Cortesia de Dr. T. Wu.)

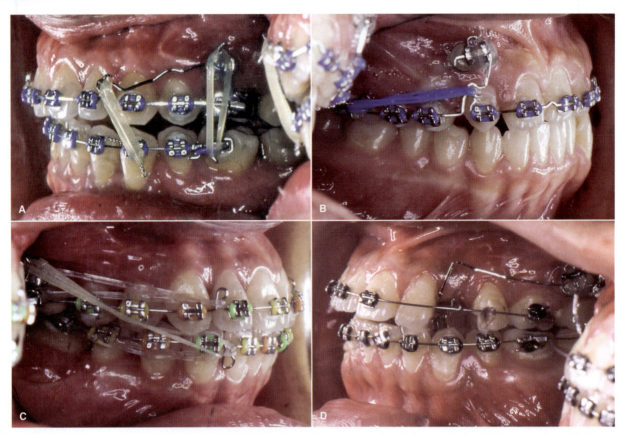

- **Figura 10.54** A a D. Uma variedade de pontos de apoio pode ser criada com extensões de fio a partir de miniplacas, conforme ilustrado nesta série de variações nas direções de força usando miniplacas na mesma localização na base do zigomático. (Cortesia de Dr. T. Wu.)

que contêm um encaixe para uma extensão de fio, mas colocar a força na extensão introduz um momento que pode apertar muito ou afrouxar o parafuso, aumentando muito a chance de falha. Com os múltiplos parafusos segurando a miniplaca, isso não é um problema
- As miniplacas podem ser posicionadas bem acima das raízes dos dentes superiores, de modo que um parafuso interdental não se torne uma barreira para movimentar todos os dentes para mesial ou para distal.

Na comparação dos DATs alveolares com as miniplacas (Tabela 10.6), uma conclusão razoável é que os parafusos individuais são menos invasivos e são indicados sempre que eles puderem fornecer ancoragem adequada. Esse é o caso quando alguns dentes precisam

Tabela 10.6 Parafusos ósseos *versus* miniplacas.

Parafusos ósseos simples	Parafusos palatinos conectados por placa	Miniplacas superiores ou inferiores
Vantagens		
Menos invasivos, custo menor	Excelente estabilidade e resistência	Excelente estabilidade e resistência
O ortodontista pode colocar e remover	O ortodontista pode colocar e remover	Podem ser colocadas acima e abaixo das raízes para permitir um movimento maciço
Diversos locais para colocação	Úteis para os movimentos verticais e anteroposteriores	Úteis para os movimentos verticais e anteroposteriores Fáceis de ativar unilateralmente Bem toleradas durante a terapia
Desvantagens		
Quantidade de ancoragem limitada, move um ou dois dentes, mas não mais	A estrutura no palato pode ser difícil para o paciente tolerar	Necessário um cirurgião experiente, não um ortodontista comum
Não há maneira de alterar a direção da forma sem o risco de perder o parafuso	Parafusos bilaterais necessários	Cirurgia para colocar e remover
Movimento vertical limitado	Colocação moderadamente difícil	Custo da cirurgia e do dispositivo
Principais indicações de uso		
Reposicionamento ou rotação dos dentes individuais	Ancoragem indireta principalmente, para retrair os incisivos protusos	Ancoragem indireta principalmente, para retrair e/ou intruir os incisivos
Trazer o(s) canino(s) impactado(s) para a arcada enquanto preserva a forma da arcada	Ancoragem indireta para intrusão dos dentes posteriores Ancoragem indireta para trazer os dentes posteriores para a frente	Ancoragem direta para intrusão dos dentes posteriores Ancoragem direta para modificação do crescimento de classe III

ser reposicionados. Um parafuso longo na base do arco alveolar pode ser utilizado se a intrusão dos dentes posteriores superiores (que necessitam de força leve) for desejada (ver Capítulo 19), e parafusos mais curtos no palato também podem ser usados para intrusão posterior maxilar. Para um movimento mais complexo e extenso de múltiplos dentes, com o melhor exemplo sendo a distalização de toda uma arcada dental, as miniplacas oferecem melhor controle e são menos suscetíveis de ficarem soltas ou precisarem ser substituídas.

Referências bibliográficas

1. Pancherz H. Treatment of Class II malocclusions by jumping the bite with the Herbst appliance: a cephalometric investigation. *Am J Orthod.* 1979;76:423-442.
2. Sheridan JJ, Armbruster P, Nguyen P, et al. Tooth movement with Essix molding. *J Clin Orthod.* 2004;38:435-441.
3. Gu J, Tang JS, Skulski B, Fields HW Jr, et al. Evaluation of Invisalign treatment effectiveness and efficiency compared with conventional fixed appliances using the Peer Assessment Rating Index. *Am J Orthod Dentofacial Orthop.* 2017;151:259-266.
4. Chen YJ, Chan LY, Chung-Chen JY. Clear aligner treatment with "in-office" virtual model set-up and 3D printing. *J Dent Oral Care.* 2017;3:1-5.
5. Begg PR, Kesling PC. *Begg Orthodontic Theory and Technique.* 3rd ed. Philadelphia: WB Saunders; 1977.
6. Parkhouse RC. Current products and practice: Tip-Edge Plus. *Int J Orthod.* 2008;19:17-24.
7. Andrews LF. *Straight Wire: The Concept and Appliance.* San Diego: LA Wells; 1989.
8. Hobson RS, Rugg-Gunn AJ, Booth TA. Acid etch patterns on the buccal surface of human permanent teeth. *Arch Oral Biol.* 2002;47:407-412.
9. Finnema KJ, Ozcan M, Post WJ, et al. In vitro orthodontic bond strength testing: a systematic review and meta-analysis. *Am J Orthod Dentofacial Orthop.* 2010;137:615-622.
10. Al-Saleh M, El-Mowafy O. Bond strength of orthodontic brackets with new self-adhesive resin cements. *Am J Orthod Dentofacial Orthop.* 2010;137:528-533.
11. Maryanchik I, Brendlinger EJ, Fallis DW, Vandewalle KS. Shear bond strength of orthodontic brackets bonded to various esthetic pontic materials. *Am J Orthod Dentofacial Orthop.* 2010;137:684-689.
12. Justus R, Cubero T, Ondarza R, et al. A new technique with sodium hypochlorite to increase bracket shear bond strength of fluoride-releasing resin-modified glass ionomer cements: comparing shear bond strength of two adhesive systems with enamel surface deproteinization before etching. *Semin Orthod.* 2010;16:66-75.
13. Nichols DA, Gardner G, Carballeyra AD. Reproducibility of bracket positioning in the indirect bonding technique. *Am J Orthod Dentofacial Orthop.* 2013;144:770-776.
14. Grunheid T, Lee M, Larson BE. Transfer accuracy of vinyl polysiloxane trays for indirect bonding. *Angle Orthod.* 2016;86:468-474.
15. Feldon PJ, Murray PE, Burch JG, et al. Diode laser debonding of ceramic brackets. *Am J Orthod Dentofacial Orthop.* 2010;138:458-462.
16. Lombardo L, Arreghini A, Bratti E, et al. Comparative analysis of real and ideal wire-slot play in square and rectangular archwires. *Angle Orthod.* 2015;85:848-858.
17. Marshall SD, Currier GF, Hatch NE, et al. Self-ligating bracket claims. *Am J Orthod Dentofacial Orthop.* 2010;138:128-131.
18. Brown MW, Koroluk L, Ko C-C, et al. Effectiveness and efficiency of a CAD/CAM orthodontic bracket system. *Am J Orthod Dentofacial Orthop.* 2015;148:1067-1074.
19. Grauer D, Proffit WR. Accuracy in tooth positioning with fully customized lingual orthodontic appliances. *Am J Orthod Dentofacial Orthop.* 2011;140:433-443.
20. Knosel M, Klang E, Helms H-J, Wiechmann D. Lingual orthodontic treatment duration: performance of two different completely customized multi-bracket appliances (Incognito and WIN) in groups with different treatment complexities. *Head Face Med.* 2014;10:46. http://www.head-face-med.com/content/10/1/46.
21. Pauls A, Nienkemper M, Schwestka-Polly R, Wiechmann D. Therapeutic accuracy of the completely customized lingual appliance WIN: a retrospective cohort study. *J Orofac Orthop.* 2017;78:52-61.
22. Walton D, Fields HW, Johnston WM, et al. Orthodontic appliance preferences of children and adolescents. *Am J Orthod Dentofacial Orthop.* 2010;138:698.e1-698.e12.
23. Braun S, Hnat WH, Fender WE, et al. The form of the human dental arch. *Angle Orthod.* 1998;68:29-36.
24. Alford TJ, Roberts WE, Hartsfield JK, et al. Clinical outcomes for patients finished with the SureSmile method compared to conventional fixed orthodontic therapy. *Angle Orthod.* 2011;81:383-388.
25. Larson BE, Vaubel CJ, Grunheid T. Effectiveness of computer-assisted orthodontic treatment technology to achieve predicted outcomes. *Angle Orthod.* 2013;83:557-562.
26. Chang J-H, Berzins DW, Pruszynski JE, Ballard RW. The effect of water storage on the bending properties of esthetic, fiber-reinforced composite orthodontic archwires. *Angle Orthod.* 2014;84:417-423.
27. da Silva DL, Mattos CT, de Araujo MCA, et al. Color stability and fluorescence of different orthodontic esthetic archwires. *Angle Orthod.* 2013;83:127-132.
28. Brinley CL, Behrents R, Kim KB, et al. Pitch and longitudinal fluting effects on the primary stability of miniscrew implants. *Angle Orthod.* 2009;79:1156-1161.
29. Chatzigianni A, Keilig L, Reimann S, et al. Effect of mini-implant length and diameter on primary stability under loading with two force levels. *Eur J Orthod.* 2011;33:381-387.
30. Kim H, Kim TW. Histologic evaluation of root-surface healing after root contact or approximation during placement of mini-implants. *Am J Orthod Dentofacial Orthop.* 2011;139:752-760.
31. Ahmed VKS, Rooban T, Krishnaswamy NR, et al. Root damage and repair with temporary skeletal anchorage devices. *Am J Orthod Dentofacial Orthop.* 2012;141:547-555.
32. Kuroda S, Yamada K, Deguchi T, et al. Root proximity is a major factor for screw failure in orthodontic anchorage. *Am J Orthod Dentofacial Orthop.* 2007;131:68-73.
33. Rodriguez JC, Suarez F, Chan H, et al. Implants for orthodontic anchorage: success rates and reasons for failures. *Implant Dent.* 2014;23:155-161.
34. Lee JS, Kim JK, Park YC. Biomechanical considerations with temporary anchorage devices. In: Graber LW, Vanarsdall RL, Vig KWL, Huang GJ, eds. *Orthodontics: Current Principles and Techniques.* 6th ed. St Louis: Elsevier; 2016:511-568, [Chapter 20].
35. Baumgaertel S. Predrilling of the implant site: is it necessary for orthodontic mini-implants? *Am J Orthod Dentofacial Orthop.* 2010;137:825-829.
36. Holm M, Jost-Brinkmann P-G, Mah J, Bumann A. Bone thickness of the anterior palate for orthodontic miniscrews. *Angle Orthod.* 2016;86:826-831.
37. Cornelis MA, Scheffler NR, Nyssen-Behets C, et al. Patients' and orthodontists' perceptions of miniplates used for temporary skeletal anchorage: a prospective study. *Am J Orthod Dentofacial Orthop.* 2008;133:18-24.
38. Cornelis MA, Scheffler NR, Mahy P, et al. Modified miniplates for temporary skeletal anchorage in orthodontics: placement and removal surgeries. *J Oral Maxillofac Surg.* 2008;66:1439-1445.

PARTE 4

Tratamento em Pré-Adolescentes: o Que É Diferente?

O tratamento ortodôntico raramente é feito na dentição decídua por três motivos: (1) o movimento dos incisivos e caninos decíduos é passível de levar a uma reabsorção radicular acelerada e perda prematura dos dentes decíduos; (2) o movimento de qualquer um dos dentes decíduos tem pouco efeito no local de erupção dos dentes permanentes; e (3) os efeitos da modificação do crescimento em crianças pequenas são perdidos com a retomada do crescimento para o padrão original. Isso significa que normalmente há pouco benefício e algum risco no tratamento da dentição decídua, o que normalmente é chamado de *tratamento muito precoce*.

Isso muda à medida que os incisivos permanentes erupcionam e o paciente entra na dentição mista, quando uma primeira fase do que costuma ser chamado de *tratamento precoce* definitivamente deve ser feita em algumas situações, e, muitas vezes, pode ser benéfico mesmo com uma segunda fase, normalmente necessária, do tratamento corretivo que será concluído durante a adolescência. Os pontos importantes de quando o tratamento precoce é considerado são abordados a seguir.

Foco no que "deve ser feito" e no tratamento óbvio. O tratamento precoce será realmente benéfico ao paciente quando as mudanças no tratamento são conhecidas e comprovadas. Por exemplo, pacientes que estão no meio ou no final da dentição mista com incisivos não irrompidos têm um óbvio problema estético e de desenvolvimento dental e caem claramente na categoria de "deve ser feito" porque muitos dados evidenciam que o atraso do tratamento provavelmente tornará a situação pior. Por outro lado, 10 mm de apinhamento não se resolverão por conta própria mesmo que um arco lingual seja colocado na dentição mista, e será necessário tomar uma decisão mais definitiva com consequências a longo prazo. Quando se trata de uma criança com dentição mista e problemas faciais, é aconselhável começar o tratamento imediatamente nesse paciente? Em tal decisão, a idade e o comportamento da criança, a família e a situação social e o comprometimento do tempo e o custo devem ser considerados. O tratamento deve atender às necessidades do paciente em muitos aspectos.

Os objetivos do tratamento precoce devem ser explicados claramente e compreendidos. Para uma criança com problema complexo, é muito provável que um segundo estágio de tratamento no início da dentição permanente seja necessário mesmo se o tratamento precoce for conduzido de forma eficiente e apropriada (Figura P4.1). Há um limite de tempo e cooperação que os pacientes e pais devem estar dispostos a dedicar ao tratamento ortodôntico. A menos que prazos apropriados de término de tratamento sejam estabelecidos com antecedência, é comum que o tratamento da dentição mista se estenda por vários anos e resulte em um período extremamente longo de tratamento em vez de tratamentos em períodos definidos, que são mais vantajosos. Se o tratamento da dentição mista levar muito tempo, existem dois problemas: (1) os pacientes podem ficar "desgastados" no momento que estiverem prontos para o tratamento corretivo no início da dentição permanente e (2) a chance de danos dos tecidos de suporte aumenta de acordo com o aumento do tempo de tratamento.

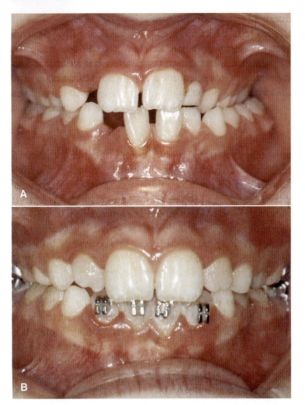

• **Figura P4.1** O tratamento limitado na dentição mista requer objetivos específicos, mas não requer objetivos corretivos. **A.** Este paciente tem espaçamento nos incisivos inferiores e mordida cruzada posterior. Ambos foram abordados na primeira fase do tratamento, mas não foi tentado posicionamento detalhado dos dentes (**B**) (e geralmente não é necessário no tratamento da dentição mista), porque os dentes permanentes irromperão e poderão causar potenciais problemas.

Isso significa que o diagnóstico e o plano de tratamento para tratamento precoce são tão exigentes e importantes quanto o tratamento corretivo. Se os objetivos de tratamento não são claros, estabelecer pontos de término apropriados será impossível. No tratamento precoce, todos os aspectos da oclusão normalmente não são modificados para a posição ideal ou próxima do ideal. Posições finais do dente e da raiz não são requeridas na maioria dos casos, a menos que este seja o único tratamento que a criança receberá – uma previsão que é difícil de ser feita.

No tratamento da dentição mista com aparelho fixo parcial, há apenas opções simples disponíveis. Isso se deve principalmente à transição dos dentes de dentição decídua para dentição permanente – primeiros molares com raízes em reabsorção não são bons candidatos para bandagem e soldagem. A aceitação do paciente pode complicar os problemas relacionados com o aparelho parcial. É verdade que vários aparelhos fixos disponíveis atualmente parecem reduzir, em parte, as variações de aceitação dos pacientes. Se o paciente não quiser usar um aparelho extrabucal, outros aparelhos podem ser usados, mas ainda é imperativo que alguns dentes estejam disponíveis para montagem de aparelhos e ancoragem, e que a mudança para um aparelho diferente pode também mudar os resultados atingidos.

Na dentição permanente, aparelhos completos permitem mais flexibilidade, e dispositivos de ancoragem temporária (DAT) podem prover uma ancoragem esquelética substancial. Apesar de algumas dessas opções precisarem de cooperação, eles normalmente permitem ajuste imediato do tratamento para que ele seja finalizado de maneira aceitável. Com aparelho parcial e possíveis problemas de aceitação, não há ampla gama de opções.

Existem diferenças biomecânicas entre aparelhos parciais e totais. Os aparelhos fixos típicos para tratamento de dentição mista seguem o arranjo "2 × 4" ou "2 × 6" (duas bandas em molares, 4 ou 6 dentes anteriores colados; Figura P4.2). Quando um aparelho fixo inclui apenas alguns dos dentes, os espaços do arco são mais longos, é mais fácil criar momentos grandes e os fios por si só serão mais elásticos e menos fortes. Isso pode levar a aparelhos fora de posição ou quebrados ou a aparelhos que irritam o tecido mole.

Por outro lado, pode gerar alguma vantagem biomecânica. Por exemplo, a intrusão do dente é mais fácil com espaços longos de fio, que mantêm as forças leves e permitem que os momentos apropriados sejam gerados. Há pouca indicação para o uso de novos fios superelásticos quando existem vãos longos sem suporte. Os fios com flexibilidade intermediária e configurações de alças ou o uso de um fio de ancoragem pesado e sobrefio flexível são mais fáceis de controlar. Como os dentes permanentes disponíveis são agrupados em segmentos anterior (incisivos) e posterior (molares), uma arcada segmentada geralmente se aproxima da mecânica desejada. Os aparelhos fixos aparentemente simples usados na dentição mista podem ser bem complexos para se usar apropriadamente. Eles são mais bem descritos equivocadamente como simples.

Controle de ancoragem é mais difícil e mais crítico. Com apenas os primeiros molares disponíveis como ancoragem no segmento posterior da arcada, existem limites para a quantidade de movimento dentário que deve ser tentado na dentição mista. Os apoios extraorais com aparelhos de tração alta ou máscaras faciais podem ser usados, mas ancoragem implantossuportada geralmente não é prática, devido à presença de dentes não irrompidos e osso imaturo. Os efeitos recíprocos de um arco de intrusão ou de um aparelho distalizador de molar são acentuados por essa ancoragem reduzida. Além disso, arcos linguais estabilizadores maxilar e mandibular são necessários como auxiliares na ancoragem.

Cuidado com dentes não irrompidos. Apesar de as imagens radiográficas da dentição em desenvolvimento serem obtidas rotineiramente quando o tratamento precoce é considerado, o efeito do movimento dental em dentes não irrompidos geralmente não permite avaliações contínuas. Isso é particularmente um risco ao mover os incisivos laterais que estão adjacentes a caninos não irrompidos. Deve-se tomar cuidado para que as raízes dos incisivos laterais não sejam colocadas inadvertidamente no caminho dos caninos que estão irrompendo. A falha em prestar atenção a esse ponto pode levar à reabsorção de consideráveis porções da raiz do incisivo lateral (Figura P4.3). Também é aconselhável assegurar-se de que dentes não irrompidos estão presentes. Descobrir sua ausência

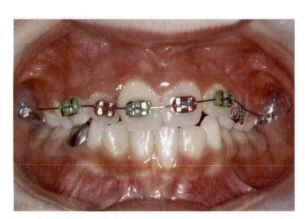

• **Figura P4.2** Este paciente tem um aparelho "2 × 6" posicionado que inclui 2 molares e 6 dentes anteriores. O aparelho "2 × 4" inclui 2 molares e 4 dentes anteriores. Este é um aparelho típico para a dentição mista e pode incluir tanto dentes decíduos quanto permanentes.

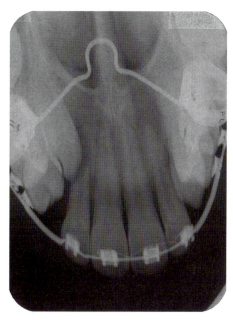

• **Figura P4.3** Este paciente tem reabsorção do incisivo lateral superior direito antes da irrupção do canino superior direito com os aparelhos em posição. Isso pode ocorrer se a posição do canino for mais mesial que o normal ou, menos frequentemente, se o incisivo lateral tiver a ponta da raiz excessivamente distal. O tratamento precoce é definitivamente indicado porque a reabsorção da raiz irá piorar se o canino não for reposicionado.

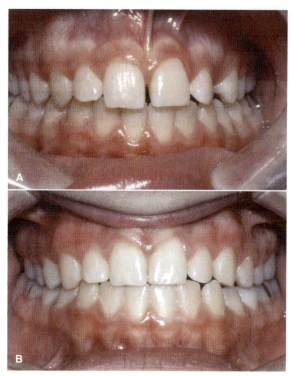

• **Figura P4.4** Isso mostra as limitações de não usar mecânica interarcadas para tratamento limitado. **A.** Este paciente tem sobremordida limitada no lado esquerdo onde um canino impactado estava localizado. **B.** O paciente continua com sobremordida limitada após a extrusão do canino, porque os aparelhos foram usados apenas na maxila, então, nenhum elástico vertical interarcadas pôde ser usado.

em um momento tardio do tratamento pode alterar dramaticamente o curso e o direcionamento do tratamento.

Fechamento dos espaços deve ser controlado com cuidado especial. De outra forma, quando todos os dentes não estiverem bandados ou conjugados, os dentes sem aparelho tendem a ser tirados de posição e espremidos para fora da arcada. Os dentes sem acessórios podem se mover vestibular ou lingualmente, ou, em alguns casos, oclusalmente. Os efeitos colaterais não previstos de fechamento de espaços, que não seriam encontrados com aparelhos fixos completos, geralmente são um problema no tratamento da dentição mista.

Mecânicas interarcos, quando presentes, devem ser usadas com moderação. Os efeitos colaterais dos elásticos de classe II, classe III ou verticais, como aumento ou constrição das arcadas dentais e alteração do plano oclusal, os tornam arriscados quando usados com aparelhos fixos parciais e fios mais leves como o típico arranjo 2 × 4 da dentição mista. As forças interarcadas não são recomendadas sob a maioria das circunstâncias, a menos que os aparelhos fixos completos ou a estabilização com fios rígidos por lingual ou vestibular estejam presentes com uma exceção: elásticos cruzados podem ser empregados na dentição mista no tratamento de mordida cruzada unilateral. Isso também sujeita o resultado do tratamento a limitações de não usar a mecânica interarcos (Figura P4.4).

Se o tratamento for conduzido em apenas uma arcada dental, o resultado final é ditado pelos dentes e arcada não tratados. Por exemplo, se a arcada inferior não está corretamente alinhada, será difícil alinhar idealmente a arcada superior e ter coordenação apropriada dos dentes sem interferências. Do mesmo modo, se há uma curva de Spee acentuada na arcada inferior e apenas a arcada superior for nivelada, a sobremordida e o trespasse horizontal serão excessivos. Apesar disso, o tratamento precoce em apenas uma arcada e posicionamento provisório não ideal dos dentes pode ser bem aceitável se o restante da correção total for conseguido mais tarde.

A contenção normalmente é necessária entre o tratamento da dentição mista e a erupção dos dentes permanentes. Após qualquer movimento dental significativo ou mudança esquelética, é importante manter os dentes ou osso em suas novas posições até uma condição de estabilidade ser alcançada. Isso é uma realidade tanto na dentição mista quanto na tardia. Na verdade, sobrecorreção e contenção cuidadosa devem ser mais necessárias após tratamento precoce. O estágio final da transição da dentição mista para a permanente é um período particularmente instável. Por exemplo, o movimento mesial dos molares, que diminui o comprimento da arcada, normalmente ocorre depois, mas isso deve ser prevenido se a expansão da arcada for o objetivo do tratamento precoce. A correção com máscara facial ou expansão palatal deve tender na direção da sobrecorreção.

Em pacientes com dentição mista, a contenção deve ser planejada com dois pontos em mente: a condição atual do paciente *versus* a condição inicial e mudanças subsequentes na dentição e oclusão que ocorrerão quando a criança amadurecer (Figura P4.5). Com contenções removíveis, a localização dos grampos, fios e arcos labiais deve ser escolhida cuidadosamente, e eles devem ser modificáveis ou removíveis. Os fios através de áreas edêntulas podem interferir na irrupção de dentes permanentes naquela área, e grampos nos dentes decíduos terão uso limitado porque esses dentes serão perdidos. Os pré-adolescentes, mesmo aqueles que foram bastante cooperativos ao tratamento ativo, podem não ser colaboradores com contenções removíveis, mas o melhor controle gerado por aparelhos fixos deve ser balanceado com seu grande risco de higiene e baixa possibilidade de modificação enquanto os dentes erupcionam. Um

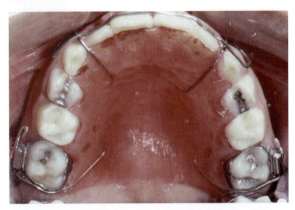

• **Figura P4.5** Quando a contenção é utilizada entre o tratamento precoce (fase 1) e tardio (fase 2), o planejamento criativo das posições do arco e dos grampos é necessário para evitar interferência quando os dentes irromperem e manter a efetividade dos grampos. Observe que o arco vestibular atravessa a superfície oclusal distal até a lateral dos incisivos em vez de passar pela área onde os caninos irromperão, e os grampos de molar se adaptam às bandas e aos tubos do aparelho extraoral.

período prolongado de contenção antes do início do tratamento corretivo também aumenta a chance de o paciente se cansar.

Nos capítulos desta parte, nosso objetivo é apresentar o espectro do tratamento precoce (pré-adolescentes) no contexto desse plano de fundo. O Capítulo 11 concentra-se em: (1) separar os pacientes pediátricos com problemas ortodônticos importantes, mas menos complexos, que são tratados apropriadamente no consultório do clínico geral, daqueles com problemas mais complexos que provavelmente precisarão de tratamento por um especialista, e (2) nos procedimentos necessários para o tratamento dos casos menos complexos. O Capítulo 12 é uma discussão de tratamentos mais complexos em crianças com problemas não esqueléticos.

11

Problemas Não Esqueléticos Moderados em Crianças Pré-Adolescentes: Tratamento Preventivo e Interceptativo na Clínica Geral

VISÃO GERAL DO CAPÍTULO

Triagem ortodôntica: distinção entre problemas de tratamento moderados e complexos, 347
Etapa 1: síndromes e anormalidades de desenvolvimento, 348
Etapa 2: análise do perfil facial, 348
Etapa 3: desenvolvimento dentário, 349
Etapa 4: problemas de espaço, 352
Etapa 5: outras discrepâncias oclusais, 353

Controle de problemas de relações oclusais, 355
Mordida cruzada posterior, 355
Mordida cruzada anterior, 359
Mordida aberta anterior, 363
Mordida profunda, 366

Controle de problemas de erupção, 366
Dentes decíduos retidos, 366
Erupção ectópica, 368

Análise de espaço: quantificação de problemas de espaço, 375
Princípios da análise de espaço, 376
Estimativa do tamanho dos dentes permanentes não erupcionados, 377

Tratamento de problemas de espaço, 378
Perda prematura de dente com espaço adequado: manutenção do espaço, 378
Perda de espaço localizada (3 mm ou menos): recuperação de espaço, 383
Apinhamento de leve a moderado de incisivos com espaço adequado, 385
Deficiência de espaço principalmente em virtude de mesialização do molar: controle de espaço, 386
Apinhamento moderado generalizado, 388
Outros deslocamentos dentários, 388

Triagem ortodôntica: distinção entre problemas de tratamento moderados e complexos

Para um dentista atender um paciente jovem com má oclusão, assim como em todos os pacientes, é importante que haja concordância com o seu responsável. Assim, a primeira consulta deve buscar responder às seguintes questões: o tratamento ortodôntico precoce ou limitado é necessário? Caso seja, quando este deve ser realizado? Por fim, quem deve fazer esse tratamento? Esse paciente necessita ser encaminhado para um especialista?

Na medicina militar e de emergência, a triagem é o processo usado para separar acidentes pela gravidade de suas lesões. O objetivo é duplo: separar os pacientes que podem ser tratados no local da ocorrência daqueles que necessitam de transporte para instalações especializadas e desenvolver um esquema de procedimentos para os pacientes, de modo que aqueles que apresentarem maior probabilidade de beneficiar-se com o tratamento imediato serão tratados em primeiro lugar. Considerando que os problemas ortodônticos quase

nunca são emergenciais, o processo de classificação de problemas ortodônticos de acordo com suas gravidades é análogo à triagem médica apenas no sentido da palavra. Por outro lado, é muito importante que o dentista que faz os primeiros atendimentos tenha a habilidade de distinguir problemas que geralmente necessitam ser tratados de imediato, diferentes dos problemas mais rotineiros, que podem aguardar por um cuidado corretivo subsequente. Na mesma linha de raciocínio, a separação entre os problemas moderados e complexos é essencial, pois esse processo determina quais os pacientes são tratados adequadamente dentro da clínica geral e quais são encaminhados de forma mais apropriada para um especialista.

Como ocorre com todos os componentes da prática dentária, a decisão de incluir o tratamento ortodôntico como parte da sua atuação clínica é individual, baseando-se em sua educação, experiência e habilidade para tanto. O princípio de que os problemas menos graves são conduzidos dentro do contexto da prática geral e aqueles mais graves são encaminhados para especialistas deve permanecer o mesmo; contudo, deve ser independente do interesse dos profissionais na ortodontia. Apenas os limites para tratar um paciente na clínica geral ou no encaminhamento para especialista devem ser alterados.

Esta seção apresenta um esquema lógico para a triagem ortodôntica em crianças. Tal procedimento baseia-se na abordagem de diagnóstico desenvolvida no Capítulo 6 e incorpora os princípios de determinar a necessidade de tratamento que foi discutida. Um banco de dados adequado e uma lista completa de problemas, certamente, são necessários para realizar o processo de triagem. Uma radiografia cefalométrica não é necessária, considerando que uma análise da forma facial é mais apropriada no consultório do generalista, porém são necessárias as radiografias dentárias adequadas (normalmente, a radiografia panorâmica; ocasionalmente, radiografias interproximais suplementadas com radiografias oclusais anteriores, como são as fotografias e os modelos de gesso). Uma análise de espaço (ver adiante neste capítulo) é essencial. Um fluxograma ilustrando as etapas na sequência da triagem acompanha esta seção.

Etapa 1: síndromes e anormalidades de desenvolvimento

A primeira etapa no processo de triagem é separar os pacientes com síndromes faciais ou problemas complexos semelhantes (Figura 11.1), de modo que eles possam ser tratados por especialistas ou equipes de especialistas. Considerando a aparência física, o histórico odontológico e médico e uma avaliação do estado de desenvolvimento, quase todos os pacientes são reconhecidos facilmente. Exemplos dessas malformações podem ser encontrados no Capítulo 3. Tratamentos médicos complexos, tais como radiação, uso de bisfosfonatos e hormônios de crescimento, podem afetar o desenvolvimento dentofacial e as respostas ao tratamento. Pacientes que parecem estar se desenvolvendo acima do 97° percentil ou abaixo do 3° percentil nos gráficos de crescimento padrão necessitam de avaliação especial. Os transtornos do crescimento podem demandar que qualquer tratamento ortodôntico seja realizado em conjunto com a terapia endócrina, nutricional ou fisiológica. Para esses pacientes e aqueles com doenças que afetam o crescimento, tal como a artrite reumatoide juvenil, a terapia ortodôntica adequada deve ser combinada com a identificação e o controle do processo da doença.

Pacientes com assimetria esquelética (não necessariamente aqueles cuja assimetria resulta apenas de um desvio funcional da mandíbula devido a interferências dentárias) sempre se enquadram na categoria de problema grave (Figura 11.2). Esses pacientes poderiam apresentar um problema de desenvolvimento, ou a anomalia de crescimento poderia ser o resultado de uma lesão. O tratamento provavelmente envolve a modificação de crescimento e/ou cirurgia, em complementação à ortodontia corretiva. O tempo de intervenção cirúrgica é afetado de acordo com a causa da assimetria, ou seja, se ela é originada do crescimento excessivo ou deficiente, porém é indicada a avaliação precoce e abrangente feita por um especialista.

Etapa 2: análise do perfil facial (Figura 11.3)

Problemas verticais e anteroposteriores

Problemas esqueléticos de classe II e classe III e deformidades verticais dos tipos de face longa e face curta, independentemente das suas causas, necessitam de uma avaliação cefalométrica completa para planejar o tratamento apropriado e seu período de duração, e devem ser considerados problemas complexos (Figura 11.4). As questões no plano de tratamento para a modificação de crescimento são discutidas nos Capítulos 13 e 14.

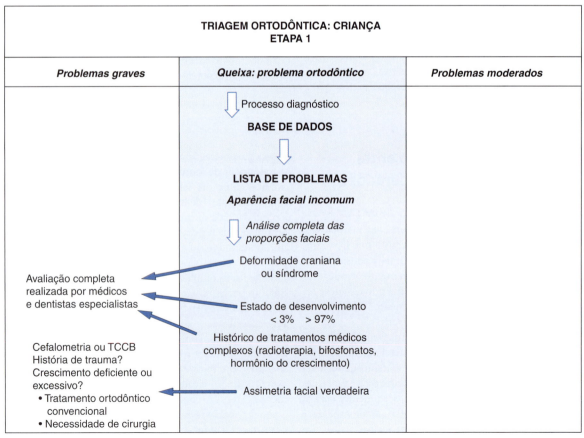

• **Figura 11.1** Triagem ortodôntica, etapa 1.

CAPÍTULO 11   Problemas Não Esqueléticos Moderados em Crianças Pré-Adolescentes

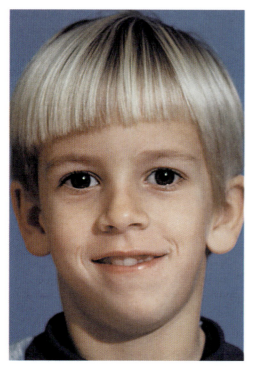

• **Figura 11.2** Com 8 anos de idade, este menino apresenta uma assimetria mandibular com o mento deslocado vários milímetros para a esquerda. Um problema deste tipo apresenta a probabilidade de tornar-se progressivamente pior, e é uma indicação para o encaminhamento para avaliação completa por uma equipe especializada em deformidades faciais. (De Proffit WR, White RP, Sarver DM. *Contemporary Treatment of Dentofacial Deformity*. St. Louis: Mosby; 2003.)

Como regra geral:

- O tratamento de classe II pode ser postergado até quase a adolescência por ser tão efetivo quanto o tratamento precoce, mas o tratamento de classe III para as deficiências maxilares deve ser realizado o mais rápido possível
- O tratamento de classe III para as mandíbulas protrusivas requer elásticos ancorados ao osso durante a adolescência (para os casos mais sutis) ou cirurgia ortognática após o término do crescimento ósseo (ver Capítulo 20)
- Os tratamentos de problemas de face longa e face curta geralmente podem ser postergados porque:
  - Os problemas de face alongada ou de mordida aberta podem melhorar durante o crescimento na pré-adolescência, mas podem ser agravados pelo crescimento persistente até os últimos anos da adolescência e podem ser ultrapassados se forem tratados precocemente
  - Os problemas de face curta geralmente podem ser tratados durante a adolescência, a menos que exista um dano na gengiva palatina devido à sobremordida.

Da mesma maneira procedida com a assimetria, a avaliação precoce de todos os problemas esqueléticos é indicada, mesmo se o tratamento for postergado, de modo que o encaminhamento precoce seja adequado.

Protrusão ou retrusão dentária excessiva

Grave protrusão ou retrusão dentária, que são também problemas de tratamento complexo, devem ser reconhecidos durante a análise de perfil facial. A urgência para tratar esses problemas normalmente depende do impacto estético ou, no caso de protrusão, do potencial para lesão traumática. Caso contrário, devem ser tratados conforme mencionado anteriormente.

Alguns indivíduos com boas proporções esqueléticas apresentam protrusão dos incisivos em vez de apinhamento (Figura 11.5). Quando isso ocorre, a análise de espaço evidenciará pequena discrepância ou a inexistência da mesma, pois a protrusão dos incisivos foi compensada pelo apinhamento potencial. A protrusão excessiva dos incisivos (biprotrusão maxilar, não trespasse horizontal excessivo) normalmente é uma indicação para extração de pré-molares e retração dos incisivos protraídos. Esse é um tratamento complexo e prolongado. Tendo em vista as alterações de perfil produzidas pelo crescimento do adolescente, é melhor para a maioria das crianças postergar a extração para corrigir a protrusão até o final na dentadura mista ou no início da dentadura permanente. Técnicas para controlar a quantidade de retração dos incisivos são descritas no Capítulo 15.

Etapa 3: desenvolvimento dentário

Ao contrário dos problemas esqueléticos mais complexos e dos problemas relacionados aos incisivos protraídos, os problemas envolvendo o desenvolvimento dentário muitas vezes necessitam de tratamento tão logo sejam detectados, especificamente durante a dentadura mista precoce, e com frequência podem ser realizados em clínica geral. As

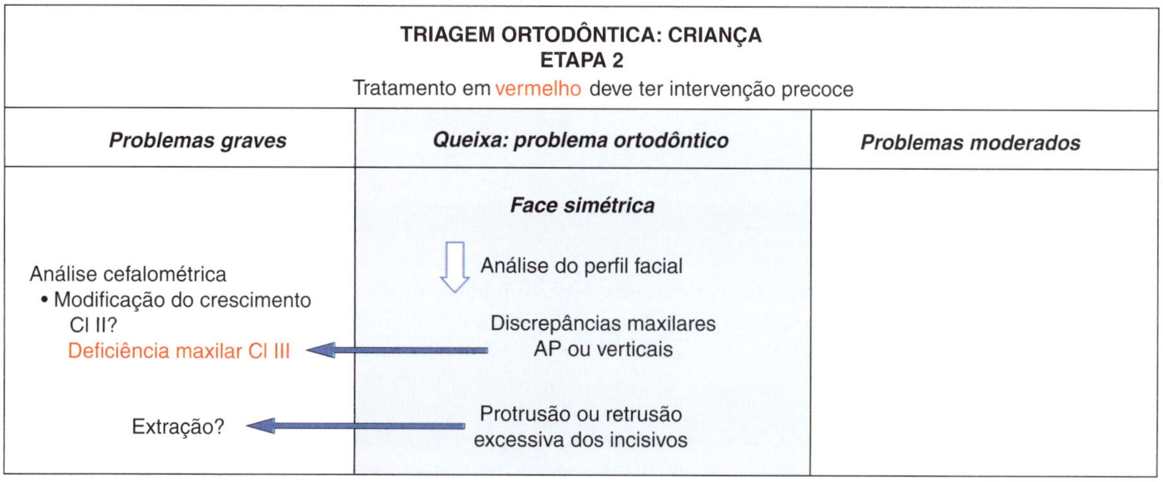

	TRIAGEM ORTODÔNTICA: CRIANÇA ETAPA 2 Tratamento em vermelho deve ter intervenção precoce	
Problemas graves	**Queixa: problema ortodôntico**	**Problemas moderados**
Análise cefalométrica • Modificação do crescimento Cl II? Deficiência maxilar Cl III	Face simétrica ⇩ Análise do perfil facial Discrepâncias maxilares AP ou verticais	
Extração?	Protrusão ou retrusão excessiva dos incisivos	

• **Figura 11.3** Triagem ortodôntica, etapa 2. *AP*, anteroposterior.

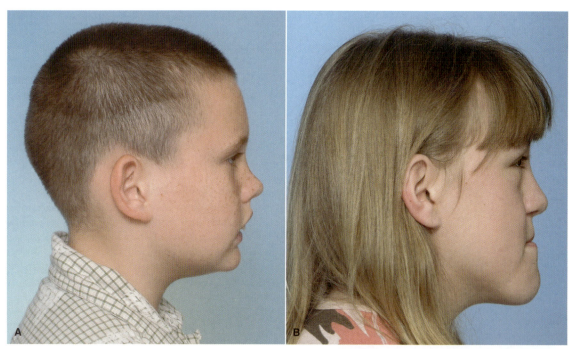

• **Figura 11.4** Pacientes com problema esquelético, ainda que de moderada gravidade, podem ser facialmente identificáveis do ponto de vista clínico, sendo a cefalometria desnecessária. **A.** Má oclusão esquelética classe II devido à deficiência mandibular. **B.** Má oclusão esquelética classe III com um componente de deficiência maxilar e protrusão mandibular.

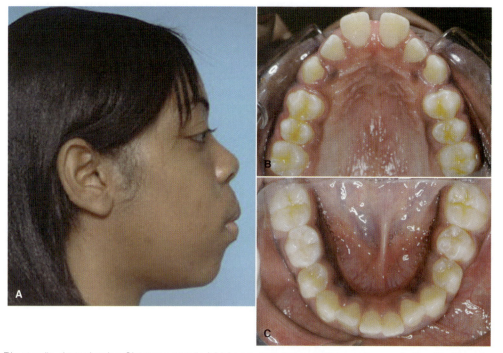

• **Figura 11.5 A.** Biprotrusão dentoalveolar. Observe a tensão labial para posicionar os lábios sobre os dentes. Os lábios foram separados em repouso pelos incisivos protraídos. **B** e **C.** Vistas oclusais evidenciam o espaçamento na arcada superior e o apinhamento muito leve na arcada inferior. Para essa menina, o apinhamento potencial dos dentes é manifestado quase completamente pela protrusão.

considerações relativas a essa tomada de decisão estão especificadas na Figura 11.6, e o tratamento dos problemas menos graves desse tipo é apresentado com detalhes neste capítulo.

Desenvolvimento dentário assimétrico

O tratamento para uma sequência anormal de desenvolvimento dentário deve ser planejado somente após determinação cuidadosa da causa subjacente. A erupção assimétrica (um lado adiante do outro durante 6 meses ou mais) é significativa. É necessário um monitoramento cuidadoso da situação e, na ausência de uma alteração patológica bem determinada, esse processo de erupção requer tratamento precoce tal como a extração seriada de dentes decíduos ou permanentes. Poucos pacientes com desenvolvimento dentário assimétrico apresentam histórico de terapia de radiação na infância para cabeça e pescoço ou lesão traumática. O tratamento ortodôntico e cirúrgico para esses pacientes deve ser planejado e o

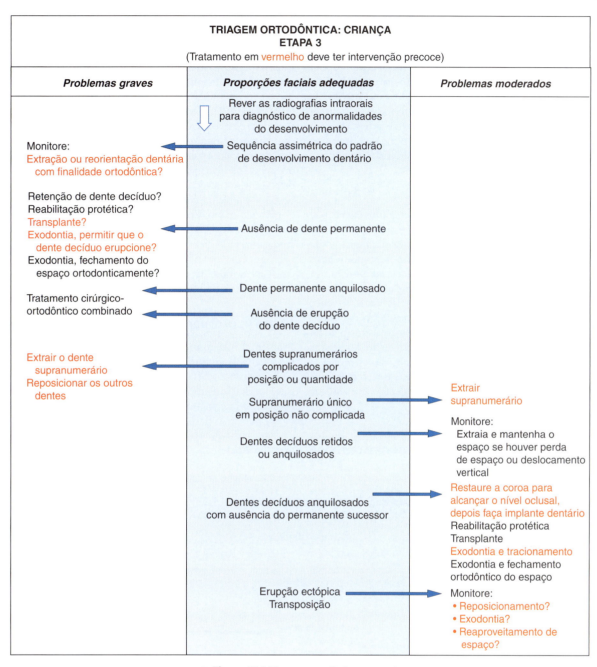

• **Figura 11.6** Triagem ortodôntica, etapa 3.

período de duração, calculado cuidadosamente, e ainda pode ser necessário realizar a remoção ou o redirecionamento dos dentes. Alguns desses dentes apresentam as raízes severamente diaceradas, e não serão candidatos à ortodontia. Tais situações enquadram-se definitivamente na categoria complexa, e normalmente necessitam de intervenção precoce.

Ausência de dentes permanentes

Os dentes permanentes com maior probabilidade de ausência congênita são os incisivos laterais superiores e os segundos pré-molares inferiores. Os incisivos centrais e laterais superiores são os dentes com maior probabilidade de perda por trauma.

As possibilidades de tratamento diferem levemente para os dentes anteriores e posteriores. Para os dentes posteriores faltantes, é possível (1) manter o dente ou os dentes decíduos, (2) extrair os dentes decíduos e desse modo permitir a movimentação dos dentes permanentes adjacentes, (3) extrair os dentes decíduos, e a seguir realizar de imediato o tratamento ortodôntico, (4) recobrir a coroa do dente decíduo anquilosado e substituí-lo posteriormente por um implante ou (5) substituir os dentes faltantes proteticamente ou, talvez, por um transplante ou um implante posteriormente. Para os dentes anteriores, manter os dentes decíduos é com frequência má opção devido à estética e à erupção espontânea dos dentes permanentes adjacentes dentro do espaço do dente faltante. Também, a extração e o redirecionamento dos dentes adjacentes são possíveis, porém menos atraentes, devido aos problemas imediatos de estética relacionados com a ausência do dente. Embora o alvéolo anterior desdentado possa deteriorar rapidamente quando os dentes estão ausentes, a erupção subsequente do dente permanente sucessor irá restabelecer o osso. Da mesma maneira que ocorre com outros problemas de crescimento, a avaliação e o planejamento precoce são essenciais. O tratamento de problemas de dentes faltantes em crianças na fase de dentição mista é discutido com mais detalhes no Capítulo 12.

Para todos os efeitos práticos, os dentes permanentes anquilosados em uma idade precoce ou os dentes que apresentam falhas de erupção por outras razões (tal como falha primária de erupção) enquadram-se dentro da mesma categoria como dentes faltantes. Esses problemas graves necessitam com frequência de uma combinação de cirurgia (para extração ou decoronação) e ortodontia, se de fato a condição puder ser tratada satisfatoriamente. Após a intervenção cirúrgica, as escolhas finais são fechamento do espaço ortodôntico, transplante dentro da área afetada ou substituição protética.

Dentes supranumerários

Noventa por cento de todos os dentes supranumerários são encontrados na parte anterior da maxila. Os dentes supranumerários múltiplos ou invertidos e aqueles que são malformados muitas vezes deslocam os dentes adjacentes e causam problemas na erupção desses dentes. A presença de dentes supranumerários múltiplos indica um problema complexo, e talvez uma síndrome ou anormalidade congênita como a displasia cleidocraniana. A remoção precoce dos dentes supranumerários é indicada, porém esse procedimento deve ser feito cuidadosamente para minimizar os danos para os dentes adjacentes. Se os dentes permanentes estiverem deslocados ou com a erupção severamente tardia, a exposição cirúrgica, a cirurgia periodontal adjunta e, possivelmente, a tração mecânica provavelmente serão necessárias para trazer os dentes para a arcada após a remoção dos dentes supranumerários.

Os dentes supranumerários isolados que não são malformados muitas vezes erupcionam espontaneamente, causando problemas de apinhamento. Se esses dentes puderem ser removidos antes de causarem distorções na forma do arco dental, a extração pode ser o único procedimento necessário.

Outros problemas de erupção

A erupção ectópica (erupção de um dente no lugar errado ou ao longo de uma via de erupção errada) com frequência leva à perda precoce de um dente decíduo; porém, em casos graves, pode resultar na reabsorção dos dentes permanentes. O reposicionamento do dente erupcionado ectopicamente talvez seja indicado, cirurgicamente ou pela exposição do dente-problema, colocando um dispositivo de fixação nesse dente e aplicando tração. Uma variação dramática da erupção ectópica é a transposição dentária. A intervenção precoce pode reduzir a extensão para a qual os dentes estão mal posicionados em alguns casos. Esses problemas graves muitas vezes necessitam de uma combinação de cirurgia e ortodontia, e podem estar geneticamente ligados a outras anomalias. Tais problemas serão discutidos no Capítulo 12.

Etapa 4: problemas de espaço

Problemas ortodônticos em uma criança com boas proporções faciais envolvem espaço, apinhamento, irregularidade ou o mau posicionamento dos dentes (Figura 11.7). Nesse estágio, mesmo que o apinhamento esteja aparente, os resultados da análise de espaço são essenciais para planejar o tratamento. A presença ou a

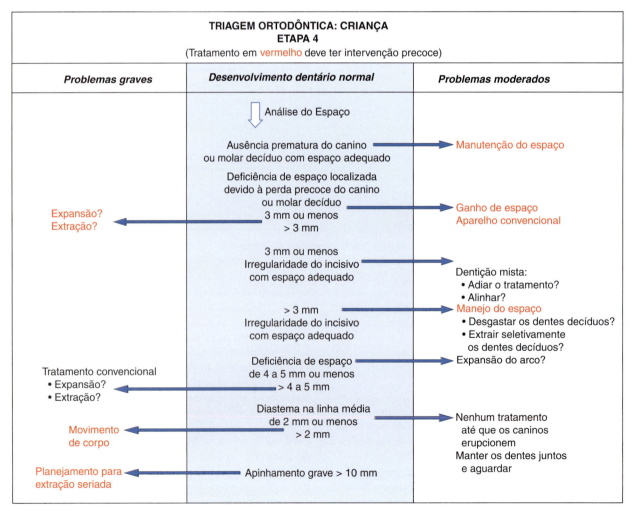

• **Figura 11.7** Triagem ortodôntica, etapa 4.

ausência de espaço adequado para os dentes devem ser levadas em consideração quando for planejado outro tratamento.

Na interpretação dos resultados da análise de espaço para pacientes de qualquer idade, é importante salientar que, se o espaço para alinhar os dentes for inadequado, nenhuma das duas condições pode ser desenvolvida. Uma possibilidade é manter os incisivos na posição vertical e bem posicionados sobre o osso basal da maxila ou mandíbula e então rotacionar ou inclinar vestibular ou lingualmente. Nesse caso, o apinhamento potencial é evidenciado como o apinhamento atual, e é difícil não observar (Figura 11.8). A outra possibilidade para os dentes apinhados é alinhá-los completa ou parcialmente à custa dos lábios, deslocando-os para a frente e separando-os em repouso (ver Figura 11.5). Mesmo se o potencial para o apinhamento for extremo, os dentes podem se alinhar à custa dos lábios, interferindo no fechamento labial. Isso deve ser detectado em exame de perfil. Se já houver um grau de protrusão simultâneo ao apinhamento, é seguro entender que os limites naturais do deslocamento anterior dos incisivos já foram alcançados.

Dependendo das circunstâncias, a resposta adequada para as deficiências de espaço apresenta variações. Para a perda de espaço localizada de 5 mm ou menos, pode haver recuperação. Para a escassez de espaço de arco total de 4 mm ou menos ou o apinhamento com espaço adequado, o reposicionamento dos incisivos vestibularmente ou o controle de espaço, respectivamente, durante a transição são apropriados. Desses procedimentos, apenas o tratamento para recuperar espaço e controlar o espaço de transição é crítico em termos de período de duração. O plano de tratamento para esses problemas moderados é especificado a seguir neste capítulo.

As discrepâncias de espaço de 6 mm ou mais, com ou sem protrusão dos incisivos, constituem os problemas de tratamento complexo. Nessas crianças, se os dentes não forem extraídos, deve ser utilizada uma ancoragem máxima ou uma mecânica pesada para se alinhar os dentes, e se os dentes forem extraídos, as considerações de ancoragem são críticas. O apinhamento grave de 10 mm ou mais também necessita de um plano complexo e cuidadoso, e com frequência de uma intervenção precoce, de modo que os dentes permanentes não sejam impactados ou desviados dentro das vias de erupção que afetam outros dentes permanentes ou levam esses dentes para dentro da cavidade oral através de tecido não queratinizado.

Em geral, os diastemas medianos menores serão fechados e causarão poucos problemas estéticos e de desenvolvimento. Os diastemas grandes, de cerca de 2 mm, podem representar preocupações estéticas e inibem os dentes adjacentes de erupcionar adequadamente. Esses diastemas causam maiores preocupações e tratamento precoce.

Etapa 5: outras discrepâncias oclusais

A classificação de mordida cruzada, sobremordida e mordida aberta como moderadas ou graves é determinada para a maioria das crianças de acordo com a forma facial (Figura 11.9). O tratamento de dentadura mista para todos esses problemas deve ser discutido no contexto de "deve ser tratado" *versus* "pode ser tratado".

De modo geral, a mordida cruzada posterior na pré-adolescência enquadra-se na categoria moderada se não houver outros fatores complicadores (como o apinhamento grave). Esse processo deve ser tratado precocemente se a criança apresentar deslocamento mandibular lateral, a partir da posição de contato dentário inicial (deslocamento relação cêntrica/oclusão cêntrica [RC–OC]). Se não houver deslocamento, mas o espaço for limítrofe no arco, o tratamento feito precocemente durante a fase de dentição mista pode ser eventualmente recomendado, mas geralmente é melhor postergar o tratamento até o final da dentição mista de modo que mais dentes possam ser guiados para sua posição. Se uma mordida cruzada posterior esquelética for tratada na adolescência, serão necessários aparelhos mais complexos e forças mais pesadas.

A mordida cruzada anterior normalmente reflete uma discrepância de maxila do tipo classe III, porém pode aumentar conforme a

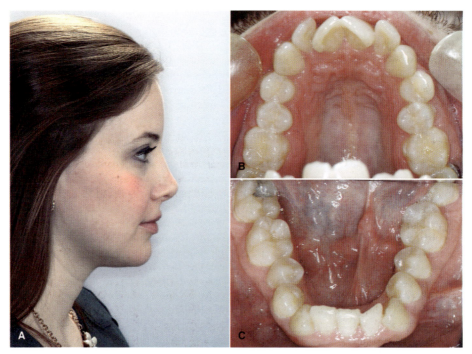

• **Figura 11.8** Em alguns pacientes, como nesta menina (**A**) com bom posicionamento dos lábios, o apinhamento potencial é evidenciado completamente como apinhamento real (**B** e **C**), sem compensação na forma de protrusão labial e dentária. Em outros (ver Figura 11.5), o apinhamento potencial é evidenciado como protrusão. Os dentes terminam em uma posição de equilíbrio entre a língua e as forças labiais contra eles (ver Capítulo 5).

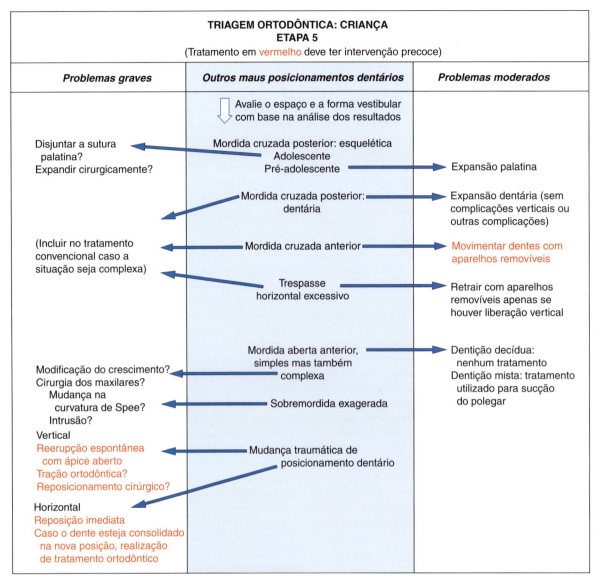

• **Figura 11.9** Triagem ortodôntica, etapa 5.

inclinação palatina dos incisivos ou apinhamento quando eles erupcionam. O plano de tratamento para o uso de aparelhos fixos ou removíveis para corrigir essas mordidas cruzadas simples de forma precoce será discutido posteriormente.

O trespasse horizontal excessivo, com os incisivos superiores vestibularizados e espaçados, com frequência reflete um problema esquelético tipo classe II, mas pode se desenvolver também em pacientes com boas proporções maxilares. Se houver uma distância vertical adequada, os dentes superiores podem ser inclinados para lingual e ter os diastemas reduzidos com um aparelho removível simples, quando a criança estiver em qualquer idade. O momento do tratamento depende muitas vezes da preferência dos pais e da criança e do risco de trauma.

A mordida aberta anterior em uma criança mais nova com boas proporções faciais geralmente não necessita de qualquer tratamento, pois existe boa possibilidade de correção espontânea com a erupção adicional dos incisivos, especialmente se a mordida aberta estiver relacionada a um hábito oral, como o de chupar o dedo. Uma mordida aberta complexa (com envolvimento esquelético ou manifestações dentárias posteriores) ou qualquer mordida aberta em um paciente idoso é um problema grave. Uma sobremordida profunda pode se desenvolver de várias formas (ver Capítulo 6), porém muitas vezes é causada ou tornada pior pela altura anterior da face curta. Esse processo é raramente tratado na dentição mista, a menos que os dentes anteriores inferiores estejam danificando o tecido palatino (Figura 11.10).

Os incisivos deslocados traumaticamente em qualquer idade constituem um problema especial, por causa dos problemas de interferências oclusais resultantes. Existe risco de anquilose após ocorrer a cicatrização, especialmente depois da intrusão traumática, o que pode levar a um problema sério, uma vez que todos os outros dentes erupcionam e o dente anquilosado não o faz. Se o ápice estiver aberto em uma criança pequena e o desenvolvimento da raiz for incompleto, aguardar pela nova erupção espontânea é justificável. Se os traumas acontecerem em pacientes mais velhos e envolverem mais do que 4 mm de intrusão, um curto período de tempo de observação também é indicado. Caso o dente não erupcione ou a intrusão seja mais grave, é necessária a introdução da ortodontia imediata ou do tratamento cirúrgico, e o prognóstico a longo prazo deve ser cauteloso.

Esse esquema de triagem é orientado para auxiliar o clínico geral a decidir quais as crianças com problemas ortodônticos para tratar e quais devem ser encaminhadas a um especialista. O tratamento para crianças com problemas não esqueléticos moderados e aquelas

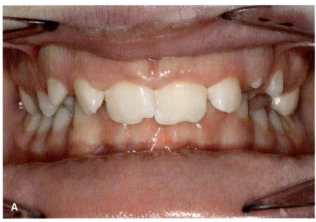 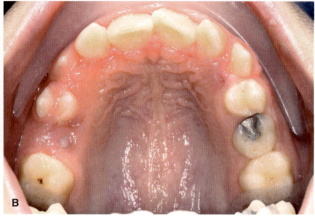

• **Figura 11.10** Este paciente tem uma óbvia mordida profunda, com sobremordida grave (**A**) e dano ao tecido palatino adjacente aos incisivos superiores (**B**).

selecionadas para tratamento em clínica geral usando o esquema de triagem é discutido mais adiante neste capítulo. O tratamento precoce (na pré-adolescência) de problemas não esqueléticos complexos e graves é discutido no Capítulo 12, e o tratamento modificado para crescimento para problemas esqueléticos é discutido nos Capítulos 13 e 14.

Controle de problemas de relações oclusais

Mordida cruzada posterior

A mordida cruzada posterior em crianças na fase de dentição mista é razoavelmente comum. Na pesquisa feita pelo Third National Health and Nutrition Examination (NHANES III) realizada em 1992, observou-se a mordida cruzada posterior em 7,1% das crianças nos EUA na idade entre 8 e 11 anos,[1] e a frequência parece não ter mudado muito desde então. Esse processo normalmente resulta de um estreitamento da arcada superior e muitas vezes se apresenta em crianças que tiveram o hábito prolongado de chupar o dedo. A mordida cruzada pode ser devido a uma atresia da maxila (i. e., das dimensões esqueléticas) ou apenas devido à inclinação lingual dos dentes superiores. Se a criança apresenta alterações no fechamento da boca ou se a constrição é grave o suficiente para reduzir de forma significativa o espaço dentro da arcada, é indicada a correção precoce. Em caso contrário, o tratamento pode ser postergado, desde que este seja corrigido antes do fechamento da sutura palatina, para que forças suaves e mais simples por meio de um arco lingual possam ser utilizadas, especialmente se outros problemas sugerirem que, posteriormente, será necessária a ortodontia corretiva.

É importante também determinar se qualquer assimetria mandibular associada é o resultado de um desvio da mandíbula devido a interferências dentárias, ou é devido a uma assimetria verdadeira maxilar ou mandibular. Outra questão crítica é se a mordida cruzada posterior está relacionada com a retrusão esquelética maxilar ou com a protrusão mandibular. Nesses casos, a posição anteroposterior da maxila ou mandíbula está contribuindo para a mordida cruzada, e a real dimensão transversal do palato pode ser normal.

Corrigir as mordidas cruzadas posteriores na dentadura mista aumenta o perímetro da arcada e proporciona mais espaço para os dentes permanentes. Em média, um aumento de 1 mm na largura do inter pré-molar aumenta os valores do perímetro da arcada em 0,7 mm.[2] A recidiva total da mordida cruzada não apresenta probabilidade na ausência de um problema esquelético, e a expansão na dentadura mista reduz a incidência de mordida cruzada posterior na dentadura permanente, de modo que a correção precoce também simplifica o diagnóstico futuro e o tratamento, eliminando ao menos esse problema da lista.

Embora seja importante determinar se a mordida cruzada é esquelética ou dentária, nos primeiros anos da dentadura mista o tratamento é normalmente o mesmo, porque forças relativamente leves moverão dentes e ossos. Um arco palatino de expansão é a melhor escolha nessa idade – a força pesada de um dispositivo de parafuso é necessária apenas quando a sutura palatina mediana se torna significativamente interligada durante a adolescência (Figura 11.11; ver também discussão adicional no Capítulo 13). A força pesada e a expansão rápida não são indicadas na dentadura decídua ou na dentadura mista precoce. Existe um risco significativo de distorção do nariz se esses procedimentos forem realizados em crianças mais novas (ver Figura 13.3).

Existem três abordagens básicas para o tratamento de mordidas cruzadas posteriores moderadas em crianças:

1. *Equilíbrio para eliminar a alteração mandibular.* Em alguns casos, a maioria observada em dentadura decídua ou mista precoce, um desvio da mordida cruzada posterior será devido apenas à interferência oclusal causada pelos caninos decíduos ou (menos frequentemente) pelos molares decíduos. Esses pacientes podem ser diagnosticados posicionando-se cuidadosamente a mandíbula em oclusão cêntrica; dessa forma, pode ser observado que a largura da maxila é adequada e que não

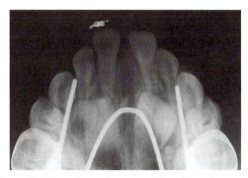

• **Figura 11.11** Em crianças jovens, os dispositivos de expansão maxilar do tipo arco lingual (arco em W e quadri-hélice) liberam força suficiente para abrir a sutura palatina mediana, conforme demonstrado nesta radiografia oclusal do maxilar.

haveria mordida cruzada sem o desvio (Figura 11.12). Nesse caso, a criança necessita somente de equilíbrio limitado dos dentes decíduos (muitas vezes, apenas o desgaste dos caninos decíduos) para eliminar a interferência e o deslocamento lateral resultante da mordida cruzada.[3]

2. *Expansão de uma arcada maxilar atrésica.* De forma mais generalizada, um desvio lateral na mordida cruzada é causado pela constrição da arcada maxilar. Mesmo uma pequena atresia produz interferências dentárias que forçam a mandíbula a desviar-se para uma nova posição para máxima intercuspidação (Figura 11.13), e a expansão moderada do arco dental superior é necessária para a correção. A orientação geral é expandir para evitar o desvio quando ele é diagnosticado, porém existe uma exceção: se os primeiros molares permanentes são esperados para erupcionar em menos que 6 meses, é melhor esperar por sua erupção de modo que a correção possa incluir esses dentes, se necessário. Uma atresia maior pode permitir que os dentes superiores se posicionem lingualmente aos dentes inferiores – nesse caso, não haverá um desvio no fechamento (Figura 11.14), e não existe uma razão significativa para realizar uma correção precoce da mordida cruzada com base nisso, mas os pacientes com esse grau de constrição geralmente apresentam problemas de espaço que podem ser beneficiados pela expansão e correção da mordida cruzada.

Embora seja possível tratar a mordida cruzada posterior com uma placa expansora removível, existem três problemas: esse procedimento se baseia na adequação do paciente para o sucesso, o período de tratamento é mais longo e é mais dispendioso do que uma expansão com arco palatino.[4] O aparelho preferido para uma criança pré-adolescente é um arco palatino ajustável que requer pouca cooperação do paciente. Consideramos que tanto o arco em W quanto o dispositivo quadri-hélice são confiáveis e de fácil utilização. O arco em W é um aparelho fixo construído de fios de aço de 36 mil soldado em bandas para molares (Figura 11.15). Esse aparelho é ativado simplesmente pela abertura dos vértices do W e é ajustado facilmente para oferecer maior expansão anterior do que posterior, ou o inverso, se isso for desejado. O aparelho libera níveis de forças adequadas quando aberto em 4 a 6 mm mais do que a largura passiva, e deve ser ajustado para essa dimensão antes de ser cimentado. Não é um fato incomum para os dentes e maxila moverem-se mais de um lado do que do outro, de modo que a expansão bilateral precisa é da exceção em vez da regra, porém a correção aceitável e o posicionamento dos dentes são quase sempre alcançados.

O dispositivo quadri-hélice (Figura 11.16) é uma versão mais flexível do arco em W, apesar de ele ser elaborado com fios de aço de 38 mil. Os helicoides na região anterior do palato são volumosos, o que pode servir efetivamente como um lembrete para auxiliar na interrupção do hábito de sucção do dedo. A combinação de uma mordida cruzada posterior e um hábito de sucção do dedo é a melhor indicação para esse aparelho. O fio extra incorporado no aparelho proporciona uma amplitude de ação levemente maior do que o arco em W, porém as forças são equivalentes. A irritação dos tecidos moles pode se tornar um problema com o dispositivo quadri-hélice. Tanto o aparelho de arco em W como o dispositivo quadri-hélice deixam marca na língua. Os pais e a criança devem ser alertados sobre esse fato (Figura 11.17). A marca desaparecerá quando o aparelho for removido, o que poderá levar até 1 ano para acontecer. Com

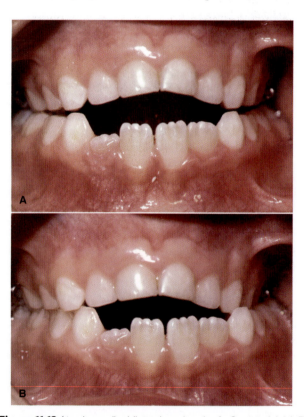

- **Figura 11.12** Interferências menores dos caninos, levando a uma alteração mandibular. **A.** Contato inicial. **B.** Alteração dentro da oclusão cêntrica. A ligeira posição lingual dos caninos decíduos pode conduzir a interferências oclusais e a uma aparente mordida cruzada posterior. Essa única causa de mordida cruzada posterior não é frequente, e é tratada melhor pelo ajuste oclusal dos caninos decíduos.

- **Figura 11.13** Atresia maxilar bilateral moderada. **A.** Contato inicial. **B.** Alteração em oclusão cêntrica. Constrição maxilar bilateral moderada, muitas vezes, leva a interferências posteriores no fechamento e a uma alteração lateral da mandíbula com aparente mordida cruzada posterior unilateral. Esse problema também é tratado melhor pela expansão maxilar bilateral.

CAPÍTULO 11   Problemas Não Esqueléticos Moderados em Crianças Pré-Adolescentes   357

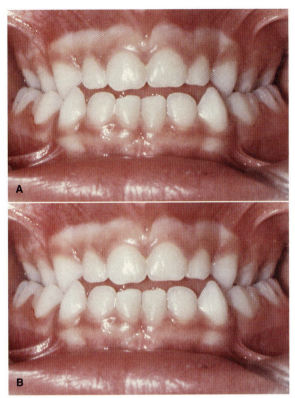

• **Figura 11.14** Constrição maxilar bilateral acentuada. **A.** Contato inicial. **B.** Oclusão cêntrica (sem alteração). Constrição grave, muitas vezes, não produz interferências no fechamento, e o paciente apresenta mordida cruzada posterior bilateral em relação cêntrica. Esse problema é tratado melhor pela expansão maxilar bilateral.

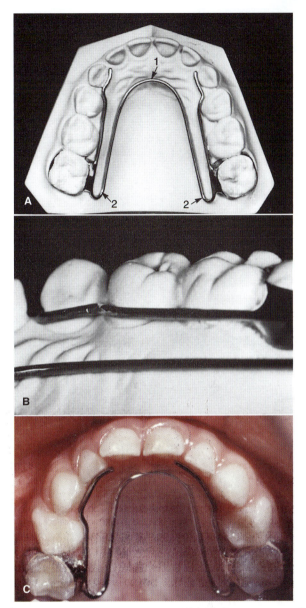

• **Figura 11.15** O aparelho de arco em W é ideal para a expansão maxilar bilateral. **A.** O aparelho é fabricado com fio de 36 mil soldado nas bandas. O fio lingual deve ter contato com os dentes envolvidos na mordida cruzada e estender-se não mais que 1 a 2 mm distal aos molares bandados, a fim de eliminar a irritação dos tecidos moles. A ativação no ponto 1 produz expansão posterior, e a ativação no ponto 2 produz expansão anterior. **B.** O fio lingual deve permanecer 1 a 1,5 mm afastado da gengiva marginal do tecido palatino. **C.** Esse arco em W está sendo usado para corrigir uma constrição bilateral na dentadura decídua.

ambos os tipos de expansão dos arcos palatinos, podem ser esperadas algumas aberturas da sutura palatina mediana em uma criança na dentição decídua ou mista, de modo que a expansão não é somente dentária. Os dados mostram média de expansão de 3,9 mm e média de expansão intermolar de 6,5 mm. Tanto na expansão rápida ou lenta utilizando-se um dispositivo de parafuso, a modificação esquelética foi de aproximadamente 50% de toda a mudança.[5]

A expansão deve continuar a uma taxa de 2 mm por mês (1 mm de cada lado) até que a mordida cruzada seja levemente sobrecorrigida. Em outras palavras, as cúspides linguais dos dentes superiores devem ocluir nas vertentes linguais das cúspides vestibulares dos molares inferiores no final do tratamento ativo (Figura 11.18). O ajuste intraoral do aparelho é possível, porém pode conduzir a alterações inesperadas. Por essa razão, são recomendáveis a remoção e a recimentação em cada visita de tratamento ativo. A maioria das mordidas cruzadas posteriores necessita de 2 a 3 meses de tratamento ativo (com os pacientes vistos a cada mês para os ajustes) e de um período de 3 meses de contenção (durante o qual o arco palatino é deixado passivamente na posição). Essa correção de dentadura mista parece ser estável a longo prazo.[6]

3. *Reposicionamento unilateral dos dentes.* Algumas crianças apresentam uma mordida cruzada unilateral devido à constrição maxilar unilateral da arcada superior (Figura 11.19). Nessas crianças, o tratamento ideal é mover os dentes no lado constrito. Em uma frequência limitada, esse objetivo de movimento assimétrico pode ser alcançado usando-se braços de comprimentos diferentes em um arco em W ou em um dispositivo quadri-hélice (Figura 11.20), porém pode ser esperada alguma expansão bilateral. Uma alternativa é usar um arco lingual mandibular para estabilizar os dentes inferiores e colocar elásticos cruzados para os dentes superiores que estão alterados. Esse procedimento é mais complicado e requer cooperação para ser bem-sucedido, porém é mais unilateral em seu efeito. Ambos os tratamentos são mais indicados para a expansão maxilar bilateral e acredita-se que levem a uma oclusão unilateral normal.

Todos os aparelhos descritos anteriormente são destinados à correção de dentes na arcada superior, em que o problema normalmente está localizado. Se os dentes em ambas as arcadas contribuem para o problema, elásticos cruzados entre acessórios em bandas ou colados em ambas as arcadas (Figura 11.21) podem

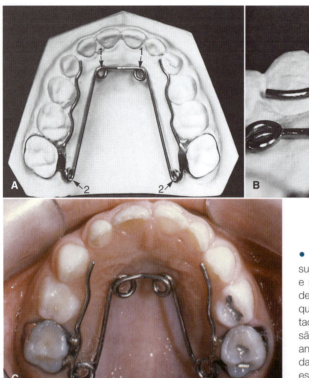
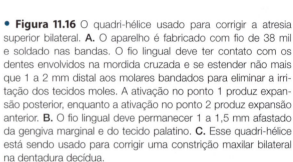

• **Figura 11.16** O quadri-hélice usado para corrigir a atresia superior bilateral. **A.** O aparelho é fabricado com fio de 38 mil e soldado nas bandas. O fio lingual deve ter contato com os dentes envolvidos na mordida cruzada e se estender não mais que 1 a 2 mm distal aos molares bandados para eliminar a irritação dos tecidos moles. A ativação no ponto 1 produz expansão posterior, enquanto a ativação no ponto 2 produz expansão anterior. **B.** O fio lingual deve permanecer 1 a 1,5 mm afastado da gengiva marginal e do tecido palatino. **C.** Esse quadri-hélice está sendo usado para corrigir uma constrição maxilar bilateral na dentadura decídua.

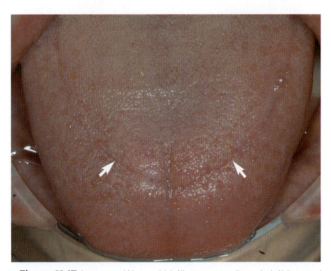

• **Figura 11.17** Arcos em W, quadri-hélices e aparelhos de hábitos muitas vezes deixam reentrâncias na superfície superior da língua (*setas*). Estes frequentemente permanecem após a remoção do aparelho por período aproximado de 1 ano. Não é recomendado nenhum tratamento, porém pacientes e pais devem ser alertados sobre tal possibilidade.

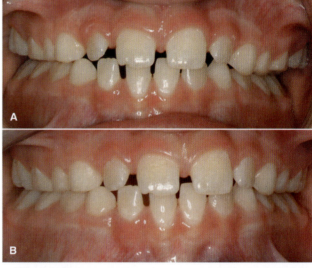

• **Figura 11.18 A.** As mordidas cruzadas posteriores devem ser sobrecorrigidas até que as cúspides linguais dos dentes posteriores do maxilar ocluam com a vertente lingual das cúspides vestibulares mandibulares, conforme apresentado nesta figura, e a seguir contidas durante um período aproximado de 3 meses. **B.** Após a contenção, o ligeiro movimento dos dentes maxilares resulta em oclusão normal.

reposicionar tanto os dentes superiores como os inferiores. A melhor escolha é um elástico de látex (exceto quando o paciente tem alergia a látex, a qual é uma indicação para elásticos de polímeros) com 5 mm (3/16 polegadas) produzindo 170 g de força. A força dos elásticos é direcionada verticalmente, bem como no sentido vestibulolingual, o que extruirá os dentes posteriores e reduzirá a sobremordida. Dessa forma, os elásticos cruzados devem ser usados com cuidado em crianças com altura facial inferior aumentada ou sobremordida limitada.

As mordidas cruzadas tratadas com elásticos devem ser sobrecorrigidas, e as bandas ou ganchos devem ser deixados na posição imediatamente após o tratamento ativo. Se houver muita recidiva, os elásticos podem ser reinseridos sem a colocação de novas bandas ou novos ganchos. Quando a oclusão estiver estável após várias semanas sem a força de elásticos, os acessórios podem ser removidos. O problema mais comum com essa forma de correção de mordida cruzada é a falta de cooperação da criança.

Um fluxograma é fornecido para auxiliar a tomada de decisão para as mordidas cruzadas posteriores (Figura 11.22).

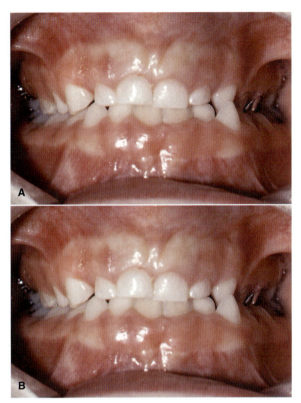

• **Figura 11.19** Atresia posterior maxilar unilateral verdadeira. **A.** Contato inicial **B.** Oclusão completa (sem alteração). A atresia unilateral verdadeira apresenta uma mordida cruzada posterior em relação cêntrica e em oclusão cêntrica, sem uma alteração lateral. O problema é tratado melhor com expansão posterior unilateral.

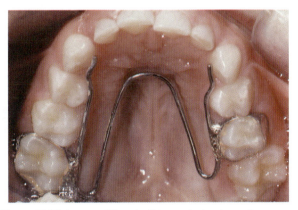

• **Figura 11.20** Arco em W assimétrico e desigual, usado para corrigir uma constrição maxilar unilateral verdadeira. O lado do arco a ser expandido apresenta menos dentes em contato com o fio lingual do que a unidade de ancoragem. Mesmo com essa disposição, ambos os lados manifestam a probabilidade de apresentar algum movimento de expansão, e a extensão não pode ser prevista.

Mordida cruzada anterior

Etiologia

A mordida cruzada anterior, especialmente a mordida cruzada de todos os incisivos, raramente é encontrada em crianças que não tenham relação classe III esquelética mandibular. Uma relação de mordida cruzada de um ou dois dentes anteriores, entretanto, pode se desenvolver em uma criança que tenha boas proporções faciais. Quando grupos étnicos ou raciais na população dos EUA

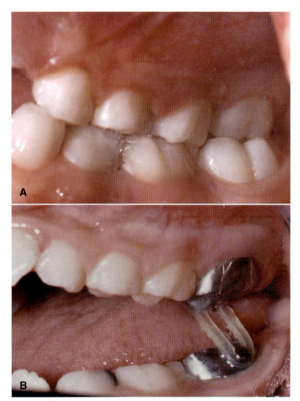

• **Figura 11.21 A.** Este paciente apresenta o primeiro molar superior esquerdo permanente deslocado para lingual e o primeiro molar permanente inferior esquerdo deslocado para vestibular, resultando em uma mordida cruzada posterior entre esses dentes. **B.** Um elástico cruzado, curto e relativamente pesado é colocado entre os germes dentários soldados nas bandas. O elástico pode ser desafiador para algumas crianças colocarem, porém deve ser usado em período integral e trocado frequentemente.

são combinados, cerca de 3% das crianças apresentam mordida cruzada anterior na dentadura mista (ver Figura 1.12).

No plano de tratamento para mordidas cruzadas anteriores, é criticamente importante diferenciar os problemas esqueléticos de maxila deficiente ou de crescimento mandibular excessivo das alterações de mordidas cruzadas devido apenas ao deslocamento dos dentes.[7] Se o problema for realmente esquelético, alterar simplesmente a posição dos incisivos é um tratamento inadequado, especialmente em casos mais graves (ver Capítulo 13).

A mordida cruzada que afeta apenas um ou dois dentes quase sempre é decorrente dos incisivos laterais ou centrais superiores deslocados lingualmente. Esses dentes tendem a erupcionar no sentido lingual, por causa da posição palatina do desenvolvimento dos germes dentários, e podem ficar impactados nessa posição, especialmente se não houver espaço suficiente (Figura 11.23). Algumas vezes, os incisivos centrais são envolvidos, pois foram desviados para uma via de erupção lingual pelos dentes anteriores supranumerários ou pelos incisivos decíduos retidos. Mais raramente, o trauma nos dentes decíduos maxilares redireciona lingualmente um germe ou germes dentários permanentes.

O fator etiológico mais comum para as mordidas cruzadas anteriores não esqueléticas é a falta de espaço para os incisivos permanentes, e é importante direcionar o plano de tratamento para o controle do espaço total, e não apenas da mordida cruzada. Se o desenvolvimento da mordida cruzada for descoberto antes da erupção completa e a sobremordida ainda não estiver estabelecida, os dentes decíduos adjacentes podem ser extraídos para oferecer o

Mordida cruzada posterior – Opções de tratamento

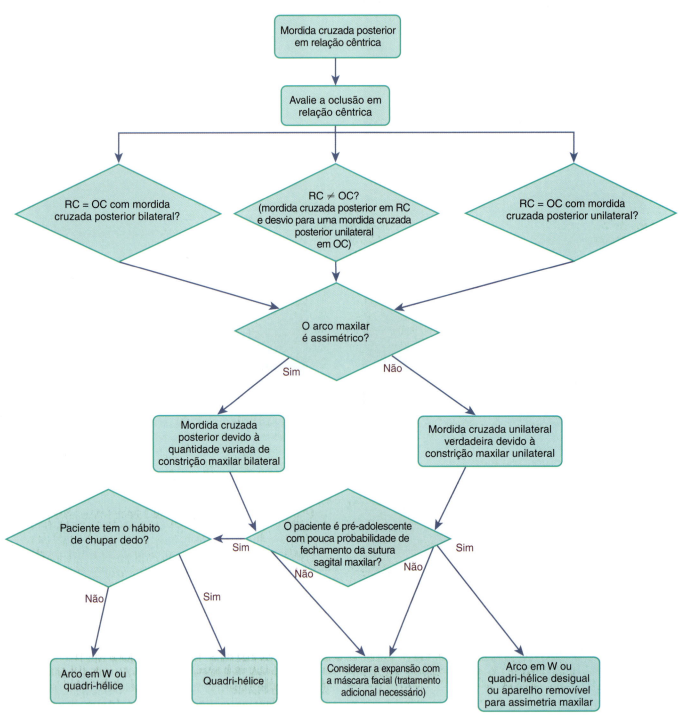

• **Figura 11.22** Este fluxograma pode ser usado para auxiliar na tomada de decisão relativa às possíveis opções para a correção da mordida cruzada posterior, nas dentições decídua e mista. As respostas às questões posicionadas na representação gráfica devem conduzir às vias para tratamentos bem-sucedidos. As abordagens para a correção esquelética das mordidas cruzadas posteriores são descritas no Capítulo 13. *OC*, oclusão cêntrica; *RC*, relação cêntrica.

espaço necessário para a migração vestibular do dente em erupção (Figura 11.24).

Ocasionalmente, o apinhamento dentário inferior anterior pode forçar o dente anterior para vestibular e gerar mordida cruzada. Essa posição, principalmente quando há interferência na relação cêntrica, vai levar à mobilidade dentária e possível recessão gengival do dente afetado.

Tratamento de mordida cruzada anterior não esquelética

Na dentição mista inicial, a correção de mordidas dentárias anteriores é recomendada por duas razões: (1) os incisivos superiores posicionados lingualmente limitam os movimentos laterais da mandíbula, e esses dentes ou seus homólogos mandibulares algumas vezes sofrem atrição incisal significativa e (2) a recessão gengival é um risco para os dentes anteriores que se encontram em mordida

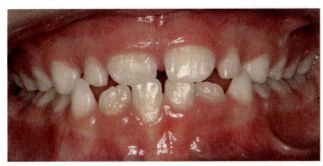

• **Figura 11.23** Embora exista espaço adequado, esse incisivo central superior direito permanente erupcionou com mordida cruzada. Tal processo foi causado provavelmente pela posição lingual do germe dentário.

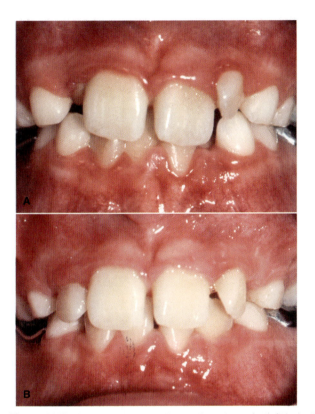

• **Figura 11.24** Uma mordida cruzada anterior que está se desenvolvendo quando os incisivos permanentes erupcionam e são desviados lingualmente pode ser tratada pela extração dos dentes decíduos adjacentes, se houver espaço disponível para a erupção dos dentes permanentes. **A.** O incisivo lateral superior direito permanente está iniciando a erupção na face lingual dos outros dentes anteriores. **B.** A extração de ambos os caninos superiores decíduos permitiu a correção da mordida cruzada, embora não tenha resolvido toda a irregularidade.

cruzada, principalmente para os incisivos inferiores, quando a higiene oral é inferior ao ideal e ocorre inflamação da gengiva.

Apenas ocasionalmente, entretanto, é indicado corrigir esse tipo de mordida cruzada anterior na dentadura decídua pela movimentação dos dentes decíduos, pois o apinhamento grave suficiente para causar esse processo é raro nessa fase, e os incisivos decíduos esfoliam com frequência antes que possam ser movidos com sucesso.

A primeira preocupação nesse tipo de tratamento é o espaço adequado para o movimento dos dentes, que geralmente requer desgastes em largura de alguns dentes decíduos, extração dos dentes decíduos adjacentes, ou abertura ortodôntica de espaço. A avaliação do diagnóstico deve determinar se a inclinação proporcionará a correção adequada. Muitas vezes, isso será motivado pelo surgimento do problema quando as vias de erupção foram defletidas. Se os dentes estiverem inclinados quando for necessário o movimento de corpo, a estabilidade do resultado é questionável.

Tratamento ortodôntico removível. Em uma criança mais nova, o modo de inclinar os dentes anteriores, mandibulares e maxilares fora da mordida cruzada é com um aparelho removível, usando molas digitais para o movimento vestibular dos incisivos superiores (Figura 11.25) ou, com menos frequência, um arco vestibular ativo para o movimento lingual dos incisivos mandibulares. Dois dentes anteriores maxilares podem ser movidos vestibularmente com uma mola "cantiléver" helicoidal dupla de 22 mil. O aparelho ortodôntico deve ter diversos grampos de retenção, pois um arco vestibular é contraindicado, considerando que ele pode interferir no movimento vestibular dos incisivos e poderia proporcionar pouca ou nenhuma retenção.

Na correção de uma mordida cruzada anterior em uma criança, geralmente não é necessário abrir a mordida para prevenir interferências incisivas que mantenham o paciente em mordida cruzada. A não ser que a sobremordida seja excepcionalmente profunda, uma placa de mordida seria necessária apenas em uma criança com o hábito de ranger ou apertar os dentes. No início da dentição mista, a abordagem preferencial é colocar um aparelho removível sem uma placa de mordida e tentar o movimento dentário. Se após 2 meses os dentes na arcada oposta estiverem se movimentando na mesma direção que os dentes aos quais está sendo aplicada a força, a mordida pode ser aberta pela colocação de cimento para a adesão de bandas ortodônticas nas superfícies oclusais dos molares inferiores. Quando a mordida cruzada estiver corrigida, o cimento pode ser removido com relativa facilidade, e não há necessidade de alteração do aparelho ortodôntico. Usar uma placa de mordida aumenta a probabilidade de erupção excessiva para os dentes que não estão em contato com o aparelho ortodôntico ou que estão na arcada oposta.

Um aparelho removível desse tipo necessita de uso durante período quase integral para ser efetivo e eficiente. Se as molas digitais no arco lingual estiverem ativadas 1,5 a 2 mm, produzirão aproximadamente 1 mm de movimento dentário em 1 mês. Os dentes envolvidos devem ser levemente sobrecorrigidos e contidos até que a sobremordida seja adequada para conter as posições corretas. Um ou 2 meses de contenção com um aparelho ortodôntico passivo em geral é suficiente.

Os problemas mais comuns associados a esses aparelhos removíveis simples são a falta de cooperação do paciente, projeto deficiente do aparelho levando à falta de retenção e ativação inadequada. Foi observado que, se for solicitado para as crianças usarem o aparelho removível por 12 a 15 horas, metade dos pacientes alcança um tempo de uso de 9 horas ou mais quando utilizam um sistema de monitoramento aplicado ao aparelho. O comportamento do uso mostrou grande variabilidade. Apenas 15% dos pacientes usaram o aparelho todos os dias. Alguns pacientes pulavam dias e então tentavam compensar usando por períodos mais longos. É provável que o tempo irregular de uso possa comprometer o sucesso do tratamento.[8]

Tratamento com ortodontia fixa. Um dos aparelhos fixos mais simples para a correção dos incisivos superiores com uma mordida cruzada anterior moderada é um arco palatino com molas digitais. Tal aparelho (Figura 11.26) é indicado a uma criança para a qual são antecipados problemas de adequação ao tratamento. Essas molas geralmente são soldadas no lado oposto da arcada dos dentes

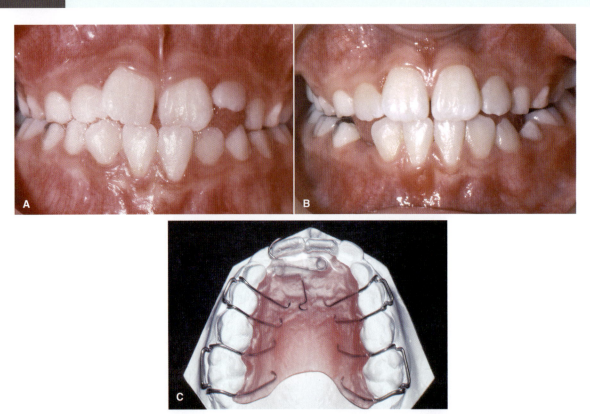

- **Figura 11.25** Correção da mordida cruzada anterior com um aparelho removível para a inclinação dos dentes. O incisivo central superior esquerdo permanente erupcionou em mordida cruzada (**A**) e foi corrigido com um aparelho removível (**B**). **C.** Esse aparelho é usado para inclinar ambos os incisivos centrais vestibularmente com uma mola digital de 22 mil com helicoide, ativada de 1,5 a 2 mm por mês, para produzir 1 mm de movimento dentário por mês. Observe que o material da base acrílica se estende sobre a mola, para manter sua posição vertical. O aparelho é retido com múltiplos grampos de Adams.

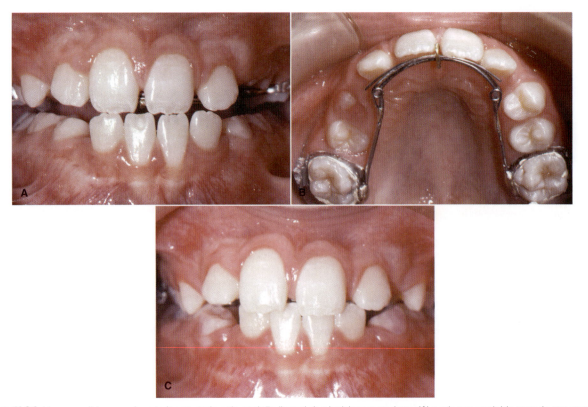

- **Figura 11.26** Uma mordida cruzada anterior causada pela posição lingual dos incisivos superiores (**A**) pode ser corrigida usando um arco lingual 36 mil com molas digitais soldadas 22 mil (**B**). Um fio-guia pode ser colocado entre os incisivos, conforme demonstrado nesta figura, para manter as molas em movimento no sentido incisal. **C.** Após a correção, o aparelho pode ser modificado para servir como contenção pela soldagem das extremidades livres das molas no arco lingual.

a serem corrigidos, a fim de aumentar seu comprimento. Essas molas serão mais efetivas se tiverem aproximadamente 15 mm de comprimento. Quando são ativadas adequadamente em cada visita mensal (avançando a mola cerca de 3 mm), elas produzem o movimento dentário em uma taxa ideal de 1 mm por mês. Os problemas maiores são a distorção e as alterações devido à cooperação insatisfatória do paciente e à higiene oral incorreta, que podem levar à descalcificação e deterioração dentária.

É possível também inclinar os incisivos superiores para a frente com um aparelho fixo 2 × 4 (duas bandas de molares, 4 bráquetes colados nos incisivos). Em casos excepcionais, quando não houver componente esquelético para a mordida cruzada anterior, essa é a melhor escolha para um paciente em dentição mista com apinhamento, rotações, necessidade para movimento dentário de corpo e mais dentes permanentes na mordida cruzada (Figura 11.27). Quando os dentes anteriores são colados e movidos antes da erupção dos caninos permanentes, é melhor colocar os bráquetes dos incisivos laterais com algum aumento da inclinação mesial das raízes dentárias, de modo que as raízes dos incisivos laterais não sejam reposicionadas dentro da via de erupção dos caninos, com resultante reabsorção das raízes dos incisivos laterais. Se for necessário introduzir torque ou o movimento de corpo para esses dentes, é imprescindível o acabamento com um fio retangular, mesmo no tratamento da dentadura mista precoce. Caso contrário, os dentes inclinarão para trás novamente dentro da mordida cruzada.

A Figura 11.28 apresenta um fluxograma para auxiliar na tomada de decisão para as mordidas cruzadas anteriores.

Mordida aberta anterior

Hábitos orais e mordidas abertas

A mordida aberta em uma criança pré-adolescente com proporções faciais verticais normais geralmente é causada por um hábito, como chupar o dedo. Eventualmente, pode ser observada na transição quando os dentes decíduos são substituídos pelos dentes permanentes, mas essa causa é mais rara. Um comprimento de face inferior anterior desproporcionalmente aumentado com mordida aberta indica problema esquelético (crescimento vertical excessivo e rotação dos maxilares). Afinal, esses problemas afetam menos que 4% da população em dentadura mista (ver Figura 1.13).

Muitos dos problemas transicionais e oriundos de hábitos são resolvidos com o passar do tempo ou com a interrupção do hábito de sucção de dedo. As mordidas abertas que persistem até a adolescência, com exceção daquelas relacionadas aos hábitos, ou aquelas que envolvem mais do que somente os incisivos, quase sempre apresentam um componente esquelético significativo, e é necessário um diagnóstico cuidadoso dos fatores que contribuem para esse processo.[9] Tais evidências são denominadas *mordidas abertas complexas* e necessitam de métodos de tratamento avançados (ver Capítulo 14).

Efeitos do hábito de sucção do dedo. Primeiro, vamos considerar a amamentação. Um dos maiores benefícios da amamentação, de acordo com a literatura, sempre foi a redução na prevalência da má oclusão. Mas, com o passar do tempo, parece não haver diferença entre a prevalência de má oclusão entre crianças que foram e as que não foram amamentadas.[10] É evidente que a amamentação por mais tempo leva à redução nos hábitos de sucção não alimentícios.[11]

Durante a dentição decídua e no período da dentição mista, muitas crianças adquirem o hábito de sucção do dedo ou da chupeta, com predominância em meninas e nas crianças que não mamaram no peito. Embora seja possível deformar o alvéolo e deslocar os dentes durante o período da dentição decídua com hábito intenso e prolongado, o efeito mais acentuado é na erupção dos dentes anteriores permanentes. O efeito de como hábito afeta os tecidos moles e duros depende da frequência do mesmo (horas por dia) e duração (meses ou anos) (ver Capítulo 5). O hábito de sucção do dedo de modo frequente e prolongado provoca a inclinação dos incisivos superiores no sentido vestibular, a inclinação dos incisivos inferiores no sentido lingual, e a erupção de alguns incisivos é obstruída. Como consequência, o trespasse horizontal aumenta e a

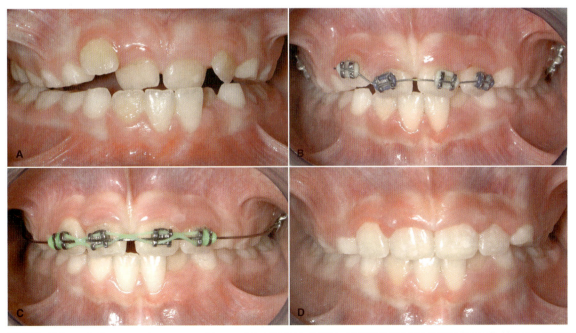

• **Figura 11.27 A.** Este paciente apresenta uma mordida cruzada anterior e dentes anteriores superiores irregulares. **B.** Um arco segmentado de níquel-titânio (NiTi) de 14 mil foi usado de incisivo lateral até incisivo lateral, para aproveitar a vantagem da extrema flexibilidade do fio para o alinhamento. **C.** Esse processo foi seguido por arco de aço inoxidável mais pesado, que foi estendido até os molares para mais controle e estabilidade no fechamento do diastema com uma cadeia elastomérica. **D.** Alinhamento final.

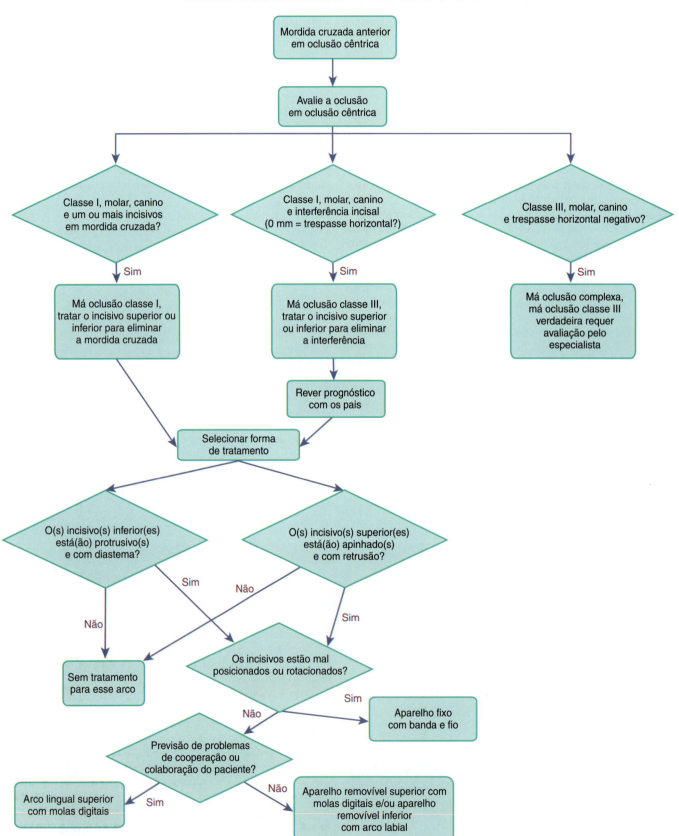

• **Figura 11.28** Este fluxograma pode ser usado para auxiliar na tomada de decisão no que diz respeito às opções possíveis para as mordidas cruzadas anteriores, nas dentições decíduas e mistas. As respostas às questões, posicionadas na representação gráfica, devem conduzir aos caminhos para tratamentos bem-sucedidos.

sobremordida diminui. Em muitas crianças, a distância intercaninos superior e a largura intermolares se estreitam, resultando em uma mordida cruzada posterior com arco em forma de V.

Quando o efeito de sucção do dedo é comparado com o efeito do uso da chupeta, existem algumas evidências para o aumento da prevalência de mordidas cruzadas posteriores com chupetas, especialmente com o uso de chupetas em um período maior que 18 meses. Os formatos de chupetas que são projetados para produzir um padrão de sucção mais fisiológico não têm comprovado os benefícios quando comparados com outras chupetas ou a sucção do dedo. Existem também evidências de que a amamentação mais prolongada conduz à redução do hábito de sucção não nutritiva.[12] A maioria das crianças apresenta o hábito de sucção não nutritiva aos 24 meses, porém apenas 40% apresentam esse hábito aos 36 meses.[13] Esses hábitos diminuem com a idade e os hábitos da chupeta são observados com menor frequência nas crianças mais velhas do que o hábito de sucção do dedo. As pressões sociais da escola representam forte impedimento ou fator desestimulante.

Desde que esses hábitos terminem antes da erupção dos incisivos permanentes, a maioria das mudanças é resolvida espontaneamente, com exceção da mordida cruzada posterior (Figura 11.29).[14] Nessa ocasião, a maioria das crianças não tem mais o hábito de sucção. Outro grupo pode apresentar ainda esse hábito, mas quer parar, e existe ainda outro grupo menor que não quer parar, e parece estar imune à pressão social. Se uma criança não quiser abandonar a sucção, a terapia de hábito (especialmente a terapia de aparelho ortodôntico) não é indicada.

Intervenção não odontológica. Na época em que a erupção dos incisivos permanentes se aproxima, a abordagem mais simples para a terapia de hábito é uma discussão direta entre a criança e o dentista, que manifesta a sua preocupação e apresenta uma explicação dos problemas causados pelo hábito prolongado de sucção do dedo. Essa abordagem "adulta" (e sem o constrangimento da intervenção dos pais) pode ser suficiente para interromper o hábito durante essa primeira parte da transição para a dentadura permanente, porém é mais efetiva com as crianças mais velhas.

Outro nível de intervenção é a terapia lembrete. Essa técnica é destinada às crianças que querem interromper o hábito de sucção, mas necessitam de ajuda. Qualquer um, dentre os diversos lembretes que são introduzidos com uma explicação para a criança, pode ser útil. Uma das abordagens mais simples é prender uma bandagem adesiva à prova de água no dedo que é succionado (Figura 11.30). A porção anterior do aparelho ortodôntico quadri-hélice também pode ser muito útil como um lembrete, quando é colocado na posição adequada no palato (ver Figura 11.16).

Se a abordagem de lembrete falhar, pode ser introduzido um sistema de recompensa, que proporciona pequena recompensa alcançável diariamente para não se envolver no hábito. Em alguns casos, uma recompensa maior deve ser negociada para a interrupção completa do hábito.

Se todas essas alternativas falharem e a criança quiser realmente interromper o hábito, uma bandagem elástica envolvida frouxamente ao redor do cotovelo impede o braço de flexionar e os dedos de serem succionados. Se esse procedimento for adotado, o uso somente à noite e 6 a 8 semanas de intervenção devem ser suficientes. A criança deve entender que isso não é uma punição.

Terapia de aparelho ortodôntico. Se os métodos anteriores não forem bem-sucedidos na eliminação do hábito, um aparelho de lembrete removível é contraindicado, pois a falta de colaboração é parte do problema. A criança que quer interromper o hábito

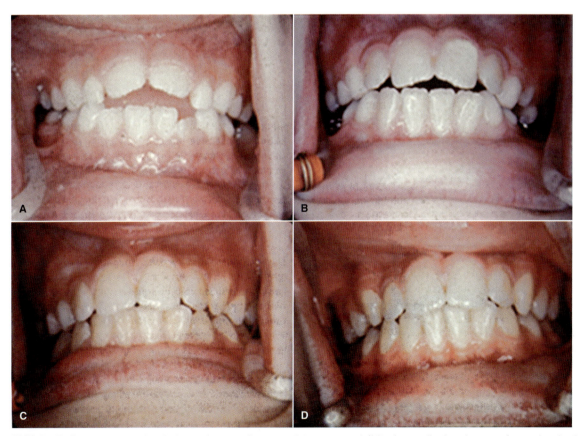

• **Figura 11.29 A a D.** Fotos em intervalos de 1 ano de uma criança que interrompeu o hábito de sucção do polegar na época da primeira foto. O fechamento gradual da mordida aberta, sem a necessidade de uma intervenção adicional, geralmente ocorre em pacientes com proporções faciais normais, após interromper o hábito.

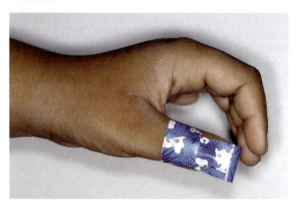

- **Figura 11.30** Uma bandagem adesiva pode ser aplicada sobre a extremidade do dedo, para lembrar a criança para não succionar e reduzir o prazer. A bandagem deve ser bem presa na sua base com fita à prova de água, de modo que ela permaneça na posição se o hábito de sucção ainda for tentado. (Cortesia do Dr. B. Joo.)

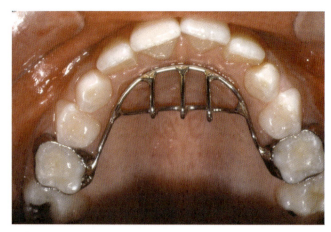

- **Figura 11.31** Uma grade impedidora de língua cimentada para o hábito de sucção, feita de fio de 38 a 40 mil pode ser usada como um lembrete para interromper o hábito de sucção do dedo. O aparelho pode ser cimentado nos molares decíduos ou permanentes, e deve ser estendido anteriormente para interferir na posição do dedo durante a sucção. A quantidade de sobremordida auxiliará também a determinar a posição do aparelho. Essa grade é mais efetiva em uma criança que deseja interromper o hábito de sucção do dedo e a aceita como um lembrete.

pode receber um aparelho ortodôntico de lembrete cimentado, que impeça a sucção (Figura 11.31). Esses aparelhos podem ser deformados e removidos pelas crianças que não estão em conformidade e que não querem realmente interromper o hábito de sucção, de modo que a cooperação ainda é importante. Se esse procedimento for entendido pela criança como uma "forma de ajuda" em vez de uma punição, o tratamento será bem-sucedido e não ocorrerão problemas psicológicos.[15] O método preferido é um arco lingual maxilar com uma grade impedidora de língua, tornando extremamente difícil para a criança colocar o polegar ou outro objeto na boca.

Cerca de metade das crianças para as quais é realizada a introdução desse dispositivo interrompe o hábito de sucção do polegar imediatamente, e a mordida aberta anterior geralmente começa a fechar com relativa rapidez logo após esse procedimento. Nas crianças remanescentes, a sucção do polegar persiste durante algumas semanas, porém esse dispositivo é normalmente efetivo em extinguir o hábito de sucção do polegar em 85 a 90% dos pacientes.[16] É recomendável deixar o dispositivo na posição durante 6 meses após o hábito aparentemente ter sido eliminado. Em geral, esses lembretes cimentados, assim como os expansores palatinos, deixam marca na língua (ver Figura 11.17) que será eliminada algum tempo depois de o aparelho ser removido. Os aparelhos ortodônticos são também retentores de alimentos e podem causar odor na boca, de modo que é importante a realização de boa higiene oral.

As mordidas abertas associadas à sucção em crianças com relações esqueléticas normais com frequência são curadas após interromper a sucção e os dentes remanescentes erupcionarem (ver Figura 11.29). Será necessário um aparelho ortodôntico para expandir lateralmente uma arcada maxilar constrita, e os incisivos espaçados e vestibularizados podem precisar de retração, mas a mordida aberta não deve necessitar de outro tratamento em crianças com boas proporções esqueléticas.

Um fluxograma é oferecido para auxiliar na orientação de tomada de decisão para os problemas de mordida aberta relacionados aos hábitos orais (Figura 11.32).

Mordida profunda

Antes de tratar um problema de sobremordida, é necessário estabelecer a causa desse problema. Mordidas profundas importantes afetam aproximadamente 20% de pacientes na dentição mista (ver Figura 1.13). O problema pode resultar da altura facial inferior reduzida, falta de erupção dos dentes posteriores ou sobre-erupção dos dentes anteriores. Os tratamentos possíveis são muito diferentes e se excluem mutuamente.

A altura facial inferior realmente reduzida é um problema esquelético e requer tratamento mais complexo (ver Capítulo 14). A infraoclusão dos dentes posteriores ou a sobre-erupção dos dentes anteriores geralmente são também problemas complexos abordados durante o tratamento corretivo. Esses processos raramente são tratados durante o período de dentição mista, exceto quando está ocorrendo dano tecidual (ver Figura 11.10). Nesses casos, um aparelho removível de tamanho intermediário com plano de mordida anterior para favorecer a erupção dos dentes posteriores também pode fornecer proteção ao tecido afetado. Este tipo de aparelho pode ser modificado para também impedir a erupção adicional dos dentes anteriores inferiores. Um tratamento desse tipo consiste em uma solução apenas temporária e a criança irá necessitar de um tratamento para a dentição permanente.

Controle de problemas de erupção

Dentes decíduos retidos

Um dente permanente deve substituir seu predecessor decíduo quando aproximadamente três quartos da raiz do dente permanente estiverem formados, quer a reabsorção das raízes decíduas esteja ou não no ponto de esfoliação espontânea. Dado o tempo suficiente, o dente decíduo esfoliará, porém um dente decíduo que estiver retido além desse ponto deve ser removido, pois tal processo muitas vezes causa inflamação gengival e hiperplasia que provoca dor e sangramento, e prepara o cenário para as vias de erupção alteradas dos dentes permanentes, o que poderá resultar em irregularidade, apinhamento e mordida cruzada. Se uma parte da coroa do dente permanente estiver visível e o dente decíduo estiver com mobilidade de modo que a coroa mova 1 mm na direção lingual e vestibular, provavelmente é aconselhável incentivar a criança "a mexer levemente" até o dente sair. Se isso não puder ser consumado em alguns dias, é indicada a extração. A

CAPÍTULO 11   Problemas Não Esqueléticos Moderados em Crianças Pré-Adolescentes

Hábitos orais | Formas de tratamento

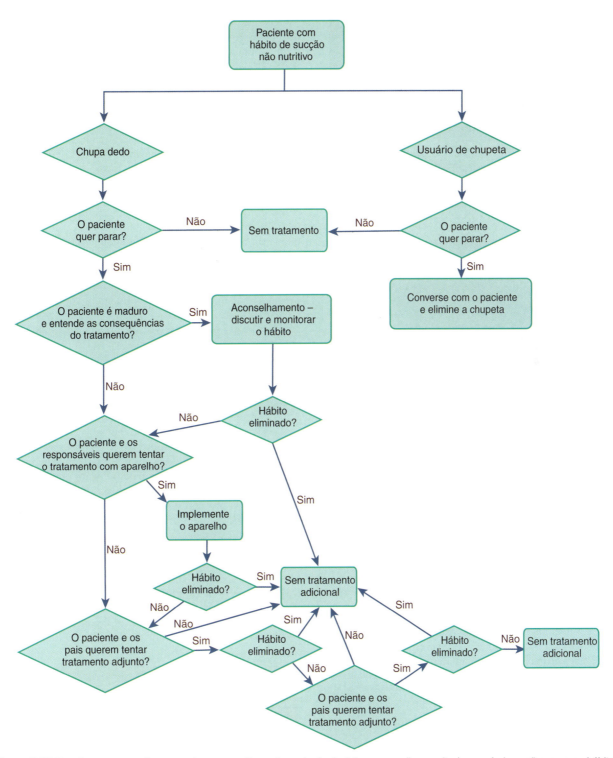

• **Figura 11.32** Este fluxograma pode ser usado para auxiliar na tomada de decisão no que diz respeito às possíveis opções para os hábitos de sucção não nutritiva, durante as dentições decíduas e mistas. As respostas às questões posicionadas na representação gráfica devem conduzir aos caminhos para tratamentos bem-sucedidos.

maioria dos molares superiores decíduos retidos apresenta raízes vestibulares ou raiz lingual ampla intacta; a maioria dos molares inferiores decíduos retidos apresenta raiz mesial ou distal intactas, impedindo a esfoliação.

Uma vez que o dente decíduo esteja fora, se o espaço for adequado, o posicionamento lingual ou vestibular anormal geralmente será corrigido pelas forças de equilíbrio do lábio, das bochechas e da língua. Em geral, os incisivos erupcionarão lingualmente e depois moverão vestibularmente quando os incisivos decíduos retidos esfoliarem ou forem removidos (Figura 11.33). Se a correção espontânea não tiver ocorrido quando a sobremordida for obtida, ou alinhamento complementar for necessário nos quadrantes anterior ou posterior, será indicado o movimento dentário ativo para corrigir a mordida cruzada.

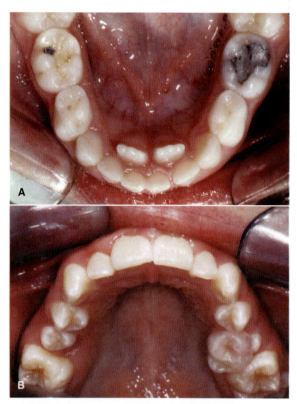

- **Figura 11.33** Dentes permanentes muitas vezes erupcionam em posições anormais, como um resultado de dentes decíduos retidos. **A.** Esses incisivos centrais inferiores erupcionaram lingualmente, pois os incisivos permanentes não esfoliaram e seus germes dentários estão posicionados na face lingual dos incisivos decíduos. Essa é uma ocorrência comum nessa área, e é a principal razão para não colocar os arcos linguais até que os incisivos inferiores erupcionem. **B.** Esse pré-molar superior foi desviado vestibularmente por causa do molar decíduo retido. Em ambas as circunstâncias apresentadas nesta figura, a remoção do dente ou dentes decíduos retidos permitirá algum alinhamento espontâneo.

Erupção ectópica

O termo *erupção ectópica* é utilizado para descrever a situação na qual um dente permanente erupciona por uma via desviada, logo ele surge na boca em uma localização diferente da habitual ou se torna completamente impactado, causando, frequentemente, danos às raízes dos outros dentes. Como já citado anteriormente, os osteoclastos acima da coroa de um dente em erupção reabsorvem as raízes e o osso.

Qualquer dente pode erupcionar de forma ectópica, e exemplos podem ser observados em vários locais diferentes neste livro, começando a discussão no Capítulo 6. Três padrões de desvio de erupção, no entanto, são tanto frequentes quanto clinicamente significativos e, portanto, merecem ser considerados durante a dentição mista: incisivos laterais em ambos os arcos, primeiros molares superiores e caninos superiores.

Incisivos laterais

Quando o incisivo lateral permanente erupciona em ambos os arcos, é comum acontecer algum grau de reabsorção da raiz do canino decíduo e, menos frequentemente, um ou os dois caninos são perdidos. Em alguns pacientes, este é apenas um sintoma de apinhamento do incisivo temporário que é normal durante a dentição mista (ver Capítulo 4) e não indica apinhamento a longo prazo. Mais frequentemente, a perda de um ou ambos os caninos

decíduos por erupção ectópica normalmente indica falta de espaço significante para todos os dentes permanentes, de forma que uma expansão do arco ou extração dos pré-molares seja necessária em última instância. A análise de espaço, incluindo uma avaliação do posicionamento dos incisivos no sentido anteroposterior e o perfil facial, é necessária para determinar se devem ser indicados a manutenção do espaço, o controle do espaço, a recuperação de espaço ou um tratamento mais complexo para lidar com problemas de espaço mais importantes que são mais bem manejados por um especialista com prática na área.

A perda precoce de um ou ambos os caninos decíduos *superiores* geralmente não requer tratamento imediato; além disso, como iremos ver adiante, a extração precoce dos caninos superiores é importante para a prevenção da impactação dos caninos permanentes, porque o fechamento do espaço raramente ocorre.

Ao contrário, a perda precoce de um ou ambos os caninos decíduos inferiores pode representar um problema mais complexo, que é mais bem manejado pelo especialista, mas será discutido aqui.

Quando ambos os caninos decíduos inferiores são perdidos com a erupção dos incisivos laterais, ocorre uma "deficiência no incisivo" (diferença no tamanho dos incisivos decíduos e permanentes) que pode ser diminuída por meio de manejo do espaço com um arco lingual durante a fase de transição e de acordo com o *leeway space* (ver adiante neste capítulo) ou então ocorre um verdadeiro encurtamento do arco (Figura 11.34). Se ocorrer um encurtamento moderado e a posição do incisivo puder tolerar expansão, esta é uma opção. Se o apinhamento for mais grave, a extração dos dentes permanentes se torna uma opção mais razoável (ver Capítulo 12 para detalhes sobre ambos os tópicos). A decisão sobre uma dessas opções depende da análise de espaço e da avaliação da posição dos incisivos.

Uma decisão precoce sobre como tratar os pacientes com perda precoce de um dos caninos inferiores também é necessária (Figura 11.35). Nessa situação, o pensamento predominante tem sido que os caninos decíduos que permanecerem retidos devem ser extraídos, para prevenir o desvio da linha média, um arco lingual deve ser colocado para manter os incisivos lingualizados e um aparelho fixo usado para corrigir uma assimetria de linha média que possa vir a ocorrer. Recentemente, foi demonstrado que esse não é o resultado usual da perda de um canino decido em mais de 1 ano antes da perda do correspondente contralateral. Utilizando-se dados a respeito de estudos de crescimento oriundos de Iowa e Burlington, Christensen et al.[17] mostraram que a prevalência de desvio da linha média clinicamente significativo após a perda prematura de um dos caninos decíduos não era estatística nem

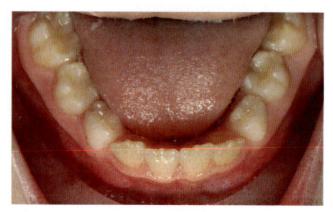

- **Figura 11.34** Este paciente perdeu dois caninos decíduos durante a erupção dos incisivos inferiores permanentes. Isso geralmente indica uma capacidade incisal maior ou um encurtamento do perímetro do arco inferior.

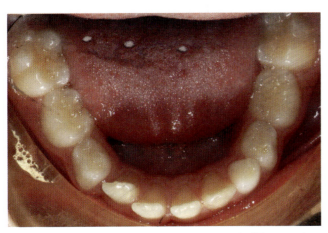

• **Figura 11.35** Este paciente perdeu um canino decíduo quando os incisivos inferiores erupcionam e apresentou um desvio da linha média para a direita. Desvios desta magnitude são, em geral, raros.

clinicamente melhor que a observada nos pacientes com erupção normal (1,3 e 1,0 mm, respectivamente).

Com isso em mente, o clínico entendeu que a perda precoce de um canino inferior decíduo pode oferecer várias opções terapêuticas. Apenas um arco lingual passivo para prevenir a lingualização poderia ser utilizado, mas dados novos sugerem que não é necessário segurar a linha média ou extrair dentes contralaterais. Uma fase precoce de tratamento de 2 × 4 ou 2 × 6 para corrigir mudanças pequenas na linha média também pode ser realizada.

Primeiros molares superiores

A erupção ectópica de um primeiro molar permanente apresenta um problema interessante, normalmente diagnosticado por meio de radiografias interproximais de rotina, em vez de diagnóstico clínico, pois é indolor. Quando são observadas apenas pequenas quantidades de reabsorção (< 1 a 1,5 mm) (Figura 11.36), é indicado um período de acompanhamento, considerando a possibilidade de autocorreção, que ocorre em cerca de dois terços dos casos. Se o bloqueio da erupção persistir durante 6 meses ou se a reabsorção continuar a aumentar, é indicado o tratamento. A falta de intervenção oportuna pode causar a perda do molar decíduo e a perda de espaço, considerando que o molar permanente erupciona mais para mesial e rotaciona mesiolingualmente.

Diversos métodos podem ser úteis quando a intervenção é necessária.[18] A abordagem básica é mover o dente em erupção ectópica para longe do molar decíduo que ele estiver reabsorvendo.

Se for necessária uma quantidade limitada de movimento, porém pouco ou nada do primeiro molar permanente estiver visível clinicamente, é recomendada a colocação de um fio ortodôntico de latão de 22 mil ajustado e apertado ao redor do ponto de contato entre o segundo molar decíduo e o molar permanente (Figura 11.37). Pode ser necessário anestesiar o tecido mole para colocar o fio ortodôntico de latão, e, dependendo da posição do dente e da profundidade do contato entre o molar decíduo e o permanente, pode ser difícil direcionar o fio ortodôntico de latão com sucesso para a região subgengival. O fio de latão deve ser apertado em cada visita de acompanhamento, aproximadamente a cada 2 semanas, de modo que ele não se mova em relação aos dentes. Se o fio não estiver apertado até o ponto em que o paciente sinta algum desconforto, ele não foi ajustado adequadamente. O tratamento é lento, porém confiável quando utilizado em casos de reabsorção limitada.

Um separador em grampo de mola de aço, disponível comercialmente, pode funcionar se existir apenas uma quantidade pequena de reabsorção das raízes dos molares decíduos. Esses grampos são difíceis de colocar se o ponto de contato entre os molares decíduos e permanentes estiver muito abaixo da junção amelocementária do molar decíduo, embora alguns estejam disponíveis, apresentando distâncias verticais maiores apenas para essas situações (Figura 11.38). Eles podem ser ativados em um ritmo quinzenal.

Separadores elastoméricos colocados na mesial do primeiro molar também podem ser usados para afastar o dente distalmente de modo que ele possa erupcionar, porém não são recomendados. Os separadores elastoméricos atuais são grandes. Eles são bem retidos para os dentes posicionados normalmente, porém necessitam de força substancial para colocá-los abaixo do contato de um molar impactado. Esses separadores apresentam o potencial para tornar-se desalojados em uma direção apical e causam irritação periodontal. Se isso ocorrer, os separadores são difíceis de localizar e retirar, especialmente se o material não for radiopaco.

Se a reabsorção nas raízes distais dos segundos molares decíduos for grave e for necessário mais movimento distal do que pode ser oferecido por esses aparelhos ortodônticos simples ou separadores metálicos, a situação torna-se mais complicada. Se houver possibilidade de acesso para a superfície oclusal do molar, um aparelho fixo simples pode ser fabricado para mover o molar distalmente. O aparelho consiste em uma banda no molar decíduo (que pode ser estabilizada com um arco transpalatino) com uma mola soldada que é colada no molar permanente (Figura 11.39). Em vez de usar um aparelho soldado que deve ser fabricado no laboratório, um aparelho similar, porém alternativo, pode ser fabricado de forma intraoral, usando uma banda e uma mola ajustada (Figura 11.40A)

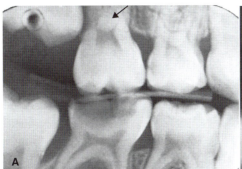 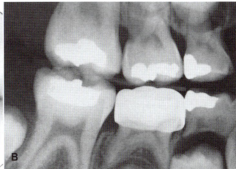

• **Figura 11.36** Erupção ectópica do primeiro molar permanente, geralmente diagnosticada por meio de radiografias interproximais de rotina. Se a reabsorção estiver limitada, não é necessário o tratamento imediato. **A.** A raiz distal do segundo molar superior decíduo demonstra menor reabsorção a partir da erupção ectópica. **B.** Esta radiografia, tirada aproximadamente 18 meses depois, evidencia que o molar permanente foi capaz de erupcionar sem tratamento.

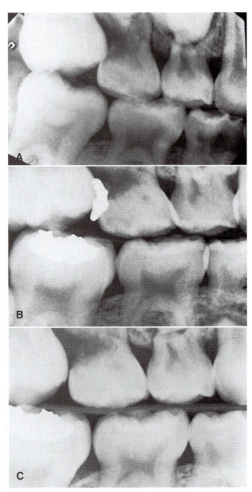

• **Figura 11.37** A reabsorção da erupção ectópica moderadamente avançada do primeiro molar superior permanente requer intervenção ativa. **A.** Essa raiz distal do segundo molar superior decíduo demonstra bastante reabsorção, com pouca probabilidade de autocorreção. **B.** Um fio de latão macio de 22 mil é direcionado sob o ponto de contato (iniciando na região vestibular ou lingual e prosseguindo pelo trajeto mais vantajoso) e a seguir é inserido ao redor do contato entre os dentes e é ativado em intervalos de aproximadamente 2 semanas. **C.** O dente permanente é desalojado distalmente e erupciona distalmente ao dente decíduo que está retido.

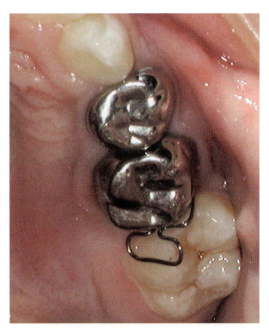

• **Figura 11.38** A mola de Arkansas (Arkansas Dental Products Co, West Plains, MO), uma mola em formato de tesoura que se estende abaixo do ponto de contato, pode ser efetiva na inclinação distal de um primeiro molar permanente, de modo que ele possa erupcionar. A alça distal é comprimida para aproximar as extremidades subgengivais e aplicar uma pressão para separar os dentes.

ou dois bráquetes colados (um bráquete de primeiro molar no molar decíduo e um bráquete de segundo molar no primeiro molar) e uma alça comprimida (Figura 11.40B). Usando o aparelho ortodôntico, se o movimento não for suficiente em 2 semanas, a alça pode ser reativada.

Se o molar permanente causou extensa reabsorção do molar decíduo, não existe outra escolha senão extrair o dente decíduo, permitindo que o molar permanente continue a se mover mesialmente e encurtando o comprimento da arcada. A não ser que o segundo pré-molar esteja faltando e o comprimento da arcada esteja reduzido intencionalmente, ou a menos que o movimento mesial considerável do molar seja tolerável e esteja planejada a extração tardia do pré-molar, um plano inclinado distal, para orientar o molar em erupção, deve ser colocado após a extração (ver adiante neste capítulo). Mesmo se essa técnica for usada, certamente algum espaço já foi perdido, e o molar permanente deverá ser reposicionado distalmente após ele erupcionar completamente, pelo uso de outro tipo de aparelho de recuperação de espaço, conforme será descrito posteriormente neste capítulo ou no Capítulo 12.

Um fluxograma resume a tomada de decisão para a erupção ectópica dos primeiros molares permanentes (Figura 11.41).

Caninos superiores

Aproximadamente aos 10 anos de idade, se o canino superior decíduo não estiver com mobilidade e não houver saliência vestibular palpável ou observável, a erupção dos caninos maxilares deve ser analisada, pois esse processo é uma ocorrência relativamente frequente (a incidência de erupção ectópica e a impactação dos caninos ocorrem em uma variação de 1 a 2%).[19] Isso pode conduzir a um ou aos dois problemas especificados a seguir: (1) impactação do canino e/ou (2) reabsorção das raízes dos incisivos centrais e/ou laterais permanentes.[20] Parece haver uma base genética para esse fenômeno de erupção e, em alguns casos, ele está relacionado aos incisivos laterais ausentes ou pequenos e aos segundos pré-molares faltantes.[21] A reabsorção das raízes dos incisivos permanentes apresenta maior probabilidade de ocorrer quando não há espaço disponível para o canino.[22]

Embora diversos estudos atualmente tenham demonstrado que as imagens de tomografia computadorizada de feixe cônico (TCFC) são superiores às imagens bidimensionais (2D) tanto na localização dos caninos impactados como na avaliação da reabsorção das raízes dos outros dentes,[23] provavelmente é melhor obter uma visão completa do estado do paciente, em primeiro lugar com uma radiografia panorâmica digital, pois as anomalias dentárias estão relacionadas geneticamente, e outras anomalias podem também estar presentes (dentes conoides ou incisivos laterais ausentes, pré-molares faltantes e dentes transpostos). Assim, dependendo dos resultados, é mais recomendável obter informações detalhadas sobre a reabsorção das raízes e o posicionamento da erupção dos caninos através de uma TCFC de um pequeno campo de visão (Figura 11.42). Essas visões podem ser complementadas com uma imagem digital cefalométrica tradicional, se for necessário para um cuidado ortodôntico limitado ou abrangente. Esse procedimento apresenta menos radiação do que obter inicialmente uma TCFC de campo de visão completo (ver Tabela 6.13).

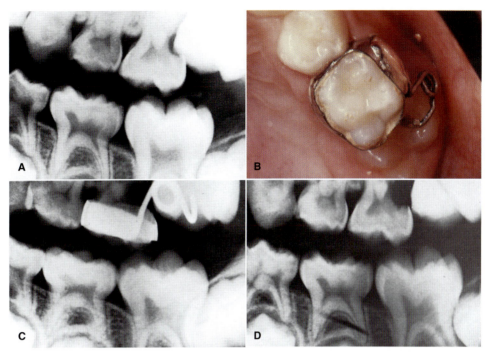

• **Figura 11.39** Erupção ectópica com reabsorção grave pode requerer a terapia com aparelho ortodôntico. **A.** Esse segundo molar superior decíduo evidencia reabsorção grave. **B.** Se a superfície oclusal do molar permanente estiver acessível, o molar decíduo pode ser bandado, e uma mola de 20 mil pode ser soldada na banda. **C.** O molar permanente está inclinado distalmente, fora do defeito de reabsorção e, uma vez desobstruído (**D**), está livre para erupcionar.

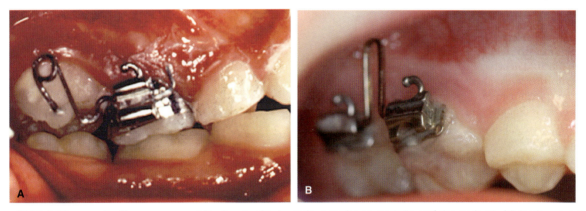

• **Figura 11.40 A.** Um aparelho fixo para a reposição de um primeiro molar superior em erupção ectópica pode ser fabricado como dispositivo intraoral, com economia de tempo e de despesas laboratoriais. Para elaborar um aparelho com mola e banda, uma banda com um tubo vestibular é cimentada no segundo molar decíduo. A seguir, uma alça larga em forma de ômega com helicoide é instalada na face distal ao molar decíduo. A mola é ativada, e o fio é inserido dentro do tubo do molar decíduo a partir da face distal e fixado com uma curva anterior ao tubo do molar. A alça helicoidal é comprimida durante a colagem na superfície oclusal do primeiro molar permanente. O aparelho é reativado de forma intraoral pela abertura do ômega com um alicate ortodôntico para a formação de alças com o bico redondo posicionado na parte superior ao fio. **B.** Outra opção para reposicionar um primeiro molar em erupção ectópica é colar tubos no segundo molar decíduo e no primeiro molar permanente. A seguir, confeccionar uma alça de abertura de espaços com um fio de aço inoxidável ou de betatitânio retangular e comprimir para instalar desde a face distal do tubo do molar decíduo até a face mesial do tubo do molar permanente. A força da alça ativada fará a retenção do fio retangular, que pode ser posicionado cuidadosamente adjacente ao tecido mole. Isso evita a colocação de bandas e a realização de procedimentos laboratoriais.

Considerando as complicações potenciais da erupção ectópica continuada dos caninos, são recomendáveis o diagnóstico precoce e a intervenção para prevenir ou limitar a reabsorção das raízes. Quando é detectada uma posição mesial do canino permanente em erupção e existe o risco de reabsorção da raiz do incisivo, porém esse processo ainda não ocorreu, é indicada a extração do canino decíduo (Figura 11.43). Ericson e Kurol descobriram que se a coroa do canino permanente for sobreposta menos da metade da raiz do incisivo lateral, conforme observado na radiografia panorâmica, haverá uma excelente probabilidade (91%) de normalização da via de erupção. Quando mais da metade da raiz do incisivo lateral tiver sido sobreposta, a extração precoce do dente decíduo resultará em uma possibilidade de 64% de erupção normal e provavelmente na melhora da posição do canino, mesmo que ele não tenha sido totalmente corrigido.[24] Uma revisão sistemática recente confirmou esse efeito.[25] A extração do canino decíduo associada à expansão da maxila parece encorajar a erupção do canino superior permanente ainda mais.[26]

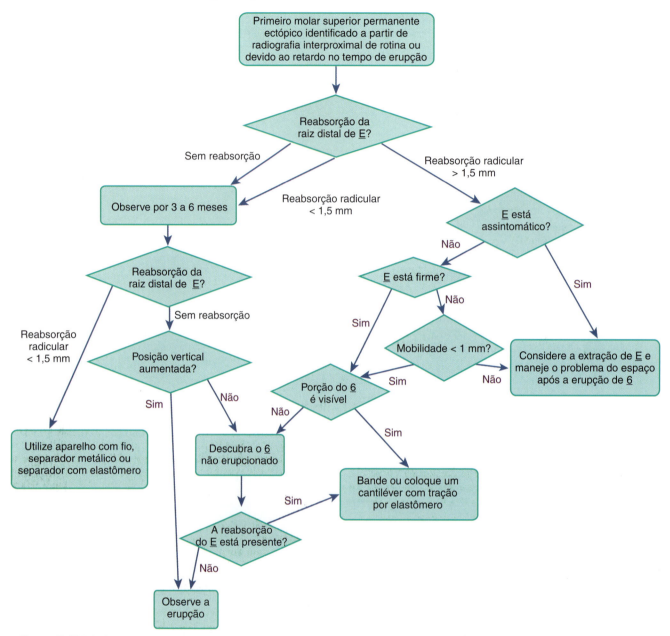

• **Figura 11.41** Este fluxograma pode ser usado para auxiliar na tomada de decisão no que diz respeito às opções possíveis quando um molar permanente está em erupção ectópica durante a dentadura mista. As respostas às questões posicionadas na representação gráfica devem conduzir aos caminhos para tratamentos bem-sucedidos. (Modificado conforme Kennedy D. Turley P. *Am J Orthod Dentofac Orthop*. 1987;92:336-345.)

Se a reabsorção das raízes dos incisivos centrais ou laterais permanentes estiver ocorrendo, normalmente é necessário expor cirurgicamente o canino permanente e usar a tração ortodôntica para trazer esse dente para a sua posição correta (Figura 11.44). Tal procedimento interromperá a reabsorção causada pelo dente ectópico, porém pode haver a continuidade de alguma reabsorção e arredondamento das raízes, enquanto houver movimento adicional do dente afetado. Esse tratamento corretivo se estenderá durante o período da dentição permanente precoce (ver Capítulo 15).

Dentes supranumerários

Os dentes supranumerários podem prejudicar a erupção normal de outros dentes e causar apinhamento ou espaçamento. O tratamento tem como objetivo extrair os dentes supranumerários antes de os problemas surgirem, ou minimizar o efeito se outros dentes já estiverem deslocados.

O local mais comum para os dentes supranumerários é a região anterior da maxila. Esses dentes com frequência são detectados em uma radiografia oclusal ou panorâmica, quando uma criança está com 6 a 7 anos de idade, durante um exame de rotina ou quando os incisivos permanentes apresentam falha na erupção. Os casos simples são aqueles nos quais um dente supranumerário isolado está presente e localizado superficialmente. Se o dente não estiver invertido, ele terá a erupção antes ou junto com o dente normal, e pode ser extraído antes de interferir nos dentes adjacentes.

A seleção de qual dente deve ser preservado e qual é o dente supranumerário pode ser difícil; porém, na realidade, esse procedimento realmente não faz diferença. O dente que deve ser mantido é aquele

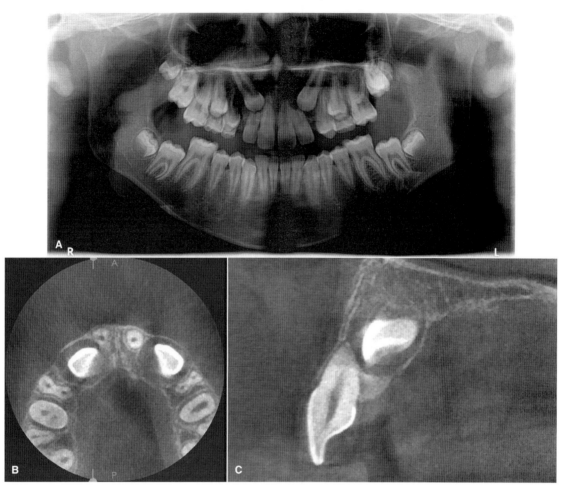

● **Figura 11.42 A.** Radiografia panorâmica demonstrando danos nas raízes dos incisivos laterais superiores, causados por caninos em erupção ectópica. **B** e **C.** Imagens em 3D através de tomografia computadorizada de feixe cônico (TCFC), as quais esclarecem a posição dos caninos não erupcionados, evidenciam que a raiz do incisivo central direito também foi danificada e estabelecem a direção inicial de movimento dos caninos que será necessária para impedir danos adicionais aos incisivos. A exposição de radiação para uma TCFC desse tipo é praticamente a mesma com uma radiografia panorâmica digital, e, em uma situação como essa, a TCFC é necessária devido ao seu potencial para alterar o plano de tratamento.

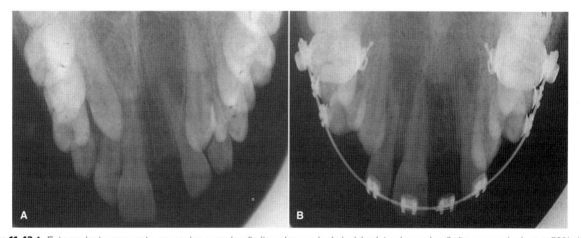

● **Figura 11.43 A.** Este paciente apresenta um canino superior direito sobre a raiz do incisivo lateral superior direito com mais do que 50% de sobreposição. O canino permanente esquerdo se sobrepôs em menos de 50% da raiz do incisivo lateral permanente. Esse tipo de posicionamento está associado a um aumento de risco de reabsorção das raízes dos incisivos. Os caninos decíduos adjacentes foram extraídos e, como mostrado em **B**, foi observada uma melhora, com a correção quase completa do canino direito, enquanto o canino esquerdo apresentou apenas pequenas alterações na posição. Esse processo provavelmente não teria ocorrido sem intervenção.

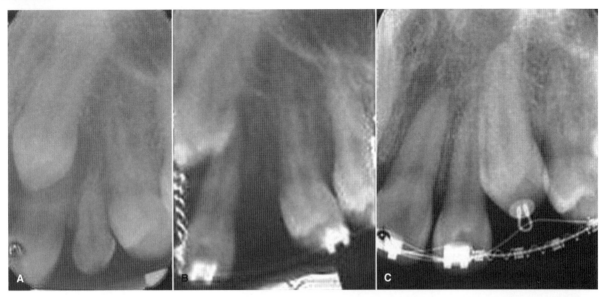

● **Figura 11.44 A.** O canino superior esquerdo está posicionado sobre a raiz do incisivo lateral adjacente e está causando alguma reabsorção inicial da raiz. **B.** Por causa da reabsorção, o canino decíduo foi extraído, a coroa do canino permanente foi exposta cirurgicamente e um acessório com corrente de metal foi colado na sua coroa e ligado ao arco ortodôntico. Os acessórios algumas vezes são difíceis para colar por causa da contaminação da superfície dentária pela saliva e hemorragia, porém a abordagem alternativa de enrolar um fio ao redor da parte cervical da coroa não é mais recomendada. Esse procedimento requer uma remoção óssea mais extensa e aumenta o risco de anquilose e redução potencial da inserção gengival. O uso de ataque ácido, ao contrário da combinação de ácido/selante, normalmente interromperá a hemorragia durante um período curto para possibilitar a colagem. **C.** Subsequentemente, o canino foi reposicionado distalmente, afastando-se do incisivo lateral e em sua posição correta. Esse processo interrompeu o processo de reabsorção do incisivo lateral.

que apresenta melhor tamanho, cor, características morfológicas, e posição relacionada aos outros dentes. Todos os outros aspectos sendo iguais, o dente que estiver mais próximo da posição final definitiva deve ser preservado. Essas tomadas de decisões são difíceis de ser estabelecidas por meio de radiografias convencionais, quando os dentes estão não erupcionados ou inclusos, e dentes supranumerários podem não estar visíveis ou continuar se desenvolvendo. Nesses casos, a TCFC com pequeno campo de visão pode ser útil para o acompanhamento dos pacientes.

Quando se suspeita ou se observa a presença de dentes supranumerários, há maior dificuldade diagnóstica e terapêutica. Tal assunto será abordado no Capítulo 12.

Erupção tardia dos incisivos

Quando um incisivo atrasou na erupção mais do que 1 ano do período de erupção normal e os dentes adjacentes erupcionaram, não existe desculpa para postergar o tratamento. As consequências estéticas e sociais, juntamente com o impacto na erupção definitiva e no desenvolvimento da arcada, certamente serão significativas. Um dente decíduo retido, dente supranumerário, ou algum tipo de condição patológica estão geralmente associados à erupção tardia dos incisivos. A melhor conduta consiste na contagem de dentes e prestar muita atenção no período de erupção normal dos dentes.

A primeira consideração ao avaliar esse cenário são as características morfológicas (possibilidade de uso) do dente não erupcionado e a sua posição. Se o dente não estiver malformado e estiver localizado superficialmente, ele pode ser exposto com uma simples remoção do tecido mole e, em geral, erupcionará rapidamente (Figura 11.45). Quando o dente estiver posicionado mais profundamente, será necessária a utilização de aparelho fixo para trazê-lo para sua posição mais apropriada. Tal tratamento será discutido no Capítulo 12.

Dentes decíduos anquilosados

Os dentes decíduos anquilosados com sucessores permanentes, especialmente os molares decíduos anquilosados, representam um problema potencial de alinhamento para os dentes permanentes. Apesar de esses dentes reabsorverem normalmente sem criar problemas a longo prazo, eventualmente falham na reabsorção ou são retidos por um obstáculo ósseo na região cervical. Tal processo atrasa a erupção do dente permanente e pode desviar esse dente da via de erupção normal. O controle adequado de um molar decíduo anquilosado consiste em manter essa observação até que comece a ocorrer uma interferência na erupção ou no desvio de outros dentes (Figura 11.46), a seguir extraindo esse dente e colocando um arco lingual ou outro aparelho fixo apropriado, se necessário. Se os dentes adjacentes estiverem inclinados sobre o dente anquilosado, eles deverão ser reposicionados para recuperar o espaço. As discrepâncias ósseas verticais serão erradicadas quando o dente permanente trouxer o osso com ele durante a erupção.

A situação é completamente diferente quando um dente decíduo anquilosado não tem sucessor permanente. Então, para evitar problemas periodontais de longa duração, existem duas possibilidades terapêuticas. O dente anquilosado deve ser extraído antes que se desenvolva ampla discrepância oclusal vertical (Figura 11.47)[27] ou a coroa do dente pode ser recoberta por prótese para que atinja o plano oclusal. Tal procedimento é mais complexo e será abordado no Capítulo 12.

Considerando que os dentes em erupção trazem o osso alveolar com eles, no plano de execução do tratamento é melhor mover os dentes, ao menos parcialmente, dentro do espaço edêntulo de modo que seja produzido o osso novo nesse local, mesmo que o plano a longo prazo seja a substituição protética do dente faltante. Dessa forma, a manutenção de espaço é contraindicada. Quanto mais tempo o dente decíduo anquilosado for deixado na posição, maior será a probabilidade de um defeito ou deformidade a longo prazo, pois o osso alveolar não foi formado nessa área. Apesar da extração do dente decíduo sem um sucessor resultar em alguma perda de osso alveolar, isso é preferível ao problema periodontal a longo prazo, devido à adesão reduzida e à exposição do cemento do dente adjacente.

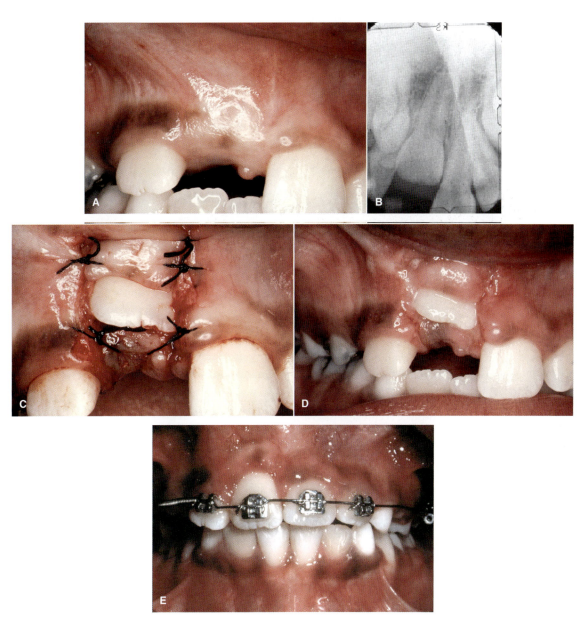

• **Figura 11.45 A.** Este paciente tinha um incisivo central superior direito posicionado superficialmente que não erupcionou e substancialmente tardio. **B.** A radiografia mostra o dente no nível de crista óssea. **C.** Foi realizado retalho em ambos os lados, reposicionado apicalmente e suturado na posição enquanto deixa a estrutura dentária adequadamente exposta. **D.** Uma semana após a cirurgia, o tecido está bem cicatrizado. **E.** Aparelhos no local para o posicionamento final. Observe as margens gengivais desniveladas dos dois incisivos centrais, que se tornarão mais semelhantes com a idade, à medida que a inserção periodontal do incisivo central esquerdo migrar para apical.

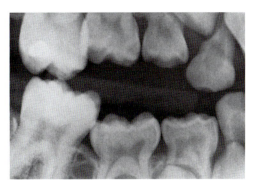

• **Figura 11.46** Esta radiografia demonstra a inclinação dos dentes adjacentes (anterior e posterior), os molares decíduos anquilosados. Os dentes anquilosados devem ser removidos se estiverem ocorrendo inclinação significativa e perda de espaço.

É aconselhável ter um profissional experiente para remover esses dentes. A menos que a extração seja controlada cuidadosamente, pode ocorrer defeito ou deformidade periodontal ainda piores.

Análise de espaço: quantificação de problemas de espaço

Os problemas de espaço devem ser considerados a partir da perspectiva do espaço disponível, o que é quantificado pela análise de espaço. Os resultados da análise de espaço devem ser considerados no contexto do perfil, pois, reduzindo-se a protrusão, é reduzida também a quantidade de espaço disponível. De forma inversa, quando os dentes estão retroclinados, e então são movidos vestibularmente para corrigir a posição, será disponibilizado mais espaço. A dimensão vertical também apresenta

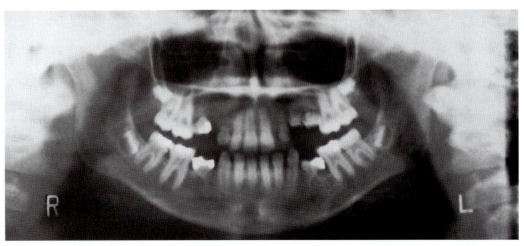

• **Figura 11.47** Se não houver sucessores, os dentes decíduos anquilosados devem ser removidos cuidadosamente quando as discrepâncias verticais começarem a se desenvolver. É melhor permitir que os dentes permanentes desviem para o espaço edêntulo trazendo osso com eles, e a seguir reposicionar os dentes antes de fazer implantes ou efetuar a substituição protética, de modo que defeitos periodontais maiores, tais como aqueles adjacentes aos molares decíduos nesse paciente, não se desenvolvam.

um impacto no espaço. Geralmente, é contraindicado expandir quando existe sobremordida limitada, pois a inclinação dentária vestibular costuma mover esses dentes verticalmente também, e pode desenvolver-se uma mordida aberta. Em uma criança com sobremordida profunda e curva de Spee acentuada, nivelar a arcada tornará os dentes mais protrusivos.

É importante quantificar a quantidade de apinhamento dentro das arcadas, pois o tratamento varia, dependendo da gravidade do apinhamento. A análise de espaço, usando modelos dentários em gesso, é necessária para esse propósito. Tal análise é particularmente importante na avaliação do grau de probabilidade de apinhamento para uma criança com dentição mista, quando os dentes permanentes estão em erupção, e o apinhamento transicional ou real é evidente, e nesse caso é preciso incluir a previsão do tamanho dos dentes permanentes não erupcionados.

Princípios da análise de espaço

A análise de espaço necessita de uma comparação entre a quantidade de *espaço presente* para o alinhamento dentário e a quantidade de *espaço requerido* para alinhar os dentes adequadamente nas arcadas dentárias (Figura 11.48). A análise pode ser feita manual ou digitalmente, de maneira direta, em modelos de gesso ou por um escaneamento, após a digitalização apropriada da arcada e dimensões dos dentes.

Se a análise de espaço for realizada manual ou virtualmente, a primeira etapa é calcular o espaço presente. Esse procedimento é estabelecido pela medição do perímetro do arco dental a partir do mesial do primeiro molar de um lado até o outro, sobre os pontos de contato dos dentes posteriores e a borda incisal dos dentes anteriores. Existem duas maneiras básicas para realizar esse procedimento manualmente: (1) pela divisão do arco dental em segmentos que podem ser medidos como aproximações da arcada em linha reta (Figura 11.49A) ou (2) pelo contorno de um pedaço de fio (ou uma linha curva na tela do computador) pela linha de oclusão e depois endireitando-o para a medição. O primeiro método é o preferido para o cálculo manual, devido a sua confiabilidade. Qualquer um dos métodos pode ser usado com um programa adequado de computador.

A segunda etapa é calcular a quantidade de espaço requerido para o alinhamento dos dentes. Esse procedimento é realizado

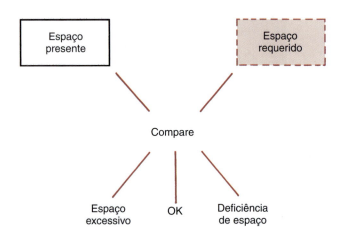

• **Figura 11.48** A comparação do espaço presente com o espaço requerido define se a deficiência de espaço na arcada levará ao apinhamento, se a quantidade de espaço presente é suficiente para acomodar os dentes ou se o excesso de espaço resultará em diastemas entre os dentes.

pela medição da largura mesiodistal de cada dente erupcionado entre os pontos de contato (ponto a ponto), estimando o tamanho dos dentes permanentes não erupcionados, e, a seguir, somando as larguras dos dentes individualmente (ver Figura 11.49B). Se a soma das larguras dos dentes permanentes for maior que a quantidade de espaço presente, existe uma deficiência de espaço e deve ocorrer apinhamento. Se o espaço presente for maior que o espaço requerido (excesso de espaço), existe a probabilidade de ocorrer diastemas entre os dentes.

A análise de espaço realizada desse modo baseia-se em três princípios importantes: (1) a posição anteroposterior dos incisivos está correta (i. e., os incisivos não estão excessivamente protrusivos nem retrusivos), (2) o espaço presente não será alterado devido ao crescimento e à inclinação dentária compensatória, e (3) todos os dentes estão em suas posições e apresentam tamanho razoavelmente normal. Nenhum desses princípios pode ser considerado como garantido. Todos esses conceitos devem ser levados em consideração quando a análise de espaço for realizada.

CAPÍTULO 11 Problemas Não Esqueléticos Moderados em Crianças Pré-Adolescentes

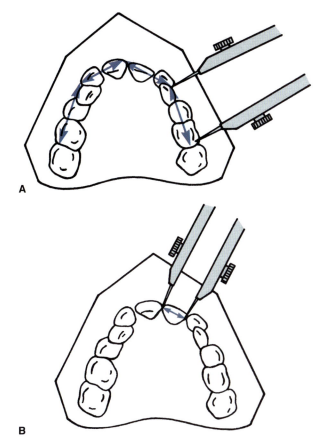

• **Figura 11.49 A.** O espaço presente pode ser medido mais facilmente dividindo o arco dental em quatro segmentos de retas, conforme demonstrado na figura. Cada segmento é medido individualmente com um compasso ou um paquímetro afiado. **B.** O espaço presente é a soma das larguras mesiodistais de todos os dentes permanentes erupcionados, de forma individual, mais os tamanhos estimados dos dentes permanentes não erupcionados.

Com referência ao primeiro princípio, deve ser ressaltado que a protrusão dos incisivos é relativamente comum, e que a retrusão, ainda que seja pouco frequente, também ocorre. Existe uma interação entre apinhamento dos dentes e protrusão ou retrusão: se os incisivos estiverem posicionados lingualmente (retruídos), essa condição acentua qualquer apinhamento: porém, se os incisivos protruírem, o apinhamento potencial não será evidenciado completamente. Apinhamento e protrusão são realmente aspectos diferentes do mesmo fenômeno. Se não houver espaço suficiente para alinhar os dentes de forma adequada, o resultado pode ser apinhamento, protrusão ou (mais provavelmente) alguma combinação dos dois processos. Por essa razão, a informação sobre o quanto os incisivos estão protraídos deve estar disponível a partir do exame clínico, para avaliar os resultados da análise de espaço. Essa informação é obtida a partir da análise facial (ou da análise cefalométrica, se estiver disponível).

O segundo princípio, mencionando que o espaço presente não será alterado durante o crescimento, é válido para a maioria dos casos, mas não para todas as crianças. Em uma criança com face bem proporcionada, existe pouca ou nenhuma tendência para a dentadura ser deslocada em relação aos maxilares durante o crescimento, porém os dentes muitas vezes apresentam desvio anterior ou posterior em uma criança com discrepância óssea. Dessa forma, a análise de espaço apresenta menos exatidão e menor utilidade para crianças com problemas esqueléticos (classe II, classe III, face longa, face curta) do que para crianças com boas proporções faciais.

Mesmo nas crianças com faces proporcionais, a posição dos molares permanentes é alterada quando os molares decíduos são substituídos pelos pré-molares (ver Capítulo 3 para uma revisão detalhada). Se a análise de espaço for realizada na dentadura mista e de acordo com a relação dos molares, pode ser necessário ajustar a medição do espaço presente para refletir o desvio previsto na posição do molar.

O terceiro princípio pode (e deve) ser verificado por exame clínico e radiográfico, observando os dentes como um conjunto em vez de unidades individuais. As anomalias no tamanho dos dentes apresentam implicações significativas para o espaço nas arcadas dentárias (ver Figura 5.22).

Estimativa do tamanho dos dentes permanentes não erupcionados

Existem duas abordagens básicas para realizar esse procedimento:

1. *Medição dos dentes nas radiografias.* Esse processo requer imagem radiográfica sem distorções, que é obtida com radiografias periapicais individuais. Mesmo com radiografias individuais, muitas vezes é difícil obter uma visão dos caninos, e isso reduz inevitavelmente a exatidão. Com qualquer tipo de radiografia, é necessário compensar a ampliação da imagem radiográfica. Isso pode ser feito medindo-se um objeto que pode ser visto tanto na radiografia como nos modelos dentários em gesso, geralmente um molar decíduo. Uma regra de três simples pode então ser realizada. A exatidão é considerada na faixa de razoável a boa, dependendo da qualidade das radiografias e das suas posições na arcada. A técnica pode ser usada nas arcadas mandibulares e maxilares para todos os grupos étnicos, porém a carga de radiação é justificada somente em casos excepcionais.
2. *Estimativa a partir de tabelas de proporcionalidade.* Existe uma correlação razoavelmente boa entre o tamanho dos incisivos permanentes erupcionados e os caninos não erupcionados e os pré-molares. Utilizando a largura mesiodistal dos incisivos *inferiores*, o tamanho de *ambos* os caninos superior e inferior não erupcionados pode ser predito. O tamanho dos incisivos inferiores se correlaciona melhor com o tamanho dos caninos superiores e pré-molares do que com o tamanho dos incisivos superiores, pois os incisivos laterais superiores são dentes extremamente variáveis. Não são necessárias radiografias, e o método pode ser usado para a arcada superior ou inferior.

Tanaka e Johnston desenvolveram uma variação simples do método de proporcionalidade, utilizando uma equação simples e a largura dos incisivos inferiores para prever o tamanho dos caninos e pré-molares não erupcionados (Boxe 11.1).[28] Para crianças de um grupo de população europeia, o método apresenta boa exatidão, apesar de uma pequena distorção direcionada em sobre-estimar os tamanhos dos dentes não erupcionados. Esse método não requer radiografias nem tabelas de referência (uma vez que a equação simples é memorizada), tornando-se muito conveniente; no entanto, possui, reconhecidamente, dois problemas: ele tende a sobre-estimar o espaço requerido para mulheres caucasianas em ambas as arcadas e a subestimar o espaço requerido na arcada inferior para os homens afro-americanos.

A maioria dos algoritmos computadorizados para análise de espaço é baseada em correlações de tamanhos dos dentes, e esse procedimento deve ser usado com cautela, se as radiografias evidenciarem qualquer imagem incomum (a menos que o programa computadorizado permita a introdução de informações radiográficas).

• Boxe 11.1 — Valores de previsão de Tanaka e Johnston

| Metade da largura mesiodistal dos quatro incisivos inferiores | +10,5 mm = largura estimada de canino mandibular e pré-molares em um quadrante |
| | +11,0 mm = largura estimada do canino maxilar e pré-molares em um quadrante |

A determinação de quais desses métodos são melhores para determinado paciente depende das circunstâncias. As tabelas de previsão funcionam de forma surpreendente quando aplicadas ao grupo de população para o qual elas foram desenvolvidas, ou seja, crianças brancas provenientes do norte da Europa. Em regra geral, o método de Tanaka e Johnston provavelmente é mais prático para o cálculo manual, pois não são necessárias radiografias, e a equação simples pode ser impressa diretamente no formulário de análise de espaço ou memorizada, de forma que não seja necessário consultar as tabelas de referência.

Um formulário contemporâneo para a análise de espaço de dentadura mista é apresentado na Figura 11.50. Observe que (1) está incluída uma correlação para o movimento mesial dos molares inferiores após a troca de dentadura, (2) é utilizado o método de Tanaka e Johnston para prever o tamanho dos caninos e pré-molares não erupcionados e (3) os dados do formulário da análise facial são solicitados para verificar a adequação da análise e a interpretação dos resultados. Uma captura de tela de uma análise de computador comercial é apresentada na Figura 11.51. A análise computadorizada é mais rápida e mais fácil, porém é importante salientar que sua exatidão dependerá da precisão dos dados digitalizados e da forma como o paciente se enquadrou nas simulações que fundamentam uma abordagem de correlação.

Tratamento de problemas de espaço

Na seção deste capítulo que será descrita a seguir, serão identificados os problemas que se tornam acentuadamente mais complexos, porém ainda estão dentro do alcance de muitos clínicos gerais. Outros problemas de espaço, mais complexos ainda, que geralmente seriam abordados em uma clínica especializada, são discutidos no Capítulo 12.

Perda prematura de dente com espaço adequado: manutenção do espaço

A perda precoce de um dente decíduo representa um problema potencial de alinhamento, pois é provável que ocorra o desvio de um dente permanente ou outro dente decíduo, a menos que esse processo seja impedido. A manutenção de espaço é apropriada somente quando o espaço adequado está disponível, e quando todos os dentes não erupcionados estão presentes e no estágio normal de desenvolvimento. Se um dente sucessor permanente erupcionará dentro de 6 meses (*i. e.*, se mais que a metade a dois terços de sua raiz estiver formada), não é necessário um mantenedor de espaço. Se não houver espaço suficiente para o dente permanente ou esse dente estiver faltando, e se a manutenção de espaço for inadequada ou inapropriada, serão necessárias outras abordagens de tratamento discutidas aqui.

Diversas técnicas de tratamento podem ser bem-sucedidas para a manutenção de espaço, dependendo da situação específica. Considerando que esses aparelhos apresentam o risco de ruptura ou perda, eles devem ser monitorados cuidadosamente, em um período de 3 a 6 meses, para apresentarem bons resultados.

Mantenedores de espaço banda-alça

O banda-alça é um aparelho unilateral fixo, indicado para a manutenção de espaço nos segmentos posteriores. O desenho em cantiléver simples torna o aparelho ideal para a manutenção de espaço isolado unilateral (Figura 11.52). Considerando que a alça apresenta resistência limitada, esse aparelho deve ser restrito para manter o espaço de um dente, e não é recomendado para as forças funcionais da mastigação. Embora a colagem de um fio flexível ou rígido através do espaço edêntulo seja defendida como uma alternativa, tal procedimento não tem apresentado resultados clínicos satisfatórios. Também não é mais considerado aconselhável soldar o pedaço da alça na coroa de aço inoxidável, pois esse procedimento impossibilita a simples remoção e a substituição do aparelho ortodôntico. Dentes com coroas de aço inoxidável devem ser bandados como dentes naturais.

Se um segundo molar decíduo foi perdido, a banda pode ser colocada no primeiro molar decíduo ou no primeiro molar permanente erupcionado. Alguns clínicos preferem bandar o dente decíduo nessa situação, por causa do risco de descalcificação em torno da banda, porém os primeiros molares decíduos são difíceis de serem bandados por causa das suas características morfológicas, que convergem de forma oclusal e tornam difícil a banda de retenção. Uma consideração mais importante é a sequência de erupção dos dentes sucessores. O primeiro molar decíduo não deve ser bandado se o primeiro pré-molar estiver se desenvolvendo mais rapidamente que o segundo pré-molar, pois a perda do dente pilar bandado poderia requerer a substituição do aparelho ortodôntico.

Antes da erupção dos incisivos permanentes, se um único molar decíduo for perdido bilateralmente, é recomendado um par de mantenedores de espaço com banda-alça em vez do arco lingual que poderia ser usado se o paciente for mais velho. Esse procedimento é aconselhável, pois os botões dos dentes incisivos permanentes estão em posição lingual em relação aos incisivos decíduos, e com frequência erupcionam lingualmente. A banda bilateral e as alças possibilitam que os incisivos permanentes erupcionem sem interferência de um fio lingual. Posteriormente, os dois aparelhos ortodônticos com banda-alça podem ser substituídos por um único arco lingual, se necessário.

A resistência de banda e alças não é expressiva. Tem sido determinado um período de aproximadamente 18 meses, com falha do cimento como o problema mais frequente.[29] Essa constatação determina a necessidade de avaliar esses mantenedores de espaço nas visitas de rotina para correções ou visitas mais frequentes.

Mantenedores de espaço com próteses parciais

Uma prótese acrílica parcial é mais útil para a manutenção do espaço posterior bilateral quando mais do que um dente foi perdido por segmento e os incisivos permanentes ainda não erupcionaram. Nesses casos, considerando a extensão do espaço edêntulo, são contraindicados os mantenedores de espaço com banda-alça, e a possibilidade da posição lingualizada dos incisivos permanentes na erupção inicial torna o arco lingual uma escolha inadequada. A prótese parcial apresenta também a vantagem de substituir parte da função oclusal.

Outra indicação para esse aparelho ortodôntico é a manutenção do espaço posterior em conjunto com a substituição de um incisivo decíduo ausente ou um incisivo permanente com erupção retardada (Figura 11.53). A manutenção do espaço anterior é desnecessária, pois a circunferência da arcada geralmente não é perdida, mesmo se ocorrer desvio dentário e redistribuição de espaço. Os dentes anteriores decíduos não são requeridos para o desenvolvimento da fala e nutrição, e na maioria dos casos as crianças se adaptam facilmente aos dentes faltantes, de modo que a substituição dos

UNIVERSITY OF NORTH CAROLINA AT CHAPEL HILL
SCHOOL OF DENTISTRY

SPACE ANALYSIS FORM

Patient's Name: _____ Date: _____

SECTION 1
AVAILABLE MANDIBULAR SPACE

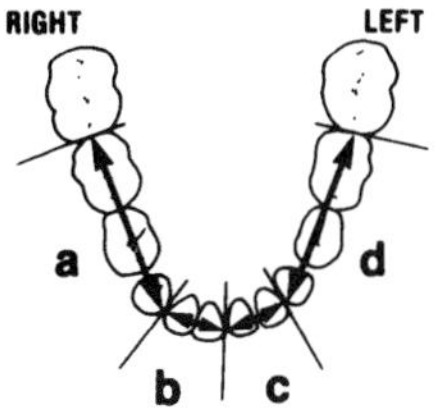

RIGHT   LEFT   Arch Segment Lengths

a: _____ mm
b: _____ mm
c: _____ mm
d: _____ mm

TOTAL: _____ mm

SECTION 2
MANDIBULAR INCISOR WIDTH

#23: _____ mm
#24: _____ mm
#25: _____ mm
#26: _____ mm

TOTAL: _____ mm

SECTION 3
AVAILABLE MAXILLARY SPACE

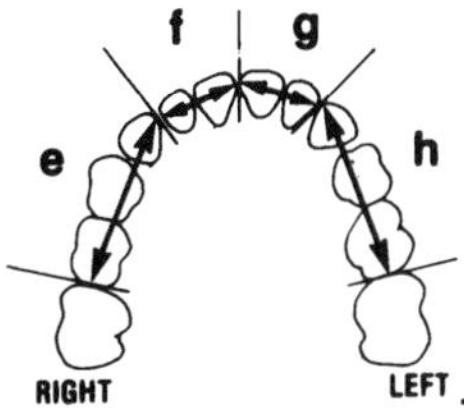

Arch Segment Lengths

e: _____ mm
f: _____ mm
g: _____ mm
h: _____ mm

RIGHT   LEFT   TOTAL: _____ mm

SECTION 4
MAXILLARY INCISOR WIDTH

#7: _____ mm
#8: _____ mm
#9: _____ mm
#10: _____ mm

TOTAL: _____ mm

SECTION 5
MANDIBULAR SPACE ANALYSIS

a. **TOTAL SPACE AVAILABLE** *(from Section 1)* _____
b. **SUM OF MAND. INCISOR WIDTHS** *(from Section 2)* _____
c. **SUM OF LEFT CANINE & PREMOLARS** *(estimated below from mand. incisors)* _____
d. **SUM OF RIGHT CANINE & PREMOLARS** *(estimated below from mand. incisors)* _____
e. **TOTAL SPACE REQUIRED** *(b + c + d)* _____
f. **DISCREPANCY** *(a − e)* _____

SECTION 6
MAXILLARY SPACE ANALYSIS

a. **TOTAL SPACE AVAILABLE** *(from Section 3)* _____
b. **SUM OF MAX. INCISOR WIDTHS** *(from Section 4)* _____
c. **SUM OF RIGHT CANINE & PREMOLARS** *(estimated below from mand. incisors)* _____
d. **SUM OF LEFT CANINE & PREMOLARS** *(estimated below from mand. incisors)* _____
e. **TOTAL SPACE REQUIRED** *(b + c + d)* _____
f. **DISCREPANCY** *(a − e)* _____

SECTION 7
SKELETAL JAW RELATIONSHIP
(from Facial Profile Analysis)

( ) CLASS I;   ( ) CLASS II;   ( ) CLASS III

SECTION 8
OCCLUSION OF PERMANENT FIRST MOLARS

RIGHT SIDE ( ) ANGLE CLASS I ( ) LEFT SIDE
( ) END-TO-END ( )
( ) ANGLE CLASS II ( )
( ) ANGLE CLASS III ( )

SECTION 9
MOLAR SHIFT *(From end-to-end to Class I)*
For Skeletal Class I only

RIGHT SIDE + LEFT SIDE = TOTAL SHIFT
_____ mm + _____ mm = _____ mm TOTAL

SECTION 10
LIP POSTURE *(from Facial Profile Analysis)*
( ) ACCEPTABLE;   ( ) PROTRUSIVE;   ( ) RETRUSIVE

MANDIBULAR INCISOR POSITION
(from Facial Profile Analysis and casts)
( ) ACCEPTABLE;   ( ) PROTRUSIVE;   ( ) RETRUSIVE

INTERPRETATION OF NUMERICAL RESULTS *(based on observations in Sections 7 — 10)*

To estimate the size of the unerupted canine and premolars in each quadrant
[method of Tanaka and Johnston, J Am Dent Assn 88:798, 1974]:

Mandibular quadrant: ½ the sum of the widths of the mandibular incisors, plus 10.5 mm.

_____ [ENTER ON LINE 5c and 5d ABOVE]

Maxillary quadrant: ½ the sum of the widths of the mandibular incisors, plus 11.0 mm.

_____ [ENTER ON LINE 6c and 6d ABOVE]

● **Figura 11.50** Formulário de análise de espaço.

dentes anteriores ausentes é realizada apenas para melhorar a aparência. Esse fato pode ter vantagens sociais, mesmo para as crianças mais novas.

Mantenedores de espaço com plano guia distal

O mantenedor com plano guia distal apresenta aplicação única, e é o aparelho ortodôntico de escolha quando um segundo molar decíduo é perdido antes da erupção do primeiro molar permanente. Esse aparelho consiste em um plano guia de plástico ou de metal ao longo do qual o molar permanente erupciona. O plano de guia é conectado a um dispositivo removível ou fixo (Figura 11.54). Quando o dispositivo de retenção é fixo, o plano guia distal geralmente é fixo em uma banda em vez de uma coroa de aço inoxidável, de modo que esse dispositivo pode ser substituído por outro tipo de mantenedor de espaço após o primeiro molar permanente erupcionar. Infelizmente, esse desenho limita a extensão do aparelho e

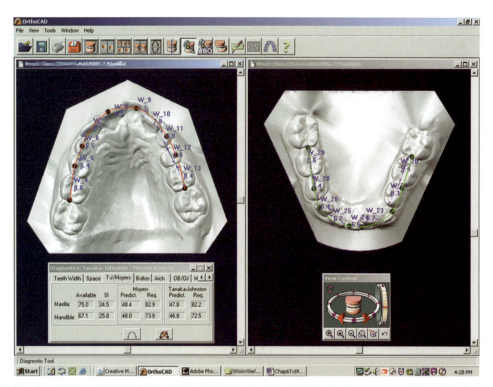

• **Figura 11.51** A análise de espaço pode ser realizada por um algoritmo computadorizado. Os dados para as dimensões das arcadas e as larguras dos dentes podem ser obtidos nos modelos digitais já existentes. A seguir, o computador executa os cálculos.

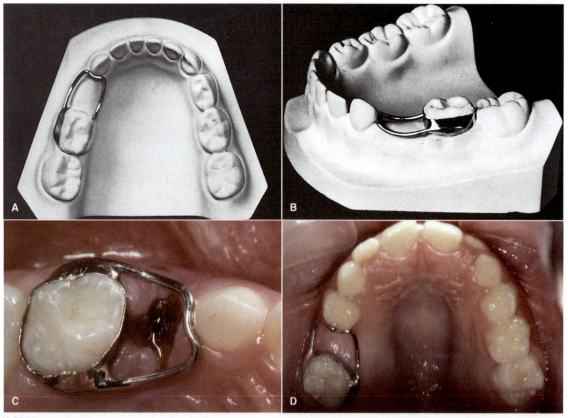

• **Figura 11.52** Um mantenedor de espaço banda-alça é geralmente usado na dentadura mista para preservar o espaço de um único molar decíduo perdido prematuramente. Esse dispositivo consiste em uma banda no molar decíduo ou permanente e uma alça de fio ortodôntico para manter o espaço. **A.** A parte da alça feita de fio de 36 mil é contornada cuidadosamente para o dente pilar, sem restringir o movimento lateral do canino decíduo. **B.** A alça é também contornada 1,5 mm para fora da crista alveolar. As áreas de soldagem devem preencher o ângulo entre a banda e o fio ortodôntico para impedir o acúmulo de alimentos e detritos. **C.** Mantenedor banda-alça completo, para impedir o dente bandado de inclinar mesialmente. **D.** Apoio oclusal mostrado aqui no primeiro molar decíduo pode ser adicionado à porção da alça para prevenir que o dente bandado incline mesialmente.

não proporciona substituição funcional para o dente faltante. Se o primeiro e o segundo molar decíduos estiverem ausentes, o aparelho deve ser removível e o plano guia é incorporado em uma prótese parcial, por causa da extensão do espaço edêntulo. Esse tipo de aparelho pode oferecer alguma função oclusal.

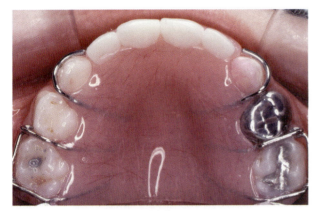

• **Figura 11.53** Em uma criança nova, uma prótese parcial removível é usada para substituir dentes anteriores para estética. Ao mesmo tempo, esse dispositivo dentário pode manter o espaço de um ou mais molares decíduos perdidos prematuramente. Para esse paciente, os quatro incisivos foram substituídos pelo aparelho. Múltiplos grampos, preferivelmente os grampos de Adams, são necessários para a boa retenção. Tanto os grampos como o acrílico necessitam de ajustes frequentes para impedir a interferência no ajuste fisiológico de dentes decíduos durante a erupção dos dentes permanentes. Os grampos circunferenciais ou do tipo C nos caninos decíduos proporcionam retenção limitada e são bons exemplos de grampos que necessitam de atenção cuidadosa contínua.

Para ser efetivo, o plano guia deve se estender dentro do processo alveolar de modo que esteja localizado aproximadamente a 1 mm abaixo da crista marginal mesial do primeiro molar permanente, e, caso seja construído antes do seu surgimento, a partir do osso. Um aparelho desse tipo é bem tolerado pela maioria das crianças, porém é contraindicado em pacientes que estão sob risco de endocardite bacteriana subaguda ou estão imunocomprometidos, por causa da epitelialização completa ao redor da porção intra-alveolar, pois ainda não existem dados comprobatórios para o uso do aparelho por esses pacientes.[30] A medição e o posicionamento cuidadosos são necessários para garantir, afinal, que a lâmina direcionará o molar permanente. O posicionamento defeituoso e a perda do aparelho ortodôntico são comuns com esse aparelho.

Mantenedores de espaço do tipo arco lingual

Um arco lingual é indicado para a manutenção de espaço, quando múltiplos dentes posteriores decíduos estiverem faltando e os incisivos permanentes erupcionaram (Figura 11.55A-B). Um arco lingual convencional, conectado às bandas no primeiro molar permanente ou no segundo molar decíduo, e em contato com os incisivos mandibulares ou maxilares, impede o movimento para mesial dos dentes posteriores e o movimento para distal dos dentes anteriores.

Um mantenedor de espaço do tipo arco lingual é geralmente soldado nas bandas dos molares, porém pode ser fabricado para ser removido pelo ortodontista. Os arcos linguais removíveis (p. ex., aqueles ajustados dentro dos acessórios soldados nas bandas) são mais suscetíveis a ruptura e perda. Independentemente de o mantenedor de espaço ser removível ou não, o arco lingual

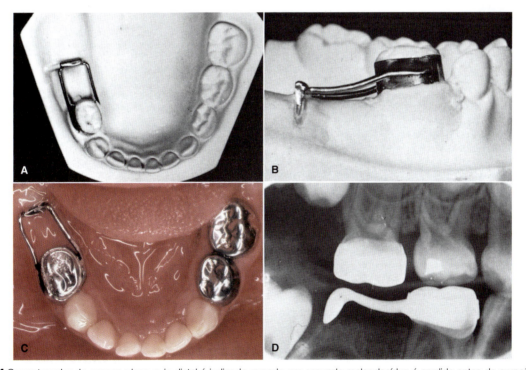

• **Figura 11.54** O mantenedor de espaço plano guia distal é indicado quando um segundo molar decíduo é perdido antes da erupção do primeiro molar permanente, e é geralmente colocado logo depois da extração do molar decíduo. **A.** A parte da alça, feita de fio de aço inoxidável de 36 mil, e a lâmina intra-alveolar são soldadas em uma banda, de modo que o aparelho corretivo pode ser removido e recolocado com outro mantenedor após o molar permanente erupcionar. **B.** A porção da alça deve ser contornada próxima da crista, pois o aparelho pode não resistir às forças oclusais excessivas dos dentes opostos. **C.** Esse mantenedor de espaço com plano guia distal foi colocado no período da extração do segundo molar decíduo. **D.** A parte da lâmina deve ser posicionada de modo que ela se estenda aproximadamente 1 mm abaixo da crista marginal mesial do dente permanente em erupção, para orientar esse processo. Essa posição pode ser medida por meio de radiografias de pré-tratamento e verificadas por uma radiografia experimental ou após a cimentação. Radiografia oclusal complementar pode ser obtida se houver em dúvida na posição vestibulolingual.

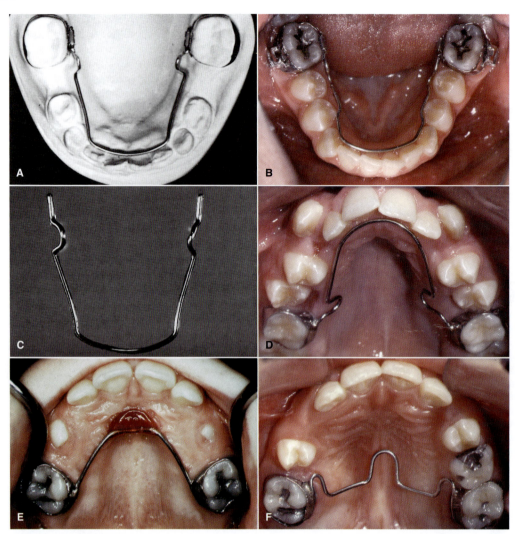

• **Figura 11.55** Um arco de contenção lingual geralmente é a melhor opção para manter o espaço para os pré-molares, após a perda prematura dos molares decíduos quando os incisivos permanentes erupcionaram. **A.** O arco lingual é feito com fio de 36 mil e alças para ajuste com mesial dos primeiros molares permanentes. **B.** Esse arco lingual soldado manteve, com êxito, o espaço para os pré-molares. **C.** O arco lingual é mantido afastado dos pré-molares para permitir a erupção desses dentes sem interferência, o que resulta em um desenho de fechadura. O fio ortodôntico também é afastado 1,5 mm do tecido mole em todos os pontos. **D.** Um arco lingual maxilar é usado quando a sobremordida não for excessiva, ou, como mostrado em **E**, um arco de Nance com um germe dental de acrílico na abóbada palatina é indicado se a sobremordida for excessiva. O germe dental palatino deve ser monitorado, pois ele pode causar irritação do tecido mole. **F.** O arco transpalatino impede um molar de rotacionar mesialmente dentro de um espaço de extração de um molar decíduo, e tal procedimento evita a migração mesial desse dente. Diversos dentes devem estar presentes em ao menos um lado da arcada, quando um arco de desenho transpalatino é utilizado como único mantenedor de espaço.

deve ser posicionado para permanecer no cíngulo dos incisivos, aproximadamente 1 a 1,5 mm de distância do tecido mole, e deve ser desviado para o lado lingual na região dos caninos, para permanecer longe dos molares decíduos e dos pré-molares não erupcionados, de modo que não haja interferência em suas erupções (Figura 11.55C). Os arcos linguais devem ter forma ideal de arcada, de modo que os dentes possam se alinhar caso eles tenham espaço. Produzir o arco conforme as irregularidades dentárias não é apropriado. Aproximadamente 25 a 30% dos aparelhos do tipo arco lingual apresentam defeitos, geralmente devido a falha na cimentação e ruptura das juntas de solda. O período de utilização desses aparelhos é estimado em menos de 24 meses.[31] Instruções cuidadosas para pais e pacientes podem reduzir esses problemas, porém é aconselhável uma verificação regular.

Os arcos linguais maxilares, assim como os mantenedores de espaço, não são familiares para muitos clínicos, porém são contraindicados somente em pacientes cuja mordida profunda provoca o contato dos incisivos inferiores com o arco no lado lingual maxilar (Figura 11.55D). Quando a mordida profunda não permite o uso de um desenho convencional, pode ser usado o arco lingual de Nance (Figura 11.55E) ou um arco transpalatino (Figura 11.55F). O arco de Nance é um mantenedor de espaço efetivo, porém a irritação dos tecidos moles pode ser um problema. A melhor indicação para um arco transpalatino é quando um lado da arcada está intacto, e mais que um dente decíduo está faltando no outro lado. Nessa situação, o acessório rígido para o lado intacto geralmente proporciona estabilidade adequada para a manutenção de espaço. Quando os molares decíduos foram perdidos bilateralmente, de forma que os molares permanentes podem se inclinar para mesial apesar do arco transpalatino, recomenda-se o uso do arco lingual ou o arco de Nance.

Um fluxograma é apresentado para auxiliar como guia na tomada de decisão para a manutenção de espaço (Figura 11.56).

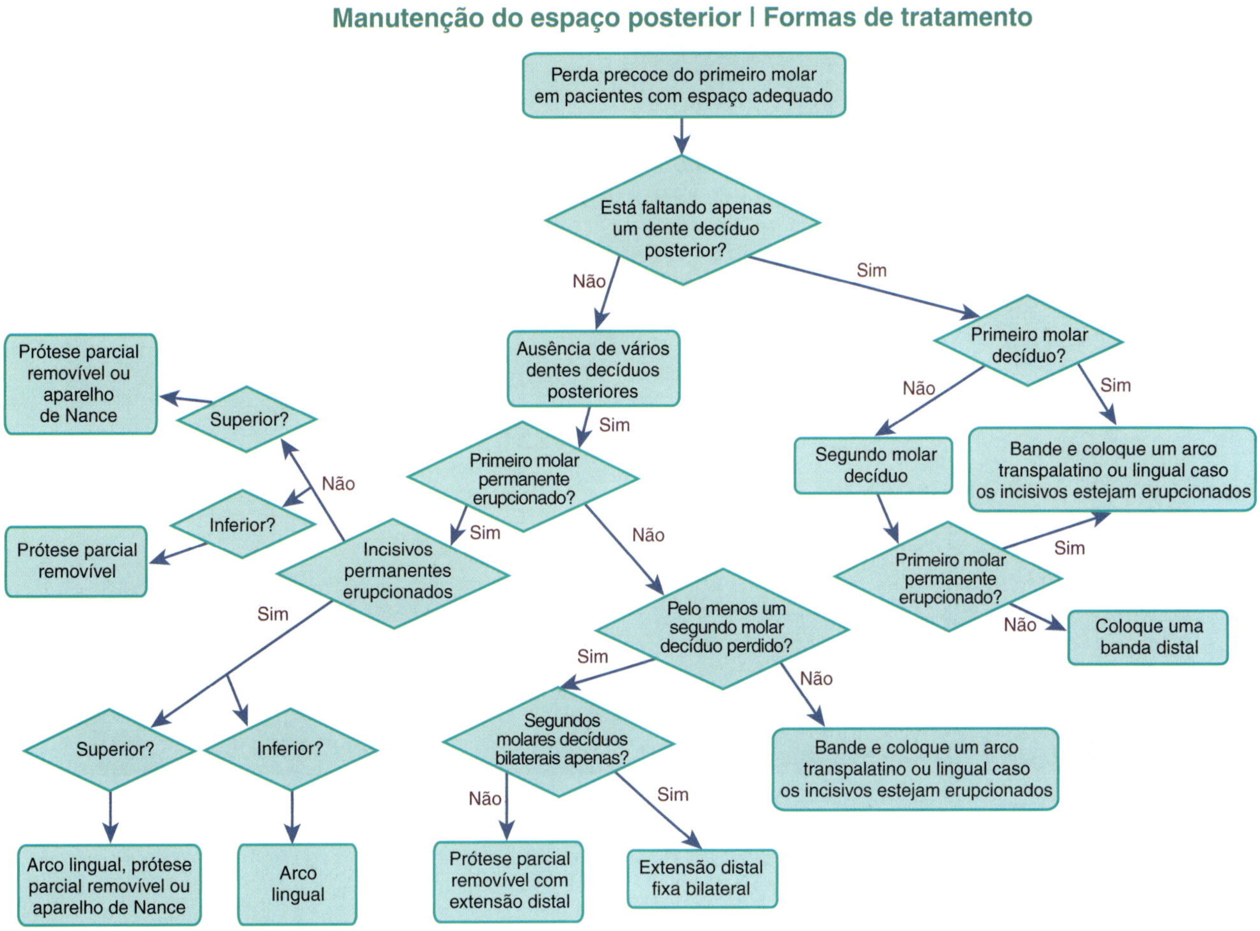

CAPÍTULO 11 Problemas Não Esqueléticos Moderados em Crianças Pré-Adolescentes

Manutenção do espaço posterior | Formas de tratamento

• **Figura 11.56** Este fluxograma pode ser usado para auxiliar na tomada de decisão no que diz respeito às opções possíveis para a manutenção de espaço nas dentições decíduas e mistas.

Perda de espaço localizada (3 mm ou menos): recuperação de espaço

Os problemas potenciais de espaço podem ser decorrentes de um desvio dos incisivos ou dos molares permanentes, após a extração precoce dos molares ou caninos decíduos, o que ocorre geralmente durante os primeiros 6 meses após a extração. A seguir, é necessário reposicionar os dentes para recuperar espaço e reduzir a discrepância de espaço para zero, colocando um mantenedor de espaço para impedir desvios adicionais e perda de espaçamento até que os dentes sucessores tenham erupcionado. Um mantenedor de espaço isolado não é tratamento adequado para a deficiência de espaço.

Até 3 mm de espaço podem ser restabelecidos, em uma área localizada, com aparelhos ortodônticos relativamente simples e um bom prognóstico. A perda de espaço maior do que essa constitui um problema grave e normalmente requer tratamento corretivo para alcançar resultados aceitáveis. Os métodos para recuperar perdas de espaços maiores são considerados no Capítulo 12. O tratamento necessário para recuperar o espaço durante a dentadura mista, especialmente se for necessário um segundo estágio de tratamento em qualquer circunstância, pode ser mais que razoável quando se analisa a razão de custo/benefício. A extração com fechamento de espaço é a melhor opção. Nessa circunstância, muitas vezes, o apinhamento pode ser aceito durante a dentadura mista, de modo que o fechamento final de espaço ocorra sob controle quando os aparelhos ortodônticos fixos corretivos estiverem posicionados.

Recuperação de espaço maxilar

Em geral, o espaço é mais fácil de recuperar na maxila do que na arcada mandibular, devido ao aumento da ancoragem para os aparelhos removíveis proporcionada pela abóbada palatina e a possibilidade para uso de força extraoral. Os primeiros molares superiores permanentes podem ser inclinados para distal de modo a recuperar espaço com um aparelho fixo ou removível, porém o movimento dentário de corpo requer um aparelho fixo. Considerando que os molares tendem a se inclinar para a mesial e a rotacionar mesiolingualmente, a rotação em sentido inverso, para recuperar 2 a 3 mm, muitas vezes é satisfatória.

Um aparelho removível com grampos de Adams e incluindo uma mola digital com helicoide adjacente ao dente a ser movido é muito efetiva. Esse aparelho apresenta o desenho ideal para a inclinação distal de um molar (Figura 11.57). Um dente posterior pode ser movido até 3 mm para distal durante 3 a 4 meses de uso de aparelho em período integral. A mola é ativada aproximadamente 2 mm para produzir 1 mm de movimento por mês. O molar geralmente inclinará em sentido inverso de forma espontânea, considerando que esse dente está inclinado para distal.

Para recuperar o espaço unilateral, com o movimento dentário de corpo do primeiro molar permanente, é recomendado o uso de um aparelho fixo. A ancoragem proporcionada pelos dentes remanescentes pode suportar as forças produzidas por uma mola espiral em um arco segmentado, com bons resultados (Figura 11.58), porém, para ser efetivo, geralmente é necessário o apoio de um arco de Nance modificado.

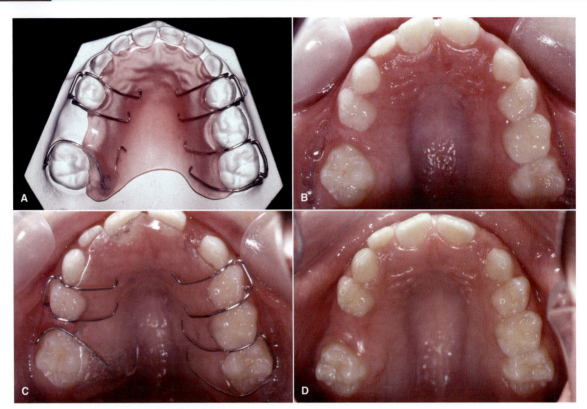

• **Figura 11.57** Um aparelho removível com mola digital pode ser usado para recuperar espaço inclinando o primeiro molar permanente para distal. **A.** O aparelho incorpora múltiplos grampos de Adams e uma mola de 28 mil com helicoide, que é ativada 2 a 3 mm por mês. **B.** A perda prematura do segundo molar decíduo levou ao desvio mesial e à rotação do primeiro molar permanente. **C.** Esse aparelho removível pode ser usado para recuperar até 3 mm de espaço. **D.** Após a recuperação de espaço, ele deve ser mantido com banda-alça ou com um arco lingual se os incisivos permanentes já erupcionaram.

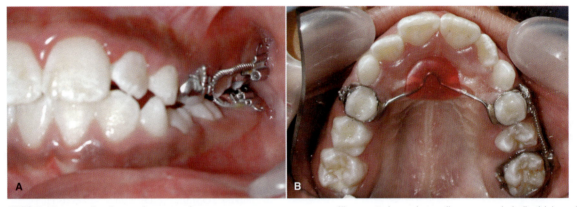

• **Figura 11.58 A.** Um aparelho fixo pode ser usado para recuperar espaço nas regiões posteriores do maxilar, com mola helicoidal produzindo a força de distalização. **B.** A ancoragem palatina foi obtida usando um arco de Nance e os dentes erupcionados.

Independentemente do método usado para recuperar espaço, um mantenedor de espaço é necessário quando o espaço adequado foi restaurado. É recomendado um mantenedor de espaço fixo, em vez de tentar manter o espaço com o aparelho removível que foi usado para a recuperação de espaço, pois esse aparelho pode estar distorcido e permitir a perda involuntária de espaço.

A recuperação da perda de espaço localizada bilateralmente de qualquer proporção é mais complexa e é discutida no Capítulo 12.

Recuperação de espaço mandibular

Para as quantidades moderadas de recuperação de espaço, podem ser usados os aparelhos removíveis na arcada mandibular, da mesma maneira que na arcada maxilar, mas em geral esses aparelhos são menos satisfatórios, são mais frágeis e apresentam tendências para a ruptura. Esses aparelhos não se ajustam tão bem e não apresentam o suporte da ancoragem palatina. Problemas com a irritação dos tecidos são vistos frequentemente, e a aceitação do paciente tende a ser menos satisfatória do que com os aparelhos removíveis para a expansão maxilar.

Para a recuperação de espaço mandibular unilateral, a melhor opção é um aparelho fixo. Um arco lingual pode ser usado para apoiar o movimento dentário e oferecer ancoragem, quando usado juntamente com um arco segmentado e mola espiral (Figura 11.59).

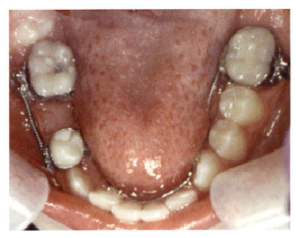

• **Figura 11.59** Mover os molares distalmente na arcada mandibular, especialmente em um só lado, é muito desafiador e requer o apoio de alguns dentes. O uso de um arco lingual para incorporar a ancoragem dos molares decíduos e permanentes, bem como dos incisivos, e aplicar a força de uma mola helicoidal em um arco ortodôntico segmentar, pode ser efetivo.

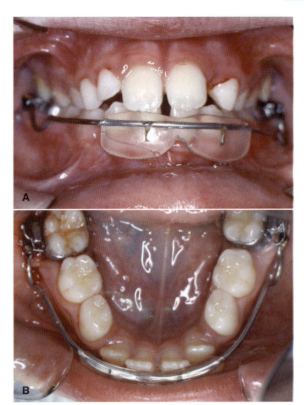

• **Figura 11.60 A.** Uma placa labioativa, construída de arco ortodôntico de 36 mil, é um escudo acrílico, que se ajusta nos tubos nos primeiros molares permanentes; algumas vezes é usada para aumentar o comprimento da arcada. Isso ocorre quando o aparelho força o lábio inferior e transmite força para mover os molares para trás. O aparelho prejudica também o equilíbrio entre o lábio e a língua, e permite o movimento vestibular dos dentes anteriores. O resultado gera mudança dos incisivos e dos molares. Esse aparelho pode ser usado para a recuperação de espaços menores ou para a expansão moderada da arcada. **B.** A placa labioativa está bem posicionada, de modo que ela permanece na posição adequada durante o tratamento e aumenta a colaboração. Periodicamente, essa placa necessita ser avançada alguns milímetros vertibularmente aos incisivos, de modo que eles possam migrar para vestibular.

Se o espaço foi perdido bilateralmente devido à inclinação lingual dos incisivos, existem duas opções na ausência de bandas e bráquetes: uma placa labioativa ou um arco lingual ajustável. Com a placa labioativa, que é um aparelho vestibular ajustado para tubos nos molares (Figura 11.60), o objetivo é que o aparelho sofra pressão do lábio, produzindo uma força distal para inclinar os molares posteriormente sem afetar os incisivos. Embora seja observado algum movimento posterior dos molares quando é usada a placa labioativa, o aparelho também altera o equilíbrio de forças contra os incisivos, removendo qualquer restrição do lábio nesses dentes. O resultado é o movimento dos incisivos para a frente.[32] Dependendo do tipo de placa labioativa usada e de sua manipulação clínica, pode ocorrer também a expansão transversal.

Quando um arco lingual ativo faz o movimento posterior de ambos os molares contra a ancoragem oferecida pelos incisivos, existe a expectativa da ocorrência de um deslocamento significativo dos incisivos para a frente (Figura 11.61). A expansão pode ser realizada abrindo ligeiramente as alças localizadas na região mesial dos molares bandados. São necessárias pequenas parcelas de ativação desde que o fio seja espesso e com capacidade de liberar forças pesadas. O aparelho pode então servir como contenção passiva ou ser substituído por um arco lingual soldado.

Recapitulando, os efeitos de um arco lingual ativo e de uma placa labioativa são similares. Um arco lingual pode ser deixado na posição como um mantenedor de espaço, após o espaço ter sido recuperado. Uma placa labioativa não é um bom mantenedor de espaço, e deve ser substituída por um arco lingual quando for necessária a manutenção a longo prazo do espaço recuperado.

A distalização bilateral de molares para recuperar espaço ou mover a linha mediana mandibular, para solucionar uma assimetria, é considerada um problema complexo e é abordada no Capítulo 12.

Apinhamento de leve a moderado de incisivos com espaço adequado

Incisivos irregulares, discrepância mínima de espaço

Em algumas crianças, a análise de espaço demonstra que o espaço para todos os dentes permanentes finalmente estará disponível, porém os incisivos permanentes relativamente grandes e a realidade clínica do "comprometimento dos incisivos" (ver Capítulo 4) causam o apinhamento transitório dos incisivos permanentes. Esse apinhamento geralmente é evidenciado como um leve deslocamento vestibulolingual ou rotações individuais dos dentes anteriores.

Estudos de crianças com oclusão normal indicam que, quando elas entram no período de transição da dentadura decídua para a dentadura permanente, até 2 mm de apinhamento dos incisivos podem ser solucionados espontaneamente sem tratamento. Nesses casos, de modo geral, não existe a necessidade de tratamento quando o apinhamento leve dos incisivos é observado durante a dentadura mista. Dessa forma, não apenas a correção dessa pequena quantidade de apinhamento não é justificável, mas também não existem evidências de que a estabilidade a longo prazo será maior se a criança receber o tratamento precoce para melhorar o alinhamento. A única razão para o tratamento pode ser a melhora temporária da estética.

Se a preocupação exagerada dos pais tornar o apinhamento leve ou moderado um problema, pode ser considerado o desgaste das superfícies do esmalte interproximal dos caninos decíduos remanescentes e dos primeiros molares decíduos (Figura 11.62) quando os dentes anteriores erupcionarem. Esse procedimento pode auxiliar nas discrepâncias vestibulolinguais, porém não nas rotações. É possível obter o máximo de 3 a 4 mm de espaço através

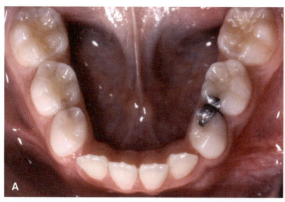
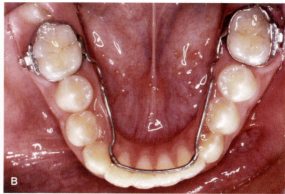

- **Figura 11.61 A.** A recuperação de pequenos espaços ou a expansão moderada da arcada inferior podem ser realizadas usando um arco lingual, quando os incisivos apresentam bom alinhamento e pouco espaçamento, como nesse paciente que necessita de um comprimento adicional da arcada para acomodar os caninos e pré-molares não erupcionados. **B.** Quando o arco lingual é colocado e é ativo, ele ficará na porção incisal da superfície lingual dos incisivos e deve exercer força de inclinação para baixo. Duas ou três ativações de 1 a 1,5 mm, em intervalos de 4 a 6 semanas, alcançarão o movimento desejado.

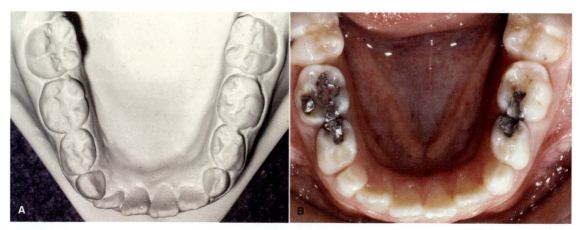

- **Figura 11.62** O desgaste interproximal pode ser usado em superfícies múltiplas de dentes decíduos, especialmente os caninos decíduos, quando o apinhamento transicional limitado é evidente. **A.** Esse modelo de pré-tratamento demonstra o pequeno apinhamento anterior. **B.** O desgaste das superfícies distal e mesial dos caninos decíduos permitiu o alinhamento espontâneo, sem a terapia com aparelho ortodôntico.

desse procedimento, porém os dentes podem alinhar-se em uma posição mais lingual, tornando o problema de espaço ainda pior. É importante salientar que nessa etapa da dentadura mista não devem ser realizadas quaisquer tentativas de desgaste interproximal nos dentes *permanentes*. Esses procedimentos produzem uma discrepância no tamanho dos dentes, que mais tarde serão difíceis de resolver. O desgaste dos dentes permanentes não deve ser executado até que todos os dentes permanentes tenham erupcionado e as relações de tamanho interarcadas possam ser avaliadas.

A correção das rotações dos incisivos causadas por esse apinhamento transicional requer espaço e movimento controlado, para alinhar e rotacionar em sentido inverso esses dentes, usando um arco e acessórios ortodônticos colados nos incisivos. É raro que uma criança que necessita desse tipo de tratamento na dentadura mista não requeira tratamento complementar após a erupção de todos os dentes permanentes, de modo que, em geral, não é indicado tratamento precoce abrangente.

Deficiência de espaço principalmente em virtude de mesialização do molar: controle de espaço

Em algumas crianças, o apinhamento mais grave ocorre quando os incisivos erupcionam. A análise de espaço evidencia, com frequência, que o espaço presente é totalmente adequado ou parcialmente adequado. O principal componente da deficiência de espaço verificada é a tendência de movimento mesial dos primeiros molares permanentes, para uma relação de classe I, quando os segundos molares decíduos são perdidos. Para esses pacientes, se a perda de espaço adicional puder ser impedida, poderia ocorrer pouca ou nenhuma deficiência de espaço. Gianelly relatou que, em pacientes que procuraram tratamento na Universidade de Boston, 75% teriam espaço quase suficiente para alinhar os dentes se a migração dos molares fosse impedida.[33] Podemos considerar essas crianças a partir de duas perspectivas: (1) existe um benefício mínimo com relação ao tratamento precoce, a menos que seja a principal preocupação estética, e dessa forma há pouca ou nenhuma razão para intervir, ou, alternativamente, (2) esse grupo não necessita de muito tratamento, deve ser relativamente fácil de corrigir o problema e há sempre a possibilidade de que, se o tratamento precoce for realizado, o tratamento subsequente pode não ser necessário.

Em vez de iniciar o tratamento na dentadura mista precoce, a recomendação atual para crianças com apinhamento moderado, porém com pouca ou nenhuma discrepância de espaço, é iniciar a intervenção com um arco lingual na dentadura mista tardia, pouco antes dos segundos molares decíduos esfoliarem. O apinhamento transicional dos incisivos simplesmente deveria ser tolerado até esse período, na teoria de que poderia ser corrigido juntamente com outro apinhamento na arcada, quando o espaço ocupado pelos segundos molares decíduos se tornar disponível. Nesses pacientes, iniciar o tratamento corretivo com antecipação é considerado um procedimento não econômico, pois esse tratamento é mais longo, tanto para o paciente quanto para o profissional, sem produzir resultado melhor a longo prazo.

Todavia, existe indicação primária para iniciar o tratamento precoce em alguns desses pacientes que apresentam espaço global adequado, porém com variada quantidade de apinhamento transicional. É a perda precoce de um canino decíduo quando os incisivos laterais erupcionam. A perda de ambos os caninos decíduos ou erupção retardada devido a apinhamento é uma indicação para abordagem precoce para o manejo do espaço com um arco lingual. A colocação de um arco lingual pode manter a simetria da arcada e as relações da linha mediana, e isso impedirá o movimento distal dos incisivos que reduzem a extensão da arcada (Figura 11.63).[34] O arco lingual deve ser deixado na posição até a erupção dos segundos pré-molares, de modo que o início do tratamento corretivo possa ser postergado. Com essa abordagem para controle de espaço, há também alguma evidência para uma pós-contenção melhor e uma estabilidade a longo prazo.[35]

Na ausência de perda precoce dos dentes decíduos, a principal razão para a intervenção precoce em uma criança que apresenta o apinhamento transicional é a preocupação estética, em vista da evidência desse apinhamento. Se os pais insistirem em adotar alguma medida de imediato, em vez de postergar, uma combinação de extração precoce dos caninos decíduos e desgaste, para reduzir a largura dos molares decíduos, pode proporcionar espaço para permitir a erupção e o alinhamento dos caninos e incisivos permanentes. É possível realizar-se esse processo na arcada, de forma complementar, pelo desgaste do segundo molar decíduo, de modo a permitir a erupção dos primeiros pré-molares (Figura 11.64). A terapia minimalista com aparelho ortodôntico é o arco lingual, que apoiará os incisivos e controlará a posição dos molares e do perímetro da arcada, impedindo qualquer alteração mesial. Se necessário, o arco lingual pode ser ativado ligeiramente para inclinar os molares distalmente e os incisivos vestibularmente, a fim de obter pequeno aumento na extensão da arcada (ver Figura 11.61). Pode ser usada também uma placa labioativa na arcada inferior para manter a posição dos molares, ou talvez realizar a inclinação dos mesmos levemente para distal, enquanto se elimina a pressão labial e se permite o movimento vestibular dos incisivos.

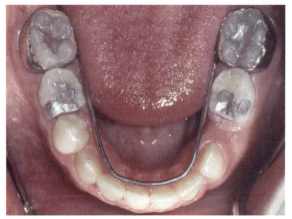

• **Figura 11.64** O desgaste dos dentes posteriores decíduos, em conjunto com a manutenção de espaço, é um método efetivo para usar o "espaço de liberdade de movimento" (*leeway space*) e todo o comprimento disponível da arcada. Observe que o desgaste deve ser realizado de forma perpendicular ao plano oclusal, de modo que o contorno do dente seja reduzido. Desgastes convergentes para oclusal, que não reduzem a largura mesiodistal dos dentes, não são úteis.

Quando o espaço é produzido desse modo, os incisivos muitas vezes se alinham espontaneamente, caso a irregularidade seja de inclinação vestibulolingual, porém as rotações apresentam menor probabilidade de serem solucionadas. Uma exceção é a criança cujo segmento incisal é reto, sem a curvatura anterior da arcada. Nessas crianças, a extração dos caninos decíduos geralmente leva ao espaçamento dos incisivos ou essencialmente à manutenção da mesma forma de arcada. O alinhamento não melhora, mesmo quando o espaço está disponível, e um arco lingual é colocado na posição para servir como um gabarito para a posição dentária (Figura 11.65). A correção das rotações dos incisivos ou da irregularidade residual na posição dos incisivos requer um aparelho fixo, usando-se um arco ortodôntico e acessórios colados nos incisivos. Aceitar algum apinhamento dos incisivos e postergar o tratamento o quanto for possível – quando os pré-molares estão na fase de erupção – costuma ser o melhor procedimento.

Considerando que os molares não foram alterados para a frente dentro do espaço adicional, quando foi utilizado o controle de espaço, esses dentes muitas vezes são mantidos

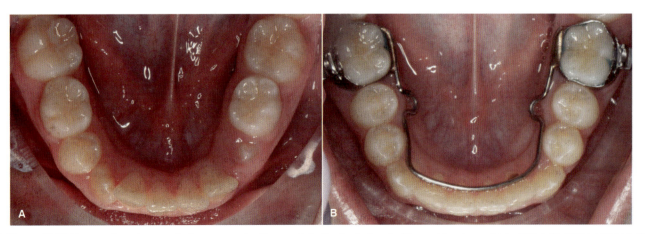

• **Figura 11.63** Um arco lingual em conjunto com a extração ou esfoliação de dentes decíduos pode ser um modo efetivo de obter vantagem do "espaço de liberdade de movimento" (*leeway space*) e reduzir o apinhamento. **A.** Os segundos molares decíduos estão na posição, e existe algum apinhamento anterior que está dentro da área do *leeway space*. **B.** Com o arco lingual em posição para obter vantagem do "espaço de liberdade de movimento", os segundos molares erupcionados e o alinhamento dos caninos e dos incisivos melhoram espontaneamente.

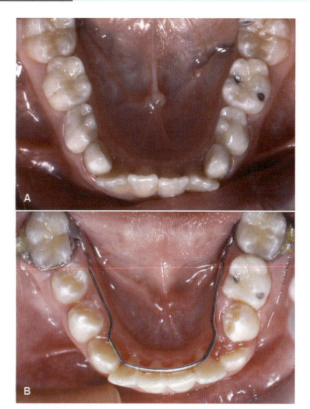

- **Figura 11.65 A.** Apinhamento anterior combinado com um aspecto reto da arcada nos incisivos. **B.** Segmentos incisivos retos com incisivos laterais sobrepostos à face mesial do canino primário geralmente não se alinham em formato ideal de arco quando os caninos decíduos são extraídos, mesmo se for usado um arco lingual.

na relação de topo a topo, que é normal antes da erupção dos pré-molares, em vez de se moverem para uma relação de classe I. Por esse motivo, a correção da relação dos molares deve se tornar também um objetivo de tratamento. A realização desse processo durante a segunda fase do tratamento, quando um aparelho fixo corretivo está disponível, é a abordagem mais eficiente. As técnicas utilizadas para a correção dos molares são discutidas em detalhes no Capítulo 15.

Apinhamento moderado generalizado

Uma criança com discrepância generalizada da arcada de 2 a 4 mm e sem perdas prematuras de dentes decíduos apresenta a probabilidade de ter incisivos apinhados moderadamente. Isso ocorre em cerca de 25% de cada grupo étnico nos EUA (ver Figura 1.11). A menos que os incisivos sejam severamente protrusivos, o plano a longo prazo seria a expansão generalizada da arcada para alinhar os dentes. A principal vantagem de realizar esse procedimento na dentição mista é melhorar a estética dentofacial, e o benefício é amplamente para os pais, e não para a criança.

Se os pais quiserem realmente o tratamento precoce para o apinhamento moderado, o aparelho de escolha é a colocação de um arco lingual ajustável na arcada mandibular para a expansão simples, pela inclinação dentária. Na maxila, pode ser usado um aparelho fixo ou removível (Figura 11.66). É importante salientar que os incisivos rotacionados normalmente não serão corrigidos espontaneamente, mesmo se o espaço for proporcionado, de modo que a correção precoce deve requerer acessórios ortodônticos colados nesses dentes.

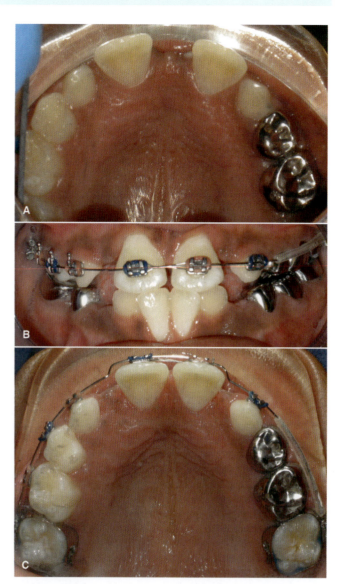

- **Figura 11.66** Aparelho restrito à maxila pode ser usado na dentadura mista para alinhar os dentes e distribuir o espaço. **A.** Este paciente apresentou os incisivos laterais superiores não erupcionados, como resultado do amplo diastema na linha mediana. **B** e **C.** Os dentes foram alinhados e o diastema foi fechado. Observe o tubo que protege o lábio do paciente da contínua expansão do fio ortodôntico no lado esquerdo do paciente.

Outros deslocamentos dentários

Incisivos superiores espaçados e vestibularizados

Em crianças com incisivos superiores espaçados e vestibularizados, que apresentam relações molares de classe I e boas proporções faciais, a análise de espaço deve evidenciar que o espaço presente é excessivo em vez de deficiente. Essa condição muitas vezes é encontrada na dentadura mista após o período prolongado do hábito de sucção do dedo, e ocorre frequentemente em conexão com algum estreitamento da arcada maxilar. O hábito de sucção do dedo ou do polegar deve ser eliminado antes das tentativas de retrair os incisivos. A adaptação fisiológica para o espaço entre os dentes anteriores requer a colocação da língua nessa área para fechar a abertura, de modo a ter êxito na deglutição e na fala. Essa "interposição lingual" não é a causa da protrusão ou da mordida aberta e não deve ser o direcionamento da terapia. Se os dentes forem retraídos, a interposição lingual desaparecerá quando a língua se adaptar às suas novas características morfológicas.

Se os incisivos superiores estiverem espaçados e vestibularizados e não houver contato com os incisivos inferiores, a protrusão dos incisivos superiores pode ser retraída muito satisfatoriamente com um aparelho removível. Um aparelho do tipo Hawley, usando diversos grampos e um arco vestibular, pode ser muito efetivo para esse propósito (Figura 11.67). É claro que o paciente deve ser cooperativo em usar o aparelho, e esse aparelho deve ser construído com retenção adequada e um arco vestibular flexível (fio de 28 mil). Introduzir alças no arco pode auxiliar a flexibilidade. Durante o período de tratamento, o aparelho é ajustado aproximadamente 2 mm por mês para alcançar 1 mm de inclinação lingual dos incisivos e fechamento do espaço. O acrílico cobrindo o palato, na face lingual dos incisivos, deve ser removido para proporcionar espaço para o momento posterior dos dentes e da gengiva. Após o fechamento do espaço, os dentes devem ser contidos com uma contenção lingual colada ou o próprio aparelho removível existente.

Por outro lado, se houver mordida profunda, os incisivos superiores protraídos não podem ser retraídos até que essa sobremordida seja corrigida. Os incisivos inferiores ocluindo contra a face lingual dos incisivos superiores impedem os dentes superiores de serem movidos lingualmente. Mesmo se a relação anteroposterior dos maxilares for de classe I, um problema esquelético vertical pode estar presente, e é provável que seja necessário tratamento complexo.

Os dentes que estão espaçados e rotacionados, ou que necessitam de movimento de corpo durante a retração, são mais difíceis de mover e controlar. Esse é um problema complexo e é discutido no Capítulo 12.

Diastema maxilar mediano

Um pequeno diastema na linha mediana do maxilar, que está presente em muitas crianças, não é necessariamente uma indicação para tratamento ortodôntico. Os caninos permanentes não erupcionados, com frequência, situam-se no lado superior e distal das raízes dos incisivos laterais, forçando as raízes dos incisivos centrais e laterais em direção à linha mediana, enquanto suas coroas se afastam distalmente (Figura 11.68). Em sua forma extrema, essa condição de incisivos espaçados e alargados é denominada fase do "patinho feio" (ver Capítulo 4). Esses espaços tendem a fechar espontaneamente ou ao menos reduzir no tamanho quando os caninos erupcionam e as posições das coroas e raízes dos incisivos se alteram – a prevalência de um diastema de linha mediana apresenta redução desde 25% na dentição mista precoce para aproximadamente 7% nas idades de 12 a 17 anos.[1] Até a erupção dos caninos, é difícil assegurar se o diastema fechará completamente ou apenas de forma parcial.

Um diastema pequeno, mas antiestético (2 mm ou menos) pode ser fechado na dentadura mista precoce pela inclinação conjunta dos incisivos centrais. Um aparelho removível para a maxila, com grampos, molas digitais e, possivelmente, um arco anterior pode apresentar êxito completo com esse tipo de tratamento (Figura 11.69). Os elásticos sem suporte não devem, em nenhuma circunstância, ser posicionados ao redor dos incisivos centrais, pois existe alta probabilidade de que o elástico deslize apicalmente e destrua o ligamento periodontal. O elástico pode se tornar um modo efetivo para extrair ambos os dentes.

Quando houver um diastema maior (> 2 mm), sempre se deve suspeitar de um dente supranumerário na linha mediana ou uma lesão intraóssea (Figura 11.70), e não há probabilidade de que ocorra fechamento espontâneo completo. Um diastema desse tamanho é desproporcionalmente prevalente na população afro-americana. Dependendo de quais radiografias já estejam disponíveis, uma das diversas imagens pode ser apropriada – uma radiografia panorâmica, uma radiografia oclusal do maxilar, ou uma imagem de TCFC com pequeno campo de visão. A falta dos incisivos laterais permanentes também pode levar a um espaço maior entre os incisivos centrais, pois os incisivos centrais permanentes se movem, com frequência, distalmente dentro do espaço disponível. Alguns hábitos de sucção digital podem provocar a ocorrência de diastemas ou espaçamentos.

Independentemente de sua causa, um diastema maior que 2 mm não apresenta possibilidade de fechar espontaneamente.[36]

Esse tipo de tratamento geralmente necessitará de movimento dentário de corpo e contenção[37] e é abordado no Capítulo 12.

Algumas vezes, o tecido mole do freio da linha mediana é responsabilizado pelo espaço entre os incisivos centrais, porém é difícil assegurar se esse é o caso. Normalmente, é aconselhável proceder ao movimento dentário e determinar se existem problemas adicionais com a sua contenção. Se realmente forem constatados outros problemas, então pode ser considerada a frenectomia, no caso de haver tecido excessivo aglomerado na linha mediana. A frenectomia precoce deve ser evitada.

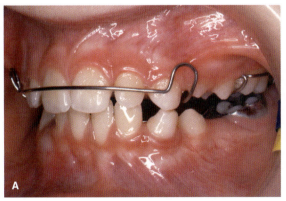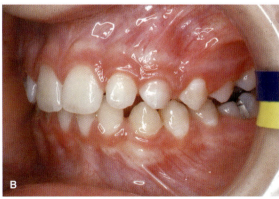

• **Figura 11.67** Um aparelho removível pode ser usado na dentadura mista para retrair dentes anteriores protraídos e espaçados. **A.** O arco vestibular é ativado 1,5 a 2 mm e alcançará aproximadamente 1 mm de retração por mês quando os dentes anteriores maxilares inclinarem para lingual. Em cada consulta, o arco vestibular deve ser ajustado e o acrílico lingual deve ser removido para proporcionar espaço para o movimento dentário. **B.** Oclusão quase normal na dentadura mista tardia.

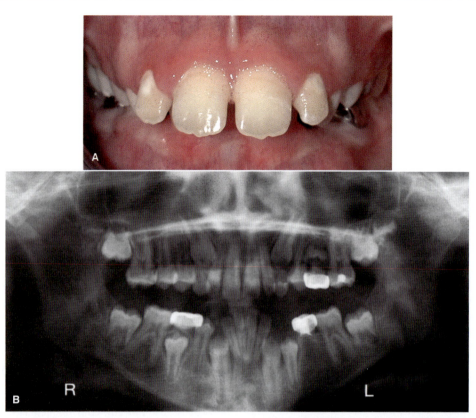

• **Figura 11.68** A fase de "patinho feio" do desenvolvimento dentário. **A.** A posição mesial das raízes e o espaçamento dos incisivos superiores resultam da posição dos caninos permanentes não erupcionados. **B.** Esta radiografia panorâmica evidencia que os caninos estão em erupção e em grande proximidade das raízes dos incisivos laterais. Os espaços entre os incisivos, incluindo o diastema na linha mediana, diminuem e com frequência desaparecem completamente quando os caninos erupcionam.

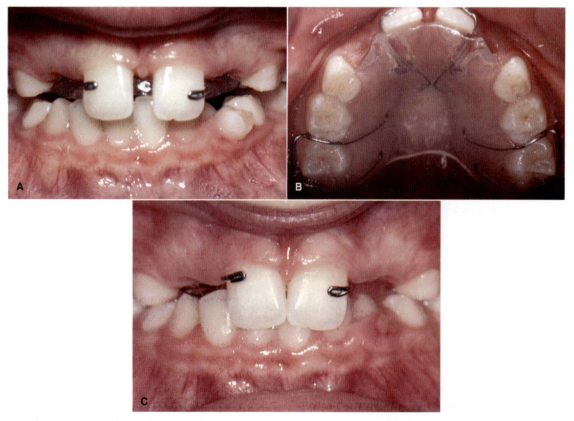

• **Figura 11.69 A.** O fechamento de um diastema na linha mediana pode ser realizado com um aparelho removível e molas digitais, para inclinar os dentes mesialmente. **B.** As molas digitais com helicoides de 28 mil são ativadas para mover os incisivos. **C.** A posição final pode ser mantida com o mesmo aparelho.

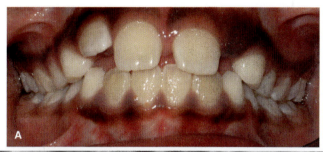
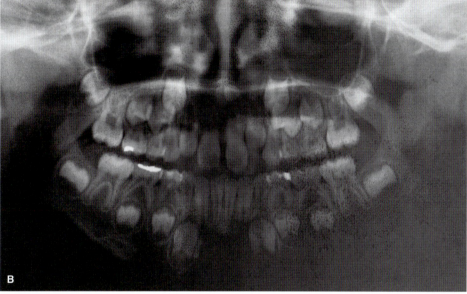

• **Figura 11.70** Na dentição mista, os diastemas mais amplos devem ser investigados para determinar se eles são o resultado de um dente supranumerário, patologia ou ausência de incisivos laterais permanentes. Nesse caso, ao menos um incisivo lateral está presente junto com o diastema (**A**), porém a radiografia de acompanhamento (**B**) demonstra a presença de um dente supranumerário na linha mediana. Evidentemente, a causa determinará as diferentes respostas ao tratamento.

Referências bibliográficas

1. Brunelle JA, Bhat M, Lipton JA. Prevalence and distribution of selected occlusal characteristics in the US population, 1988-91. *J Dent Res*. 1996;75:706-713.
2. Adkins MD, Nanda RS, Currier GF. Arch perimeter changes on rapid palatal expansion. *Am J Orthod*. 1990;97:10-19.
3. Agostino P, Ugolini A, Signori A, et al. Orthodontic treatment for posterior crossbites. *Cochrane Database Syst Rev*. 2014;CD000979.
4. Godoy F, Godoy-Bezerra J, Rosenblatt A. Treatment of posterior crossbite comparing 2 appliances: a community-based trial. *Am J Orthod Dentofacial Orthop*. 2011;139:e45-e52.
5. Corbridge JK, et al. Transverse dentoalveolar changes after slow maxillary expansion. *Am J Orthod Dentofacial Orthop*. 2011;140:317-325.
6. Petrén S, Bjerklin K, Bondemark L. Stability of unilateral posterior crossbite correction in the mixed dentition: a randomized clinical trial with a 3-year follow-up. *Am J Orthod Dentofacial Orthop*. 2011;139:e73-e81.
7. Ngan P, Hu AM, Fields HW. Treatment of Class III problems begins with differential diagnosis of anterior crossbites. *Pediatr Dent*. 1997;19:386-395.
8. Schott TC, Ludwig B. Microelectronic wear-time documentation of removable orthodontic devices detects heterogeneous wear behavior and individualizes treatment planning. *Am J Orthod Dentofacial Orthop*. 2014;146:155-160.
9. Lentini-Oliveira DA, Carvalho FR, Rodrigues CG, et al. Orthodontic and orthopaedic treatment for anterior open bite in children. *Cochrane Database Syst Rev*. 2014;CD005515.
10. Abreu LG, Paiva SM, Pordeus IA, Martins CC. Breastfeeding, bottle feeding and risk of malocclusion in mixed and permanent dentitions: a systematic review. *Braz Oral Res*. 2016;30:[Epub 2016 Mar 28].
11. Scavone H Jr, Guimarães CH Jr, Ferreira RI, et al. Association between breastfeeding duration and non-nutritive sucking habits. *Am J Orthod Dentofacial Orthop*. 2010;137:54-58.
12. Melink S, Vagner MV, Hocevar-Boltezar I, et al. Posterior crossbite in the deciduous dentition period: its relation with sucking habits, irregular orofacial functions, and otolaryngological findings. *Am J Orthod Dentofacial Orthop*. 2010;138:32-40.
13. Duncan K, McNamara C, Ireland AJ, et al. Sucking habits in childhood and the effects on the primary dentition: findings of the Avon Longitudinal Study of Pregnancy and Childhood. *Int J Paediatr Dent*. 2006;18:178-188.
14. Warren JJ, Slayton RL, Bishara SE, et al. Effects of non-nutritive sucking habits on occlusal characteristics in the mixed dentition. *Pediatr Dent*. 2005;27:445-450.
15. Haryett R, Hansen R, Davidson P, et al. Chronic thumbsucking: the psychological effects and the relative effectiveness of the various methods of treatment. *Am J Orthod*. 1967;53:559-585.
16. Villa NL, Cisneros GJ. Changes in the dentition secondary to palatal crib therapy In digit-suckers. *Pediatr Dent*. 1997;19:323-326.
17. Christensen RT, Fields HW, Christensen JR, Beck FM, Casamassimo PS, McTigue DJ. The effects of primary canine loss on permanent lower dental midline stability. *Pediatr Dent*. 2018;40(4):279-284.
18. Kennedy DB, Turley PK. The clinical management of ectopically erupting first permanent molars. *Am J Orthod Dentofacial Orthop*. 1987;92:336-345.

19. Aydin U, Yilmaz HH, Yildirim D. Incidence of canine impaction and transmigration in a patient population. *Dentomaxillofac Radiol.* 2004;33:164-169.

20. Naoumova J, Kurol J. Kjellbert H. A systematic review of the interceptive treatment of palatally displaced maxillary canines. *Eur J Orthod.* 2011;33:143-149.

21. Garib DG, Alencar BM, Lauris JR, *et al.* Agenesis of maxillary lateral incisors and associated dental anomalies. *Am J Orthod Dentofacial Orthop.* 2010;137(732):e1-e6.

22. Cernochova P, Krupa P, Izakovicova-Holla LA. Root resorption associated with ectopically erupting maxillary permanent canines: a computed tomography study. *Eur J Orthod.* 2011;33:483-491.

23. Alqerban A, Jacobs R, Fieuws S, *et al.* Comparison of two cone-beam computed tomographic systems versus panoramic imaging for localization of impacted maxillary canines and detection of root resorption. *Eur J Orthod.* 2011;33:93-102.

24. Ericson S, Kurol J. Early treatment of palatally erupting maxillary canines by extraction of the primary canines. *Eur J Orthod.* 1988;10:283-295.

25. Almasoud NN. Extraction of primary canines for interceptive orthodontic treatment of palatally displaced permanent canines: a systematic review. *Angle Orthod.* 2017;87:878-885.

26. Sigler LM, Baccetti T, McNamara JA Jr. Effect of rapid maxillary expansion and transpalatal arch treatment associated with deciduous canine extraction on the eruption of palatally displaced canines: a 2-center prospective study. *Am J Orthod Dentofacial Orthop.* 2011;139:e235-e244.

27. Kurol J, Thilander B. Infraocclusion of primary molars with aplasia of the permanent successor: a longitudinal study. *Angle Orthod.* 1984;54:283-294.

28. Tanaka MM, Johnston LE. The prediction of the size of unerupted canines and premolars in a contemporary orthodontic population. *J Am Dent Assoc.* 1974;88:798-801.

29. Tunc ES, Bayrak S, Tuloglu N, *et al.* Evaluation of survival of 3 different fixed space maintainers. *Pediatr Dent.* 2012;34:e97-e102.

30. Mayhew M, Dilley G, Dilley D, *et al.* Tissue response to intragingival appliances in monkeys. *Pediatr Dent.* 1984;6:148-152.

31. Moore TR, Kennedy DB. Bilateral space maintainers: a 7-year retrospective study from private practice. *Pediatr Dent.* 2006;28:499-505.

32. Hashish DI, Mostafa YA. Effect of lip bumpers on mandibular arch dimensions. *Am J Orthod Dentofacial Orthop.* 2009;135:106-109.

33. Gianelly AA. Crowding: timing of treatment. *Angle Orthod.* 1994;64:415-418.

34. Brennan M, Gianelly AA. The use of the lingual arch in the mixed dentition to resolve crowding. *Am J Orthod Dentofacial Orthop.* 2000;117:81-85.

35. Little RM. Stability and relapse: early treatment of arch length deficiency. *Am J Orthod Dentofacial Orthop.* 2002;121(6):578-581.

36. Huang WJ, Creath CJ. The midline diastema: a review of its etiology and treatment. *Pediatr Dent.* 1995;17:171-179.

37. Moffitt AH, Raina J. Long-term bonded retention after closure of maxillary midline diastema. *Am J Orthod Dentofacial Orthop.* 2015;148:238-244.

12

Problemas Não Esqueléticos Complexos em Pré-Adolescentes: Tratamento Preventivo e Interceptativo

VISÃO GERAL DO CAPÍTULO

Problemas de erupção, 393
Erupção tardia dos incisivos, 393
Transposição, 393
Falha primária de erupção, 394
Impacto da radioterapia e dos bisfosfonatos, 395

Deslocamento traumático dos dentes, 397
Molares decíduos anquilosados sem sucessores, 399

Problemas relacionados com o espaço, 401
Excesso de espaço, 401
Protrusão dentária superior e espaçamento, 403
Ausência de dentes permanentes, 404
Apinhamento localizado moderado a grave, 408
Apinhamento generalizado de moderado a grave, 410
Extração precoce (seriada), 413
O caso de apinhamento limítrofe: o que fazer?, 416

Problemas de erupção

Erupção tardia dos incisivos

Quando um incisivo tem erupção tardia e não há impedimento como um dente supranumerário ou outra patologia, a excisão simples do tecido mole sobrejacente é recomendada (ver Capítulo 11). Isso normalmente leva à erupção normal.

Se houver *qualquer* dúvida a respeito do potencial para erupção ou se houve exposição adequada da coroa, o dente deve ter um acessório colocado a ele (um bráquete ou um botão, dependendo do acesso). Uma corrente de metal (e *não* uma ligadura do fio em torno da porção cervical do dente) é afixada ao bráquete ou ao botão e estendida pelo tecido de modo que a tração possa ser aplicada com o uso de um aparelho fixo se necessário (Figura 12.1). Se o espaço não for adequado, a abertura do espaço pré-operatório deve ser realizada para que a sequência do tratamento seja perfeita.

No geral, a força contra o dente não erupcionado é aplicada pelo uso de uma corrente elastomérica ou (ainda melhor) de um sobrearco de níquel-titânio (NiTi) com os demais dentes ancorados por um fio-base pesado com bráquetes colados. A corrente é adequada para o movimento inicial porque não é tão irritante ao tecido mole. Assim que o dente erupciona, muitas vezes o bráquete colocado inicialmente exige reposicionamento, porque a colagem inicial durante o procedimento cirúrgico ficou abaixo do ideal. O posicionamento radicular final pode ser deixado para o segundo estágio do tratamento durante a dentição permanente, se assim for antecipado.

Transposição

Transposição é uma rara alteração de posição de dois dentes adjacentes. Ela ocorre com uma prevalência de aproximadamente 0,3% e afeta igualmente homens e mulheres.[1] Os dentes mais propensos a serem transpostos são os incisivos inferiores e os pré-molares superiores, e isso normalmente ocorre como consequência da erupção ectópica. (ver Capítulo 11). Parece haver um componente genético relacionado a esse problema.[2]

No período da dentição mista precoce, a transposição pode se desenvolver quando a erupção em direção distal do incisivo lateral permanente inferior leva à perda do canino inferior decíduo e do primeiro molar decíduo (Figura 12.2). Caso não haja tratamento, isso pode resultar em uma transposição verdadeira entre o incisivo lateral permanente e o canino. O tratamento interceptativo requer o reposicionamento do incisivo lateral mesialmente (Figura 12.2C), eliminando a possibilidade de transposição completa com o canino. Isso significa colar um acessório ao dente ou obter acesso cirúrgico e tracioná-lo para sua posição natural. Além do aparelho ortodôntico fixo vestibular, um arco lingual geralmente é necessário para complementar a ancoragem. O benefício desse tipo de intervenção precoce é que um simples movimento de inclinação geralmente pode reposicionar o dente. Caso o tratamento seja postergado, é necessário movimento de corpo dos dentes erupcionados. Uma consequência adversa desse reposicionamento precoce é o potencial de reabsorção da raiz do incisivo lateral, uma vez que ela pode ser movimentada de encontro ao canino não erupcionado. Isso é indesejável devido à posição vestibular comum do canino não erupcionado, mas deve ser discutido com o paciente e com os pais antes do tratamento. É importante iniciar o tratamento antes de o canino estar em erupção ativa.

Mais tarde, na dentição mista, a transposição mais prevalente é a que ocorre entre o canino superior e o primeiro pré-molar ou entre o canino superior e o incisivo lateral.[3] O tratamento de transposições envolvendo o canino superior, caso não seja realizado precocemente, é bastante desafiador. A movimentação dos dentes para sua posição natural pode ser difícil, uma vez que requer reposicionamento de corpo, com translação do canino por vestibular ou por lingual para ultrapassar o outro dente. A avaliação cautelosa da largura alveolar

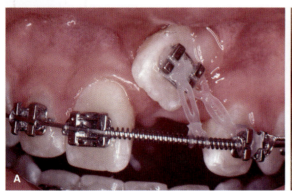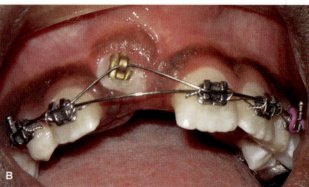

• **Figura 12.1 A.** Para a tração inicial a um incisivo não erupcionado, é aceitável utilizar um arco ortodôntico estabilizador pesado e uma cadeia elastomérica nos dentes. Embora isso coloque forças relativamente pesadas nos dentes e tenha limite de trabalho, a invasividade e o volume limitados fazem deste um método de inicialização bem sensato. **B.** Uma opção simples e mais eficiente é usar a flexibilidade de um sobrearco ortodôntico superelástico (níquel-titânio austenítico [A-NiTi]) enquanto estabiliza com outro fio mais rígido para controlar as forças recíprocas. Tal é realizado ao prender o fio superelástico sobre o arco ortodôntico-base, exceto na área do dente não erupcionado, e desviá-lo gengivalmente para fornecer a tração. O fio sobrejacente deve ser preso frouxamente com ligaduras de aço para reduzir mais o atrito e ser solto nas consultas de ajuste, a fim de que o fio obtenha novamente suas propriedades superelásticas. Quando o dente erupcionar, ele pode ser incorporado em um fio flexível contínuo ou o fio-base terá que receber um *offset* para permitir que o bráquete passe por ele.

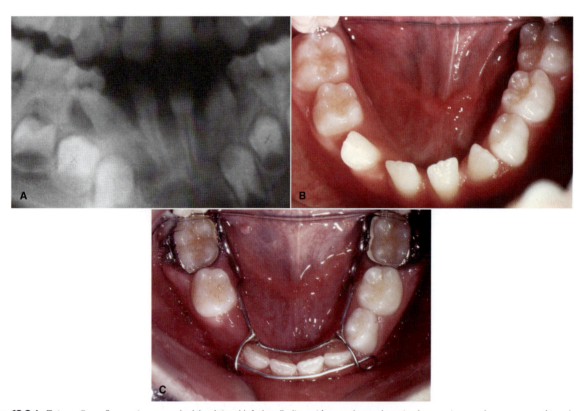

• **Figura 12.2 A.** Esta radiografia mostra que o incisivo lateral inferior direito está erupcionando ectopicamente e reabsorveu as raízes do canino e primeiro molar decíduos. **B.** A falha em reposicionar o incisivo lateral levará a uma transposição verdadeira entre o incisivo lateral e o canino permanentes. **C.** Os incisivos laterais foram reposicionados com aparelho fixo e estão sendo contidos.

e da integridade dos tecidos de suporte é necessária. Em geral, a melhor abordagem é movimentar um dente parcialmente transposto para uma posição de transposição total ou deixar um dente completamente transposto naquela posição (Figura 12.3). Isso requer finalização cautelosa, com reanatomização dos dentes transpostos, para melhorar sua aparência e ajustá-los à arcada dental. Embora possa ser difícil, o tempo e a dificuldade em corrigir a transposição são ainda mais desafiadores.

Falha primária de erupção

A falha primária de erupção (FPE) é caracterizada pela falha de erupção dos dentes posteriores permanentes quando não há interferência mecânica, e agora sabe-se haver uma etiologia genética (ver Capítulo 3),[4] o que geralmente é percebido na dentição mista tardia, quando alguns ou todos os primeiros molares permanentes ainda não erupcionaram e a erupção de outros dentes posteriores

CAPÍTULO 12 Problemas Não Esqueléticos Complexos em Pré-Adolescentes: Tratamento Preventivo e Interceptativo

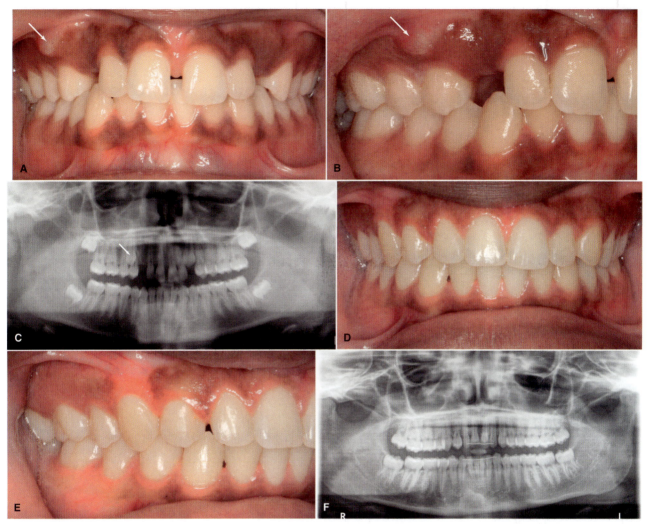

● **Figura 12.3 A** e **B.** Este paciente tem um canino superior permanente transposto na dentição mista que é visível sob o tecido entre os primeiros e os segundos pré-molares. **C.** Esta radiografia pré-operatória confirma sua posição. **D** e **E.** O canino foi deixado na posição transposta e trazido para o arco entre os pré-molares. **F.** Esta radiografia pós-operatória confirma sua posição.

parece alterada (Figura 12.4). Os dentes afetados não estão anquilosados, mas não erupcionam e não respondem normalmente à força ortodôntica, por isso eles não podem ser puxados em oclusão. Caso seja tentada a movimentação dentária, geralmente os dentes afetados irão anquilosar após pouca ou nenhuma movimentação em qualquer direção, e apenas os dentes que deveriam ser a ancoragem irão se mover.

A Tabela 12.1 compara as características diagnósticas da FPE com a situação bem mais frequente de obstrução mecânica.[5] Obter uma análise genética para confirmar o diagnóstico (que pode ser feito usando apenas uma amostra de saliva) pode ajudar a guiar o paciente e os pais a aceitar a realidade do problema, e contornar as tentativas de tratamento que não serão bem-sucedidas. Como a tabela demonstra, o diagnóstico mais difícil é se a não erupção de um único molar se deve à anquilose isolada ou à FPE, e a tabela explica por que não fazer nada não é o tratamento adequado.

Como esse é um caso incomum no qual a ortodontia simplesmente não funciona, a aceitação da oclusão do pré-molar nos quadrantes afetados costuma ser a melhor opção a longo prazo. A reposição protética dos dentes que falharam em erupcionar, possíveis osteotomias segmentadas ou possível distração osteogênica, são praticamente as únicas possibilidades de tratamento – e esse tratamento é indicado apenas nos casos leves. É um tanto estressante, mas muito útil, saber o que se deve ou não fazer.

Impacto da radioterapia e dos bisfosfonatos

Devido ao aumento da prevalência de transplantes de células-tronco (TCT) bem-sucedidos e irradiação corporal total (ICT) para o tratamento do câncer em crianças, observa-se maior número de pacientes com dentes ausentes e morfologia dentária alterada. A idade precoce do TCT (inferior a 5 anos de idade) é fator de risco maior que a ICT.[6] Raízes encurtadas são o resultado de doses elevadas de quimioterapia e ICT, especialmente quando o tratamento ocorre no grupo entre 3 e 5 anos de idade.[7] Pelo fato de esses pacientes apresentarem altas taxas de sobrevida, eles agora procuram tratamento ortodôntico. Alguns dentes irradiados falham em se desenvolver, outros falham em erupcionar e alguns podem erupcionar mesmo apresentando desenvolvimento radicular extremamente limitado. Embora as raízes estejam encurtadas, forças suaves podem ser utilizadas para alcançar melhor oclusão sem medo de perdas dentárias (Figura 12.5).

As crianças estão recebendo quantidades crescentes de bisfosfonatos em associação a outras terapias, sobretudo para osteoporose induzida por esteroides ou osteogênese imperfeita. Essa categoria de fármaco apresenta implicações conhecidas para a Odontologia e torna a movimentação dentária ortodôntica quase impossível (Capítulo 8).[8,9] O tratamento ortodôntico não deve ser realizado enquanto os bisfosfonatos estão sendo utilizados.

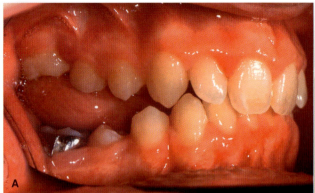
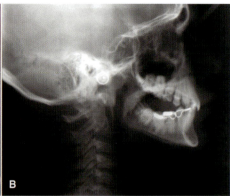
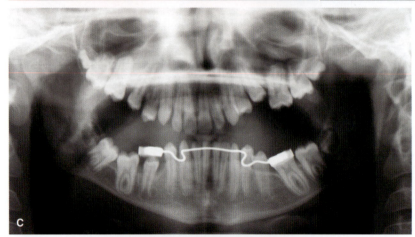
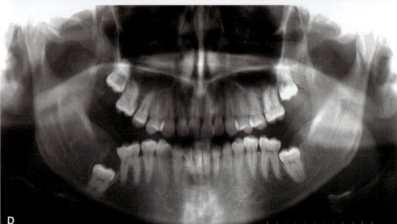
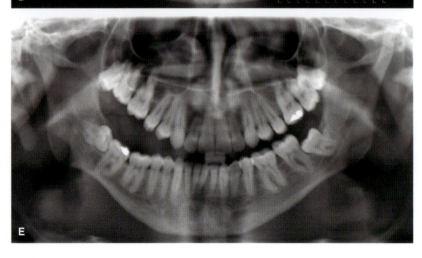

• **Figura 12.4** A falha primária de erupção é caracterizada por deficiências na erupção de alguns ou todos os dentes permanentes posteriores, mesmo que seus trajetos de erupção estejam liberados. A causa é um defeito genético no mecanismo de erupção. Os afetados não respondem à força ortodôntica e não podem ser movimentados para a arcada dental, apesar de não estarem anquilosados.

Vistas intraoral (**A**) e cefalométrica (**B**) de FPE grave afetando todos os dentes posteriores em ambos os maxilares. Simplesmente não há meios de trazer esses pré-molares e molares não erupcionados para oclusão. Os caninos e os incisivos respondem normalmente à força ortodôntica; os dentes posteriores, não.

C. Nesta radiografia panorâmica de um adolescente, na arcada superior, está aparente que os segundos pré-molares estão afetados, e que os primeiros pré-molares podem estar. Na arcada inferior, os primeiros molares estão afetados e os segundos pré-molares são questionáveis, porém os segundos molares erupcionaram mais do que os primeiros molares; portanto, a arcada inferior pode ser uma FPE tipo 2, mas também pode ser apenas anquilose isolada dos primeiros molares.

D. Efeitos diferentes em quadrantes distintos podem ser vistos claramente neste paciente. Observe na arcada superior que o quadrante superior direito está mais gravemente afetado do que o quadrante esquerdo, com o segundo pré-molar afetado apenas no lado esquerdo. Na arcada inferior, apenas os molares estão afetados, e o segundo molar direito foi afetado antes do segundo molar esquerdo. Não é comum que quadrantes distintos sejam afetados de maneira diferente.

E. Para este paciente, após a cirurgia ortognática para melhorar um problema esquelético assimétrico de classe III que incluiu alguma ortodontia (reposicionamento primário dos incisivos), uma mordida aberta grave persiste do lado direito porque o quadrante superior direito está gravemente afetado por FEP. O quadrante inferior direito parece ter tido anquilose isolada do primeiro molar, e em retrospecto 20/20, a extração precoce dos primeiros molares inferiores provavelmente teria permitido o deslocamento mesial dos segundos molares, o fechamento dos espaços dos primeiros molares e o nivelamento da arcada inferior. Contudo, dada a gravidade do efeito dos pré-molares e molares superiores, ainda não teria havido jeito algum de obter oclusão posterior. (Cortesia de Dr. F. Del Toro; de Frazier-Bowers AS et al. J Dent Res. 2014;93:134-139.)

Tabela 12.1	Distinguindo a falha primária de erupção (FPE) de outros distúrbios de erupção.
FPE	**Outro distúrbio**

Afeta apenas os dentes posteriores
  Molares: sempre
  Segundos pré-molares: às vezes
  Primeiros pré-molares: raramente
	Afeta também alguns ou todos os dentes anteriores
	  Caninos
	  Incisivos laterais
	  Incisivos centrais

Via de erupção liberada (nenhuma obstrução mecânica)	Obstrução mecânica da erupção (anquilose, via de erupção bloqueada)
Os dentes afetados não respondem à força ortodôntica	Os dentes respondem normalmente após a via de erupção ser liberada (a anquilose é permanente)
Histórico familiar (alguns, não todos)	Histórico de condição patológica ou trauma
A mutação *PTHR1* é diagnóstica (mas nem todos têm isso)	Nenhuma ou causa genética desconhecida
O maior problema diagnóstico: um primeiro molar afetado (normalmente inferior) – é anquilose isolada ou FPE? • Se for FPE, o segundo molar também será afetado e não irá erupcionar normalmente • Se for anquilose isolada, o segundo molar irá erupcionar normalmente (incluindo deslocamento mesial)	
O que você faz? *Extrai o primeiro molar não erupcionado o mais rápido possível.* • Se for anquilose isolada, o segundo molar irá deslocar para a frente, trazendo o osso com ele • E, se for FPE, o segundo molar será anormal e também um candidato para extração	
Resultado: você não tem nada a perder com a extração precoce, mas, muitas vezes, tem algo a ganhar	

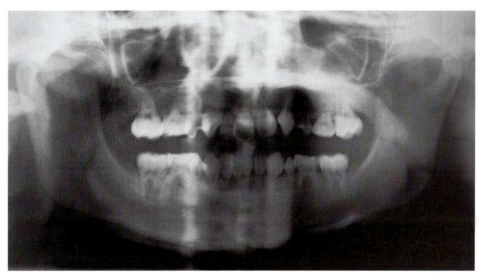

• **Figura 12.5** A radiografia panorâmica deste paciente mostra encurtamento das raízes de múltiplos dentes permanentes após radioterapia. Esses dentes podem ser movimentados ortodonticamente, caso necessário, com objetivos limitados e forças suaves. (Cortesia do Dr. D. Grosshandler.)

Atualmente, à medida que as crianças que foram submetidas ao tratamento com bisfosfonatos chegam à idade em que a movimentação dentária ortodôntica é uma possibilidade, será importante avaliar o impacto dessa terapia. Os tratamentos intravenosos parecem produzir maior impacto a longo prazo do que a medicação oral, assim como a duração do tratamento e o número de anos de intervenção desde o tratamento.

Deslocamento traumático dos dentes

Tratar os dentes que sofreram uma lesão traumática é complicado, e as recomendações continuam a mudar e a evoluir. Aqui, forneceremos um resumo do conhecimento atual (2017) nas áreas selecionadas. Para permanecer atualizados, os clínicos são incentivados a consultar o Guia do Trauma Dental.[10]

Imediatamente após uma lesão traumática, os dentes que não sofreram lesões irreparáveis normalmente são reposicionados com a pressão dos dedos a uma posição quase normal e fora da interferência oclusal. Eles são então estabilizados (com um fio leve ou um filamento de náilon) por um período de 3 a 5 semanas, dependendo da extensão da lesão. Nesse ponto, os dentes geralmente exibem mobilidade fisiológica. Caso o alvéolo tenha fraturado, os dentes devem ser estabilizados com um fio pesado por aproximadamente 6 semanas.

Seguindo-se a qualquer um desses tratamentos iniciais, caso os dentes não estejam em posições ideais, o tratamento ortodôntico para reposicioná-los é indicado. Para a maioria dos pacientes, é aconselhado aguardar de 3 a 4 meses para começar o tratamento ativo, mas, para lesões do tipo periodontal mais graves (luxação, intrusão, extrusão ou avulsão), alguns clínicos recomendam tempos de espera mais longos (de até 1 ano).[11] Por outro lado, se após uma lesão os dentes tiverem se consolidado em uma posição que cause interferência oclusal, o movimento dentário deverá ser iniciado mais cedo para remover a interferência (embora o posicionamento final dos dentes provavelmente deva ser atrasado depois disso). Em ambos os cenários, deve-se usar força leve. No tratamento ortodôntico iniciado após trauma significativo, mesmo as forças de inclinação podem causar perda de vitalidade e reabsorção radicular para dentes anteriormente traumatizados,[12] e pacientes que tiveram obliteração parcial da polpa como resultado de trauma estão sob especial risco.[13]

Esse aumento de risco de desvitalização também se aplica aos pacientes lesionados durante o tratamento ortodôntico, mesmo que o aparelho ortodôntico geralmente evite o deslocamento extremo dos dentes. A desvitalização ainda é muito provável para aqueles com trauma periodontal grave (mais extenso que a fratura da coroa e, sobretudo, lesões por luxação, intrusão e extrusão).[14]

Até recentemente, os dentes traumatizados eram avaliados com radiografias múltiplas em diversas angulações verticais e horizontais para descartar fraturas radiculares que podem tornar impossível salvar o dente ou os dentes (Figura 12.6); agora a tomografia computadorizada de feixe cônico (TCFC) com um pequeno campo de visão costuma ser uma opção. Durante o tratamento ortodôntico, é sensato acompanhar clinicamente os dentes observando-se sua mobilidade, sensibilidade à percussão e ao frio e teste elétrico da polpa. Os pacientes devem relatar caso haja descoloração dentária, dor, inchaço e qualquer secreção dos tecidos circundantes. Radiograficamente, a observação é eficaz para diagnosticar a patologia periapical em 2 a 3 semanas, 6 a 8 semanas e 1 ano. Caso o ápice esteja completo no momento da lesão, é mais provável que o dente se torne desvitalizado devido à luxação. Se isso acontecer, a pulpotomia e o tratamento são recomendados. A reabsorção radicular externa pode comprometer o dente muito rapidamente. Novamente, a pulpotomia e o tratamento antirreabsortivo são recomendados como melhor abordagem.

O deslocamento vertical traumático dos dentes pode ser tratado por reposicionamento cirúrgico dos dentes traumatizados ou movimento dental ortodôntico. Os dentes com um ápice incompleto que foram intruídos mais de 7 mm e aqueles com raízes completas intruídos mais de 3 mm são propensos a alcançarem a correção completa apenas com a ortodontia, e o reposicionamento cirúrgico dos dentes pode ser considerado antes de a cicatrização do trauma estar completa. Para os dentes com intrusão menos grave, a ortodontia fornece melhores resultados do tecido de suporte do que o reposicionamento cirúrgico,[15] e para manter essa opção em aberto, os dentes intruídos devem ser observados por cerca de 3 semanas antes de qualquer tratamento. Se eles começarem a erupcionar novamente de maneira ativa, podem ser simplesmente observados; se eles não mostrarem nenhuma nova erupção, a ortodontia ainda é uma opção mesmo para aqueles com raízes completas, intruídos até 7 mm, porém pode não ser prática em termos do tempo de tratamento e consultas necessárias (Figura 12.7). Lembre-se de que a lesão periodontal pode levar à anquilose, o que torna a ortodontia impossível; no entanto, embora quase todos os dentes gravemente deslocados com raízes completas venham a ter necrose pulpar, que necessita de endodontia,[16] os dentes não vitais podem ser movidos ortodonticamente após o tratamento endodôntico. Ainda que o objetivo seja preservar a vitalidade pulpar com os dentes intruídos e isso seja melhorado com a nova erupção, o reposicionamento é fundamental para melhorar o acesso para a endodontia e para concluir o diagnóstico. As fraturas de coroa e raiz podem permanecer sem diagnóstico mesmo com muitas radiografias. Se aguardarmos 3 semanas inteiras, não poderemos garantir o acesso endodôntico para reduzir a possibilidade e a extensão da reabsorção. Praticamente, a abordagem é aguardar as 3 semanas apenas se os dentes com ápices imaturos ou maduros estiverem sofrendo nova erupção ativa. Caso contrário, intervimos com a ortodontia ou o reposicionamento cirúrgico o quanto antes. Se o acesso ainda não puder ser obtido, uma gengivectomia deve ser realizada para facilitar o acesso. Felizmente, um dente tratado endodonticamente que irá precisar de ortodontia pode ser movido com êxito sem muito medo de reabsorção.[17]

Os dentes que foram extruídos no momento do trauma também correm maior risco de perda de vitalidade pulpar. Aqueles que não foram reposicionados imediatamente com a pressão do dedo e foram estabilizados em sua posição pós-trauma representam um problema difícil após a cicatrização completa. Esses dentes apresentam suporte ósseo reduzido e uma proporção coroa-raiz deficiente. Tentar intruí-los resulta em defeitos ósseos entre os dentes, e a perda da vitalidade pulpar é um risco real (especialmente para incisivos laterais); assim, a intrusão ortodôntica não é um bom plano.[18] Quando a discrepância é de pequena a moderada, remodelar o dente alongado por meio da redução coronária pode ser o melhor planejamento (Figura 12.8). Por outro lado, os dentes avulsionados que não foram completamente assentados no encaixe durante o tratamento da lesão inicial e são extruídos

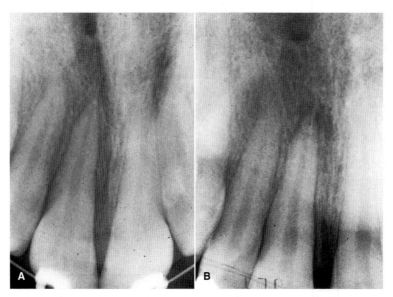

• **Figura 12.6** Radiografias periapicais múltiplas são necessárias para um diagnóstico adequado de dentes previamente traumatizados. **A.** Esta radiografia não mostra nenhuma patologia periapical 2 semanas após o trauma dos incisivos centrais, mas esta radiografia (**B**) realizada no mesmo momento, com um posicionamento vertical diferente, mostra uma radiolucência periapical no ápice do incisivo central superior direito.

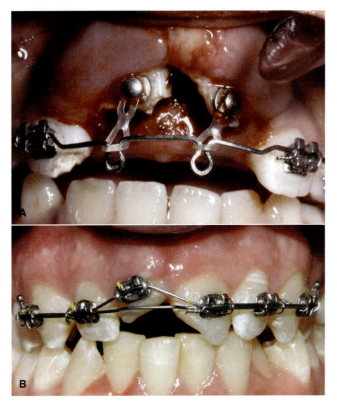
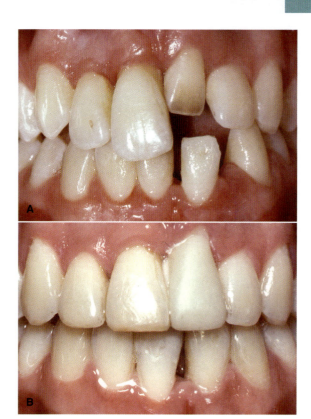

- **Figura 12.7 A.** Em dentes sem ápices abertos, o tracionamento após a intrusão de dentes permanentes pode assegurar acesso endodôntico adequado caso seja necessário. Para iniciar, módulos elastoméricos podem ser utilizados. **B.** Método mais eficiente é utilizar um arco de ancoragem pesado, complementado por sobrearco de níquel-titânio (NiTi), para movimentação dentária rápida. Perceba que o arco-base foi dobrado vestibularmente para permitir que o dente com o bráquete colado passe lingualmente a ele.

- **Figura 12.8 A.** Este paciente sofreu lesões com deslocamento extrusivo dos incisivos permanentes superiores direitos. (Observe também que o incisivo permanente inferior central esquerdo foi reimplantado, assim como o incisivo permanente superior central esquerdo perdido.) **B.** Devido à dificuldade em intruir esses dentes e ao risco existente de defeitos ósseos subsequentes, as coroas desses dentes foram reduzidas para proporcionar melhor proporção coroa-raiz e melhor estética.

como resultado podem ser reposicionados ortodonticamente com sucesso se o tratamento começar imediatamente.

Outra consideração para pacientes com dentes anteriores com lesões traumáticas, que não podem ser restaurados, é a decoronação. Trata-se de remover a coroa clínica do dente comprometido e a estrutura da raiz até abaixo do nível do tecido mole, e remover o tecido da polpa vital até que o crescimento vertical esteja praticamente completo e um implante possa ser instalado na área.[19] Esse procedimento adjuvante reduz a chance de reabsorção das cristas e a necessidade de enxerto ósseo subsequente. Caso o dente esteja comprometido e ainda possa ser movimentado ortodonticamente, ele pode ser reposicionado e a raiz sepultada no lugar ideal. A raiz pode ser subsequentemente removida ou o implante posicionado através dela (Figura 12.9).

Molares decíduos anquilosados sem sucessores

Os molares decíduos anquilosados são comuns (lembre-se, este é o segundo dente congenitamente ausente mais frequente, atrás apenas dos incisivos laterais superiores). A maioria tem sucessores e irá esfoliar dentro de um período razoável. Se o pré-molar for bloqueado pela coroa retida de um molar decíduo anquilosado, o restante da coroa deve ser extraído.

Os dentes problemáticos são os segundos molares decíduos anquilosados sem sucessores que *não* foram planejados para extração e deslocam ou fecham o espaço (abordado posteriormente neste capítulo). Quando outros dentes erupcionam e os anquilosados não, grandes discrepâncias oclusais verticais e defeitos periodontais verticais nos dentes permanentes adjacentes podem se desenvolver. Se isso ocorrer e os dentes anquilosados forem extraídos, uma grande quantidade de osso será perdida e o cemento dos dentes permanentes adjacentes será exposto – comprometendo esses dentes.

Uma solução é a extração precoce do segundo molar decíduo anquilosado antes que qualquer defeito vertical avance muito, e *não* colocar um mantenedor de espaço. Deixar o primeiro molar permanente deslocar mesialmente é desejável por duas razões: reduz o tamanho do implante para mais próximo do tamanho de um segundo pré-molar e o primeiro molar traz o osso com ele à medida que avança. Certamente, após a extração, a crista óssea irá deteriorar, mas a inserção periodontal terá comprometimento limitado.

A outra possibilidade é a decoronação, como descrito anteriormente, que é cada vez mais indicada para os pacientes que ainda têm o surto de crescimento remanescente, mas por alguma razão (possivelmente apoiada pelos dentes posteriores, retrusão dos incisivos ou outro espaçamento na arcada) não terão fechamento do espaço, e sim implantes posteriores para os dentes ausentes (Figura 12.10). Para esses pacientes, o defeito vertical no momento da instalação do implante é reduzido e o enxerto ósseo pode não ser necessário. É possível que um novo osso se forme coronal à estrutura da raiz sepultada (Figura 12.11) e um implante no final da adolescência com bom suporte ósseo deve ser possível.

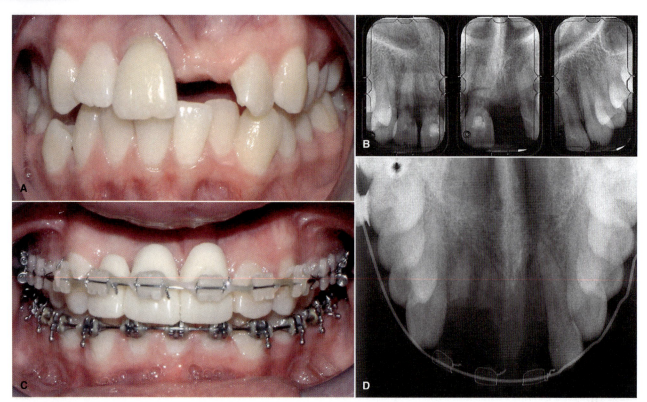

• **Figura 12.9** Este paciente teve a raiz sepultada para manter osso na região anterior do maxilar. **A.** O incisivo central superior esquerdo foi avulsionado. **B.** A radiografia superior mostra reabsorção grave das raízes dos incisivos central e lateral superior direito. Em vez de extrair esses dois dentes, eles foram decoronados (suas coroas foram removidas e as raízes cobertas com tecido mole) para manter a cripta óssea. **C.** Os pônticos são posicionados durante o tratamento ortodôntico para controle do espaço e estética, enquanto as raízes mantêm a crista óssea como visto na radiografia (**D**).

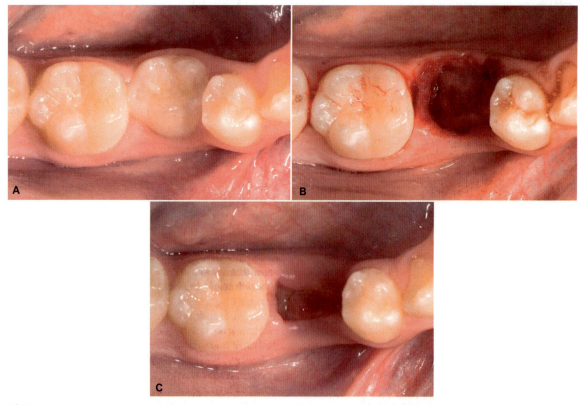

• **Figura 12.10** Quando um dente anquilosado sem um sucessor, como este segundo molar decíduo, é retido e o objetivo é manter o osso para um implante posterior, a decoronação do molar decíduo é uma opção de tratamento. **A.** O molar decíduo antes da decoronação com uma discrepância vertical em desenvolvimento. **B.** A coroa removida 2 mm abaixo do nível gengival com todo o tecido vital pulpar removido. **C.** O dente 1 semana após a operação.

CAPÍTULO 12   Problemas Não Esqueléticos Complexos em Pré-Adolescentes: Tratamento Preventivo e Interceptativo   401

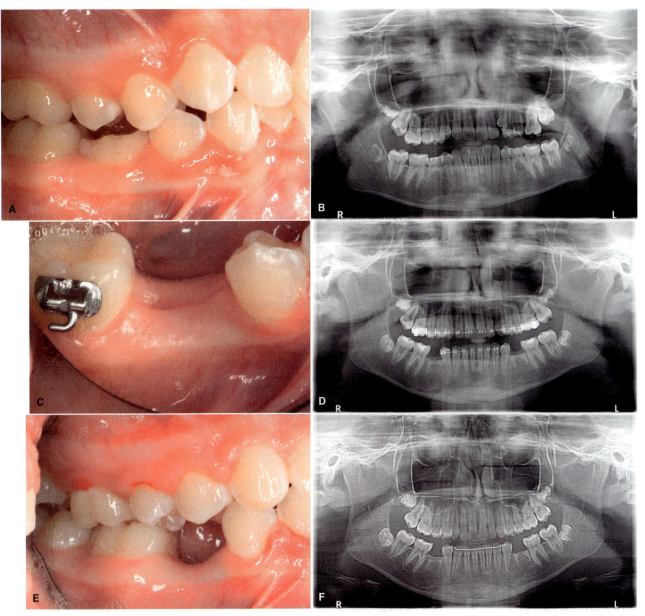

• **Figura 12.11** Este paciente teve discrepância vertical desenvolvida com os segundos molares decíduos anquilosados sem sucessores. Radiografias intraoral (**A**) e panorâmica (**B**) pré-operatórias. **C.** Local de decoronação do segundo molar decíduo cicatrizado. **D.** Radiografia panorâmica mostrando a extensão da remoção da coroa e a estrutura da raiz retida. **E.** Vista intraoral pós-ortodôntica com o local de decoronação cicatrizado e espaço para um implante. **F.** Radiografia panorâmica pós-ortodôntica mostrando os níveis ósseos mantidos e a estrutura radicular que irá preservar os locais para os implantes.

Problemas relacionados com o espaço

A causa mais frequente de dentes apinhados e mal alinhados na dentição mista precoce é uma falta de espaço adequado para o alinhamento dos incisivos permanentes, porém a perda de espaço devido ao deslocamento mesial dos molares decíduos após a perda precoce dos segundos molares decíduos é a maior indicação para o tratamento na dentição mista precoce, além das interferências com a erupção que discutimos. O tratamento precoce para alinhar incisivos apinhados pode ou não ser indicado. A decisão quanto à realização na dentição mista e como isso será feito depende do impacto estético julgado pela criança e por seus pais, bem como da localização e da magnitude do problema.

O objetivo deve ser manter tantas opções sensatas quanto possível, mas deve-se abster do tratamento quando o problema é muito pequeno ou quando o tratamento futuro certamente será necessário. A seção seguinte enfatiza problemas de espaço mais complexos, que requerem mais experiência em diagnóstico, planejamento e biomecânica, de maneira a alcançar um tratamento útil e oportuno. Esses tratamentos devem ser realmente benéficos para o paciente a longo prazo para serem justificados.

Excesso de espaço

Espaçamentos na dentição permanente

Na ausência de protrusão dos incisivos, o excesso de espaço não é um achado frequente na dentição mista. Ele pode resultar tanto de dentes pequenos em arcos de tamanho normal como de dentes de tamanho normal em arcadas grandes. A menos que o espaço represente um problema estético, é sensato permitir a erupção dos demais dentes permanentes antes de fechar os espaços com aparelhos fixos, como parte de um tratamento corretivo (ver Capítulo 16). Há pouca ou nenhuma vantagem no tratamento precoce, a menos que seja por razões estéticas importantes.[20]

Um diastema na linha média geralmente é um problema de excesso de espaço localizado (caso não seja complicado por patologias, dentes supranumerários ou dentes adjacentes ausentes). Inclinar dentes anteriores para fechar um pequeno diastema foi abordado no Capítulo 11, mas o fechamento de um grande diastema antiestético, que também pode estar inibindo a erupção de dentes adjacentes, requer movimentação de corpo dos incisivos centrais para manter as inclinações adequadas dos dentes. O movimento mesial da coroa e da raiz proporciona mais espaço para a erupção dos incisivos laterais e caninos. Quando a situação requer movimentação mesiodistal de corpo e nenhuma retração dos dentes, um arco segmentado anterior de incisivo central a incisivo central, ou um arco segmentado incluindo mais dentes anteriores, é necessário. O alinhamento inicial dos incisivos com um fio flexível é necessário. Em seguida, um fio mais rígido pode ser utilizado durante a movimentação dentária (com bráquetes de canaleta 22 mil, fios de aço 18 mil redondos ou retangulares 16 × 22 são boas escolhas; Figura 12.12). A força para movimentar os incisivos pode ser proporcionada por módulos elastoméricos em corrente. O fechamento do diastema é mais previsível se apenas o movimento mesiodistal for necessário. Caso incisivos protraídos sejam parte do problema e necessitem ser retraídos para fechar o espaço, deve-se ter atenção à ancoragem posterior, sobremordida e tipo de movimentação dentária (inclinação *vs.* retração de corpo) desejável para os incisivos (ver adiante).

Em alguns casos, vários dentes supranumerários estão localizados superficialmente, e extrações descomplicadas podem ser realizadas sem interferir em demasiado nos dentes normais. A orientação é que quanto mais supranumerários houver, mais anormal será o seu formato, e quanto mais alta for sua posição, mais difícil será para contornar a situação. Inúmeros supranumerários anormais são passíveis de ter perturbado a posição e o tempo de erupção dos dentes normais antes de sua descoberta, e os dentes alterados possivelmente não irão erupcionar. As extrações devem ser concluídas assim que os dentes supranumerários puderem ser removidos sem danificar os dentes em desenvolvimento normal (Figura 12.13). O cirurgião pode querer postergar a extração até que o crescimento continuado tenha melhorado tanto o acesso quando a capacidade da criança em tolerar a cirurgia e até que o desenvolvimento posterior da raiz tenha melhorado o prognóstico para os dentes que irão restar. Isso é razoável, mas quanto antes os supranumerários puderem ser removidos, mais provavelmente os dentes normais irão erupcionar sem intervenção. Em contrapartida, quanto mais tarde as extrações acontecerem, mais provável será que dentes normais não erupcionados restantes precisem de exposição cirúrgica, tração ortodôntica, ou ambas, para trazê-los para a arcada. Em geral, a bandagem e a colagem de inúmeros dentes decíduos e permanentes serão necessárias para fechar o espaço e reposicionar de corpo os dentes decíduos, de modo que os dentes adjacentes possam erupcionar em posições normais. Isso pode envolver uma biomecânica mais avançada e fios retangulares para os movimentos de torque radicular.

O desejo de um ortodontista experiente em fechar diastemas em uma idade precoce é atenuado pelo conhecimento de como pode ser difícil manter o espaço fechado com a erupção dos outros dentes permanentes. Caso os incisivos laterais e caninos não tenham erupcionado quando o diastema é fechado, uma contenção removível necessitará de modificações constantes.

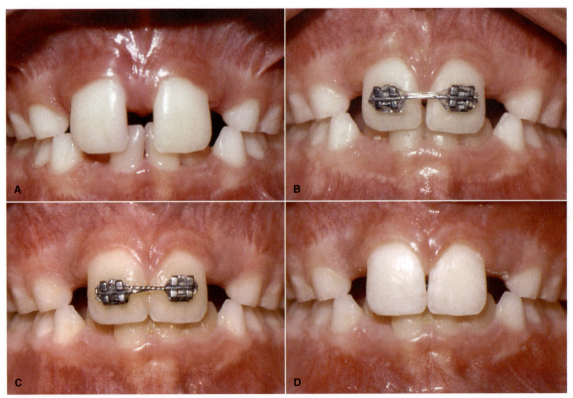

• **Figura 12.12** Fechamento de um diastema com um aparelho fixo. **A.** Este diastema necessita de fechamento por meio da movimentação das coroas e raízes dos incisivos centrais. **B.** Os acessórios colados e um arco retangular controlam os dentes nos três planos do espaço, enquanto módulos elastoméricos proporcionam força para deslocar os dentes sobre o fio. **C.** Imediatamente após o fechamento de espaços, os dentes são contidos, preferencialmente com uma contenção fixa (**D**) (ver Figura 18.12), pelo menos até que os caninos permanentes erupcionem.

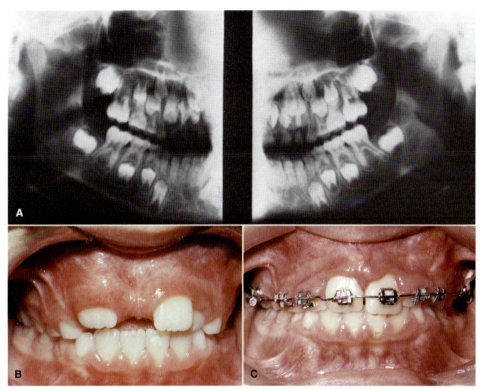

• **Figura 12.13** Múltiplos dentes supranumerários na região anterior da maxila geralmente são a causa de espaçamento e erupção tardia dos dentes anteriores. **A.** Este paciente tem um diastema excepcionalmente largo e erupção tardia dos incisivos laterais superiores. **B.** A radiografia panorâmica revela três supranumerários de diversos formatos e orientações. Os supranumerários cônicos e não invertidos normalmente erupcionam, ao passo que os em forma de tubérculo e os invertidos não. **C.** Os supranumerários foram removidos, o diastema foi fechado e os incisivos foram alinhados com aparelhos fixos após sua erupção.

Se a sobremordida não for proibitivamente profunda, uma melhor abordagem para a contenção será colar um arco multifilamentado 17,5 mil na porção cervicolingual dos incisivos (Figura 12.14). Isso proporciona excelente contenção, com menor manutenção. Se os centrais e os laterais tiverem erupcionado, um aparelho removível em vez de uma contenção lingual colada é melhor. O aparelho removível irá permitir o ajuste das raízes incisais laterais quando os caninos erupcionarem ao longo de suas superfícies radiculares distais. Uma contenção colada não irá permitir isso e pode vir a contribuir com a reabsorção radicular do incisivo lateral.

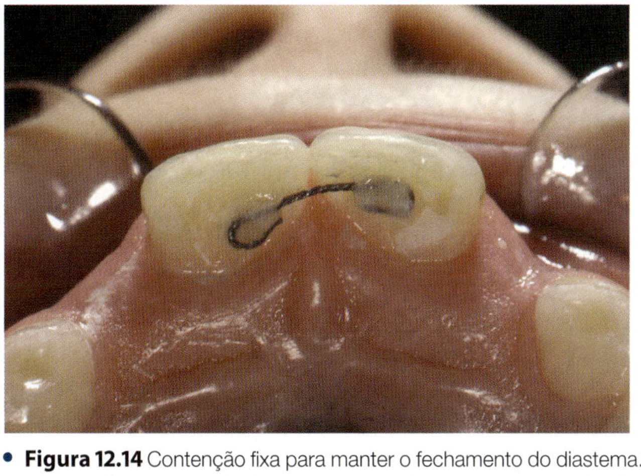

A dificuldade em manter um diastema da linha média fechado se deve, principalmente, à falha das fibras gengivais elásticas em cruzar a linha média quando um diastema grande está presente; entretanto, pode ser agravada pela presença de um freio labial grande ou com inserção baixa. Uma frenectomia após o fechamento de espaço e contenção pode ser necessária em alguns casos, mas é difícil determinar a contribuição potencial do freio para os problemas de contenção a partir de sua morfologia pré-tratamento. Por conseguinte, uma frenectomia antes do tratamento está contraindicada, e uma frenectomia pós-tratamento deve ser realizada apenas se um acúmulo de tecidos entre os dentes mostrar que ela é necessária.

Protrusão dentária superior e espaçamento

O tratamento para a protrusão dos dentes superiores durante a dentição mista precoce está indicado apenas quando os incisivos superiores protraem com espaços entre eles e são esteticamente desagradáveis ou com risco de lesões dentárias traumáticas (LDT). Quando isso ocorre em uma criança que não apresenta discrepâncias esqueléticas, geralmente é sequela de um hábito de sucção digital prolongado. A eliminação do hábito de sucção, anteriormente à movimentação dentária, é necessária (ver Capítulo 11). A causa mais comum da protrusão dos incisivos superiores é má oclusão de classe II que geralmente apresenta um componente esquelético e, nesse caso, o tratamento deve ser direcionado para o maior problema (ver Capítulo 14).

Há relações entre a má oclusão e a LDT. É claro que as crianças com dentes protrusos, trespasse horizontal aumentado, lábios incompetentes e um histórico de lesão dentária anterior na dentição

• **Figura 12.14** Contenção fixa para manter o fechamento do diastema. Um fio multifilamentado 17,5 mil com helicoides em suas extremidades é colado às superfícies linguais de dentes anteriores, para servir como contenção permanente. Esse fio flexível permite a mobilidade fisiológica dos dentes e reduz falhas de colagem, mas pode ser utilizado apenas quando a sobremordida não é excessiva.

decídua ou antes dos 9 anos de idade na dentição permanente correm risco de trauma dentário.[21-23] Embora essa possa parecer a razão para tratar muitos pacientes com má oclusão classe II precocemente, isso não é suportado por dados longitudinais e pelos benefícios do tratamento precoce.[24] Isso é especialmente verdade se reconhecermos que a maioria das LDT consiste em fraturas no esmalte e na dentina com sequelas moderadas a longo prazo, e não em lesões periodontais que têm consequências significativas a longo prazo. Prever quem corre mais risco de lesão significativa não é fácil.

O tratamento ortodôntico precoce para aqueles com trespasse horizontal aumentado, lábios incompetentes e um histórico de LDT na dentição permanente ou antes dos 9 anos de idade faz algum sentido se for limitado à retração dos incisivos (não à modificação do crescimento de classe II precoce). Isso, combinado com um protetor bucal para esportes, pode reduzir muito às LDTs.

Caso haja relação vertical adequada (não uma sobremordida profunda) e espaços na arcada, os incisivos superiores, que estão projetados ou inclinaram vestibularmente devido a um hábito de sucção, podem ser inclinados lingualmente com um aparelho removível, conforme descrito no Capítulo 11. Quando os dentes requerem movimento de corpo ou correção de rotações, um aparelho fixo é necessário (Figura 12.15). Nesses casos, um arco deve ser utilizado com bandas nos dentes posteriores e bráquetes colados aos dentes anteriores. Esse aparelho deve proporcionar uma força para a retração e para o fechamento de espaço, que pode ser obtida por alças fechadas incorporadas ao arco ou por módulos elásticos em cadeia. Para garantir o movimento de corpo, um arco retangular deve ser utilizado de maneira que o movimento coronário e radicular seja controlado (como mostrado no Capítulo 9) e não ocorra movimento de inclinação indesejado, deixando o paciente com dentes muito verticalizados ou "de coelho". A retração de corpo dos incisivos gera uma grande tração nos dentes posteriores, o que tende a puxá-los para a frente. Dependendo da quantidade de retração dos incisivos e do fechamento de espaços, um aparelho extrabucal, escolhido considerando-se as características faciais e dentárias, pode ser necessário para proporcionar ancoragem adicional.

Caso a sobremordida seja muito profunda, os incisivos superiores e inferiores entrarão em contato antes que os incisivos superiores sejam retraídos o suficiente para fechar os espaços entre eles e eliminar o excesso de trespasse horizontal. Em alguns pacientes cuidadosamente selecionados, isso pode ser tratado com um plano de mordida que permita a erupção dos dentes posteriores e reduza a sobremordida; entretanto, é raro que má oclusão de classe II não seja parte de quadro mais abrangente em que tanto sobremordida como trespasse horizontal excessivas estejam presentes. Isso representa um problema muito mais complexo a ser tratado que requer alterações esqueléticas e, na maioria das vezes, tratamento ortodôntico corretivo.

Ausência de dentes permanentes

Quando a ausência de dentes permanentes é congênita, o paciente deve ser submetido a uma avaliação detalhada para determinar o tratamento correto, uma vez que variáveis diagnósticas referentes ao perfil, posicionamento dos incisivos, cor e forma dentária, desenvolvimento ou posicionamento esquelético ou dentário e disponibilidade ou ausência de espaço podem ser cruciais no planejamento. Os dentes permanentes mais frequentemente ausentes são os segundos pré-molares (especialmente inferiores) e incisivos laterais superiores. Essas duas condições representam problemas diferentes.

Segundos pré-molares ausentes

Os segundos pré-molares têm tendência a se formarem tardiamente e podem parecer estar ausentes, apenas para descobrir estarem em formação em uma consulta subsequente. Um pré-molar que começa a formação muito tarde possivelmente irá erupcionar bem tarde, e pode ser anormal de outras maneiras; portanto, é necessário que haja uma observação cautelosa e muito cuidado. Bons pré-molares raramente formam-se depois de a criança estar com 8 anos de idade.

Caso o paciente tenha oclusão aceitável, a manutenção dos segundos molares decíduos é um planejamento razoável, uma vez que muitos podem ser mantidos ao menos até os 20 e poucos anos de idade, ou mais (Figura 12.16). Há muitos relatos de molares decíduos presentes até que o paciente esteja com 40 a 60 anos de idade. Alguma redução em sua largura mesiodistal geralmente é necessária, a fim de melhorar a intercuspidação dos dentes posteriores, mas, se isso for feito, há risco de reabsorção das raízes mesiodistais divergentes dos molares decíduos quando eles entram em contato com as raízes dos dentes permanentes adjacentes. Até mesmo se a substituição eventual do molar decíduo por um implante ou prótese fixa for necessária, a manutenção do molar decíduo pelo maior tempo possível é excelente meio de preservar osso alveolar naquela área.

Caso o espaço, o perfil e a relação maxilomandibular sejam bons ou ligeiramente protrusos, pode ser vantajoso extrair segundos molares decíduos que não tenham sucessor aos 7 a 9 anos e permitir que os primeiros molares se desloquem mesialmente (Figura 12.17). Isso pode proporcionar fechamento de espaço parcial e até mesmo total. Infelizmente, a quantidade e a direção de deslocamento mesial variam (Figura 12.18). A menos que os segundos pré-molares estejam ausentes em todos os quadrantes, pode ser necessário extrair dentes no arco oposto para alcançar uma oclusão de classe I próxima do ideal. Caso contrário, o fechamento de espaço resultará em uma relação molar de classe II ou classe III. A relação molar em si não é um problema, mas a erupção excessiva posterior de segundos molares não opostos pode se tornar um.

A exodontia precoce pode reduzir o tempo de tratamento quando o espaço de segundos pré-molares ausentes é fechado; entretanto, um tratamento ortodôntico corretivo futuro geralmente é necessário. Caso apenas um molar decíduo esteja ausente, a menos que haja perda de espaço unilateral verdadeiro ou

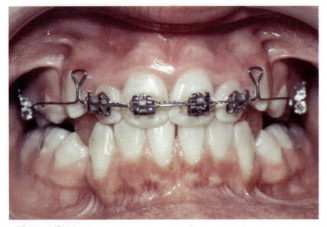

• **Figura 12.15** Este arco com alças fechadas foi utilizado para retrair incisivos superiores protraídos e reduzir espaços. Cada alça foi ativada aproximadamente 1 mm por mês e a ancoragem posterior foi reforçada com um aparelho extrabucal.

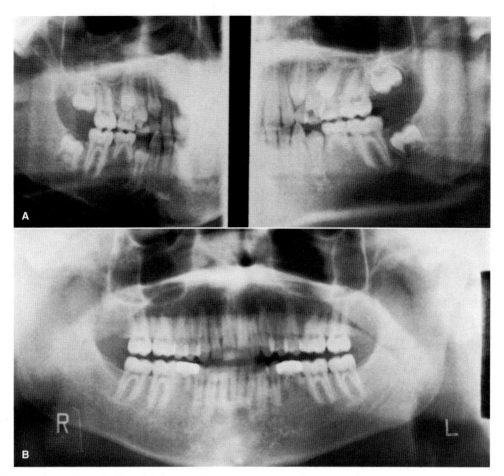

• **Figura 12.16** Os segundos molares decíduos inferiores podem apresentar retenção prolongada quando os segundos pré-molares estão ausentes. **A.** Este paciente foi diagnosticado com ausência dos segundos pré-molares inferiores antes do tratamento ortodôntico. **B.** A decisão foi manter os segundos molares inferiores decíduos, em virtude da falta de apinhamento no arco inferior e sua excelente estrutura radicular. Esses dentes foram reduzidos mesiodistalmente e restaurados com coroas metálicas durante os estágios de finalização do tratamento ortodôntico, para proporcionar boa oclusão.

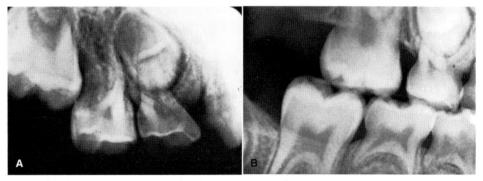

• **Figura 12.17** Segundos pré-molares ausentes podem ser tratados com a extração de segundos molares decíduos para permitir o deslocamento dos dentes permanentes e fechamento de espaço espontâneo. **A.** Este paciente apresenta erupção ectópica do primeiro molar superior permanente e ausência de um segundo pré-molar superior. Já que não havia nenhuma outra evidência de má oclusão, o molar decíduo foi extraído e, como mostrado em **B**, o molar permanente deslocou-se anteriormente e fechou o espaço durante a erupção. Isso elimina a necessidade de uma prótese futuramente.

apinhamento considerável no lado contralateral, uma solução restauradora para o problema em lugar da solução ortodôntica convencional geralmente está indicada. É quase impossível fechar espaços unilateralmente na dentição mista sem afetar as linhas médias e outras relações interarcadas na região anterior, lembrando que dispositivos para ancoragem temporária (DAT) para facilitar o fechamento de espaço unilateral não estão indicados antes dos 12 anos de idade devido à densidade óssea; assim, este é um método de tratamento que deve ser reservado para mais tarde.

Outra solução para segundos pré-molares ausentes é combinar hemissecção do dente decíduo e tratamento pulpar, de maneira que o primeiro molar permanente seja protraído em direção ao espaço do primeiro molar decíduo, sem perda de osso alveolar devido a uma exodontia mais antiga. Esse tipo de tratamento está descrito no Capítulo 16.

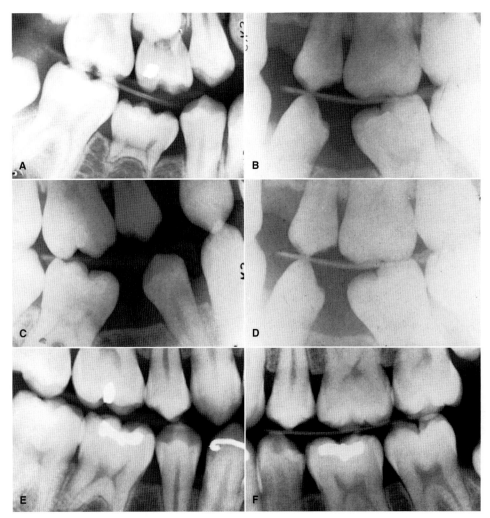

• **Figura 12.18** A e B. Neste paciente, com ausência bilateral de segundos pré-molares inferiores permanentes, foi decidida a extração dos molares decíduos com retenção prolongada, para permitir deslocamento e fechamento de espaço o mais espontâneo possível, antes do tratamento corretivo com aparelhos. **C** e **D**. Apesar de os dentes posteriores terem migrado anteriormente e os anteriores terem migrado distalmente, o espaço não se fechou completamente. O padrão de deslocamento para fechar o espaço de segundos pré-molares inferiores congenitamente ausentes é bastante variável e imprevisível. **E** e **F**. O espaço residual foi fechado e as raízes foram posicionadas de maneira paralela, com aparelho ortodôntico corretivo.

Incisivos laterais superiores ausentes

A retenção prolongada de incisivos laterais decíduos, contrariamente aos molares decíduos, quase nunca é um plano de tratamento aceitável. Quando os incisivos laterais estão ausentes, há duas sequelas possíveis. Em alguns pacientes, o canino permanente em erupção reabsorve o incisivo lateral decíduo e substitui espontaneamente o incisivo lateral ausente, o que significa que o canino decíduo não tem sucessor e, às vezes, apresenta retenção prolongada (Figura 12.19). Alguns desses pacientes são vistos na idade adulta, mas a maioria dos caninos decíduos é perdida ao final da adolescência, mesmo que seus sucessores tenham erupcionado mesialmente no espaço dos incisivos laterais. Menos frequentemente, o incisivo lateral decíduo é mantido quando o canino permanente erupciona em sua posição normal. Isso geralmente significa que o espaço do incisivo lateral está reduzido ao tamanho do incisivo lateral decíduo e o incisivo decíduo remanescente é antiestético.

Ter o canino permanente erupcionando na posição de um incisivo lateral congenitamente ausente é vantajoso, independentemente de o tratamento final ser a substituição do lateral pelo canino ou abertura de espaço para a substituição protética do lateral, uma vez que isso cria osso alveolar naquela área. Além disso, a forma e a cor do canino podem ser determinadas, o que pode ter alguma influência se eles serão retraídos e implantes instalados ou se substituirão os incisivos laterais e o espaço fechado. Ambas as soluções exigem tratamento ortodôntico corretivo na adolescência, e isso também é discutido em mais detalhes no Capítulo 16.

Caso o fechamento de espaço seja o objetivo e os incisivos laterais decíduos sejam repostos pelos caninos permanentes com sua erupção, pouca atenção imediata é necessária. Às vezes, a ausência de incisivos laterais causa grande diastema entre os incisivos centrais permanentes. Para maximizar o deslocamento mesial dos caninos permanentes em erupção, esse diastema pode ser fechado e contido (Figura 12.20). Posteriormente, na transição para a dentição permanente, os caninos decíduos devem ser extraídos caso não estejam reabsorvendo, de maneira que os pré-molares possam migrar para a posição do canino e outros dentes posteriores possam movimentar-se mesialmente e fechar o espaço (Figura 12.21). Essa opção de fechamento de espaço é melhor quando os incisivos estão suavemente protraídos e os molares estão tendendo à classe II na região posterior, de maneira que o fechamento de espaço recíproco pode ser empregado entre os dentes anteriores e posteriores. O fechamento de espaço geralmente é evitado quando os pacientes

CAPÍTULO 12   Problemas Não Esqueléticos Complexos em Pré-Adolescentes: Tratamento Preventivo e Interceptativo   407

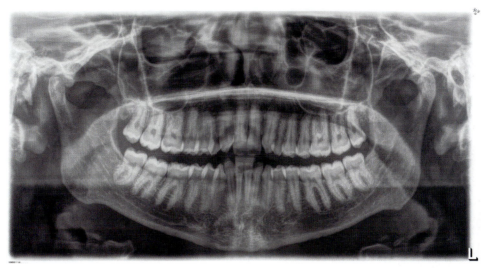

• **Figura 12.19** Incisivos laterais superiores ausentes geralmente são substituídos espontaneamente pelos caninos permanentes. Este fenômeno ocorre sem intervenção, mas a reabsorção percebida nos caninos decíduos com retenção prolongada provavelmente continuará a progredir. Caso implantes sejam planejados eventualmente para substituir os incisivos laterais ausentes, é desejável que os caninos erupcionem mesialmente de maneira que se forme osso alveolar na área do futuro implante. Os caninos podem ser movimentados para sua posição final apenas antes da cirurgia para instalação do implante. (Cortesia de Dr. M. Larson.)

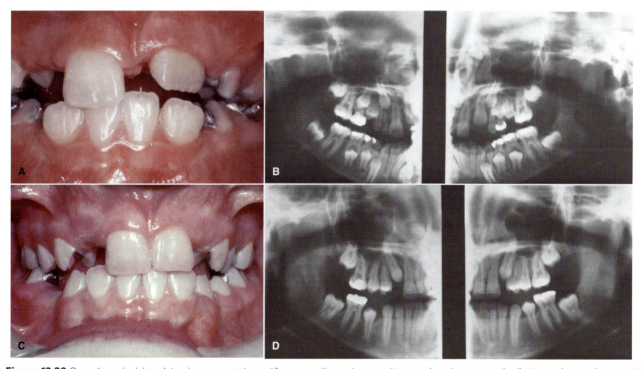

• **Figura 12.20** Quando os incisivos laterais permanentes estão congenitamente ausentes, geralmente um grande diastema desenvolve-se entre os incisivos centrais permanentes. **A.** Este paciente apresenta esse tipo de diastema, e os caninos permanentes não erupcionados substituirão os incisivos laterais ausentes. **B.** Esta radiografia mostra os caninos não erupcionados em excelente posição para substituir os incisivos laterais. **C.** O diastema foi fechado para obter deslocamento mesial máximo dos caninos. **D.** Esta técnica permite que os caninos erupcionem o mais próximo de sua posição final e elimina movimentação dentária desnecessária durante o tratamento com aparelhos.

apresentam uma classe I completa ou uma tendência à classe III, havendo a possibilidade de criar uma mordida cruzada anterior com a retração dos incisivos durante o fechamento de espaços. Mais uma vez, DAT nessas situações podem auxiliar menos que o desejável. Estas são particularidades do tratamento corretivo.

Autotransplante
Em pacientes com ausência dentária congênita de um ou mais dentes em uma área, mas com apinhamento em outra, o autotransplante é uma solução possível. Os dentes podem ser transplantados de uma posição para outra na mesma boca com um bom prognóstico para o sucesso a longo prazo, caso isso seja feito quando o dente transplantado tiver aproximadamente dois terços a três quartos de sua raiz formada. Isso significa que a decisão pelo autotransplante deve ser feita durante a dentição mista (Figura 12.22).

O transplante é mais comumente utilizado para posicionar pré-molares no local de incisivos superiores ausentes. Para substituição de um incisivo lateral superior, o primeiro pré-molar inferior

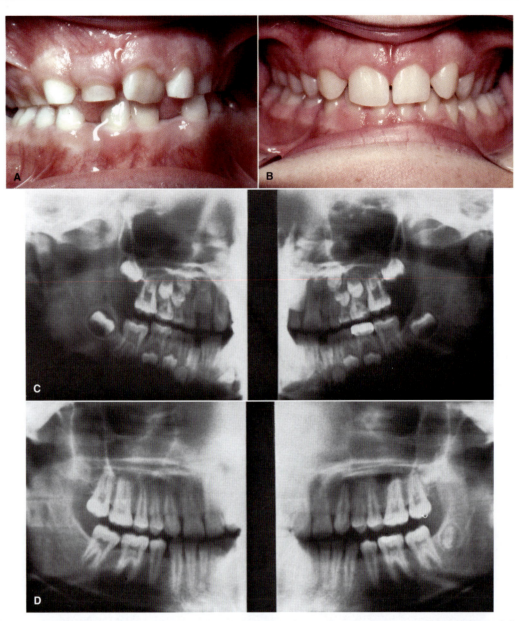

• **Figura 12.21** A remoção seletiva de dentes decíduos quando os incisivos laterais superiores permanentes estão ausentes pode levar a um encurtamento da segunda fase de um tratamento corretivo. **A** e **B.** Este paciente teve caninos e primeiros molares decíduos extraídos, para maximizar o deslocamento mesial dos dentes permanentes posteriores. **C** e **D.** Esta intervenção resultou em bom posicionamento dentário, que necessitará de pouco tratamento com aparelhos fixos para estar completa.

tem as melhores formas de coroa e raiz e, em geral, é preferido se estiver disponível.[25] O autotransplante também pode ser utilizado para substituir primeiros molares ausentes por terceiros molares, uma decisão que pode ser tomada um pouco mais tarde (Figura 12.23).[26] Uma combinação de intervenção cirúrgica cuidadosa e posicionamento do transplante, 3 meses de cicatrização, seguidos por forças ortodônticas leves para alcançar o posicionamento dentário final e tratamento restaurador para reanatomizar a coroa do dente transplantado, pode resultar em sucesso estético e funcional a longo prazo. A taxa de sucesso com esse tipo de tratamento é alta e previsível.

Apinhamento localizado moderado a grave

Em algumas crianças há apinhamento localizado moderado a grave (>3 mm). Em um quadrante posterior das arcadas dentais, isso é provavelmente o resultado de perda de espaço grave ou erupção ectópica, e geralmente impede a erupção de um dente sucessor, que costuma ser um segundo pré-molar.

Se houver espaço suficiente em outras áreas das arcadas dentais e nenhuma indicação de que a ortodontia corretiva será necessária no futuro próximo, normalmente é sensato extrair o dente impactado e fechar o espaço. Isso geralmente leva menos tempo que recuperar espaço e incentivar a erupção do dente ou dentes impactados. Caso a recuperação de espaço seja o objetivo depois de pesar cuidadosamente as opções, as questões biomecânicas devem ser consideradas e incluem abertura de espaço unilateral sem alterar o resto da arcada dental ou oclusão. Às vezes, a perda de espaço pode ser bilateral. O movimento distal do molar geralmente é parte das equações para a correção do problema. Forças recíprocas, que são mais fáceis e as mais previsíveis para nosso uso, não podem ser empregadas. Esses tipos de tratamento serão abordados futuramente neste capítulo em movimento distal de molar.

CAPÍTULO 12   Problemas Não Esqueléticos Complexos em Pré-Adolescentes: Tratamento Preventivo e Interceptativo   409

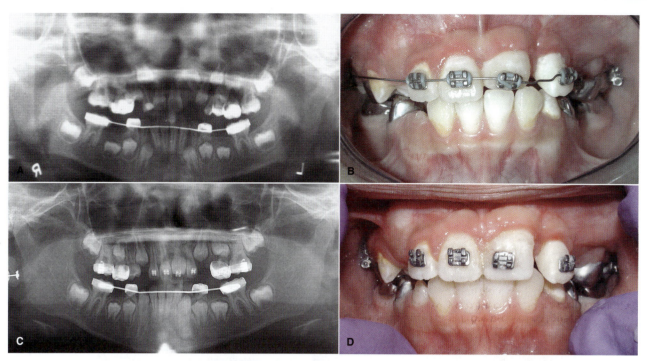

• **Figura 12.22 A.** Este paciente tem um incisivo central superior esquerdo permanente não erupcionado com uma raiz dilacerada, possivelmente devido a trauma prévio. Foi determinado que ele não poderia ser reposicionado cirurgicamente ou movimentado ortodonticamente. **B.** Para diminuir o apinhamento, a extração de pré-molares foi indicada e o primeiro pré-molar superior esquerdo foi transplantado para a posição do incisivo central superior esquerdo e movimentado após curto período de cicatrização. **C.** O desenvolvimento radicular e a cicatrização continuaram e indicaram vitalidade dentária. **D.** O dente continuará a ser reanatomizado e restaurado com resina, previamente ao tratamento restaurador definitivo.

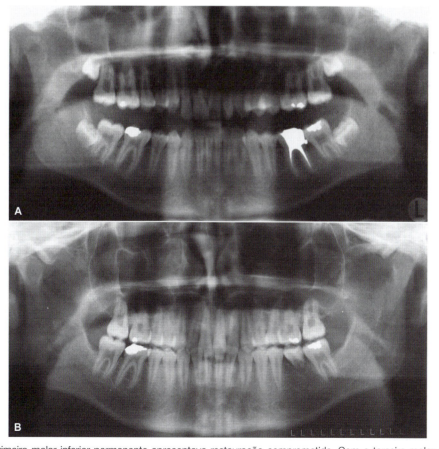

• **Figura 12.23 A.** O primeiro molar inferior permanente apresentava restauração comprometida. Com o terceiro molar em desenvolvimento no quadrante superior esquerdo disponível (**B**), decidiu-se transplantá-lo para a posição do primeiro molar quando o desenvolvimento radicular fosse apropriado, em vez de restaurar o primeiro molar. O terceiro molar transplantado foi posteriormente reposicionado durante o tratamento ortodôntico e funcionou bem como substituto.

Na região anterior da arcada, o problema mais comum desse tipo é um desvio da linha média inferior. A movimentação dentária é mais frequentemente utilizada para resolver este problema que simplesmente uma extração dentária de maneira isolada. Caso a linha média tenha sido deslocada e nenhum dente permanente será extraído, a correção da linha média é necessária antes que os dentes permanentes remanescentes erupcionem em posições assimétricas e o apinhamento localizado torne-se pior. Se a linha média tiver desviado e o espaço for inadequado, tanto o espaço quanto os problemas de linha média precisam ser tratados antes da erupção dos caninos. Isso é realizado com mais sucesso utilizando-se um arco lingual como apoio para manter a simetria e o controle dos molares, colagem dos incisivos e correção da linha média com molas (Figura 12.24). Em alguns casos, o desgaste ou a extração de um canino ou molar decíduo serão necessários para proporcionar o ambiente propício para restabelecer a linha média e o espaço. Um arco lingual pode então ser utilizado como contenção para manter a correção.

Se ambos os caninos decíduos inferiores estiverem perdidos e os incisivos permanentes inclinarem-se para lingual, o que reduz o perímetro do arco e aumenta o apinhamento aparente, um arco lingual ativo para expansão pode ser indicado. Entretanto, em algumas dessas crianças, a análise do espaço revelará que o apinhamento ainda seria grave o suficiente após os incisivos serem reposicionados para exigir o tratamento abrangente posteriormente. Se isso acontecer, a expansão do arco lingual será opcional.

Apinhamento generalizado de moderado a grave

Expansão versus extração no tratamento da dentição mista

Para crianças com deficiência de espaço de moderada a grave, normalmente há apinhamento generalizado dos incisivos, mas não grave; contudo, às vezes os caninos decíduos são perdidos por causa de uma erupção ectópica dos incisivos laterais e um apinhamento mais grave fica irreconhecível. Crianças com discrepâncias de perímetro de arco mais graves geralmente apresentam incisivos razoavelmente bem alinhados na dentição mista precoce, pelo fato de os caninos decíduos terem sido perdidos com a erupção dos incisivos laterais.

O apinhamento grave potencial geralmente é evidente na dentição decídua, antes mesmo de se realizar uma análise de espaço. Essas crianças têm pouco espaço entre os incisivos decíduos e ocasionalmente algum apinhamento na dentição decídua. Os dois principais sintomas de apinhamento grave na dentição mista precoce são irregularidade grave dos incisivos permanentes em erupção e perda precoce dos caninos decíduos, causada pela erupção dos incisivos laterais permanentes. Após análise final do perfil e posição dos incisivos, esses pacientes enfrentam a mesma decisão que aqueles com apinhamento moderado: expandir as arcadas dentais ou extrair dentes permanentes, e quando isso deve ser feito (o Capítulo 7 faz uma revisão sobre os fatores que influenciam nessa decisão). Na presença de apinhamento grave, o tratamento limitado à dentição mista não será suficiente, e extrações devem ser consideradas.

Expansão para o tratamento do apinhamento na dentição mista precoce

Para a maioria das crianças com apinhamento e espaço inadequado na dentição mista, é possível realizar algum movimento vestibular dos incisivos e expansão, especialmente se:

- O posicionamento dos incisivos inferiores é normal ou um pouco retraído
- Os lábios estão normais ou retraídos

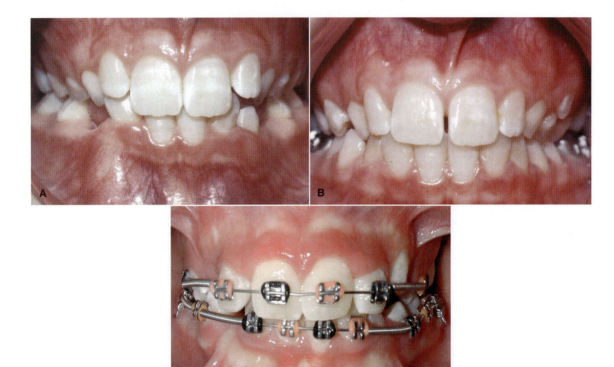

• **Figura 12.24** Alguns desvios de linha média necessitam de movimentação dentária de corpo. **A.** A linha média da arcada inferior foi desviada de corpo para a direita do paciente, devido à perda prematura de um canino decíduo. **B.** Os dentes foram movimentados novamente para sua posição adequada utilizando aparelho fixo e foram contidos até a erupção dos caninos com arco lingual para contenção. **C.** Esse tipo de movimento é melhor alcançado com arco e molas helicoidais, para gerar forças para a movimentação dentária. Molas helicoidais ativas podem ser substituídas por molas passivas, a fim de obter estabilidade antes da contenção.

- O trespasse horizontal é adequado
- A sobremordida não é excessiva
- Há bom tecido queratinizado vestibularmente aos incisivos inferiores.

Caso o movimento vestibular seja antecipado e a quantidade e a qualidade do tecido gengival sejam questionáveis, uma avaliação periodontal sobre um enxerto gengival é apropriada. O tratamento cirúrgico ou não cirúrgico dos tecidos moles pode ser necessário antes ou após a movimentação dentária.

Uma pergunta fundamental é se a expansão precoce das arcadas (antes de todos os dentes permanentes erupcionarem) proporciona resultados mais estáveis que a expansão subsequente (no início da dentição permanente). Em resposta à percepção de que o apinhamento recorrente ocorre em muitos pacientes que foram tratados com extração de pré-molares (ver Capítulo 7), uma série de abordagens para a expansão precoce da arcada ganhou alguma popularidade, apesar da falta de dados para documentar sua eficácia. Essa expansão precoce pode envolver qualquer combinação de várias possibilidades:

- Expansão dentária maxilar ou expansão esquelética, movimentando os dentes vestibularmente ou abrindo a sutura palatal mediana
- Expansão posterior inferior, por meio de movimentação vestibular dos dentes
- Projeção dos incisivos e movimentação distal dos molares em cada arcada.

A abordagem mais agressiva para a expansão precoce, em termos de tempo, utiliza arcos linguais superiores e inferiores na dentição decídua completa. Isso produz um aumento no perímetro de ambas as arcadas, que deve ser mantido por períodos variáveis durante a fase de dentição mista. A efetividade da expansão na dentição decídua para enfrentar o desafio do apinhamento anterior é altamente questionável e não embasada.[27]

Abordagem conservadora para o apinhamento moderado na dentição mista precoce é realizar uma análise do espaço quando os incisivos erupcionarem e depois começar a trabalhar na expansão da arcada ou na extração com a erupção dos dentes permanentes remanescentes (caninos e pré-molares). Manter a longo prazo um espaço inadequado é difícil nos dentes e nos tecidos moles e não é aconselhado.

Para executar a decisão da expansão, colocar um arco lingual após a extração dos caninos decíduos e, por fim, utilizar um arco lingual ou outro aparelho para aumentar a extensão da arcada é uma solução. Em contrapartida, exodontias oportunas podem ser realizadas.

A experiência clínica indica que um grau considerável de irregularidade vestibulolingual irá corrigir-se se houver espaço disponível, mas rotações, não. Caso os incisivos estejam girados, com irregularidades graves ou com espaços e a correção precoce seja importante, um aparelho fixo será necessário para o tratamento, seja na dentição mista ou na dentição permanente (Figura 12.25).

Os incisivos inferiores geralmente podem ser inclinados 1 ou 2 mm vestibularmente sem muita dificuldade, o que cria mais 4 mm de comprimento de arco adicional, mas apenas se a sobremordida não for excessiva e o trespasse horizontal for adequado. Para criar espaço de maneira consistente e controlar a movimentação dentária, é preferível bandar os molares permanentes, colar bráquetes aos incisivos e utilizar uma mola helicoidal comprimida em um arco vestibular, a fim de obter espaço adicional (Figura 12.26). A técnica de bandagem e colagem múltipla geralmente é complementada com um arco lingual para contenção. A vantagem de um aparelho colado e bandado é proporcionar controle rotacional e do espaço mesiodistal e movimento de corpo, se necessário. Alguma expansão

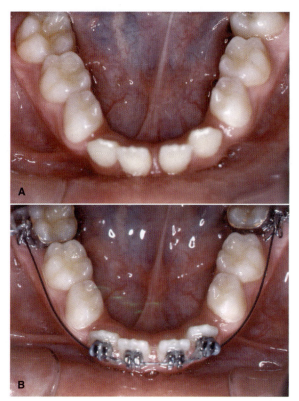

- **Figura 12.25 A.** Neste paciente que apresentava os dentes anteriores inferiores inclinados lingualmente e com espaços entre eles, a expansão do arco inferior com aparelho fixo foi necessária, visto que os espaços não puderam ser adequadamente controlados com um arco lingual ou uma placa lábio-ativa. **B.** O aparelho fixo instalado durante o alinhamento e antes do fechamento de espaços na região dos incisivos. Após o fechamento de espaços, os incisivos podem ser mais vestibularizados, caso seja necessário.

dos segmentos vestibulares pode ser incluída, além da movimentação dos incisivos.

Uma abordagem um pouco mais agressiva é a expansão transversal da arcada superior na dentição mista precoce, não para corrigir uma mordida cruzada posterior, mas especificamente para obter mais espaço na arcada dental. Isso é realizado utilizando-se um arco lingual ou um parafuso expansor, a fim de produzir alterações dentárias e esqueléticas (Figura 12.27), mas a expansão com parafuso expansor deve ser realizada cuidadosa e lentamente, caso seja feita na dentição mista precoce. A teoria é que isso garanta mais espaço posteriormente.[28] Até a presente data, não há evidência pós-tratamento a longo prazo confiável de que a intervenção precoce que "prepare", "desenvolva", "equilibre", expanda as arcadas ou qualquer outro nome tenha alguma eficácia em proporcionar uma dentição permanente menos apinhada futuramente. Infelizmente, mesmo em crianças que a princípio tinham apinhamento suave, a irregularidade dos incisivos pode reaparecer logo após o tratamento precoce, caso a contenção não seja acompanhada cuidadosamente. Os pais e os pacientes devem conhecer os problemas e as incertezas associadas a esse tipo de tratamento.

Tem-se sugerido que esse tipo de expansão precoce não apenas proporciona mais espaço e melhor estética, mas também pode reduzir desarmonias oclusais entre as arcadas que estão presentes nas más oclusões de classe II.[29] Não há dados disponíveis que deem suporte à efetividade a longo prazo dessa técnica. Parece improvável que tecidos moles, que estabelecem os limites para a expansão da arcada, reagiriam de maneira diferente à expansão transversal em

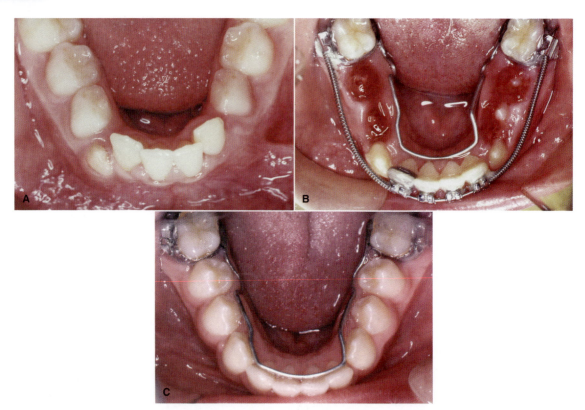

- **Figura 12.26** Um aumento moderado no perímetro da arcada pode ser conseguido utilizando-se um aparelho fixo colado e bandado e um mecanismo para expansão. **A.** Este paciente apresentava apinhamento moderado no arco inferior e falta de espaço. **B.** O aparelho posicionado com a movimentação dentária completa. Neste caso, molas helicoidais foram utilizadas para produzir a força necessária para a movimentação dentária, mas outros métodos utilizando alças e arcos flexíveis estão disponíveis. Observe o arco lingual utilizado para controlar a dimensão transversal dos molares. **C.** O arco lingual é ajustado abrindo-se as alças e avançando o arco, de maneira que ele atue como uma contenção após a remoção do arco e dos bráquetes colados.

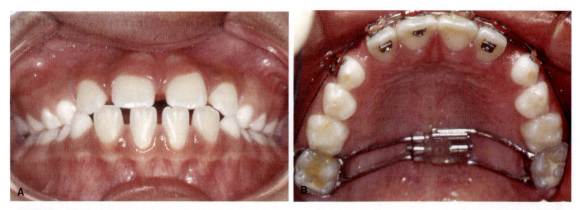

- **Figura 12.27** (A) e (B) Alguns especialistas defendem a expansão precoce por meio da abertura da sutura palatina mediana, geralmente utilizando-se um aparelho com parafuso expansor como neste paciente, mesmo na ausência de mordida cruzada posterior ou em aparente redução nas dimensões do arco, apoiando-se na teoria de que isso melhorará a estabilidade a longo prazo da expansão do arco. Há pouco ou nenhum embasamento para apoiar tal alegação.

idades diferentes (ver discussão sobre influências do equilíbrio no Capítulo 5) ou que o crescimento da arcada em outros planos do espaço seja fortemente afetado pela expansão transversal.

Expansão para tratamento do apinhamento na dentição mista tardia: distalização de molar

A expansão transversal para obter espaço adicional pode ser utilizada tanto na dentição mista tardia quanto na precoce, e os comentários prévios também se aplicam à dentição mista tardia. Uma abordagem complementar na dentição mista tardia é obter espaço adicional com o reposicionamento distal dos molares. A menos que DATs sejam utilizados, o que não é recomendado antes dos 12 anos de idade devido à densidade óssea inadequada, aparelhos intrabucais para a movimentação distal dos molares serão acompanhados por movimentação vestibular dos incisivos. Com esse conhecimento, há algumas indicações para esse tipo de tratamento:

- Menos que 4 a 5 mm de espaço necessário em cada lado, com alguma inclinação dos molares, são aceitáveis
- Dentes anteriores superiores erupcionados e, preferencialmente, os primeiros pré-molares para ancoragem

- Os lábios normais ou retraídos e a posição dentária superior, uma vez que um terço da movimentação ocorrerá com a movimentação vestibular dos incisivos
- Da mesma forma, o trespasse horizontal deve ser limitado
- As dimensões faciais verticais devem ser normais ou com tendência à face curta, uma vez que a movimentação distal dos molares pode abrir a mordida
- Similarmente, a sobremordida deve ser um pouco maior que a normal, devido à mecânica de abertura de mordida.

Até recentemente, o aparelho extrabucal era a abordagem preferida para a movimentação distal dos molares superiores. Ele tem a vantagem de ser simples e, como principal desvantagem, a necessidade de boa cooperação do paciente. Para inclinar ou movimentar os molares de corpo para distal, a força extrabucal aplicada aos molares via arco facial é um método simples. A força é direcionada especificamente para os dentes que precisam ser movimentados, e forças recíprocas não são distribuídas aos outros dentes que estão em posições corretas. A força deve ser o mais constante possível, para proporcionar movimentação dentária efetiva, e deve ser moderada porque está concentrada em apenas dois dentes. Quanto mais a criança usar o aparelho, melhor; 12 a 14 horas diárias é o mínimo. Aproximadamente 400 g de força em cada lado são apropriados, mas não particularmente agradáveis aos dentes. Os dentes devem se movimentar a uma taxa de 1 mm/mês, assim uma criança cooperativa precisaria utilizar o aparelho por 3 a 5 meses para obter 3 mm de correção, o que seria uma necessidade típica nesse tipo de tratamento.

Para um tratamento como esse, de duração curta, tanto aparelhos extrabucais com tração cervical ou tração alta podem ser escolhidos, mas um aparelho extrabucal com tração alta é uma excelente opção (Figura 12.28). Baumrind *et al.* relataram que tal abordagem é particularmente efetiva para proporcionar movimentação distal de molar.[30]

Se a movimentação distal de corpo de um ou ambos os primeiros molares superiores permanentes for necessária para ajustar a relação molar e obter espaço, houver dentes anteriores suficientes para ancoragem, alguma movimentação anterior dos incisivos puder ser tolerada e a sobremordida for adequada, muitos aparelhos podem ser considerados. Todos são construídos utilizando um arco lingual pesado, geralmente com uma porção de acrílico na região anterior do palato para proporcionar ancoragem (Figura 12.29). Com frequência, os dentes anteriores também são colados e estabilizados com um arco. Assim, a força para movimentar os molares distalmente é gerada por um aparelho com apoio no palato e molas helicoidais (o aparelho do tipo pêndulo), molas de aço ou superelásticas, ou outro dispositivo (ver Figura 16.19).[31]

Na arcada inferior, os aparelhos que alteram as dimensões da arcada (e não os arcos de linguais passivos que mantêm as dimensões) podem causar problemas com a erupção dos segundos molares inferiores.[32] Os segundos molares superiores erupcionados tornam a distalização dos primeiros molares ainda mais difícil, e a utilização de aparelhos fixos para trazer os incisivos inferiores para a frente pode ser mais aceitável (Figura 12.30).

Um método original utilizado atualmente para a distalização de molares, que pode ser utilizado em crianças de 12 anos de idade ou mais, é a utilização de aparelhos para a distalização de molares apoiados em DAT (Figura 12.31).[33] Esses aparelhos podem distalizar molares em ambos os arcos sem provocar movimentação dos incisivos para a frente devido à ancoragem praticamente absoluta. Existem três limitações principais para esta abordagem: (1) a cirurgia para instalar e remover os DATs, que é bastante aceitável pelos pacientes, mas pode apresentar complicações; (2) a longa duração do tratamento para movimentar e conter os dentes desde a dentição mista até a erupção dos dentes permanentes, não menor com os DATs; e (3) a incerteza de estabilidade de resultados a longo prazo. A questão não é se a movimentação dentária é possível – ela é. Em vez disso, a questão é qual é o mais desejável, uma maior expansão das arcadas ou a movimentação distal, especialmente na dentição mista.

Não importa como os molares foram movimentados distalmente, se o tempo até a erupção dos pré-molares for superior a alguns meses, será necessário mantê-los em posição distal após o reposicionamento. Arcos linguais superior e inferior para manutenção do espaço (ver Figura 11.55) são a maneira mais segura de evitar a perda de espaço. Lembre-se, também, que essa nova posição posterior do molar deve ser mantida independentemente da maneira como foi alcançada, caso os incisivos necessitem ser retraídos. Esta é uma tarefa difícil sem DAT.

Extração precoce (seriada)

Em muitas crianças com apinhamento grave, uma decisão de que a expansão não é aconselhável e de que alguns dentes permanentes precisarão ser extraídos para dar espaço a outros pode ser tomada durante a dentição mista precoce. Uma sequência planejada de remoções dentárias pode reduzir o apinhamento e as irregularidades durante a transição da dentição decídua para a permanente.[34] Isso também permitirá que os dentes erupcionem através do alvéolo e tragam tecido queratinizado, em vez de serem deslocados para vestibular ou lingual. Esta sequência, geralmente denominada *extração seriada*, simplesmente envolve a extração programada de dentes decíduos e, por último, de dentes permanentes, para reduzir um apinhamento grave. Ela foi defendida originalmente como um método para tratar apinhamentos graves sem ou com uma necessidade mínima de utilização de aparelhos ortodônticos, mas agora é vista como um auxiliar para o tratamento corretivo futuro, em vez de um substituto para este.

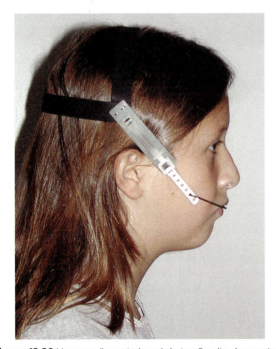

- **Figura 12.28** Um aparelho extrabucal de tração alta demonstrou ser o aparelho extrabucal mais efetivo para movimentar os molares distalmente. É necessário, claro, cooperação, mas não ocorre nenhum movimento recíproco de projeção dos incisivos.

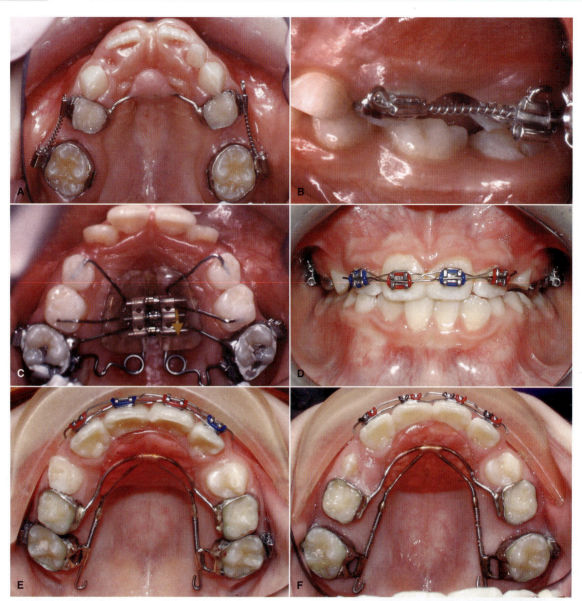

• **Figura 12.29** Diversas abordagens podem ser realizadas para aumentar o perímetro do arco através da distalização de molares, se o diagnóstico correto for feito e a projeção dos incisivos, normalmente resultante, puder ser aceita. **A** e **B**. Molas helicoidais bilaterais proporcionam a força que encontra resistência na ancoragem dos molares decíduos e do palato, usando um arco de Nance. **C**. Em contrapartida, um aparelho do tipo pêndulo pode ser usado também ancorado no palato, mas utilizando molas com helicoides para fornecer a força. **D** a **F**. Este aparelho fixo também usa ancoragem palatal e dentária e molas helicoidais de níquel-titânio (NiTi) para deslizar os molares ao longo de fios linguais espessos. Uma vez instalado, o aparelho pode ser monitorado até que o movimento dentário desejado seja alcançado e, em seguida, ele pode ser modificado para servir como uma contenção. (**A** a **C**, cortesia do Dr. M. Mayhew.)

Embora a extração seriada torne o tratamento corretivo futuro mais fácil e geralmente mais rápido, por si só ela quase nunca resulta em posições dentárias ideais ou fechamento de espaço excessivo. A extração seriada é direcionada para apinhamentos graves. Por esse motivo, é melhor utilizada quando não há problemas esqueléticos e a discrepância de espaço é grande – superior a 10 mm por arcada. Se o apinhamento for grave, um pouco de espaço permanecerá após o alinhamento dos dentes, o que significa que haverá pouca inclinação e movimentação não controlada dos dentes adjacentes em direção ao espaço da extração. Caso a discrepância inicial seja menor, mais espaço residual deve ser previsto. Embora seja possível utilizar a extração seriada para compensar os problemas esqueléticos menores a moderados de classe I e classe II (com uma sequência de extração normal apenas dos dentes superiores nos problemas de classe II e apenas dos dentes inferiores nos problemas de classe III),[35] esse tipo de tratamento é bem mais complexo. O fechamento do espaço residual provavelmente precisa ser seletivamente direcional (*i. e.*, todos da frente ou todos de trás) e exige um comando bem melhor da biomecânica do que a maioria dos não especialistas tem.

O tratamento com extração seriada inicia-se na dentição mista precoce com a extração dos incisivos decíduos caso necessário, seguida pela extração dos caninos decíduos, para permitir a erupção e o alinhamento dos incisivos permanentes (Figura 12.32). Com o alinhamento dos dentes permanentes sem a utilização de nenhum aparelho, há geralmente alguma inclinação lingual dos incisivos inferiores e a sobremordida geralmente aumenta durante essa fase. Desvios vestibulolinguais são solucionados melhor que irregularidades rotacionais. Após a extração dos caninos decíduos, problemas de apinhamento geralmente ficam sob controle por 1 ou 2 anos, mas é necessário acompanhamento. O objetivo é influenciar os primeiros pré-molares permanentes a erupcionarem antes dos caninos, de maneira a poderem ser extraídos e os caninos se movimentarem distalmente em direção a esse espaço.

Os pré-molares superiores geralmente erupcionam antes dos caninos, então a sequência de erupção raramente é um problema na arcada superior. Na arcada inferior, entretanto, os caninos geralmente erupcionam antes dos primeiros pré-molares, o que faz

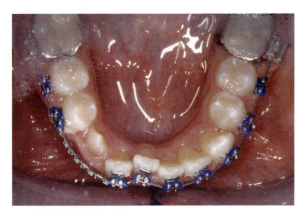

• **Figura 12.30** Para o tratamento de apinhamento e irregularidades significativas da dentição mista na arcada inferior, acessórios colados e bandados proporcionam a abordagem mais eficiente. Este paciente tinha apinhamento e irregularidades, indicando tratamento com aparelhos fixos. Observe a utilização de uma mola helicoidal superelástica para criar espaço para a erupção do canino inferior direito.

com que os caninos sejam deslocados vestibularmente. Para evitar isso, o primeiro molar inferior decíduo deve ser extraído quando há entre metade e dois terços de formação radicular do primeiro pré-molar. Isso geralmente acelerará a erupção dos pré-molares e fará com que eles entrem na arcada antes do canino (Figura 12.32C). O resultado é um melhor acesso para a extração do primeiro pré-molar antes de o canino erupcionar (Figura 12.32D).

Uma complicação pode ocorrer caso o primeiro molar decíduo seja extraído precocemente e o primeiro pré-molar ainda não erupcionar antes do canino. Isso pode levar à impacção do pré-molar, necessitando de posterior remoção cirúrgica. Quando o primeiro molar decíduo é removido, pode ficar óbvio que o canino erupcionará antes do pré-molar. Nesse caso, o pré-molar incluso também pode ser extraído no mesmo momento – um procedimento denominado *enucleação*. Se possível, entretanto, a enucleação deve ser evitada porque a erupção dos pré-molares traz juntamente osso alveolar. A enucleação precoce pode deixar um defeito ósseo persistente.

Depois de o primeiro pré-molar ter sido extraído, os segundos molares decíduos devem esfoliar normalmente. Os espaços da extração de pré-molares fecham parcialmente com o deslocamento mesial dos segundos pré-molares e primeiros molares permanentes, mas em grande parte com a erupção distal dos caninos. Caso a extração seriada não seja seguida de mecanoterapia, o alinhamento ideal, o posicionamento radicular, a correção da mordida profunda e o fechamento de espaços geralmente não são alcançados (Figura 12.33).

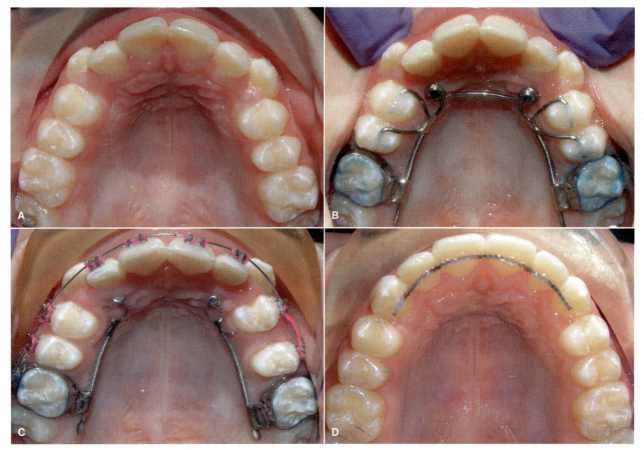

• **Figura 12.31 A.** Este paciente foi submetido à distalização de molares ancorada em DAT na dentição mista tardia, para corrigir o apinhamento inicial e possibilitar um plano de tratamento sem extrações. Isso não é recomendado em pacientes com idade inferior a 12 anos, devido à densidade óssea inadequada e consequente instabilidade dos DATs. **B.** A estrutura de fios apoia os DATs na região anterior do palato com força distal proporcionada pelas molas helicoidais. Nenhuma ancoragem é propiciada pelos dentes anteriores. **C.** Boa movimentação dentária com DATs íntegros ao final da distalização ativa, mesmo com os segundos molares erupcionados. **D.** O arco final em contenção.

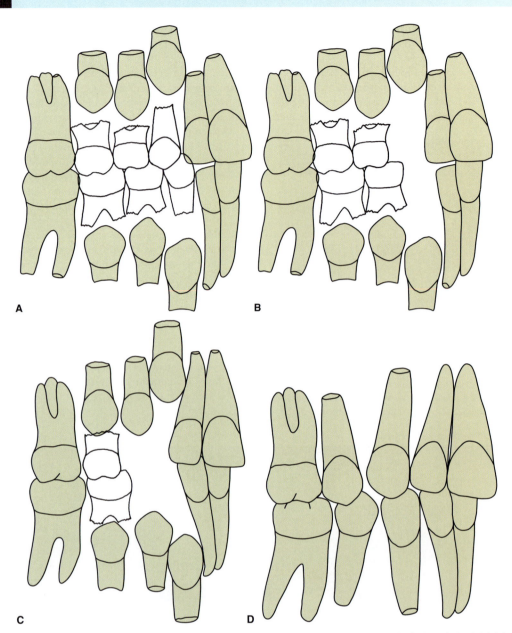

• **Figura 12.32** A extração seriada é utilizada para aliviar discrepâncias de comprimento de arco graves. **A.** O diagnóstico inicial é realizado quando uma deficiência de espaço grave é documentada e há apinhamento de incisivos evidente. **B.** Os caninos decíduos são extraídos para proporcionar espaço para o alinhamento dos incisivos. **C.** Os primeiros molares decíduos são extraídos quando metade a dois terços da raiz do primeiro pré-molar está formada, para acelerar a erupção dos primeiros pré-molares. **D.** Quando os primeiros pré-molares erupcionam, eles são extraídos e os caninos erupcionam no espaço remanescente da extração. O espaço residual é fechado por meio de deslocamento e inclinação dos dentes posteriores, a menos que o tratamento com aparelhos corretivos seja empregado.

A extração seriada foi utilizada com muito mais frequência do que agora há 25 ou 30 anos. Foi utilizada em demasia e talvez seja subutilizada. Ela pode ser um auxiliar útil, encurtando o tempo total do tratamento caso seja utilizada corretamente, mas os pacientes devem ser selecionados e supervisionados cuidadosamente durante seu desenvolvimento. Está longe de ser uma panaceia para o tratamento do apinhamento.

O caso de apinhamento limítrofe: o que fazer?

Se a extração seriada está indicada apenas para poucos pacientes com apinhamento extremamente grave e a expansão precoce oferece pouca vantagem em relação à expansão durante o tratamento corretivo futuro, qual a melhor abordagem para apinhamentos moderados e dentes irregulares durante a dentição mista?

A abordagem mais sensata, na maioria dos casos, é simplesmente manter as possibilidades abertas para o tratamento corretivo futuro de que essas crianças necessitarão. A menos que o apinhamento seja grave, a manutenção do *leeway space* durante a última parte da transição para a dentição permanente aumenta a chance de um tratamento bem-sucedido sem extrações, caso o espaço seja adequado ou limítrofe. A extração precoce dos caninos decíduos geralmente pode proporcionar espaço para algum alinhamento espontâneo de incisivos permanentes e também pode reduzir a chance de impacção dos caninos, mas um arco lingual inferior para manutenção do espaço é necessário para manter a opção de não extração aberta, quando isso é realizado. Além do quê, as vantagens do tratamento precoce com aparelhos ortodônticos são questionáveis, e devem ser vistas no contexto de carga aumentada de tratamento *versus* pouco ou nenhum benefício adicional.

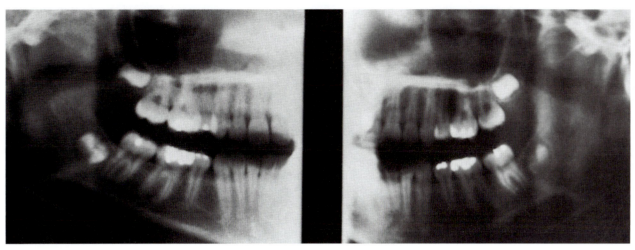

• **Figura 12.33** Este paciente foi submetido à extração seriada não acompanhada de tratamento com aparelhos ortodônticos fixos, com excelente resultado. A extração seriada, no momento adequado, geralmente resulta em fechamento incompleto do espaço. Os dentes deslocam-se em conjunto por inclinação, resultando em raízes não paralelas entre o canino e os segundos pré-molares. Ausência de paralelismo radicular, espaço residual e outras irregularidades podem ser tratadas com aparelhos fixos, posteriormente.

Referências bibliográficas

1. Papadopoulos MA, Chatzoudi M, Kaklamanos EG. Prevalence of tooth transposition. A meta-analysis. *Angle Orthod*. 2010;80:275-285.
2. Garib DG, Peck S, Gomes SC. Increased occurrence of dental anomalies associated with second-premolar agenesis. *Angle Orthod*. 2009;79:436-441.
3. Peck S, Peck L. Classification of maxillary tooth transpositions. *Am J Orthod Dent Orthop*. 1995;107:505-517.
4. Frazier-Bowers SA, Simmons D, Wright JT, et al. Primary failure of eruption and PTH1R: the importance of a genetic diagnosis for orthodontic treatment planning. *Am J Orthod Dentofacial Orthop*. 2010;137:160.e1-160.e7, discussion 160-1.
5. Rhoads SG, Hendricks HM, Frazier-Bowers SA. Establishing the diagnostic criteria for eruption disorders based on genetic and clinical data. *Am J Orthod Dentofacial Orthop*. 2013;144:194-202.
6. Hölttä P, Alaluusua S, Saarinen-Pihkala UM, et al. Agenesis and microdontia of permanent teeth as late adverse effects after stem cell transplantation in young children. *Cancer*. 2005;103:181-190.
7. Hölttä P, Hovi L, Saarinen-Pihkala UM, et al. Disturbed root development of permanent teeth after pediatric stem cell transplantation. Dental root development after SCT. *Cancer*. 2005;103:1484-1493.
8. Iglesias-Linares A, Yáñez-Vico RM, Solano-Reina E, et al. Influence of bisphosphonates in orthodontic therapy: systematic review. *J Dent Res*. 2010;38:603-611.
9. Hellstein JW, Adler RA, Edwards B, et al. Managing the care of patients receiving antiresorptive therapy for prevention and treatment of osteoporosis. Recommendations from the American Dental Association Council on Scientific Affairs. *J Am Dent Assoc*. 2011;142:1243-1251.
10. International Association of Dental Traumatology. The Dental Trauma Guide. https://dentaltraumaguide.org/. Accessed June 11, 2017.
11. Kindelan SA, Day PF, Kindelan JD, et al. Dental trauma: an overview of its influence on the management of orthodontic treatment; part 1. *J Orthod*. 2008;35:68-78.
12. Brin I, Ben-Bassat Y, Heling I, Engelberg A. The influence of orthodontic treatment on previously traumatized permanent incisors. *Eur J Orthod*. 1991;13:372-377.
13. Bauss O, Röhling J, Meyer K, Kiliaridis S. Pulp vitality in teeth suffering trauma during orthodontic therapy. *Angle Orthod*. 2009;79:166-171.
14. Bauss O, Röhling J, Rahman A, Kiliaridis S. The effect of pulp obliteration on pulpal vitality of orthodontically intruded traumatized teeth. *J Endodont*. 2008;34:417-420.
15. Diangelis AJ, Andreasen JO, Ebeleseder KA, et al. International Association of Dental Traumatology guidelines for the management of traumatic dental injuries: 1. Fractures and luxations of permanent teeth. *Dent Traumatol*. 2012;28:2-12.
16. Tsilingaridis G, Malmgren B, Andreasen JO, et al. Scandinavian multicenter study on the treatment of 168 patients with 230 intruded permanent teeth – a retrospective cohort study. *Dent Traumatol*. 2016;32:353-360.
17. Esteves T, Ramos AL, Pereira CM, Hidalgo MM. Orthodontic root resorption of endodontically treated teeth. *J Endodont*. 2007;33: 119-122.
18. Bauss O, Röhling J, Sadat-Khonsari R, Kiliaridis S. Influence of orthodontic intrusion on pulpal vitality of previously traumatized maxillary permanent incisors. *Am J Orthod Dentofac Orthop*. 2008;134:12-17.
19. Malmgren B, Tsilingaridis G, Malmgren O. Long-term follow up of 103 ankylosed permanent incisors surgically treated with decoronation – a retrospective cohort study. *Dent Traumatol*. 2015;31:184-189.
20. Little R, Riedel R. Postretention evaluation of stability and relapse – mandibular arches with generalized spacing. *Am J Orthod*. 1989;95:37-41.
21. Bauss O, Freitag S, Rohling J, Rahman A. Influence of overjet and lip coverage on the prevalence and severity of incisor trauma. *J Orofac Orthop*. 2008;69:402-410.
22. Goettems ML, Brancher LC, da Coasta CT, et al. Does dental trauma in the primary dentition increases the likelihood of trauma in the permanent dentition? A longitudinal study. *Clin Oral Investig*. 2017;21:2415-2420.
23. Glendor U, Koucheki B, Halling A. Risk evaluation and type of treatment of multiple dental trauma episodes to permanent teeth. *Endod Dent Traumatol*. 2000;16:205-210.
24. Thiruvenkatachari B, Harrison JE, Worthington HV, O'Brien KD. Orthodontic treatment for prominent upper front teeth (Class II malocclusion) in children. *Cochrane Database Syst Rev*. 2013;(11):Art. nº CD003452.
25. Paulsen HU, Andreasen JO, Schwartz O. Tooth loss treatment in the anterior region: autotransplantation of premolars and cryopreservation. *World J Orthod*. 2006;7:27-34.

26. Zachrisson BU, Stenvik A, Haanaes HR. Management of missing maxillary anterior teeth with emphasis on autotransplantation. *Am J Orthod Dent Orthop*. 2004;126:284-288.

27. Bauss O, Sadat-Khonsari R, Engelke W, Kahl-Nieke B. Results of transplanting developing third molars as part of orthodontics space management. Part 2: results following the orthodontic treatment of transplanted developing third molars in cases of aplasia and premature loss of teeth with atrophy of the alveolar process. *J Orofac Orthop*. 2003;64:40-47.

28. Lutz HD, Poulton D. Stability of dental arch expansion in the deciduous dentition. *Angle Orthod*. 1985;55:299-315.

29. O'Grady PW, McNamara JA Jr, Baccetti T, Franchi LA. Long-term evaluation of the mandibular Schwarz appliance and the acrylic splint expander in early mixed dentition patients. *Am J Orthod Dentofac Orthop*. 2006;130:202-213.

30. McNamara JA Jr, Sigler LM, Franchi L, *et al*. Changes in occlusal relationships in mixed dentition patients treated with rapid maxillary expansion. A prospective clinical study. *Angle Orthod*. 2010;80:230-238.

31. Baumrind S, Korn EL, Isaacson RJ, *et al*. Quantitative analysis of orthodontic and orthopedic effects of maxillary traction. *Am J Orthod*. 1983;84:384-398.

32. Fontana M, Cozzani M, Caprioglio A. Non-compliance maxillary molar distalizing appliances: an overview of the last decade. *Prog Orthod*. 2012;13:173-184.

33. Rubin RL, Baccetti T, McNamara JA Jr. Mandibular second molar eruption difficulties related to the maintenance of arch perimeter in the mixed dentition. *Am J Orthod Dentofacial Orthop*. 2012;141:146-152.

34. Grec RH, Janson G, Branco NC, *et al*. Intraoral distalizer effects with conventional and skeletal anchorage: a meta-analysis. *Am J Orthod Dentofac Orthop*. 2013;143:602-615.

35. Hotz RP. Guidance of eruption versus serial extraction. *Am J Orthod*. 1970;58:1-20.

PARTE 5

Modificação do Crescimento

Se fosse possível, a melhor maneira de corrigir uma discrepância maxilar seria fazer com que o paciente crescesse até ela desaparecer. Isso requer induzir o crescimento diferencial de um maxilar em relação ao outro, seja estimulando um para crescer mais rápido ou restringindo-o de modo que o outro maxilar possa acompanhar. Como o padrão de crescimento facial é estabelecido no início da vida e raramente tem mudança significa (ver Capítulo 2), isso é improvável sem tratamento.

Três princípios importantes devem ser mantidos em mente quando a modificação do crescimento é considerada para um pré-adolescente ou adolescente: (1) se começar a modificação do crescimento tarde demais, ela não funciona, mas se começar muito cedo, demora muito; (2) o crescimento ocorre em um cronograma diferente para os três planos do espaço; e (3) a colaboração da criança com o tratamento é afetada tanto pela sua fase de maturação quanto pela dificuldade de fazer o que o clínico quer.

Momento do tratamento em relação à quantidade de crescimento restante

Esta parte do livro se encaixa de forma adequada entre a discussão do tratamento para pré-adolescentes e adolescentes, porque alguns procedimentos de modificação do crescimento devem ser feitos antes da adolescência, enquanto outros são muito mais eficazes e eficientes se realizados em adolescentes. Seja qual for o tipo de aparelho usado ou o tipo de efeito desejado do crescimento, se o crescimento tiver que ser modificado, o paciente deve estar crescendo. Isso significa que a modificação do crescimento deve ser feita antes do término do surto de crescimento adolescente. Em teoria, isso pode ser feito em qualquer ponto até esse momento.

Em função do rápido crescimento exibido pelas crianças durante os anos de dentição decídua, pode-se pensar que o tratamento de discrepâncias maxilares por modificação do crescimento deve ser bem-sucedido em uma idade muito precoce. A justificativa para o tratamento muito precoce entre 4 e 6 anos de idade seria a de que, devido à rápida taxa de crescimento e aos componentes esqueléticos menores e mais plásticos, quantidades significativas de discrepância esquelética podem ser superadas em um curto período. Isso foi testado e deve ocorrer. Outra justificativa é que, uma vez que as discrepâncias nas relações maxilares tenham sido corrigidas, a função adequada irá causar crescimento harmonioso posteriormente sem tratamento adicional.

Se esse fosse o caso, o tratamento muito precoce na dentição decídua seria indicado para muitas discrepâncias esqueléticas. Infelizmente, isso não está correto.

Embora a maioria das discrepâncias maxilares anteroposteriores e verticais possa ser corrigida durante os anos de dentição decídua, a recidiva ocorre devido ao crescimento continuado no padrão desproporcional original. Se as crianças forem tratadas muito cedo, elas precisarão de tratamento adicional durante a dentição mista e, novamente, na dentição permanente precoce para manter a correção. Para todos os efeitos práticos, o tratamento ortodôntico precoce para problemas esqueléticos agora é restrito aos anos da dentição mista, com uma segunda fase de tratamento necessária durante a adolescência.

O ponto de vista oposto seria que, como o tratamento na dentição permanente será necessário de qualquer maneira, não há sentido em iniciá-lo até esse momento. Atrasar o tratamento por tanto tempo tem dois possíveis problemas: (1) quando os caninos, pré-molares e segundos molares erupcionarem, pode não haver crescimento remanescente suficiente para a modificação eficaz, sobretudo em meninas, e (2) algumas crianças que se beneficiariam do tratamento precoce não receberiam os benefícios psicossociais do tratamento durante um período de desenvolvimento importante.

Isso se aplica especialmente às crianças com problema esquelético de classe II, que – como discutiremos em detalhes posteriormente – seria melhor adiar até o surto de crescimento adolescente. Outra indicação para tratamento pré-adolescente de classe II é um perfil dental e esquelético altamente suscetível ao trauma, como o aumento do trespasse horizontal e incisivos protrusos que muitas vezes acompanham as relações de classe II. Os dados são evidentes de que tais indivíduos encontram mais trauma dental (ver Capítulo 1 e Figura 1.18.). O tipo e a extensão do trauma são altamente variáveis. Faz mais sentido tratar as crianças de classe II propensas ao trauma (aquelas que vivenciaram o trauma nos incisivos antes dos 9 anos de idade) apenas ao retrair os incisivos protrusos em vez de realizar a modificação do crescimento precoce, o que seria mais produtivo durante o surto de crescimento. De modo geral, para cada paciente, os benefícios do tratamento precoce devem ser considerados em relação ao risco e ao custo de prolongar o período total de tratamento.

Momentos diferentes para planos do espaço diferentes

O tempo de maturação e o potencial para uma mudança fazer efeito nos diferentes planos faciais de espaço não são uniformes. O crescimento maxilar no plano transversal do espaço, o primeiro a parar de crescer, cessa quando a primeira ponte da sutura palatina mediana começa, e não no final da fusão completa. Isso significa que, para a maioria das crianças, o aumento da largura palatina normalmente termina no início da adolescência, e para alterar isso posteriormente, com terapia com aparelho, seria necessária uma força mais pesada para abrir a sutura palatina mediana. Portanto, a expansão maxilar transversal é mais fisiológica se feita antes da adolescência.

O crescimento vestibular anteroposterior é mais evidente em más oclusões de classes II e III à medida que a maxila e a mandíbula se movem para a frente. Para as deficiências maxilares de classe III, a protração esquelética usando a dentição como ancoragem é mais fácil antes dos 11 anos de idade, mas com a ancoragem esquelética também é possível durante a adolescência. Na mandíbula, forças de compressão contra o côndilo não demonstraram potencial a longo prazo para restringir o crescimento. Contudo, a força de compressão nas suturas acima e atrás da maxila durante a adolescência pode redirecionar e restringir o crescimento maxilar, enquanto a mandíbula cresce para a frente. Isso também significa que a modificação do crescimento anteroposterior deve ser continuada até que o crescimento esteja essencialmente completo, a fim de evitar que o crescimento tardio descontrolado arruíne a contenção do que se pensava ser o tratamento completo.

O crescimento facial vertical é o último a parar. Em geral, continua no final da adolescência em meninas e no início dos 20 anos em meninos, e a contenção prolongada é necessária para pacientes de face longa e de face curta. A recidiva de sobremordida profunda pode ser controlada de forma relativamente fácil, mas começar cedo exige contenção prolongada. O crescimento vertical excessivo é difícil de controlar, e as primeiras tentativas em fazer isso teriam que se estender por períodos excessivamente longos, para durar mais que o crescimento.

Desse modo, definir um momento diferente para problemas distintos é importante. A expansão palatina e a protração maxilar são aparentemente mais urgentes nos primeiros anos, a modificação do crescimento mandibular anteroposterior é mais uma atividade do crescimento intermediário e o controle vertical requer uma abordagem subsequente, se puder ser realizado.

Momento em relação à colaboração do paciente

A colaboração do paciente é afetada tanto por sua maturidade relativa quanto pela carga de tratamento de seu ponto de vista. O período das intervenções do tratamento deve ser visto em relação à sua eficácia e à prática, ponderando a possível tolerância e colaboração do paciente. Essa avaliação não é sobre se uma mudança pode ser feita, mas se a mudança vale a pena em termos de tempo, impacto financeiro e comportamental e abordagens alternativas do tratamento, como a cirurgia.

Na discussão sobre as técnicas do tratamento com modificação do crescimento que se segue, analisaremos as evidências que apoiam a duração defendida por diferentes métodos, juntamente com a gestão dos procedimentos de tratamento.

13

Tratamento de Problemas Esqueléticos Transversais e de Classe III

VISÃO GERAL DO CAPÍTULO

Modificação do crescimento no plano de espaço transversal, 421
Expansão palatina na dentição decídua e no início da dentição mista, 421
Expansão palatina em pré-adolescentes (dentição mista tardia), 422
Expansão palatina em adolescentes (início da dentição permanente), 424
Expansão palatina rápida | Detalhes, 425
Expansão palatina lenta | Detalhes, 426
Expansão maxilar e distúrbios respiratórios do sono, 428
Tratamento clínico dos dispositivos de expansão palatina, 428
Tratamento da constrição mandibular transversal, 429
Restrição do crescimento transversal excessivo, 429

Modificação do crescimento de classe III, 429
Conceitos do tratamento de classe III, 429
Deficiência maxilar anteroposterior e vertical, 431
Excesso mandibular, 440

Modificação do crescimento no plano de espaço transversal

É apropriado abordar a deficiência maxilar transversal no início desta discussão sobre problemas esqueléticos porque essa é a primeira dimensão dentofacial que cessa durante o crescimento. Como todas as suturas craniofaciais, a sutura palatina mediana se torna mais tortuosa e interdigitada com o avanço da idade; portanto, há alguma demanda para que o tratamento seja oportuno.

Os pacientes com deficiência transversal maxilar normalmente têm um palato mais estreito e uma mordida cruzada posterior (ver Figura 6.80). Se a maxila for estreita em relação ao restante da face, um diagnóstico de deficiência maxilar transversal é justificado. Tanto a largura dos dentes pré-molares superiores (por meio do índice de Pont, uma abordagem antiga e já descreditada)[1] quanto a largura do palato em comparação com as normas da população foram defendidas como métodos de diagnóstico da deficiência maxilar. Como enfatizamos no Capítulo 6, a comparação apropriada da largura maxilar deve ser com outras proporções transversais do mesmo paciente (p. ex., largura bizigomática), e não com médias da população. Lembre-se de que uma maxila estreita acompanhada por uma mandíbula estreita e oclusão normal não deve ser considerada um problema apenas porque as larguras do maxilar estão abaixo da média da população. Por fim, as deficiências transversais podem ser erroneamente diagnosticadas porque há realmente uma deficiência maxilar anteroposterior e não uma deficiência transversal, de fato. Diagnósticos precisos podem evitar o tratamento desnecessário.

Uma arcada superior estreita está relacionada com a decisão de extração/não extração, em que uma criança com dentes apinhados e largura maxilar deficiente pode ter expansão transversal para fornecer espaço para alinhar os dentes.[2] Muitos desses pacientes têm alguma distorção das arcadas, abrasão dentária de interferências dos dentes anteriores e deslocamentos mandibulares anteriores ou laterais que podem levar à possibilidade de assimetria esquelética mandibular.[3] Costumeiramente, o tratamento ocorre por abertura da sutura palatina mediana, que alarga o céu da boca e o assoalho do nariz (Figura 13.1). A maxila abre como uma dobradiça superiormente na base do nariz e também abre mais anterior do que posteriormente. Essa expansão transversal corrige a mordida cruzada posterior que quase sempre está presente. A expansão, por vezes, move um pouco a maxila para a frente (mas é quase como se fosse levar para um movimento para trás),[4] aumenta o espaço na arcada e reposiciona os botões dentários permanentes subjacentes à medida que eles se movem ao longo do osso em que estão alojados. A expansão adequada que coordena as arcadas também eliminará os deslocamentos e as interferências mandibulares.

A expansão palatina pode ser feita a qualquer momento antes do final do surto de crescimento adolescente, mas a técnica varia com a idade do paciente, com os diferentes procedimentos para pré-adolescentes, início e final da adolescência e adultos. Comecemos com o tratamento para crianças na dentição decídua e no início da dentição mista.

Expansão palatina na dentição decídua e no início da dentição mista

A expansão palatina fica mais fácil quando a sutura palatina mediana não se fundiu ou tem apenas uma ligeira ponte inicial, de modo

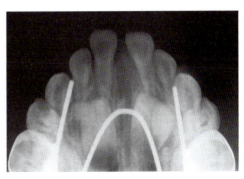

• **Figura 13.1** Antes da adolescência, a sutura palatina mediana pode ser aberta durante a expansão maxilar utilizando-se diversos métodos. Esta radiografia oclusal tirada durante os anos da dentição decídua ilustra a abertura da sutura em resposta a um aparelho expansor com arco em W.

que a força pesada e a microfratura extensiva não são necessárias para separar as metades do palato. Quase qualquer dispositivo de expansão terá tendência a separar a sutura palatina mediana além de mover os molares em uma criança de até 9 ou 10 anos.

Três métodos podem ser usados para a expansão palatina em crianças: (1) uma placa expansora removível ou uma mola pesada na linha média, (2) um arco lingual, geralmente o arco em W ou quadri-hélice, ou (3) um expansor palatino fixo com parafuso, que pode ser tanto ligado a bandas como incorporado em um aparelho colado. Apesar disso, as três abordagens *não* são igualmente utilizadas.

Com uma placa expansora removível (ver Figura 13.11), a taxa de expansão deve ser bastante lenta, e a força empregada durante o processo deve ser baixa, porque uma expansão mais rápida produz forças maiores, que criam problemas com a retenção do aparelho. Múltiplos grampos bem ajustados são obrigatórios. Por causa da instabilidade dos dentes durante o processo de expansão, a não utilização do aparelho, mesmo que apenas por 1 dia, requer ajuste do parafuso expansor, geralmente pelo profissional, para contrair o aparelho até que ele se encaixe novamente e a expansão possa ser continuada. A colaboração na ativação e o tempo de uso são sempre problemas importantes quando esses aparelhos são usados. A expansão bem-sucedida com um aparelho removível pode levar tanto tempo que acaba não compensando o custo-benefício.

Arcos linguais do tipo arco em W e quadri-hélice têm se mostrado capazes de abrir a sutura palatina mediana em pacientes jovens (ver Figura 13.1). Esses aparelhos geralmente liberam algumas centenas de gramas de força e geram uma expansão lenta. Eles são relativamente simples e razoavelmente efetivos, produzindo um misto de mudanças esqueléticas e dentárias, que se aproximam de um terço de mudanças esqueléticas e dois terços de mudanças dentárias.[4] Há algumas evidências de que eles são mais eficazes do que os aparelhos removíveis,[5] e também mais confortáveis e mais eficientes para o paciente.

Aparelhos fixos com parafusos expansores ligados a bandas ou expansores colados também podem ser usados no tratamento precoce da atresia maxilar (Figura 13.2), mas, em comparação a um arco lingual expansor, há duas grandes desvantagens. A primeira é que um aparelho com parafuso é volumoso e mais difícil de colocar e remover. O paciente inevitavelmente tem problemas para limpá-lo, o que leva à irritação do tecido mole, e o paciente ou os pais precisam ativar o aparelho. Bandar molares permanentes e segundos molares decíduos é relativamente simples, mas bandar primeiros molares decíduos pode ser desafiador. O uso de um aparelho com parafuso cimentado aos dentes na dentição mista é relativamente simples, mas pode ser difícil de remover se técnicas convencionais de colagem forem utilizadas.

Em segundo lugar, um aparelho pode ser ativado rapidamente, o que, em crianças jovens, não é uma vantagem e pode causar distorção facial (Figura 13.3). Não há evidências de qualquer vantagem do movimento rápido e forças altas para crianças, porém há muitas evidências sobre seu perigo em potencial.

Considerando tudo isso, a expansão lenta com um arco lingual ativo é a abordagem preferencial para a atresia maxilar em crianças jovens na dentição decídua e no início da dentição mista. Um aparelho fixo com parafuso (ver Figura 13.1) é alternativa aceitável quando ativado lenta e cuidadosamente. Na verdade, 10 anos após o tratamento, a expansão palatina rápida e lenta, apesar de usada algumas vezes para diferentes magnitudes de atresia, foi dada como estável.[6] Também parece que mudanças dentárias anteroposteriores em termos de trespasse horizontal não estão correlacionadas consistentemente à expansão maxilar.[7]

Expansão palatina em pré-adolescentes (dentição mista tardia)

Com o aumento da idade, a sutura palatina mediana se torna cada vez mais fortemente interdigitada. Ao final do período da dentição mista tardia, a expansão sutural muitas vezes precisa da colocação de uma força relativamente pesada direcionada à sutura, o que microfratura as espículas ósseas interdigitadas de modo que as metades maxilares possam ser separadas. Um aparelho fixo com parafuso expansor (seja ele bandado ou colado) é necessário (Figura 13.4). Deve-se incluir o máximo de dentes possíveis nas unidades de ancoragem. Na dentição mista tardia, a reabsorção radicular dos molares decíduos pode ter atingido um ponto em que esses dentes ofereçam pouca resistência, e pode ser prudente esperar pela erupção dos primeiros pré-molares antes de iniciar a expansão.

Muitos aparelhos funcionais para o tratamento de classe II (ver Capítulo 14) incorporam alguns componentes para expandir a arcada superior, seja por mecanismos que geram uma força extrínseca, como molas e parafusos, ou por escudos vestibulares que reduzem a pressão da bochecha contra a dentição. Quando a expansão da

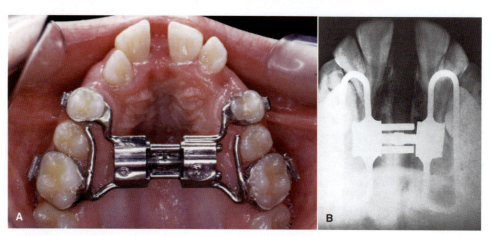

• **Figura 13.2** A força transversal na maxila de crianças e adolescentes pode abrir a sutura palatina mediana. **A.** A força de expansão geralmente é gerada com um mecanismo de parafuso fixado aos dentes superiores, como neste expansor Hyrax com estrutura de metal, visto no final da expansão rápida (0,5 mm ao dia). A maxila se abre como uma dobradiça, com seu ápice na ponte do nariz. **B.** A sutura também se abre como uma dobradiça no sentido anteroposterior, separando-se mais anterior do que posteriormente, como mostrado nesta radiografia de um paciente após expansão rápida.

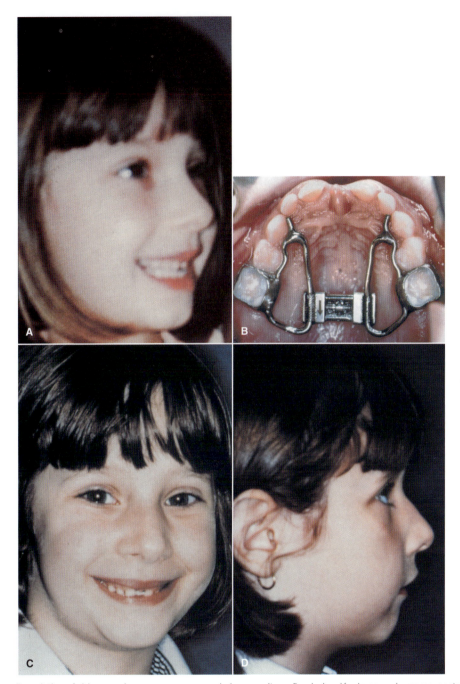

● **Figura 13.3** A expansão palatina rápida em crianças pequenas pode levar a alterações indesejáveis no nariz, como nesta menina de 5 anos de idade que foi submetida à expansão a uma frequência de 0,5 mm ao dia (dois quartos de volta do parafuso ao dia). **A.** Contornos nasais antes do tratamento. **B.** Aparelho com parafuso após ativação ao longo de um período de 10 dias. **C** e **D.** Calosidade nasal e inchaço paranasal, que se desenvolveram após a criança ter se queixado de desconforto relacionado à expansão. (Cortesia de Dr. D. Patti.)

arcada ocorre durante o tratamento com aparelho funcional, é possível que alguma abertura da sutura palatina mediana contribua com isso, mas a combinação precisa de alteração esquelética e dentária não é bem documentada.

Apesar de alguns estudos terem relatado aumentos na altura facial vertical com a expansão maxilar, a evidência a longo prazo indica que essa mudança é transitória.[8] Um aparelho colado que cobre a superfície oclusal dos dentes posteriores pode ser uma escolha melhor para uma criança pré-adolescente com tendência à face longa, porque ele produz menos rotação mandibular do que um aparelho bandado; no entanto, para pacientes mais jovens, isso não está totalmente esclarecido.[9] Talvez o melhor resumo seja que quanto mais avançada a idade do paciente no qual a expansão maxilar é feita, menos provavelmente as mudanças verticais poderão ser recuperadas pelo crescimento subsequente.

Uma consideração importante na expansão esquelética é a taxa de ativação do expansor, para que a expansão rápida ou lenta seja obtida. Na dentição mista tardia, tanto a expansão rápida quanto a lenta são clinicamente aceitáveis, porém a simplicidade e a consideração para a irritação do tecido provavelmente favorecem a expansão lenta. Agora parece que a ativação mais lenta do aparelho de expansão (na taxa de cerca de < 2 mm/semana) produz aproximadamente o mesmo resultado final ao longo de um período de 10 a 12 semanas que a expansão rápida, com menos trauma aos dentes e ossos. Essencialmente, como mostra a Figura 13.5, há diferentes caminhos para o mesmo resultado. Estes são discutidos em detalhes nas seções a seguir.

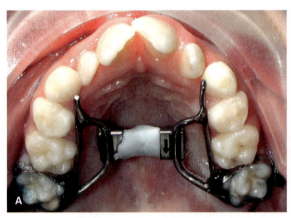
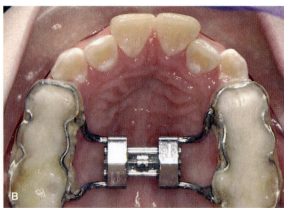

- **Figura 13.4 A.** Este expansor palatino bandado, ligado apenas aos primeiros molares em um paciente no meio da dentição mista, foi estabilizado após a expansão usando-se resina acrílica autopolimerizável para que não houvesse recidiva. Este aparelho permanece no lugar por 3 meses. **B.** Para o expansor palatino colado, durante a sua construção, a base resinosa é estendida sobre as superfícies oclusais, vestibulares e palatinas dos dentes posteriores. Em geral, um agente de colagem à base de compósito é usado para manter o aparelho, com apenas as superfícies vestibulares e palatinas dos dentes posteriores submetidas a ataque ácido. A utilização do ácido nas superfícies oclusais não é recomendada – a colagem nessas superfícies é desnecessária para a retenção e pode complicar bastante a remoção do aparelho.

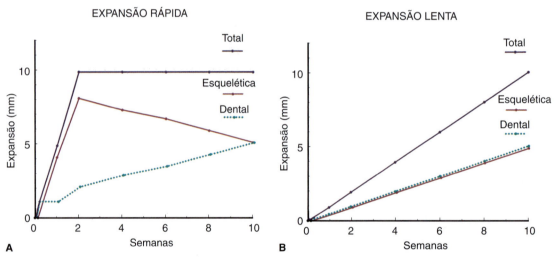

- **Figura 13.5 A.** Com a expansão rápida, a expansão de 10 mm seria obtida em 1 a 2 semanas e, nesse ponto, cerca de 80% dela seriam esqueléticos. Se o expansor fosse removido imediatamente após a expansão, haveria uma recidiva total rápida, porque não houve tempo suficiente para o novo osso se formar ao longo da sutura alargada – por isso, o expansor é deixado no lugar por volta de 10 a 12 semanas. Durante esse período, o tecido palatino esticado cria uma força lingual contra os molares e os pré-molares, e o movimento dental resultante permite que as metades da maxila se movam de volta uma em direção à outra, mesmo que os dentes permaneçam separados. **B.** Com a expansão lenta e a ancoragem dental, cerca de 50% da expansão da arcada dental é esquelética, devido à abertura da sutura, e 50% é o movimento dental do início. Para a expansão de 10 mm através dos primeiros molares, cerca de 5 mm seriam esqueléticos e 5 mm seriam dentais. O novo osso se forma ao longo das extremidades da sutura a uma frequência de 0,5 mm por semana; portanto, com a expansão de 10 mm e um componente esquelético de 50%, a largura da sutura em si já ficaria normal em 10 semanas.

Expansão palatina em adolescentes (início da dentição permanente)

Na metade da adolescência, há quase 100% de chances de abrir a sutura palatina mediana com um dispositivo de expansão bandado ou colado, mas assim que o surto de crescimento adolescente termina, a interdigitação da sutura atinge o ponto em que abri-la pode não ser mais possível. A orientação para a tomada de decisão a respeito do estado da sutura palatina mediana pode ser obtida com a idade cronológica ou com a idade do desenvolvimento dentário, como descrevemos em linhas gerais anteriormente. Ainda, pode ser fornecida por um dos diversos métodos de estadiamento que foram propostos. Um método é para estender o estágio de maturação das vértebras cervicais (EMVC), que é usado para estimar o potencial do crescimento mandibular,[10] a fim de avaliar a maturação da sutura palatina mediana. Isso é atraente porque as informações do EMVC estão prontamente disponíveis em qualquer radiografia cefalométrica. Essa extensão, no entanto, não teve sua validez avaliada.

Outra opção é usar o método de maturação da sutura palatina mediana de cinco estágios.[11] Esse também não foi validado.

Recentemente, Grünheid *et al.* testaram diversos métodos, incluindo aqueles mencionados anteriormente e um novo chamado "razão da densidade da sutura palatina mediana" (RDSPM).[12] O cálculo utilizou níveis de cinza (substitutos para os níveis de densidade óssea) a partir de imagens da tomografia computadorizada de feixe cônico (TCFC) das regiões palatinas definidas. Os valores da razão foram de 0 a 1, com 0 indicando menos calcificação e níveis de cinza mais próximos do tecido mole, e 1 indicando uma sutura mais calcificada com níveis de cinza mais próximos do osso palatino. Os valores para RDSPM, idade cronológica, MVC e estágio de maturação da sutura palatina mediana foram correlacionados com as medições reais da expansão esquelética para determinar que foi um bom previsor do potencial para a desejada expansão. Os resultados mostraram que apenas a RDSPM foi significativamente correlacionada e a um nível alto o suficiente para fornecer valor clínico (ao explicar sobre metade da variabilidade). À medida que as imagens de TCFC se tornaram mais comuns como auxílios diagnósticos na ortodontia, esse método provou ser útil para determinar se a expansão rápida, lenta ou cirúrgica é recomendada.

A ancoragem esquelética para expansão é mais propensa a ser bem-sucedida em adolescentes, porque a retenção dos parafusos ósseos e placas exige um nível de maturação do osso que não é atingido até metade da adolescência. Presumivelmente, as medidas objetivas da maturação óssea, como RDSPM, podem ser usadas para decidir se a ancoragem esquelética na forma de parafusos ósseos de cada lado do palato seria viável.

Os últimos anos da adolescência são quando as decisões a respeito da expansão maxilar se tornam mais difíceis. Ao final da adolescência, para alguns pacientes, não há expansão por 1 ou 2 dias à medida que cada volta do parafuso aumenta a quantidade de força, até que o paciente ouve e sente a fratura da sutura. Para outros, o aumento da dor que vem da quantidade de força contra os dentes leva à desistência da expansão após determinado período.

Para esses adolescentes, a expansão rápida faz algum sentido, porque a força se acumula rapidamente ao ponto em que acontecem as fraturas da sutura ou o tratamento é descontinuado. A expansão lenta possivelmente apenas moveria os dentes, e não abriria a sutura. Uma visão moderna seria a que para pacientes desse tipo a expansão dentossuportada não devesse ser tentada. Pelo contrário, a expansão palatina assistida por microimplante (MARPE) deveria ser usada, com uma ativação do parafuso (0,25 mm) por dia, em vez de usar força pesada contra os dentes. Essa abordagem, juntamente com a expansão palatina assistida cirurgicamente (SARPE) e a osteotomia segmentada da maxila, são as possibilidades para pacientes mais maduros em que os expansores dentossuportados não irão funcionar. Essas técnicas são discutidas em detalhes nos Capítulos 19 e 20.

Expansão palatina rápida | Detalhes

Os principais objetivos da modificação do crescimento sempre são maximizar as alterações esqueléticas e minimizar as alterações dentárias produzidas pelo tratamento. O intuito da expansão maxilar é alargar a maxila, e não apenas expandir a arcada dental ao mover os dentes relacionados ao osso. Originalmente, a expansão palatina rápida (EPR) era recomendada para ajudar a atender a esse objetivo. A teoria era que, com a aplicação da força rápida aos dentes posteriores, não haveria tempo suficiente para o movimento dental, a força seria transferida para a sutura e esta se abriria enquanto os dentes moveriam-se apenas minimamente em relação ao seu osso de apoio. Em outras palavras, a ativação rápida foi concebida como forma de maximizar a alteração esquelética e minimizar a alteração dentária. Como observamos anteriormente, isso é verdade nas primeiras 2 semanas, mas não daí por diante (ver Figura 13.5).

Com a EPR a uma taxa de 0,5 mm por dia (dois quartos de volta do parafuso), um centímetro ou mais de expansão é obtido em 2 a 3 semanas, com uma pressão de 4,5 a 9 quilos através da sutura. Algumas vezes, uma ampla mola helicoidal é incorporada ao parafuso, o que modula a quantidade de força, dependendo do comprimento e da rigidez da mola (Figura 13.6). A maior parte do movimento é a separação de duas metades da maxila, mas a força

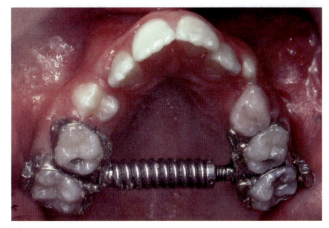

• **Figura 13.6** Este expansor usa uma mola helicoidal para gerar a força, à medida que o conector é girado para comprimir a mola. Ela pode ser calibrada para determinar e monitorar a força que está ativa. Isso previne liberação tanto de forças muito baixas como de forças excessivas durante a expansão.

também é transmitida às estruturas posteriores adjacentes.[13] Um espaço entre os incisivos centrais se desenvolve porque a estrutura se abre mais e mais rápido anteriormente e o fechamento da sutura começa na área posterior sutura palatina mediana (Figura 13.7).

O espaço criado na sutura palatina mediana é preenchido inicialmente por fluidos teciduais e hemorragia e, neste ponto, a expansão é altamente instável. O instrumento de expansão deve ser estabilizado, de modo que não se feche sozinho, e deixado no local por 3 a 4 meses. Então, o novo osso terá preenchido o espaço na sutura, e a expansão esquelética volta a ficar estável. O diastema da linha média fecha a partir de uma combinação de recidiva esquelética e movimento dental criados pelas fibras gengivais esticadas, e não apenas pelo movimento dental.

O aspecto da expansão rápida que não foi apreciado inicialmente é que o movimento dental ortodôntico continua após a expansão ser completada, até que a estabilidade óssea seja obtida. Na maior parte do tratamento ortodôntico, os dentes se movem em relação a uma base óssea estável. É claro que é possível que o movimento dental permita que os segmentos ósseos se reposicionem enquanto os dentes são mantidos na mesma relação entre si, e isso é o que ocorre durante os aproximadamente 3 meses necessários para o preenchimento ósseo na sutura após a expansão rápida. Durante esse tempo, a expansão dental é mantida, mas as duas metades da maxila se movem de volta uma para a outra como resultado das forças do tecido mole, o que é possível porque, ao mesmo tempo, os dentes se movem lateralmente em seu osso de suporte.

Após o período de contenção de 3 meses, o aparelho fixo pode ser removido, mas um aparelho de contenção removível, que cubra o palato, é frequentemente necessário para segurança adicional contra a recidiva precoce (Figura 13.8). Um arco superior relativamente pesado e expandido produz contenção e suporte caso um tratamento adicional estiver sendo realizado imediatamente. Se esse não for o caso, um arco transpalatino ou um arco auxiliar espesso expandido (36 ou 40 mil) nos tubos de aparelho extrabucal vai ajudar a manter a expansão, enquanto um fio mais flexível é usado nos bráquetes.

Se as alterações forem representadas graficamente, o gráfico para a expansão rápida ficaria parecido com a Figura 13.5A. Observe que, quando a expansão foi completada, 10 mm da expansão total teriam sido produzidos por 8 mm de expansão esquelética e 2 mm de movimento dental. Aos 4 meses, os mesmos 10 mm de expansão dental ainda estariam presentes, mas, naquele ponto,

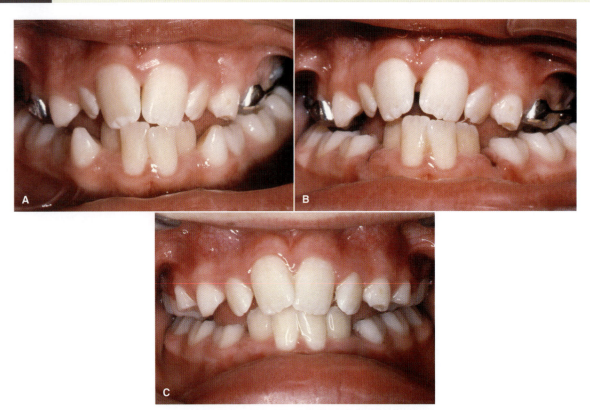

- **Figura 13.7** Geralmente, espaços aparecem entre os incisivos centrais durante a expansão rápida da maxila. **A.** Quando o aparelho é colocado e o tratamento se inicia, há apenas um pequeno diastema. **B.** Após 1 semana de expansão, os dentes se moveram lateralmente, juntamente com as estruturas esqueléticas. **C.** Após a contenção, uma combinação de recidiva esquelética e atração das fibras gengivais moveu os incisivos centrais, um em direção ao outro, e fechou o diastema. Pode-se observar que a expansão foi continuada até que as cúspides palatinas dos molares superiores ocluíssem com as vertentes linguais das cúspides vestibulares dos molares inferiores.

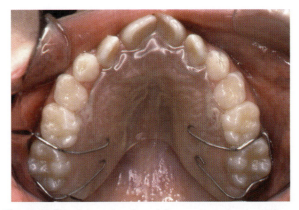

- **Figura 13.8** Após a expansão palatina, mesmo depois de 3 meses de contenção com o aparelho expansor passivo, uma placa de resina acrílica que recobre o palato é necessária para controlar a recidiva e estabilizar os componentes esqueléticos.

haveria apenas 5 mm de expansão esquelética e o movimento dental representaria os outros 5 mm da expansão total. A ativação rápida do parafuso, portanto, não é uma forma eficaz de minimizar o movimento dental. O efeito resultante é aproximadamente igual à expansão esquelética e dental.

Expansão palatina lenta | Detalhes

A ativação lenta do aparelho expansor na taxa de menos de 2 mm/semana, o que produz cerca de 900 g de pressão em uma criança na dentição mista, abre a sutura em um ritmo semelhante à velocidade máxima de formação óssea. A sutura pode mostrar alguma abertura nas radiografias, e não aparece o diastema na linha média. Mesmo assim, tanto alterações esqueléticas quanto dentárias acontecem (ver Figura 13.5B). Depois de 10 a 12 semanas, aproximadamente as mesmas quantidades de expansão esquelética e dentária que foram vistas no mesmo período com a expansão rápida estão presentes. Quando expansores palatinos colados usados com expansão palatina lenta e rápida em adolescentes jovens foram comparados, a maior diferença era uma expansão maior entre os caninos no grupo de expansão rápida. Isso significa uma mudança maior no perímetro do arco, mas uma abertura semelhante da sutura na região posterior.[14] Portanto, o uso de uma expansão palatina lenta (uma ativação em dias alternados) em um típico aparelho fixo expansor ou o uso de uma mola podem levar a uma expansão efetiva com rompimento mínimo da sutura em uma criança na dentição mista tardia.

Isso nos leva a questionar sobre a escolha da expansão precoce lenta ou da expansão tardia rápida. Dois estudos são instrutivos na demonstração de abordagens apropriadas à idade. O primeiro, com pacientes com média de idade de 8 anos e 10 meses no início do tratamento, utilizou um aparelho de resina acrílica cimentado e uma abordagem semirrápida de 0,25 mm de expansão por dia.[15] O segundo, com pacientes com média de idade de 12 anos e 2 meses no início do tratamento, utilizou um expansor palatino rápido do tipo Haas, com ativação 2 vezes/dia, para atingir 0,5 mm de expansão por dia de tratamento.[16] Ambos utilizaram contenção após a expansão e, ao final, os pacientes tiveram tratamento corretivo sem expansões adicionais. Na avaliação a longo prazo (19 anos e 9 meses e 20 anos e 5 meses, respectivamente), a expansão nas regiões de molares e caninos e o aumento no perímetro do arco foram bastante semelhantes e parecem indicar resultados equivalentes a longo prazo.

Abordagens alternativas de expansão

Outro protocolo de expansão rápida com expansão e constrição maxilar rápida alternada (Alt-RAMEC) foi inicialmente concebido por Liou para o tratamento de pacientes com fissura palatina classe III com deficiência transversal maxilar e anteroposterior. Exige que o paciente expanda e contraia alternadamente a maxila 1 vez/semana, 1 mm ao dia (duas voltas de manhã e duas voltas à noite, para um total semanal de 7 mm) usando um expansor articulado duplo. Isso é feito por 7 a 9 semanas,[17] e, em seguida, o paciente usa máscara para protração maxilar. O objetivo é romper não apenas a sutura palatina mediana, mas também as suturas laterais e posteriores. Como destacamos na discussão sobre protração maxilar posteriormente neste capítulo, Alt-RAMEC para protração não pode ser recomendado agora.

O que torna isso de interesse em nossa discussão sobre expansão da maxila é se esse protocolo tem qualquer aplicação para a expansão sem protração. A partir de dados obtidos usando o protocolo Alt-RAMEC em crianças sem fissura, parece que ao longo de um período de 9 semanas houve alteração transversal estatisticamente significativa na maxila, suturas adjacentes e tecidos moles, além de aproximadamente 1 mm de movimento para a frente e para baixo no ponto A, mas não houve alterações transversais clinicamente diferentes do que se veria com a expansão maxilar de rotina.[18] Então, como uma abordagem singular para o tratamento somente da expansão maxilar, esta é uma técnica muito mais agressiva do que o necessário, e traz consigo os riscos que são descritos mais tarde na discussão sobre protração maxilar.

Expansão implantossuportada

Para os adolescentes mais velhos (mais maduros), a força mais pesada é necessária para fraturar a sutura. A chance de que a abertura de sutura irá ocorrer com força moderada diminui com o aumento da maturidade óssea, e a chance aumenta de que expansores dentossuportados com força ainda mais pesada irão apenas mover os dentes em vez de abrir a sutura. Inicialmente, para esses pacientes, a ativação rápida leva rapidamente a uma das duas respostas possíveis: a fratura desejada ocorre ou o paciente experimentará uma dor significativa. Nesse ponto, o parafuso de expansão deve ser retrocedido e a assistência cirúrgica ou a ativação bem lenta de um expansor implantossuportado deve ser considerada. Do ponto de vista do tratamento do paciente, seria melhor considerar um expansor ancorado esqueleticamente desde o início, em vez de percorrer o cenário anteriormente mencionado.

A localização das ancoragens esqueléticas para a expansão palatina é importante. Ensaio clínico randomizado foi realizado na Universidade de Alberta em 2009 e 2010 avaliando o percentual de alteração esquelética *versus* dentária com parafusos ósseos na base do processo alveolar *versus* a expansão convencional. O resultado surpreendente e desencorajador foi que não houve diferença significativa entre os dois grupos, porque o processo alveolar dobrou para fora no grupo de ancoragem esquelética.[19] Desde então, a investigação mostrou que os parafusos ósseos no palato proporcionaram melhor ancoragem e um movimento dental significativamente menor, com diferença significativa entre os expansores ancorados no palato e os dentossuportados.[20,21] Deve-se ter em mente, entretanto, que os dentes se separam à medida que a sutura se expande, e que a possibilidade de movimento dental permitindo recidiva esquelética ainda existe – portanto, a ancoragem do implante deve permanecer no local por 2 a 3 meses após a expansão ser completada.

Neste ponto, o objetivo do tratamento com expansores ancorados esqueleticamente não é tanto para fornecer a força pesada, mas sim para aplicar a força diretamente contra o osso, de modo que haja pouca ou nenhuma pressão contra os dentes (Figura 13.9). Isso fornece uma forma de expandir a maxila em um paciente com anodontia ou hipodontia grave, e maximizaria a alteração esquelética e minimizaria o movimento dental em pacientes com dentição normal. Os parafusos ósseos no palato agora são usados rotineiramente para a expansão. Com um parafuso expansor afixado às ancoragens esqueléticas, o rompimento rápido da sutura seria desvantagem; portanto, a expansão lenta (< 2 mm por semana) em vez da expansão rápida é indicada. Há inúmeros modelos para os expansores, incluindo os articulados que expandem mais anterior do que posteriormente (Figura 13.10), e esses podem ser adaptados para a ancoragem esquelética, se desejado.

Após a expansão palatina mediana, uma contenção é necessária mesmo depois que o preenchimento ósseo parece completo. Mesmo com a ancoragem esquelética, a expansão aumenta a pressão leve, porém constante contra os dentes a partir da mucosa palatina esticada e dos tecidos moles das bochechas. A colocação de um material de bloqueio para evitar que o parafuso gire (ver Figura 13.4A) ajuda a reter a expansão esquelética, mas a recidiva dentária ainda pode ocorrer. Sem nenhuma contenção, tanto a recidiva esquelética quanto a dentária seriam esperadas. Exatamente esse resultado foi relatado após a expansão em crianças para ajudar no tratamento de enurese: a expansão intermolar nessas crianças, que tinham

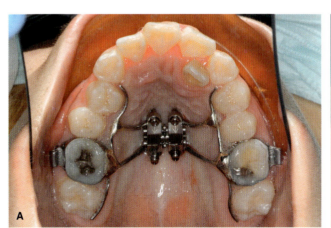
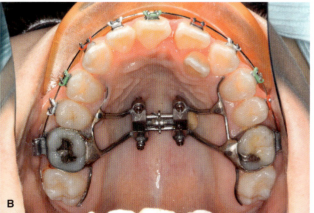

• **Figura 13.9 A.** Atualmente, a configuração preferida para os expansores agora osseoancorados, sobretudo com a técnica MARPE, que utiliza a expansão semilenta (0,25 mm por dia), é um par de parafusos ósseos conectados na base do palato. **B.** Fim da expansão para esse paciente, com abertura do espaço entre os incisivos centrais. O reposicionamento dos incisivos centrais para corrigir a linha média deve permitir trazer o incisivo lateral posicionado lingualmente na arcada. (Cortesia dos Drs. D. Grauer e G. Sameshima.)

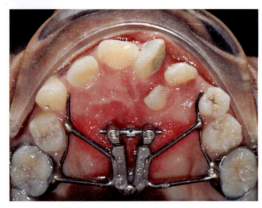

- **Figura 13.10** Muitas configurações de expansores maxilares estão disponíveis. Este tem uma articulação na sua porção posterior e o parafuso de expansão na região anterior. Este modelo mantém os dentes posteriores com sua dimensão transversal estável, e expande apenas a porção anterior da arcada.

oclusão posterior normal antes do tratamento e foram submetidas à expansão para uma mordida cruzada vestibular, desapareceu completamente quando nenhuma contenção foi utilizada.[22]

A orientação geral é que, após qualquer tipo de expansão maxilar, o aparelho de expansão fixo deve permanecer no local até que o novo osso formado na sutura da linha média tenha tido tempo para calcificar e amadurecer pelo menos parcialmente, e que uma contenção dentossuportada é necessária por mais 6 a 12 meses depois disso. Com EPR, o consenso é que um aparelho de expansão dentossuportada deve permanecer no local durante 3 a 4 meses e, em seguida, pode ser substituído por uma contenção removível ou outro instrumento de contenção. Após a expansão lenta, o aparelho de expansão não é substituído por uma contenção dentossuportada por mais 12 semanas após a expansão ser completada. Com a expansão implantossuportada, a orientação é quase a mesma que a da expansão dentossuportada. Observe que o tempo que um aparelho fixo é mantido no lugar é quase o mesmo tempo da EPR e da expansão lenta.

Expansão maxilar e distúrbios respiratórios do sono

Há pouca dúvida de que o volume das vias respiratórias nasais e a nasofaringe são aumentados pela EPR (às vezes para o dobro quando medido com TCFC em crianças e adolescentes).[23,24] Não existem dados para os efeitos das vias respiratórias com expansão lenta, mas não há razão para pensar que não teria o mesmo efeito. A questão é se a expansão proporciona melhor respiração, especialmente para aqueles com apneia do sono. Há evidências de que a resistência nasal geralmente diminui quando a área transversal mínima e o volume nasal são melhorados após a expansão.[25] Para pacientes com distúrbios respiratórios do sono e sem hipertrofia adenotonsilar, a EPR parece reduzir o índice de apneia-hipopneia (IAH) e os escores do índice de excitação.[26] Mesmo em crianças com hipertrofia tonsilar leve ou grave, que mostraram sintomas de distúrbios respiratórios do sono,[27] a EPR produziu uma diminuição do IAH que foi mantida por 36 meses.[27,28] Nesse ponto, usando as medidas verdadeiras de respiração, a EPR parece ter efeito terapêutico para crianças e adolescentes com apneia do sono. Isso justifica expandir rotineiramente aqueles com dimensões palatinas normais em mordida cruzada vestibular? Para aqueles com resistência demonstrada ao fluxo aéreo nasal, a resposta é *sim*. Sem isso, não se sabe ao certo como a EPR realiza melhora da respiração, e a expansão de rotina é questionável.

Tratamento clínico dos dispositivos de expansão palatina

Os dispositivos de expansão palatina mais tradicionais usam bandas para retenção nos primeiros molares permanentes e nos primeiros pré-molares, se possível. Durante os últimos anos da dentição mista, os primeiros pré-molares frequentemente não estão completamente erupcionados e são difíceis de bandar. Se os segundos molares decíduos estiverem firmes, eles podem ser bandados junto com os primeiros molares permanentes. De forma alternativa, pode-se bandar apenas os primeiros molares permanentes e a estrutura de suporte estendida anteriormente, em contato com outros dentes decíduos posteriores e permanentes em erupção perto de suas margens gengivais (ver Figura 13.4A). Uma comparação de dispositivos de quatro bandas (ver Figura 13.2) *versus* de duas bandas mostrou que os primeiros fornecem uma expansão e perímetro da arcada mais transversais, sobretudo após os 12 anos de idade quando a sutura está mais calcificada.[29] Se os primeiros pré-molares estiverem disponíveis, eles devem ser bandados.

Expansores com modelos articulados podem expandir de forma diferente as porções anterior ou posterior da arcada. Para alguns pacientes, isso pode ser uma vantagem (ver Figura 13.10). Após a correção da mordida cruzada posterior estar completa, a remoção das bandas pode ser difícil, porque os dentes estão sensíveis e apresentam mobilidade. Nesses casos, é apropriado seccionar as bandas.

Abordagem alternativa é o uso de um expansor palatino colado (ver Figura 13.4B). Como não há adaptação de bandas, o aparelho é de mais fácil colocação, tanto para o paciente como para o profissional, e durante o tratamento ele é manipulado como qualquer outro aparelho de EPR. A remoção desse aparelho é obtida com um removedor de bandas encaixado abaixo de uma margem vestibular ou palatina para flexionar o aparelho e quebrar a união. Além disso, o aparelho normalmente precisa ser seccionado ou porções da resina oclusal removidas diretamente dos dentes para que o removedor de bandas possa efetivamente abaixar o aparelho, separando a resina dos dentes. A remoção completa do agente de união (tipicamente uma resina que vai aderir às superfícies dentárias atacadas com ácido e ao aparelho) pode ser trabalhosa. Portanto, o uso apenas de quantidade adequada é crucial, porém uma quantidade inadequada de resina leva ao escoamento excessivo sobre as superfícies dentárias não coladas, o que pode resultar em descalcificação ou perda do aparelho. Por essas razões, alguns profissionais usam cimento de ionômero de vidro para retenção. A força do material normalmente é adequada, e a liberação a curto prazo de flúor pode ser benéfica (ver Capítulo 10).

Um fator na decisão entre um expansor colado e bandado é o efeito de expansão vertical maxilar. Independentemente do efeito esquelético, a expansão cria interferências dentárias assim que os dentes posteriores começam a se mover lateralmente, e o efeito é girar a mandíbula para baixo e para trás. Quase sempre há um aumento permanente na altura da face após a expansão por causa da erupção dos dentes posteriores superiores e inferiores antes de uma relação cúspide-fossa sólida dos dentes ser estabelecida.

Para um paciente com mordida profunda e mordida cruzada posterior, isso é bom. Para aquele com mordida aberta, isso agrava o problema. Em teoria, o levante de mordida na região dos dentes superiores com um expansor colado iria interferir na erupção dos dentes posteriores em ambas as arcadas, e há algumas evidências (fracas) de que esse é o caso em um curto período. Pode ser razoável usar um expansor colado em pacientes de face longa ou mordida aberta que precisam de expansão em vez de um expansor colado. Para os pacientes com mordida profunda, o tipo de expansor usado parece não fazer diferença nos efeitos verticais de expansão.

Tratamento da constrição mandibular transversal

Ao contrário da maxila, a mandíbula não tem uma sutura da linha média. Começou como duas metades, mas elas se fundiram no início da vida fetal, e a linha média é um osso sólido. Apesar de os aparelhos removíveis que se parecem com expansores palatinos medianos poderem ser usados (Figura 13.11), eles só podem mover os dentes (e não fazem isso muito bem). A expansão transversal mandibular era impossível até a distração osteogênica se tornar disponível. O primeiro passo na distração, certamente, é cortar através do osso; então, é possível manipular o calo cicatrizante e gerar um novo osso (Figura 13.12). Ainda há uma limitação: a expansão é muito maior anteriormente do que na região molar, e os côndilos giram um pouco, mas não se movem lateralmente. Felizmente, essa quantidade de rotação condilar é tolerada sem criar quaisquer problemas.

Restrição do crescimento transversal excessivo

A restrição do crescimento transversal em ambos os maxilares é excepcionalmente difícil, quase impossível. Na arcada superior, um arco lingual transpalatino durante o período pré-adolescente iria manter a largura molar, mas não afetaria o crescimento esquelético nem a largura da arcada pelos pré-molares e caninos. Na arcada inferior, o comprimento de um arco lingual torna-o flexível o suficiente para que algum aumento na largura intermolar provavelmente ocorra apesar de sua presença, e não haveria a mesma falta de efeito sobre a largura do maxilar e os outros dentes.

O grande problema é que isso cria uma mordida cruzada posterior em um paciente com largura normal da arcada superior e largura muito grande da arcada inferior. Os pacientes desse tipo geralmente têm uma língua larga. Mesmo os esforços heroicos para diminuir a largura intermolar mandibular (p. ex., usando um elástico em toda a arcada, passando-o pela parte superior da língua) raramente têm sucesso, e a recidiva imediata é provável, o que deixa o ortodontista com duas opções: expandir a arcada superior para combinar com a larga arcada inferior ou tolerar a mordida cruzada.

Como ilustramos anteriormente, a expansão sutural aumenta a largura maxilar mais anterior do que posteriormente, justamente o contrário do que é necessário para combinar com uma arcada inferior que se alarga posteriormente, e a expansão dentária aumenta o risco de fenestração das raízes molares. Os pacientes com mordida cruzada posterior têm um problema apenas quando ela força um deslocamento mandibular no fechamento e, sem isso, não há razões funcionais ou estéticas para corrigi-la. A osteotomia maxilar segmentar (ver Capítulo 20) pode fornecer mais expansão posterior do que anteriormente. Isso simplesmente não é indicado para uma condição que realmente não é um problema para o paciente. A melhor opção: tirar esse tipo de mordida cruzada posterior da lista de problemas e tolerar isso.

Modificação do crescimento de classe III

Conceitos do tratamento de classe III

Enfatizamos nos capítulos sobre o diagnóstico e planos de tratamento que é extremamente importante reconhecer os componentes esqueléticos *versus* os dentários dos problemas em todos os três planos do espaço, e o foco da discussão a seguir está no tratamento de discrepâncias maxilares de classe III, devido a alguma combinação de crescimento deficiente da maxila e crescimento excessivo da mandíbula. O tratamento dos problemas mais leves e, em grande

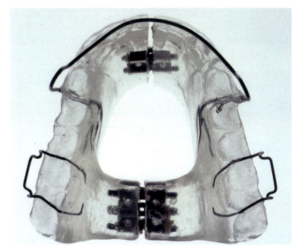

● **Figura 13.11** Este expansor maxilar removível tem dois parafusos de expansão, mas tudo o que pode fazer é produzir uma pequena quantidade de movimento dental, e precisa ser ativado de forma muito lenta para fazer isso. Este modelo agora é obsoleto.

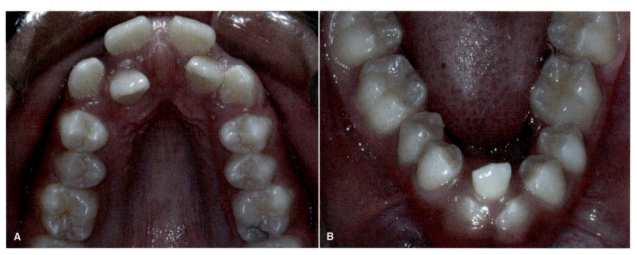

● **Figura 13.12 A e B.** Este paciente tinha uma arcada superior estreita com incisivos laterais apinhados e a condição anormal de uma mandíbula com uma união imperfeita das duas metades da mandíbula no início na vida fetal. Observe que os caninos inferiores estavam quase em contato na linha média. Três incisivos inferiores estavam congenitamente ausentes; um estava apenas no tecido mole na linha média. (*continua*)

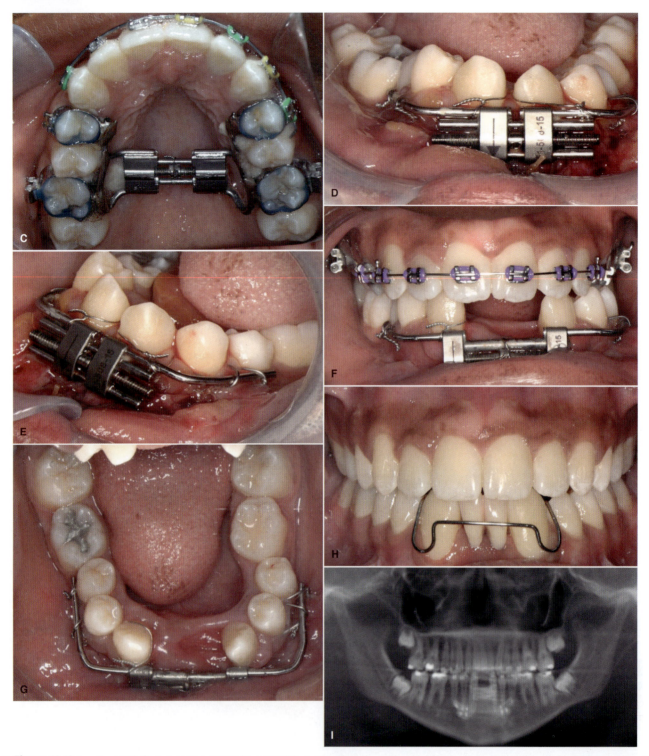

- **Figura 13.12** (*continuação*) **C.** A arcada superior foi expandida a uma taxa de 1 mm por dia com um dispositivo de parafuso bandado. No momento da foto, a expansão foi completa e estava sendo contida (observe a ligadura do fio para impedir a continuação do movimento do parafuso). **D** e **E.** O expansor retido pelo parafuso para osteogênese por distração da sínfise mandibular, após a remoção do único incisivo, imediatamente após os cortes através do osso cortical. A expansão a uma taxa de 1 mm por dia foi realizada após um período de latência de 7 dias. **F** e **G.** O expansor foi estabilizado quando a expansão desejada foi obtida e deixada no local durante 4 meses para maturação e remodelação do osso novo. **H.** Cerca de um 1 ano depois, com alinhamento ortodôntico de ambas as arcadas concluído e uma contenção temporária no lugar. **I.** Radiografia panorâmica no momento em que o aparelho de distração foi removido. Observe o preenchimento no osso maduro na área de distração. A distração da sínfise é a única maneira de lidar com problemas criados por áreas ausentes da mandíbula anterior. (Cortesia dos Drs. D. Grauer e G. Sameshima.)

parte, dentários de classe III que podem ser abordados por meio da alteração da oclusão dental em adolescentes e adultos é discutido nos Capítulos 15 a 17 e 19.

Essa distinção entre os problemas dentários e esqueléticos, é claro, não foi feita pelos pioneiros da ortodontia. O conceito de Edward Angle era de que a má oclusão de classe III se devia quase exclusivamente ao crescimento mandibular excessivo e que os elásticos de classe III podiam controlar esse crescimento excessivo em todos os pacientes, menos nos mais gravemente prognatas. Isso mostrou estar incorreto nos primeiros estudos usando radiografias cefalométricas. De fato, praticamente qualquer combinação de crescimento maxilar deficiente e crescimento mandibular excessivo pode ser encontrada em pacientes com má oclusão de classe III e, em uma visão ampla, a deficiência maxilar e o excesso mandibular são quase igualmente possíveis.

A percepção de que a deficiência maxilar é tão frequentemente um componente da má oclusão esquelética de classe III e a descoberta há 50 anos de que a força extraoral poderia puxar a maxila em crescimento para a frente, se feito no início do período de dentição mista, levaram a um grande aumento no tratamento destinado a promover o crescimento maxilar. Felizmente, embora existam poucos dados de ensaios clínicos randomizados, dados de estudos retrospectivos bem documentados agora fornecem uma imagem clara do melhor momento para a máscara de protração e a quantidade de mudanças a longo e a curto prazo que podem ser esperadas.

Em contrapartida, uma força extraoral por meio de uma mentoneira ancorada contra o crânio mostrou produzir mais rotação para baixo e para trás da mandíbula do que verdadeira restrição de crescimento. Uma mandíbula grande não pode ser girada para diminuir a proeminência do mento sem criar uma deformidade de face longa, exceto em pacientes que também têm altura curta da parte anterior da face. Esse fenótipo de classe III é mais prevalente em pessoas de ascendência asiática, mas raramente é visto em europeus ou americanos. Não surpreendentemente, isso levou a uma grande diminuição na terapia com mentoneira, sobretudo na Europa e nas Américas.

Descoberta mais recente é que os elásticos de classe III entre ancoragens ósseas na região posterior da maxila e na região anterior da mandíbula são mais eficazes que a máscara de protração ao trazer a maxila para a frente, e que as alterações no crescimento mandibular também ocorrem. Atualmente, este é o método de modificação do crescimento mais eficaz e invasivo que os ortodontistas já tiveram, mas ainda há muitas perguntas não respondidas que são discutidas em detalhes nas seções a seguir.

Na avaliação de possibilidades atuais de modificação do crescimento para problemas esqueléticos de classe III, incidindo sobre o que eles fazem e como eles fazem isso, vamos começar com deficiência maxilar.

Deficiência maxilar anteroposterior e vertical

Tanto a deficiência maxilar anteroposterior como a vertical podem contribuir para a má oclusão de classe III. Se a maxila for pequena ou retroposicionada, o efeito é direto; se ela não crescer verticalmente, há um efeito indireto na mandíbula, que então gira para cima e para a frente enquanto cresce, produzindo uma aparência de prognatismo mandibular, que pode ser mais devido à posição da mandíbula do que ao seu tamanho.

Em ordem de eficácia, há três abordagens possíveis para a modificação do crescimento para corrigir a deficiência maxilar: aparelho funcional de Frankel FR-III, tração reversa (máscara facial) ligada a um aparelho maxilar ou à ancoragem esquelética, e elásticos de classe III ligados à ancoragem esquelética.

Aparelho funcional FR-III

O aparelho funcional FR-III (Figura 13.13) é feito com a mandíbula posicionada posteriormente e girada em abertura e com escudos/almofadas para estirar o lábio superior para a frente. Na teoria, as almofadas labiais estiram o periósteo de uma forma que estimula o crescimento anterior da maxila. Em uma revisão de casos selecionados dos arquivos de Frankel, Levin *et al.* relataram que, em pacientes com relação esquelética e dentária de classe III e boa colaboração que usaram o aparelho FR-III de forma contínua por uma média de 2 anos e meio e depois parcialmente como contenção por 3 anos, houve melhora significativa em relação aos controles no tamanho e posição maxilar, além de uma posição mandibular melhorada, combinada com uma lingualização de corpo dos incisivos inferiores, de tal forma que os pacientes apresentavam maior trespasse horizontal. Esses resultados permaneceram no acompanhamento a longo prazo de 6 anos após o tratamento ativo.[30]

Os dados disponíveis da maioria dos outros estudos, entretanto, indicam pouco movimento anterior verdadeiro da maxila.[31] Em vez disso, a maior parte da melhora foi decorrente de mudanças dentárias. O aparelho permite que os molares superiores erupcionem e se movam mesialmente enquanto mantém os molares inferiores no lugar vertical e, anteroposteriormente, inclina os dentes anteriores superiores para vestibular e retrai os dentes anteriores inferiores (Figura 13.14). A rotação do plano oclusal, à medida que os molares superiores erupcionam mais que os inferiores, também contribui para uma mudança de uma relação de classe III para uma relação de classe I (Figura 13.15). Além disso, se um aparelho funcional de qualquer tipo girar o queixo para baixo e para trás, a relação de classe III vai melhorar por causa da rotação mandibular, e não por efeito maxilar. Resumindo, o tratamento com aparelho funcional, mesmo com o uso de escudos/almofadas nos lábios superiores, tem pouco ou nenhum efeito sobre a deficiência maxilar e, se for considerado, deve ser usado apenas em casos extremamente leves. Se esse aparelho for usado, o tratamento e o período de contenção serão longos e exigirão uma colaboração excelente para manter resultados limitados.

Aparelho extrabucal de tração reversa (máscara facial)

Ancoragem dental. Depois da demonstração de Delaire de que uma máscara facial ligada a um aparelho maxilar poderia mover a maxila em direção anterior, pela indução do crescimento nas suturas maxilares, porém apenas se isso fosse feito em uma idade precoce, essa abordagem se tornou popular para a deficiência

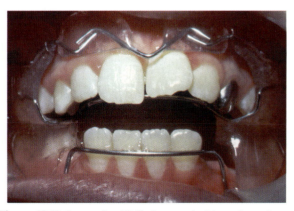

• **Figura 13.13** O aparelho FR-III alonga o tecido mole na base do lábio superior, em uma tentativa de estímulo ao crescimento anterior do maxilar pelo estiramento do periósteo maxilar, enquanto a mandíbula é mantida em sua posição mais retruída. A abertura vertical é usada para melhorar a erupção, para baixo e para a frente, dos dentes superiores posteriores.

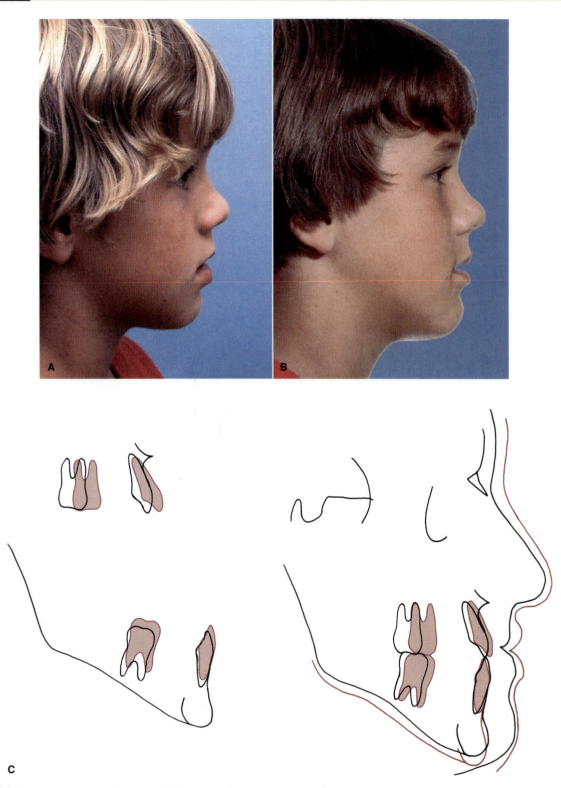

• **Figura 13.14** Resposta a um aparelho funcional FR-III. **A.** Perfil pré-tratamento. **B.** Perfil pós-tratamento. **C.** Sobreposições cefalométricas. Pode-se observar na base craniana que a mandíbula girou para baixo e para trás para uma posição menos proeminente. Os incisivos superiores se moveram para vestibular enquanto houve erupção dos incisivos inferiores, mas houve pouco (se é que houve) crescimento anterior diferencial da maxila. Em resumo, o tratamento trocou uma altura facial aumentada por uma proeminência do mento diminuída.

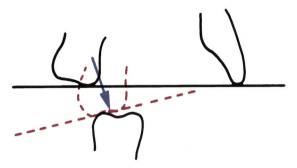

• **Figura 13.15** Para facilitar a correção da classe III, a erupção mesial e vertical do molar superior pode ser estimulada, de forma que o plano oclusal gire para baixo em sua porção posterior. Isso facilita a intercuspidação normal dos molares em um paciente classe III.

maxilar no final do século XX (Figura 13.16). A idade do paciente é uma variável crítica. É mais fácil e efetivo mover a maxila em direção anterior nas idades mais jovens. Apesar de alguns relatos recentes indicarem que as mudanças anteroposteriores podem ser produzidas até o início da adolescência, a chance de uma mudança esquelética verdadeira parece diminuir depois da idade de 8 anos, e a chance de sucesso clínico começa a diminuir nas idades de 10 a 11 anos.[32]

Quando a força é aplicada sobre os dentes para ser transmitida às suturas, é inevitável haver movimento dentário associado à mudança esquelética. Seja qual for o método de fixação aos dentes (Figura 13.17), o aparelho deve ter ganchos para fixação à máscara facial localizados na área de caninos ou molares decíduos, acima do plano oclusal. Isso coloca o vetor de força mais próximo do centro de resistência pretendido da maxila e limita a rotação maxilar (Figura 13.18).

O tratamento com a máscara facial é mais apropriado para crianças com problemas esqueléticos de pequenos a moderados, de tal forma que os dentes estejam vários milímetros distantes uns dos outros quando suas inclinações axiais estiverem corretas. Esse tipo de tratamento também é mais bem aplicado em crianças que têm problemas maxilares verdadeiros, mas há evidência mostrando que os efeitos no crescimento mandibular durante o tratamento vão além de simples mudanças causadas pela rotação horária da mandíbula.

Em geral, é melhor adiar a protração maxilar até que os primeiros molares permanentes e incisivos tenham erupcionado. Os molares podem ser incluídos na unidade de ancoragem e a inclinação dos incisivos pode ser controlada para alterar o trespasse horizontal. Muitos profissionais usam a protração com a máscara facial logo após ou simultaneamente à expansão palatina, com base na teoria de que isso aumenta a capacidade de resposta das suturas acima e atrás da maxila à força de protração – mas isso não está correto. Um ensaio clínico randomizado mostrou que a expansão palatina simultânea não faz diferença na quantidade de mudança esquelética anteroposterior,[33] e isso também foi mostrado por um estudo retrospectivo recente.[34] Se a maxila for estreita, a expansão palatina é bastante compatível com a protração maxilar e o aparelho expansor une a maxila de forma efetiva para a protração; não há motivo, entretanto, para expandir a maxila apenas para melhorar a protração.

Alguns clínicos afirmam que a expansão maxilar agressiva (Alt-RAMEC) para criar maior mobilidade maxilar facilita significativamente o movimento para a frente com a tração de máscara facial. Esse procedimento consiste na expansão rápida por 1 semana a 1 mm ao dia, seguida pelo giro do parafuso na direção oposta para constrição por mais 1 semana, e isso perdura

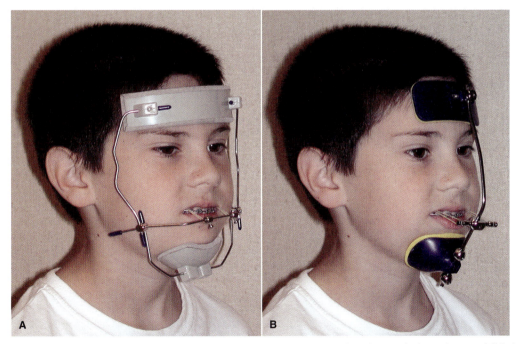

• **Figura 13.16 A.** Esta máscara facial do tipo Delaire (às vezes chamada de *aparelho extrabucal reverso*) oferece boa estabilidade quando usada para protração maxilar. Ela é bastante volumosa e pode causar problemas ao dormir e com o uso de óculos. Mesmo na presença de uma assimetria facial modesta, ela pode parecer estar mal adaptada à face. Pode-se observar a direção da tração dos elásticos para baixo e para a frente. **B.** Esta máscara facial no formato de trilho gera maior conforto ao dormir e é menos difícil de ajustar. É possível adaptá-la também para acomodar algum movimento mandibular vertical. Ambos os tipos podem levar à irritação na pele causada pelas almofadas plásticas na testa e no mento. Essa irritação ocasionalmente exige que se forre as almofadas com um tecido com adesivo por trás, para que haja um encaixe ideal ou para reduzir a irritação dos tecidos moles. A experiência clínica indica que algumas crianças irão preferir um tipo em detrimento do outro e, quando a criança reclama, a mudança para o outro tipo de máscara facial pode melhorar a colaboração.

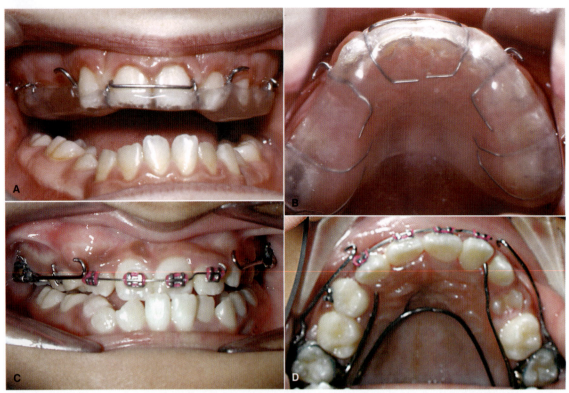

● **Figura 13.17** Uma placa superior removível é algumas vezes utilizada para tornar a arcada superior uma unidade única para a protração maxilar. **A.** A placa incorpora ganchos na região canino/pré-molar para colocação dos elásticos e deve cobrir os dentes anteriores e posteriores e as superfícies oclusais para melhor retenção **B.** Pode-se observar que os ganchos se estendem gengivalmente, de tal forma que a linha de ação de força se aproxime do centro de resistência do maxilar. Múltiplos grampos também auxiliam na retenção. Se necessário, a placa pode ser cimentada no local, mas isso causa problemas de higiene e deve ser evitado, se possível, no uso a longo prazo. **C** e **D.** Um expansor bandado ou dispositivo de fio ortodôntico também pode ser usado para a utilização de forças para protração. Ele consiste em bandas nos molares permanentes e decíduos ou apenas nos molares permanentes conectadas por um fio palatino para expansão e ganchos na região vestibular para conexão com a máscara facial.

por um período de 7 a 9 semanas. Certamente, a mobilidade maxilar é criada, às vezes uma mobilidade extrema, e parece haver pouca consideração sobre os possíveis efeitos adversos e riscos. Ensaio clínico recente mostrou um movimento para a frente estatisticamente significativo com a terapia com máscara facial após a Alt-RAMEC, porém os investigadores observaram que a maior mudança foi tão pequena (1 mm) que provavelmente não foi clinicamente significativa.[35]

Também há preocupações sobre os efeitos da compressão das suturas faciais durante a abertura e o fechamento contínuos da sutura, que são particularmente pertinentes em vista da recente demonstração de que as células Gli1+ nas suturas craniofaciais são fundamentais para a formação de todos os ossos craniofaciais e são ativadas durante o reparo da lesão.[36] Sua perda é associada à craniossinostose. Em virtude do mínimo benefício, se houver, e da possibilidade de lesão às inúmeras suturas (que, devido à mobilidade excessiva que às vezes ocorre, pode não ser trivial), a Alt-RAMEC não pode ser recomendada.

Para a maioria das crianças jovens, a máscara facial é tão aceitável quanto um aparelho extrabucal convencional. Contornar a máscara facial ajustável para um encaixe confortável na testa não é difícil na maioria das crianças, seja qual for o modelo (ver Figura 13.16). Aproximadamente 350 a 450 gramas de força para cada lado são aplicados por 12 a 14 horas por dia. Muitas crianças com deficiência maxilar são deficientes verticalmente, assim como anteroposteriormente, o que significa que uma direção para baixo suave do elástico de tração entre o gancho intraoral e a máscara facial frequentemente é desejável e alguma rotação mandibular para baixo e para trás melhora a relação dos maxilares. Uma tração para baixo seria contraindicada se a altura facial inferior já fosse aumentada.

Uma criança com deficiência maxilar que coopera com o tratamento com máscara facial normalmente mostra uma melhora

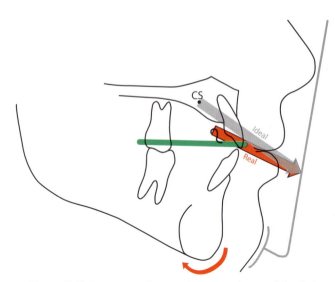

● **Figura 13.18** Com o aparelho nos dentes superiores, a linha de força ideal seria direcionada ao centro de resistência (CR) da maxila; portanto, os ganchos no aparelho devem ficar acima do plano oclusal. Mesmo dessa forma, é provável que a linha de força real passe abaixo do centro de resistência do maxilar, podendo-se antecipar alguma rotação para baixo da região posterior do maxilar e abertura da mordida na região anterior.

notável na estética facial à medida que a maxila se move mais para a frente do que a mandíbula (Figura 13.19); contudo, os traçados cefalométricos de sobreposição mostram que o deslocamento em direção posterior dos incisivos inferiores e o deslocamento anterior dos dentes superiores também acontecem tipicamente em resposta a esse tipo de tratamento. À medida que as crianças se aproximam da adolescência, a rotação mandibular e o deslocamento dos dentes superiores – não o movimento anterior da maxila – são os principais componentes do resultado do tratamento.

Questão importante é quanto efeito é retido após o surto de crescimento adolescente. Se a mandíbula crescer para a frente durante a adolescência e a maxila não acompanhar o ritmo, a cirurgia

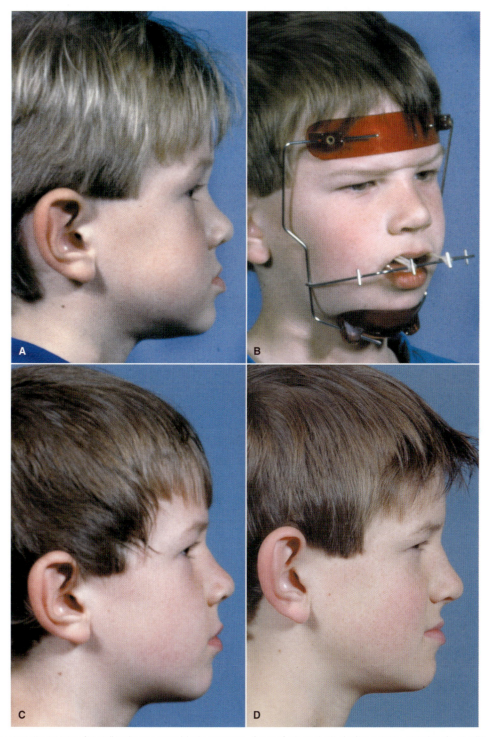

• **Figura 13.19** Se a tração reversa for aplicada em uma idade precoce, é possível produzir deslocamento anterior da maxila em vez de apenas deslocamento dentário. **A.** Idade de 5 anos, 2 meses antes do tratamento. **B.** Idade de 5 anos e 2 meses, usando máscara facial do tipo Delaire. **C.** Idade de 7 anos e 10 meses, na época em que o tratamento com a máscara facial foi interrompido. Pode-se observar o aumento do preenchimento da face média. **D.** Idade de 11 anos e 3 meses, no início da fase 2 do tratamento. Quando o tratamento com a máscara facial é interrompido, geralmente há um retorno do crescimento mandibular semelhante ao que aconteceu com esse paciente. A necessidade eventual de cirurgia será determinada pelo crescimento mandibular durante e após a adolescência. (De Proffit WR, White RP, Sarver DM. *Contemporary Treatment of Dentofacial Deformity.* St. Louis: Mosby; 2003.)

ortognática ainda pode ser necessária, embora a discrepância maxilar tenha sido corrigida em grande parte antes da adolescência. Três estudos observaram os resultados a longo prazo da terapia com máscara facial, e todos os três chegaram a uma conclusão notavelmente parecida: em pacientes que inicialmente responderam bem, houve uma chance de 25 a 33% 8 anos depois de recidiva de mordida cruzada anterior devido ao crescimento mandibular excessivo, não porque a maxila recidivou, e a maioria dos pacientes com tal experiência precisou de cirurgia ortognática.[32] Sabendo disso, como você lidaria com o consentimento informado para a terapia com máscara facial para adolescentes? A mensagem é simples: "Se fizermos este tratamento, seu filho muito provavelmente terá uma melhora a curto prazo, e há cerca de 75% de chance de sucesso a longo prazo; mas isso também significa que há aproximadamente uma chance em quatro de a cirurgia ainda ser necessária posteriormente". Os pais precisam entender, e se você for o responsável, você precisa de uma cópia assinada e testemunhada em seus registros.

Tração da máscara facial à ancoragem esquelética. Claramente, um efeito colateral negativo importante da protração maxilar é o movimento dos dentes superiores, o que diminui a importância da modificação esquelética. Com parafusos e miniplacas ósseas agora prontamente disponíveis como implantes temporários, a ancoragem esquelética para protração maxilar é simples. Os parafusos individuais do osso alveolar não são adequados, mas uma máscara facial pode ser fixada às miniplacas na região anterior da maxila (Figura 13.20). Embora os resultados variáveis tenham sido relatados, três ensaios clínicos randomizados aceitáveis mostram que maior alteração esquelética pode ser obtida com máscaras faciais para ancoragem esquelética em vez de dental, com 4 a 5 mm de avanço sobre o limite.[37] A maior dificuldade com essa abordagem é que a colocação da miniplaca na superfície anterior da maxila é invasiva e a maturidade óssea não é adequada até cerca dos 11 anos de idade, bem depois da janela de tempo preferida para a terapia com máscara facial (entre os 8 e 10 anos de idade).

Elásticos de classe III para miniplacas maxilares e mandibulares

A abordagem mais eficaz para a protração da maxila são os elásticos de classe III entre as miniplacas osseossuportadas na base do zigoma, acima dos molares superiores, e na superfície anterolateral da mandíbula, de maneira que a força leve é aplicada nos maxilares em vez dos dentes. Esse método foi introduzido por De Clerck e colaboradores em 2010[38] e tem sido extensivamente estudado desde então.

Sequência e tempo de tratamento. O primeiro passo é a colocação das ancoragens ósseas, com uma placa de três parafusos na base do arco zigomático e uma placa de dois parafusos na superfície anterolateral da mandíbula (Figura 13.21). Isso requer abertura de retalho cirúrgico e, sobretudo na maxila, um contorno cuidadoso da superfície da miniplaca para acompanhar a superfície encurvada

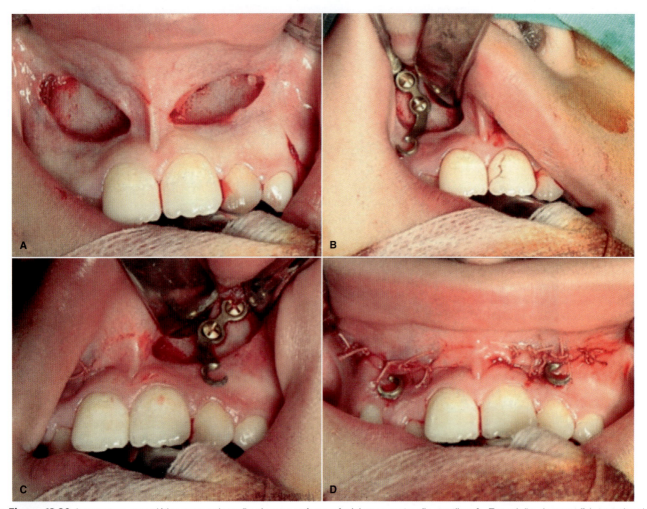

• **Figura 13.20** Ancoragem esquelética para colocação de uma máscara facial para protração maxilar. **A.** Exposição da superfície anterior da maxila. **B** e **C.** Colocação de uma miniplaca mantida por dois parafusos. **D.** Acessórios para a máscara facial estendendo-se no vestíbulo anterior. (De Sar C, Sahinoglu Z, Özçırpıcı AA, Uçkan S. *Am J Orthod Dentofac Orthop*. 2014;145:41-54.)

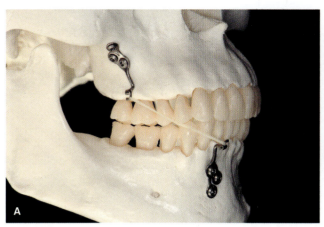 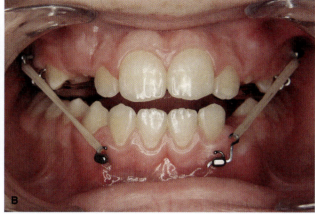

- **Figura 13.21 A.** Miniplacas em Y em um crânio, para mostrar onde elas são colocadas na região posterior da maxila, na base do arco zigomático, e na mandíbula, mesialmente aos caninos inferiores. **B.** Uma criança com deficiência maxilar usando elásticos de classe III em uma versão anterior das miniplacas mandibulares, que não tinham projeção ascendente para o gancho elástico. Um fio ortodôntico de 21 × 25 no tubo que penetra a gengiva permitiu o ajuste da posição do acessório para o elástico do lado esquerdo, de modo que ele não pressionasse o tecido mole. Poder mover o ponto em que a força é aplicada certamente é uma das vantagens das miniplacas.

do osso. É uma técnica delicada e é mais bem realizada por um cirurgião com treinamento e experiência nisso.[39] Para reduzir o risco de infecção no local do implante, é importante levar o conector intraoral na boca imediatamente abaixo da extensão superior da gengiva inserida em vez de através da mucosa, e o conector deve ser liso e redondo para minimizar a irritação dos tecidos moles.

No momento do tratamento, dois fatores relacionados são importantes. Primeiro, a densidade óssea adequada para reter os parafusos não é desenvolvida até aproximadamente os 11 anos de idade; em segundo lugar, as placas ósseas mandibulares não devem ser inseridas até que os caninos inferiores permanentes tenham erupcionado, o que não deve ser um problema porque eles geralmente erupcionam por volta dos 9 anos de idade. Isso significa que o tratamento com esse método não pode começar até que o paciente já tenha a idade suficiente para uma boa resposta à terapia com máscara facial, mas isso também significa que agora há uma maneira de obter uma excelente protração maxilar para os pacientes que estão velhos demais para ter esperança de uma boa resposta à terapia com máscara facial. Com os elásticos de classe III ancorados esqueleticamente, uma resposta favorável do crescimento pode ser obtida ao longo do surto de crescimento adolescente; portanto, o tratamento de aproximadamente 1 ano entre os 12 e 14 anos de idade é o melhor plano.

Antigamente, pensava-se que seria necessária uma força maior para mover os ossos do que para mover os dentes, mas com os elásticos de classe III quase contínuos, isso não é correto. Somente uma força leve é necessária para obter a modificação do crescimento desejada (não mais do que 250 g por lado; muitas vezes 150 g são adequados). Com a ancoragem com miniplacas, a estabilidade é melhor se o uso do elástico começar no dia após a colocação das miniplacas. A força constante contra as ancoragens é mais bem tolerada que a força descontínua mais pesada, então os pacientes devem evitar a pressão intermitente com o dedo ou a língua contra as miniplacas.

No tratamento típico com esse método, a tração intermaxilar é mantida por cerca de 12 meses, que é quase sempre tempo suficiente para corrigir a discrepância maxilar e, em seguida, uma segunda fase do tratamento com um aparelho ortodôntico fixo ocorre. Nesses pacientes com deficiência maxilar, muitas vezes não há espaço suficiente para os caninos superiores, e por causa do crescimento para a frente da maxila, uma oclusão molar de classe III ou de classe I é suscetível de ser transformada em uma relação de classe II ou quase de classe II. As mesmas ancoragens zigomáticas usadas para a modificação do crescimento podem ser usadas para distalizar os dentes posteriores superiores, abrir o espaço para os caninos e completar o tratamento sem extrações (Figura 13.22).[40] É possível que, após a remoção do aparelho fixo, mesmo se isso ocorrer perto do fim da adolescência, algum crescimento adicional no padrão de classe III pode ocorrer. Por essa razão, é aconselhável não para remover as miniplacas durante mais 6 a 12 meses (ou mais, se o crescimento mandibular continuar), para que o desgaste elástico adicional possa ser usado se necessário.

Comparação com a máscara facial. Como esses resultados se comparam ao tratamento com máscara facial? Em uma comparação dos pacientes tratados com máscara facial na Universidade de Michigan utilizando ancoragem dentária com um grupo tratado com elásticos de classe III e miniplacas em Bruxelas e na Universidade da Carolina do Norte,[41] os dados foram os seguintes:

- Os pacientes com máscara facial eram mais jovens; a idade média no início do tratamento era de 8 anos e 3 meses *versus* 11 anos e 10 meses para elásticos de classe III e miniplacas
- A força com a máscara era duas vezes maior: 300 a 500 g *versus* 150 a 200 g
- Em média, houve de 2,5 a 3 mm de mais movimento da maxila com os elásticos de classe III e miniplacas
- As alterações do terço médio da face não foram vistas com o tratamento com máscara facial, mas ocorreram em 32% do grupo dos elásticos (discutido em detalhe posteriormente).

Em uma comparação de tratamento com máscara facial ancorado esqueleticamente (dados de Sar *et al.*)[42] *versus* o mesmo grupo de pacientes com elásticos de classe III e miniplacas:

- Os pacientes com máscara facial eram mais jovens, mas a idade média no início do tratamento foi de 10 anos e 9 meses, mais de 1 ano a mais do que o grupo de Michigan que tinha ancoragem dental. Isso reflete a necessidade de esperar pela densidade óssea adequada antes de iniciar a tração contra as placas ósseas anteriores superiores, e os pacientes mais recentes do mesmo grupo tinham 11 anos e 9 meses no início
- Os dados mostraram que, em média, houve cerca de duas vezes mais mudança com os elásticos, e aproximadamente a mesma quantidade de mudança com a máscara facial ancorada esqueleticamente, como com o grupo de Michigan ancorado dentalmente.

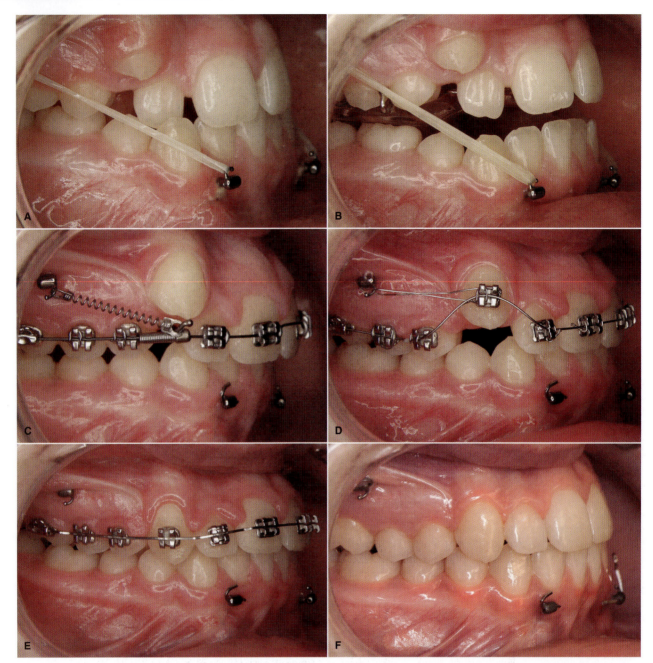

• **Figura 13.22** Em um tratamento típico de problemas de classe III com um componente importante da deficiência maxilar esquelética, a mordida cruzada anterior possivelmente estará presente no início, mesmo em crianças em quem alguma inclinação lingual compensatória dos incisivos inferiores tenha ocorrido, e os caninos superiores bloqueados também estão presentes. **A.** Início do tratamento: observe o incisivo lateral com mordida cruzada e a posição do canino superior. **B.** Utilização de uma placa de mordida para destravar os incisivos, com o uso de cerca de 180 g de força elástica em todo o tempo. **C** a **F.** Força desde o implante maxilar sendo utilizado para distalização dos dentes posteriores superiores, abrindo espaço para o canino e trazendo-o posteriormente para oclusão, e fim do tratamento. Este método evita a extração dos pré-molares e coloca os primeiros molares em oclusão normal, mas exige extração dos terceiros, ou, às vezes, dos segundos molares superiores. (De DeClerck e Proffit.[40])

Em um relatório posterior,[43] o grupo de Sar relatou cerca de 4 mm de avanço com a máscara facial para ancoragem esquelética, quase o mesmo que eles obtiveram com os elásticos de classe III dos molares superiores estabilizados para as miniplacas mandibulares. Ambas foram menores do que a mudança com o acessório muito mais elevada utilizada por De Clerck.

Resultados faciais. As alterações faciais que acompanham esse tratamento vão muito além de tudo que já tenha sido visto anteriormente na modificação do crescimento, tanto na quantidade de alteração quanto na sua extensão para o terço médio da face, mas houve uma variação considerável na resposta. A melhor maneira para apreciar isso é ver a Figura 13.23, com sobreposições tridimensionais (3D) mostrando a alteração do tratamento em 25 pacientes consecutivos tratados por De Clerck em Bruxelas.[44] As medições das alterações em várias dimensões podem ser utilizadas para a análise estatística, e tais alterações são estatisticamente significativas a partir das alterações nos pacientes não tratados – mas é muito mais fácil entender a probabilidade da alteração clínica significativa quando existe uma variabilidade na resposta ao tratamento ao olhar a porcentagem dos pacientes com cada variação.

CAPÍTULO 13 Tratamento de Problemas Esqueléticos Transversais e de Classe III

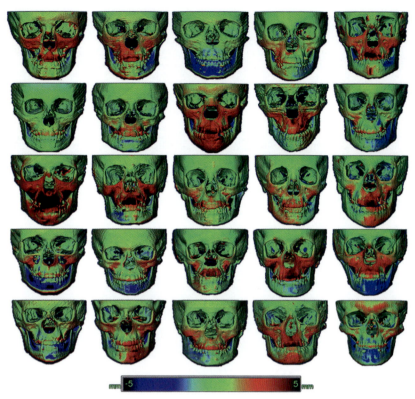

• **Figura 13.23** Mapa colorido da sobreposição da base craniana de 25 pacientes consecutivos tratados em Bruxelas por De Clerck e analisados na Universidade da Carolina do Norte com a utilização do método desenvolvido por Cevidanes. As cores vermelho e azul mostram a direção do movimento (*vermelho* = para a frente, fora da tela na sua direção; *azul* = para trás) e a intensidade de cor indica a quantidade de movimento (*vermelho-escuro ou azul-escuro* = > 4 mm, *vermelho ou azul mais claros* = 2 a 4 mm).

Na Figura 13.23, a direção da alteração é mostrada pela cor das várias áreas, e a quantidade da alteração é mostrada pela intensidade da cor. Comece seu exame desta figura olhando para as alterações dos maxilares e do terço médio da face. Observe que, dos 25 pacientes, oito (32%) mostraram mais que 4 mm de movimento para a frente do terço médio da face, assim como a alteração maxilar (apenas conte as imagens em vermelho-escuro que incluem os arcos zigomáticos). Isso é clinicamente muito significativo. Como pode acontecer? Porque as suturas acima e atrás da maxila são afetadas pela força leve consistente (Figura 13.24). Observe a abertura das suturas zigomático-maxilar e zigomático-frontal. Essas suturas foram afetadas em todos os pacientes que apresentaram avanço do terço médio da face.

Agora observe como muitos outros pacientes tiveram quantidades menores de movimento da maxila e do terço médio da face, alguns apenas da maxila, mas outros com uma quantidade menor de alteração do terço médio da face também. Estes foram outros 12 pacientes (48%). Em contrapartida, cinco dos pacientes (20%) tiveram pouca ou nenhuma alteração maxilar (mostrada pela cor verde). (Você também pode ver que quatro dos cinco pacientes sem nenhum movimento para a frente da maxila apresentaram movimento para trás da mandíbula – isso será discutido posteriormente.) A conclusão é que 80% deste grupo de pacientes, que seriam razoavelmente representantes dos norte-europeus e dos norte-americanos de ascendência europeia, tiveram uma resposta favorável, e 32% tiveram uma resposta altamente favorável.

Por fim, observe o número de pacientes cuja mandíbula cresceu a frente durante o tratamento. Esses eram crianças em crescimento, e seria esperado, pelo menos, algum crescimento mandibular para a frente junto com o crescimento maxilar. Mas o movimento para a frente do mento aconteceu em apenas cinco pacientes, dois dos quais mostraram mais de 4 mm de crescimento para a frente; e oito mostraram algum movimento para trás do mento. Em suma, o que não aconteceu com a posição do mento na maioria daqueles com crescimento maxilar também é significativo.

Algo não visto nas sobreposições 3D mencionadas acima é propenso a ser observado clinicamente: quando a maxila é movida para a frente, uma parte mais ampla da arcada superior entra em oclusão com a arcada inferior, por isso a mudança na relação maxilar reduz a magnitude de uma mordida cruzada posterior. Isso aumenta a chance de uma mordida cruzada posterior poder ser tratada com expansão do arco ortodôntico. Se a mordida cruzada for grave o suficiente, essa expansão esquelética por abertura da sutura palatina mediana será necessária, o que deve ser adiado até a relação anteroposterior dos maxilares ser corrigida.

Surgiram vários outros relatos de alterações do crescimento com miniplacas maxilares posteriores para miniplacas anteriores mandibulares, muitos dos quais usaram um acessório menor na maxila. Com um protocolo semelhante ao de De Clerck, os resultados relatados são também similares.[45]

Dada a ênfase atual em um possível papel para a ortodontia na prevenção ou no tratamento de apneia obstrutiva do sono (ver Capítulo 7), o movimento ortopédico para a frente da maxila poderia facilitar o fluxo de ar através das vias respiratórias superiores? A resposta parece ser *não*. Nguyen *et al*. relataram que os pacientes que responderam às miniplacas e aos elásticos de classe III não mostraram nenhuma diferença no diâmetro das vias respiratórias no "ponto de estrangulamento" que determina o fluxo de ar. A conclusão: a protração maxilar não prejudica as vias respiratórias, e a apneia do sono não é uma indicação para ela.[46]

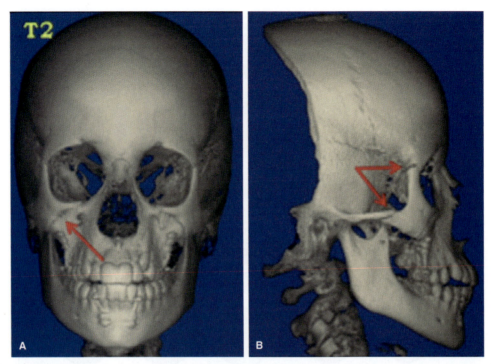

• **Figura 13.24** O movimento para a frente do terço médio da face não havia sido visto anteriormente com a tração de classe III. O mecanismo é a abertura das suturas zigomático-maxilar (**A**) e zigomático-frontal (**B**), que ocorre em aproximadamente um terço dos pacientes com elásticos de classe III ligados às miniplacas.

Resumo da experiência da protração maxilar. O único aparelho funcional de classe III que tenta superar a deficiência maxilar é o Frankel FR-III, e sua capacidade de fazer isso é limitada. A protração maxilar com uma máscara facial em idade precoce (8 a 10 anos, após os primeiros molares e incisivos surgirem, mas antes da adolescência) geralmente produz melhora clínica em um paciente com má oclusão de classe III – porém, quanto mais o padrão de crescimento é o crescimento mandibular excessivo, maior a chance de recidiva a longo prazo do problema. Depois dos 10 a 11 anos de idade, a terapia com máscara facial produz em grande parte o movimento dental e da rotação mandibular para baixo e para trás. Sabemos que há pelo menos seis padrões de crescimento de classe III diferentes (ver Capítulo 4) e, provavelmente, há mais do que isso. Quando os critérios de seleção atuais são utilizados, o acompanhamento após o crescimento adolescente indica cerca de 25% de probabilidade de recidiva da mordida cruzada anterior, e muitos desses pacientes necessitam de cirurgia ortognática.

Os elásticos de classe III entre ancoragens ósseas na base do zigoma e na superfície anterior da mandíbula são claramente mais eficazes na protrusão da maxila do que a terapia com máscara facial, mesmo quando a tração da máscara é aplicada nas ancoragens ósseas da maxila. As miniplacas e o tratamento de classe III não podem ser feitos tão cedo quanto a terapia com máscara facial convencional, mas são eficazes durante o crescimento adolescente. Isso é uma desvantagem se o tratamento pré-adolescente for desejado, mas é uma vantagem se o tratamento não foi procurado até o início da adolescência. Os primeiros pacientes tratados durante a adolescência agora estão atingindo o final da adolescência, mas ainda não existem dados substanciais para resultados a longo prazo. Será que alguns dos pacientes irão experimentar uma recidiva por causa do crescimento mandibular tardio? Muito provavelmente. Quantos? Simplesmente não sabemos, mas os dados preliminares são encorajadores e, com esse método, tanto o crescimento mandibular quanto o maxilar são afetados, como veremos mais adiante.

Excesso mandibular

Crianças que apresentam má oclusão de classe III por crescimento excessivo da mandíbula são extremamente difíceis de tratar. Há três abordagens de tratamento possíveis atualmente: aparelhos funcionais para classe III, força externa para uma mentoneira e elásticos de classe III para a ancoragem esquelética.

Aparelhos funcionais no tratamento do crescimento mandibular excessivo

Aparelhos funcionais para pacientes com crescimento mandibular excessivo não têm a pretensão de restringir o crescimento mandibular. Eles são projetados para girar a mandíbula para baixo e para trás e guiar a erupção dos dentes de tal forma que os dentes superiores posteriores erupcionem para baixo e para a frente enquanto a erupção dos dentes inferiores é restringida. Isso gira o plano oclusal na direção que favorece a correção de uma relação molar de classe III (ver Figura 13.15). Esses aparelhos também inclinam os incisivos inferiores em direção lingual e os incisivos superiores em direção vestibular, introduzindo um elemento de camuflagem dentária para a discrepância esquelética.

Para produzir uma mordida construtiva para a confecção de um aparelho funcional de classe III, os passos na preparação da cera, prática com o paciente e uso de um guia para determinar a posição vertical correta são idênticos aos procedimentos para pacientes de classe II (discutidos em detalhes no Capítulo 14). Entretanto, a mordida construtiva propriamente dita é significativamente diferente: a mandíbula é girada para abertura no seu eixo de articulação, mas ela não é avançada. Esse tipo de mordida é mais fácil para o dentista guiar, porque uma leve força pode ser aplicada de cada lado da mandíbula para guiar a mandíbula e retruí-la.

A quantidade de giro da mandíbula em abertura depende do tipo de aparelho e da necessidade de se interpor blocos de mordidas e apoios oclusais entre os dentes para limitar a extrusão. A orientação geral é que a mandíbula deve ser girada pelo menos 3 e não mais do que 5 a 6 mm além de sua posição de repouso postural. Se isso não for suficiente ou não produzir a altura excessiva da parte anterior da face, o problema é muito grave para o tratamento com aparelho funcional. Como observamos anteriormente, o tratamento com aparelho funcional de classe III é aplicável apenas a pacientes em quem uma mandíbula grande e proeminente é combinada com deficiência maxilar vertical; portanto, eles têm excesso mandibular e altura insuficiente da parte anterior da face.

Mentoneiras: restrição do crescimento mandibular?

Na teoria, a força extraoral dirigida contra o côndilo mandibular restringiria o crescimento nesse local, mas há pouca ou nenhuma evidência de que isso aconteça em humanos (ver Capítulo 7). O que a terapia com mentoneira realmente obtém é uma mudança na direção de crescimento mandibular, girando o queixo para baixo e para trás, o que o faz parecer menos proeminente, mas aumenta a altura da parte anterior da face. Os dados parecem indicar uma restrição transitória do crescimento, que possivelmente é vencida pelo crescimento subsequente. Basicamente, o tratamento se torna uma negociação entre a diminuição da proeminência anteroposterior do mento e o aumento da altura facial. Além disso, uma inclinação lingual dos incisivos inferiores acontece como resultado da pressão do aparelho sobre o lábio e os dentes inferiores (Figura 13.25), o que frequentemente é indesejado.

No tratamento com mentoneira, pode-se utilizar um suporte para o mento feito de resina, que se encaixa no mento do paciente, ou um suporte flexível, semelhantes aos apoiadores de queixo de capacetes esportivos. Quanto mais o suporte para o queixo migrar verticalmente em direção ao lábio inferior durante o uso do aparelho, maior será o movimento lingual dos incisivos inferiores. Portanto, suportes flexíveis produzem maior verticalização dos incisivos do que os rígidos. O casquete inclui mecanismo de molas ou elásticos e pode ser o mesmo usado para tração alta do aparelho extrabucal. Ele é ajustado da mesma maneira, de forma a direcionar uma força de aproximadamente 450 g de cada lado, passando pela cabeça do côndilo, ou uma força um pouco mais leve abaixo do côndilo, o que na teoria reduziria o crescimento. Uma vez que se aceita que a rotação mandibular, e não o a inibição do crescimento, é o principal efeito do tratamento, uma força mais leve orientada para produzir rotação maior faz mais sentido (Figura 13.26). Uma preocupação com o tratamento com mentoneira sempre foi a possibilidade de que ele pudesse criar problemas de disfunção temporomandibular. Uma análise sistemática da literatura indica que isso não é um problema, sobretudo se a força muito pesada for evitada.[47]

Em essência, a terapia com mentoneira faz o mesmo que um aparelho funcional de classe III, mas oferece pelo menos uma pequena chance de alguma inibição do crescimento. Para crianças com mandíbula grande, o tratamento com mentoneira é essencialmente uma camuflagem transitória. Por essa razão, ela tem uma aplicação limitada.

Elásticos classe III ligados à ancoragem esquelética

O uso de elásticos de classe III ligados à ancoragem esquelética como uma maneira efetiva de produzir protração maxilar foi discutido anteriormente – mas, como se poderia esperar, esse sistema de forças também afeta a mandíbula e pode eventualmente gerar uma forma de se restringir o crescimento mandibular.[48] Comecemos nossa avaliação dos efeitos mandibulares ao examinar novamente os casos consecutivos mostrados na Figura 13.23. Quatro efeitos marcantes na mandíbula podem ser observados:

- Em três dos pacientes, o mento foi movido de 4 a 5 mm para trás. No primeiro, isso parece anatomicamente impossível, mas pode acontecer (e aconteceu) por uma combinação de dois fatores: o redirecionamento do crescimento vertical na fossa condilar e a modelagem da fossa e da cabeça do côndilo
  - É importante lembrar que o ponto de articulação da mandíbula com o osso temporal cresce para baixo em relação à base do crânio. Normalmente, a direção de crescimento é para baixo, e o crescimento em comprimento da mandíbula resulta em projeção do mento. Às vezes, a direção do crescimento tem um componente para trás. É terrivelmente frustrante quando isso acontece em um paciente esquelético de classe II (ver Figura 4.10), porém compensa o crescimento do comprimento da mandíbula em um paciente de classe III
  - Com as sobreposições 3D, é possível remover as outras estruturas e visualizar os maxilares por trás (Figura 13.27)

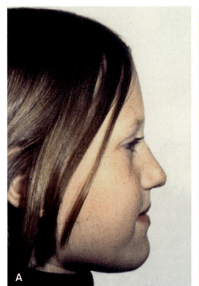 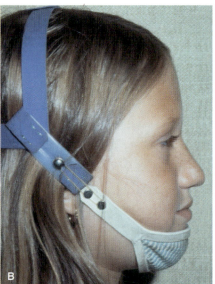 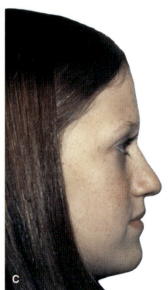

• **Figura 13.25** Resposta típica ao tratamento com mentoneira. **A.** Perfil pré-tratamento. **B.** Colocação da mentoneira. **C.** Perfil pós-tratamento. Esse tratamento reduz a protrusão principalmente pelo aumento da altura facial anterior, com efeito bem semelhante ao dos aparelhos funcionais para classe III.

Você pode visualizar retrocesso dos côndilos em dois desses pacientes e ver que, em um deles, o queixo se moveu para trás e, no outro, permaneceu no mesmo lugar. O reposicionamento posterior da articulação contribuiu para isso

- A modelagem dos côndilos continua ao longo da vida, faz parte da resposta à cirurgia ortognática e ocorre durante a modificação do crescimento. A modelagem na superfície interior da fossa condilar também ocorre em alguns pacientes
- O avanço significativo da mandíbula, que teria sido esperado neste grupo de adolescentes, não ocorreu em 80% desses pacientes. O que ocorreu na maioria deles foi o que você vê em mais detalhes na Figura 13.28: um aumento no comprimento mandibular, com o mento permanecendo onde estava (verde) e o crescimento mandibular expresso como retrocesso dos côndilos (vermelho). Em suma, houve um componente de inibição do crescimento mandibular em muito mais pacientes do que naqueles que mostraram retrocesso do mento
- Um padrão incomum de modelagem mandibular, com um ligeiro retrocesso dos côndilos e do ramo e uma diminuição do ângulo goníaco e ângulo do plano mandibular (Figura 13.29), também ocorreu na maioria dos pacientes – uma flexão da mandíbula que limitaria o avanço do mento apesar de o crescimento estar ocorrendo.[49]

Esse padrão de alteração significa que o método de De Clerck poderia ser usado tanto para inibir o crescimento mandibular quanto para facilitar o crescimento maxilar? Talvez, mas é verdade que a maior e mais provável mudança no tratamento foi o estímulo do crescimento para a frente da maxila, e isso não seria desejado no tratamento do verdadeiro prognatismo mandibular. À medida que mais dados para os resultados em relação às características dos pacientes se tornarem disponíveis, deverá ser possível prever melhor se o tratamento de um indivíduo terá um efeito maior ou menor sobre o crescimento mandibular.

Resumo

O controle do crescimento mandibular excessivo continua sendo o maior desafio da ortodontia.

Das três possibilidades:

- Os aparelhos funcionais mandibulares não oferecem nenhuma possibilidade de inibição do crescimento excessivo. Eles são capazes apenas de girar a mandíbula para baixo e para trás, o que cria risco de gerar um problema de face longa

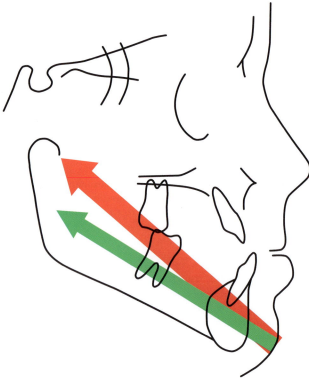

- **Figura 13.26** A vista tradicional do tratamento com mentoneira era que a força pesada voltada diretamente aos côndilos *(linha vermelha)* iria corrigir o crescimento mandibular excessivo ao inibir o crescimento condilar. Agora que a rotação para baixo e para trás da mandíbula é o objetivo de tratamento comum, direcionar a força mais leve abaixo dos côndilos *(linha verde)* é mais tolerável aos pacientes e igualmente eficaz. A força pesada com as mentoneiras não é mais recomendada.

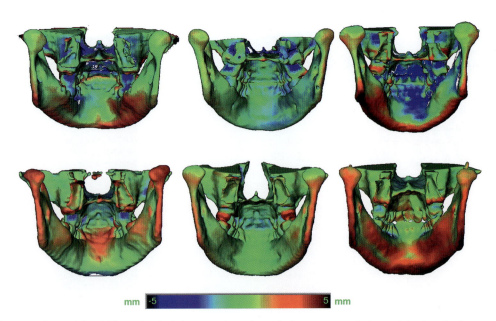

- **Figura 13.27** Com as sobreposições tridimensionais da base craniana, é possível remover as estruturas atrás dos côndilos mandibulares e observar sua direção de mudança. A cor vermelha novamente indica o movimento para fora da tela na sua direção – e o que você vê é que, em um desses seis pacientes, os côndilos retrocederam mais de 4 mm e, em outros, houve 2 a 4 mm de movimento para trás.

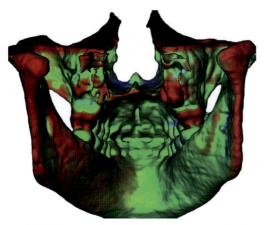

- **Figura 13.28** Neste paciente você vê outro achado inesperado com as sobreposições 3D: uma falta de crescimento do mento em um paciente em quem o crescimento para a frente da mandíbula seria esperado. Como você vê aqui, o mento permaneceu em sua posição anterior (*verde* = sem crescimento) enquanto o ramo e os processos condilares moveram-se para trás. Uma falta de projeção para a frente do mento foi vista em mais de 80% desses pacientes.

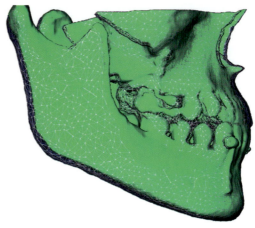

- **Figura 13.29** Esta sobreposição detalhada da alteração mandibular em um paciente típico ainda é outro achado inesperado: evidencia-se uma flexão da mandíbula na região do ângulo goníaco, de modo que o mento não é projetado para a frente o tanto que teria sido se a inclinação entre o ramo e o corpo mandibular não tivesse sido alterada pela modelagem com a força elástica constante de classe III.

- A força para trás contra a mandíbula por meio da mentoneira ligada ao aparelho extrabucal de tração alta também oferece pouca rotação da mandíbula para baixo e para trás. Por que isso é tão ineficaz? Provavelmente porque a modificação do crescimento bem-sucedida requer força leve com uma longa duração, e as mentoneiras geram força pesada por curtas durações
- Os elásticos de classe III das miniplacas na base do zigoma para a superfície anterior da mandíbula agora mostraram alterar significativamente o padrão de crescimento mandibular. Isso inclui um menor crescimento para a frente, a possibilidade do movimento para trás do mento e uma remodelação da mandíbula com um aumento do ângulo goníaco, ou seja, uma verticalização do ramo em relação ao corpo da mandíbula. Como a maioria dos pacientes de classe III esquelética têm um componente de deficiência maxilar e excesso mandibular, o efeito em ambos os maxilares é uma melhoria em relação à alteração do crescimento de apenas um dos maxilares.

Para os pacientes cujo problema é principalmente o crescimento mandibular excessivo, há dois possíveis problemas na utilização desse método: os efeitos sobre a maxila que podem ir além do que é desejado, e nenhum dado para a extensão de quanto crescimento após o tratamento irá levar a uma nova ocorrência do problema. O primeiro problema será tratável quando os efeitos maxilares *versus* mandibulares do tratamento tornarem-se mais previsíveis; os dados para o segundo irão determinar as indicações para a modificação do crescimento mandibular *versus* a cirurgia ortognática.

Referências bibliográficas

1. Nimkarn Y, Miles PG, O'Reilly MT, et al. The validity of maxillary expansion indices. *Angle Orthod.* 1995;65:321-326.
2. Adkins MD, Nanda RS, Currier GF. Arch perimeter changes on rapid palatal expansion. *Am J Orthod.* 1990;97:10-19.
3. Kilic N, Kiki A, Oktay H. Condylar asymmetry in unilateral posterior crossbite patients. *Am J Orthod Dentofacial Orthop.* 2008;133:382-387.
4. Sandikcioglu M, Hazar S. Skeletal and dental changes after maxillary expansion in the mixed dentition. *Am J Orthod Dentofacial Orthop.* 1997;111:321-327.
5. Agostino P, Ugolini A, Signori A, et al. Orthodontic treatment for posterior crossbites. *Cochrane Database Syst Rev.* 2014;(8):Art. No.: CD000979.
6. Filho R, Ruellas A. Long-term maxillary changes in patients with skeletal Class II malocclusion treated with slow and rapid palatal expansion. *Am J Orthod Dentofacial Orthop.* 2008;134:383-388.
7. Petrén S, Bjerklin K, Bondemark L. Stability of unilateral posterior crossbite correction in the mixed dentition: a randomized clinical trial with a 3-year follow-up. *Am J Orthod Dentofacial Orthop.* 2011;139:e73-e81.
8. Chang JY, McNamara JA Jr, Herberger TA. A longitudinal study of skeletal side effects induced by rapid maxillary expansion. *Am J Orthod Dentofacial Orthop.* 1997;112:330-337.
9. Reed N, Ghosh J, Nanda RS. Comparison of treatment outcomes with banded and bonded RPE appliances. *Am J Orthod Dentofacial Orthop.* 1999;116:31-40.
10. Baccetti T, Franchi L, Cameron CG, McNamara JA Jr. Treatment timing for rapid maxillary expansion. *Angle Orthod.* 2001;71:343-350.
11. Angelieri F, Cevidanes LHS, Franchi L, et al. Midpalatal suture maturation: classification method for individual assessment before rapid maxillary expansion. *Am J Orthod Dentofacial Orthop.* 2013;144:759-769.
12. Grünheid T, Larson CE, Larson BE. Midpalatal suture density ratio: a novel predictor of skeletal response to rapid maxillary expansion. *Am J Orthod Dentofacial Orthop.* 2017;151:267-276.
13. Leonardi R, Sicurezza E, Cutrera A, et al. Changes of circumaxillary sutures in young patients treated with rapid maxillary expansion. *Angle Orthod.* 2011;81:36-41.
14. Akkaya S, Lorenzon S. Ucem TT. Comparison of dental arch and arch perimeter changes between bonded rapid and slow maxillary expansion procedures. *Eur J Orthod.* 1998;20:255-261.
15. Geran RG, McNamara JA, Baccetti T, et al. A prospective long-term study on the effects of rapid maxillary expansion in the early mixed dentition. *Am J Orthod Dentofacial Orthop.* 2006;129:631-640.
16. McNamara JA, Baccetti T, Franchi L, et al. Rapid maxillary expansion followed by fixed appliances: a long-term evaluation of changes in arch dimensions. *Angle Orthod.* 2003;73:344-353.
17. Liou EJ, Tsai WC. A new protocol for maxillary protraction in cleft patients: repetitive weekly protocol of alternate rapid maxillary expansions and constrictions. *Cleft Palate Craniofac J.* 2005;42:121-127.

18. Yilmaza BS, Kucukkeles N. Skeletal, soft tissue, and airway changes following the alternate maxillary expansions and constrictions protocol. *Angle Orthod.* 2015;85:117-126.

19. Lagravère MO, Carey J, Heo G, *et al.* Transverse, vertical, and anteroposterior changes from bone-anchored maxillary expansion vs traditional rapid maxillary expansion: a randomized clinical trial. *Am J Orthod Dentofacial Orthop.* 2010;137:304.e1-304.e12.

20. Hourfar J, Kinzinger GS, Ludwig B, *et al.* Differential treatment effects of two anchorage systems for rapid maxillary expansion: a retrospective cephalometric study. *J Orofac Orthop.* 2016;77:314-324.

21. Lin L, Ahn HW, Kim SJ, *et al.* Tooth-borne vs bone-borne rapid maxillary expanders in late adolescence. *Angle Orthod.* 2015;85:253-262.

22. Bazargani F, Jönson-Ring I, Nevéus T. Rapid maxillary expansion in therapy-resistant enuretic children: an orthodontic perspective. *Angle Orthod.* 2016;86:481-486.

23. Smith T, Ghoneima A, Stewart K, *et al.* Three-dimensional computed tomography analysis of airway volume changes after rapid maxillary expansion. *Am J Orthod Dentofacial Orthop.* 2012;141:618-626.

24. Hakan E, Palomo JM. Three-dimensional evaluation of upper airway following rapid maxillary expansion: a CBCT study. *Angle Orthod.* 2014;84:265-273.

25. Compadretti GC, Tasca I, Bonetti GA. Nasal airway measurements in children treated by rapid maxillary expansion. *Am J Rhinol.* 2006;20:385-393.

26. Pirelli P, Saponara M, Guilleminault C. Rapid maxillary expansion in children with obstructive sleep apnea syndrome. *Sleep.* 2004;27:761-766.

27. Villa MP, Malagola C, Pagani J, *et al.* Rapid maxillary expansion in children with obstructive sleep apnea syndrome: 12 months follow-up. *Sleep Med.* 2007;8:128-134.

28. Villa MP, Rizzoli A, Miano S, Malagoga C. Efficacy of rapid maxillary expansion in children with obstructive sleep apnea syndrome: 36 months of follow-up. *Sleep Breath.* 2011;15:179-184.

29. Davidovitch M, Efstathiou S, Sarne O, Vardimon AD. Skeletal and dental response to rapid maxillary expansion with 2- versus 4-band appliances. *Am J Orthod Dentofacial Orthop.* 2005;127:483-492.

30. Levin AS, McNamara JA Jr, Franchi L, *et al.* Short-term and long-term treatment outcomes with the FR-3 appliance of Fränkel. *Am J Orthod Dentofacial Orthop.* 2008;134:513-524.

31. Ulgen M, Firatli S. The effects of the Fränkel's function regulator on the Class III malocclusion. *Am J Orthod Dentofacial Orthop.* 1994;105:561-567.

32. Wells AW, Sarver DM, Proffit WR. Long-term efficacy of reverse-pull headgear therapy. *Angle Orthod.* 2006;76:915-922.

33. Vaughn GA, Mason B, Moon HB, *et al.* The effects of maxillary protraction therapy with or without rapid palatal expansion: a prospective, randomized clinical trial. *Am J Orthod Dentofacial Orthop.* 2005;128:299-309.

34. Halicioglu K, Yavuz I, Ceylan I, Erdem A. Effects of face mask treatment with and without rapid maxillary expansion in young adult subjects. *Angle Orthod.* 2014;84:853-861.

35. Liu W, Zhou Y, Wang X, Liu D, Zhou S. Effect of maxillary protraction with alternating rapid palatal expansion and constriction vs expansion alone in maxillary retrusive patients: a single-center, randomized controlled trial. *Am J Orthod Dentofacial Orthop.* 2015;148:641-651.

36. Zhao H, Feng J, Ho TV, Grimes W, *et al.* The suture provides a niche for mesenchymal stem cells of craniofacial bones. *Nat Cell Biol.* 2015;17:386-396.

37. Cordasco G, Matarese G, Rustico L, *et al.* Efficacy of orthopedic treatment with protraction facemask on skeletal Class III malocclusion: a systematic review and meta-analysis. *Orthod Craniofac Res.* 2014;17:133-143.

38. De Clerck H, Cevidanes L, Baccetti T. Dentofacial effects of bone-anchored maxillary protraction: a controlled study of consecutively-treated Class III patients. *Am J Orthod Dentofacial Orthop.* 2010;138:577-581.

39. Cornelis MA, Scheffler NR, Mahy P, *et al.* Modified miniplates for temporary skeletal anchorage in orthodontics: placement and removal surgeries. *J Oral Maxillofac Surg.* 2008;66:1349-1445.

40. De Clerck H, Proffit WR. Growth modification of the face: a current perspective with emphasis on Class III treatment. *Am J Orthod Dentofacial Orthop.* 2015;148:37-46.

41. Cevidanes L, Baccetti T, Franchi L, *et al.* Comparison of two protocols for maxillary protraction: bone anchors versus face mask with rapid maxillary expansion. *Angle Orthod.* 2010;80:799-806.

42. Sar C, Arman-Özçırpıcı A, Uçkan S, *et al.* Comparative evaluation of maxillary protraction with or without skeletal anchorage. *Am J Orthod Dentofacial Orthop.* 2011;139:636-649.

43. Sar C, Sahinoğlu Z, Özçirpici AA, Uçkan S. Dentofacial effects of skeletal anchored treatment modalities for the correction of maxillary retrognathia. *Am J Orthod Dentofacial Orthop.* 2014;145:41-54.

44. Nguyen T, Cevidanes L, Cornelis MA, *et al.* 3D assessment of maxillary changes associated with bone anchored maxillary protraction. *Am J Orthod Dentofacial Orthop.* 2011;140:790-798.

45. Elnagar MH, Elshourbagy E, Ghobashy S, *et al.* Comparative evaluation of 2 skeletally anchored maxillary protraction protocols. *Am J Orthod Dentofacial Orthop.* 2016;150:751-762.

46. Nguyen T, De Clerck H, Wilson M, Golden B. Effect of Class III bone anchor treatment on airway. *Angle Orthod.* 2015;85:591-596.

47. Zurfluh MA, Kloukos D, Patcas R, Eliades T. Effect of chin-cup treatment on the temporomandibular joint: a systematic review. *Eur J Orthod.* 2015;37:314-324.

48. De Clerck HJ, Nguyen T, de Paula LK. Cevidanes L. Three-dimensional assessment of mandibular and glenoid fossa changes after bone-anchored Class III intermaxillary traction. *Am J Orthod Dentofacial Orthop.* 2012;142:25-32.

49. Nguyen T, Cevidanes L, Paniagua B, *et al.* Use of shape correspondence analysis to quantify skeletal changes associated with bone-anchored Class III correction. *Angle Orthod.* 2014;84:329-336.

14

Modificação de Crescimento de Classe II, Mordida Aberta/Mordida Profunda e Problemas Multidimensionais

VISÃO GERAL DO CAPÍTULO

Modificação de Crescimento de Classe II, 445
Evolução das estratégias de tratamento para modificação de crescimento de classe II, 445
Perspectivas sobre a modificação do crescimento, 445
Aparelhos funcionais, 447
Aparelho extrabucal, 450
Aparelhos funcionais *versus* aparelhos extrabucais: alguma clareza com estudos clínicos randomizados, 451
Protratores fixos de classe II: outra abordagem para o tratamento da classe II, 453
Componentes de aparelhos funcionais removíveis e fixos para classe II, 454
Gerenciamento clínico de aparelhos funcionais, 461

Problemas combinados verticais e anteroposteriores, 472
Face curta/Mordida profunda, 472
Face longa/Mordida aberta, 475

Assimetria facial em crianças, 480
Deficiência mandibular assimétrica, 480
Excesso mandibular assimétrico, 484

Modificação de Crescimento de Classe II

Pacientes com um padrão de crescimento de classe II têm algum tipo de combinação de crescimento mandibular deficiente no sentido posteroanterior e crescimento maxilar excessivo que é mais provável que seja para baixo do que para a frente. Para pacientes em crescimento, o estímulo do crescimento mandibular para a frente ou restrição do crescimento maxilar em ambas as direções seria o tratamento ideal. Alternativamente, se a aparência facial for aceitável, exceto por incisivos superiores protraídos, relações esqueléticas de classe II leves ou moderadas podem ser aceitas e os dentes movidos com ou sem extração para se encaixarem. Essa é uma solução escolhida com maior frequência em pacientes adolescentes ou pós-adolescentes, com desenvolvimento lento ou sem desenvolvimento, e, embora descrita aqui, é discutida em detalhes no Capítulo 16.

Evolução das estratégias de tratamento para modificação de crescimento de classe II

Nos primeiros anos do século XX, acreditava-se que a pressão contra a face em crescimento poderia modificar o modo como crescia.

A força extraoral na maxila (aparelho extrabucal) foi usada pelos pioneiros ortodontistas americanos (Figura 14.1), que a consideraram razoavelmente eficaz. Esse método de tratamento foi abandonado posteriormente, não porque não funcionou, mas porque Angle e seus contemporâneos achavam que os elásticos da classe II (dos molares inferiores aos incisivos superiores) levariam a mandíbula a crescer para a frente, e que isso produziria uma correção melhor e mais simples. Se os elásticos intraorais pudessem produzir uma verdadeira estimulação do crescimento mandibular enquanto simultaneamente restringissem a maxila, não haveria necessidade de pedir a um paciente que usasse um aparelho extraoral, nem haveria qualquer razão para iniciar o tratamento até que os dentes permanentes estivessem erupcionados.

Com o advento da análise cefalométrica, ficou claro que os elásticos interarcos corrigiram a má oclusão de classe II muito mais deslocando os dentes inferiores mesialmente do que estimulando o crescimento mandibular. Mesmo que a falta de mudança desejada no relacionamento maxilomandibular seja negligenciada, corrigir um problema esquelético de classe II desse modo é indesejável, porque os incisivos inferiores que foram protraídos tendem a verticalizar após o tratamento, e então ocorre o apinhamento dos incisivos inferiores e a recidiva do trespasse horizontal (*overjet*). Por causa disso, esses métodos, e com eles a ideia de estimulação do crescimento mandibular, caíram em descrédito nos EUA.

Perspectivas sobre a modificação do crescimento

Estimulação de crescimento *versus* restrição pode ser vista de duas maneiras: (1) se obteríamos um tamanho final maior do que teria ocorrido sem tratamento ou (2) se ocorreria um crescimento maior durante dado período do que o esperado sem tratamento. A Figura 14.2 é um gráfico hipotético da resposta ao tratamento com aparelho funcional, ilustrando a diferença entre a estimulação absoluta (maior do que era esperado na idade adulta) e a estimulação temporal (aceleração do crescimento). Quanto mais você acreditar em estimulação absoluta, mais acreditará nas "mandíbulas crescentes" e vice-versa.

Como a figura sugere, uma aceleração do crescimento geralmente ocorre quando um aparelho funcional é usado para tratar a deficiência mandibular, mas o tamanho final da mandíbula é um pouco maior (se realmente for) do que teria sido sem o tratamento.[1] A superposição cefalométrica frequentemente mostra mais crescimento mandibular nos primeiros meses de tratamento com aparelho funcional do que seria esperado (Figura 14.3). É provável que isso seja seguido por uma diminuição no crescimento em seguida;

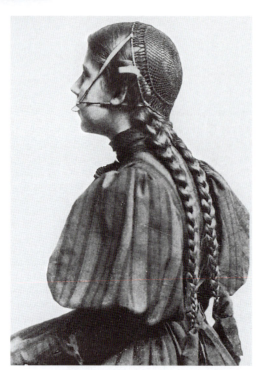

• **Figura 14.1** A força extraoral para a maxila foi usada para correção de classe II no final do século XIX e depois abandonada, não porque fosse ineficaz, mas porque os ortodontistas pioneiros acreditavam que os elásticos intraorais produziam o mesmo efeito. (De Angle EH. *Treatment of Malocclusion of the Teeth*. 7ª ed. Filadélfia, PA: SS White Manufacturing Co; 1907).

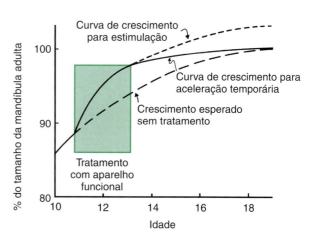

• **Figura 14.2** A diferença entre a aceleração do crescimento em resposta a um aparelho funcional e a estimulação do crescimento real pode ser representada em um gráfico de crescimento. Se o crescimento ocorrer a uma taxa mais rápida do que a esperada enquanto um aparelho funcional estiver sendo usado e depois continuar na taxa esperada a partir de então, o tamanho final da mandíbula é maior, ocorrendo a estimulação verdadeira. Se o crescimento mais rápido ocorrer enquanto o aparelho estiver sendo usado, mas o crescimento mais lento, por fim, levar o paciente de volta à linha de crescimento esperada, houve uma aceleração, e não uma estimulação verdadeira. Embora haja uma grande variação individual, a resposta a um aparelho funcional, na maioria das vezes, é semelhante à linha sólida neste gráfico, embora alguns afirmem obter estimulação quando o tratamento é realizado em conjunto com o surto de crescimento da adolescência.

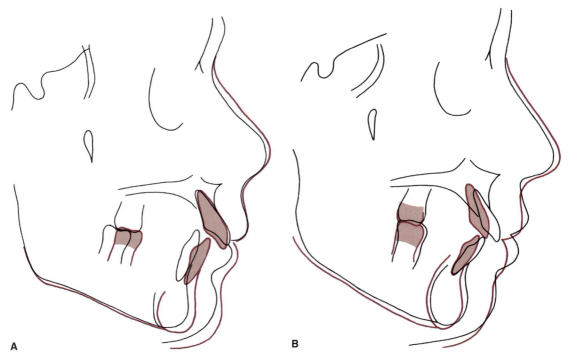

• **Figura 14.3 A.** Sobreposição cefalométrica durante tratamento com aparelho funcional (ativador), mostrando excelente crescimento mandibular para baixo e para a frente entre 11 e 13 anos de idade. **B.** Sobreposições cefalométricas para o mesmo paciente entre 13 e 15 anos de idade, durante terapia com aparelho fixo para posicionamento final dos dentes. Para este paciente, a resposta de crescimento ao ativador era muito mais uma aceleração do que uma estimulação verdadeira, revelada por um crescimento maior que o esperado inicialmente e menos crescimento depois; no entanto, a fase do tratamento com ativador foi bem-sucedida em melhorar o relacionamento da mandíbula.

portanto, embora a mandíbula tenha crescido mais rápido que o normal por um tempo, o crescimento subsequente será mais lento que o esperado e o tamanho final da mandíbula em pacientes tratados e não tratados é semelhante.

Alguns dados publicados sugerem que realizar a modificação do crescimento mandibular juntamente com o surto de crescimento mandibular pode proporcionar mudanças de crescimento além do que geralmente é esperado.[2] Esses dados costumam ser associados para determinar o momento do surto de crescimento com base no nível de maturação das vértebras cervicais, um método que alguns apoiam e outros não (ver Capítulo 7).

Aparelhos funcionais

Por definição, um aparelho funcional é aquele que altera a postura da mandíbula e faz com que o paciente a mantenha aberta e/ou para a frente para a correção da classe II, ou para trás ou aberta para correção da classe III. Na verdade, esses aparelhos também podem afetar a maxila e os dentes em ambos os arcos. Quando a mandíbula é mantida para a frente, o alongamento elástico dos tecidos moles produz um efeito reativo nos aparelhos que o sustentam. Se o aparelho entrar em contato com os dentes, essa força reativa produz um efeito semelhante ao dos elásticos de classe II, movendo os dentes inferiores para a frente e os dentes superiores para trás, girando o plano oclusal. Além disso, mesmo que o contato com os dentes seja minimizado, a elasticidade dos tecidos moles pode criar uma força restritiva no crescimento do maxilar para a frente, de modo que se constate um "efeito de aparelho extrabucal" (Figura 14.4). Qualquer combinação desses efeitos pode ser observada após o tratamento com aparelho funcional.

O monobloco desenvolvido por Robin no início dos anos 1900 é geralmente considerado o precursor de todos os aparelhos funcionais, mas o ativador desenvolvido na Noruega por Andresen nos anos 1920 foi o primeiro aparelho funcional a ser amplamente aceito. Tanto o aparelho quanto seus fundamentos teóricos foram aprimorados e ampliados em outros lugares da Europa, particularmente pela escola alemã liderada por Haupl.

Aparelhos funcionais foram introduzidos na ortodontia americana nos anos 1960 por meio da influência de professores com formação na Europa (entre os quais, Egil Harvold se destacaca) e, mais tarde, pelo contato pessoal de vários ortodontistas americanos com seus colegas europeus. Os mais populares foram o Bionator (Figura 14.5) e o aparelho de Frankel (Figura 14.6). Um grande impulso para o tratamento com aparelhos funcionais nos EUA veio da publicação de experimentos com animais nos anos 1970, que mostrou que mudanças no esqueleto poderiam ser produzidas pela postura da mandíbula e uma possibilidade de que uma verdadeira estimulação do crescimento mandibular poderia ser alcançada.

Com aparelhos funcionais, supõe-se que ocorra crescimento adicional em resposta ao movimento do côndilo mandibular para fora da fossa, mediado por pressão reduzida nos tecidos condilares ou por tensão muscular alterada no côndilo (Figura 14.7). Embora uma aceleração do crescimento mandibular possa ocorrer e já tenha sido demonstrada em vários ensaios clínicos,[3] é difícil demonstrar um aumento a longo prazo. O que acontece em pacientes com relacionamentos de classe II é (1) uma mudança modesta no tamanho do comprimento total da mandíbula, que, considerando vários tipos de aparelhos, é de, em média, 0,16 mm por mês (variação de 0,09 a 0,24 mm por mês)[4] e (2) muitas vezes uma reorientação da maxila e da mandíbula, geralmente facilitada por uma inclinação no sentido horário do plano oclusal (Figura 14.8) e uma rotação da maxila, da mandíbula ou de ambos. Uma redução no crescimento da maxila para a frente também ocorre com os aparelhos funcionais de classe II (o "efeito aparelho extrabucal"). Ela é tipicamente menor que 1 mm por ano.[5] Embora o aparelho Twin-Block tenha a reputação de ser bem-sucedido em estimular o crescimento mandibular em pré-adolescentes, os dados publicados mostram que ele é igualmente bem-sucedido no pico do surto de crescimento,[6] e as alterações produzidas são uma combinação de alterações esqueléticas (40%) e dentais (60%). A mudança dentária é, em grande parte, um forte efeito de elástico de classe II, ou seja, o movimento para a frente da arcada inferior e inclinação distal dos incisivos superiores (25%).

Aparelhos funcionais também podem influenciar a erupção dos dentes posteriores e anteriores. É possível nivelar uma curva de Spee acentuada no arco inferior, bloqueando a erupção dos incisivos inferiores, deixando os dentes posteriores inferiores livres para erupção. Se os dentes posteriores superiores não conseguirem irromper e avançar, enquanto os dentes posteriores inferiores estão em erupção para cima e para a frente, a rotação resultante do plano oclusal e o movimento para a frente da dentição contribuirão para a correção da relação dentária de classe II.

Este é outro efeito da maioria dos tratamentos de aparelhos funcionais para problemas de classe II (ver Figura 14.8). Tais mudanças combinadas com os efeitos esqueléticos mencionados anteriormente fornecem a capacidade de corrigir más oclusões de classe II – e mostram que a correção inevitavelmente tem um componente considerável de movimento dentário, além da modificação do crescimento.

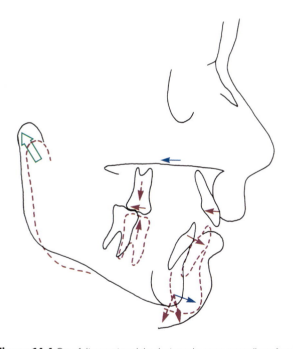

• **Figura 14.4** Os efeitos potenciais da terapia com aparelhos funcionais para correção de má oclusão esquelética de classe II são ilustrados aqui. O efeito mais desejável e variável é que a mandíbula aumente de comprimento por crescimento nos côndilos (*seta verde*), que pode ser acompanhada pelo reposicionamento da fossa articular pela aposição do osso em sua parede posterior. O "efeito de aparelho extrabucal" (*seta azul*) restringe a maxila e os dentes superiores. Manter a mandíbula para a frente frequentemente cria forças contra os dentes inferiores, que causam o movimento anterior da dentição mandibular. A direção na qual o crescimento mandibular é expresso, para a frente (*seta azul*) e/ou inferiormente, está mais relacionada à erupção dos molares. Se os molares entrarem em erupção mais do que o ramo cresce em altura (*linhas tracejadas*), a mudança mandibular para a frente será inviável, e a má oclusão de classe II não melhorará.

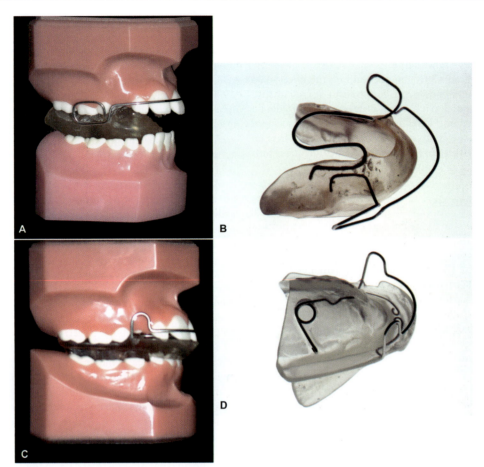

• **Figura 14.5** A. O Bionator é apoiado nos dentes e induz ao avanço mandibular com o contato dos escudos linguais com a mucosa lingual. Em geral, tem um arco vestibular para manter os lábios longe dos dentes e pode incorporar placas de mordida entre os dentes posteriores e um protetor de língua como este. B. O Bionator também incorpora um conector palatal para estabilizar os segmentos posteriores, mas o aparelho não tem muito volume e é relativamente cômodo para o paciente. C. O ativador também é usado para avançar ativamente a mandíbula e pode incorporar placas de mordida anteriores e posteriores e um arco vestibular. D. Os escudos linguais do ativador geralmente se estendem mais profundamente ao longo do alvéolo mandibular do que outros aparelhos funcionais, e, às vezes, o aparelho incorpora uma mola para que o paciente tenha que fechar e avançar a mandíbula para manter o aparelho no lugar. A teoria é que a ativação da musculatura mandibular é importante na obtenção de um efeito de crescimento (por isso, o nome do ativador), mas essa teoria não foi suportada por dados e foi amplamente descartada.

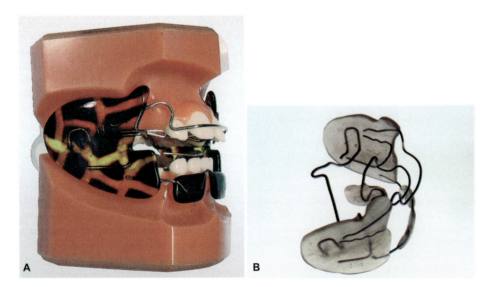

• **Figura 14.6** A. O aparelho de Frankel-II avança ativamente a mandíbula através do contato do protetor lingual atrás dos incisivos inferiores com a mucosa nessa área e promove a expansão dos arcos com os escudos vestibulares. O protetor do lábio inferior também move o lábio inferior vestibularmente. O aparelho é, em grande parte, suportado por tecidos e potencialmente causa mais irritação dos tecidos moles do que outros aparelhos funcionais, mas um paciente pode falar normalmente com ele no lugar, o que torna o uso em tempo integral viável. B. Por causa da estrutura do fio, é mais suscetível à distorção do que os aparelhos funcionais feitos em grande parte com acrílico. (Uma cortesia da Allesee Orthodontic Appliances [AOA], Sturtevant, WI.)

CAPÍTULO 14   Modificação de Crescimento de Classe II, Mordida Aberta/Mordida Profunda e Problemas Multidimensionais

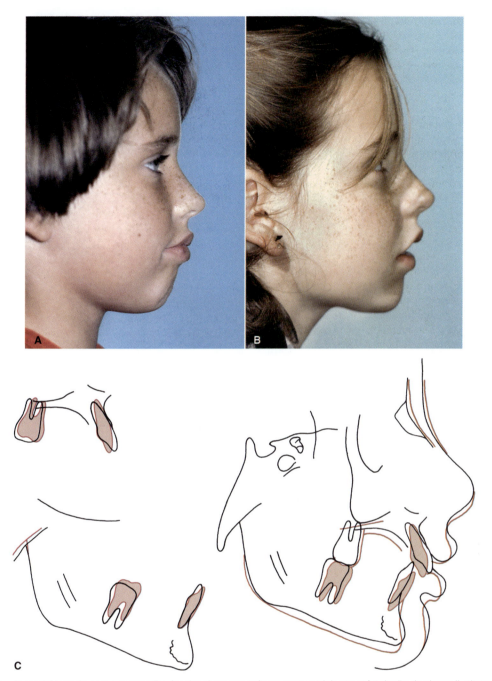

• **Figura 14.7** Esta criança foi tratada com um aparelho funcional em um esforço para corrigir sua má oclusão de classe II, alterando suas relações esqueléticas. **A.** Perfil pré-tratamento. **B.** Perfil pós-tratamento. **C.** Sobreposição cefalométrica. Observe que a maior alteração esquelética observada na sobreposição da base craniana é a restrição do crescimento da maxila para a frente. Esse "efeito de aparelho extrabucal" é observado na maioria dos tratamentos de aparelhos funcionais que posicionam a mandíbula de forma anteriorizada, presumivelmente porque os tecidos moles são esticados quando a mandíbula é avançada, e essa força é transferida para a maxila. Observe também a erupção diferencial dos molares inferiores e o movimento para a frente dos dentes inferiores.

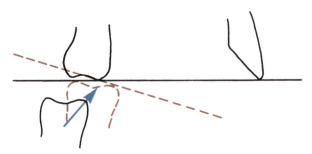

• **Figura 14.8** Para facilitar a correção da classe II, a erupção mesial e vertical dos molares inferiores pode ser usada vantajosamente. Girar o plano oclusal para cima posteriormente melhora a relação molar.

É importante ter em mente que a erupção dos dentes posteriores em um paciente com deficiência mandibular é benéfica apenas quando há bom crescimento vertical. Mais erupção dos dentes posteriores do que o crescimento do ramo faz com que o crescimento mandibular seja projetado mais para baixo do que para a frente. Para os pacientes que têm tendência ao crescimento vertical em vez de anteroposterior, mesmo sem tratamento, maior extrusão posterior deve ser evitada para que o crescimento não seja expresso inteiramente na vertical (Figura 14.9). Os problemas especiais criados pelo crescimento vertical excessivo serão discutidos mais adiante neste capítulo.

Aparelho extrabucal

O outro tratamento possível para a deficiência mandibular é restringir o crescimento da maxila com força extraoral (Figura 14.10) e deixar a mandíbula continuar a crescer mais ou menos normalmente, de modo que ela alcance a maxila (Figura 14.11). Depois de um período no qual esse método foi amplamente abandonado, um artigo influente de Oppenheim, em 1936, reavivou a ideia de que o aparelho extrabucal serviria como um complemento valioso ao tratamento.[7] No entanto, foi nos anos 1940 – quando os resultados impressionantes de Silas Kloehn com o aparelho extrabucal para

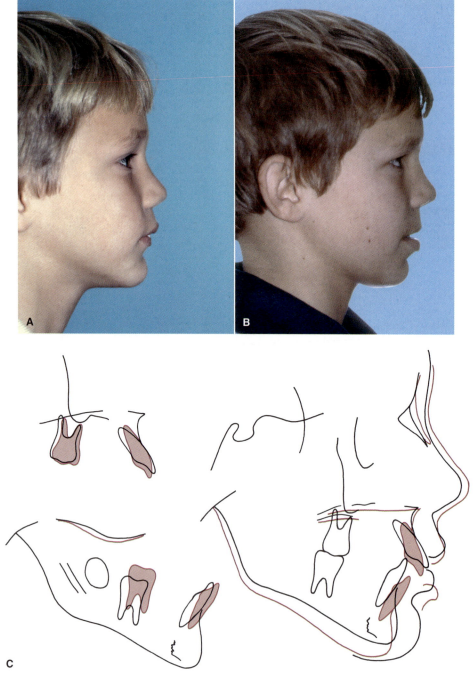

• **Figura 14.9** Resposta fraca ao tratamento com aparelho funcional de classe II. **A.** Perfil pré-tratamento. **B.** Perfil pós-tratamento. **C.** Sobreposições cefalométricas. Observe que, antes do tratamento, a criança tinha tendência a uma altura anteroinferior da face aumentada e um perfil convexo. A superposição de base craniana indica que a mandíbula girou inferiormente e para trás devido à erupção excessiva do molar inferior, o que aumentou ainda mais a altura anteroinferior da face e a convexidade facial. Notam-se nas sobreposições mandibulares e maxilares o movimento anterior dos incisivos inferiores e a retração dos incisivos superiores, sendo que nenhum dos dois era desejável.

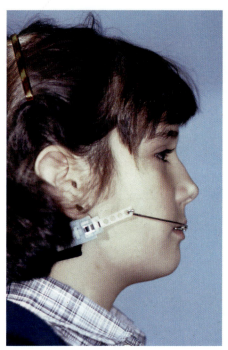

• **Figura 14.10** Um aparelho extrabucal do tipo Kloehn ou cervical. Este aparelho usa um apoio cervical e um arco facial para produzir força distal nos dentes superiores e na maxila. Seu objetivo é controlar o crescimento da maxila, ao mesmo tempo que permite que a mandíbula cresça para a frente.

Aparelhos funcionais *versus* aparelhos extrabucais: alguma clareza com estudos clínicos randomizados

Nos anos 1990, dois grandes projetos usando metodologia de estudos clínicos randomizados foram conduzidos na Universidade da Carolina do Norte (UNC) e na Universidade da Flórida para comparar os efeitos de aparelhos funcionais e aparelhos extrabucais *versus* o crescimento em pacientes não tratados.[3,11] Outro estudo importante na Universidade de Manchester, no Reino Unido, foi concluído mais recentemente[13] e vários outros estudos menores também foram concluídos. Os resultados fornecem, de longe, os melhores dados que já foram disponibilizados para a resposta ao tratamento precoce de classe II. Os dados de todos os estudos mostram que, em média, as crianças tratadas com aparelho extrabucal ou aparelho funcional apresentavam uma melhora pequena, mas estatisticamente significante, na relação mandibular durante o período de tratamento (pré-adolescência tardia e adolescência precoce), enquanto as não tratadas não apresentavam. Não há dúvida de que a modificação do crescimento em crianças com problemas de classe II é eficaz – funciona na maioria dos pacientes.

Uma questão mais importante em relação ao momento do tratamento é: "O tratamento precoce, com aparelho extrabucal ou aparelho funcional, produziu uma diferença a longo prazo quando os resultados do tratamento precoce são comparados com o resultado do tratamento tardio (adolescência)?". O estudo da UNC foi estendido para uma segunda fase de tratamento para todos os participantes do estudo, a fim de comparar o tratamento precoce de dois estágios com o tratamento tardio de estágio único; dados a longo prazo do estudo da Flórida também estão disponíveis. Tanto os grupos de controle quanto os dois grupos de pacientes submetidos ao tratamento de modificação de crescimento na pré-adolescência receberam aparelhos ortodônticos corretivos fixos (fase 2) quando seus dentes permanentes irromperam durante a adolescência.

Esses dados mostram que as mudanças nas relações esqueléticas criadas durante o tratamento precoce foram, pelo menos, parcialmente revertidas pelo crescimento compensatório posterior nos grupos de aparelhos extrabucais e aparelhos funcionais. No final da fase 2, as relações esqueléticas entre os grupos controle e os grupos de tratamento precoces foram semelhantes. Os resultados da Avaliação pelos Pares (PAR), que refletem o alinhamento e a oclusão dos dentes, também não foram diferentes no final da fase 2 entre as crianças que haviam sido submetidas a tratamento precoce e as que não receberam. Os grupos também obtiveram resultados semelhantes para extrações e tratamento cirúrgico eventual, embora o tratamento com aparelho funcional tendesse a aumentar a necessidade de extrações.

A partir desses estudos, o que pode ser concluído sobre o sucesso da tentativa de modificar o crescimento em crianças com relacionamentos de classe II e os benefícios do tratamento precoce para problemas de classe II?

Parece que:

- É provável que as alterações esqueléticas sejam produzidas pelo tratamento precoce com aparelho extrabucal ou aparelho funcional, mas tendem a ser diminuídas ou eliminadas pelo crescimento subsequente e posterior tratamento
- As alterações esqueléticas são responsáveis por apenas uma parte do efeito do tratamento, mesmo quando é realizado um esforço para minimizar o movimento dentário
- Depois de um tratamento corretivo, o alinhamento e a oclusão são muito semelhantes em crianças que tiveram ou não tratamento precoce

a má oclusão de classe II tornaram-se amplamente conhecidos[8] – que a força extraoral para a maxila tornou-se novamente uma parte importante da ortodontia nos EUA. Estudos cefalométricos de pacientes tratados com o aparelho extrabucal tipo Kloehn, que usava uma tala cervical e força relativamente leve (300 a 400 gm), mostraram que ocorria uma alteração esquelética na forma de reorientação do relacionamento maxilomandibular.[9] Os efeitos poderiam ser produzidos por níveis mais altos de força do que Kloehn havia defendido, o que exigia uma direção ascendente de tração de um casquete para evitar o movimento descendente excessivo da maxila e consequente rotação para baixo e para trás da mandíbula.[10]

Nenhum efeito sobre a mandíbula seria esperado, e a restrição do crescimento mandibular juntamente com a restrição do crescimento maxilar nunca é observada, e alguns estudos encontraram melhora no crescimento mandibular e na proeminência do queixo durante o tratamento com o aparelho extrabucal.[11]

Além dos efeitos esqueléticos, os aparelhos funcionais e o aparelho extrabucal também diferem em seus efeitos na dentição. Aparelhos funcionais removíveis, especialmente aqueles que repousam contra os dentes (p. ex., aqueles suportados pelos dentes com um arco vestibular), geralmente inclinam os incisivos superiores lingualmente e os incisivos inferiores vestibularmente. A força do aparelho extrabucal contra os molares superiores frequentemente os inclina distalmente. Isso, em geral, é acompanhado por algum movimento distal dos pré-molares superiores à medida que a força é transmitida a eles pelas fibras gengivais supracrestais. Há também um efeito vertical nos dentes posteriores, extrusivo com o aparelho extrabucal cervical, possivelmente intrusivo com o aparelho extrabucal de alta tração (a intrusão verdadeira raramente ocorre, mas o movimento descendente da maxila e dos dentes posteriores é limitado). Lembre-se de que o simples fato de os dentes estarem se movendo distalmente tenderá a abrir a mordida anteriormente.[12]

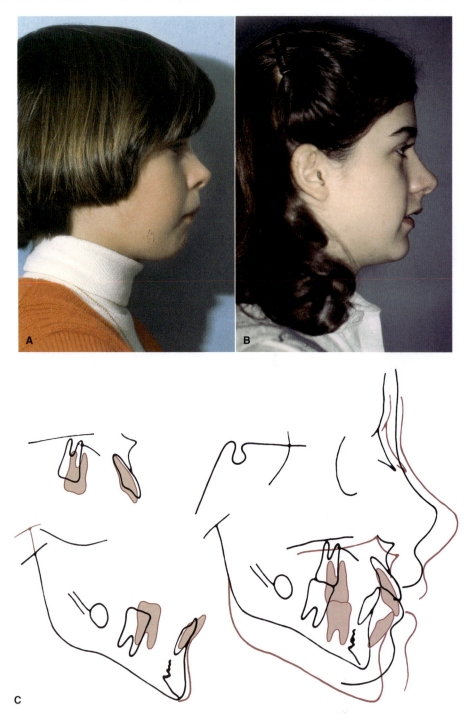

• **Figura 14.11** O aparelho extrabucal pode ser um tratamento eficaz para pacientes com deficiência mandibular se a mandíbula crescer enquanto eles estiverem usando o aparelho. Aparência facial antes (**A**) e depois (**B**) do tratamento usando aparelho extrabucal e elásticos da classe II. **C.** Sobreposições cefalométricas pré e pós-tratamento. Este paciente mostrou restrição do crescimento maxilar e um crescimento mandibular impressionante, combinado com movimento distal dos dentes superiores e movimento mesial dos dentes inferiores, que foram acompanhados por uma erupção posterior.

- O tratamento precoce não reduz o número de crianças que necessitam de extrações durante uma segunda fase do tratamento ou o número que eventualmente necessitará de cirurgia ortognática
- A duração do tratamento da fase 2 é bastante semelhante naqueles com e sem uma primeira fase de tratamento precoce, visando à modificação do crescimento.

Com base nesses resultados, parece claro que, para a maioria das crianças com problemas de classe II, o tratamento precoce não é mais eficaz do que o tratamento tardio, e é mais eficiente modificar o crescimento durante o surto de crescimento adolescente do que antes da adolescência.

Se o tratamento precoce for utilizado, quando os efeitos esqueléticos e dentários superiores que acompanham qualquer aumento do crescimento mandibular são considerados, os aparelhos funcionais geralmente são os preferidos. Para muitos pacientes que não têm um excesso maxilar ou deficiência mandibular como parte do problema de classe II, um aparelho funcional ou aparelho extrabucal pode ser usado com algum grau de sucesso, e permitir que o paciente escolha qual deles prefere pode melhorar a cooperação. O aparelho extrabrucal provavelmente é a melhor escolha para um paciente com grande excesso maxilar.

Outra descoberta dos primeiros estudos de tratamento foi que entre o grupo tratado e o de controle, ambos com autoestima razoavelmente alta desde o início, o grupo do tratamento precoce relatou diminuição da ansiedade, maior autoestima, melhoras na aparência física, popularidade, felicidade e satisfação do que o grupo de controle no final da fase 1. Os pacientes tratados também acreditavam que os benefícios do tratamento eram bem-estar geral, confiança, saúde dos dentes e função bucal.[14] Essa diferença, no entanto, desapareceu no final da fase 2, quando ambos os grupos terminaram o tratamento corretivo. Assim, os benefícios psicossociais parecem ser igualmente prováveis com a modificação precoce ou posterior da classe II.

O que os estudos clínicos não afirmaram foi que o tratamento precoce para trespasse horizontal aumentado nunca deveria ser tentado. Para aqueles com preocupações estéticas ou problemas psicossociais relacionados à aparência dentária e facial ou então aqueles com dentes anteriores protraídos, problemas de espaçamento e história de trauma, a retração dos dentes da frente, seguida de modificação do crescimento, faz sentido.[15,16] Isso significa que o tratamento precoce da classe II é indicado para algumas, mas não para todas as crianças.

Protratores fixos de classe II: outra abordagem para o tratamento da classe II

Os protratores fixos de classe II (Herbst), o aparelho de reposicionamento anterior mandibular (MARA) e os dispositivos Twin-Block cimentado e Forsus (Figuras 14.12 a 14.14) são desenvolvimentos mais recentes que se tornaram bastante populares para uso nas dentições mista e permanente precoce. O principal atrativo desses aparelhos é que exigem menos cooperação do paciente (quando comparados com a inserção e o uso de um aparelho funcional removível ou aparelho extrabucal).

Herbst criou o seu aparelho no início dos anos 1900 e o relatou nos anos 1930, mas depois foi praticamente esquecido até que Pancherz redescobriu e popularizou-o nos anos 1970. Ele força o paciente a manter uma posição mandibular avançada e pode gerar alterações esqueléticas e dentárias. Em estudos a longo prazo sobre o resultado do tratamento com o aparelho Herbst, Pancherz observou uma recuperação substancial no período pós-tratamento imediato. Ele agora recomenda o aparelho de Herbst para a dentição permanente precoce, quando as alterações são mais localizadas na protrusão da mandíbula, mas não para uso na dentição mista.[17] Como o aparelho de Herbst pode produzir intrusão dentária posterior maxilar, ele fornece melhores resultados quando usado em pacientes com altura anterior da face normal ou ligeiramente longa.[18] Mesmo que a menor necessidade de colaboração do paciente seja uma vantagem, a quebra tem sido reconhecida como desvantagem significativa.

Nos anos 1990, Toll e Eckhart desenvolveram em conjunto o MARA, como uma alternativa mais durável e menos volumosa ao aparelho de Herbst, mas com as mesmas propriedades fixas e de orientação de mordida anterior. O MARA parece ter um efeito de aparelho extrabucal significante de forma temporária, assim como também afeta a mandíbula. Usando como medida a mudança no ângulo SNB, ele atua menos na mandíbula do que os aparelhos Twin-Block e de Herbst.[19] A maioria dos aparelhos funcionais fixos inclina os dentes e tem efeitos dentoalveolares quando usados em adolescentes.[20] A quantidade de inclinação depende de quais dentes anteriores e posteriores estão incluídos nas unidades de ancoragem por meio de colagem ou bandagem suplementar. Além disso, eles exercem um efeito protrusivo na

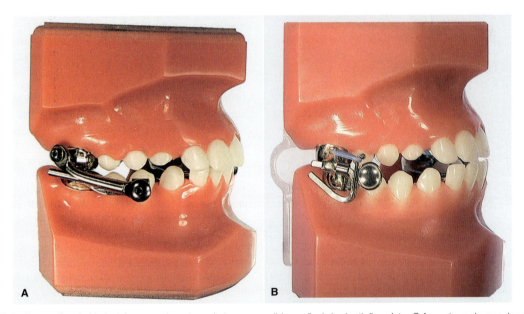

• **Figura 14.12 A.** O aparelho de Herbst é provavelmente mais bem-sucedido no final da dentição mista. O formato mais popular atualmente usa coroas nos primeiros molares superiores e molares inferiores suportados por uma conexão do tipo arco lingual para estabilidade. A mandíbula é forçada anteriormente de maneira passiva pelo êmbolo e tubo que estão ancorados nos molares superiores e suportados pelo molar inferior. (Mais recentemente, um modelo telescópico tem sido usado). Espaçadores podem ser adicionados ao êmbolo para avançar mais a mandíbula. Este aparelho não exige cooperação de uso, porque é cimentado, mas requer cuidados para evitar quebras. **B.** O aparelho mandibular de reposicionamento anterior (MARA) exige que o paciente avance a mandíbula para fechar boca. Caso contrário, o cotovelo superior interfere no braço fixo inferior. O aparelho, que usa coroas nos molares conectados por arcos linguais, é durável e estável. Os pacientes acham menos volumoso que o aparelho de Herbst e tendem a preferi-lo. Para aumentar o avanço, anéis são adicionados à porção horizontal do cotovelo e o cotovelo é amarrado para trás com um gancho elastomérico. (Imagens cortesia de Allesee Orthodontic Appliances [AOA], Sturtevant, WI).

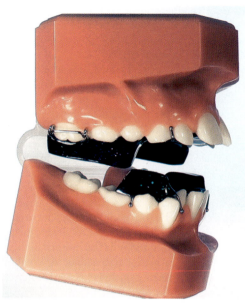

• **Figura 14.13** O aparelho funcional Twin-Block é retido nos dentes com grampos convencionais (mas pode ser cimentado). As inclinações complementares nas porções superior e inferior são relativamente íngremes, forçando o paciente a avançar a mandíbula para fechar a boca. As placas acrílicas também podem ser usadas para controlar a erupção posterior. (Imagem cortesia de Allesee Orthodontic Appliances [AOA], Sturtevant, WI.)

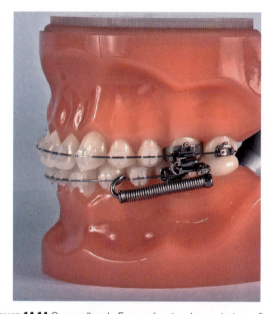

• **Figura 14.14** O aparelho de Forsus é outro dos protratores fixos de classe II. Tem volume moderado, mas é flexível e ajustável, pois faz com que a mandíbula seja posicionada para a frente. O aparelho pode ser montado intraoralmente, fixando-o ao tubo do aparelho extrabucal e aos arcos pesados. Ele é ajustado adicionando anéis a um ou ambos os lados, para maior avanço mandibular. Claramente, e similar a outros protratores fixos, há movimentos dentários distais e intrusivos superiores e mesiais inferiores.

dentição mandibular porque o aparelho entra em contato com os dentes inferiores, e parte da força de reação da postura anterior da mandíbula é transmitida a eles continuamente pelo uso em tempo integral.[21] Embora esse tipo de mudança dentária possa ser reduzido com a ancoragem esquelética, a ancoragem suplementar não afeta as alterações esqueléticas.[22]

A combinação de retração dental maxilar e protrusão dental mandibular que todos os aparelhos funcionais (fixos e removíveis) criam é similar ao efeito dos elásticos interarco.[23] Esse "efeito elástico de classe II" pode ser bastante útil em crianças com protrusão dentária maxilar e retrusão dentária mandibular em conjunto com um problema esquelético de classe II, mas é prejudicial em pacientes que apresentam retrusão dentária maxilar ou protrusão dentária mandibular. A protrusão dentária mandibular geralmente contraindica o tratamento com aparelho funcional. Por fim, na atualidade, os efeitos de aparelhos funcionais fixos na articulação temporomandibular são pouco documentados, mas não parecem diferir da baixa prevalência de problemas de disfunção temporomandibular em aparelhos funcionais removíveis.[24]

É possível contrastar os aparelhos funcionais fixos *versus* removíveis e os resultados não são tão favoráveis aos aparelhos fixos como previsto. Parece que o aparelho de Forsus produz mais alterações esqueléticas e dentárias verticais e o dispositivo Twin-Block fornece mais mudanças mandibulares positivas.[25] Outros que fazem esta comparação encontraram não apenas os diferentes efeitos mandibulares, mas também mais restrição maxilar e proclinação dos incisivos inferiores com o aparelho de Forsus.[26] Como mencionado anteriormente, o aparelho MARA tem mais restrição maxilar, mas apresenta menos efeito no avanço mandibular do que o aparelho Twin-Block a curto prazo.[19]

Componentes de aparelhos funcionais removíveis e fixos para classe II

As mudanças observadas com aparelhos funcionais, especialmente os efeitos nos dentes, são o resultado do *design* do aparelho. Esta seção ilustrará brevemente como os componentes dos aparelhos podem ser usados para produzir efeitos desejados e possivelmente atenuar efeitos indesejados. Uma prescrição de aparelho adequada especifica os componentes que seriam mais eficazes na solução dos problemas específicos do paciente. É importante ter o *design* do aparelho em mente antes das moldagens e do registro da mordida, porque a técnica de moldagem é afetada pelos componentes do aparelho que são selecionados, onde eles serão colocados e qual o espaço intra-arco necessário.

Componentes para o avanço da mandíbula

Componentes para avançar a mandíbula são frequentemente classificados como ativos ou passivos. Se o paciente tiver que mover voluntariamente a mandíbula para evitar uma interferência, o aparelho será ativo. Se permitir apenas um trajeto restrito de movimento ou fechamento, ele é passivo. Por essa definição, aparelhos como o ativador, o Bionator, o Twin-Block e o MARA são ativos, e o Herbst e o Forsus são aparelhos passivos.

Para a maioria dos pacientes com deficiência mandibular, um aparelho Bionator ou aparelho do tivo ativador (ver Figura 14.5) é o modelo mais simples, durável e mais prontamente aceito. Extensões contra a mucosa alveolar mandibular, abaixo dos molares inferiores ou escudos linguais em contato com o tecido atrás dos incisivos inferiores, fornecem o estímulo para manter a postura mandibular em uma nova posição anterior (Figura 14.15). O aparelho de Frankel usa escudos linguais contra a gengiva abaixo dos incisivos inferiores para estimular a postura anterior da mandíbula. Rampas apoiadas pelos dentes, como no aparelho Twin-Block (ver Figura 14.13), são outro mecanismo para a postura mandibular para a frente. O mesmo acontece com a dobra em ângulo no aparelho MARA (ver Figura 14.12). Com todos esses aparelhos, o conceito é que a modificação do crescimento é o resultado de o paciente usar sua própria musculatura para posicionar a mandíbula para a frente

CAPÍTULO 14 Modificação de Crescimento de Classe II, Mordida Aberta/Mordida Profunda e Problemas Multidimensionais

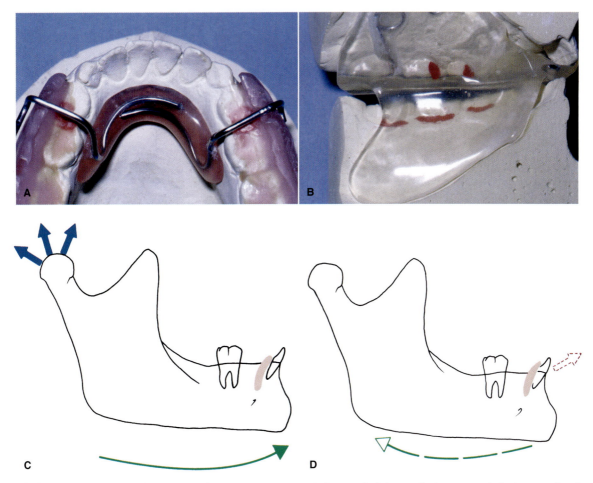

• **Figura 14.15** O protetor ou escudo lingual determina a postura anteroposterior e vertical da mandíbula para a maioria dos aparelhos funcionais. **A.** O pequeno escudo lingual de um aparelho de Frankel. **B.** O escudo lingual extenso de um ativador modificado. **C.** Os componentes linguais não apenas posicionam a mandíbula para a frente, mas também exercem um efeito protrusivo (**D**) sobre os incisivos inferiores, quando a mandíbula tenta retornar à sua posição original, especialmente se algum componente do aparelho entrar em contato com esses dentes.

(ativa), em oposição à mandíbula ser mantida passivamente pelo aparelho, o que produz pressão externa sobre os dentes quando o paciente relaxa.

Todos os aparelhos fixos têm a vantagem do uso em tempo integral e da mudança postural permanente (pelo menos até o dentista remover o aparelho). A desvantagem é que a pressão sobre os dentes, que produz movimentos de incisivos e molares compensatórios, não pode ser evitada – o paciente simplesmente não consegue manter ativamente a mandíbula para a frente o tempo todo. A questão pode não ser se o aparelho é ativo ou passivo, mas onde e como as forças são aplicadas aos dentes e quanto a compensação dentária é incorporada ao tratamento. Quanto mais mudança dentária, menos espaço existe para a mudança esquelética, sejam quais forem os meios utilizados.

Outros componentes possíveis

Componentes de controle vertical. Quando o acrílico ou fio é colocado em contato com um dente e a dimensão vertical é aberta além da posição postural normal, o alongamento dos tecidos moles exerce uma força intrusiva sobre os dentes (Figura 14.16). A intrusão geralmente não ocorre, provavelmente porque a força não é constante, mas é provável que a erupção seja impedida. Assim, a presença ou ausência de apoios oclusais ou incisais posteriores, incluindo bloqueios de mordida, fornece uma maneira de controlar a posição vertical dos dentes anteriores ou posteriores, permitindo que os dentes irrompam onde for desejado e evitem a extrusão onde não for desejável. O controle vertical desse tipo é geralmente incluído no projeto de qualquer aparelho funcional.

O mesmo princípio se aplica à posição da língua. Escudos linguais impedem que a língua em repouso seja colocada entre os dentes (Figura 14.17). Isso facilita a erupção dentária. Um escudo lingual é particularmente importante se a erupção dos dentes posteriores é desejada de um lado, mas não do outro. Um cuidado aqui é que este componente limita frequentemente a aceitação do aparelho pelo paciente, porque falar pode ser difícil.

Componentes estabilizantes. Uma variedade de grampos pode ser usada para ajudar a reter um aparelho funcional na sua posição na boca (Figura 14.18A) (ver também a discussão dos grampos para aparelhos removíveis no Capítulo 10). Os grampos ajudam frequentemente o usuário a se adaptar ao usar o aparelho pela primeira vez. Eles podem ser usados inicialmente e, em seguida, removidos, desativados ou liberados gradualmente com o uso, se desejado, quando o paciente tiver aprendido a usar o aparelho. O arco labial através dos incisivos superiores que está incluído em muitos aparelhos funcionais (Figura 14.18B) deve ser considerado e gerenciado como um componente estabilizador em quase todos os casos.

Componentes passivos. Escudos vestibulares de resina e escudos labiais, ambos incorporados ao aparelho de Frankel (Figura 14.19), mantêm os tecidos moles afastados dos dentes. O efeito é perturbar o equilíbrio língua-lábio/bochecha, e isso, por sua

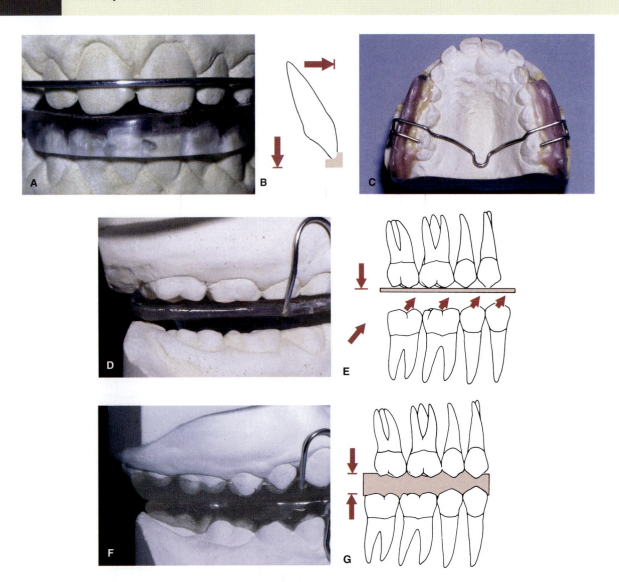

• **Figura 14.16** Os apoios incisais e oclusais controlam a erupção dos dentes anteriores e posteriores, respectivamente. **A.** O acrílico cobre os incisivos inferiores e serve como um apoio para os incisivos superiores, o que impede a erupção desses incisivos. **B.** Os apoios incisais podem se estender até a superfície vestibular e controlar a posição anteroposterior do incisivo, como mostra este diagrama para a arcada superior. **C.** Apoios posteriores podem ser construídos com fio ou acrílico (**D**). **E.** Esse posicionamento dos apoios oclusais inibe a extrusão superior, mas permite que os dentes inferiores entrem em erupção. **F.** Uma placa de mordida posterior de acrílico completa impede a extrusão superior e inferior (**G**), e é útil no controle da quantidade de aumento na altura da face anterior.

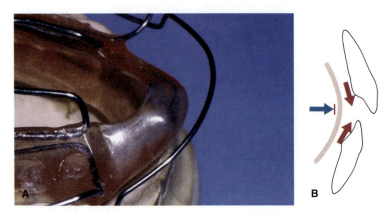

• **Figura 14.17 A.** Um escudo lingual restringe a posição da língua em repouso (e polegares, dedos e outros objetos) entre os dentes. **B.** O escudo acrílico é colocado atrás dos dentes anteriores, deixando-os livres para extruir enquanto (tipicamente) os dentes posteriores são impedidos.

CAPÍTULO 14 Modificação de Crescimento de Classe II, Mordida Aberta/Mordida Profunda e Problemas Multidimensionais 457

vez, leva tanto ao movimento vestibular dos dentes quanto à expansão do arco que resulta em um aumento na circunferência do arco. Esse método de obter movimento dentário reflete a ideia de que o movimento dentário mais estável é produzido pela mudança do ambiente dos tecidos moles, mas, é claro, quando o aparelho é removido, o ambiente provavelmente reverte para o que era anteriormente.

Escudos bucais podem ser adicionados a qualquer aparelho para facilitar a expansão do arco. Sua desvantagem é que eles aumentam o potencial de irritação dos tecidos moles, o que pode diminuir a cooperação do paciente. A adição de um apoio vertical sobre os incisivos inferiores (Figura 14.20) diminui a irritação dos escudos labiais e torna o aparelho mais confortável de usar e mais aceitável para os pacientes.

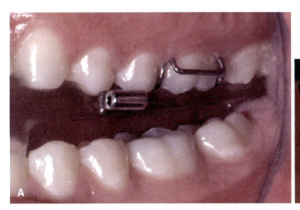
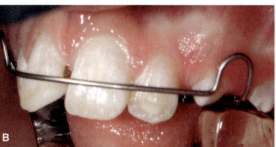

• **Figura 14.18** Os grampos adicionam retenção, o que é necessário para ajudar a manter no lugar alguns tipos de aparelhos com componentes ativos, como molas e parafusos de expansão. Os grampos também podem servir como um dispositivo de treinamento quando os pacientes estão aprendendo a se adaptar a um aparelho funcional que reposiciona suas mandíbulas. **A.** Observe o tubo do aparelho extrabucal, para o aparelho de tração alta, que pode oferecer estabilidade e fornecer uma força extraoral distal à maxila. **B.** O propósito de um arco vestibular em um aparelho funcional é ajudar a guiar o aparelho para a posição correta, não para inclinar os incisivos superiores em direção lingual. Por esse motivo, o arco é ajustado de forma a não tocar nos dentes quando o aparelho estiver em posição. Mesmo assim, o arco muitas vezes entra em contato com eles durante o movimento ou o deslocamento do aparelho. A inclinação lingual dos incisivos é indesejável durante o uso do aparelho funcional; portanto, geralmente reflete uma falha da criança em manter a mandíbula posicionada para a frente enquanto usa o aparelho.

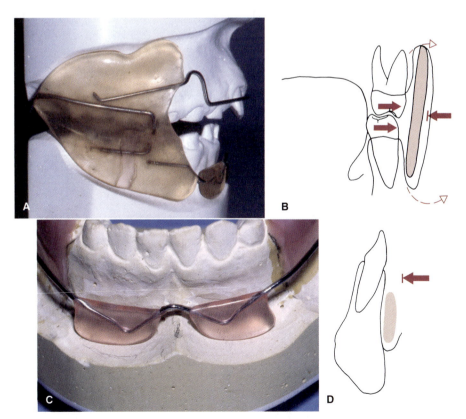

• **Figura 14.19 A.** Um escudo vestibular mantém a bochecha afastada dos dentes e facilita a expansão dental posterior (**B**) ao romper o equilíbrio língua-bochecha. O escudo é colocado longe dos dentes em áreas em que a expansão do arco é desejada. Se o escudo for estendido até a profundidade do vestíbulo, existe o potencial de alongamento periosteal que facilita a deposição do osso (setas tracejadas). **C.** O escudo labial mantém o lábio inferior (ou o lábio superior com um aparelho de Frankel FR-III) longe dos dentes e força o lábio a esticar para formar uma vedação labial. **D.** O protetor deve ser cuidadosamente posicionado na base do vestíbulo para evitar irritação dos tecidos moles.

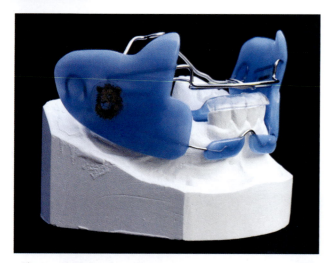

• **Figura 14.20** Frankel deliberadamente configurou seus aparelhos para minimizar o contato com os dentes, mas isso significa que eles podem se mover de maneira a criar irritação nos tecidos moles. A adição de cobertura oclusal dos incisivos inferiores estabiliza o aparelho e reduz os problemas de cooperação, sem prejudicar a capacidade do dispositivo de orientar o crescimento. (Cortesia de Dr. A. Willis.)

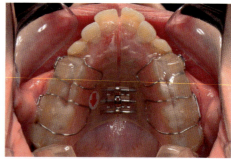

• **Figura 14.21** Vista oclusal maxilar de um aparelho funcional Twin-Block, que contém um parafuso de expansão para alargar o arco superior. À medida que a mandíbula avança em relação à maxila durante o tratamento, é provável que alguma expansão maxilar seja necessária, a fim de impedir o surgimento de mordida cruzada posterior. O parafuso expansor e a divisão da placa acrílica na linha média do aparelho é um complemento para permitir a expansão do arco maxilar. A ativação de um parafuso como este deve ser feita lentamente e em pequenos incrementos. É mais bem administrado com a ativação apenas pelo ortodontista em consultas de manutenção. É possível adicionar outros componentes que movimentam o dente a aparelhos funcionais, como molas para reposicionar os incisivos, o que era popular na Europa quando todo o tratamento era feito com aparelhos removíveis. Agora as molas auxiliares e outros adjuntos desapareceram em grande parte, e o procedimento usual é seguir o aparelho funcional com uma segunda fase de tratamento de aparelho fixo, para obter as posições finais dos dentes, porque isso é mais eficaz. Se uma mordida cruzada posterior grave estiver presente e a abertura da sutura palatina mediana for necessária, é melhor fazer isso antes ou após o período de tratamento com o aparelho funcional. (Cortesia de Dr. R. Shah.)

Componentes de alinhamento e expansão ativos. Em teoria, não há motivo para que a orientação de crescimento com um aparelho funcional removível não possa ser combinada com o movimento ativo dos dentes produzido por molas ou parafusos. Os ativadores originais não usavam molas ou parafusos, mas, posteriormente, ativadores modificados adicionaram os elementos das placas ativas a uma estrutura ativadora, de modo que os dentes pudessem ser movidos enquanto o crescimento da mandíbula estava sendo manipulado (Figura 14.21).

Incorporar elementos ativos em um aparelho funcional removível é decididamente uma bênção mista. Existem três problemas. O primeiro é que corrigir as relações oclusais com o movimento ativo dos dentes não é o objetivo da terapia com aparelhos funcionais e, de fato, quanto mais movimento dentário, menos mudança esquelética pode ser alcançada (Figura 14.22). Segundo, posições dentárias precisas não podem ser obtidas com molas ou parafusos em aparelhos removíveis. E por último, o movimento dentário será apenas a partir da inclinação, que é menos estável e mais suscetível à recidiva. Isso significa que, na ortodontia contemporânea, há poucas indicações para aparelhos removíveis projetados para fornecer todos os aspectos do tratamento.

Procedimentos de tratamento com aparelhos funcionais

Alinhamento para pré-tratamento. Depois que as metas de tratamento foram estabelecidas e a decisão foi tomada para usar um aparelho funcional, a posição e o relacionamento dos incisivos devem ser cuidadosamente examinados. Como aparelhos funcionais para o tratamento da deficiência mandibular exigem que a mandíbula seja mantida em uma posição protraída para ter um efeito de tratamento, a capacidade do paciente de adotar uma postura para a frente de pelo menos 4 a 6 mm é fundamental. A maioria das crianças com deficiência mandibular tem um grande trespasse horizontal e pode fazê-lo prontamente, mas, em alguns pacientes, as interferências dos incisivos impedem que a mandíbula seja avançada para a posição correta no registro da mordida. O problema pode ser o deslocamento lingual dos incisivos superiores (um padrão de incisivo de classe II divisão 2) ou incisivos irregulares e apinhados em qualquer arco. (Deve-se ter em mente que o deslocamento vestibular dos incisivos inferiores, que seria produzido ao alinhá-los sem criar espaço para

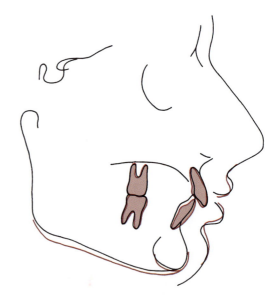

• **Figura 14.22** Sobreposição cefalométrica mostrando uma resposta insatisfatória a um aparelho funcional removível para má oclusão de classe II esquelética. Observe a falta de resposta esquelética, mas com alterações dentárias, incluindo o movimento para a frente dos incisivos inferiores, ligeira retração e extrusão dos incisivos superiores e rotação para baixo e para trás da mandíbula. Adicionar molas a um aparelho funcional, se acentuar esse padrão de movimento dentário, torna a resposta ao tratamento pior, e não melhor.

isso, contraindica o tratamento com o aparelho funcional que os moveria ainda mais para a frente).

Tanto para o paciente classe II, divisão 2, com trespasse horizontal limitado quanto para o paciente classe II, divisão 1, com incisivos superiores apinhados e irregulares, o primeiro passo no tratamento é inclinar os incisivos superiores para a frente e/ou alinhá-los

(Figura 14.23). Aparelhos funcionais fixos ou removíveis podem ser usados para essa finalidade, dependendo do tipo e da magnitude do movimento dentário necessário, mas um aparelho funcional fixo é bastante compatível com os acessórios colados nos incisivos e um removível não é. Em geral, um curto período de tratamento com bandagem e colagem limitadas dos dentes superiores realiza o alinhamento e o trespasse horizontal necessários para que uma mordida construtiva apropriada possa ser obtida com a mandíbula posicionada anterior e inferiormente, a fim de corrigir a deficiência horizontal e a vertical. Para controlar a tendência dos incisivos reposicionados em recidivar lingualmente, eles devem permanecer no local por vários meses após serem reposicionados.

Moldagens e mordida construtiva. O próximo passo é fazer moldagens dos arcos superior e inferior e registrar a posição mandibular desejada – a "mordida construtiva".

A técnica de moldagem para um aparelho funcional removível depende dos componentes do dispositivo que serão usados. Boa reprodução dos dentes e uma representação precisa da área onde escudos linguais serão colocados são obrigatórias. Se escudos vestibulares ou almofadas labiais forem usados, é importante não estender demais as impressões para evitar deslocar o tecido, pois isso dificulta ou impossibilita a localização precisa dos componentes do aparelho no vestíbulo. A localização inadequada dos componentes leva a irritação dos tecidos moles a longo prazo, desconforto, dificuldade no ajuste do aparelho e baixa cooperação do paciente.

Para um aparelho funcional cimentado, colado ou parcialmente fixo, as moldagens precisas dos dentes são essenciais, mas a extensão das impressões nos vestíbulos não é importante. Se bandas ou coroas de aço são usadas para reter um aparelho de Herbst, elas podem ser fabricadas indiretamente por um laboratório com o molde, separando-se os dentes para criar espaço, e muitos profissionais preferem esse método pela economia de tempo. Se o profissional fornecer as bandas ou coroas nos moldes ou nas impressões, é necessária a separação antes da montagem das bandas e da entrega do aparelho. Se bandas ou coroas do laboratório forem usadas, a separação é necessária somente antes da entrega do aparelho. A maioria dos profissionais tem bandas descartáveis para a retenção de aparelhos funcionais fixos, porque elas provaram ser facilmente distorcidas e quebradas. Coroas metálicas, que são ajustadas sem desgastar os dentes; placas acrílicas coladas; ou *splints* acrílicos colados são mais satisfatórios. As coroas devem ter furos, não para a liberação de cimento, mas para acesso à superfície oclusal durante a remoção do aparelho. Isso proporciona um ponto de alavanca na estrutura dentária.

A mordida construtiva, a posição mandibular para a qual o aparelho é montado, é igual para aparelhos funcionais fixos e removíveis. É obtida pelo avanço da mandíbula para mover os côndilos para fora da fossa visando estabelecer a abertura vertical desejada (Figura 14.24).

A menos que uma assimetria deva ser corrigida, a mandíbula deve ser avançada simetricamente de modo que as relações da linha média de pré-tratamento não mudem sensivelmente. Recomendamos um avanço de 4 a 6 mm e uma abertura vertical de 3 a 4 mm, mas sempre uma que seja confortável para o paciente e não mova os incisivos além de um relacionamento de incisivo de topo a topo. A razão prática para recomendar esse avanço modesto é um conforto maior para o paciente, estética facial e maior cooperação do paciente do que com grandes avanços. Pequenos avanços levam a mais ajustes no aparelho. A alegação de que pequenos avanços são mais eficazes porque a adaptação muscular é melhor não foi apoiada por evidências. Do ponto de vista científico, parece que avanços bastante grandes, modestos ou relativamente pequenos podem produzir modificações no crescimento e que há pouca diferença nos resultados.[27]

Se a erupção dos dentes posteriores superiores e inferiores for limitada, como em uma criança com altura vertical excessiva (ver a discussão mais adiante neste capítulo), a mordida construtiva deve ser feita com uma abertura de 2 a 3 mm além da dimensão vertical de repouso (p. ex., 5 a 6 mm de abertura total na região do molar) de modo que o tecido mole esticado contra as placas de mordida produza uma força contínua em oposição à erupção.

O aparelho de Forsus não requer uma mordida construtiva, mas é ajustado clinicamente para produzir o mesmo avanço mandibular que os outros aparelhos. A posição do incisivo pode ser um problema, mas os dentes anteriores podem ser alinhados como com qualquer outro aparelho funcional para permitir o avanço mandibular, e é bom ter arcos coordenados para que as dimensões transversais evitem interferências dos arcos superior e inferior. Além disso, deve-se obter alinhamento suficiente para que, em um aparelho de 22 mil, um fio de aço de 19×25 possa ser inserido e fixado com um fio amarrado por baixo dele para conectar os dentes, evitando a abertura do espaço ou dobras ao consolidar o arco.

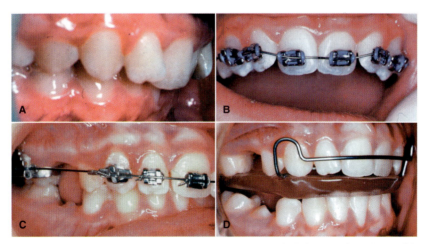

• **Figura 14.23 A.** Para esta menina com má oclusão de classe II, divisão 2, era impossível obter o registro da mordida para um aparelho funcional até que os incisivos superiores fossem inclinados vestibularmente. **B.** Embora uma mudança desse tipo tenha sido feita com um aparelho removível superior com molas até recentemente, o alinhamento pré-funcional agora muitas vezes pode ser realizado de forma mais eficiente com um aparelho fixo parcial. Nesse caso, os molares foram bandados, os caninos e incisivos foram colados e um fio de níquel-titânio (NiTi) superelástico foi colocado. **C.** A mesma paciente 2 meses depois, com alinhamento realizado e trespasse horizontal estabelecido. **D.** A mesma paciente 4 meses depois, com um Bionator de mordida profunda em posição. (De Proffit WR, White RP, Sarver DM. *Contemporary Treatment of Dentofacial Deformity*. St. Louis: Mosby; 2003.)

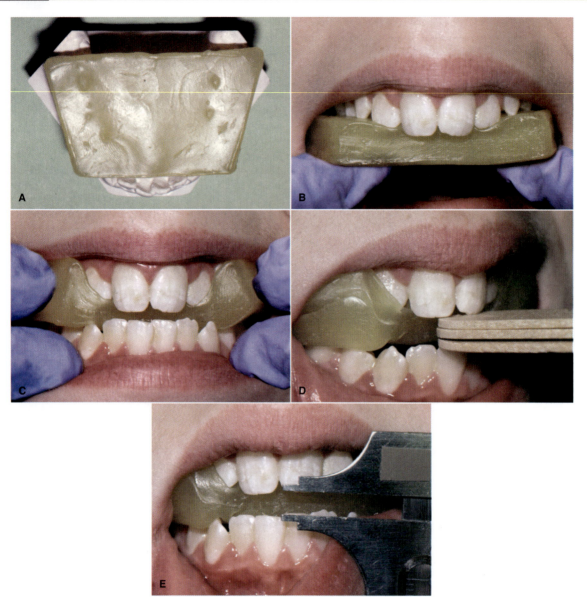

● **Figura 14.24** Passos para obter uma "mordida construtiva" para a construção de aparelhos funcionais. **A.** Múltiplas camadas de cera dura são unidas e cortadas no tamanho do arco mandibular. Os modelos preliminares do paciente podem ser usados para aparar a cera em um tamanho que registre todos os dentes posteriores, sem cobrir os dentes anteriores ou entrar em contato com as áreas retromolares. É importante evitar interferências dos tecidos moles retromolares. Se tal interferência não for detectada, o aparelho acabado não assentará corretamente. Na melhor das hipóteses, isso exigirá o desgaste dos apoios acrílicos posteriores, se eles forem integrados ao desenho do aparelho. Na pior das hipóteses, será necessário um novo registro de mordida e aparelho. **B.** Na preparação para a obtenção da mordida construtiva, a cera é amaciada em água quente e a criança é orientada a praticar a posição da mordida construtiva. Algumas crianças podem facilmente reproduzir mordidas construtivas depois de apenas algumas tentativas, mas outras precisam de mais oportunidades e talvez de alguma ajuda. A cera amolecida é assentada nos dentes posteriores inferiores e pressionada no lugar para garantir um bom registro dos dentes. **C.** Com os dentes anteriores expostos, a posição da mandíbula pode ser facilmente avaliada, enquanto a mordida está sendo realizada. A mandíbula é orientada para a posição anteroposterior e vertical correta, observando as relações da linha média e a separação incisal. Deve haver espaço suficiente para o técnico de laboratório colocar o fio e o acrílico entre os dentes para conectar os principais componentes do aparelho e construir apoios oclusais e incisais. A abertura posterior mínima para alcançar o espaço vertical é de 3 a 4 mm. Apoios interoclusais ou planos para guiar a erupção, como na maioria dos ativadores e Bionators, geralmente requerem 4 a 5 mm de separação posterior para serem eficazes. Abaixadores de língua empilhados (**D**) ou um medidor de Boley (**E**) podem ser usados para controlar a quantidade de fechamento e ajudar o paciente a reproduzir a mordida correta. Se um apoio vertical feito com abaixadores de língua for usado, ele deve permanecer na orientação correta (paralela à horizontal verdadeira). Caso contrário, como os abaixadores de língua se inclinam inferior ou superiormente, a mandíbula será fechada e retruída ou aberta, respectivamente, para uma posição incorreta. Quando a mordida correta for obtida, a cera deve ser resfriada e removida da boca. A mordida deve ser examinada quanto ao registro dentário adequado e interferências de tecidos moles e verificada novamente quanto à precisão. O registro definitivo dos dentes superiores e inferiores é necessário para a construção correta do aparelho.

Gerenciamento clínico de aparelhos funcionais

Aparelhos funcionais removíveis

Quando um aparelho funcional removível volta do laboratório, ele deve ser verificado quanto à sua construção correta e adaptado ao modelo de trabalho. A melhor técnica para a instalação é ajustar o aparelho e trabalhar com a criança para ela dominar a inserção e remoção antes de qualquer conversa com os pais. Isso permite que a criança seja o foco total da atenção inicialmente e evita o efeito dos comentários dos pais, como "Isso vai ser difícil!".

Com qualquer aparelho funcional, um período de acomodação é útil. Fazer com que a criança use o aparelho durante um curto período por dia para começar e aumentar gradualmente esse tempo durante as primeiras semanas é um método válido de adaptação. A criança deve ser informada de que falar pode ser difícil por algum tempo, mas o conforto e a facilidade de fala aumentarão. Problemas com a fala são maiores quando há massa de acrílico atrás ou entre os dentes anteriores.

Para serem eficazes, aparelhos funcionais devem ser usados quando o crescimento está ocorrendo e quando os dentes estão irrompendo. Se o aparelho estiver sendo utilizado durante essa época, é possível aproveitar o crescimento equelético e usar ou inibir a erupção dentária. Sabe-se agora que o crescimento equelético tem um ritmo circadiano. A maior parte do crescimento ocorre durante a noite, quando o hormônio do crescimento está sendo secretado; erupção ativa dos dentes ocorre durante o mesmo período, normalmente entre 20 h e meia-noite, ou 1 h. Para tirar proveito prático desse período, sugere-se que as crianças usem aparelhos funcionais após o jantar até acordarem de manhã, o que deve ser de aproximadamente 12 horas por dia. Esperar até a hora de dormir para inserir o aparelho perde parte do período de crescimento ativo. Usar o aparelho durante o dia pode adicionar pequena vantagem, mas isso é difícil de conseguir, pois começa a interferir nas horas de aula e pode aumentar o impacto social negativo do aparelho, bem como sua perda e quebra.

Um bom cronograma de consulta envolve pedir que a criança volte 1 ou 2 semanas após a inserção para inspeção dos tecidos e do aparelho. Se o paciente não ligar para relatar um problema durante a primeira semana, a consulta após 1 semana pode ser cancelada. Tabelas para que as crianças registrem seu "tempo de uso" são úteis, tanto para os dados que fornecem quanto porque a tabela serve como um reforço para o comportamento desejado. Infelizmente, o tempo relatado pelos pacientes e o cumprimento real muitas vezes não coincidem.

Se ocorrer um ponto dolorido, a criança deve ser encorajada a usar o aparelho algumas horas por dia durante 2 dias antes da consulta, para que a origem do problema possa ser determinada com precisão. Normalmente, é possível desgastar rapidamente os componentes acrílicos. Grandes alterações devem ser evitadas porque o ajuste e a finalidade do aparelho podem ser bastante alterados. Por exemplo, uma grande redução dos escudos linguais permitirá que o paciente posicione a mandíbula em uma posição mais posterior.

Como o avanço mandibular inicial é limitado a modestos 4 a 6 mm e muitas crianças requerem mais correção anteroposterior, um novo aparelho pode ser necessário após 6 a 12 meses de uso, para uma resposta favorável. É uma boa ideia reavaliar o progresso em 8 a 10 meses após a utilização, com novos registros ou pelo menos com uma radiografia cefalométrica de progresso. Se pouca ou nenhuma alteração ocorreu nesse período, a cooperação é ruim, o modelo é inadequado ou o paciente não está respondendo ao aparelho. Em qualquer caso, novo plano de tratamento é necessário.

Aparelhos funcionais fixos

Na inserção de um aparelho de Herbst, MARA ou Twin-Block cimentado, a discussão deve se concentrar nos cuidados com o aparelho e nos movimentos mandibulares aceitáveis. Como esses aparelhos são fixos, não é necessário um cronograma de utilização, mas alguns pacientes inicialmente apresentam problemas de adaptação ao aparelho e à posição de mandíbula protraída. É bom alertar

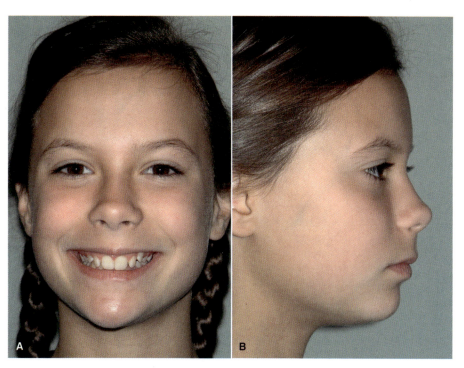

• **Figura 14.25** Imagens pré-tratamento frontal (**A**) e lateral (**B**) de uma paciente tratada com aparelho de Herbst. A paciente apresenta relações esqueléticas e dentárias de classe II suave e proporções faciais verticais normais. (*continua*)

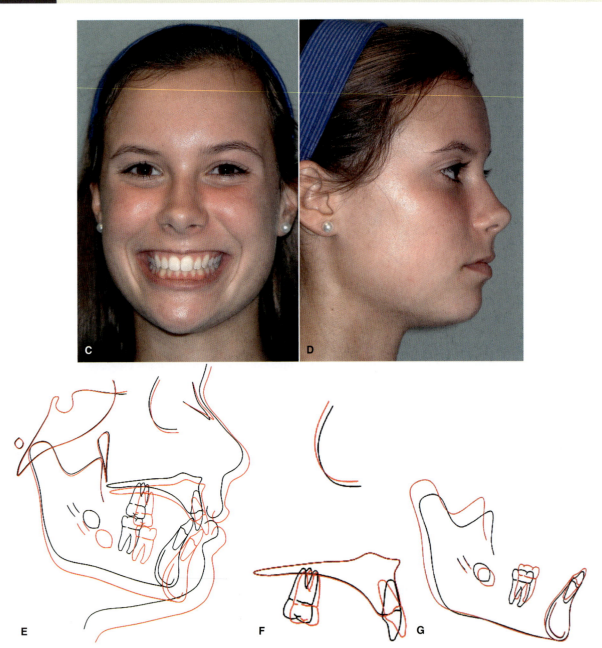

• **Figura 14.25** (*continuação*) **C** e **D**. As imagens faciais pós-tratamento mostram menos convexidade facial e, novamente, proporções verticais normais. **E**. A superposição na base craniana demonstra alguma restrição maxilar (efeito de aparelho extrabucal) e crescimento mandibular para baixo e para a frente. **F**. A sobreposição maxilar mostra a proclinação dos incisivos superiores para que a mandíbula possa ser avançada. **G**. A sobreposição mandibular mostra erupção do molar inferior e movimento mesial. Essas alterações permitiram a correção da classe II. (Cortesia de Dr. T. Shaughnessy).

o paciente e seus pais e assegurar-lhes que a acomodação aumenta rapidamente após alguns dias. A irritação dos tecidos moles não é um grande problema com o Herbst, o Twin-Block ou versões posteriores do Forsus, mas os dentes podem ficar mais sensíveis do que com aparelhos funcionais removíveis. Os pacientes devem ser instruídos de que o aparelho foi feito para lembrá-los de manter a mandíbula para a frente e não para forçar a mandíbula para a frente, causando muita pressão sobre os dentes. Nesse sentido, os dentes doloridos por um período prolongado podem indicar pouca cooperação. Evitar comidas duras e pegajosas, grandes aberturas de boca e movimentos mandibulares exagerados pode reduzir bastante a necessidade de reparo de um aparelho funcional fixo.

O aparelho de Herbst e as variações mais recentes podem produzir bons resultados (Figuras 14.25 e 14.26). O aparelho deve ser cuidadosamente inspecionado quanto a quebras em cada consulta. Com o Herbst, depois que uma resposta positiva ao tratamento é observada, mudanças no comprimento do pino e do tubo podem ser feitas durante o tratamento para aumentar a quantidade de avanço simplesmente pela adição de *stops* ao pino para restringir seu deslocamento ao tubo (Figura 14.27). Com o MARA, o avanço é obtido com calços no fio angulado para avançá-lo (Figura 14.28). Um aparelho Twin-Block fixo (ou removível) pode ter resina acrílica adicionada aos planos inclinados para aumentar o avanço sem refazer totalmente o aparelho. O acrílico também pode ser removido adjacente aos dentes para fornecer espaço, especialmente nas superfícies oclusais, a fim de estimular a erupção quando for desejável.

CAPÍTULO 14 Modificação de Crescimento de Classe II, Mordida Aberta/Mordida Profunda e Problemas Multidimensionais

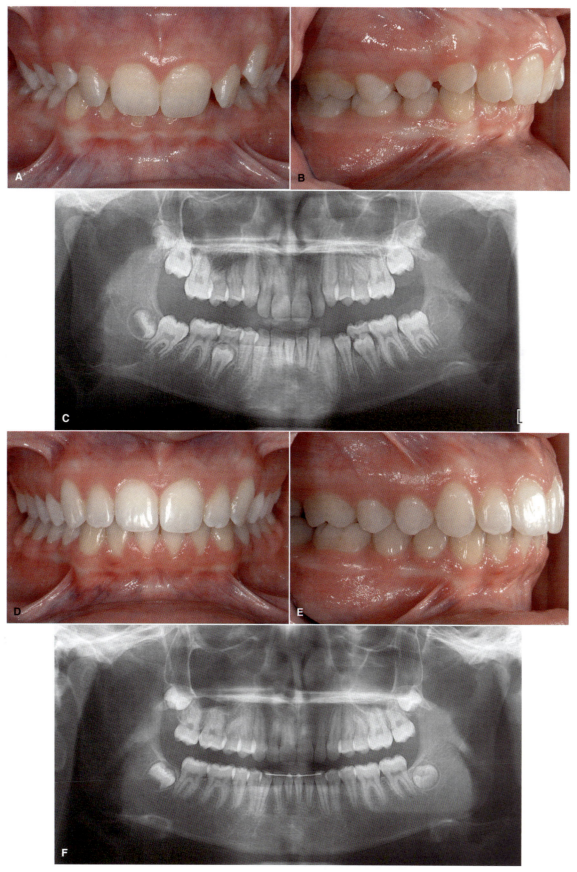

• **Figura 14.26 A e B.** Antes do tratamento, este paciente tinha uma mordida profunda anterior e uma relação molar de classe II, mas um trespasse horizontal limitado devido aos incisivos centrais verticalizados (na verdade, um relacionamento incisal de classe II divisão 2). Isso fez com que a inclinação vestibular do incisivo pré-Herbst fosse necessária. **C.** A radiografia panorâmica mostra todos os dentes presentes ou em erupção. **D** e **E.** As visualizações intraorais pós-tratamento mostram excelentes relações molares, caninas e de trespasse horizontal. **F.** No final do tratamento, apenas os terceiros molares permanecem em erupção. (Cortesia do Dr. T. Shaughnessy).

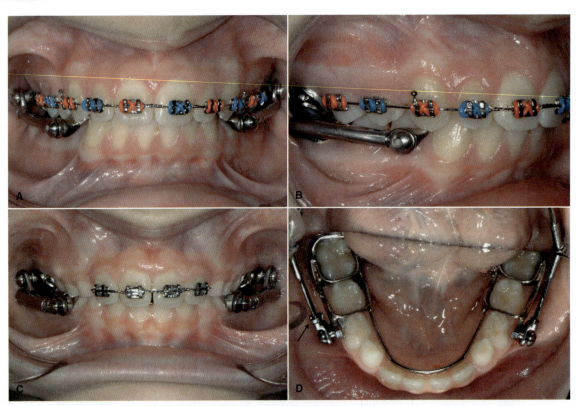

• **Figura 14.27** **A** e **B**. O aparelho de Herbst no lugar, após o alinhamento dos incisivos superiores. **C** e **D**. Observe o anel extensor no lugar (*seta na direita da mandíbula*). Esta seção de um tubo dividido é colocada sobre o êmbolo e prensada, de modo que o tubo seja fechado, permitindo avançar mais a mandíbula em uma consulta de manutenção. Este aparelho bandado é apoiado adiante dos molares inferiores e suportado com um arco lingual.

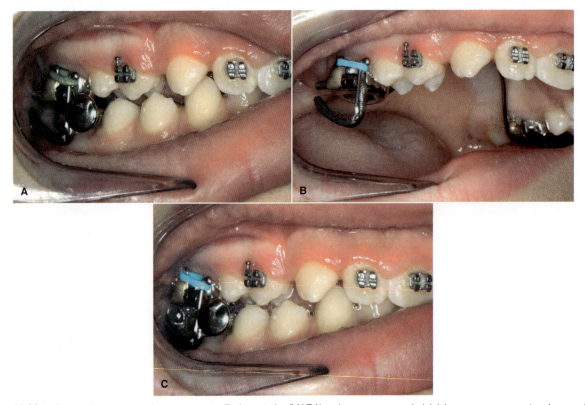

• **Figura 14.28** **A**. O aparelho de reposicionamento mandibular anterior (MARA) no lugar com o apoio inicial para avançar o cotovelo superior e forçar o paciente a avançar a mandíbula para a frente para oclusão. **B**. Um segundo e menor apoio no lugar para avançar ainda mais a mandíbula. O cotovelo é preso com um novo módulo elastomérico. **C**. O paciente na posição ocluída após o ajuste.

É possível fazer um aparelho Twin-Block parcialmente fixo e parcialmente removível (Figura 14.29). Também é possível com um aparelho de Herbst. Em ambos os casos, isso normalmente envolve uma placa superior fixa e uma inferior removível. Nesse caso, as peças fixas e removíveis devem ser cuidadosamente explicadas de forma que a criança não retire nem desaperte o aparelho devido a um mal-entendido.

O aparelho de Forsus requer uma orientação diferente, porque é montado a partir de peças pré-formadas na clínica, uma vez que a sequência do arco tenha avançado para a rigidez necessária após o alinhamento dos dentes. Pode ser útil colocar torque lingual de raiz nos incisivos para combater a proclinação. O módulo de mola é preso ao molar com o uso do tubo de aparelho extrabucal. O medidor de Forsus é usado para determinar o tamanho correto da haste para inserir no módulo de mola e fornecer ativação. A haste pode ser colocada distalmente ao canino inferior ou ao primeiro pré-molar pelo uso de um gancho fechado ao redor do arco. Isso é determinado pela direção da força desejada e pela quantidade de ativação. O aparelho pode ser reativado para maior avanço, seja pela colocação de um espaçador bipartido na haste, passando da face distal do canino para a distal do pré-molar para a colocação da haste, ou pelo uso de uma haste mais longa (Figura 14.30). Em geral, uma ativação razoável é 2 mm de espaço entre a mola completamente comprimida e o fim da haste, quando o paciente está em relação cêntrica. Hastes de comprimento diferente nos lados direito e esquerdo podem ser usadas para corrigir uma assimetria moderada.

Quando o avanço desejado tiver sido alcançado com qualquer um dos protratores fixos de classe II e o paciente estiver estável (antecipando 1 a 2 mm de recidiva), o aparelho poderá ser removido. Um aparelho de Herbst geralmente é usado por 8 a 12 meses, época na qual a correção desejada deveria ter sido obtida, e um tempo similar é esperado com os outros aparelhos funcionais fixos. No caso do aparelho de Herbst ou do MARA, uma broca para cortar as coroas, um cortador de coroa ou alicate saca banda inserido no orifício de remoção da coroa são possíveis métodos de remoção.

Para o Forsus, quando a mudança desejada for alcançada após 6 a 8 meses, o aparelho é desativado para que a mola fique essencialmente passiva por 4 a 6 semanas. Em seguida, o módulo de mola é removido do tubo de aparelho extrabucal e o braço de acionamento é solto do arame, abrindo o aro com um alicate, um cortador ou um escarificador. Para todos os aparelhos funcionais fixos, podem ocorrer efeitos verticais adversos (abertura da mordida posterior) ou efeitos horizontais adversos (sobrecorreção de classe III para controlar a recidiva da classe II). Esses podem ser combatidos com elásticos intermaxilares posteriores, ou elásticos de classe III ou classe II, respectivamente, se aparelhos completos estiverem sendo utilizados.

Os registros devem ser obtidos no final da fase um do tratamento de modificação do crescimento para documentar o progresso, planejar os detalhes e o momento da segunda fase do tratamento. Se o paciente ainda estiver no período de dentição mista quando a correção desejada for alcançada, o aparelho de Herbst ou MARA

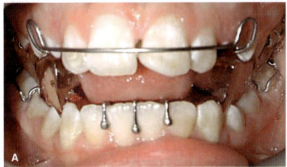 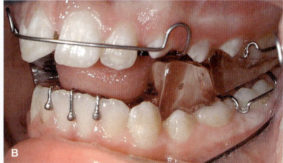

• **Figura 14.29** O aparelho Twin-Block pode ser usado como aparelho cimentado (fixo) ou removível. **A.** Este paciente teve má oclusão de classe II tratada com um aparelho Twin-Block removível que avançou a mandíbula (**B**). As rampas nas unidades superior e inferior separadas forçam a mandíbula a uma posição mais protraída e verticalmente aumentada. Ajustes podem ser feitos na cobertura oclusal e nas inclinações para modificar a erupção e a quantidade de avanço. A cimentação da placa superior aumenta muito a chance de que ambas as partes do aparelho sejam usadas, pois o paciente fica mais confortável com a placa inferior no lugar. (Cortesia de Dr. M. Mayhew.)

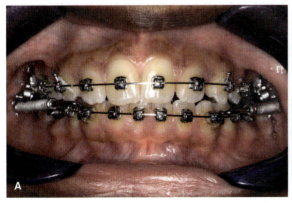 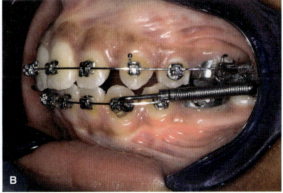

• **Figura 14.30 A.** O aparelho de Forsus no lugar com arcos ortodônticos pesados superior e inferior e avanço mandibular até os incisivos ficarem quase topo a topo. **B.** Observe um espaçador preso adjacente à mola, que ativa a posição de avanço mandibular. Embora isso mostre o aparelho desde o molar superior até a distal do canino, ele pode ser posicionado do molar superior até a distal do segundo pré-molar. Isso é menos incômodo para o paciente, mas terá um componente vertical mais intrusivo.

pode ser removido nesse ponto, mas é importante considerar o uso de um aparelho funcional removível ativador ou do tipo Bionator como contenção (ver Capítulo 18). Este aparelho deve ser usado aproximadamente 12 horas por dia até que o paciente esteja pronto para a segunda fase do tratamento com aparelho fixo. Evitar um período prolongado de contenção é uma das principais razões para retardar o tratamento funcional fixo até o início do surto de crescimento na adolescência.

Procedimentos de tratamento com o aparelho extrabucal

Componentes do aparelho extrabucal. Existem dois componentes principais de um aparelho extrabucal: o arco facial e o apoio cervical ou casquete. Os arcos faciais são bastante padronizados e simplesmente aplicam a força aos dentes, embora tenham tamanhos variados para acomodar o tamanho dos arcos. Um arco facial é geralmente instalado nos primeiros molares permanentes, mas pode ser aplicado através de placas e aparelhos funcionais. O componente de ancoragem (casquete ou apoio cervical) é responsável pela direção da força, acima do plano oclusal ou abaixo do plano oclusal, respectivamente (Figura 14.31).

Efeitos da força extraoral na maxila. Numerosos estudos, incluindo ensaios clínicos recentes, mostraram que a força do aparelho extrabucal pode diminuir a quantidade de crescimento para a frente e/ou para baixo da maxila, alterando o padrão de aposição óssea nas suturas. A correção da classe II é obtida quando a mandíbula cresce para baixo e para a frente normalmente, enquanto o crescimento anterior da maxila é restringido, então o crescimento mandibular é uma parte necessária da resposta do tratamento com aparelho extrabucal (Figura 14.32). Como observado anteriormente, há alguma evidência de aumento do crescimento mandibular durante o tratamento com o equipamento extrabucal. Keeling *et al.* sugeriram que isso pode ser devido ao uso de uma placa de mordida em conjunto com o aparelho extrabucal,[11] mas uma aceleração similar do crescimento mandibular foi observada em outros resultados de estudos de aparelhos extrabucais nos quais uma placa de mordida não foi usada. Seja qual for o mecanismo, o aparelho extrabucal parece ter efeitos maxilares e mandibulares.

Em um paciente em crescimento, os aparelhos extrabucais devem ser usados regularmente por pelo menos 10 a 12 horas por dia para serem eficazes no controle do crescimento. A liberação do hormônio do crescimento, que ocorre no início da noite, sugere fortemente que, como nos aparelhos funcionais, colocar o aparelho extrabucal logo após o jantar e usá-lo até a manhã seguinte – não esperar até a hora de dormir para colocá-lo – é a programação ideal. A recomendação atual é uma força de 350 a 450 gm por lado. Quando os dentes são usados como ponto de aplicação de força, alguns efeitos dentais e esqueléticos devem ser esperados. Forças extremamente pesadas (maiores do que 1.000 g) são desnecessariamente traumáticas para os dentes e suas estruturas de suporte; uma força mais leve pode produzir alterações dentárias, mas não esqueléticas.

Para corrigir má oclusão de classe II, a mandíbula precisa crescer para a frente em relação à maxila. Por esse motivo, é importante controlar a posição vertical da maxila e dos dentes posteriores superiores. O movimento descendente da maxila ou dos dentes posteriores superiores tende a projetar o crescimento mandibular mais verticalmente, o que anula a maior parte do crescimento mandibular anterior e reduz a relação de classe II (Figura 14.33). Os molares não devem ser extruídos, e a inclinação distal desses dentes deve ser minimizada quando o objetivo é uma alteração nas relações esqueléticas (Figura 14.34). Além disso, é necessário tentar controlar o crescimento vertical da maxila. Por essas razões, aparelhos extrabucais com tração alta geralmente são preferidos.

Em teoria, o movimento da maxila pode ser controlado da mesma forma que um único dente é controlado: controlando forças e momentos relativos ao centro de resistência da maxila. Na prática, é difícil analisar exatamente onde o centro de resistência e centro de rotação da maxila possam estar, mas eles estão acima dos dentes e provavelmente acima dos dentes pré-molares. Direcionar a linha de força para mais perto do centro de resistência é outra razão importante para incluir uma direção ascendente de tração

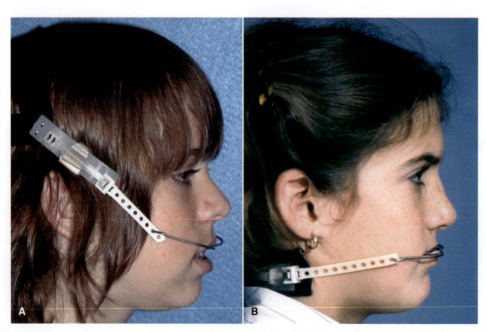

• **Figura 14.31** Vários tipos de aparelhos extrabucais oferecem diferentes direções de força para diferentes situações clínicas. **A.** O aparelho extrabucal de tração alta consiste em um casquete conectado a um arco facial. O aparelho aplica força distal e ascendente sobre os dentes superiores e maxila. **B.** O aparelho extrabucal cervical é constituído por um apoio para o pescoço conectado a um arco facial. Este aparelho produz uma força distal e descendente contra os dentes superiores e maxila.

CAPÍTULO 14   Modificação de Crescimento de Classe II, Mordida Aberta/Mordida Profunda e Problemas Multidimensionais   467

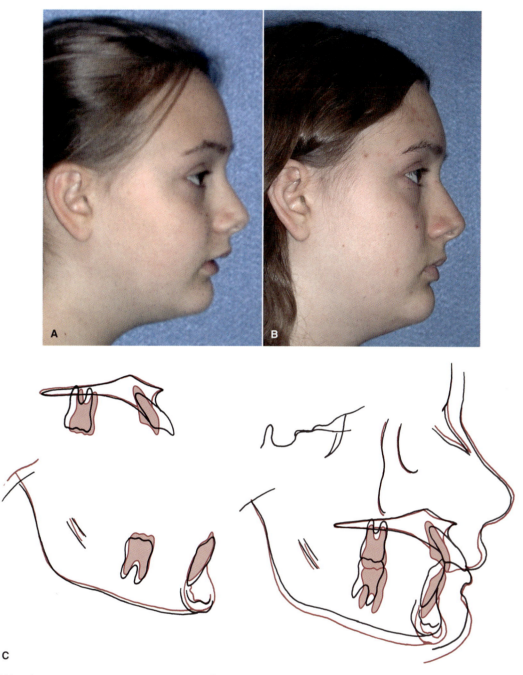

• **Figura 14.32** Uma boa resposta ao tratamento com aparelho extrabucal. **A.** Pré-tratamento. **B.** Aparência após aproximadamente 2 anos de tratamento com o aparelho extrabucal. **C.** Sobreposições cefalométricas. Observe o crescimento mandibular favorável para baixo e para a frente, com mudança mínima na posição maxilar. Houve também alterações limitadas dos incisivos, além de algumas erupções e retração dos incisivos superiores.

para a maioria das crianças que estão com aparelho extrabucal aplicando força à maxila.

Escolhendo o tipo de aparelho extrabucal. Existem três decisões principais a serem tomadas ao escolher o aparelho extrabucal. Primeiro, o local de ancoragem do aparelho extrabucal deve ser escolhido para fornecer um componente de força vertical preferencial às estruturas esqueléticas e dentárias. Um casquete de tração alta colocará força superior e distal nos dentes e na maxila, ao passo que um apoio cervical colocará força distal e inferior nos dentes e estruturas esqueléticas (ver Figura 14.31). Uma tração distal mais reta pode ser produzida por uma combinação dos dois ou um apoio de cabeça modificado, mas esses métodos não são comumente usados. A escolha inicial da configuração do aparelho extrabucal é geralmente baseada no padrão facial original: quanto mais sinais de um padrão de crescimento verticalmente excessivo estão presentes (ver Capítulo 6), mais alta a direção da tração e vice-versa. Relatos de respostas ao tratamento com aparelho extrabucal mostram, no entanto, que há considerável variação e imprevisibilidade na resposta de crescimento. O aparelho extrabucal com apoio cervical nem sempre agrava os problemas verticais, especialmente quando há bom crescimento mandibular vertical[28] e movimento distal mínimo dos molares superiores, que é o melhor preditor de abertura vertical.

A segunda decisão é como o aparelho extrabucal é preso à dentição. A escolha mais comum é um arco facial que se adapta aos tubos do aparelho fixo, nos primeiros molares permanentes. Como

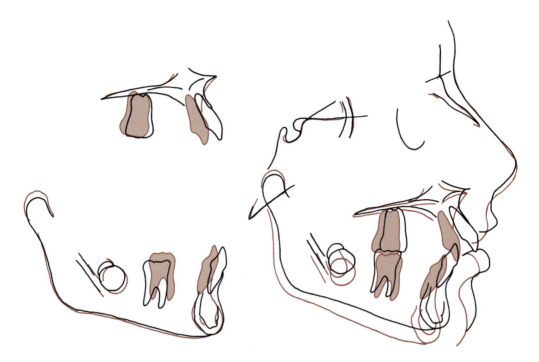

- **Figura 14.33** Esta criança teve uma resposta pobre ao tratamento com aparelho extrabucal para má oclusão de classe II. A superposição de base craniana indica que os lábios foram retraídos e a maxila não cresceu anteriormente. A sobreposição maxilar mostra que os incisivos foram retraídos e o movimento e a erupção dos molares foram limitados. Todos esses efeitos foram benéficos para a correção da classe II, mas a mandíbula girou para baixo e para trás devido ao movimento inferior da maxila e à erupção dos molares inferiores. Como resultado, o perfil é mais convexo do que quando o tratamento começou e a má oclusão de classe II não foi corrigida.

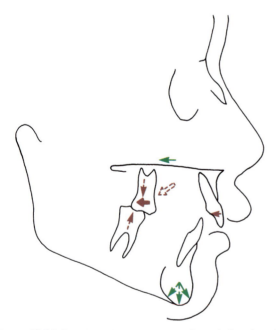

- **Figura 14.34** O tratamento com o aparelho extrabucal pode ter vários efeitos colaterais que complicam a correção da má oclusão de classe II. Se a criança usar o aparelho, o movimento esquelético e dentário maxilar para a frente será restrito. Embora isso ajude na correção da má oclusão de classe II, o controle vertical da maxila e dos dentes superiores é importante porque determina a extensão em que a mandíbula é direcionada para a frente e/ou inferiormente. O movimento esquelético maxilar para baixo ou a erupção dos molares superiores e inferiores (todos mostrados em *setas tracejadas*) podem reduzir ou impedir totalmente o crescimento da mandíbula para a frente.

alternativa, é possível utilizar uma placa acrílica removível ou um aparelho funcional nos dentes superiores com o arco facial fixado a eles. Isso pode ser indicado para crianças com crescimento vertical excessivo (o que será discutido mais adiante neste capítulo). Apoiar o aparelho extrabucal a um arco ortodôntico na região anterior é possível, mas raramente é prático em crianças com dentição mista e produz forças relativamente pesadas nos incisivos.

Finalmente, deve-se decidir se é desejado o movimento de corpo ou a inclinação dos dentes. Como se estima que o centro de resistência de um molar esteja na região do meio da raiz, os vetores de força acima desse ponto devem resultar em movimento distal da raiz. Forças através do centro de resistência do molar devem causar movimento de corpo, e os vetores abaixo deste ponto devem causar inclinação distal da coroa. O comprimento e a posição do arco externo do aparelho extrabucal e a forma de ancoragem (*i. e.*, casquete ou apoio cervical) determinam o vetor de força e sua relação com o centro de resistência do dente. Esses fatores determinam o movimento do molar.

As várias combinações de direção da força (ancoragem), comprimento e posição do arco externo são diagramaticamente ilustradas na Figura 14.35. Como em qualquer tratamento de modificação do crescimento, o movimento do dente geralmente é um efeito colateral indesejado, e com o aparelho extrabucal, o movimento do dente é minimizado, pois os dentes devem se mover de corpo, isso se eles se moverem.

Considerações semelhantes aplicam-se à maxila: a menos que a linha de força esteja através de seu centro de resistência, a rotação da maxila (o equivalente esquelético da inclinação dentária) ocorrerá. O controle da linha de força em relação à maxila é mais fácil quando uma placa acrílica cobrindo todos os dentes é usada para aplicar a força do aparelho extrabucal. O arco facial é geralmente anexado

CAPÍTULO 14 Modificação de Crescimento de Classe II, Mordida Aberta/Mordida Profunda e Problemas Multidimensionais

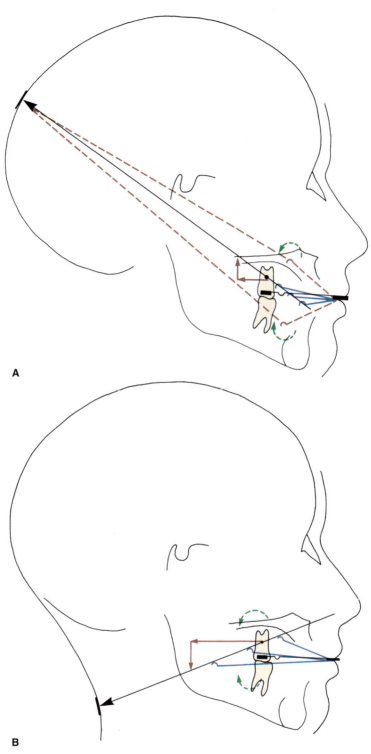

• **Figura 14.35** Estes diagramas ilustram os efeitos de quatro tipos comumente usados de fixação de arco facial e ancoragem extraoral. Em cada diagrama, o arco interno é mostrado em preto e as várias possibilidades de arco externo em vermelho ou vermelho tracejado. **A.** Aparelho extrabucal de alta tração (casquete) no primeiro molar. Para produzir movimento de corpo do molar (sem inclinação), a linha de força (*seta preta*) deve passar pelo centro de resistência do molar. Isso produzirá o movimento para trás e para cima do molar. Observe que a linha de força é afetada pelo comprimento e pela posição do arco externo, de modo que um arco externo mais comprido dobrado para cima ou um mais curto dobrado para baixo poderia produzir a mesma linha de força. Se o comprimento ou a posição do arco produzir uma linha de força acima ou abaixo do centro de resistência (*vermelho tracejado*), o dente irá inclinar-se com a raiz ou a coroa, respectivamente, indo distalmente devido ao momento em que é produzido. **B.** Aparelho extrabucal cervical (apoio cervical) no primeiro molar. Mais uma vez, o movimento do corpo é produzido por um comprimento de arco externo e a posição que coloca a linha de força através do centro de resistência do molar; com uma direção inferior de tração, o dente é extruído e retraído. Observe que o arco externo de um arco facial usado com tração cervical quase sempre é maior que o arco externo usado com um casquete de tração alta. Se a linha de força estiver acima ou abaixo de seu centro de resistência, o dente irá inclinar-se com a raiz ou a coroa, respectivamente, indo distalmente, conforme indicado pelas setas tracejadas. (*continua*)

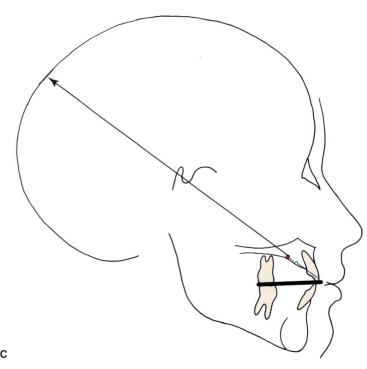

• **Figura 14.35** (*continuação*) **C.** Aparelho de tração alta para um arco facial pequeno inserido em uma placa maxilar. Com todos os dentes imobilizados, é possível considerar a maxila como uma unidade e relacionar a linha de força ao centro de resistência da maxila. Tal como acontece com a força do aparelho extrabucal contra o primeiro molar, a relação da linha de força com o centro de resistência da maxila determina o efeito rotacional na maxila.

à placa na região dos pré-molares, de modo que a força possa ser direcionada através do centro de resistência da maxila, que se estima estar localizada acima das raízes dos pré-molares (ver Figura 14.35C). A inclinação distal dos incisivos superiores provavelmente ocorrerá, uma vez que o componente distal da força é aplicado a esses dentes.

Gerenciamento clínico do aparelho extrabucal. Para tratamento com aparelho extrabucal, bandas molares com tubos de aparelho extrabucal (e quaisquer outros acessórios que possam ser necessários posteriormente no tratamento) são montados e cimentados. Bandas, e não tubos colados, são necessárias para receber as forças pesadas, e bandas bem adaptadas, possivelmente justas na margem cervical, fornecem a melhor retenção da banda. O encaixe e ajuste do arco facial pré-formado, que deve refletir os objetivos biomecânicos do plano de tratamento, são mostrados nas Figuras 14.36 e 14.37.

Quando uma relação molar de classe II é corrigida, o movimento relativo para a frente da arcada inferior produzirá uma tendência à mordida cruzada, a menos que a largura do arco superior seja expandida. Isso deve ser levado em conta desde o início do tratamento. O arco interno deve ser expandido por 2 mm simetricamente, de modo que, quando colocado em um tubo, fique justaposto à parte externa do tubo do lado oposto. O paciente precisará apertar o arco interno à medida que for inserido para encaixar aos tubos, proporcionando assim a expansão molar apropriada.

O casquete ou apoio cervical apropriado é ajustado selecionando o tamanho correto. Um mecanismo de mola ou módulo de tensão – não elásticos ou cintas elásticas – é altamente recomendado para fornecer a força. As molas oferecem forças constantes que podem ser documentadas e facilmente ajustadas. A fixação da mola é ajustada para oferecer a força correta com o paciente sentado ou em pé – não reclinado na cadeira odontológica (Figura 14.38A-B). Em geral, é uma boa ideia começar com um nível de força baixo para o paciente se acostumar com o aparelho extrabucal e depois aumentar gradualmente a força nas consultas subsequentes. Mesmo que o nível de força correto seja definido na primeira consulta, ele diminui quando a alça se estica

levemente para contornar o pescoço do paciente. Uma vez que as forças estejam corretas, a posição do arco deve ser verificada novamente, pois a tração das alças e quaisquer ajustes na projeção interna ou externa para melhorar o ajuste e o conforto do paciente podem alterar a posição arco facial, causando a necessidade de ajustes das forças.

O paciente deve colocar e remover o aparelho extrabucal sob supervisão várias vezes para ter certeza de que sabe como manipulá-lo e garantir o ajuste adequado. A maioria dos aparelhos extrabucais é usada depois da escola, durante as horas de relaxamento noturno e durante o sono. Definitivamente, não é indicado durante atividade vigorosa, andar de bicicleta ou atividades domésticas pesadas em geral. As crianças devem ser instruídas de que, se alguém segura o arco externo, ela também deve segurar o arco com as mãos. Isso evitará quebras e ferimentos. Os apoios do aparelho extrabucal devem ser equipados com um mecanismo de liberação de segurança (ver Figura 14.38C-D) para evitar que o arco ricocheteie contra o paciente e machuque-o caso seja agarrado e puxado por um colega. Lesões graves, incluindo perda de visão, ocorreram em acidentes com aparelhos extrabucais desse tipo.[29] Em uma revisão de mecanismos de liberação de aparelhos extrabucais disponíveis no mercado, que incluíam 18 estilos diferentes, Stafford *et al.* notaram que quase todos liberaram de 4,5 a 9 kg de força e concluíram que a quantidade de extensão antes da ocorrência da liberação e a consistência de liberação foram as variáveis mais importantes do ponto de vista da segurança.[30]

Algum movimento dentário inevitavelmente acompanha os esforços de modificação do crescimento de classe II, mas isso não é modificação do crescimento e, como já observamos, pode ser considerado um efeito colateral indesejável – exceto por ser muitas vezes necessário para completar a correção da má oclusão. Evidentemente, o tratamento apenas com movimentação dentária pode ser bem-sucedido se tanto a aparência facial quanto a oclusão dentária forem satisfatórias, como pode ser para pacientes com deficiência mandibular menos grave. Isso é discutido no Capítulo 16, em que o foco está no gerenciamento do tratamento de camuflagem.

CAPÍTULO 14   Modificação de Crescimento de Classe II, Mordida Aberta/Mordida Profunda e Problemas Multidimensionais   471

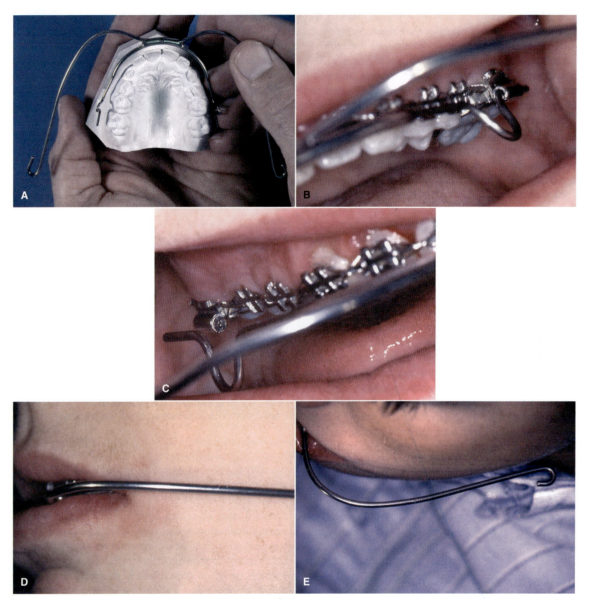

• **Figura 14.36** Os passos para adaptar um arco facial em um aparelho extrabucal. **A.** Arcos faciais pré-formados são fornecidos em uma variedade de tamanhos de arco interno e geralmente também têm uma alça de ajuste como parte do arco interno. O arco interno deve ajustar ao redor do arco superior, sem entrar em contato com os dentes, exceto nos tubos molares (de três a quatro milímetros dos dentes em todos os pontos). Um método simples para selecionar o tamanho apropriado é encaixar o arco no modelo superior pré-tratamento. **B.** Após o arco ter sido colocado em um tubo molar, o restante do arco interno é examinado para ver como ele se encaixa em relação ao outro tubo molar e aos dentes. **C.** Ao ajustar as alças para expandir ou contrair o arco interno e dobrando a parte do arco que se encaixa nos tubos molares, é possível tornar o arco passivo e permitir espaço para os dentes. Deve ser fácil inserir e remover neste momento. Em seguida, o arco interno deve ser expandido em 1 a 2 mm, para manter os dentes posteriores sem mordida cruzada, à medida que as alterações anteroposteriores são feitas. A extensão do arco interno para fora do final dos tubos do aparelho extrabucal deve ser avaliada. Idealmente, a extremidade do arco interno estaria nivelada com a extremidade do tubo, mas certamente não há necessidade de se estender mais de um milímetro além do final do tubo. Essa extensão limitada reduzirá a irritação dos tecidos na porção distal do vestíbulo bucal, além do atrito durante a aplicação e a remoção. **D.** O arco facial deve ser ajustado de modo que a junção dos arcos interno e externo fique passiva e confortavelmente entre os lábios. **E.** O arco externo deve estar posicionado alguns milímetros a partir do tecido mole da bochecha. Este ajuste deve ser verificado antes e depois das tiras para o casquete ou apoio cervical serem unidas.

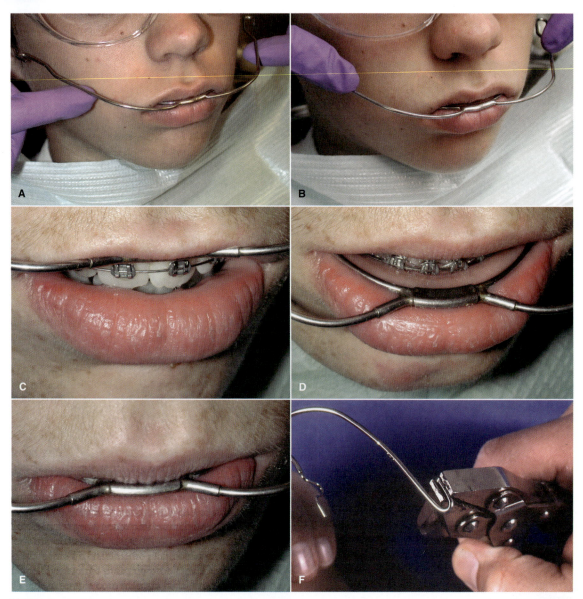

• **Figura 14.37** A fim de determinar o comprimento adequado necessário para o arco externo, use os dedos indicadores para aplicar pressão na direção do aparelho extrabucal selecionado. **A.** Empurrar para cima e para trás na direção de um aparelho extrabucal de tração alta. **B.** Empurrar para baixo e para trás na direção de um aparelho extrabucal cervical. Quando os dedos são movidos da porção anterior do arco externo para a porção posterior, a posição do arco interno entre os lábios mudará. **C.** Se o arco se mover para cima, as raízes do primeiro molar superior se moverão distalmente. **D.** Se o arco se mover para baixo no lábio inferior, as raízes do primeiro molar superior se moverão mesialmente e a coroa, distalmente. **E.** Se o arco não se mover, a força passa através do centro de resistência do primeiro molar superior e o molar se moverá de corpo e não girará. Essas regras servem tanto para o aparelho extrabucal de tração alta quanto para o cervical. **F.** Depois que o comprimento correto é escolhido e o arco externo cortado com um alicate, um gancho é dobrado no final com um alicate pesado.

Problemas combinados verticais e anteroposteriores

Os problemas verticais esqueléticos estão tão ligados à erupção dentária excessiva ou deficiente que pode ser difícil determinar até que ponto as desproporções esqueléticas *versus* os desvios da erupção dentária estão envolvidos. A melhor maneira de pensar sobre isso é lembrar que, à medida que a mandíbula cresce para baixo, afastando-se da maxila, cria-se um espaço no qual os dentes devem erupcionar para permanecer em contato. A partir dessa perspectiva, é evidente que um paciente com crescimento vertical deficiente também teria uma erupção deficiente dos dentes e vice-versa. A situação é ainda mais confusa, no entanto, porque a posição vertical dos dentes superiores posteriores determina a posição vertical da mandíbula, e, assim, se por algum motivo houver erupção excessiva desses dentes, a mandíbula seria girada para baixo e para trás. Isso significa que os problemas de face curta são mais fáceis de gerenciar com a modificação do crescimento.

Face curta/Mordida profunda

Algumas crianças exibem deficiência vertical esquelética (face curta), quase sempre em conjunção com uma mordida profunda anterior, algum grau de deficiência mandibular e frequentemente com má oclusão de classe II, divisão 2. A altura da face reduzida é

CAPÍTULO 14   Modificação de Crescimento de Classe II, Mordida Aberta/Mordida Profunda e Problemas Multidimensionais

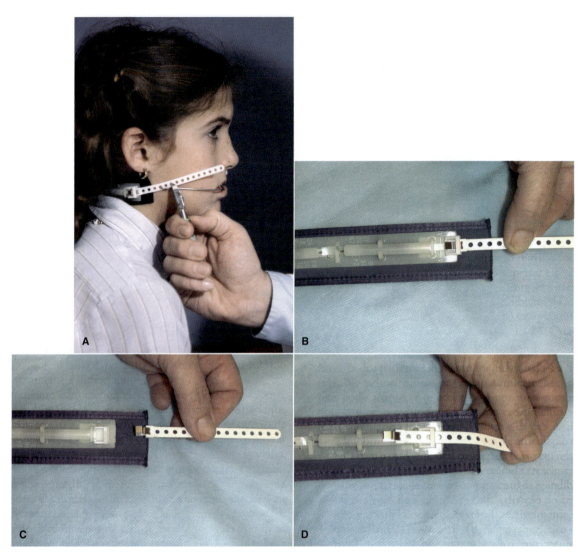

• **Figura 14.38** Ajuste do apoio cervical. **A.** O apoio cervical é fixado no arco facial, e a força adequada é obtida a partir do mecanismo de mola ou do módulo de tensão, movendo o gancho para os orifícios adjacentes ao apoio cervical. Quando a força está correta, o conector de plástico é cortado de modo que um furo extra esteja presente na frente do furo correto. Isso fornece uma ponta para o paciente segurar ao posicionar o aparelho extrabucal. **B.** O mecanismo de mola ou módulo de tensão fornece uma força predeterminada quando o conector de plástico é movido para a frente e alinhado com marca de calibração ou quando o módulo de tensão é estendido em determinada quantidade (geralmente melhor determinado com um medidor de força). Aqui, a parte traseira da ponta é ligeiramente anterior à marca de calibração. **C.** Se o conector for esticado ainda mais, por exemplo, se alguém agarrar o arco frontal e puxá-lo, a alça plástica ou o módulo de tensão será liberado, evitando que o arco ricocheteie contra o rosto do paciente e cause ferimentos. **D.** O conector pode ser remontado passando-o pela parte de trás do mecanismo de liberação de segurança, ou reconectando o módulo de tensão.

muitas vezes acompanhada por lábios evertidos e proeminentes, que seriam normais se a altura da face fosse normal.

Crianças com deficiência vertical podem ser identificadas em idade precoce. Elas tendem a ter menor ângulo do plano mandibular (mordida profunda) e longo ramo mandibular. O crescimento é expresso anteriormente, com tendência de rotação para cima e para a frente da mandíbula. O desafio em corrigir esses problemas é aumentar a erupção dos dentes posteriores e estimular a mandíbula a girar para baixo sem diminuir muito a proeminência do queixo.

Em um paciente com má oclusão de classe II, uma maneira de corrigir esses problemas é com o aparelho extrabucal cervical, aproveitando a tendência extrusiva da força extraoral dirigida para baixo do centro de resistência dos dentes e da maxila (Figura 14.39). Isso extrui os molares superiores e a erupção dos molares inferiores pode ser acentuada, usando uma placa de mordida para abrir a mordida, junto com o aparelho extrabucal. Sem oclusão posterior, os dentes superiores e inferiores podem erupcionar.

A outra maneira é usar um aparelho funcional (geralmente com avanço mandibular, dependendo da relação anteroposterior da mandíbula) que iniba a extrusão dos dentes superiores posteriores e permita a livre erupção dos dentes posteriores mandibulares (Figura 14.40). Como muitas crianças de face curta também têm má oclusão de classe II, é importante lembrar que a rotação do plano oclusal para baixo facilita a obtenção de uma relação molar de classe I. O aparelho extrabucal cervical produz mais extrusão dos molares superiores e inclina o plano oclusal para baixo posteriormente; a erupção pode ser manipulada com um aparelho funcional, de modo que os molares superiores ou inferiores irrompam mais. A rotação desejada do plano oclusal ocorre quando o molar inferior irrompe mais que o superior, o que significa que, sendo todos os outros fatores iguais, o aparelho funcional seria o preferido.

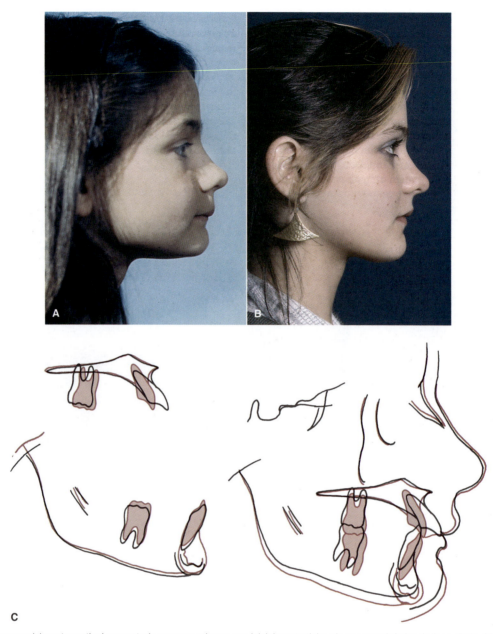

• **Figura 14.39** Desenvolvimento vertical aumentado em uma criança que inicialmente tinha altura anteroinferior da face diminuída. **A.** Perfil pré-tratamento. **B.** Perfil pós-tratamento. **C.** Sobreposições cefalométricas. Este resultado foi obtido aumentando a erupção do molar superior com um aparelho extrabucal cervical, o que resultou em movimento descendente da mandíbula e melhora da estética facial. Uma erupção maior do molar superior do que do molar inferior, no entanto, pode dificultar a obtenção de uma boa relação molar de classe I.

O tratamento desses pacientes de classe II de face curta é um equilíbrio entre as reações anteroposterior e vertical ao tratamento. Uma opção conservadora para um paciente com deficiência mandibular interoposterior significativa e redução da altura facial é ter o crescimento expresso anteriormente primeiro. Para que isso seja feito, toda a erupção vertical é bloqueada, enquanto um aparelho é usado com a mandíbula avançada, o que criará uma mordida aberta posterior quando o aparelho não estiver no lugar. Quando a relação de classe II da mandíbula é corrigida, a placa de mordida posterior é gradualmente desgastada nos molares e pré-molares inferiores, enquanto a mordida profunda correta é mantida anteriormente, de modo que a erupção lenta dos dentes posteriores até a oclusão possa ocorrer. Esse tipo de tratamento coloca em foco nítido a interação entre os planos anteroposterior e vertical do espaço que devem ser abordados durante o tratamento de modificação do crescimento. A prioridade é focada no problema mais grave e, em seguida, os problemas que acompanham são abordados.

Aparelhos funcionais fixos não são boas escolhas no tratamento de problemas de face curta. Certamente, o Herbst, com sua propensão a interferir nos molares superiores, não é uma opção atraente para pacientes mais jovens que necessitam de dimensões verticais aumentadas, embora o ângulo do plano mandibular geralmente não mude muito no tratamento com o Herbst.[31]

É apropriado lembrar que a erupção ocorre mais rapidamente em alguns pacientes do que em outros, provavelmente porque é afetada pela postura mandibular em repouso e pelo espaço livre, bem como pela quantidade de uso do aparelho. Algumas crianças de face curta mostram um crescimento mandibular extremamente rápido quando a mordida é aberta e a sobremordida dos incisivos é removida, mesmo com um aparelho tão simples como uma placa

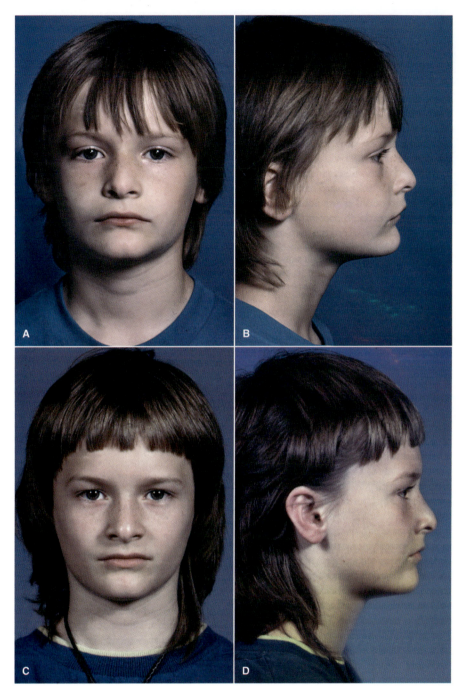

• **Figura 14.40** Alterações faciais produzidas pelo tratamento com aparelho funcional em menino com má oclusão de face curta e mordida profunda esquelética. **A** e **B**. Aos 10 anos de idade, antes do tratamento. **C** e **D**. Aos 12 anos de idade, após 26 meses de tratamento. Observe o aumento na altura anteroinferior da face e a diminuição do sulco mentolabial. (*continua*)

de mordida. Infelizmente, isso acontece apenas ocasionalmente, e, exceto nos raros pacientes em que não há deficiência mandibular, levar a mandíbula para a frente para permitir a construção de um aparelho funcional é a melhor abordagem. A instalação e o ajuste de um aparelho funcional para um paciente com deficiência vertical são semelhantes aos métodos já discutidos na seção sobre deficiência mandibular.

Face longa/Mordida aberta

O crescimento excessivo da maxila em crianças com má oclusão de classe II tem mais um componente vertical do que um anteroposterior (*i. e.*, o crescimento excessivo é para baixo em vez de para a frente), e se a maxila se move para baixo, a mandíbula gira para baixo e para trás. O efeito é impedir que o crescimento mandibular seja expresso anteriormente. Felizmente, em muitos pré-adolescentes e adultos jovens, a tendência à mordida aberta reduz e pode ser corrigida completamente sem tratamento.[32] Em outros, o padrão de crescimento vertical continua na adolescência e nos anos pós-adolescentes, e a mordida aberta persiste. Isso significa que mesmo o tratamento bem-sucedido precisaria ser mantido por vários anos, provavelmente até o final da adolescência ou início dos 20 anos. O tratamento ideal para esses pacientes seria impedir, ou pelo menos diminuir, o crescimento vertical posterior da maxila, de modo que a mandíbula girasse para cima e para a frente (Figura 14.41). Isso poderia ser feito controlando-se toda

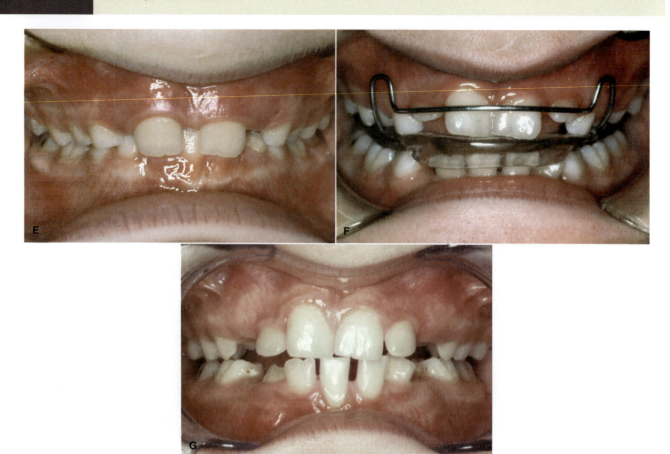

• **Figura 14.40** (*continuação*) **E.** Antes do tratamento. Observe a inflamação gengival ao redor do incisivo central superior direito, resultante do trauma palatal da mordida profunda. **F.** O Bionator de mordida profunda, construído para permitir a erupção dos dentes posteriores inferiores e bloquear a erupção dos incisivos e dentes posteriores superiores. **G.** Relações dentárias na conclusão do tratamento da fase 1, aos 12 anos de idade. Uma segunda etapa do tratamento será necessária quando os dentes restantes irromperem.

erupção dentária, caso houvesse crescimento adequado do ramo vertical da mandíbula.

O crescimento facial vertical continua na adolescência e nos anos pós-adolescentes no mesmo padrão que criou o problema de face longa, significando que, mesmo com a possível modificação do crescimento bem-sucedida na dentição mista, a contenção ativa provavelmente será necessária por alguns anos. Não importa qual seja o aparelho e quando o tratamento for iniciado, a contenção será extremamente importante até que o crescimento vertical esteja essencialmente completo no final da adolescência ou início dos 20 anos.[32]

O objetivo do tratamento de modificação do crescimento para problemas de face longa é manter a posição vertical da maxila e inibir a erupção dos dentes posteriores maxilares e mandibulares. Existem várias abordagens possíveis para fazer isso durante o crescimento pré-adolescente e adolescente. Na ordem crescente de eficácia clínica, eles são os seguintes, descritos a seguir.

1. Aparelho extrabucal de alta tração para os primeiros molares superiores

O aparelho extrabucal de tração alta nos primeiros molares pode desacelerar o crescimento da maxila e interromper a erupção desses dentes se for usado consistentemente 14 horas por dia. A força mais eficaz é de cerca de 340 g de força de cada lado (Figura 14.42). Isso não controla a erupção dos molares inferiores, o que limita sua eficácia em alguns pacientes.

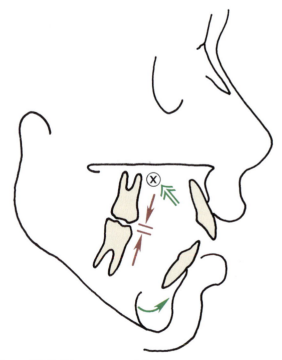

• **Figura 14.41** Crianças com deficiência mandibular e altura anteroinferior da face excessiva precisam de tratamento com um aparelho que restrinja a erupção posterior e limite o crescimento descendente da maxila. Isso permite que o crescimento mandibular seja expresso anteriormente, em vez de verticalmente.

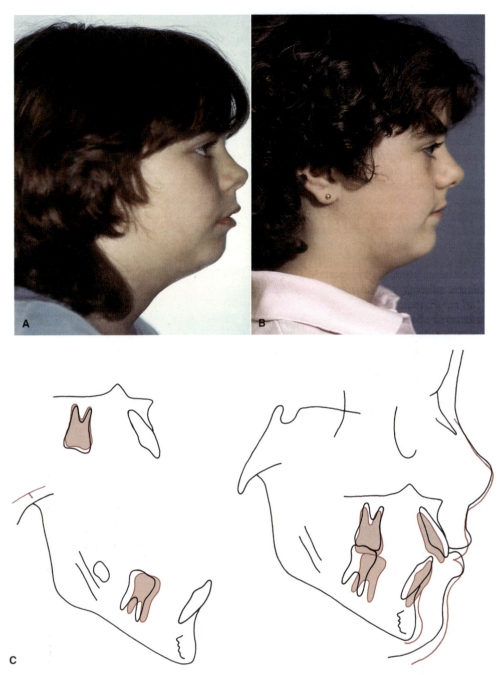

• **Figura 14.42** Essas fotos mostram uma excelente resposta ao aparelho extrabucal de tração alta para um paciente com altura anteroinferior da face excessiva. **A.** Perfil pré-tratamento. **B.** Perfil pós-tratamento. **C.** Traçado de sobreposição cefalométrica. A sobreposição na base craniana mostra que a maxila e os dentes superiores não se moveram inferiormente; como resultado, a mandíbula cresceu para a frente e não para baixo. A sobreposição mandibular mostra que o molar inferior foi para a frente, no *leeway space*. As posições dos incisivos em relação à maxila e mandíbula não mudaram.

2. Aparelho extrabucal de alta tração conjugado a uma placa maxilar

Uma abordagem mais eficaz de aparelho extrabucal para crianças com desenvolvimento vertical excessivo é o uso de uma placa oclusal acrílica à qual o arco facial está preso.[33] Isso permite que a força vertical seja direcionada contra todos os dentes posteriores maxilares, apenas os molares, e pode ser estendida para a frente para entrar em contato com os incisivos, caso seja necessário. Um aparelho desse tipo seria mais útil em uma criança com desenvolvimento vertical excessivo de todo o arco maxilar e exposição excessiva dos incisivos superiores sob o lábio (*i. e.*, uma criança de face longa que não tem mordida aberta anterior). Para alcançar a correção tanto esquelética quanto dental, o paciente deve cooperar durante todo o período de tratamento, que pode ser muito longo.

Infelizmente, a placa maxilar ainda permite que os dentes posteriores da mandíbula entrem em erupção e, se isso ocorrer, pode não haver redirecionamento do crescimento nem rotação favorável para cima e para a frente da mandíbula.

3. Aparelho funcional com placas de mordida

Uma alternativa mais eficaz é o uso de um aparelho funcional que inclua placas de mordida posteriores. A força de retração do aparelho extrabucal é substituída pelo "efeito de aparelho extrabucal" produzido pelo próprio aparelho funcional. O objetivo principal do aparelho é inibir o deslocamento vertical da maxila e a erupção dos dentes posteriores em ambos os arcos. O aparelho pode ser projetado com ou sem posicionamento da mandíbula anteriormente, dependendo da quantidade de deficiência mandibular presente.

Independentemente de a mandíbula ser trazida para a frente na mordida construtiva, a mordida deve ser aberta além da dimensão vertical de repouso normal para afetar a erupção molar. Quando a mandíbula é mantida nessa posição pelo aparelho, o alongamento dos tecidos moles (incluindo, entre outros, os músculos) exerce força intrusiva vertical sobre os dentes posteriores. Em crianças com mordidas abertas anteriores, os dentes anteriores podem entrar em erupção, o que reduz a mordida aberta, enquanto em crianças com problemas menos comuns de face longa sem mordida aberta, todos os dentes são mantidos pelas placas de mordida. Como não há erupção posterior compensatória, todo crescimento mandibular deve ser direcionado anteriormente, pelo menos na extensão permitida pela sobremordida.

A curto prazo, esse tipo de tratamento com aparelho funcional pode ser eficaz no controle do crescimento esquelético vertical maxilar e dentário,[34] e isso ajuda a fechar as mordidas abertas anteriores (Figura 14.43). A longo prazo, devido ao crescimento vertical continuado, se um aparelho funcional for usado para uma primeira fase de tratamento durante o surto de crescimento da adolescência, haverá necessidade de placas de mordida posteriores ou outros componentes (como parafusos ósseos para ancoragem esquelética) para controlar crescimento vertical e erupção dentária durante terapia com aparelho fixo e, provavelmente, uma contenção. Isso é necessário porque os aparelhos fixos não controlam bem a erupção e muitas ações biomecânicas são extrusivas.

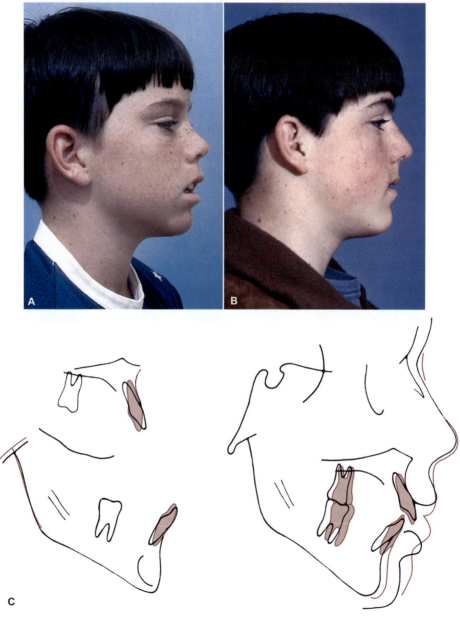

• **Figura 14.43** Este paciente demonstra uma boa resposta ao tratamento com aparelho funcional projetado para controlar o desenvolvimento vertical com placas de mordida posteriores em crianças com altura anteroinferior excessiva da face. **A.** Perfil pré-tratamento. **B.** Perfil pós-tratamento. **C.** Traçado de sobreposição cefalométrica. Observe que não ocorreu erupção posterior e todo o crescimento mandibular foi direcionado anteriormente. A altura do rosto foi mantida e a extrusão anterior fechou a mordida aberta. As posições dos molares superiores e inferiores em relação ao osso de suporte foram mantidas.

4. Aparelho extrabucal de tração alta com aparelho funcional e blocos de mordida

A abordagem mais agressiva para o excesso vertical maxilar e uma relação mandibular classe II, que tem sido recomendada como forma de tratar os pacientes de face longa mais gravemente afetados, é uma combinação de aparelho extrabucal de tração alta e um aparelho funcional com blocos de mordida posteriores, para reposicionar a mandíbula anteriormente e controlar a erupção (Figura 14.44). A teoria é que a força extraoral aumenta o controle do crescimento da maxila e permite que a força seja aplicada a toda a maxila, em vez de simplesmente aos primeiros molares permanentes. O aparelho extrabucal de tração alta melhora a retenção do aparelho funcional e produz uma direção de força próxima ao centro de resistência estimado da maxila (ver Figura 14.35C). O aparelho funcional oferece a possibilidade de melhorar o crescimento mandibular enquanto controla a erupção dos dentes posteriores e anteriores.

Na realidade, a adição do aparelho extrabucal parece fornecer pouco ou nenhum controle dentário e esquelético vertical e tem apenas um impacto anteroposterior modesto no esqueleto maxilar. Este benefício deve ser pesado contra os efeitos do aparelho funcional de mordida aberta mais simples sem o aparelho extrabucal. Um estudo com acompanhamento em um estágio posterior da terapia com aparelhos fixos concluiu que havia tão pouco impacto esquelético no estágio de tratamento do aparelho extrabucal que já não podia ser recomendado.[35] Para crianças gravemente afetadas com o padrão de face longa, os únicos métodos de tratamento bem-sucedidos são a intrusão de dentes posteriores por meio de ancoragem esquelética e osteotomia segmentar da maxila, que são discutidos nos Capítulos 19 e 20, respectivamente.

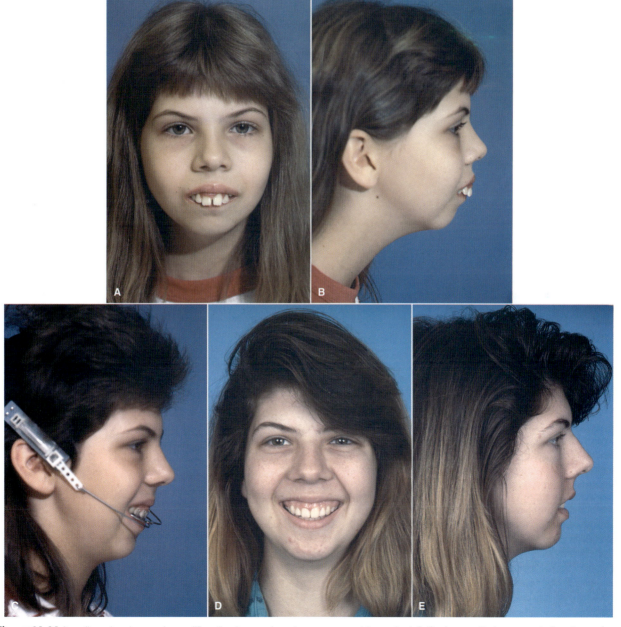

• **Figura 14.44** A melhor abordagem de modificação de crescimento para um problema de deficiência mandibular grave de face longa é o aparelho extrabucal de tração alta preso a um aparelho funcional com placas de mordida posteriores. **A** e **B.** Aparência facial antes do tratamento. **C.** Aparelho extrabucal de tração alta com o arco facial inserido nos tubos de um aparelho funcional com placas de mordida. (**D** e **E.** A aparência facial pós-tratamento foi melhorada, mas não é ideal. (*continua*)

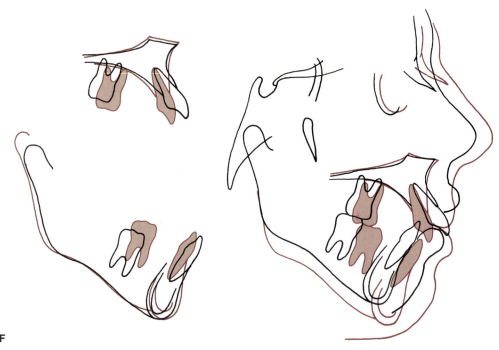

F

● **Figura 14.44** (*continuação*) **F.** Sobreposição cefalométrica mostrando movimento descendente continuado do queixo, mas sem aumento no ângulo do plano mandibular. O principal efeito do tratamento foi a retração dos incisivos superiores protraídos no espaço de extração dos pré-molares; com pouca ou nenhuma modificação do padrão de crescimento.

Assimetria facial em crianças

Embora quase todos tenham alguma assimetria facial, o desenvolvimento assimétrico dos maxilares suficientemente grave para causar um problema afeta menos de 0,5% da população norte-americana. Um problema de assimetria envolvendo apenas a maxila é bastante raro e quase sempre é devido a trauma nessa parte da face. A assimetria envolvendo apenas o nariz é mais frequente e também é mais provável que seja o resultado de um trauma, se apenas o nariz for afetado. A mandíbula está envolvida em 85 a 90% dos casos de assimetria facial, devido a um problema de crescimento. No entanto, o crescimento mandibular assimétrico tem efeitos secundários na maxila, e é provável que envolva ambos os maxilares à medida que a assimetria se desenvolve.

Deficiência mandibular assimétrica

A deficiência mandibular assimétrica em uma criança ou adolescente pode ser devido à macrossomia hemifacial ou ocasionalmente outro problema no crescimento pré-natal, mas geralmente surge como resultado de uma fratura do processo condilar da mandíbula (Figura 14.45).[36] Há três aspectos para a diagnóstico diferencial entre essas duas condições:

1. É provável que uma anomalia congênita de qualquer gravidade seja notada no nascimento, e, quanto mais tarde a deficiência assimétrica surgir, mais provável será que seja devido a uma fratura condilar.
2. Para um paciente jovem com assimetria que não foi notada no nascimento, uma forma leve de macrossomia hemifacial é parte do diagnóstico diferencial. Como essa condição geralmente afeta tanto o ouvido quanto a mandíbula, a principal questão é se o ouvido do lado afetado é pequeno ou malformado (ver Figura 5.6). Como há uma deficiência de tecido mole e músculo, a modificação do crescimento só é possível nos pacientes menos afetados por esse problema.
3. Em contraste, a assimetria após uma fratura condilar é devido a uma restrição de crescimento na área do côndilo causada pela contração do tecido cicatricial criado pela lesão. A modificação de crescimento é possível para pacientes com restrição de crescimento menos intensiva.

Quando uma fratura condilar é diagnosticada em uma criança, manter a função é a chave para o crescimento normal. A função não significa simples movimentos de abertura e fechamento da articulação, mas também deve incluir a translação dos côndilos mandibulares. A translação é necessária para a regeneração e estiramento dos tecidos moles associados, a curto prazo, e para o crescimento normal, a longo prazo. Felizmente, a maioria das fraturas mandibulares em crianças pré-adolescentes pode ser tratada com pouca ou nenhuma manipulação cirúrgica dos segmentos e pouca imobilização dos maxilares, porque os segmentos ósseos são autorretentivos e o processo de cicatrização é rápido. O tratamento deve envolver tempos de fixação curtos (geralmente mantidos com elásticos intermaxilares intraorais) e retorno rápido à função. A redução aberta da fratura deve ser evitada.[36]

Um aparelho funcional durante o período pós-lesão pode ser usado para minimizar qualquer restrição de crescimento. O aparelho deve ser um ativador convencional ou aparelho do tipo Bionator, que simetricamente avança a mandíbula para quase uma posição de incisivo topo a topo. Usando esse tipo de aparelho, o paciente é forçado a transladar a mandíbula, e qualquer remodelação pode ocorrer com a mandíbula na posição de descanso e para a frente.

Muitas fraturas condilares não são diagnosticadas no momento da lesão; portanto, quando uma criança com deficiência mandibular assimétrica é vista, o trauma é a causa mais provável, mesmo que uma lesão condilar não tenha sido notada. A chave para estabelecer o prognóstico da modificação do crescimento é a extensão em que o lado afetado pode transladar. Mesmo que a mandíbula se desvie para o lado afetado ao abrir a boca, um crescimento razoavelmente normal é possível se algum grau de translação ocorrer (ver Figura 14.45). Aparelhos funcionais híbridos (ver Figura 14.45 G-H) oferecem uma

CAPÍTULO 14   Modificação de Crescimento de Classe II, Mordida Aberta/Mordida Profunda e Problemas Multidimensionais   481

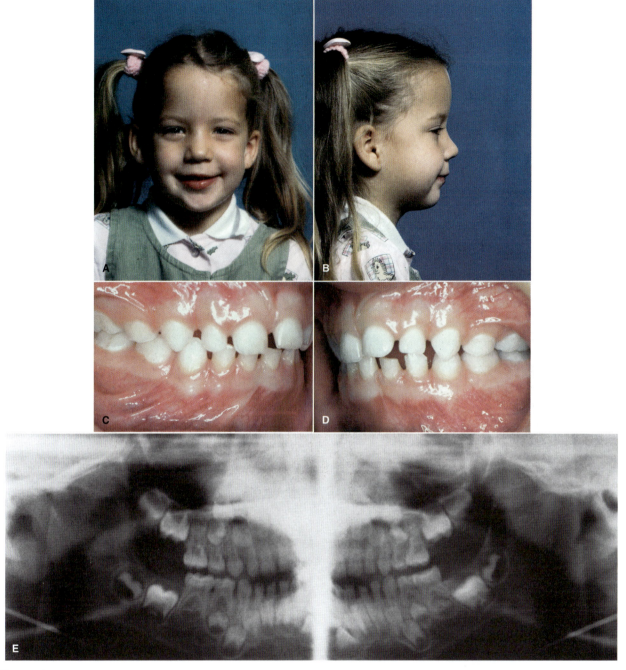

• **Figura 14.45 A e B.** O dentista clínico dessa menina de 5 anos de idade notou sua assimetria facial, com o queixo para a esquerda (ela desviou ainda mais na abertura) e encaminhou-a para uma avaliação mais aprofundada. **C e D.** Sua oclusão vestibular era normal (classe I) à direita e classe II, à esquerda. **E.** A radiografia panorâmica mostrou a aparência clássica de uma fratura unilateral de côndilo. Observe o côndilo normal à direita e apenas um esboço condilar à esquerda. A lesão quase certamente ocorreu aos 2 anos de idade, quando ela caiu, mas não foi diagnosticada na época. (*continua*)

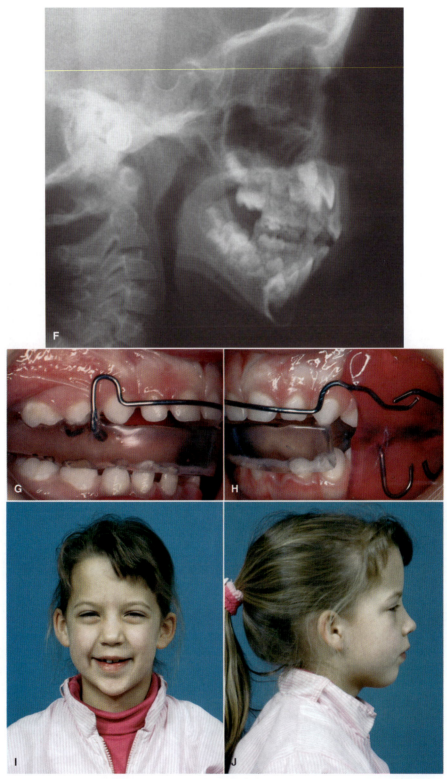

- **Figura 14.45** (*continuação*) **F.** Observe as duas bordas mandibulares na radiografia cefalométrica resultante do ramo menor à esquerda. **G** e **H.** Ela foi tratada com uma série de aparelhos funcionais híbridos, com escudo bucal e lingual à esquerda e uma placa de mordida anterior e à direita. O objetivo era estimular o crescimento mandibular e a erupção dentária no lado esquerdo deficiente e conter a erupção à direita. É importante manter a língua entre os dentes do lado onde a erupção é desejada; portanto, o protetor lingual no lado esquerdo (não pode ser visto nas fotos) foi uma parte extremamente importante do aparelho. **I** e **J.** Visões faciais 2 anos depois. (*continua*)

CAPÍTULO 14 Modificação de Crescimento de Classe II, Mordida Aberta/Mordida Profunda e Problemas Multidimensionais   483

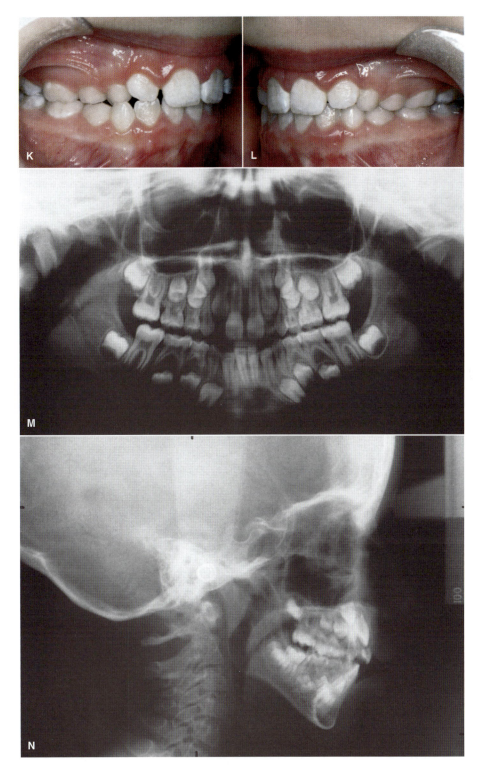

• **Figura 14.45** (*continuação*) **K** e **L**. Imagens intraorais 2 anos depois. Observe a melhora na simetria facial e na oclusão. O tratamento com aparelhos funcionais híbridos foi continuado. Panorâmica (**M**) e visualizações de progresso cefalométrico (**N**). Observe a regeneração do côndilo esquerdo (visto claramente na panorâmica) e redução da diferença de altura dos dois ramos mandibulares, mostrados na radiografia cefalométrica.

forma de obter mais crescimento de um lado do que do outro.[37] Embora esses aparelhos pareçam complicados, eles possuem vários componentes logicamente combinados, para atingir propósitos específicos em cada paciente. O progresso ao longo de um período de 10 anos no tratamento deste paciente com uma restrição tratável de crescimento é mostrado na Figura 14.46. O surpreendente segundo surto de crescimento na adolescência nesta paciente e o retorno de alguma assimetria facial quando este crescimento não foi controlado demonstram a diferença com e sem o controle do crescimento.

A intervenção cirúrgica para um problema de crescimento facial antes da adolescência tem apenas um objetivo: criar um ambiente no qual o crescimento seja possível. Portanto, isso é indicado apenas para pacientes com deficiência assimétrica, nos quais o crescimento anormal está progressivamente piorando o problema, como na anquilose que impede que um lado cresça. A norma é que é improvável que uma restrição da abertura da mandíbula de menos de 15 mm responda à modificação do crescimento, enquanto uma abertura de 20 mm ou mais geralmente torna possível a orientação de crescimento não cirúrgico. Para os pacientes de caso cirúrgico, o tratamento com um aparelho funcional híbrido será necessário após a cirurgia ter possibilitado a translação condilar, a fim de corrigir o problema primário de crescimento, descompensar os arcos dentários verticalmente e orientar a função. Os problemas dessa gravidade geralmente são mais bem administrados por meio de um grande centro médico.

Excesso mandibular assimétrico

O crescimento excessivo da mandíbula de um lado é rotulado agora como hiperplasia hemimandibular, porque o ramo e o corpo da mandíbula são afetados, embora o antigo nome de hipertrofia condilar não estivesse totalmente errado (ver Capítulo 7). Esta condição afeta predominantemente mais as mulheres do que os homens. É uma clássica deformidade progressiva, que piora constantemente (Figura 14.47), e que torna os pacientes mais gravemente afetados candidatos à intervenção cirúrgica precoce. A modificação do crescimento para impedir o crescimento excessivo não é possível. As possibilidades cirúrgicas para esses pacientes são discutidas no Capítulo 20.

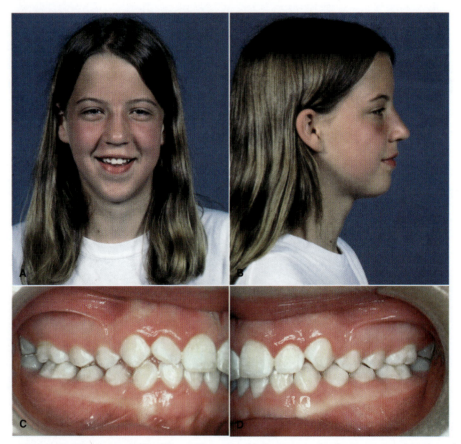

• **Figura 14.46** Aspectos faciais (**A** e **B**) e intraorais (**C** e **D**) aos 13 anos de idade, com resolução quase completa da assimetria facial, embora a mandíbula ainda se desvie para a esquerda na abertura ampla. O tratamento com aparelho funcional foi descontinuado aos 10 anos de idade e não houve mais terapia ortodôntica. (*continua*)

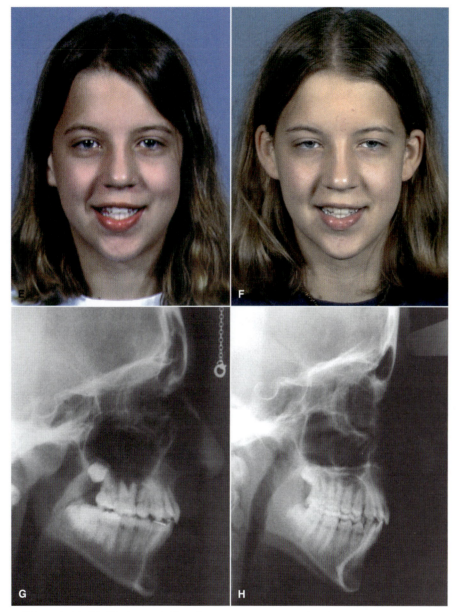

- **Figura 14.46** (*continuação*) Vistas faciais (**E** e **F**) e intraorais (**G** e **H**) aos 15 anos de idade. A paciente cresceu cerca de 7,5 cm entre 13 e 15 anos de idade, o que representou um surto secundário de crescimento na adolescência, embora ela estivesse bem além da menarca naquele momento; houve um leve retorno da assimetria quando esse crescimento não foi controlado. Talvez esse efeito imprevisto a longo prazo seja a melhor evidência de que a série de aparelhos controlou seu crescimento simétrico durante os estágios iniciais do tratamento.

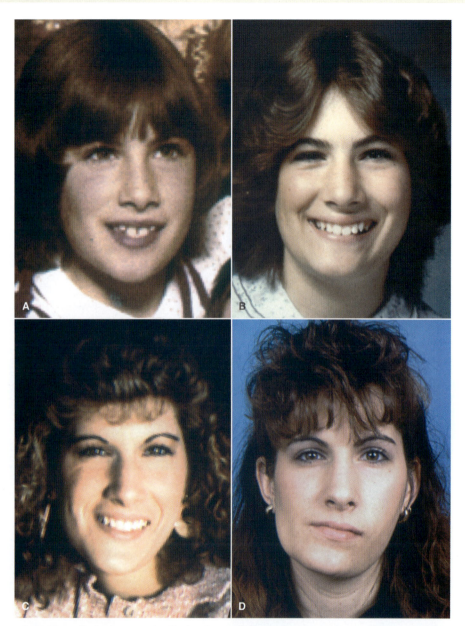

• **Figura 14.47** A hipertrofia hemimandibular é o exemplo clássico de uma deformidade progressiva: o crescimento excessivo do côndilo ou o alongamento do processo condilar começa com uma leve assimetria mandibular e cria lentamente uma deformidade importante se não for tratada. **A.** Aos 8 anos de idade, foto de família. **B.** Aos 17 anos de idade, foto de formatura do ensino médio. **C.** Aos 19 anos de idade. **D.** Fotografia clínica quando procurava tratamento. A idade de início do problema nesta paciente foi excepcionalmente precoce e a deformidade resultante foi excepcionalmente grave, mas o gênero e o curso progressivo eram típicos.

Referências bibliográficas

1. Pancherz H, Fackel U. The skeletofacial growth pattern pre- and post-dentofacial orthopedics. *Eur J Orthod.* 1990;12:209-218.
2. Perinetti G, Primožič J, Franchi L, Contardo L. Treatment effects of removable functional appliances in pre-pubertal and pubertal class ii patients: a systematic review and meta-analysis of controlled studies. *PLoS ONE.* 2015;10(10):e0141198.
3. Tulloch JF, Proffit WR, Phillips C. Outcomes in a 2-phase randomized clinical trial of early Class II treatment. *Am J Orthod Dentofac Orthop.* 2004;125:657-667.
4. Cozza P, Baccetti T, Franchi L, et al. Mandibular changes produced by functional appliances in Class II malocclusion: a systematic review. *Am J Orthod Dentofac Orthop.* 2006;129:599.e1-e12.
5. Nucera R, Lo GA, Rustico L, Matarese G, et al. Effectiveness of orthodontic treatment with functional appliances on maxillary growth in the short term: a systematic review and meta-analysis. *Am J Orthod Dentofac Orthop.* 2016;149:600-611, e3.
6. O'Brien K, Wright J, Conboy F, et al. Early treatment for Class II division 1 malocclusion with the Twin-Block appliance: a multi-center, randomized, controlled trial. *Am J Orthod Dentofac Orthop.* 2009;135:573-579.
7. Oppenheim A. Biologic orthodontic therapy and reality. *Angle Orthod.* 1936;6:69-79.
8. Kloehn S. Guiding alveolar growth and eruption of the teeth to reduce treatment time and produce a more balanced denture and face. *Am J Orthod.* 1947;17:10-33.
9. Wieslander L. The effects of orthodontic treatment on the concurrent development of the craniofacial complex. *Am J Orthod.* 1963;49:15-27.
10. Armstrong MM. Controlling the magnitude, direction and duration of extraoral force. *Am J Orthod.* 1971;59:217-243.

11. Keeling SD, Wheeler TT, King GJ, *et al.* Anteroposterior skeletal and dental changes after early Class II treatment with Bionators and headgear. *Am J Orthod Dentofac Orthop*. 1998;113:40-50.

12. Baumrind S, Molthen R, West EE, *et al.* Mandibular plane changes during maxillary retraction, part 2. *Am J Orthod*. 1978;74:603-621.

13. O'Brien K, Wright J, Conboy F, *et al.* Early treatment for Class II division 1 malocclusion with the Twin-Block appliance. *Am J Orthod Dentofac Orthop*. 2009;135:573-579.

14. O'Brien K, Wright J, Conboy F, *et al.* Effectiveness of early orthodontic treatment with the Twin-Block appliance: a multicenter, randomized, controlled trial. Part 2: psychosocial effects. *Am J Orthod Dentofac Orthop*. 2003;124:488-494.

15. Borzabadi-Farahani A, Borzabadi-Farahani A, Eslamipour F. An investigation into the association between facial profile and maxillary incisor trauma, a clinical non-radiographic study. *Dent Traumatol*. 2010;26:403-408.

16. Glendor U, Koucheki B, Halling A. Risk evaluation and type of treatment of multiple dental trauma episodes to permanent teeth. *Endod Dent Traumatol*. 2000;16:205-210.

17. Pancherz H. The effects, limitations, and long-term dentofacial adaptations to treatment with the Herbst appliance. *Semin Orthod*. 1997;3:232-243.

18. Franchi L, Baccetti T. Prediction of individual mandibular changes induced by functional jaw orthopedics followed by fixed appliances in Class II patients. *Angle Orthod*. 2006;76:950-954.

19. Siara-Olds NJ, Pangrazio-Kulbersh V, Berger J, *et al.* Long-term dentoskeletal changes with the Bionator, Herbst, Twin-Block and MARA functional appliances. *Angle Orthod*. 2012;80:18-29.

20. Perinetti G, Primozic J, Furlani G, *et al.* Treatment effects of fixed functional appliances alone or in combination with multibracket appliances: a systematic review and meta-analysis. *Angle Orthod*. 2014;85:480-492.

21. Pancherz H, Malmgren O, Hagg U, *et al.* Class II correction in Herbst and Bass therapy. *Eur J Orthod*. 1989;11:17-30.

22. Elkordy SA, Aboelnaga AA, Salah Fayed MM, *et al.* Can the use of skeletal anchors in conjunction with fixed functional appliances promote skeletal changes? A systematic review and meta-analysis. *Eur J Orthod*. 2015;16:272-278.

23. Jones G, Buschang PH, Kim KB, Oliver DR. Class II non-extraction patients treated with the Forsus Fatigue Resistant Device versus intermaxillary elastics. *Angle Orthod*. 2008;78:332-338.

24. Al-Saleh MA, Alsufyani N, Flores-Mir C, *et al.* Changes in temporomandibular joint morphology in Class II patients treated with fixed mandibular repositioning and evaluated through 3D imaging: a systematic review. *Orthod Craniofac Res*. 2015;18:185-201.

25. Tarvade SM, Chaudhari CV, Daokar SG, *et al.* Dentoskeletal comparison of changes seen in Class II cases treated by Twin Block and Forsus. *J Int Oral Health*. 2014;6:27-31.

26. Giuntini V, Vangelisti A, Masucci C, *et al.* Treatment effects produced by the Twin-Block appliance vs the Forsus Fatigue Resistant Device in growing Class II patients. *Angle Orthod*. 2015;85:784-789.

27. Banks P, Wright J, O'Brien K. Incremental versus maximum bite advancement during Twin-Block therapy: a randomized controlled clinical trial. *Am J Orthod Dentofac Orthop*. 2004;126:583-588.

28. Haralabakis NB, Sifakakis IB. The effect of cervical headgear on patients with high or low mandibular plane angles and the "myth" of posterior mandibular rotation. *Am J Orthod Dentofac Orthop*. 2004;126:310-317.

29. Chaushu G, Chausu S, Weinberger T. Infraorbital abscess from orthodontic headgear. *Am J Orthod Dentofac Orthop*. 1997;112:364-366.

30. Stafford GD, Caputo AA, Turley PK. Characteristics of headgear release mechanisms: safety implications. *Angle Orthod*. 1998;68:319-326.

31. Ruf S, Pancherz H. The effect of Herbst appliance treatment on the mandibular plane angle: a cephalometric roentgenographic study. *Am J Orthod Dentofac Orthop*. 1996;110:225-229.

32. Phelan A, Franchi L, Baccetti T, *et al.* Longitudinal growth changes in subjects with open-bite tendency: a retrospective study. *Am J Orthod Dentofac Orthop*. 2014;145:28-35.

33. Orton HS, Slattery DA, Orton S. The treatment of severe 'gummy' Class II division 1 malocclusion using the maxillary intrusion splint. *Eur J Orthod*. 1992;14:216-223.

34. Weinbach JR, Smith RJ. Cephalometric changes during treatment with the open bite Bionator. *Am J Orthod Dentofac Orthop*. 1992;101:367-374.

35. Freeman CS, McNamara JA Jr, Baccetti T, *et al.* Treatment effects of the Bionator and high-pull facebow combination followed by fixed appliances in patients with increased vertical dimensions. *Am J Orthod Dentofac Orthop*. 2007;131:184-195.

36. Proffit WR, Turvey TA, Vig KW. Early fracture of the mandibular condyles: frequently an unsuspected cause of growth disturbances. *Am J Orthod*. 1980;78:1-24.

37. Turvey TA, Ruiz R, Blakey GH, *et al.* Management of facial fractures in the growing patient. In: Fonseca RJ, Walker RV, Betts NJ, et al, eds. *Oral and Maxillofacial Trauma*. Philadelphia: WB Saunders; 2005.

PARTE 6

Tratamento Ortodôntico Corretivo no Início da Dentição Permanente

O tratamento ortodôntico corretivo implica esforço para tornar a oclusão do paciente tão ideal quanto possível, reposicionando todos, ou praticamente todos, os dentes no processo. A partir dessa perspectiva, o tratamento da dentição mista descrito nos Capítulos 11 a 14 não é corretivo, apesar de sua importância, porque a posição final de todos os dentes permanentes não é afetada. Uma segunda fase do tratamento corretivo depois que os dentes permanentes erupcionam, durante a qual os detalhes das relações oclusais são estabelecidos, é, em geral, necessária para crianças com má oclusão moderada ou grave, mesmo que tenha ocorrido melhora significativa durante uma primeira fase do tratamento na dentição mista.

O tratamento corretivo normalmente exige um aparelho fixo completo. Nos capítulos a seguir, o uso de um aparelho *edgewise* contemporâneo que incorpora *offset*, angulação e torque nos bráquetes (*i. e.*, um aparelho *straight-wire*) é aceito em boa parte da discussão. O momento ideal para o tratamento corretivo é durante a adolescência, quando os dentes permanentes acabaram de erupcionar, algum crescimento vertical e anteroposterior dos maxilares permanece e o ajuste social ao tratamento ortodôntico não é um grande problema. É claro que nem todos os pacientes adolescentes necessitam do tratamento corretivo, podendo um tratamento limitado para superar problemas específicos ser, certamente, realizado em qualquer idade. O tratamento corretivo também é possível para adultos, mas apresenta alguns problemas especiais. Estes são discutidos no Capítulo 19.

A ideia de dividir o tratamento ortodôntico corretivo em estágios, o que facilita a discussão da técnica, foi introduzida por Raymond Begg,[1] e os três principais estágios que ele propôs foram baseados no plano de tratamento. Os estágios foram: (1) alinhamento e nivelamento, (2) correção da relação molar e fechamento do espaço e (3) finalização. Esses estágios descrevem o tratamento de Begg no momento em que este livro foi concebido, quando as melhoras na técnica *edgewise* foram tornando o aparelho de Begg obsoleto. Eles ainda se ajustam razoavelmente bem no tratamento moderno, mas há três diferenças que levaram à modificação dos capítulos desta seção.

Primeira, o tratamento de Begg foi construído em torno da extração pré-molar para a maioria dos pacientes, e agora a extração é bem menos frequente. Segunda, a sequência dos procedimentos do tratamento no *edgewise* contemporâneo varia; nem sempre se inicia com o alinhamento ou o nivelamento completo antes de corrigir a protrusão dos incisivos, embora os ajustes de finalização permaneçam como uma etapa final para quase todos os pacientes. Terceira, com a disponibilidade do tratamento corretivo com alinhadores transparentes, a sequência de etapas pode ser variada, e ela pode não ser a mesma que a realizada com um aparelho fixo.

O que ainda é verdadeiro em quase todos os tratamentos com aparelho fixo é que mesmo com o aparelho *edgewise* melhor concebido, a troca dos arcos de redondos para retangulares provavelmente será necessária para concluir o tratamento. Nesta Parte 6, o que é feito principalmente com arcos redondos é o foco do Capítulo 15. O Capítulo 16 descreve o uso de arcos retangulares na retração de incisivos protrusos e no fechamento de espaços de extração, e o Capítulo 17 discute os pequenos, porém importantes, ajustes que costumam ser necessários na finalização com aparelho fixo e no tratamento das etapas sequenciais da terapia com alinhadores transparentes.

Qualquer que seja a técnica ortodôntica, o tratamento deve ser descontinuado gradualmente, utilizando algum tipo de aparelho de contenção por um tempo, sendo este um importante assunto abordado no último capítulo desta seção.

Referência bibliográfica

1. Begg PR, Kesling PC. *Begg Orthodontic Theory and Technique*. Philadelphia: WB Saunders; 1977.

15

Tratamento Corretivo em Adolescentes: Alinhamento e Problemas Verticais

VISÃO GERAL DO CAPÍTULO

Apinhamento/Protrusão de Classe I, 490
Alinhamento, 490
Outros problemas de espaço, 501

Nivelamento, 510
Nivelamento por extrusão (intrusão relativa), 510
Nivelamento por intrusão, 512

A associação da modificação do crescimento e do tratamento na dentição mista já foi analisada no Capítulo 12. A associação igualmente importante da modificação do crescimento e do tratamento adolescente é discutida no Capítulo 16, no qual as possibilidades de camuflagem para problemas esqueléticos, que giram em torno do reposicionamento dos incisivos para ajudar a ajustar a dentição em uma relação aceitável com a face, são apresentadas em detalhes. Este capítulo concentra-se em duas questões: a correção do apinhamento dentário em pacientes que têm uma relação maxilar normal e os problemas em todos os três planos do espaço que se devem mais ao deslocamento dos dentes do que às discrepâncias no tamanho e da posição do maxilar.

Neste ponto, presumimos que a lista de problemas do paciente tenha sido desenvolvida da maneira adequada e que há um plano de tratamento para maximizar o seu benefício. Agora, nossa discussão não é somente sobre o que fazer, mas como fazer de maneira eficiente e efetiva.

Apinhamento/Protrusão de Classe I

Em quase todos os pacientes com má oclusão, pelo menos alguns dentes estão inicialmente mal alinhados, então o alinhamento é necessário para pacientes com problemas esqueléticos, assim como para aqueles cujo apinhamento e/ou protrusão é o principal problema. No entanto, as técnicas do alinhamento se aplicam da mesma forma, havendo ou não discrepância maxilar. Para o alinhamento adequado, é necessário não apenas trazer os dentes mal posicionados para a arcada, como também especificar e controlar a posição anteroposterior dos incisivos, a largura das arcadas posteriormente e a forma das arcadas dentais. Mesmo na ausência de discrepância maxilar, é possível que os pacientes tenham sobremordida excessiva e uma curva de Spee acentuada na arcada inferior. É necessário determinar e controlar se o nivelamento deve ocorrer por extrusão dos dentes posteriores, por intrusão dos incisivos ou por alguma combinação específica dos dois. Além disso, muitas vezes a forma da arcada superior não é compatível com a da arcada inferior, e

uma ou ambas precisam ser mudadas se a oclusão excelente tiver que ser obtida.

Apesar de o ortodontista ter alguma liberdade de ação na alteração da forma da arcada dental, resultados mais estáveis são obtidos quando a forma original da arcada inferior do paciente é preservada durante o tratamento ortodôntico (ver o Capítulo 10 para uma discussão sobre a forma da arcada e o formato do arco ortodôntico). Os arcos ortodônticos resilientes e leves, utilizados no primeiro estágio do tratamento, não precisam ser modelados pela forma da arcada dental do paciente de modo tão cuidadoso quanto os arcos de fios mais pesados utilizados posteriormente no tratamento; contudo, desde o começo, os arcos ortodônticos devem refletir a forma da arcada dental de cada indivíduo. Se os arcos ortodônticos pré-fabricados são empregados para o alinhamento (como normalmente é o caso, porque os fios de níquel-titânio austenítico [A-NiTi] superelásticos devem ser pré-formados), a forma adequada da arcada grande, média ou pequena deve ser selecionada.

Como a mecanoterapia ortodôntica será diferente, dependendo do quão exatamente o alinhamento e o nivelamento devem ser realizados, é extremamente importante visualizar claramente a posição desejada dos dentes antes de iniciar o tratamento. Agora, existem programas de computador para facilitar isso (Figura 15.1), mas o que importa é o processo de raciocínio. Por exemplo, os melhores procedimentos de alinhamento irão resultar em incisivos que ficam muito protrusos se as extrações necessárias para prevenir a protrusão não forem parte do plano. Da mesma maneira, a menos que o nivelamento por intrusão seja planejado quando for necessário, a mecânica apropriada não é provável de ser selecionada. O tratamento ortodôntico sem as metas específicas pode ser uma excelente ilustração de um antigo ditado: "Se você não sabe para onde está indo, não importa a estrada que você escolher".

Alinhamento

Propriedades dos arcos ortodônticos de alinhamento

Os fios para o alinhamento inicial necessitam de uma combinação de boa resistência, resiliência excelente e amplo limite de trabalho. O ideal seria que houvesse uma curva de carga-deflexão quase plana, com o fio fornecendo aproximadamente 50 g (a força ideal para inclinação) em quase qualquer grau de deflexão (Figura 15.2). As variáveis na seleção de arcos ortodônticos apropriados para o alinhamento são o material constituinte do fio, sua dimensão (diâmetro ou secção transversal) e a distância entre os acessórios (intervalo entre os bráquetes; ver Capítulo 9).

Nesse ponto, os fios A-NiTi superelásticos são muito mais eficazes e eficientes do que qualquer alternativa que exista, e não há motivo para discutir outras possibilidades. A chave para seu

CAPÍTULO 15 Tratamento Corretivo em Adolescentes: Alinhamento e Problemas Verticais

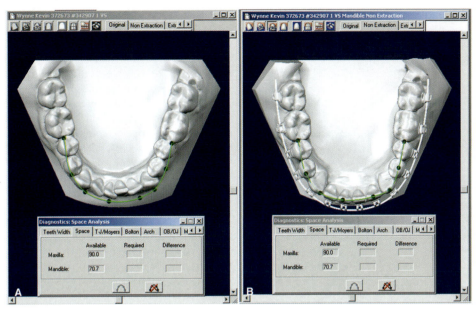

- **Figura 15.1** Modelos dentais digitalizados (aqui, no sistema Ortho-CAD) podem ser utilizados de modo bastante eficiente para calcular a quantidade de espaço necessário para alinhar os dentes, mostrar o provável resultado do alinhamento e calcular o comprimento de arcada necessário. **A.** Vista oclusal pré-tratamento da arcada inferior, com uma linha mostrando a quantidade de espaço necessário para alinhamento. **B.** Aparelho virtual em posição. Esta configuração pode ser usada para gerar as moldeiras para colagem indireta.

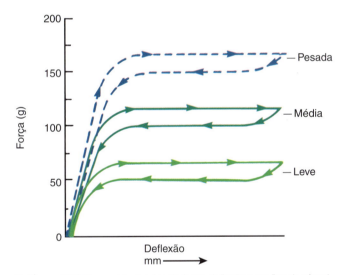

- **Figura 15.2** Curvas idealizadas de força-deflexão para fios de níquel-titânio austenítico (A-NiTi) de 16 mil (Sentinol, GAC) preparados pelo fabricante para ter diferentes características de liberação de força. Para os fios superelásticos, a preparação do fabricante, e não a dimensão do fio, é o principal fator na determinação da liberação de força. Observe que a versão leve deste fio libera os 50 g desejados para alinhamento inicial. Os dados desse tipo devem estar disponíveis para todos os arcos ortodônticos usados na prática clínica.

sucesso é sua capacidade de fornecer força leve durante um longo período. Quando os fios superelásticos foram introduzidos, a fratura do fio entre as consultas era um problema, mas as ligas e técnicas de fabricação melhorada eliminaram isso quase por completo. Como o preparo do material pelo fabricante determina o desempenho clínico, a dimensão do fio é uma preocupação principalmente com relação à folga no encaixe do bráquete.

Agora é possível obter fios superelásticos que são quase totalmente passivos quando frios, mas que fornecem a força desejada quando

na temperatura bucal. Colocar um arco ortodôntico resfriado é muito mais fácil do que colocar um com resiliência, de modo que resfriar um segmento do fio, para torná-lo temporariamente passivo, pode ser uma vantagem significativa sob algumas circunstâncias. Por outro lado, uma vez que se atinja a temperatura bucal, não há razão para se esperar que tal fio termicamente sensível tenha desempenho melhor do que um sem essa característica.

Como discutimos no Capítulo 9, é lógico utilizar bráquetes estreitos (simples) com bráquetes *edgewise* com encaixe 18 e bráquetes mais largos (duplos) com encaixe 22. Antes do uso quase rotineiro de fios superelásticos, o tamanho do encaixe do bráquete e a distância interbráquetes eram influências tão fortes sobre a escolha do arco ortodôntico, que frequentemente fios iniciais diferentes eram utilizados com os aparelhos com encaixe 18 e 22. Esse não é mais o caso. Com os fios superelásticos, no entanto, é necessário prestar mais atenção para se manter a forma da arcada durante o alinhamento, a ponto de o alinhamento em casos em que o apinhamento é razoavelmente simétrico agora dever ser visto de modo diferente do alinhamento em situações altamente assimétricas – uma questão importante que será discutida posteriormente.

A curva de carga-deflexão plana de níquel-titânio (NiTi; ver Figura 15.2) superelástico a torna ideal para o alinhamento inicial. O fio superelástico fornece variação notável sobre a qual um dente pode ser movimentado sem gerar força excessiva (ver Figuras 9.5 a 9.8). Sob a maioria das circunstâncias, o alinhamento inicial pode ser realizado simplesmente amarrando-se um A-NiTi de 14 ou 16 mil, que fornece aproximadamente 50 g, nos bráquetes de todos os dentes. Todavia, deve-se ter em mente que o alinhamento necessita de abertura de espaço para os dentes que estão apinhados fora da arcada. Há duas maneiras de fazer isso: utilizar um *stop* preso ao fio exatamente na frente do tubo do molar, de modo que o arco ortodôntico seja "projetado" (levemente avançado em relação aos incisivos apinhados), ou utilizar molas helicoidais para abrir o espaço (Figura 15.3). Se isso for feito, as molas devem fornecer apenas força leve, a fim de prevenir a distorção da forma da arcada.

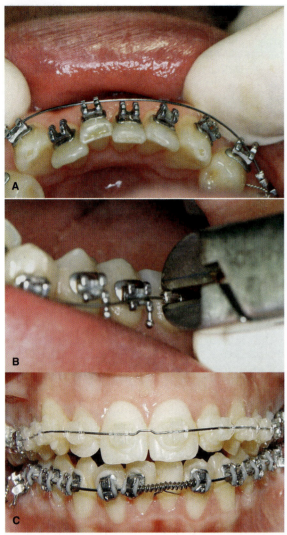

• **Figura 15.3** Quando é necessário um comprimento adicional do arco, *stops* de avanço presos ao arco ortodôntico inicial flexível são úteis. **A.** Arco de níquel-titânio austenítico (A-NiTi) avançado em relação aos incisivos apinhados. *Stops* no arco ortodôntico são necessários para mantê-lo em uma posição levemente avançada. **B.** Segmentos de tubo presos sob pressão, como aqueles utilizados para prevenir a excursão do fio, servem bem como *stops* para os fios iniciais superelásticos. **C.** Uma alternativa para ganhar comprimento da arcada é o uso de molas em espiral comprimidas, a fim de abrir espaço para os incisivos apinhados. O efeito dos dois métodos é bastante similar – ocorre a inclinação vestibular dos incisivos de modo bastante equivalente.

A dimensão do fio superelástico não é uma variável crítica se ele fornece a força desejada de 50 g, exceto para os fios de 18 mil que não devem ser empregados no aparelho com encaixe 18.

Quando o NiTi superelástico foi introduzido, a principal objeção a ele é que era muito caro. Se um limite de trabalho maior não for necessário, um fio de aço multifilamentado de 17,5 mil com três fios de aço (3 × 8 mil) oferece boas propriedades por uma fração do custo. Em teoria, esse tamanho seria muito grande para o uso efetivo em bráquetes de encaixe 18. No entanto, as pesquisas clínicas mostraram que, em ambos os aparelhos, com encaixe 18 e 22, se esses fios forem contornados novamente a cada mês e presos novamente com amarilhos elásticos, o momento do alinhamento é equivalente ao de A-NiTi. Os níveis de força provavelmente são mais variáveis e o desconforto do paciente provavelmente é maior do que com os fios superelásticos, mas é difícil demonstrar que isso faz diferença clinicamente.

A razão para esse desempenho clínico surpreendentemente bom do fio de aço multifilamentado provavelmente é o fato de os arcos ortodônticos flexíveis permitirem que os dentes se movimentem uns em relação aos outros durante a mastigação, assim como o osso alveolar se flexiona sob as cargas mastigatórias (ver Capítulo 8). Isso libera o *binding* e permite que o bráquete deslize ao longo do arco ortodôntico para o próximo ponto em que o *binding* ocorre. Contudo, o menor custo do arco ortodôntico de aço é rapidamente contrabalanceado pelo tempo clínico adicional necessário para amarrá-lo novamente, especialmente se ele tiver que ser removido, ajustado para remover quaisquer áreas de distorção permanente e então religado. Em um consultório muito movimentado, não dá para usar o fio menos dispendioso.

Os dados laboratoriais e a experiência clínica sugerem que um desempenho similar ao do fio de aço multifilamentado poderia ser obtido com diversas outras possibilidades: (1) níquel-titânio martensítico [M-NiTi] elástico, (2) uma variedade de fios multifilamentados mais elaborados (fios coaxiais, por exemplo, que contêm vários fios menores enrolados ao redor de um fio central mais grosso) ou (3) alças em fios de aço de diâmetro menor. Ambos os fios multifilamentados M-NiTi e os coaxiais são caros, e o tempo para dobrar as alças nos fios de aço de 14 ou 16 mil também é dispendioso. Esses fios, apesar de terem sido o padrão de tratamento para o alinhamento inicial há pouco tempo, apresentam pouco ou nenhum espaço na terapia atual.

Como se poderia esperar, a resiliência extrema dos fios superelásticos não é uma completa bênção. Quando esses fios são amarrados em uma arcada dental mal alinhada, eles têm a tendência de "excursionar" ao redor do arco conforme o paciente mastiga, especialmente se a função estiver principalmente de um lado. Então o fio ressalta na parte posterior do tubo molar de um lado e pode sair do tubo do outro lado. Ocasionalmente, isso pode ser extremo o suficiente para produzir o tipo de situação que Mark Twain chamava de "maravilhosa e desapontadora" (Figura 15.4A). A excursão do arco ortodôntico pode ser impedida fixando-se um *stop* firmemente ao arco ortodôntico entre quaisquer dois bráquetes que estejam razoavelmente próximos (Figura 15.4B) ou usando um fio em que o fabricante colocou um "v" na linha média do fio para evitar a excursão (ver Figura 15.3C). Um *stop* desse tipo deve ser utilizado rotineiramente nos fios superelásticos iniciais.

Princípios na escolha dos arcos de alinhamento

Em quase todos os pacientes com dentes mal alinhados, os ápices das raízes estão mais próximos da posição normal do que as coroas, porque o mau alinhamento quase sempre se desenvolve conforme as vias de erupção dos dentes são desviadas. Em outras palavras, um germe dental ocasionalmente se desenvolve no lugar errado, mas os ápices radiculares são prováveis de estar razoavelmente perto das suas posições corretas, mesmo que as coroas tenham sido deslocadas, conforme os dentes erupcionaram. As principais exceções a essa regra são o deslocamento de todos os tecidos em determinada área, com maior frequência visto como resultado da cirurgia de fenda palatina, e a inclinação grave pela pressão labial que desloca os incisivos centrais superiores na má oclusão de classe II, divisão 2.

Para levar os dentes para o alinhamento, é necessária uma combinação de inclinação vestibulolingual e mesiodistal guiada por um arco ortodôntico, mas o movimento da raiz normalmente não é. Várias consequências importantes para a mecanoterapia ortodôntica decorrem do seguinte:

• Os arcos ortodônticos iniciais para o alinhamento devem fornecer força contínua, leve, de aproximadamente 50 g, para produzir o movimento dental de inclinação mais eficiente. A força pesada, ao contrário, deve ser evitada

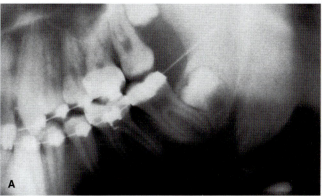 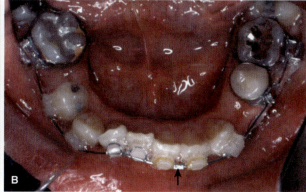

• **Figura 15.4** Um problema com os fios superelásticos para o alinhamento inicial é sua tendência de "excursionar" de modo que o fio escorrega para o lado, avançando na distal do tubo molar de um lado e saindo na mesial do tubo do outro lado. **A.** Esta radiografia panorâmica mostra a excursão do arco ortodôntico até um ponto que, de um dos lados, ele penetra no ramo, quase na profundidade de uma injeção de bloqueio alveolar inferior (é interessante observar que o paciente relatou apenas um desconforto leve). **B.** A maneira mais efetiva de controlar a excursão é prender um *stop* no fio entre dois bráquetes adjacentes. A localização do *stop*, aqui entre os incisivos central e lateral, não é crítica. Alguns fios de níquel-titânio austenítico (A-NiTi) pré-fabricados agora apresentam uma dobra na linha média, a fim de prevenir que o arco ortodôntico deslize excessivamente.

- Os arcos ortodônticos devem ser capazes de se movimentar livremente dentro dos bráquetes. Para o deslizamento mesiodistal ao longo de um arco, pelo menos 2 mil de folga entre o arco ortodôntico e o bráquete são necessários, 4 mil de folga são desejáveis e mais do que isso não traz qualquer vantagem. Significa que o maior arco inicial que deve ser utilizado dentro de um encaixe de 18 mil de bráquete *edgewise* é 16 mil, e que 14 mil seriam o mais satisfatório. Com o bráquete com encaixe 22, um arco ortodôntico 16 ou 18 mil seria o satisfatório, se eles fornecessem a força correta. Qualquer que seja o arco, ele deve ser mantido solto no bráquete. Contudo, como salientamos no Capítulo 9, o atrito não é o principal componente da resistência ao deslizamento, e a alegação de que o alinhamento mais rápido é a principal vantagem dos bráquetes autoligados provou ser incorreta
- Os arcos de fios retangulares, particularmente aqueles com adaptação justa dentro do encaixe do bráquete, de modo que a posição do ápice da raiz poderia ser afetada, normalmente devem ser evitados. O princípio é que é melhor inclinar as coroas para a posição durante o alinhamento inicial em vez de deslocar os ápices radiculares. A conclusão é que, apesar de um arco retangular altamente resiliente, como o 17 × 25 superelástico de NiTi (A-NiTi), poder ser utilizado no estágio de alinhamento, isso não é vantajoso, porque o arco ortodôntico retangular pode criar movimento radicular desnecessário e indesejável durante o alinhamento (Figura 15.5). Os fios de NiTi superelásticos apresentam força de torção tão baixa que, para todos os propósitos práticos, eles não podem imprimir torque nas raízes,[1] de modo que essa complicação é rara, mas o movimento mesiodistal dos ápices radiculares pode ocorrer e ocorre, e isso tende a tornar mais lentos os movimentos de inclinação necessários para o alinhamento.

Por tal razão, os fios redondos para alinhamento são preferidos (Figura 15.6). Não há motivo para pagar mais por um arco retangular de alto desempenho para o alinhamento inicial, quando o alinhamento com ele será previsivelmente mais lento e possivelmente mais prejudicial para as raízes do que com um fio redondo menor.

Quanto maior a flexibilidade do arco ortodôntico de alinhamento, mais importante que o apinhamento seja razoavelmente simétrico. Exemplo frequente da assimetria é um incisivo completamente deslocado da arcada, e o restante da arcada, porém, razoavelmente bem alinhado (Figura 15.7). Nesse caso, há um perigo de que a

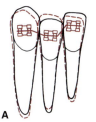 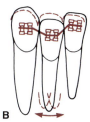

• **Figura 15.5** Um arco ortodôntico retangular resiliente firmemente encaixado para o alinhamento inicial é quase sempre indesejável, porque não apenas a resistência friccional ao deslizamento será problemática, como também o fio produz o movimento para trás e para a frente dos ápices radiculares conforme os dentes se movimentam em direção ao alinhamento. Isso ocorre porque os momentos gerados pelo arco ortodôntico mudam conforme a geometria do sistema se altera com as modificações na posição dental. **A.** Representação do alinhamento de um incisivo lateral mal posicionado com um fio redondo e folga no encaixe do bráquete. Com momentos mínimos criados dentro do encaixe do bráquete, há pouco deslocamento do ápice radicular. **B.** Com um arco ortodôntico retangular, que tem rigidez à torção suficiente para criar movimento dental, o movimento para trás e para a frente do ápice ocorre antes que o dente termine essencialmente no mesmo lugar que com um fio redondo. Isso apresenta duas desvantagens: ele aumenta a possibilidade de reabsorção radicular e torna mais lento o processo de alinhamento.

forma da arcada seja distorcida se o apinhamento for resolvido apenas com um fio superelástico, porque se o fio estiver preso aos dentes, todos eles experimentarão uma força de deslocamento. Um fio rígido é preciso para manter a forma da arcada, exceto onde a elasticidade for necessária, e um fio auxiliar deve ser empregado para atingir o dente mal alinhado e puxá-lo para a posição após o espaço para ele ter sido aberto.

A melhor maneira de tratar o apinhamento gravemente assimétrico é abrir o espaço para o dente deslocado (ou dentes; o mesmo sistema funciona com pequenos segmentos de dois dentes) com auxílio de uma mola helicoidal em um fio de aço de 16 mil para abrir o espaço, e depois adicionar um fio superelástico de diâmetro pequeno como uma mola auxiliar sobrejacente ao fio principal mais rígido (ver Figura 15.7). Com esse arranjo, a força leve correta para trazer o dente deslocado para o alinhamento é fornecida pelo fio NiTi, e a força recíproca é distribuída sobre todo o restante dos dentes. O resultado é o movimento eficiente do dente deslocado, com

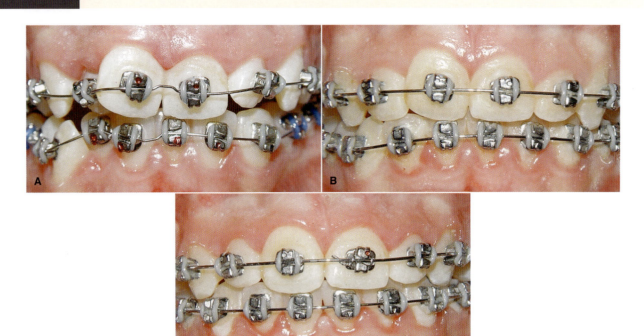

- **Figura 15.6** A sequência de alinhamento com um aparelho fixo, neste caso usando bráquetes Tip-Edge (ver Capítulo 10). **A.** O fio redondo superelástico inicial (níquel-titânio austenítico [A-NiTi] 16 mil), que foi feito com uma dobra na linha média para prevenir que o arco excursione. **B.** Dois meses depois, aço 16 mil para alinhamento final. **C.** Alinhamento completado 3 meses depois.

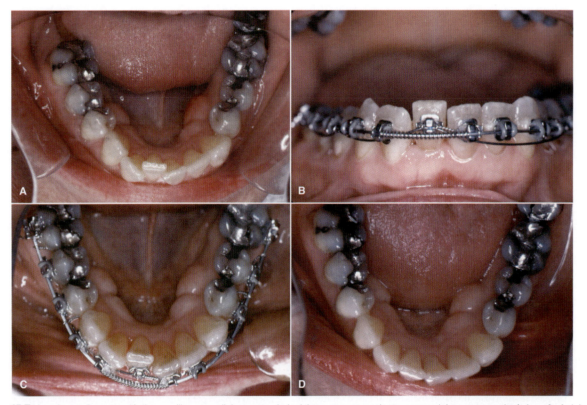

- **Figura 15.7** Uso de um fio superelástico auxiliar para alinhamento de incisivos em um paciente com apinhamento assimétrico. **A.** Apinhamento expresso principalmente pelo deslocamento de um incisivo lateral inferior em um adulto com perda óssea periodontal, para quem a força leve foi particularmente importante. **B** e **C.** Após o espaço ter sido aberto para o incisivo lateral direito, um segmento de fio superelástico foi amarrado debaixo dos bráquetes e foi utilizado para trazer o incisivo lateral para a posição, enquanto a forma da arcada foi mantida por um arco mais pesado, encaixado na canaleta dos bráquetes. **D.** Alinhamento completado. Essa abordagem permite o uso de força ótima no dente a ser movimentado, e distribui a força de reação para o resto dos dentes na arcada dental.

excelente preservação da forma da arcada dental. Quando o dente deslocado está quase na posição apropriada, o arco de ancoragem de aço pode ser descartado e o NiTi auxiliar amarrado nos canais de encaixe dos bráquetes.

Observe que há duas vantagens no uso de fio superelástico como um auxiliar para um fio de aço rígido: controle da tendência de distorcer a forma da arcada dental e força leve contra o dente a ser movimentado. Embora os fios auxiliares desse tipo sejam recomendados rotineiramente na ortodontia moderna, seria particularmente importante utilizar esse método para pacientes adultos, com perda de osso alveolar e uma área de ligamento periodontal reduzida.

Expansão da arcada para o alinhamento

O alinhamento nos casos de não extração requer o aumento do comprimento da arcada dental, movimentando os incisivos para ainda mais longe dos molares. Uma questão importante, é claro, é a quantidade de expansão da arcada que determinado paciente pode tolerar sem a criação de maiores problemas estéticos e de estabilidade após o tratamento. No contexto dessa discussão, tal decisão foi tomada no estágio de planejamento do tratamento, e o foco aqui é como realizar de maneira eficiente uma quantidade apropriada de expansão da arcada.

Para o alinhamento dos incisivos apinhados, apenas amarrar um fio superelástico nos encaixes do bráquete não é eficaz. Dois objetos não podem ocupar o mesmo espaço ao mesmo tempo; portanto, o alinhamento não pode ocorrer até que o espaço para todos os dentes seja criado. A maneira mais direta de realizar isso é prender um *stop* ao fio na região do tubo molar, de modo que ele mantenha o fio bem à frente dos incisivos (ver Figura 15.3). Em consultas subsequentes, se for necessário um maior comprimento da arcada, um ou mais *stops* adicionais podem ser rapidamente colocados em posição, sem remover o fio. Quando uma forma da arcada ampla é utilizada, a expansão transversa através dos pré-molares irá ocorrer. Mesmo assim, esse tipo de expansão da arcada tem o potencial de levar os incisivos para vestibular, e, portanto, não está indicado na presença de apinhamento grave, a menos que se deseje a protrusão dos incisivos.

Uma alternativa é não colocar bráquetes nos dentes que estão apinhados lingualmente e colocar as molas helicoidais no arco ortodôntico A-NiTi, a fim de gerar espaço (ver Figura 15.3C). Quando isso for feito, o arco ortodôntico deve estar livre para deslizar para a frente através dos tubos dos molares e deve ser levemente longo de início, de modo que ele não irá ficar completamente fora dos tubos. A força da mola helicoidal deve ser bastante leve, a fim de evitar a distorção da forma da arcada dental, mas é uma concepção errônea que a força é tão leve que os incisivos não serão protrusos. Eles serão da mesma maneira que são quando empregamos *stops* avançados.

Se o apinhamento dos incisivos e a expansão da arcada produzirem protrusão inaceitável, a extração dos pré-molares é necessária. Com a combinação de um pequeno fio superelástico nos encaixes dos bráquetes e molas NiTi para retrair os caninos (Figura 15.8), pode ser obtido o alinhamento eficiente sem protrusão dos incisivos.

Os métodos descritos ganham espaço principalmente pelo avanço dos incisivos. Outra forma de ganhar espaço para o alinhamento é a expansão transversal, que deve ser concentrada na expansão de molares e pré-molares, e não de caninos. A expansão transversal com arcos ortodônticos amplos pode aumentar a largura posterior da arcada em vários milímetros. A limitação ao fazer isso é, sobretudo,

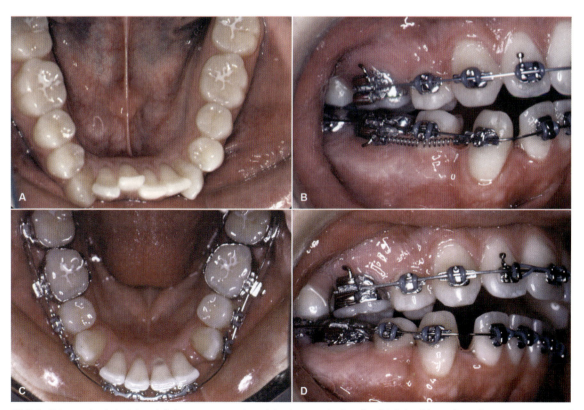

• **Figura 15.8** O alinhamento de incisivos inferiores gravemente apinhados com inclinação distal simultânea do canino em um espaço de extração dos primeiros pré-molares com uma mola de níquel-titânio (NiTi) (o equivalente superelástico da "alça *drag*" original). **A.** Vista oclusal antes do tratamento. **B.** Retração do canino com molas em espiral superelásticas, que fornecem 75 g de força, e alinhamento dos incisivos com um fio NiTi superelástico, que incorpora uma curva de Spee reversa acentuada e fornece 50 g. **C** e **D.** Conclusão da retração do canino e alinhamento dos incisivos após 5 meses de tratamento.

o risco de fenestração das raízes através do osso alveolar vestibular (ver Capítulo 8), mas também é difícil evitar a expansão indesejada dos caninos. Na ausência de uma mordida cruzada posterior, a força pesada para abrir a sutura palatina mediana, apenas para obter espaço adicional para o alinhamento, não é recomendada.

Os incisivos laterais ausentes ou com anomalia de forma podem impor problemas complexos de alinhamento, especialmente se a linha média estiver deslocada porque um lateral está ausente e o outro está presente, porém é pequeno (Figuras 15.9 e 15.10). Uma combinação de arcos ortodônticos adequadamente rígidos e tratamento do espaço é necessária. Observe o uso de um dente de estoque colado como uma contenção semipermanente na área onde o implante eventualmente será colocado, com o pôntico deliberadamente sendo um pouco maior que o tamanho normal, a fim de garantir que haja espaço adequado para o implante a longo prazo.

Correção de mordida cruzada

A correção da mordida cruzada realmente faz parte do alinhamento? Depende da extensão em que ela representa um problema odontológico e da sua gravidade. As mordidas cruzadas esqueléticas já foram discutidas no Capítulo 13. A discussão aqui é sobre as mordidas cruzadas que são principalmente dentais. Corrigi-las normalmente traz mais espaço para o alinhamento.

Dentes individuais deslocados na mordida cruzada anterior. A mordida cruzada anterior de um ou dois dentes quase sempre é uma expressão de apinhamento grave (Figura 15.11). Isso é mais provável de ocorrer quando os incisivos laterais superiores, que já estão posicionados um pouco para palatino, são forçados ainda mais para palatino pela falta de espaço. A correção da mordida cruzada exige primeiro a abertura de espaço suficiente, para depois trazer o dente (ou dentes) deslocado através da mordida para a posição adequada.

As interferências oclusais podem dificultar isso. O paciente pode tender a morder os bráquetes nos dentes deslocados e, conforme os dentes são movimentados "através da mordida", a força oclusal os empurra para um lado enquanto o aparelho ortodôntico os puxa para outro. Pode ser necessário utilizar levantes de mordida (normalmente resina de colagem nos primeiros molares) temporariamente, para separar os dentes posteriores e criar o espaço vertical necessário, a fim de permitir que os dentes se movimentem (ver Figura 15.9F). Durante o crescimento rápido na adolescência, em geral, os incisivos que estavam travados na mordida cruzada anterior podem ser corrigidos sem uma placa oclusal. Após isso, uma abertura da mordida provavelmente será necessária.

As mordidas cruzadas anteriores de mais de um ou dois dentes costumam ocorrer devido a uma discrepância maxilar, e esses pacientes raramente são candidatos para o movimento dental para corrigir a má oclusão. Isso seria bem-sucedido somente se o paciente atendesse aos critérios da camuflagem de classe III (ver Capítulo 16). Esses pacientes podem responder ao tratamento da modificação do crescimento, sobretudo se o problema for deficiência maxilar (ver Capítulo 13), mas aqueles com crescimento mandibular excessivo provavelmente iriam precisar de cirurgia para correção (ver Capítulo 20).

Correção das mordidas cruzadas posteriores dentais. Três abordagens para a correção de mordidas cruzadas dentais menos graves são possíveis: um arco de expansão vestibular pesado, como exibido na Figura 15.12; um arco lingual de expansão; ou elásticos cruzados. Os aparelhos removíveis, apesar de teoricamente possíveis, não são compatíveis com o tratamento corretivo e devem ser reservados para a dentadura mista ou para o tratamento preventivo.

O arco interno de um aparelho extrabucal também é, claramente, um arco vestibular pesado, e a expansão do arco interno é uma forma conveniente de expandir os molares superiores em um paciente que está usando o casquete (ver Capítulo 14). Essa expansão é quase sempre necessária para os pacientes com uma relação molar classe II, cuja arcada superior normalmente é muito estreita para acomodar a arcada inferior quando ela se desloca para a frente, na relação correta, porque os molares superiores estão inclinados lingualmente. O arco interno é simplesmente ajustado em cada consulta, para se ter certeza de que ele está levemente mais largo do que os tubos molares, e deve ser comprimido pelo paciente quando insere o arco facial. Se a força distal de um aparelho extrabucal não for desejada, um arco auxiliar vestibular pesado pode fornecer o efeito de expansão sozinho. Todavia, o efeito do fio redondo nos tubos dos molares é inclinar as coroas para fora e, portanto, esse método deve ser reservado para pacientes cujos molares estejam inclinados no sentido lingual.

Um arco lingual transpalatino para expansão deve ter alguma resiliência e limite de trabalho. Como um princípio geral, quanto mais flexível for o arco palatino, melhor ele será para o movimento dental, mas ele adiciona menos à estabilidade de ancoragem (o que se torna importante no tratamento com camuflagem, discutido no Capítulo 16). Essa pode ser uma consideração importante nos pacientes adolescentes e adultos. Se a ancoragem não for uma preocupação, um arco palatino altamente flexível, como o modelo quadri-hélice (ver Figura 11.16) é uma escolha excelente tanto para adolescentes quanto para crianças. No entanto, quando o arco lingual for necessário tanto para a expansão quanto para a ancoragem, as escolhas são fio de aço de 30 mil com uma alça de ajuste ou o sistema de arco lingual mais recente que permite o uso de um fio de TMA de 32 × 32, que é flexível o suficiente para não precisar de uma alça (Figura 15.13).

A terceira possibilidade para a expansão dental é o uso de elásticos cruzados, tipicamente indo de palatino do molar superior até vestibular do molar inferior, e usado com um arco lingual estabilizador na mandíbula, a fim de prevenir a inclinação dos molares inferiores lingualmente (Figura 15.14). Esses elásticos são eficazes, mas seu forte componente extrusivo deve ser lembrado. Os pacientes adolescentes podem tolerar um curto período de uso de elásticos cruzados para corrigir uma mordida cruzada simples, porque qualquer extrusão é compensada pelo crescimento vertical do ramo, mas os elásticos cruzados devem ser usados com muito cuidado, se o forem, em adultos. À medida que uma mordida cruzada posterior é corrigida, há uma tendência de girar a mandíbula para baixo e para trás, mesmo se os elásticos cruzados forem evitados. Os elásticos acentuam essa tendência.

Se os dentes estiverem muito travados em uma relação de mordida cruzada posterior, *bite blocks* ou uma placa de mordida para separá-los verticalmente podem tornar a correção mais fácil e mais rápida (Figura 15.15). Em crianças, isso raramente é necessário. Em adolescentes e em adultos, pode ser muito útil. O uso de *bite blocks* durante a expansão transversa indica que a extrusão dos dentes posteriores e a rotação para baixo e para trás da mandíbula são resultados aceitáveis.

A expansão maxilar em adolescentes pela abertura da sutura palatina mediana é um procedimento de modificação do crescimento e foi discutida em detalhes no Capítulo 13. Como observamos, a abertura da sutura fica mais difícil após o final do surto de crescimento adolescente, e a ancoragem esquelética para o dispositivo de expansão se torna importante. Com a transição do final da adolescência ao começo da vida adulta, a expansão palatina assistida cirurgicamente (SARPE) ou a osteotomia maxilar segmentada são a única maneira de gerar mais de 1 a 2 mm de expansão esquelética, e esses métodos são discutidos no Capítulo 20.

CAPÍTULO 15   Tratamento Corretivo em Adolescentes: Alinhamento e Problemas Verticais   497

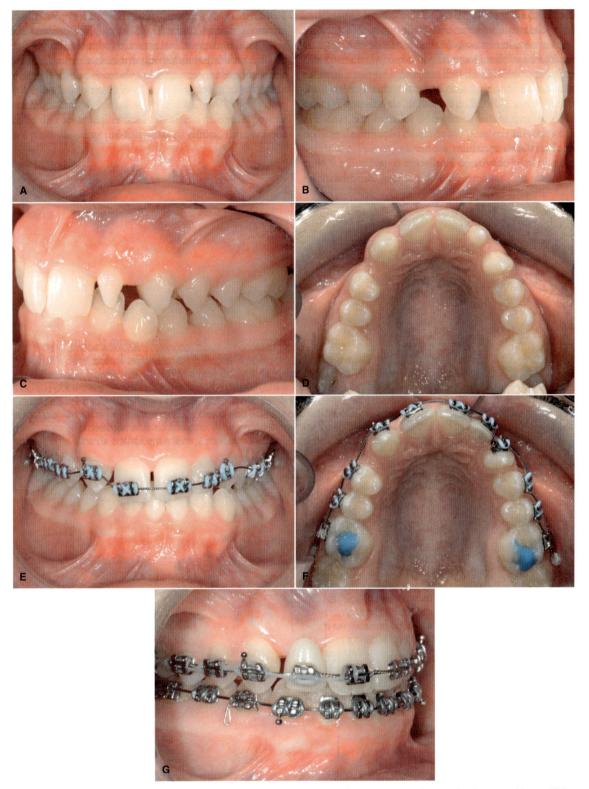

● **Figura 15.9** Uma paciente com um incisivo lateral superior de um lado e um anormalmente pequeno do outro impõe um problema difícil para o plano de tratamento. **A** a **D.** Para esta garota, a linha média dental superior está bastante deslocada para o lado direito, onde o incisivo lateral está ausente; o incisivo lateral pequeno e malformado do outro lado está bastante mesial ao canino, que está rotacionado a 90° e com mordida cruzada lingual com o canino inferior, porém em uma posição anteroposterior razoavelmente normal. **E** a **G.** A decisão foi abrir o espaço para um eventual implante para substituir o lateral ausente, o que facilitaria a correção da posição do incisivo superior em relação à linha do terço médio da face, e também fazer um aumento de coroa no lateral pequeno. Os *bite blocks* colados foram usados para permitir a correção da mordida cruzada do canino. (*continua*)

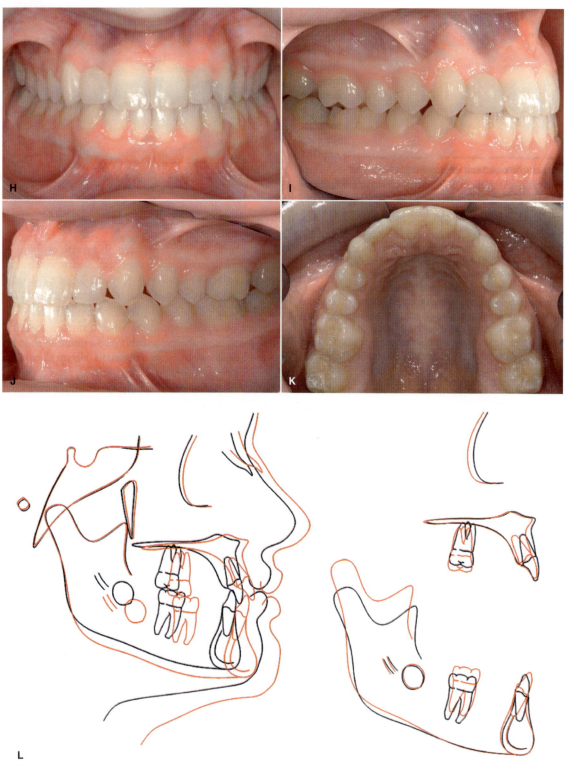

- **Figura 15.9** (*continuação*) **H** a **K**. Observe o uso de uma prótese adesiva temporária consistindo em um dente de estoque com tamanho um pouco maior do que o normal, a fim de garantir que haja espaço suficiente para que o implante fique contido até o final da adolescência da paciente, quando o crescimento vertical estiver essencialmente completo, e o implante não fique intruído devido à erupção continuada dos outros dentes. Isso também estabiliza o canino rotacionado. Uma contenção removível não é indicada nesta situação. **L**. As sobreposições cefalométricas mostram um crescimento vertical e para a frente considerável, de ambos os maxilares, durante o tratamento. Observe na sobreposição maxilar que os incisivos superiores exigiram torque lingual de raiz para obter a inclinação adequada. (Cortesia do Dr. T. Shaughnessy.)

CAPÍTULO 15   Tratamento Corretivo em Adolescentes: Alinhamento e Problemas Verticais

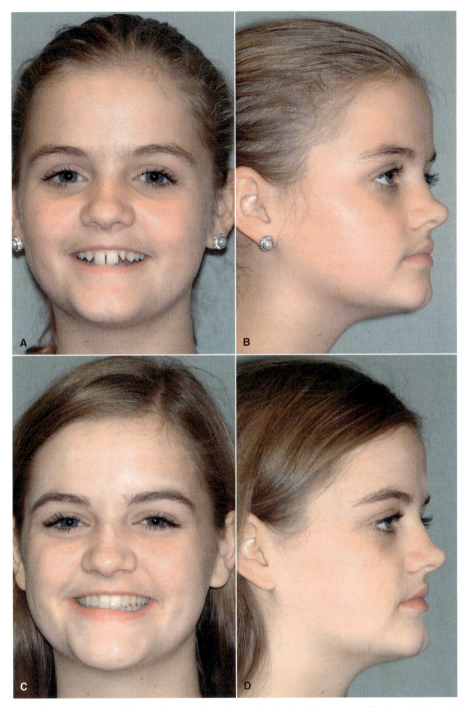

• **Figura 15.10** A mesma paciente da Figura 15.9. **A** e **B.** Antes do tratamento. A principal preocupação da paciente era a aparência dos dentes no sorriso. **C** e **D.** Ela ficou muito satisfeita com a melhora. (Cortesia de Dr. T. Shaughnessy.)

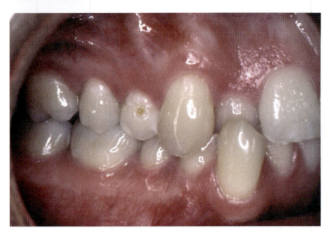

• **Figura 15.11** A correção da mordida cruzada anterior, como neste paciente no final da adolescência, requer a abertura de espaço suficiente para o incisivo superior deslocado para palatino antes de tentar movimentá-lo para vestibular, de volta para a arcada dental. Nesse ponto, com frequência, é necessária uma placa de mordida para obter a liberação vertical.

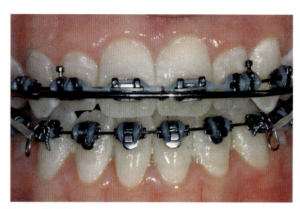

• **Figura 15.12** Arco vestibular pesado (normalmente de aço de 36 ou 40 mil) colocado nos tubos do aparelho extrabucal nos primeiros molares pode ser utilizado para uma pequena quantidade de expansão e para manter a largura da arcada dental após a abertura da sutura palatina, enquanto os dentes estão sendo alinhados. Esse é mais compatível com o tratamento com aparelho fixo do que uma contenção removível e não depende da cooperação do paciente. (De *Contemporary Treatment of Dentofacial Deformity.* St. Louis, MO: Mosby; 2003.)

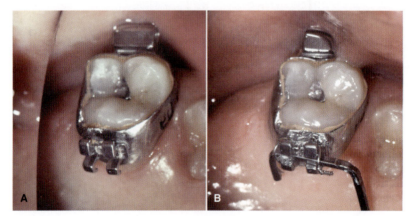

• **Figura 15.13** Um arco transpalatino flexível para expansão pode ser formado a partir de um fio retangular 32 × 32 que se encaixa dentro de um tubo horizontal ou em um tubo lingual dos primeiros molares superiores (**A**), como mostrado aqui. **B.** Amarrar o fio no suporte faz com que seja mais fácil remover e substituir para ajuste, mas, ao longo do tempo, o crescimento gengival pode dificultar a religação.

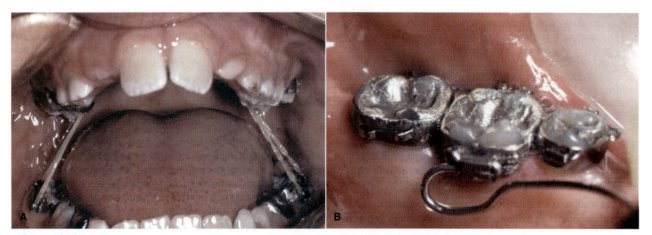

• **Figura 15.14 A.** Elásticos cruzados para corrigir a mordida cruzada posterior, um método que também faz a extrusão dos dentes e, portanto, não é muito adequado para os pacientes que não têm mais crescimento vertical. **B.** Os elásticos cruzados, muitas vezes, são usados com um arco lingual estabilizador mandibular, como o mostrado aqui, para que o principal efeito seja a inclinação vestibular dos molares superiores em vez da inclinação lingual dos molares inferiores.

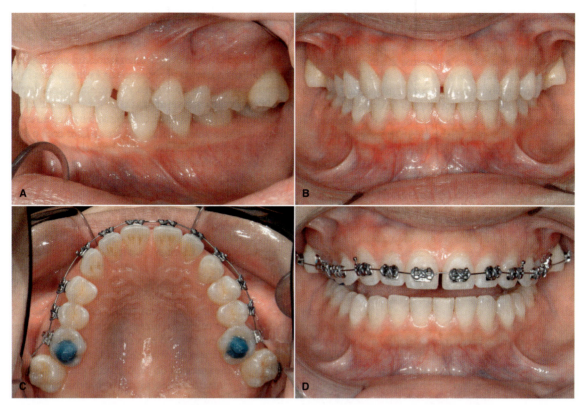

• **Figura 15.15** Para a correção de uma mordida cruzada dental grave após crescimento estar praticamente completa, é necessária a instalação temporária dos *bite blocks* para abrir a mordida. **A** e **B**. Essa mordida cruzada vestibular grave dos segundos molares seria praticamente impossível de corrigir sem a utilização de uma placa de mordida removível ou de *bite blocks* colados. **C**. Os *bite blocks* colados são mais eficazes porque estão presentes em tempo integral e também são mais confortáveis para o paciente. Os elásticos cruzados são extrusivos e não seriam indicados para um paciente como este. **D**. Uma extensão de um arco flexível para trazer os segundos molares em oclusão é o método preferido.

Outros problemas de espaço

Dentes impactados ou inclusos

Trazer um dente impactado ou incluso para a arcada dental cria um conjunto de problemas característicos durante o alinhamento. A impacção mais frequente é do canino ou caninos superiores, mas ocasionalmente é necessário trazer outros dentes não erupcionados para a arcada dental, e as mesmas técnicas se aplicam para os incisivos, os caninos e os pré-molares. Os segundos molares inferiores impactados apresentam problema diferente e são discutidos separadamente.

Os problemas, ao lidar com um dente incluso, estão em três categorias: (1) exposição cirúrgica, (2) colagem ao dente e (3) mecânica ortodôntica para trazer o dente para a arcada dental.

Exposição cirúrgica. Antes da cirurgia para expor um dente não erupcionado, é obviamente importante saber com precisão onde ele está. Essa é uma indicação para a tomografia computadorizada de feixe cônico (TCFC), usando uma unidade com pequeno campo de visão (FOV), a menos que haja indicação de um grande FOV (principalmente, assimetria mandibular).[2] Com uma imagem de TCFC, muitas vezes é evidente que antes de um canino impactado poder ser tracionado em direção à sua posição na arcada dental, será necessário afastá-lo das raízes dos incisivos central ou lateral – informações que mudam os planos de tratamento e não estavam disponíveis com os métodos radiográficos antigos.

É importante para um dente erupcionar através da gengiva inserida, não através da mucosa alveolar, e isso deve ser considerado quando a exposição de um dente incluso é planejada. Se o canino estiver posicionado por vestibular e a sondagem mostrar que a coroa não está revestida de tecido inserido, a coroa pode ser exposta com um *laser* (ver Figura 7.24). Se o dente incluso estiver posicionado mais para apical na arcada inferior ou no lado vestibular do processo alveolar superior, um retalho deve ser rebatido a partir da crista do alvéolo e suturado, de modo que a gengiva inserida seja transferida para a região onde a coroa está exposta (ver Figura 11.45). Se isso não for feito e o dente for trazido através da mucosa alveolar, é bastante provável que o tecido se solte da coroa, deixando uma margem gengival comprometida periodontalmente e disforme.[3] Para um canino que está posicionado muito alto por vestibular, um método de abrir um túnel é alternativa para elevar um retalho. Se um dente incluso estiver do lado palatino, são improváveis problemas similares com a mucosa palatina densa, e a exposição aberta pode ser utilizada.[4]

Ocasionalmente, um dente irá facilmente erupcionar para sua posição correta após os obstáculos à erupção terem sido removidos pela exposição cirúrgica, e a tração ortodôntica passiva para os caninos impactados por palatino com raízes incompletas agora é recomendada, mas o movimento espontâneo favorável raramente ocorre após a formação da raiz estar completa. Nesse estágio, mesmo um dente que está na direção certa normalmente necessita de força ortodôntica para trazê-lo para a posição.

Método de fixação. A melhor abordagem contemporânea é colar diretamente um acessório de algum tipo a uma área exposta da coroa. Em algumas circunstâncias, um botão ou gancho é melhor do que um bráquete padrão, porque é menor. Então, se o dente estiver coberto quando o retalho for reposicionado, um pedaço de corrente de ouro fina é amarrado ao acessório e, antes que o retalho seja reposicionado e suturado na posição, a corrente é posicionada, de modo que ela se estenda para a boca. A corrente é muito mais fácil de amarrar do que um amarrilho metálico. Antes da disponibilidade de colagem direta, algumas vezes era colocado um pino em um orifício preparado na coroa de um dente incluso e, em circunstâncias especiais, isso continua sendo alternativa possível.

A maneira menos desejável de se obter uma retenção é o cirurgião colocar um amarrilho metálico ao redor da coroa do dente impactado, o que inevitavelmente resulta em perda de inserção periodontal, porque o osso que é destruído quando o fio é passado ao redor do dente não se regenera quando ele é removido, e aumenta a possibilidade de anquilose. Atualmente, o uso de um amarrilho metálico em torno de um dente não erupcionado remete à prática errônea e deve ser evitado.

É fundamental que o cirurgião responsável pelo procedimento de exposição esteja ciente da direção pretendida do movimento ortodôntico do dente impactado e que haja espaço suficiente para o osso alveolar na base da coroa quando ela entrar em posição (Figura 15.16). As vistas da TCFC tornam isso muito mais previsível e preciso, e agora são o padrão de atendimento para avaliar os dentes gravemente impactados (ver Figura 15.16).

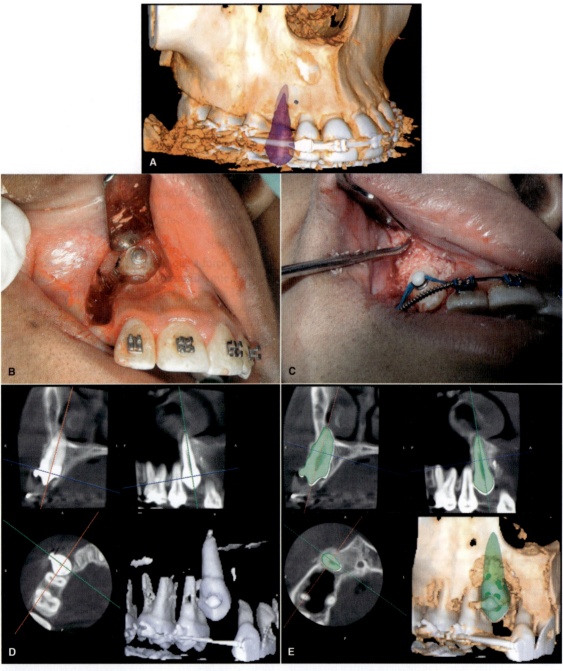

• **Figura 15.16** Na correção moderna de caninos impactados, imagens tridimensionais (3D) são necessárias para casos mais graves. **A.** Esta renderização 3D mostra a projeção virtual do canino impactado na arcada dental, que permite uma avaliação da quantidade de osso disponível na área em torno da base da coroa do dente. A falta de osso nessa área pode ser um problema a longo prazo. **B.** A exposição cirúrgica do dente e a criação de um caminho de erupção para isso também são altamente facilitadas por imagens 3D, que permitem a criação de um caminho em torno das raízes dos outros dentes. **C.** O dente impactado aproximando o plano de oclusão, com um enxerto ósseo fluido sendo colocado sobre o que, caso contrário, seria uma superfície radicular desnudada. **D** e **E.** Vistas a partir da imagem de tomografia computadorizada de feixe cônico (TCFC) usada no planejamento do caminho de exposição e erupção. (Cortesia do Dr. J. Fisher).

Uma vez que a coroa do dente foi exposta para colagem de um acessório, as células no folículo que permite a reabsorção óssea em tônus do esmalte não estão mais presentes. Isso significa que qualquer osso deixado na direção do movimento da coroa impactada será difícil ou impossível de reabsorver. O cirurgião precisa remover o osso adequado de modo que o contato esmalte-osso seja criado à medida que o dente é trazido para a boca. A falha em realizar isso pode reduzir muito a velocidade do movimento dental e fazer o dente impactado parecer estar anquilosado.

Abordagens mecânicas para alinhamento de dentes inclusos. A tração ortodôntica para movimentar um dente incluso para longe das raízes dos outros dentes permanentes, se necessário, e então em direção à linha da arcada dental, deve começar o mais cedo possível após a cirurgia. De modo ideal, um aparelho ortodôntico fixo já deve estar em posição antes que um dente incluso seja exposto, de modo que a força ortodôntica possa ser aplicada imediatamente. Se isso não for prático, o movimento ortodôntico ativo deve começar em até 2 ou 3 semanas no pós-cirúrgico.

Isso significa que, para um canino impactado por vestibular, o tratamento ortodôntico para abrir espaço para o dente incluso e permitir a estabilização do restante da arcada dental deve começar bem antes da exposição cirúrgica. Nesse caso, as metas do tratamento ortodôntico pré-cirúrgico são criar espaço suficiente, se ele ainda não existir, como frequentemente é o caso, e alinhar os outros dentes de modo que um arco ortodôntico estabilizante pesado (pelo menos aço de 18 mil, preferivelmente um fio de aço retangular) possa estar em posição no momento da cirurgia. Isso permite que o tratamento ortodôntico pós-cirúrgico comece imediatamente. Para um canino impactado por palatino, com frequência, a exposição leva à migração para baixo, de modo que o tratamento ativo imediato pode ser adiado para muitos desses pacientes.

Como observamos anteriormente, um dente incluso é exemplo extremo de problema de alinhamento assimétrico, com um dente longe da linha de oclusão. Um fio NiTi auxiliar, repousando sobre o arco estabilizador, da mesma maneira que o recomendado para outras situações de alinhamento assimétrico (ver Figura 15.7), é a maneira mais eficiente de trazer um dente impactado para a posição. As várias alternativas incluem uma mola especial de alinhamento, seja soldada a um arco de ancoragem pesado ou dobrada em um arco leve, ou uma mola em cantiléver proveniente de tubo auxiliar no primeiro molar.

A anquilose de um dente incluso é sempre um problema potencial. Caso se desenvolva uma área de fusão ao osso adjacente, o movimento ortodôntico do dente incluso torna-se impossível, e o deslocamento dos dentes de ancoragem irá ocorrer. Ocasionalmente, um dente incluso irá começar a se movimentar e então se tornará anquilosado, aparentemente preso por apenas uma pequena área de fusão. Ele pode algumas vezes ser solto para continuar o movimento por meio de anestesia da área e leve luxação do dente, rompendo a área de anquilose. Se esse procedimento for realizado, é criticamente importante aplicar a força ortodôntica imediatamente após a luxação, uma vez que é apenas uma questão de tempo até que o dente se anquilose novamente. Não obstante, essa abordagem pode, algumas vezes, permitir que um dente seja trazido para a arcada dental, que de outra forma teria sido impossível de movimentar.

A impacção dos caninos geralmente acompanha uma séria discrepância de espaço; portanto, expandir a arcada para abrir espaço para os caninos inclusos ou extrair os primeiros pré-molares e usar a maior parte do espaço de extração se torna uma questão importante no estágio de planejamento do tratamento. A extração dos pré-molares é escolha melhor do que a expansão da arcada, que criaria protrusão excessiva dos incisivos, sobretudo se os caninos estivessem em posição razoavelmente vertical e apenas

o fechamento modesto do espaço fosse necessário (Figuras 15.17 e 15.18).

Segundos molares inferiores inclusos/impactados. Diferentemente da impacção da maioria dos outros dentes, o que é um problema óbvio desde o início do tratamento, a impacção dos segundos molares inferiores normalmente se desenvolve durante o tratamento ortodôntico. Isso ocorre quando a borda marginal mesial do segundo molar encontra-se voltada contra a superfície distal do primeiro molar ou na borda da banda de um primeiro molar, de modo que o segundo molar progressivamente inclina-se para mesial em vez de erupcionar. Movimentar o primeiro molar mais para posterior durante a dentadura mista aumenta a possibilidade de que o segundo molar se torne impactado. Essa possibilidade deve ser levada em consideração quando são empregados os procedimentos para aumentar o comprimento da arcada inferior. Muitos clínicos agora postergam ou evitam colocar bandas nos primeiros molares inferiores por causa desse risco.

A correção de um segundo molar impactado requer a inclinação do dente posteriormente e sua verticalização (Figura 15.19). Na maioria dos casos, se a crista marginal mesial puder ser destravada, o dente irá erupcionar sozinho. Quando o segundo molar não está gravemente inclinado, a solução mais simples é colocar um separador entre os dois dentes. Para problemas mais graves, um acessório deve ser colado no segundo molar. Uma mola auxiliar (Figura 15.20) com frequência é útil para trazer tanto os segundos molares superiores quanto os inferiores para o alinhamento quando eles erupcionam tardiamente no tratamento ortodôntico. A maneira mais fácil de fazer isso é usar um segmento de fio NiTi proveniente do tubo auxiliar no primeiro molar até o tubo no segundo molar. Um fio retangular, normalmente de 16 × 22 M-NiTi, é o preferido. Isso fornece uma força leve para alinhar os segundos molares, enquanto um fio mais pesado e mais rígido permanece na posição anterior, o que é muito melhor do que voltar para um fio redondo leve para toda a arcada dental apenas para alinhar os segundos molares.

Outra possibilidade, em adolescentes, é a verticalização cirúrgica do segundo molar impactado, tirando vantagem do espaço que é criado quando o terceiro molar é extraído. Em casos cuidadosamente selecionados, isso pode funcionar muito bem. A vitalidade do segundo molar é mantida porque essencialmente ele é rotacionado ao redor do ápice radicular e o defeito na mesial do dente verticalizado é preenchido com osso, da mesma maneira que acontece quando a verticalização ortodôntica é feita (Figura 15.21).[5,6] O resultado é melhor quando permanece algum crescimento vertical mandibular, de modo que o dente verticalizado não permanece extruído em relação ao primeiro molar.

Fechamento de diastema

Um diastema de linha média superior com frequência é complicado pela inserção do freio labial em uma fenda no osso alveolar, de modo que uma faixa de tecido fibroso denso fique entre os incisivos centrais. Quando for esse o caso, uma correção estável do diastema quase sempre requer cirurgia para remover o tecido fibroso interdental e o reposicionamento do freio. A frenectomia deve ser realizada de maneira que produza bom resultado estético e deve ser adequadamente coordenada com o tratamento ortodôntico.

É um erro remover cirurgicamente o freio em uma idade precoce e então postergar o tratamento ortodôntico na esperança de que o diastema se feche espontaneamente. Se o freio for removido enquanto ainda há espaço entre os incisivos centrais, o tecido cicatricial forma-se entre os dentes conforme progride a cicatrização, e uma longa demora pode resultar em espaço que é mais difícil de fechar do que era anteriormente.

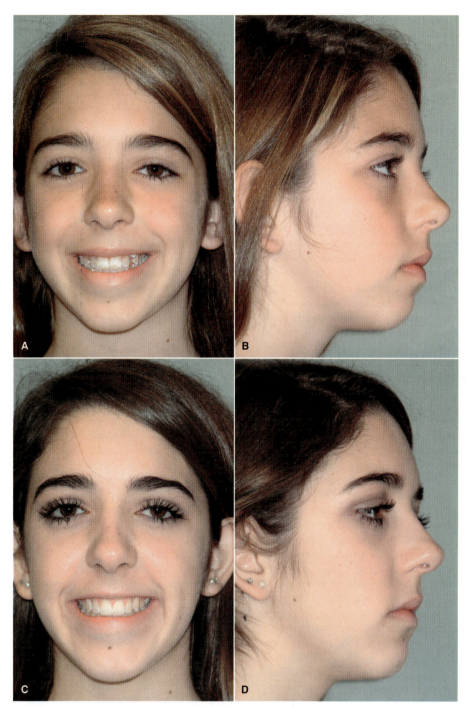

• **Figura 15.17** Aparência facial pré-tratamento (**A** e **B**) e pós-tratamento (**C** e **D**). Observe o efeito na aparência do sorriso devido à correção do alinhamento dos incisivos superiores e à relação dos incisivos superiores com o lábio inferior no sorriso (arco do sorriso). (Cortesia de Dr. J. Fisher.)

CAPÍTULO 15　Tratamento Corretivo em Adolescentes: Alinhamento e Problemas Verticais　505

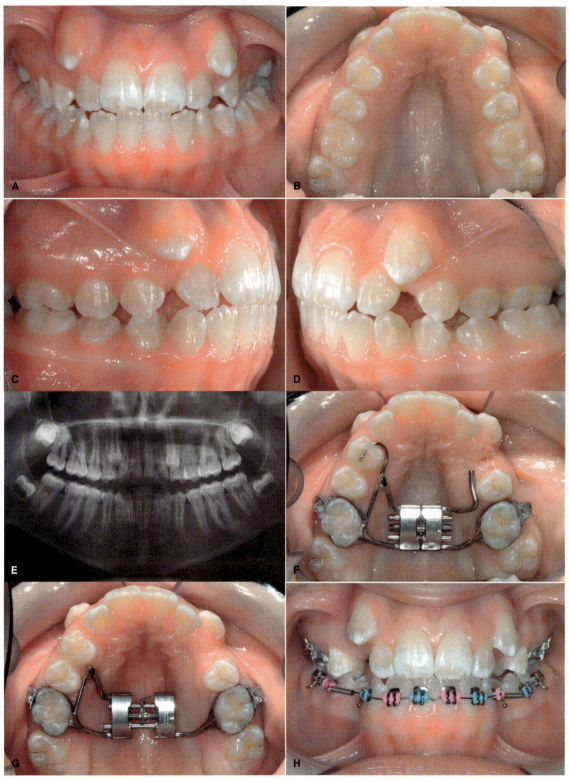

• **Figura 15.18** Caninos superiores impactados e em erupção vestibular são um problema significativo para a paciente (mesma paciente da Figura 15.17), que ouve que ela tem "presas". **A** a **D**. Esta menina tinha não apenas caninos projetados vestibularmente, mas também uma mordida cruzada unilateral, com a arcada superior constrita no lado esquerdo. **E**. A radiografia panorâmica mostrou que, se o espaço fosse aberto, deveria ser para a frente, de modo a levar os caninos para a arcada. A principal questão era se as extrações seriam necessárias para evitar que os incisivos se tornassem muito protrusos, e a resposta para esta paciente foi que a extração dos quatro primeiros pré-molares seria o melhor plano. **F** a **H**. Como a expansão unilateral da arcada superior foi necessária, o primeiro pré-molar no lado direito superior foi retido temporariamente como uma ancoragem adicional, e isso resultou na expansão desejada no lado constrito. (*continua*)

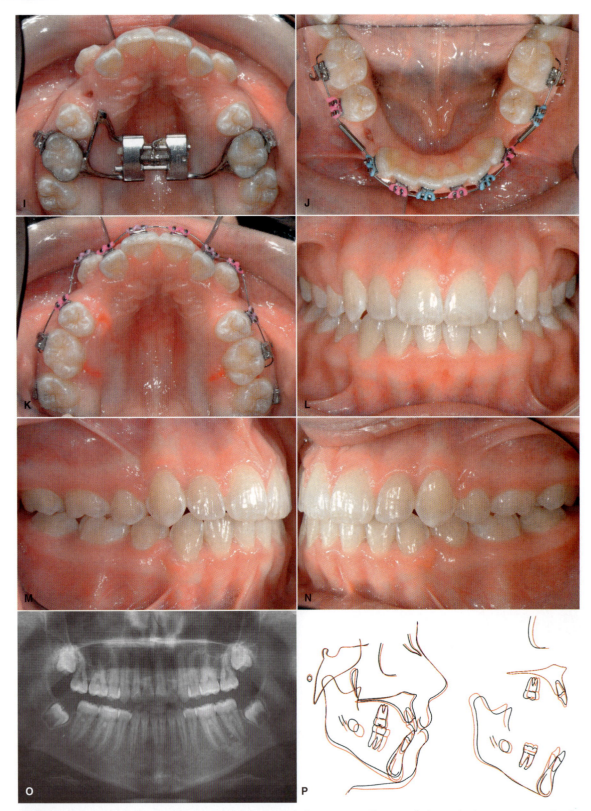

• **Figura 15.18** (*continuação*) **I** e **J**. Em seguida, a arcada inferior foi nivelada na preparação para o fechamento do espaço com retração moderada dos incisivos, e os caninos superiores foram movidos para baixo e para trás, para o local de extração dos pré-molares. **K** a **N**. O alinhamento satisfatório, a correção da mordida cruzada e a oclusão foram obtidos. **O**. Radiografia panorâmica no final do tratamento. **P**. A sobreposição cefalométrica mostra a posição normal dos incisivos pós-tratamento. Para ela, o tratamento sem extrações teria criado uma protrusão excessiva. (Cortesia do Dr. T. Shaughnessy.)

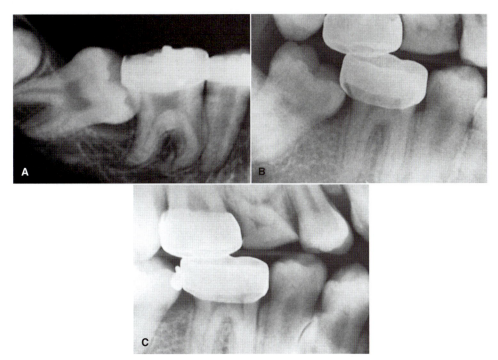

• **Figura 15.19 A.** Vista radiográfica de um segundo molar inferior impactado em um paciente de 16 anos de idade. A verticalização deste dente a partir desta posição requer a exposição cirúrgica de uma porção da superfície vestibular da coroa e a colagem de um acessório (se possível, um tubo), de modo que uma mola possa ser utilizada para incliná-lo para distal e trazê-lo para a arcada dental. **B.** Para um segundo molar que fica preso na borda da banda de um primeiro molar, uma abordagem mais simples é a verticalização obtida com fio de latão de 20 mil amarrado ao redor do ponto de contato. Em geral, é necessário anestesiar a área para colocar um separador desse tipo. **C.** Verticalização e movimento distal obtido com o separador de fio de latão (mesmo paciente que **B**). Um grampo em mola (um tipo que é vendido como "mola de desimpacção Arkansas") pode ser utilizado da mesma maneira, mas tanto o fio de latão quanto os grampos de mola são efetivos apenas para uma mínima verticalização do molar. Nenhum deles teria funcionado para a situação mostrada em **A**.

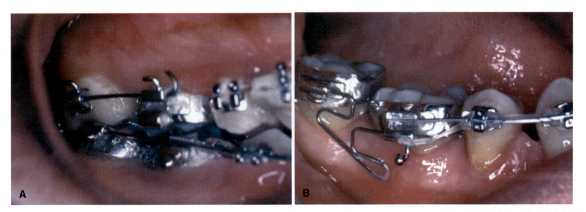

• **Figura 15.20** Quando um segundo molar é bandado ou colado relativamente tarde no tratamento, com frequência é desejável alinhá-lo com um fio flexível enquanto se mantém um arco ortodôntico mais pesado no restante da arcada dental. **A.** Reposicionamento de um segundo molar inferior, usando um segmento reto de um fio de níquel-titânio austenítico (A-NiTi) retangular, que se adapta no tubo auxiliar no primeiro molar e no tubo para o arco principal no segundo molar. **B.** Reposicionamento de um segundo molar inferior, usando um segmento de fio de aço com uma alça, que se estende a partir do tubo auxiliar no primeiro molar. Em ambas as arcadas, após o reposicionamento, um arco ortodôntico contínuo pode se estender até o segundo molar.

É melhor alinhar os dentes antes da frenectomia. Deslizá-los em conjunto, ao longo de um arco ortodôntico, é normalmente melhor do que usar uma alça de fechamento, porque uma alça, com qualquer altura vertical, irá tocar e irritar o freio. Se o diastema for relativamente pequeno, normalmente é possível aproximar completamente os incisivos centrais antes da cirurgia (Figura 15.22). Se o espaço for grande e a inserção do freio for volumosa, pode não ser possível fechar completamente o espaço antes da intervenção cirúrgica. O espaço deve ser fechado pelo menos parcialmente e o movimento ortodôntico para aproximar os dentes deve ser retomado imediatamente após a frenectomia, de modo que os dentes são aproximados bem rapidamente após o procedimento. Quando isso é feito, a cicatrização ocorre com os dentes juntos, e o tecido cicatricial pós-cirúrgico, inevitável, estabiliza os dentes em vez de criar obstáculos para o fechamento final do espaço.

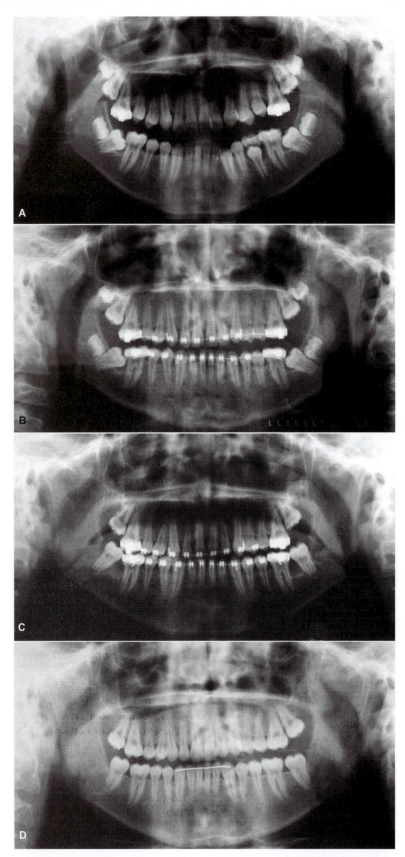

• **Figura 15.21** A verticalização cirúrgica dos segundos molares inferiores impactados algumas vezes é a maneira mais fácil de lidar com as impacções graves. **A.** 12 anos de idade, antes da perda dos segundos molares decíduos, com os segundos molares permanentes inclinados para mesial contra os primeiros molares. Os dentes nesta posição, com frequência, verticalizam-se espontaneamente quando os primeiros molares migram para mesial após os molares decíduos serem perdidos. **B.** 14 anos de idade, impacção grave 1 ano após o início do tratamento ortodôntico. **C.** 14 anos de idade, após verticalização cirúrgica dos segundos molares, que foram rotacionados ao redor do ápice radicular, no espaço criado pela extração do terceiro molar. A perda da vitalidade pulpar normalmente não ocorre quando isso é feito. **D.** 16 anos de idade, após terminar o tratamento ortodôntico. Observe o excelente preenchimento de osso entre os primeiros e segundos molares.

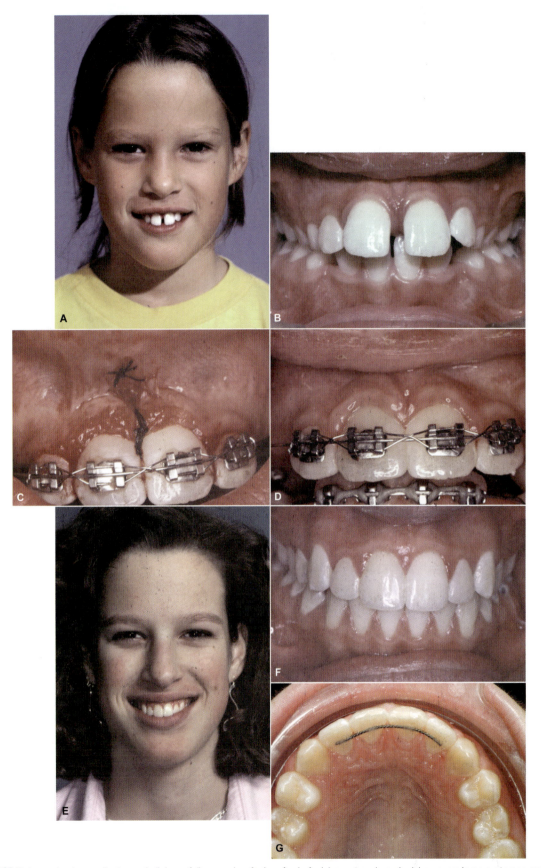

• **Figura 15.22** Tratamento de um diastema de linha média superior. **A.** Aparência facial, mostrando os incisivos superiores protrusos apoiando-se no lábio inferior. **B.** Vista intraoral antes do tratamento **C.** Dentes alinhados e conjugados com um amarrilho metálico em forma de 8, antes da frenectomia. **D.** Aparência imediatamente após a frenectomia, usando a técnica conservadora defendida por Edwards, em que uma simples incisão é utilizada para permitir o acesso à área interdental, a conexão fibrosa ao osso é removida e a inserção do freio é suturada em um nível mais alto. **E.** Aparência facial 2 anos após finalizar o tratamento. **F.** Vista intraoral 2 anos após o tratamento. **G.** Contenção colada, feita com fio de aço torcido de 17,5 mil. É importante que o fio seja flexível o suficiente para permitir algum deslocamento dos incisivos em função; um fio rígido é muito mais provável de se soltar.

A chave para a cirurgia bem-sucedida é a remoção do tecido fibroso interdental. É desnecessário e, na realidade, indesejável excisar uma porção grande do próprio freio. Em vez disso, uma incisão simples é utilizada para permitir o acesso à área interdental, a conexão fibrosa com o osso é removida e o freio é então suturado em um nível mais elevado.[7]

Um diastema de linha média superior tende a recidivar, não importa quão cuidadosamente o espaço tenha sido tratado inicialmente. A rede de fibras gengivais elásticas tipicamente não atravessa a linha média nesses pacientes, e a cirurgia interrompeu quaisquer fibras que cruzavam. Como resultado, nessa área crítica, o mecanismo normal para manter os dentes em contato está ausente. É recomendada uma contenção fixa colada (ver Figura 15.22 G).

Nivelamento

O modelo do arco ortodôntico para o nivelamento depende de haver ou não necessidade de uma intrusão absoluta dos incisivos, ou de a intrusão relativa ser satisfatória. Esse ponto importante é discutido em detalhes no Capítulo 7, e as considerações biomecânicas na obtenção de intrusão são descritas nos Capítulos 8 e 9. Como regra geral, a intrusão relativa é bastante aceitável para adolescentes; a intrusão absoluta é utilizada na maioria das vezes em pacientes que são muito velhos para essa intrusão ter sucesso. A discussão a seguir pressupõe que uma decisão apropriada sobre o tipo de nivelamento foi feita e enfoca técnicas completamente diferentes para nivelamento pela intrusão relativa (que é, de fato, a extrusão diferencial dos pré-molares) em contraste com o nivelamento pela intrusão absoluta dos incisivos (Figura 15.23).

Nivelamento por extrusão (intrusão relativa)

O nivelamento por extrusão pode ser realizado com arcos ortodônticos contínuos, simplesmente colocando uma curva de Spee acentuada na arcada superior e uma curva de Spee reversa na arcada inferior. Para a maioria dos pacientes, é necessário substituir o arco de alinhamento inicial altamente resiliente por um levemente mais rígido, a fim de completar o nivelamento. Com aparelhos com encaixe 18 e 22, quando o alinhamento preliminar é completado, o segundo arco ortodôntico é quase sempre de aço de 16 mil, com uma curva de Spee acentuada na arcada superior e uma curva reversa na arcada inferior. Na maioria das circunstâncias, isso é suficiente para completar o nivelamento. Uma alternativa possível é um fio de A-NiTi de 16 mil, pré-contornado pelo fabricante com curva extremamente acentuada. A curva acentuada necessária para gerar força suficiente pode levar a problemas se os pacientes perderem as consultas (i. e., o fio não tem um "modo de segurança"), de forma que esses fios não são recomendados para uso rotineiro.

Em alguns pacientes, particularmente os casos sem extrações de pacientes mais velhos que apresentam pouco ou nenhum crescimento remanescente, um arco ortodôntico mais pesado do que 16 mil é necessário para completar o nivelamento das arcadas. Com um aparelho de encaixe 22, um arco de 18 mil é usado quase rotineiramente, como uma etapa em direção ao envolvimento do bráquete com um fio retangular maior. Com um aparelho de encaixe 18, em vez de usar fio redondo de 18 mil, normalmente é mais rápido e fácil acrescentar um arco auxiliar de nivelamento de 17 × 25 de TMA ou aço (Figura 15.24A-B). Esse fio auxiliar insere-se no tubo auxiliar do molar e está amarrado anteriormente sob o arco de ancoragem de 16 mil. Em essência, isso aumenta a curva no arco de ancoragem e resulta em uma eficiente conclusão do nivelamento pelo mesmo mecanismo que um fio único e contínuo. Apesar de o arco auxiliar de nivelamento parecer um

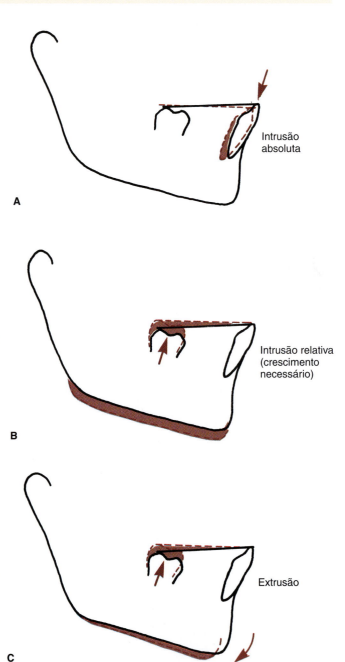

• **Figura 15.23** Há três maneiras possíveis de nivelar uma arcada inferior com uma curva de Spee acentuada. **A.** Intrusão absoluta. **B.** Intrusão relativa, obtida impedindo-se a erupção dos incisivos, enquanto o crescimento fornece espaço vertical no qual erupcionam os dentes posteriores. **C.** Extrusão dos dentes posteriores, que faz com que a mandíbula rotacione para baixo e para trás na ausência de crescimento. Observe que a diferença entre **B** e **C** está no fato de a mandíbula rotacionar para baixo ou não. Isso é determinado pela possibilidade de o ramo crescer mais enquanto o movimento dental está ocorrendo, e não pela mecânica ortodôntica.

arco de intrusão (Figura 15.24C-D), ele difere de duas maneiras importantes: a presença de um arco de ancoragem contínuo em vez de um segmentado e a maior quantidade de força. O nivelamento irá ocorrer quase totalmente por extrusão, contanto que um fio contínuo, em vez de segmentado, esteja nos canais de encaixe dos bráquetes, e a segmentação do arco possibilita a intrusão (Figura 15.24E-F).

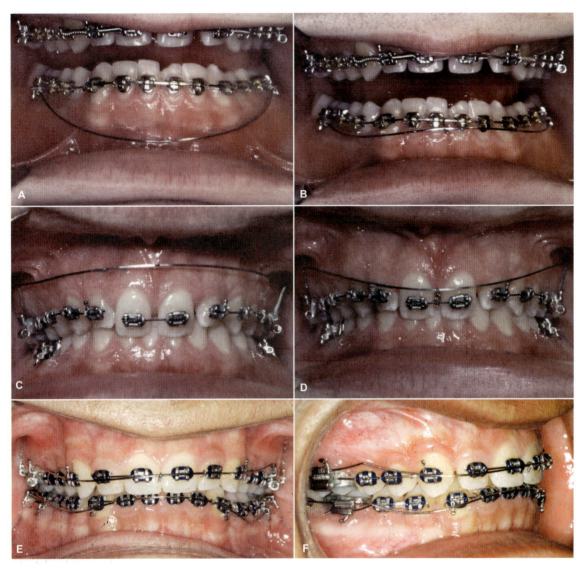

• **Figura 15.24** Com um arco ortodôntico contínuo em posição, a intrusão é essencialmente impossível, mas um arco auxiliar de nivelamento pode ser útil no aumento da força de nivelamento de um fio preso nos bráquetes. O fio de nivelamento auxiliar antes e após a ativação (**A**) prendendo-o sob um arco inferior contínuo (**B**). A força apropriada neste exemplo é aproximadamente 150 g, e a ação esperada é o nivelamento pela extrusão dos pré-molares em vez de intruir os incisivos. Para a intrusão absoluta, a força leve (aproximadamente 10 g por dente) é necessária. Isso requer o uso de segmentos de arco e um arco auxiliar de intrusão. Arco de intrusão antes e após a ativação (**C**) flexionando-o para baixo e prendendo-o ao segmento a ser intruído (**D**). A força exercida pelo arco de intrusão pode ser medida facilmente quando ele é trazido para baixo, até o nível em que será amarrado. Arcos de nivelamento auxiliares para extrusão na arcada superior (**E**) e para intrusão de incisivo a canino na arcada inferior (**F**). Observe que o arco de ancoragem mandibular é segmentado, criando-se um segmento incisivo separado, enquanto um arco ortodôntico contínuo está em posição na arcada superior e o arco de nivelamento auxiliar é preso nos bráquetes anteriores sobre ele. A intrusão requer um arco de ancoragem segmentado e uma força intrusiva leve (aqui, com seis incisivos inferiores no segmento anterior, aproximadamente 50 g seriam utilizados). A extrusão pode ser feita com um arco ortodôntico segmentado ou contínuo, usando aproximadamente 50 g/dente no segmentado a ser extruído.

Para um paciente típico, que utiliza o aparelho de encaixe 22, o alinhamento inicial com um fio A-NiTi (liberação de força leve, não a dimensão, é a variável importante) é normalmente seguido por um fio de aço de 16 mil, com curva reversa ou acentuada, e então por um fio redondo de 18 mil para completar o nivelamento. Essa sequência de arcos ortodônticos é quase sempre adequada para completar o nivelamento, e é raro que um fio de 20 mil, ou um arco auxiliar, sejam necessários.

Com qualquer tamanho de encaixe, é um erro colocar um arco ortodôntico retangular com uma curva de Spee acentuada na arcada inferior, porque a curva cria torque para movimentar as raízes dos incisivos para lingual. Quase sempre isso é indesejável. O torque inadvertido das raízes dos incisivos inferiores é um dos erros mais comuns com o aparelho *edgewise*. A arcada dental deve ser nivelada antes que um fio retangular seja colocado, ou que sejam feitas dobras em degrau em vez de uma curva de Spee reversa ser colocada no fio retangular, e o torque de qualquer fio retangular deve ser monitorado cuidadosamente. No entanto, na arcada superior, um fio retangular com uma curva de Spee acentuada seria bastante aceitável se o torque da raiz palatina dos incisivos superiores fosse necessário, como ocorre frequentemente.

Terapia com alinhador transparente (Invisalign®)

Como observamos, o problema mais frequente em pacientes ortodônticos adolescentes é uma combinação de incisivos mal alinhados e sobremordida excessiva. Para os pacientes que desejam uma terapia com alinhador transparente, a escolha normal é a expansão da arcada para alinhamento, e a inclinação dos incisivos inferiores vestibularmente pode ser suficiente para corrigir a sobremordida em casos leves. Quando a sobremordida mais grave está presente, é necessário restringir a erupção consequente dos incisivos inferiores, além de encorajar a erupção dos caninos e pré-molares inferiores – relativos à intrusão. Isso pode ser feito razoavelmente bem ao deixar um espaço no alinhador inferior acima dos caninos e pré-molares, enquanto acessórios são utilizados nos incisivos e molares para estabilizar o alinhador. O resultado é uma combinação de força intrusiva contra os incisivos enquanto eles estão sendo inclinados vestibularmente, como seria o caso de um fio redondo com uma curva de Spee reversa, e remoção de qualquer restrição à erupção dos caninos e pré-molares.

Quanto maior a mordida profunda, mais provavelmente o alinhador superior deverá ser modificado com *bite ramps* (ver Figura 19.42). Embora não haja dados contundentes, relatórios de caso sugerem que os resultados com alinhadores modificados são semelhantes à intrusão relativa com um aparelho fixo.

Com todo o restante sendo igual, a intrusão relativa é mais bem-sucedida durante o final da infância ou início da adolescência, porque é quando há mais crescimento vertical. Entretanto, os alinhadores são mais bem adequados para adolescentes mais velhos. Felizmente, eles costumam ainda ter crescimento vertical remanescente suficiente para que um problema moderado de mordida profunda seja corrigido.

Nivelamento por intrusão

O nivelamento por intrusão requer um arranjo mecânico diferente de um arco ortodôntico contínuo preso a cada dente. A chave para a intrusão bem-sucedida é a força contínua e leve, direcionada para o ápice da raiz. É necessário evitar a intrusão de um dente mediante a extrusão de seu vizinho, uma vez que, nessa circunstância, a extrusão irá dominar. Isso pode ser realizado de três maneiras: (1) com arcos contínuos com *bypass* no pré-molar (e frequentemente o canino) e (2) com arcos segmentados (de modo que não haja conexão ao longo da arcada dental entre os segmentos anterior e posterior) e um arco auxiliar de depressão, e (3) com alinhadores que tenham acessórios nos dentes posteriores, de modo que, quando uma força ascendente é colocada nos dentes anteriores, o alinhador não desliza posteriormente.

Arcos com alívio (bypass)

Usar a abordagem de arcos com *bypass* para a intrusão é mais útil para os pacientes que terão algum crescimento (*i. e.*, aqueles que estão na dentição mista ou no início da permanente). Três arranjos mecânicos diferentes são comumente utilizados, cada um deles com base no mesmo princípio mecânico: verticalização e inclinação para distal dos molares, contra a intrusão dos incisivos.

Uma versão clássica dessa abordagem ao nivelamento foi vista no primeiro estágio da técnica de Begg, em que os pré-molares foram aliviados (*bypass* de pré-molares) e apenas uma ligadura frouxa foi feita ao canino. O mesmo efeito pode ser produzido, exatamente da mesma maneira, usando-se o aparelho *edgewise*, se os pré-molares e os caninos forem aliviados com um aparelho de 2 × 4 (apenas dois molares e quatro incisivos incluídos na configuração do aparelho)[8] (Figura 15.25), ou se os bráquetes nos pré-molares simplesmente não tiverem o arco ortodôntico principal preso nele (ver Figura 15.24E-F).

Uma variação mais flexível da mesma ideia básica foi desenvolvida no arco-utilidade de Ricketts.[9] Na maioria dos casos, um arco-utilidade produzido com fio retangular era colocado nos bráquetes com leve torque vestibular de raiz, a fim de controlar a inclinação dos dentes, conforme os incisivos se movimentavam vestibularmente enquanto intruíam. Contudo, isso resulta em um sistema mecânico complexo, que se torna difícil de ser controlado (ver Capítulo 9), e os arcos-utilidade para intrusão foram amplamente substituídos pela abordagem de arco segmentado descrita a seguir, porque, às vezes, eles funcionam bem e, às vezes, não.

O uso bem-sucedido de qualquer arco com *bypass* para o nivelamento requer que as forças sejam mantidas leves. Isso é realizado de duas maneiras: selecionando-se um arco de pequeno diâmetro e usando-se um longo segmento de fio entre o primeiro molar e os incisivos. O fio mais pesado que 16 mil não deve ser utilizado, e Ricketts recomendou um fio de cromo cobalto de 16 × 16, relativamente leve para arcos-utilidade, de modo a evitar que forças pesadas sejam desenvolvidas. Uma recomendação mais moderna seria o fio de betatitânio (beta-Ti) 16 × 22. Qualquer que seja a escolha do fio, a ativação excessiva das dobras verticais pode causar perda de controle dos molares em todos os três planos do espaço.

Ao contrário do nivelamento com arcos ortodônticos contínuos completamente ligados, o tamanho do encaixe do bráquete do arco retangular é irrelevante quando os arcos com *bypass* são empregados para nivelamento. Se o aparelho de encaixe 18 ou 22 for usado, o arco com *bypass* não deve ser mais rígido do que fio de aço de 16 mil.

Dois pontos fracos dos sistemas de arcos com *bypass* limitam a quantidade de intrusão verdadeira que pode ser obtida. O primeiro é que, exceto por algumas aplicações do arco-utilidade, apenas o primeiro molar está disponível como ancoragem posterior. Isso

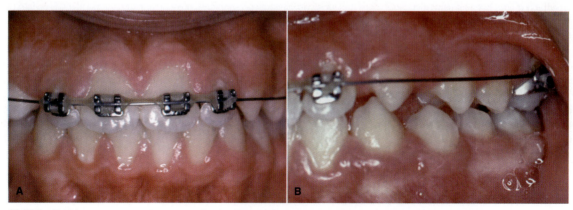

• **Figura 15.25 A e B.** A longa extensão de um aparelho 2 × 4 possibilita criar a força leve necessária para a intrusão de incisivos e também possibilita criar efeitos colaterais indesejáveis. O aparelho 2 × 4 é mais bem descrito como enganosamente simples. Quando a intrusão dos incisivos for desejada antes que os outros dentes permanentes possam ser incorporados no aparelho, um arco lingual transpalatino para ancoragem adicional é boa ideia.

significa que a extrusão significativa daquele dente pode ocorrer. Em pacientes em crescimento ativo com bom padrão facial, isso não é um grande problema, mas em pacientes que não estão em crescimento ou naqueles com padrão facial deficiente, em quem a extrusão dos molares deve ser evitada, a falta de ancoragem posterior compromete a capacidade de intruir os incisivos.

O segundo ponto fraco é que a força intrusiva contra os incisivos é aplicada anteriormente ao centro de resistência e, portanto, os incisivos tendem a se inclinar para a frente conforme eles intruem (Figura 15.26). Sem um espaço de extração, o movimento para a frente dos incisivos é uma consequência inevitável do nivelamento, mas, em casos de extração em que os incisivos devem ser retraídos, isso torna-se um efeito indesejável. Uma dobra de ancoragem no molar em um arco com *bypass* cria um efeito de fechamento de espaço, que algumas vezes restringe o movimento para a frente dos incisivos (Figura 15.27), mas isso também tende a trazer o molar para a frente, forçando a ancoragem posterior. Um arco-utilidade pode ser ativado (como uma alça de fechamento de espaço), para impedir que os incisivos se movimentem para a frente, e tem benefício adicional de um corte transversal retangular anteriormente, de modo que a inclinação pode ser controlada, mas o resultado ainda é um esforço sobre a ancoragem posterior e, mais importante, ele resulta em força de intrusão desconhecida que pode ser muito pesada ou muito leve (ver Figura 9.39).

Arcos segmentados para intrusão

A abordagem do arco segmentado desenvolvida por Burstone, que supera essas limitações, é recomendada para o controle máximo dos segmentos anterior e posterior da arcada dental. Atualmente, existem dados para documentar a estabilidade a longo prazo com o nivelamento por arcos ortodônticos contínuos *versus* arcos seccionados, na técnica de arco segmentado.[10]

A abordagem de arco segmentado (ver Figura 15.26) permite a fixação em todos os dentes e, portanto, fornece melhor controle da ancoragem. Para a intrusão dos dentes anteriores, ela depende de estabelecer segmentos estabilizadores posteriores e controlar o ponto de aplicação de força contra um segmento anterior. Essa técnica requer tubos retangulares auxiliares nos primeiros molares, além do bráquete ou tubo comum. Após o alinhamento preliminar, um arco ortodôntico retangular de dimensão total é colocado nos encaixes dos bráquetes dos dentes no segmento posterior, que tipicamente consiste em segundo pré-molar, primeiro molar e segundo molar. Isso conecta os dentes em uma unidade sólida. Também, um arco lingual pesado (arco de aço redondo de 36 mil ou retangular de 32 × 32) é utilizado para conectar os segmentos posteriores direito e esquerdo, estabilizando-os ainda mais contra o movimento indesejado. Um arco segmentado anterior resiliente é utilizado para alinhar os incisivos, enquanto os segmentos posteriores estão sendo estabilizados.

Para a intrusão, um arco auxiliar colocado no tubo auxiliar no primeiro molar é utilizado para aplicar força intrusiva contra o segmento anterior. Esse arco deve ser feito de fio retangular que não irá produzir torque no tubo auxiliar. O tubo auxiliar deve ter 18 × 25 se o aparelho principal tiver um encaixe de 18 ou 22. Nele, um fio de aço de 17 × 25 com uma helicoide de 2,5 voltas, ou com fio de 17 × 25 funciona bem. Se o tubo auxiliar for 22 × 28, um fio TMA de 19 × 25 sem helicoides, ou mesmo um arco de intrusão de M-NiTi pré-contornado é aceitável. Esse arco auxiliar é ajustado de modo que ele fique gengival aos incisivos quando passivo, e aplique uma força leve (aproximadamente 10 g por dente, dependendo do tamanho da raiz) quando ele for posicionado apicalmente aos bráquetes dos incisivos. Ele é amarrado sob ou à frente dos bráquetes dos incisivos, mas não nos encaixes dos bráquetes, que estão ocupados pelo fio do segmento anterior.

A intrusão dos incisivos superiores para nivelar a arcada é feita com mais frequência do que a intrusão dos incisivos inferiores; porém, para alguns pacientes, é necessário intruir esses dentes. A técnica é a mesma: um arco de intrusão é inserido nos tubos auxiliares

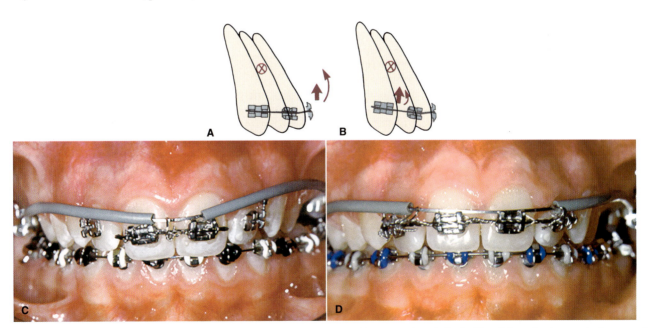

• **Figura 15.26 A.** Quando o segmento incisivo é visto de uma perspectiva lateral, o centro de resistência (X) está lingualizado em relação ao ponto em que um arco ortodôntico se prende aos dentes. Por essa razão, os incisivos tendem a se inclinar para a frente, quando uma força intrusiva é colocada nos bráquetes dos incisivos centrais. **B.** A amarração de um arco de intrusão distal à linha média (p. ex., entre o incisivo lateral e o canino, conforme exibido aqui) movimenta a linha de ação da força mais para posterior e, portanto, mais próximo do centro de resistência. Isso diminui ou elimina o momento que causa a inclinação vestibular dos dentes conforme eles intruem. **C.** Arco de intrusão preso na linha média conforme apenas os incisivos centrais são intruídos, de modo que os incisivos irão inclinar para vestibular enquanto eles intruem. **D.** No mesmo paciente em fase subsequente, o arco de intrusão agora é preso entre os incisivos centrais e laterais, a fim de intruir todos os quatro incisivos enquanto se reduz a quantidade de inclinação vestibular.

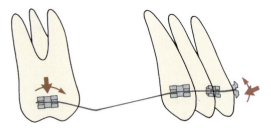

• **Figura 15.27** Representação diagramática das forças para um arco de nivelamento que desvia dos pré-molares (*bypass*), e com uma dobra de ancoragem mesial aos molares. É criado um sistema de forças que extrui os molares e intrui os incisivos. O fio tende a deslizar para posterior através dos tubos dos molares, inclinando os incisivos para distal à custa de movimento mesial de corpo dos molares. O arco ortodôntico deste desenho é utilizado no primeiro estágio do tratamento de Begg, mas também pode ser utilizado nos sistemas *edgewise*. Um longo espaço entre os molares e os incisivos é essencial.

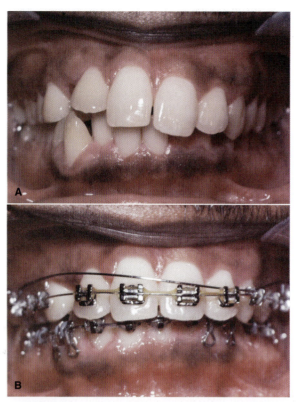

• **Figura 15.28 A.** Neste paciente adulto, o incisivo central e lateral superior esquerdo e, particularmente, o canino erupcionaram excessivamente. A intrusão assimétrica daqueles dentes foi necessária. **B.** Um arco de intrusão auxiliar, fornecendo aproximadamente 30 g, foi preso ao canino extruído, enquanto o alinhamento preliminar com um fio de níquel-titânio austenítico (A-NiTi) foi empregado. O resultado foi o nivelamento da arcada superior com um componente de intrusão sobre o lado extruído. A intrusão assimétrica pode ser realizada tanto pela ativação assimétrica de um arco de intrusão que vai de um primeiro molar a outro quanto pelo uso de um arco de intrusão em cantiléver, de um lado apenas.

nos primeiros molares inferiores, e o arco base é segmentado (ver Figura 15.30).

Um arco auxiliar de intrusão pode ser colocado enquanto um segmento anterior resiliente leve está sendo utilizado para alinhar os incisivos mal posicionados, mas normalmente é melhor esperar para adicioná-lo até que o alinhamento incisivo tenha sido atingido e um fio mais pesado tenha sido instalado no segmento anterior. Um fio de aço retangular trançado ou um fio retangular TMA normalmente é a melhor escolha para o segmento anterior, enquanto a intrusão ativa com um arco auxiliar está sendo realizada.

Duas estratégias podem ser utilizadas com arcos segmentados, a fim de prevenir o movimento para a frente dos incisivos conforme eles são intruídos. A primeira é a mesma que com os arcos com *bypass*: uma força de fechamento de espaço pode ser criada amarrando o arco auxiliar na parte posterior dos segmentos posteriores. Mesmo com os segmentos posteriores estabilizados, isso produz algum esforço sobre a ancoragem posterior.

A segunda, e normalmente preferida estratégia, é variar o ponto de aplicação de força contra o segmento incisivo. Se o segmento anterior for considerado uma unidade única (o que é razoável quando um arco rígido conecta os dentes, dentro do segmento), o centro de resistência está localizado conforme exibido na Figura 15.26. Amarrar o arco de intrusão na região distal à linha média, entre os incisivos central e lateral ou distal aos laterais, também traz o ponto de aplicação de força mais para posterior, de tal forma que a força seja aplicada através do centro de resistência. Isso previne a inclinação para anterior do segmento incisivo, sem causar esforço de ancoragem, mas o fio auxiliar deve ser amarrado bem frouxamente em ambas as pontas, a fim de evitar o risco de se criar um sistema de dois binários de modo inadvertido.

Mesmo com o controle da ancoragem posterior obtido pela colocação de segmentos estabilizantes retangulares e um arco de ancoragem lingual, a reação à intrusão dos incisivos é a extrusão e a inclinação distal dos segmentos posteriores. Um arco lingual transpalatino é necessário para aumentar a ancoragem. Com bastante atenção para a técnica apropriada com a abordagem de arco segmentado, é possível produzir aproximadamente quatro vezes mais quantidade de intrusão de incisivos que a extrusão de molares em adultos que não estejam em crescimento. Apesar de a intrusão bem-sucedida poder ser obtida com arcos com *bypass* redondos, a proporção de intrusão anterior para extrusão posterior é muito menos favorável.

É bastante possível intruir assimetricamente, o que requer apenas o ajuste dos dentes que estão posicionados nos segmentos de estabilização e de intrusão e a fixação do arco de intrusão auxiliar na área em que a intrusão é exigida (Figura 15.28). Se a intrusão for desejada apenas de um lado, pode ser utilizado tanto um fio auxiliar em cantiléver, que se estende a partir de um molar, quanto um arco auxiliar de molar a molar. O segredo é amarrar o arco auxiliar no ponto em que a intrusão é desejada.

Também é possível intruir os dentes posteriores para corrigir uma mordida aberta anterior. Frequentemente, um componente importante de uma mordida aberta esquelética é um plano palatino inclinado, e a intrusão dos dentes posteriores superiores (Figura 15.29) pode fornecer uma compensação odontológica aceitável se o problema não for muito grave. Isso exige ancoragem esquelética. Deve ser postergada até após o surto de crescimento adolescente e, por esse motivo, é apresentada em detalhes no Capítulo 19.

A correção de má oclusão de classe II com mordida profunda grave, por meio de nivelamento da arcada superior, inclinação vestibular dos incisivos superiores e intrusão dos incisivos inferiores extruídos com um arco segmentado, é mostrada na Figura 15.30.

CAPÍTULO 15   Tratamento Corretivo em Adolescentes: Alinhamento e Problemas Verticais   515

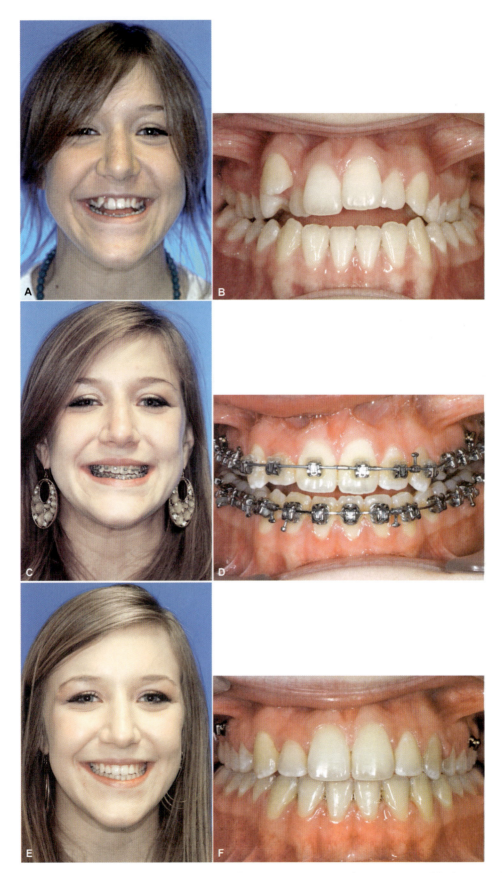

• **Figura 15.29** A e B. Um canino superior esquerdo apinhado de aparência ruim, mordida cruzada posterior e mordida aberta anterior em uma garota de 15 anos de idade. O plano de tratamento foi intruir os dentes posteriores superiores, usando parafusos ósseos alveolares bilaterais de 8 mm de comprimento, entre as raízes do primeiro molar superior e segundo pré-molar como ancoragem, e alinhar a arcada superior com expansão transversa. **C** e **D**. Fotos da progressão mostrando o alinhamento correto e a mordida aberta diminuída. **E** e **F**. Tratamento concluído após 7 meses de intrusão posterior (tratamento total em 24 meses). Observe que os parafusos ósseos para intrusão foram deixados no lugar para que eles possam ser usados para controlar uma tendência de recidiva da mordida aberta, se necessário (isso pode ocorrer se o crescimento vertical continuar). (Cortesia do Dr. N. Scheffler.)

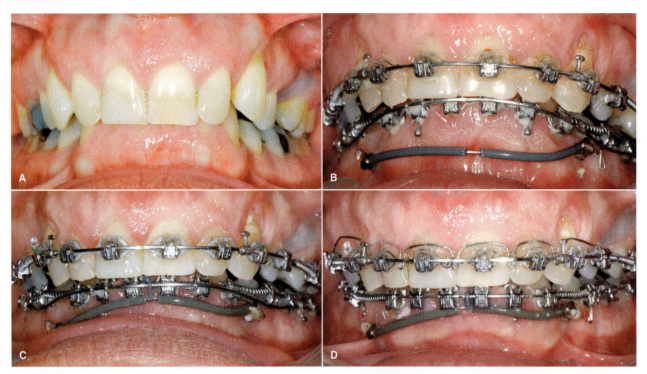

• **Figura 15.30 A.** Mordida profunda anterior extrema em um homem de 53 anos de idade com pouca altura facial anterior, incisivos inferiores muito extruídos, primeiros pré-molares previamente extraídos e um padrão de incisivos superiores de classe II, divisão 2. O plano de tratamento incluiu o nivelamento da arcada inferior pela extrusão dos dentes posteriores e intrusão dos anteriores, avanço e torque dos incisivos em ambas as arcadas e abertura de espaços para os pré-molares ausentes, usando um arco ortodôntico principal contínuo em vez de segmentado. **B.** O fio auxiliar de nivelamento inferior, ancorado aos parafusos ósseos alveolares de 6 mm bilateralmente, aumenta o nível de força fornecida pelo arco ortodôntico principal. O uso de tubos plásticos é para prevenir a irritação de lábio e gengiva. **C.** Progressão de 1 mês. **D.** Abertura da mordida amplamente atingida após 4 meses. Observe que o arco de torque superior auxiliar, que irá inclinar os incisivos superiores para vestibular, é amarrado na região posterior, permitindo o controle da quantidade de torque *versus* inclinação. (Cortesia de Dr. N. Scheffler.)

Referências bibliográficas

1. Bolender Y, Vernière A, Rapin C, et al. Torsional superelasticity of NiTi archwires. *Angle Orthod*. 2010;80:1100-1109.
2. Alqerban A, Willems G, Bernaerts C, et al. Orthodontic treatment planning for impacted maxillary canines using conventional records versus 3D CBCT. *Eur J Orthod*. 2014;36:698-707.
3. Incerti-Parenti S, Checchi V, Ippolito DR, et al. Periodontal status after surgical-orthodontic treatment of labially impacted canines with different surgical techniques. *Am J Orthod Dentofac Orthop*. 2016;149:463-472.
4. Parkin NA, Milner RS, Deery C, et al. Periodontal health of palatally displaced canines treated with open or closed surgical technique. *Am J Orthod Dentofac Orthop*. 2013;144:176-184.
5. Lau CK, Whang CZ, Bister D. Orthodontic uprighting of severely impacted mandibular second molars. *Am J Orthod Dentofac Orthop*. 2013;143:116-124.
6. Kravitz ND, Yanosky M, Cope JB, et al. Surgical uprighting of lower second molars. *J Clin Orthod*. 2016;50:33-40.
7. Edwards JG. Soft tissue surgery to alleviate orthodontic relapse. *Dent Clin North Am*. 1993;37:205-225.
8. Isaacson RJ, Lindauer SJ, Rubenstein LK. Activating a 2 × 4 appliance. *Angle Orthod*. 1993;63:17-24.
9. Ricketts RW, Bench RW, Gugino CF, et al. *Bioprogressive Therapy*. Denver: Rocky Mountain Orthodontics; 1979.
10. Preston CB, Maggard MB, Lampasso J, et al. Long-term effectiveness of the continuous and the sectional archwire techniques in leveling the curve of Spee. *Am J Orthod Dentofac Orthop*. 2008;133:550-555.

16

Tratamento Corretivo na Adolescência: Fechamento de Espaço e Correção de Classe II/Classe III

VISÃO GERAL DO CAPÍTULO

Fechamento do espaço em problemas de protrusão dos incisivos, 517

Mecânica de deslizamento *versus* mecânica da alça no fechamento do espaço, 517

Correção da biprotrusão maxilar, 521

Retração máxima dos incisivos (ancoragem máxima), 524

Retração mínima dos incisivos, 526

Correção da classe II em adolescentes, 530

Crescimento diferencial no tratamento de adolescente classe II, 530

Camuflagem de classe II, 532

Camuflagem da classe III, 539

No Capítulo 15, abordamos o alinhamento e os problemas relacionados que poderiam ser corrigidos no início ou perto do início do tratamento corretivo, e que, na maioria dos casos, seria feito com arcos redondos em vez de arcos retangulares. Neste capítulo, avançamos para o tratamento que envolve o movimento de corpo do dente ou da raiz que é frequentemente realizado com arcos retangulares.

Fechamento do espaço em problemas de protrusão dos incisivos

A protrusão excessiva dos incisivos é um problema ortodôntico significativo em três condições:

1. *Protrusão alveolodentária bimaxilar,* daqui em diante denominada simplesmente como *biprotrusão maxilar,* como na maior parte da literatura ortodôntica. Para o ortodontista, isso significa que os dentes anteriores em ambas as arcadas estão muito avançados em relação ao osso basal da maxila e da mandíbula; para os antropólogos físicos, o mesmo termo descreve protrusão de ambos os maxilares em relação ao crânio.
2. *Oclusão de classe II,* que é definida pela relação molar, porém caracterizada por protrusão dos incisivos superiores criando trespasse horizontal excessivo. Estudos epidemiológicos confirmaram que os incisivos superiores protrusos são o verdadeiro problema para o paciente, que não está preocupado com a relação molar (ver Capítulo 1).

3. *Má oclusão de classe III,* também definida pela relação molar, porém caracterizada por mordida cruzada anterior e mento protruso, que são os problemas que os pacientes percebem (até mesmo se o problema real for a deficiência maxilar).

A biprotrusão maxilar é um problema odontológico em que os dentes não estão devidamente posicionados na maxila e na mandíbula. A modificação do crescimento para problemas esqueléticos de classe II e classe III já foi analisada, e a cirurgia ortognática para o mais grave desses problemas é discutida no Capítulo 20. A discussão aqui é sobre o tratamento para corrigir a má oclusão, criando uma estética dentofacial aceitável, ou seja, nos métodos para camuflar as discrepâncias dos maxilares.

Mecânica de deslizamento *versus* mecânica da alça no fechamento do espaço

No fechamento de um espaço de extração, é necessário gerar tanto uma força para mover os dentes quanto um momento de correção radicular para que ocorra um movimento paralelo ou de corpo. Com um aparelho fixo, existem duas formas principais para fazer isso: deslizar os dentes ao longo de um arco ortodôntico (mecânica de deslize) ou prender os dentes firmemente aos segmentos do arco e mover os segmentos com uma alça entre eles (mecânica das alças de fechamento de espaço). As diferenças estão resumidas na Tabela 16.1. Cada um dos métodos tem vantagens e desvantagens significativas. Para a mecânica de deslize, há uma resistência significativa ao deslize sob a forma de ligação e atrito (grande desvantagem), mas há também a geração automática dos momentos de correção radicular no local de extração (grande vantagem). Para mecânica da alça não há nenhuma resistência de atrito (grande vantagem), mas é necessário ajustar a alça para gerar um momento de correção radicular e mantê-lo em proporção com a força necessária para fechar o espaço (não necessariamente uma desvantagem, mas um trabalho e complexidade extras).

Exploraremos essas diferenças, começando com uma breve análise dos princípios mecânicos descritos no Capítulo 9 e algumas recomendações clínicas adicionais.

Mecânica de deslize

Para o fechamento por deslize de um local de extração, um arco retangular é necessário para evitar que o dente, ou dentes, incline no sentido vestibular ou lingual ao ser reposicionado (embora um pequeno espaço possa ser fechado com fio redondo). O fio em que ocorre o deslize deve ter duas propriedades: ele deve ter tamanho menor em relação ao bráquete e ser forte o suficiente para não se

Tabela 16.1 Mecânica de deslize *versus* mecânica da alça.

Método	Deslize dos dentes em um arco	Alça de fechamento entre os segmentos
Geração de força	Módulos elastoméricos ou mola de NiTi para um dente individual ou um grupo de dentes	Ativar a alça
Força resultante desejada	100 g por dente	150 g por segmento
Resistência ao deslize	Aproximadamente 100 g por dente	Nenhuma
Geração do momento	Automática (largura do bráquete)	Efeito Gable, aproximadamente 45°

NiTi, níquel-titânio.

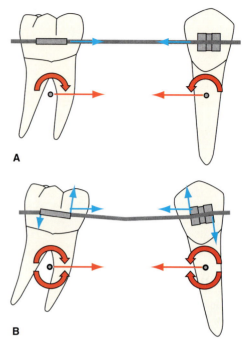

• **Figura 16.1 A.** Quando uma força de retração é exercida nos bráquetes (*setas azuis*), o centro da resistência recebe tanto a força de translação como o momento de uma força que inicialmente causa a inclinação (*setas vermelhas*). **B.** À medida que os dentes inclinam, o fio comprime as bordas opostas do bráquete, criando um binário que resiste à inclinação. Depois que ocorre certo nível de inclinação, o momento do binário e o momento da força entram em equilíbrio e não ocorre mais inclinação. Esse ponto de equilíbrio depende de força de retração, rigidez do fio, distância interbráquete e largura do bráquete.

dobrar significativamente quando a força for aplicada ao longo da secção que se estende do local de extração.

Quanto mais justo o contato entre o fio e o bráquete, maior a resistência ao atrito para o deslize. Como quase todos os bráquetes têm um tamanho de encaixe ligeiramente maior do que o tamanho nominal, e todos os arcos são ligeiramente menores do que o seu tamanho nominal, um fio de dimensão completa em um bráquete ainda tem alguma folga, e o deslize é possível. Uma diferença de 3 mil (0,5 mm) entre o tamanho do encaixe do bráquete e o tamanho do fio é suficiente para eliminar em grande parte o atrito, mas é claro que a resistência ao deslize criado pela ângulo de contato (*binding*) entre o fio e a extremidade do canal de encaixe ainda está presente (ver Capítulo 9). A combinação normal de fios com menores dimensões e encaixes dos bráquetes com maiores dimensões em relação ao valor nominal significa que uma folga de 2 mil costuma ser adequada para o deslize (p. ex., o fio de 16 × 25 em um bráquete de encaixe 18 é aceitável, mas o fio de 19 × 25 em um encaixe 22 é melhor). Um fio de aço 19 × 25 tem excelente resistência e raramente se dobra durante o deslize para fechamento do espaço, enquanto os fios menores podem distorcer.

Para mover um dente de corpo ao longo do arco, tanto uma força para mover o dente quanto um momento para evitar que ele incline são necessários. No deslize, o momento é gerado automaticamente à medida que o dente começa a inclinar e os cantos do bráquete entram em contato com o arco. Se o fio não se dobra em resposta à força, o resultado será o movimento de corpo; se ele se dobrar, a inclinação irá ocorrer (Figura 16.1). A largura do bráquete para o deslize é importante – mais largo é melhor para manter forças *binding* o mais baixas possível e gerar momentos de correção radicular. No entanto, se os bráquetes forem muito largos, o alinhamento dos dentes é comprometido. Como observado no Capítulo 9, o melhor modelo consiste em bráquetes específicos para cada dente que tenham metade da largura do dente.

Molas helicoidais de níquel-titânio austenítico (A-NiTi; superelástico) são a fonte ideal de força no local de extração, porque a magnitude aproximada da força é conhecida e altera minimamente à medida que o espaço fecha (Figura 16.2). Em contrapartida, as correntes elastoméricas proporcionam uma força que reduz rapidamente entre as consultas, o que as torna menos eficientes para o fechamento do espaço de extração. No pensamento de muitos ortodontistas, a colocação mais fácil e a melhor higiene oral das correntes elastoméricas em relação às molas de níquel-titânio (NiTi) tendem a compensar essa situação.

Um aspecto importante de qualquer movimento dental ortodôntico é que ele deve ser à prova de falhas. Isso significa que o sistema deve fazer o que foi projetado ou não fazer nada, de modo que, se ele falhar (ou se o paciente não fizer o acompanhamento por um

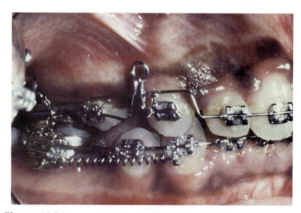

• **Figura 16.2** Neste paciente com um aparelho de encaixe (*slot*) 22, o fechamento do espaço por deslize na arcada inferior está sendo realizado com uma mola helicoidal de níquel-titânio (NiTi), enquanto uma alça de fechamento segmentada está sendo utilizada na arcada superior para a retração do canino. Observe que o arco base maxilar não inclui o canino.

tempo), não há efeitos colaterais importantes. O fechamento por deslize tem excelentes características à prova de falhas. Se a mola que move os dentes falhar ou a corrente elastomérica quebrar, o movimento dental simplesmente cessa até a próxima consulta do paciente, e, nesse ínterim, o fio pesado mantém os dentes onde eles estavam.

Quando os incisivos superiores estão protraídos, o torque nos bráquetes dos incisivos geralmente é necessário à medida que os dentes são retraídos, para evitar que eles fiquem muito verticalizados. Às vezes, é esquecido que a recíproca para o torque nos incisivos é uma força para a frente na unidade de ancoragem posterior (Figura 16.3). Em pacientes com má oclusão classe II, é bastante comum ver os molares deslizando em direção a uma relação de classe II enquanto o torque ativo para os incisivos superiores está sendo utilizado. O mesmo efeito, é claro, poderia ser uma vantagem para os pacientes com má oclusão de classe III, que se beneficiariam do movimento para a frente dos molares superiores. Moral da história: nem todos os momentos gerados durante o fechamento do espaço por deslize são tão automáticos que não precisem de alguma reflexão.

Mecânica da alça de fechamento

As alças de fechamento também devem ser feitas com fio retangular para evitar que o fio gire nos encaixes dos bráquetes. Sob a ótica da teoria de engenharia, são três as características principais que determinam o desempenho da alça de fechamento: as propriedades de resiliência (*i. e.*, a quantidade de força aplicada e a forma como a força se altera durante a movimento dental); o momento que gera, de modo que a posição da raiz possa ser controlada; e a sua localização relativa aos bráquetes adjacentes (*i. e.*, até que ponto age como uma dobra simétrica ou assimétrica no arco). Outros princípios de *design* também podem afetar o tratamento clínico. Contudo, o *design* sem atrito das alças de fechamento tem o potencial de reduzir os problemas de ancoragem e diminuir o tempo para o fechamento do espaço. Consideremos tais pontos a seguir.

Propriedades de resiliência. As propriedades de resiliência de uma alça de fechamento são determinadas quase em sua integridade pelo material do fio (atualmente, o aço ou TMA), dimensão transversal do fio e distância entre os pontos de fixação. Essa distância é, em grande parte, determinada pela quantidade de fio incorporado na alça, mas é também influenciada pela distância entre os bráquetes. Alças de fechamento com propriedades equivalentes podem ser feitas de tipos e dimensões diferentes de fio, aumentando a quantidade de fio incorporado na alça, à medida que a dimensão do fio aumenta e vice-versa. Fios com maior resiliência ou com dimensão transversal menor permitem o uso de *designs* de alças mais simples.

A Figura 16.4, do trabalho clássico de Booth,[1] ilustra os efeitos nas características da resiliência de uma alça de fechamento de espaços de aço desde a alteração do tamanho do fio, o *design* da alça até o espaço interbráquetes. A combinação destes últimos dois parâmetros naturalmente determina a quantidade de fio na alça. Como previsto, observe que a alteração na dimensão transversal do fio é o que gera as maiores alterações nas características, mas a quantidade de fio incorporada na alça também é um fator importante. As características de força são determinadas pelo centro da porção apical da alça, independentemente da posição das hastes da alça.[2] O fio TMA (beta-Ti) é uma alternativa moderna ao aço para as alças de fechamento, que, para qualquer tamanho de fio ou *design* da alça, ele produziria cerca de metade da força do aço, mas os mesmos efeitos relativos às alterações desses fatores seriam observados.

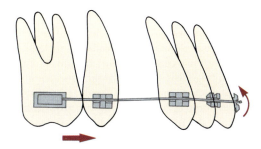

• **Figura 16.3** Forças de torque exercidas nos incisivos criam uma tendência de a coroa deslocar para a frente, assim como também uma tendência de a raiz ir para trás. Evitar que as coroas dos incisivos inclinem para a frente tende a puxar os dentes posteriores para a frente. Tendo em vista que isso os moveria em direção à relação de classe II, assim, na maior parte dos casos, uma força adicional contra os molares para evitar que isso ocorresse seria indicada, porém isso seria vantajoso se fechar o espaço ao trazer os dentes posteriores para a frente fosse desejado.

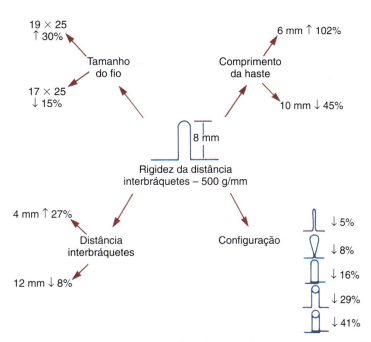

• **Figura 16.4** O efeito da mudança de vários aspectos de uma alça de fechamento de espaço em um arco. Observe que uma alça vertical de 8 mm em um fio 19 × 25 gera o dobro de força dos desejáveis 250 g por milímetro de ativação. As principais alternativas para gerar alças clinicamente satisfatórias são a redução da dimensão do fio ou a inclusão de fio adicional, mudando o comprimento da haste, a distância interbráquete e/ou a configuração da alça. (Redesenhada de Booth FA. MS Thesis: *Optimum Forces with Orthodontic Loops.* Houston: University of Texas Dental Branch; 1971.)

Momentos de correção radicular. Para fechar um espaço de extração enquanto se produz o movimento dental de corpo, uma alça de fechamento não deve gerar apenas uma força de fechamento, mas também momentos propícios para que os ápices das raízes sejam levados juntos para o local da extração. Como discutimos no Capítulo 9, para que haja o movimento de corpo, o momento da força aplicada para mover os dentes deve ser equilibrado com o momento de um binário. Se o centro de resistência do dente estiver a 10 mm do bráquete, um canino ao ser retraído com uma força de 100 g-mm também deverá receber um momento de 1.000 g-mm se for para se mover de corpo. Se o bráquete tiver 1 mm de largura, uma força vertical de 1.000 g deve ser gerada pelo arco em cada lado do bráquete.

Essa exigência para se gerar uma movimentação limita a quantidade de fio que pode ser incorporado para fazer com que a alça de fechamento se torne mais flexível, visto que, se a alça se torna muito flexível, ela será incapaz de gerar os momentos necessários, mesmo quando as características da força de retração forem satisfatórias. O *design* da alça também é afetado. Incorporar fio à alça de fechamento na direção horizontal em vez da vertical melhora a sua capacidade de proporcionar os momentos necessários para evitar a inclinação. Devido a isso e ao fato de uma alça verticalmente alta poder atingir o tecido mole, é preferível o uso de uma alça de fechamento que tenha apenas de 7 a 8 mm de altura, incorporando 10 a 12 mm ou mais de fio (p. ex., uma aça em delta, L ou T) (Figura 16.5).

Se as hastes da alça de fechamento estiverem paralelas antes da ativação, a abertura da alça as colocaria em um ângulo que por si só geraria um momento na direção desejada. Os cálculos mostram que alças inaceitavelmente altas seriam necessárias para gerar momentos adequados nesse sentido;[3] portanto, momentos adicionais devem ser gerados por efeito Gable (ou equivalente) quando a alça é colocada na boca (Figura 16.6).

Localização da alça. Um último fator de engenharia no desempenho de uma alça de fechamento é a sua localização ao longo do espaço, na extensão do arco entre os bráquetes adjacentes. Devido às dobras Gable, a alça de fechamento funciona como uma dobra em V no arco, e o efeito de uma dobra em V é muito sensível com relação à sua posição. Apenas se ela se encontrar no centro do espaço, a dobra em V gera forças e momentos similares nos dentes adjacentes (ver Figuras 9.40 e 9.41). Se estiver posicionada em um terço da extensão entre os bráquetes adjacentes, o dente mais próximo da alça será extruído e sofrerá um momento considerável para trazer a raiz em direção à dobra em V, enquanto o dente mais distante receberá uma força intrusiva, mas não o momento.[3] Se a dobra em V ou a alça estiver mais próxima de um bráquete do que um terço da distância, o dente mais distante não será intruído, mas receberá um momento para mover a raiz para longe da dobra em V (o que quase nunca é desejável).

Para o uso de rotina com alças de fechamento de espaço seguras (como descrito posteriormente), a localização preferida para uma alça é o local que será o centro do ponto de contato onde o espaço estiver fechado (Figura 16.7). Isso significa que, em uma situação de extração do primeiro pré-molar, a alça de fechamento deverá ser posicionada em torno de 5 mm distal ao centro do dente canino. O efeito é colocar a alça inicialmente na posição de um terço relativo ao canino. O momento no pré-molar aumenta à medida que ocorre o fechamento do espaço. Isso não é ideal em termos de ancoragem máxima, mas é inevitável com uma alça em um arco contínuo.

Princípios adicionais de *design*. Como no deslize e em outros tipos de movimento dental, um princípio importante no *design*

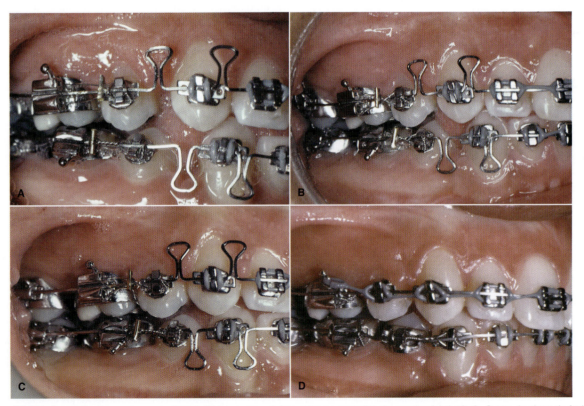

• **Figura 16.5** Fechamento de espaço com alças de fechamento pré-formadas no aparelho de encaixe (*slot*) 18. **A.** O uso de alças de fechamento 16 × 22 na ativação inicial, após a conclusão da primeira fase de alinhamento e nivelamento. Observe a localização das alças de fechamento e dos ganchos soldados para a ativação. **B.** Três meses depois. **C.** Espaços fechados em 4 meses. **D.** Fio de betatitânio (TMA) 17 × 25 para iniciar a fase de finalização do tratamento.

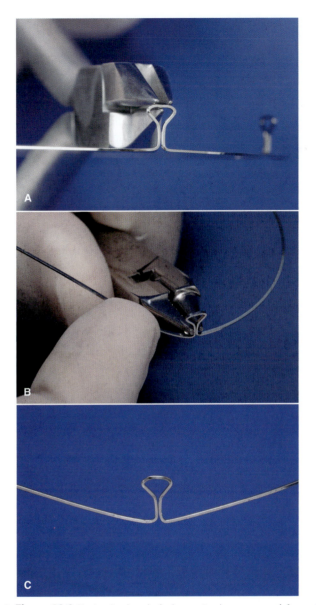

• **Figura 16.6** Ajuste da alça de fechamento de espaço pré-formada antes de sua colocação na boca. **A.** Alicates de três pontas devem ser usados para unir as hastes verticais de uma alça de fechamento se elas estiverem separadas. As hastes devem se tocar levemente antes de a alça ser aberta para ativá-la. **B.** O efeito Gable para criar o momento de correção radicular é colocado ao dobrar o fio na base da alça. **C.** Efeito Gable adequado para uma alça de fechamento de espaço 16 × 22 (40 a 45° total, metade em cada lado).

da alça de fechamento é que ela deve ser à prova de falhas. Isso significa que, embora um conjunto razoável de ações seja desejado para cada ativação, o movimento dental deve cessar após uma série prescrita de movimentação. Muito limite de trabalho com muita flexibilidade pode gerar efeitos desastrosos, caso ocorra de uma alça ser distorcida em conjunto com uma sequência de consultas canceladas. O *design* ideal de alça, portanto, deve proporcionar uma força contínua e controlada, projetado para gerar um movimento dental em uma média de aproximadamente 1 mm por mês, mas sem incluir mais que 2 mm de variação antes que ele trave. Isso cessaria o movimento se o paciente perdesse uma segunda consulta mensal consecutiva. Com as alças de fechamento em delta, é importante ajustá-las para que as hastes verticais entrem em contato antes que a alça seja usada (ver Figura 16.6A), assim tanto saberemos quanto foi ativado como poderemos garantir que as hastes voltem a entrar em contato novamente, a fim de criar um fio rígido à prova de falhas que cessa o movimento futuro.

Também é importante que o *design* seja o mais simples possível, visto que as configurações mais complexas são menos confortáveis para os pacientes, mais difíceis de realizar clinicamente e mais propensas à quebra ou distorção. Uma solução elegante para o *design* de uma alça de fechamento, que forneceria proporções momento-força ideais e quase constantes em ativações variáveis, foi oferecida por Siatwoski em sua alça Opus (Figura 16.8).[4] Como a alça Opus demonstra muito bem, a análise técnica mostra a necessidade de um *design* relativamente complexo para que se obtenha o melhor controle das proporções momento-força. As possibilidades de ocorrerem problemas clínicos com o aumento da complexidade devem sempre ser balanceadas com a eficácia potencialmente maior do *design* mais complexo. A alça Opus não tem sido amplamente adotada devido à preocupação quanto a sua complexidade e solidez. A experiência clínica sugere que, na média, os pacientes ortodônticos adolescentes conseguem – e provavelmente irão – destruir qualquer tipo de aparelho ortodôntico que não seja extremamente resistente à distorção.

Um terceiro fator no *design* está relacionado à questão de a alça ser ativada na abertura ou no fechamento. Todo o restante sendo igual, uma alça é mais eficaz quando estiver fechada e não aberta durante a sua ativação. Por outro lado, a alça projetada para ser aberta pode ser feita de maneira que, quando se fechar completamente, as hastes verticais entrem em contato, efetivamente evitando uma movimentação futura e gerando o efeito de segurança desejado. Em contrapartida, uma alça ativada pelo fechamento deve ter uma sobreposição de suas hastes verticais. Isso cria um degrau transversal, para que o arco ortodôntico não desenvolva a mesma rigidez quando estiver desativado. O *design* com a ativação pela abertura da alça é o preferido, pois a sua propriedade à prova de falhas é mais desejável do que a melhor qualidade da mola para o fechamento da alça.

Agora podemos aplicar o que aprendemos à correção da protrusão bimaxilar e camuflagem de classe II ou III.

Correção da biprotrusão maxilar

A biprotrusão maxilar requer retração dos incisivos protrusos. Com apenas algumas exceções, é tratada por extração dos primeiros pré-molares em ambas as arcadas dentais e controlada pelo reposicionamento do segmento anterior das arcadas no local de extração. O objetivo é a melhora da aparência dentofacial e da função labial. O tratamento clínico difere dependendo de quanto da retração dos incisivos será necessário. Os ortodontistas tradicionalmente falaram sobre isso em termos de quanto de ancoragem será necessário para produzir a quantidade desejada de retração, e para a maior parte usaremos a terminologia da ancoragem aqui, embora, por vezes, seja mais direto concentrarmo-nos apenas no movimento dental desejado.

Comecemos com a situação comum: a ancoragem posterior moderada para retrair os incisivos ligeiramente mais do que os dentes posteriores avançariam, permitindo alguma inclinação para verticalizar os incisivos à medida que eles forem retraídos. Em seguida, podemos discutir como a ancoragem moderada pode passar a ser uma ancoragem máxima, que seria necessária para a retração máxima dos incisivos protrusos e/ou o torque ativo para mover as raízes dos incisivos mais do que as coroas. Por fim, encerraremos a discussão com a ancoragem posterior mínima, para a qual a meta seria menos retração dos incisivos e mais movimento para a frente dos segmentos posteriores.

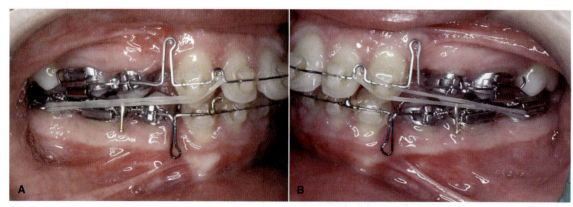

- **Figura 16.7** A e B. Alças de fechamento de espaço com fio 16 × 22, *design* seguro e altura de 8 mm, usadas com elásticos de classe II neste paciente. Observe que a alça maxilar foi ativada puxando o fio através do tubo molar e dobrando para cima. Na arcada dental inferior, a alça não está ativada neste instante, e a aproximação das hastes para criar um arco rígido é aparente. A arcada inferior tem um gancho mesial ao primeiro molar, para que a alça possa ser ativada amarrando uma ligadura dos dentes posteriores ao fio, em vez de dobrar a extremidade do fio distalmente ao tubo do molar.

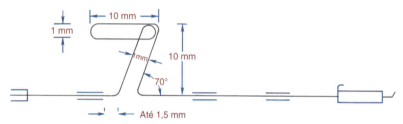

- **Figura 16.8** A alça de fechamento Opus, projetada por Siatkowski, oferece excelente controle de forças e momentos para que o espaço possa ser fechado com um bom controle. A alça pode ser feita de fio de aço 16 × 22 ou 18 × 25 ou então de fio TMA 17 × 25. Ela é ativada ao ser dobrada distalmente, atrás do tubo do molar, e pode ser ajustada para gerar retração máxima, moderada ou mínima; no entanto, assim como todos os mecanismos de fechamento com um longo limite de trabalho, ela deve ser cuidadosamente monitorada. (Redesenhada do Siatkowski RE. *Am J Orthod Dentofac Orthop*. 1997; 112:393-402, 484-495.)

Situações de ancoragem moderada

A maioria dos pacientes com biprotrusão maxilar corresponde à categoria de ancoragem moderada, o que significa que, após a conclusão do alinhamento dos incisivos para corrigir o apinhamento, é desejado fechar o restante do espaço da extração do pré-molar com proporção de 50:50 ou 60:40 da retração anterior com a protração posterior.

Fechamento de espaço com aparelho edgewise de encaixe 22. Como regra geral, o fechamento de espaço em situações de ancoragem moderada é feito em duas etapas: primeiro, retraindo os caninos, deslizando-os ao longo de um arco de aço de 18 × 25 ou 19 × 25 com uma mola ou elástico de NiTi, que gera cerca de 200 g de força, e, segundo, retraindo os quatro incisivos (Figura 16.9). Para a retração dos caninos, é necessário o uso de um arco com um *stop* posterior, geralmente na frente do tubo do primeiro molar. Esse *stop* tem o efeito de incorporar todos os dentes, exceto os caninos, na unidade de ancoragem. As molas helicoidais tipo A-NiTi são as preferidas, porque geram uma força leve e constante, quase ideal, e não há perigo de os dentes inclinarem excessivamente.

O segundo estágio pode ser continuado na arcada inferior, deslizando ao longo de um fio de 18 × 25 ou de uma alça de fechamento, geralmente uma alça em T em aço 18 × 25; na arcada superior, uma alça de fechamento é preferível quando um torque maior dos incisivos é necessário, como costuma ser (ver Figura 16.2). Isso irá gerar fechamento em dois estágios de aproximadamente 60:40 nos espaços de extração, variando um pouco dependendo de os segundos molares estarem incluídos na ancoragem posterior

e da exigência de torque nos incisivos. O deslizamento em massa leva a um fechamento de 50:50, mesmo com os fios bidimensionais que são menores posteriormente, no esforço de evitar o atrito (mas não evita o ângulo de contato [*binding*]).

Embora o procedimento em dois estágios seja previsível e apresente características seguras, o que explica por que continua muito usado atualmente, ele leva mais tempo para fechar o espaço em duas etapas que em uma. O fechamento em uma etapa com o aparelho de encaixe 22 foi disponibilizado com a técnica do arco segmentado com base na incorporação dos dentes anteriores em um único segmento, e os dentes posteriores direitos e esquerdos também em um segmento, com os dois lados conectados por um arco lingual estabilizador. Uma alça de retração (Figura 16.10) é usada para unir essas bases estáveis, e a ativação da alça é variada para gerar o padrão desejado de fechamento do espaço. Essas alças são muito eficazes, e, com a ativação inicial cuidadosa, uma impressionante gama de movimentação pode ser gerada antes que a reativação seja necessária.[5] A maior desvantagem dessa técnica não é a sua grande complexidade, e sim o fato de não ser segura. Sem uma conexão rígida entre os segmentos anteriores e posteriores, não há nada para manter o formato do arco e as relações verticais adequadas, caso a alça de retração se distorça ou seja ativada de forma incorreta.

Agora que as alças de fechamento pré-conformadas estão disponíveis em TMA 19 × 25, o fechamento em uma etapa com um *design* seguro também pode ser feito com bráquetes de encaixe 22, como é comum com o aparelho com encaixe 18. Isso é mais rápido do

CAPÍTULO 16   Tratamento Corretivo na Adolescência: Fechamento de Espaço e Correção de Classe II/Classe III   523

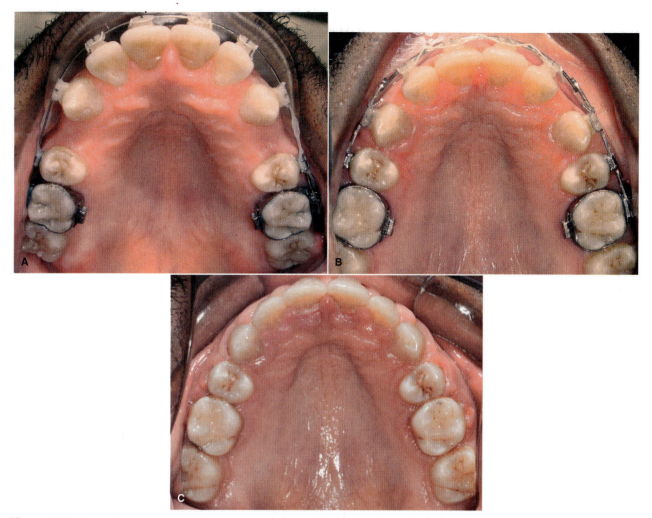

• **Figura 16.9** Fechamento de espaço em duas etapas após a extração dos primeiros pré-molares superiores. **A.** Comece o fechamento com a corrente elástica sendo usada para deslizar os caninos distalmente ao longo da arcada. **B.** Caninos retraídos e alças de fechamento no arco distal aos incisivos laterais, sendo usadas para retrair o segmento anterior. **C.** Tratamento completo com espaços pré-molares fechados e torque dos incisivos controlados adequadamente.

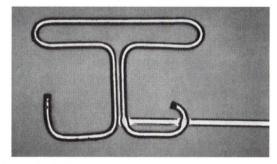

• **Figura 16.10** Alça de retração composta, projetada por Burstone para o uso com a técnica do arco segmentado, consistindo em fio beta-titânio (beta-Ti) 18 mil (a alça) soldada no fio beta-Ti 17 × 25. Esta alça pode ser usada tanto para a retração em massa dos incisivos como para a retração dos caninos.

que o antigo fechamento em dois estágios. Não é tão rápido como a técnica do arco segmentado, mas é mais seguro e mais simples.

Fechamento do espaço com aparelho *edgewise* de encaixe 18. Ao contrário do aparelho *edgewise* de encaixe 22, o aparelho de encaixe 18 se ajusta bem nos princípios de *design* para as alças de fechamento discutidos anteriormente. Uma alça de fechamento excelente para o *edgewise* de encaixe 18 é uma alça em delta em fio de aço 16 × 22 que é ativada pela abertura (ver Figura 16.5). O fio desliza pelos bráquetes e tubos somente quando está sendo ativado. Após isso, à medida que a alça de fechamento retorna à sua configuração original, os dentes movem-se junto com o arco, não ao longo dele; portanto, não há resistência ao deslizamento. Isso permite a ativação precisa, fornece o momento de correção radicular por meio do efeito Gable e torna-se seguro quando a alça fecha completamente.

Há duas formas de prender o arco na sua posição ativada. A forma mais simples é dobrar a extremidade do arco gengivalmente, atrás do último tubo molar. A alternativa é colocar acessórios de fixação – geralmente ganchos soldados (ver Figura 16.7) na parte posterior do arco, para que a ligadura metálica possa ser usada para prender o fio na sua posição ativada. Em geral, com uma alça de fechamento 16 × 22, é necessário remover o arco e reativar o efeito Gable depois de 3 a 4 mm de fechamento do espaço, mas uma reativação rápida é tudo o que é necessário na maioria das consultas durante o fechamento do espaço. Se for previsto que um arco de fechamento de espaços com alça não deverá ser retirado para o ajuste (*i. e.*, a distância para ser fechada é de 4 mm ou menos), dobrar a extremidade posterior do arco já é uma solução adequada. Pode ser um tanto difícil retirar um arco que foi ativado dobrando a extremidade; entretanto, economiza tempo a longo prazo usar ganchos nos arcos de fechamento com alça que deverão ser retirados e reajustados.

Uma correção típica da biprotrusão maxilar moderada é mostrada nas Figuras 16.11 e 16.12. A melhora da aparência facial é evidente. Como observamos, Edward Angle estava errado ao dizer que a aparência facial sempre fica melhor com a expansão da arcada e que a extração nunca é adicionada – e que é igualmente incorreto quando isso é dito atualmente. Para um paciente com biprotrusão maxilar, é importante, no estágio de planejamento do tratamento, inicialmente estabelecer a posição ideal dos incisivos, ou seja, quanta retração dos incisivos é necessária, e então definir a mecânica ortodôntica para produzir o resultado desejado.

Retração máxima dos incisivos (ancoragem máxima)

A mesma abordagem básica é necessária para qualquer aparelho quando a ancoragem máxima é necessária: reforçar a ancoragem posterior e reduzir a deformação nessa ancoragem. Uma sequência de etapas para fazer isso, juntamente com o fechamento do espaço como destacado anteriormente, seria a demonstrada a seguir.

1. Reforço com arcos linguais estabilizadores

Os arcos linguais estabilizadores devem ser rígidos e devem ser feitos de fio de aço 36 mil ou 32 × 32. Eles podem ser soldados às bandas molares, mas é conveniente que possam ser removíveis, e os *designs* de Burstone (ver Capítulo 10) são os preferidos. O aumento resultante na ancoragem posterior, embora modesto, irá mudar a proporção da retração anterior para a protração posterior em aproximadamente 2:1.

É importante que o arco lingual estabilizador inferior se posicione atrás e abaixo dos incisivos inferiores, para que não interfira em sua retração. Se for utilizado o fio redondo 36 mil, o arco lingual inferior será inserido de forma mais conveniente na região distal do que da mesial do tubo molar. O arco lingual estabilizador maxilar é transpalatino simples. Devido à necessidade de rigidez máxima no reforço da ancoragem, não é recomendada uma alça de expansão na seção palatina desse fio, a menos que exista uma indicação específica para incluí-la.

Os arcos linguais devem ser removidos assim que o fechamento do espaço estiver concluído. A presença desses arcos durante o estágio final do tratamento, depois que os espaços das extrações foram fechados, não é mais útil e pode interferir no ajuste final da oclusão.

2. Reforço com o aparelho extrabucal e elásticos intermaxilares

A força extrabucal exercida nos segmentos maxilares posteriores é um método simples e direto para reforçar a ancoragem. É possível colocar a força extrabucal nos segmentos mandibulares posteriores, mas em geral é mais prático usar os elásticos de classe III para transferir a força extrabucal da arcada superior à inferior. Dependendo da cooperação do paciente, a melhora adicional da retração, talvez para uma proporção de 3:1 ou 4:1, pode ser obtida.

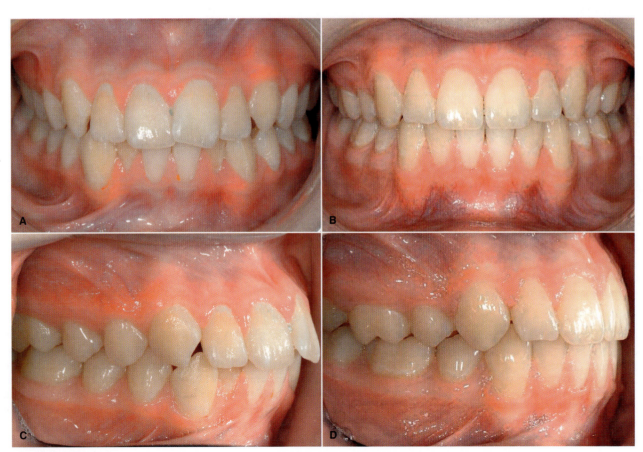

• **Figura 16.11** Tratamento da biprotrusão maxilar com extração de quatro pré-molares. **A** e **C.** Antes do tratamento com apinhamento leve e protrusão dos incisivos. **B** e **D.** Após tratamento com apinhamento resolvido e retração adequada dos incisivos para criar estética dental melhorada. (Cortesia do Dr. T. Shaughnessy.)

CAPÍTULO 16 Tratamento Corretivo na Adolescência: Fechamento de Espaço e Correção de Classe II/Classe III

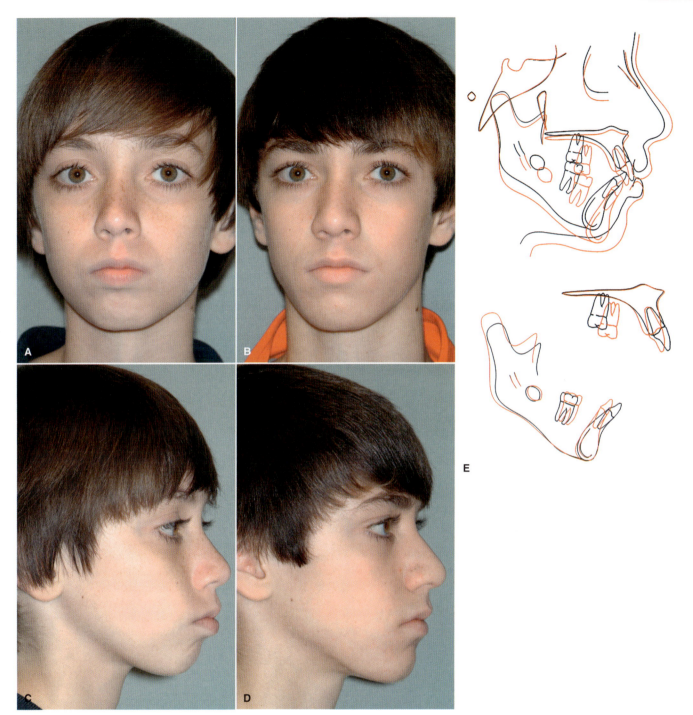

• **Figura 16.12** Imagens faciais e traçados cefalométricos da biprotrusão maxilar, no caso de extração pré-molar mostrado na Figura16.11. **A** e **C.** Antes do tratamento. Observe a protrusão labial e a tensão muscular necessárias para o fechamento do lábio. **B** e **D.** Após tratamento, a postura labial é relaxada, a convexidade facial é reduzida e o equilíbrio facial geral é melhorado. **E.** As sobreposições cefalométricas mostram o crescimento mandibular para melhorar a projeção do mento e também a verticalização dos incisivos superiores e inferiores. O tratamento adequado com ancoragem pelo ortodontista durante o fechamento do espaço pré-molar resultou na combinação desejada de movimento para a frente dos molares e retração dos incisivos para obter a posição dental final desejada. (Cortesia do Dr. T. Shaughnessy.)

3. Retração sem atrito em duas etapas

A retração individualizada dos caninos com alças auxiliares antes de um segundo estágio de retração dos incisivos com alças de fechamento é um método atrativo para a redução da deformação na ancoragem posterior, e é considerada uma abordagem disponível para o aparelho moderno. Para o uso da alça de retração, é necessário um tubo auxiliar nos primeiros molares. Um tubo auxiliar no canino é desnecessário porque a alça de retração pode ser ajustada diretamente ao bráquete do canino. A alça PG projetada por Gjessing é um *design* atual e eficiente (Figura 16.13),[6] mas é um tanto complexa para confeccionar e ativar. Após a retração do canino, as alças de fechamento, tanto na abordagem do arco contínuo quanto do arco segmentado, são então utilizadas para o segundo estágio de retração incisal.

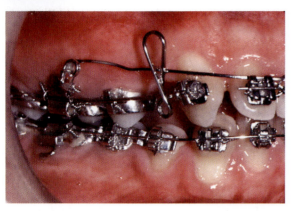

• **Figura 16.13** Para a retração dos caninos, a alça de retração Gjessing oferece excelente controle de forças e momentos e, provavelmente, é o *design* atual mais eficaz de uma alça para este propósito. Neste paciente, a retração dos caninos está sendo feita simultaneamente à intrusão do segmento incisal.

A retração sem atrito dos caninos com alças desse tipo apresenta dois problemas. O primeiro é que se torna difícil controlar a posição do canino em todos os três planos de espaço enquanto ele é retraído. Caso o canino seja tracionado distalmente de um acessório em sua superfície vestibular, o ponto de fixação não se encontra apenas a alguma distância oclusal, mas também vestibular ao centro de resistência. Isso significa que, sem os momentos apropriados, o dente irá se inclinar para distal e girar mesiovestibularmente. Tanto o momento de verticalização de raiz quanto o momento de antirrotação devem ser obtidos colocando-se duas dobras Gable diferentes na mesma alça. O controle da posição vertical do canino, especialmente depois de as dobras Gable que foram colocadas se curvarem em dois planos do espaço, pode se tornar um grande problema.

O segundo problema, muito maior que uma retração em massa usando a mecânica segmentada, é que a retração segmentada dos caninos não é segura. O canino fica livre para se mover no espaço tridimensional, e não há limitadores para evitar a movimentação excessiva na direção errada, caso uma alça esteja inadequadamente ajustada ou se torne distorcida. É especialmente provável que ocorrerá a perda do controle vertical. Uma consulta perdida e uma alça distorcida podem levar ao desenvolvimento de um problema sério, e os pacientes devem ser monitorados de forma minuciosa.

4. Retração com ancoragem esquelética

A ancoragem esquelética para a retração dos incisivos protrusos é a única maneira de fechar os espaços de extração em sua totalidade ao retrair o semento do arco incisivos-caninos. As opções são parafusos ósseos no palato para estabilizar o arco transpalatino para fornecer ancoragem indireta ao segmento do arco posterior (ver Figura 10.50) ou parafusos ósseos no alvéolo dentário entre o segundo pré-molar e o primeiro molar (ver Figura 10.49). Fixar diretamente uma mola ao parafuso alveolar gera uma direção para cima e para trás de tração; estabilizar os dentes posteriores com parafusos palatinos dá uma direção de força paralela ao plano oclusal.

Até recentemente, pensava-se que a ancoragem esquelética era igualmente eficaz com parafusos ósseos individuais no processo alveolar ou em parafusos ósseos ligados no paladar, mas isso já não está correto. São duas linhas de evidência que levam a essa conclusão. Em primeiro lugar, dois ensaios clínicos randomizados de métodos para o controle de ancoragem na retração dos incisivos superiores concluíram que, surpreendentemente, os parafusos do osso alveolar não eram mais eficazes na manutenção da ancoragem posterior do que um arco lingual tipo Nance com um botão acrílico por trás dos incisivos superiores (ver Figura 11.55E).[7,8] Por isso que o aparelho Nance era eficaz e os parafusos de osso alveolar eram igualmente ineficazes. Por outro lado, a ancoragem palatina agora tem mostrado ser bastante eficaz na prevenção do movimento mesial dos dentes posteriores durante a retração dos incisivos em locais de extração de pré-molares,[9] sobretudo quando parafusos bilaterais são colocados no palato anterior.[10] Portanto, para a retração máxima dos incisivos superiores, a ancoragem indireta dos parafusos no palato anterior (ver Figura 19.43) agora é a preferida.

A grande vantagem da ancoragem esquelética na retração do segmento anterior é que ela oferece controle vertical, assim como controle anteroposterior, dos dentes.[11] Para criar a exposição desejada dos incisivos, eles podem precisar ser intruídos, assim como movidos no sentido lingual e, embora isso seja possível sem parafusos ósseos ou miniplacas (ver Figura 9.48), é complexo e potencialmente difícil de gerir.

Há três opções para ancoragem esquelética para a retração máxima dos incisivos inferiores: parafusos ósseos no processo alveolar, parafusos ósseos na parte anterior do ramo mandibular ou ancoragens ósseas colocadas verticalmente na projeção vestibular do corpo mandibular, abaixo dos molares (ver Figura 10.52). Embora não exista um estudo para demonstrar que uma ancoragem óssea no corpo mandibular é mais eficaz que um parafuso no osso alveolar mandibular, parece provável que, para a retração dos incisivos, os parafusos no osso alveolar mandibular teriam um desempenho semelhante aos na maxila, e uma fixação no corpo mandibular seria equivalente à ancoragem palatina para a retração maxilar. A colocação de tal ancoragem óssea é mais fácil e menos invasiva que a de um parafuso longo no ramo mandibular.

A principal desvantagem da ancoragem esquelética para a retração máxima dos incisivos em qualquer uma das arcadas é que ela possibilita a retração excessiva dos segmentos dos incisivos. O objetivo do tratamento é melhorar a aparência dentofacial do paciente e diminuir os problemas sociais relacionados a ela. Retrair muito os dentes anteriores faz com que o visual do paciente piore, e não melhore, visto que o suporte labial é reduzido e o sulco nasolabial é acentuado. Esse é mais um problema na camuflagem de classe II ou classe III do que da correção de biprotrusão maxilar, e será discutido posteriormente.

Outras aplicações da ancoragem esquelética, incluindo o movimento distal de toda a arcada dental para reduzir a protrusão dos incisivos, são apresentadas em detalhes no Capítulo 19.

Retração mínima dos incisivos

Por que haveria necessidade de fechar os espaços de extração se a retração dos incisivos protrusos não era o objetivo do tratamento? Esse poderia ser o caso se houvesse espaços residuais inesperados após o alinhamento de dentes apinhados, quando o fechamento do espaço fosse necessário depois da extração de dentes irremediavelmente cariados, ou quando alguns dentes (mais possivelmente os segundos pré-molares inferiores) estivessem congenitamente ausentes (Figura 16.14). Como em qualquer problema que exija o controle da ancoragem, as abordagens para reduzir a quantidade de retração dos incisivos envolvem o reforço da ancoragem (neste caso, nos dentes anteriores) e a redução da deformação exercida nessa ancoragem. Uma estratégia óbvia, que deve ser implementada na etapa do planejamento do tratamento, é incluir a maior quantidade de dentes possível na unidade de ancoragem anterior. Permanecendo inalterado o restante dos fatores, a quantidade de retração dos incisivos será menor quanto mais posteriormente na

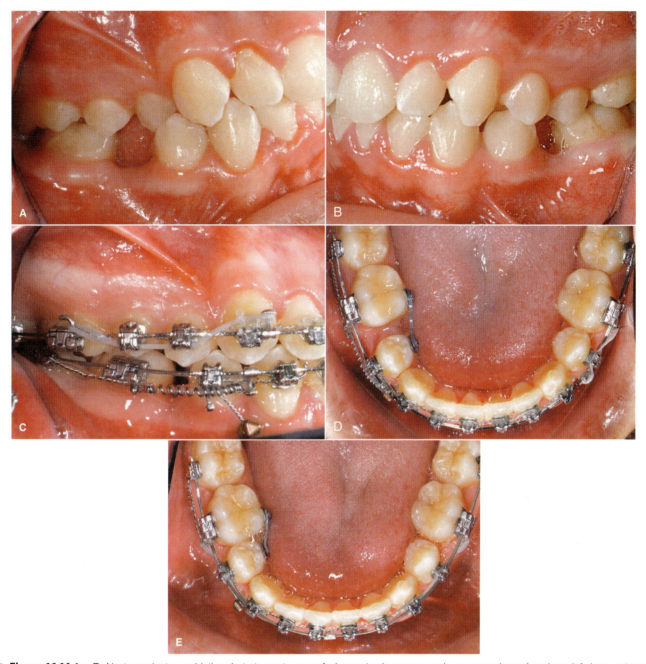

• **Figura 16.14 A e B.** Neste paciente, o objetivo do tratamento era o fechamento de espaço onde os segundos pré-molares inferiores estavam faltando, trazendo os molares mandibulares para a frente, com maior movimentação necessária no lado direito. **C.** Um parafuso ósseo foi colocado no processo dentoalveolar entre o incisivo central e o lateral do lado direito, e esses dentes foram estabilizados prendendo-os no arco (ancoragem indireta) e, em seguida, os espaços foram fechados com a mecânica de deslize (**D** e **E**). (Cortesia Dr. N. Scheffler.)

arcada dental estiver localizado o espaço da extração (ver Capítulo 7, Tabela 7.1).

Uma segunda possibilidade para reforçar a ancoragem dos incisivos é colocar um torque ativo lingual de raiz na seção dos incisivos dos arcos ortodônticos, mantendo a posição mais mesial das coroas dos incisivos à custa de maior retração dos ápices radiculares (ver Figura 16.3). Como mostra a figura, o que é uma desvantagem quando os incisivos estão sendo retraídos se torna uma vantagem quando, para todos os fins práticos, os incisivos são a ancoragem.

Uma terceira possibilidade para maximizar a movimentação para a frente dos dentes posteriores é separar a ancoragem posterior, movendo os dentes posteriores para a frente um dente por vez. Para fechar um local de extração de um segundo pré-molar (ou o espaço onde um segundo pré-molar estava congenitamente ausente), pode ser desejável estabilizar os oitos dentes anteriores e trazer os primeiros molares para a frente separadamente, criando-se um espaço entre eles e os segundos molares, antes de trazer os segundos molares anteriormente. Pode-se combinar essa estratégia aumentando o torque dos dentes anteriores para minimizar a retração.

Criada posicionando parafusos ósseos tanto em uma arcada como na outra na região de caninos, a ancoragem esquelética é a maneira mais fácil e eficaz de fechar um espaço de extração, trazendo os dentes posteriores para a frente (ver Figura 16.14). É especialmente vantajosa quando há a necessidade de maior movimentação para a frente em um lado do que no outro (Figura 16.15). Tanto na retração mínima quanto na máxima, atualmente, os dispositivos de ancoragem temporária (DAT) tornam mais fácil lidar com o que antes era considerado situações muito difíceis.

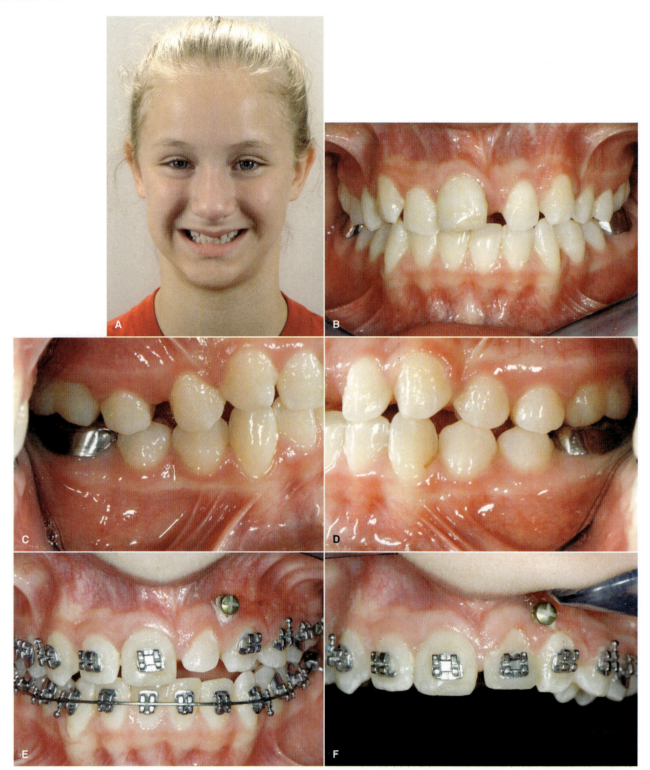

- **Figura 16.15 A.** Esta garota perdeu o incisivo central superior esquerdo com um trauma aos 8 anos de idade, e, quando foi vista por um ortodontista aos 11 anos de idade, o incisivo lateral esquerdo havia se movido mesialmente para o espaço do incisivo central. **B** a **D.** Vistas intraorais aos 11 anos de idade. O plano de tratamento consistia em usar o incisivo lateral como um substituto para o incisivo central, intruindo-o para permitir o nivelamento do contorno gengival com o central da direita, e em seguida reconstruindo-o para que ficasse do tamanho correto durante a ortodontia de acabamento, e finalmente usando uma faceta laminada como parte da restauração final. O canino seria recontornado para transformá-lo em um incisivo lateral aceitável. **E.** Um parafuso ósseo foi colocado entre o incisivo lateral e o canino, acima dos ápices radiculares, como ancoragem para trazer os dentes posteriores do lado esquerdo para anterior. **F.** Quando o incisivo lateral chegou ao local do central e uma relação molar de classe II foi obtida no lado esquerdo, uma reconstrução provisória foi feita para deixar o incisivo lateral com a largura próxima à desejada no final do tratamento, o canino foi recontornado para servir como um incisivo lateral (ver Figura 7.14) e os bráquetes foram colocados para reposicionar esses dentes. (*continua*)

CAPÍTULO 16   Tratamento Corretivo na Adolescência: Fechamento de Espaço e Correção de Classe II/Classe III   529

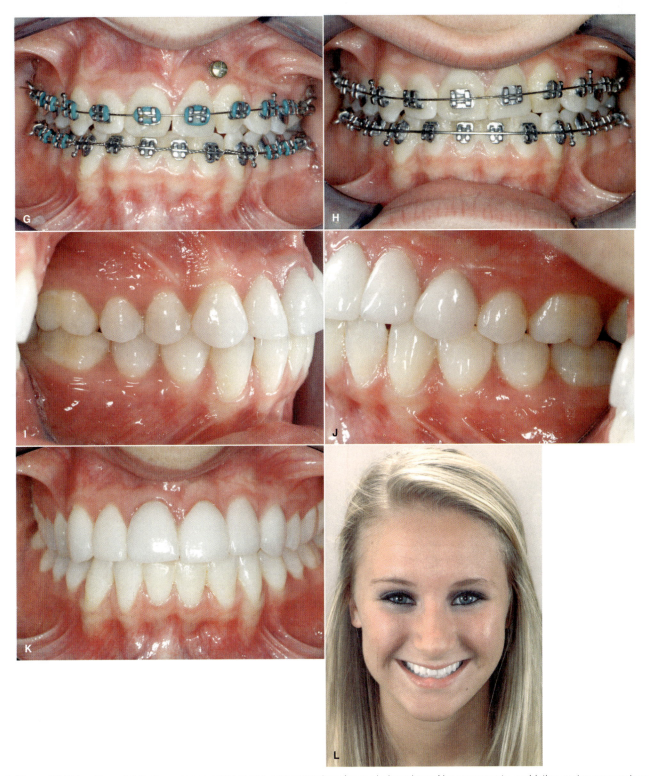

• **Figura 16.15** *(continuação)* **G.** Progresso no alinhamento, com o parafuso ósseo ainda no lugar. Nesse momento, o objetivo era trazer o contorno gengival para os níveis aproximadamente corretos de um incisivo central e lateral e, em seguida, um *laser* de diodo foi usado para refinar os contornos gengivais. **H.** Perto do fim do tratamento, após o recontorno gengival. **I** a **K.** Vistas intraorais aos 13 anos de idade, após a conclusão ortodôntica e a colocação de uma faceta laminada no incisivo lateral esquerdo. **L.** Vista da face naquela época. Ela ficou muito satisfeita com o resultado; no entanto, um melhor arco de sorriso poderia ter sido obtido, fazendo a faceta do incisivo lateral um pouco mais longa e extruindo um pouco mais o incisivo central direito (ver a seção sobre microestética no Capítulo 7).

Correção da classe II em adolescentes

Há duas grandes possibilidades para a correção da má oclusão de classe II em adolescentes: (1) crescimento diferencial dos maxilares, guiado pela força extraoral ou com um aparelho funcional ou (2) o movimento diferencial anteroposterior dos dentes superiores e inferiores, com ou sem o fechamento diferencial dos espaços da extração. Essas abordagens não são mutuamente exclusivas; entretanto, mesmo quando a modificação do crescimento é realizada com êxito, normalmente proporcionam apenas uma correção parcial de má oclusão de classe II ou classe III completa. Alguns movimentos dentais quase sempre são necessários para concluir a correção da relação molar.

Crescimento diferencial no tratamento de adolescente classe II

A aplicação da força extraoral ou de aparelhos funcionais para influenciar o crescimento maxilomandibular é discutida com mais detalhes no Capítulo 14. A questão é que a modificação do crescimento de classe II é a mais eficaz durante o surto de crescimento adolescente, e que, para a maioria dos pacientes, um período preliminar de tratamento na pré-adolescência com um aparelho extrabucal ou um aparelho funcional removível não é mais eficaz nem menos eficiente do que apenas aguardar pelo surto de crescimento.

Isso significa que o início do tratamento de classe II sempre deve esperar até o início da dentição permanente? Geralmente, mas nem sempre. Deve-se levar em consideração a diferença cronológica feminina e masculina quando essa abordagem for aplicada. Durante a adolescência, a mandíbula tende a crescer mais para a frente do que a maxila, proporcionando uma oportunidade para melhorar a relação maxilar esquelética de classe II. As meninas amadurecem consideravelmente mais rápido que os meninos e, em geral, passam pelo pico do surto de crescimento adolescente antes de a dentição permanente completa estar presente; é quando se pode dar início ao tratamento ortodôntico corretivo. Os meninos, que amadurecem de forma lenta e atravessam um período de crescimento adolescente mais prolongado, são bem mais propensos a ter um período de crescimento anteroposterior clinicamente mais útil durante o tratamento corretivo no início da dentição permanente.

Ao usar a força extraoral (aparelho de tração extrabucal) ou um aparelho funcional para alterar o crescimento dos pacientes de classe II, o resultado favorável pode ser tanto a limitação do crescimento maxilar como o crescimento diferencial mandibular para a frente. Em pacientes que já estão no surto de crescimento adolescente na dentição permanente, não há nada de errado em realizar uma primeira fase do tratamento com o aparelho funcional removível e, em seguida, com o aparelho fixo para obter resultados oclusais detalhados. Entretanto, o aparelho funcional removível não é capaz de proporcionar um resultado satisfatório no início da dentição permanente, e deve ser modificado ou interrompido no início do tratamento com o aparelho fixo, pois terá que ser modificado ou descontinuado quando o tratamento com o aparelho fixo começar. Do mesmo modo, quando os caninos e pré-molares permanentes tiverem erupcionados, é vantajoso prosseguir com o alinhamento e o posicionamento transversal e vertical da dentição enquanto a modificação do crescimento está acontecendo. O aparelho extrabucal é muito mais compatível com os aparelhos fixos necessários para o tratamento corretivo, e a maior parte das variedades de aparelhos funcionais fixos também é razoavelmente compatível com ele.

Muitos profissionais gostariam de acreditar que os elásticos de classe II (ou molas fixas, que têm o mesmo efeito) podem influenciar no crescimento, assim como mover os dentes. Se fosse assim, apenas elásticos de classe II seriam necessários. Infelizmente, essa abordagem raramente tem êxito. Em um adolescente na fase inicial da dentição permanente, um aparelho funcional fixo, como o aparelho Herbst, corrige com eficácia as relações molares de classe II (com diversas combinações de crescimento diferencial e deslocamento para a frente dos dentes inferiores). Em um paciente cooperativo, cujos incisivos inferiores já estão prontos em seu limite para a frente a partir de um ponto de vista estético ou de estabilidade, o aparelho extrabucal pode ser um tanto eficaz sem introduzir um efeito de elástico de classe II (incisivos inferiores para a frente).

Aparelho extrabucal para a modificação do crescimento adolescente

Um paciente ideal para o aparelho de tração extrabucal na fase inicial da dentição permanente seria um garoto de 12 a 14 anos de idade com um problema de classe II, cuja maturidade esquelética esteja um pouco atrasada no estágio de desenvolvimento dentário, e que apresente um bom potencial de crescimento (Figura 16.16). Deve-se lembrar que os garotos aos 13 anos de idade se encontram, em média, no mesmo estágio de amadurecimento das meninas com 11 anos de idade, e que o crescimento esquelético significativo é quase sempre presente. Por outro lado, as meninas com 13 anos de idade, na média, estão no mesmo estágio de desenvolvimento dos garotos de 15 anos e, nessa fase, mudanças clinicamente úteis na relação maxilomandibular para guiar o crescimento são improváveis. Em um paciente, independentemente do sexo, que passou do período de dentição mista mas ainda está no surto de crescimento adolescente, não há motivos para aguardar a conclusão do alinhamento e do nivelamento antes do início do tratamento com um aparelho extrabucal ou um aparelho funcional fixo, principalmente porque, a cada dia que passa, a probabilidade de uma resposta favorável de crescimento diminui.

Embora o principal objetivo do aparelho extrabucal seja a modificação do crescimento, algum movimento dental em todos os três planos do espaço inevitavelmente ocorre devido à força extrabucal produzida nos dentes. Com o aparelho extrabucal de classe II, quando há um bom crescimento vertical e os molares superiores podem ser extruídos, os dentes superiores erupcionam para baixo e para trás, e os espaços podem se abrir na arcada superior. Mesmo com a força extrabucal sendo aplicada no primeiro molar, é incomum que se desenvolva um espaço entre o primeiro molar e o segundo pré-molar. Em vez disso, o segundo e, em menor grau, os primeiros pré-molares seguirão os molares. Em geral, o resultado é um espaço distal aos caninos, junto com a redução parcial do trespasse horizontal à medida que a relação maxilomandibular passa por melhoria (Figura 16.17).

Quando ocorre esse resultado, a abordagem preferida é a de consolidar o espaço dentro da arcada dental maxilar em uma única localização, usando as cadeias elastoméricas para unir os caninos e os incisivos ao segmento anterior e os molares e os pré-molares ao segmento posterior. Quando a relação molar estiver corrigida, o trespasse horizontal residual será então reduzido ao retrair os incisivos nesse paciente sem extração, exatamente do mesmo modo que em um paciente que apresentava espaço de extração do primeiro pré-molar. Deve-se manter a força extrabucal até que se alcance uma arcada dental maxilar sem espaços. Interrompê-la apenas quando a relação molar estiver corrigida não seria recomendável, visto que o efeito esquelético máximo provavelmente ainda teria sido obtido neste ponto, e porque a retração dos incisivos requer ancoragem posterior, que pode ser reforçada pelo aparelho extrabucal.

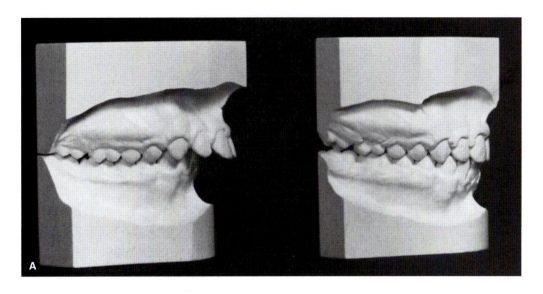

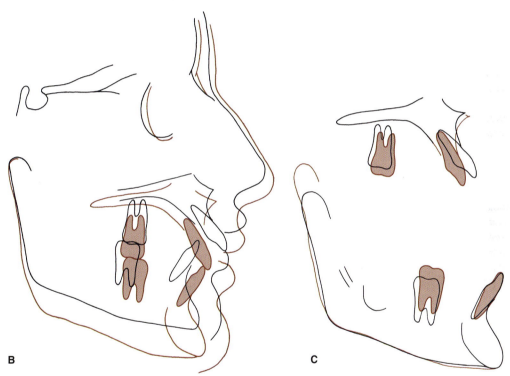

• **Figura 16.16** Correção de classe II em um menino de 13 anos de idade, usando força extrabucal na maxila. **A.** Modelos dentários antes e após o tratamento. **B** e **C.** Sobreposição cefalométrica mostrando as mudanças de tratamento. Observe o grande aumento do crescimento vertical, que permitiu que a maxila e a dentição superior fossem deslocadas distalmente à medida que moviam verticalmente, enquanto mandíbula cresceu para baixo e para a frente. Como ilustram as sobreposições maxilar e mandibular, a sobremordida foi corrigida pela intrusão relativa (*i. e.*, os incisivos inferiores foram mantidos no mesmo nível vertical, enquanto os molares irrompiam). Relativamente, houve mais erupção do molar inferior que do superior, refletindo a orientação para cima e para trás da força do aparelho extrabucal, e apenas uma pequena quantidade de movimentação distal dos molares superiores.

Aparelhos funcionais fixos para a modificação do crescimento adolescente

Como observamos no Capítulo 14, o aparelho Herbst tornou-se o aparelho funcional mais popular no final do século XX por causa de sua eficácia demonstrada na correção de má oclusão de classe II. Com a experiência, tornou-se claro que era mais eficaz durante o crescimento adolescente em pacientes que já estavam no início do período de dentição permanente, de modo que um aparelho fixo pudesse ser usado para controlar a protrusão dos incisivos inferiores e outros possíveis efeitos colaterais.

No início da dentição permanente, a abertura do espaço dentro da arcada superior raramente ocorre quando um aparelho Herbst ou algumas de suas variantes modernas (ver Figura 10.7) são usados. A colagem dos dentes que estão disponíveis (caninos e incisivos em ambas as arcadas, os pré-molares superiores, mas geralmente não os inferiores) permite o alinhamento e a estabilização dos incisivos

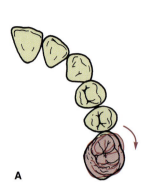
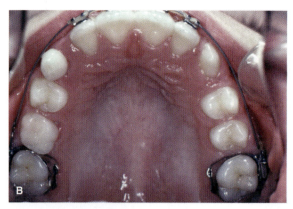

• **Figura 16.17 A.** Em pacientes com má oclusão de classe II, em geral, os molares superiores estão girados mesialmente, e parte da aparente movimentação para trás do primeiro molar é uma rotação distal das cúspides vestibulares à medida que o dente gira em torno da sua raiz lingual. O arco interno de um aparelho extrabucal deve ser ajustado para gerar esse tipo de rotação. **B.** O espaço tende a se abrir na arcada dental superior quando a força extrabucal nos primeiros molares superiores é aplicada e o paciente apresenta um bom crescimento, como no caso deste paciente após 12 meses de tratamento com o aparelho extrabucal durante o surto de crescimento puberal. Observe que, enquanto os molares se moveram distalmente, as inserções das fibras gengivais geraram a movimentação distal dos pré-molares, abrindo espaço entre esses dentes e os caninos. Quando um aparelho fixo corretivo é colocado nesse estágio, um dos primeiros passos é a consolidação do espaço distal aos caninos.

inferiores enquanto a correção molar está ocorrendo e facilita a transição para um aparelho fixo regular, o que geralmente ocorre após cerca de 12 meses do início do tratamento com o Herbst. O aparelho Herbst é compatível tanto com aparelhos fixos vestibulares quanto com os aparelhos fixos linguais.[12]

Camuflagem de classe II

Em pacientes que têm relações maxilomandibulares razoáveis, a correção da sobremordida excessiva, que é a marca da má oclusão de classe II, pelo movimento dental é perfeitamente possível, com ou sem correção da relação molar. Certamente, esse é um tratamento aceitável somente se a aparência facial do paciente, o alinhamento e a oclusão dental forem satisfatórios – por isso a afirmação anterior sobre as relações maxilares razoáveis. As relações maxilares esqueléticas moderadas de classe II que ainda estão lá após o tratamento ortodôntico, muitas vezes não são mais perceptíveis o suficiente para serem um problema; portanto, pacientes com problemas esqueléticos de classe II menos graves podem ser tratados com o movimento dental para camuflar a discrepância maxilar. Os pacientes com problemas mais graves irão precisar de avanço mandibular cirúrgico – como observado no Capítulo 7, cabe ao paciente, e não ao profissional, dizer se a cirurgia será necessária.

Há três maneiras principais para corrigir a má oclusão de classe II com movimento dental: o movimento distal dos molares superiores, o movimento dental anteroposterior diferencial usando os espaços de extração e o tratamento sem extração que consiste, principalmente, no movimento para a frente da arcada inferior. Consideraremos todas nessa ordem.

Movimento distal dos molares superiores

O conceito de "condução distal" dos dentes superiores posteriores tem uma longa história ortodôntica. Logo após os primeiros estudos cefalométricos nos anos 1940 mostrarem que pouca ou nenhuma movimentação distal dos molares superiores era gerada pelo tratamento com elásticos de classe II naquela época, o aparelho extrabucal foi reintroduzido como um meio de mover para trás os molares superiores. A ancoragem esquelética (miniplacas na base do zigoma ou ligadas a parafusos no palato, porém não parafusos ósseos alveolares) atualmente oferece uma forma mais eficaz para realizar o movimento distal.

Embora os métodos modernos discutidos a seguir tenham melhorado a situação, a correção de classe II pelo movimento distal dos molares superiores apresenta limites definidos, que é importante compreender e respeitar. Com o aparelho extrabucal, fica claro que o posicionamento distal significativo dos dentes superiores posteriores relativos ao maxilar ocorre principalmente nos pacientes que apresentam crescimento vertical e extrusão dos dentes superiores (ver Figura 14.11), de modo que os molares e os pré-molares são inclinados distalmente quando erupcionam. Sem esse crescimento vertical, torna-se difícil gerar movimento distal acima de 2 a 3 mm nos molares superiores, a menos que os segundos molares superiores sejam extraídos (ver adiante). Com a ancoragem esquelética acima das raízes dos dentes, torna-se possível alcançar uma movimentação distal de 4 a 6 mm; no entanto, para mover os molares para trás, é necessário que haja espaço atrás deles, e talvez haja a necessidade de extração do segundo molar para uma distalização maior. Caso os segundos molares devam ser distalizados, aconselha-se a remoção prematura dos terceiros molares; caso contrário, eles podem se tornar impactados de forma significativa e difíceis de serem extraídos.

Nos pacientes com má oclusão classe II esquelética de leve a moderada, os molares superiores são mais suscetíveis à rotação mesial ao redor da raiz lingual, e a mera correção da rotação altera a relação oclusal na direção da classe I (ver Figura 10.33). Isso pode ser feito com um arco lingual transpalatino, um arco vestibular auxiliar ou o arco interno de um arco facial. Às vezes, os molares superiores são tão girados mesialmente que se torna difícil, ou impossível, inserir um arco facial até que a rotação tenha sido parcialmente corrigida com um aparelho mais flexível (como um arco vestibular pesado, geralmente de aço 36 mil, inserido nos tubos do aparelho de tração extrabucal e presos em um arco de alinhamento inicial). A correção dos primeiros molares superiores girados é o primeiro passo a ser tomado no tratamento de quase todos os tipos de classe II.

Sistemas de ancoragem para o movimento distal dos molares. O movimento mesial dos dentes é mais fácil de ser obtido do que o movimento distal, simplesmente porque o movimento distal apresenta muito mais resistência. Portanto, obter êxito no movimento distal dos molares requer mais ancoragem do que os outros dentes possam fornecer.

Aparelho extrabucal ou elásticos de classe II. O problema com o aparelho extrabucal para esse tipo de movimento dental sempre tem sido a necessidade de se gerar força de intensidade moderada com longa duração, enquanto o aparelho extrabucal tende a fornecer uma força relativamente alta com duração média, mesmo nos pacientes cooperativos. A menos que se extraiam os segundos molares (ver adiante), o movimento distal significativo dos primeiros molares (> 2 mm) com o aparelho extrabucal ocorre apenas quando o molar é extruído simultaneamente, o que é aceitável em um paciente com crescimento substancial na altura do ramo, mas leva a uma rotação desfavorável para baixo e para trás da mandíbula. O aparelho extrabucal de tração alta ou parietal não é tão eficaz para distalizar molares.

Em teoria, a força do elástico de classe II também pode ser aplicada para impulsionar distalmente os molares superiores, usando um *jig* (cursor) deslizante para concentrar a força nos molares. Esse era o apoio principal da técnica original de Tweed; entretanto, com os elásticos de classe II em geral, há um risco considerável de maior movimentação mesial dos dentes inferiores do que a movimentação distal dos dentes superiores. Na ortodontia moderna, o principal uso do elástico de classe II com um cursor deslizante seria o aparelho Carriere Motion, mostrado na Figura 16.18. Como com outras técnicas que utilizam elásticos de classe II, os molares inferiores extruem, assim como os dentes inferiores se movem para a frente e os dentes anteriores superiores sofrem extrusão. No geral, o principal uso dos elásticos de classe II para um cursor deslizante, ou qualquer outro dispositivo similar seria acentuar a rotação do molar superior como um componente de correção da relação molar, sem o esperado movimento distal de corpo.

Ancoragem esquelética

Ancoragem palatina. A ideia de que a relativa estabilidade do palato anterior era uma possibilidade para se obter essa ancoragem adicional vem de meados do século XX, bem antes dos DATs no palato. Apesar de os aparelhos removíveis entrarem em contato com o palato, eles não são eficazes ao mover os molares posteriormente, provavelmente porque não se ajustam tão bem. O arco lingual Nance com um botão contra as rugas palatinas atrás dos incisivos centrais há muito tem sido considerado um adjuvante para evitar o movimento para a frente dos molares superiores. Um aparelho fixo que estabilize os pré-molares e inclua um botão acrílico em contato com as rugas palatinas, o aparelho pêndulo (Figura 16.19), é o melhor exemplo – foi considerado como eficaz e foi brevemente popular no final do século XX. Felizmente, a maioria dos pacientes tolera aparelhos palatinos volumosos como esse com problemas mínimos, mas o contato com o tecido palatino tem o potencial de causar uma irritação significativa no tecido, a ponto de o aparelho ter de ser removido.

Um grande problema é que, embora os molares sejam movidos distalmente, eles devem ser mantidos naquela posição enquanto os outros dentes são então retraídos para corrigir o trespasse horizontal. Pode-se mover molares para trás, mas é difícil mantê-los nessa posição. Estudos de acompanhamento com o aparelho pêndulo mostraram que o espaço obtido empurrando os molares para trás com ele foi amplamente perdido durante o fechamento posterior do espaço, a ponto de a redução do trespasse horizontal ter sido muitas vezes decepcionante.[13]

Ancoragem com miniplacas. Uma alternativa para a retração de toda a arcada superior são as miniplacas instaladas de cada lado na base do arco zigomático (Figura 16.20). Isso funciona bem como ancoragem direta para mover toda a arcada posterior, como uma unidade única, se os dentes anteriores estiverem bem alinhados, ou como uma abordagem direta e indireta combinada. Isso consiste em ancoragem direta para mover os molares distalmente para criar espaço suficiente para alinhamento e retração anteriores, e em ancoragem indireta para estabilizar o segmento posterior enquanto os incisivos são movidos para trás.[14] Ambas as abordagens funcionam bem, mas é necessária cirurgia invasiva para colocar e para remover novamente as miniplacas.

Também é possível usar parafusos ósseos alveolares para ancoragem para distalizar os molares e, em seguida, estabilizá-los enquanto os dentes anteriores são retraídos. Isso não é mais recomendado porque os parafusos ósseos precisam ser reposicionados durante o movimento dental, e existe o risco de falha de ancoragem com os parafusos individuais.

Ancoragem palatina com parafusos ósseos. O osso do palato anterior é a melhor localização na boca para os parafusos ósseos, devido à espessura e à densidade do osso, e a ancoragem esquelética indireta a partir dessa área é a maneira mais eficaz para mover os molares distalmente e mantê-los ali enquanto os outros dentes são retraídos para essa área. Isso é muito mais eficaz que a pressão contra os tecidos moles palatinos, visto que as técnicas antigas para ancoragem palatina podem ser consideradas obsoletas.

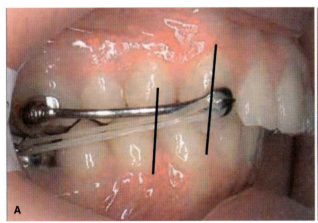 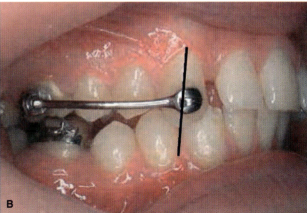

• **Figura 16.18** Aparelho Carriere Motion utilizado para aplicar força elástica de classe II para os molares superiores em uma situação de classe II. **A.** O elástico gera uma força posterior sobre o canino superior, então a força é transferida para o molar superior. **B.** A correção para a relação molar de classe I é alcançada, mas os efeitos colaterais do uso dos elásticos de classe II são aparentes. A extrusão do molar inferior e a perda de ancoragem inferior são visíveis, assim como a extrusão do canino superior a partir da força vertical do elástico de classe II. Parte da extrusão molar inferior e da inclinação pode ser reduzida pelo uso de um alinhador transparente inferior.

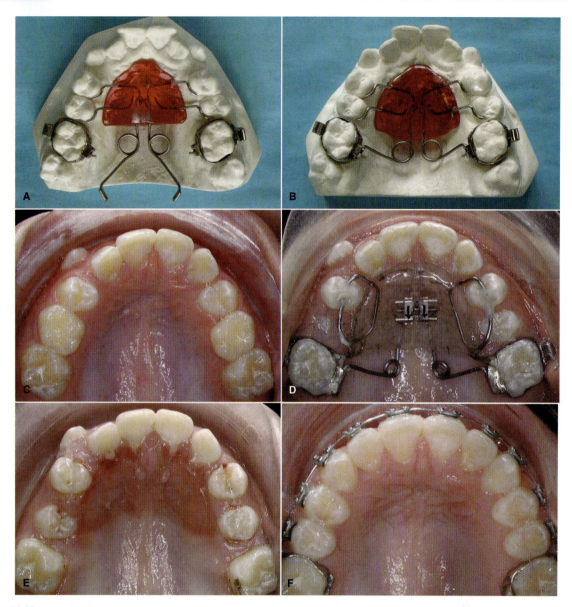

• **Figura 16.19** Aparelho pêndulo para distalização molar. **A** e **B.** Aparelho no modelo de gesso antes e depois da ativação das alças. Elas são feitas de fio de betatitânio (beta-Ti) e devem gerar 200 a 250 g de força (fio de aço, muito rígido, gera força excessiva). **C.** Vista oclusal com os caninos superiores quase impactados no arco (em um indivíduo que não pode suportar um pouco de aumento na protrusão dos incisivos superiores). **D.** Aparelho pêndulo com um parafuso para expansão transversal e alças de distalização de molares (esta modificação é chamada de *aparelho T-Rex*). **E.** Remoção do aparelho. Observe o aumento no espaço na arcada dental e a irritação no tecido palatino abaixo do aparelho. Ambas são reações típicas. **F.** Alinhamento concluído na arcada dental superior. (*continua*)

Se tudo o que é necessário é o movimento distal da arcada superior, a ancoragem indireta a partir de dois pequenos parafusos de cada lado da sutura palatina é adequada para, primeiro, mover os molares distalmente e, depois, mantê-los ali enquanto os pré-molares e os dentes anteriores são retraídos. Hourfar *et al.* publicaram uma série de casos que demonstram como um aparelho palatino apoiado por dois parafusos ósseos pode expandir a arcada no sentido transversal e distalizar os molares superiores.[15]

Em um estudo fundamentado na análise tridimensional da posição e orientação dental, Duran *et al.* notaram que, com a força de um parafuso expansor na linha média do palato contra os primeiros molares superiores, foram observados efeitos diretos em todos os três planos do espaço.[16] Juntamente com o movimento distal médio dos primeiros molares de 5 ± 2 mm, esses dentes foram intruídos em média 0,5 mm, movidos cerca de 0,7 mm em direção à linha média e rotacionados mesiovestibularmente 5 ± 3°. A inclinação distal, com uma média de 10°, foi um componente do movimento distal. O método era preciso, a grande variabilidade nas respostas era típica dos estudos clínicos e o parafuso da linha média para o movimento dental não era a melhor maneira de fazê-lo por causa da pesada força intermitente, mas isso pode ser considerado uma confirmação dos resultados anteriores de que a expansão transversal é necessária quando os molares são movidos distalmente, e que a intrusão seria esperada se a ancoragem estivesse na profundidade do palato.

Para demonstrar que o movimento distal dos molares superiores com ancoragem de parafusos ósseos é possível mesmo em adultos, Kook *et al.* estudaram um grupo de jovens adultos.[17] Eles descobriram

CAPÍTULO 16   Tratamento Corretivo na Adolescência: Fechamento de Espaço e Correção de Classe II/Classe III   535

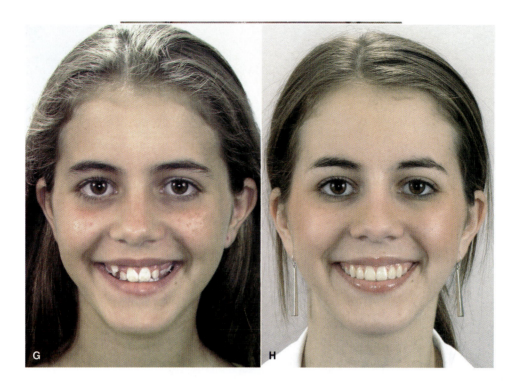

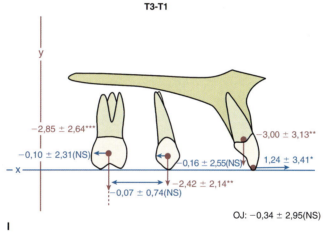

• **Figura 16.19** (continuação) **G** e **H**. Sorriso inicial e pós-tratamento. **I**. Alterações médias na posição dental em relação à maxila em uma amostra de 35 pacientes de classe II tratados com um aparelho pêndulo na primeira fase da distalização molar seguido de tratamento corretivo com um aparelho fixo, com duração média do tratamento de 3,1 ± 0,6 anos. Observe a média geral resultante da distalização dos molares em relação à maxila. Na análise final, a correção bem-sucedida da má oclusão de classe II se deveu mais ao crescimento maxilar, à expansão transversal das arcadas dentais e ao movimento para a frente dos incisivos inferiores do que à distalização dos molares superiores (Cortesia do Professor A. Darendeliler.)

que os molares superiores foram movidos para trás 3,3 ± 2 mm com um leve grau de inclinação distal. Os incisivos superiores também foram retraídos nesse grupo em cerca de 3 mm, e o plano oclusal foi inclinado devido a intrusão dos molares e extrusão dos incisivos.

Com ancoragem esquelética ou não, dois objetos não podem ocupar o mesmo espaço ao mesmo tempo, e só existe espaço sobrando na parte de trás da arcada superior. Isso significa que, em adolescentes, a extração dos segundos molares pode ser necessária, e se os segundos molares forem distalizados, a extração inicial dos terceiros molares é indicada de modo que eles não acabem sendo impactados. Em pacientes que têm os terceiros molares superiores bem formados, a extração dos segundos molares é uma ideia melhor do que pode parecer inicialmente, porque os terceiros molares superiores geralmente entram em erupção no espaço da extração dos segundos molares muito bem, trazendo ossos com eles (Figura 16.21). A mesma chance de 75 a 80% de que os terceiros molares superiores sejam substitutos satisfatórios para os segundos molares, presumivelmente, se aplicaria com o uso da ancoragem esquelética, como ocorreu com o aparelho extrabucal para distalização.[18]

Ocasionalmente, a distalização molar unilateral é indicada, em geral, quando má oclusão unilateral de classe II está presente e há uma discrepância da linha média dental. A extração de um segundo molar facilita esse tratamento, e o terceiro molar normalmente substitui o segundo molar ausente de forma muito satisfatória. O aparelho extrabucal cervical unilateral pode ser utilizado para esse plano de tratamento, mas a ancoragem esquelética é preferível agora, porque é mais rápida e mais fácil para o paciente.

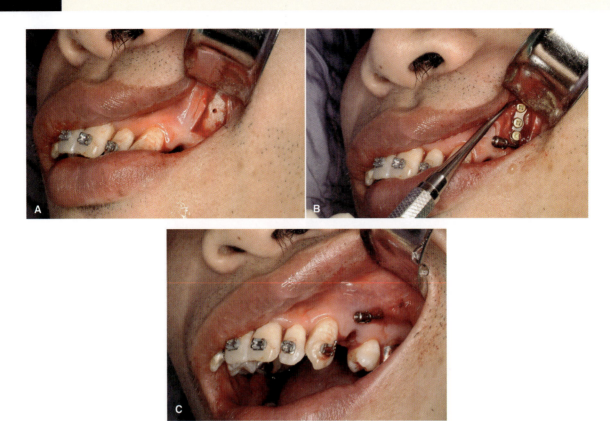

• **Figura 16.20** Colocação de uma ancoragem óssea na base do zigoma para retração máxima dos incisivos superiores protrusos. **A.** Exposição da área zigomática de suporte, orifício inicial para o parafuso. **B.** Ancoragem posicionada, presa por três parafusos ósseos. **C.** Tecido mole cobrindo a ancoragem, com apenas o tubo de fixação para uma mola de retração exposto na boca.

É difícil distalizar muito os dentes superiores com o aparelho extrabucal ou a ancoragem palatina. A ancoragem esquelética é tão eficaz que a retração excessiva dos incisivos superiores é possível, o que naturalmente tira o êxito da camuflagem. Isso torna ainda mais importante o estabelecimento da posição final desejada dos incisivos no planejamento do tratamento e o controle do movimento dental para alcançar esse objetivo. De certo modo, a ancoragem esquelética possibilita fazer o que só a cirurgia poderia fazer anteriormente: mover em demasiado a dentição maxilar para trás.

Movimento dental anteroposterior diferencial usando os espaços da extração

Na ortodontia, há duas razões para se extrair dentes, como discutido em detalhes no Capítulo 7: (1) proporcionar espaço para o alinhamento dos incisivos apinhados sem criar protrusão excessiva e (2) permitir a camuflagem das relações maxilomandibulares moderadas de classe II ou de classe III, quando não é possível fazer a correção modificando o crescimento. Um paciente que apresenta simultaneamente a classe II (ou classe III) e apinhamento é um caso problemático, visto que o mesmo espaço não pode ser usado para ambos os propósitos. Quanto maior for o espaço de extração requerido para o alinhamento, menor será o espaço disponível para a movimentação diferencial na camuflagem, e vice-versa.

Uma parte importante no planejamento do tratamento é decidir quais dentes deverão ser extraídos e como os espaços da extração deverão ser fechados (i. e., pela retração dos incisivos, movimentação mesial dos dentes posteriores ou alguma combinação). Essas decisões determinam a mecânica ortodôntica.

Camuflagem de classe II com extração dos primeiros pré-molares superiores. No final do século XX, alguns dentistas afirmavam que a extração dos primeiros pré-molares superiores levaria, mais tarde, a problemas de disfunção temporomandibular (DTM). De acordo com os proponentes dessa afirmação, a teoria consistia em que, ao retrair os incisivos superiores, isso inevitavelmente levaria a interferências incisais, cujo resultado seria uma DTM. Tal afirmação nunca foi comprovada por qualquer evidência, e os dados de pesquisa a refutaram.[19] É importante limitar a extração dos primeiros pré-molares para a camuflagem da má oclusão de classe II em pacientes apropriados e não retrair demais os incisivos; no entanto, caso isso seja feito, pode ser um excelente método de tratamento.

Com essa abordagem, o objetivo é manter a relação molar de classe II existente, fechando o espaço da extração do primeiro pré-molar, em grande parte, retraindo os incisivos protraídos (Figura 16.22). A ancoragem deve ser reforçada, mas um método, o uso dos elásticos de classe II desde a arcada inferior, é especificamente contraindicado, a menos que os incisivos inferiores precisem ser movidos para a frente (o que raramente é o caso). As possibilidades restantes são a aplicação da força extrabucal nos primeiros molares, um arco transpalatino estabilizador, retração do segmento maxilar anterior com a força extrabucal diretamente aplicada nesses dentes ou a ancoragem esquelética.

Um excelente reforço da ancoragem posterior pode ser obtido com a força extrabucal apenas se for aplicada de forma consistente e por longa duração. Quanto mais constante for o uso do aparelho extrabucal, menor será a necessidade de um arco transpalatino estabilizador, porém o aparelho extrabucal para ancoragem na

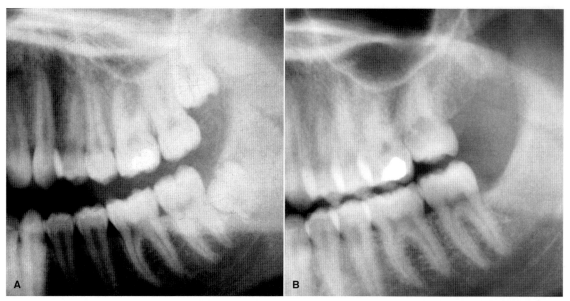

• **Figura 16.21 A.** Neste paciente, o plano de tratamento foi a extração do segundo molar superior esquerdo, para que o primeiro molar e os pré-molares naquele lado pudessem ser movidos distalmente, a fim de corrigir um *yaw* da arcada superior. **B.** Pós-tratamento, com o terceiro molar já irrompendo no local de extração do segundo molar. Subsequentemente, os três terceiros molares restantes seriam agendados para extração. Um terceiro molar superior bem formado pode ser substituto satisfatório para um segundo molar extraído, e geralmente ele irrompe de forma que facilita a substituição.

camuflagem de classe II raramente é usado hoje em dia, porque a colaboração do paciente é pequena. Um arco lingual transpalatino aumenta a ancoragem posterior por um período integral e provavelmente é mais eficaz.

De forma intuitiva, parece óbvio que o arco transpalatino com um botão acrílico contra o tecido palatino deve ser mais eficaz que um arco transpalatino reto, mas enquanto os primeiros molares estão sendo estabilizados, no caso de uma extração do pré-molar, isso não se torna necessariamente verdadeiro. Como observamos anteriormente, a ancoragem do tecido mole palatino pode ser complicada; mais importante, o efeito do arco transpalatino é evitar que os molares girem mesiolingualmente em torno de suas raízes palatinas e, em segundo lugar, evitar que se inclinem mesialmente. Um arco transpalatino reto é tão eficaz quanto um com botão palatino para prevenir a rotação (Figura 16.23) e, na maioria dos pacientes, a estabilização um pouco melhor com o botão palatino não vale o custo de uma irritação no tecido. Observe que isso acontece quando o arco transpalatino é usado para estabilizar os molares, mas não ocorre quando o arco lingual é aplicado para estabilizar os pré-molares, como no caso da técnica de distalização dos molares discutida anteriormente. Quando empurrados mesialmente, os pré-molares inclinam mais do que giram, e o botão palatino se torna necessário no arco lingual para estabilizá-los.

Além do aparelho extrabucal e/ou a estabilização com o arco transpalatino, todas as estratégias descritas no Capítulo 10 para reduzir a tensão na ancoragem (*i. e.*, diminuindo o ângulo de contato [*binding*] e a fricção, retraindo separadamente os caninos e empregando a ancoragem esquelética) são apropriadas com a extração do primeiro pré-molar superior e podem ser consideradas para uso.

A retração dos dentes anteriores superiores protraídos com o aparelho extrabucal preso no arco (geralmente chamado de aparelho *extrabucal J-hook*) evita totalmente a tensão nos dentes posteriores, e já foi considerado atrativo desse ponto de vista. Essa técnica apresenta duas desvantagens principais: (1) como qualquer tipo de aparelho extrabucal que proporciona poucas horas e muita força,

o sistema de força é desfavorável para a movimento dental e (2) ocorre um efeito *binding* e uma fricção significativa, não apenas no local onde os dentes deslizam ao longo do arco, mas também dentro do mecanismo do próprio aparelho extrabucal porque os fios do aparelho extrabucal, que são presos nos dentes, tendem a ficar angulados.

Isso dificulta o controle da quantidade de força aplicada, e a força resultante em um lado maior que no outro pode gerar uma reação assimétrica. Na realidade, com o aparelho *J-hook* é incomum que o espaço não feche mais rápido em um lado do que no outro. Apenas se o aparelho extrabucal for usado praticamente em período integral (incluindo o uso na escola) é que se poderá obter um movimento dental eficiente. Por essas razões, o aparelho extrabucal para retração direta do segmento dos incisivos não é mais recomendado.

Nesses casos de extração pré-molares, a ancoragem esquelética é o método mais simples e direto de reforço de ancoragem e, em geral, a retração dos seis dentes anteriores pode ser controlada de forma satisfatória com um simples parafuso ósseo entre o segundo pré-molar e o primeiro molar (ver Figura 10.48). Em adolescentes, o uso de DAT é preciso apenas se houver a necessidade de uma retração máxima do segmento anterior sem qualquer extrusão dos incisivos, uma situação mais frequente em adultos.

Extração dos pré-molares maxilares e mandibulares. A correção das relações do segmento posterior de classe II, com extração de todos os quatro primeiros pré-molares, implica que os segmentos mandibulares posteriores serão movidos anteriormente quase na largura do espaço da extração. Ao mesmo tempo, os dentes anteriores superiores protrusos serão retraídos, sem a movimentação para a frente dos segmentos posteriores maxilares. Isso, por sua vez, implica (embora não seja absolutamente exigido) que o elástico de classe II será usado para auxiliar no fechamento dos locais de extração.

Com o aparelho *edgewise*, a largura dos bráquetes dificulta o fechamento de espaço inclinando as coroas da mesma maneira que a abordagem de Begg, mas é possível estruturar a ancoragem

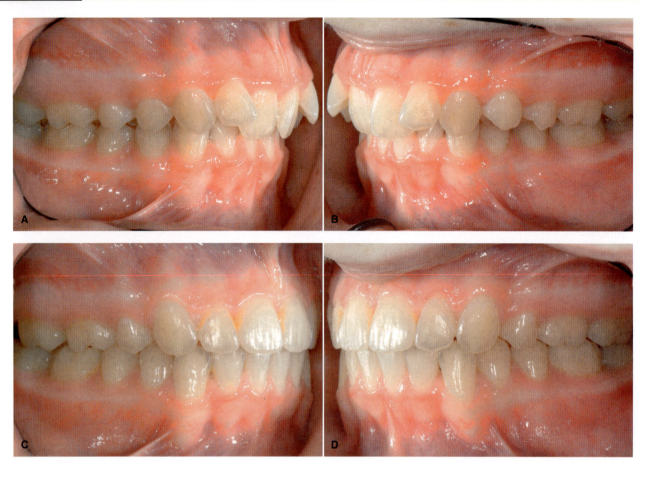
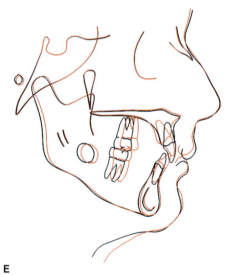

● **Figura 16.22** Exemplo de camuflagem de má oclusão de classe II por extração dos pré-molares superiores. **A** e **B.** Antes do tratamento, os molares e os caninos estavam em classe II e os incisivos centrais superiores eram retroinclinados em um padrão de divisão 2. **C** e **D.** Após o tratamento, os molares permanecem de classe II, mas os caninos estão em uma posição ideal de classe I e a inclinação dos incisivos foi corrigida para permitir a sobremordida e o trespasse horizontal ideais. **E.** Sobreposição cefalométrica mostrando as alterações dentais e esqueléticas durante o tratamento.

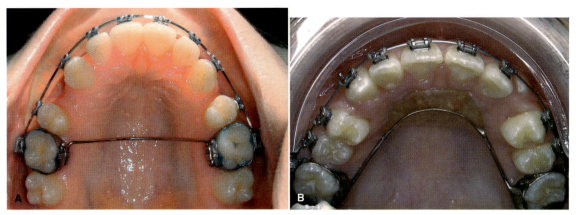

● **Figura 16.23 A.** Arco transpalatino sem uma alça de ajuste é projetado para reforçar a ancoragem, impedindo a rotação. **B.** O arco lingual Nance projeta-se para a frente com um botão acrílico contra as rugas palatinas, a parte mais estável do palato, mas pode haver uma reação do tecido mole à pressão naquela área.

de modo que o fechamento de espaço pela retração dos dentes anteriores superiores e a protração dos segmentos mandibulares posteriores ocorram sem o uso do elástico de classe II. O melhor controle é obtido com a técnica do arco segmentado, usando as alças para fechamento de espaço em cada arco, fabricado especificamente para o tipo de fechamento desejado de espaço (ver a discussão sobre fechamento dos espaços de extração anteriormente neste capítulo).

Uma abordagem mais comum com o aparelho *edgewise* é extrair os primeiros pré-molares superiores e os segundos pré-molares inferiores, consequentemente, alterando o valor de ancoragem dos dois segmentos (Figura 16.24). Com essa abordagem, a mecânica normal de fechamento de espaço moverá os molares inferiores mais para a frente do que os superiores, particularmente se a ancoragem maxilar posterior estiver reforçada com um arco transpalatino estabilizador ou um aparelho extrabucal. Esse padrão de extração do primeiro pré-molar superior e do segundo inferior simplifica muito a mecânica necessária para o fechamento de espaço diferencial com a técnica de arco contínuo *edgewise*.

Contudo, ocasionalmente, torna-se difícil gerar a movimentação mesial do primeiro molar inferior no espaço de extração do segundo pré-molar. Isso é especialmente frequente quando o segundo pré-molar sofreu uma perda congênita e o segundo molar decíduo teve que ser extraído, uma vez que a reabsorção óssea reduz as dimensões do rebordo alveolar antes da conclusão do fechamento de espaço. Pode ser vantajoso extrair apenas a raiz distal do segundo molar decíduo, deixando a parte mesial do dente decíduo no lugar (com uma pulpotomia com hidróxido de cálcio e restauração temporária), até que o dente permanente tenha sido trazido metade da distância total. Em seguida, deve-se extrair a metade restante do dente decíduo e concluir o fechamento do espaço.[20]

Correção sem extração com elásticos intermaxilares

Sem os espaços da extração, o elástico de classe II produz a correção molar principalmente com a movimentação mesial da arcada inferior, com apenas uma pequena quantidade de posicionamento distal da arcada superior, podendo gerar muito mais protrusão dos incisivos inferiores (Figura 16.25). Quando a intenção é gerar um pouco de movimentação para a frente da dentição mandibular, a quantidade de força aplicada deve variar com a quantidade de inclinação permitida. Com um arco retangular bem ajustado na arcada inferior, será necessário que haja aproximadamente 250 g de cada lado para deslocar um arco em relação ao outro. Com um arco redondo mais leve na arcada inferior, não mais que a metade dessa quantidade de força deverá ser aplicada. A incorporação dos segundos molares inferiores no aparelho e a ligação do elástico em um gancho mesial neste dente aumentam a ancoragem e proporcionam uma orientação mais horizontal da tração do elástico do que enganchando no primeiro molar.

É importante levar em consideração que, com ou sem extração, o elástico de classe II não produz apenas efeitos anteroposteriores e transversais, mas também uma força vertical (Figura 16.26). Essa força extrui os molares inferiores e os incisivos superiores, girando o plano oclusal para cima posteriormente e para baixo anteriormente. Se os molares extruem mais que o crescimento vertical do ramo, a própria mandíbula será girada para baixo (ver Figura 16.25). Portanto, o elástico de classe II é contraindicado em pacientes sem crescimento, nos quais não podemos tolerar um pouco de rotação da mandíbula para cima ou para baixo. A rotação do plano oclusal, por si só, facilita a correção desejada da oclusão posterior, mas mesmo se a extrusão dos molares inferiores puder ser tolerada devido ao bom crescimento, a extrusão correspondente dos incisivos superiores pode prejudicar a aparência.

Em suma, o elástico de classe II pode produzir relações oclusais de boa aparência nos modelos de gesso, mas se tornam menos satisfatórios quando as relações esqueléticas e a estética facial são levadas em consideração. Por esse motivo, aplicar uma força pesada de classe II durante 9 a 12 meses, como o principal método de correção de má oclusão de classe II, é raramente considerado um bom tratamento. No entanto, usar o elástico de classe II durante 3 ou 4 meses na conclusão do tratamento de um paciente de classe II, para obter uma boa intercuspidação posterior, é um método frequentemente aceitável.

Camuflagem da classe III

A camuflagem da classe III seria baseada em uma combinação de retração dos incisivos inferiores e na movimentação para a frente dos incisivos superiores e, é claro, seria bem-sucedida apenas se a má oclusão fosse corrigida sem prejudicar a aparência facial. Em teoria, o elástico de classe III pode fazer isso, mas ele apresenta um componente extrusivo significativo, com tendência a extruir os molares superiores e os incisivos inferiores (ver Figura 16.26). Em um paciente de face curta com uma mandíbula grande, girar a

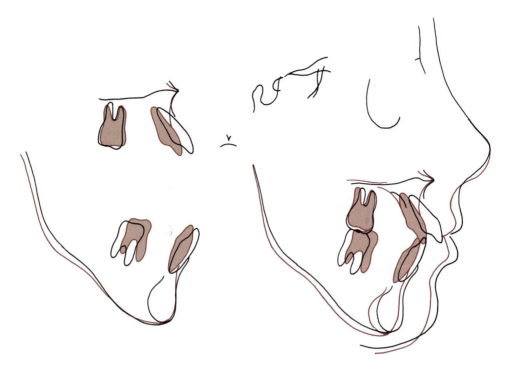

• **Figura 16.24** Sobreposição cefalométrica mostrando o resultado do tratamento com extração do primeiro pré-molar superior e o segundo inferior. Mesmo com a extração do segundo pré-molar, pode ocorrer um pouco de retração nos incisivos inferiores, mas a maioria do fechamento do espaço será feita pela movimentação mesial dos molares inferiores. Este paciente adulto não apresentou crescimento, e ocorreu uma leve rotação para baixo e para trás da mandíbula.

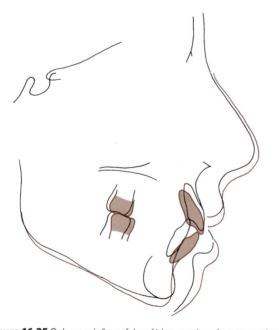

• **Figura 16.25** Sobreposição cefalométrica mostrando a resposta aos elásticos de classe II em uma garota na qual este foi o principal método para a correção de má oclusão de classe II. Observe que, com os arcos retangulares, foi obtido um pouco de torque nos incisivos superiores. A rotação para baixo e para trás da mandíbula (talvez menos neste paciente do que normalmente ocorre) e o deslocamento consideravelmente maior para a frente dos dentes inferiores do que a retração dos dentes superiores são comuns. Essa quantidade de protrusão dos incisivos inferiores é indesejável, devido à protrusão labial e à falta de estabilidade sem contenção permanente.

mandíbula para baixo e para trás, dentro dos limites, pode ajudar no tratamento de um problema de classe III.

Como notamos anteriormente, é provável que a retração dos incisivos inferiores faça com que o mento pareça mais, não menos, proeminente. Por esse motivo, o inverso da abordagem mais popular de camuflagem de classe II, a extração dos primeiros pré-molares inferiores e dos segundos pré-molares superiores, com o uso de elástico de classe III, raramente é considerado uma boa ideia para os pacientes de descendência europeia. Eles raramente apresentam protrusão dentária mandibular e, em geral, não conseguem tolerar o aumento da altura da face anterior que o elástico de classe III tende a criar. Pode ter um resultado satisfatório nos pacientes asiáticos, que geralmente apresentam protrusão nos incisivos inferiores em relação à mandíbula, e que também são mais propensos a tolerar melhor a rotação da mandíbula para baixo e para trás.

A melhor abordagem de camuflagem para os pacientes de descendência europeia com um problema de classe III moderadamente grave é a extração de um incisivo inferior, que evita uma grande retração dos dentes inferiores, enquanto os incisivos superiores são movidos vestibularmente, com inclinação dentro do permitido. A combinação dos incisivos inferiores verticalizados com os incisivos superiores vestibularizados, em geral, leva a uma boa oclusão dentária, em vez do esperado problema com o tamanho dentário (Figura 16.27), mas sempre se deve fazer um *set-up* quando a extração de um incisivo inferior for considerada, a fim de verificar o resultado oclusal provável. Outra abordagem para a camuflagem de um problema moderado de classe III é a remoção dos pré-molares inferiores enquanto controla cuidadosamente a retração dos incisivos inferiores. As Figuras 16.28 e 16.29 mostram um exemplo dessa abordagem de tratamento usando a extração dos segundos pré-molares inferiores e superiores para minimizar a mudança dos incisivos.

CAPÍTULO 16   Tratamento Corretivo na Adolescência: Fechamento de Espaço e Correção de Classe II/Classe III   541

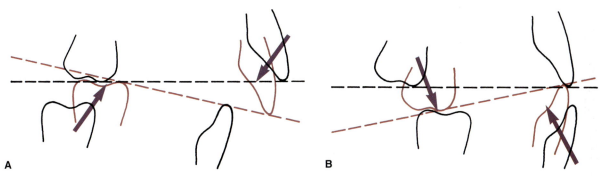

• **Figura 16.26** Rotação do plano oclusal com elásticos de classe II (**A**) e de classe III (**B**). A rotação do plano oclusal ajuda a corrigir a relação molar, mas pode ser prejudicial em alguns pacientes devido à extrusão dos molares que podem gerar uma rotação indesejável da mandíbula ou relações labiodentais indesejáveis.

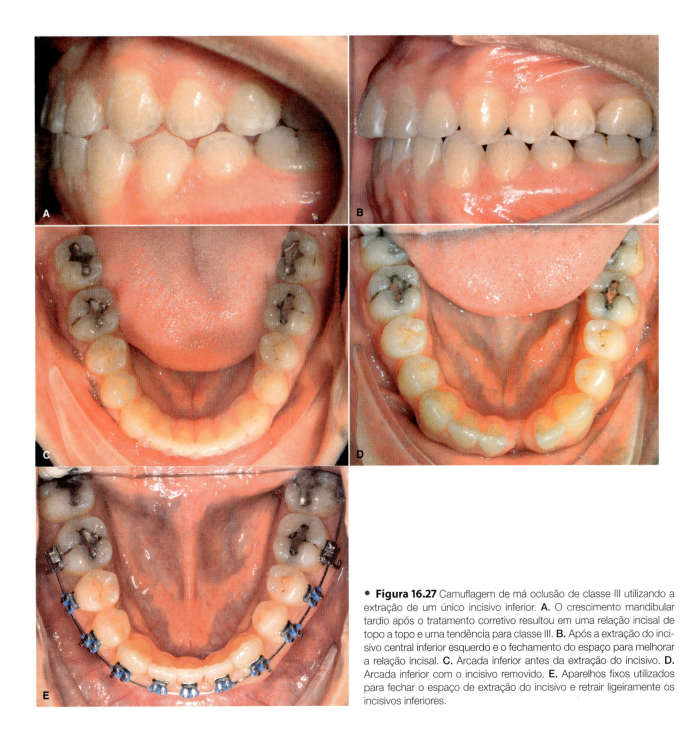

• **Figura 16.27** Camuflagem de má oclusão de classe III utilizando a extração de um único incisivo inferior. **A.** O crescimento mandibular tardio após o tratamento corretivo resultou em uma relação incisal de topo a topo e uma tendência para classe III. **B.** Após a extração do incisivo central inferior esquerdo e o fechamento do espaço para melhorar a relação incisal. **C.** Arcada inferior antes da extração do incisivo. **D.** Arcada inferior com o incisivo removido. **E.** Aparelhos fixos utilizados para fechar o espaço de extração do incisivo e retrair ligeiramente os incisivos inferiores.

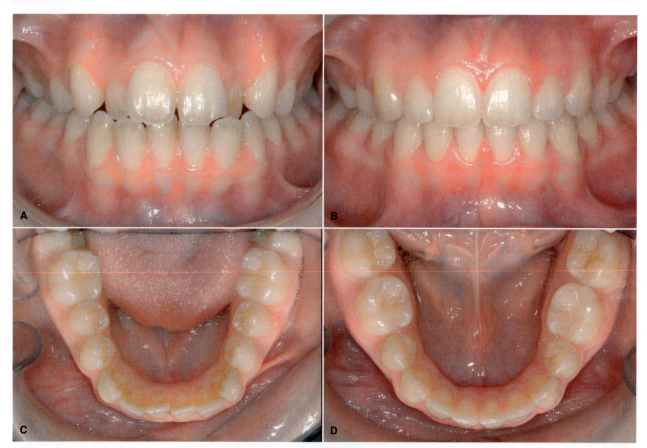

• **Figura 16.28** Tratamento de má oclusão leve de classe III com extração de quatro segundos pré-molares. **A** e **C**. Antes do tratamento com mordida cruzada anterior e apinhamento leve. **B** e **D**. Após extração dos pré-molares e tratamento com aparelho fixo. (Cortesia do Dr. T. Shaughnessy.)

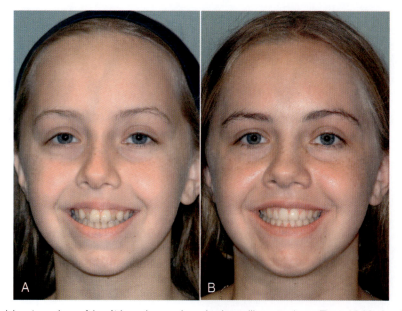

• **Figura 16.29** Imagens faciais e traçados cefalométricos do caso leve de classe III mostrado na Figura 16.28. **A** e **C**. Antes do tratamento com eversão do lábio inferior resultando em desequilíbrio do perfil. **B** e **D**. Após a extração dos segundos pré-molares e tratamento com aparelho fixo, demonstrando melhora do perfil facial e equilíbrio labial. **E**. Traçado cefalométrico mostrando as alterações dentais e do tecido mole como resultado do tratamento. Observe a mínima retração dos incisivos superiores com a extração dos segundos pré-molares e manejo adequado da ancoragem. (Cortesia do Dr. T. Shaughnessy.) *(continua)*

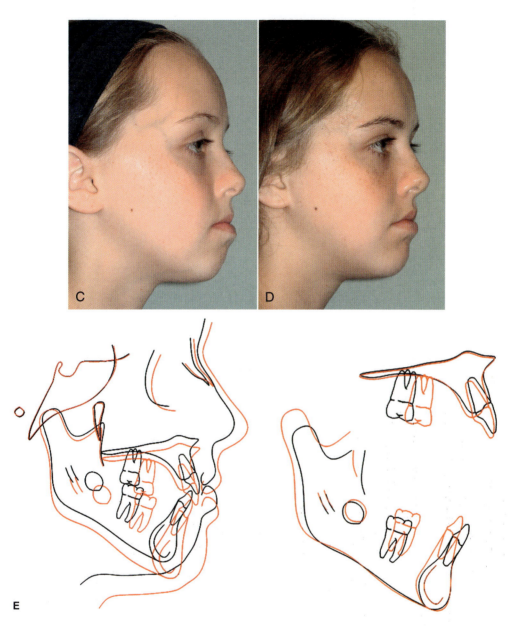

• **Figura 16.29** (continuação) Imagens faciais e traçados cefalométricos do caso leve de classe III mostrado na Figura16.28. **A** e **C**. Antes do tratamento com eversão do lábio inferior resultando em desequilíbrio do perfil. **B** e **D**. Após a extração dos segundos pré-molares e tratamento com aparelho fixo, demonstrando melhora do perfil facial e equilíbrio labial. **E**. Traçado cefalométrico mostrando as alterações dentais e do tecido mole como resultado do tratamento. Observe a mínima retração dos incisivos superiores com a extração dos segundos pré-molares e manejo adequado da ancoragem. (Cortesia do Dr. T. Shaughnessy.)

Nos pacientes asiáticos (ou raramente, outros) de classe III com protrusão significativa dos incisivos inferiores, o uso da ancoragem esquelética para mover toda a arcada dental inferior posteriormente pode ser muito útil na correção do problema (ver Figura 19.36).[21] Em geral, a extração dos terceiros molares é necessária para mover para trás a arcada inferior. Se os segundos molares forem extraídos para facilitar a movimentação distal, os terceiros molares podem irromper como substitutos satisfatórios, mas isso não é tão provável quanto na arcada superior e, portanto, não é recomendado como procedimento de rotina.

Referências bibliográficas

1. Booth FA. *MS Thesis: Optimum Forces With Orthodontic Loops.* Houston: University of Texas Dental Branch; 1971.
2. Techalertpaisarn P, Versluis A. Effect of apical portion of T-, sloped L-, and reversed L-closing loops on their force systems. *Angle Orthod.* 2017;87:104-110.
3. Ronay F, Kleinert W, Melsen B, et al. Force system developed by V bends in an elastic orthodontic wire. *Am J Orthod Dentofacial Orthop.* 1989;96:295-301.
4. Siatkowski RE. Continuous archwire closing loop design, optimization and verification. Parts I and II. *Am J Orthod Dentofacial Orthop.* 1997;112:393-402, 484-495.
5. Nanda R, Uribe FA. *Atlas of Complex Mechanics.* St Louis: Elsevier; 2017.
6. Eden JD, Waters N. An investigation into the characteristics of the PG canine retraction spring. *Am J Orthod Dentofacial Orthop.* 1994;105:49-60.
7. Lagravere MO, Carey J, Heo G, et al. Transverse, vertical, and anteroposterior changes from bone-anchored maxillary expansion vs traditional rapid maxillary expansion: a randomized clinical trial. *Am J Orthod Dentofacial Orthop.* 2010;137:304e1-304e12, discussion 304-305.

8. Sandler J, Murray A, Thiruvenkatachari B, *et al*. Effectiveness of 3 methods of anchorage reinforcement for maximum anchorage in adolescents: a 3-arm multicenter randomized clinical trial. *Am J Orthod Dentofacial Orthop*. 2014;146:10-20.

9. Lee J, Miyazawa K, Tabuchi M, *et al*. Midpalatal miniscrews and high-pull headgear for anteroposterior and vertical anchorage control: cephalometric comparisons of treatment changes. *Am J Orthod Dentofacial Orthop*. 2013;144:238-250.

10. Hourfar J, Ludwig B, Bister D, *et al*. The most distal palatal ruga for placement of orthodontic mini-implants. *Eur J Orthod*. 2015;37:373-378.

11. Wilmes B, Nienkemper M, Ludwig B, *et al*. Upper-molar intrusion using anterior palatal anchorage and the Mousetrap appliance. *J Clin Orthod*. 2013;47:314-320.

12. Wiechmann D, Schwestka-Polly R, Pancherz H, *et al*. Control of mandibular incisors with the combined Herbst and completely customized lingual appliance – a pilot study. *Head Face Med*. posted 11 March 2010;6:3.

13. Byloff FK, Darendeliler MA. Distal molar movement using the pendulum appliance. Part I. Clinical and radiological evaluation. *Angle Orthod*. 1997;67:249-260.

14. Cornelis MA, De Clerck HJ. Maxillary molar distalization with miniplates assessed on digital models: a prospective clinical trial. *Am J Orthod Dentofacial Orthop*. 2007;132:373-377.

15. Hourfar J, Ruff CJ, Wilmes B, Ludwig B, Kanavakis G. Rapid maxillary expansion and upper-molar distalization with a miniscrew-supported hybrid appliance. *J Clin Orthod*. 2016;50(8):476-484.

16. Duran GS, Görgülü S, Dindaroğlu F. Three-dimensional analysis of tooth movements after palatal miniscrew-supported molar distalization. *Am J Orthod Dentofacial Orthop*. 2015;150:188-197.

17. Kook YA, Bayome M, Trang VT, *et al*. Treatment effects of a modified palatal anchorage plate for distalization evaluated with cone-beam computed tomography. *Am J Orthod Dentofacial Orthop*. 2014;146:47-54.

18. Moffitt AH. Eruption and function of maxillary third molars after extraction of second molars. *Angle Orthod*. 1998;68:147-152.

19. Rinchuse DJ, Rinchuse DJ, Kandasamy S. Evidence-based versus experience-based views on occlusion and TMD. *Am J Orthod Dentofacial Orthop*. 2005;127:249-254.

20. Northway WM. The nuts and bolts of hemisection treatment: managing congenitally missing mandibular second premolars. *Am J Orthod Dentofacial Orthop*. 2005;127:606-610.

21. Kook YA, Park JH, Bayome M, *et al*. Distalization of the mandibular dentition with a ramal plate for skeletal Class III malocclusion correction. *Am J Orthod Dentofacial Orthop*. 2016;150:364-377.

17

Tratamento Corretivo: Finalização

VISÃO GERAL DO CAPÍTULO

Ajuste das posições dentárias individuais, 545
Discrepâncias da linha média, 547
Discrepâncias de tamanho dentário, 548
Paralelismo radicular, 548
Torque, 549

Correção da relação vertical entre incisivos, 551
Sobremordida excessiva, 553
Mordida aberta anterior, 553

Assentamento final dos dentes, 554
Métodos para o assentamento dos dentes na oclusão ideal, 554
Controle da recidiva e alterações posturais, 554
Remoção de bandas e acessórios colados, 555

Aparelhos posicionadores para finalização, 556

**Procedimentos especiais de finalização
para evitar a recidiva, 558**
Controle do crescimento desfavorável, 558
Controle da recidiva após o movimento dental, 558

Procedimentos microestéticos na finalização, 559
Recontorno gengival para melhorar a proporção e
exposição dentais, 559
Recontorno dental para melhorar a estética, 560

A o final da segunda etapa do tratamento, os dentes devem
estar alinhados, os espaços de extrações devem estar fechados,
as raízes dentais devem estar razoavelmente paralelas e os
dentes devem estar em relação de classe I em uma vista vestibular.

Na técnica de Begg, a maioria dos movimentos radiculares, tanto
em dentes anteriores como nos posteriores, é realizada no estágio
3 para obter paralelismo radicular nos locais das extrações, torque
e inclinações axiais adequados nos incisivos, e isso é alcançado
com molas auxiliares. Na moderna técnica de Begg modificada,
usando-se bráquetes *Tip-Edge*, molas auxiliares são sobrepostas aos
arcos retangulares para potencializá-los no estágio 3 (Figura 17.1).

Com as técnicas *edgewise* contemporâneas, resta bem menos
tratamento a ser realizado na fase de finalização, mas pequenos
ajustes radiculares poderão ser necessários. Muitos casos requerem
ajustes individuais nas posições dentárias para obter cristas marginais
niveladas, posições vestibulolinguais precisas dos dentes nas arcadas
dentais, e para corrigir possíveis discrepâncias produzidas por erros
no posicionamento dos bráquetes ou na escolha da prescrição. Em
alguns casos, é necessário alterar a relação vertical entre os incisivos
durante a finalização, tanto para corrigir uma sobremordida excessiva
como para fechar pequenas mordidas abertas anteriores. O foco
não está apenas no alinhamento e na oclusão dental – a aparência
dos dentes também deve ser levada em consideração.

Apesar de muitas variações serem inevitáveis para atender a
casos específicos, é possível estabelecer uma sequência lógica de
arcos ortodônticos para a técnica *edgewise*, a qual está descrita
no Boxe 17.1. A sequência é baseada em dois conceitos: (1) os
arcos mais eficientes devem ser usados a fim de minimizar ajustes
clínicos e tempo de cadeira, e (2) na fase de finalização, é necessário
preencher (ou quase preencher) o encaixe do bráquete com fios
flexíveis apropriados, para tirar vantagem dos aparelhos modernos.
Isso significa que, nesse estágio, os fios devem ser de 17 × 25 em
bráquetes de encaixe 18 ou então 21 × 25 em bráquetes de encaixe
22; o grau desejado de dobra ou rigidez torsional é variado pelo
uso de diferentes materiais do arco ortodôntico. O uso apropriado
dos arcos de finalização recomendados e suas variações para lidar
com situações específicas durante a finalização serão analisados
posteriormente.

Ajuste das posições dentárias individuais

No estágio de finalização, é provável que as relações verticais e vestibulolinguais de alguns dentes, assim como as posições radiculares
de outros, necessitem de pequenos ajustes (independentemente
de terem sido extraídos de dentes ou não). Se a prescrição do
aparelho e a posição dos bráquetes estiverem perfeitas, tais ajustes serão desnecessários. Considerando as variações de anatomia
individual dos dentes e de posicionamento dos bráquetes, que são
frequentemente encontrados, muitos casos necessitam de ajustes
nas posições dentárias nesse estágio.

Quando a má posição de um bráquete é verificada, economiza-se
tempo recolando-o em vez de fazer dobras de compensação nos
arcos. Isso é particularmente evidente quando a inclinação dos
dentes é incorreta, requerendo a confecção de dobras anguladas no
arco. Após a recolagem do bráquete, entretanto, um arco flexível
deve ser instalado para trazer o dente à posição correta. Arcos
retangulares de aço são muito rígidos para, por meio de dobras,
corrigir o posicionamento dental, tanto em aparelhos de encaixe
18 como 22. No encaixe 18, um fio de betatitânio (beta-Ti) 17 ×
25 normalmente é satisfatório; no encaixe 22, um fio de níquel-titânio
martensítico (M-NiTi) 21 × 25 muitas vezes é a melhor escolha
quando grande flexibilidade é requerida – o fio de beta-Ti 21 ×
25 também é rígido para dobras, e os fios TMA menores ficam
muito frouxos no bráquete. Pequenos ajustes vestibulolinguais e
verticais, a fim de obter uma boa relação oclusal na área de caninos
e nivelamento das cristas marginais, podem ser obtidos facilmente
inserindo pequenas dobras nos arcos de finalização.

Se a escolha consistir em dobras em degrau, elas devem ser inseridas
em um arco flexível e que preencha o encaixe, em geral, o penúltimo
descrito na sequência mostrada no Boxe 17.1. Obviamente, cada
dobra em degrau executada no penúltimo arco (17 × 25 de beta-Ti
ou 21 × 25 de M-NiTi) deve ser repetida no último arco usado para
ajuste dos torques (17 × 25 de aço ou 21 × 25 de beta-Ti). Observe
que os arcos de NiTi (ambos M-NiTi e níquel-titânio austenítico

Estágio 3, finalização, em um paciente tratado nos anos 1970 com a técnica clássica de Begg.   **Estágio 3, finalização, em um paciente tratado entre 2005 e 2010 com o aparelho *Tip-Edge*.**

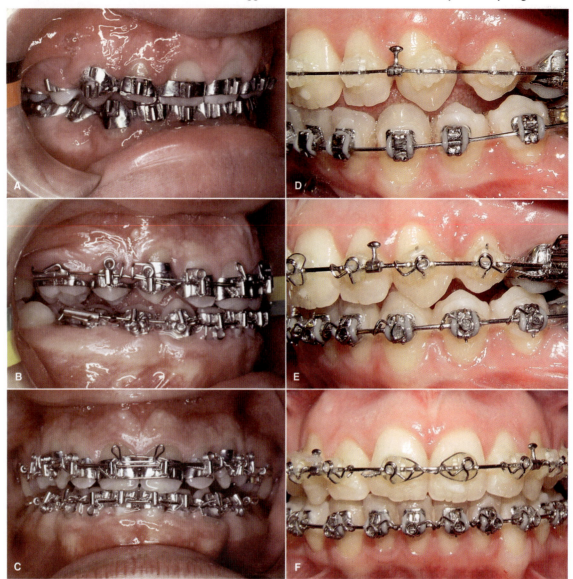

• **Figura 17.1** Estágio 3, finalização, comparando um paciente tratado com a técnica clássica de Begg nos anos 1970 com outro paciente tratado nos anos 2005 a 2010 com a técnica Tip-Edge, uma sucessora da técnica clássica de Begg. **A.** O aparelho de Begg em um paciente submetido a extração de pré-molares e fechamento de espaços, agora pronto para o estágio de finalização. Observe o bráquete de arco-cinta, conforme preconizado por Edward Angle, posicionado de cabeça para baixo. Os arcos são encaixados nos tubos verticais. **B.** Molas de verticalização e arcos com torque em posição. As molas de verticalização (usadas aqui nos incisivos laterais, caninos e segundos pré-molares) se encaixam nos tubos verticais dos bráquetes e são enganchadas sob o arco-base para criar momentos de força para o posicionamento das raízes. Um arco auxiliar para aplicação do torque é amarrado sobre o arco de nivelamento aplicando força lingual acima do encaixe do bráquete. **C.** Vista anterior do arco de torque e das molas verticalizadoras. **Estágio 3, finalização, em um paciente tratado entre 2005 e 2010 com o aparelho *Tip-Edge*. D.** O estágio de finalização do tratamento com o aparelho *Tip-Edge*, uma versão moderna do aparelho de Begg, após inclinar os dentes para fechar espaços e retrair incisivos protraídos em um paciente classe II que sofreu exodontia de pré-molares. **E.** Molas de verticalização auxiliares "SideWinder" (vistas aqui nos incisivos laterais superiores, caninos e segundos pré-molares) são usadas para posicionar as raízes, com um tipo diferente de mola nos incisivos, em que o torque é desejado, e um arco retangular servindo como base para prevenir a sobrecorreção. Observe a melhora na inclinação de ambos os incisivos e no paralelismo radicular nos locais das extrações. **F.** Vista frontal. Observe que agora a mola auxiliar para torque nos incisivos está um pouco diferente do arco auxiliar de Begg ou seu equivalente para uso como auxiliar na técnica *edgewise* (ver Figura 17.6).

CAPÍTULO 17 Tratamento Corretivo: Finalização

Boxe 17.1 Sequência de arcos, técnica *edgewise* de arco contínuo

Aparelho com encaixe 18

Caso sem extração
14 ou 16 superelásticos NiTi (A–NiTi)
16 de aço (curva de Spee acentuada ou reversa)
17 × 25 M–NiTi (somente se as raízes estiverem divergentes)
17 × 25 beta–Ti
17 × 25 de aço

Caso com extração
14 ou 16 superelásticos NiTi
16 de aço (curva acentuada/reversa)
16 × 22 com alças de fechamento
17 × 25 beta–Ti (se as raízes estiverem divergentes, normalmente necessário)
17 × 25 de aço

Aparelhos com encaixe 22

Caso sem extração
16 A–NiTi
16 de aço (curva acentuada/reversa)
18 de aço (curva acentuada/reversa)
21 × 25 M–NiTi
21 × 25 beta–Ti

Caso com extração
16 A–NiTi
16 de aço (curva acentuada/reversa)
18 de aço (curva acentuada/reversa)
19 × 25 de aço, molas de A–NiTi
ou alça em T 18 × 22 de aço ou alça em delta 19 × 25 beta–Ti
21 × 25 M–NiTi (se as raízes estiverem divergentes, normalmente necessário)
21 × 25 beta–Ti

Para um paciente adolescente com má oclusão moderada (espessura de fios em mil).
A–NiTi: NiTi austenítico (superelástico); beta–Ti: betatitânio (TMA); M–NiTi: NiTi martensítico (elástico, e não superelástico); NiTi: níquel–titânio.

[A-NiTi]) *não* são recomendados para expressão do torque. Eles não apresentam propriedades de torque efetivas (ver Capítulo 9).

Embora a posição das dobras em V em relação ao bráquete seja crítica e determine seu efeito, a posição das dobras de degrau não é crítica. Não faz diferença se o degrau está no centro da distância interbráquetes ou se está deslocado para mesial ou para distal.

Discrepâncias da linha média

Um problema relativamente comum no estágio da finalização é a discrepância das linhas médias das arcadas dentais. Ela pode ser resultado de um desvio preexistente e não corrigido nos estágios iniciais do tratamento, ou pode ser resultado de um fechamento assimétrico de espaços no arco dental. Pequenos desvios da linha média no estágio de finalização não constituem grande problema, mas é difícil corrigir grandes discrepâncias depois que o espaço das extrações tiver sido fechado e a relação oclusal estiver praticamente estabelecida.

Como qualquer outra discrepância no estágio de finalização, é importante estabelecer, com maior clareza possível, onde se encontra o problema. Apesar de a coincidência das linhas médias dentais ser um componente funcional da boa oclusão – uma discrepância da linha média vai refletir na oclusão dos dentes posteriores –, é esteticamente indesejável desviar a linha média superior para trazê-la ao encontro da linha média inferior. Se a discrepância dental da linha média for resultante de uma assimetria esquelética, pode ser impossível corrigi-la ortodonticamente, e as decisões de tratamento seguirão o caminho da camuflagem *versus* correção cirúrgica (ver discussão no Capítulo 7).

Felizmente, desvios da linha média no estágio de finalização normalmente não são tão graves e são causados somente por desvios laterais dos dentes superiores e inferiores, acompanhados de um leve relacionamento de classe II ou classe III em um dos lados. Nessa circunstância, a linha média frequentemente pode ser corrigida pelo uso de elásticos assimétricos de classe II ou classe III. Como regra geral, é mais efetivo usar elásticos de classe II ou classe III bilateralmente, com força maior em um dos lados, do que usar elástico unilateral. Entretanto, se um dos lados estiver ocluindo adequadamente, o uso de elástico unilateral normalmente é bem tolerado pelos pacientes. É também possível combinar elástico de classe II ou de classe III de um lado com um elástico diagonal anterior, no intuito de corrigir as linhas médias (Figura 17.2). Essa abordagem deve ser reservada para pequenas discrepâncias porque o uso do elástico assimétrico tem efeitos colaterais verticais assimétricos capazes de produzir uma inclinação de plano oclusal anterior não estética. O uso prolongado de elásticos de classe II ou de classe III durante a finalização deve ser evitado. Dobras no fio, coordenadas ao movimento desejado, também podem ser usadas para mover dentes em um arco mais do que no outro.[1]

Uma consideração importante quando se trata de desvios da linha média é a possibilidade de desvios mandibulares estarem contribuindo para a discrepância. Essa situação pode ser facilmente originada de uma discrepância transversa presente nos dentes posteriores. Por exemplo, uma leve atresia maxilar no segmento posterior direito pode causar um desvio mandibular para a esquerda na etapa de fechamento final da mandíbula, criando uma discrepância das

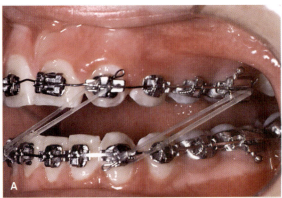

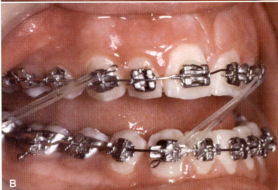

• **Figura 17.2 A e B.** A correção da linha média pode ser realizada com uma combinação de elásticos diagonais assimétricos posteriores e anteriores. Neste paciente, está sendo usada a combinação de elásticos de classe II, classe III e elástico diagonal anterior (uma combinação de "elásticos paralelos"), com arco retangular inferior e fio redondo na arcada superior, tentando deslocar a arcada superior para a direita.

linhas médias. A correção, nesse caso, obviamente, deve incluir algum sistema de força para alterar a relação transversal dos arcos (normalmente coordenação cuidadosa dos arcos maxilar e mandibular, possivelmente associado a elásticos cruzados posteriores). Ocasionalmente, a arcada superior inteira pode estar suavemente desviada transversalmente em relação à arcada inferior, de tal maneira que, com os dentes em oclusão, as relações são excelentes, mas há um desvio lateral para atingir aquela posição. A correção novamente envolve elásticos posteriores cruzados, mas seguindo um padrão de paralelismo (i. e., da lingual da arcada superior até a vestibular da arcada inferior de um lado e o inverso do outro lado; ver Figura 17.2B).

Discrepâncias de tamanho dentário

A correção da discrepância ou compensação do tamanho dentário deve ser considerada no planejamento inicial do tratamento, mas muitos passos para lidar com esses problemas são dados durante a fase de finalização.[2] A redução de esmalte interproximal (IPR) é a estratégia usual para compensar as discrepâncias causadas por excesso de tamanho dentário. Quando o problema é deficiência no tamanho dentário, é necessário deixar espaços entre alguns dentes, os quais poderão ser fechados por procedimentos restauradores. Como regra geral, uma discrepância de tamanho dentário de 2 mm, verificada na análise de Bolton, é o limiar para a significância clínica[3] (i. e., uma grande discrepância prevê que serão necessárias algumas etapas durante o tratamento para solucionar esse problema), mas, no estágio de finalização, será possível verificar quão acurada foi sua previsão.

Uma das vantagens dos acessórios colados é que o esmalte interproximal pode ser removido a qualquer momento. Quando a IPR faz parte do plano de tratamento original, grande parte da redução do esmalte deve ser realizada na fase inicial do tratamento, mas o desgaste final pode ser adiado até a fase de finalização. Esse procedimento permite a observação direta das relações oclusais antes de o ajuste final nos tamanhos dentários ser feito. A aplicação tópica de flúor é recomendada imediatamente após a realização do desgaste.

Problemas de tamanho dentário muitas vezes são causados por incisivos laterais superiores pequenos. Deixar um espaço pequeno na distal dos laterais pode ser estética e funcionalmente aceitável, mas a reconstrução com resina composta normalmente é a melhor opção para incisivos pequenos (Figura 17.3). Uma finalização precisa será mais fácil se a reanatomização for feita durante a etapa de finalização do tratamento ortodôntico. Isso pode ser realizado simplesmente pela remoção do bráquete do(s) dente(s) por algumas horas, enquanto a restauração é realizada, recolocando o bráquete e o arco de finalização ao final da sessão (mas a colagem sobre uma faceta cerâmica pode lesar sua superfície, então a reanatomização pode ser realizada, mas a instalação de uma faceta deve ser postergada). É importante verificar que a posição radicular após a reanatomização pode alterar a estética ao mudar os pontos de contato e as relações das ameias. Se a restauração for adiada até o término do tratamento ortodôntico, ela deve ser realizada o mais rápido possível após a instalação do aparelho de contenção. Isso requer uma contenção inicial para manutenção do espaço, seguida imediatamente de novo aparelho de contenção logo após a finalização do processo restaurador. A principal razão para a espera até que o aparelho ortodôntico seja removido é permitir a recuperação espontânea de qualquer inflamação gengival.

Pequenas deficiências generalizadas podem ser compensadas pela alteração do posicionamento dos incisivos de diversas maneiras. Até certo ponto, o torque dos incisivos superiores pode ser usado para

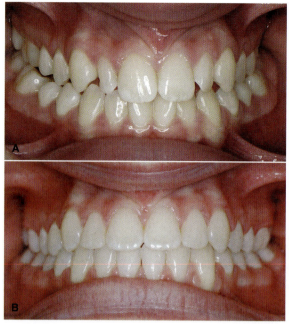

• **Figura 17.3** Incisivos laterais pequenos criam uma discrepância de tamanho dentário que pode se tornar aparente apenas em uma fase tardia do tratamento. **A.** Incisivos laterais superiores pequenos, sendo um deles girovertido antes do tratamento. **B.** Após o tratamento, no qual espaços foram criados nas faces mesial e distal dos incisivos laterais, facetas laminadas puderam ser colocadas, devolvendo o tamanho e a aparência normais aos dentes.

compensações: deixar os incisivos levemente verticalizados faz com que eles ocupem menos espaço com relação à arcada inferior, e isso pode ser usado para mascarar grandes incisivos superiores, enquanto torques levemente acentuados podem compensar parcialmente incisivos superiores pequenos. Esses ajustes requerem dobras de terceira ordem nos arcos de finalização, feitas manualmente ou como um novo arco, pela alteração da prescrição do fio em sistemas como o SureSmile e similares para a dobra de fios feita por robôs. Também é possível compensar angulando ligeiramente os dentes no sentido mesiodistal ou finalizando o tratamento ortodôntico com uma sobremordida ligeiramente excessiva ou com trespasse horizontal, dependendo das circunstâncias individuais.[4]

Paralelismo radicular

Na técnica de Begg (ver Figura 17.1A-C), o momento de força necessário para o posicionamento radicular era gerado pela adição de molas auxiliares ao encaixe vertical dos bráquetes de Begg (arco-cinta). Na técnica modificada de Begg, utilizando bráquetes *Tip-Edge*, o paralelismo radicular é obtido pelo uso de molas verticalizadoras, mais eficientes que na técnica tradicional de Begg (ver Figura 17.1D-F). O arco retangular é usado principalmente para o torque (movimento radicular vestibulolingual), e não para o movimento mesiodistal, necessário para tornar as raízes paralelas após o fechamento dos espaços.

Durante o fechamento do espaço com aparelho de *edgewise*, é quase sempre um objetivo do tratamento produzir movimentos de corpo dos dentes, prevenindo, assim, a inclinação das coroas, uma em direção à outra. Se a relação momento-força utilizada for apropriada, o ajuste no arco necessário para se alcançar o paralelismo de raiz será muito pequeno durante o procedimento clínico de finalização. Por outro lado, é provável que ao menos uma pequena quantidade de inclinação das coroas ocorra em alguns pacientes e, assim, algum ajuste para o paralelismo radicular nos espaços de extrações seja necessário. Se os bráquetes não estiverem corretamente posicionados no momento da instalação, a separação das raízes ou o ajuste do paralelismo podem ser necessários em casos sem extração (isso é mais provável em incisivos laterais e pré-molares superiores). É interessante solicitar radiografias panorâmicas no final da segunda etapa do tratamento, para checar tanto os erros no posicionamento de raiz quanto a presença de reabsorção radicular, fatores que poderiam determinar o fim precoce do tratamento ou a necessidade de uma pausa do tratamento ativo por 3 a 4 meses, para permitir a cicatrização do cemento.

A mesma abordagem utilizada para o posicionamento radicular na técnica de Begg pode ser empregada com o aparelho de *edgewise*, se este possuir um encaixe vertical inserido no bráquete, o que permite que uma mola de verticalização seja instalada e enganchada sob um arco-base. Quando apenas arcos de aço são utilizados, esse procedimento é geralmente realizado, mas, na prática contemporânea de *edgewise*, essa mecânica tem sido abandonada quase totalmente em favor de bráquetes com encaixes angulados, os quais produzem paralelismo radicular adequado quando os arcos retangulares flexíveis de grande dimensão transversal são utilizados.

Com o aparelho de encaixe 18, os arcos típicos de finalização são tanto o 17 × 22 quanto o 17 × 25 de aço. Esses arcos são flexíveis o suficiente para engrenar nos bráquetes mesmo quando leves inclinações estão presentes, passando a gerar momentos de força necessários ao paralelismo radicular. Se um grau maior de angulação for encontrado, arcos retangulares mais flexíveis são necessários. Para a correção de inclinações mais graves, arcos 17 × 25 de beta-Ti (TMA) ou, até mesmo, 17 × 25 de níquel-titânio (M-NiTi, e não o superelástico A-NiTi) devem ser usados inicialmente, com um arco de aço sendo empregado mais tarde, para a expressão final do torque.

Com o uso de bráquetes com encaixe 22 nos caninos e pré-molares, aliado ao uso de mecânica de deslize para fechamento dos espaços das extrações em vez de alças, a necessidade de ajustes para se obter o paralelismo radicular durante a finalização se torna pouco usual. No entanto, se os dentes se inclinarem com bráquetes de encaixe 22, ainda que levemente para o espaço da extração, ou se outro posicionamento radicular for requerido, arcos de aço (aço 19 × 25, por exemplo) são muito rígidos. Para a maioria dessas situações, a melhor escolha recai sobre arcos de finalização beta-Ti 21 × 25, e se o posicionamento radicular significativo for necessário, arcos 21 × 25 M-NiTi devem ser usados primeiro.

Apesar de fios superelásticos de NiTi (A-NiTi) funcionarem muito mais efetivamente quando comparados a fios elásticos de NiTi (M-NiTi) no alinhamento, isso não se aplica a sua *performance* como fios retangulares de finalização. A grande vantagem do A-NiTi é sua curva carga-deflexão plana, o que lhe garante grande margem de ativação. Na etapa de finalização, no entanto, a apropriada rigidez em deflexões relativamente pequenas é o fator mais relevante a ser considerado, em detrimento da margem de ativação. Fios de A-NiTi liberam menos força que seus correspondentes de M-NiTi (isso dependerá do processo de manufatura do fio [ver Capítulo 9]), e se um fio retangular NiTi for usado na etapa de finalização, os fios de M-NiTi quase sempre são a melhor escolha. Por quê? Porque fornece força adequada para o movimento radicular e menos intervalo de trabalho, ambos necessários para o posicionamento preciso dos dentes. Ocasionalmente, uma inclinação dentária grave será encontrada (quase sempre em razão de erro no posicionamento do bráquete), e maior limite de trabalho se fará necessário. Isso pode indicar a utilização de fios A-NiTi retangulares inicialmente, e, posteriormente, M-NiTi. Uma alternativa, em geral, menos prática, a não ser que os bráquetes *edgewise* tenham um tubo ou um encaixe vertical, é a utilização de mola auxiliar para verticalização radicular (Figura 17.4).

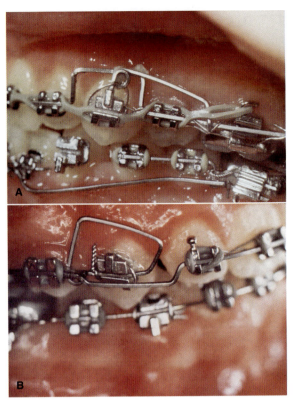

● **Figura 17.4 A.** Mola de verticalização para o canino superior, instalada no tubo vertical incorporado ao bráquete do canino, na técnica do arco segmentado. Observe que o arco de ancoragem passa sobre o bráquete do canino (*bypass*). **B.** Mola auxiliar para posicionamento radicular soldada ao arco de ancoragem e amarrada no encaixe do bráquete *edgewise* do canino superior, com o arco de ancoragem passando sobre o canino. Ambas as abordagens são úteis para correção de problemas de paralelismo radicular graves, mas, com a introdução da técnica do arco reto, o uso de molas de verticalização auxiliares da técnica *edgewise* vem sendo amplamente substituído por arcos resilientes de níquel-titânio (NiTi) e betatitânio (beta-Ti) em bráquetes pré-angulados. (Cortesia do Dr. C. Burstone.)

Um momento de força para criar paralelismo entre as raízes é também um momento de separação das coroas na técnica *edgewise*, assim como para qualquer outra técnica, inclusive a de Begg. Nessa situação, os dentes devem ser conjugados, ou todo o arco deve ser amarrado contra os molares (Figura 17.5) para prevenir a abertura de espaços. Não só os espaços das extrações, mas a área de incisivos superiores também deve ser protegida contra essa complicação. Quando um arco retangular espesso é colocado nos dentes superiores, existe a propensão de abertura de espaço entre os incisivos, tanto em casos de extração como em casos de não extração. Conjugar os incisivos, o que pode ser feito convenientemente com um segmento de elástico em cadeia da aleta mesial do bráquete de um incisivo lateral superior à aleta mesial do dente do lado oposto, é necessário durante o processo de finalização.

Torque

Torque lingual de raiz nos incisivos

Se os incisivos protraídos se inclinam para lingual enquanto estão sendo retraídos, o torque lingual de raiz como procedimento de finalização é geralmente necessário. Na técnica de Begg, os incisivos são deliberadamente inclinados para lingual durante a segunda etapa do tratamento, e o torque lingual de raiz é uma parte rotineira da terceira etapa do tratamento. Assim como o paralelismo radicular,

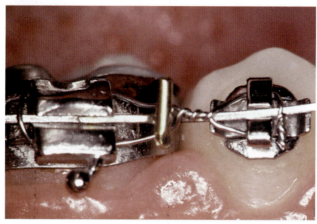

• **Figura 17.5** Um arco ortodôntico retangular que incorpora momentos de força ativos para gerar correção radicular ou torques ativos deve ser amarrado aos molares (*tie back*) a fim de prevenir a abertura de espaços no arco dental. Se o fio de ligadura usado para amarrar o arco ao molar for estendido até o segundo pré-molar (*tie together*), a amarração tem menos chance de afrouxar.

isso é conseguido com um aparelho auxiliar que se encaixa sobre o arco-base principal. O aparelho auxiliar de torque, conhecido como *piggyback arch*, faz contato com a superfície vestibular dos incisivos próximo à margem gengival, criando um binário a partir de um braço de alavanca de 4 a 5 mm (ver Figura 17.1C).

Esse tipo de arco para a produção de torque pode ser utilizado da mesma forma na técnica *edgewise* (ver Figura 15.30D). Apesar de apresentarem diferentes formas, o princípio básico é o mesmo: o arco auxiliar, dobrado inicialmente no formato de um círculo fechado, libera forças contra as raízes dos dentes enquanto é forçado a assumir a forma do arco ortodôntico sobre o qual está localizado (Figura 17.6).

Uma força de torque para mover as raízes para lingual é, também, de maneira lógica, uma força para movimentar as coroas para vestibular (ver Figura 16.3). Em um caso típico de um paciente com má oclusão de classe II, é necessário o uso de ancoragem para manter o trespasse horizontal, enquanto as raízes dos incisivos são torqueadas para lingual. Por essa razão, os elásticos de classe II são geralmente necessários quando torque ativo está sendo utilizado durante a etapa final do tratamento de classe II.

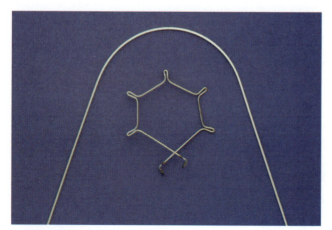

• **Figura 17.6** Arcos auxiliares de torque, originalmente circulares, produzem seus efeitos de torque quando são forçados a assumir a forma do arco de ancoragem sobre o qual são colocados. Isso tende a distorcer o arco de ancoragem, o qual deve ser relativamente pesado – pelo menos 18 mil de aço.

Como o moderno aparelho de *edgewise*, apenas torques adicionais moderados devem ser necessários durante a etapa de finalização. Com o aparelho de encaixe 18, arcos de aço 17 × 25 apresentam excelentes propriedades de torção, e o torque com esse tipo de arco é perfeitamente realizável. A presença de bráquetes pré-ajustados (com torque) sugere, de antemão, a não necessidade de se aplicar torque adicional nos arcos, fazendo da obtenção do correto torque radicular um procedimento de finalização simples.

Com o aparelho de encaixe 22, a utilização de arcos retangulares de aço espessos e de alta rigidez é suficiente para se obter torque efetivo (ver Figura 9.11). No entanto, se os incisivos superiores se inclinarem em demasia para lingual, como pode acontecer durante a correção da protrusão desses dentes, não é possível corrigir o posicionamento radicular simplesmente pela instalação de um arco retangular sem a adição de dobras de terceira ordem. Antes do advento dos bráquetes pré-ajustados e dos fios de níquel-titânio, arcos auxiliares de torque eram comumente utilizados com os bráquetes de encaixe 22. Uma das grandes virtudes dos bráquetes com torque inserido no encaixe é que a inclinação dos incisivos pode ser evitada em grande parte durante a retração e o fechamento de espaço. Adicionalmente, arcos contínuos M-NiTi ou beta-Ti retangulares podem ser usados para aplicar torque aos incisivos, quando utilizados bráquetes com encaixe 22 (desde que os bráquetes tenham torque inserido no encaixe), reduzindo a utilização de arcos auxiliares. Por essas razões, arcos auxiliares para aplicação de torque em aparelhos *edgewise* de encaixe 22 quase desapareceram no uso contemporâneo, exceto quando a verticalização dos incisivos deve ser corrigida pela inclinação vestibular das coroas. Os auxiliares provavelmente são a melhor maneira de fazer isso.

Um arco auxiliar, entretanto, merece destaque: o arco de torque de Burstone (Figura 17.7). Esse arco pode ser útil principalmente em pacientes com má oclusão classe II, divisão 2, cujos incisivos centrais superiores se encontrem gravemente inclinados para lingual e necessitem de grande movimento de torque para sua completa correção, diferentemente dos incisivos laterais, que, em geral, necessitam de pouca ou nenhuma aplicação de torque. Devido ao grande braço de alavanca, esse arco auxiliar para aplicação de torque é um dos mais eficientes. Ele funciona com eficácia tanto no aparelho de encaixe 18 quanto 22. Se os quatro incisivos necessitarem de torque considerável, um fio posicionado desde o tubo auxiliar do primeiro molar até os incisivos, com uma dobra em V para que o segmento dos incisivos receba o maior momento de força, tem se mostrado um procedimento altamente eficiente.[5]

Três fatores determinam a quantidade de torque que será expresso por qualquer arco retangular em um encaixe também retangular: rigidez à torção do fio; inclinação do encaixe do bráquete em relação ao arco retangular; e folga entre o fio e o bráquete. As variações nas prescrições de torque nos aparelhos *edgewise* contemporâneos são mostradas no Capítulo 10. Tais variações refletem as diferentes determinações das médias dos contornos vestibulares dos dentes, mas algumas diferenças também são relacionadas ao ajuste entre os bráquetes e os arcos.

Com o aparelho de encaixe 18, supõe-se que o arco retangular a ser usado para o procedimento de finalização se adaptará com moderada tensão no encaixe (i. e., o arco de finalização deverá ter dimensão mínima de 17 mil). Por outro lado, com o aparelho de encaixe 22, algumas prescrições apresentam expressão extra de torque, para compensar o uso de arcos retangulares de finalização com maior folga dentro do encaixe. O torque não será expresso com a mesma efetividade com um arco em um arco de 19 × 25 em um bráquete com encaixe 22, quando comparado à utilização de arcos 17 × 25 em bráquetes com encaixes 18. A diferença total é de alguns graus para a inclinação final dos incisivos. O "torque efetivo"

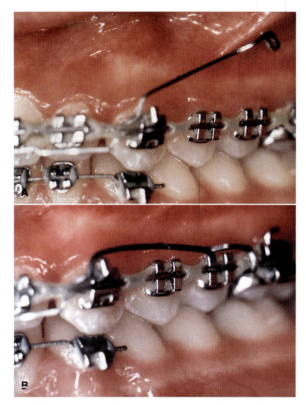

- **Figura 17.7** O arco auxiliar de Burstone para aplicação de torque (ver Figura 9.44) é particularmente útil em casos de má oclusão de classe II, divisão 2, em que os incisivos centrais superiores necessitam de grande quantidade de torque. O arco auxiliar de torque é um arco de aço que preenche o encaixe completamente (21 × 25 ou 17 × 25 em bráquetes com encaixe 22 ou 18, respectivamente) e se encaixa somente nos bráquetes dos incisivos. Ele pode ser usado nos bráquetes dos incisivos centrais ou dos centrais e laterais, como mostrado aqui. O arco de ancoragem (preferivelmente um arco retangular que preencha completamente o encaixe) estende-se para a frente a partir dos molares até os bráquetes dos caninos ou incisivos laterais, onde se faz uma dobra em degrau para incisal e repousa contra a superfície vestibular dos dentes a serem torqueados. Quando o arco auxiliar de torque está passivo (**A**), seus braços posteriores estão voltados para cima no vestíbulo. Ele é ativado (**B**), colocando-se os braços para baixo e enganchando-os ao arco de ancoragem na mesial do primeiro molar. O segmento de arco de ancoragem que repousa na face vestibular dos incisivos centrais é preso aos tubos vestibulares inferiores (ver Figura 17.5), o que previne que as coroas sejam movidas para a frente, resultando em um torque lingual efetivo.

Tabela 17.1 Torque efetivo.

Espessura do fio	Folga (graus)	ANGULAÇÃO DO TORQUE NO BRÁQUETE (GRAUS)		
		10	22	30
		TORQUE EFETIVO		
Bráquete de encaixe 18				
16 × 16	10,9	0,0	11,1	19,1
16 × 22	9,3	0,7	12,7	20,7
17 × 25	4,1	5,9	17,9	25,9
18 × 18	1,5	8,5	20,5	28,5
18 × 25	1,0	9,0	21,0	29,0
Bráquete de encaixe 22				
16 × 22	21,9	0	0,1	8,1
17 × 25	15,5	0	6,5	13,5
19 × 25	9,6	0,4	12,4	20,4
21 × 25	4,1	5,9	17,9	25,9
21,5 × 28	1,8	8,2	20,2	28,2

Com base em fios nominais e/ou nos tamanhos dos encaixes; a folga real entre o fio e o bráquete é provavelmente maior.
Extraído de Semetz: *Kieferorthop* Mitteil. 1993;7:13-26.

das várias combinações de fios e bráquetes pode ser visualizado na Tabela 17.1. Obviamente, quando a prescrição de torque para um bráquete é estabelecida, é importante o conhecimento de qual arco de finalização deve ser empregado.

Para a completa expressão do torque inserido nos aparelhos de encaixe de 22, o melhor arco de finalização é geralmente o beta-Ti 21 × 25. A rigidez à torção característica desse fio é menor que a do arco de aço 17 × 25 (ver Figura 9.11), mas a menor distância interbráquetes dos aparelhos de encaixe 22 torna a *performance* do beta-Ti na expressão do torque bastante semelhante a arcos de aço menos espessos. Fios retangulares de aço trançado se encontram disponíveis em várias espessuras, e a dimensão 21 × 25 pode ser útil na finalização com aparelho de encaixe 22. Arcos de aço maciço 21 × 25 não são recomendáveis, em virtude de sua rigidez, que resulta na liberação de forças extremamente pesadas e com pequeno limite de trabalho. Se um arco de aço maciço desse tamanho for usado (a principal razão seria a estabilização cirúrgica), ele deve ser precedido de um arco beta-Ti 21 × 25.

Alguns clínicos são relutantes em usar arcos espessos que preenchem completamente o encaixe nos bráquetes 22, mas deve-se ter em mente que a expressão completa do torque não vai ser obtida com fios menos espessos, a menos que bráquetes pré-ajustados com prescrições exageradas sejam usados, ou que dobras de torque sejam acrescentadas ao fio, e, mesmo com essas medidas, é difícil obter o torque adequado rotineiramente.

Torque vestibular de raiz nos pré-molares e molares

Deve-se ter em mente que o torque vestibular das raízes dos pré-molares superiores pode ser importante na estética do posicionamento desses dentes. É surpreendentemente comum que, ao final do tratamento ortodôntico, as raízes de caninos e pré-molares se encontrem inclinadas para vestibular devido à prescrição de muitos bráquetes pré-ajustados modernos, que proporciona torques negativos (torque lingual de coroa) para esses dentes (ver Tabela 10.3). Zachrisson salientou que isso afeta negativamente a estética do sorriso, especialmente em pacientes portadores de arcos estreitos e triangulares, fazendo com que os caninos se tornem menos proeminentes e os primeiros pré-molares quase desapareçam no sorriso. Para obter um sorriso mais amplo e agradável, a solução não é expandir a região de pré-molares, e sim usar torque vestibular de coroa a fim de verticalizá-los (Figuras 17.8 e 17.9).[6] Isso dá a aparência de um sorriso amplo sem o risco de recidiva que acompanha a expansão do arco. A longo prazo, dados indicam que as inclinações desses dentes continuam da maneira como estavam ao final do tratamento, de modo que alterar o torque é considerado estável.[7]

Pesquisar sobre o que os pacientes veem como importante na estética odontológica não confirmou esse efeito repentino como importante a ponto de afetar as percepções do paciente sobre a aparência dos dentes. Os ortodontistas preferem apreciar o efeito estético dessa verticalização, que também pode fornecer melhor interdigitação das cúspides linguais dos primeiros molares.

Correção da relação vertical entre incisivos

Se as duas primeiras etapas do tratamento foram realizadas perfeitamente, nenhuma mudança na relação vertical dos incisivos será necessária durante a etapa de finalização. Entretanto, pequenos

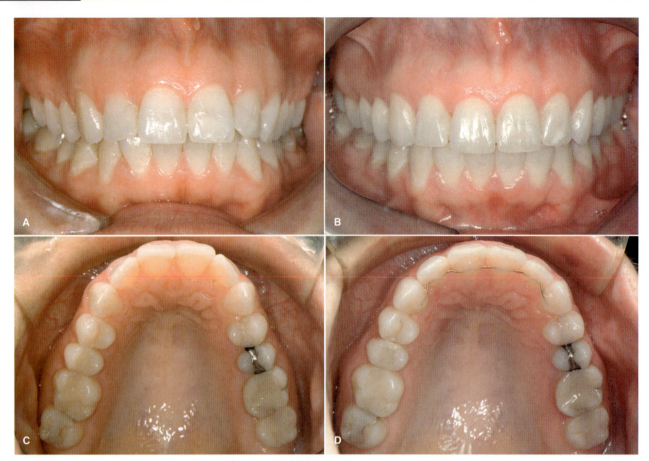

- **Figura 17.8** Nesta paciente, os arcos pareciam contraídos devido à inclinação lingual dos caninos e pré-molares; entretanto, uma expansão significativa nessa região não era necessária. Em vez disso, foi dado torque nos caninos e especialmente nos pré-molares, a fim de verticalizar esses dentes no sentido vestibulolingual sem maiores expansões, o que melhorou a aparência da arcada com maior estabilidade do que se houvesse expansão. **A** e **B.** Antes do tratamento. **C** e **D.** Depois do tratamento que incluiu torque para verticalizar os caninos e pré-molares. (Cortesia do Dr. B. Zachrisson.)

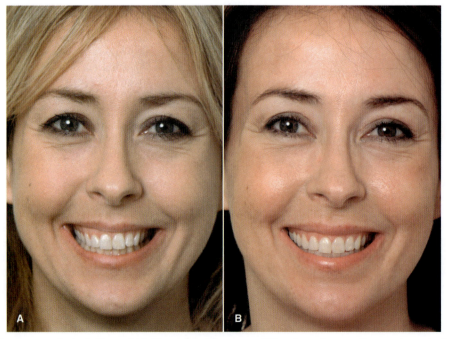

- **Figura 17.9 A** e **B.** A mesma paciente da Figura 17.8. Observe a melhora na estética do sorriso e na "largura do sorriso" produzidas pelo torque dos caninos e pré-molares. Isso pode ser obtido por meio da mudança da prescrição do bráquete, a fim de diminuir ou eliminar o torque negativo presente na maioria dos bráquetes pré-ajustados de caninos e pré-molares atuais (ver Tabela 10.3). (Cortesia do Dr. B. Zachrisson.)

ajustes são necessários na maioria dos casos. Nesse momento, a mordida aberta anterior tem mais chances de apresentar problemas do que uma sobremordida residual; no entanto, ambas poderão ser encontradas.

Sobremordida excessiva

Antes de se iniciar a correção da sobremordida excessiva no estágio de finalização, é importante verificar a causa do problema e avaliar dois itens: (1) a relação vertical entre o lábio superior e os incisivos superiores e (2) a altura facial anterior. Se a exposição dos incisivos superiores no sorriso for adequada, é muito importante mantê-los e realizar qualquer correção da sobremordida pelo reposicionamento dos incisivos inferiores. Se a exposição for excessiva, a intrusão dos incisivos superiores é indicada. Quando a altura facial estiver diminuída, a leve extrusão dos dentes posteriores (quase sempre dos inferiores) é aceitável; se a altura facial se apresentar aumentada, a intrusão dos incisivos é recomendada.

Caso a intrusão seja indicada e um arco retangular de finalização já esteja instalado, o procedimento mais simples é cortar este arco na distal dos incisivos laterais e instalar um arco auxiliar de intrusão, conectado a esse segmento no local apropriado. Lembre-se de que, quando um arco auxiliar de intrusão é usado, um arco lingual transpalatino estabilizador pode ser necessário para manter o controle das relações transversas e evitar inclinação distal excessiva dos molares superiores (ver Figura 15.23). Quanto maior a alteração vertical desejada no posicionamento dos incisivos, mais importante será a presença do arco lingual estabilizador, e vice-versa. Pequenas correções durante a finalização geralmente não requerem a instalação desse dispositivo.

De maneira alternativa, se uma leve extrusão dos dentes posteriores estiver indicada, dobras em degrau no arco flexível seriam ideais. O arco intermediário, antes do arco de finalização para aplicação do torque, é o indicado para a aplicação dessas dobras (TMA 17 × 25 com o aparelho de encaixe 18, M-NiTi 21 × 25 na presença de encaixe 22). Um arco auxiliar de intrusão para correção da sobremordida pode ser eficiente, mas somente se o arco-base for do tipo redondo e pouco espesso (ver Capítulo 15) e, portanto, este não é o procedimento preferível para uma pequena quantidade de correção da sobremordida.

Mordida aberta anterior

Assim como na sobremordida, é importante analisar a origem do problema quando a mordida aberta anterior persistir na etapa de finalização e, novamente, o relacionamento dos incisivos superiores com o lábio superior e a altura facial anterior são determinantes críticos do procedimento a ser adotado. Se a mordida aberta resultar da extrusão excessiva dos dentes posteriores, seja decorrente de um pobre padrão de crescimento ou do uso de elásticos intermaxilares (Figura 17.10), a sua correção na etapa de finalização pode ser extremamente difícil. O procedimento mais eficiente para a intrusão dos dentes posteriores é a ancoragem esquelética. A instalação de mini-implantes ortodônticos no estágio de finalização para essa finalidade indica que etapas anteriores do tratamento não foram cumpridas a contento; no entanto, esse procedimento pode ser necessário em alguns pacientes com grave padrão vertical de crescimento.

Se não existem problemas relacionados ao padrão vertical de crescimento, uma leve mordida aberta na etapa de finalização do tratamento geralmente é provocada por um nivelamento excessivo da arcada inferior. Essa condição é mais bem administrada pela extrusão dos incisivos inferiores, e não dos superiores, criando, assim, uma leve curva de *Spee* na arcada inferior. Devido à rigidez dos arcos retangulares utilizados para a finalização, mesmo com o aparelho de encaixe 18, é inútil usar elásticos verticais para aprofundar a mordida sem alterar a forma do arco. Dobras em um arco inferior apropriadamente flexível, enquanto se mantém um arco superior rígido, podem ser efetivas quando complementadas com elásticos verticais leves (Figura 17.11). Obviamente, se a exposição dos incisivos superiores for inadequada, a extrusão

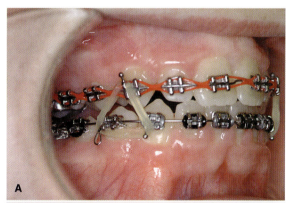
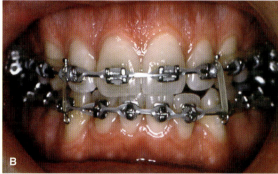

• **Figura 17.11** Elásticos verticais, sejam bilaterais em triângulo (**A**), como mostrado aqui, associados a elásticos anteriores em caixa, ou elásticos anteriores em caixa isolados (**B**), podem ser usados para ajudar no fechamento da mordida aberta anterior moderada ao final do tratamento, mas eles serão eficientes apenas se os arcos permitirem o movimento dental. Elásticos não podem vencer um arco rígido que mantenha a mordida aberta.

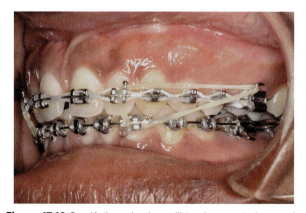

• **Figura 17.10** Os elásticos de classe III tendem a extruir os molares superiores, e seu uso pode conduzir rapidamente a uma mordida aberta anterior. O uso de elástico triangular de classe III, como mostrado aqui, ajuda a controlar a tendência de mordida aberta. Elásticos de classe II podem causar o mesmo problema através da extrusão dos molares inferiores, e o seu uso em triângulo pode reduzir o efeito de mordida aberta. O uso de elásticos de classe III ou de classe II naturalmente pressupõe que alguma extrusão dos molares é aceitável.

desses dentes para o fechamento da mordida estaria indicada, e o mesmo procedimento com os arcos flexíveis e os de estabilização citados anteriormente poderia ser utilizado. A extrusão dos incisivos inferiores para o fechamento de uma mordida aberta anterior moderada é um procedimento bastante estável. Já a extrusão dos incisivos superiores é menos estável, e pode comprometer a estética se os incisivos ficarem muito proeminentes. Isso deve ser sempre lembrado quando o reposicionamento dos incisivos estiver sendo planejado.

Assentamento final dos dentes

Durante a conclusão do tratamento com o aparelho *edgewise*, não é incomum levar alguns dentes ligeiramente fora de oclusão com o uso de arcos retangulares espessos, não importa quão cuidadosa seja sua confecção. Quanto mais justo o arco estiver no encaixe e quanto mais dobras forem necessárias para compensar o mau posicionamento de bráquetes, maior será a probabilidade de alguns dentes não se encontrarem perfeitamente em oclusão. Esse fenômeno foi observado pelos pioneiros no uso do aparelho *edgewise*, que utilizaram o termo *arch-bound* para descrevê-lo. Eles descobriram que, com os fios excessivamente justos a encaixe, era quase impossível obter todos os dentes em oclusão sólida, embora se possa chegar perto. Dos primórdios do aparelho *edgewise* até o presente, um passo final tem sido necessário para trazer os dentes em oclusão, o chamado "assentamento" dos dentes.

Métodos para o assentamento dos dentes na oclusão ideal

Existem três maneiras de se estabelecer um bom relacionamento oclusal:

- Pela substituição de arcos retangulares, nas etapas finais do tratamento, por arcos redondos leves que garantam certa liberdade de movimento aos dentes (16 mil nos aparelhos com encaixe 18, e 16 ou 18 mil com encaixe 22) e usando elásticos verticais leves para intercuspidar os dentes
- Com a instalação de elásticos verticais na região posterior após a remoção dos segmentos posteriores dos arcos
- Após a remoção das bandas e bráquetes, com o uso de um posicionador dentário.

A substituição de arcos retangulares espessos por fios redondos leves, bem no final do tratamento, foi o método original para a intercuspidação recomendado por Tweed e talvez por outros pioneiros da técnica *edgewise*. Como observamos anteriormente, esses arcos leves de finalização devem incluir qualquer dobra de primeira ou de segunda ordem usada nos arcos retangulares de finalização. Essa ideia provavelmente veio de Angle. Esses arcos leves rapidamente acomodam os dentes em oclusão e devem permanecer na boca por apenas algumas semanas no máximo.

A dificuldade do uso de fios redondos no final do tratamento é que, apesar de alguma liberdade de movimento para o assentamento dos dentes posteriores ser desejada, o controle preciso dos dentes anteriores é perdido. Foi somente nos anos 1980 que os ortodontistas perceberam a vantagem de remover apenas a parte posterior do arco retangular de finalização, deixando o segmento anterior (tipicamente canino a canino) em posição, e usando elásticos intermaxilares para trazer os dentes posteriores em oclusão (Figura 17.12).[8] Esse método sacrifica, em grande parte, o controle dos dentes posteriores e, portanto, não deve ser usado em pacientes que apresentavam grandes rotações ou mordida cruzada posterior. Entretanto, para a maioria dos pacientes que apresentava dentes bem alinhados no

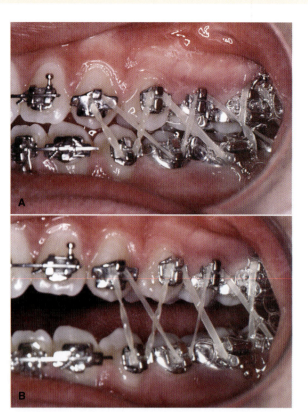

- **Figura 17.12** A e B. Uso de elásticos intermaxilares ao final do tratamento para acomodar os dentes em oclusão. Os elásticos podem ser usados tanto com arcos redondos como com segmentos retangulares na região anterior e sem arco na região posterior (geralmente preferível). Assim, o último passo do tratamento é o corte dos arcos retangulares de finalização na distal dos incisivos laterais ou caninos e remoção dos segmentos posteriores, seguido por 1 a 2 semanas de intercuspidação com os elásticos leves, antes da descolagem e remoção das bandas.

início do tratamento, este é um procedimento simples e eficaz para levar os dentes à sua oclusão final. Atualmente, esse é o último passo de tratamento ativo para a maioria dos pacientes. A força leve, e não pesada, se faz necessária.

Um arranjo típico é usar elásticos leves de ¾ de polegada, com uma direção classe II ou classe III, dependendo da correção desejada. Uma alternativa é usar pares de elásticos $5/16$ e $3/8$ de polegada em ambos os lados, na forma de um triângulo vertical. Esses elásticos não devem ser usados por mais de 2 semanas, sendo 1 semana geralmente suficiente para se atingir um bom relacionamento oclusal. Nesse momento, o aparelho fixo deve ser removido, e as contenções, instaladas.

Como isso ocorre após o aparelho ortodôntico ter sido removido, o uso dos aparelhos posicionadores para o assentamento final da oclusão será discutido após a sessão sobre remoção de bandas e bráquetes.

Controle da recidiva e alterações posturais

Após a correção da classe II ou da classe III, especialmente se elásticos intermaxilares tiverem sido usados, os dentes tendem a retornar às suas posições originais apesar da presença de arcos retangulares. Por causa disso, é importante realizar uma leve sobrecorreção das relações oclusais. Em um paciente classe II típico, com sobremordida profunda, os dentes devem ser levados à posição de topo a topo de incisivos, com sobremordida e trespasse horizontal completamente eliminados antes da remoção da força exercida pelo aparelho extraoral ou elástico intermaxilar. Isso proporciona margem de segurança para os dentes recidivarem durante o assentamento final da oclusão.

Algumas vezes, quando elásticos de classe II são usados, os pacientes adotam postura anteriorizada da mandíbula, parecendo haver maior correção dentária do que realmente há. Se o aparelho for removido nesse momento, é provável que a mandíbula se reposicione posteriormente até a relação de classe II e de trespasse horizontal aumentado. Isso não deve ser confundido com recidiva, que se deve apenas à movimentação dentária. A recidiva é um fenômeno de 1 a 2 mm; a alteração postural pode modificar a relação em 4 a 5 mm, e é obviamente importante detectar esse problema e continuar o tratamento para realizar uma correção verdadeira.

Tais considerações levam a um guia para finalização quando elásticos intermaxilares são utilizados:

- Quando um apropriado grau de sobrecorreção for atingido, a força elástica deve ser diminuída ou o tempo de uso deve ser reduzido (8 a 12 horas por dia), utilizando-se elásticos leves por tempo integral até a próxima consulta
- Nesse momento, o uso dos elásticos intermaxilares deve ser interrompido 4 a 8 semanas antes de o aparelho ortodôntico ser removido, para que as modificações por recidiva ou alterações posturais sejam observadas. É melhor dizer ao paciente que ele está "tirando férias" dos elásticos e que algum uso adicional pode ser necessário do que dizer que os elásticos não serão mais necessários. Se acontecerem modificações, é mais fácil dizer ao paciente que as férias acabaram e que um novo período de elásticos é necessário
- Se a oclusão estiver estável, como procedimento final do tratamento, os dentes devem ser levados a uma oclusão bem ajustada, sem o uso de arcos pesados, empregando um dos métodos descritos anteriormente.

Remoção de bandas e acessórios colados

A remoção de bandas é obtida pela quebra do cimento de bandagem, seguida da retirada da banda, o que pode parecer mais simples do que o procedimento em si, em algumas circunstâncias. Para os molares e pré-molares superiores, um alicate removedor de bandas é colocado de tal maneira que se levante primeiro a face lingual da banda e, posteriormente, a face vestibular (Figura 17.13). Uma barra lingual soldada é necessária nessas bandas para prover um ponto de apoio aos alicates, caso ganchos ou botões linguais não façam parte do aparelho. Para os dentes inferiores posteriores, a sequência de força é justamente ao contrário: o alicate deve aplicar força primeiro na área vestibular da banda e depois na superfície lingual.

Os bráquetes devem ser removidos, sempre que possível, sem causar danos à superfície do esmalte. Isso é feito criando-se uma fratura interna na resina de colagem, ou entre a resina e o bráquete e, então, removendo-se a resina residual da superfície do esmalte. Com os bráquetes de metal, o método mais seguro é a utilização de alicates de corte na base do bráquete, criando-se uma flexão do bráquete (Figura 17.14). Ele tem a desvantagem de destruir do bráquete, que poderia ser reaproveitado em uma colagem subsequente, mas proteger o esmalte é o mais importante.

O dano ao esmalte causado por descolagem de um bráquete metálico é um acontecimento raro, mas existem muitos relatos de fratura de esmalte e remoção de pedaços de esmalte quando da descolagem de bráquetes de porcelana (ver Capítulo 10 para uma discussão mais detalhada). Um estudo recente avaliou a frequência com que os fragmentos do esmalte foram encontrados na base de bráquetes de dentes anteriores superiores descolados

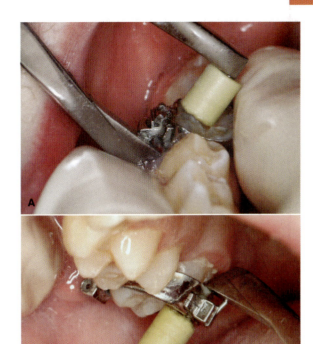

- **Figura 17.13** Remoção das bandas dos molares com alicate saca-bandas. **A.** Bandas posteriores inferiores são removidas pressionando-se inicialmente a face vestibular. **B.** Bandas posteriores superiores são removidas pressionando-se inicialmente a face palatina, o que é mais fácil quando há tubos palatinos (como visto aqui), gancho, ou outro acessório soldado à banda.

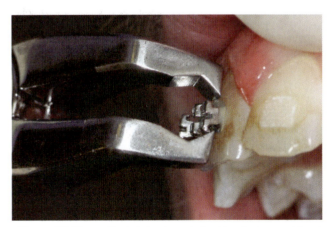

- **Figura 17.14** Remoção de bráquetes colados. Um alicate especial pode ser usado para fraturar o material de colagem, que normalmente resulta na manutenção de resina na superfície do dente. Esse método funciona bem principalmente com bráquetes duplos. Sua vantagem é que normalmente o bráquete não é danificado; a desvantagem é a força pesada aplicada, que pode causar dano ao esmalte. A alternativa é usar um alicate de corte para distorcer a base do bráquete. A primeira abordagem é mais compatível com a reciclagem de bráquetes, mas a segunda é mais segura e normalmente deixa menos resina remanescente na superfície dental.

mecanicamente (canino a canino).[9] Os dados desse estudo estão resumidos na Tabela 17.2.

As diferenças entre os grupos para o dano ao esmalte e fratura dos bráquetes são estatisticamente significativas e claramente mostram que o dano na descolagem é mais provável com bráquetes

| Tabela 17.2 | Presença de esmalte em bráquetes descolados. |

	BRÁQUETES METÁLICOS	BRÁQUETES DE CERÂMICA		
	Condicionamento e colagem em duas etapas n = 150	Condicionamento e colagem em duas etapas n = 144	Primer de autocondicionamento n = 126	CIVMRa n = 66
% da presença de esmalte	13,3	30,2	38,2	19,7
% de fratura no bráquete	0	26,2	6,2	12,1

aCimento de ionômero de vidro modificado (ver discussão no Capítulo 10)
CIVMR, cimento de ionômero de vidro modificado por resina.
Resumida de Cochrane NJ, Lo TW, Adams GG, Scheneider PM. *AM J Orthod Dentofac Orthop.* 2017;152:312-319.

de cerâmica do que de metal. A taxa de dano em bráquetes de cerâmica foi significativamente menor para os bráquetes de cerâmica colados com um cimento de ionômero de vidro modificado por resina (discutido em detalhes no Capítulo 10). O tamanho dos fragmentos do esmalte variou com os dois tipos de bráquetes. Apenas alguns pacientes (4%) tiveram o que foi considerado um grande dano.

Esses dados confirmam os relatórios anteriores de que também é fácil fraturar um bráquete de cerâmica enquanto se tenta removê-lo, e, se isso acontece, grandes pedaços dos bráquetes devem ser desgastados com brocas de diamante em peça de mão. Isso leva tempo e deve ser feito cuidadosamente para evitar danos ao esmalte, portanto pode ser considerada uma complicação indesejada. A origem desse problema se encontra na pouca, ou quase nula, propriedade de deformação dos bráquetes de porcelana – eles se deslocam inteiros ou então se rompem. Forças de cisalhamento são aplicadas ao bráquete durante a remoção, e essas forças em certos momentos podem se tornar demasiadamente grandes.

Existem três procedimentos para contornar esses problemas durante a descolagem de bráquetes de porcelana:

- Modificar a interface entre o bráquete e o material de colagem para aumentar as chances de, quando a força for aplicada, a falha ocorrer entre o bráquete e o sistema adesivo. A adesão química entre a resina de colagem e o bráquete pode ser excessivamente eficaz e, por isso, muitos fabricantes atualmente diminuíram ou abandonaram sistemas de colagem que propiciem tais reações. Como os dados mencionados mostram, isso não elimina o problema de fratura – todos os bráquetes de cerâmica no estudo foram projetados para colagem mecânica, e não química.
- Usar calor para amolecer o material de colagem, de tal maneira que o bráquete possa ser removido aplicando-se pouca força. Atualmente, há instrumentos eletrotérmicos e a *laser* usados para aquecer os bráquetes de cerâmica para remoção. Não há dúvidas de que menor força é necessária quando o bráquete é aquecido, e os achados investigativos indicam que há pouco desconforto para o paciente e risco mínimo de dano pulpar.[10] Contudo, a solução ideal seria aperfeiçoar a terceira abordagem, de modo que os bráquetes de cerâmica possam ser descolados sem aquecimento com a mesma rapidez que os bráquetes de metal.
- Modificar o bráquete, para que ele quebre de forma previsível quando uma força de descolagem for aplicada. Uma das vantagens do encaixe de metal nos bráquetes cerâmicos é que eles podem ser projetados para se fraturarem na área do encaixe, o que torna mais fácil o procedimento de remoção.

Como cada fabricante dos bráquetes de cerâmica desenvolveu o bráquete para uma técnica de remoção específica, é importante seguir as recomendações do fabricante para evitar a fratura do esmalte ou do bráquete. Diversos bráquetes de cerâmica têm alicates específicos projetados para tornar a remoção fácil e previsível para o clínico.

O cimento residual nos dentes, após a remoção das bandas, pode ser removido facilmente por raspagem, mas o material de colagem é mais difícil de ser removido e retirar os fragmentos de um bráquete de cerâmica colado é ainda mais difícil. Para a remoção da resina de colagem, os melhores resultados são obtidos com brocas de aço de 12 lâminas em velocidades moderadas na peça de mão (Figura 17.15).[11] Essa broca remove prontamente a resina e tem pouco efeito no esmalte. Aplicação tópica de flúor deve ser realizada após a limpeza, pois, mesmo com procedimentos cuidadosos, as camadas mais externas do esmalte, ricas em flúor, normalmente são perdidas.

Uma solução prática para o material residual retido do bráquete de cerâmica é remover cuidadosamente o excesso de material com uma broca de diamante, tomando cuidado para não tocar o dente. Em seguida, remover a resina de colagem com uma broca de finalização. Esse é um método razoavelmente rápido e conserva as brocas de finalização que são rapidamente destruídas pelo material do bráquete de cerâmica.

Aparelhos posicionadores para finalização

Uma alternativa ao uso de elásticos nos segmentos posteriores ou aos arcos redondos leves para o posicionamento final dos dentes é o uso de um posicionador dentário em toda a extensão do arco, um dispositivo elástico que o paciente morde repetitivamente para gerar pequenas quantidades de movimento dental. Os posicionadores eram usados regularmente para auxiliar na finalização depois do tratamento com Begg e *edgewise* na era pré-arco reto, mas hoje

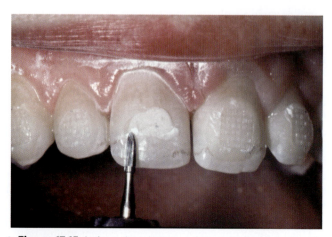

• **Figura 17.15** Após a descolagem, a fratura da interface de colagem geralmente ocorre entre a base do bráquete e a resina, deixando excesso de resina no dente. A remoção do excesso de resina é mais bem realizada com broca carbide de 12 lâminas, seguida de polimento com pedra-pomes. A broca é usada com movimentos suaves para remover a resina.

quase desapareceram do uso rotineiro, talvez mais completamente do que deveriam.

Um posicionador é mais eficiente quando colocado imediatamente após a remoção do aparelho fixo. Normalmente, sua fabricação é iniciada pela retirada dos arcos, 4 a 6 semanas antes da remoção total do aparelho, seguida da moldagem das arcadas dentais e do registro das relações oclusais, e depois reposicionando os dentes em laboratório, onde são incorporadas pequenas alterações em seu posicionamento, de maneira a produzir uma oclusão final satisfatória (Figura 17.16). Todos os dentes erupcionados devem ser incluídos no posicionador para prevenir sobre-erupção. Como parte do procedimento laboratorial, bandas e bráquetes são recortados do gesso, e qualquer espaço remanescente das bandas é eliminado.

O posicionador é fabricado por meio da manipulação do material elástico (anteriormente borracha, depois poliuretano, agora possivelmente um material de sucção flexível) em torno dos modelos articulados na nova posição, produzindo um dispositivo com elasticidade capaz de movimentar suavemente os dentes às posições finais, enquanto o paciente o morde.

O uso de um posicionador dentário no lugar dos arcos de finalização apresenta duas vantagens: (1) ele permite que o aparelho fixo seja removido mais rapidamente (*i. e.*, algum ajuste de finalização que necessite ser feito com os arcos finais pode ser deixado para os posicionadores), e (2) serve não só para reposicionar os dentes, como também para massagear as gengivas, as quais quase sempre se apresentam levemente inflamadas e edemaciadas após o tratamento ortodôntico. A estimulação gengival gerada pelo posicionador é um excelente modo de recuperação rápida do contorno gengival normal (Figura 17.17).

A primeira vantagem não é mais tão convincente – com os aparelhos *edgewise* modernos, é melhor trazer os dentes para sua

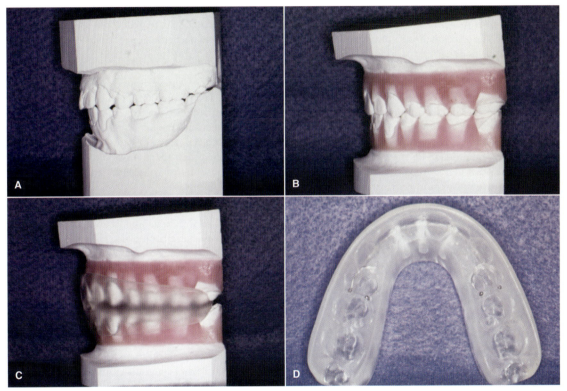

• **Figura 17.16** Uso de aparelhos posicionadores para finalização. **A.** Modelos de gesso após a remoção do aparelho ortodôntico. **B.** *Set up* posicionador. Geralmente as moldagens para confecção dos posicionadores são feitas antes da remoção das bandas e bráquetes, sendo estes removidos dos modelos em laboratório, e assim os posicionadores podem ser instalados imediatamente após a remoção do aparelho. **C.** Posicionador transparente no *set up*. **D.** Vista oclusal do posicionador maxilar. Observe os grampos na região dos pré-molares, para ajudar a prevenir a abertura de espaço. Seu uso é particularmente importante quando o posicionador é usado em casos de extração de pré-molares.

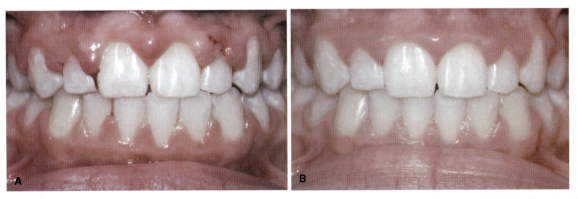

• **Figura 17.17** Melhora gengival com o uso do posicionador. **A.** Papilas gengivais edemaciadas logo após a remoção de bandas e imediatamente antes da instalação dos posicionadores. **B.** Duas semanas depois. Esse grau de inflamação gengival ocorre raramente durante o tratamento com aparelho fixo, mas, quando isso acontece, o posicionador é uma das melhores maneiras de resolver.

posição final com arcos ortodônticos do que remover o aparelho fixo prematuramente. A segunda, a massagem da gengiva inchada, ainda pode ser bastante útil e deve funcionar com um alinhador no consultório feito com o material mais elástico e mais recente.

O uso do posicionador para finalização também apresenta significativas desvantagens. Primeiro, esses aparelhos requerem considerável tempo de trabalho laboratorial e de fabricação e, por isso, são onerosos, mas isso podia ser remediado com equipamentos alinhadores do consultório e com o contorno manual da área gengival dos moldes. Segundo, o posicionador tende a aumentar a sobremordida mais do que o uso de elásticos. Isso tem alta desvantagem em pacientes que apresentavam sobremordida profunda ao início do tratamento, mas pode ser um grande aliado se o problema inicial for mordida aberta anterior. Terceiro, um posicionador não mantém a correção de giroversões, o que significa que as mais suaves rotações podem recidivar enquanto ele estiver sendo usado. Finalmente, uma boa cooperação é essencial. Tudo isso também pode se dar com os alinhadores modificados quando usados em substituição aos posicionadores convencionais, exceto que os acessórios colados poderiam ser usados com o alinhador para manter a correção da rotação. Desalinhamentos e rotações graves, tendência à sobremordida profunda e um paciente que não colabora são contraindicações ao uso do posicionador tradicional; uma correção da mordida profunda durante o tratamento seria uma contraindicação menor para um alinhador na última etapa devido à sua espessura menor.

Considerando que a quantidade de movimentação dentária decresce rapidamente após alguns dias de uso, um excelente cronograma de tratamento seria remover o aparelho ortodôntico, fazer profilaxia nos dentes, ministrar fluorterapia e então colocar o posicionador imediatamente, pedindo ao paciente que o use em período integral nos 2 primeiros dias. Posteriormente, o posicionador poderá ser utilizado em regime usual – uso noturno associado a 4 horas durante o dia.

Como regra geral, um posicionador dentário em pacientes colaboradores irá produzir qualquer mudança possível dentro de 2 a 3 semanas. A documentação final (pós-tratamento) e moldagens para contenção podem ser feitas 2 a 3 semanas após a instalação do posicionador. Se o uso do posicionador for estendido além desse período, ele servirá mais como contenção do que como aparelho de finalização – e posicionadores, mesmo os gnatológicos feitos em articuladores com uma transferência do arco facial, não funcionam bem como dispositivos de contenção (ver Capítulo 18).

Procedimentos especiais de finalização para evitar a recidiva

A recidiva após o tratamento ortodôntico tem duas causas principais: (1) crescimento contínuo do paciente em um padrão desfavorável e (2) tendência dos tecidos de recuperarem a forma original após a remoção da força ortodôntica.

Controle do crescimento desfavorável

As alterações resultantes do crescimento contínuo nos padrões classe II, classe III, sobremordida profunda ou mordida aberta contribuem para o possível retorno à má oclusão original e recidiva. Essas alterações são provocadas pelo padrão de crescimento esquelético, não apenas pelo movimento dentário. O controle desse tipo de recidiva requer a continuação do tratamento ativo após a remoção do aparelho fixo.

Essa "contenção ativa" pode aplicar-se de duas maneiras. Uma possibilidade é continuar o uso da força extrabucal em conjunto com dispositivos de contenção ortodôntica (aparelho extrabucal tração alta usado à noite, por exemplo, em um paciente com um padrão de crescimento classe II com mordida aberta). A outra opção, que é geralmente mais aceitável ao paciente, é usar um aparelho funcional em vez de uma contenção convencional após se completar a terapia com o aparelho ortodôntico fixo. Esse assunto é discutido em mais detalhes no Capítulo 18.

Controle da recidiva após o movimento dental

Uma das principais razões para o uso da contenção é imobilizar os dentes até que a remodelação do tecido mole se concretize. Entretanto, até mesmo com a melhor remodelação, algum retorno proveniente da aplicação de forças ortodônticas ocorre e, de fato, a tendência de recidiva após a interrupção do uso de elásticos intermaxilares já foi discutida. Existem dois caminhos para lidar com esse fenômeno: (1) sobrecorreção, de tal modo que qualquer recidiva trará os dentes às suas posições ideais, e (2) cirurgia periodontal complementar, para reduzir a recidiva das fibras elásticas gengivais.

Sobrecorreção

Como é possível antever que os dentes recidivarão suavemente em direção às suas posições prévias após a correção ortodôntica, é lógico posicioná-los em relativa sobrecorreção ao final do tratamento. Apenas um pequeno grau de sobrecorreção é compatível com a finalização precisa de casos ortodônticos como os descritos anteriormente, mas, apesar disso, é possível aplicar esses princípios durante a fase de finalização do tratamento. Considere quatro situações específicas:

- *Correção da má oclusão de classe II ou classe III.* A sobrecorreção de 1 a 2 mm para acomodação após a esperada recidiva na correção de classe II ou classe III já foi discutida. Enquanto o aparelho estiver na boca, o uso de elásticos pode ser restabelecido para obter correção completa se houver recidiva excessiva (ou se alterações posturais forem detectadas)
- *Correção da mordida cruzada.* Seja qual for o mecanismo usado para a correção da mordida cruzada, ela deve ser sobrecorrigida ao menos 1 a 2 mm previamente à liberação das forças ortodônticas. Se a mordida cruzada tiver sido corrigida durante a primeira etapa do tratamento, como deveria realmente ser, a sobrecorreção será gradativamente perdida durante as fases sucessivas do tratamento, mas isso deve potencializar a estabilidade quando as relações transversas forem precisamente estabelecidas durante a fase de finalização
- *Dentes apinhados e irregulares.* Assim como as mordidas cruzadas, as irregularidades podem ser corrigidas durante a primeira fase do tratamento, levando um dente que se encontrava posicionado lingualmente, por exemplo, a uma posição vestibular em ligeiro excesso, e vice-versa. É sábio manter os dentes suavemente sobrecorrigidos por pelo menos alguns meses. Entretanto, como regra geral, não é recomendável realizar essa sobrecorreção por meio de fios retangulares de finalização
- *Correção da rotação.* Da mesma forma, um dente, ao ser girado para sua correta posição no arco, deve ser sobrecorrigido. A manutenção da sobrecorreção pode ser feita por meio do ajuste das aletas dos bráquetes simples, ou pela manutenção da força de rotação com bráquetes geminados. A manutenção da sobrecorreção vestibulolingual de incisivos é feita facilmente com dobras de primeira ordem em arcos de finalização. Dentes girados devem ser mantidos em posição de sobrecorreção tanto tempo quanto possível, mas, mesmo assim, esses dentes serão candidatos aos procedimentos adjuvantes de cirurgia periodontal, descritos posteriormente.

Cirurgia periodontal complementar: secção de fibras elásticas gengivais

A principal causa de recidiva após o tratamento ortodôntico se concentra no sistema de fibras gengivais transeptais. Quando os dentes são movimentados para uma nova posição, essas fibras tendem ao estiramento, com velocidade de remodelamento bastante lenta. Se o estiramento dessas fibras pudesse ser eliminado, a maior parte dos casos de recidiva de dentes previamente apinhados e girovertidos também poderia ser eliminada. Na verdade, se as fibras transeptais fossem seccionadas, e permitida a sua remodelação enquanto os dentes estivessem em um posicionamento adequado, a recidiva causada pela elasticidade gengival seria drasticamente reduzida.

A cirurgia para seccionar as fibras transeptais é um procedimento simples que não requer o encaminhamento para um periodontista, a não ser que uma possível recessão gengival seja uma preocupação estética.

O primeiro método, originalmente desenvolvido por Edwards,[12] é chamado *fibrotomia transeptal circunferencial* (FTC). Após a infiltração local com anestésico, o procedimento consiste na inserção de uma fina lâmina de bisturi no sulco gengival em direção à crista do osso alveolar. As incisões são feitas na região interproximal dos dentes em giroversão e junto das margens gengivais vestibulares e palatinas, a não ser que a gengiva vestibular ou palatina seja um tanto fina, como é geralmente o caso, devendo parte da incisão ser suprimida nessas circunstâncias. Nenhum retalho periodontal é necessário, e o desconforto é mínimo após o procedimento. Agora é possível fazer essas incisões a *laser*, em vez de com o bisturi, e um estudo no Irã indicou que a FTC assistida a *laser* foi um procedimento tão eficaz quanto original, e produziu menos dor e sangramento. Esses pesquisadores relataram que a irradiação com *laser* arseneto de gálio-alumínio em quatro pontos em torno dos incisivos também produziu resultados equivalentes.[13]

Um método alternativo é fazer uma incisão no centro de cada papila gengival, poupando a margem, porém separando a papila a partir da crista marginal, até 1 a 2 mm para apical com relação à altura da crista óssea, por vestibular e por lingual (Figura 17.18). Essa modificação parece diminuir a possibilidade de redução da altura da inserção gengival após a cirurgia e é particularmente indicada para áreas esteticamente sensíveis (p. ex., região de incisivos superiores). Apesar disso, existe pouco ou nenhum risco de recessão gengival com o procedimento de FTC, a não ser que sejam feitas incisões através dos delicados tecidos vestibulares ou palatinos. Do ponto de vista do aumento da estabilidade após o tratamento ortodôntico, os procedimentos cirúrgicos parecem ser equivalentes.

Nem a FTC nem a divisão da papila gengival devem ser realizadas até que os dentes desalinhados tenham sido corrigidos e mantidos em suas novas posições pelo período de alguns meses. Isso significa que a cirurgia deve ser feita algumas semanas antes da remoção do aparelho ortodôntico, ou, então, quando realizada no mesmo tempo da remoção, uma contenção deve ser instalada quase imediatamente. É mais fácil realizar a cirurgia de FTC após a remoção do aparelho ortodôntico, apesar de se poder realizá-la com aparelho instalado. Uma vantagem da cirurgia de divisão da papila é sua maior facilidade de realização com o aparelho ainda em posição. O problema da instalação da contenção imediatamente após a cirurgia é o contato com o tecido mole na área ferida, mas uma contenção em tempo integral é necessária até que os tecidos moles cicatrizem, e isso é mais bem realizado com o aparelho fixo em posição.

A experiência tem demonstrado que a incisão das fibras gengivais é um método eficiente para o controle da recidiva de giroversões; no entanto, não é capaz de controlar a tendência de os dentes apinhados se tornarem irregulares novamente. A principal indicação

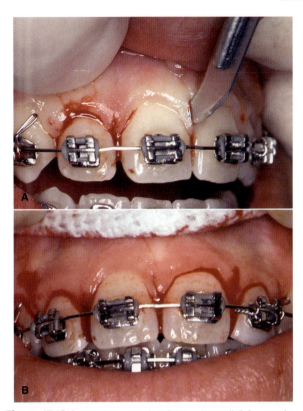

• **Figura 17.18** O procedimento de "divisão da papila" é uma alternativa ao método de fibrotomia transeptal circunferencial (FTC), usado para melhorar a estabilidade pós-tratamento. É particularmente indicado para áreas esteticamente sensíveis como a região anterior da maxila. Incisões verticais são feitas na papila gengival, sem a separação da margem gengival. **A.** A lâmina de bisturi inserida para a incisão vertical. **B.** Vista após conclusão da divisão da papila e antes da sutura. Outra vantagem desse procedimento é a maior facilidade de ser realizado com o aparelho ortodôntico instalado.

para a cirurgia gengival, portanto, recai sobre dentes gravemente girovertidos. Essa cirurgia não é indicada para pacientes que apresentem apinhamentos, sem a presença de giroversões.

Procedimentos microestéticos na finalização

Considerações microestéticas na exposição e forma dos dentes foram discutidas anteriormente no Capítulo 6. Como regra geral, as alterações de tecidos moles devem ser tratadas antes, enquanto a ameloplastia deve ser adiada até que o alinhamento inicial tenha sido alcançado e as rotações tenham sido corrigidas.

Recontorno gengival para melhorar a proporção e exposição dentais

A proporção altura-largura dos dentes é fortemente afetada pela extensão de gengiva que recobre a porção superior da coroa, e essa questão deve ser considerada antes que algum recontorno dental seja realizado. Observe que, para a paciente mostrada na Figura 17.19, a proporção altura-largura dos incisivos superiores estava menor que as proporções normais, porque a porção superior da coroa estava coberta por gengiva. A sondagem cuidadosa determinou que a remoção de gengiva até o nível da junção cemento-esmalte era possível, e o *laser* de diodo (940 nm, EZlase, Biolase Technology) foi usado para isso. O efeito foi a melhora na proporção e na exposição dentais.

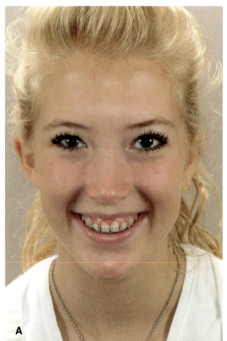

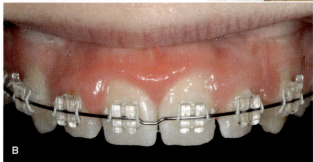
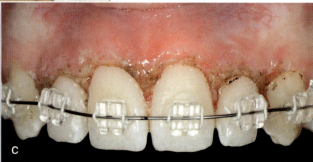

• **Figura 17.19 A.** Para esta paciente, no final do tratamento ortodôntico, a exposição inadequada dos incisivos superiores tinha como causa principal as coroas clínicas curtas devido ao crescimento gengival acentuado. **B.** Nesta vista aproximada do sorriso, observe que o zênite dos incisivos centrais, especialmente do direito, estava muito para distal, e que o recobrimento de gengiva sobre os incisivos laterais estava excessivo. A sondagem mostrou que a remoção de tecido até o nível da junção cemento-esmalte era possível. **C.** A aparência dos dentes e gengiva imediatamente após o recontorno gengival com *laser*. (*continua*)

Recontorno dental para melhorar a estética

Por muitos anos, os dentistas têm definido o contorno e a morfologia dentários em termos de (1) proporções ideais das dimensões dentais, as quais são afetadas pela quantidade de gengiva que recobre ou expõe as coroas, como discutido anteriormente, e (2) definições de forma e contorno. Grande parte da Odontologia estética moderna baseia-se nessas dimensões e definições.[14] A identificação e o tratamento de características microestéticas podem melhorar muito os resultados ortodônticos e,[15] portanto, constituem parte importante do diagnóstico e do tratamento.

Em geral, o recontorno do tecido mole é realizado antes, como o primeiro passo do tratamento. Isso permite a colagem dos bráquetes em posições verticais ideais ao início do tratamento e a otimização das margens gengivais e bordas incisais; além disso, fornece tempo para cicatrização, assim as proporções aparentes dos dentes não serão afetadas por alterações de tecidos moles. O recontorno de esmalte não deve ser feito até o final da fase de alinhamento ortodôntico, pois se a rotação de um dente é corrigida, a percepção de sua largura é alterada, enquanto a altura não é, dando uma proporção de altura-largura enganosa. Após o alinhamento, o recontorno dos dentes pode ser realizado como desejado, mas deve ser concluído antes do término da fase de finalização.[16]

Considere a paciente mostrada na Figura 17.20, da qual a queixa principal eram os dentes protraídos. Ela havia sido tratada na adolescência, tendo alcançado relativamente bom alinhamento dental e boa oclusão, mas agora ela busca melhora na aparência do sorriso.

As considerações microestéticas na avaliação clínica foram:

- Diferenças nas alturas dos dentes superiores e margens gengivais
- Diferença na proporção altura-largura dos incisivos centrais

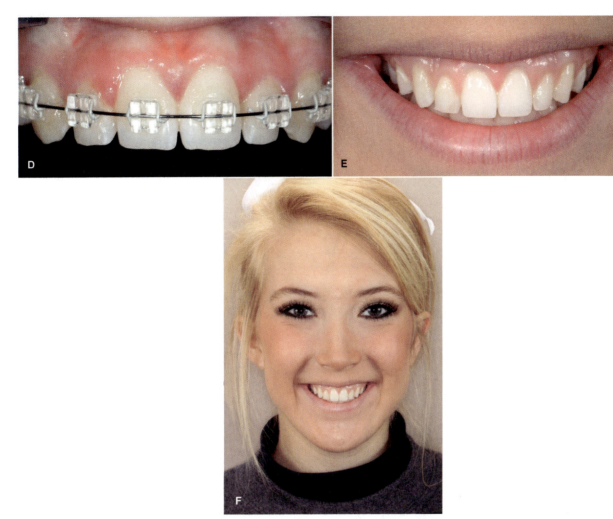

- **Figura 17.19** (*continuação*) **D.** Duas semanas depois. **E.** Três meses depois, vista aproximada do sorriso. **F.** Vista da face ao final do tratamento.

- Incisivos centrais desproporcionalmente largos em relação aos incisivos laterais
- Área de contato interdental de pequeno comprimento entre os incisivos centrais. O comprimento ideal do contato para esses dentes é de 50% do comprimento dos incisivos centrais, e, nesse caso, o contato interdental era de apenas 28%
- Espaço interproximal excessivo entre os incisivos centrais, resultando em "triângulo negro".

A sequência de planejamento e tratamento da microestética (Figura 17.21) foi:

- Corrigir a proporção altura-largura para os incisivos centrais. A proporção para o incisivo central esquerdo era aceitável, próxima do ideal; mas o direito precisava ser aumentado, se possível. A profundidade de sondagem gengival para o incisivo central direito foi de 3 mm; a redução do sulco gengival com gengivectomia a *laser* iria melhorar a altura da coroa em 1 a 2 mm
- Abordar as proporções de largura. Como os incisivos laterais tinham largura normal, enquanto os incisivos centrais eram extraordinariamente largos, o estreitamento dos incisivos centrais através da remoção de esmalte interproximal, para melhorar a relação altura-largura, foi o passo seguinte. A redução das superfícies mesiais apenas diminuiria ou eliminaria o triângulo negro entre os centrais e aumentaria o comprimento do contato interdental. Isso exigiria arredondamento das ameias como o passo final na ameloplastia
- Fechar o espaço criado pela redução dos centrais, e, como etapa final da ameloplastia, remodelar o espaço interproximal incisal, para finalizar o ajuste do contato interdental e da forma das ameias
- Após a conclusão do tratamento e a remoção do aparelho ortodôntico, polir as superfícies de esmalte.

O sorriso da paciente após o tratamento (Figura 17.22) demonstra o valor da atenção aos detalhes de finalização de modo que as características estéticas dos dentes são alcançadas.

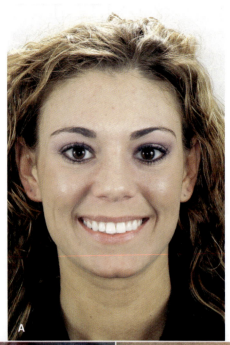
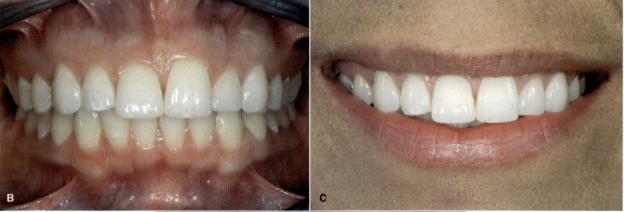
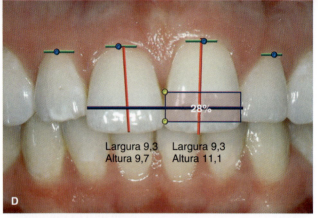

- **Figura 17.20 A.** Esta paciente apresentava queixa principal de dentes protraídos. Foi tratada quando criança para alcançar uma boa oclusão e sorriso aceitável esteticamente. **B** e **C.** Ela tinha dentes razoavelmente bem alinhados, boa sobremordida, trespasse horizontal e arco de sorriso, mas (1) bordas e margens gengivais discrepantes; (2) proporção altura-largura de 1:1 para o incisivo central superior direito, com uma proporção mais apropriada de 8:10 para o incisivo central esquerdo; e (3) espaço interproximal gengival excessivo entre os incisivos centrais, que é normalmente referido como "triângulo negro". **D.** A avaliação das características microestéticas mostrou que os zênites gengivais (pontos azuis) estavam bem posicionados, sendo ligeiramente distais ao longo eixo dos incisivos centrais e coincidentes com o longo eixo dos incisivos laterais. O excesso gengival na ameia e o triângulo negro resultaram de um pequeno contato interdental de apenas 28% (mostrado pelo retângulo sobre o incisivo central). O ideal seria um contato interdental de 50% da altura do incisivo central.

CAPÍTULO 17   Tratamento Corretivo: Finalização   563

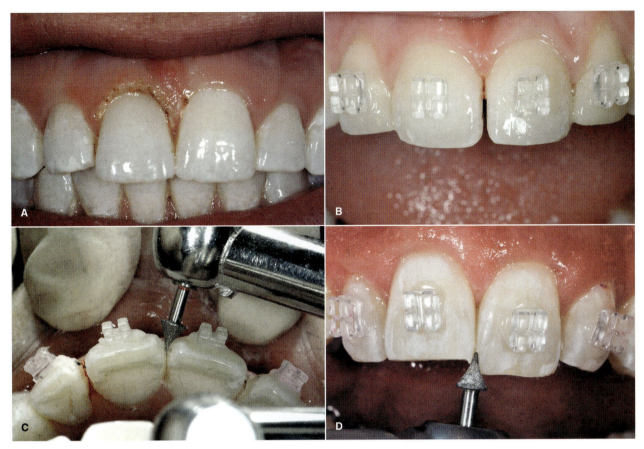

• **Figura 17.21** Para a paciente apresentada na Figura 17.20, o comprimento do incisivo central direito era menor que o normal. A sondagem periodontal mostrou que poderia ser removido tecido sem comprometer a gengiva inserida; assim, uma gengivectomia foi realizada com *laser*. **A.** Imediatamente após o procedimento com *laser*. A proteção gengival não foi necessária devido à coagulação criada pelo *laser*. **B.** Após alinhamento inicial dos dentes, uma broca carbide fina foi usada para aumentar o contato interdental entre os incisivos centrais. **C.** A reanatomização interproximal resultou em linhas e ângulos que requeriam um acabamento com ponta diamantada cônica. **D.** Quando o espaço foi fechado, os ângulos mesiais foram reanatomizados para refinar as ameias; a altura do incisivo central direito e a posição do bráquete foram ajustadas para nivelar as margens gengivais.

Para um paciente com dentes malformados ou danificados, é provável que o ortodontista tenha que interagir com um colega que atue em procedimentos restauradores, durante e após a conclusão do tratamento ortodôntico ativo (Figura 17.23). Restaurações provisórias que deixem todos os dentes com seu tamanho próximo do ideal tornam a finalização ortodôntica mais fácil. Modernos procedimentos restauradores, especialmente a utilização de facetas laminadas de porcelana, podem fazer diferença significativa na qualidade do resultado final. A interação ortodôntico-restauradora é discutida em mais detalhes no Capítulo 19.

Esses procedimentos microestéticos de acabamento são uma forma simples de melhorar o resultado ortodôntico de forma que os pacientes facilmente percebem e apreciam.

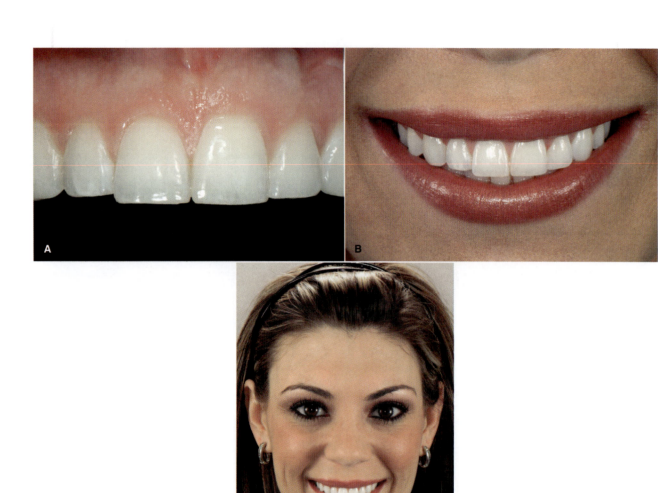

• **Figura 17.22** A mesma paciente das Figuras 17.20 e 17.21. **A.** Os desejados contatos, ameias e comprimentos de contato interdental foram obtidos com sucesso. Sorriso final em visão aproximada (**B**) e face final (**C**). A comparação entre as Figuras 17.20A e 17.22C mostra o efeito de melhora de exposição dos incisivos e contornos.

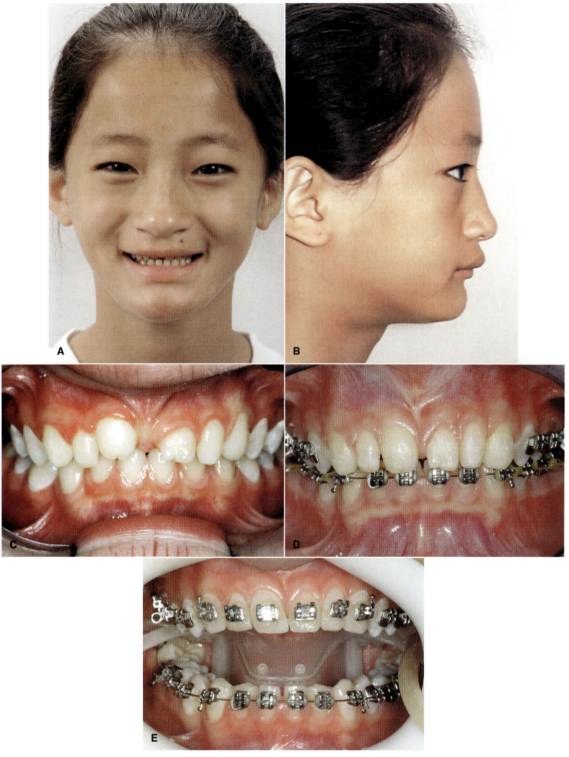

• **Figura 17.23 A.** Sorriso antes do tratamento. **B.** Vista de perfil. **C.** Vista intraoral de uma menina de 11 anos de idade com incisivos centrais malformados. Observe a face curta, lábio superior evertido e coroas clínicas curtas. O tratamento foi adiado até a idade de 12 anos e meio, quando ela ficou preocupada com a aparência do sorriso "sem dentes", e acreditou-se que seu surto de crescimento puberal estaria começando. Esse surto puberal foi direcionado para extrusão dos dentes posteriores para aumentar a altura facial usando aparelho extraoral, com tração cervical e elásticos verticais. **D.** Aos 14 anos de idade, após 18 meses de tratamento, os bráquetes superiores foram removidos para que facetas laminadas provisórias pudessem ser instaladas para melhorar a proporção dos incisivos e aumentar sua exposição. **E.** Os bráquetes foram então recolados em uma posição mais cervical, e foi dada continuidade ao tratamento. (*continua*)

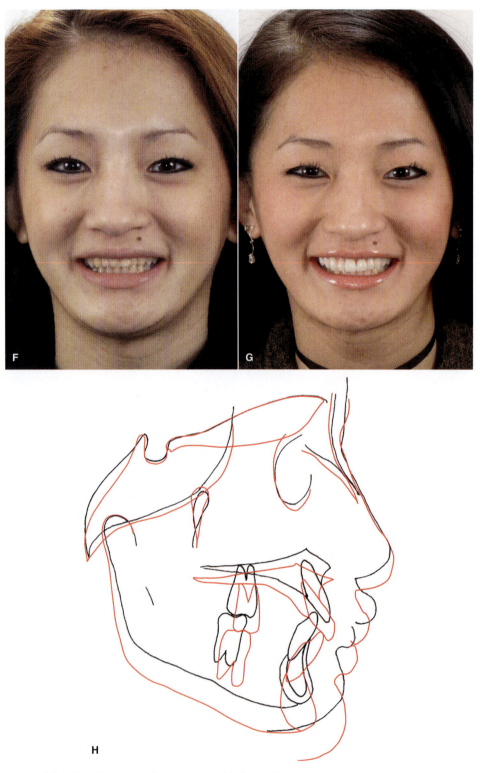

- **Figura 17.23** (*continuação*) **F.** Após mais 9 meses de tratamento, os bráquetes foram removidos aos 15 anos de idade. Com as facetas laminadas temporárias ainda na boca, o arco de sorriso estava mais plano que o ideal. **G.** Aos 18 anos de idade, as facetas laminadas definitivas foram instaladas nos incisivos, com melhora adicional na aparência do sorriso. **H.** Sobreposições cefalométricas da idade de 12,5 (*preto*) e 15 anos (*vermelho*), mostrando o aumento na altura da face e erupção dos dentes posteriores e anteriores que ocorreram durante o tratamento ortodôntico. O aumento na altura da face e o equilíbrio criado pelo tratamento tornaram possível a instalação de restaurações excelentes para os dentes malformados, e as restaurações foram elementos fundamentais para a obtenção do resultado integral.

Referências bibliográficas

1. Gianelly AA. Asymmetric space closure. *Am J Orthod Dentofacial Orthop*. 1986;90:335-341.
2. Grauer D, Heymann GC, Swift EJ Jr. Clinical management of tooth size discrepancies. *J Esthet Restor Dent*. 2012;24:155-159.
3. Othman S, Harradine N. Tooth size discrepancies in an orthodontic population. *Angle Orthod*. 2007;77:668-674.
4. Fields HW. Orthodontic-restorative treatment for relative mandibular anterior excess tooth size problems. *Am J Orthod*. 1981;79:176-183.
5. Isaacson RJ, Rebellato J. Two-couple orthodontic appliance systems: torquing arches. *Semin Orthod*. 1995;1:31-36.
6. Zachrisson BU. Buccal uprighting of canines and premolars for improved smile esthetics and stability. *World J Orthod*. 2006;7:406-412.
7. Zachrisson BU. Maxillary expansion: long-term stability and smile esthetics. *Am J Orthod Dentofac Orthop*. 2002;121:432-433 (abstracted from *World J Orthod* 2:266-272, 2001).
8. Steffen JM, Haltom FT. The five-cent tooth positioner. *J Clin Orthod*. 1987;21:528-529.
9. Cochrane NJ, Lo TWG, Adams GG, Schneider PM. Quantitative analysis of enamel on debonded orthodontic brackets. *Am J Orthod Dentofac Orthop*. 2017;152:312-319.
10. Feldon PJ, Murray PE, Burch JG, *et al*. Diode laser debonding of ceramic brackets. *Am J Orthod Dentofac Orthop*. 2010;138:458-462.
11. Eliades T, Gioka C, Eliades G, *et al*. Enamel surface roughness following debonding using two resin grinding methods. *Eur J Orthod*. 2004;26:333-338.
12. Edwards JG. A long-term prospective evaluation of the circumferential supracrestal fiberotomy in alleviating orthodontic relapse. *Am J Orthod Dentofac Orthop*. 1988;93:380-387.
13. Jahanbin A, Ramazanzadeh B, Ahrari F, *et al*. Effectiveness of Er:YAG laser-aided fiberotomy and low-level laser therapy in alleviating relapse of rotated incisors. *Am J Orthod Dentofac Orthop*. 2014;146:565-572.
14. Spear FM, Kokich VG, Mathews DP. Interdisciplinary management of anterior dental esthetics. *J Am Dent Assoc*. 2006;137:160-169.
15. Raj V. Esthetic paradigms in the interdisciplinary management of maxillary anterior dentition – a review. *J Esthet Restor Dent*. 2013;25:295-304.
16. Sarver DM. Enameloplasty and esthetic finishing in orthodontics – Identification and treatment of microesthetic features in orthodontics. Part 1. *J Esthet Restor Dent*. 2011;23:296-302; part 2, 23:303-313, 2011.

18

Contenção

VISÃO GERAL DO CAPÍTULO

Por que a contenção é necessária?, 568
Reorganização dos tecidos periodontais e gengivais, 568
Alterações oclusais relacionadas ao crescimento, 569
Duração da contenção | Resumo, 573

Aparelhos removíveis como contenções, 573
Placas de Hawley, 573
Contenções removíveis envelopadas (*clip*), 574
Contenções transparentes (feitas a vácuo), 575
Posicionadores como contenções, 576

Contenções fixas, 576
Manutenção da posição dos incisivos
    inferiores durante o crescimento tardio, 576
Manutenção do fechamento do diastema, 577
Movimento dental indesejado com
    contenções linguais fixas, 577
Manutenção dos espaços na arcada dental, 579

Contenções ativas, 579
Realinhamento dos incisivos irregulares, 580
Correção de discrepâncias oclusais: aparelhos funcionais
    modificados como contenções ativas, 581

Em eventos esportivos, por melhor que tudo pareça estar para uma equipe no final do jogo, o ditado é: "O jogo não acaba enquanto não termina". Na ortodontia, apesar de o paciente poder sentir que o tratamento está completo quando os aparelhos são removidos, ainda há mais um estágio importante. O controle ortodôntico da posição dental e das relações oclusais deve ser retirado gradualmente, não abruptamente, caso se deseje obter resultados excelentes a longo prazo. O tipo de contenção deve ser incluído no plano de tratamento original.

Por que a contenção é necessária?

Uma série de fatores pode ser citada, como aqueles que influenciam os resultados a longo prazo, incluindo sexo, crescimento pós-tratamento, tipo de má oclusão, magnitude da irregularidade pré-tratamento e qualidade do tratamento ortodôntico.[1,2] A maioria dos resultados do tratamento ortodôntico é potencialmente instável e, portanto, a contenção é necessária por três motivos principais que estão resumidos na Figura 18.1:

- Os tecidos gengivais e periodontais são afetados pelo movimento dental ortodôntico e necessitam de tempo para a reorganização, quando os aparelhos são removidos
- Os dentes podem estar em uma posição instável após o tratamento, de modo que as pressões do tecido mole produzem constantemente uma tendência à recidiva

- As alterações produzidas pelo crescimento podem alterar o resultado do tratamento ortodôntico.

Mesmo se os dentes estiverem em uma posição que deveria ser estável e não havendo mais crescimento, a contenção, ainda assim, é de importância vital até que esteja completa a reorganização gengival e periodontal. Se os dentes estiverem instáveis, como frequentemente é o caso após uma significativa expansão da arcada, a retirada gradual dos aparelhos ortodônticos não é válida. As únicas possibilidades são aceitar a recidiva ou usar a contenção de modo permanente. Enfim, qualquer que seja a situação, a contenção não pode ser abandonada até que o crescimento esteja essencialmente completo.

Reorganização dos tecidos periodontais e gengivais

O alargamento do espaço do ligamento periodontal (LP) e o rompimento dos feixes de fibras colágenas que suportam cada dente são respostas normais ao tratamento ortodôntico (ver Capítulo 8). Na realidade, essas alterações são necessárias para permitir que ocorra o movimento dental ortodôntico. Mesmo se o movimento dental parar antes de o aparelho ortodôntico ser removido, a restauração da arquitetura periodontal normal não irá ocorrer enquanto o dente estiver fortemente ferulizado aos seus vizinhos, como quando ele está preso a um arco ortodôntico rígido. Portanto, manter os dentes com arcos passivos não pode ser considerado o começo da contenção. A flexão óssea à medida que cada dente é deslocado ligeiramente em relação ao seu vizinho conforme o dente mastiga é necessária para a recuperação do efeito de imobilização de um aparelho ortodôntico fixo. Assim que os dentes puderem responder individualmente às forças de mastigação, a reorganização do LP ocorre durante um período de 3 a 4 meses, e a leve mobilidade presente na retirada do aparelho desaparece.

Essa reorganização do LP é importante para a estabilidade devido à contribuição periodontal para o equilíbrio, que normalmente controla a posição dental. Para rever brevemente nossa compreensão atual do equilíbrio de pressão (ver Capítulo 5 para uma discussão mais detalhada), os dentes normalmente suportam as forças oclusais por causa das propriedades de absorção de choque do sistema periodontal. Mais importante para a ortodontia, os desequilíbrios pequenos, porém prolongados nas pressões de língua-lábio-bochecha, ou as pressões das fibras gengivais que de outro modo produziriam movimento dental, são suportados pela "estabilização ativa", devido ao metabolismo do LP. Parece que essa estabilização é causada pelo mesmo mecanismo de geração de força que produz a erupção. O rompimento do LP produzido pelo movimento dental ortodôntico provavelmente tem pouco efeito sobre a estabilização contra as forças oclusais, mas ele reduz ou elimina a estabilização ativa, o que significa que, imediatamente após os aparelhos ortodônticos serem removidos, os dentes ficarão instáveis em virtude das pressões

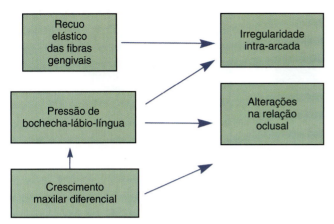

• **Figura 18.1** As principais causas de recidiva após o tratamento ortodôntico incluem a elasticidade das fibras gengivais, as pressões de bochecha-lábio-língua e o crescimento dos maxilares. As pressões das fibras gengivais e dos tecidos moles são especialmente potentes nos primeiros meses após o tratamento terminar, antes que a reorganização do LP tenha se completado. O crescimento desfavorável contribui principalmente para as alterações nas relações oclusais.

oclusais e do tecido mole, que podem vir a ser suportados mais tarde. Esse é o motivo pelo qual todos os pacientes necessitam de contenções por pelo menos alguns meses.

As redes de fibras gengivais também são perturbadas pelo movimento dental ortodôntico e devem ser remodeladas para se acomodarem às novas posições dentais. Tanto as fibras colágenas como as elásticas são encontradas na gengiva, e Reitan mostrou, há muitos anos, que a reorganização de ambas ocorre mais lentamente do que a do próprio LP.[3] Em 4 a 6 meses, as redes de fibras colágenas gengivais normalmente completaram sua reorganização, mas as fibras elásticas transeptais se remodelam de modo extremamente lento e podem ainda exercer forças capazes de deslocar um dente 1 ano após a remoção de um aparelho ortodôntico. Em pacientes com rotações graves, a secção das fibras transeptais ao redor dos dentes que inicialmente estavam gravemente rotacionados, no momento ou imediatamente antes da remoção do aparelho, é um procedimento recomendado, porque reduz as tendências de recidivas resultantes dessa elasticidade das fibras (ver Figura 17.18 e a discussão sobre fibrotomia).

Esse período para a recuperação do tecido mole, após o tratamento ortodôntico, delineia os princípios da contenção contra a instabilidade dentro da arcada. São eles:

- A direção potencial da recidiva pode ser identificada pela comparação da posição dos dentes na conclusão do tratamento com suas posições originais. Os dentes terão a tendência de se movimentar de volta, na direção de onde vieram, principalmente por causa da retração elástica das fibras gengivais, mas também por causa do desequilíbrio das forças labiolinguais
- Os dentes necessitam de uma contenção diária (essencialmente em tempo integral) após o tratamento ortodôntico corretivo, pelos primeiros 3 a 4 meses após um aparelho ortodôntico fixo ser removido. Dados obtidos a partir de placas de Hawley removíveis com sensores mostram que o tempo de uso mediano é de aproximadamente 8 horas e raramente excede 12 horas, porém as contenções são razoavelmente eficazes se forem usados nesse nível,[4] e os ortodontistas aprenderam a pedir pelo uso diário e por mais horas do que eles realmente esperam
- Para promover a reorganização do LP, os dentes devem estar livres para se flexionar individualmente durante a mastigação, pois o osso alveolar se flexiona em resposta às cargas oclusais

pesadas durante a mastigação (ver Capítulo 8). Essa exigência pode ser atingida por um aparelho removível usado em tempo integral, exceto durante as refeições, ou por uma contenção fixa que não seja muito rígida
- Por causa da resposta lenta das fibras gengivais, a contenção deve ser continuada por pelo menos 12 meses se os dentes estavam bastante irregulares no início, mas pode ser reduzida para tempo parcial após 3 a 4 meses. Depois de aproximadamente 12 meses, deve ser possível interromper a contenção em pacientes que não estão em crescimento, porém a descontinuação gradual dos aparelhos pode testar esse processo e a estabilidade
- Mais precisamente, na ausência do crescimento, os dentes devem estar estáveis, se é que estarão em algum momento, por 1 a 2 anos após o tratamento. Alguns pacientes que não estão em crescimento irão necessitar de contenção permanente, por causa das pressões de lábios, bochechas e língua, que são muito grandes para serem contidas pela estabilização ativa
- Contudo, os pacientes que irão continuar a crescer normalmente necessitam de contenção até que o crescimento tenha sido reduzido a baixos níveis, que caracterizam a vida adulta

Alterações oclusais relacionadas ao crescimento

Uma continuação do crescimento é particularmente inoportuna nos pacientes cuja má oclusão inicial resultou em grande parte, ou em parte, do padrão de crescimento esquelético. Os problemas esqueléticos em todos os três planos do espaço tendem a recidivar se o crescimento continuar (Figura 18.2), porque a maioria dos pacientes continua em seu padrão de crescimento original enquanto está crescendo. O crescimento transverso se completa primeiro, o que significa que as alterações transversas a longo prazo são um problema menor clinicamente do que as alterações pelo crescimento tardio no sentido anteroposterior e vertical.

O tratamento ortodôntico corretivo é normalmente realizado no início da dentição permanente, e a sua duração frequentemente está entre 18 e 30 meses. Isso significa que é provável que o tratamento ortodôntico corretivo esteja concluído aos 14 ou 15 anos de idade, época em que o crescimento anteroposterior e, particularmente, o vertical com frequência não diminuem para o nível adulto até vários anos depois. No final da adolescência, o crescimento contínuo no padrão que causou um problema de classe II, classe III, mordida profunda ou mordida aberta na primeira ocasião é uma causa importante de recidiva após o tratamento ortodôntico e requer controle cuidadoso durante a contenção.

Estudos a longo prazo dos adultos mostraram que um crescimento muito lento tipicamente continua por toda a vida adulta, e o mesmo padrão que levou à má oclusão na primeira ocasião pode contribuir para uma deterioração nas relações oclusais muitos anos após o tratamento ortodôntico estar completo.[5]

Contenção quando há um padrão de crescimento de correção de classe II

A recidiva para uma relação de classe II deve resultar da combinação de movimento dental (para a frente na arcada dental superior, para trás na arcada dental inferior, ou ambos) e crescimento diferencial da maxila em relação à mandíbula (Figura 18.3). Como se poderia esperar, o movimento dental causado pelos fatores periodontais e gengivais locais pode ser um sério problema a curto prazo, enquanto o crescimento diferencial da mandíbula é um problema mais sério a longo prazo, porque ele altera diretamente a posição da mandíbula, e isso contribui para o reposicionamento dos dentes.

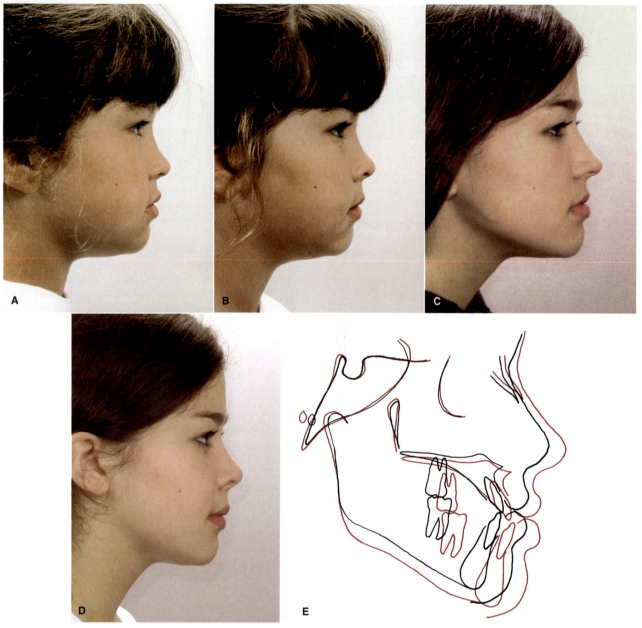

• **Figura 18.2** O crescimento após o tratamento precoce de um problema de classe III tende a causar o reaparecimento do problema, como nesta garota. **A.** Perfil aos 7 anos de idade, antes do tratamento. **B.** Aos 8 anos de idade, após tratamento com aparelho extrabucal de tração reversa (máscara facial). **C.** Cinco anos depois, após o surto de crescimento puberal. **D.** Após cirurgia ortognática – que foi adiada até ela não ter apresentado mais crescimento mandibular durante o ano anterior –, aos 17 anos. **E.** Sobreposição cefalométrica, mostrando o padrão de crescimento do final do tratamento da máscara facial *(preto)* durante a adolescência e até imediatamente antes da cirurgia *(vermelho)*.

A sobrecorreção das relações oclusais como procedimento de finalização é um passo importante no controle do movimento dental que levaria a uma recidiva de classe II. Mesmo com boa contenção, a alteração anteroposterior de 1 a 2 mm causada pelos ajustes na posição dental tende a ocorrer após o tratamento, particularmente se os elásticos de classe II forem empregados. Essa alteração ocorre rapidamente após o tratamento ativo finalizar.

No tratamento de classe II, é importante não movimentar os incisivos inferiores muito para a frente, mas isso pode acontecer facilmente com os elásticos de classe II. Nessa situação, a pressão do lábio tenderá a verticalizar os incisivos em protrusão, levando de modo relativamente rápido ao apinhamento e retorno do trespasse vertical e do trespasse horizontal. Em geral, isso ocorre em apenas alguns meses após o uso de uma contenção de tempo integral ser interrompido. Como uma diretriz geral, se houve mais do que 2 mm de reposicionamento para a frente dos incisivos inferiores durante o tratamento, a contenção permanente será necessária.

A recidiva mais lenta, a longo prazo, que ocorre em alguns pacientes que não tiveram movimento dental impróprio resulta principalmente do crescimento mandibular diferencial. Nos pacientes de classe II, essa tendência de recidiva pode ser controlada de duas formas. Na primeira, se um aparelho extrabucal estiver sendo usado no tratamento, continua-se o seu uso de maneira reduzida (p. ex., à noite), em conjunto com um aparelho de contenção para manter os dentes em alinhamento. Para isso, é necessário deixar em posição as bandas dos primeiros molares, quando tudo o mais for removido no final do tratamento ativo. Ela é bastante satisfatória em pacientes bem motivados, que usam o aparelho

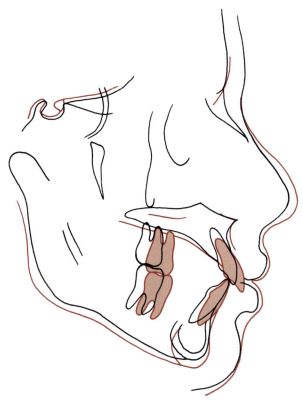

• **Figura 18.3** Sobreposição cefalométrica demonstrando a recidiva relacionada ao crescimento em um paciente tratado para corrigir a má oclusão de classe II. *Preto*, pós-tratamento imediato, 13 anos de idade; *vermelho*, revisão, aos 17 anos de idade. Após o tratamento, ambos os maxilares cresceram para baixo e para a frente, mas o crescimento mandibular não acompanhou o crescimento mandibular, e a dentição superior se movimentou para a frente em relação à maxila. Como nos pacientes de classe III, o tratamento precoce teve pouco ou nenhum efeito sobre o padrão de crescimento subjacente.

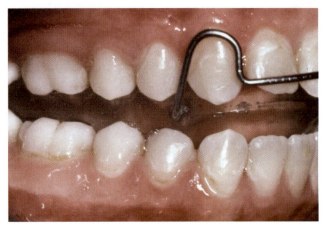

• **Figura 18.4** Em pacientes nos quais um crescimento adicional no padrão original de classe II é esperado após o tratamento ativo estar completo, um aparelho funcional usado à noite pode ser o recurso para manter as relações oclusais. Em um paciente com mordida profunda e classe II típica, os dentes posteriores inferiores podem erupcionar livremente, enquanto os outros dentes estão bastante controlados.

extrabucal e que estão desejando continuar com ele durante o tratamento, e é compatível com as contenções tradicionais, que são utilizadas em tempo integral inicialmente, mas a colaboração com o extrabucal torna-se um problema até mesmo com os pacientes que mais cooperam.

O outro método é utilizar um aparelho funcional do tipo ativador/bionator para manter tanto os dentes em posição quanto a relação oclusal (Figura 18.4). Para o paciente, esse dispositivo intraoral é apenas outra variedade de contenção, e a colaboração é um problema menor. Se o paciente não tiver um trespasse horizontal excessivo, como seria o caso no final do tratamento ativo, a mordida construtiva para o aparelho funcional é obtida sem nenhum avanço mandibular; a ideia é prevenir a recidiva de má oclusão de classe II, e não realmente tratar uma que já exista.

Uma possível dificuldade é que o aparelho funcional será usado apenas em tempo parcial, normalmente apenas à noite, e as contenções para uso durante o dia, de desenho convencional, também serão necessárias para controlar a posição dental durante os primeiros meses. O uso de um aparelho de contenção extra desde o início faz sentido para um paciente com um grave problema de crescimento. Para os pacientes com problemas menos graves, em quem o crescimento contínuo pode ou não causar recidiva, pode ser mais lógico utilizar inicialmente apenas as contenções tradicionais superiores e inferiores, e substituí-las por um aparelho funcional para ser utilizado à noite, caso a recidiva comece a ocorrer após alguns meses.

Esse tipo de contenção muitas vezes é necessário por 24 meses ou mais em um paciente que teve inicialmente um problema esquelético. A diretriz é: quanto mais grave o problema de classe II inicial e quanto mais jovem o paciente no final do tratamento ativo, maior a probabilidade de que ou o extrabucal ou o aparelho funcional serão necessários durante a contenção pós-tratamento. É melhor e muito mais fácil prevenir a recidiva proveniente do crescimento diferencial do que tentar corrigi-la depois.

Contenção quando há um padrão de crescimento de correção de classe III

Prescrever a contenção para um paciente após a correção de má oclusão de classe III no início da dentição permanente pode ser frustrante, porque é muito mais provável que ocorra a recidiva proveniente do crescimento mandibular contínuo, e tal crescimento é extremamente difícil de ser controlado (ver Figura 18.3). A aplicação de uma força de contenção à mandíbula, como por meio de uma mentoneira, não é tão eficaz no controle de crescimento em um paciente classe III, tal como a aplicação de força de contenção na maxila o é para os problemas de classe II. Se a altura da face for normal ou excessiva após o tratamento ortodôntico e ocorrer a recidiva proveniente do crescimento mandibular após o crescimento ter se expressado, a correção cirúrgica pode ser a única solução. Nos problemas de classe III suaves, um aparelho funcional ou um posicionador podem ser suficientes para manter as relações oclusais durante o crescimento pós-tratamento.

Contenção após a correção de mordida profunda

A correção do trespasse vertical excessivo é uma parte quase rotineira do tratamento ortodôntico e, portanto, a maioria dos pacientes necessita de controle do trespasse vertical dos incisivos durante a contenção para evitar a recidiva causada pela erupção descontrolada dos incisivos. É claro que o crescimento pós-tratamento em um padrão de face curta torna a recidiva da sobremordida excessiva mais provável. O controle dessa condição é realizado mais facilmente pelo uso de uma contenção superior removível, feita de modo que os incisivos inferiores irão encontrar a placa acrílica da contenção se eles começarem a extruir (Figura 18.5). O procedimento, em outras palavras, é construir uma placa de mordida potencial na contenção, com a qual os incisivos inferiores

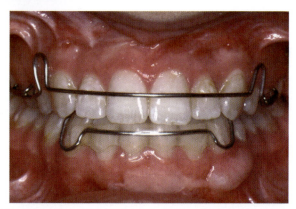

• **Figura 18.5** O controle da posição vertical dos dentes na contenção é tão importante quanto o controle do alinhamento, especialmente em pacientes que tiveram uma mordida profunda ou mordida aberta inicialmente. Para esse paciente de mordida profunda, os incisivos inferiores estão em contato com o acrílico palatino da placa de Hawley superior, enquanto os incisivos superiores estão em contato com a superfície vestibular do retentor de Moore inferior. Isso impede a erupção dos incisivos, que levaria ao retorno de sobremordida excessiva.

irão fazer contato se a mordida começar a aprofundar. O retentor não separa os dentes posteriores.

Como o crescimento vertical continua no final da adolescência, uma contenção superior removível com um plano de mordida com frequência é necessária por vários anos após o aparelho ortodôntico fixo ser finalizado. A profundidade da mordida pode ser mantida pelo uso de contenção apenas durante a noite, após a estabilidade em outros aspectos ter sido atingida.

Contenção após a correção de mordida aberta anterior

A recidiva de uma mordida aberta anterior pode ocorrer por qualquer combinação de intrusão dos incisivos e extrusão dos molares. Os hábitos ativos (dos quais a sucção do polegar é o melhor exemplo) podem produzir forças intrusivas nos incisivos, enquanto, ao mesmo tempo, levam a uma postura alterada da mandíbula, que permite a erupção dos dentes posteriores. Se a sucção do polegar continuar após o tratamento ortodôntico, a recidiva é praticamente garantida. Os hábitos de língua, particularmente projeção da língua na deglutição, frequentemente são culpados pela recidiva da mordida aberta, mas as evidências para suportar tal afirmação não são convincentes (ver Capítulo 5). Em pacientes que não colocam nenhum objeto entre os dentes anteriores, a volta da mordida aberta é quase sempre o resultado da extrusão dos dentes posteriores, particularmente os molares superiores, sem nenhuma evidência de intrusão dos incisivos (Figura 18.6). Portanto, o controle da erupção dos molares superiores é a chave para a contenção em pacientes com mordida aberta.

O método preferido para controlar a recidiva é um aparelho removível (placa de Hawley modificada, discutida posteriormente) com blocos de mordida entre os dentes posteriores, que cria vários milímetros de separação da mandíbula (Figura 18.7). Ele alonga os tecidos moles do paciente, a fim de proporcionar uma força de oposição à erupção. Como observamos anteriormente, os blocos de mordida são ineficazes para intruir os dentes posteriores, porém são capazes de impedir a erupção. O aparelho extrabucal de tração alta nos molares superiores, em conjunto com uma contenção removível padrão para manter a posição dental, também pode ser efetivo, mas o aparelho intraoral é mais bem tolerado e controla a erupção dos dentes posteriores inferiores, assim como dos dentes superiores. O crescimento vertical excessivo e a extrusão dos dentes

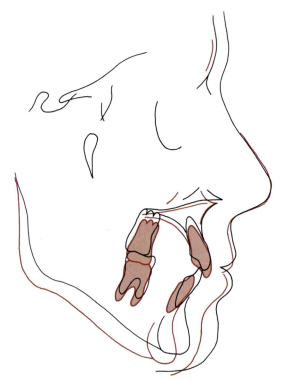

• **Figura 18.6** Quatro anos após a remoção dos aparelhos ortodônticos, este jovem de 17 anos de idade tem uma mordida aberta anterior, 5 mm de trespasse horizontal com uma relação molar normal e apinhamento grave dos incisivos inferiores. A recidiva desse tipo está associada a pouco ou nenhum crescimento mandibular e uma rotação para baixo e para trás da mandíbula, conforme a maxila cresce para baixo e os dentes posteriores superiores erupcionam. O apinhamento de incisivos é devido à verticalização e ao reposicionamento lingual dos incisivos conforme a rotação mandibular os empurra contra o lábio inferior.

posteriores geralmente continuam até o final da adolescência ou o início da segunda década, de modo que a contenção deve continuar bem além do término usual do tratamento ativo.

O aumento recente nos relatos de tratamentos bem-sucedidos da má oclusão de mordida aberta leve com alinhadores transparentes levou à sugestão de que as contenções formadas a vácuo com plástico espessado sobre as superfícies oclusais posteriores podem ser úteis para a contenção desses pacientes. A teoria é que isso forneceria o efeito de um bloco de mordida suficiente para prevenir a erupção pós-tratamento dos dentes posteriores e que a colaboração do paciente seria melhor, porém não existem dados válidos. Como observamos no Capítulo 10, casos individuais de correção de mordida aberta com alinhadores muitas vezes mostram mais extrusão dos incisivos do que intrusão dos posteriores, e um recente estudo da Universidade de Washington indicou que esse é um resultado mais provável.[6] É possível que a contenção da mordida aberta com contenções formadas a vácuo também funcione principalmente para incentivar a erupção dos dentes anteriores. Mais testes são necessários para esclarecer sua utilidade na contenção de casos de mordida aberta.

Contenção do alinhamento de incisivos inferiores

O crescimento esquelético contínuo não só afeta as relações oclusais como também possui o potencial de alterar a posição dos dentes. Se a mandíbula crescer para a frente ou rotacionar para baixo, o efeito é levar os incisivos inferiores em direção ao lábio, o que cria uma força de inclinação desses dentes para distal. Por

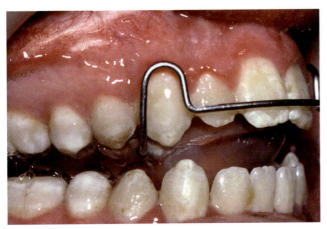

• **Figura 18.7** O controle da erupção dos dentes posteriores durante o crescimento vertical tardio é a chave para prevenir a recidiva da mordida aberta. Há duas abordagens principais para se realizar isso: uma contenção superior com blocos de mordida (ou um aparelho funcional) para impedir a erupção, conforme mostrado aqui em um paciente logo após sua grave mordida aberta ter sido corrigida, ou o aparelho extrabucal de tração alta. Em um paciente com padrão de crescimento de face longa, um ou outro pode ser mantido como contenção noturna até o final da adolescência. Apesar de o aparelho extrabucal de tração alta poder ser bastante eficaz em um paciente que coopera, um aparelho removível com blocos de mordida é uma melhor escolha para a maioria dos pacientes por duas razões: ele controla a erupção tanto dos molares superiores quanto dos inferiores e normalmente tem melhor aceitação, porque é mais fácil de usar.

essa razão, o crescimento mandibular contínuo, em pacientes normais ou classe III, está fortemente associado ao apinhamento dos incisivos inferiores. O apinhamento dos incisivos também acompanha a rotação para baixo e para trás da mandíbula vista nos problemas de mordida aberta esquelética (ver Figura 18.3). É necessária uma contenção na região de incisivos inferiores para prevenir que o apinhamento se desenvolva, até que o crescimento tenha diminuído para os níveis do adulto.

Tem sido frequentemente sugerido que a contenção ortodôntica deve ser mantida, pelo menos em tempo parcial, até que os terceiros molares tenham erupcionado até sua oclusão normal ou tenham sido extraídos. O resultado dessa teoria, de que a pressão dos terceiros molares em desenvolvimento causa o apinhamento tardio dos incisivos, está quase comprovadamente incorreto (ver Capítulo 5). Por outro lado, como a erupção dos terceiros molares ou a sua extração normalmente não ocorre até o final da adolescência, a diretriz não é ruim na sua ênfase na contenção prolongada em pacientes que ainda continuam a crescer.

A maioria dos adultos, incluindo os que se submeteram ao tratamento ortodôntico e já tiveram uma vez os dentes perfeitamente alinhados, termina com algum apinhamento dos incisivos inferiores em uma consulta de retorno em 5 anos ou mais. Parece provável que o crescimento mandibular tardio seja o principal fator contribuinte para essa tendência de apinhamento. Steinness et al. observaram que a quantidade de apinhamento dos incisivos inferiores em indivíduos não tratados foi três vezes maior do que naqueles que foram submetidos a uma contenção lingual fixa,[7] documentando a necessidade de manutenção desses dentes contra a inclinação lingual que acompanha o crescimento tardio para a frente da mandíbula. No entanto, diversos estudos mostram que é impossível prever quais indivíduos terão apinhamento pós-tratamento apenas pelas características da má oclusão original ou das variáveis associadas

ao tratamento. Portanto, faz sentido a contenção rotineira para o alinhamento dos incisivos inferiores até que o crescimento mandibular tenha diminuído para os níveis de adultos (i. e., até o final da adolescência nas meninas e no início dos 20 anos nos meninos).

Duração da contenção | Resumo

A contenção é necessária para todos os pacientes que utilizaram aparelhos fixos para corrigir as irregularidades intra-arcada. Elas devem ser:

- Utilizadas por tempo integral nos primeiros 3 a 4 meses, exceto pelo fato de que as contenções removíveis não apenas podem como devem ser removidas durante a alimentação, e as contenções fixas devem ser flexíveis o suficiente para permitir o deslocamento dos dentes individualmente durante a mastigação (a menos que a perda óssea periodontal ou outras circunstâncias especiais exijam a ferulização permanente)
- Mantidas de forma parcial por pelo menos 12 meses, para permitir tempo para remodelagem dos tecidos gengivais
- Continuadas por tempo parcial após o término do crescimento, caso permanecer um crescimento significativo.

Para propósitos práticos, isso significa que quase todos os pacientes tratados no início da dentição permanente irão necessitar de contenção do alinhamento dos incisivos pelo menos até o final de sua adolescência, e naqueles com desproporções esqueléticas no início, o uso em tempo parcial de um aparelho funcional ou força extraoral provavelmente será necessário.

Aparelhos removíveis como contenções

Placas de Hawley

No início do século XXI, a contenção removível mais comum para a arcada superior era a placa de Hawley, criada nos anos 1920 como um dispositivo ativo de movimentação dental para fechar os espaços entre os incisivos superiores e antes de servir como uma contenção. Ela incorpora grampos nos molares e um arco vestibular característico, com alças de ajuste, normalmente indo de canino a canino (Figura 18.8). Como recobre o palato, ele automaticamente fornece um plano de mordida potencial para controlar a sobremordida.

A capacidade desse aparelho de fornecer algum movimento dental foi uma vantagem particular para os aparelhos fixos completamente bandados, porque quando as bandas são removidas, surgem pequenos espaços entre os dentes. Com acessórios colados, não há mais nenhuma necessidade de fechar os espaços com uma contenção, mas é importante que ela permita que os dentes posteriores entrem em oclusão após a remoção do aparelho. Um importante ajuste clínico da placa de Hawley é que o acrílico seja ligeiramente desgastado na região lingual dos dentes posteriores, para que haja um caminho de erupção. O arco de Hawley fornece excelente controle dos incisivos mesmo se não for ajustado para retraí-los, sobretudo se a secção anterior tiver o acréscimo de acrílico para se ajustar mais firmemente, ou talvez, ainda melhor, se o segmento anterior for formado de um polímero transparente (ver Figura 18.8D). Essa modificação também melhora a estética da contenção.

Quando os primeiros pré-molares tiverem sido extraídos, uma função da contenção é manter o espaço da extração fechado, algo que o desenho padrão da placa de Hawley não consegue realizar. Pior ainda, o arco vestibular padrão de Hawley estende-se através

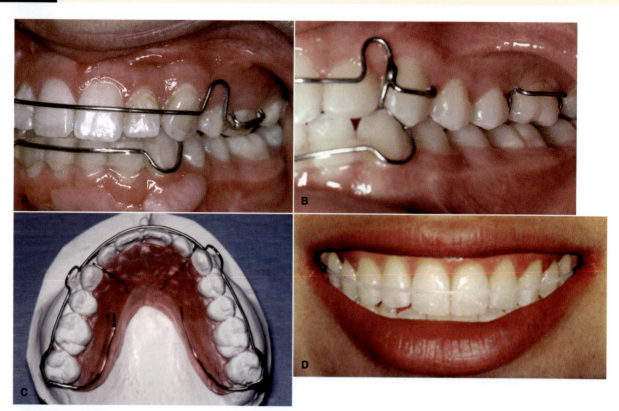

• **Figura 18.8** Um arco vestibular de canino a canino e os grampos nos molares são as características típicas do modelo da placa de contenção de Hawley. **A.** Uma placa de Hawley para um paciente com extrações de pré-molares superiores, com o arco vestibular soldado aos grampos de Adams nos primeiros molares, para que o local de extração seja mantido fechado. **B.** A alça de ajuste do arco vestibular de Hawley muitas vezes impede o fio de ter contato total com os caninos. Se for necessário um bom controle dos caninos, como neste paciente, cujos caninos estavam posicionados vestibularmente antes do tratamento, um fio se estendendo pelos caninos pode ser soldado a um arco anterior que passa distalmente ao incisivo lateral. **C.** Em um paciente cujos segundos molares já erupcionaram, um arco vestibular contínuo, soldado aos grampos em C nos segundos molares, fornece um modo de evitar a interferência conforme o fio da contenção atravessa a oclusão, mas um arco com intervalo tão longo será bastante flexível. **D.** Uma contenção superior removível com um arco vestibular transparente se adapta de maneira mais firme do que um fio de metal e é melhor esteticamente, mas não pode ser ajustada para modificar as posições dentais, a menos que o aparelho seja refeito.

do espaço de extração do primeiro pré-molar, tendendo a abri-lo. Uma modificação comum da placa de Hawley, para uso em casos de extração, é um arco soldado à secção vestibular dos grampos de Adams nos primeiros molares, de modo que a ação do arco ajude a manter o local da extração fechado.

Modelos alternativos para os casos de extração podem envolver o arco vestibular ao redor de toda a arcada, usando grampos circunferenciais nos segundos molares para retenção, ou trazer o fio vestibular da placa-base entre o incisivo lateral e o canino e dobrar ou soldar uma extensão do fio distalmente, para controlar os caninos. A última alternativa não fornece uma força ativa para manter um espaço de extração fechado, mas evita que o fio passe pelo local de extração e fornece um controle efetivo dos caninos que estavam inicialmente posicionados vestibularmente (o que a alça do modelo tradicional de Hawley não pode fornecer).

As localizações dos grampos para uma placa de Hawley devem ser selecionadas cuidadosamente, pois os fios dos grampos que cruzam a plataforma oclusal podem desorganizar, em vez de manter, as relações oclusais estabelecidas durante o tratamento. Os grampos circunferenciais no molar terminal podem ser preferidos em relação ao grampo de Adams, mais eficiente se a oclusão estiver justa.

Lembre-se que um elemento importante do modelo para a placa de Hawley é colocar o acrílico atrás dos incisivos superiores na altura suficiente para controlar a profundidade da mordida. Para qualquer paciente que já tenha tido um trespasse vertical excessivo, o leve contato dos incisivos inferiores contra a placa acrílica da contenção é desejado.

Contenções removíveis envelopadas (*clip*)

Um segundo tipo principal de contenção ortodôntica removível é o aparelho removível envelopado ou *clip*, que consiste em uma barra acrílica (normalmente reforçada com fio) ao longo das superfícies vestibular e palatina dos dentes. Contenções desse tipo são particularmente indicadas quando o objetivo é evitar que os espaços abram novamente. Na arcada inferior, as contenções envelopadas de canino a canino são usadas com frequência, ocasionalmente estendendo-se para incluir os primeiros pré-molares (Figura 18.9). As contenções envelopadas anteriores superiores podem ser úteis em adultos com coroas clinicamente longas, mas não costumam ser toleradas em pacientes mais jovens devido às interferências oclusais.

Em um caso de extração inferior, normalmente é uma boa ideia estender distalmente, e apenas nas faces linguais, um aparelho envelopado de canino a canino, fazendo com que ele chegue até o sulco central do primeiro molar (Figura 18.10). Esse aparelho é chamado de *retentor de Moore*. Ele fornece controle do segundo pré-molar e do local de extração, devendo ser fabricado cuidadosamente para evitar reentrâncias linguais na região de pré-molares e molares. O modelo de Hawley não funciona bem na arcada inferior porque essas reentrâncias comprometem o trajeto de inserção-remoção e a eficácia do grampo.

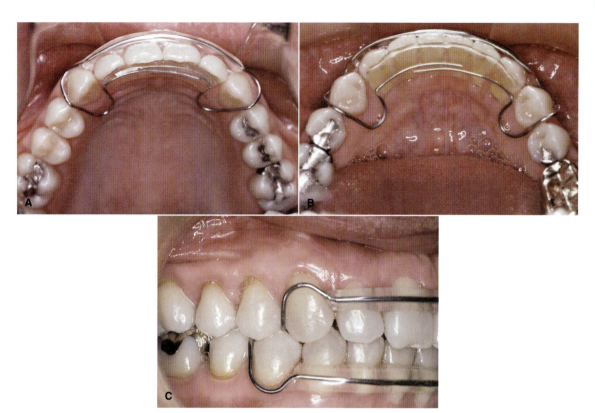

- **Figura 18.9 A.** Uma contenção removível tipo *clip* que controla o alinhamento apenas dos incisivos raramente é usada, porque a placa de Hawley faz isso enquanto controla os dentes posteriores superiores e também oferece controle vertical dos incisivos inferiores. Sua principal indicação é para pacientes que tinham inicialmente maior espaçamento dos incisivos superiores. Por outro lado, o modelo envelopado, visto na Figura 18.10, é preferível como contenção removível inferior ao modelo de Hawley, porque as reentrâncias linguais dos molares inferiores tornam difícil a colocação de uma retenção inferior que se estende posteriormente. **B.** Se necessário, uma contenção envelopada 3-3 superior (ou inferior) pode ser estendida para um ou ambos os primeiros pré-molares. Isso é indicado, principalmente, quando o(s) canino(s) tiver(em) sido deslocado(s) vestibularmente antes do tratamento. **C.** Contenções envelopadas anteriores 3-3 na maxila e 4-4 na mandíbula em um paciente que tinha espaçamento anterior superior e inferior antes do tratamento.

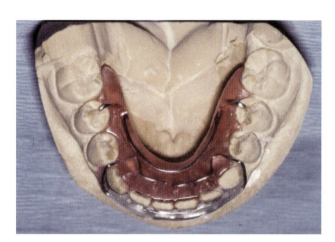

- **Figura 18.10** Para uma contenção inferior, o arco vestibular de Hawley é menos eficaz do que uma barra de acrílico reforçada por fios que entra em contato firme com os incisivos inferiores. O modelo de Moore quase substituiu por completo o modelo de Hawley para as contenções removíveis inferiores que se estendem para os dentes posteriores. Observe que a contenção entra em contato com a superfície lingual dos primeiros molares, mas não se estende para as ameias linguais.

Contenções transparentes (feitas a vácuo)

Uma contenção termoplástica transparente, que é aspirada firmemente sobre os dentes com um dispositivo que cria um vácuo, é outro modelo do antigo aparelho envelopado, feito com resina acrílica e fio. Como o material é transparente e fino, uma contenção feita a vácuo é quase invisível, e é a preferida da maioria dos pacientes. Atualmente, essa é a contenção mais amplamente utilizada para o arcada dental superior e os pacientes que utilizam um aparelho transparente relatam maior satisfação com seu tratamento do que aqueles com outros tipos de contenções.[8] Em termos de eficiência da manutenção do alinhamento dos incisivos, um estudo sueco não relatou qualquer diferença entre essas contenções e uma contenção fixa de fio de aço.[9] Isso implica uma colaboração excelente com o aparelho removível termoplástico, e parece que os pacientes estão mais propensos a utilizar uma contenção transparente por tempo integral.

Como com qualquer outra situação, há limitações para as contenções fabricadas a vácuo:

- A espessura do material sobre a superfície oclusal dos dentes pode se tornar um problema, especialmente se tanto a arcada dental superior como a inferior forem contidas dessa maneira, porque a separação dos dentes posteriores em oclusão pode se desenvolver. A oclusão posterior é melhor no sexto mês com uma placa de Hawley do que uma contenção formada a vácuo apenas para a arcada superior, mas não há diferença a longo prazo.[10] A combinação de um aparelho superior fabricado a vácuo e uma contenção inferior fixa é melhor do que a combinação de contenções superior e inferior formadas a vácuo
- A contenção mantém o alinhamento, mas não controla o aprofundamento da mordida assim como uma placa de Hawley que recobre o palato
- Após 6 a 9 meses, uma contenção formada a vácuo tende a apresentar rachaduras e alteração de cor, a ponto de ter que ser substituída.

É amplamente aceito atualmente que o uso do alinhador final em uma sequência do Invisalign® como um aparelho de contenção não foi tão eficaz quanto outros tipos de contenções, talvez porque um material mais fino seja utilizado na terapia com alinhadores transparentes. É necessário um material mais pesado projetado especificamente para uso como uma contenção.

Posicionadores como contenções

Um posicionador dental também pode ser empregado como contenção removível, seja ele fabricado para esse propósito apenas ou, mais comumente, usado como contenção após servir inicialmente como um dispositivo de acabamento. Como discutido no Capítulo 17, os posicionadores agora são usados, principalmente, como dispositivos de finalização para pacientes com mordida aberta. Todavia, um posicionador possui vantagem primordial em relação a uma contenção removível padrão ou envelopada; ele mantém as relações oclusais, assim como as posições dentais intra-arcada. Com os posicionadores pré-formados disponíveis atualmente (Ortho-Tain, Winnetka, IL), isso pode ser uma vantagem para pacientes com padrão de crescimento desfavorável. Uma análise recente indicou que os posicionadores desse tipo eram tão eficazes quanto a combinação de uma contenção superior formada a vácuo e uma contenção incisal lingual colada com ou sem desgaste interproximal.[11]

Para um paciente com tendência a recidiva de classe III, um posicionador feito com a mandíbula rotacionada um pouco para baixo e para trás pode ser útil. Apesar de um posicionador com os dentes dispostos em uma sobrecorreção levemente acentuada da má oclusão original poder ser útil para pacientes com classe II esquelética ou padrão de crescimento de mordida aberta, ele é menos eficaz no controle do crescimento do que um aparelho funcional, ou um aparelho extrabucal de uso noturno.

Contenções fixas

As contenções ortodônticas fixas (coladas) são normalmente utilizadas em situações em que a instabilidade intra-arcada é prevista e a contenção prolongada é planejada.[12] Há três indicações principais:

- Manutenção da posição do incisivo inferior durante o crescimento tardio
- Manutenção do fechamento do diastema
- Manutenção da posição dental posterior em adultos.

Vamos considerá-las em ordem.

Manutenção da posição dos incisivos inferiores durante o crescimento tardio

O apinhamento dos incisivos inferiores que se desenvolve no final da adolescência se deve, em grande parte, pelo crescimento tardio da mandíbula no padrão normal de crescimento. Especialmente se os incisivos inferiores estavam anteriormente irregulares, mesmo uma pequena quantidade de crescimento mandibular diferencial entre os 16 e 20 anos de idade pode causar um retorno do apinhamento dos incisivos. Isso é uma recidiva porque é causada pelo movimento dental, mas também é uma forma de recorrência, pois está relacionada ao crescimento para a frente da mandíbula em relação às outras estruturas faciais.

Excelente contenção para manter esses dentes em alinhamento é uma barra lingual fixa, colada apenas aos caninos e repousando sobre a superfície lingual plana dos incisivos inferiores acima do cíngulo (Figura 18.11). Isso impede que os incisivos se movimentem para lingual e também é razoavelmente eficiente na manutenção da correção das rotações no segmento incisivo.

As contenções fixas de canino a canino devem ser feitas de um fio pesado o suficiente para resistir à distorção sobre o espaço bastante longo entre esses dentes. Normalmente, aço 28 ou 30 mil é utilizado para esse fim. Com tal modelo, uma contenção colada pode permanecer em posição por muitos anos. Apesar de haver preocupação quanto a um efeito a longo prazo sobre a saúde periodontal, a consulta de retorno a longo prazo dos pacientes que usaram uma contenção inferior colada por mais de 20 anos não mostrou nenhum problema periodontal.[13] De fato, aqueles que ainda estiverem usando contenção muitos anos depois tendem a apresentar uma saúde melhor do que aqueles que perderam ou removeram sua contenção. Um achado semelhante foi obtido em levantamento nacional recente sobre a saúde periodontal na Coreia do Sul: aqueles com tratamento ortodôntico anterior tiveram melhor saúde periodontal a longo prazo.[14]

Também é possível colar uma contenção lingual fixa a um ou mais incisivos. A principal indicação dessa variação é um dente (ou dentes) que foi gravemente rotacionado. Entretanto, qualquer que seja o tipo de aparelho, é desejável não conter os dentes rigidamente durante a contenção. Por essa razão, se a distância entre os pontos fixos de um fio de contenção for reduzida pela colagem de um ou mais dentes intermediários, deve ser usado um fio mais flexível. Uma boa escolha para uma contenção fixa com dentes adjacentes colados (Figura 18.12A-B) é um fio de aço trançado de 17,5 mil de diâmetro. Um fio flexível desse tipo deve ser muito passivo quando for colado em posição.

Para a estabilidade a longo prazo, o movimento dos incisivos inferiores suficiente para promover a maturação do osso de suporte é importante, e a contenção fixa de canino a canino permite que isso ocorra sem restrição. Mas ela não resiste à nova rotação, e

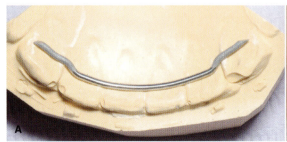
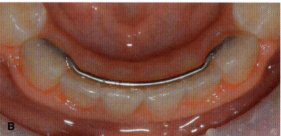

• **Figura 18.11** A. Contenção colada de canino a canino na arcada dental inferior é fabricada em um modelo inferior, frequentemente com um posicionador, para mantê-lo adaptado aos dentes quando está sendo colado. B. Contenção colada de canino a canino, com a resina de retenção, em posição. Os dados agora mostram que as alças de retenção do fio diminuem a probabilidade de que a contenção se solte.[9]

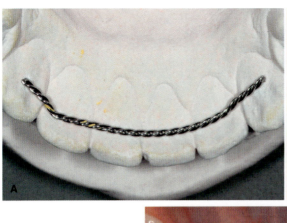
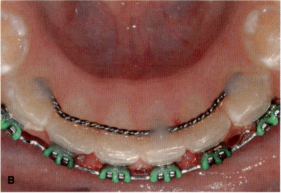
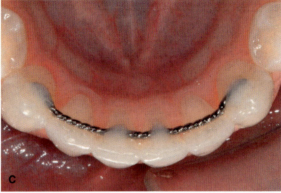

- **Figura 18.12** É desejável colocar uma contenção lingual colada na arcada inferior imediatamente após remover o aparelho ativo, e muitas vezes a melhor maneira de fazer isso é colar a contenção imediatamente antes de remover o arco ortodôntico e os bráquetes. **A.** Adaptação de um segmento de fio trançado passivo 0,032 em um modelo apenas da superfície lingual dos dentes inferiores, ajustando-a para encaixar acima do cíngulo dos incisivos e dos caninos. **B.** Contenção sendo colada aos caninos e em um incisivo inferior antes da remoção do arco e do bráquete. **C.** Contenção completa. Esse tipo, com colagem dos caninos e dos incisivos centrais, porém não dos laterais, é um esforço para combinar algum movimento dos incisivos durante a função com um fio maior para melhor estabilidade. Ainda não existem dados para compará-la a outras contenções linguais fixas. (Cortesia do Dr. T. Shaughnessy.)

nem um fio flexível menor colado nos incisivos. Por outro lado, com todos os dentes colados, a falha de colagem e os problemas a longo prazo são um risco maior.

Manutenção do fechamento do diastema

Uma segunda indicação para uma contenção fixa é uma situação em que os dentes devem ser fixados juntos, de modo permanente ou semipermanente, para manter o fechamento de um espaço entre eles. Isso é encontrado mais comumente quando um diastema entre os incisivos centrais superiores foi fechado. Mesmo se uma frenectomia tiver sido realizada (ver Figura 15.22), há tendência de um pequeno espaço se abrir entre os incisivos centrais superiores. Contenção removível não é uma boa escolha para a contenção prolongada de um diastema central. Em casos problemáticos, o diastema é fechado quando a contenção é instalada, mas se abre rapidamente quando é removida. Esse movimento dental "de vaivém" que acompanha esse fechamento é potencialmente prejudicial ao periodonto e deve ser evitado.

A melhor contenção para esse propósito é um segmento colado de fio flexível, como mostra a Figura 18.13. O fio deve ser contornado de modo a ficar próximo ao cíngulo, para mantê-lo fora do contato oclusal. O objetivo de uma contenção é manter os dentes juntos enquanto se permite que eles tenham alguma capacidade de se movimentarem de modo independente durante a função, daí a importância de um fio flexível.

Se o espaçamento generalizado existiu entre os incisivos superiores ou inferiores, uma secção colada do fio flexível colado a mais dentes pode ser usada para manter os dentes unidos, estendendo-se de canino a canino na mesma direção que uma contenção para manter o alinhamento (Figura 18.14). Estender o fio colado aos pré-molares aumenta a chance de falha de colagem e quase nunca é indicado.

Movimento dental indesejado com contenções linguais fixas

A experiência recente mostrou um perigo inesperado com as contenções linguais fixas: os fios, mesmo aqueles fabricados cuidadosamente para serem passivos, podem produzir mudanças inesperadas a longo prazo. Felizmente, isso acontece com pouca frequência. Infelizmente, a extensão da mudança, quando ocorre, pode ir muito além do trivial (Figura 18.15).[14a] Até recentemente, a maioria dos ortodontistas não sabia que isso ocorria; aqueles que já tinham visto acharam que era apenas má sorte com um ou dois de seus pacientes. Agora está claro que os pacientes com contenções fixas precisam de observação constante, por um dentista da família, se não por um ortodontista, porque as mudanças notáveis podem se desenvolver lentamente ao longo do tempo antes que o paciente decida fazer algo a respeito.

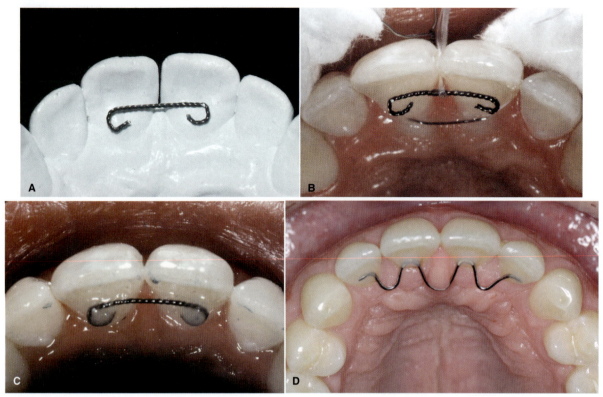

- **Figura 18.13** Contenção lingual colada para a manutenção de um diastema mediano superior. **A.** Fio 17,5 mil trançado para se adequar passivamente no modelo dental. **B.** Um amarrilho metálico é passado ao redor dos colos dos dentes para mantê-los bem próximos, enquanto estão sendo colados. A contenção de fio é mantida em posição com um fio dental passado ao redor da área de contato. **C.** A resina composta é aplicada sobre o cíngulo dos dentes, cobrindo as extremidades dos fios. Observe que a retenção do fio está sobre o cíngulo dos dentes, para evitar contato com os incisivos inferiores. **D.** Uma placa de Hawley pode ser utilizada para estabilizar outros dentes e manter o controle vertical, na presença de um segmento colado desse tipo.

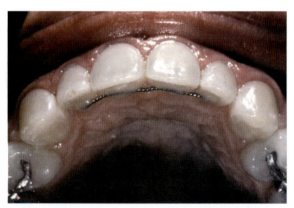

- **Figura 18.14** Uma secção do fio trançado, geralmente colado apenas aos quatro incisivos superiores, também pode ser utilizada para manter o alinhamento dos incisivos superiores que foram gravemente deslocados. Um segmento de fio como esse também pode ser usado para prevenir o aprofundamento da mordida durante a erupção dos incisivos inferiores.

A perda de alinhamento dos incisivos inferiores devido ao movimento dental indesejado é mais provável quando os fios quebram, o que geralmente ocorre com fios menores colados a todos os dentes anteriores, independentemente se fios flexíveis fixos ou pequenos fios elásticos em espiral forem usados. Quando um fio quebra, é provável que fique distorcido na mesma hora, e isso pode levar à ativação do fio mesmo que ele fosse anteriormente passivo. Os fios de canino a canino devem ser maiores e não suscetíveis à quebra. Talvez, o mais importante, se o vínculo de um canino for perdido, a contenção pode soltar-se do outro, e, se não, o paciente quase certamente irá notar o fio solto.

É perfeitamente possível, no entanto, que os problemas surjam quando a contenção permanecer colada (Figura 18.16). Com fios em espiral, o movimento dental devido a um fio que foi ligeiramente distorcido quando estava sendo colado pode ser o problema, e a deflexão para baixo do fio pode ocorrer se as colagens aos incisivos falharem, mas os caninos permanecerem colados. Como as figuras mostram, o deslocamento das raízes dos dentes por forças de torque inadvertidas é tão provável quanto o deslocamento das coroas, e isso pode causar fenestração do osso cortical alveolar vestibular ou lingual (Figura 18.17). Um novo tratamento é necessário nesses casos, com arcos leves e, em seguida, retangulares para corrigir o alinhamento e o deslocamento radicular. Para os pacientes gravemente afetados, como o da Figura 18.18, a cirurgia periodontal coordenada e o tratamento ortodôntico podem ser necessários.

O movimento dental indesejado também pode se tornar um problema com uma contenção de diastema colada, como a que se observa na Figura 18.13. Embora tenha sido sugerido que um fio flexível fixo seja a escolha mais segura nessa situação, não há evidências de que isso está correto; problemas a longo prazo podem ocorrer tanto com o fio flexível fixo como com o fio trançado flexível (Figura 18.19).

Essa experiência deixa claro que a supervisão de profissionais das contenções linguais fixas é necessária a longo prazo. Os pacientes com contenções fixas devem ser vistos no período inicial de contenção pelo ortodontista, talvez pelos primeiros 2 anos, quando as taxas de falha de colagem são maiores. Após 2

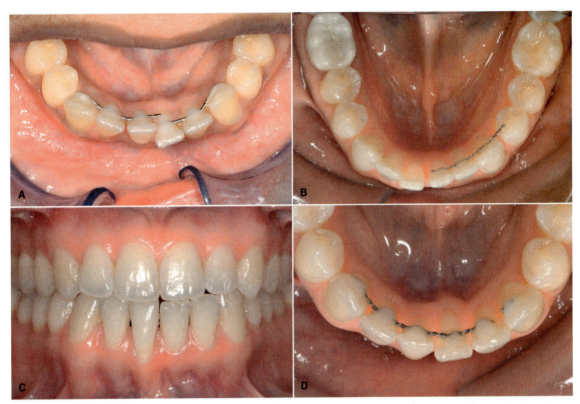

- **Figura 18.15** A quebra de contenções linguais coladas parece ser mais frequente (embora ainda rara) quando o fio flexível fixo é usado, e o deslocamento significativo dos dentes pode ocorrer após a ruptura, presumivelmente porque a fratura também ativou o fio. **A.** Para este paciente, após a quebra do fio na linha média, os incisivos esquerdos ficaram vestibularmente inclinados e os caninos, lingualmente torqueados. O outro segmento mostrou menos efeito, mas o movimento radicular do canino direito também ocorreu. **B.** Este paciente perdeu o fragmento do fio do primeiro pré-molar direito para o incisivo central, provavelmente logo após a ruptura, o que levou ao torque radicular em sentidos opostos nos incisivos centrais e laterais direitos. O lado esquerdo permaneceu razoavelmente estável. **C** e **D.** A quebra deste fio colado aos caninos e a todos os incisivos ocorreu entre o canino esquerdo e o incisivo lateral, com efeitos de torque em todos os incisivos. (Cortesia do Dr. T. Shaughnessy.)

anos, parece mais prático que o dentista do paciente inspecione a contenção fixada em exames odontológicos regulares em intervalos de 6 a 12 meses.

Manutenção dos espaços na arcada dental

Uma contenção fixa também é a melhor escolha para manter um espaço onde um pôntico de prótese ou implante será eventualmente colocado. Em geral, há um atraso na colocação da prótese fixa que servirá, dentre outras funções, como uma contenção ortodôntica permanente. Se a terapia periodontal posterior ou um enxerto ósseo for necessário após os dentes terem se posicionado, vários meses ou anos podem se passar, e uma contenção fixa definitivamente é bem melhor que uma removível.

A contenção ortodôntica preferida para a manutenção do espaço para restaurações posteriores é um fio intracoronário pesado, colado aos dentes adjacentes (Figura 18.20). Obviamente, quanto maior a duração, mais pesado deve ser o fio. Levar o fio para fora da oclusão diminui a chance de ele ser deslocado por forças oclusais.

Se os espaços anteriores necessitam da substituição de um dente, este pode ser colado a uma contenção removível. Tal abordagem garante o uso em tempo quase integral e é satisfatória para períodos curtos. Após alguns meses, especialmente se um implante ou prótese permanente ainda forem demorar para serem colocados, enquanto o crescimento vertical adolescente é completado, convém pôr uma contenção fixa, sob a forma de prótese adesiva.

A principal objeção a qualquer contenção fixa é que ela dificulta os procedimentos de higiene interproximal, especialmente na área anteroinferior. Nesse sentido, há boas e más notícias: existe maior quantidade de acúmulo de placa quando um fio multifilamentado é colado a todos os dentes anteroinferiores do que quando um fio redondo mais pesado é colado apenas aos caninos, mas o fio colado a todos os dentes é mais efetivo na manutenção do alinhamento.[15] É possível passar o fio dental entre os dentes que possuem uma contenção fixa através das áreas de contato interdentais pelo uso de um dispositivo do tipo passa-fio, e o ortodontista deve ensinar seu uso e recomendá-lo de modo veemente.

Contenções ativas

"Contenção ativa" é um termo contraditório, uma vez que um dispositivo não pode estar ativamente movimentando os dentes e, ao mesmo tempo, servindo como uma contenção. Todavia, acontece de a recidiva ou as alterações de crescimento após o tratamento ortodôntico levarem a uma necessidade de algum movimento dental durante a contenção. Isso normalmente é realizado com um aparelho removível, que continua sendo uma contenção após ele ter reposicionado os dentes, daí o nome. Uma placa de Hawley típica, se utilizada inicialmente para fechar uma pequena quantidade de espaço das bandas, pode ser considerada uma contenção ativa, mas o termo normalmente é reservado para duas situações específicas: realinhamento dos

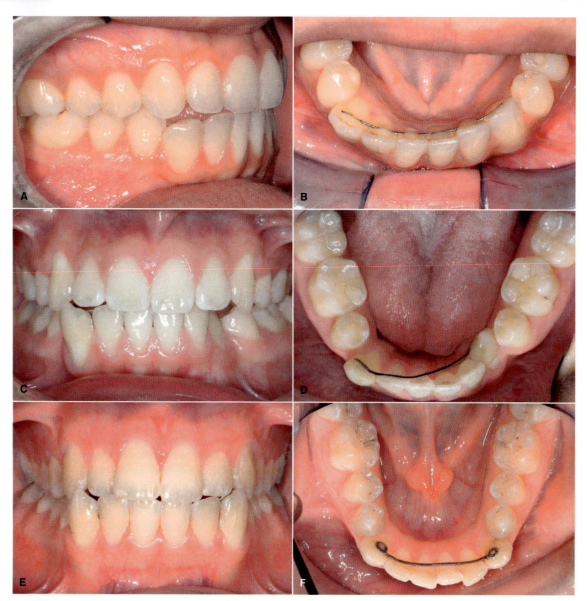

● **Figura 18.16** O deslocamento dos dentes a partir do fio de uma contenção lingual colada que ainda está intacta também pode ocorrer, tanto com os fios flexíveis como com os fios trançados. **A** e **B.** Fio flexível fixo completamente intacto, com inclinação vestibular a longo prazo do canino direito e torque do incisivo lateral direito e incisivo central em direções opostas. **C** e **D.** Este fio trançado ainda está preso em ambos os caninos, mas tinha descolado dos incisivos. Observe a inclinação da forma da arcada e o torque grave em direções opostas sobre os caninos. **E** e **F.** Este fio trançado tinha descolado dos incisivos quando foi forçado para baixo, mas permaneceu ligado aos caninos; ambos foram expandidos e inclinados vestibularmente. (Cortesia do Dr. T. Shaughnessy.)

incisivos irregulares com contenções flexíveis e tratamento de tendências de recidiva de classe II ou classe III, com aparelhos funcionais modificados.

Realinhamento dos incisivos irregulares

A recidiva do apinhamento dos incisivos inferiores é a principal indicação para uma contenção ativa, a fim de corrigir a posição dos incisivos. A forma das coroas dos incisivos pode contribuir para a recidiva do apinhamento,[16] mas a causa do problema nesses casos, normalmente, é o crescimento mandibular tardio, que lingualiza os incisivos. Se o apinhamento tardio tiver se desenvolvido, muitas vezes é necessário reduzir a largura interproximal dos incisivos inferiores antes de realinhá-los, de modo que as coroas não se inclinem para vestibular, em uma posição obviamente instável. O desgaste dos contatos não só reduz a largura mesiodistal dos incisivos, diminuindo a quantidade de espaço necessário para seu alinhamento, como também deixa planas as áreas de contato, aumentando a estabilidade inerente da arcada. Isso aumenta a estabilidade da arcada nessa região. Se o desgaste for feito de modo cuidadoso e criterioso, os dados indicam que a saúde periodontal a longo prazo não é afetada pelo aumento na proximidade das raízes, que seria um efeito colateral inevitável.[17]

O esmalte interproximal pode ser removido com fitas abrasivas, com discos finos em uma peça de mão ou com pontas diamantadas finas em forma de chama. Obviamente, a redução do esmalte não deve ser excessiva, mas, se necessário, a largura de cada incisivo inferior deve ser reduzida até 0,5 mm de cada lado sem remover

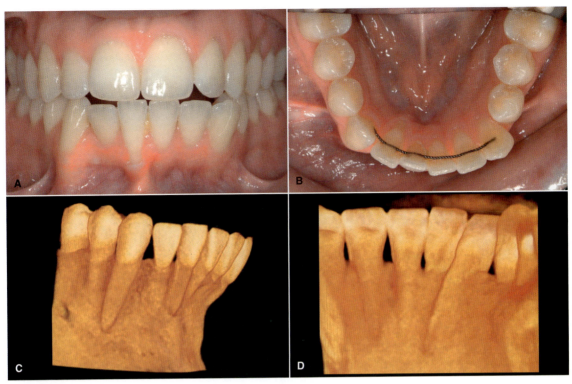

• **Figura 18.17 A** e **B.** Contenção lingual colada com fio trançado intacto, com torque vestibular grave do canino direito, torque radicular lingual grave do incisivo lateral direito e inclinação vestibular dos incisivos e caninos direitos. **C** e **D.** Renderizações tridimensionais da tomografia computadorizada de feixe cônico com campo de visão pequeno mostrando que as raízes de ambos os caninos e do incisivo lateral direito atravessaram a placa cortical. Para problemas dessa gravidade, o novo tratamento com cuidado ortodôntico e periodontal coordenado é necessário. (Cortesia do Dr. T. Shaughnessy.)

todo o esmalte interproximal. Se um espaço adicional de 2 mm puder ser ganho, reduzindo cada incisivo em 0,25 mm de cada lado (Figura 18.21), geralmente é possível realinhar esses dentes após uma recidiva moderada.

Após a redução interproximal para obter o espaço apropriado, agora há duas maneiras de completar o realinhamento: um dispositivo envelopado de canino a canino ou uma série curta de alinhadores produzidos no consultório com uma impressora tridimensional (3D). Os passos para a produção de tal contenção ativa são: (1) reduzir a largura interproximal dos incisivos e aplicar flúor tópico nas superfícies de esmalte recém-expostas; (2) preparar um modelo de laboratório, sobre o qual os dentes podem ser colocados em alinhamento; e (3) fabricar um aparelho envelopado, de canino a canino, para se adaptar ao modelo (Figura 18.22). A tecnologia da impressora 3D para obter o alinhamento seria a mesma que a de outras aplicações dos alinhadores no consultório, e é discutida no Capítulo 19.

Todavia, se houver mais do que um grau moderado de recidiva, deve ser considerado um aparelho fixo para o novo tratamento. Com os bráquetes colados na arcada dental inferior, de pré-molar a pré-molar, o espaço pode ser aberto e os fios superelásticos de níquel-titânio (NiTi) podem ser utilizados para trazer os incisivos de volta para o alinhamento de modo bastante eficiente (Figura 18.23). É sábio incluir alguma redução interproximal quando isso for feito, pelo menos o suficiente para aplainar o suficiente as áreas de contato. A contenção permanente obviamente será necessária após o realinhamento; portanto, uma contenção lingual colada deve ser colocada antes que os bráquetes sejam removidos.

Correção de discrepâncias oclusais: aparelhos funcionais modificados como contenções ativas

Pode-se afirmar que um ativador consiste em contenções superiores e inferiores unidas por um bloco de mordida interoclusal. Apesar de o mais simples ativador ser mais complexo do que isso (ver Capítulo 13), a descrição ilustra o potencial de um aparelho funcional modificado para manter, simultaneamente, a posição dos dentes dentro das arcadas enquanto altera, mesmo que minimamente, as relações oclusais.

Um usuário típico de um ativador ou Bionator como uma contenção ativa seria um adolescente, do sexo masculino, que sofreu uma recidiva de 2 a 3 mm em direção a uma relação de classe II, após correção precoce. Pareceria exatamente como um aparelho funcional de contenção (ver Figura 18.5), exceto pelo fato de a mordida ter sido obtida para avançar a mandíbula os 2 a 3 mm necessários para corrigir a oclusão. Se o paciente ainda estiver passando por algum crescimento vertical (quase todos os adolescentes do sexo masculino com menos de 18 anos de idade se enquadram nessa categoria), talvez seja possível recuperar a posição oclusal apropriada dos dentes. O crescimento anteroposterior diferencial não é necessário para corrigir uma discrepância oclusal pequena – o movimento dental é inadequado –, mas algum crescimento vertical é exigido para prevenir a rotação para baixo e para trás da mandíbula. Para todos

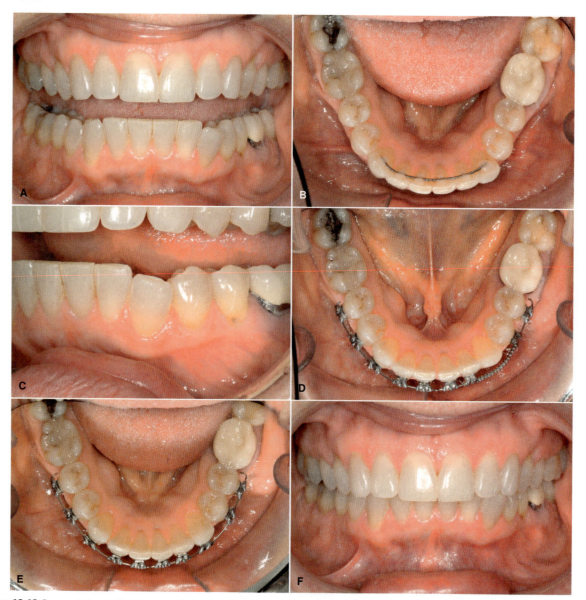

• **Figura 18.18** O novo tratamento em um paciente com deslocamento significativo de um dente (ou dentes) é feito de maneira muito mais eficiente com um aparelho vestibular colado do que com aparelhos removíveis de qualquer tipo. O novo tratamento para a paciente mostrado na Figura 18.16 exigiu enxerto ósseo periodontal e terapia de indução óssea, assim como reposicionamento ortodôntico das raízes deslocadas. **A** a **C.** Quatro anos após o tratamento, a paciente voltou com uma preocupação sobre a inclinação vestibular do canino direito inferior, que criou uma interferência oclusal e desgaste nesse dente, e isso a incomodava muito. A decisão foi colagem 5-5, abrir espaço para reposicionar o canino e, depois, verticalizá-lo. **D.** Mola helicoidal em posição no fio de aço 16 mil para abrir espaço. **E.** Fio de aço agora preso ao bráquete do canino. **F.** Realinhamento concluído após 6 meses de tratamento, com o uso de um arco retangular para posicionamento radicular final. (Cortesia do Dr. T. Shaughnessy.)

os fins práticos, isso significa que um aparelho funcional, como uma contenção ativa, pode ser utilizado em adolescentes, mas isso não é válido em adultos. A estimulação do crescimento esquelético com um dispositivo desse tipo simplesmente não acontece em adultos, pelo menos em uma extensão clinicamente útil.

O uso de um aparelho funcional como contenção ativa difere de seu uso como contenção pura. Como contenção, o objetivo de controlar o crescimento e o movimento dental é em grande proporção considerado um efeito colateral indesejável. Em contrapartida, espera-se que uma contenção ativa principalmente movimente os dentes – não se espera nenhuma alteração esquelética significativa. Um ativador ou Bionator como uma contenção ativa é indicado caso se procure não mais do que 3 mm de correção oclusal. Nessa distância, a correção pode ser alcançada guiando a erupção dos dentes superiores para posterior, e pelo direcionamento da erupção dos dentes inferiores, para anterior.

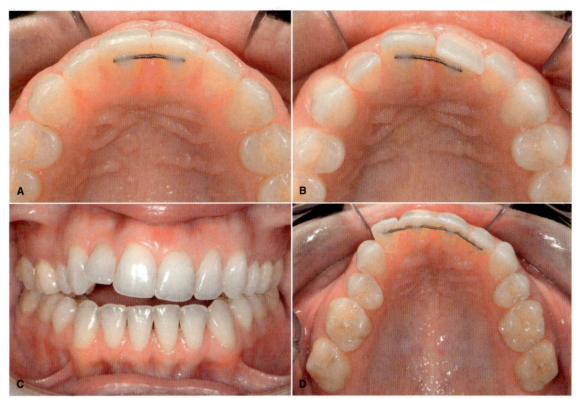

- **Figura 18.19** As contenções coladas para manter o fechamento de um incisivo central superior também podem produzir movimento dental indesejado. Fio flexível fixo da contenção no final do fechamento do diastema (**A**) e 8 anos depois (**B**). Uma foto aos 4 anos do tratamento mostrou irregularidade leve; obviamente, o torque ativo no que parecia um fio passivo persistiu. **C** e **D**. Foi sugerido que um fio de contenção colado aos incisivos laterais e centrais é uma forma mais estável de manter o fechamento do diastema central. É claro que esse nem sempre é o caso. (Cortesia do Dr. T. Shaughnessy.)

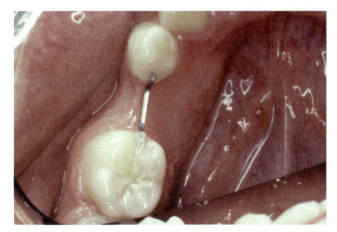

- **Figura 18.20** Uma contenção fixa (às vezes chamada de *splint A*) para manter o espaço para uma eventual reposição de um segundo pré-molar ausente. Um preparo raso foi feito no esmalte das cristas marginais adjacentes ao local de extração, e uma secção de fio 21 × 25, dobrada para fora da oclusão, é colada como uma contenção.

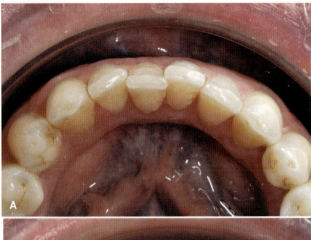
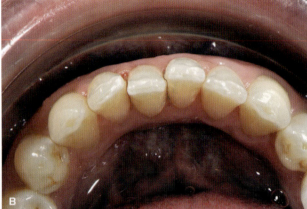
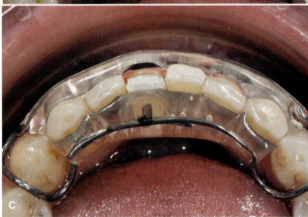

• **Figura 18.21** Remoção do esmalte interproximal para facilitar o alinhamento de incisivos inferiores apinhados. **A** e **B**. Antes e após o uso de uma tira de lixa revestida com carbeto, para remover o esmalte. As superfícies são polidas após o desgaste estar completo. Deve ser aplicado flúor tópico imediatamente após os procedimentos de desgaste, porque a camada de esmalte externa rica em flúor foi removida. **C**. Contenção ativa envelopada de canino a canino para este paciente imediatamente após a instalação. Foi feita conforme descrição na Figura 18.22 e deve ser usada em tempo integral até que os dentes estejam novamente no alinhamento.

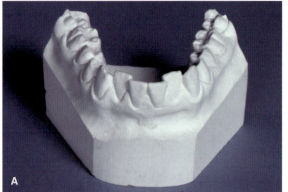
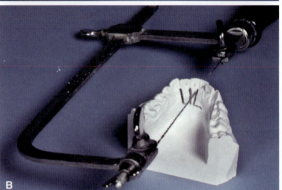
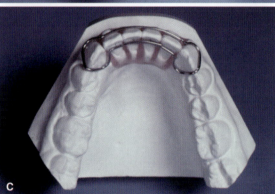

• **Figura 18.22** Passos na fabricação de um aparelho *clip* de canino a canino, para realinhar os incisivos inferiores. **A**. Recidiva de apinhamento incisal em um paciente que decidiu "tirar férias" do uso da contenção. Após os dentes terem sido desgastados apropriadamente, uma moldagem é feita para um modelo de laboratório. **B**. Um corte é feito com serra debaixo dos dentes, através do processo alveolar, até a distal dos incisivos laterais, e os cortes são feitos até, mas não através, dos pontos de contato. **C**. Os incisivos são removidos do modelo e separados nos pontos de contato, criando troquéis individuais, e o modelo é cortado para fornecer espaço para reposicionar os dentes; então os dentes são reposicionados com cera no alinhamento apropriado, e um fio de aço 28 mil é contornado ao redor da superfície vestibular e palatina dos dentes conforme exibido, com o fio se sobrepondo atrás dos incisivos centrais. Uma cobertura de resina acrílica é adicionada sobre o fio, completando o alinhador, que então parece exatamente uma contenção *clip* de canino a canino. No entanto, assim como um alinhador, o uso em tempo integral é essencial até que os dentes estejam de volta à posição.

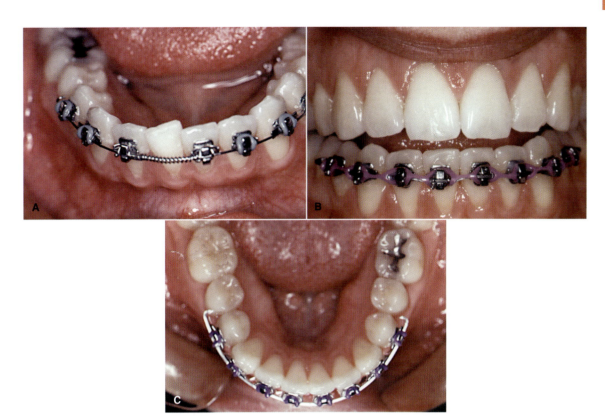

- **Figura 18.23** Para este paciente que estava preocupado com o apinhamento dos incisivos inferiores vários anos após o tratamento ortodôntico, excessivo desgaste do esmalte interproximal teria sido necessário para obter o realinhamento com um aparelho removível *clip*. Nessa circunstância, um aparelho fixo parcial, com bráquetes colados apenas no segmento a ser realinhado, é a abordagem mais prática. **A.** O aparelho colado do primeiro pré-molar ao primeiro pré-molar, com uma mola espiral no fio de aço 16 mil para abrir o espaço para o incisivo central direito rotacionado e apinhado. **B** e **C.** Alinhamento dos incisivos com fio de níquel-titânio (NiTi) retangular após o espaço ser aberto, o que se completou 4 meses após o tratamento começar. Nesse ponto, uma contenção lingual fixa pode ser colada antes que os bráquetes e o fio ortodôntico sejam removidos.

Referências bibliográficas

1. Ormiston JP, Huang GJ, Little RM, et al. Retrospective analysis of long-term stable and unstable orthodontic treatment outcomes. *Am J Orthod Dentofacial Orthop.* 2005;128:568-574.
2. Joondeph DR, Huang G, Lirrle R. Stability, retention, and relapse. In: Graber TM, Vararsdall RL, Vig KWL, Huang G, eds. *Orthodontics: Current Principle and Techniques.* 6th ed. St. Louis: Mosby; 2017.
3. Reitan K. Tissue rearrangement during the retention of orthodontically rotated teeth. *Angle Orthod.* 1959;29:105-113.
4. Schott TC, Schlipf C, Glasl B, et al. Quantification of patient compliance with Hawley retainers and removable functional appliances during the retention phase. *Am J Orthod Dentofacial Orthop.* 2013;144:533-540.
5. Behrents RG. *A treatise on the continuum of growth in the aging craniofacial skeleton.* Ann Arbor: University of Michigan Center for Human Growth and Development; 1984.
6. Khosravi R, Cohanim B, Hujoel P, et al. Management of overbite with the Invisalign appliance. *Am J Orthod Dentofacial Orthop.* 2017;151:691-699.
7. Steinnes J, Johnsen G, Kerosuo H. Stability of orthodontic treatment outcome in relation to retention status. *Am J Orthod Dentofacial Orthop.* 2017;151:1027-1033.
8. Mollov ND, Lindauer SJ, Best AM, et al. Patient attitudes toward retention and perceptions of treatment success. *Angle Orthod.* 2010;80:468-473.
9. Tynelius GE, Bondemark L, Lilja-Karlander E. Evaluation of orthodontic treatment after 1 year of retention – a randomized controlled trial. *Eur J Orthod.* 2010;32:542-547.
10. Mai W, He J, Meng H, Jiang Y, et al. Comparison of vacuum-formed and Hawley retainers: a systematic review. *Am J Orthod Dentofacial Orthop.* 2014;145:720-727.
11. Tynelius EG, Petrén S, et al. Five-year postretention outcomes of three retention methods – a randomized controlled trial. *Eur J Orthod.* 2015;37:345-353.
12. Zachrisson BU. Long-term experience with bonded retainers: update and clinical advice. *J Clin Orthod.* 2007;41:728-737.
13. Booth FA, Edelman JM, Proffit WR. Twenty-year follow-up of patients with permanently bonded mandibular canine-to-canine retainers. *Am J Orthod Dentofacial Orthop.* 2008;133:70-76.
14. Sim HY, Kim HS, Jung DU, et al. Association between orthodontic treatment and periodontal diseases: results from a national survey. *Angle Orthod.* 2017;87:651-657.
14a. Shaughnessy TG, Proffit WR, Samara SA. Inadvertent tooth movement with fixed lingual retainers. *Am J Orthod Dentofac Orthop.* 2016;149:277-286.
15. Al-Nimri K, Al Habashneh R, Obeidat M. Gingival health and relapse tendency: a prospective study of two types of lower fixed retainers. *Aust Orthod J.* 2009;25:142-146.
16. Shah AA, Elcock C, Brook AH. Incisor crown shape and crowding. *Am J Orthod Dentofacial Orthop.* 2003;123:562-567.
17. Zachrisson BU, Nyøygaard L, Mobarak K. Dental health assessed more than 10 years after interproximal enamel reduction of mandibular anterior teeth. *Am J Orthod Dentofacial Orthop.* 2007;131:162-169.

PARTE 7

Tratamento para Adultos

A ortodontia em adultos é o tipo de tratamento ortodôntico que tem mais crescido nos últimos anos, partindo de relativamente raro antes dos anos 1980 para um procedimento hoje rotineiro. Nos EUA, os adultos (aqueles com idade superior a 18 anos no início do tratamento) agora compõem cerca de 30% dos pacientes em tratamento ortodôntico ativo. Uma tendência semelhante está ocorrendo na prática ortodôntica em todo o mundo, com porcentagem um pouco inferior à dos EUA em países menos desenvolvidos, mas aumentando firmemente em todos os lugares. A ortodontia em adultos, neste aspecto, é um dos principais componentes da prática ortodôntica.

Isso não significa que os procedimentos realizados no tratamento podem ser os mesmos empregados para adolescentes ou crianças. Talvez a maior diferença seja que, para adultos, outros tipos de tratamento odontológico são quase sempre necessários, tornando a abordagem interdisciplinar e a cooperação uma necessidade desde o início. A prevalência de problemas periodontais aumenta com a idade, e até mesmo adultos jovens poderão necessitar de algum nível de atenção periodontal, que pode ser realizada por um dentista clínico habituado a esse tipo de tratamento ou por um periodontista. Com o envelhecimento dos pacientes adultos, o tratamento ortodôntico deve ser realizado no contexto de uma dentição já utilizada, com dentes desgastados e implicações restauradoras e não de maneira semelhante ao tratamento realizado em uma dentição jovem, como a encontrada em adolescentes. A ausência de crescimento nos adultos (ou, mais especificamente, os pequenos incrementos de crescimento contínuo) significa que o controle do crescimento não é uma opção de tratamento – tudo é feito com movimento dental, dentística restauradora ou cirurgia ortognática. Nesse sentido, planejar um tratamento ortodôntico para adultos pode ser mais fácil, porque não há incertezas relacionadas com a quantidade e a direção de crescimento; contudo, tratar adultos requer um alto nível de habilidade técnica, conhecimento sobre outras especialidades e compreensão de biomecânica.

Há muitas outras considerações que são particularmente importantes no tratamento de adultos:

1. O plano de tratamento deve envolver todos os cirurgiões-dentistas que desempenharão algum papel no tratamento. O planejamento não pode ser realizado pelo ortodontista isoladamente. Com um grupo de especialistas formado, uma pergunta importante é "Quem é o maestro desta orquestra?". Isso, evidentemente, depende dos detalhes do tratamento, mas quando são necessárias restaurações extensas ou substituição de dentes, o planejamento deve iniciar com o que o protesista ou o profissional da dentística restauradora desejam como ponto de partida, e se estender até o ponto em que aquelas metas possam ser alcançadas.
2. Tendo em vista que muitas especialidades estão frequentemente envolvidas no diagnóstico, decisões e execução do tratamento, faz até mais sentido iniciar o tratamento com o resultado final em mente. Isso pode ser conseguido com um *setup* diagnóstico, que pode ser utilizado como ferramenta de diagnóstico e comunicação entre os membros da equipe de tratamento e entre estes e o paciente, e a coordenação disso com as metas faciais do tratamento.
3. A oclusão dental ideal e a aparência facial não são necessariamente uma meta terapêutica adequada, até mesmo para adultos que receberão tratamento ortodôntico corretivo envolvendo aparelhos ortodônticos fixos em todos os dentes e tratamento especializado. Há diferença entre o tratamento ortodôntico realista, focado nos problemas do paciente, e o tratamento ideal, que almeja a perfeição. Isso deve ser avaliado no contexto do custo e risco *versus* benefício ao paciente em vários procedimentos do tratamento, então a discussão das opções de tratamento e o consentimento genuinamente informado são muito importantes.
4. Adultos reagem ao fato de estarem realizando tratamento ortodôntico de maneira diferente de crianças e adolescentes em dois pontos: quase sempre eles estão muito interessados no tratamento e querem compreender o que está acontecendo e o porquê; assim, eles requerem mais

tempo clínico para explicações e também sentem mais dor ou são menos tolerantes a ela do que pacientes mais jovens. Desse modo, medicação para controle da dor é mais importante para eles.

5. O controle de doenças é fundamental antes do início do tratamento ortodôntico. Como foi observado anteriormente neste livro, isso significa manter alterações dentárias e periodontais sob controle, o que pode adicionar tratamento endodôntico e cirúrgico aos tipos de tratamento. Essas inter-relações são analisadas no Capítulo 19.

O Capítulo 19 enfatiza o tratamento ortodôntico inter-relacionado com outras especialidades odontológicas, exceto a cirurgia bucomaxilofacial, e o Capítulo 20 acrescenta a cirurgia ortognática às considerações em planejamento e execução do tratamento coordenado. Embora o foco esteja na ortodontia em ambos os capítulos, uma discussão dos procedimentos de tratamento por especialistas de outras áreas da Odontologia foi incluída na discussão do tratamento interdisciplinar. No Capítulo 20, as opções cirúrgicas e a interação cirurgião-ortodontista na sequência e condução do tratamento receberam atenção especial.

19

Considerações Especiais no Tratamento para Adultos

VISÃO GERAL DO CAPÍTULO

Tratamento conservador *versus* tratamento corretivo, 589

Princípios do tratamento conservador, 590
Objetivos do tratamento, 590
Considerações diagnósticas e sobre o plano de tratamento, 590
Considerações biomecânicas, 591
O tempo e a sequência de tratamento, 592

Procedimentos terapêuticos conservadores, 593
Verticalização de dentes posteriores, 593
Correção da mordida cruzada, 597
Extrusão, 598
Alinhamento de dentes anteriores, 601

Tratamento corretivo em adultos, 604
Considerações psicológicas, 604
Disfunção temporomandibular como motivo do tratamento ortodôntico, 606
Considerações periodontais, 608
Interações prótese-implantodontia, 615
Procedimentos complexos do tratamento, 622

Resumo, 645

Tratamento conservador *versus* tratamento corretivo

Em geral, os ortodontistas consideram os adultos como aqueles cujo crescimento está essencialmente completado. A idade média de corte para as mulheres é de 18 anos (o que significa que, para aquelas que amadurecem mais lentamente, será mais tarde), mas para os homens é de 20 ou 21 anos, simplesmente porque os homens ainda estão crescendo nessa idade. Os pacientes que procuram tratamento ortodôntico reúnem-se em dois grupos bem diferentes: (1) adultos jovens (especificamente com idade inferior a 35 anos, geralmente com idade em torno de 20 anos) que desejavam, mas não receberam, tratamento ortodôntico corretivo quando mais jovens, e agora o procuram porque se tornaram financeiramente independentes, e (2) um grupo mais velho, especificamente com idade em torno de 40 ou 50 anos, que apresentam outros problemas dentários e necessitam de tratamento ortodôntico como parte de um plano de tratamento mais abrangente.

Para o primeiro grupo, a meta é melhorar sua qualidade de vida. Eles geralmente procuram o máximo de melhora possível. Eles podem ou não necessitar de tratamento corretivo por

especialistas de outras áreas, mas geralmente necessitam de atendimento interdisciplinar. A meta do segundo grupo é bem diferente. Eles normalmente procuram manter o que têm, não necessariamente atingir o resultado ortodôntico ideal. Para eles, o tratamento ortodôntico é necessário para atingir metas específicas que deixariam o controle de problemas dentários e restaurações de dentes ausentes mais fácil e eficiente; portanto, o tratamento ortodôntico é um procedimento auxiliar para as metas periodontais e restauradoras mais abrangentes.

O tratamento ortodôntico conservador, particularmente os procedimentos mais simples, geralmente pode e deveria ser conduzido no contexto da prática odontológica generalista. Em adultos, o crescimento já está concluído e não é mais uma variável que exige consideração no gerenciamento do tratamento, e os tipos e a magnitude do movimento dental necessário para a maioria dos procedimentos conservadores são simples. O tratamento ortodôntico não requer familiaridade com os princípios da ortodontia corretiva, mas pressupõe o entendimento do diagnóstico e o plano de tratamento ortodôntico.

Em contrapartida, a discussão sobre o tratamento corretivo em adultos na parte final deste capítulo baseia-se nos princípios discutidos nos Capítulos 15 a 17 e enfatiza os aspectos do tratamento corretivo para adultos, que são diferentes do tratamento para pacientes mais jovens. O tratamento ortodôntico corretivo total em adultos tende a ser difícil e exige boa técnica. A ausência de crescimento significa que o controle do crescimento para tratar discrepâncias esqueléticas não é possível. As únicas possibilidades são movimentação dentária para camuflagem ou cirurgia ortognática, mas a utilização de ancoragem esquelética está ampliando a atuação da ortodontia e incluindo alguns pacientes que necessitariam de cirurgia até poucos anos atrás. As aplicações da ancoragem esquelética são discutidas e ilustradas em detalhe neste capítulo; uma discussão sobre ancoragem esquelética *versus* cirurgia segue no Capítulo 20.

O tratamento ortodôntico conservador em adultos é, por definição, a movimentação dentária conduzida com o objetivo de facilitar outros procedimentos odontológicos necessários para controlar doenças, restaurar a função e/ou melhorar a aparência. Frequentemente, o tratamento envolve apenas uma parte da dentição, e o objetivo principal geralmente é tornar mais fácil ou mais efetivo repor os dentes ausentes ou danificados. Facilitar o controle dos problemas periodontais do paciente é frequentemente um objetivo secundário e, às vezes, o objetivo principal. A duração do tratamento tende a ser de poucos meses, raramente é superior a 1 ano, e a contenção a longo prazo geralmente é promovida por restaurações. Seja com o envolvimento de um de vários profissionais, o tratamento ortodôntico conservador deve ser coordenado cuidadosamente com o tratamento periodontal e restaurador.

Em contrapartida, o objetivo do tratamento ortodôntico corretivo total para adultos é o mesmo do tratamento realizado em adolescentes: obter a melhor combinação entre estética dentária e facial, oclusão dentária e estabilidade do resultado para maximizar os benefícios ao paciente. O tratamento ortodôntico corretivo requer um aparelho ortodôntico fixo em todos os dentes ou um alto nível de habilidade na realização da terapia com alinhadores transparentes. A intrusão de alguns dentes provavelmente é necessária, a cirurgia ortognática pode ser considerada para melhorar as relações maxilares e a duração do tratamento com bráquetes colados ultrapassa 1 ano. Adultos em tratamento ortodôntico corretivo são os principais candidatos a utilizar aparelhos estéticos; os principais exemplos são bráquetes cerâmicos, alinhadores transparentes e aparelhos com bráquetes linguais. A complexidade dos procedimentos necessários ao tratamento significa que o especialista em ortodontia provavelmente será mais eficiente na execução do tratamento.

Princípios do tratamento conservador

Objetivos do tratamento

Independentemente de qual seja a condição oclusal original, as metas do tratamento conservador devem ser:

- Melhorar a saúde periodontal por meio da eliminação de áreas de acúmulo de placa e melhora do contorno alveolar adjacente aos dentes
- Estabelecer proporções coroa/raiz favoráveis e posicionar os dentes de maneira que as forças oclusais sejam transmitidas através do longo eixo dos dentes
- Facilitar o tratamento restaurador por meio do posicionamento dos dentes de maneira que:
  - Técnicas melhores e mais conservadoras (incluindo implantes) possam ser utilizadas
  - Possa ser obtida a estética ideal com restaurações, facetas ou coroas de porcelana.

O tratamento ortodôntico conservador normalmente envolverá algum ou todos os seguintes procedimentos:

1. Reposicionamento dos dentes que se deslocaram depois de extrações ou perda óssea, de maneira que próteses fixas ou próteses parciais removíveis de melhor qualidade possam ser construídas ou implantes possam ser posicionados.
2. Alinhamento dos dentes anteriores para permitir restaurações mais estéticas ou esplintagem adequada, enquanto é mantido osso interproximal de boa qualidade e preservada a forma das ameias.
3. Correção da mordida cruzada, caso esta comprometa a função mandibular (nem todas as mordidas cruzadas comprometem).
4. Forçar a erupção de dentes gravemente danificados para:
   - Expor a estrutura radicular na qual seja possível fixar coroas ou
   - Nivelar as margens ósseas e regenerar o osso alveolar.

Uma regra antiga diz que, para deixar claro o que é algo, é oportuno salientar o que ele não é, embora seja confundido como tal. Assim, seguem algumas deduções importantes:

- O tratamento ortodôntico para disfunção temporomandibular (DTM) não deve ser considerado tratamento conservador
- Embora a intrusão de dentes possa ser parte importante do tratamento corretivo em adultos, ela provavelmente deve ser gerenciada pelo ortodontista mesmo quando é um procedimento conservador, devido à dificuldade técnica envolvida e à possibilidade de complicações periodontais. Como orientação geral no tratamento de adultos com comprometimento

periodontal e perda óssea, os incisivos inferiores que estejam excessivamente extruídos têm melhor tratamento com redução da altura coronária, que tem a vantagem adicional de melhorar a proporção final coroa/raiz dos dentes. Para outros dentes, as relações dentolabiais devem ser mantidas em mente, quando a redução da altura coronária é considerada
- Não se devem realizar desgastes interproximais nas superfícies de contato do esmalte dos dentes anteriores quando houver apinhamento superior a 3 a 4 mm. Pode ser vantajoso desgastar dentes posteriores para proporcionar espaço para o alinhamento dos incisivos, mas isso requer aparelho ortodôntico fixo em todos os dentes e não pode ser considerado tratamento conservador.

Considerações diagnósticas e sobre o plano de tratamento

Planejar um tratamento conservador requer dois passos: (1) coletar uma base de dados diagnósticos adequada e (2) desenvolver uma lista completa, mas clara, dos problemas do paciente, tomando o cuidado de não enfatizar desnecessariamente algum aspecto de uma situação complexa. A importância desse estágio de planejamento no tratamento ortodôntico conservador não pode ser subestimada, uma vez que a solução de problemas específicos do paciente pode envolver a síntese de muitos ramos da Odontologia. No tratamento conservador, a dentística restauradora geralmente é a arquiteta principal do plano de tratamento, e a ortodontia (independentemente de o ortodontista fazer ou não parte da equipe de tratamento) atua com o objetivo de facilitar o tratamento restaurador.

Entretanto, os passos delineados no Capítulo 6 devem ser seguidos quando se desenvolve a lista de problemas. A anamnese e o exame clínico são os mesmos, independentemente do tipo de tratamento ortodôntico. Os registros diagnósticos para tratamento ortodôntico conservador, contudo, diferem dos registros realizados em adolescentes e crianças em muitos pontos importantes.

Para essa população adulta e com comprometimento dentário, os registros geralmente devem incluir radiografias periapicais para complementar a radiografia panorâmica, que geralmente é suficiente para pacientes mais jovens e saudáveis (Figura 19.1). Quando há presença de doença periodontal ativa, a radiografia panorâmica não fornece detalhes suficientes. A orientação revisada da U.S. Food and Drug Administration de 2014 (ver Tabela 6.8) deve ser seguida para determinar exatamente quais radiografias são necessárias para avaliar o estado da saúde bucal do paciente. O American Board of Orthodontics, atualmente, requer evidência de pré-tratamento da condição periodontal de todos os pacientes adultos.[1]

Para tratamento ortodôntico conservador com aparelho ortodôntico fixo parcial, a radiografia cefalométrica pré-tratamento geralmente não é necessária, mas é importante antecipar o impacto de vários movimentos dentários na estética facial. Em alguns casos, métodos de predição computadorizados, utilizados no tratamento corretivo (ver Capítulo 7), podem ser úteis no planejamento do tratamento conservador. A montagem de modelos no articulador pode ser necessária, uma vez que facilita o planejamento de procedimentos restauradores associados.

Uma vez que todos os problemas foram identificados e categorizados, a pergunta-chave para o planejamento é: a oclusão pode ser corrigida com as posições dentárias atuais, ou alguns dentes devem ser movimentados para alcançar um resultado satisfatório, estável, saudável e com boa estética? O objetivo de proporcionar uma oclusão fisiológica e facilitar outros tratamentos odontológicos tem pouco do conceito de Angle de oclusão ideal. Nesse aspecto, é importante considerar a diferença entre um plano de tratamento realista e um plano de tratamento ideal. Em pacientes mais velhos,

CAPÍTULO 19   Considerações Especiais no Tratamento para Adultos   591

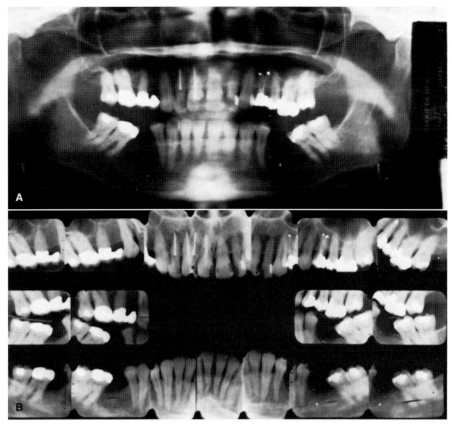

• **Figura 19.1** A e B. Para adultos periodontalmente comprometidos, que são os candidatos habituais para tratamento ortodôntico conservador, as radiografias periapicais das áreas que serão tratadas, bem como uma radiografia panorâmica, geralmente são necessárias. Atualmente, a doença periodontal é a principal indicação para radiografias periapicais. Para este paciente, que é candidato a tratamento ortodôntico conservador, detalhes adequados da morfologia radicular, problemas dentários e análise do colapso periodontal são visualizados apenas com a realização cuidadosa de radiografias periapicais.

buscar um resultado "ideal" pode envolver mais tratamento do que o que seria realmente benéfico para o paciente.

Obviamente, o tempo necessário para qualquer tratamento ortodôntico depende da gravidade do problema e da quantidade de movimento dentário desejado; no entanto, com a utilização eficiente de aparelhos ortodônticos, é possível alcançar os objetivos do tratamento conservador em 6 meses. De maneira prática, isso significa que, assim como o tratamento ortodôntico corretivo, a maioria dos tratamentos ortodônticos conservadores não pode ser bem conduzida com aparelhos removíveis tradicionais. O tratamento requer aparelhos fixos ou uma sequência de alinhadores transparentes, para que seja realizado em um período de tempo razoável. Além disso, fica cada vez mais evidente que a ancoragem esquelética torna o movimento dentário conservador mais efetivo e eficiente. O tratamento conservador é realizado quase sempre com o auxílio de parafusos ósseos.

Considerações biomecânicas

Características do aparelho ortodôntico

Quando um aparelho ortodôntico fixo parcial é utilizado para tratamento ortodôntico conservador, com a possível exceção do alinhamento dos dentes anteriores, recomenda-se a utilização de aparelho do tipo *edgewise* com encaixe 22 e bráquetes geminados. O encaixe retangular do bráquete (*edgewise*) permite o controle das inclinações axiais vestibulolinguais, e a relativa largura do bráquete ajuda a controlar rotações indesejáveis e inclinações, e o encaixe maior permite a utilização de arcos de estabilização que

são um pouco mais rígidos que aqueles geralmente utilizados no tratamento ortodôntico corretivo.

Recentemente, maior desenvolvimento no tratamento com alinhadores transparentes (ver Capítulo 10) forneceu um tipo efetivo de aparelho removível, que pode ser bem indicado para o alinhamento de dentes anteriores. Aparelhos removíveis do tipo tradicional, com acrílico e fios metálicos, dificilmente são eficazes para tratamento conservador (ou corretivo). Eles geralmente são desconfortáveis e provavelmente utilizados por poucas horas durante o dia para serem eficazes. Com os alinhadores transparentes, tanto o desconforto quanto a interferência na fala e na mastigação são minimizados, e a cooperação do paciente melhora. A melhor aparência dos alinhadores transparentes também é um fator responsável por sua escolha para alinhar dentes anteriores.

Apesar dessa vantagem estética, há limitações biomecânicas. O controle do posicionamento radicular é extremamente difícil com a utilização dos alinhadores transparentes, e também é difícil corrigir rotações e extruir dentes (ver Boxe 10.1). Caso essas limitações não sejam importantes em algum caso específico de tratamento ortodôntico conservador, os alinhadores transparentes podem ser considerados. Se houver limitações, praticamente todos os casos de adultos que são candidatos a tratamento conservador aceitarão um aparelho lingual ou um aparelho fixo visível.

Os bráquetes *edgewise* modernos, do tipo pré-ajustado, são desenhados para serem utilizados em uma posição específica de um dente específico. O posicionamento do bráquete em sua posição ideal em cada dente significa que cada dente será reposicionado, caso necessário, para atingir a oclusão ideal (Figura 19.2A). Como o tratamento conservador realiza apenas movimentos dentários limitados, geralmente não é necessário, nem desejável, alterar o posicionamento de todos os dentes da arcada. Por esse motivo, em um aparelho fixo parcial para tratamento conservador, os bráquetes estão posicionados em uma posição ideal apenas nos dentes a serem movimentados, e os dentes restantes incorporados ao sistema de ancoragem têm seus bráquetes colados de maneira que seus encaixes estejam alinhados (Figura 19.2B). Isso permite que os segmentos de fio utilizados para estabilização sejam inseridos passivamente nos bráquetes com pouca necessidade de dobras. A adaptação passiva de fios aos dentes de ancoragem produz alterações mínimas nos dentes que estão em uma posição fisiologicamente satisfatória. Esse aspecto fundamental está ilustrado em mais detalhes nas seções com procedimentos específicos de tratamento que seguem.

Efeitos do suporte periodontal reduzido

Como os pacientes que necessitam de tratamento ortodôntico conservador geralmente apresentam perda de osso alveolar devido à doença periodontal antes de esta estar controlada, a quantidade de suporte ósseo de cada dente é uma consideração especial importante. Quando se perde osso, a área de ligamento periodontal (LP) diminui, e a mesma força aplicada à coroa produz maior pressão no LP de dentes periodontalmente comprometidos que em dentes com suporte periodontal normal. A magnitude absoluta da força utilizada para movimentar os dentes deve ser reduzida em casos em que o suporte periodontal foi perdido. Além disso, quanto maior a perda óssea, menor a área de suporte radicular e maior o deslocamento do centro de resistência para uma posição mais apical (Figura 19.3). Isso afeta os momentos criados por forças aplicadas à coroa e os momentos necessários para controlar o movimento radicular. Em termos gerais, o movimento dentário é possível mesmo com perda óssea, mas forças mais suaves e momentos relativamente maiores são necessários.

O tempo e a sequência de tratamento

No desenvolvimento de qualquer plano de tratamento ortodôntico, o primeiro passo é o controle de qualquer doença dentária ativa (Figura 19.4). Antes de qualquer movimentação dentária, cáries ativas e patologias pulpares devem ser eliminadas por meio de exodontias, procedimentos restauradores e tratamento pulpar ou apical quando necessário. Dentes endodonticamente tratados respondem normalmente à força ortodôntica, caso todas as inflamações residuais crônicas sejam eliminadas.[2] Antes do tratamento ortodôntico, os dentes devem receber restaurações de boa qualidade em amálgama ou resina composta. Restaurações que requerem anatomia oclusal detalhada não devem ser realizadas até que o tratamento ortodôntico conservador esteja completo, visto que a oclusão inevitavelmente sofrerá mudanças. Isso poderia tornar necessária a reconstrução de coroas, próteses fixas ou próteses parciais removíveis.

A doença periodontal também deve ser controlada antes de o tratamento ortodôntico se iniciar, uma vez que a movimentação dentária ortodôntica superposta a uma condição periodontal pouco controlada pode levar a um colapso rápido e irreversível do sistema

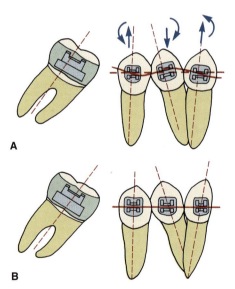

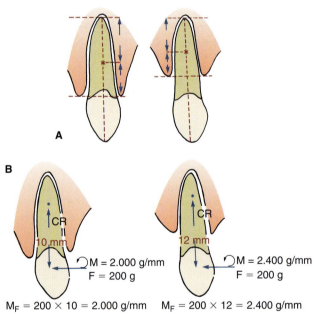

• **Figura 19.2 A.** Bráquetes posicionados na posição "ideal" em dentes de ancoragem moderadamente irregulares utilizados para a verticalização do molar. Para o tratamento ortodôntico conservador, a movimentação dos dentes de ancoragem geralmente é indesejável; entretanto, um segmento de fio reto irá movimentá-los caso os bráquetes sejam posicionados dessa forma. **B.** Bráquetes posicionados na posição de máxima conveniência, alinhados de maneira que um segmento de fio reto possa ser instalado sem movimentar os dentes de ancoragem. Isso torna o procedimento mais fácil caso não se deseje movimentação dos dentes de ancoragem. Para procedimentos ortodônticos conservadores, tais como a verticalização de molares, recomendam-se a utilização de bráquetes pré-ajustados com encaixe 22 e a utilização de fios de calibre inferior ao encaixe do bráquete, a fim de reduzir o movimento vestibulolingual indesejado dos dentes de ancoragem, até mesmo se os bráquetes estiverem alinhados em outros planos do espaço.

• **Figura 19.3 A.** O centro de resistência de um único dente rotacionado encontra-se aproximadamente a seis décimos da distância entre o ápice do dente e a crista óssea alveolar. A perda de altura do osso alveolar, como no dente da direita, movimenta o centro de resistência para mais próximo do ápice radicular. **B.** A magnitude do momento de inclinação produzido por uma força é igual à magnitude da força multiplicada pela distância do ponto de aplicação da força ao centro de resistência. Caso o centro de resistência se desloque apicalmente, o momento de inclinação produzido pela força (M_F) aumenta, e um maior contramomento, produzido por um binário aplicado ao dente (M_c), seria necessário para produzir um movimento de corpo. Isso é quase impossível de se obter com os aparelhos removíveis tradicionais e muito difícil de se obter com alinhadores transparentes, mesmo quando *attachments* são adicionados. De maneira prática, um aparelho fixo é necessário se o movimento radicular for o objetivo em pacientes que apresentam perda de altura do osso alveolar. CR, centro de resistência; F, força; M, momento de força.

CAPÍTULO 19 Considerações Especiais no Tratamento para Adultos

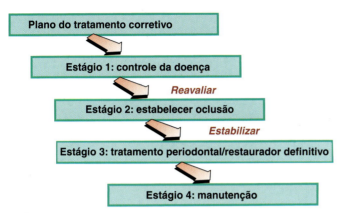

- **Figura 19.4** A sequência de passos no tratamento de pacientes que requerem tratamento ortodôntico conservador. A ortodontia é utilizada para estabelecer a oclusão, mas apenas depois de o controle da doença ter sido realizado, e a oclusão deverá ser estabilizada antes de o tratamento restaurador definitivo ser instaurado.

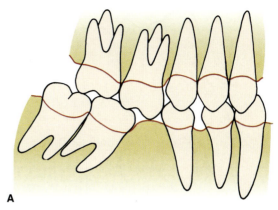

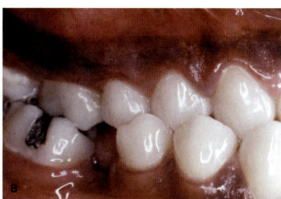

- **Figura 19.5 A.** A perda de um molar inferior pode levar à inclinação e ao deslocamento dos dentes adjacentes, contatos interproximais indesejáveis, contorno gengival insatisfatório, redução do osso inter-radicular e extrusão de dentes que não têm antagonista. Como o contorno ósseo segue a junção cemento esmalte, pseudobolsas se formam adjacentemente aos dentes inclinados. **B.** Observe a perda de osso alveolar na área em que o primeiro molar inferior foi extraído há muitos anos. O deslocamento mesial e a inclinação do segundo molar fecharam metade do espaço. A mordida cruzada posterior do paciente, entretanto, não está relacionada à perda precoce do molar.

de suporte periodontal.[3] Raspagem coronorradicular, curetagem (com retalho aberto, caso necessário) e enxertos gengivais devem ser realizados quando necessário. A eliminação cirúrgica de bolsa periodontal e as cirurgias ósseas devem ser postergadas para depois da fase ortodôntica do tratamento, visto que ocorre significativa remodelação de tecidos moles e ósseos durante a movimentação dentária ortodôntica. Estudos clínicos demonstraram que o tratamento ortodôntico de adultos com tecidos periodontais normais ou comprometidos pode ser finalizado sem perda da inserção óssea, se houver acompanhamento periodontal inicialmente e durante o movimento dentário.[4]

Durante essa fase preparatória, o entusiasmo do paciente com relação ao tratamento e sua habilidade para manter uma boa higiene bucal devem ser cuidadosamente monitorados. O tratamento ortodôntico conservador tem a capacidade de proporcionar mais danos que benefícios em pacientes que não são capazes ou não manterão boa higiene bucal. Entretanto, caso a doença possa ser controlada, o tratamento ortodôntico conservador pode melhorar consideravelmente o resultado final dos procedimentos restauradores e periodontais.

Procedimentos terapêuticos conservadores

Verticalização de dentes posteriores

Considerações sobre o plano de tratamento

Quando um primeiro molar permanente é perdido durante a infância ou adolescência e não é substituído, o segundo molar desloca-se mesialmente, e os pré-molares muitas vezes inclinam-se distalmente e rotacionam, abrindo espaço entre eles. Com o movimento dentário, o tecido gengival adjacente fica dobrado e distorcido, formando uma pseudobolsa para o acúmulo de placa, que pode ser quase impossível de o paciente higienizar (Figura 19.5). A correção do posicionamento dos dentes elimina essa condição potencialmente patológica e apresenta a vantagem adicional de simplificar os procedimentos restauradores finais.

Quando a verticalização do molar é planejada, algumas perguntas inter-relacionadas devem ser respondidas:

- Caso o terceiro molar esteja presente, o segundo e o terceiro molares devem ser verticalizados? Para muitos pacientes, o posicionamento distal do terceiro molar o movimentaria para uma posição na qual não poderia ser mantida boa higiene ou não estaria em oclusão funcional. Nessas circunstâncias, é mais apropriado extrair o terceiro molar e simplesmente verticalizar o segundo molar remanescente. Caso se deseje verticalizar ambos os molares, uma modificação importante da técnica é necessária, conforme descrito a seguir
- Como dentes inclinados devem ser verticalizados? Por movimento distal da coroa (inclinação), que poderia aumentar o espaço disponível para uma prótese fixa ou implante, ou por movimento mesial da raiz, que poderia reduzir ou mesmo fechar o espaço edêntulo? Para a maioria dos pacientes, é preferido o tratamento por inclinação distal do segundo molar e uma ponte ou implante para substituir o primeiro molar (Figura 19.6). Caso já tenha ocorrido reabsorção extensa do osso alveolar, particularmente em sua dimensão vestibulolingual, o fechamento do espaço com o movimento mesial de uma raiz molar volumosa em direção a um osso alveolar estreito ocorrerá muito lentamente. Se a verticalização com fechamento de espaço puder ser realizada com sucesso, a ancoragem esquelética na forma de um dispositivo temporário de ancoragem esquelética geralmente é necessária, e o tempo de tratamento dura em torno de 3 anos
- A extrusão de um molar inclinado é possível? A verticalização de um dente com inclinação mesial por meio de sua inclinação para

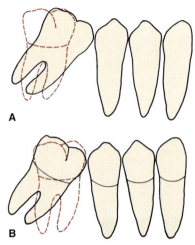

- **Figura 19.6** **A.** A verticalização de um molar inclinado por movimentação distal da coroa leva ao aumento no espaço disponível para uma prótese unitária ou implante, enquanto a verticalização do molar por movimentação mesial da raiz (**B**) reduz o espaço e pode eliminar a necessidade de prótese; entretanto, esse movimento dentário pode ser muito difícil e demorado para ser concluído, especialmente se o osso alveolar tiver sido reabsorvido na área em que um primeiro molar foi extraído há muitos anos (ver Figura 19.36).

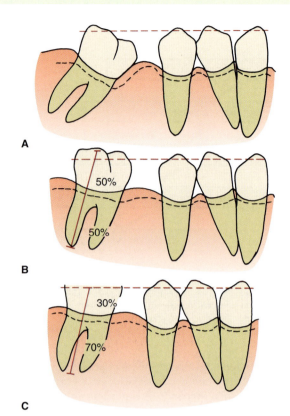

- **Figura 19.7** **A** a **C.** A verticalização de um molar inclinado aumenta a altura coronária, enquanto reduz a profundidade da bolsa mesial. A subsequente redução coronária reduz a interferência oclusal e também melhora a proporção entre altura coronária e extensão de raiz osteossuportada do molar; assim, a redução da altura da coroa do molar é parte rotineira da verticalização de molares.

distal, deixando o ápice radicular em sua posição pré-tratamento, também o extrui. Isso tem a vantagem de reduzir a profundidade da pseudobolsa encontrada em sua superfície mesial e, uma vez que a gengiva inserida segue a junção amelocementária enquanto a junção mucogengival permanece estável, isso também aumenta a largura do tecido queratinizado naquela área. Além disso, se a altura da coroa clínica for sistematicamente desgastada à medida que ocorre o processo de verticalização, a proporção final entre altura coronária e radicular será melhorada (Figura 19.7). A menos que uma extrusão suave ou uma redução na altura coronária seja aceitável, o que geralmente é o caso, o paciente deve ser considerado com problemas que requerem tratamento ortodôntico corretivo e tratado como tal.

- Os pré-molares devem ser reposicionados como parte do tratamento? Isso dependerá da posição desses dentes no plano de tratamento restaurador, mas, em muitos casos, a resposta é *sim*. É particularmente desejável fechar os espaços entre os pré-molares quando da verticalização dos molares, uma vez que isso melhorará o prognóstico periodontal e a estabilidade a longo prazo. Em alguns casos, a verticalização do molar seguida da movimentação do pré-molar em seu encontro proporcionará melhor local para o posicionamento do implante mesialmente ao pré-molar.

Na verticalização do molar, o tempo de tratamento variará de acordo com o tipo e a extensão do movimento dentário requerido. Verticalizar um segundo molar com inclinação para distal da coroa é muito mais rápido que com movimentação mesial da raiz. A falha em eliminar interferências oclusais prolongará o tratamento. Os casos mais simples devem ser finalizados entre 8 e 10 semanas, mas a verticalização de dois molares no mesmo quadrante por meio de sua inclinação distal poderia levar facilmente 6 meses, e a complexidade de se realizar isso torna esse procedimento limítrofe para o tratamento conservador com aparelhos fixos.

Aparelhos para a verticalização de molares

Inclinação distal da coroa. Um aparelho ortodôntico fixo parcial, utilizado para verticalizar molares inclinados, é composto por bráquetes colados aos pré-molares e canino naquele quadrante e um tubo retangular colado ao molar ou soldado a uma banda. A orientação geral é que as bandas molares são melhores quando a condição periodontal permite, o que significa, na prática, que elas devem ser utilizadas em pacientes mais jovens e saudáveis. Quanto maior o grau de colapso periodontal ao redor dos molares a serem verticalizados, mais os acessórios colados devem ser considerados.

O local onde os bráquetes de pré-molares e canino devem ser posicionados depende do movimento dentário desejado e da oclusão. Caso esses dentes necessitem ser movimentados, os bráquetes devem ser posicionados no local ideal, no centro da superfície vestibular de cada dente. Entretanto, caso esses dentes estejam atuando apenas como unidades de ancoragem sem planejamento de sua movimentação, os bráquetes devem ser posicionados na posição de maior conveniência, em que o mínimo de dobras será necessário para inserir passivamente o arco (ver Figura 19.2).

Caso o molar esteja apenas moderadamente inclinado, o tratamento geralmente pode ser realizado com um fio retangular flexível. A melhor escolha é níquel-titânio austenítico (A-NiTi) 17 × 25, que libera aproximadamente 100 g de força. Com esse material, um único fio pode completar a verticalização necessária (Figura 19.8). Um fio retangular trançado de aço também pode ser utilizado, mas é mais provável que necessite de remoção e ajuste da sua forma. É importante remover o dente de oclusão enquanto ele está sendo verticalizado. Não fazer isso pode provocar mobilidade dentária excessiva e aumentar o tempo de tratamento.

Se o molar estiver gravemente inclinado, a utilização de um fio contínuo para verticalizá-lo ocasionará efeitos colaterais (que quase sempre são indesejáveis) no posicionamento e na inclinação do segundo pré-molar. Por esse motivo, é melhor executar a

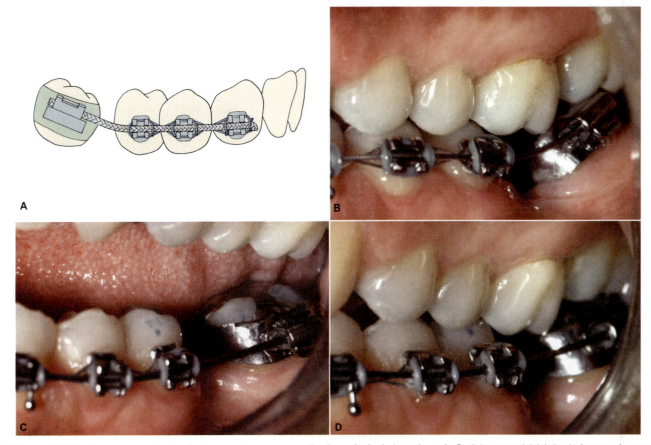

• **Figura 19.8** Técnica para a verticalização de um molar com aparelho fixo e fio flexível contínuo. **A.** O alinhamento inicial dos bráquetes é conseguido com a instalação de um fio flexível, tal como o 17 × 25 de níquel-titânio austenítico (A-NiTi), do molar ao canino. **B.** Verticalização do molar com um fio contínuo de níquel-titânio martensítico (M-NiTi). **C.** Evolução após 1 mês. **D.** Verticalização praticamente completa após 2 meses.

maior parte da verticalização utilizando um arco segmentado de verticalização (Figura 19.9). Depois do alinhamento inicial dos dentes de ancoragem, caso isso seja necessário, um fio retangular rígido (19 × 25 de aço) mantém a relação dos dentes no segmento de ancoragem, e um arco segmentado é posicionado no tubo auxiliar do molar. O acessório para verticalização é confeccionado com fio de betatitânio (beta-Ti) 17 × 25 sem um helicoide ou um fio de aço 17 × 25 com um helicoide adicionado para proporcionar mais elasticidade. A porção mesial da mola helicoidal deve ser ajustada para repousar passivamente no vestíbulo e, após a ativação, o gancho deve ser fixado no arco de estabilização. É importante posicionar o gancho de maneira que permaneça livre para deslizar distalmente com o decorrer da verticalização do molar. Além disso, uma dobra lingual suave realizada no arco segmentado de verticalização é necessária para contrapor as forças que tendem a inclinar os dentes de ancoragem vestibularmente e o molar lingualmente (Figura 19.9C).

A inclinação distal de um único molar em ambos os lados pode ser feita ao mesmo tempo? Sim, mas então um fio estabilizador lingual colado de canino a canino deve ser colocado para controlar a posição dos incisivos (Figura 19.9D).

Movimento radicular mesial. Se se desejar movimento radicular mesial, uma abordagem de tratamento alternativa será indicada. A ancoragem esquelética é necessária se a meta for fechar espaços de extrações antigas (ver Figura 19.36). Caso uma pequena quantidade de movimento mesial para prevenir a abertura de muito espaço seja o objetivo, um arco segmentado retangular de aço 17 × 25 com uma alça em "T" ou um fio retangular de beta-Ti 19 × 25 podem ser efetivos (Figura 19.10).

Depois do alinhamento inicial dos dentes de ancoragem com um fio leve e flexível, o arco segmentado com alça em "T" é adaptado para ajustar-se passivamente aos bráquetes dos dentes de ancoragem e dobrado no T para exercer uma força de verticalização no molar. A inserção do arco no acessório do molar pode ser realizada pela mesial ou pela distal. Se o plano de tratamento pede manutenção ou fechamento de espaço, em vez de aumento do espaço para posicionar um pôntico, a extremidade distal do arco deve ser tracionada distalmente através do tubo molar, abrindo a alça em "T" cerca de 1 a 2 mm, e então dobrada em direção gengival para manter essa abertura. Essa ativação proporciona uma força mesial no molar que contrapõe a inclinação distal da coroa enquanto o dente verticaliza (Figura 19.10D). Caso a abertura de espaço seja desejada, a extremidade do fio não é dobrada, permitindo que o dente deslize sobre o fio.

A alça em "T" também é indicada se o molar a ser verticalizado estiver gravemente inclinado, mas não apresentar dente antagonista para ocluir. Nessa circunstância, uma alça em T minimiza a extrusão que acompanha a verticalização e que pode ser excessiva com a utilização de outros métodos quando não há dente antagonista.

Posicionamento final dos molares e pré-molares. Quando a verticalização do molar está praticamente finalizada, geralmente é desejável aumentar o espaço disponível para o pôntico e fechar os diastemas no segmento anterior. A melhor maneira de fazer isso é utilizando um fio relativamente rígido com uma mola comprimida adaptada ao fio, para produzir o sistema de

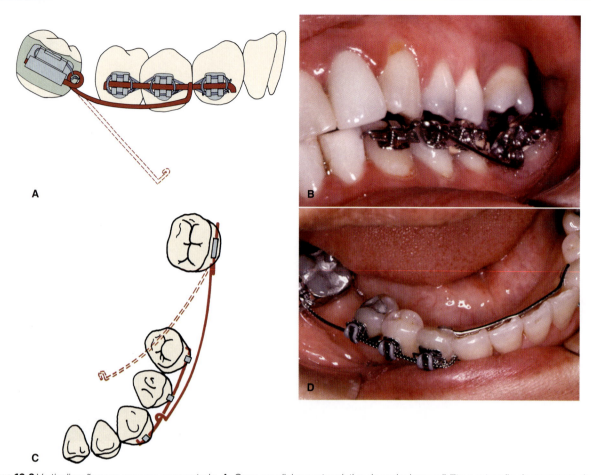

● **Figura 19.9** Verticalização com um arco segmentado. **A.** Caso um alinhamento relativo do molar impossibilite a extensão do segmento de estabilização para o bráquete do molar, então um fio de estabilização rígido, 19 × 25 de aço, é inserido nos pré-molares e canino apenas (geralmente com os bráquetes posicionados de maneira que o fio esteja passivo – ver Figura 19.2). O braço mesial do arco segmentado de verticalização repousa no vestíbulo antes de sua ativação, que é realizada levantando-se o braço mesial e encaixando-o sobre o fio de estabilização nos bráquetes do canino e pré-molares. **B.** Arco segmentado para verticalização imediatamente após sua instalação. Observe que o helicoide no fio de aço proporciona melhores propriedades elásticas. **C.** Como a força é aplicada na superfície vestibular dos dentes, um arco segmentado de verticalização tende não apenas a extruir o molar, mas também a incliná-lo lingualmente, enquanto intrui os pré-molares e os desloca para vestibular. Para contrapor esse efeito colateral, o arco segmentado de verticalização deve ser curvado vestibulolingualmente de maneira que, quando for posicionado no tubo molar, o gancho repouse lingualmente ao fio antes da ativação (*linha pontilhada*). **D.** Um melhor controle da ancoragem, tanto com fios contínuos como com um arco segmentado, é obtido quando um arco de estabilização de canino a canino é colado à superfície lingual desses dentes.

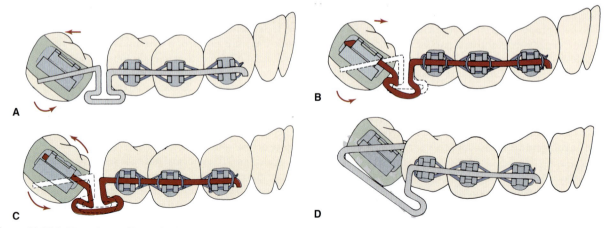

● **Figura 19.10 A.** Uma alça em T com fio de aço 17 × 25, mostrando o grau de angulação do fio antes de ser inserido no tubo molar que é necessário para verticalizar um único molar inclinado. **B.** Caso uma alça em T seja ativada por meio do tracionamento da porção distal do fio através do tubo molar e seja realizada uma dobra, o dente não poderá se movimentar para distal. Isso gera um momento que resulta na verticalização do molar por movimentação mesial da raiz com fechamento de espaço. **C.** Uma alça em T para verticalização por inclinação distal. Observe que o dente pode se movimentar por meio de deslizamento ao longo do fio. **D.** Modificação de uma alça em T que pode ser utilizada para verticalizar um molar acentuadamente inclinado ou rotacionado por inclinação distal. O fio é inserido na extremidade distal do tubo molar. A extensão adicional de fio na alça proporciona um raio de ação mais amplo, mas a verticalização ainda é por inclinação distal da coroa.

forças necessário. Em bráquetes com encaixe 22, o fio utilizado deve ser um 18 mil redondo ou um fio retangular de aço 17 × 25, que deve adaptar-se aos dentes de ancoragem e ao molar verticalizado mais ou menos passivamente e se estender através do tubo molar, com uma sobra de 1 mm na distal. Uma mola helicoidal aberta de aço (com fio 0,0090 polegada, lúmen de 0,0300) é cortada de maneira que apresente comprimento 1 a 2 mm maior que o espaço edêntulo, sendo então adaptada ao fio (Figura 19.11) e comprimida entre o molar e o pré-molar mais distal. A mola deve exercer uma força de aproximadamente 150 g para movimentar os pré-molares mesialmente, enquanto continua a inclinar o molar distalmente. A mola helicoidal pode ser reativada sem ser removida realizando-se sua compressão e adicionando um *stop* para manter a compressão (Figura 19.11B).

Verticalização de dois molares no mesmo quadrante

Devido à resistência considerável oferecida quando dois molares são verticalizados, apenas pequenas quantidades de movimento dental devem ser tentadas quando um tratamento ortodôntico corretivo com aparelho ortodôntico fixo em todos os dentes é planejado. O objetivo deve ser uma quantidade modesta de inclinação distal da coroa de ambos os dentes, que tipicamente deixaria espaço para um implante ou um pôntico do tamanho de um pré-molar. Na arcada inferior, um arco de estabilização colado na superfície lingual de canino a canino (que é semelhante a uma contenção colada) é necessário para controlar a posição dos dentes anteriores (ver Figura 19.9D). Tentar verticalizar o segundo e o terceiro molares bilateralmente ao mesmo tempo não é uma boa ideia – movimentação significativa dos dentes de ancoragem é inevitável, a menos que ancoragem esquelética seja utilizada.

Quando o segundo e o terceiro molares estão sendo verticalizados, o terceiro deve apresentar um tubo retangular simples colado e o segundo molar um bráquete. Como o segundo molar geralmente está mais gravemente inclinado que o terceiro molar, uma flexibilidade aumentada do fio na mesial e na distal do segundo molar é necessária. A melhor abordagem é utilizar um fio altamente flexível inicialmente – um A-NiTi 17 × 25 geralmente é uma boa opção – e, então, proceder com um fio TMA do mesmo tamanho. A falha em reduzir as interferências oclusais pode resultar em mobilidade excessiva dos dentes.

Contenção

Depois da verticalização do molar, os dentes estão em uma posição instável até que a prótese seja instalada e proporcione uma contenção a longo prazo. Se um arco segmentado de verticalização fosse usado, um fio formado, como mostrado na Figura 19.12A, funcionaria bem. Especialmente se um implante está planejado, poderá haver um tempo considerável até que o enxerto ósseo esteja pronto e o implante seja instalado. Caso seja necessária contenção por período superior a algumas semanas, a abordagem preferível é a utilização de um fio para contenção intracoronária (fio de aço 19 × 25 ou superior) colado em preparos superficiais nos dentes pilares (Figura 19.12B). Esse tipo de contenção causa pouca irritação gengival e pode ser deixado em posição por um período considerável, mas teria que ser removido e recolado para permitir a realização do enxerto ósseo e a cirurgia para instalação do implante.

Correção da mordida cruzada

Mordidas cruzadas posteriores frequentemente são corrigidas utilizando-se elásticos "cruzados" a partir de um dente convenientemente posicionado no arco oposto, que movimenta tanto o dente superior quanto o inferior (Figura 19.13A). Isso inclina os dentes em sentido à oclusão correta, mas também tende a extruí-los, o que pode alterar as relações oclusais em toda a boca. Esses elásticos devem ser utilizados apenas por um curto período.

Geralmente, é desejável obter mais movimentação dos dentes superiores do que dos inferiores. Uma maneira de fazer isso é manter alguns dentes na arcada inferior estabilizados por um segmento de arco pesado (Figura 19.13B a D). Evidentemente, a mesma abordagem poderia ser utilizada ao contrário, para produzir maior movimentação em um dente inferior. Às vezes é o que ocorre quando um molar inferior mesialmente inclinado também se apresenta com mordida cruzada vestibular. Um arco segmentado de verticalização pode movimentá-lo lingualmente, de maneira concomitante a sua verticalização, por meio de duas

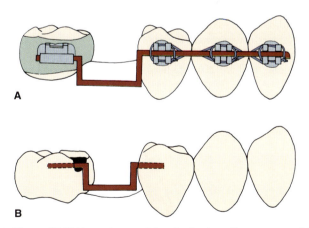

• **Figura 19.12** Um molar que foi verticalizado está em uma posição instável e deve ser mantido em sua nova posição até que uma prótese fixa ou implante sejam instalados para estabilizá-lo. Há duas maneiras de proporcionar estabilização provisória: um fio retangular pesado (19 × 25) de aço encaixado passivamente aos bráquetes (**A**) e uma contenção intracoronária (geralmente denominada *A-splint*) confeccionada com fio de aço 19 × 25 ou 21 × 25 (**B**), que é colada com resina composta em preparos superficiais no esmalte proximal. Isso causa danos mínimos aos tecidos. A contenção intracoronária é preferível, particularmente se a contenção necessitar ser mantida por período superior a poucas semanas.

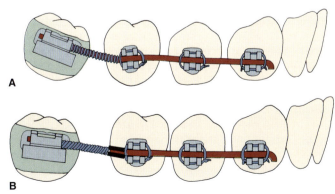

• **Figura 19.11 A.** Uma mola comprimida em um fio redondo (geralmente um fio de aço 18) pode ser utilizada para completar a verticalização, enquanto se fecham os espaços na região de pré-molares. **B.** A mola pode ser reativada por meio de sua compressão de encontro a um espaçador, colocado imediatamente atrás do bráquete do pré-molar.

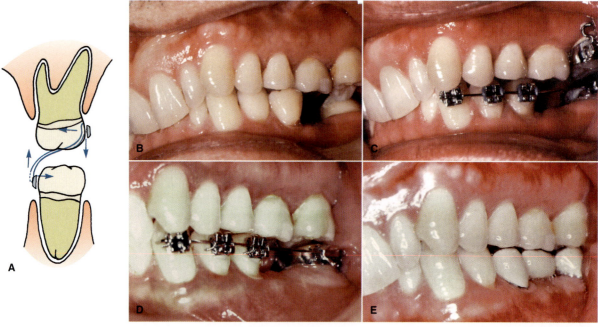

• **Figura 19.13 A.** Elásticos cruzados produzem forças tanto horizontais quanto verticais e extruirão os dentes enquanto eles são movimentados vestibulolingualmente. Caso esses elásticos sejam utilizados para corrigir mordidas cruzadas posteriores em adultos, deve-se tomar cuidado para não abrir muito a mordida na região anterior. Elásticos cruzados raramente são indicados para mordida cruzada anterior. **B.** Mordida cruzada vestibular dos segundos molares em um paciente com 50 anos de idade que perdeu o primeiro molar inferior há alguns anos. O segundo molar inferior inclinou-se para mesial e lingual. **C.** O aparelho ortodôntico padrão para verticalizar um molar inferior foi utilizado, consistindo em uma banda no segundo molar inferior, um arco lingual inferior colado de canino a canino, para aumentar a ancoragem, e bráquetes colados na superfície vestibular de pré-molares e canino. Além disso, um botão lingual foi soldado na banda inferior e uma banda com um gancho vestibular foi instalada no segundo molar superior, de maneira que elásticos cruzados pudessem ser utilizados. **D.** A verticalização do molar foi completada depois de a mordida cruzada ser corrigida. **E.** A prótese instalada. Isso representa um tratamento ortodôntico conservador clássico. A sobremordida anterior e o alinhamento dos incisivos não eram considerados um problema para este paciente e não foram corrigidos.

modificações em seu *design*: a omissão do *inset* do arco antes de sua ativação (ver Figura 19.9C) e a sua confecção em fio redondo.

Caso a mordida cruzada anterior seja decorrente apenas de um dente mal posicionado e sua correção requeira apenas inclinação (como na situação de um incisivo superior que inclinou lingualmente devido à mordida cruzada), então um aparelho removível ou um alinhador transparente podem ser úteis para inclinar o dente para uma posição normal. Entretanto, quando é utilizado algum tipo de aparelho removível, inclinar um dente para vestibular ou lingual também produz alterações verticais no nível oclusal (Figura 19.14). Isso pode representar um problema durante a contenção, visto que a sobremordida funciona como contenção da mordida cruzada corrigida.

Caso haja sobremordida dos dentes em mordida cruzada, a correção será mais fácil se um plano de levantamento da mordida, que libere a oclusão, for instalado. Esse plano de levantamento de mordida deve ser confeccionado cuidadosamente, de maneira que entre em contato com as superfícies oclusais de todos os dentes, a fim de prevenir qualquer extrusão durante o tratamento. Assim que o paciente puder morder atrás do dente que estava em mordida cruzada, o plano de mordida deve ser removido. Estabelecer uma boa sobremordida é a chave para manter a correção da mordida cruzada.

Extrusão

Plano de tratamento

Em dentes com alterações no terço cervical da raiz ou adjacentes a essa região, a extrusão controlada (às vezes denominada *erupção forçada*) pode ser excelente alternativa para uma cirurgia com grande aumento de coroa.[5] Esse procedimento é pensado para ganhar mais coroa clínica, mas pode ser menos previsível do que o ideal nesse respeito. Suas vantagens sobre a cirurgia de alongamento da coroa são que a extrusão permite o isolamento sob o dique de borracha para a terapia endodôntica quando isso não seria possível de outro jeito, e permite que as margens coronárias sejam posicionadas em estrutura dentária sadia, enquanto mantém um contorno gengival uniforme que proporciona melhor estética (Figura 19.15). Além disso, a altura do osso alveolar não é comprometida, a aparente altura coronária é mantida e o suporte ósseo dos dentes adjacentes não é comprometido. Contudo, geralmente é necessário realizar algum pequeno recontorno gengival e frequentemente ósseo, para produzir um contorno semelhante aos dentes adjacentes, além de um espaço biológico adequado.

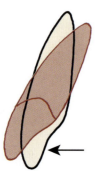

• **Figura 19.14** Uma força direcionada para vestibular de encontro a um incisivo superior (a partir de um aparelho removível ou fixo) inclinará o dente e causará aparente intrusão da coroa, que reduz a sobremordida (ou piora a mordida aberta anterior).

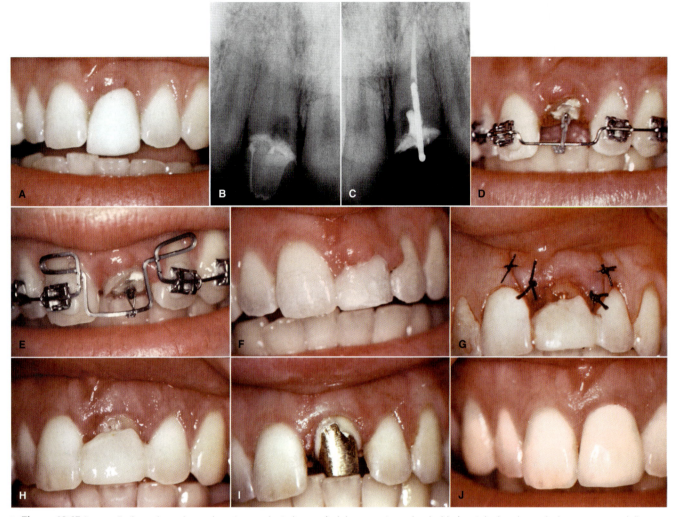

● **Figura 19.15** A erupção forçada pode movimentar um dente impossível de ser restaurado, devido à patologia subgengival, para uma posição que permite o tratamento. **A.** Este incisivo central apresentava uma coroa instalada depois de ter sido fraturado, mas agora apresentou-se com inflamação gengival e extrusão. **B.** Uma radiografia periapical revelou reabsorção radicular interna abaixo da margem coronária. **C.** O plano de tratamento constituiu-se de tratamento endodôntico para deter a reabsorção interna, seguido de extrusão da raiz de maneira que a margem de uma nova coroa pudesse ser fixada em estrutura radicular sadia. **D.** Inicialmente, um módulo elastomérico foi utilizado desde um segmento do arco até um acessório cimentado no canal radicular. **E.** Depois disso, alças em um fio retangular flexível (17 × 25 de betatitânio [beta-Ti]) foram utilizadas para acelerar e tornar o movimento dentário mais eficiente. **F.** Ocorreram 4 mm de extrusão em algumas semanas e uma restauração provisória foi realizada. **G** e **H.** Um retalho reposicionado apicalmente foi utilizado para criar o contorno gengival correto. **I** e **J.** Em seguida, foram preparados um *coping* e a coroa cerâmica definitiva. A exodontia do dente foi evitada, e uma restauração altamente estética foi possível.

Como regra geral, o controle da infecção apical deve estar completo antes de iniciar a extrusão radicular. Para alguns pacientes, entretanto, a movimentação ortodôntica deve estar completa antes de se iniciar o procedimento endodôntico definitivo, uma vez que um dos objetivos da extrusão é proporcionar melhor acesso para procedimentos endodônticos e restauradores. Se esse for o caso, é realizado um procedimento endodôntico prévio para aliviar os sintomas, e o dente é mantido temporariamente com material de preenchimento radicular ou outro tratamento paliativo até que seja movimentado para melhor posição.

A distância que o dente deve ser extruído é determinada por três fatores:

1. A localização do defeito (p. ex., linha de fratura, perfuração radicular ou local de reabsorção).
2. Espaço para posicionar a margem da restauração de maneira que não esteja na base do sulco gengival (geralmente é necessário 1 mm).
3. Prover o espaço biológico para a inserção gengival (cerca de 2 mm).

Assim, caso a fratura esteja na altura da crista alveolar, o dente deve ser extruído cerca de 3 mm; caso a fratura esteja localizada 2 mm abaixo da crista, 5 mm de extrusão seriam necessários idealmente. O tamanho da câmara pulpar ou do canal radicular no nível da margem da futura restauração também é uma consideração – a espessura dentária naquela localização não deve ser muito fina. A proporção coroa-raiz ao final do tratamento deve ser de 1:1 ou melhor. Um dente com proporções inadequadas pode ser mantido apenas com sua esplintagem aos dentes adjacentes.

Uma única bolsa vertical em uma superfície dentária ou bolsas verticais em duas superfícies representam um problema estético particular, caso ocorram na região anterior da boca. A correção cirúrgica pode ser contraindicada apenas em regiões estéticas. A erupção forçada de tais dentes, com concomitante redução coronária, pode melhorar a condição periodontal enquanto mantém excelente estética.

De maneira geral, a extrusão pode ter a velocidade de 1 mm por semana sem lesionar o LP, então 3 a 6 semanas são suficientes para quase todos os pacientes. Muita força e uma taxa de movimentação muito rápida aumentam o risco de dano tecidual e anquilose.

Técnica ortodôntica para extrusão

Tendo em vista que a extrusão é o movimento dentário que ocorre mais facilmente e a intrusão é o movimento que ocorre menos facilmente, uma ampla ancoragem nos dentes adjacentes geralmente deve estar disponível. O aparelho precisa ser bem rígido nos dentes de ancoragem e flexível no local onde é fixado ao dente que está sendo extruído. Um arco flexível contínuo (ver Figura 19.15) produz a extrusão desejada, mas deve ser utilizado cuidadosamente, pois também tem a tendência de inclinar os dentes adjacentes em direção ao dente que está sendo extruído, reduzindo o espaço para restaurações subsequentes e distribuição dos contatos interproximais no arco (Figura 19.16A). Uma mola cantiléver flexível para extruir um dente (Figura 19.16B) ou um fio rígido de estabilização associado a um módulo elastomérico ou mola para extrusão (Figura 19.16C) proporcionam melhor controle.

Dois métodos são sugeridos para a extrusão em casos não complicados. O primeiro utiliza um fio de estabilização, 19 × 25 ou 21 × 25 de aço, colado diretamente à superfície vestibular dos dentes adjacentes (Figura 19.17). Um preparo com núcleo e coroa provisória é realizado, um pino é fixado no dente a ser extruído e um módulo elastomérico é utilizado para extruir o dente. Esse aparelho é simples e proporciona excelente controle dos dentes de ancoragem, mas um melhor controle pode ser obtido quando bráquetes ortodônticos são utilizados.

A alternativa é colar bráquetes aos dentes de ancoragem, colar um acessório (geralmente um botão em vez de um bráquete) ao dente a ser extruído e utilizar elásticos intermaxilares (Figura 19.18) ou um arco flexível (Figura 19.19). Caso a superfície vestibular do dente a ser extruído esteja intacta, um bráquete deve ser colado o mais próximo possível da gengiva.

Se a coroa de um dente posterior estiver irremediavelmente destruída, uma banda ortodôntica com um bráquete geralmente pode ser posicionada na superfície radicular remanescente. Uma banda ortodôntica apresenta o benefício de auxiliar os procedimentos de isolamento durante o tratamento endodôntico de emergência. Depois que o tratamento endodôntico estiver completo, um pino

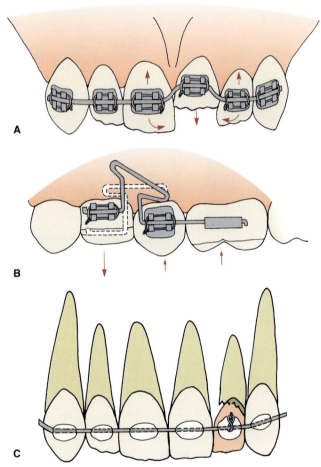

• **Figura 19.16 A.** Embora um fio ortodôntico contínuo ativado, conforme demonstrado, produza a força extrusiva desejada, ele também causará a inclinação dos dentes adjacentes, um em direção ao outro, reduzindo o espaço disponível para a extrusão dentária. **B.** Um arco segmentado com alça em formato de T em um fio retangular (17 × 25 de aço em bráquetes com encaixe 18, 19 × 25 de betatitânio [beta-Ti] em um encaixe 22) extruirá um dente enquanto controla a inclinação mesiodistal dos dentes de ancoragem. **C.** A extrusão também pode ser realizada sem a utilização de acessórios ortodônticos convencionais, por meio da colagem de um fio de estabilização 19 × 25 diretamente na superfície vestibular dos dentes adjacentes. Um módulo elastomérico é ativado entre o arco de estabilização e um pino posicionado diretamente na coroa do dente a ser extruído. Caso uma coroa provisória seja utilizada para melhorar a estética enquanto a extrusão está sendo realizada, ela deve ser desgastada progressivamente, para que o movimento dentário seja possível. (**C**, Cortesia Dr. L. Osterle.)

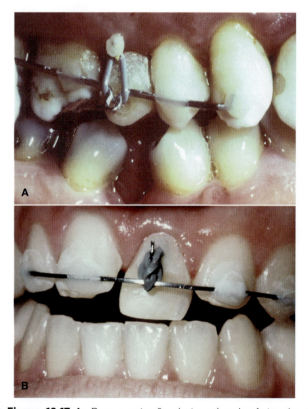

• **Figura 19.17 A.** Para a extrusão deste pré-molar fraturado, de maneira que uma restauração definitiva satisfatória pudesse ser realizada, um módulo elastomérico foi distendido entre o fio de estabilização e um pino posicionado diretamente na coroa do pré-molar. **B.** A mesma técnica pode ser utilizada para extruir um incisivo. A restauração provisória realizada no dente, enquanto ele está sendo extruído, necessita ser desgastada em intervalos frequentes. (Cortesia Dr. L. Osterle.)

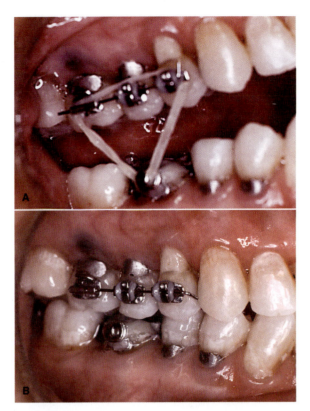

• **Figura 19.18** Para esta mulher de 60 anos de idade, a superfície vestibular de um primeiro molar inferior fraturou abaixo da margem gengival. **A.** Os pré-molares e o primeiro molar superior foram colados e estabilizados, e um elástico desses dentes para um botão colado no molar inferior foi utilizado para extruí-lo até o ponto em que (**B**) a linha de fratura foi exposta e um preparo coronário satisfatório foi possível.

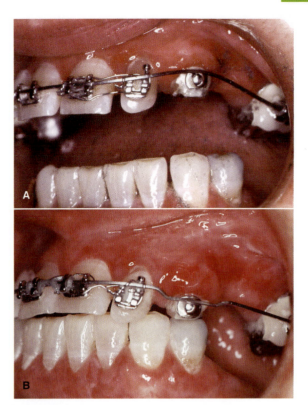

• **Figura 19.19** Uma prótese fixa cimentada ao canino superior esquerdo falhou devido à presença de lesão cariosa abaixo da coroa do canino. Depois do tratamento endodôntico, um botão foi colado a um preparo provisório de amálgama na raiz e (**A**) um arco contínuo (17 × 25 de betatitânio [beta-Ti]) foi utilizado para extruir o dente, desgastando-se o amálgama do preparo provisório semanalmente. **B.** Neste ponto, no qual uma restauração definitiva poderia ser instalada, todo o amálgama tinha sido removido e o dente tinha sido extruído 5 mm.

no dente pode ser utilizado para fixação, e uma coroa provisória pode ser instalada caso seja necessária melhor estética. Os dentes adjacentes são colados para servir como unidades de ancoragem.

Independentemente de qual seja a técnica utilizada para a extrusão controlada, o paciente deve ser visto a cada 1 ou 2 semanas para remover qualquer contato oclusal que possa impedir a erupção (p. ex., encurtar a altura de uma coroa provisória) caso isso seja necessário (ver Figura 19.17), controlar a inflamação e monitorar o progresso. Depois de o movimento dentário ativo estar completo, pelo menos 3 semanas, mas não mais que 6 semanas, são necessárias para permitir a reorganização do LP. Se for necessário cirurgia periodontal para recontornar o osso alveolar e/ou reposicionar a gengiva, isso pode ser feito 1 mês após finalizada a extrusão. Assim como na verticalização do molar, é melhor completar o tratamento protético definitivo sem muita demora.

Alinhamento de dentes anteriores

Fechamento de diastema e redistribuição do espaço

A principal indicação do tratamento ortodôntico conservador para corrigir dentes anteriores mal alinhados é o preparo para a confecção de coroas, facetas ou implantes para melhorar a aparência dos incisivos superiores. O problema mais frequente é um diastema entre os incisivos centrais superiores, que geralmente é ainda mais complicado devido a espaços irregulares relacionados a incisivos laterais pequenos ou ausentes (Figura 19.20).

Um "*setup*" diagnóstico é muito útil no planejamento da correção de tais problemas. Para esse procedimento, modelos de estudo são duplicados, e os dentes mal alinhados são cuidadosamente removidos do modelo, reposicionados e então fixados novamente no modelo em uma nova posição. Caso modelos digitais estejam disponíveis, uma alternativa moderna é fazer isso na tela do computador, sendo parte rotineira do planejamento do tratamento quando uma sequência de alinhadores transparentes será utilizada no tratamento corretivo (ver adiante). Isso permite avaliar a viabilidade do tratamento ortodôntico com relação aos movimentos coronários e radiculares necessários, a ancoragem disponível, o suporte periodontal de cada dente e as possíveis interferências oclusais.

Existem duas técnicas ortodônticas possíveis: um aparelho fixo parcial, como demonstrado na Figura 19.20, tipicamente com bráquetes colados na maioria, se não em todos os dentes superiores, e um tubo colado nos primeiros molares para controle de ancoragem adicional, ou uma sequência de alinhadores transparentes. Com aparelho fixo, o alinhamento inicial é realizado utilizando-se um fio leve tal como o A-NiTi de 16 mil ou o de aço trançado 17,5 mil. Depois que os dentes estão alinhados, esse fio é substituído por um fio de aço redondo 16 ou 18 mil, com o qual os dentes são reposicionados utilizando-se ligaduras elásticas ou molas. Há sempre uma tendência de o espaço abrir novamente depois de algum grau de fechamento de diastema interincisal. A colagem de um fio flexível na superfície lingual dos incisivos, atuando como contenção semipermanente, é recomendada.

Uma alternativa é a utilização de uma sequência de alinhadores transparentes. Eles estão disponíveis comercialmente de duas maneiras: (1) para pequenas quantidades de movimento dentário, os alinhadores podem ser feitos no consultório com um *software*

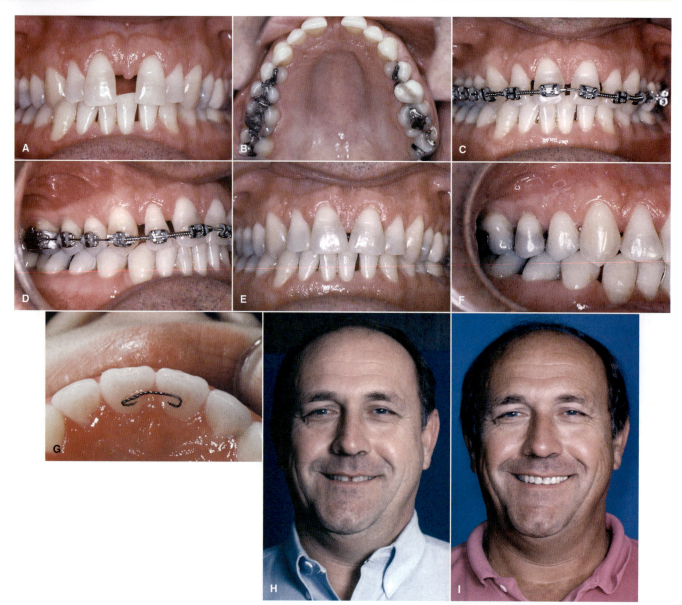

• **Figura 19.20** Caso diastemas entre os incisivos superiores estejam relacionados a dentes pequenos e discrepâncias nos tamanhos dentários, reanatomizações em resina são uma excelente solução, mas a estética satisfatória pode requerer redistribuição dos espaços antes de as restaurações serem realizadas, como neste paciente, que não estava satisfeito com seu grande diastema entre os incisivos centrais. **A** e **B**. Antes do tratamento, 48 anos de idade. **C** e **D**. Redistribuição dos espaços utilizando aparelho ortodôntico fixo com molas em um arco de aço 16 imediatamente antes da remoção do aparelho ortodôntico e realização das restaurações (a serem feitas no mesmo dia). Um fio de aço 17,5 trançado foi utilizado para o alinhamento inicial, antes de as molas serem instaladas. **E** e **F**. Restaurações finalizadas (resina composta). **G**. Perceba a contenção fixa com fio trançado 21,5 mil colada na superfície lingual dos incisivos centrais para evitar a reabertura parcial do espaço na linha média. A remoção cirúrgica do freio labial não foi realizada, particularmente devido à idade do paciente. Aspecto do sorriso antes (**H**) e após (**I**) o tratamento.

de computador e uma impressora 3D relativamente baratos (ver Figura 10.12) e (2) para movimentos dentários mais extensos, um conjunto de 15 a 50 alinhadores pode ser fabricado em modelos estereolitográficos criados a partir de modelos em computador da projeção do movimento dentário (Invisalign®, ClearCorrect® e outros). No tratamento conservador, o primeiro método é potencialmente útil. O segundo método, discutido em mais detalhes adiante neste capítulo, é quase proibitivamente caro, a menos que um tratamento corretivo esteja planejado e demande cooperação excelente do paciente quando o fechamento de espaço com movimento radicular for requerido.

Incisivos apinhados, rotacionados e mal posicionados

Como regra, espaço é o problema quando incisivos superiores precisam ser realinhados para facilitar outro tratamento. O apinhamento geralmente é o problema quando o alinhamento dos incisivos inferiores é considerado para proporcionar acesso para restaurações, conseguir melhor oclusão ou viabilizar a manutenção dos dentes pelo paciente. Em alguns casos, o alinhamento dos incisivos em ambos os arcos deve ser considerado. A pergunta-chave é se o apinhamento deve ser solucionado com expansão do arco, remoção de esmalte dentário interproximal para proporcionar espaço[6] ou remoção de um incisivo inferior.

A expansão de incisivos apinhados pode ser feita com alinhadores transparentes, mas, caso apenas a arcada inferior seja tratada, a estética do aparelho não é uma necessidade, e um aparelho fixo parcial é mais eficiente e de menor custo (Figura 19.21). Um segmento de fio A-NiTi, com *stops* para deixá-lo ligeiramente avançado, geralmente é a melhor maneira de trazer os dentes para o alinhamento (ver Figura 15.3).

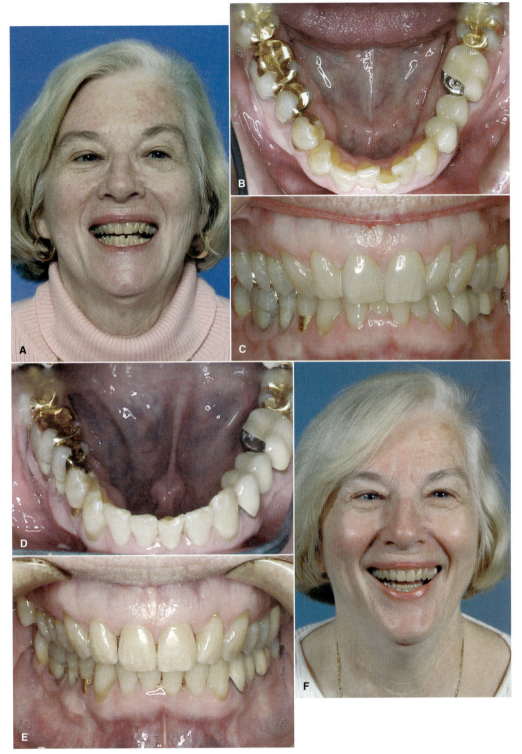

● **Figura 19.21** Em uma adulta com incisivos inferiores danificados (neste caso, o incisivo central esquerdo com uma fratura coronária) e apinhamento dos incisivos, há duas possibilidades de tratamento: extrair o dente lesionado e utilizar o espaço para alinhar os dentes remanescentes, ou alinhar os dentes com a expansão do arco e restaurar o dente danificado. A decisão apresenta um componente estético, uma vez que os incisivos inferiores são visíveis durante o sorriso em indivíduos mais velhos. Nesta paciente, o alinhamento dos incisivos inferiores sem extração também necessitaria de alinhamento dos incisivos superiores, mas tal expansão aumentaria o suporte dos lábios e melhoraria a aparência facial como um todo, bem como a estética dentária. **A.** Sorriso antes do tratamento, depois da perda de um dos ângulos do incisivo central inferior esquerdo. **B.** Vista oclusal inferior. **C.** Vista frontal. Observa-se a sobremordida moderada e a falta de trespasse horizontal. O especialista em dentística restauradora procurou auxílio ortodôntico, acreditando que a extração do dente lesionado seria o melhor planejamento. A paciente queria o melhor resultado estético possível e aceitou um período de tratamento com aparelhos fixos em ambos os arcos, depois do qual o incisivo seria restaurado. O alinhamento ortodôntico durou 5 meses. **D.** Vista oclusal depois do alinhamento. **E.** Visão frontal. **F.** Sorriso depois de finalizada a restauração.

Desgastes nos pontos de contato dos dentes para remover esmalte podem proporcionar espaço para o alinhamento de incisivos inferiores suavemente irregulares, e tanto um aparelho fixo como uma sequência de alinhadores transparentes podem proporcionar a movimentação dentária. Entretanto, isso deve ser realizado com cuidado, pois pode ter efeito indesejável no trespasse horizontal, sobremordida, intercuspidação posterior e estética.[7] Em apinhamentos graves, a remoção de um incisivo inferior e a utilização do espaço para alinhar os outros três incisivos podem produzir um resultado satisfatório e podem ser conduzidas com alinhadores transparentes se acessórios colados forem parte do plano de tratamento (Figura 19.22). O tempo de tratamento e a dificuldade, independentemente do tipo de aparelho, o colocam no limite ou incluído no tratamento corretivo. Nem desgastes nem a exodontia de um incisivo devem ser realizados sem um *setup* diagnóstico para verificar a viabilidade do procedimento.

Lembre-se de que as fibras gengivais distendidas são uma força potente de recidiva depois de as rotações terem sido corrigidas e que boa estabilidade a longo prazo pode requerer fibrotomia (ver Capítulo 17). Se alinhadores transparentes ou aparelhos fixos tiverem sido utilizados, é necessária a contenção até que o tratamento restaurador ou outro tratamento esteja completo. A contenção pode ser o alinhador final de uma sequência (embora ele seja muito flexível para ser uma boa contenção), uma contenção termoplástica moldada depois de um aparelho fixo ser removido, uma barra de contenção de canino a canino ou uma contenção fixa colada (ver Capítulo 18).

Tratamento corretivo em adultos

Considerações psicológicas

A principal motivação para o tratamento ortodôntico de pacientes mais jovens é o desejo dos pais de fazer o melhor que podem por seus filhos. Uma criança ou um adolescente típico aceitam o tratamento ortodôntico mais ou menos da mesma maneira passiva como aceitam ir para a escola, para o acampamento de verão e para a inevitável aula de dança: simplesmente como outro evento na série de eventos que se deve enfrentar enquanto cresce. Ocasionalmente, é claro, um adolescente resiste ativamente ao tratamento ortodôntico, e o resultado pode ser desastroso para todos os interessados se o tratamento se tornar o foco de uma revolta adolescente. Entretanto, na maioria das vezes, as crianças tendem a não estar emocionalmente envolvidas em seu tratamento.

Adultos do grupo mais jovem e do grupo mais velho, por outro lado, procuram tratamento ortodôntico corretivo porque eles próprios realmente querem o tratamento. Para o grupo mais jovem, que está tentando melhorar sua qualidade de vida, o que eles querem exatamente não é sempre bem expressado, e alguns adultos jovens têm um conjunto bastante elaborado de motivações escondidas. É importante investigar por que um indivíduo quer realizar tratamento, e por que agora e não em um outro momento, para evitar criar uma situação em que as expectativas do paciente pelo tratamento não possam ser alcançadas. Às vezes, o tratamento ortodôntico é visto como o último esforço para melhorar a aparência pessoal e lidar com uma série de problemas sociais complicados. O tratamento ortodôntico obviamente não pode ser realizado com o objetivo de reparar relações interpessoais, salvar empregos ou superar uma série de desastres financeiros. Caso, antes do tratamento, o paciente apresente expectativas não realistas nesse sentido, é melhor lidar com elas antes de iniciar a terapia.

A maioria dos adultos nos grupos mais jovem e mais velho, felizmente, compreende o porquê de desejarem tratamento ortodôntico e são realistas com relação ao que podem obter com o tratamento. Seria possível supor que aqueles que procuram tratamento fossem menos seguros e menos bem resolvidos que a maioria dos adultos, mas a maior parte tem uma autoimagem mais positiva que a média.[8] Isso aparentemente dá uma boa ideia da força do ego de quem procura tratamento ortodôntico quando adulto, de maneira que um ego forte, e não fraco, caracteriza a maior parte dos pacientes adultos potenciais. Um paciente que procura tratamento principalmente porque ele deseja (motivação interna) está mais propenso a responder psicologicamente bem do que um paciente que tem sua motivação oriunda de outros, ou que espera que outros percebam o resultado de seu tratamento (motivação externa). Os pacientes com uma personalidade inadequada ou patológica (Figura 19.23) são mais propensos a apresentar um conjunto complexo de expectativas desconhecidas em relação ao tratamento, o chamado plano secreto.

Uma forma de identificar a minoria dos indivíduos que podem apresentar problemas devido a suas expectativas não realistas é comparar a percepção do paciente em relação a sua condição ortodôntica com a avaliação do ortodontista. Se o paciente achar que sua aparência ou a função de seus dentes está criando um problema grave, enquanto uma análise objetiva simplesmente não corrobora isso, o tratamento ortodôntico deve ser conduzido com cautela.

Até mesmo adultos altamente motivados estão propensos a apresentar alguma preocupação em relação à aparência dos aparelhos ortodônticos. A demanda por um aparelho ortodôntico invisível vem quase sempre de adultos que estão preocupados com a reação de outros em relação ao tratamento ortodôntico evidente. Em uma época anterior, essa era a principal razão para utilizar aparelhos removíveis em adultos, particularmente o aparelho de Crozat nos EUA (ver Figura 10.1).

Todas as possibilidades para um aparelho de melhor estética, entretanto, levam a limitações potenciais no tratamento ortodôntico. Bráquetes plásticos criam problemas no controle da posição radicular e fechamento de espaços. Os bráquetes cerâmicos, certamente muito superiores, inevitavelmente tornam o tratamento mais difícil, devido aos problemas descritos no Capítulo 10. A utilização de aparelhos linguais tem aumentado consideravelmente desde a virada do século XXI e agora torna possíveis todos os tipos de movimento dentário, embora ainda seja tecnicamente difícil para o ortodontista utilizá-los de maneira eficiente, e possa ser difícil para o paciente tolerar esses aparelhos. Os alinhadores transparentes executam bem alguns tipos de movimentações dentárias, mas apresentam dificuldades na execução de outros movimentos (ver Boxe 10.1). Pequenos *attachments* colados aos dentes que requerem movimentos complexos dão ao alinhador melhor eficiência, superando parcialmente essa dificuldade, mas isso torna o tratamento muito mais difícil.

Embora não haja nada de errado em utilizar o aparelho mais estético possível para um paciente adulto, o compromisso associado a essa abordagem deve ser bastante discutido previamente. Não é realista um paciente esperar que o tratamento ortodôntico possa ser realizado sem que outras pessoas saibam. Toda a questão da visibilidade dos aparelhos ortodônticos é muito menos importante, pelo menos nos EUA, do que muitos pacientes temem. O tratamento ortodôntico em adultos é, certamente, socialmente aceitável e um indivíduo não se torna vítima de discriminação por causa de aparelhos ortodônticos visíveis. De certo modo, as expectativas do paciente tornam-se uma profecia autorrealizável. Se o paciente encara outras pessoas de maneira confiante, um aparelho ortodôntico visível não causa problemas. Apenas se o paciente agir de maneira envergonhada ou defensiva é que, provavelmente, despertará uma reação negativa.

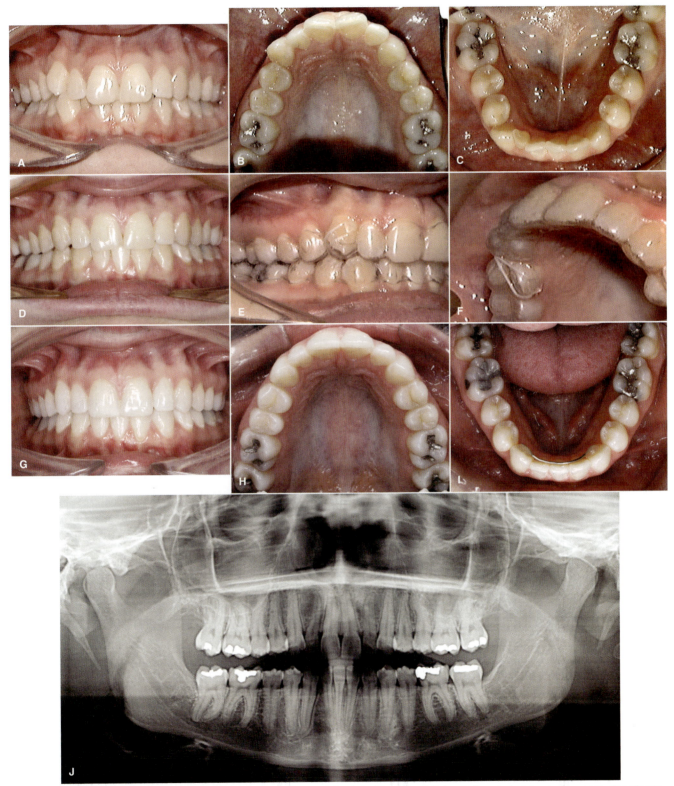

- **Figura 19.22** Este paciente de 24 anos apresentava ausência congênita do incisivo lateral inferior direito e um incisivo decíduo com retenção prolongada. **A.** Vista frontal. **B.** Oclusal superior. Observe a rotação do canino superior direito. **C.** Oclusal inferior. O plano de tratamento foi a extração do incisivo decíduo e o fechamento do local da extração, utilizando uma sequência de alinhadores do tipo Invisalign® e *attachments* colados para produzir a rotação necessária e movimento radicular. Antes de se iniciar o tratamento, o desgaste dos quadrantes superiores posteriores foi realizado com micromotor, a fim de reduzir a discrepância de tamanho dentário. **D.** Observe os *attachments*, difíceis de visualizar, colados ao canino superior direito, incisivos superiores e no canino e incisivo centrais inferiores direitos. O plano de tratamento original necessitou de 13 alinhadores superiores e 15 alinhadores inferiores, além de três alinhadores para sobrecorreção. **E e F.** Depois de oito alinhadores, observou-se que o posicionamento do canino superior direito não estava evoluindo, e um elástico aplicado em acessórios adicionais colados foi utilizado, associado ao alinhador, para acelerar a rotação. Novos registros foram realizados, e foram confeccionados quatro alinhadores superiores e cinco alinhadores inferiores, com três alinhadores para sobrecorreção. **G a I.** Final do tratamento. Uma contenção colada de canino a canino foi utilizada, e o alinhador superior final continuou a ser utilizado à noite, como contenção. **J.** Radiografia panorâmica ao final do tratamento. O tempo total de tratamento foi de 19 meses (incluindo 2 meses de espera pelos novos alinhadores). (Cortesia do Dr. W. Gierie.)

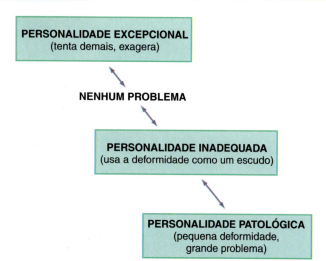

• **Figura 19.23** A deformidade dentofacial pode afetar psicologicamente a vida de um indivíduo. Felizmente, a maioria dos pacientes ortodônticos adultos potenciais agrupa-se na categoria psicológica dos "sem problema". Poucos indivíduos altamente bem-sucedidos (que, apesar disso, procuram tratamento ortodôntico) podem ser considerados quase compensados em sua deformidade por sua personalidade, mas tendem a ser agradáveis e muito bons para se trabalhar. Para alguns indivíduos, entretanto, a condição ortodôntica pode se tornar o foco de ampla gama de problemas de ajuste social, que não podem ser solucionados apenas com ortodontia. Esses pacientes se agrupam nas categorias "personalidade inadequada" e "personalidade patológica", que são difíceis e quase impossíveis, respectivamente, de tratar. Um aspecto importante do diagnóstico ortodôntico em adultos é compreender em que categoria o paciente se encaixa.

O questionamento sobre se o consultório ortodôntico deve ter área de atendimento exclusiva para adultos, separada dos adolescentes que ainda constituem a maior parte dos pacientes ortodônticos, está relacionado ao mesmo conjunto de atitudes negativas. A maior parte do tratamento ortodôntico corretivo em adolescentes é realizada em áreas não exclusivas, não apenas porque áreas comuns sejam eficientes, mas também devido ao fato de o efeito de aprendizagem em observar o que está acontecendo aos outros ser uma influência positiva na adaptação do paciente ao tratamento. Os adultos devem ser segregados em salas exclusivas em vez de se juntarem ao grupo nas áreas comuns? Isso é lógico apenas se o adulto estiver muito preocupado com sua privacidade (o que se aplica mais aos europeus do que aos americanos), ou um pouco envergonhado em ser um paciente ortodôntico.

Às vezes, para alguns adultos, o tratamento em uma área exclusiva pode ser preferível, mas, para a maioria, aprender a partir da interação com outros pacientes ajuda a compreender e tolerar os procedimentos de tratamento. Há vantagens em ter pacientes em vários estágios de tratamento comparando suas experiências, e pelo menos isso é tão benéfico para adultos quanto para crianças, talvez até mais benéfico aos adultos.

Embora os adultos possam ser tratados na mesma área dos adolescentes, eles não podem ser conduzidos exatamente da mesma maneira. A típica aceitação passiva do adolescente sobre o que está sendo feito raramente é encontrada em pacientes adultos, que querem e esperam um grau considerável de explicação sobre o que está acontecendo e por quê. Um adulto pode ser considerado interessado no tratamento, mas isso não se traduz automaticamente em cumprimento das instruções. A menos que os adultos compreendam o porquê de serem solicitados a fazer várias ações, eles podem escolher não as fazer, não da maneira passiva como faz um adolescente descuidado, mas a partir de uma decisão ativa em não fazer. Além disso, os adultos, como regra, são menos tolerantes ao desconforto e mais propensos a reclamar de dor depois de ajustes e de dificuldades em falar, comer e em relação à adaptação dos tecidos. Deve ser previsto mais tempo na cadeira para suprir esta demanda.

Essas características podem fazer com que os adultos pareçam menos desejosos em relação ao tratamento ortodôntico que os adolescentes, mas isso não é necessariamente verdade. Trabalhar com indivíduos que estão intensamente interessados em seu próprio tratamento e motivados para cuidar de seus dentes pode ser prazeroso e uma alternativa estimulante aos adolescentes, que são menos envolvidos. Caso as expectativas do ortodontista e do paciente sejam realistas, o tratamento corretivo em adultos pode ser uma experiência recompensadora para ambos.

Disfunção temporomandibular como motivo do tratamento ortodôntico

Dor temporomandibular e disfunção (sintomas de DTM) raramente são encontradas em crianças que buscam tratamento ortodôntico, mas a DTM é um fator motivador significativo para alguns adultos que consideram o tratamento ortodôntico.[9] A relação entre oclusão dentária e a DTM é altamente controversa, sendo importante observar isso de maneira objetiva. O tratamento ortodôntico às vezes pode auxiliar pacientes com DTM, mas não pode ser realizado com o objetivo de corrigir esses problemas.[10] Os pacientes precisam compreender o que pode acontecer a seus sintomas durante e após o tratamento ortodôntico.

Tipos de problemas

No diagnóstico de problemas de DTM, os pacientes são classificados como integrantes de um dos quatro grandes grupos: disfunções nos músculos da mastigação, distúrbios na articulação temporomandibular, hipomobilidade mandibular crônica e distúrbios do crescimento.[11] A partir da perspectiva do tratamento ortodôntico potencial em adultos, diferenças entre os primeiros dois grupos são particularmente importantes (Figura 19.24). Como o espasmo muscular e a patologia articular podem coexistir, a distinção em muitos pacientes é difícil. Entretanto, é improvável que o tratamento ortodôntico alivie os sintomas de DTM em um paciente que tem problemas articulares internos ou outra fonte de dor não muscular. Aqueles que apresentam dor/disfunção miofascial, por outro lado, podem se beneficiar da melhora na oclusão dentária. É interessante que, em homens com má oclusão grave, as características oclusais estão diretamente associadas à qualidade de vida relacionada à saúde. Apesar de as mulheres com má oclusão grave serem mais passíveis de ter DTM, isso não era verdadeiro para elas, embora a dor e a DTM mostrem uma associação significativa. Isso sugere

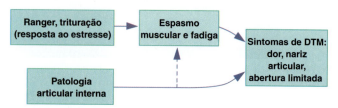

• **Figura 19.24** Sintomas de disfunção temporomandibular (*DTM*) provêm de duas principais causas: espasmo muscular e fadiga, que quase sempre estão relacionados a excessivo apertamento e bruxismo dos dentes em resposta ao estresse, e patologia interna da articulação. Como norma geral, os pacientes com sintomas de espasmos musculares e fadiga podem ser auxiliados pelo tratamento ortodôntico; entretanto, métodos mais simples devem ser tentados primeiro. Apenas a ortodontia raramente é útil para pacientes com patologias internas das articulações.

que corrigir a má oclusão pode ser mais útil em homens do que em mulheres com DTM.[12]

Quase todos os indivíduos desenvolvem alguns sintomas de degeneração articular com o envelhecimento, e não é surpreendente que as articulações dos maxilares às vezes estejam envolvidas (Figura 19.25). O envolvimento com artrite das articulações temporomandibulares é a causa mais provável de sintomas de DTM em pacientes que apresentam alterações artríticas em outras articulações do corpo. Um componente de espasmo muscular e dor muscular deve ser considerado suspeito em indivíduos cujos únicos sintomas estejam na região da articulação temporomandibular, até mesmo se as radiografias demonstrarem degeneração artrítica moderada da articulação.

O deslocamento do disco (Figura 19.26) pode ser proveniente de inúmeras causas. Uma possibilidade é trauma à articulação, de maneira que os ligamentos que se opõem à ação do músculo

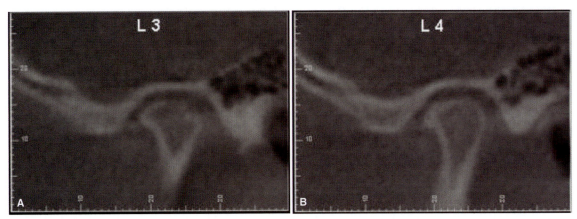

• **Figura 19.25** Alterações patológicas na cabeça do côndilo, como visto nas imagens de tomografia computadorizada de feixe cônico (TCFC) de um exame de grande campo de visão. Observe a erosão da superfície distal da cabeça condilar (**A**) e a inclinação da superfície anterior no corte adjacente (**B**).

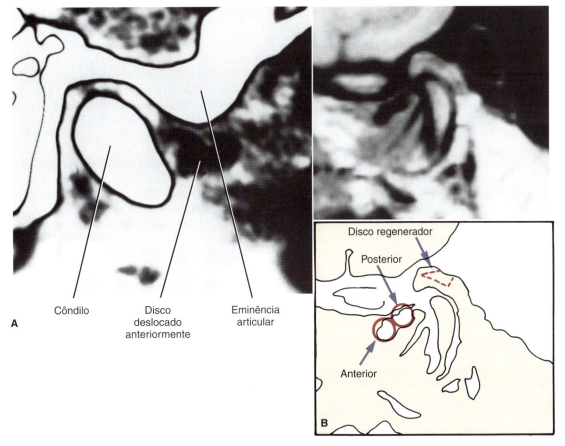

• **Figura 19.26** Imagem dos tecidos duro e mole do deslocamento do disco na articulação temporomandibular. **A.** Vista da tomografia computadorizada (TC) de um disco mandibular deslocado, que pode ser visualizado (como uma área mais escura) na frente do côndilo. **B.** Imagem por ressonância magnética (RM) de um disco deslocado, com as bandas anterior e posterior indicadas no desenho adjacente. Há evidência, nesta imagem, de uma regeneração do disco, conforme demonstrado na área tracejada. Imagens por RM têm substituído amplamente as imagens radiográficas no diagnóstico de deslocamento do disco, pois os tecidos moles podem ser vistos mais claramente, e não é necessário radiação ionizante, enquanto a tomografia computadorizada de feixe cônico (TCFC) é preferível para a visualização de alterações ósseas.

pterigóideo lateral estejam distendidos ou rompidos. Nessa circunstância, a contração muscular movimenta o disco para a frente à medida que as cabeças da mandíbula transladam para a frente na abertura ampla, mas os ligamentos não reposicionam o disco em sua posição correta quando a boca fecha. O resultado é um clique durante a abertura e o fechamento, quando o disco volta para seu lugar sobre a cabeça do côndilo com a abertura da boca, mas é deslocado anteriormente durante o fechamento.

O clique e os sintomas podem ser corrigidos se uma placa oclusal for utilizada, para evitar que o paciente feche a boca além do ponto em que o deslocamento ocorre. O alívio na dor resultante disso pode influenciar pacientes e dentistas a procurarem tratamento restaurador ou ortodôntico para aumentar a dimensão vertical da face. Contudo, a extrusão ortodôntica de todos os dentes posteriores para controlar o deslocamento do disco não é um procedimento que deva ser realizado tranquilamente. Em geral, os pacientes cujos sintomas foram controlados com uma placa podem tolerar sua redução ou remoção, sem requerer maiores alterações oclusais. Como regra geral, há melhores maneiras de lidar com o deslocamento do disco do que o tratamento ortodôntico.

A dor miofascial se desenvolve quando os músculos estão muito fatigados e tendem a entrar em espasmo. É praticamente impossível sobrecarregar os músculos da mastigação a esse nível durante a mastigação e deglutição normais. Para produzir dor miofascial, o paciente deve estar apertando ou rangendo os dentes por muitas horas durante o dia, possivelmente como resposta a estresse. Muitas variações são vistas na maneira como diferentes indivíduos respondem ao estresse, tanto no órgão que sente a tensão (muitos problemas, além da DTM, estão relacionados ao estresse) como na quantidade de estresse que pode ser tolerada antes de os sintomas aparecerem (indivíduos tensos desenvolvem sintomas relacionados ao estresse antes de seus colegas mais relaxados). Por esse motivo, é impossível dizer que discrepâncias oclusais de qualquer grau levarão a sintomas de DTM.[13]

É possível demonstrar que alguns tipos de discrepâncias oclusais predispõem pacientes que apertam ou rangem seus dentes a desenvolverem sintomas de DTM. Deve-se ter em mente, entretanto, que há dois fatores necessários para produzir dor miofascial: uma discrepância oclusal e um paciente que aperta ou range os dentes. Talvez o argumento mais convincente contra a má oclusão ser a principal causa de DTM seja a observação de que a DTM não é mais prevalente em pacientes com má oclusão grave que na população em geral.[14] O dito "deixe seus dentes em paz" resolveria os problemas de dor miofascial se pudesse ser seguido pelo paciente.

Indicações de tratamento

A partir dessa perspectiva, três amplas abordagens para os sintomas da dor miofascial podem ser consideradas: redução na quantidade de estresse; redução na reação dos pacientes ao estresse ou melhora na oclusão, tornando mais difícil de os pacientes se machucarem. Alterações drásticas da oclusão, seja por procedimentos dentários restauradores ou ortodônticos, são coerentes apenas se as abordagens menos invasivas de controle do estresse e de adaptação ao estresse tiverem falhado. Nessa circunstância, o tratamento ortodôntico para alterar a oclusão, de maneira que o paciente possa tolerar melhor a atividade parafuncional, pode ser válido. Em alguns casos, isso pode envolver cirurgia ortognática para reposicionamento dos maxilares.

O grau de redução nos sintomas de DTM em muitos adultos quando se inicia o tratamento ortodôntico corretivo pode ser surpreendente e extremamente gratificante para aqueles que não compreendem a etiologia da dor miofascial. A intervenção ortodôntica pode aparentar ser quase mágica na maneira como faz os sintomas de DTM desaparecerem muito antes de as relações oclusais terem sido corrigidas. A explicação é simples – o tratamento ortodôntico deixa os dentes doloridos, então apertar ou ranger dentes sensíveis, como mecanismo de lidar com o estresse, não produz a mesma satisfação subconsciente de antes; a atividade parafuncional é interrompida, e os sintomas são banidos.

As relações oclusais alteradas também contribuem para acabar com os padrões de hábito que geraram a fadiga muscular e a dor. Não importa qual o tipo de tratamento ortodôntico, os sintomas dificilmente estarão presentes enquanto a movimentação de um significativo número de dentes estiver ocorrendo, desde que um tratamento que produza fortes contatos deflectivos seja evitado. O uso prolongado de elásticos de classe II ou classe III pode não ser bem tolerado em adultos que tiveram problemas de DTM e deve ser evitado (por esse motivo, o uso prolongado de elásticos também deve ser evitado na maioria dos outros pacientes adultos).

O momento da verdade para pacientes com DTM que foram submetidos a tratamento ortodôntico surge algum tempo depois de o tratamento ortodôntico estar completo, quando o apertamento e o ranger de dentes que originalmente causaram o problema tendem a retornar. Nesse ponto, até mesmo se as relações oclusais tiverem melhorado consideravelmente, pode ser impossível evitar que o paciente movimente a mandíbula para posições extremas, e atue em atividade parafuncional produzindo dor. A utilização de placas interoclusais nessa situação pode ser a única maneira de prevenir a recidiva dos sintomas. De forma resumida, a cura milagrosa que o tratamento ortodôntico geralmente proporciona para a dor miofascial tende a desaparecer com o aparelho. Aqueles que apresentaram sintomas no passado correm sempre o risco de recidiva.

Ocasionalmente, o tratamento ortodôntico torna-se mais complicado devido ao tratamento prévio para problemas de DTM com placas interoclusais. Caso uma placa oclusal para sintomas de DTM cubra os dentes posteriores, mas não os anteriores, os dentes anteriores que foram mantidos fora de oclusão começam a erupcionar novamente e podem retornar à oclusão até mesmo se os dentes posteriores ainda estiverem afastados (Figura 19.27). Clinicamente, isso pode levar a crer que os dentes posteriores estejam sendo intruídos, mas a erupção dos incisivos geralmente contribui mais para o desenvolvimento da mordida aberta posterior. Em poucos meses, o paciente pode chegar a uma situação na qual descartar a placa terá se tornado impossível. Então, os únicos tratamentos possíveis são extruir os dentes posteriores com coroas ou com extrusão ortodôntica, ou então intruir os dentes anteriores.

A intervenção ortodôntica nesse estágio é difícil porque os sintomas de DTM podem desenvolver-se imediatamente se a placa for removida, e não é possível extruir os dentes posteriores ortodonticamente sem descartar ou desgastar a placa. O posicionamento de acessórios ortodônticos nos dentes posteriores e a utilização de elásticos verticais leves nos segmentos posteriores podem ser realizados para trazer os dentes posteriores novamente à oclusão (Figura 19.28) se o paciente puder tolerar esse tratamento. Alguma reintrusão dos dentes anteriores extruídos pode ocorrer, mas um aumento significativo na altura facial geralmente é mantido. Esse deve ser considerado um efeito colateral infeliz, e não algo que pode ser benéfico.

Considerações periodontais

Problemas periodontais raramente são a principal preocupação durante o tratamento ortodôntico de crianças e adolescentes, uma vez que a doença periodontal geralmente não se desenvolve em idade jovem e a resistência tecidual é maior em pacientes dessa

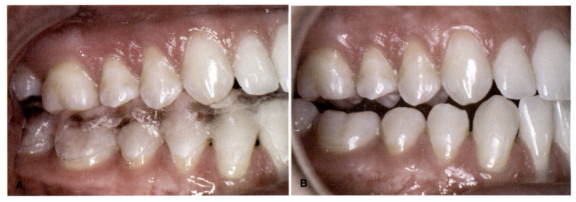

- **Figura 19.27 A.** Relações oclusais em uma mulher de 24 anos de idade que utilizou uma placa cobrindo apenas seus dentes posteriores nos últimos 18 meses. **B.** Observe a mordida aberta posterior quando a placa foi removida. Isso foi criado por uma combinação de intrusão dos dentes posteriores e extrusão dos dentes anteriores. O tratamento ortodôntico para trazer os dentes posteriores de volta em oclusão exigiu medicamentos tranquilizantes durante o tratamento porque ela ficou desconfortável sem a placa até a oclusão ter sido restabelecida.

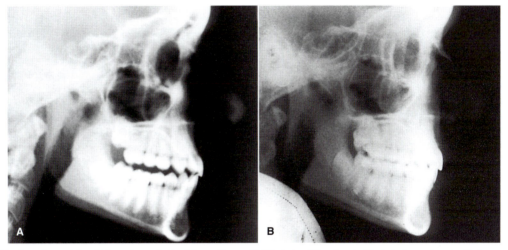

- **Figura 19.28** Radiografias cefalométricas da paciente vista na Figura 19.27. Antes (**A**) e depois (**B**) do tratamento ortodôntico para extruir os dentes posteriores e restabelecer a oclusão.

faixa etária. Pelos mesmos motivos, as considerações periodontais têm importância crescente com o envelhecimento dos pacientes, independentemente de os problemas periodontais serem ou não um fator que motiva o tratamento ortodôntico.

A prevalência de problemas periodontais em função da idade em grande grupo de potenciais pacientes ortodônticos com má oclusão grave é demonstrada na Figura 19.29. Observe que, acima dos 30 anos de idade, há praticamente uma reação linear entre idade e bolsa periodontal (definida aqui como a presença de bolsas de 5 mm ou mais). Por outro lado, a prevalência de problemas mucogengivais chega ao auge aos 20 anos. A probabilidade maior é de que qualquer paciente acima dos 35 anos de idade tenha algum problema periodontal que possa afetar o tratamento ortodôntico, e que as considerações mucogengivais sejam importantes no tratamento do grupo de adultos mais jovens.

A doença periodontal não é um processo degenerativo progressivo contínuo e constante. Em vez disso, ela é caracterizada por episódios de ataque agudo em algumas, mas geralmente não em todas as áreas da boca, seguidos de períodos de inatividade. Evidentemente, é importante identificar pacientes de alto risco e locais de alto risco. O melhor indicador de que a doença pode estar presente é um histórico de doença. Atualmente, o sangramento persistente à sondagem suave é o melhor indicador de doença ativa e possivelmente progressiva, demonstrando a importância de o ortodontista fazer uma sondagem cuidadosa durante o exame clínico ortodôntico. Novos procedimentos de diagnóstico para avaliar a placa subgengival e o fluido crevicular à procura de indícios de bactérias, enzimas ou outros mediadores químicos agora são clinicamente úteis e passíveis de serem utilizados em pacientes ortodônticos potenciais, encaminhados para avaliação mais detalhada. Parece haver pelo menos três grupos de risco para a progressão da perda óssea por motivos periodontais na população: aqueles com progressão rápida (cerca de 10%), aqueles com progressão moderada (a grande maioria, cerca de 80%) e aqueles que não apresentam progressão (cerca de 10%).[15]

Não há contraindicação em tratar adultos que tiveram doença periodontal e perda óssea, contanto que a doença esteja sob controle (Figura 19.30). Entretanto, a progressão de um colapso periodontal não tratado deve ser prevista, e a situação periodontal do paciente deve receber atenção primordial no planejamento e na execução do tratamento ortodôntico em adultos.

Tratamento de pacientes com comprometimento periodontal mínimo

Qualquer paciente em tratamento ortodôntico deve tomar cuidado adicional com a higiene dentária, mas isso é ainda mais importante no tratamento ortodôntico de adultos. A placa bacteriana é o principal fator etiológico do colapso periodontal, e seus efeitos

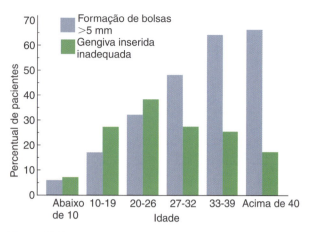

• **Figura 19.29** A prevalência de bolsas periodontais de 5 mm ou mais e a prevalência de gengiva inserida inadequada em função da idade em 1.000 pacientes consecutivos, com problemas ortodônticos graves que foram encaminhados para possível tratamento ortocirúrgico. (Reproduzido de Moriarty JD, Simpson DM. *J Dent Res.* 1984;63:[Edição especial A, #1249].)

são fortemente determinados pela resposta do hospedeiro. Os aparelhos ortodônticos tornam a manutenção da higiene bucal simultaneamente mais difícil e mais importante. Em crianças e adolescentes, até mesmo se é desenvolvida uma gengivite em resposta à presença de aparelhos ortodônticos, ela quase nunca progride para uma periodontite. Isso não é garantido em adultos, independentemente de sua condição periodontal inicial ser boa.

A avaliação periodontal de um potencial paciente ortodôntico adulto deve incluir não apenas a resposta à sondagem periodontal, mas também o nível e a condição da gengiva inserida. A movimentação dos incisivos em direção vestibular pode ser seguida de recessão gengival e perda de inserção em alguns pacientes. O risco é maior quando dentes irregulares são alinhados por meio da expansão da arcada dental, o que tensiona e afina a gengiva, adicionando uma tensão que pode ser criada pela inflamação gengival ou trauma por escovação. Assim que a recessão gengival ocorre, ela progride rapidamente, sobretudo se houver pouca ou nenhuma gengiva inserida, e a inserção é apenas em mucosa alveolar.

Já se pensou que a largura da gengiva inserida determinava onde a recessão ocorreria. O conceito agora é o de que duas características são importantes: a faixa de gengiva inserida (nem toda a gengiva queratinizada é inserida) e a espessura do tecido gengival. A faixa de gengiva inserida pode ser observada mais precisamente por meio da inserção de uma sonda periodontal e observação da distância entre o ponto em que a gengiva inserida é encontrada e o ponto no qual a mucosa alveolar inicia. Os incisivos inferiores em pacientes inclinados lingualmente em pacientes com um mento proeminente apresentam risco particular de recessão, e o tecido gengival pouco espesso provavelmente é o motivo.

Para pacientes ortodônticos adultos, é muito melhor prevenir a recessão gengival do que tentar corrigi-la mais tarde. Por esse motivo, um enxerto gengival (Figura 19.31) deve ser considerado em adultos com gengiva inserida diminuta ou pouco espessa, particularmente aqueles nos quais a expansão do arco será utilizada para alinhar os incisivos e aqueles que serão submetidos a avanço mandibular cirúrgico ou mentoplastia (ver Capítulo 20).

Comprometimento periodontal moderado

Antes de o tratamento ortodôntico ser planejado para pacientes que apresentem problemas periodontais preexistentes, os problemas dentários e periodontais devem ser controlados. O tratamento periodontal prévio pode incluir todos os aspectos do tratamento periodontal. É importante remover todo o cálculo e demais agentes irritantes das bolsas periodontais antes de qualquer movimentação dentária ser considerada, e geralmente é sensato utilizar retalhos cirúrgicos para expor essas áreas e assegurar a melhor raspagem possível.

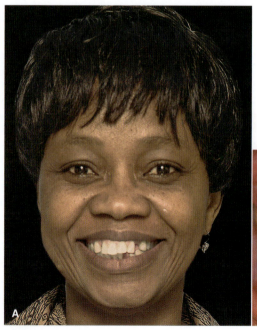
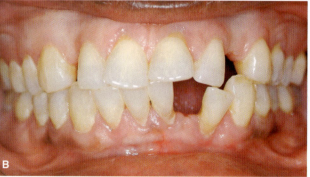

• **Figura 19.30** O tratamento ortodôntico corretivo para uma paciente com doença periodontal grave requer que a doença ativa seja controlada e que o controle seja mantido; feito isto, a movimentação dentária é possível sem que a condição periodontal piore. Sorriso inicial (**A**) e vista frontal inicial aproximada (**B**), mostrando os espaços em ambos os arcos criados pelo deslocamento dos dentes, acompanhando seus problemas periodontais graves. (*continua*)

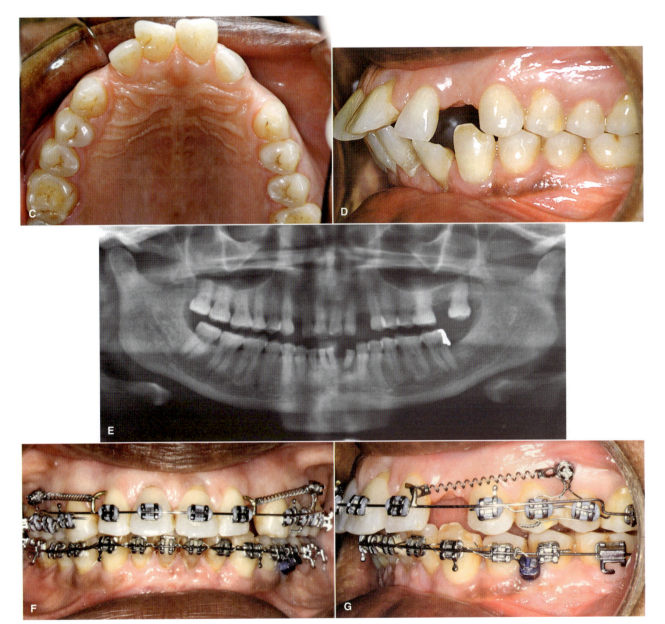

- **Figura 19.30** (*continuação*) **C** e **D**. Imagens intrabucais oclusal e lateral antes do tratamento. **E**. Radiografia panorâmica inicial. Ela apresentava doença periodontal generalizada, moderadamente grave, com perda óssea grave localizada. Depois de a doença periodontal ter sido controlada, ela foi submetida a tratamento para retrair seus incisivos projetados e fechar os espaços anteriores em ambos os arcos. O planejamento era utilizar ancoragem esquelética (parafusos ósseos) em ambos os arcos para retrair os incisivos enquanto a sobremordida normal é mantida. O fechamento do espaço de uma extração antiga do segundo molar superior esquerdo foi descartado, até mesmo empregando ancoragem esquelética, pois poderia comprometer a simetria do segmento anterior. **F** e **G**. Molas de níquel-titânio austenítico (A-NiTi) e mecânicas de deslize foram utilizadas para o fechamento de espaços em ambos os arcos, com os parafusos ósseos posicionados entre os primeiros e segundos pré-molares em ambos os arcos. Observe a combinação de ancoragem direta e indireta na arcada superior. (*continua*)

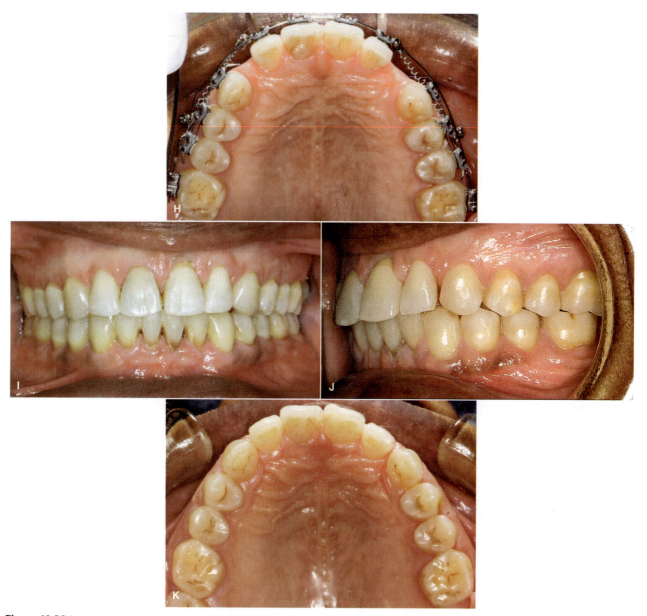

- **Figura 19.30** (*continuação*) **H.** Imagem oclusal do fechamento de espaço na arcada superior ancorado em parafusos ósseos. **I** a **K.** Aos 58 anos de idade, depois de terminado o tratamento ortodôntico, que durou 35 meses. Observe a melhora no alinhamento dentário e na oclusão, e a manutenção da saúde periodontal. (*continua*)

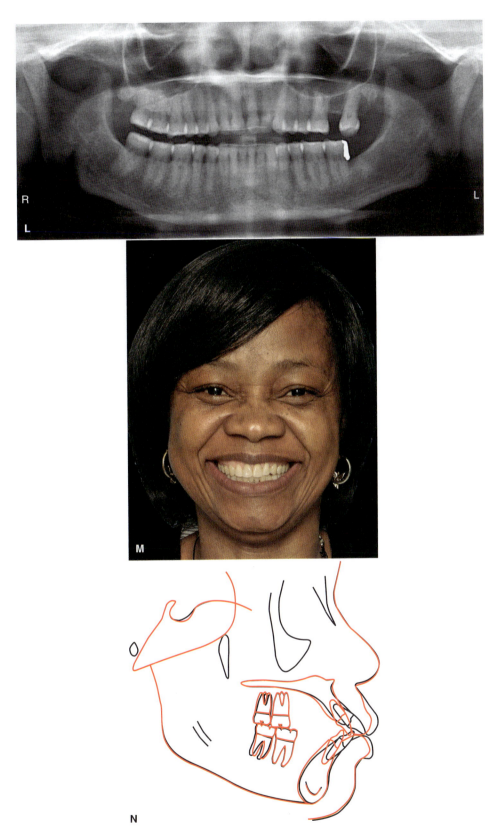

• **Figura 19.30** (*continuação*) **L.** Radiografia panorâmica pós-tratamento. **M.** Sorriso pós-tratamento. **N.** Sobreposição cefalométrica mostrando a grande retração dos incisivos, sem movimentação em direção anterior dos dentes posteriores. (Cortesia do Dr. D. Grauer.)

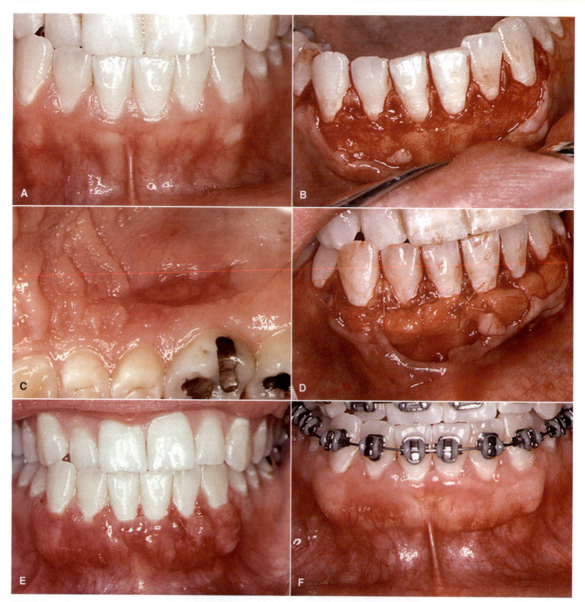

- **Figura 19.31** Em adultos que receberão tratamento ortodôntico corretivo, um enxerto gengival para criar quantidade e espessura adequadas de gengiva inserida é importante antes de iniciar a movimentação dentária ortodôntica. **A.** Falta de gengiva inserida e um tecido gengival delgado na região anterior inferior em uma paciente que deve ter os incisivos inferiores projetados para alinhá-los. Observe a mucosa alveolar estendendo-se quase até a margem gengival em todos os dentes anteriores. **B.** Preparo cirúrgico de um leito para enxerto. **C.** O local doador, de tecido do palato, para o enxerto gengival. **D.** O enxerto suturado em posição. **E.** Cicatrização após 1 semana, mostrando a incorporação do enxerto. **F.** Arco inicial de alinhamento instalado 3 meses mais tarde, com os enxertos gengivais criando um contorno mais espesso de tecido gengival e uma generosa faixa de inserção. (Cortesia do Dr. J. Moriarty.)

Enxerto ósseo está indicado para prevenir deiscência óssea e recessão gengival quando é planejada uma expansão significativa da arcada dental em um adulto? Atualmente, não há dados que indiquem o ponto no qual esse procedimento poderia fazer uma diferença significativa.

Os procedimentos de tratamento para facilitar o controle do paciente a longo prazo, tais como recontornos ósseos ou reposicionamento de retalhos para compensar áreas de recessão gengival, devem ser adiados até que as relações oclusais finais sejam estabelecidas. Um período de observação seguinte ao tratamento periodontal prévio deve preceder o tratamento ortodôntico corretivo, para se ter certeza de que a doença do paciente está controlada adequadamente e para permitir a cura após a terapia periodontal.

O controle da doença também requer tratamento endodôntico de qualquer dente com envolvimento pulpar. Não há contraindicação ao movimento ortodôntico de um dente endodonticamente tratado; assim, a endodontia realizada antes do tratamento ortodôntico não causará problemas. Entretanto, a tentativa de movimentar um dente com envolvimento pulpar poderá ocasionar surto de pulpite e dor.

A orientação geral para o tratamento restaurador prévio é que as restaurações provisórias devem ser realizadas para controlar cáries, com a dentística restauradora definitiva postergada para depois da fase ortodôntica do tratamento. As restaurações provisórias, entretanto, não devem ser realizadas com materiais de pouca durabilidade, que permanecem na boca por poucos meses. As resinas compostas são o material restaurador provisório de eleição enquanto o tratamento ortodôntico está sendo realizado. Coroas protéticas devem ser postergadas até depois de as relações oclusais finais serem estabelecidas pelo tratamento ortodôntico.

Como as margens das bandas podem tornar o controle periodontal mais difícil, geralmente é melhor utilizar um aparelho ortodôntico totalmente colado em adultos com envolvimento periodontal. Bráquetes autoligados ou amarrilhos metálicos também são preferíveis em substituição aos módulos elastoméricos para fixar os arcos ortodônticos em pacientes periodontalmente comprometidos, uma vez que pacientes com módulos elastoméricos apresentam níveis mais elevados de microrganismos na placa gengival.[16]

Durante o tratamento ortodôntico corretivo, um paciente com problemas periodontais moderados deve estar em um regime de controle, com a frequência de limpeza e raspagem dependente da gravidade da doença periodontal. A terapia de suporte periodontal em intervalos de 2 a 4 meses geralmente é planejada. Agentes químicos auxiliares entre as consultas (incluindo clorexidina, caso necessário) também devem ser considerados.

Comprometimento periodontal grave

A abordagem geral para o tratamento de pacientes com comprometimento periodontal grave é a mesma delineada anteriormente, mas o tratamento deve ser modificado em dois pontos: (1) o controle periodontal deve ser agendado em intervalos mais curtos, talvez com o paciente sendo visto com a mesma frequência para o controle periodontal e para o tratamento ortodôntico (i. e., a cada 4 a 6 semanas), e (2) as metas do tratamento ortodôntico e a mecânica devem ser modificadas, a fim de manter as forças ortodônticas em um mínimo absoluto, uma vez que a área reduzida do LP depois de uma perda óssea extensa significa maior pressão no LP exercida por qualquer força (Figura 19.32). Às vezes, é útil manter temporariamente um dente que esteja com comprometimento periodontal irreversível, utilizando-o para auxiliar no suporte de um aparelho ortodôntico que contribuirá para salvar outros dentes.

A relação coroa-raiz é fator significativo no prognóstico a longo prazo para um dente que tem perda óssea periodontal sustentada. O encurtamento da coroa tem a virtude de melhorar essa relação. Em adultos com perda óssea e uma mordida profunda anterior, o ortodontista não deve hesitar em remover parte da coroa dos incisivos inferiores alongados como alternativa à intrusão, quando isso poderia simplificar o nivelamento ortodôntico da arcada e melhorar o prognóstico periodontal. A redução da altura da coroa dos incisivos superiores deve ser abordada com cautela devido ao possível efeito adverso na exibição do dente anterior e, muitas vezes, à intrusão dos incisivos desgastados, pois a restauração da altura normal da coroa é uma melhor abordagem.[17] É interessante que até mesmo depois de problemas periodontais graves terem se desenvolvido, o tratamento ortodôntico possa ser conduzido sem perdas adicionais de osso alveolar *caso* um bom controle da condição periodontal seja mantido. O fechamento de espaços em áreas de perda óssea grave às vezes leva a uma melhora na altura óssea se pelo menos uma parede da bolsa periodontal permanecer (Figura 19.33). Como parte do consentimento informado, pacientes como esse podem ser informados de que o tratamento ortodôntico corretivo pode ser realizado sem o risco de piorar sua condição periodontal, mas não se pode prometer uma melhora.

Interações prótese-implantodontia

Adultos que procuram tratamento ortodôntico corretivo geralmente também apresentam problemas dentários que requerem restaurações. Esses problemas incluem perda de estrutura dentária devido ao uso e abrasão ou trauma, problemas estéticos gengivais e dentes ausentes que requerem substituição com próteses convencionais ou implantes.

Problemas relacionados à perda de estrutura dentária

O posicionamento de dentes danificados, gastos ou com abrasão durante o tratamento ortodôntico corretivo deve ser realizado com o planejamento restaurador eventual em mente. Uma consulta inicial com o dentista restaurador obviamente torna-se importante. Há quatro considerações importantes na decisão de onde o ortodontista deveria posicionar os dentes a serem restaurados: a quantidade total de espaço que deveria ser criada, o posicionamento mesiodistal do dente no espaço, o posicionamento vestibulolingual e o posicionamento vertical. É importante determinar antecipadamente se a meta ortodôntica é alinhar as bordas incisais e as cristas marginais, as margens e contornos gengivais ou os níveis ósseos.

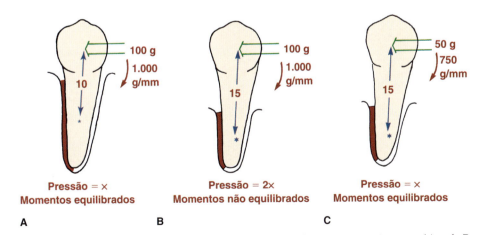

● **Figura 19.32** A perda óssea ao redor de um dente que será movimentado afeta a força e o momento necessários. **A.** Para um movimento de corpo ideal de um pré-molar, cujo centro de resistência está 10 mm apical ao bráquete (i. e., altura normal do suporte ósseo alveolar), uma força de 100 g e um momento de 1.000 g-mm são necessários. **B.** O mesmo sistema de forças seria inapropriado para um pré-molar idêntico, cujo suporte ósseo foi reduzido por uma doença periodontal, de maneira que a área do ligamento periodontal tenha metade de sua extensão original e que o centro de resistência esteja agora 15 mm apical ao bráquete. Para tal dente, uma força de 100 g poderia produzir o dobro da força ótima no ligamento periodontal, e o momento não seria grande o suficiente para prevenir a inclinação. **C.** Para corrigir o sistema de forças para um dente periodontalmente comprometido, seriam necessários uma força de 50 g e um momento de 15 × 50 = 750 g-mm. A movimentação ortodôntica de dentes periodontalmente comprometidos pode ser realizada com atenção cuidadosa às forças (menores que o normal) e momentos (relativamente maiores que o normal).

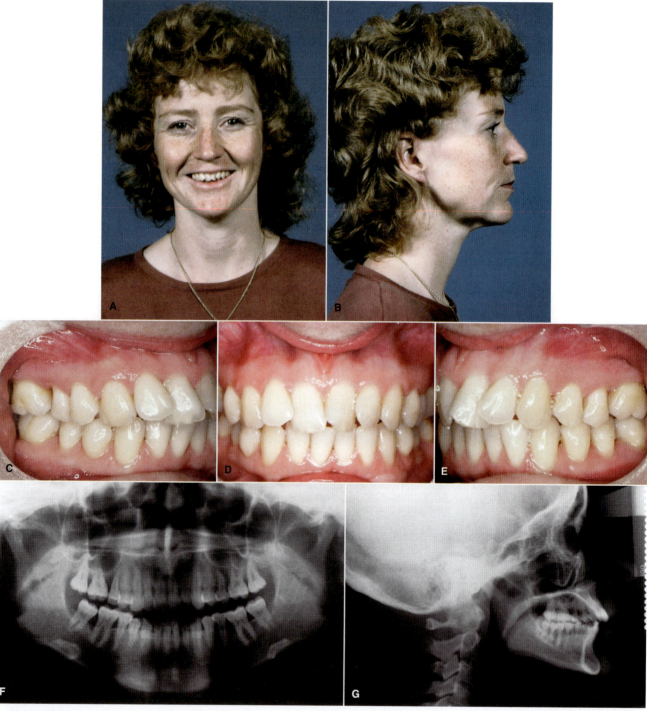

• **Figura 19.33 A a E.** Aos 27 anos de idade, esta mulher procurou tratamento ortodôntico porque seu periodontista acreditou que sua doença periodontal pudesse ter melhor controle se o alinhamento de seus dentes fosse aprimorado, e porque ela jamais gostou da aparência de seus incisivos superiores, extremamente apinhados e irregulares. Estava presente uma relação molar de classe II completa e sobremordida mínima. **F.** A radiografia panorâmica mostra perda óssea acentuada em diversas áreas, mas a doença ativa está sob controle. **G.** A radiografia cefalométrica mostrou uma relação esquelética suave de classe II, com protrusão moderada dos incisivos superiores. O plano de tratamento incluiu a extração do primeiro pré-molar superior esquerdo e do segundo pré-molar superior direito (escolhido devido ao amplo defeito periodontal em sua distal, embora isso pudesse tornar o tratamento ortodôntico mais difícil). O espaço da extração, mais o desgaste do esmalte interproximal, a fim de compensar a discrepância de tamanho dentário criada por incisivos laterais superiores muito largos, permitiria o alinhamento dos incisivos superiores sem criar protrusão. (*continua*)

CAPÍTULO 19　Considerações Especiais no Tratamento para Adultos　617

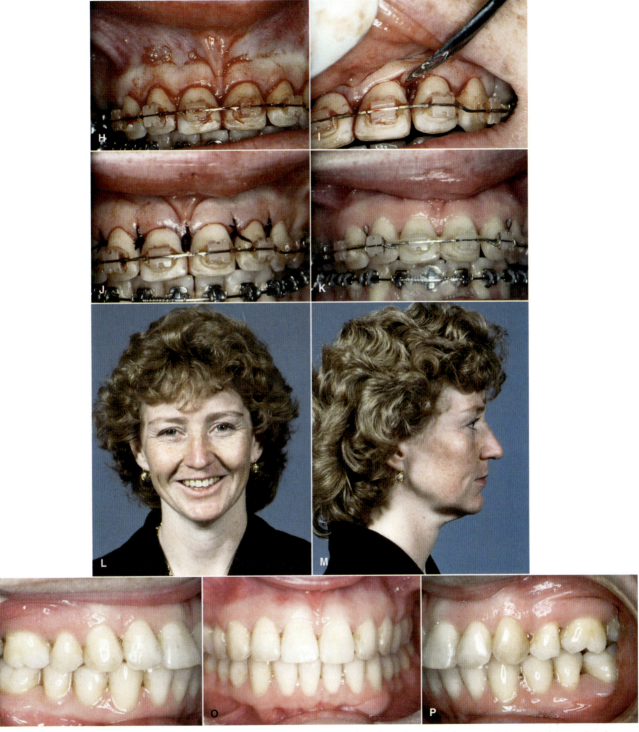

• **Figura 19.33** (*continuação*) **H** a **J**. Devido às rotações graves dos incisivos superiores irregulares, depois que o alinhamento foi completado, mas ainda com os bráquetes em posição, o reposicionamento do freio labial superior e a secção das fibras gengivais elásticas foram realizados. **K**. Três semanas mais tarde. **L** a **P**. Depois de 18 meses de tratamento, a oclusão e a estética dos dentes melhoraram bastante. (*continua*)

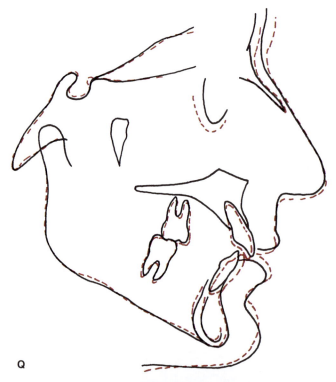

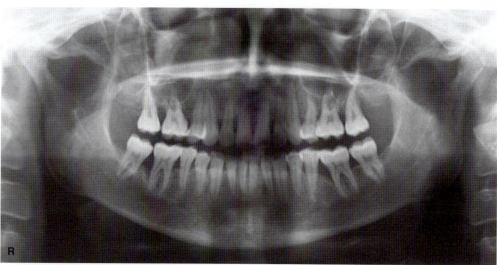

- **Figura 19.33** (*continuação*) **Q.** A sobreposição cefalométrica mostra retração suave dos incisivos superiores e a verticalização suave dos incisivos inferiores, como desejado neste caso. **R.** Radiografia panorâmica 1 ano depois do término do tratamento ortodôntico. A condição periodontal manteve-se sob bom controle durante e após o tratamento ortodôntico. Observe o preenchimento, com osso alveolar, da área em que o segundo pré-molar superior direito gravemente afetado foi extraído. (Cirurgia periodontal realizada pelo Dr. R. Williams.)

Quando a estrutura dentária é perdida na região do ponto de contato, o dente fica anormalmente estreito, e a restauração da largura coronária perdida, bem como de sua altura, é importante. O posicionamento ortodôntico deve proporcionar espaço suficiente para o acréscimo apropriado do material restaurador. O posicionamento ideal deve ou não estar no centro do espaço no sentido mesiodistal; isso dependeria de a restauração mais estética ser produzida pelo acréscimo simétrico em cada lado do dente ou de maior reconstrução em um dos lados ser melhor.

Da mesma maneira, o posicionamento vestibulolingual ideal de um dente superior gasto ou danificado seria influenciado pela maneira como a restauração foi planejada. Caso se planejem coroas, o dente deve estar posicionado no centro da arcada dental sem um contato forte com o arco oposto. Entretanto, se uma faceta for utilizada em um incisivo ou canino (Figura 19.34), o ortodontista deve posicionar o dente mais lingualmente do que em outras situações, em contato com seu antagonista na arcada inferior, a fim de acomodar a espessura da faceta na superfície vestibular. Por fim, restaurações melhores podem ser realizadas se o ortodontista proporcionar mais espaço que o necessário, assim há margem para o dentista restaurador finalizar e polir as superfícies proximais. O pequeno excesso pode, então, ser fechado com um aparelho de contenção.

CAPÍTULO 19   Considerações Especiais no Tratamento para Adultos   619

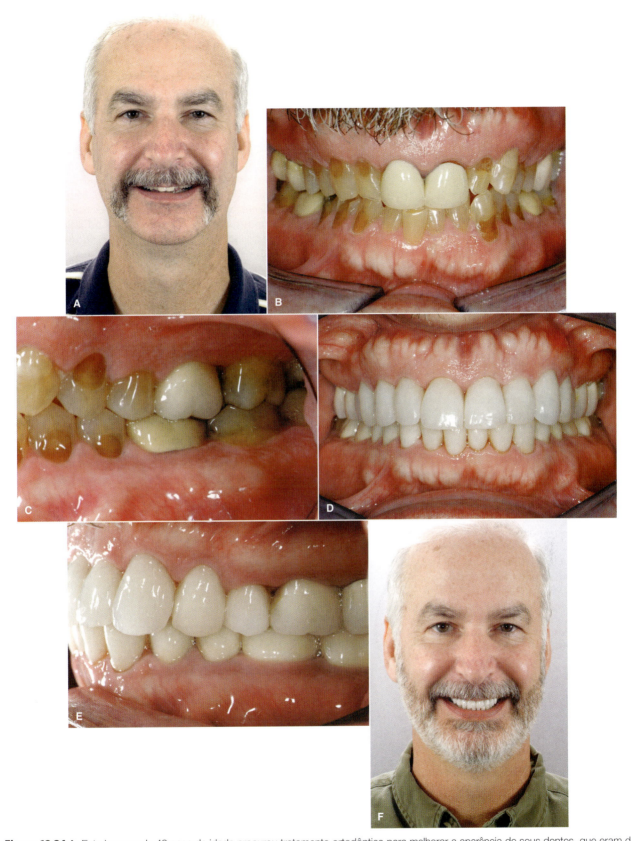

• **Figura 19.34 A.** Este homem de 49 anos de idade procurou tratamento ortodôntico para melhorar a aparência de seus dentes, que eram desgastados e escurecidos. Ele era cuidadoso em minimizar a exposição de seus incisivos durante o sorriso. **B.** Coroas foram instaladas nos incisivos centrais superiores, mas elas eram muito curtas em relação a suas larguras. **C.** Os outros dentes, em ambos os arcos, eram desgastados e escurecidos. O plano de tratamento consistiu em alinhar os dentes, abrir espaço para facilitar a realização de restaurações e facetas. **D** a **F.** Aos 51 anos de idade, após o tratamento, com coroas e facetas instaladas ao final do tratamento ortodôntico para corrigir os desgastes e manchas. O sorriso pós-tratamento, com exposição muito maior dos dentes superiores e inferiores, é apropriado para sua idade, embora facetas um pouco maiores nos incisivos superiores fossem preferíveis. O paciente optou por coroas e facetas mais brancas do que o que seria condizente com sua idade e obviamente valorizou o contraste com sua condição inicial.

Se apenas uma pequena quantidade de estrutura dentária tiver sido perdida, como no caso de uma borda incisal ter sido fraturada, pode ser possível planificar a área fraturada e extruir o dente danificado de maneira a restabelecer o posicionamento vertical da borda incisal. O resultado, entretanto, serão margens gengivais desniveladas, o que significa que a extrusão de um dente fraturado deve ser realizada com cautela e considerando-se a extensão de margem gengival exposta durante o sorriso. Antes de estarem disponíveis reconstruções dentárias esteticamente aceitáveis em resina composta nos dentes anteriores, a extrusão ortodôntica de dentes fraturados era uma abordagem de tratamento mais aceitável do que é atualmente. Agora, uma extrusão superior a 1 ou 2 mm raramente é um bom planejamento, a menos que o paciente nunca exponha a gengiva.

Problemas estéticos gengivais

Problemas estéticos gengivais agrupam-se em duas categorias: aqueles criados por exposição gengival excessiva ou desnivelada e aqueles criados por recessão gengival após perda óssea periodontal.

A importância de manter uma margem gengival pelo menos razoável na região de incisivos superiores, especialmente quando os pacientes expõem gengiva durante o sorriso (a maioria), é um fator na decisão pelo melhor tratamento quando um incisivo lateral está ausente. A substituição por um canino em um dos lados resultará em margens gengivais desniveladas, a menos que muito cuidado seja tomado para extruir o canino e reduzir sua altura coronária, até mesmo se a coroa do canino for reanatomizada. Caso muitos dentes estejam desgastados ou fraturados, sua extrusão pode criar um "sorriso gengival" não estético, até mesmo se as margens gengivais forem mantidas no mesmo nível em todos os dentes. Nessa circunstância, seria melhor intruir os incisivos para se obter uma exposição gengival apropriada e então restaurar a altura coronária perdida.

A estética dentária não se limita apenas aos dentes. Um problema particularmente angustiante é criado pela recessão gengival após a perda óssea periodontal na região dos incisivos superiores, o que cria "espaços negros" entre esses dentes (ver Figura 6.32). A melhor abordagem para esse problema é a remoção de um pouco de esmalte interproximal, de maneira que os incisivos possam ser aproximados. Isso desloca o ponto de contato em direção gengival, reduzindo o espaço entre os dentes. Quanto mais volumosas as coroas forem inicialmente, mais bem-sucedida é essa abordagem.

Dentes ausentes: fechamento de espaço versus reposição protética

Locais de exodontias antigas. Em adultos, o fechamento de espaço no local de uma extração antiga geralmente é difícil. O problema ocorre devido a reabsorção e remodelação do osso alveolar. Depois de muitos anos, a reabsorção resulta em redução da altura vertical do osso; entretanto, mais importante que isso é o estreitamento vestibulolingual do processo alveolar também devido à remodelação. Quando isso ocorre, o fechamento do espaço da exodontia requer remodelação do osso cortical, que compreende as tábuas ósseas vestibular e lingual do processo alveolar. O osso cortical responderá à força ortodôntica na maioria dos casos, mas a resposta será significativamente mais lenta.

Uma região de primeiro molar inferior extraído há muito tempo geralmente representa um problema particular, uma vez que o deslocamento mesial do segundo e do terceiro molares e o deslocamento distal dos pré-molares fecham o espaço parcialmente, e os molares inclinam mesialmente. No tratamento conservador, como demonstrado anteriormente (ver Figuras 19.6 e 19.7), um segundo molar inclinado mesialmente geralmente é verticalizado com sua inclinação para distal, e então uma prótese é instalada.

Caso o tratamento ortodôntico corretivo seja planejado, o espaço deve ser fechado movimentando-se o primeiro molar para mesial? Isso depende muito de problemas específicos de determinado paciente. Em geral, é melhor abrir espaço em uma região de exodontia antiga com o espaço parcialmente fechado e repor o dente ausente com uma prótese ou implante. Essa decisão deve ser considerada cuidadosamente nas reuniões de planejamento entre o ortodontista e o protesista.

Nas Figuras 19.35 e 19.36, são mostradas radiografias panorâmicas de dois pacientes com espaços similares na arcada inferior depois de uma perda precoce dos primeiros molares inferiores; em um deles, foi realizada inclinação distal para a verticalização bilateral do segundo e do terceiro molares; no outro, o espaço foi fechado bilateralmente com movimentação radicular mesial. Ambos realizaram tratamento ortodôntico corretivo, com a utilização de parafusos ósseos para ancoragem. Para o paciente no qual foi realizada abertura de espaço, o fator que determinou o tempo de tratamento consiste em outros aspectos da má oclusão; para o paciente no qual foi realizado o fechamento do espaço, o tratamento prolongado foi determinado principalmente pela remodelação lenta do osso cortical no local de extração antigo.

Perda dentária devido à doença periodontal. Um problema de fechamento de espaço também ocorre devido à perda de um dente pela doença periodontal. Às vezes, o fechamento de espaço no local em que um dente irremediavelmente comprometido foi extraído resulta em melhora da condição periodontal (ver Figura 19.33). No entanto, a não ser que pelo menos uma parede óssea permaneça, é melhor movimentar os dentes para uma posição distante desta área, como preparação para uma substituição protética, uma vez que a formação óssea normal não pode ser esperada com a movimentação do dente em direção ao defeito.

Entretanto, há uma exceção. Os primeiros molares e incisivos são perdidos em alguns adolescentes e adultos jovens devido à periodontite juvenil agressiva, que ataca de maneira diferenciada esses dentes e é caracterizada pela presença de um microrganismo específico, o *Aggregatibacter actinomycetemcomitans*. Esse problema é raro, mas estima-se que ocorra com até três vezes mais frequência em crianças afrodescendentes, e em uma sequência de casos detectados em um condado da Flórida, todas as 60 crianças eram negras.[18] Na etiologia da doença, tanto as respostas imunes quanto inflamatórias às bactérias no sulco gengival são importantes, e parece que algumas bactérias podem desempenhar papel protetor. Depois que o processo patológico é controlado, o agente causador parece desaparecer e a doença raramente volta a ocorrer. Embora o osso que circunda os primeiros molares geralmente esteja totalmente destruído, nem o segundo molar nem o segundo pré-molar são significativamente afetados na maioria dos pacientes.

O fechamento ortodôntico dos espaços na região dos incisivos raramente é possível, mas em pacientes adolescentes ou adultos jovens, geralmente é possível fechar ortodonticamente as regiões em que foram extraídos os primeiros molares, trazendo o segundo molar permanente em direção mesial para a área onde o primeiro molar foi perdido, sem precisar recorrer a implantes para ancoragem adicional. O segundo molar traz seu próprio osso circundante com ele, e o grande defeito ósseo desaparece.

Essa resposta favorável é atribuída a três fatores combinados: a idade relativamente tenra desses pacientes, o fato de que o ataque original foi quase completamente direcionado aos primeiros molares e o desaparecimento da flora bacteriana específica. Em um paciente mais velho que tenha perdido um dente devido à doença periodontal, é improvável que outros dentes tenham sido totalmente poupados ou que a flora bacteriana tenha mudado; assim, a tentativa de fechar o espaço não seria uma boa escolha.

CAPÍTULO 19   Considerações Especiais no Tratamento para Adultos   621

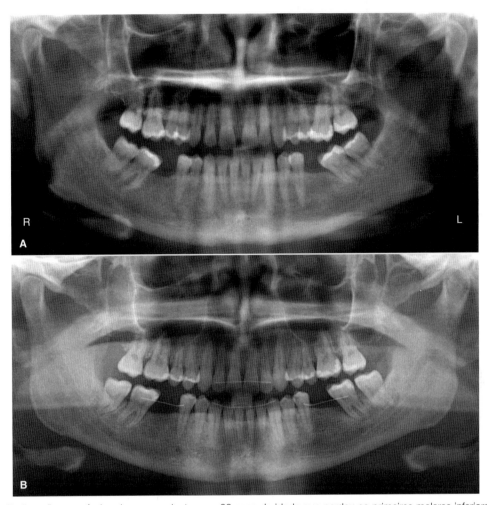

• **Figura 19.35 A.** Radiografia panorâmica de uma paciente com 32 anos de idade que perdeu os primeiros molares inferiores há anos e agora deseja realizar tratamento para corrigir sua má oclusão. Ela optou por tratamento corretivo com aparelhos fixos, incluindo a verticalização do segundo e do terceiro molares, abertura de espaço para a substituição dos primeiros molares ausentes com implantes ou próteses fixas. O tempo de tratamento foi de 30 meses. Não teria demorado tanto para verticalizar apenas os molares, mas verticalizar dois molares de cada lado leva muito mais tempo que verticalizar apenas um molar, e é difícil manter as relações oclusais sem um aparelho na arcada superior. **B.** Radiografia pós-tratamento. A verticalização do segundo molar não forma novo osso, mas tende a melhorar a condição periodontal; neste paciente, a bolsa persistente na mesial do segundo molar esquerdo é muito mais tratável do que seria se não fosse realizada a verticalização. Observe que contenções fixas estão sendo utilizadas para manter o alinhamento dos incisivos e a posição dos molares até que as restaurações possam ser instaladas.

Tratamento ortodôntico corretivo em pacientes com planejamento para implantes. Em pacientes mais velhos com perdas dentárias antigas, enxertos ósseos serão necessários para alargar o processo alveolar na área de futuros implantes. Geralmente é vantajoso realizar os enxertos nas áreas que receberão os implantes enquanto o tratamento ortodôntico está sendo realizado em outras áreas da boca. O objetivo é ter o paciente preparado para o tratamento protético definitivo tão logo quanto possível depois de o aparelho ortodôntico ser removido, em vez de esperar um tempo considerável enquanto os enxertos e os implantes são realizados.

Depois de os implantes terem amadurecido ao ponto em que os componentes protéticos possam ser inseridos, também pode ser possível realizar a cirurgia para instalação do implante antes de o tratamento ortodôntico ter finalizado por completo. A cirurgia para instalação do implante em si raramente é responsável por atraso significativo, e um período de osseointegração durante o tratamento ortodôntico é vantajoso. Um longo período causado pela cicatrização e maturação do enxerto antes da instalação dos implantes pode se tornar um problema para a contenção ortodôntica. Quase sempre, a contenção ortodôntica fixa é a melhor escolha para manter o espaço para um implante. Na região anterior, os pacientes geralmente preferem uma prótese fixa provisória (Figura 19.37), que deve ser removida para a cirurgia do implante e reinserida depois disso, a menos que a carga imediata do implante seja viável.

Um incisivo superior ou um canino danificado e anquilosado em um adolescente representa um problema especial, quando a substituição eventual com implante é planejada. O dente anquilosado interfere em seu alinhamento em relação aos outros dentes durante o tratamento ortodôntico e pode se tornar pouco estético, mas ocorrerá atrofia alveolar se o dente for extraído antes de o crescimento vertical estar completo e o implante poder ser posicionado. Nessa situação, o osso alveolar pode ser "poupado" por meio da remoção da coroa e da manutenção da raiz endodonticamente tratada (Figura 19.38), havendo maior probabilidade de instalação bem-sucedida do implante mais tarde, sem a necessidade de um enxerto ósseo. Enquanto isso, o tratamento ortodôntico pode ser finalizado com um pôntico amarrado ao arco, e, depois disso, uma prótese fixa provisória

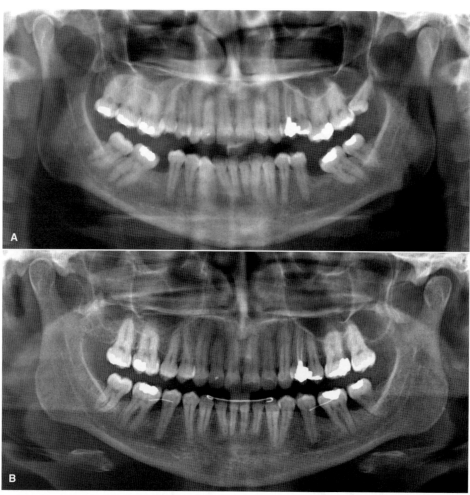

• **Figura 19.36 A.** Radiografia panorâmica de um paciente de 39 anos de idade que também perdeu os primeiros molares inferiores há anos. Foi planejado tratamento ortodôntico corretivo para alinhar os dentes anteriores em ambos os arcos, corrigir a sobre-erupção dos primeiros molares superiores e fechar os espaços de extrações antigas. **B.** Após finalizado o tratamento, que necessitou de 36 meses, principalmente porque o movimento dentário em direção a espaços de extrações antigas como este requer remodelação do osso cortical. Observe que a situação periodontal na mesial dos segundos molares se mantém abaixo do ideal e que contenções fixas estão sendo utilizadas para manter o fechamento dos espaços de extração, bem como o alinhamento dos incisivos.

pode ser instalada até que o crescimento vertical esteja completo e seja seguro posicionar o implante.

Embora o tratamento seja bem-sucedido até aquele ponto, posicionar um implante muito cedo cria um problema maior. O implante torna-se semelhante a um dente anquilosado e aparentará intruir enquanto o desenvolvimento vertical continua e os outros dentes erupcionam (Figura 19.39). Isso cria uma discrepância das margens gengivais bem como das bordas incisais, o que é muito difícil de controlar mesmo se o implante for removido e substituído com uma nova coroa. Até certo ponto, esse problema pode ocorrer na vida adulta, pelo fato de um crescimento vertical discreto geralmente continuar a ocorrer na meia-idade.

Procedimentos complexos do tratamento

Ortodontia lingual

O progresso na ortodontia lingual nos últimos anos culminou no desenvolvimento de técnicas que superam a maior parte da dificuldade anterior no uso dessa tecnologia. A técnica lingual mais avançada usa uma base pré-contornada para cada dente, proporcionando maior segurança na colagem do acessório, de acessórios de baixo perfil confeccionados de maneira que os fios possam ser inseridos de cima para baixo, e no desenvolvimento de robôs que realizam dobras controlados por computador para a confecção dos arcos. Essas alterações no aparelho estão descritas no Capítulo 10 (ver Figura 10.42) e são ilustradas aqui.

Na ortodontia lingual, os robôs que dobram os fios são uma parte importante do sistema. Eles fornecem compensação para um problema inevitável, as distâncias curtas entre os dentes no aspecto lingual. Para qualquer fio, quanto menor a distância interbráquetes, mais flexível deve ser o material. As distâncias entre os dentes ao longo do arco são tão curtas que pode ser difícil alinhar dentes com apinhamento grave sem remodelação dos arcos, incluindo o arco A-NiTi para o alinhamento inicial. A conformação remota dos fios feita por robô torna esse procedimento muito mais preciso e menos demorado. Uma forma de olhar para isso é que, apesar de a moderna ortodontia lingual ser bastante diferente do tratamento com alinhadores transparentes, ela também é baseada na tecnologia computacional.

Com bráquetes colados por lingual e fios ortodônticos, todo tipo de movimento dentário agora pode ser realizado com bastante eficiência, incluindo o posicionamento da raiz em locais de extração

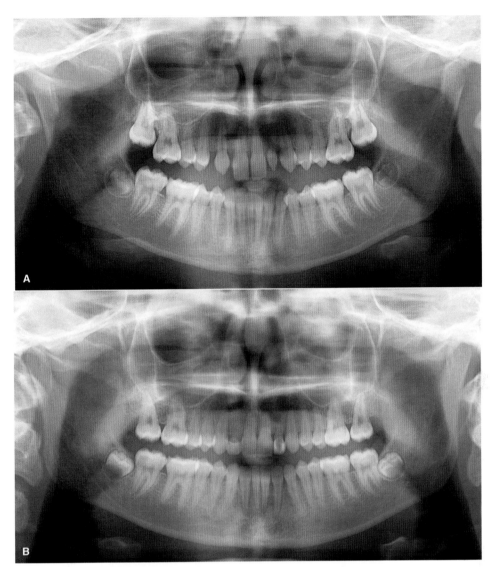

• **Figura 19.37** Para esta garota, cujo tratamento foi mostrado nas Figuras 15.9 e 15.10, uma prótese adesiva para manter o espaço para um implante para substituir o incisivo lateral direito ausente foi uma parte importante do plano de tratamento. **A.** A radiografia panorâmica logo após a erupção do canino mostra-o do lado mesial do espaço, porém movê-lo distalmente ajudaria a corrigir a linha média dental. **B.** O plano pós-tratamento mostra as reanatomizações no incisivo lateral esquerdo e a prótese entre o canino direito e o incisivo central. Observe que, para obter a estética ideal, a coroa do incisivo lateral foi orientada de maneira apropriada mesmo que a raiz dilacerada tenha sido inclinada distalmente depois, o que é apropriado nesta situação. Também é possível ver que há espaço adequado para o implante. Talvez a vantagem mais importante de uma prótese adesiva é que ela controla a posição das raízes do dente durante a erupção futura no final da adolescência, de maneira que uma contenção removível com um pôntico não consegue fazer. (Cortesia do Dr. T. Shaughnessy.)

e de torque radicular. As etapas do tratamento com aparelho lingual de um paciente com má oclusão complexa são mostradas nas Figuras 19.40 e 19.41.

Questão importante é o quanto do plano de tratamento, representado pelo *setup* dos dentes a partir do qual derivam a forma dos arcos, é conseguido no alinhamento após o tratamento e o estabelecimento da oclusão. Para a técnica lingual Incognito®, essas informações agora são obtidas pela superposição digital do tratamento desejado no *setup*.[19] Os dados mostram (ver Figura 10.41) que há uma reprodução precisa dos objetivos do tratamento nas posições dos dentes que são alcançadas, exceto os segundos molares, que não são posicionados precisamente. Informações desse tipo ainda não estão disponíveis para qualquer um dos outros métodos de tratamento orientados por computador. Elas têm o potencial de aumentar a precisão de todos os métodos desenvolvidos com o auxílio do computador/confeccionados em computador (CAD/CAM) já introduzidos na ortodontia e foram usados para melhorar o desempenho do sistema WIN que veio depois do Incognito®.

Terapia com alinhadores transparentes em casos complexos

Tratar casos complexos com Invisalign® ou seus alinhadores transparentes concorrentes é enganosamente semelhante ao tratamento de problemas menos graves. O tratamento ainda envolve o uso de uma sequência de alinhadores que levam a um desfecho previsto, porém há três grandes diferenças: (1) a sequência de etapas normalmente utilizada pelos técnicos do sistema de computador, em geral, precisa ser modificada, (2) a direção e a quantidade de movimento dos dentes produzidas pelos algoritmos-padrão geralmente são reduzidas, e (3) novos registros e um novo conjunto de alinhadores de refinamento costumam ser necessários durante o processo de tratamento.

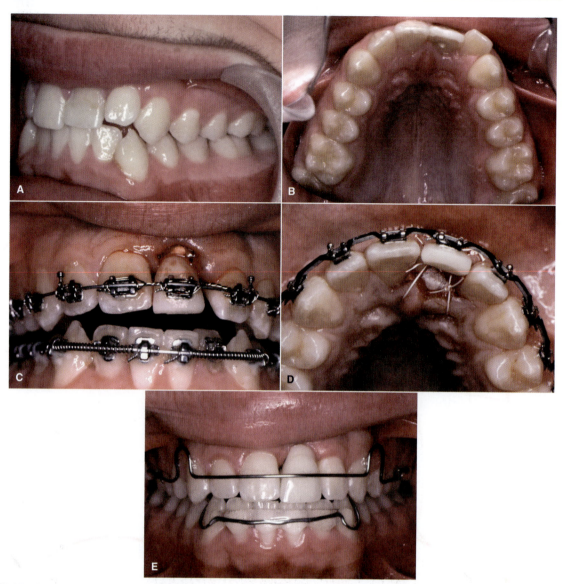

- **Figura 19.38** Este garoto de 14 anos de idade tinha um incisivo central superior deslocado lingualmente e anquilosado, depois de uma lesão praticando basquete. **A** e **B**. Antes do tratamento. Não era possível corrigir o alinhamento dos outros dentes sem remover o dente anquilosado, que ao final seria substituído por um implante, mas a extração precoce resultaria em perda do osso alveolar naquela área. **C**. A decisão foi remover apenas a coroa do dente anquilosado, mantendo a raiz como uma forma de preservar o osso alveolar. Com um aparelho ortodôntico instalado, um pôntico foi amarrado ao arco quando a coroa foi removida. A raiz foi preenchida com hidróxido de cálcio, e tecido gengival e palatal (**D**) foi suturado sobre ela. **E**. A partir de então, foi possível expandir ambos os arcos e corrigir a má oclusão. Ao final do tratamento ativo, um pôntico foi fixado na contenção ortodôntica de maneira provisória. Um implante foi instalado de maneira bem-sucedida aos 18 anos de idade.

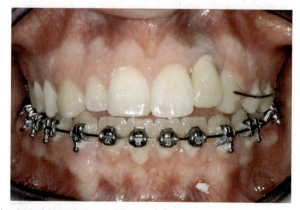

- **Figura 19.39** Para este paciente, um implante foi instalado aos 15 anos de idade com o objetivo de substituir um incisivo lateral superior ausente. Aos 17 anos de idade, o crescimento vertical adicional deixou o implante em uma posição não estética de intrusão relativa, com deslocamento da borda incisal e da margem gengival. Nesse momento, uma coroa mais longa no implante não é uma solução satisfatória. Não há alternativa melhor que remover o implante, fazer um enxerto naquela área e posicionar um novo implante.

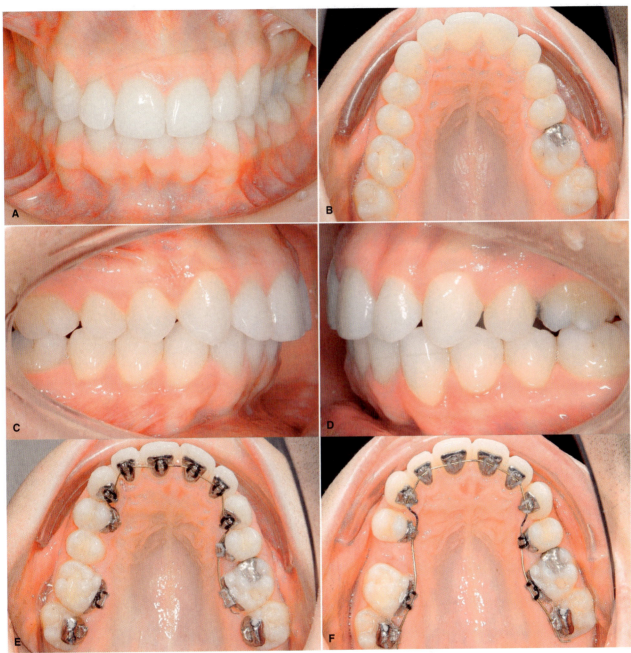

• **Figura 19.40** O aparelho lingual moderno oferece tamanhos de arcos e encaixes mais precisos do que os aparelhos vestibulares atuais, juntamente com arcos formados por computador que permitem melhor realização da oclusão planejada, porém o plano deve ser ajustado pelo ortodontista para harmonizar os dentes e a face. **A** a **D.** Registros iniciais para um paciente com discrepância da linha média em virtude da perda do segundo pré-molar esquerdo. O plano foi extrair o outro segundo pré-molar superior e fechar o espaço ao trazer a arcada superior em direção da linha média. **E** e **F.** Os bráquetes linguais foram colados indiretamente antes da extração do pré-molar, e um arco leve de níquel-titânio (NiTi) foi usado para o alinhamento inicial. (*continua*)

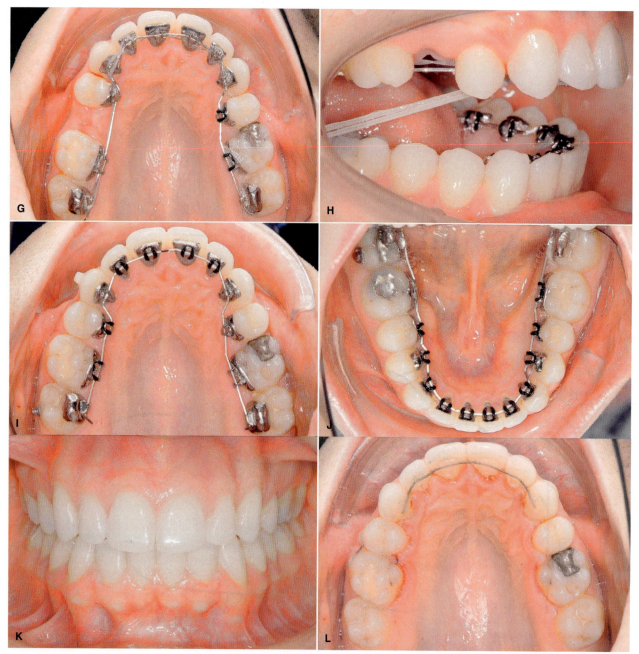

• **Figura 19.40** (*continuação*) **G** e **H.** Em seguida, o espaço de extração foi fechado ao deslizar um arco retangular de tamanho menor, com o uso de um elástico de classe II unilateral para inclinar os dentes anteriores superiores em direção à linha média. **I** e **J.** Arcos coordenados ao final do fechamento do espaço. Observe que um acessório vestibular para o elástico de classe II foi usado após o tratamento inicial com o elástico na face lingual. **K** e **L.** Correção da má oclusão concluída. (*continua*)

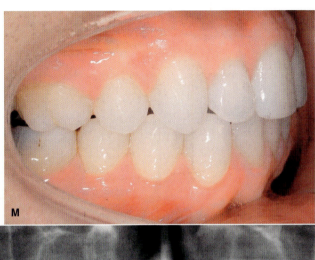
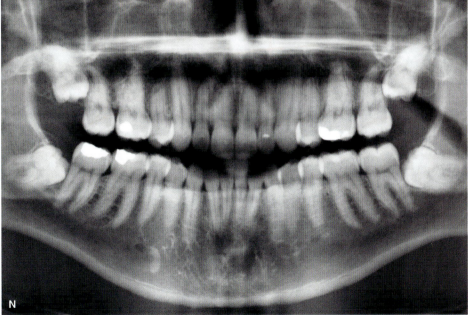

• **Figura 19.40** (*continuação*) **M.** Correção da má oclusão concluída. **N.** Radiografia panorâmica na conclusão do tratamento, antes da extração dos terceiros molares impactados. (Cortesia do Dr. D. Wiechmann.)

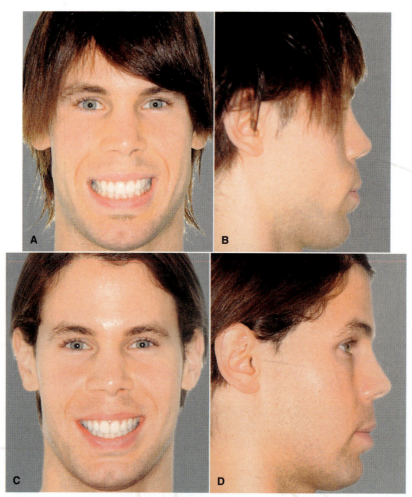

• **Figura 19.41** Para o paciente na Figura 19.40, as imagens faciais antes (**A** e **B**) e depois (**C** e **D**) do tratamento. Observe a quantidade de correção da linha média dental superior em direção à linha média esquelética. (Cortesia do Dr. D. Wiechmann.)

Isso significa um envolvimento bem maior do profissional durante o planejamento e o tratamento clínico desses casos. Os ortodontistas experientes que tratam casos difíceis com Invisalign®, muitas vezes preparam sozinhos as etapas dos alinhadores iniciais aos finais, sem começar com um ClinCheck preparado pelos técnicos da empresa. Se um ClinCheck dos técnicos fosse recebido, seria significativamente modificado, muitas vezes com mudanças menores de um alinhador para o próximo e/ou uma sequência de etapas diferente no reposicionamento dos dentes. Isso demanda tempo e habilidade.

Por que um novo conjunto de registros e alinhadores de refinamento poderia ser necessário? A experiência mostrou que à medida que a quantidade de movimento e de etapas do tratamento aumenta, é melhor estabelecer uma meta inicial que será intermediária para o objetivo final e, então, estabelecer a sequência de alinhadores começando daí para completar o tratamento. Seguindo uma analogia do golfe: uma tacada leve e curta produz resultado melhor do que uma tacada muito longa.

Em função do nível de planejamento e tratamento por parte do profissional, os casos complexos também podem ser tratados com alinhadores transparentes, e isso é ilustrado nos casos mostrados nas Figuras 19.42 e 19.43.

O texto continua na pág. 634

CAPÍTULO 19 Considerações Especiais no Tratamento para Adultos 629

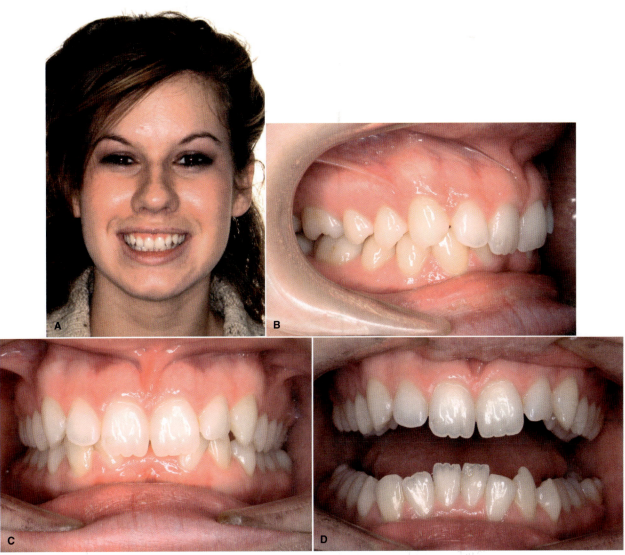

• **Figura 19.42** Como os alinhadores Invisalign® geram força leve, a intrusão de dentes com alinhadores é bastante possível. Em uma paciente com mordida profunda, como mostrado aqui, uma questão importante é a quantidade de intrusão dos incisivos em relação à extrusão dos dentes posteriores e ao aumento da altura da parte anterior da face. Blocos de mordida na face lingual dos incisivos superiores abrem a mordida posteriormente e facilitam a erupção molar; o espessamento do material do alinhador sobre os dentes posteriores inibiria a erupção. **A** a **D.** Registros iniciais para uma jovem adulta para quem intrusão dos incisivos centrais superiores e inferiores era desejada, juntamente com um aumento moderado na altura da parte anterior da face. O plano foi uma fase inicial de tratamento com 23 alinhadores para uma meta intermediária com o movimento para a frente e a intrusão dos incisivos centrais superiores, seguida pelo movimento para a frente, alinhamento e intrusão dos incisivos inferiores e, em seguida, novos registros e alinhadores de revisão para completar o tratamento. (*continua*)

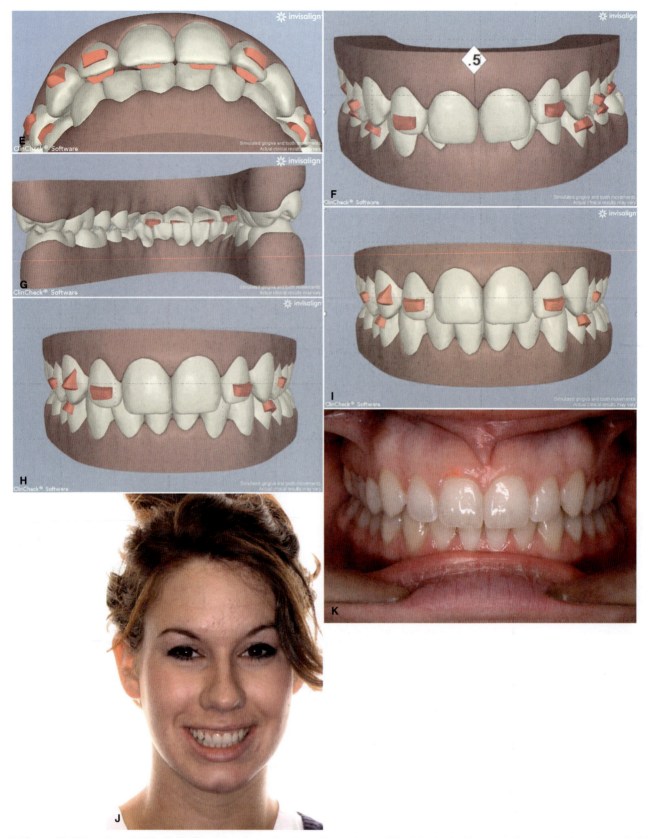

• **Figura 19.42** (*continuação*) **E** e **F.** ClinCheck fase 0, mostrando os blocos de mordida atrás dos incisivos superiores e *attachments* nos incisivos laterais superiores e caninos para resistir à extrusão enquanto os incisivos centrais eram intruídos. Observe a remodelação inicialmente prevista para os incisivos centrais superiores, reposicionando o seu ponto de contato para baixo. **G** e **H.** ClinCheck fase 23, mostrando a sobremordida esperada e o alinhamento no ponto intermediário. **I.** ClinCheck fase de revisão 10, na conclusão do tratamento. **J** e **K.** Sorriso e *close-up* da oclusão no final do tratamento. (*continua*)

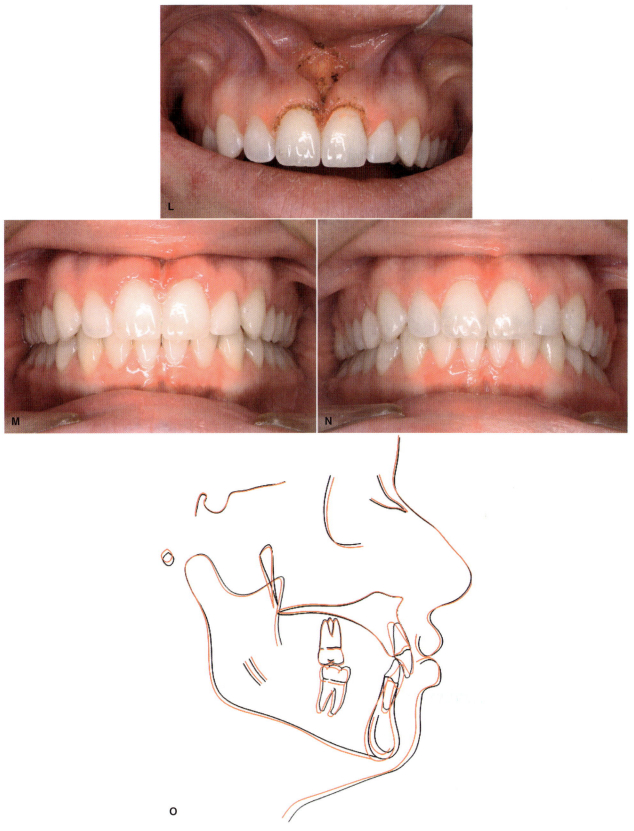

• **Figura 19.42** (*continuação*) **L.** A etapa de finalização do tratamento foi a remoção a *laser* do freio labial superior e recontorno gengival dos incisivos centrais para obter a proporção altura-largura correta. **M.** Cicatrização em 1 semana. **N.** Duas semanas após o procedimento cirúrgico. **O.** O traçado da sobreposição do começo ao fim do tratamento (23 meses) mostra que a quantidade desejada de intrusão e rotação da mandíbula foi obtida. Uma contenção inferior 3-3 colada e uma contenção transparente superior foram colocadas. (Cortesia do Dr. W. Gierie.)

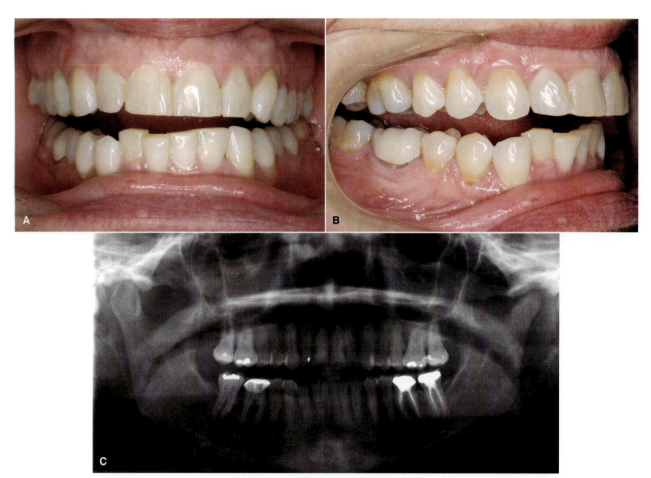

• **Figura 19.43** O Invisalign® pode ser combinado com tratamento com aparelho fixo para obter o movimento dental que seria muito difícil apenas com o Invisalign®. **A** e **B**. Para esta mulher de 47 anos de idade, uma mordida aberta unilateral incomum tinha se desenvolvido lentamente ao longo dos últimos 5 anos, com pouca ou nenhuma mudança durante o último ano. **C**. A radiografia panorâmica mostrou assimetria condilar, com reabsorção do côndilo esquerdo que foi possivelmente atribuída à osteoartrite. (*continua*)

CAPÍTULO 19 Considerações Especiais no Tratamento para Adultos   633

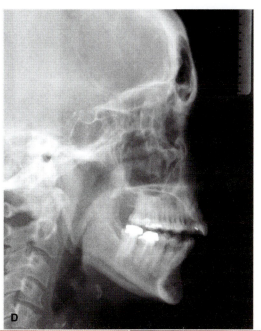

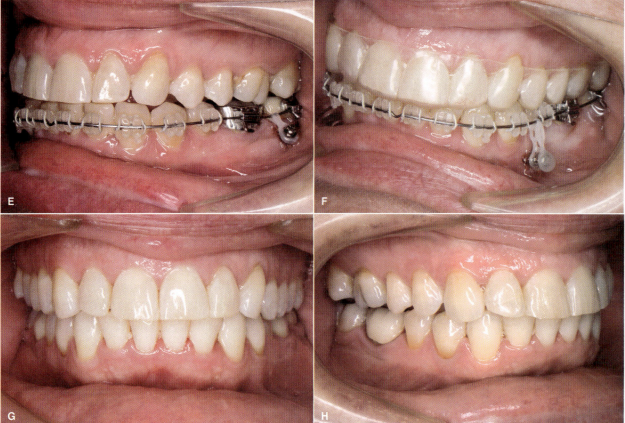

• **Figura 19.43** (*continuação*) **D.** A radiografia cefalométrica mostrou um nível vertical diferente dos dentes posteriores inferiores dos dois lados, e a intrusão virtual dos dentes posteriores inferiores do lado esquerdo indicou que isso permitiria que a mandíbula rotacionasse para cima e para a frente, fechando a mordida aberta unilateral e conduzindo-a para uma oclusão quase normal. O plano de tratamento foi usar um aparelho fixo na arcada inferior com ancoragem esquelética para aproximar os dentes posteriores do lado esquerdo e fechar a mordida aberta, enquanto o alinhamento da arcada superior era feito com o Invisalign® e o tratamento era concluído com o Invisalign® em ambas as arcadas. **E.** Parafuso ósseo como ancoragem para intrusão dos molares inferiores. **F.** Um segundo parafuso ósseo usado posteriormente na ancoragem para intruir os pré-molares. Enquanto a intrusão estava ocorrendo, uma série de alinhadores foi usada na arcada superior; observe o alinhador final usado como contenção nesse ponto do tratamento. Assim que a mordida foi fechada (o que levou 8 meses), a tendência de recidiva esperada não foi observada nos 6 meses seguintes e, naquele momento, uma série de alinhadores de revisão foi usada em um período de mais 4 meses para concluir o tratamento. **G** e **H.** Vistas frontal e lateral pós-tratamento. Três anos após o tratamento *(não ilustrado)*, a mordida aberta posterior leve do lado direito tinha fechado, e a correção da mordida aberta anterior estava estável. (Cortesia do Dr. W. Gierie.)

Aplicações da ancoragem esquelética

Existem atualmente quatro principais aplicações para a ancoragem esquelética no tratamento de adultos:

1. Posicionamento individual de dentes quando nenhum outro método satisfatório de ancoragem está disponível (normalmente devido à perda de outro dente por doença periodontal ou dentária).
2. Retração ou projeção de incisivos.
3. Movimento distal ou mesial de molares (e de toda a arcada dental, se for necessário).
4. Intrusão de dentes posteriores para fechamento de mordida aberta anterior ou de dentes anteriores para corrigir a sobremordida exagerada.

O posicionamento dos dentes individuais e o fechamento dos espaços de extração foram abordados nos Capítulos 15 e 16; as aplicações mais exigentes em adultos são discutidas e ilustradas aqui.

Retração dos incisivos protraídos. A retração de dentes anteriores superiores em casos de extração de pré-molares com parafusos ósseos no palato como ancoragem foi uma das primeiras aplicações da ancoragem esquelética. Um implante no centro do palato pode ser usado para estabilizar o arco lingual, que previne o movimento dos molares ao qual está ligado (ver Figura 9.35), porém a estabilização para longe da linha média é melhor, e a ancoragem direta e a indireta estão disponíveis conforme desejado (Figura 19.44). A retração dos dentes anteriores inferiores em um local de extração (que pode ser um espaço de molar ou pré-molar) pode ser mais bem tratada com parafusos ósseos no processo vestibular abaixo dos molares (ver Figura 10.52).

O movimento distal da arcada dental inteira é o plano de tratamento mais ambicioso para a retração da protrusão dos incisivos. Isso era impossível até a ancoragem esquelética ter se tornado disponível, porém agora pode ser feito em ambas as arcadas – se houver espaço atrás dos molares. A extração do segundo molar pode ser necessária para fornecer isso. Para a arcada superior, isso é feito mais prontamente com miniplacas no arco zigomático, mas também é possível com ancoragem palatina. O movimento distal da arcada inferior pode ser realizado com parafusos ósseos no processo vestibular (Figura 19.45) ou no ramo inferior.

Em adultos asiáticos que tiveram retração significativa dos incisivos para corrigir a biprotrusão maxilar, as espículas ósseas às vezes aparecem entre as raízes dos dentes (Figura 19.46A). Elas anteriormente eram rotuladas como exostoses ósseas, porém uma nova pesquisa na Yonsei University/University of North Carolina com imagens 3D mostrou que não está correto. Em vez disso, como pode ser visto na sobreposição 3D de imagens de TCFC antes e

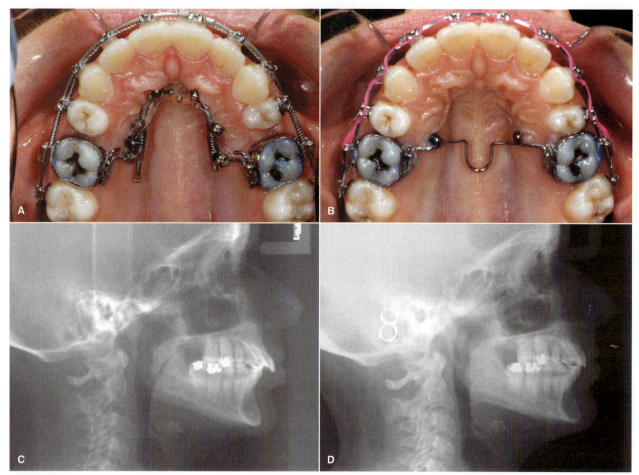

• **Figura 19.44 A.** Para este paciente de 28 anos de idade com protrusão da arcada superior e má oclusão de classe II parcialmente corrigida apesar da extração prévia do primeiro pré-molar superior, o plano de tratamento foi ancoragem palatina com parafusos ósseos bilaterais para distalização de toda a arcada superior. Inicialmente, os molares foram distalizados para retornar à relação de classe II, em vez de uma superclasse II. **B.** Em seguida, os parafusos ósseos palatinos foram usados para estabilizar os molares, enquanto os outros dentes eram retraídos. Radiografias cefalométricas do pré-tratamento (**C**) e do pós-tratamento (**D**), mostrando a redução do trespasse horizontal e a obtenção da relação molar desejada. (Cortesia do Dr. N. Scheffler.)

depois do tratamento para o mesmo paciente (Figura 19.46B), elas são criadas por remodelação diferencial do osso alveolar à medida que os dentes são movidos posteriormente. O osso imediatamente adjacente ao dente remodela a mesma distância que o dente percorreu; em pacientes afetados, o osso entre e sobre os dentes remodela menos, e isso cria as protrusões ósseas irregulares.

Não se sabe ainda por que isso ocorre apenas em adultos de ascendência asiática (ou não foi notado caso ocorra em outras populações) e por que ocorre apenas em uma minoria que tem retração incisal.

Retração e intrusão de incisivos protraídos. Incisivos superiores protraídos normalmente estão inclinados vestibularmente, e lingualizá-los é uma forma óbvia de corrigir a inclinação axial. Esse movimento também leva a borda incisal para baixo, o que é favorável se o aumento da exposição do incisivo e o fechamento de mordida aberta anterior forem partes do plano de tratamento, mas desfavorável se a manutenção ou diminuição da exposição do incisivo e a correção de sobremordida exagerada forem necessárias. Com a mecânica de arco segmentado, incisivos superiores podem ser retraídos e intruídos (ver Figura 19.48) se for mantida ancoragem excelente com arcos linguais de estabilização e aparelho extraoral, caso necessário. Isso é tecnicamente muito mais difícil do que apenas a retração dos incisivos, que muitas vezes pode ser tratada com um arco lingual estabilizador e requer excelente cooperação do paciente. Se a retração e a intrusão forem necessárias, a ancoragem esquelética será recomendada. Com parafusos ósseos entre as raízes molares ou miniplacas na base do arco zigomático, a direção da força, tanto para cima como para trás, é ideal para essa finalidade, e molas de retração de A-NiTi proporcionam níveis de força constantes e previsíveis.

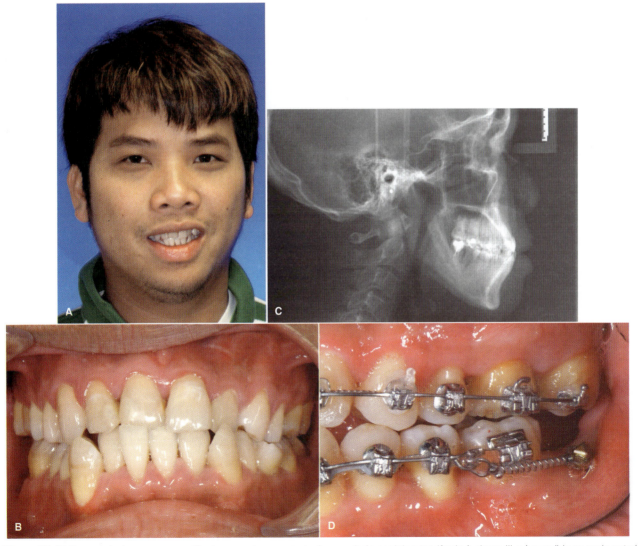

• **Figura 19.45** Para pacientes com ascendência europeia, raramente é apropriado corrigir a tendência à classe III e à mordida cruzada anterior com retração dos incisivos inferiores. Asiáticos, no entanto, muitas vezes, têm um componente de protrusão dental inferior; dessa maneira, retraindo os incisivos ou movendo toda a arcada inferior distalmente, é possível corrigir a mordida cruzada sem comprometer a estética facial. **A** e **B.** Sorriso pré-tratamento e aparência dental, com apinhamento e moderada protrusão dos incisivos inferiores. **C.** Radiografia cefalométrica pré-tratamento mostrando a protrusão dos incisivos inferiores. Um segundo molar inferior foi perdido previamente por cárie, e o outro foi tratado endodonticamente, e os terceiros molares foram extraídos. O planejamento foi a extração do segundo molar inferior restante, com distalização de todo o arco para alcançar melhor relação molar, assim como corrigir a mordida cruzada. **D.** Parafusos ósseos foram instalados bilateralmente na região vestibular do processo alveolar (que é melhor que um implante no ramo quando essa área está disponível), e molas de níquel-titânio (NiTi) foram usadas para movimentar a arcada dental em direção posterior. (continua)

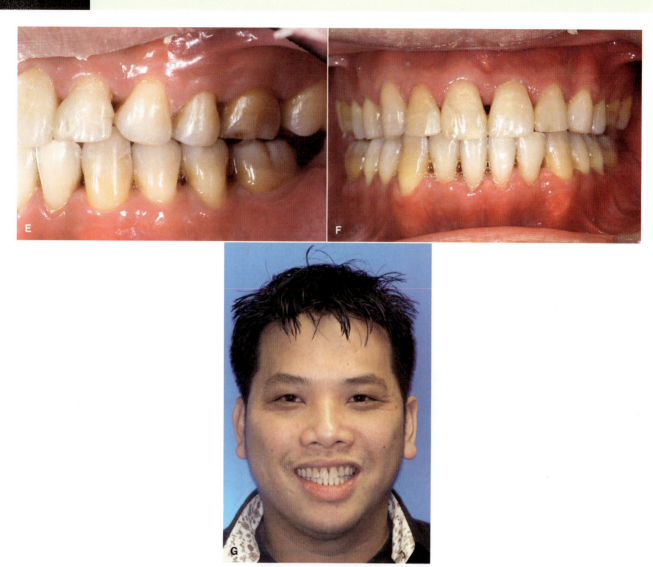

• **Figura 19.45** (*continuação*) **E** e **F**. A estética dental e do sorriso (**G**) no pós-tratamento, com a correção do apinhamento anteroinferior e da mordida cruzada. O sorriso melhorou significativamente, com pouco efeito na proeminência mentoniana. (Cortesia do Dr. N. Scheffler.)

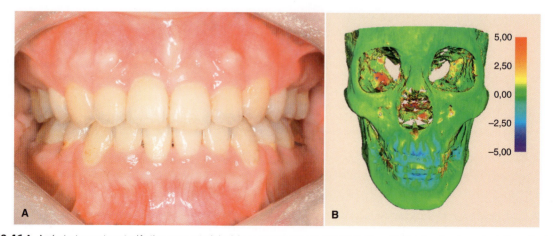

• **Figura 19.46 A.** Após tratamento ortodôntico para retrair incisivos protrusos nos espaços de extração do primeiro pré-molar, este adulto desenvolveu protrusões ósseas sobre alguns dentes. Elas não ocorreram devido à formação do novo osso na superfície do processo alveolar (exostose), como pensado anteriormente. **B.** Em vez disso, como esta sobreposição no mapa colorido de imagens 3D antes e depois do tratamento mostra, o osso alveolar sobre as raízes dos dentes remodela-se para acompanhar o movimento dental, enquanto menos alteração ocorre para parte do osso entre ou sobre os dentes. A cor verde indica sem alterações, a cor azul mostra o movimento para trás e a intensidade da cor mostra a quantidade de alteração. Observe o azul-escuro ao redor das raízes dos dentes anteriores, com azul-claro e verde sobre as raízes. A cor laranja-claro sobre as coroas dos dentes posteriores indica pequena quantidade de expansão transversal desses dentes. (Cortesia do Dr. J. C. Chung.)

Movimento distal dos molares ou de toda a arcada dental

Distalização superior. O movimento distal dos molares superiores é uma forma de obter espaço para uma arcada superior apinhada; o movimento distal de toda a arcada dental superior proporcionaria a correção da má oclusão de classe II originada pelo posicionamento anterior dos dentes superiores na sua base óssea. Para os dois tipos de movimento, miniplacas abaixo do arco zigomático ou parafusos ósseos palatinos proporcionam resultado mais previsível. Os parafusos ósseos no processo alveolar interferem no movimento radicular e não são recomendados. Parafusos ósseos individuais no processo infrazigomático longe das raízes são uma possibilidade, mas podem não suportar a quantidade de força necessária para mover múltiplos dentes. Toda a arcada dental normalmente pode ser movimentada posteriormente de 2 a 4 mm. É necessário extração de segundos molares para conseguir espaço para movimentar posteriormente.

Distalização inferior. Mover completamente a arcada inferior distalmente era impossível até a ancoragem esquelética estar disponível. Agora isso pode ser feito, normalmente com parafusos longos inseridos na superfície vestibular da mandíbula (*buccal shelf*) ou no ramo ascendente (geralmente menos desejável); a maioria dos ortodontistas americanos, no entanto, ainda não pensa em fazê-lo nas duas circunstâncias em que podem ser úteis:

1. Má oclusão de classe III com protrusão dentária mandibular, o que normalmente não é visto em pacientes classe III de origem europeia, mas ocorre frequentemente em asiáticos, para quem essa forma de camuflar a classe III pode ser bastante aceitável (ver Figura 19.45).
2. Protrusão de incisivos criada durante o tratamento de apinhamento grave. Isso era evitado com extrações para prevenir a projeção, até que se popularizou a ideia de que forças suaves e o bráquete autoligado correto, de alguma forma, permitiriam o tratamento sem extrações e sem protrusão.[20] Na verdade, a protrusão dos incisivos inferiores com bráquetes autoligados Damon® e similares é consequência comum da expansão do arco. O uso da ancoragem esquelética durante o alinhamento para evitar o avanço dos incisivos pode produzir melhor relação da arcada dental ao osso basal.[21]

Protração molar. O fechamento de espaço levando os molares para a frente pode ser realizado facilmente usando ancoragem indireta para estabilizar os segmentos dentais anteriores, dos parafusos ósseos no palato para protração molar superior e em *buccal shelf* ou ramo para a mandíbula (Figuras 19.47 e 19.48).

Intrusão. A intrusão de dentes em adultos é considerada em duas situações: (1) incisivos extruídos com exposição excessiva e/ou sobremordida profunda e (2) molares extruídos com mordida aberta anterior e excessiva altura facial. Ocasionalmente, a intrusão de outros dentes é indicada.

Intrusão de incisivos. Em adolescentes e adultos jovens com excessiva sobremordida, a escolha por intruir incisivos ou extruir dentes posteriores muitas vezes, pode ser resolvida a favor da extrusão, porque o crescimento vertical irá compensar. Em adultos, a escolha muitas vezes deve ser a intrusão, que é mais eficaz quando a ancoragem esquelética sob a forma de miniplacas ou parafusos ósseos está disponível e quando são utilizados arcos segmentados, em vez de contínuos. O efeito prático é que ambos os métodos, a ancoragem esquelética e o tratamento com arco segmentado, sejam mais importantes em adultos do que em pacientes mais jovens.

Um problema potencial com a intrusão em adultos periodontalmente comprometidos é a perspectiva do aprofundamento das bolsas periodontais, que podem ser agravadas pelo tratamento.

Idealmente, é claro, a intrusão de um dente levaria à reinserção das fibras periodontais, mas não há bases para esperar isso. O que parece acontecer é a formação de uma forte adesão epitelial, de modo que a posição da gengiva em relação à coroa melhora clinicamente, enquanto as profundidades de sondagem periodontal não aumentam. Se uma boa higiene é mantida, a experiência clínica tem mostrado que é possível conservar dentes que têm sido tratados dessa maneira e que o comprimento da raiz e a altura do osso alveolar não são muito afetados.[22]

A mecanoterapia necessária para produzir intrusão dos incisivos em adultos não é diferente dos métodos para pacientes jovens, descritos com mais detalhes nos Capítulos 9 e 14. Em adultos, entretanto, cuidadosa estabilização dos segmentos da arcada dental durante a intrusão dos incisivos é ainda mais importante, especialmente se o paciente também tiver perda óssea periodontal. Para esses pacientes, a ancoragem esquelética com parafusos ósseos é particularmente vantajosa. A intrusão diferencial dos incisivos superiores, com mais intrusão de um lado ou intrusão de um lado e extrusão do outro, também pode ser usada para corrigir o plano oclusal superior inclinado, se a inclinação não for tão grave (ver a discussão sobre a deformidade *roll* no Capítulo 6 e Figura 15.29 para ver um arco de intrusão assimétrico).

Intrusão de dentes posteriores para fechar mordida aberta anterior. A maioria dos pacientes com mordida aberta anterior tem extrusão dos dentes posteriores superiores, de modo que a mandíbula sofre rotação para baixo e para trás. O segmento dos incisivos superiores costuma ser razoavelmente bem posicionado em relação ao lábio superior. A extrusão de incisivos para fechar a mordida em pacientes desse tipo não é esteticamente aceitável nem estável; a intrusão do segmento posterior é a abordagem ideal de tratamento (Figura 19.49). Isso era praticamente impossível até a cirurgia maxilar segmentada ser desenvolvida no início dos anos 1970, permitindo assim que os segmentos posteriores pudessem ser intruídos. A ancoragem esquelética para intruir os dentes posteriores tem o potencial de produzir a mesma resposta mandibular (Figura 19.50). Nos dias atuais, isso torna a intrusão ortodôntica uma possível alternativa para cirurgia, pelo menos para pacientes com os problemas de face longa menos grave.

Como o alcance do tratamento com Invisalign® ampliou, a correção da mordida aberta anterior e da mordida profunda se tornou possível, com o mecanismo presumido para a mordida aberta sendo a intrusão dos dentes posteriores. Uma análise recente da experiência na University of Washington mostrou que um ganho mediano de 1,5 mm na sobremordida foi obtido em pacientes com mordida aberta, porém esse efeito foi uma extrusão dos incisivos, e não intrusão dos molares.[23]

Para a intrusão de dentes posteriores superiores, miniplacas na base do arco zigomático (ver Figura 13.21) promovem excelente ancoragem. Essas placas são fixadas com diversos parafusos e são recobertas pelo tecido mole bucal. O dispositivo para fixação do aparelho ortodôntico se estende através do tecido mole, preferencialmente na junção entre gengiva e mucosa. O maior problema com as miniplacas é que requerem um procedimento cirúrgico maior do que a maioria dos ortodontistas gostaria de fazer; entretanto, atualmente, muitos cirurgiões bucomaxilofaciais não foram treinados para fazer esse procedimento, e o auxílio cirúrgico pode não estar disponível.

Um parafuso ósseo longo, estendendo-se até a base do arco zigomático, que ortodontistas experientes com experiência em utilizar parafusos ósseos possam instalar, é uma alternativa viável. Um parafuso desse tipo deve ser colocado através da gengiva inserida, se possível, porque os parafusos ósseos instalados em gengiva livre têm maior risco de infecção e recobrimento por tecidos.

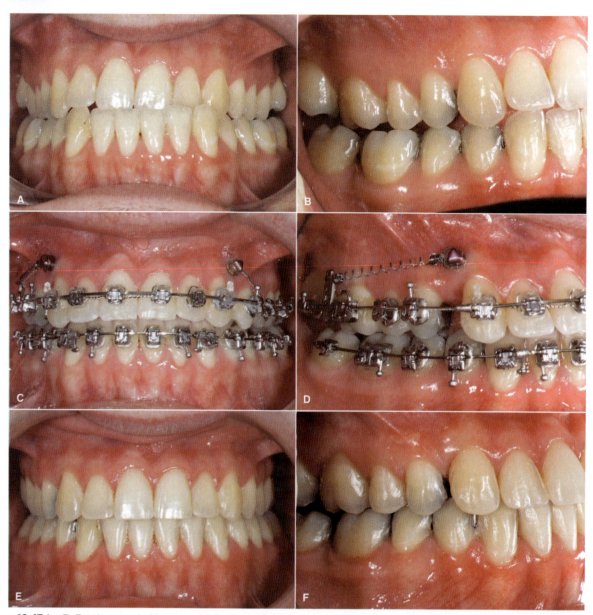

- **Figura 19.47 A e B.** Este homem de 28 anos de idade apresentava mordida cruzada anterior unilateral e uma relação molar de classe III de meia cúspide, com suave deficiência maxilar esquelética. O tratamento planejado foi movimentar toda a arcada superior para a frente, usando ancoragem esquelética para manter a posição anteroposterior da arcada inferior. **C.** Parafusos ósseos na distal do canino foram usados para estabilizar todo o segmento posterior superior, enquanto os incisivos foram projetados para corrigir a mordida cruzada. **D.** Em seguida, o espaço na distal do canino foi fechado, trazendo o segmento posterior para a frente. Observe o braço de alavanca (*power arm*) utilizado para posicionar o ponto de aplicação da força próximo ao centro de resistência dos dentes posteriores e diminuir a tendência de inclinação, enquanto eles são mesializados. **E e F.** Estética dental e oclusão posterior após o tratamento. (Cortesia do Dr. N. Scheffler.)

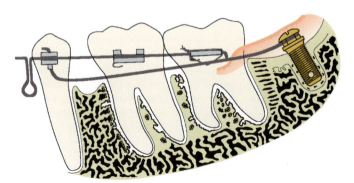

- **Figura 19.48** Uso de ancoragem indireta de um parafuso ósseo no ramo mandibular para mover o segundo e o terceiro molares inferiores para a frente para fechar um local de extração do primeiro molar inferior antigo. A ancoragem esquelética torna esse movimento possível quando normalmente não ocorreria, mas isso é bem lento porque a remodelação do osso cortical na área alveolar em colapso no local de extração ocorre bem lentamente. O tempo de tratamento normalmente é de 2 a 3 anos.

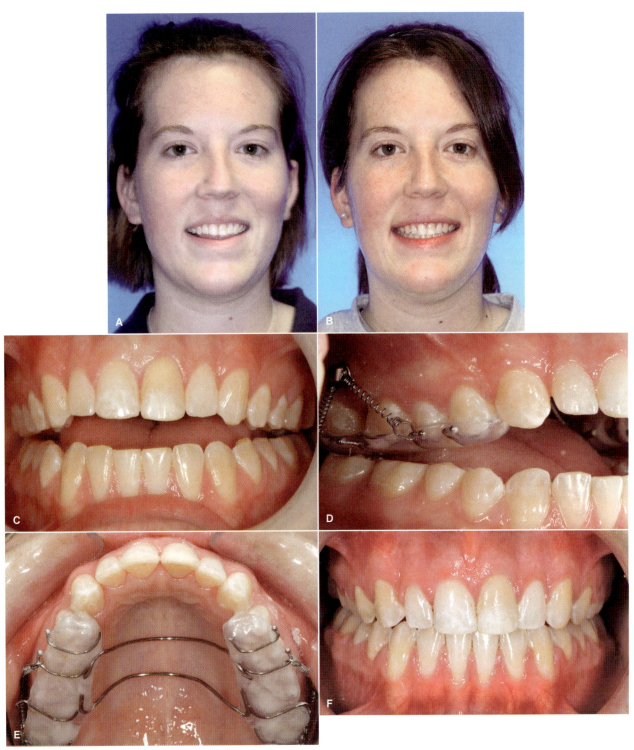

- **Figura 19.49** A intrusão dos dentes posteriores superiores pode ser um tratamento eficaz para pacientes adultos ou adolescentes mais velhos, com face moderadamente longa e mordida aberta. **A.** Aos 26 anos de idade, antes do tratamento para a correção de mordida aberta anterior e redução da altura facial. O mento era desviado de 2 a 3 mm para a direita, mas isso não era um problema. O desvio de mento de menos de 4 mm é raramente percebido – o paciente não repara. **B.** Aos 27 anos de idade, no pós-tratamento. Observe a melhora das proporções faciais assim como a correção da mordida aberta. **C.** Imagem frontal intraoral, mostrando a mordida aberta anterior de 6 mm e contato apenas na distal dos primeiros molares e segundos molares. **D.** Vista lateral direita com o início da intrusão. Um parafuso ósseo longo, na base do processo zigomático, foi usado como ancoragem, com uma placa de Erverdi modificada (placa AOB), usada para controlar os dentes. **E.** Vista palatina da placa AOB, mostrando os dois arcos transpalatinos conectando as coberturas oclusais, os quais devem estar afastados do palato, sem tocar o tecido mole até que a intrusão esteja completa. **F.** Mordida aberta já fechada. O discreto desvio da linha média, com os dentes inferiores desviados 2 mm para a direita, não foi corrigido porque isso teria desviado a linha média maxilar da linha média facial. (Cortesia do Dr. N. Scheffler.)

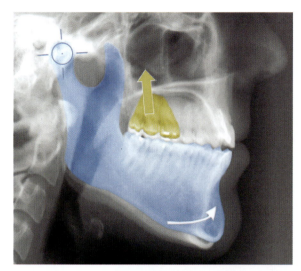

• **Figura 19.50** Desenho esquemático de rotação da mandibular para cima e para a frente para corrigir a mordida aberta anterior por intrusão dos dentes posteriores superiores. Uma das hipóteses com esta técnica é que a mandíbula irá rotacionar para a posição anteroposterior correta, e uma indicação importante para a cirurgia ortognática para pacientes com mordida aberta é que a mandíbula não rotaciona para a posição correta sem osteotomia do ramo para encurtá-lo ou alongá-lo, ou osteotomia de Le Fort I para reposicionar a maxila para a frente ou para trás.

Alguma separação preliminar das raízes na região em que o parafuso será fixado torna mais fácil evitar o contato da raiz, e é recomendada (Figura 19.51). O parafuso pode ser colocado acima e entre o primeiro e segundo molares (se alguma retração da arcada superior for necessária para ajudar na correção da classe II) ou acima e entre o primeiro molar e o segundo pré-molar (se o paciente tiver uma leve tendência a classe III, e algum movimento mesial da arcada dental puder ajudar).

Um sistema de força ideal para intrusão é criado por molas de A-NiTi, que proporcionam força constante com a ativação. Uma força intrusiva na face vestibular dos dentes posteriores é também uma força para os inclinar vestibularmente, e é essencial um controle para prevenir esse efeito colateral. Arcos linguais transpalatinos são uma possibilidade, mas é necessário controlar todos os dentes no segmento a ser intruído. Uma placa cimentada, cobrindo a face oclusal dos dentes, fabricada de modo que fique suficientemente afastada do palato para permitir a intrusão, é o método preferido no momento (ver Figura 19.49E).

À medida que a mandíbula rotaciona para cima e para a frente com a intrusão dos dentes posteriores, pode ser vantajoso ter um componente de força de classe II ou de classe III, de modo que a maxila se movimente um pouco para a frente ou para trás de acordo com o movimento de intrusão, para auxiliar na obtenção do correto trespasse horizontal ao final do tratamento. Isso pode ser facilitado através do ajuste do ponto de fixação da mola para a placa (Figura 19.52), bem como pela localização do parafuso como descrito anteriormente.

Mesmo com a força leve apropriada (não mais que 200 g para um segmento posterior de três dentes), a intrusão não ocorre na mesma velocidade que outros tipos de movimento. O fechamento de espaço e a maioria dos outros tipos de movimento ocorrem a uma média de 1 mm por mês. Na melhor das hipóteses, o movimento de intrusão posterior tem como velocidade a metade dessa média. Entretanto, como 1 mm de intrusão dos dentes posteriores superiores corresponde a aproximadamente 2 mm de fechamento de uma mordida aberta, uma mordida aberta de 4 mm fecha em alguns meses. Nesse momento, o restante de um aparelho fixo completo pode ser montado (ver Figura 19.50), e pode ser dada sequência a outro tratamento necessário, enquanto o segmento a ser intruído permanece amarrado ao parafuso ou a miniplacas de ancoragem. Depois da intrusão do segmento posterior, o mesmo dispositivo de ancoragem usado com esse objetivo pode servir facilmente como ancoragem para retração ou protração da arcada superior.

Duas publicações em 2014 descreveram essa técnica em mais detalhes[24] e apresentaram os melhores dados até o momento para os resultados com essa técnica.[25] A amostra para o estudo é descrita no Boxe 19.1, e os resultados são resumidos brevemente no Boxe 19.2. Com base na geometria do maxilar, era esperado que houvesse uma diminuição de 2 mm na mordida aberta (ou um aumento na sobremordida) para cada milímetro de intrusão posterior. Todos os pacientes foram tratados com pelo menos 1 mm de trespasse horizontal.

Os resultados são um excelente exemplo de um conjunto de dados clínicos que é muito mais fácil de entender quando os percentuais dos pacientes com alterações clinicamente significativas são mostrados, e não apenas as médias e as variações padrão para toda a amostra. Esse normalmente era o caso quando havia grande variabilidade na resposta ao tratamento e não uma distribuição normal em torno da média, o que ocorre frequentemente em estudos de resultados clínicos. Para tal estudo, as alterações nas medições cefalométricas de mais de 2 mm ou 2° foram consideradas fora do alcance do erro de medição e clinicamente significativas, e as alterações maiores que 4 mm ou 4° foram consideradas altamente significativas do ponto de vista clínico.

Primeiro, observe as mudanças criadas pelo tratamento relatado do modo padrão das médias e desvios padrões (ver Boxe 19.2). Essa quantidade média de intrusão do primeiro molar superior,

---

• **Boxe 19.1** *Scheffler et al.:* **Amostra Pacientes consecutivos tratados de forma idêntica**

- Placa de intrusão maxilar
- Dispositivo de ancoragem temporária (DAT) na base da estrutura zigomática
- Molas de níquel-titânio (NiTi) do DAT para a placa, força de intrusão resultante (aproximadamente 100 gramas de cada lado)

Pontos de dados (radiografias cefalométricas)
- Pré-tratamento
- Conclusão da intrusão
- Conclusão do tratamento
- Retorno em 1 ano (n = 27)
- Retorno em 2 anos (n = 25)

• **Boxe 19.2** **Durante a intrusão ativa**

Dois milímetros de intrusão maxilar posterior devem produzir uma redução de aproximadamente 4 mm na altura da parte anterior da face e uma redução de aproximadamente 4 mm na mordida aberta, mas, muitas vezes, os resultados são menores
- Intrusão média do primeiro molar superior = 2,0 ± 1,6 mm
- Redução média na parte anterior da face = 1,7 ± 1,6 mm
- Aumento médio na sobremordida = 1,8 ± 1,6 mm

Por que isso acontece?
- Porque os molares inferiores geralmente irrompem 0,6 ± 1,6 mm à medida que os molares superiores são intruídos

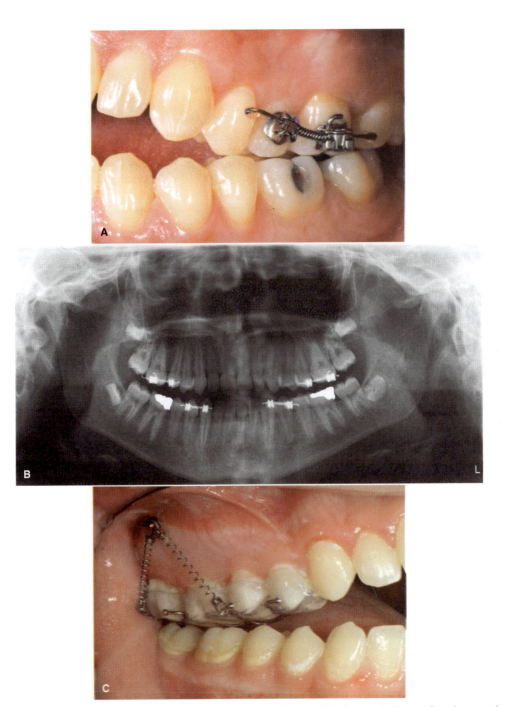

• **Figura 19.51 A.** Antes da intrusão do segmento posterior superior para corrigir a mordida aberta anterior, as raízes do segundo pré-molar e primeiro molar são divergidas para facilitar a instalação do parafuso ósseo entre essas raízes. **B.** Radiografia panorâmica de outro paciente sendo preparado para a colocação de parafusos ósseos para intrusão maxilar, mostrando a divergência das raízes necessária para a instalação de um parafuso longo na base do arco zigomático. **C.** O parafuso ósseo sendo usado como ancoragem para intrusão, empregando um aparelho de Everdi modificado para prevenir a inclinação vestibular dos dentes a serem intruídos. (Cortesia do Dr. N. Scheffler.)

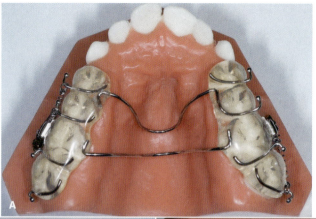
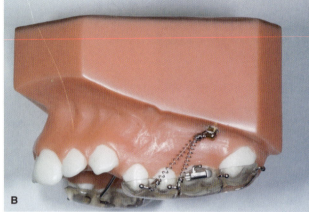
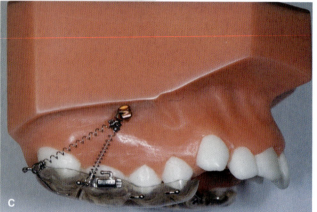

• **Figura 19.52 A.** Placa oclusal para intrusão dos dentes posteriores superiores. Os arcos palatinos estão afastados da mucosa, dando espaço para a intrusão acontecer sem forçá-los de encontro aos tecidos moles. **B.** Molas de intrusão ligadas aos parafusos ósseos com componente de força de classe II, bem como com direção vertical. **C.** Molas de intrusão com componente de tração de classe III. (Cortesia do Dr. N. Scheffler.)

a redução média na altura da parte anterior da face e a média de aumento da sobremordida foram significativamente diferentes de zero. Mas houve grandes desvios padrões para todas as três mudanças, o que indica grande quantidade de variabilidade nos resultados, e nenhum dos pacientes teve a quantidade esperada de redução da altura da face (2 mm para cada 1 mm de intrusão posterior).

Agora, observe a Figura 19.53, que mostra o percentual de pacientes com alterações clinicamente significativas na altura da parte anterior da face. As alterações na parte anterior da face, é claro, iriam refletir as alterações na posição vertical da mandíbula à medida que os dentes posteriores eram intruídos e a mandíbula rotacionada para cima e para a frente para corrigir a mordida aberta anterior. As alterações em momentos posteriores, durante a conclusão do tratamento, após a intrusão estar completa, e depois de 1 e 2 anos após o tratamento, mostrariam quantos pacientes apresentaram recidiva ou alteração progressiva. Isso torna aparente que a redução média relatada na parte anterior da face de 1,7 mm é enganosa. O que realmente aconteceu foi que, durante a intrusão ativa, 40% dos pacientes apresentavam 2,4 mm de redução na altura da face e outros 10% tinham mais de 4 mm de redução. A altura da face de um paciente aumentou em vez de diminuir.

A Figura 19.53 também mostra as mudanças após a correção da sobremordida ter sido concluída e a intrusão interrompida. É possível ver que 20% dos pacientes tiveram uma quantidade clinicamente significativa de recidiva na altura da face durante a conclusão do tratamento, e que alguns pacientes tiveram alterações em ambas as direções após o término do tratamento.

Uma visão mais clara da intrusão molar e recidiva é mostrada na Figura 19.54, que mostra as mudanças na posição vertical do primeiro molar superior em relação ao plano palatino, ou seja, a quantidade real de intrusão que foi produzida e, em seguida, a quantidade de recidiva. Observe que dois terços dos doentes tinham mais que 2 mm (clinicamente significativa) de intrusão molar; em seguida, 10% tiveram mais que 2 mm de recidiva de erupção durante a última parte do tratamento, e, em 2 anos após o tratamento, 16% tiveram essa quantidade de recidiva de erupção. A partir da geometria da mandíbula, seria de se esperar cerca de duas vezes mais mudança na altura da face e na sobremordida em vez da mudança na posição molar vertical. A comparação com a Figura 19.53 deixa claro que a alteração anteriormente não foi tanta quanto a relação 1:2 sugere.

Você já viu no Boxe 19.2 que a erupção dos molares inferiores foi um fator importante na obtenção de menos rotação mandibular do que o esperado durante a intrusão ativa. A Figura 19.55 mostra o número de pacientes com erupção molar inferior clinicamente significativa. A erupção molar inferior durante a intrusão molar superior foi a principal razão para a falha em obter a alteração esperada das dimensões anteriores, e ainda mais erupção durante o tratamento ortodôntico continuou a ser um fator de recidiva, mas quase nenhuma mudança além disso foi mostrada.

A Figura 19.56 apresenta a alteração para quatro dimensões críticas do pré-tratamento até 1 ano após o tratamento. Isso mostra as variações resultantes ao longo desse tempo, essencialmente um olhar para os resultados a longo prazo. Os percentuais para o aumento do trespasse horizontal são mais elevados do que para a

CAPÍTULO 19 Considerações Especiais no Tratamento para Adultos 643

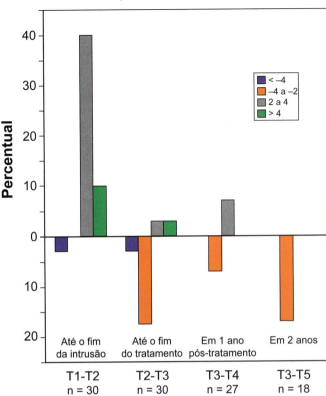

• **Figura 19.53** Percentual de pacientes com alteração clinicamente significativa na altura da parte anterior da face com intrusão de dentes posteriores (ver Figuras 19.53 a 19.56 redesenhadas de Scheffler et al. Am J Orthod Dentofacial Orthop. 2014;146:594-602.)

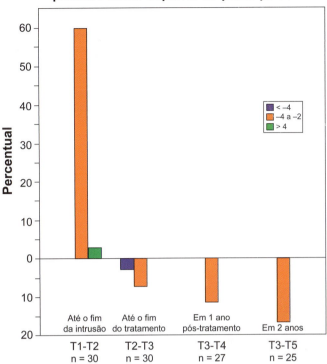

• **Figura 19.54** Percentual de pacientes com alteração na posição vertical do primeiro molar superior em relação ao plano palatino (intrusão verdadeira). Observe que o número de pacientes com a redução clinicamente significativa na altura da face (ver Figura 19.53) é menor do que seria esperado a partir da previsão geométrica de duas vezes mais redução no trespasse horizontal e altura da face do que na intrusão de molares.

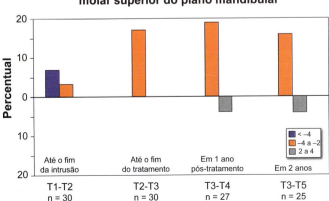

• **Figura 19.55** Percentual de pacientes com alteração clinicamente significativa na posição molar inferior de antes da intrusão até 2 anos após o tratamento.

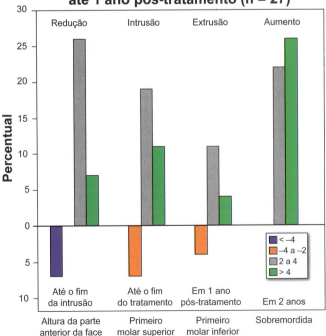

• **Figura 19.56** Percentual de pacientes com alterações da altura da parte anterior da face, posição vertical do primeiro molar superior e posição do primeiro molar inferior antes da intrusão até 1 ano após o tratamento.

redução da altura da parte anterior da face. De fato, nenhum dos pacientes teve retorno de mordida aberta, apesar de 20% terem sido positivos para sobremordida até não terem mais sobremordida, ou seja, uma relação incisal de topo a topo. Como isso aconteceu? Porque a erupção dos incisivos, que continuou após o tratamento ortodôntico ter sido concluído, compensou em grande parte uma maior recidiva na intrusão molar em alguns pacientes, ou algum movimento para baixo da maxila (crescimento tardio inesperado) após o tratamento no pequeno número de pacientes em quem isso ocorreu. É curioso que o crescimento vertical tardio também foi observado após o reposicionamento superior cirúrgico da maxila (ver a comparação no Capítulo 20 deste procedimento cirúrgico *vs.* a intrusão ortodôntica).

Será que os mesmos resultados ocorreriam se a ancoragem palatina em vez da ancoragem com suporte zigomático fosse usada para a intrusão posterior? Não há estudos para responder a essa pergunta, mas não há qualquer razão para pensar que a forma como os dentes foram intruídos mudaria sua resposta. Afinal, os dentes não têm como saber exatamente como a força contra eles foi desenvolvida.

Em suma:

- A intrusão molar superior pode dar a correção satisfatória da mordida aberta moderadamente grave (até 6 mm a longo prazo a partir da intrusão, com mais extrusão de incisivos)
- O controle da erupção molar inferior agora é reconhecido como importante no ganho da mudança esquelética desejada e deve ser incluído rotineiramente quando a intrusão molar superior for feita (Figura 19.57)
- A experiência clínica (infelizmente, não tão bem documentada além de relatos de casos) sugere que a intrusão dos dentes posteriores superiores e inferiores pode permitir o fechamento de mordidas abertas mais graves (Figura 19.58)
- A erupção dos incisivos superiores e/ou inferiores compensa parcialmente a recidiva da rotação da mandíbula, portanto a abertura da mordida após a correção da mordida aberta raramente ocorre
- Parece que a cirurgia de Le Fort I para reposicionar superiormente a maxila é mais provável de produzir um encurtamento significativo da altura da parte anterior da face.

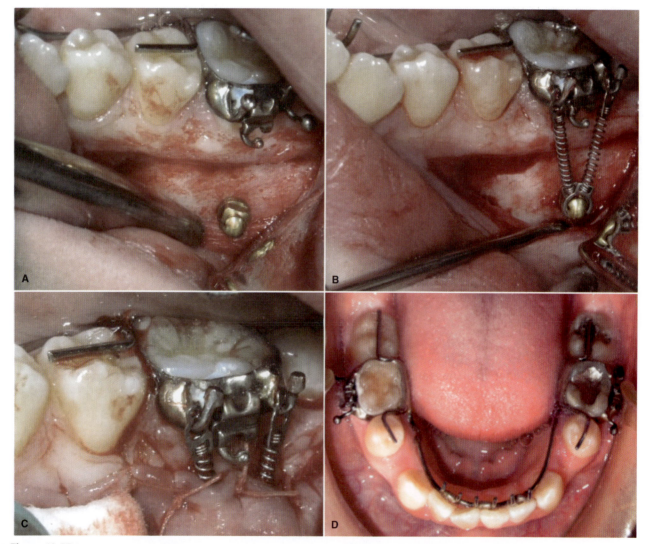

• **Figura 19.57** A ancoragem esquelética pode ser usada para limitar a erupção dos molares inferiores ou para intruí-los, e se mais de 6 mm de fechamento da mordida aberta forem necessários, a intrusão dos molares superiores e inferiores é exigida. Para a intrusão posterior inferior: parafuso ósseo alveolar colocado entre as raízes dos molares e dos pré-molares (**A**); molas helicoidais de níquel-titânio (NiTi) para intrusão (**B**); retalho gengival reposicionado sobre a cabeça do parafuso ósseo (**C**); vista oclusal mostrando os fios para transferir a força para o segundo molar e o segundo pré-molar soldados às bandas molares (**D**). Observe o arco lingual ajustável e esporões fixados ao arco lingual para criar reposicionamento da língua e prevenir a abertura de mordida. (Cortesia do Dr. J. Fisher.)

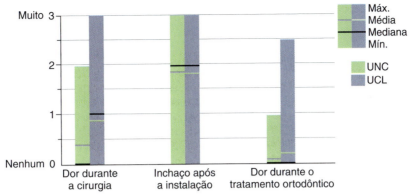

• **Figura 19.58** Dor e inchaço relatados pelos pacientes tratados com miniplacas como dispositivos de ancoragem esquelética temporária na University of North Carolina (UNC) e na Université Catholique de Louvain (UCL). (Redesenhada de Cornelis MA et al. Am J Orthod Dentofac Orthop. 2008; 133:18-24.)

Os adultos estão dispostos a aceitar um procedimento tão invasivo quanto as miniplacas para intrusão posterior superior para corrigir a mordida aberta anterior grave? Especialmente quando a única alternativa é a cirurgia ortognática, a maioria deles está. Como foi a experiência de tratamento? Eles ficaram satisfeitos com os resultados? Os melhores dados são para miniplacas na base do arco zigomático, que mostram que os problemas com essas ancoragens com múltiplos parafusos são surpreendentemente pequenos.[26] Em uma escala de 1 a 4, o escore médio para a dor associada à operação foi de 1, dor mínima. O inchaço pós-cirúrgico teve uma classificação média de 2, porém alguns pacientes deram um escore de 4, por isso é importante que os pacientes não fiquem surpresos pelo grau de inchaço. Essencialmente, não houve dor ou desconforto durante o período de intrusão ativa (Figura 19.59). Após 1 ano, 83% dos pacientes disseram que sua experiência com ancoragem esquelética foi melhor do que o esperado, e 73% disseram que não se importaram em ter a ancoragem com miniplacas. A maioria comentou que não teve tanta dor e desconforto como achava que poderia ter.

A reação dos profissionais às miniplacas também foi igualmente favorável. Em uma escala de 1 a 4 de muito fácil a muito difícil, os cirurgiões que colocaram a ancoragem esquelética classificaram o procedimento como 1,7. O tempo médio para um cirurgião colocar uma única miniplaca com dois ou três parafusos foi de 15 minutos. Os ortodontistas envolvidos nesses casos inicialmente anteciparam o tratamento desses pacientes como um pouco ou muito difícil. No entanto, com o uso de miniplacas, os mesmos casos foram considerados de muito a moderadamente fácil, e os ortodontistas julgaram a complexidade do uso de ancoragem esquelética como muito a moderadamente fácil em todos os tempos avaliados. No período de 1 ano, todos os ortodontistas disseram que usariam a ancoragem em miniplacas novamente, e o seu grau de satisfação médio foi de 3,8 em uma escala de 4 pontos (3, moderadamente satisfeito; 4, muito satisfeito).

Resumo

O tratamento ortodôntico corretivo para adultos passou de quase zero há 50 anos para cerca de 30% da população de pacientes ortodônticos atualmente. Com a ancoragem esquelética, o alcance das possibilidades de tratamento aumentou muito nos últimos anos.

O efeito de mais tratamento dos adultos para os ortodontistas tem apresentado maior envolvimento no escopo mais amplo de tratamento odontológico, simplesmente porque os adultos são muito mais propensos a ter problemas que se estendem além da sua necessidade de ortodontia. A maioria dos ortodontistas agora trabalha mais próximo dos seus colegas no tratamento de adultos, em vez de focar quase totalmente em crianças e adolescentes – e estar mais envolvidos em outros aspectos da odontologia é estimulante e interessante, como também é importante para alcançar os melhores resultados e um maior benefício para os pacientes adultos.

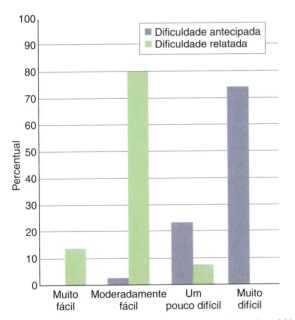

• **Figura 19.59** Expectativa dos ortodontistas da University of North Carolina (UNC) em relação à dificuldade em tratar pacientes, para os quais foi planejado o uso de miniplacas como ancoragem, e a dificuldade realmente relatada. Embora os ortodontistas esperassem que a maioria (98%) dos casos fosse um pouco ou muito difícil, eles classificaram a maior parte dos casos tratados como muito fácil (15%) ou moderadamente fácil (80%), e nenhum como muito difícil. (Retirado de Cornelis MA et al. Am J Orthod Dentofac Orthop. 2008; 133:18-24.)

Referências bibliográficas

1. Grubb JE, Greco PM, English JD, et al. Radiographic and periodontal requirements of the American Board of Orthodontics: a modification in the case display requirements for adult and periodontally involved adolescent and preadolescent patients. *Am J Orthod Dentofacial Orthop.* 2008;134:3-4.

2. Esteves T, Ramos AL, Pereira CM, *et al*. Orthodontic root resorption of endodontically treated teeth. *J Endod*. 2007;33:119-122.

3. Thilander B. Infrabony pockets and reduced alveolar bone height in relation to orthodontic therapy. *Semin Orthod*. 1996; 2:55-61.

4. Ogihara S, Wang HL. Periodontal regeneration with or without limited orthodontics for the treatment of 2- or 3-wall infrabony defects. *J Periodontol*. 2010;81:1734-1742.

5. Ziskind D, Schmidt A, Hirschfeld Z. Forced eruption technique: rationale and technique. *J Prosthet Dent*. 1998;79:246-248.

6. Chudasama D, Sheridan JJ. Guidelines for contemporary air-rotor stripping. *J Clin Orthod*. 2007;41:315-320.

7. Grauer D, Heymann GC. Clinical management of tooth-size discrepancies. *J Esthet Restor Dent*. 2012;24:155-159.

8. Phillips C, Broder HL, Bennett ME. Dentofacial disharmony: motivations for seeking treatment. *Int J Adult Orthodon Orthognath Surg*. 1997;12:7-15.

9. Dahlström L, Carlsson GE. Temporomandibular disorders and oral health-related quality of life. A systematic review. *Acta Odontol Scand*. 2010;68:80-85.

10. Mohlin B, Axelsson S, Paulin G, *et al*. TMD in relation to malocclusion and orthodontic treatment. *Angle Orthod*. 2007;77:542-548.

11. Macfarlane TV, Kenealy P, Kingdon HA, *et al*. Twenty-year cohort study of health gain from orthodontic treatment: temporomandibular disorders. *Am J Orthod Dentofacial Orthop*. 2009;135:692.e1-692.e8, discussion 692-693.

12. Rusanen J, Silvola AS, Tolvanen M, *et al*. Pathways between temporomandibular disorders, occlusal characteristics, facial pain, and oral health-related quality of life among patients with severe malocclusion. *Eur J Orthod*. 2012;34:512-517.

13. Slade GD, Ohrbach R, Greenspan JD, *et al*. Painful temporomandibular disorder: decade of discovery from OPPERA studies. *J Dent Res*. 2016;95:1084-1092.

14. Okeson JP. *Management of Temporomandibular Disorders and Occlusion*. 7th ed. St. Louis: Mosby-Elsevier; 2013.

15. Brown LJ, Brunelle JA, Kingman A. Periodontal status in the United States, 1988-91: prevalence, extent, and demographic variation. *J Dent Res*. 1996;75:672-683.

16. Türkkahraman H, Sayin MO, Bozkurt FY, *et al*. Archwire ligation techniques, microbial colonization, and periodontal status in orthodontically treated patients. *Angle Orthod*. 2005;75: 231-236.

17. Bellamy LJ, Kokich VG, Weissman JA. Using orthodontic intrusion of abraded incisors to facilitate restoration: the technique's effects on alveolar bone level and root length. *J Am Dent Assoc*. 2008;139:725-733.

18. Shaddox LM, Huang H, Lin T, *et al*. Microbiological characterization in children with aggressive periodontitis. *J Dent Res*. 2012;91:927-933.

19. Grauer D, Proffit WR. Accuracy in tooth positioning with fully customized lingual orthodontic appliances. *Am J Orthod Dentofacial Orthop*. 2011;140:433-443.

20. Damon D. Treatment of the face with biocompatible orthodontics. In: Graber TM, Vanarsdall RL, Vig KWL, eds. *Orthodontic Principles and Techniques*. 4th ed. St Louis: Elsevier/Mosby; 2005.

21. Lin J. Creative orthodontics blending the Damon system and TADs to manage difficult malocclusions. Taipei: Yong Chieh Co.; 2007.

22. Melsen B. Intrusion of incisors in adult patients with marginal bone loss. *Am J Orthod Dentofacial Orthop*. 1989;96:232-241.

23. Kosravi R, Cohanim B, Hujoel P, *et al*. Management of overbite with the Invisalign appliance. *Am J Orthod Dentofacial Orthop*. 2017;151:691-699.

24. Scheffler NR, Proffit WR. Skeletal anchorage technique for intrusion of maxillary posterior teeth in treatment of anterior open bite. *J Clin Orthod*. 2014;48:158-165.

25. Scheffler NR, Proffit WR, Phillips C. Outcomes and stability in long face / open bite patients treated with TADs and a maxillary intrusion splint. *Am J Orthod Dentofacial Orthop*. 2014;146:594-602.

26. Cornelis MA, Scheffler NR, Nyssen-Behets C, *et al*. Patients' and orthodontists' perceptions of miniplates used for temporary skeletal anchorage: a prospective study. *Am J Orthod Dentofacial Orthop*. 2008;133:18-24.

20

Tratamento Cirúrgico e Ortodôntico Combinados

VISÃO GERAL DO CAPÍTULO

Desenvolvimento da cirurgia ortognática, 647

Paciente limítrofe: camuflagem *versus* cirurgia, 651
Gravidade da má oclusão como indicação cirúrgica, 651
Cirurgia ortognática ou ancoragem
  esquelética temporária, 651
Considerações estéticas e psicossociais, 653
Simulação computadorizada de
  resultados das opções de tratamento, 654
Extrações dentárias e a opção entre camuflagem/cirurgia, 654

Técnicas cirúrgicas contemporâneas, 657
Cirurgia mandibular, 657
Cirurgia maxilar, 658
Cirurgia dentoalveolar, 662
Distração osteogênica, 662
Procedimentos faciais complementares, 665
Estabilidade pós-cirúrgica e sucesso clínico, 670

Considerações especiais sobre o planejamento do tratamento cirúrgico, 675
Época da cirurgia, 675
Correção de problemas verticais e anteroposteriores
  associados, 681
Questões especiais para o planejamento
  da cirurgia ortognática, 682

Junção do tratamento cirúrgico e ortodôntico: quem faz o que e quando?, 682
Considerações sobre o aparelho ortodôntico, 682
Ortodontia pré-cirúrgica, 682
Tratamento do paciente durante a cirurgia, 688
Cuidados pós-cirúrgicos, 688
Ortodontia pós-cirúrgica, 688

Para os pacientes cujos problemas são tão graves que nem a modificação do crescimento nem a camuflagem ortodôntica representam uma solução, a única possibilidade de tratamento é a cirurgia de reposicionamento dos maxilares ou de segmentos dentoalveolares. A cirurgia não substitui o tratamento ortodôntico nesses pacientes. Ao contrário, ela deve ser coordenada de forma adequada ao tratamento ortodôntico e outros tratamentos odontológicos, para que sejam alcançados bons resultados gerais. O progresso impressionante observado nessa área nos últimos anos possibilitou o tratamento ortodôntico e cirúrgico de muitos problemas graves, que há apenas alguns anos simplesmente não eram passíveis de correção (Figura 20.1).

Desenvolvimento da cirurgia ortognática

A cirurgia para correção do prognatismo mandibular começou a ser realizada de forma ocasional no início do século XX, e consistia em uma osteotomia do corpo da mandíbula, com remoção do molar ou pré-molar e um bloco ósseo associado. Edward Angle, em comentário feito sobre um paciente submetido a esse tipo de tratamento há mais de 100 anos, descreve como o resultado poderia ser melhorado caso aparelhos ortodônticos e *splints* oclusais tivessem sido utilizados. Apesar de ter ocorrido progresso gradual nas técnicas utilizadas para o recuo da mandíbula prognata ao longo da primeira metade desse século, a introdução da osteotomia sagital de ramo mandibular em 1957 marcou o início da era moderna para a cirurgia ortognática.[1] Essa técnica utiliza uma abordagem intraoral, eliminando a necessidade de uma incisão em pele com potencial para desfigurar o paciente. O desenho da osteotomia sagital também oferece um método biologicamente seguro para o alongamento ou o encurtamento da mandíbula, utilizando-se os mesmos cortes no osso, possibilitando o tratamento tanto da deficiência quanto do excesso mandibular (Figura 20.2).

Durante os anos 1960, cirurgiões americanos começaram a empregar e modificar as técnicas cirúrgicas da maxila que haviam sido desenvolvidas na Europa, e uma década de progresso rápido nesse campo culminou no desenvolvimento da técnica cirúrgica de osteotomia tipo Le Fort I, que permitiu o reposicionamento da maxila nos três planos espaciais (Figura 20.3).[2,3] Nos anos 1980, já era possível reposicionar um ou ambos os maxilares, mover o mento nos três planos do espaço e reposicionar os segmentos dentoalveolares cirurgicamente conforme desejado. Nos anos 1990, a fixação interna rígida melhorou muito o conforto do paciente ao eliminar a necessidade de imobilização dos maxilares, e uma melhor compreensão dos padrões típicos de mudanças pós-cirúrgicas tornou seus resultados mais estáveis e previsíveis. Após a introdução da distração osteogênica facial na virada do século e seu rápido desenvolvimento desde então, tornaram-se possíveis a realização de movimentos maxilares mais extensos e o tratamento em idade mais precoce de pacientes com problemas mais graves (normalmente relacionados a síndromes).

O tratamento ortodôntico e cirúrgico agora pode ser realizado com sucesso em pacientes portadores de más oclusões dentofaciais graves de qualquer tipo. Este capítulo mostra um panorama da cirurgia ortognática atual, abordado de maneira detalhada em dois textos bem ilustrados.[4,5]

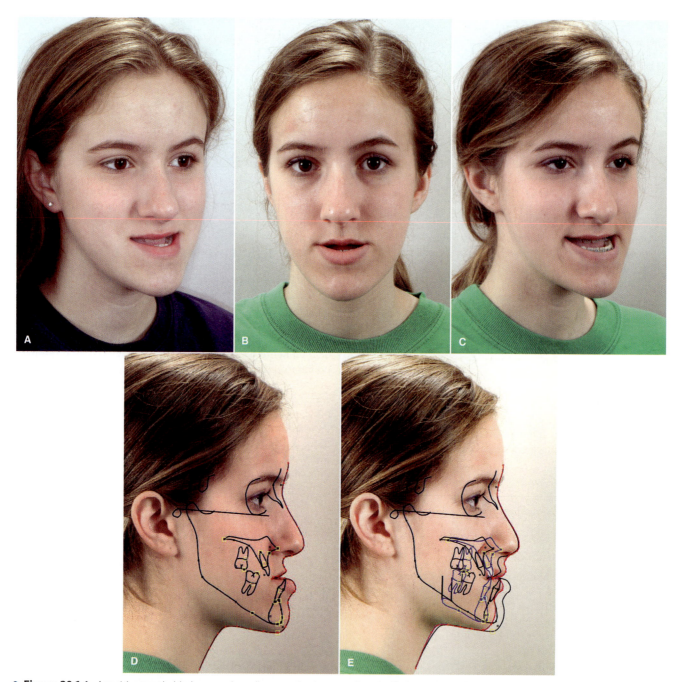

• **Figura 20.1 A.** Aos 14 anos de idade, quando realizou a primeira consulta ortodôntica, esta paciente apresentava deficiência significativa na maxila, nos sentidos anteroposterior e vertical (observe que não há exposição dos incisivos superiores no sorriso) e uma mandíbula proeminente. Apesar de ter alcançado a maturidade sexual havia 3 anos, optou-se por realizar uma radiografia cefalométrica e revê-la após 1 ano, para assegurar que o crescimento mandibular ativo tivesse de fato cessado, antes que se iniciasse o preparo ortodôntico para cirurgia ortognática. O tratamento foi iniciado aos 15 anos de idade, com o objetivo de remover as compensações dentárias geradas pela discrepância esquelética. Para tanto, foi necessária a extração dos primeiros pré-molares superiores, permitindo a retração dos incisivos superiores projetados, tratamento sem extrações na arcada inferior com projeção dos incisivos inferiores. Apesar de ela apresentar mordida cruzada vestibular, a manipulação dos modelos de gesso para uma relação de classe I mostrou que, quando a discrepância esquelética anteroposterior fosse corrigida, as relações dentárias transversas se aproximariam da normalidade; portanto, a expansão da arcada superior não foi necessária. **B e C.** Aos 17 anos de idade, após o preparo ortodôntico pré-cirúrgico, que piorou temporariamente sua aparência facial. É importante que o paciente saiba que isso irá ocorrer. **D.** Nesse estágio, o traçado cefalométrico foi sobreposto à fotografia da face, para que as previsões das diversas combinações de avanço maxilar e recuo mandibular pudessem ser avaliadas. **E.** Essa previsão mostra que o efeito antecipado do avanço da maxila é aproximadamente igual ao recuo da mandíbula. (*continua*)

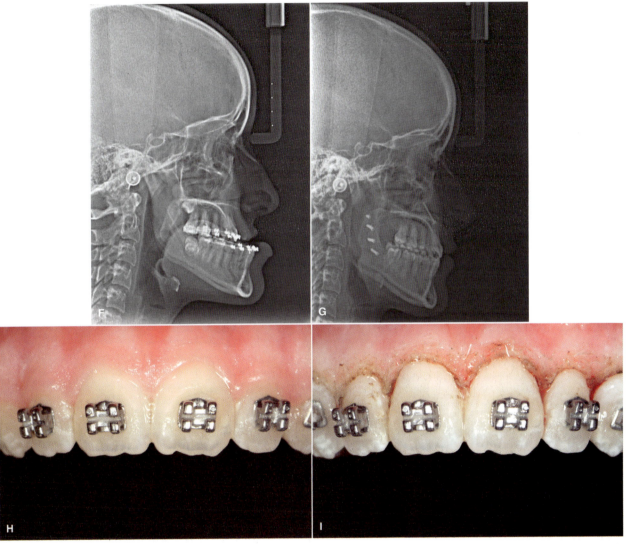

- **Figura 20.1** (*continuação*) **F.** A radiografia cefalométrica pré-cirúrgica. O planejamento cirúrgico previa um avanço de 5 mm na maxila com algum reposicionamento inferior, 5 mm de recuo mandibular e rinoplastia para correção da ponta do nariz baixa e para a redução da largura da base alar. **G.** Radiografia cefalométrica pós-cirúrgica. **H.** Ao término da fase ortodôntica pós-cirúrgica, as coroas dos incisivos centrais apresentavam largura desproporcional à altura devido à hiperplasia gengival. **I.** As margens gengivais foram recontornadas utilizando-se o *laser* de diodo. (*continua*)

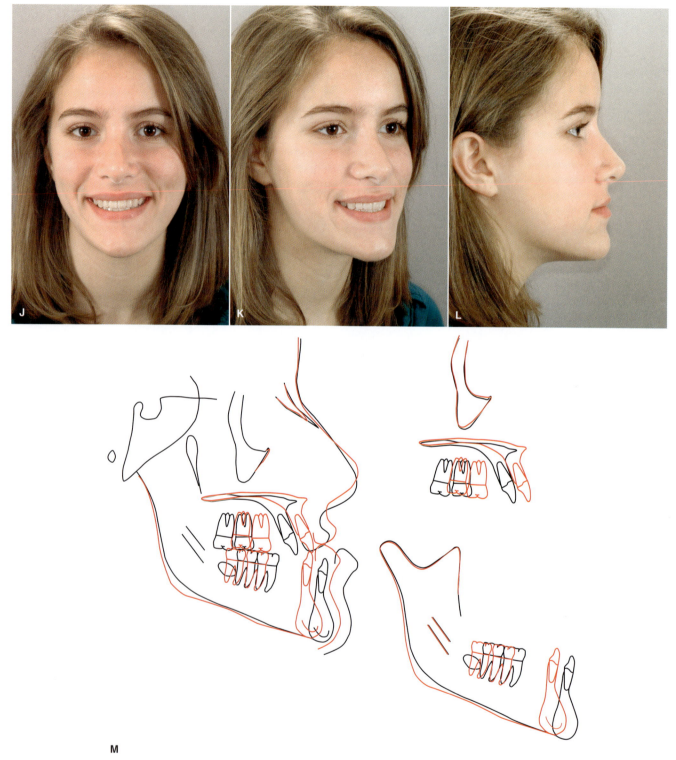

• **Figura 20.1** (*continuação*) **J** a **L**. Sorriso em normas frontal e oblíqua, e perfil após o término do tratamento. **M**. Sobreposição de traçados evidenciando as alterações de perfil ocorridas durante o tratamento. Observe no traçado de sobreposição e nas vistas faciais pós-tratamento que o nariz foi inclinado para a frente, mas a rinoplastia evitou maior inclinação para cima da ponta nasal e melhorou a projeção da ponta.

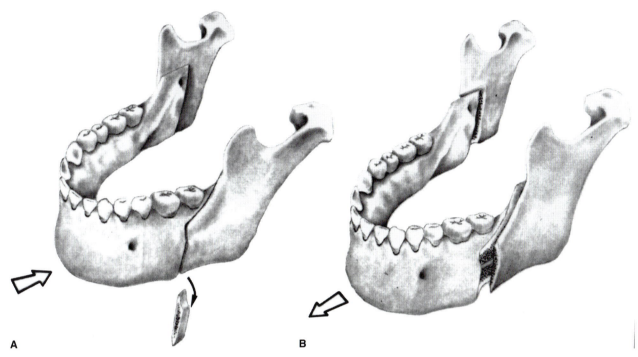

● **Figura 20.2** A osteotomia sagital pode ser utilizada para recuo ou avanço da mandíbula, conforme as figuras **A** e **B**, respectivamente.

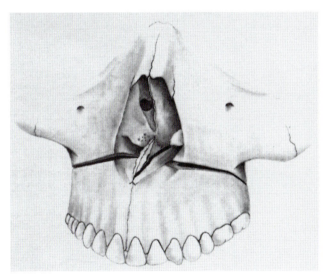

● **Figura 20.3** Localização dos cortes na técnica de osteotomia total do tipo Le Fort I, que permite a movimentação imediata da maxila para cima e para a frente. Seu rebaixamento é viável, mas requer cuidadosa contenção durante a cicatrização. Seu recuo é muito difícil, devido às estruturas localizadas atrás da maxila, mas a retração dos incisivos protrusos pode ser facilmente realizada por meio da osteotomia segmentar no espaço da extração de pré-molares.

Paciente limítrofe: camuflagem *versus* cirurgia

Gravidade da má oclusão como indicação cirúrgica

Uma indicação cirúrgica óbvia é a má oclusão tão grave que não pode ser tratada apenas ortodonticamente. Atualmente, já é possível ser ao menos semiquantitativo quanto aos limites do tratamento ortodôntico no contexto do estabelecimento de uma oclusão normal. Conforme indicam os diagramas do "envelope de discrepância" (Figura 20.4), os limites variam de acordo com a quantidade de movimentação dentária necessária. Como a figura mostra, os dentes podem ser movimentados em maior extensão em algumas direções e não em outras, e pela idade do paciente (os limites variam pouco ou nada com a idade), mas a modificação do crescimento só é possível enquanto houver crescimento ativo. Como a modificação do crescimento em crianças permite maiores mudanças do que é possível apenas com o movimento dental em adultos, algumas condições que poderiam ser tratadas apenas ortodonticamente em crianças (p. ex., um centímetro de trespasse horizontal) tornam-se problemas cirúrgicos em adultos, pois a modificação do crescimento nas crianças permite alterações mais extensas do que as obtidas apenas com movimentação ortodôntica nos adultos. Por outro lado, sabe-se que algumas más oclusões que podem parecer menos graves (p. ex., trespasse horizontal negativo de 5 mm) necessitarão de cirurgia para sua correção, mesmo quando interceptadas em idade precoce.

Deve-se lembrar que o envelope de discrepância mostra os limites de alterações em tecidos duros para se obter uma oclusão ideal, *caso* os outros limites não se apliquem em função dos principais objetivos do tratamento. Na verdade, as limitações impostas pelos tecidos moles, que não são expostas no envelope de discrepância, muitas vezes representam o fator primordial na opção entre o tratamento ortodôntico ou ortocirúrgico. A mensuração de distâncias, em milímetros, da posição ideal dos côndilos para uma função normal é problemática, e a medição de distâncias a partir de um ideal estético se torna impossível. A abordagem do diagnóstico e do planejamento discutida nos Capítulos 6 e 7 reflete a maior ênfase nas considerações sobre o tecido mole para o tratamento moderno, essencial quando se considera a camuflagem ou a cirurgia.

Cirurgia ortognática ou ancoragem esquelética temporária

O advento da ancoragem esquelética temporária na forma de miniplacas ou parafusos ósseos levou muitos ortodontistas a pensar

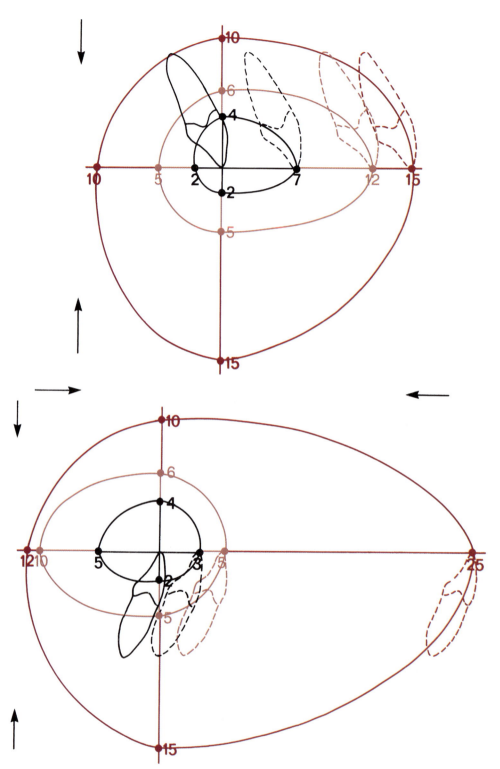

● **Figura 20.4** Com a posição ideal dos incisivos superiores e inferiores evidenciada pela interseção dos eixos *x* e *y*, o "envelope de discrepância" quantifica as mudanças que poderiam ser produzidas apenas pelo movimento dental (o envelope interno de cada diagrama); movimento dental ortodôntico associado a mudanças no crescimento (envelope do meio); e com auxílio de cirurgia ortognática (envelope externo). Observe que as possibilidades para cada uma das direções de movimento não são simétricas. Há maior potencial para se movimentar os dentes para a frente do que para trás, e maior potencial para extrusão do que intrusão. Tendo em vista que o crescimento da maxila não pode ser modificado de maneira independente da mandíbula, o envelope correspondente à alteração gerada pelo crescimento da maxila e da mandíbula é o mesmo. A cirurgia de recuo mandibular tem melhor potencial do que a cirurgia de avanço.

se isso poderia diminuir o número de pacientes que necessitariam de cirurgia. As aplicações da ancoragem esquelética no tratamento de adultos foram discutidas detalhadamente no Capítulo 19. O movimento dental em pacientes com discrepância esquelética, claro, é a camuflagem bem-sucedida apenas se a discrepância esquelética for discreta o suficiente para não ser considerada um problema. Nos pacientes com deficiência mandibular, pode-se obter maior retração dos incisivos superiores em protrusão com o uso de ancoragem esquelética. A probabilidade de o tratamento compensatório ser malsucedido nesse caso é a mesma de se corrigir o problema. Os limites do tratamento ortodôntico são regidos mais pela aparência facial do que pela ancoragem.

Entretanto, há duas circunstâncias nas quais a ancoragem esquelética pode ser tornar uma alternativa à cirurgia ortognática. A impacção da maxila utilizando-se a osteotomia tipo Le Fort I é altamente estável e previsível, e possibilitou a correção de problemas de mordida aberta anterior/face longa que antes não podiam ser tratados. Os dentes superiores posteriores podem ser intruídos com o uso de miniplacas instaladas na base do arco zigomático ou por parafusos ósseos longos, que alcançam essa mesma área ou ancoragem palatina (ver Capítulo 17). Sabe-se hoje que é possível a obtenção de 3 a 4 mm de intrusão, com uma recidiva esperada a curto prazo de 1 mm, e que para a média dos pacientes há um fechamento da mordida aberta de 2 mm para cada milímetro de intrusão posterior. Isso significa que o fechamento de uma mordida aberta anterior de 6 mm tem a ver com o limite, a menos que os molares inferiores e superiores sejam intruídos, e um procedimento cirúrgico ainda seja necessário, exceto se a mandíbula rotacionar para a posição correta à medida que a altura da face reduzir. Por exemplo, ela pode rotacionar em uma mordida cruzada anterior que não pode ser tratada com retração mandibular nem com proclinação maxilar.

Outra possibilidade interessante para a ancoragem esquelética é a protração da maxila em pré-adolescentes (ver Capítulo 13). Sabe-se agora que o uso de elásticos de classe III com ancoragem esquelética na região posterior da maxila e anterior da mandíbula é mais eficaz no avanço da maxila que a tração reversa da maxila com ancoragem dentária. Entretanto, assim como no tratamento com máscara facial, a hora da verdade chega durante a adolescência, quando o crescimento mandibular pode levar a uma recidiva da má oclusão de classe III. É possível movimentar a maxila o suficiente no sentido anterior entre os 10 e os 12 anos de idade, de modo a se evitar um avanço cirúrgico subsequente? Depende da gravidade da deficiência maxilar e do terço médio da face, da quantidade de compensação dentária e, ainda mais, do padrão do crescimento adolescente.

Atualmente, tanto a intrusão dos dentes posteriores quanto a protração maxilar durante a adolescência são o tratamento apropriado para os pacientes com mordida aberta menos grave e deficiência maxilar – desde que o paciente e os pais compreendam que o tratamento cirúrgico ainda pode ser necessário por causa do crescimento pós-tratamento.

Considerações estéticas e psicossociais

O efeito deletério da deformidade dentofacial sobre o bem-estar psíquico e social é bem conhecido,[6] e é obviamente o motivo pelo qual o paciente busca o tratamento ortodôntico. Aqueles que apresentam aparência diferente são tratados de forma diferente, e isso se torna um obstáculo social. Não é de se surpreender que tal motivação seja maior ainda nos pacientes que apresentam os maiores desvios da normalidade e que podem necessitar de cirurgia ortognática. Sendo a melhora na aparência um dos principais objetivos do tratamento, faz sentido que, além dos maxilares e dos dentes, mudanças no nariz e, talvez, nos contornos do tecido mole da face realizados com cirurgia plástica devam também ser consideradas durante o planejamento. A integração da cirurgia ortognática e da cirurgia plástica é uma tendência atual e totalmente razoável.[7]

A maioria dos pacientes submetidos à cirurgia ortognática relata satisfação a longo prazo com os resultados (80 a 90%, dependendo do tipo de cirurgia). Um número similar diz que, conhecendo o resultado e a experiência, recomendaria o tratamento para outras pessoas e se submeteria a ele novamente.[8] Nas consultas de contenção a longo prazo, os pacientes muitas vezes relatam que as alterações provocadas pela cirurgia os dotou da segurança que faltava para obterem sucesso em seus negócios ou profissões.

Isso não significa, é claro, que não há efeitos psicológicos negativos provenientes do tratamento cirúrgico. Primeiro, alguns pacientes têm grande dificuldade em se adaptar a mudanças significativas em sua aparência facial. Isso mais provavelmente ocorrerá em pacientes mais velhos. Quando se tem 19 anos de idade, sua aparência facial vai mudando lentamente ao longo da vida, e essa nova mudança não representará grande novidade. Quando se tem 49 anos de idade e, de repente, se vê um novo rosto no espelho, o efeito pode ser perturbador. Portanto, o apoio psicológico e a terapia são especialmente importantes para os pacientes mais velhos, e grandes mudanças estéticas podem não ser desejáveis nesse grupo. Conforme discutido no Capítulo 19, os adultos que buscam tratamento podem ser divididos em dois grupos: um grupo mais jovem que busca melhorar sua condição de vida e um grupo mais velho cujo objetivo principal é a manutenção do que se tem. O grupo mais velho pode precisar de cirurgia ortognática para alcançar seus objetivos, mas, para eles, muitas vezes, o tratamento deve ser planejado de forma a limitar as mudanças na face, não a maximizá-las.

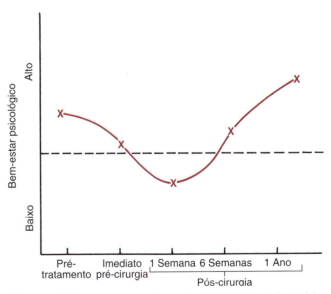

• **Figura 20.5** Uma representação geral da resposta psicológica típica à cirurgia ortognática, com base no trabalho de Kiyak et al.[20] Antes do tratamento, os pacientes que buscam a cirurgia ortognática tendem a estar acima da média na maioria dos parâmetros psicossociais. Imediatamente antes da cirurgia, eles não estão mais tão positivos, conforme aumenta a ansiedade e surgem outras preocupações. Nos dias que se seguem à cirurgia, um período de negativismo típico aparece (p. ex., depressão, insatisfação). Em parte, isso está relacionado ao uso de esteroides durante a cirurgia e sua posterior interrupção, mas não justifica por completo esse fato. Seis semanas após a cirurgia, os pacientes costumam estar novamente no lado positivo da escala, e após 1 ano dão notas altas para sua satisfação com o tratamento e bem-estar geral.

Além disso, seja qual for a idade do paciente, deve-se esperar um período de ajuste psicológico após a cirurgia na face (Figura 20.5). Em parte, isso está relacionado ao uso de esteroides durante a cirurgia para minimizar o inchaço pós-cirúrgico e o edema. A retirada dos esteroides, mesmo após pouco tempo de uso, causa oscilações no humor e uma queda na maioria dos indicadores de bem-estar psicológico. Contudo, esse período de ajuste pode demorar mais do que poderia ser justificado pelo uso dos esteroides. O cirurgião aprende a lidar com as queixas dos pacientes na primeira ou segunda semana de pós-operatório. Quando o tratamento ortodôntico é reiniciado entre 3 e 6 semanas após a cirurgia, os pacientes estão normalmente – mas nem sempre – no lado positivo das escalas psicossociais. Algumas vezes, o ortodontista precisa esperar o paciente se recuperar de sua experiência cirúrgica.

A curto prazo, uma importante influência na reação do paciente ao tratamento cirúrgico se dá pelo quanto a experiência em si se pareceu com o que ele esperava. É interessante observar que a cirurgia ortognática não apresenta pontuação alta nas escalas de desconforto/morbidade. A cirurgia no ramo mandibular requer aproximadamente a mesma medicação analgésica utilizada na extração de terceiros molares impactados; a cirurgia maxilar é ainda mais bem tolerada. Sob a perspectiva psicológica, não é tanto a quantidade de dor ou desconforto sentidos que determinará a reação do paciente, e sim como isso se compara ao que ele imaginou que sentiria, o que enfatiza a importância do preparo cuidadoso do paciente para sua experiência cirúrgica.

Simulação computadorizada de resultados das opções de tratamento

Sempre foi uma questão moral e ética imperativa permitir que o paciente tome decisões importantes acerca do tratamento ao qual irá se submeter, e agora também é uma obrigação legal. O envolvimento do paciente nas decisões que são tomadas sobre as alternativas de tratamento é um elemento essencial do consentimento informado (ver Capítulo 7).

Predições computadorizadas são especialmente valiosas para ajudar o paciente a se decidir entre a camuflagem e a cirurgia, e no planejamento do tratamento cirúrgico. Quando houver a possibilidade de se optar entre o tratamento ortodôntico compensatório ou a cirurgia, o paciente pode visualizar o impacto da mudança em seu perfil (Figura 20.6) e também visualizar o efeito de diferentes quantidades de movimentação cirúrgica – maior ou menor avanço mandibular, por exemplo, ou o efeito de uma mentoplastia ou rinoplastia associada à mudança na posição do maxilar. As predições das mudanças no plano frontal ainda apresentam cunho artístico mais do que embasamento científico, mas os programas atuais de previsão computadorizada obtêm êxito na previsão das alterações de perfil, e os avanços nessa área são constantes. Uma situação é descrever em palavras os diferentes resultados que podem ser obtidos com o tratamento ortodôntico compensatório ou cirúrgico, outra é ajudar o paciente a visualizá-los por meio das previsões no computador.

Houve uma época de inquietação com as expectativas irreais que os pacientes poderiam criar ao ver as imagens das previsões, e com a possível decepção com o resultado real, mas as respostas dos pacientes mostram que esse risco é mínimo ou inexistente. Um estudo randomizado mostrou que aqueles que viram as imagens preditivas antes da cirurgia eram mais, e não menos, propensos a ficar satisfeitos com seus resultados.[9] Somente o paciente pode decidir se a diferença entre a correção cirúrgica das relações maxilares e a camuflagem ortodôntica valerá a pena face ao risco adicional e ao custo da cirurgia. As simulações computadorizadas os auxiliam a tomar essa decisão.

Extrações dentárias e a opção entre camuflagem/cirurgia

A decisão entre a camuflagem e a cirurgia deve ser tomada antes do início do tratamento, porque o tratamento ortodôntico de preparo cirúrgico é muitas vezes o oposto ao tratamento ortodôntico compensatório. É um grave erro iniciar a camuflagem pensando que, se essa alternativa falhar, o paciente pode então ser encaminhado para a correção cirúrgica. Nesse momento, outro período de "ortodontia reversa" será necessário para eliminar os efeitos do tratamento original, antes que a cirurgia possa restabelecer as relações esqueléticas e oclusão normais (Figura 20.7).

A importância crítica de se decidir entre o tratamento compensatório e o cirúrgico antes do tratamento é evidenciada pela diferença nas extrações necessárias com as duas abordagens. Na camuflagem, os espaços da extração são utilizados para gerar compensações dentárias para as discrepâncias esqueléticas, sendo as extrações planejadas com essa finalidade. Por exemplo, tratado apenas ortodonticamente, a um paciente com deficiência mandibular e má oclusão classe II pode ter indicada a extração dos primeiros pré-molares superiores para permitir a retração dos dentes anterossuperiores. A extração na arcada inferior seria evitada, e os incisivos inferiores provavelmente seriam projetados para auxiliar na redução do trespasse horizontal (ver Figura 16.22).

O padrão de extração para esse mesmo paciente seria bem diferente caso fosse planejado um avanço mandibular (ver Figura 20.6). Em vez de criar compensações dentárias para a deformidade esquelética, o tratamento ortodôntico agora visaria removê-las. Na arcada superior, os incisivos se encontram em posição normal ou retrusiva em relação à maxila; assim, a extração de pré-molares superiores seria indesejável. Muitas vezes, nos casos de deficiência mandibular, os incisivos inferiores estão protraídos em relação ao mento. Há, portanto, duas possibilidades: extração na arcada inferior para retraí-los e aumentar temporariamente o trespasse horizontal, de forma que o mento seja trazido ainda mais para a frente quando a mandíbula for avançada, ou uma mentoplastia para avançar o mento.

Situação similar, porém reversa, seria observada em um paciente com má oclusão esquelética de classe III. Caso fosse planejada uma camuflagem, as extrações típicas seriam apenas os primeiros pré-molares inferiores, primeiros pré-molares inferiores e segundos superiores, ou um incisivo inferior. O preparo cirúrgico do paciente classe III muitas vezes requer a projeção dos incisivos inferiores e retração dos incisivos superiores (que pode demandar a extração dos primeiros pré-molares superiores) para correção de suas inclinações axiais e aumento do trespasse horizontal negativo (ver Figura 20.7). Como regra geral, os problemas de classe III são menos indicados para a camuflagem do que os de classe II, pois a retração dos incisivos inferiores pode tornar o mento ainda mais proeminente, o que é indesejável na compensação ortodôntica. Caso houvesse necessidade de espaço na arcada inferior, uma opção lógica seria a extração dos segundos, em vez dos primeiros pré-molares, a fim de evitar a retração dos incisivos inferiores.

É bastante importante que o paciente que possa ser tratado de ambas as formas compreenda todas essas considerações no momento de decidir entre a camuflagem e a cirurgia. Apesar de o paciente poder, e dever, tomar a decisão final, ainda se pode observar que algumas más oclusões têm melhor tratamento apenas com ortodontia, simplesmente porque o impacto na estética facial será provavelmente melhor. Algumas características que podem fazer a diferença entre o tratamento ortodôntico compensatório bem e malsucedido foram resumidas no Boxe 20.1.

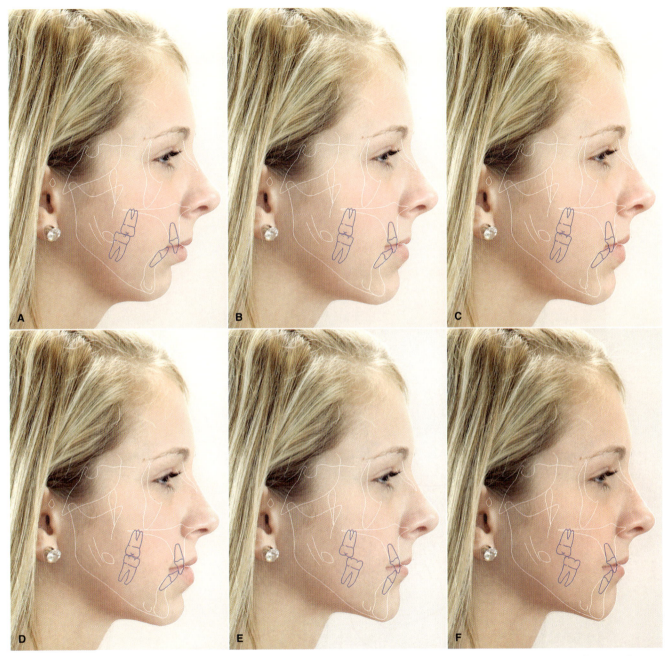

• **Figura 20.6** Previsões cirúrgicas para uma paciente com má oclusão classe II esquelética, apresentando suave retrusão maxilar, retrusão mandibular grave e projeção inadequada do mento. **A.** O traçado inicial superposto à fotografia inicial. **B.** Simulação do avanço mandibular de 5 mm, quantidade correspondente ao trespasse horizontal inicial. **C.** Avanço mandibular de 5 mm associado à mentoplastia, para melhorar a projeção do mento com relação ao incisivo inferior. **D.** Avanço maxilar de 6 mm, avanço mandibular de 11 mm e plástica no nariz. A maxila foi avançada para aumentar o suporte do lábio superior e permitir maior avanço mandibular. **E.** Retração pré-cirúrgica dos incisivos inferiores após extração dos pré-molares inferiores, aumentando o trespasse horizontal e permitindo um avanço mandibular de 9 mm. **F.** Retração dos incisivos inferiores, avanço de 9 mm e plástica no nariz. As mudanças geradas pela plástica no nariz foram sutis; portanto, o procedimento foi contraindicado. Após visualização e discussão com o ortodontista, a paciente e seus pais optaram pelo planejamento observado em **E**.

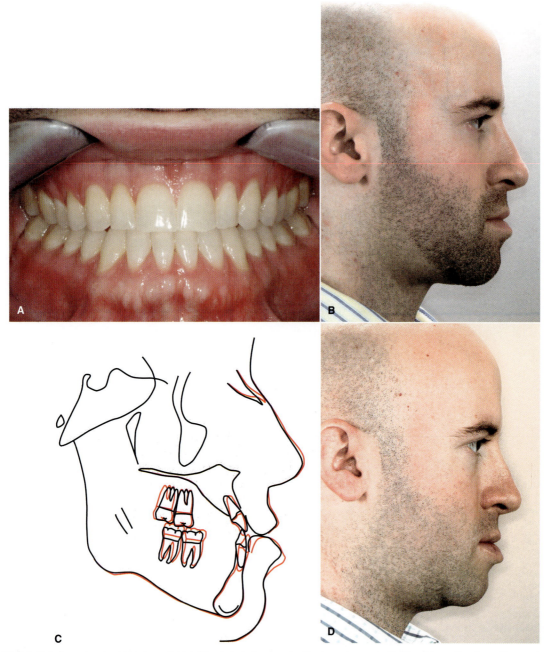

• **Figura 20.7 A.** Este homem, que já havia se submetido ao tratamento ortodôntico para correção da má oclusão classe III, agora apresenta trespasse horizontal negativo mínimo, mas uma deficiência maxilar evidente e o mento proeminente em uma vista de perfil (**B**). Trata-se de uma falha na tentativa de compensar a classe III, conforme observado pelo próprio paciente, que buscou novamente o tratamento para melhorar sua aparência facial. O plano de tratamento incluiu o preparo ortodôntico pré-cirúrgico para eliminar as compensações dentárias criadas no tratamento anterior, retração dos incisivos superiores e projeção dos incisivos inferiores para criar um trespasse horizontal negativo, similar ao que ele apresentava antes do tratamento ortodôntico inicial. **C.** A sobreposição de traçados mostra as mudanças pré-cirúrgicas. **D.** A aparência facial antes da cirurgia. A "ortodontia reversa" temporariamente piorou sua aparência. (*continua*)

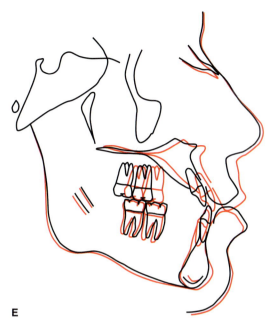
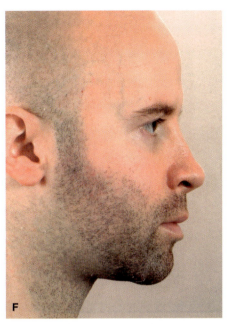

- **Figura 20.7** (*continuação*) **E.** Sobreposição cefalométrica evidenciando as mudanças obtidas pela cirurgia de avanço maxilar. **F.** O perfil ao final do tratamento, com a correção das relações intermaxilares.

• Boxe 20.1	Camuflagem ortodôntica da má oclusão esquelética

Probabilidade de bons resultados
- Padrão facial médio ou curto
- Discrepância esquelética anteroposterior suave
- Apinhamento menor que 4 a 6 mm
- Feições de tecido mole normais (nariz, lábios, mento)
- Ausência de problemas esqueléticos transversos

Probabilidade de maus resultados
- Padrão facial vertical longo
- Discrepância esquelética anteroposterior moderada ou grave
- Apinhamento maior que 4 a 6 mm
- Feições exageradas
- Discrepância esquelética transversa como parte do problema

Técnicas cirúrgicas contemporâneas

As movimentações dos maxilares permitidas pela cirurgia ortognática são representadas por diagramas nas Figuras 20.8 e 20.9. Conforme ilustram as figuras, ambos os maxilares podem ser reposicionados tridimensionalmente, mas nem todas as direções de movimento são praticáveis. A mandíbula pode ser avançada ou recuada, girada e movimentada para baixo e para a frente, a fim de aumentar o plano mandibular e a altura facial anterior. No entanto, o giro no sentido anti-horário para redução do ângulo do plano mandibular e diminuição da altura facial anterior é instável, a não ser que a maxila seja movimentada ao mesmo tempo para cima e para trás, a fim de que esse giro não alongue o ramo e distenda os músculos elevadores da mandíbula. Ela pode ser contraída na região anterior, mas somente será expandida com a distração osteogênica (discutido posteriormente).

A maxila pode ser impactada e avançada com excelente estabilidade, abaixada com dificuldade devido à instabilidade e recuada com grande dificuldade devido a todas as estruturas posteriores a ela. Felizmente, os dentes anteriores em protrusão podem ser retraídos

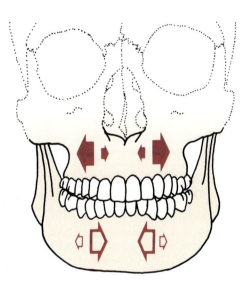

- **Figura 20.8** Os movimentos cirúrgicos possíveis na dimensão transversa podem ser vistos nesta ilustração anteroposterior do crânio. As setas preenchidas indicam que a maxila pode ser expandida lateralmente ou contraída com estabilidade razoável. As setas menores apontando para a linha média denotam que a quantidade de contração possível é bem inferior à amplitude da expansão. O único movimento transverso de fácil obtenção na mandíbula é a contração, apesar de agora ser possível realizar expansão limitada, por meio da distração osteogênica.

por meio da osteotomia segmentar; portanto, não há motivo para se recuar a porção posterior da maxila. A técnica segmentar também permite que a maxila seja expandida ou contraída, mas sua expansão também tende a ser instável devido à tensão gerada pelos tecidos palatinos distendidos.

Cirurgia mandibular

A osteotomia sagital (ver Figura 20.2) agora é utilizada para quase todas as cirurgias mandibulares, devido às diversas vantagens que

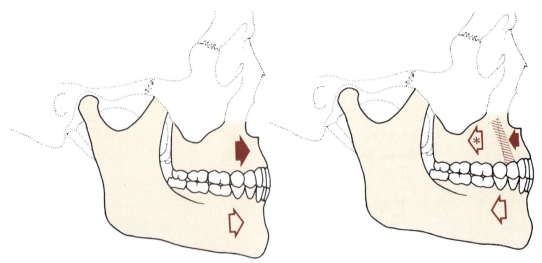

• **Figura 20.9** A maxila e a mandíbula podem ser avançadas e recuadas conforme indicado pelas setas vermelhas nestes desenhos. Avanços mandibulares maiores que 10 mm geram uma tensão considerável nos tecidos moles e tendem a ser instáveis. O avanço da maxila fica limitado a 6 a 8 mm na maioria das circunstâncias; a possibilidade de recidiva ou alteração na fala, por incompetência nasofaríngea, aumenta quanto maiores forem os avanços. O recuo total da maxila, apesar de possível, é difícil e normalmente desnecessário. Como alternativa, podem-se recuar os incisivos protraídos na quantidade equivalente à largura de um pré-molar após sua extração em ambos os lados, seguido de segmentação da maxila. A principal limitação do recuo da mandíbula é seu efeito na aparência da região submandibular. Quando a mandíbula é recuada, a língua é abaixada para manutenção do espaço aéreo, e uma "papada" aparece abaixo do mento.

apresenta sobre os procedimentos no corpo da mandíbula e sobre as técnicas alternativas:

- A mandíbula pode ser avançada ou recuada conforme o desejado, e o segmento dentário pode ser girado para baixo e para a frente (aumentando o ângulo do plano mandibular) quando se almeja um aumento na altura facial anterior
- É bem compatível com o uso de fixação interna rígida (FIR), por isso não é necessário o bloqueio maxilomandibular durante a cicatrização
- O excelente contato osso a osso após a osteotomia minimiza os problemas decorrentes da cicatrização, e a estabilidade pós-cirúrgica é boa.

No tratamento contemporâneo, a mentoplastia para reposicionar o mento com relação ao corpo mandibular (Figura 20.10) é um importante auxiliar aos procedimentos do ramo, especialmente nos avanços de mandíbula. É realizada em mais ou menos 30% dos pacientes que se submetem à cirurgia no ramo mandibular e mais ou menos no mesmo número de pacientes submetidos à cirurgia na maxila. A mentoplastia permite a movimentação desse segmento no plano transverso, para cima e para baixo, e seu avanço ou recuo.

Outros procedimentos mandibulares são utilizados basicamente para avanços maiores ou cirurgia envolvendo os côndilos. Muitas vezes, faz-se necessária uma abordagem extraoral, e um enxerto ósseo provavelmente será necessário. A osteotomia na linha média mandibular, com a extração de um incisivo para contraí-la na região anterior, raramente é realizada.[10]

Cirurgia maxilar

A osteotomia tipo Le Fort I com liberação total da maxila (ver Figura 20.3) domina a cirurgia maxilar contemporânea da mesma forma que a osteotomia sagital domina a cirurgia mandibular. Ela permite que a maxila seja impactada ou avançada com excelente estabilidade. O recuo da maxila é difícil, devido às estruturas posteriores a ela, mas isso não é necessário quando os dentes anteriores estão em protrusão. Uma osteotomia segmentar, fechando o espaço da extração de um pré-molar, permite a retração dos dentes anteriores e a impacção dos dentes posteriores para o fechamento da mordida aberta anterior enquanto a mandíbula gira no sentido anti-horário (Figura 20.11). As osteotomias segmentares também permitem a expansão ou (com menor frequência) a contração da região posterior da maxila.

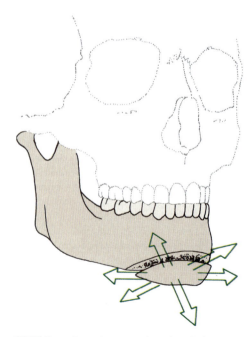

• **Figura 20.10** O mento pode ser seccionado anteriormente ao forame mentoniano e reposicionado nos três planos do espaço. A superfície lingual mantém as inserções da musculatura do assoalho da boca, que fornece o suprimento sanguíneo. O avanço do mento, seu reposicionamento superior ou lateral normalmente propicia resultados estéticos altamente favoráveis. Seu recuo ou rebaixamento pode levar a uma aparência muito "quadrada".

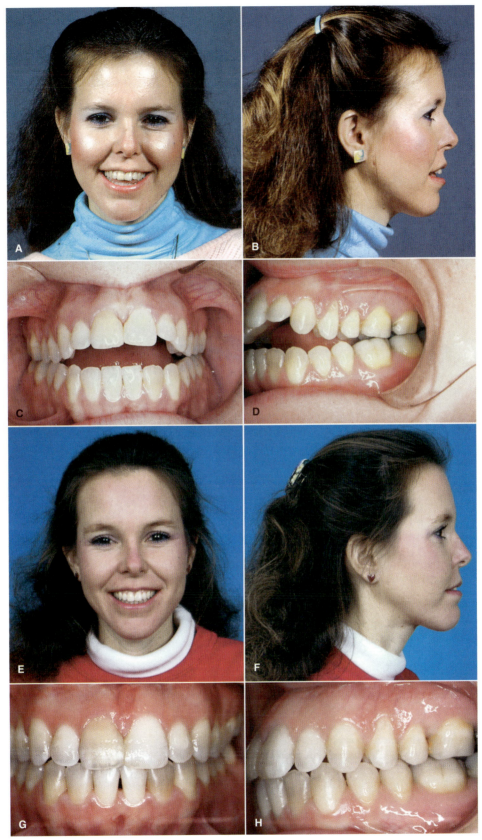

• **Figura 20.11** O reposicionamento superior da maxila é indicado para correção da mordida aberta anterior grave, quando o terço inferior está aumentado, como nesta paciente. Proporções faciais (**A** e **B**) e relações oclusais antes do tratamento (**C** e **D**). Proporções faciais (**E** e **F**) e relações oclusais após a osteotomia tipo Le Fort I segmentar (**G** e **H**), para movimentar a região posterior da maxila para cima e o segmento anterior para baixo, aumentando a inclinação do plano oclusal. Isso permitiu que a mandíbula girasse no sentido anti-horário, para fechar a mordida aberta e ao mesmo tempo proporcionar melhor exposição de incisivos. (*continua*)

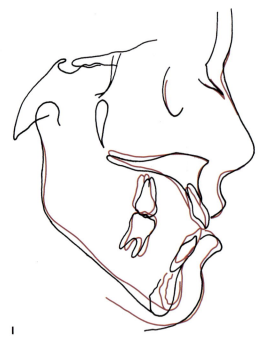

• **Figura 20.11** (*continuação*) **I.** Sobreposição cefalométrica mostrando o reposicionamento dos segmentos maxilares e a diminuição na altura facial anterior. Quando a região posterior da maxila é reposicionada verticalmente, as posições de repouso e de intercuspidação da mandíbula são alteradas.

A expansão é realizada com osteotomias parassagitais, no assoalho lateral da cavidade nasal ou no assoalho medial do seio, conectadas por uma osteotomia transversa anterior. Na osteotomia em dois segmentos, uma extensão da linha média corre para a frente entre as raízes dos incisivos centrais; isso pode ou não ser realizado na osteotomia em três segmentos (Figura 20.12). Se a constrição for desejável, o osso pode ser removido dos locais de osteotomia parassagital. Na expansão, o osso removido durante a liberação da maxila ou de um banco de osso é utilizado para preencher o vão criado pelo movimento lateral dos segmentos posteriores.

A expansão palatina ortopédica utilizada em adolescentes não é viável em adultos devido à resistência aumentada oferecida pela interdigitação das suturas palatina mediana e laterais da maxila, embora estudos recentes tenham mostrado que um pequeno aumento na largura maxilar ainda pode ser obtido quando a ancoragem palatina é usada (ver Capítulo 19). A expansão rápida da maxila assistida cirurgicamente (ERMAC) utiliza osteotomias para reduzir a resistência óssea, seguida de expansão do parafuso para separar as metades da maxila, e é outra possibilidade de tratamento para pacientes adultos com a maxila atrésica (Figura 20.13). A ideia original da expansão cirúrgica era que cortes nas abóbadas laterais da maxila reduziriam sua resistência a ponto de se conseguir forçar a abertura da sutura palatina mediana (*i. e.*, microfraturar) em pacientes mais velhos. Apesar de isso normalmente funcionar em pacientes no final da adolescência e início da idade adulta, aos 20 anos, deve-se ter preocupação com a probabilidade de fraturas indesejáveis em outras áreas, especialmente em pacientes com 30 anos de idade ou mais. Atualmente, nas ERMAC, os cirurgiões geralmente fazem todos os cortes necessários a uma osteotomia tipo Le Fort I, sem realizar o último passo de liberação da maxila.[11] Isso permite o alargamento da maxila contra a resistência apenas de tecido mole, manipulando-se os locais de osteotomia da mesma maneira que na distração osteogênica. Infelizmente, contudo, não há garantias de expansão simétrica – uma das principais desvantagens desse procedimento.

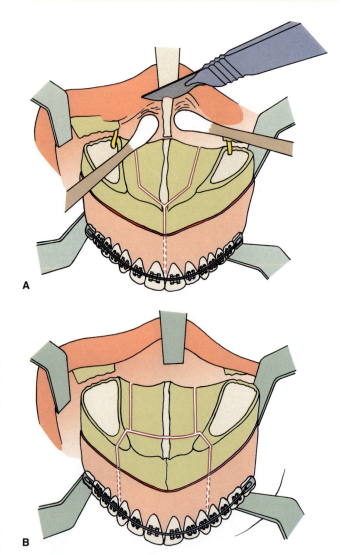

• **Figura 20.12 A.** A localização das osteotomias laterais paramedianas e na linha média interdental anterior para expansão da maxila em dois pedaços e a ressecção da cartilagem do septo nasal para que possa ser reposicionada para cima podem ser vistas nesta figura da maxila na posição rebaixada durante a osteotomia tipo Le Fort I. Uma das principais vantagens da osteotomia tipo Le Fort I sobre a expansão cirúrgica é que a maxila pode ser movimentada nos três planos espaciais, em vez de apenas no plano transverso. **B.** A localização das osteotomias paramedianas e interdentais na cirurgia da maxila em três segmentos. Isso permite a expansão posterior e o movimento vertical diferenciado dos segmentos anterior e posterior. (De Proffit WR, White RP, Sarver DM. *Contemporary Treatment of Dentofacial Deformity*. St Louis: Mosby; 2003.)

A implicação da ERMAC é que ela afeta apenas o plano transverso, e é nessa circunstância que se torna mais útil. Uma de suas ditas vantagens sobre a osteotomia segmentar tem sido a melhor estabilidade, e alguns cirurgiões têm sugerido uma fase preliminar de ERMAC antes da osteotomia tipo Le Fort I para movimentar a maxila no sentido anteroposterior ou vertical. Entretanto, dados atuais mostram que ocorre recidiva na expansão dentária que acompanha a ERMAC (Figura 20.14), e que sua estabilidade a longo prazo é parecida com a obtida na osteotomia segmentar.[12] Portanto, é difícil justificar o custo adicional e a morbidade da expansão cirúrgica como um primeiro estágio do tratamento cirúrgico no paciente que necessitaria de uma segunda intervenção para reposicionar a maxila

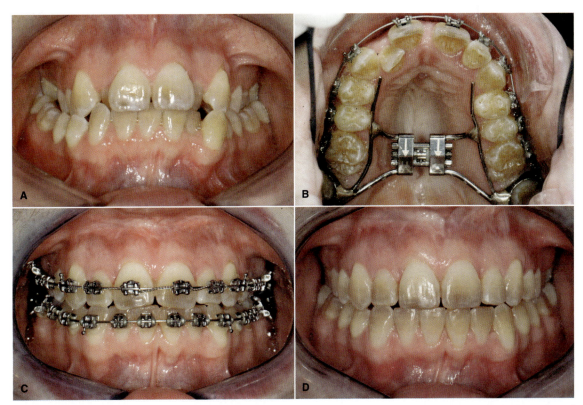

• **Figura 20.13** Neste paciente adulto, com mordida cruzada posterior superior e apinhamento grave, a expansão rápida da maxila assistida cirurgicamente (ERMAC) foi utilizada para permitir expansão transversa que não teria sido possível de outra maneira. A técnica cirúrgica moderna inclui todos os cortes ósseos utilizados na osteotomia tipo Le Fort I, exceto o último passo de liberação da maxila. **A.** Arcada superior atrésica, mordida cruzada posterior e apinhamento anterossuperior antes do tratamento. **B.** Aparelho expansor instalado após a cirurgia e a ativação do parafuso durante 4 dias, mostrando a quantidade de expansão obtida. **C.** Aparelho fixo finalizando o alinhamento. A mola comprimida, que foi utilizada na abertura do espaço para o incisivo lateral superior após a expansão maxilar, foi removida após 3 meses. **D.** A expansão da maxila corrigiu a mordida cruzada posterior e abriu espaço para o alinhamento dos incisivos, permitindo o planejamento da subsequente restauração cosmética dos dentes manchados.

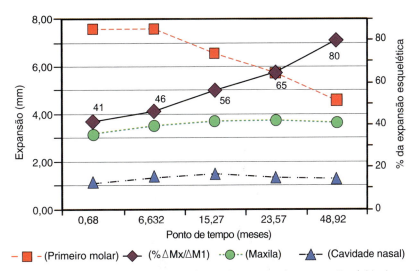

• **Figura 20.14** Alterações nas dimensões dentária e esquelética ao longo do tempo após a expansão rápida da maxila assistida cirurgicamente (ERMAC) e no percentual de expansão esquelética. Os quadrados representam a expansão no primeiro molar, os losangos representam os percentuais de alteração esquelética em determinada época, os círculos representam a expansão maxilar esquelética, e os triângulos representam a expansão transversa na cavidade nasal. Observe que quase toda a recidiva foi de origem dentária e não esquelética; o percentual de alteração esquelética pode ser observado no eixo vertical direito. Medidas repetidas, obtidas para a análise de variância, confirmaram uma relação significativa entre a quantidade de recidiva dentária e o tempo após a cirurgia, ao passo que as mudanças esqueléticas se mostraram estáveis e não foram afetadas pelo tempo após a cirurgia. (Redesenhado de Chamberland S et al.: *Am J Orthod Dentofac Orthop*. 2011;139:815-822.)

nos planos anteroposterior ou vertical. A principal indicação da ERMAC preliminar é uma contrição maxilar tão grave que a expansão segmentar da maxila com a Le Fort I poderia comprometer o suprimento sanguíneo aos segmentos.

Cirurgia dentoalveolar

Recuperação do movimento dental inadvertido

Embora não seja uma cirurgia ortognática, ela faz parte do tratamento ortodôntico de pacientes para incluir a cirurgia periodontal coordenada para auxiliar na correção das raízes mal posicionadas, o que pode acontecer quando os dentes passam por movimento dental não planejado após a quebra ou distorção de arcos ortodônticos ou contenções fixas (ver Figura 18.15). A indução de uma nova formação óssea agora é possível com terapia hormonal de estimulação óssea e enxertos ósseos, de modo que quando as raízes deslocadas são reposicionadas no processo alveolar com a força do torque, a fenestração radicular pode ser corrigida também (Figura 20.15). Isso requer uma boa coordenação entre o periodontista e o ortodontista.

Reposicionamento dos segmentos alveolares

Segmentos do processo dentoalveolar podem ser reposicionados cirurgicamente nos três planos do espaço (Figura 20.16), mas há importantes limitações nessa cirurgia, assim como em outras. A limitação principal é a extensão do movimento permitida: na maioria dos casos, apenas alguns milímetros. Uma limitação significativa, porém menos importante, é o tamanho do segmento: um segmento com três ou mais dentes é preferível, um segmento com dois dentes é aceitável, porém menos previsível, e um segmento com um só dente é um problema em potencial.

A razão para ambas as limitações é a mesma. Após a realização da osteotomia abaixo do segmento ósseo e dentário, o suprimento sanguíneo é realizado de maneira surpreendentemente eficaz pela mucosa vestibular e lingual. Isso deve ser preservado para manutenção da vitalidade dos dentes e integridade do osso. Quanto maior for a movimentação do segmento e menor ele for, maior a probabilidade de interrupção não só do fluxo sanguíneo normal como também do colateral.

Uma osteotomia abaixo dos ápices radiculares corta os nervos das polpas dentárias naquele segmento, e obviamente não há inervação colateral. O resultado a curto prazo é algo que os dentistas raramente observam: uma polpa vital, porém não inervada, que não responde à estimulação elétrica. Nesse caso, a vitalidade pulpar pode ser comprovada pela manutenção da temperatura pulpar normal (teste térmico) ou fluxo sanguíneo (medidor de fluxo Doppler), e a reinervação da polpa muitas vezes acontece após alguns meses. Apesar do corte dos principais vasos que chegam à polpa, menos que 2% dos dentes envolvidos necessitam de tratamento endodôntico. Mesmo se houver o corte inadvertido do ápice dentário, a vitalidade pulpar será provavelmente mantida pelo fluxo sanguíneo presente nas foraminas auxiliares.

Distração osteogênica

A distração osteogênica se baseia na manipulação do osso em cicatrização, alongando uma área osteotomizada antes que ocorra sua calcificação, a fim de induzir a formação de osso adicional e

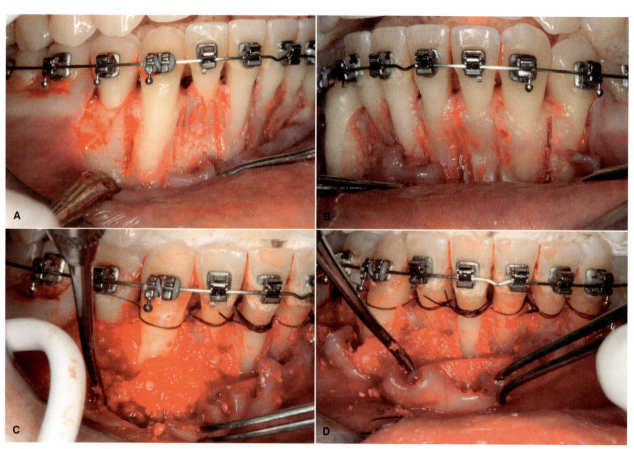

• **Figura 20.15 A.** Torque radicular grave e fenestração óssea após movimento dental indesejável de uma contenção lingual colada distorcida. **B.** O tratamento periodontal envolveu um retalho gengival para expor as raízes fenestradas e cortes de corticotomia para acelerar a remodelação óssea; em seguida, um enxerto ósseo pastoso para cobrir as raízes (**C**) e cobertura da área enquanto a gengiva era suturada na posição (**D**). *(continua)*

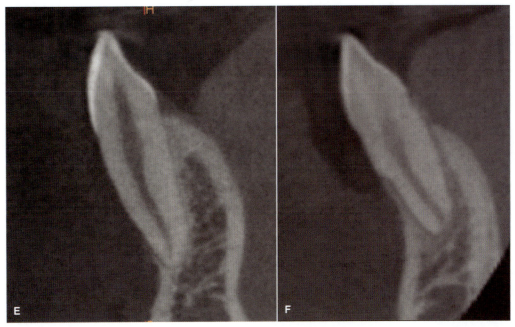

- **Figura 20.15** (*continuação*) **E.** Imagem 3D de campo de visão pequeno mostrando a posição original do canino direito fora do osso da raiz (também mostrado em **A**). **F.** Torque radicular ativo com tratamento ortodôntico que começou imediatamente após o procedimento cirúrgico periodontal ter obtido êxito ao colocar a raiz de volta no processo alveolar, e a imagem mostra o osso sobre a metade inferior da superfície vestibular do dente. (Cortesia do Dr. T. Shaughnessy.)

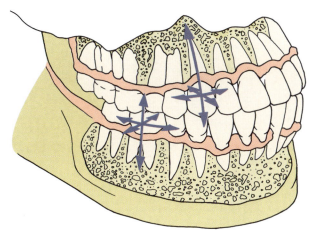

- **Figura 20.16** O segredo para a cirurgia para o reposicionamento dos segmentos dentoalveolares é manter um bom suprimento sanguíneo ao osso e dentes, por meio da mucosa vestibular ou lingual intacta. Na região posterior da mandíbula, o afastamento temporário do ramo do nervo alveolar inferior para próximo da bochecha permite a realização de cortes de maneira segura abaixo dos dentes. Apesar da interrupção no suprimento nervoso dos dentes, a sensibilidade normalmente retorna, e quase nunca se faz necessário o tratamento endodôntico. (De Proffit WR, White RP, Sarver DM. *Contemporary Treatment of Dentofacial Deformity.* St. Louis: Mosby, 2003.)

tecido mole de revestimento (ver Capítulo 13). Isso apresenta duas vantagens significativas e uma desvantagem igualmente significativa no tratamento das deformidades faciais.

As vantagens da distração são (1) maiores extensões de movimento são permitidas quando comparada à cirurgia ortognática convencional e (2) maxilares deficientes podem sofrer aumento de tamanho em idade mais precoce. A grande desvantagem é que não é possível realizar movimentos com precisão. Na distração, tanto a mandíbula quanto a maxila podem ser avançadas, mas não é possível posicionar o maxilar ou os dentes em uma posição exatamente planejada, como feito de forma rotineira nos procedimentos ortognáticos. Isso significa que pacientes com síndromes craniofaciais, que provavelmente necessitarão de intervenção em idades precoces e de movimentação extensa, e para os quais o estabelecimento de uma relação maxilar precisa no pós-tratamento não é tão crucial, são os principais candidatos à distração dos maxilares.

A microssomia hemifacial moderadamente grave, na qual um ramo mandibular rudimentar está presente no lado afetado, é uma indicação para a distração (Figura 20.17). A distração não é necessária nos casos mais brandos dessa síndrome, na qual a assimetria mandibular está presente, mas a mandíbula encontra-se razoavelmente formada (para esses pacientes, a modificação do crescimento é possível), e não pode ser utilizada como estágio inicial de tratamento em pacientes acometidos de forma tão grave que a porção distal da mandíbula esteja completamente ausente. Para estes, um enxerto ósseo se faz necessário, e a distração em um momento subsequente pode ser uma maneira de alongar o enxerto.

A época do tratamento dos pacientes com acometimento moderadamente grave da microssomia hemifacial é controversa, mas a aceitabilidade social se torna um fator que contribui para essa decisão. Para melhorar a aparência facial da criança, considera-se uma intervenção entre 6 e 8 anos de idade para avançar a mandíbula no lado afetado, e nessa época ambas as suas vantagens tornam a distração uma escolha frequente. Contudo, o tratamento precoce provavelmente não será seguido de crescimento normal na região da distração, e posteriormente há grande chance de se necessitar realizar uma cirurgia ortognática ou a segunda etapa da distração.

Pacientes com síndromes faciais que incluem deficiência maxilar grave (p. ex., Crouzon, Apert; ver Figura 5.11) são também candidatos à distração precoce. Nesses pacientes, osteotomias adequadas nas regiões posterior e superior da maxila podem permitir o avanço do terço médio facial completo, similar ao que pode ser obtido com a cirurgia de Le Fort III, porém sem a necessidade de se realizarem

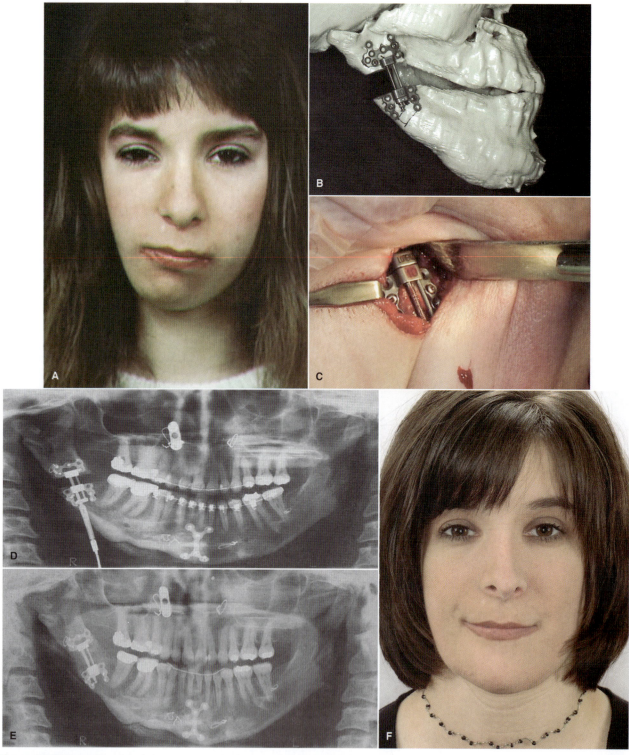

• **Figura 20.17** Distração osteogênica para aumento do ramo mandibular deficiente em uma paciente com microssomia hemifacial. **A.** Aparência facial antes do tratamento. **B.** Distrator instalado em modelo estereolitográfico obtido por meio de tomografia computadorizada. **C.** Cirurgia para instalação do distrator. Após a instalação do aparelho, são realizados cortes através da cortical óssea mandibular, e inicia-se a ativação do distrator após período de latência para cicatrização inicial. **D.** Radiografia panorâmica durante a distração mostra a abertura criada pelo alongamento do calo ósseo em cicatrização. **E.** Radiografia panorâmica 3 meses depois, após o período de estabilização, durante o qual o osso neoformado é remodelado e se torna normalmente calcificado. **F.** Aparência facial ao final do tratamento. A criação de osso mandibular com a distração, de forma geral, é mais eficaz que a colocação de enxertos, mas a distração não pode ser utilizada para repor osso em todas as circunstâncias. (Cortesia do Dr. C. Crago.)

enxertos ósseos extensos. Para pacientes com problemas desse tipo, a precisão com a qual os dentes podem ser reposicionados em uma oclusão adequada torna-se simplesmente uma consideração secundária. O fato de se necessitar de um posterior tratamento ortodôntico e cirúrgico reforça essa conduta no sentido do tratamento inicial.

Todavia, nos casos de deficiência maxilar ou mandibular menos grave, a distração não oferece vantagem sobre uma osteotomia sagital ou Le Fort I, e, após um período de entusiasmo inicial com o tratamento desses pacientes, hoje em dia raramente é usada. Os procedimentos ortognáticos permitem que os dentes e as bases ósseas sejam posicionados com precisão, e um excelente resultado clínico pode ser esperado na maioria dos pacientes. Para esses pacientes, a distração é uma forma mais difícil para se obter um resultado cirúrgico, que implicará um período extenso de tratamento ortodôntico posterior.

Um dos procedimentos que não podem ser realizados pela cirurgia ortognática é a expansão da sínfise mandibular, porque não há tecido mole suficiente para recobrir um enxerto ósseo nessa região. A distração torna esse procedimento bastante possível (Figura 20.18) e gera espaço adicional na região dos incisivos. Isso faz dela um método aceitável para o tratamento do apinhamento inferior sem extrações? Em geral, não. Quando os incisivos apinhados são alinhados por expansão ortodôntica, isso se faz à custa da projeção dos mesmos e com estabilidade questionável, principalmente se os caninos inferiores forem expandidos sem retração associada. Portanto, os questionamentos clínicos relevantes são se a distração na sínfise oferece resultado mais estável e com menos projeção do que a ortodontia sem extrações, e se uma das duas abordagens oferece melhores resultados do que a extração dos pré-molares com geração de espaço para o alinhamento.

Na distração da sínfise, não só ocorre a osteogênese (neoformação óssea), mas também a histogênese (neoformação de tecido mole). Essa formação de novo periósteo sobre a região da distração é o que torna a expansão da sínfise possível. Entretanto, para aliviar as pressões do lábio e bochechas sobre os caninos inferiores expandidos, as mudanças em tecido mole teriam que abranger a musculatura da mímica nas comissuras labiais. Até hoje, não há evidências que comprovem que a expansão com distração é mais estável que a distração convencional, e tendo em vista a distância do local da osteotomia à comissura labial, parece improvável que isso ocorreria. Como com a distração para o avanço mandibular, a distração da sínfise foi abandonada, exceto para pacientes com quantidades suficientes para uma fenda na linha média, com ambos os incisivos ausentes e o osso para suportá-los (ver Figura 13.12).

Procedimentos faciais complementares

É possível empregar inúmeros procedimentos faciais complementares à cirurgia ortognática, a fim de melhorar os contornos do tecido mole, além do que pode ser obtido com o reposicionamento dos maxilares.[13] Conceitualmente, isso deve ser visto como uma forma de camuflagem, feita cirurgicamente em vez de ortodonticamente. Tais procedimentos dividem-se em cinco grupos: aumento ou redução do mento, rinoplastia, contorno dos tecidos moles faciais com implantes, procedimentos nos lábios e procedimentos submentonianos. A seguir, há algumas breves considerações sobre cada um.

Aumento ou redução do mento

Há duas abordagens para o reposicionamento do mento com relação ao corpo da mandíbula: a osteotomia da borda inferior para deslizá-lo para sua nova posição ou a instalação (apenas para aumento) de um implante aloplástico.

A osteotomia da borda inferior para avançar o mento tem a vantagem de ser um procedimento bem documentado, dotado de previsibilidade e estabilidade, e (por avançar os tubérculos genianos) tensiona a musculatura supra-hióidea e produz efeitos desejáveis no contorno mento-pescoço. É particularmente vantajoso em pacientes com uma combinação de excesso vertical e deficiência anteroposterior, que resulta em tensão para unir os lábios. O deslizamento do mento para cima e para a frente em pacientes com esse padrão facial é uma "genioplastia funcional", o que permite a função normal do lábio e também a correção da desproporção facial (Figura 20.19).[14] A remodelação óssea espessa o processo alveolar abaixo dos dentes, e o entalhe acima do mento reposicionado é preenchido com o novo osso que se estende até a crista alveolar, criando o novo osso em uma área em que é necessária uma futura estabilidade gengival (Figura 20.20). Na terapia periodontal subsequente para controlar o desgaste gengival, aquela área geralmente requer enxerto ósseo.

A genioplastia funcional e o aumento com deslize do mento para a frente costumam ser mais bem-sucedidos quando realizados antes dos 15 anos de idade (Figura 20.21); portanto, esse é um procedimento oposto ao procedimento ortognático, que deve aguardar até o crescimento estar essencialmente completo.

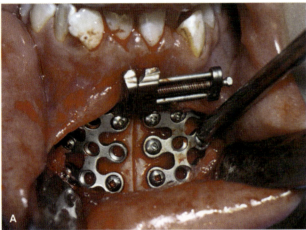
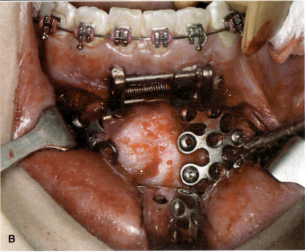

• **Figura 20.18** Distração da sínfise mandibular para expansão da porção anterior da mandíbula. **A.** Instalação do distrator. Após conformado e aparafusado, cortes são feitos nas tábuas corticais vestibular e lingual da mandíbula, normalmente se estendendo através da sínfise. A distração começa após um período de latência de 5 a 7 dias, com duas voltas (0,5 mm) de ativação do parafuso 2 vezes/dia. **B.** Vista transoperatória da remoção do aparelho distrator 16 semanas após a cirurgia. Observe a aparência normal do osso regenerado no local da distração. (Cortesia do Dr. C. Crago.)

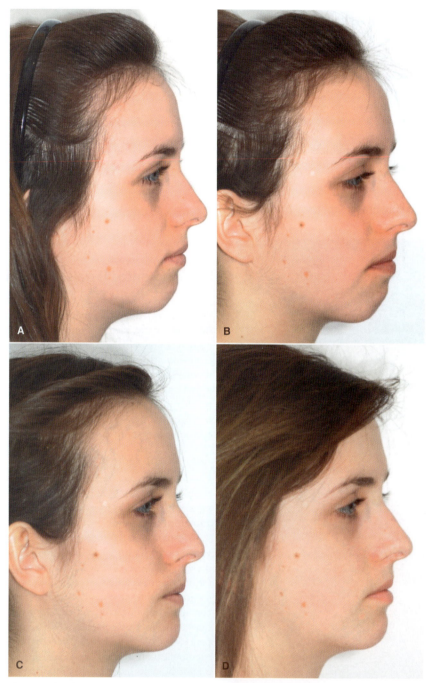

• **Figura 20.19** Imagens de perfil (**A** a **D**) e cefalométricas (**E** a **H**) de uma paciente que se beneficiou da genioplastia funcional após tratamento ortodôntico para corrigir má oclusão de classe II. Isso proporcionou não apenas proporções faciais melhoradas, como também a normalização da função labial, reduzindo a separação dos lábios em repouso e permitindo que os lábios fossem colocados em contato sem tensão muscular. (Cortesia do Dr. S. Chamberland.) (*continua*)

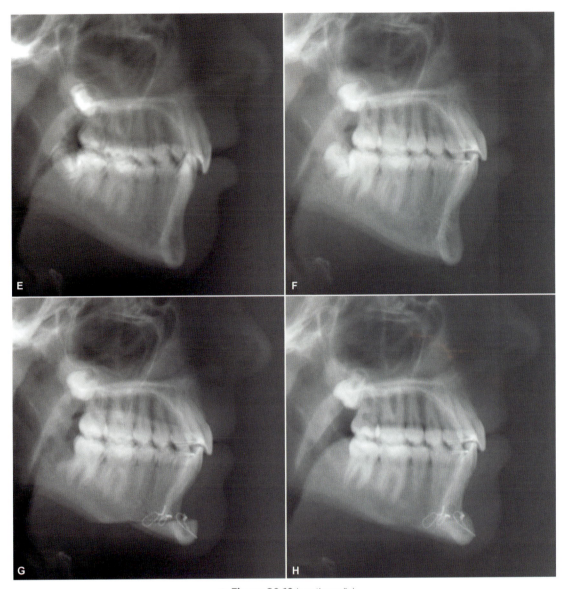

• **Figura 20.19** (continuação).

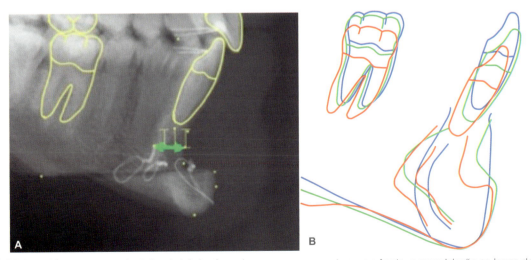

• **Figura 20.20** Quando uma osteotomia de borda inferior é usada para mover o mento para a frente, a remodelação ao longo da borda inferior alisa o contorno ósseo nessa região. A nova formação óssea acima da proeminência do mento preenche o entalhe que surge imediatamente após a operação, e isso se estende por todo o rebordo alveolar em pacientes que ainda estão crescendo verticalmente. **A.** O resultado é um espessamento clinicamente significativo da sínfise. **B.** O traçado da sobreposição cefalométrica mostra a alteração de antes (verde) para depois (vermelho) e 2 anos depois (azul) do procedimento cirúrgico. Observe a quantidade de novo osso na área da sínfise e sua extensão para cima em direção ao rebordo alveolar acompanhando a erupção dos incisivos neste jovem paciente.

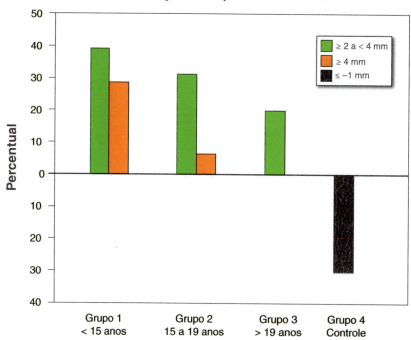

• **Figura 20.21** Este procedimento cirúrgico é mais eficaz quando é feito antes dos 15 anos de idade, embora ainda seja aplicável em pacientes no final da adolescência e adultos. O crescimento vertical e a erupção dos incisivos inferiores aumentam a quantidade de formação do novo osso na sínfise. Uma osteotomia da borda inferior não deve ser feita até que a erupção dos caninos inferiores tenha liberado o caminho para a osteotomia. Como no paciente visto na Figura 20.19, a genioplastia no final da ortodontia ativa geralmente é oportuna. (Redesenhado de Chamberland et al. Angle Orthod. 2015;85:360-373.)

Quanto mais incisivos erupcionarem após a genioplastia, melhor a formação do novo osso acima do mento deslocado. Quando pode ser feito? O limite prático é a erupção dos caninos inferiores, que ficarão no caminho da osteotomia até que eles tenham se movido para a cavidade oral. A remodelação óssea ocorre acima e atrás do mento reposicionado, porém o mento ósseo não é remodelado e fica notavelmente estável ao longo do tempo. A genioplastia de aumento com materiais aloplásticos é a favorita dos cirurgiões plásticos, que preferem evitar a osteotomia e, muitas vezes, estão trabalhando com adolescentes ou adultos – embora a remodelação da osteotomia da borda inferior ainda seja boa em pacientes mais velhos. Com um avanço maior do mento em pacientes mais velhos, a proeminência da borda lateral do mento que cria um entalhe ao longo da borda inferior pode se tornar um problema. Para compensar isso, há duas possibilidades: dividir o mento de forma que as margens posteriores possam ser movidas medialmente para eliminar o entalhe, ou enxertos ósseos ou materiais de aumento aloplásticos sobre a borda inferior para preencher o entalhe posterior.

O implante de mento tem duas vantagens: a possibilidade de remoção, caso o paciente esteja insatisfeito com o resultado, e o menor risco de perda de sensibilidade no lábio inferior (resultante de trauma ao nervo que emerge do forame mentoniano para inervar o lábio, o que deve ser evitado em qualquer genioplastia). Há também a principal desvantagem, especialmente com implantes de silicone: a erosão da superfície óssea pelo implante ou migração para o pescoço. Materiais de implantes modernos, colocados em uma bolsa de tecido mole em vez de diretamente contra o osso, fornecem melhor estabilidade e substituíram quase totalmente o silicone. Entretanto, a remoção de um desses implantes é difícil, e pode ocasionar mudanças indesejáveis no tecido mole, caso seja necessário.[12]

Há dois aspectos da deformidade do mento em pacientes com crescimento mandibular excessivo: proeminência do mento em relação à dentição e altura excessiva do mento. Em pacientes com um mento proeminente, se uma osteotomia da borda inferior for usada para simplesmente deslizar o mento ósseo para trás, e principalmente se a superfície do mento for cortada, o tecido mole do mento tende a parecer com uma bola murcha por causa da perda de volume esquelético. Em pacientes com excesso de altura do mento, todavia, a redução vertical do mento ao remover uma cunha do osso acima da proeminência do mento e, então, reposicioná-lo para cima (e, por vezes, ligeiramente para a frente), pode aprimorar muito a aparência facial e o resultado em uma melhora mensurável da qualidade de vida do paciente.[15]

Rinoplastia

O sorriso é emoldurado abaixo pelo mento e acima pelo nariz. Pode ser necessário alterar ambos para otimizar as mudanças na aparência facial. A cirurgia mandibular reposiciona o mento com relação ao restante da face, e, conforme discutido anteriormente, o reposicionamento do mento com relação à mandíbula pode ser necessário. A cirurgia maxilar, realizada por meio da osteotomia Le Fort I, raramente tem efeito positivo sobre a aparência do nariz, podendo comprometê-la. A impacção e/ou avanço da maxila pode ter dois principais efeitos deletérios sobre o nariz: rotação da ponta do nariz para cima, resultando no aprofundamento da depressão acima desta, e alargamento da base alar. A rinoplastia, concomitante à cirurgia ortognática ou agendada após esta (ver Figuras 20.6 e 20.34), pode prevenir esses problemas, e por isso é indicada com esse propósito, além de servir para a correção de uma deformidade nasal preexistente, associada a um problema de relacionamento das bases ósseas. Apesar de os procedimentos de Le Fort II e III movimentarem o nariz em conjunto com as porções superiores da maxila, essa cirurgia mais extensa e arriscada é indicada apenas nos casos de deformidades mais graves.

A rinoplastia normalmente se concentra no contorno do dorso nasal, na forma da ponta do nariz, e na largura da base alar. Um ou todos esses aspectos podem ser melhorados de maneira significativa com as técnicas cirúrgicas modernas. A rinoplastia é realizada depois da cirurgia ortognática, porque os contornos de tecido mole em torno do nariz serão afetados pelo reposicionamento dos maxilares. Pode ser realizada imediatamente após, no mesmo ato cirúrgico, com a troca da intubação nasal para a oral logo em seguida ao término da cirurgia maxilar. Isso é tecnicamente mais difícil e exige uma excelente interação entre os cirurgiões ortognático e plástico, mas aumenta bastante as chances que, de fato, a rinoplastia seja realizada.

Contorno dos tecidos moles faciais com implantes

Implantes na superfície da face podem melhorar significativamente os contornos do tecido mole e são especialmente vantajosos para a correção de dois problemas: a deficiência paranasal, que muitas vezes acompanha a deficiência maxilar (Figura 20.22), e as deficiências de tecido mole associadas a síndromes faciais, como a microssomia hemifacial. Enxertos sobrepostos na região paranasal podem ser realizados com sucesso utilizando osso do próprio paciente, osso congelado de cadáver ou materiais aloplásticos. Quanto maior a necessidade de implantes em pacientes com anomalias congênitas, mais se optará pela utilização de materiais aloplásticos, que permitem sua conformação prévia.

Procedimentos nos lábios

Em vez de modificar os contornos de tecido mole indiretamente por meio da cirurgia esquelética, os procedimentos realizados nos lábios aumentam ou reduzem os lábios. O aumento dos lábios raramente acompanhará diretamente os procedimentos ortognáticos – isso normalmente é feito para combater a perda do preenchimento dos lábios que ocorre com o avançar da idade. Apesar de bem-sucedidas, injeções de colágeno ou outros materiais nos lábios são procedimentos cujos resultados tendem a ser temporários. Um aumento mais permanente na projeção do lábio pode ser obtido utilizando-se AlloDerm® (derme humana em forma de folha), um material sintético como Gore-Tex® ou tecido mole retirado do próprio paciente durante o procedimento simultâneo de *lifting* facial. Esses materiais são inseridos através de um túnel criado abaixo da mucosa. Essa é a abordagem preferida quando se faz necessário um aumento dos lábios em pacientes ortognáticos.

A redução do lábio raramente é realizada atualmente, mas pode melhorar muito os resultados nos raros pacientes com lábios extremamente grossos e proeminentes. É realizada por incisões intraorais paralelas ao vermelhão do lábio e excisão do tecido mole, evitando-se a remoção de músculo, mas incluindo-se as glândulas submucosas.

Procedimentos submentonianos

A correção na região do pescoço de contorno antiestético é muitas vezes necessária como auxiliar aos procedimentos ortognáticos em pacientes mais velhos. O avanço de mandíbula melhora o contorno dessa região, e o avanço do mento tensiona os tecidos flácidos submandibulares ainda mais; entretanto, os procedimentos ortognáticos por si só não são suficientes para corrigir deformidades como "queixo duplo" ou "papada". Para isso, pode ser necessária uma combinação de remoção da gordura submentoniana excessiva e tensão do músculo platisma (Figura 20.23). Ambos podem ser realizados no momento da cirurgia ortognática. Os depósitos de gordura localizada superficialmente ao platisma podem ser removidos por lipoaspiração. A remoção da gordura abaixo do platisma requer uma abordagem que atravessa o músculo, permitindo o acesso direto à região, com o posterior fechamento dessa camada. Qualquer flacidez na musculatura da região pode ser tensionada durante esse procedimento.

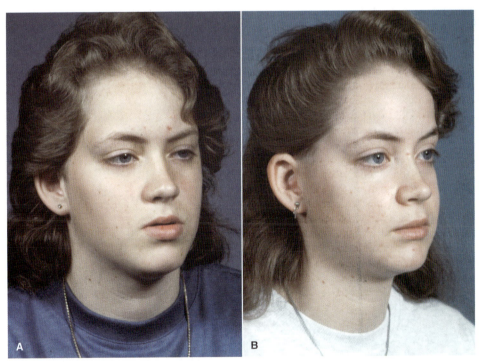

• **Figura 20.22** Nos pacientes com deficiência maxilar que serão submetidos ao avanço de maxila, muitas vezes é necessária a realização de enxertos superficiais para aumentar a região paranasal, como nesta menina. **A.** Antes da cirurgia. **B.** Após o avanço da maxila e dos enxertos paranasais. Observe o aumento do preenchimento na lateral do nariz, que não teria sido obtido apenas com a movimentação da maxila.

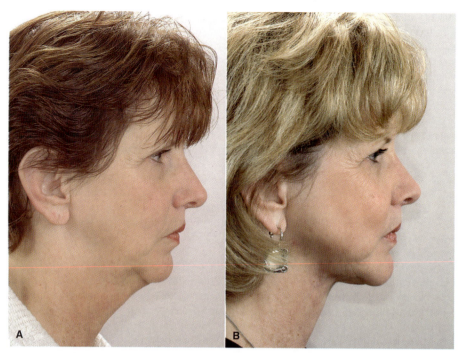

• **Figura 20.23 A.** Esta mulher, aos 50 anos de idade, procurou tratamento devido à preocupação com seus incisivos superiores protraídos. Isso se devia a uma deficiência mandibular evidenciada pelo exame de perfil. Foi recomendada e aceita a cirurgia para avanço de mandíbula. No momento da cirurgia, ela também foi submetida a lipoaspiração submentoniana e elevação do platisma, a fim de melhorar a forma de seu pescoço. **B.** Aparência 18 meses após o tratamento. Observe a contribuição do melhor contorno do pescoço na aprimoração de sua aparência facial.

Estabilidade pós-cirúrgica e sucesso clínico

A hierarquia da estabilidade e previsibilidade

A estabilidade após o reposicionamento cirúrgico dos maxilares depende da direção do movimento, do tipo de fixação e da técnica cirúrgica, nessa ordem de importância. Existem atualmente muitos dados que permitem classificar os diferentes movimentos dos maxilares por ordem de estabilidade e previsibilidade (Figura 20.24).

O procedimento ortognático de maior estabilidade é a impacção da maxila, seguido de perto pelo avanço mandibular, em pacientes cuja altura facial anterior for mantida ou aumentada. Esses procedimentos, os principais para correção de más oclusões classe II graves, podem

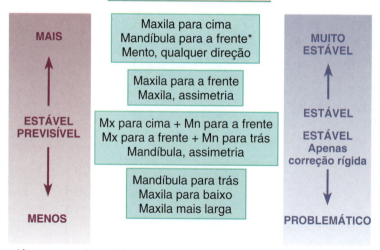

*Apenas se a altura da face for curta ou normal

• **Figura 20.24** A hierarquia da estabilidade durante o primeiro ano após a cirurgia, com base nos dados da Clínica Dentofacial da University of North Carolina (UNC). Nesse contexto, "muito estável" significa mais de 90% de probabilidade de não haver mudança significativa pós-cirúrgica; "estável" significa mais de 80% de chance de não haver mudança e quase nenhuma probabilidade de recidiva > 2 mm; "problemático" significa que algum grau de recidiva é provável e há possibilidade de grande recidiva. É interessante observar que os procedimentos-chave do tratamento das más oclusões classe II (reposicionamento superior, avanço mandibular, e sua combinação) são bastante estáveis. No tratamento cirúrgico da classe III, o avanço maxilar é o procedimento mais estável, enquanto o movimento para baixo da maxila e o recuo mandibular continuam a ser problemáticos. *Mx*, maxila; *Mn*, mandíbula.

ser considerados altamente estáveis, mesmo sem a fixação rígida, e o mesmo ocorre quando eles são combinados, como no tratamento de pacientes com deficiência mandibular e face longa – mas somente se a fixação rígida for utilizada.

No tratamento de pacientes classe III, a maxila permanece na mesma posição em aproximadamente 80% dos pacientes, e quase não há tendência a maiores recidivas (4 mm ou mais). Com a fixação rígida, a combinação de avanço maxilar e recuo mandibular se torna aceitavelmente estável. Por outro lado, o recuo mandibular isolado é muitas vezes instável. Bem como o abaixamento da maxila, que leva ao giro horário da mandíbula. Por essa razão, quase todos os pacientes classe III hoje em dia são submetidos ao avanço maxilar, isolado ou (mais frequentemente) combinado com o recuo mandibular.

A expansão cirúrgica da maxila é o procedimento cirúrgico ortognático de menor estabilidade. Ela distende a mucosa do palato, e sua recuperação elástica é a principal causa da tendência à recidiva. As estratégias para controlar a recidiva incluem a sobrecorreção inicial e posterior contenção criteriosa, com um arco ortodôntico pesado ou uma barra palatina durante o tratamento ortodôntico, e uma placa de contenção que recubra o palato pelo menos durante o primeiro ano após a cirurgia. A ERMAC é preferível à osteotomia da maxila em três segmentos nos casos em que apenas a expansão é necessária, mas a ERMAC não é vantajosa quando há necessidade de tratamento vertical e/ou anteroposterior, porque, nesse caso, se constituiria na primeira fase de um desnecessário procedimento de duas etapas.

Influências na estabilidade

Três princípios que influenciam a estabilidade pós-cirúrgica ajudam a colocar isso em perspectiva:

- A adaptação neuromuscular é essencial para a estabilidade. Felizmente, a maioria dos procedimentos ortognáticos leva a uma boa adaptação neuromuscular. Quando a maxila é impactada, a posição postural da mandíbula sofre alteração em conjunto com a nova posição maxilar, e as forças oclusais tendem a aumentar, em vez de diminuir. Isso controla qualquer tendência de a maxila recidivar para baixo, e contribui com a excelente estabilidade desse movimento cirúrgico. O reposicionamento da língua para manter as dimensões das vias respiratórias (i. e., mudança na postura de língua) ocorre como adaptação às mudanças com a osteotomia mandibular; portanto, a redução cirúrgica da língua não é necessária quando a mandíbula é levada para trás (Figura 20.25). Quando a mandíbula é movida para a frente, uma adaptação semelhante na postura da língua pode ser vantajosa em pacientes com distúrbios respiratórios do sono, e uma osteotomia da borda inferior para trazer o mento para a frente também produz movimento avançado da língua porque a língua é fixada aos tubérculos genianos (Figura 20.26)
- Em contrapartida, a adaptação neuromuscular não ocorre quando o feixe pterigomandibular é distendido durante a osteotomia mandibular, bem como quando a mandíbula é girada para fechar uma mordida aberta enquanto sofre avanço ou recuo; portanto, o movimento da mandíbula que tensiona os músculos elevadores deve ser evitado
- A estabilidade é maior quando os tecidos moles são relaxados durante a cirurgia e menor quando eles são distendidos. A impacção da maxila relaxa os tecidos. O avanço da mandíbula distende os tecidos, mas seu giro anti-horário no ângulo goníaco e horário no mento diminuem a quantidade de distensão. Não é de se surpreender que os avanços de mandíbula mais estáveis ocasionam o giro da mandíbula dessa maneira, enquanto os avanços menos estáveis são aqueles que provocam giro no sentido oposto, alongando o ramo e girando o mento para cima. O procedimento ortognático menos estável, a expansão da maxila, tensiona a pesada e inelástica mucosa palatina
- A adaptação neuromuscular afeta o comprimento dos músculos mastigatórios, mas não a sua orientação, e a adaptação a essa nova orientação não pode ser esperada. Tal conceito é melhor ilustrado pelo efeito de mudança na inclinação do ramo mandibular, quando a mandíbula é recuada ou avançada. O avanço mandibular bem-sucedido requer a manutenção do ramo em uma posição vertical em vez de deixá-lo inclinar para a frente enquanto o corpo mandibular é trazido para a frente. O mesmo vale, ao inverso, quando a mandíbula é recuada: uma das principais causas de instabilidade parece ser a tendência de, durante a cirurgia, se empurrar o ramo para trás enquanto o mento sofre recuo, alterando assim sua orientação. A orientação é restaurada quando a função maxilar retorna após a operação, e isso move o maxilar para a frente novamente. A estabilidade da correção bimaxilar de classe III é melhor do que apenas o recuo mandibular, aparentemente porque é mais fácil evitar empurrar a mandíbula de volta quando uma operação bimaxilar for feita (ver Figura 20.1 M).[16]

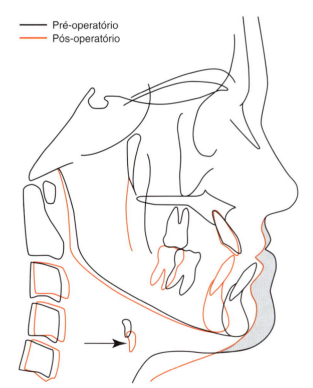

• **Figura 20.25** Esta sobreposição cefalométrica mostra a manutenção do espaço aéreo quando a mandíbula é recuada. Apesar de a dentição ter sido levada para posterior com a osteotomia no ramo, a língua se movimenta para baixo e um pouco para a frente em vez de para trás, mantendo o espaço aéreo; observe a mudança na posição do osso hioide, que indica a posição da base da língua. Houve uma época em que a remoção de parte da língua era realizada de forma rotineira nas cirurgias de recuo mandibular, mas isso não se faz necessário devido à adaptação fisiológica. Entretanto, a figura mostra, na forma de uma proeminência de tecido mole abaixo da mandíbula, a chamada "papada".

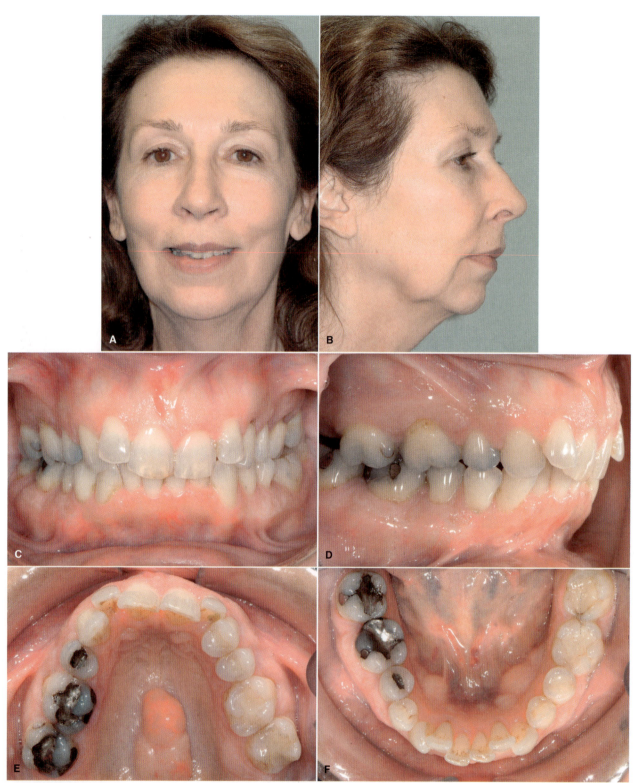

• **Figura 20.26** Esta mulher por volta dos 50 anos de idade procurou consulta ortodôntica com queixa dos seus "dentes tortos" e o efeito no seu sorriso. Quando adolescente, ela sofreu extração de primeiro pré-molar superior direito e canino esquerdo e tratamento ortodôntico para alinhar os dentes; o alinhamento foi perdido a longo prazo sem contenção permanente. Quando lhe foi dito que sua oclusão de classe II refletiu na sua relação maxilar, ela disse que estava muito ciente de sua deficiência mandibular e nunca gostou. Ela foi encaminhada para um cirurgião bucomaxilofacial para discutir a possibilidade de avanço mandibular, e quando ele soube que roncava alto e era cronicamente cansada, sugeriu-se que melhorar os distúrbios respiratórios do sono poderia ser outra razão para escolher a cirurgia. Nenhum estudo do sono foi feito, mas ela concordou que queria o benefício estético da cirurgia e a possível melhora das vias respiratórias. **A** e **B.** Sorriso frontal e perfil dos lábios vedados. **C** a **F.** Vistas intraorais. O plano de tratamento foi a extração do primeiro pré-molar inferior direito e segundo pré-molar esquerdo, com um avanço mandibular de aproximadamente 7 mm e genioplastia de avanço de 6 mm. (*continua*)

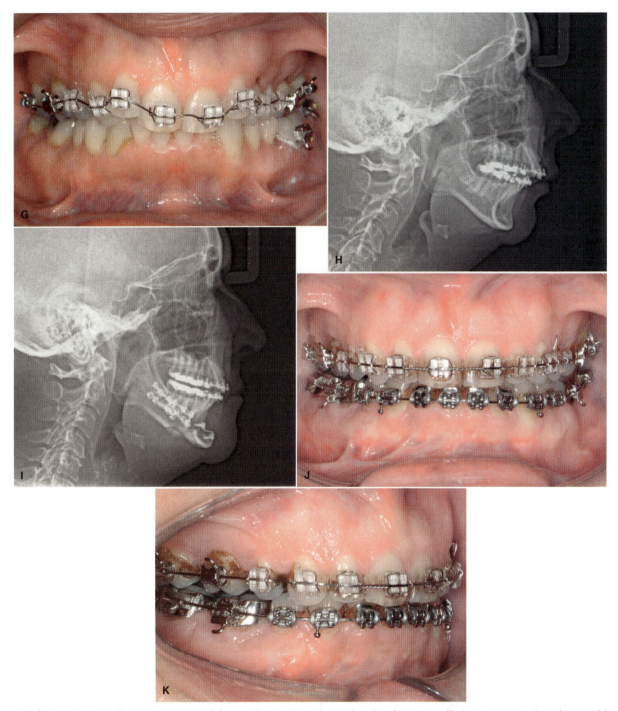

• **Figura 20.26** (*continuação*) **G.** Alinhamento inicial da arcada superior; as extrações dos dentes mandibulares e preparação pré-operatória da arcada inferior ocorreram em seguida. **H** e **I.** Radiografias cefalométricas antes e depois da operação. **J** e **K.** Vistas intraorais perto do fim do tratamento. Ortodontia pós-cirúrgica levou apenas 3 meses. (*continua*)

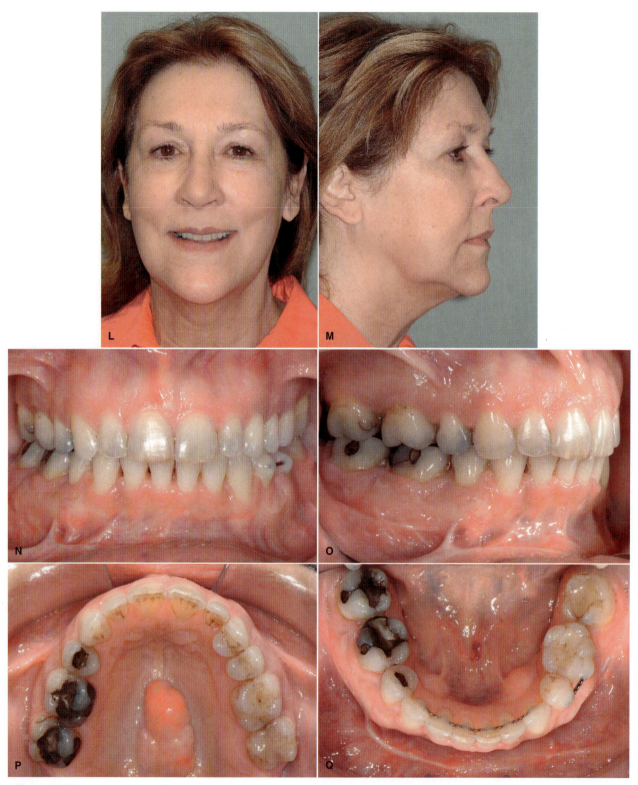

• **Figura 20.26** (*continuação*) **L** e **M** Aparência facial. **N** a **Q**. Vistas intraorais na remoção do aparelho. Observe o uso de um fio de contenção colado vestibularmente para manter o espaço de extração do segundo pré-molar fechado; estender uma contenção lingual colada ao pré-molar não é recomendado. (*continua*)

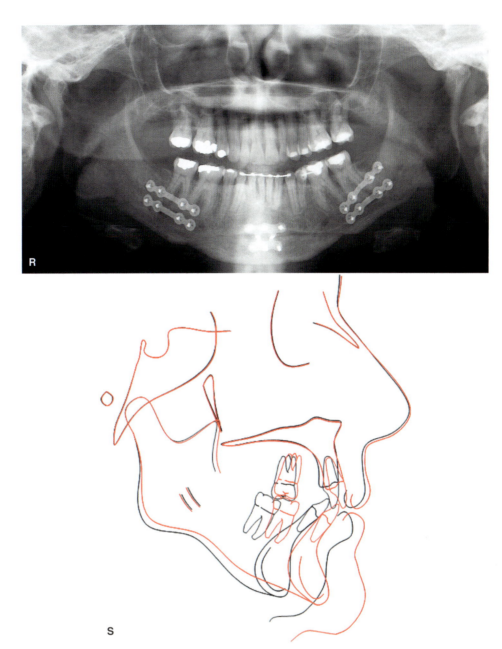

• **Figura 20.26** (*continuação*) **R.** Radiografia panorâmica após a colocação de uma contenção mandibular colada; uma contenção maxilar removível deveria ser usada em tempo integral, exceto para comer. Ela estava bem satisfeita e relatou que não roncava mais e sentia que tinha mais energia, por isso, talvez tenha havido um benefício das vias respiratórias. **S.** Sobreposição cefalométrica pré-tratamento e pós-tratamento. A quantidade de aumento de altura da face foi controlada pelo posicionamento vertical dos incisivos inferiores. (Cortesia do Dr. T. Shaughnessy.)

Considerações especiais sobre o planejamento do tratamento cirúrgico

Época da cirurgia

Deformidade progressiva

Na discussão a respeito de modificação do crescimento nos Capítulos 13 e 14, o foco era no que é visto em quase todos os pacientes ortodônticos com crescimento excessivo ou deficiente dos maxilares: uma relação maxilar relativamente estável ao longo do tempo, ou seja, um problema que persiste, mas não se agrava rapidamente. Se a modificação do crescimento for feita cedo, o problema tende a recidivar por causa do crescimento posterior no mesmo padrão, por isso a orientação habitual é esperar até o surto de crescimento adolescente para iniciar o tratamento. Contudo, raramente a situação não é essa. Em vez disso, o paciente tem uma deformidade progressiva, que se agrava com o tempo. Quase sempre, o problema é o crescimento assimétrico da mandíbula, que é uma indicação para a cirurgia inicial. De modo geral, ao contrário da cirurgia ortognática, o objetivo do procedimento cirúrgico não é corrigir a deformidade, mas criar um ambiente em que o crescimento normal seja possível.

A deficiência mandibular assimétrica tem duas causas principais: (1) uma anomalia congênita, provavelmente uma forma de macrossomia hemifacial (ver Figura 20.17), ou (2) uma fratura condilar antiga com limitação no crescimento de tecido cicatricial que limita a translação do côndilo (ver Figuras 14.45 e 14.46). A correção desse problema pode ou não exigir cirurgia, dependendo da gravidade da limitação. Para as formas mais graves de macrossomia hemifacial e para falha de translação dos côndilos, a intervenção cirúrgica é indicada quando o problema é reconhecido. Casos desse tipo são mais bem tratados por meio de clínicas orientadas aos problemas em um centro médico universitário.

O excesso mandibular assimétrico é descrito por seu nome mais científico, *hiperplasia hemimandibular*, mas a causa é desconhecida. As características importantes desse problema incluem:

- O crescimento excessivo não é um tumor; o diagnóstico histológico é de tecidos duros e moles normais, apenas muito crescimento. Isso significa que ele tem o potencial para interromper o crescimento por conta própria, que não irá corrigir a assimetria, mas impediria o seu agravamento
- A maioria dos pacientes é do sexo feminino, cerca de 85% do total
- Em muitas adolescentes, uma assimetria leve se desenvolve à medida que um lado interrompe o crescimento e o outro continua por um tempo, mas, em seguida, também para de crescer. Uma assimetria leve criada por esta última fase de crescimento não é um problema – evidentemente, se o crescimento assimétrico continuar, haverá problemas de função e desproporção facial
- O crescimento excessivo ocorre em dois padrões nos côndilos – aumento do côndilo ou alongamento do colo do côndilo (Figura 20.27) – e em dois padrões em termos de alongamento do ramo *versus* o corpo da mandíbula. Quanto mais o corpo da mandíbula alongar, maior será o deslocamento lateral do centro do mento; quanto mais o ramo alongar, maior será a assimetria vertical, que muitas vezes inclui uma posição mais baixa de um lado do mento além de uma assimetria nos ângulos goníacos. O crescimento mandibular verticalmente assimétrico induz uma inclinação no plano oclusal e a correção cirúrgica possivelmente irá necessitar de uma cirurgia bimaxilar mais genioplastia (Figura 20.28)
- A impressão clínica é que os pacientes cujo crescimento excessivo é um alongamento do processo condilar parecem ser mais propensos a parar de crescer do que aqueles que têm um alargamento do côndilo, mas isso não foi documentado em um grande estudo
- A remoção do côndilo no lado afetado interrompe o crescimento excessivo, mesmo que o padrão de crescimento desviante afete o restante da mandíbula, e não apenas do côndilo. Se o côndilo for distorcido ao ponto que já não se encaixa na fossa condilar, a condilectomia é indicada. Se o crescimento excessivo for um alongamento do colo do côndilo, uma "escarificação condilar" que remove a superfície superior em que a proliferação celular ocorre pode ser bem-sucedida.

Para os pacientes mais jovens com deficiência assimétrica ou crescimento excessivo assimétrico, aparelhos funcionais híbridos podem ajudar no tratamento da assimetria antes ou após a cirurgia ortognática. Esses aparelhos são discutidos no Capítulo 14.

Excesso de crescimento simétrico

Com a exceção da condilectomia em pacientes com hipertrofia hemimandibular, a cirurgia maxilar precoce tem pouco efeito inibitório no crescimento futuro. Por essa razão, a cirurgia ortognática deve ser adiada até que o crescimento esteja essencialmente concluído em pacientes que têm crescimento excessivo simétrico, sobretudo o prognatismo mandibular. Para os pacientes com deficiências de crescimento, a cirurgia precoce pode ser considerada, mas raramente antes do surto de crescimento adolescente.

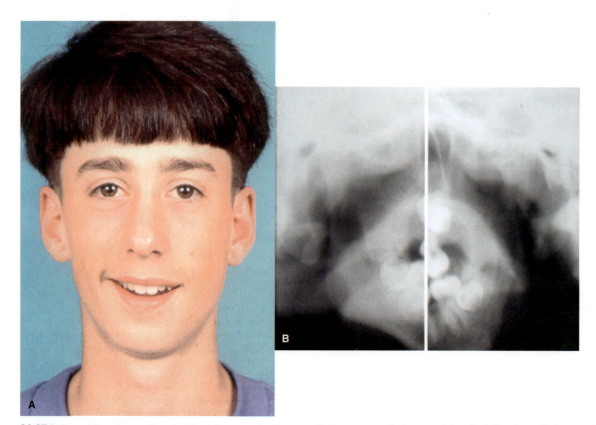

- **Figura 20.27** Dois padrões de crescimento são vistos nos côndilos mandibulares em pacientes com hiperplasia hemimandibular: crescimento excessivo do lado esquerdo do paciente (**A**) e aumento do côndilo esquerdo (**B**). (*continua*)

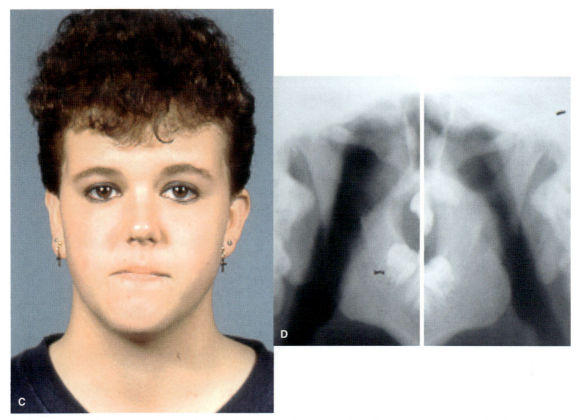

• **Figura 20.27** (*continuação*) Crescimento excessivo do lado esquerdo da paciente (**C**) e alongamento do colo do côndilo esquerdo (**D**), mas sem aumento do tamanho do côndilo. Uma impressão clínica é que os pacientes com alongamento do colo do côndilo são mais propensos a crescer espontaneamente do que aqueles com aumento do côndilo, mas não há bons dados para documentar isso.

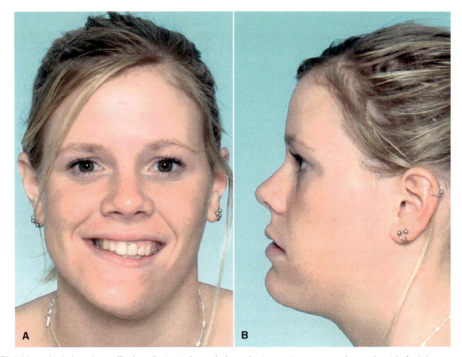

• **Figura 20.28** (**A e B**) A hiperplasia hemimandibular não tratada pode levar lentamente a uma maior assimetria facial, como nessa universitária de 18 anos de idade. A assimetria da sua mandíbula foi notada aos 11 anos de idade quando ela fez um tratamento ortodôntico para alinhar os dentes apinhados. A decisão foi aguardar para ver o que aconteceria com o crescimento futuro antes de qualquer intervenção cirúrgica, e o crescimento assimétrico prosseguiu. (*continua*)

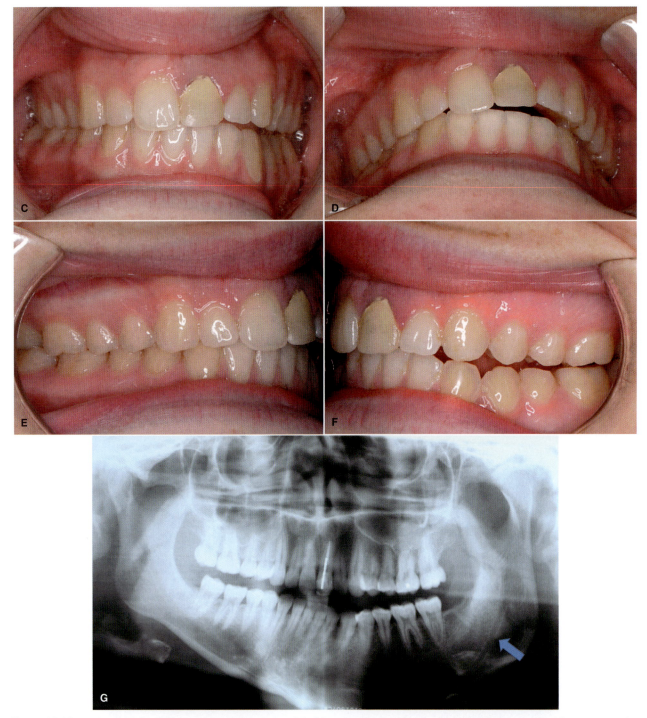

• **Figura 20.28** (*continuação*) **C** a **F.** Vistas intraorais dos dentes. O incisivo central esquerdo superior foi fraturado em um acidente, mas os dentes ainda estão bem alinhados após o tratamento ortodôntico anterior. Observe a relação molar normal do lado direito e a relação de classe II de meia cúspide do lado esquerdo. **G.** A radiografia panorâmica mostra o tremendo aumento do côndilo esquerdo, que não pode mais se encaixar na fossa condilar, o caminho descendente do feixe neurovascular mandibular do lado afetado (*seta*) e a formação óssea excessiva abaixo dos dentes inferiores do lado esquerdo. Observe que isso segue por toda a linha média. (*continua*)

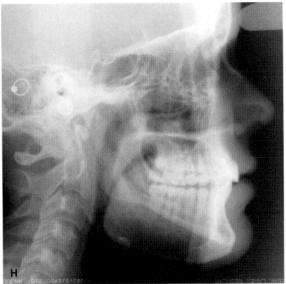

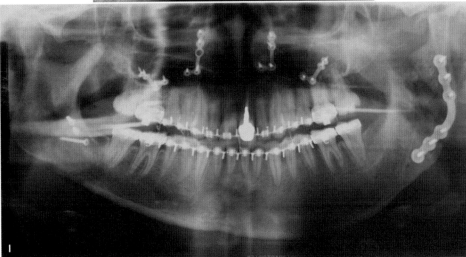

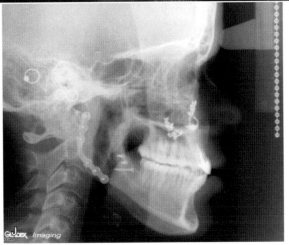

- **Figura 20.28** (continuação) **H.** A radiografia cefalométrica mostra o alongamento vertical do ramo do lado esquerdo. O crescimento excessivo quase puramente vertical para essa paciente é incomum; esses pacientes mostram todas as possíveis combinações de crescimento vertical versus horizontal excessivo. Neste estágio, o tratamento cirúrgico consistiu em condilectomia do lado direito mais osteotomia sagital bilateral (OSB) do lado esquerdo (necessária para o posicionamento correto daquele côndilo), osteotomia de Le Fort I para nivelar a inclinação maxilar e osteotomia da borda inferior para remover o máximo de excesso de osso possível abaixo dos dentes do lado esquerdo. **I.** Radiografia panorâmica imediatamente após a operação. Na operação, primeiro a maxila foi rotacionada para cima do lado esquerdo para nivelar o plano oclusal para alcançar uma exposição ideal dos dentes superiores; em seguida, o côndilo direito foi removido, e um corte através do ramo abaixo do colo do côndilo criou um segmento condilar que foi movido para cima para a fossa condilar. Um enxerto ósseo não é necessário em uma área do tamanho do defeito visto aqui do lado esquerdo; o osso preenche os defeitos dessa magnitude durante a cicatrização. **J.** A radiografia cefalométrica no final do tratamento ortodôntico, que levou apenas 8 meses devido ao uso mínimo de ortodontia pré e pós-cirúrgica, mostra o nivelamento da maxila e a remoção do osso ao longo da borda inferior esquerda até o nível do feixe neurovascular. (continua)

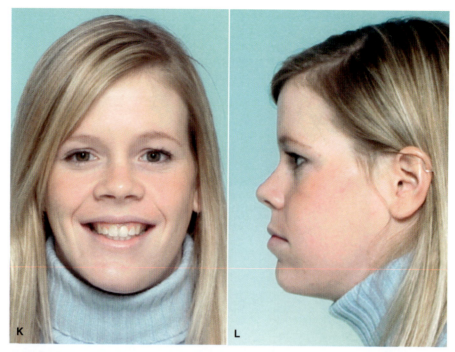

• **Figura 20.28** (*continuação*) **K** e **L**. Fotografias frontal e lateral no fim do tratamento. A borda inferior ligeiramente excessiva da mandíbula do lado esquerdo raramente é detectável e não será percebida, a menos que se esteja realmente procurando por ela.

Pode-se esperar que os pacientes em crescimento ativo com prognatismo mandibular superem a correção ortodôntica ou cirúrgica precoce e necessitam de retratamento (ver Figura 18.1), de modo que a época dessa operação muitas vezes é uma consideração crítica. Métodos indiretos de avaliação do estágio de crescimento, tais como as radiografias de mão e punho ou do estágio de calcificação das vértebras, para se determinar a idade óssea, não são precisos o suficiente para determinar a época da cirurgia. O melhor método são as radiografias cefalométricas seriadas, com o adiamento da cirurgia até que se obtenha uma adequada sobreposição das imagens, indicando que a desaceleração do crescimento, observada em adultos, já tenha ocorrido. Muitas vezes, a correção do crescimento mandibular excessivo deve ser adiada até o final da adolescência, a não ser que uma segunda intervenção cirúrgica seja justificável por motivos de ordem psicossociais.

A situação não é tão clara para pacientes com padrão de face longa (mordida aberta esquelética), que pode ser caracterizado como excesso vertical de maxila. Parece haver uma boa chance de se obter estabilidade com a correção cirúrgica desse problema antes do término do crescimento, mas a diferença na estabilidade clínica entre tratamentos realizados, por exemplo, aos 14 e 18 anos de idade ainda não foi completamente elucidada. Pacientes com face longa deveriam ser submetidos ao tratamento cirúrgico precoce? Provavelmente não, a não ser que estejam dispostos a realizar uma segunda cirurgia caso ocorra crescimento adicional. O planejamento de precisão para os casos desse tipo pode produzir quase exatamente o resultado desejado – na ausência do crescimento. Isso significa que atrasar o procedimento cirúrgico até o crescimento ter interrompido essencialmente torna o resultado do tratamento previsível de um modo que não aconteceria se fosse feito inicialmente.

Deficiência no crescimento

Faz-se necessária a cirurgia na infância nos casos de alguns problemas congênitos que apresentam crescimento deficiente. Dois exemplos que podem ser citados são a craniossinostose e a microssomia hemifacial grave. Entretanto, a principal indicação da cirurgia ortognática antes da puberdade consiste nas deformidades progressivas, causadas pela restrição do crescimento. Uma causa comum é a anquilose da mandíbula (unilateral ou, por vezes, bilateral) após um dano ao côndilo ou infecção grave (ver Capítulo 5). No caso desses problemas pouco comuns, torna-se necessária a cirurgia para liberação da anquilose, seguida de tratamento com aparelhos funcionais para guiar o crescimento subsequente.

Uma criança com deficiência grave e progressiva deve ser diferenciada de uma com deficiência grave, porém estável, assim como uma criança com mandíbula pequena cujas proporções faciais não mudam de maneira expressiva com o crescimento. Uma deficiência progressiva é uma indicação para cirurgia precoce, ao passo que uma deficiência grave, porém estável, normalmente não é. A principal exceção seria um problema tão grave que tratamento ortodôntico traria uma melhora inicial na qualidade de vida do paciente, apesar da necessidade de uma cirurgia subsequente para resolução da deformidade esquelética. Baseando-se no princípio de que a cirurgia ortognática tem pouquíssimo impacto sobre o crescimento, a cirurgia precoce não melhora o prognóstico de crescimento, a não ser que remova alguma restrição específica a ele, e também não gera um padrão normal subsequente.

Avanço mandibular precoce. Nos anos 1980, alguns cirurgiões apregoavam o avanço mandibular precoce, presumindo que o crescimento normal ocorreria daí por diante e que não haveria recorrência do problema. No momento, a mesma teoria vem sendo proposta a favor da distração osteogênica precoce para correção da deficiência mandibular grave. Muitos pacientes mais jovens apresentam crescimento mandibular residual após o avanço cirúrgico. Entretanto, a maior parte desse crescimento é expressa no plano vertical, resultando em pouco avanço no pogônio.[17] Apesar da ausência de dados adequados a longo prazo, já se percebe que não pode ser esperado um crescimento mandibular normal após a distração precoce. Sob o ponto de vista dos autores, o avanço mandibular realizado antes do surto de crescimento puberal, por cirurgia ou distração, não está indicado para pacientes que não apresentem deformidade progressiva ou problemas psicossociais graves o suficiente que justifiquem uma segunda cirurgia posteriormente.

Por outro lado, não há motivo para se postergar o avanço mandibular após a maturidade sexual. Pode-se esperar crescimento facial mínimo em pacientes com deficiência grave no final da adolescência, e a recidiva por esse motivo é improvável. Entretanto, a pesquisa recente mostrou dois achados interessantes para pacientes que foram submetidos ao avanço mandibular antes dos 18 anos de idade comparados aos que passaram pelo procedimento cirúrgico em uma idade mais avançada:

1. Alguns dos pacientes adolescentes tiveram rotação da mandíbula para baixo e para trás, o que levou a uma redução na proeminência do mento, e alguns tiveram encurtamento do comprimento mandibular que teve o mesmo efeito. Parece que o atraso do avanço provavelmente aumenta a chance da estabilidade a longo prazo.
2. Tanto os pacientes mais jovens quanto os mais velhos tiveram altos níveis de satisfação 5 anos após a cirurgia, mas aqueles que foram submetidos à cirurgia precoce ficaram ainda mais satisfeitos com seu tratamento do que aqueles que passaram pelo tratamento cirúrgico em idade mais avançada. Isso foi verdadeiro, apesar de eles terem reconhecido que seu mento não era mais tão proeminente como era pouco antes da cirurgia.[18]

Como tal fato se traduz para o consentimento informado? Os dados indicam que se um paciente realmente está ansioso para a correção cirúrgica precoce, apesar de conhecer que o risco de leve recidiva existe, ele provavelmente deve fazê-la por causa do benefício psicossocial. E aqueles que compreendem o risco e decidem que podem aguardar devem fazer isso.

Avanço maxilar precoce. O avanço precoce (adolescente) para a correção da deficiência sagital na maxila ou no terço médio apresenta razoável estabilidade quando há atenção cuidadosa aos detalhes e quando são utilizados enxertos para evitar a recidiva, mas é improvável que ocorra um incremento no crescimento da maxila para a frente. O crescimento subsequente da mandíbula provavelmente restabelecerá a má oclusão classe III e o perfil côncavo. O paciente e seus responsáveis devem ser alertados sobre a possibilidade de uma segunda intervenção cirúrgica mais tarde. Em geral, o avanço da maxila deve ser adiado até o final do surto de crescimento puberal, a não ser que seja necessário realizar o tratamento precoce por motivos psicossociais.

Apesar de a cirurgia de reposicionamento da maxila poder afetar o crescimento futuro, isso não necessariamente irá ocorrer nos procedimentos cirúrgicos para correção das fendas labial e palatina. Nos pacientes com fenda, a realização de enxertos ósseos no rebordo alveolar antes da erupção dos caninos permanentes pode eliminar o defeito ósseo, o que melhora consideravelmente o prognóstico a longo prazo para a dentição. Uma análise dos pacientes com fenda palatina tratados segundo o protocolo de Oslo (*i. e.*, fechamento do lábio e palato duro aos 3 meses, fechamento da região posterior do palato aos 18 meses e enxerto de osso medular no alvéolo entre 8 e 11 anos) mostrou não haver interferência na quantidade total de crescimento facial.[19] Conforme progridem as técnicas cirúrgicas para fechamento inicial do palato fendido, deve-se observar uma redução contínua no número de pacientes acometidos que necessitam do avanço de maxila no estágio final do tratamento.

Correção de problemas verticais e anteroposteriores associados

Face curta classe II: aumento da altura facial anterior

Tanto a deficiência da mandíbula como a da maxila são muitas vezes associadas à altura facial anterior reduzida, e um dos objetivos do tratamento deve ser aumentá-la. É importante observar que o avanço da mandíbula facilmente permitirá um aumento estável da altura facial que acompanha o movimento anteroposterior, enquanto o abaixamento da maxila e o giro forçado da mandíbula no sentido horário podem ser problemáticos.

O avanço mandibular de maior estabilidade provoca giro no segmento do corpo mandibular conforme é avançado, de modo que o mento avança e abaixa, e o ângulo do plano mandibular aumenta. O excelente contato ósseo após a osteotomia sagital permite facilmente que esse giro ocorra. O efeito é o encurtamento do ramo mandibular. Apesar de os tecidos moles do terço inferior da face serem alongados com o avanço e abaixamento do mento, isso é atenuado pelo relaxamento dos tecidos moles posteriores (que incluem os músculos elevadores da mandíbula), o que resulta em pouca pressão do tecido mole no sentido da recidiva.

Em contrapartida, o abaixamento da maxila alonga o tecido mole das regiões anterior e posterior da face. Apesar de parecer ocorrer adaptação muscular, há uma forte tendência de a maxila recidivar para cima. Portanto, como regra geral, a cirurgia no ramo mandibular é preferível para se obter aumento na altura facial, e, se possível, deve-se evitar o abaixamento da região posterior da maxila, que força a mandíbula a girar para baixo e para trás.

Face longa classe II: redução da altura facial

A impacção da maxila, que permite o giro anti-horário da mandíbula, é o procedimento ortognático de maior estabilidade (ver adiante a discussão sobre estabilidade). A osteotomia tipo Le Fort I é, portanto, o procedimento de escolha para um paciente com mordida aberta anterior e/ou má oclusão classe II provocadas pelo giro horário da mandíbula (ver Figura 20.11).

Por outro lado, apesar de poder ser utilizada para diminuir a altura facial anterior e o ângulo do plano mandibular, a osteotomia no ramo mandibular é altamente instável, pois promove a distensão dos músculos elevadores da mandíbula, os quais não se adaptam à nova condição. A impacção da maxila gera uma mudança postural da mandíbula. A osteotomia no ramo não promove a mesma adaptação neuromuscular, e é por isso que se torna instável. Portanto, como regra geral, a osteotomia Le Fort I é preferível para se elevar a região posterior da maxila, reduzindo a altura facial. Se a mandíbula ainda permanecer retrusiva após seu giro anti-horário, o avanço mandibular associado ao procedimento maxilar não distenderá os músculos, além de resultar em uma estética aceitável.

Nos pacientes classe III, as mesmas diretrizes se aplicam para as correções verticais.

As recomendações são:

- Para se obter aumento na altura facial, utilizar a osteotomia no ramo mandibular associada à osteotomia maxilar, caso se deseje abaixar a maxila
- Para se obter redução na altura facial, utilizar a osteotomia maxilar associada à osteotomia no ramo mandibular, caso se deseje o avanço adicional da mandíbula ou se necessite de um recuo mandibular.

Questões especiais para o planejamento da cirurgia ortognática

Três pontos especiais devem ser considerados quando a cirurgia ortognática for realizada:

1. Há uma contração importante das linhas de incisão durante a cicatrização, e quando as incisões são realizadas por vestibular, isso pode tensionar a inserção gengival, levando à recessão da gengiva. É mais provável que isso ocorra nos incisivos inferiores após a incisão para realização da mentoplastia. Caso a gengiva inserida não seja adequada, deve-se realizar um enxerto gengival (ver Figura 19.31) antes da mentoplastia.
2. Muitos adultos jovens que estão sendo preparados para cirurgia ortognática contêm terceiros molares inclusos ou impactados. Caso o planejamento inclua cirurgia no ramo mandibular com fixação rígida (parafusos no osso), é desejável a extração dos terceiros molares inferiores pelo menos 6 meses antes do procedimento ortognático. Isso permite uma boa cicatrização óssea na área da instalação dos parafusos ósseos.
3. Se a principal motivação do paciente para o tratamento for a disfunção temporomandibular (DTM), deve-se discutir cuidadosamente o impacto imprevisível da cirurgia ortognática sobre a DTM. Os sintomas da DTM normalmente melhoram durante o tratamento ortodôntico pré-cirúrgico, assim como com qualquer outro tratamento ortodôntico ativo, e é importante que o paciente saiba que essa melhora pode ser transitória. Se houver necessidade de cirurgia na ATM, além da cirurgia maxilar e/ou mandibular, normalmente é melhor adiá-la até após a cirurgia ortognática, pois a cirurgia articular se torna mais previsível após o estabelecimento da nova posição das articulações e relações oclusais.

Como ocorre com todos os pacientes adultos, o tratamento restaurador e protético definitivo é o último passo da sequência de tratamento, esteja a cirurgia ortognática ou cirurgia na ATM programada ou não. O tratamento restaurador inicial deve estabilizar a dentição existente com restaurações que sejam funcionais e gerem conforto ao paciente durante as fases ortodôntica e cirúrgica. Quando as relações esquelética e dentária finais forem estabelecidas, é possível obter montagens precisas no articulador e concluir a reabilitação oclusal.

Junção do tratamento cirúrgico e ortodôntico: quem faz o que e quando?

Considerações sobre o aparelho ortodôntico

No tratamento ortodôntico e cirúrgico contemporâneo, o aparelho ortodôntico fixo tem três funções: (1) realizar o movimento dental necessário ao preparo cirúrgico, (2) estabilizar os dentes e o osso basal no momento da cirurgia e durante a cicatrização (que é menos importante agora quando a fixação interna rígida é usada quase rotineiramente) e (3) permitir a movimentação dentária pós-cirúrgica, enquanto mantém o resultado cirúrgico. O aparelho deve permitir o uso de arcos retangulares em suas dimensões máximas para oferecer força e estabilidade durante a fase de estabilização do tratamento.

Qualquer uma das variações do aparelho *edgewise* (inclusive os autoligados), com encaixe 18 ou 22, é aceitável, mas o bráquete autoligado deve permitir o encaixe de um fio de aço com dimensão máxima durante a fase de estabilização cirúrgica. Entretanto, os bráquetes com ganchos não são uma boa opção para amarração dos arcos necessários para estabilizar os maxilares na posição

planejada no ato da fixação cirúrgica, pois a amarração direta sobre o bráquete aumenta sua chance de descolagem em um momento especialmente difícil.

No tratamento ortodôntico e cirúrgico, os bráquetes cerâmicos representam um dilema. Sua aparência os torna atrativos aos adultos que se preocupam com a estética e optam pela cirurgia, mas a fragilidade do material cerâmico os torna suscetíveis à fratura, principalmente quando os maxilares estão sendo amarrados para instalação da fixação rígida no centro cirúrgico. Quando se explica aos pacientes que o bráquete cerâmico pode comprometer seu resultado cirúrgico, eles normalmente aceitam trocá-los pela versão metálica. Se os bráquetes cerâmicos forem utilizados, devem ficar restritos aos dentes anteriores. O cirurgião deve manipulá-los com cuidado, além de estar preparado para lidar com problemas no centro cirúrgico.

Um aparelho lingual moderno pode ser utilizado em pacientes que serão submetidos à cirurgia, assim como os alinhadores transparentes, mas, em ambos, alguns acessórios devem ser colocados na superfície lingual dos dentes para fixação maxilar intermediária temporária, e os pacientes usando Invisalign® rotineiramente precisarão de *attachments* colados em muitos dentes para um melhor controle. Para os casos cirúrgicos com alinhadores transparentes, há uma recompensa na fixação interna e construção de goteiras precisas, sobretudo quando as osteotomias segmentares serão usadas, porque o alinhador não oferece qualquer suporte no momento da operação; contudo, excelentes resultados podem ser obtidos com imagens tridimensionais (3D), como a base para o planejamento detalhado do procedimento cirúrgico e fabricação de goteiras (Figura 20.29).

Ortodontia pré-cirúrgica

Objetivos do tratamento pré-cirúrgico

O objetivo do tratamento pré-cirúrgico é o preparo do paciente para a cirurgia, posicionando os dentes sobre suas bases ósseas sem preocupação com a oclusão dentária neste momento. Tendo em vista que haverá necessidade de se continuar o tratamento ortodôntico após a cirurgia, torna-se ineficiente realizar movimentos dentários que poderiam ser feitos mais fácil e rapidamente durante ou após a operação. Por exemplo, quando é indicada uma osteotomia na maxila para correção de um problema vertical ou anteroposterior, não há motivo para expansão transversa da arcada durante a fase ortodôntica pré-cirúrgica – isso pode ser feito no próprio ato cirúrgico. A maioria dos pacientes com sobremordida exagerada inicial precisa de nivelamento da arcada inferior por extrusão dos dentes posteriores, o que pode ser feito mais fácil e rapidamente na fase ortodôntica pós-cirúrgica (ver adiante).

Isso significa que o tempo de tratamento ortodôntico pré-cirúrgico pode ser variável, e vai desde apenas a instalação do aparelho em alguns pacientes até 12 meses ou mais de tratamento em outros com apinhamento grave ou protrusão. A fase pré-cirúrgica quase nunca deve levar mais de 1 ano, a não ser que seja prolongada pela espera do término do crescimento.

O tempo levado na fase pós-cirúrgica do tratamento dependerá da quantidade de detalhamento necessária. Entretanto, quando o tratamento pós-cirúrgico ultrapassa mais ou menos 6 meses, os pacientes tendem a se sentir desmotivados, e o grau de satisfação com o tratamento diminui.[20] Outro modo de se explicar o objetivo da fase ortodôntica pré-cirúrgica é que ela deve preparar o paciente para que o tratamento pós-cirúrgico possa ser concluído em 6 meses.

Passos do preparo ortodôntico para cirurgia

Os principais passos do tratamento ortodôntico pré-cirúrgico são o alinhamento dos dentes de modo que eles não interfiram na colocação dos maxilares na posição desejada.

CAPÍTULO 20 Tratamento Cirúrgico e Ortodôntico Combinados 683

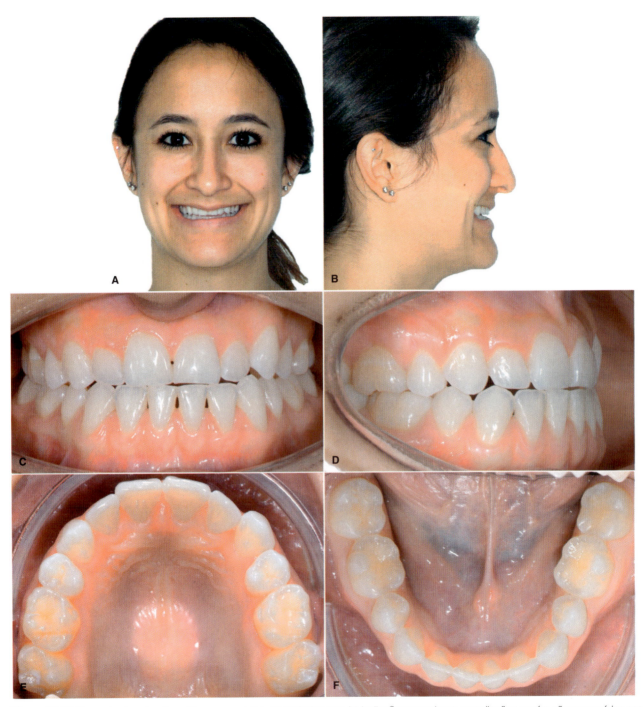

• **Figura 20.29** Casos de cirurgia ortognática agora podem ser tratados com Invisalign® em vez de um aparelho fixo, porém são necessários acessórios temporários para fixação intermaxilar enquanto a fixação interna rígida é colocada. Um conjunto de alinhadores para o movimento dental pré-cirúrgico e um segundo conjunto para ortodontia pós-cirúrgica são necessários. **A** e **B.** Esta mulher procurou tratamento porque estava preocupada quanto à forma como seus dentes superiores estavam atrás de seus dentes inferiores, à presença de dor intermitente na articulação temporomandibular (ATM) e à aparência côncava de seu terço médio da face. Ela tinha exibição inadequada de seus incisivos superiores no sorriso. **C** a **F.** Vistas intraorais antes do tratamento. Observe que ambos os incisivos laterais superiores estão em uma relação de mordida cruzada, enquanto os outros dentes anteriores estão topo a topo com a arcada inferior. (*continua*)

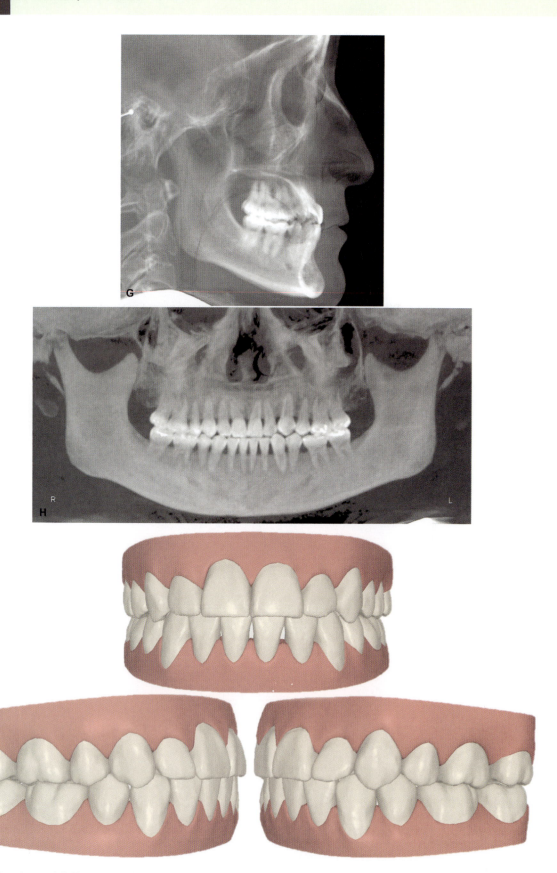

• **Figura 20.29** (continuação) **G.** Em seu planejamento diagnóstico, um exame de tomografia computadorizada de feixe cônico (TCFC) de campo de visão grande foi feito, e a "cefalometria sintética" pré-tratamento construída a partir de dados tridimensionais (3D) mostra o deficiência maxilar grave e protrusão dos dentes anteriores superiores, com os dentes anteriores inferiores relativamente retraídos em relação à mandíbula. Não houve evidência de patologia da ATM. **H.** Uma "panorâmica sintética" revelou que todos os seus dentes tinham raízes curtas e cônicas, de modo que elas corriam alto risco de reabsorção radicular durante ortodontia, a menos que os níveis de força pudessem ser mantidos baixos. O tratamento com Invisalign® foi oferecido porque seria bastante compatível com o trabalho que a mantém em exposição pública frequente. **I.** O primeiro dos três planos ClinCheck para seu tratamento, mostrando o alinhamento possível com movimento de avanço da maxila e verticalização dos dentes superiores e inferiores. (*continua*)

CAPÍTULO 20 Tratamento Cirúrgico e Ortodôntico Combinados 685

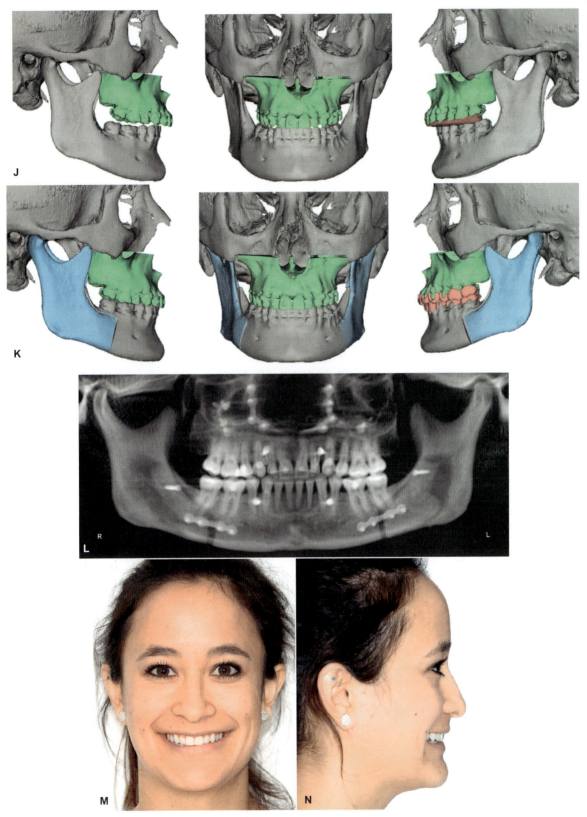

- **Figura 20.29** (continuação) **J.** Com base nas imagens de TCFC, o plano incluiu osteotomia de Le Fort I da maxila com 6 mm de avanço da maxila e rotação da maxila para mover os dentes anteriores para baixo e os dentes posteriores para cima. **K.** Uma osteotomia sagital bilateral (OSB) seria então utilizada para avançar ligeiramente a mandíbula e ajustá-la com a maxila reposicionada. Para fazer isso, uma goteira de cobertura completa intermediária da University of Southern California com cobertura parcial dos dentes para melhor controle do posicionamento dos segmentos ósseos foi utilizada para relacionar a maxila reposicionada com a mandíbula intacta. Em seguida, uma segunda goteira final foi usada para relacionar a mandíbula à maxila após a fixação da maxila ter sido completada. Os acessórios vestibulares temporários moldados para reter os fios e/ou elásticos foram colocados antes da operação de fixação para permitir a colocação das miniplacas para estabilização óssea; eles foram removidos quando a terapia pós-cirúrgica com alinhadores começou. **L.** Uma radiografia panorâmica sintética após a operação mostra as placas ósseas superiores e inferiores. **M** e **N.** Aparência facial após o tratamento. A maior proeminência da maxila e o aumento da exibição dos dentes superiores com os dentes em inclinações corretas e um arco do sorriso compatível foram uma grande parte da melhora estética. (Cortesia dos Drs. D. Grauer e R. Relle.)

Isso exige o alinhamento das arcadas ou segmentos das arcadas para torná-las compatíveis, além do estabelecimento da posição vertical e anteroposterior dos incisivos. O planejamento do nivelamento das arcadas dentais é especialmente importante. Como regra geral, a extrusão é realizada mais facilmente na fase pós-cirúrgica, ao passo que a intrusão deve ser realizada antes ou durante o ato cirúrgico. Dois problemas comuns requerem consideração especial: como nivelar uma curva de Spee acentuada na arcada inferior de um paciente com sobremordida exagerada e como nivelar a arcada superior do paciente com mordida aberta que apresenta grande discrepância vertical entre os dentes anteriores e posteriores.

Nivelamento da arcada inferior. Quando se observa uma curva de Spee acentuada na arcada inferior, a decisão de se nivelar por intrusão de incisivos ou extrusão de pré-molares deve se basear na altura facial final desejada. Em pacientes de face curta e com mordida profunda que precisam de altura adicional da face, quase sempre é vantajoso nivelar a arcada inferior após a cirurgia. Antes da cirurgia, os dentes são alinhados, e a posição anteroposterior dos incisivos é estabelecida, mas a arcada inferior não está nivelada, e faz-se necessária a confecção de degraus em todos os arcos retangulares, inclusive no arco de estabilização cirúrgica. Isso significa que a goteira cirúrgica será mais espessa na região de pré-molares do que na região anterior ou posterior. Durante a cirurgia, são estabelecidas as relações corretas de trespasse horizontal e sobremordida, e o espaço oclusal entre os pré-molares é corrigido no período pós-cirúrgico, por extrusão desses dentes utilizando-se arcos com curva de Spee reversa. O nivelamento ocorre rapidamente, em geral dentro das primeiras 8 semanas após o reinício do tratamento ortodôntico, pois não há contatos oclusais se opondo ao movimento dental. Alguns clínicos atribuem tal fato a uma aceleração regional da remodelação óssea em decorrência da osteotomia do ramo. Isso parece improvável em função da distância do local cirúrgico. A aceleração regional do movimento dental ocorre bem no local, e não a uma distância que ultrapasse alguns milímetros.

A mecânica de arco segmentado é indicada no tratamento ortodôntico pré-cirúrgico, caso seja necessária a intrusão dentária (ver Capítulo 10). Na arcada inferior, o nivelamento cirúrgico raramente é indicado, apesar da possibilidade de se realizar uma osteotomia subapical para se intruir o segmento incisivo.

Nivelamento da arcada superior. No paciente com mordida aberta submetido ao reposicionamento vertical da maxila, as discrepâncias verticais graves na arcada superior representam uma indicação para cirurgia em múltiplos segmentos. Quando isso é planejado, a arcada superior *não* deve ser nivelada de forma convencional. O nivelamento pré-cirúrgico deve ser realizado apenas dentro de cada um dos segmentos (Figura 20.30), e estes serão nivelados na cirurgia. A extrusão dos dentes anteriores antes da cirurgia deve ser evitada, pois até a recidiva mais suave desse movimento poderia provocar a abertura de mordida na fase pós-cirúrgica.

Posicionamento do incisivo e fechamento dos espaços

A posição anteroposterior dos incisivos determina onde a mandíbula será posicionada com relação à maxila na cirurgia e, portanto, é um ponto crucial para o plano de tratamento. Muitas vezes, ela

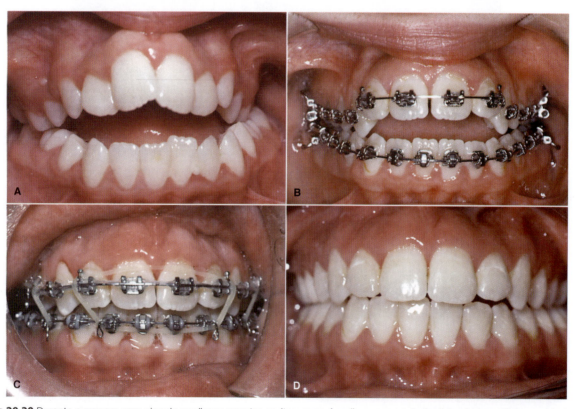

• **Figura 20.30** Durante o preparo para cirurgia maxilar segmentar, muitas vezes é melhor para o ortodontista nivelar e alinhar os dentes apenas dentro de cada segmento planejado, deixando o nivelamento completo da arcada para o cirurgião. **A.** Relações oclusais antes do tratamento, em paciente com mordida aberta anterior, maxila atrésica e mordida cruzada posterior, cujo planejamento indicava o reposicionamento superior da maxila em três segmentos. **B.** Alinhamento e nivelamento foram alcançados dentro dos segmentos maxilar anterior e maxilares posteriores, com arco segmentado em vez do contínuo. Observe que, neste paciente, os caninos estão no segmento posterior. **C.** Relações oclusais durante o tratamento ortodôntico pós-cirúrgico, com elásticos verticais leves mantendo a posição dos dentes. **D.** Final do tratamento com redução da mordida aberta, mordida cruzada posterior e trespasse horizontal.

é o foco principal quando se planeja o fechamento dos espaços das extrações.

Antes do uso da fixação interna rígida, era comum realizar uma leve sobrecorreção dos incisivos inferiores protraídos nas cirurgias de avanço mandibular. Isso era feito porque os incisivos sofriam deslocamento anterior com relação à mandíbula por ação das forças geradas pelos tecidos moles tensionados enquanto os maxilares eram amarrados juntos no período de cicatrização inicial. Nessa situação, a relação oclusal seria mantida, mas o movimento dental permitiria que a mandíbula deslizasse para trás. Com o uso da fixação rígida dos segmentos mandibulares, o bloqueio maxilomandibular ocorre por apenas 2 ou 3 dias após a cirurgia; portanto, há pouca ou nenhuma pressão contra os dentes, e a sobrecorreção da posição dos incisivos é desnecessária.

Quando se planeja a cirurgia maxilar em diversos segmentos, surge outra consideração: a inclinação axial dos incisivos e caninos superiores deve ser estabelecida no período pré-cirúrgico, a fim de evitar que ocorra uma rotação importante do segmento anterior na cirurgia (Figura 20.31). Caso contrário, o estabelecimento do torque correto dos incisivos no ato cirúrgico deixará os caninos acima do plano oclusal, e seu reposicionamento correto no período pós-cirúrgico se torna difícil, se não impossível. O local de extração, que será o local de uma osteotomia, não deve ser totalmente fechado antes da cirurgia, deixando assim espaço para os cortes interdentais, mas a maior parte do espaço pode ser utilizada na correção das inclinações dos incisivos, sem prejuízo para o cirurgião.

Recentemente, uma ideia antiga da época de surgimento da cirurgia ortognática foi reintroduzida: a cirurgia de benefício antecipado, sem nada de ortodontia pré-cirúrgica. Esse método foi avaliado e descartado nos anos 1970. As vantagens presumidas nos dias atuais seriam um tratamento mais rápido, porque as osteotomias segmentares podem ser usadas para realizar boa parte do movimento dental pré-cirúrgico, os dentes próximos dos locais de osteotomia podem se mover mais rapidamente e os pacientes ficariam mais satisfeitos porque seu maior problema seria abordado primeiro e o tempo total do tratamento seria menor.[21] Não é de se surpreender que tanto o procedimento cirúrgico (com múltiplos segmentos e, muitas vezes, cortes de corticotomia para acelerar a cicatrização) quanto a ortodontia pós-cirúrgica seriam mais difíceis. Haveria algumas limitações nas alterações anteroposteriores devido à falta de descompensação pré-cirúrgica das posições dos incisivos que geralmente requer descompensação pós-cirúrgica suportada por DAT. Além disso, como observamos, uma duração maior da ortodontia pós-cirúrgica (9 a 12 meses na maioria dos pacientes em primeira cirurgia) mostrou diminuir a satisfação do paciente com o tratamento cirúrgico.[20] A sequência de tratamento com a abordagem de consenso, descrita anteriormente, e a cirurgia de benefício antecipado são resumidas na Tabela 20.1.

No final de 2017, a maior parte do uso limitado da cirurgia de benefício antecipado foi na Ásia e na Europa, e ainda não há bons dados para documentar as ditas vantagens, mas, atualmente, é reconhecido que os pacientes com dentes gravemente apinhados e mordidas profundas não são bons candidatos para a cirurgia de benefício antecipado.[22] Um levantamento demonstrando que a cirurgia de benefício antecipado obteve menos êxito na redução do tempo de tratamento do que muitos relatórios de caso afirmaram, além da sugestão de que a ortodontia pré-cirúrgica limitada facilitaria a cirurgia precoce, aproximou esse raciocínio do método de consenso descrito anteriormente.[23]

Arcos de estabilização

Conforme o paciente vai chegando ao final do preparo ortodôntico pré-cirúrgico, tornam-se úteis a moldagem e a observação da compatibilidade oclusal por meio da articulação manual dos modelos. Pequenas interferências passíveis de simples correção pelo ajuste dos arcos podem limitar de forma significativa o movimento cirúrgico.

Após a realização dos ajustes ortodônticos finais, devem-se inserir arcos de estabilização pelo menos 4 semanas antes da cirurgia, de modo que estejam passivos no momento da moldagem para confecção das goteiras cirúrgicas (normalmente entre 1 e 2 semanas antes da cirurgia). Isso garante que não haverá movimento dental que possa prejudicar o encaixe da goteira e potencialmente comprometer o resultado cirúrgico.

Os arcos de estabilização são confeccionados com fios mais espessos, a fim de preencher todo o encaixe (i. e., 17 × 25 de aço no aparelho com encaixe 18, 21 × 25 TMA ou aço no aparelho com encaixe 22). Ganchos são acessórios utilizados para o bloqueio intermaxilar enquanto se procede à fixação rígida. Eles podem ser acrescentados ao arco no momento da moldagem para confecção da goteira. Podem ser confeccionados em fio de latão e soldados ao arco de estabilização de aço, ou ganchos-bola, que são soldados ou cuidadosamente presos no arco. Posicionar os ganchos-bola sobre os arcos sem fixá-los é equívoco, pois esses podem deslizar ou girar no momento da amarração dos maxilares durante a cirurgia. Para o conforto do paciente, prender os ganchos em direção à gengiva é essencial. O firme bloqueio intermaxilar é necessário pelo menos até a instalação da fixação interna rígida.

Com a cirurgia de benefício antecipado, muitas vezes não há arcos na cirurgia, mas um aparelho ortodôntico é colocado para que os arcos ou segmentos do arco possam ser colocados na operação ou logo em seguida. Normalmente, o tratamento ortodôntico ativo começa durante a primeira semana pós-cirúrgica, que não é um momento feliz para os pacientes passando por abstinência de esteroides.

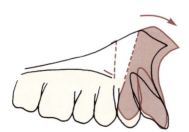

• **Figura 20.31** Na cirurgia maxilar segmentar, é importante estabelecer a correta inclinação dos incisivos antes da cirurgia. Caso contrário, será necessário girar o segmento anterior no ato cirúrgico, para manter a posição vertical dos incisivos superiores enquanto sua inclinação é alterada. Isso tende a elevar o canino acima do plano oclusal e a criar divergência de raízes na região da osteotomia.

Tabela 20.1 Sequência do tratamento ortocirúrgico.

Sequência do consenso	Cirurgia de benefício antecipado
Plano ortodôntico, plano cirúrgico preliminar	Imagens 3D (?), plano cirúrgico, plano ortodôntico pós-cirúrgico, goteiras
Ortodontia pré-cirúrgica	Apenas aparelho ortodôntico, sem arco estabilizador cirúrgico
Plano cirúrgico final	
Procedimento cirúrgico ortodôntico com goteiras finais, intermediárias (?)	Cirurgia ortognática, cirurgia dentoalveolar, corticotomia (?), goteiras intermediárias e finais, dispositivos de ancoragem temporária (DAT) para ortodontia pós-cirúrgica
Ortodontia pós-cirúrgica mínima, 3 a 6 meses	Extenso (parafusos ósseos ou miniplacas) para ortodontia pós-cirúrgica

Tratamento do paciente durante a cirurgia

Planejamento cirúrgico final

Quando o ortodontista considera o preparo cirúrgico concluído, deve obter registros pré-cirúrgicos. A tomografia computadorizada de feixe cônico (TCFC) é indicada se houver necessidade de correção de assimetria mandibular. Caso contrário, os registros pré-cirúrgicos consistem em radiografias panorâmicas e cefalométricas de perfil, radiografias periapicais dos locais de osteotomia interdental, modelos dentários e fotografias. Os modelos devem ser montados em articulador semiajustável (ou exames detalhados orientados por seus semelhantes virtuais) se houver cirurgia maxilar. Para evitar distorções, é melhor que as moldagens sejam realizadas sem os arcos de estabilização. Os arcos devem estar passivos no momento da moldagem para a cirurgia de modelos e confecção da goteira.

O planejamento final exige uma repetição das previsões feitas no início. A diferença é que os movimentos ortodônticos disponíveis são os reais e não os previstos. Frequentemente, é observado que os dentes não foram completamente descompensados, e isso deve ser considerado no plano final. Uma radiografia cefalométrica atual (ou a TCFC) é utilizada para simular os movimentos cirúrgicos e avaliar o perfil mole resultante. Quando se tiver alcançado o equilíbrio estético e funcional, os movimentos cirúrgicos são duplicados na cirurgia de modelos virtuais ou reais, e a goteira cirúrgica é então confeccionada de acordo com as relações dentais estabelecidas (Figura 20.32).

Goteiras e estabilização

Recomenda-se o uso rotineiro de uma goteira interoclusal confeccionada a partir dos modelos reposicionados pela cirurgia de modelos. Tendo em vista que essa goteira definirá o resultado pós-cirúrgico, o ortodontista e o cirurgião devem analisar a cirurgia de modelos juntos. Em pacientes que requerem reabilitação protética, o dentista responsável por essa fase do tratamento deve ser consultado a respeito da aceitabilidade das relações entre os pilares de suporte e o rebordo. O planejamento final para os cortes e movimentos cirúrgicos pode ser feito interativamente com o Medical Modeling (Denver, CO) ou um dispositivo semelhante, e as goteiras intermediárias e finais podem ser fabricadas lá ou impressas com outro *software* (ver Figuras 20.29 e 20.33).

A goteira deve ser tão fina quanto sua resistência permitir. Isso significa que quase nunca ela deve ser mais fina que 2 mm no ponto menos espesso, em que os dentes apresentam separação mínima. Quando a arcada inferior não for nivelada antes da cirurgia, alguns dentes podem se contatar através da goteira (ver Figura 20.30B). Deve-se desgastar a goteira de modo a permitir o bom acesso aos dentes para higienização e a movimentação lateral durante a função mandibular, visto que ela será utilizada durante o período de cicatrização inicial (normalmente 2 semanas). Trata-se de um erro a remoção da goteira após seu uso no centro cirúrgico. Ela deve permanecer instalada até que os arcos de estabilização também sejam trocados por arcos mais leves e flexíveis.

Cuidados pós-cirúrgicos

Com a atual ênfase no controle dos custos do sistema de saúde, os dias de internação hospitalar, decorrentes da cirurgia ortognática moderna, foram reduzidos consideravelmente. As osteotomias sagitais do ramo mandibular muitas vezes são realizadas atualmente em centros cirúrgicos sem internação com pernoite, e a mentoplastia mandibular quase nunca necessita de pernoite. As osteotomias maxilares também podem ser administradas em instalações cirúrgicas ambulatoriais; a cirurgia bimaxilar, em geral, ainda requer pernoite, embora este possa ser em um centro cirúrgico separado, em vez de um hospital geral. Uma equipe de enfermagem qualificada e experiente é importante para a administração dos cuidados pós-cirúrgicos. Com a alta precoce após a cirurgia mandibular, é importante ter acesso à equipe de enfermagem pelo telefone. Surpreendentemente, os pacientes necessitam de pouquíssima medicação analgésica, especialmente após a cirurgia na maxila. A fixação rígida e o retorno precoce dos movimentos mandibulares eliminam o desconforto associado ao bloqueio maxilomandibular de várias semanas.

Os pacientes são instruídos a manter uma dieta pastosa (p. ex., *milk-shakes*, batatas, ovos mexidos, iogurte) durante a primeira semana após a cirurgia. Ao longo das 2 semanas seguintes, eles podem progredir para alimentos que demandem pouca mastigação (massa bem cozida, carne cortada em pedaços), utilizando o grau de desconforto como guia para seu ritmo de progresso. Após 6 a 8 semanas no período pós-cirúrgico, eles devem retomar uma dieta normal. Isso coincide com a época em que o ortodontista pode liberar o paciente para comer sem os elásticos (ver adiante).

Esse progresso pode ser auxiliado de forma considerável pelo início da fisioterapia logo após a regressão do edema intracapsular pós-cirúrgico da articulação – normalmente em torno de 1 semana após a cirurgia. Na primeira semana, os pacientes são aconselhados a abrir e fechar suavemente a boca dentro dos limites do conforto. Ao longo das 2 semanas que se seguem, indicam-se três sessões de exercícios de abertura e fechamento com duração de 10 a 15 minutos, bem como movimentos laterais com o paciente ocluindo na goteira. Entre a terceira e a oitava semana, a amplitude do movimento é aumentada. O objetivo é alcançar a função ótima em até 8 semanas.

Ortodontia pós-cirúrgica

Assim que é obtida amplitude satisfatória nos movimentos, e se o cirurgião estiver satisfeito com a cicatrização inicial, a fase de finalização ortodôntica pode ser iniciada. É extremamente importante que, quando a goteira cirúrgica for removida, os arcos de estabilização também sejam removidos e trocados por arcos de trabalho, que movimentem os dentes às suas posições finais. Isso significa que normalmente o ortodontista, não o cirurgião, deve remover a goteira.

No início, é necessária a utilização de elásticos verticais leves junto com os arcos de trabalho (ver Figura 20.33 P-Q), não tanto para a movimentação dentária – os arcos devem fazê-la –, mas para anular os impulsos proprioceptivos dos dentes que levariam o paciente a buscar uma nova posição de máxima intercuspidação. Até que a remoção dos arcos de estabilização ocorra, os dentes são mantidos rigidamente na posição pré-cirúrgica. A remoção da goteira, antes que os dentes se assentem em uma condição de melhor intercuspidação, pode resultar na adoção pelo paciente de uma mordida de conveniência indesejável, o que, por sua vez, complica a finalização ortodôntica e poderia gerar tensões sobre as áreas recém-manipuladas pela cirurgia.

A escolha dos arcos na fase ortodôntica pós-cirúrgica é determinada pelo tipo e quantidade de movimentação necessários. A acomodação típica dos dentes em intercuspidação total pode ser alcançada rapidamente utilizando-se fios redondos leves (normalmente 16 mil de aço) e elásticos em caixa na região posterior, com vetor de força anterior, mantendo a correção sagital. Muitas vezes, uma boa escolha consiste em um arco retangular flexível na arcada superior para controle de torque dos incisivos. Em bráquetes de encaixe 18, deve ser 17 × 25 de betatitânio (beta-Ti [TMA]); em bráquetes de encaixe 22, fio 21 × 25 de níquel-titânio martensítico

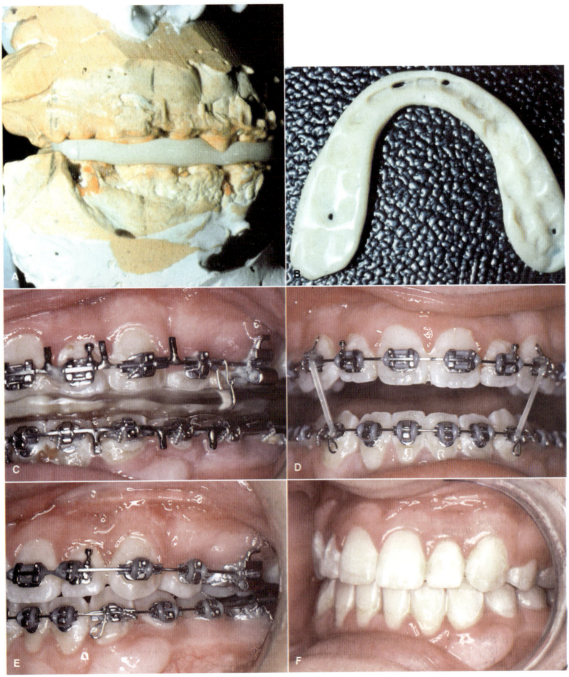

• **Figura 20.32** As goteiras cirúrgicas desempenham papel importante na obtenção do resultado cirúrgico planejado. **A.** Para este paciente com deficiência mandibular e mordida profunda anterior, o planejamento consistia no nivelamento da arcada inferior após a cirurgia de avanço maxilar. Uma goteira oclusal foi confeccionada após a realização da cirurgia de modelos, articulados de forma a simular a posição oclusal pós-cirúrgica. **B.** Para um paciente como este, a goteira pode ser bem fina nas regiões anterior e de molares (observe que dois incisivos e um molar de cada lado se tocam através da goteira) e mais espessa nas regiões de canino e pré-molares. **C.** Após a cirurgia, o paciente oclui na goteira, que é amarrada ao arco superior (como aqui) ou ao inferior, até que o cirurgião esteja satisfeito com a cicatrização inicial. **D.** Nesse momento, a goteira oclusal e os arcos de estabilização são removidos (a goteira não deve ser removida até que os arcos de estabilização também sejam removidos), e arcos leves de trabalho são inseridos. Para este paciente, o arco superior é um 17 × 25 de betatitânio (beta-Ti), e o arco inferior é um fio 16 mil de aço. Elásticos leves em caixa na região posterior são utilizados em tempo integral, inclusive durante a alimentação, no primeiro mês. No segundo mês, os elásticos podem ser removidos durante a alimentação; fora isso, são utilizados em tempo integral. **E.** Após 2 meses, normalmente os dentes já se acomodaram em oclusão, e o uso de elásticos verticais pode ser reduzido ao período noturno. **F.** Remoção do aparelho, 4 meses após o início da finalização ortodôntica pós-cirúrgica. Observe o enxerto gengival realizado antes da cirurgia para prevenir a recessão do tecido vestibular na região do canino inferior esquerdo.

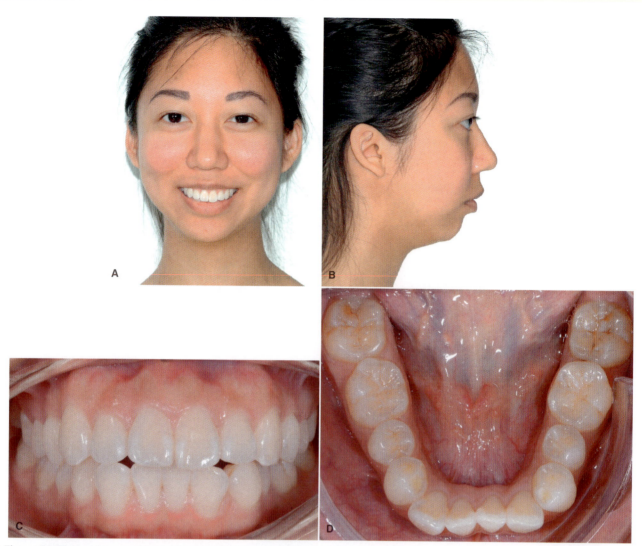

• **Figura 20.33** Aparelhos ortodônticos customizados combinados com planejamento cirúrgico virtual e goteiras agora tornam possível entregar resultados do tratamento excepcionalmente precisos. **A** e **B**. Vistas faciais antes do tratamento para uma paciente que estava preocupada com sua deficiência mentoniana e seu efeito em sua aparência, a exibição gengival durante o sorriso e a falta de contato entre os dentes anteriores. **C** e **D**. Vista frontal da oclusão e vista oclusal inferior. Os incisivos superiores foram bem alinhados após um tratamento ortodôntico prévio; os dentes anteriores inferiores estavam protrusos e ligeiramente apinhados, embora ela tivesse caninos inferiores congenitamente ausentes. (*continua*)

(M-NiTi [nitinol ou equivalente]) costuma ser uma boa escolha. Um arco redondo na arcada inferior normalmente é usado porque, para a maioria dos pacientes, deseja-se mais movimento dos dentes inferiores do que dos superiores durante a intercuspidação. Se esse não for o caso, seria melhor usar um arco retangular flexível na arcada inferior e, talvez, um arco redondo na arcada superior.

Não se deve interromper o uso de elásticos até que ocorra o estabelecimento de uma oclusão estável. Normalmente, os pacientes usam elásticos leves em tempo integral, inclusive enquanto se alimentam, nas primeiras 4 semanas; tempo integral, exceto durante as refeições, por mais 4 semanas; e somente à noite por um terceiro período de 4 semanas. Pode-se interromper o uso de elásticos para se concluir a finalização do ajuste da oclusão. Como observamos, os pacientes estão cada vez mais intolerantes com o tratamento que se estende por mais de 6 meses; assim, é importante concluir a ortodontia pós-cirúrgica dentro desse período, se possível.

O tratamento de dois casos complexos, um com um aparelho ortodôntico personalizado e um planejamento cirúrgico (ver Figura 20.33) e o outro com uma osteotomia maxilar segmentar e rinoplastia e genioplastia adjuvantes (Figura 20.34), ilustra a aplicação dos princípios no tratamento ortocirúrgico que enfatizamos. Os detalhes de ambos os casos são explicados nas legendas das figuras.

Por fim, a contenção após o tratamento ortodôntico e cirúrgico não difere da contenção nos demais pacientes adultos (ver Capítulo 18), com uma exceção importante: se a maxila sofreu expansão, é extremamente importante não somente manter a expansão durante a finalização ortodôntica, mas também deve-se fazer uso em tempo integral da placa de contenção superior durante pelo menos 6 meses. Caso um arco lingual transpalatino tenha sido instalado após a cirurgia, ele deve permanecer no local pelo menos no primeiro ano pós-cirúrgico.

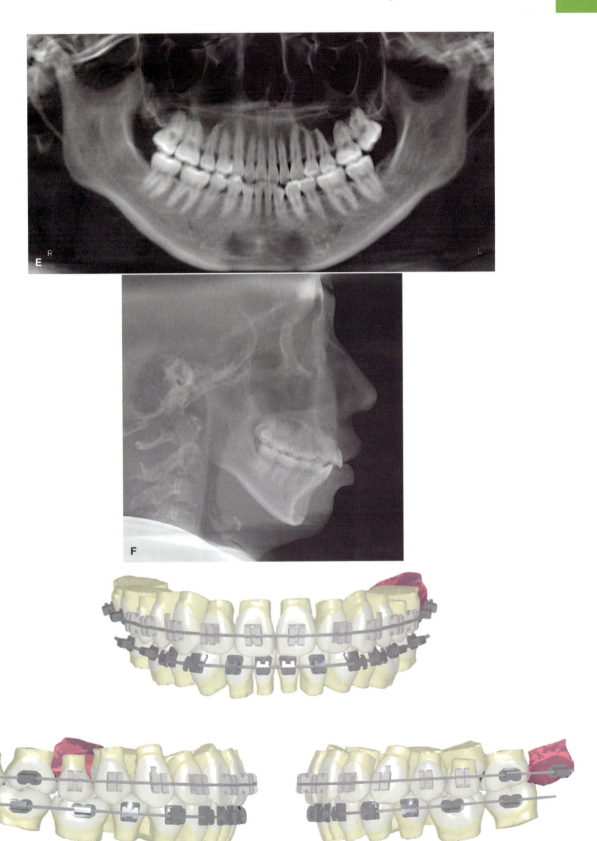

- **Figura 20.33** (*continuação*) **E** e **F.** Vistas panorâmica e cefalométrica pré-tratamento reconstruídas a partir do exame de tomografia computadorizada de feixe cônico. Observe a protrusão extrema dos dentes anteriores inferiores relativa ao mento, mas a inclinação razoavelmente normal dos incisivos superiores, que foi o resultado de uso extenso de elásticos de classe II durante o tratamento prévio, porém um bom controle de torque dos dentes superiores. Isso provavelmente também contribuiu com a leve mordida aberta anterior. O resultado agora seria corretamente rotulado como uma falha de camuflagem ortodôntica. **G.** Aparelhos orientados por computador são fabricados em um *set-up* virtual. Isso permite uma avaliação da compatibilidade das arcadas dentais, o alinhamento intra-arcada e a oclusão planejada após o tratamento cirúrgico. O *set-up* virtual é uma ferramenta para diagnóstico, planejamento do tratamento, entrega do tratamento e comunicação. O segundo molar vermelho nesta imagem não estava presente no exame digital e foi espelhado do contralateral para fabricar o seu tubo. (*continua*)

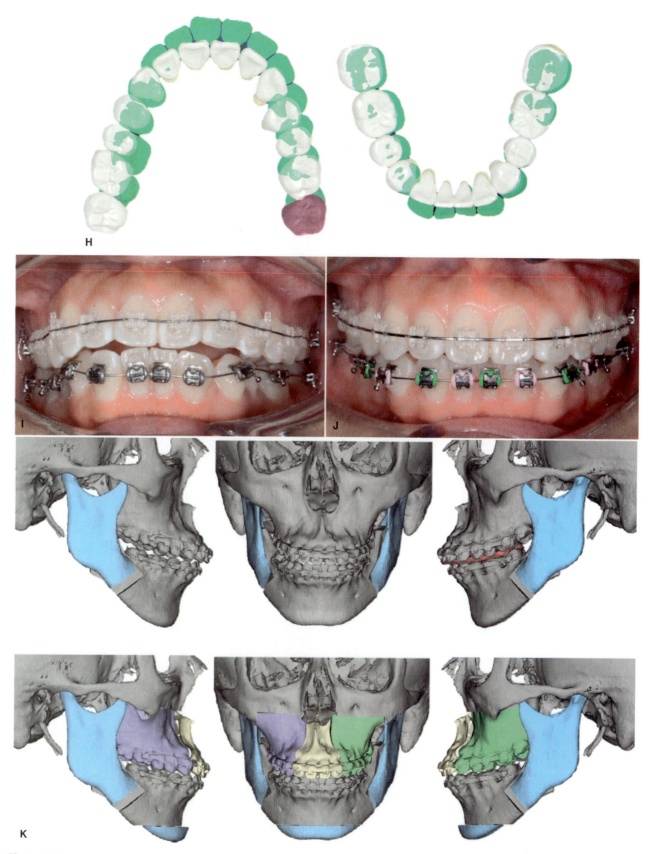

- **Figura 20.33** (continuação) **H.** Esta imagem (verde, posição final; branco, posição original) mostra uma comparação entre a má oclusão inicial e as metas virtuais. Para a mandíbula, mostra a mudança na posição dos dentes que serão obtidas com o aparelho fixo customizado. Para a maxila, retrata o movimento dental e a mudança na oclusão que irá ocorrer na operação. O plano de tratamento do paciente era alinhamento dos dentes em ambas as arcadas com preservação da posição vertical dos incisivos superiores (**I** e **J**), depois cirurgia para avançar a mandíbula, avançar e rotacionar ligeiramente a maxila para corrigir a mordida aberta, e reduzir a altura vertical do mento e avançá-lo (**K**). Estas imagens foram produzidas como parte do planejamento virtual do procedimento cirúrgico que permitiu um posicionamento preciso dos maxilares e fabricação de goteiras intermediárias e finais para uso na operação. (continua)

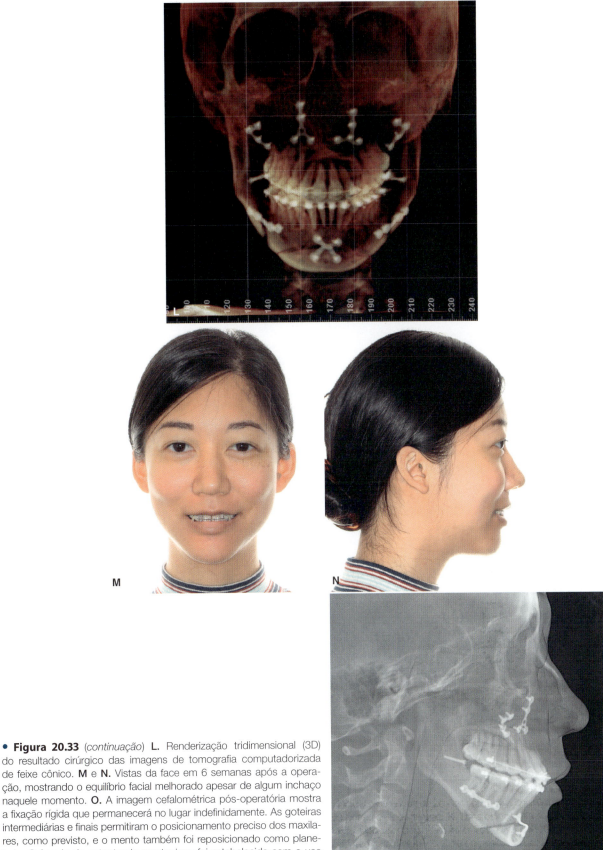

• **Figura 20.33** (*continuação*) **L.** Renderização tridimensional (3D) do resultado cirúrgico das imagens de tomografia computadorizada de feixe cônico. **M** e **N.** Vistas da face em 6 semanas após a operação, mostrando o equilíbrio facial melhorado apesar de algum inchaço naquele momento. **O.** A imagem cefalométrica pós-operatória mostra a fixação rígida que permanecerá no lugar indefinidamente. As goteiras intermediárias e finais permitiram o posicionamento preciso dos maxilares, como previsto, e o mento também foi reposicionado como planejado. O ângulo da osteotomia mentoniana foi estabelecido com o uso do plano 3D, de modo que o avanço também produziu encurtamento vertical. (*continua*)

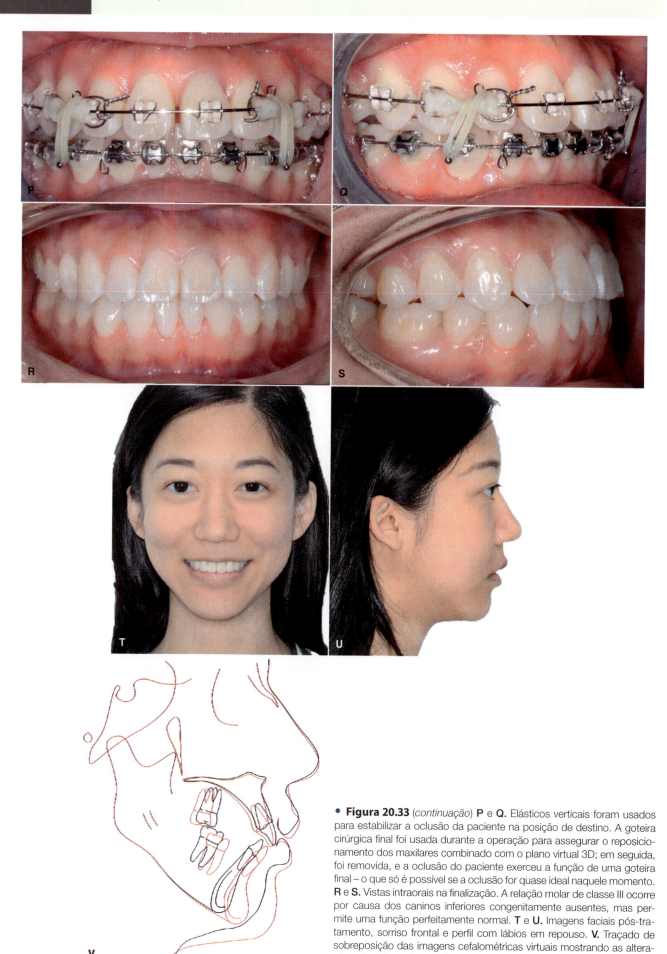

• **Figura 20.33** (*continuação*) **P** e **Q**. Elásticos verticais foram usados para estabilizar a oclusão da paciente na posição de destino. A goteira cirúrgica final foi usada durante a operação para assegurar o reposicionamento dos maxilares combinado com o plano virtual 3D; em seguida, foi removida, e a oclusão do paciente exerceu a função de uma goteira final – o que só é possível se a oclusão for quase ideal naquele momento. **R** e **S**. Vistas intraorais na finalização. A relação molar de classe III ocorre por causa dos caninos inferiores congenitamente ausentes, mas permite uma função perfeitamente normal. **T** e **U**. Imagens faciais pós-tratamento, sorriso frontal e perfil com lábios em repouso. **V**. Traçado de sobreposição das imagens cefalométricas virtuais mostrando as alterações de antes e depois do tratamento.

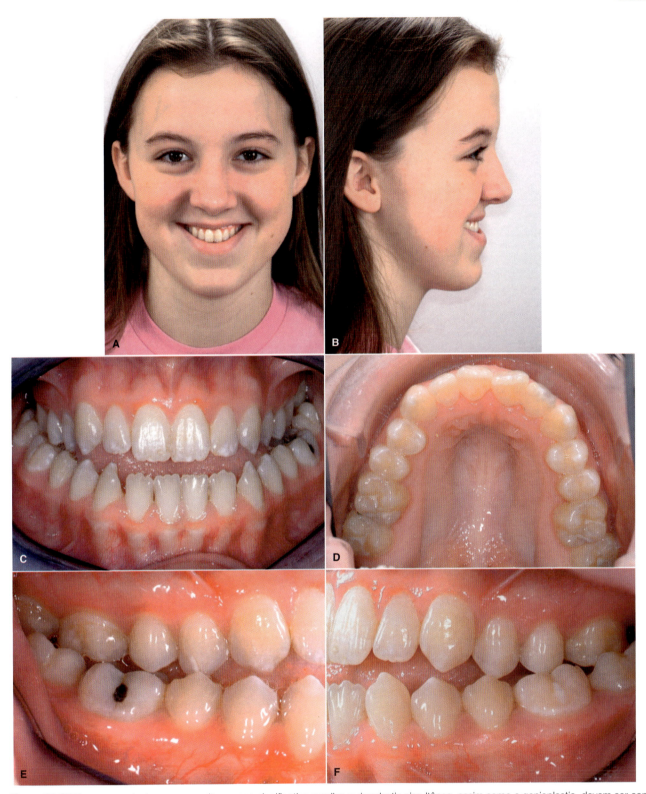

• **Figura 20.34** Para um paciente que necessita avanço significativo maxilar, a rinoplastia simultânea, assim como a genioplastia, devem ser consideradas porque o avanço da maxila tende a inclinar a ponta do nariz para cima e alarga as narinas. **A** e **B**. Aparência facial aos 15 anos de idade para uma menina que foi acompanhada por vários anos após ter sido determinado que seus problemas não podiam ser tratados apenas com protração da maxila, à espera do término do crescimento antes da correção. Radiografias cefalométricas em série são a melhor maneira de fazer isso, porque outros indicadores de maturação mal estão correlacionados com o fim do crescimento. **C** a **F**. Vistas intraorais pré-tratamento mostrando uma relação de classe III inferior de cúspide completa, mordidas cruzadas anterior e posterior, mordida aberta anterior e discrepância da linha média dental. Ao olhar cuidadosamente para o sorriso frontal (**A**), é possível ver que a linha média superior está ligeiramente à esquerda do terço médio da face, e o mento está um pouco mais à esquerda. (*continua*)

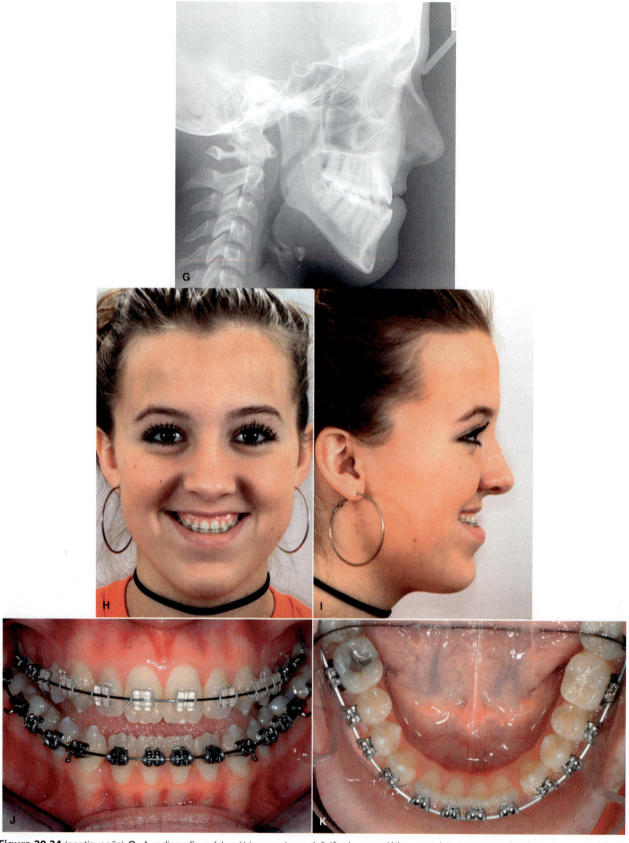

- **Figura 20.34** (*continuação*) **G.** A radiografia cefalométrica mostra a deficiência esquelética superior, o excesso da altura do mento (distância excessiva dos incisivos inferiores na parte inferior do queixo) e a posição para a frente dos incisivos inferiores em relação ao mento. No desenvolvimento do plano de tratamento, era óbvio que a maxila precisaria ser avançada. A única maneira de saber se o movimento da maxila para a frente também corrigiria as mordidas cruzadas posteriores foram os modelos de gesso articulados manualmente. Isso mostrou que a expansão posterior seria necessária, por isso uma osteotomia maxilar de três peças foi planejada juntamente com uma osteotomia da borda inferior para remover uma cunha de osso acima do mento e permitir que ele fosse movido para cima e para a frente. Como o avanço da maxila resultaria em certo alargamento da base nasal, uma rinoplastia simultânea para manter a largura nasal e reposicionar a ponta do nariz para uma estética ideal foi sugerida, e a sugestão foi aceita. Aparência facial (**H** e **I**) e vistas intraorais (**J** e **K**). (*continua*)

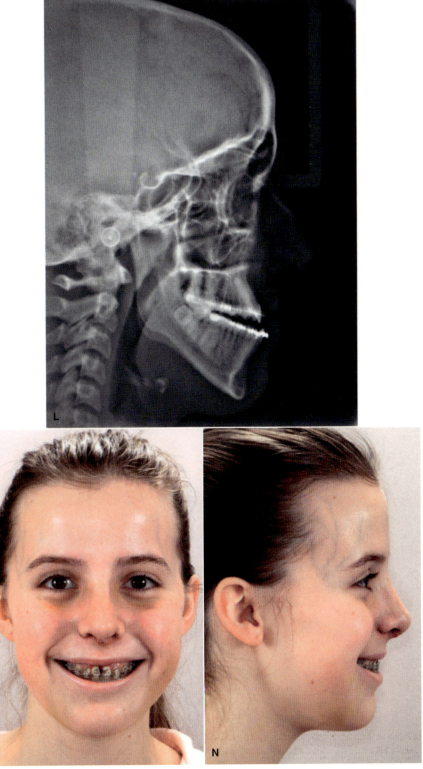

• **Figura 20.34** (*continuação*) **L.** Radiografia cefalométrica um pouco antes da operação. **M** e **N.** Aparência facial na retomada da ortodontia 3 semanas após a operação. As incisões na base do nariz para controlar o alargamento e entre as narinas para melhorar a posição da ponta nasal e o contorno também podem ser vistas. (*continua*)

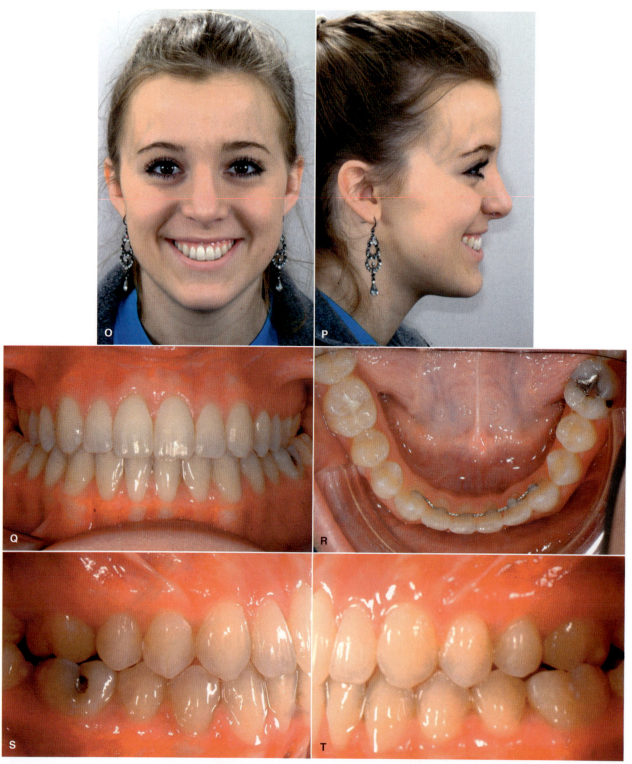

• **Figura 20.34** (*continuação*) Aparência facial (**O** e **P**) e vistas intraorais (**Q** a **T**) no final do tratamento aos 17 anos de idade. Observe a correção da má oclusão de classe III e linhas médias, e a mordida cruzada de meia cúspide para os molares. Isso foi aceito porque a arcada inferior era tão larga posteriormente que a expansão da maxila posterior nessa proporção teria comprometido a futura saúde dental. (*continua*)

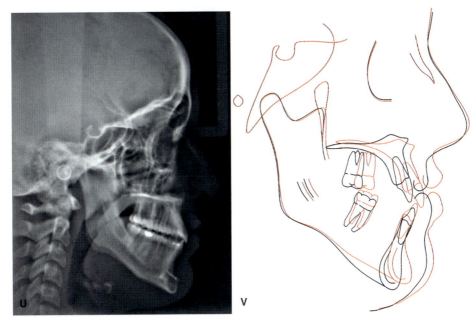

- **Figura 20.34** (continuação) **U.** Imagens cefalométricas pós-tratamento mostrando a contribuição para o movimento para cima e para a frente do mento para o equilíbrio facial geral. **V.** Sobreposição cefalométrica mostrando as mudanças a partir de pré e pós-tratamento. A redução da altura da face e o posicionamento anterior do mento com genioplastia e o controle do contorno nasal e da ponta do nariz com rinoplastia foram componentes importantes do resultado do tratamento.

Referências bibliográficas

1. Trauner R, Obwegeser H. The surgical correction of mandibular prognathism and retrognathia with consideration of genioplasty. *Oral Surg Oral Med Oral Pathol.* 1957;10:671-692.
2. Bell WH. Le Fort I osteotomy for correction of maxillary deformities. *J Oral Surg.* 1975;33:412-426.
3. Epker BN, Wolford LM. Middle third facial osteotomies: their use in the correction of acquired and developmental dentofacial and craniofacial deformities. *J Oral Surg.* 1975;33:491-514.
4. Proffit WR, White RP Jr. *Contemporary Treatment of Dentofacial Deformity.* St. Louis: Mosby; 2003.
5. Posnick J. *Orthognathic Surgery: Principles and Practice.* St. Louis: Elsevier; 2013.
6. Oland J, Jensen J, Elklit A, et al. Motives for surgical-orthodontic treatment and effect of treatment on psychosocial well-being and satisfaction: a prospective study of 118 patients. *J Oral Maxillofac Surg.* 2011;69:104-113.
7. Sarver D. *Esthetic Orthodontics and Orthognathic Surgery.* St Louis: CV Mosby; 1997.
8. Phillips C, Proffit WR. Psychosocial aspects of dentofacial deformity and its treatment. In: Proffit WR, White RP, Sarver DM, eds. *Contemporary Treatment of Dentofacial Deformity.* St. Louis: Mosby; 2003:[Chapter 3].
9. Phillips C, Bailey LJ, Kiyak HA, et al. Effects of a computerized treatment simulation on patient expectations for orthognathic surgery. *Int J Adult Orthodon Orthognath Surg.* 2001;16:87-98.
10. Joondeph DR, Bloomquist D. Mandibular midline osteotomy for constriction. *Am J Orthod Dentofacial Orthop.* 2004;126:268-270.
11. Hamedi Sangsari A, Sadr-Eshkevari P, Al-Dam A, et al. Surgically assisted rapid palatomaxillary expansion with or without pterygomaxillary disjunction: a systematic review and meta-analysis. *J Oral Maxillofac Surg.* 2016;74:338-348.
12. Chamberland S, Proffit WR. Short- and long-term stability of SARPE revisited. *Am J Orthod Dentofacial Orthop.* 2011;139:815-822.
13. Sarver DM, Rousso DR. Plastic surgery combined with orthodontic and orthognathic procedures. *Am J Orthod Dentofacial Orthop.* 2004;126:305-307.
14. Chamberland S, Proffit WR, Chamberland P-E. Genioplasty in growing patients. *Angle Orthod.* 2015;85:360-373.
15. Rustemeyer J, Lehman A. Reduction genioplasty enhances quality of life in female patients with prognathism and maxillary hypoplasia undergoing bimaxillary osteotomy. *Int J Oral Maxillofac Surg.* 2013;42:1083-1092.
16. Proffit WR, Phillips C, Turvey TA. Stability after mandibular setback: mandible-only versus 2-jaw surgery. *J Oral Maxillofac Surg.* 2012;70:e408-e414.
17. Snow MD, Turvey TA, Walker D, et al. Surgical mandibular advancement in adolescents: postsurgical growth related to stability. *Int J Adult Orthodon Orthognath Surg.* 1991;6:143-151.
18. Proffit WR, Phillips C, Turvey TA. Long-term stability of adolescent versus adult surgery for treatment of mandibular deficiency. *Int J Oral Maxillofac Surg.* 2010;39:327-332.
19. Roberts HG, Semb G, Hathorn I, et al. Facial growth in patients with unilateral clefts of the lip and palate: a two-center study. *Cleft Palate Craniofac J.* 1996;31:372-375.
20. Kiyak HA, West RA, Hohl T, et al. The psychological impact of orthognathic surgery: a 9-month follow-up. *Am J Orthod.* 1982;81:404-412.
21. Nagasaka H, Sugawara J, Kawamura H, Nanda R. Surgery first skeletal Class III correction using the skeletal anchorage system. *J Clin Orthod.* 2009;43:97-105.
22. Hernandez-Alfaro F, Guijarro-Martinez R, Piero-Guijarro MA. Surgery first in orthognathic surgery: what have we learned? A comprehensive workflow based on 45 consecutive cases. *J Oral Maxillofac Surg.* 2014;72:376-390.
23. Jeong WS, Choi JW, Kim DY, et al. Can a surgery-first orthognathic approach reduce the total treatment time? *Int J Oral Maxillofac Surg.* 2017;46:473-482.

Índice Alfabético

A

Abordagem(ns)
– de Harvold, 176
– de medição, 24
– experimentais, 25
– mecânicas para alinhamento de dentes
  inclusos, 503
AcceleDent®, 255
Accutane®, 105
Aceleração juvenil, 86
Acessórios colados, 318, 555
Ácido
– 13-cis retinoico, 105
– acetilsalicílico, 105
Aço inoxidável, 270, 322
Acomodação, 55
Acondroplasia, 119
Acréscimos ao sistema de classificação
  de cinco características, 189
Acromegalia, 114
Adaptação
– da criança está relacionada com a idade, 55
– das bandas, 316
– neuromuscular, 671
Adenosina monofosfato cíclica, 243
Adolescência, 83
Aevo®Smilesonica, 256
Aggregatibacter actinomycetemcomitans, 620
Agressões genéticas e ambientais, 105
Ajuste das posições dentárias individuais, 545
Alça(s)
– de fechamento, 287
– de retração, 287
– em "T", 595
Álcool etílico, 105
Alinhadores
– ativos, 301
– transparentes, 278, 282, 305, 307
Alinhamento, 167, 193, 490
– de dentes
– – anteriores, 601
– – inclusos, 503
– para pré-tratamento, 458
Alteração(ões)
– das proporções dos dentes, 211
– de maturação, 95
– dimensionais, 87
– do eixo rotacional transversal, 191
– do envelhecimento, 95, 101

– média da extensão da raiz, 263
– nas dimensões do encaixe do bráquete, 314
– nas estruturas de suporte, 101
– no alinhamento e na oclusão, 99
– nos tecidos moles faciais, 96
– oclusais relacionadas ao crescimento, 569
– posturais, 554
– rotacionais dos maxilares, 91
Altura(s)
– do osso alveolar, 264
– facial, 681
– gengivais, 160
Alumina
– monocristalina, 323
– policristalina, 323
– – com encaixe de metal, 323
Ameias, 160
Aminopterina, 105
Análise
– cefalométrica, 167, 187
– – desenvolvimento da, 169
– – do indivíduo carente, 147
– – princípio da, 170
– da documentação diagnóstica, 167
– das contrapartes, 177
– das medições, 172
– de benefício *versus* custo e risco, 220
– de Bolton, 167
– de espaço, 375
– de Harvold, 175
– de McNamara, 176
– de Sassouni, 175
– de Steiner, 174
– de Wits, 175, 176
– do espaço dos dentes, 167
– do perfil, 147
– do sorriso, 153
– do tamanho dos dentes, 167
– dos dados de medição, 25
– dos modelos, 167
– dos templates, 177
Anatomia funcional, 136
Ancoragem, 256
– com miniplacas, 533
– cortical e esquelética, 259
– dental, 431
– esquelética, 289, 441, 533, 634
– – temporária, 651
– estacionária, 258

– máxima, 524
– moderada, 522
– palatina, 533
– – com parafusos ósseos, 533
– reforçada, 257, 258
– situações de, 257
– tipos de, 287
Angle, Edward H, 2, 310
Ângulo de contato
– elástico e inelástico na resistência ao
  deslizamento, 285
– na resistência ao deslizamento, 284
Animismo, 56
Anodontia, 114
Ansiedade de separação, 52
Anteroposterior, plano, 193
Antropometria, 24
Aparelho(s)
– de Begg, 310, 313
– – obsoleto, 489
– de Crozat, 302
– de Forsus, 459, 465
– de Frankel, 304, 306
– – II, 448
– de Herbst, 462
– de "placa bipartida", 302
– Edgewise, 312, 313, 489
– – contemporâneo, 314
– – de encaixe
– – – 18, 523
– – – 22, 522
– extrabucal, 450, 451, 524, 533
– – de alta tração
– – – com aparelho funcional e blocos
    de mordida, 479
– – – conjugado a uma placa maxilar, 477
– – – para os primeiros molares
    superiores, 476
– – de tração reversa, 431
– – do tipo Kloehn ou cervical, 451
– – escolha do tipo, 467
– – para a modificação do crescimento
    adolescente, 530
– fixo(s), 310
– – contemporâneos, 322
– – – Angle, 310
– – labiolingual, de fio duplo, 313
– funcionais, 447, 451
– – ativador de Andresen, 303

702 Índice Alfabético

– – com placas de mordida, 477
– – dentossuportados
– – – ativo, 304
– – – passivo, 304
– – fixos, 461
– – – para a modificação do crescimento adolescente, 531
– – FR-III, 431
– – híbrido, 304, 306
– – modificados como contenções ativas, 581
– – mucossuportados, 304
– – no tratamento do crescimento mandibular excessivo, 440
– – para modificação do crescimento, 303
– – removíveis, 461
– linguais, 329
– ortodôntico(s), 682
– – características do, 591
– – contemporâneos, 301
– para a verticalização de molares, 594
– posicionadores para finalização, 556
– pré-ajustado no desenho do bráquete/tubo, 325
– removíveis, 301
– – com molas para movimento dental, 303
– – como contenções, 573
– – do tipo "placa Schwarz", 302
– Twin-Block, 465
Aparência
– dentária vista de perto, 158
– facial e dental, 145, 193
Apinhamento, 167, 490
– de leve a moderado, 385
– dentário, 201, 204
– dos incisivos, 80
– generalizado de moderado a grave, 410
– limítrofe, 416
– localizado moderado a grave, 408
– moderado generalizado, 388
– na dentição mista
– – precoce, 410
– – tardia, 412
Aplicações
– de laser em tecidos moles, 213
– ortodônticas da tomografia computadorizada de feixe cônico, 181
Apneia do sono, 230
Aposição óssea direta ou de superfície, 31
Aprendizado, 47
– por associação, 47
– por observação, 51
Aquisição do comportamento, 51
Arcada dental, 121
Arco-utilidade para intrusão, 292
Arco(s)
– auxiliares de intrusão/extrusão, 291
– com alívio (bypass), 512
– com dois binários, 296
– contínuo, 299
– de estabilização, 687
– de fios retangulares, 493
– do sorriso, 155, 210, 211
– – achatado, 155

– E, 311, 312
– em cinta, 312
– lingual(is), 296
– – estabilizadores, 524
– – maxilares, 382
– – transpalatino, 496
– ortodônticos, 492, 493
– – de polímero transparente, 335
– – pré-formados, 332
– – revestidos, 335
– segmentados, 297
– – para intrusão, 513
– transpalatino, 296, 297
Área(s)
– e tipos de crescimento no complexo craniofacial, 33
– hialinizada, 246
Articulação temporomandibular, 144, 183
Artrite reumatoide juvenil, 223
Assentamento
– dos dentes na oclusão ideal, 554
– final dos dentes, 554
Assimetria facial, 165, 183
– e mandibular, 230
– em crianças, 480
Assimilação, 55
Ativação a quente, 270
Atrito, 284
– no tratamento com aparelho fixo, 284
– relacionado às propriedades da superfície
– – dos bráquetes, 284
– – dos fios, 284
Aumento
– da altura facial anterior, 681
– do mento, 665
Ausência de dentes permanentes, 351, 404
Austenita, 270
Autonomia, 220
Autotransplante, 407
Avaliação
– clínica, 142
– da idade
– – de desenvolvimento, 146
– – esquelética, 66
– da postura labial, 150
– da proeminência dos incisivos, 150
– das proporções faciais e estética, 193
– do alinhamento e da simetria nas arcadas dentais, 193
– do ângulo do plano mandibular, 153
– do crescimento
– – e mudanças no tratamento, 185
– – físico, 138
– no plano
– – anteroposterior do espaço, 194
– – transversal do espaço, 193
– – vertical do espaço, 194
– social e comportamental, 141
Avanço
– cirúrgico mandibular, 207
– mandibular precoce, 680
– maxilar precoce, 681

B

Baixo peso ao nascimento, 61
Bandagem, 315, 316
Bandas
– para acessórios, 315
– pré-formadas, 316
– remoção de, 555
Base craniana, 33
Begg, Raymond, 489
Betatitânio, 272
Binário(s), 280
– no movimento dental, 280
Biolux®, 255
Biomecânica, 136
Bionator, 448
Biprotrusão maxilar, 151, 517, 521
Bisfosfonatos, 250
Bráquetes
– autoligados, 327
– cerâmicos, 285
– customizados individualmente, 328
– de aço inoxidável, 322
– de cerâmica, 323
– – descolagem dos, 324
– de titânio, 285
– Edgewise, 325
– – modernos, 591
– estreitos, 283
– largos, 283
– plásticos de compósitos, 324

C

Calvária, 33
Campo(s)
– de visão, 181
– eletromagnéticos, 243
Camuflagem, 651, 654
– de classe
– – II, 532
– – – com extração dos primeiros pré-molares superiores, 536
– – III, 539
– ortodôntica, 206
– – da má oclusão esquelética, 657
Canaletas dos bráquetes, 283
Caninos
– decíduos, 78
– permanentes, 78
– superiores, 370
Características
– de projeto para aparelhos ortodônticos, 280
– sexuais secundárias, 146
Cartilagem, 39
– de Meckel, 32
– não calcificada, 31
Castigo, 49
Cefalometria, 172
– precoce, 167
– sintética, 185
Células
– de Leydig, 85
– de Sertoli, 85
Cementação, 317

Índice Alfabético

Centro
– de resistência, 247, 280
– de rotação, 280
Cerâmicas, 322
Cintigrafia óssea com 99m Tc, 230
Cirurgia(s), 206, 651, 654
– dentoalveolar, 662
– mandibular, 657
– maxilar, 658
– ortognática, 231, 647, 651
– – complexa, 183
– – para pacientes com fissura labial e palatina, 235
– – planejamento da, 682
– periodontal complementar, 559
Citocinas, 243
Citomegalovírus, 105
Classe(s) de má oclusão
– I, 3
– II, 3
– III, 3
– baseadas nas relações oclusais dos primeiros molares, 3
– especificadas por Angle, 3
Classificação
– de Angle, 187
– ortodôntica, 187
– pelas cinco características dos traços dentofaciais, 193
– por características da má oclusão, 193
ClinCheck, 307
Colagem
– direta, 318
– indireta, 320
– princípio básico da, 318
Colo do côndilo mandibular, 41
Coloração vital, 25
Compensações para as dobras
– de primeira ordem, 325
– de segunda ordem, 325
– de terceira ordem, 326
Complexidade de tratamento ortodôntico, 134
Complexo nasomaxilar, 34
Componentes
– de alinhamento e expansão ativos, 458
– de controle vertical, 455
– do(s) aparelho(s)
– – extrabucal, 466
– – funcionais removíveis e fixos para classe II, 454
– estabilizantes, 455
– funcionais do aparelho, 307
– para o avanço da mandíbula, 454
– passivos, 455
Compósitos plásticos, 272
Comprimento do parafuso, 336
Comprometimento periodontal
– grave, 615
– mínimo, 609
– moderado, 610
Compromisso, 219
Conceitos do tratamento de classe III, 429

Concretização da integridade (idade adulta tardia), 55
Condicionamento
– clássico, 47
– operante, 48, 49, 51
Conectores e ameias, 160
Conformação
– fetal, 109
– intrauterina, 109
Consentimento informado, 220, 221
Considerações
– biomecânicas, 591
– de estabilidade, 202
– estéticas, 201, 653
– macroestéticas, 205
– microestéticas, 210
– psicológicas, 604
– psicossociais, 653
Constrição mandibular transversal, 429
Contenção(ões), 568, 597
– após a correção de mordida aberta anterior, 572
– após a correção de mordida profunda, 571
– ativas, 579
– do alinhamento de incisivos inferiores, 572
– duração da, 573
– fixas, 576
– quando há um padrão de crescimento de correção de
– – classe II, 569
– – classe III, 571
– removíveis envelopadas, 574
– transparentes, 575
Contorno(s)
– dos tecidos moles faciais com implantes, 669
– gengivais, 160
Controle
– biológico do movimento dental, 242
– da ancoragem, 257
– – aspectos mecânicos, 284
– – durante o fechamento de espaço, 289
– da força ortodôntica com a variação dos materiais e do tamanho e formato dos arcos, 277
– da posição
– – da raiz através de dois pontos de contato, 280
– – radicular, 281
– da recidiva após o movimento dental, 558
– de espaço, 386
– de problemas
– – de erupção, 366
– – de relações oclusais, 355
– do crescimento desfavorável, 558
– radicular, 282
– rotacional automático, 314
Cor dos dentes, 160
Correção
– da biprotrusão maxilar, 521
– da classe II/classe III, 517
– da classe II em adolescentes, 530
– da(s) mordida(s) cruzada(s), 496, 597
– – posteriores, 296
– – – dentais, 496

– da relação vertical entre incisivos, 551
– da rotação, 558
– de discrepâncias oclusais, 581
– de problemas verticais e anteroposteriores associados, 681
– dos triângulos negros, 212
– radicular, 520
– sem extração com elásticos intermaxilares, 539
Corticotomia, 252
– modificada, 252
Craniometria, 24
Crescimento, 18
– craniofacial, 39
– da maxila, 40
– das unidades craniofaciais, 47
– diferencial no tratamento de adolescente classe II, 530
– do complexo nasomaxilar, 87
– do crânio, 42
– do nariz, 37
– dos lábios, 37
– em largura, comprimento e altura, 89
– esquelético, 30, 42
– excessivo, 676
– facial em adultos, 95
– intersticial, 30
– mandibular, 87
– – excessivo, 440
– – tardio, 99
Cronologia, 18, 20
– do desenvolvimento do dente, 60, 75
Cuidados pós-cirúrgicos, 688
Curva(s)
– de carga-deflexão plana de níquel-titânio, 491
– de Scammon, 20
– de Spee acentuada, 218

D

Dados transversais, 24
Decoronação, 399
Deficiência
– assimétrica, 229
– de espaço, 386
– mandibular, 230
– – assimétrica, 480, 675
– maxilar anteroposterior e vertical, 431
– no crescimento, 680
– no incisivo, 368
Deformação, 268
Deformidade(s), 104
– congênitas, 183
– progressiva, 675
– – na infância, 112
Degeneração artrítica, 223
Deglutição, 64
Degrau
– distal, 81
– mesial, 81
Demanda por tratamento, 13
Dente(s)
– apinhados e irregulares, 558

– ausentes, 620
– – congenitamente, 114
– decíduos
– – anquilosados, 374
– – retidos, 366
– impactados, 181, 501
– inclusos, 503
– individuais deslocados na mordida cruzada anterior, 496
– supranumerários, 352, 372
– – e malformados, 116
Dentição
– decídua, 60, 61, 234
– – equivalente da classe II de Angle, 81
– mista, 66, 234, 410
– – tardia, 422
– permanente, 75, 234
Dentista restaurador, 212
Desenvolvimento
– cognitivo, 55
– comportamental, 46, 47
– da autonomia (dos 18 meses aos 3 anos), 53
– da confiança básica (do nascimento até os 18 meses), 52
– da identidade pessoal (dos 12 aos 17 anos), 54
– da iniciativa (dos 3 aos 6 anos), 53
– de relações íntimas (adulto jovem), 55
– de sistemas de classificação, 187
– de uma lista de problemas, 195
– dos alinhadores transparentes, 305
– emocional, 52
– físico
– – influências no, 61
– – na infância tardia, 66
– – nos anos pré-escolares, 61
Desgaste dos dentes, 74
Deslocamento(s)
– dentários, 388
– traumático de dentes, 116, 397
Desmineralização do esmalte, 265
Desvios verticais da sobremordida ideal, 7
Diáfise, 31
Diagnóstico
– e plano de tratamento, 133
– ortodôntico, 136
Diâmetro do parafuso, 336
Diastema, 5, 80
– de linha média, 6
– maxilar mediano, 389
Diazepam, 105
Dificuldades na fala relacionadas à má oclusão, 144
Dilaceração, 69, 117
Dilantina, 105
Dimensões transversais do sorriso, 209
– em relação à arcada superior, 154
Diminuição da força, 248
Discrepância
– da linha média, 547
– de 5 a 9 mm do comprimento da arcada, 204

– de 10 mm ou mais do comprimento da arcada, 204
– do tamanho dentário, 167, 548
– menor que 4 mm do comprimento da arcada dental, 204
Discrepâncias oclusais, 353
Disfunção
– muscular, 112
– temporomandibular, 606
Displasia ectodérmica, 114
Dispositivo(s)
– de ancoragem temporários, 289, 335
– de expansão palatina, 428
– quadri-hélice, 356
Distalização
– de molar, 412
– inferior, 637
Distração
– da sínfise, 665
– osteogênica, 45, 251, 662
Distribuição de força, 247
Distúrbio(s)
– do crescimento nos períodos fetal e perinatal, 109
– do desenvolvimento
– – dentário, 114
– – embrionário, 104
– na adolescência ou no início da vida adulta, 112
Dobra(s)
– assimétricas, 293
– de posicionamento artístico, 325
– de primeira ordem, 315
– de segunda ordem, 315
– de terceira ordem, 315
– em degrau, 294
– em V
– – assimétrica, 294
– – simétrica, 293
– simétricas, 293
Documentações diagnósticas, 161
Doença periodontal, 609, 620
Domínio de habilidades (dos 7 aos 11 anos), 54
Doses e risco associados aos equipamentos radiográficos modernos, 181
Duração da força, 248

E

Efeitos
– da aparência facial na percepção da estética dental, 145
– esqueléticos da força ortodôntica, 259
– físicos para o movimento dental acelerado, 255
– piezoelétrico reverso, 243
– prejudiciais da força ortodôntica, 260
Egocentrismo, 56
Eixos rotacionais do plano sagital, transversal e vertical, 189
Elásticos
– de classe II, 533
– de classe III

– – ligados à ancoragem esquelética, 441
– – para miniplacas maxilares e mandibulares, 436
– intermaxilares, 524
Elastômeros, 279
Eletricidade biológica, 242
Elgiloy, 270
Enfermidade crônica, 62
Entrevista, 136
Envelope de discrepância, 651
Epidemiologia da má oclusão, 5
Epífise, 31
Epigenético, 37
Época
– da cirurgia, 675
– da puberdade, 84
– de crescimento em largura, comprimento e altura, 89
Equilíbrio, 120
– oclusal
– – adulto, 74
– – juvenil, 72
– para eliminar a alteração mandibular, 355
Erikson, Erik, 52
Erupção
– dos dentes
– – decíduos, 65
– – permanentes, 67
– ectópica, 181, 352, 368
– passiva, 101
– pós-emergente, 71
– pré-emergente, 67
– precoce dos segundos molares inferiores, 77
– sequência e época de, 74
– tardia dos incisivos, 374, 393
– verdadeira, 94
Escarificação condilar, 676
Escolhas sensatas do aparelho com base na preferência do paciente, 330
Escopo do diagnóstico em imagens de tomografia computadorizada de feixe cônico, 184
Escores IOTN, 14
Esmalte interproximal, 308
Espaçamento(s), 167
– na dentição permanente, 401
Espaço(s)
– de diversas extrações, 205
– de liberdade de movimento (*leeway space*), 81
– dos dentes, 167
– presente para o alinhamento dentário, 376
– primatas, 66
Especificação dos procedimentos do tratamento, 222
Estabilidade
– a curto prazo ou primária, 335
– a longo prazo ou secundária, 335
– pós-cirúrgica e sucesso clínico, 670
Estabilização, 688
Estado nutricional, 63
Estágios
– de crescimento do adolescente, 146
– do desenvolvimento

– – emocional e cognitivo, 52
– – finais, 83
– – iniciais, 60
Estética facial, 146
Estimativa(s)
– do tamanho dos dentes permanentes
   não erupcionados, 377
– epidemiológicas do tratamento
   ortodôntico, 13
Estirão de gordura, 85
Estruturas cognitivas, 55
Estudos
– de implante da rotação dos maxilares, 90
– retrospectivos, 12
Exame(s)
– de triagem para a função
   maxilomandibular, 144
– frontal, 146
– sistemático da aparência facial e dental, 145
Excesso
– de crescimento simétrico, 676
– de espaço, 401
– de vitamina D, 105
– mandibular, 440
– – assimétrico, 484
Exibição excessiva da gengiva maxilar
   no sorriso, 209
Exigências de grupo de controle, 12
Expansão
– abordagens alternativas de, 427
– da(s) arcada(s), 202
– – maxilar atrésica, 356
– – para o alinhamento, 495
– implantossuportada, 427
– maxilar e distúrbios respiratórios
   do sono, 428
– no tratamento da dentição mista, 410
– palatina
– – em adolescentes, 424
– – em pré-adolescentes, 422
– – lenta, 426
– – mediana, 427
– – na dentição decídua e no início
   da dentição mista, 421
– – ortopédica, 660
– – rápida, 425
– para o tratamento do apinhamento
   na dentição mista
– – precoce, 410
– – tardia, 412
Exposição gengival e dos incisivos, 154
Extinção do comportamento
   condicionado, 48
Extração(ões) dentárias, 654
– contemporânea, 204
– dos pré-molares maxilares e
   mandibulares, 537
– no tratamento da dentição mista, 410
– precoce (seriada), 413
Extrusão, 598

F

Face
– curta, 472

– – classe II, 681
– longa, 475
– – classe II, 681
Facetas laminadas, 213
Fácies adenoideana, 128
Fala, 64
Falha primária de erupção, 394
– de outros distúrbios de erupção, 397
Falta de "atrição normal" na dieta
   moderna, 99
Fatores na avaliação das possibilidades
   de tratamento, 216
Fechamento
– de diastema, 503, 601
– de espaço, 517, 620, 686
– – com aparelho Edgewise de encaixe
– – – 22, 522
– – – 18, 523
– – em problemas de protrusão dos
   incisivos, 517
– precoce da sutura, 108
Feedback, 84
Fibroblastos, 241
Fibrotomia transeptal circunferencial, 559
Filosofia do aparelho, 289
Finalização, 545
Fios
– contemporâneos, 273
– de Niti na ortodontia clínica, 271
Fissura
– labial, 108, 232
– palatina, 108, 232
– – sequência de tratamento, 232
Flexibilidade máxima, 268
Fontes de força elástica, 278
Força(s), 280
– cortante e erupção, 122
– determinadas, 290
– e binários criados por dobras
   interbráquetes, 295
– extraoral na maxila, 466
– ideais do movimento dental
   ortodôntico, 248
– indeterminadas, 290
– intermitentes, 249
– – pesadas contra os acessórios, 315
– líquida, 282
– no movimento dental, 280
Forma
– da ponta do parafuso, 336
– de arcada de Brader, 332
– do arco e fabricação do arco
   ortodôntico, 332
Formabilidade, 269
Formato gengival, 160
Fotografias faciais, 165
Fraturas
– condilares unilaterais, 112
– dos maxilares na infância, 112
Fumaça do cigarro, 105
Função
– dos maxilares, 142
– e tamanho da arcada dental, 121

– mastigatória, 121
– oclusal, 142
– oral, 10

G

Gene receptor do hormônio da paratireoide
   (PTHR1), 69
Genioplastia funcional, 665
Geometria
– comprimento e amarração, 276
– tamanho e formato, 276
Gerenciamento clínico de aparelho(s)
– extrabucal, 470
– funcionais, 461
Gonadotrofinas hipofisárias, 83
Goteiras, 688
Grampo de Adams, 302
Gravidade da má oclusão como indicação
   cirúrgica, 651

H

Hábito(s)
– de sucção, 123
– – do dedo, 363
– orais, 363, 367
Hidrocefalia, 44
Hierarquia da estabilidade e
   previsibilidade, 670
Hiperplasia, 30
– condilar, 112
– gengival, 224
– hemimandibular, 676
Hipertrofia, 30
– hemimandibular, 112, 230
Hipodontia, 114
Hipoxia, 105
Histórico médico e dentário, 138

I

Idade dental, 74, 75, 76
Imagem tridimensional, 25
– na ortodontia moderna, 180
Ímãs, 279
Impacto da radioterapia e dos
   bisfosfonatos, 395
In-out, 315
Incisivos, 202
– apinhados, 602
– ausentes, 67
– decíduos, 78
– deslocados traumaticamente, 354
– irregulares, discrepância mínima
   de espaço, 385
– laterais, 368
– – superiores ausentes, 406
– mal posicionados, 602
– permanentes, 78
– rotacionados, 602
– superiores espaçados e vestibularizados, 388
Inclinação, 288
– distal da coroa, 594
– transversal do plano oclusal, 154
Incompetência labial, 37, 151

Índice Alfabético

Índice(s)
– dos graus de tratamento das necessidades de tratamento ortondôntico (IOTN), 13
– estético IOTN, 14
– faciais (jovens adultos), 147
Infância tardia, 66
Influências
– ambientais, 120
– genéticas, 117
– – no crescimento, 28
– na estabilidade, 671
Inibidores de prostaglandina, 250
Início
– da adolescência, 83
– da dentição permanente, 424
Inteligência, 55
Interação(ões)
– da rotação dos maxilares com a erupção dental, 93
– do paciente no plano de tratamento ortodôntico, 134
– entre o ortodontista e o dentista restaurador, 212
– entre soluções possíveis, 219
– prótese-implantodontia, 615
Interposição lingual, 126
Intervenção não odontológica, 365
Intrusão, 637
– ativa, 640
– de dentes posteriores para fechar mordida aberta anterior, 637
– de incisivos, 637
– relativa, 510
Invisalign®, 307, 511
Irregularidade dos incisivos, 5

J

Junção do tratamento cirúrgico e ortodôntico, 682

L

Lactância, 61
Lâmina epifisial, 31
Laser(s)
– de diodo, 213
– Er:YAG, 213
Lei de Hooke, 268, 271
Lesão(ões)
– do nascimento, 109
– local para acelerar o movimento dental, 252
– maxilares, 225
Liga(s)
– de cromocobalto, 270
– de metais preciosos, 270
– de níquel-titânio, 270
– de titânio-molibdênio, 272
Ligamento periodontal, 240
– na erupção e na estabilização dos dentes, 242
– resposta do osso à força contínua, 242
Limite
– de elasticidade, 268
– de proporcionalidade, 268

– de trabalho, 269
Linha
– A-pogônio, 176
– da sela túrcica, 173
– de oclusão, 3
– de referência horizontal (craniana), 172
– estética da dentição, 189
– horizontal verdadeira, 173
– oblíqua da mandíbula, 338
Lista de verificação das dimensões faciais, 150
Locais de exodontias antigas, 620
Localização da alça, 520
Luz penetrante de tecido, 255

M

Má oclusão
– causas específicas da, 104
– de classe
– – I, 3, 80
– – II, 3
– – III, 3, 517
– – baseada nas relações oclusais dos primeiros molares, 3
– – especificadas por Angle, 3
– dificuldades na fala relacionadas à má oclusão, 144
– predominância, 7
Macroestética, 145, 146
Magnitude da resistência ao deslizamento, 286
Malformação, 104
Mandíbula, 36
– travada, 100
Mantenedores de espaço
– banda-alça, 378
– com plano guia distal, 379
– com próteses parciais, 378
– do tipo arco lingual, 381
Manutenção
– da posição dos incisivos inferiores durante o crescimento tardio, 576
– do espaço, 378
– – posterior, 383
– do fechamento do diastema, 577
– dos espaços na arcada dental, 579
Martensita, 270
Máscara facial, 431, 437
Mastigação, 64
Material(is)
– de aparelhos, 322
– – não metálicos, 322
– de borracha, 279
– de plástico, 278
– elásticos, 268
– extracelular, 30
– para fios ortodônticos, 270
Maturação, 101
– da função oral, 64, 65
Maxila, 34
Mecânica
– da alça, 518
– – no fechamento do espaço, 517, 519
– de arcos
– – contínuos, 299

– – segmentados, 297
– de deslizamento, 517
– de deslize, 517, 518
Mecanismo de erupção, 72
Medicamentos sobre a resposta à força ortodôntica, 250
Medições
– antropométricas faciais (jovens adultos), 147
– da largura da arcada, 180
Melhora da estrutura do sorriso, 208
Memória de forma, 270
Mensageiros químicos, 243
Mento, 665
Mentoneiras, 441
6-Mercaptopurina, 105
Mesialização do molar, 386
Mesiodens, 116
Metas variáveis do tratamento ortodôntico, 2
Método(s)
– de diagnóstico orientado para o problema, 221
– para o assentamento dos dentes na oclusão ideal, 554
– para o controle da ancoragem, 287
– para o estudo do crescimento físico, 24
Metodologia cefalométrica contemporânea, 179
Microcefalia, 44
Microestética, 146, 158
Microperfuração, 254
Microssomia
– craniofacial, 105
– hemifacial, 105, 663
Miniestética, 145, 153, 208
Miniplacas, 338
– superiores ou inferiores, 340
Mobilidade e dor relacionadas ao tratamento ortodôntico, 260
Modelação, 33, 51
Modelos
– físicos, 163
– virtuais, 163
Modificação do crescimento, 207, 259, 419
– de classe
– – II, 445
– – III, 429
– no plano de espaço transversal, 421
Mola cantiléver, 291
Molares decíduos anquilosados sem sucessores, 399
Moldagens, 459
Moldeiras, 321
Moldes, 164
Momento(s), 280
– de correção radicular, 520
– de decisão, 52
– diferentes para planos do espaço diferentes, 420
– do tratamento
– – em relação à quantidade de crescimento restante, 419

– – ortodôntico, 134
– em relação à colaboração do paciente, 420
– no movimento dental, 280
Montagem no articulador, 164
Mordida(s)
– aberta(s), 363, 445, 475
– – anterior, 354, 363, 553
– – complexas, 363
– – esquelética, 175
– construtiva, 459
– cruzada, 496
– – anterior, 359, 496
– – posterior, 5, 6, 296, 355, 496
– profunda, 366, 445, 472
Movimento
– de toda a arcada dental, 635
– dental
– – anteroposterior diferencial usando
    os espaços da extração, 536
– – indesejado com contenções linguais
    fixas, 577
– – recíproco, 257
– distal dos molares, 635
– – superiores, 532
– radicular mesial, 595
– transverso dos dentes posteriores, 296
Mudança secular no crescimento e no
   desenvolvimento, 63

N

Nascimento prematuro, 61
Níquel-titânio
– austenítico (A-niti), 271
– martensítico (M-niti), 271
Nível de controle de crescimento: locais
   versus centros de crescimento, 37
Nivelamento, 510
– da arcada
– – inferior, 686
– – superior, 686
– por extrusão, 510
– por intrusão, 512

O

Objetivos modernos de tratamento, 4
Obstrução
– nasal total, 129
– respiratória crônica, 128
Obtenção de dados métricos, 24
Oclusão
– de classe II, 517
– dentária, 219
– normal, 3
Oligodontia, 114
Omissão, 49
Opinião do paciente, 200
Orientação da próxima geração (adulto), 55
Ortodontia
– desenvolvimento da, 2
– lingual, 622
– pós-cirúrgica, 688
– pré-cirúrgica, 682
Ortodontista, 212

Ortopedia infantil, 232
Ossificação
– dos ossos da mão e do punho, 66
– endocondral, 31
– intramembranosa, 31
Osso da mandíbula, 45
Osteoporose, 250
Osteotomia
– da borda inferior, 665
– sagital, 657
– tipo Le Fort I, 681
– – com liberação total da maxila, 658

P

Paciente limítrofe, 651
Padrão, 18
– de crescimento no complexo dentofacial, 87
– respiratório, 127
Paradigma
– de Angle, 4
– do tecido mole, 4
– dos tecidos moles, 4
Parafuso(s)
– bicortical, 336
– conectados na ancoragem palatina, 336
– ósseos, 335
– – facilidade de uso, 336
– – fatores do modelo para, 338
– – simples, 340
– palatinos conectados por placa, 340
Paralelismo radicular, 548
Paternalismo, 220
Perda
– de espaço localizada, 383
– de estrutura dentária, 615
– dentária devido à doença periodontal, 620
– prematura de dente com espaço
    adequado, 378
Período
– das operações formais, 57
– operacional concreto, 57
– pré-operacional, 56
– sensorimotor, 55, 56
Periodontite juvenil aguda, 142
Piezocisão, 252
Piezoeletricidade, 241
Pino, 312
Placa(s)
– ativas para expansão da arcada, 303
– de Hawley, 573
– expansora removível, 422
Planejamento
– cirúrgico final, 688
– do tratamento cirúrgico, 675
Plano
– de Frankfurt, 172
– de tratamento
– – conceitos e objetivos do, 200
– – considerações diagnósticas e sobre o, 590
– – em circunstâncias especiais, 222
– – ortodôntico corretivo, 214
– – principais questões no, 200
– – sequência do, 201

– detalhado, 222
– mandibular, 153
– terminal reto, 81
Plásticos, 322
– compostos, 322
Polpa, 261
Pório
– anatômico, 173
– metálico, 172
Posição natural da cabeça, 150
Posicionadores como contenções, 576
Posicionamento
– do incisivo, 686
– final dos molares e pré-molares, 595
Possibilidades de tratamento, 201
Postura labial, 150, 151
Preparação dos alinhadores, 307
Preparo ortodôntico para cirurgia, 682
Prescrição(ões)
– de bráquetes/tubos, 327
– do aparelho, 315
– – pré-ajustado, 315
Pressão dos terceiros molares, 99
Pressão-tensão no ligamento periodontal, 243
Previsibilidade
– e complexidade do tratamento, 201
– e sucesso com métodos de tratamento
    ortodôntico, 134
Previsões computadorizadas do
   crescimento, 217
Primeira infância, 61
Primeiros
– anos da dentição permanente, 83
– molares superiores, 369
Princípios
– adicionais de *design*, 520
– da análise de espaço, 376
– mecânicos no controle de forças
    ortodônticas, 268
– na escolha dos arcos de alinhamento, 492
Prioridades para a lista de problemas
   ortodônticos, 215
Problemas
– combinados verticais e
    anteroposteriores, 472
– de desenvolvimento, 215
– de doenças
– – dentárias, 222
– – sistêmicas, 222
– de erupção, 352, 393
– de espaço, 352, 501
– de fala, 143
– esqueléticos, 205
– – transversais e de classe III, 421
– estéticos gengivais, 620
– multidimensionais, 445
– não esqueléticos complexos em
    pré-adolescentes, 393
– ortodônticos, 1, 5
– – etiologia dos, 104
– patológicos, 184, 215
– periodontais, 608
– psicossociais, 9

Índice Alfabético

– relacionados
– – à perda de estrutura dentária, 615
– – com o espaço, 401
– verticais, 490
Procedimentos
– complexos do tratamento, 622
– de tratamento com aparelho(s)
– – extrabucal, 466
– – funcionais, 458
– especiais de finalização para evitar a recidiva, 558
– faciais complementares, 665
– microestéticos na finalização, 559
– nos lábios, 669
– submentonianos, 669
– terapêuticos conservadores, 593
Processo(s)
– de produção do Invisalign, 307
– de reflexão, 4
– nasais laterais e mediais, 107
Produção da força ortodôntica, 268
Proeminência dos incisivos, 150, 151
Prontuários odontológicos, 163
Proporção(ões)
– áurea, 158
– dentárias, 158
– dentofaciais, 165
– faciais, 146
– – verticais, 153
Propriedades
– básicas dos materiais elásticos, 268
– das ligas de níquel-titânio, 270
– de resiliência, 519
– dos arcos ortodônticos de alinhamento, 490
– elásticas das vigas, 276
Prostaglandina, 243
Protração
– maxilar, 440
– molar, 637
Protratores fixos de classe II, 453
Protrusão, 204
– alveolodentária bimaxilar, 517
– bimaxilar, 151
– de classe I, 490
– dentária superior e espaçamento, 403
– dentoalveolar bimaxilar, 151
– labial, 151, 152
Punição, 49

Q

Quantificação de problemas de espaço, 375
Queixa principal, 136
Questionário, 136

R

Radiografia, 165
– cefalométrica, 165, 169
– – frontal, 165
– de implantes, 27
Radiologia cefalométrica, 24
Raios X, 105
Raspagem condilar, 230

Razões de momento/força, 281
Reabsorção
– da raiz, 261
– generalizada
– – grave, 263
– – moderada, 263
– localizada grave, 264
– minante, 246
Real desempenho, 51
Realinhamento dos incisivos irregulares, 580
Recessão gengival, 204
Recidiva, 554, 558
Recontorno
– dental para melhorar a estética, 560
– gengival para melhorar a proporção e exposição dentais, 559
Recuperação
– de espaço, 383
– – mandibular, 384
– – maxilar, 383
– do movimento dental inadvertido, 662
Redistribuição do espaço, 601
Redução
– da altura facial, 681
– de esmalte interproximal, 308
– do mento, 665
Reforço, 287
– com arcos linguais estabilizadores, 524
– com o aparelho extrabucal e elásticos intermaxilares, 524
– negativo, 49, 50
– positivo, 49, 50
Registros
– diagnósticos, 161, 166
– para a saúde dos dentes e das estruturas orais, 161
– para as proporções dentofaciais, 165
Regulador de função, 304
Relação(ões)
– de altura-largura, 159
– de espaço na substituição
– – dos caninos e molares decíduos, 81
– – dos incisivos, 78
– de Holdaway, 174
– de largura, 158
– entre lesão e doença dentária, 10
– labiodentais, 153
– verticais dos lábios com os dentes, 209
Remoção de bandas, 555
Remodelação, 33
– dentária, 210
– dos contornos gengivais, 213
Reorganização dos tecidos periodontais e gengivais, 568
Reposição protética, 620
Reposicionamento
– dos segmentos alveolares, 662
– unilateral dos dentes, 357
Resiliência, 269, 519
Resistência, 268
– ao movimento dental indesejado, 256
– final à tensão, 268
Respiração, 64

Resposta
– à força ortodôntica, 243
– à função normal, 241
– fisiológica a uma pressão
– – contínua contra um dente, 245
– – pesada contra um dente, 242
– periodontal e óssea, 240
Restrição do crescimento
– mandibular, 441
– transversal excessivo, 429
Retentor de Moore, 574
Retração
– com ancoragem esquelética, 526
– e intrusão de incisivos protraídos, 635
– gengival, 204
– máxima dos incisivos, 524
– mínima dos incisivos, 526
– sem atrito em duas etapas, 525
Rigidez, 269
Rinoplastia, 668
– com a cirurgia ortognática, 208
Robôs para dobra de fios, 333
Roscas de parafuso, 335
Rotação
– da dentição, 191
– dos maxilares durante o crescimento, 90
– externa, 90
– interna, 90
– maxilomandibular, 191
– transversal da linha estética da dentição, 154

S

Saúde
– bucal, 142
– periodontal, 215
Secção de fibras elásticas gengivais, 559
Segmento pré-maxilar, 107
Segundos
– molares inferiores inclusos/impactados, 503
– pré-molares ausentes, 404
Seleção baseada em evidências, 11
Separação, 316
Sequência
– de arcos, 547
– de Pierre Robin, 109
– do plano de tratamento, 201
– do tratamento ortocirúrgico, 687
Set-ups indiretos do bráquete, 320
Simetria
– do sorriso, 210
– dos dentes, 167
Simulação computadorizada de resultados das opções de tratamento, 654
Sinais piezoelétricos, 243
Sincondrose
– esfeno-occipital, 34
– esfenoetmoidal, 34
– interesfenoide, 34
Síndrome(s)
– da "privação materna", 52
– das craniossinostoses, 108
– de Crouzon, 108
– de Stickler, 110

Índice Alfabético 709

– de Treacher Collins, 105
– faciais, 183
– fetal alcoólica, 105
Sistemas
– clássicos de aparelhos fixos labiolingual, de fio duplo, 313
– com dois binários, 292
– de ancoragem para o movimento distal dos molares, 532
– de Angle, 187
– de aparelho fixo, 283
– de binário único, 291
– de dois binários, 296
– de força
– – das dobras em V e em degrau, 295
– – determinada *versus* indeterminada, 290
– Edgewise, 272, 283
– portal da hipófise, 83
Sobrecorreção, 558
Sobremordida
– anterior, 217
– esquelética, 175
– excessiva, 553
Sobreposição
– da base craniana, 178
– mandibular, 179
– maxilar, 179
Sobressaliência, 5
Sorriso de Duchenne, 154
Subdivisão do movimento desejado, 288
Sucedâneo, 76
Superelasticidade, 270
Suporte periodontal reduzido, 592
Surto pós-emergente, 72
Sutura(s)
– cranianas, 33
– palatina mediana, 205

T
Talidomida, 105
Tamanho dos dentes, 167
Tecidos moles faciais, 37
Técnica(s)
– cirúrgicas contemporâneas, 657
– de Begg, 545
– Edgewise de arco contínuo, 547
– ortodôntica para extrusão, 600
– Suresmile, 333
Template
– de Bolton, 178

– de referência, 178
– esquemáticos, 178
Tempo e a sequência de tratamento, 592
Tensão, 268
Teoria(s)
– da matriz funcional de crescimento, 42
– do controle de crescimento, 37
Terapia
– com alinhadores transparentes, 305, 511
– – em casos complexos, 623
– de alinhador transparente, 309
– de aparelho ortodôntico, 365
– ortodôntica, bases biológicas da, 240
Teratógenos, 104
– que afetam o desenvolvimento dentofacial, 105
Termoelasticidade, 270
Testes clínicos randomizados, 11
Tip, 315
Tipo de tratamento, 11
Titânio, 322
Tonalidade dos dentes, 160
Torque, 315, 549
– lingual de raiz nos incisivos, 549
– vestibular de raiz nos pré-molares e molares, 551
Toxoplasma, 105
Traçado cefalométrico, 169
Tração da máscara facial à ancoragem esquelética, 436
Traços dentofaciais, 193
Translocação, 93
Transposição, 393
Transversal, plano, 193
Tratamento
– cirúrgico e ortodôntico combinados, 647
– com ortodontia fixa, 361
– conservador, 589
– – princípios do, 590
– corretivo, 545, 589
– – em adolescentes, 490, 517
– – em adultos, 587, 604
– de mordida cruzada anterior não esquelética, 360
– de problemas de espaço, 378
– ortodôntico
– – corretivo
– – – em pacientes com planejamento para implantes, 621
– – – no início da dentição permanente, 489

– – – para crianças com doenças sistêmicas, 224
– – durante a gravidez, 224
– – estimativas epidemiológicas do, 13
– – removível, 361
Trauma(s)
– faciais, 183
– mandibular ao nascimento, 110
Trespasse horizontal, 6
– excessivo, 354
– invertido, 6
Triângulos negros, 160
Tubo(s), 312
– e bráquetes pré-ajustados contemporâneos, 327

U
Último período do desenvolvimento fetal e nascimento, 60
Ultrassom terapêutico, 256
Unidade(s)
– craniofaciais, 47
– de comprimento maxilar, 176

V
Valium®, 105
Valor(es)
– de ancoragem, 257, 258
– de previsão de Tanaka e Johnston, 378
Valores-padrão de Harvold, 176
Valorização da aparência dos dentes, 210
Variabilidade, 18
Variável(is)
– do sorriso, 155
– estéticas, 159
Vertical, plano, 193
Verticalização, 288
– de dentes posteriores, 593
– de dois molares no mesmo quadrante, 597
Vibração, 255
Vigas
– cantiléver, 276
– suportadas, 276
Vírus da rubéola, 105
Voz de controle, 50

Z
Zika vírus, 105